索引

こ

公害健康被害の補償等に関する法律 …………………………… 89 385
厚生労働省設置法 …………………… 7 19
高齢者の医療の確保に関する法律 …………………………… 104 468
国民健康保険法 …………………… 108 516
個人情報の保護に関する法律 …… 8 21
国家賠償法 …………………………… 6 18

し

歯科医師法 ………………………… 24 86
歯科衛生士法 ……………………… 32 106
歯科技工士法 ……………………… 33 110
死体解剖保存法 …………………… 49 145
児童福祉法 ………………………… 102 463
視能訓練士法 ……………………… 37 117
市民的及び政治的権利に関する国際規約 …………………………… 12 37
社会福祉士及び介護福祉士法 …… 43 128
社会福祉法 ………………………… 97 429
自由権規約 ………………………… 12 37
柔道整復師法 ……………………… 40 123
終末期医療の決定プロセスに関するガイドライン ……………… 45 136
ジュネーヴ宣言 …………………… 15 48
障害者基本法 ……………………… 99 446
障害者自立支援法 ………………… 100 448
消防法 ……………………………… 18 75
食品衛生法 ………………………… 84 341
心神喪失等の状態で重大な他害行為を行った者の医療及び観察等に関する法律 ……………… 80 314
身体障害者福祉法 ………………… 101 459
じん肺法 …………………………… 83 336
診療情報の提供等に関する指針の策定について ………………… 44 133
診療放射線技師法 ………………… 34 112

せ

生活保護法 ………………………… 98 439
精神保健及び精神障害者福祉に関する法律 …………………… 79 302
精神保健福祉士法 ………………… 42 126
製造物責任法 ……………………… 10 35
世界人権宣言 ……………………… 11 35
世界保健機関憲章 ………………… 13 43

そ

臓器の移植に関する法律 ………… 46 136
臓器の移植に関する法律施行規則 …………………………… 47 139
臓器の移植に関する法律の運用に関する指針（ガイドライン）の制定について ……………… 48 143

た

大麻取締法 ………………………… 69 274

ち

地域保健法 ………………………… 72 285

と

特定胚の取扱いに関する指針 …… 92 404
毒物及び劇物取締法 ……………… 67 261
独立行政法人医薬品医療機器総合機構法 …………………………… 66 259

に

日本国憲法 ………………………… 1 1
人間を対象とする医学研究の倫理的原則 …………………………… 16 48

は

索引

ひ

- PL法 …………………………… 10 35
- ヒトES細胞の樹立及び分配に関する指針 ………………………… 96 422
- ヒトゲノム・遺伝子解析研究に関する倫理指針 ………………… 95 416
- ヒトに関するクローン技術等の規制に関する法律 ……………… 91 400
- ヒヤリ・ハット事例収集事業の実施について ……………………… 21 78
- 病理解剖指針について ………… 51 147

へ

- ヘルシンキ宣言 ………………… 16 48

ほ

- 保健師助産師看護師法 ………… 26 92
- 保健師助産師看護師法施行規則 ………………………………… 28 98
- 保健師助産師看護師法施行令 … 27 97
- 母子及び寡婦福祉法 …………… 105 483
- 母子保健法 ……………………… 78 300
- 母体保護法 ……………………… 81 327
- 墓地,埋葬等に関する法律 …… 53 148

ま

- 麻薬及び向精神薬取締法 ……… 68 265

み

- 民事訴訟法 ……………………… 4 18
- 民 法 …………………………… 2 6

や

- 薬剤師法 ………………………… 25 89
- 薬事法 …………………………… 54 150
- 薬事法及び採血及び供血あつせん業取締法の一部を改正する法律について ………………………… 63 251
- 薬事法施行規則 ………………… 56 193
- 薬事法施行令 …………………… 55 189

よ

- 予防接種法 ……………………… 86 372

り

- 理学療法士及び作業療法士法 … 36 116
- 臨床研究に関する倫理指針 …… 93 406
- 臨床検査技師等に関する法律 … 35 114
- 臨床工学技士法 ………………… 41 125

ろ

- 老人福祉法 ……………………… 103 465
- 労働安全衛生法 ………………… 82 328

Book of Major Medical Laws & Statutes

医事法六法

編集
甲斐克則

edited by
Katsunori Kai

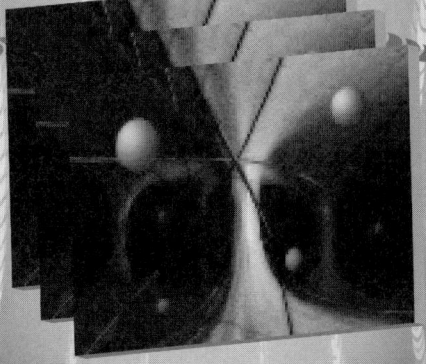

信山社

0000-0101

『医事法六法』

はしがき

　大学の法学部,法科大学院,さらには医療系の大学・専門学校等で,「医事法」,「医療と法」,あるいは「生命倫理と法」といった科目が増えつつある.しかし,統一的な「医事法典」があるわけではないので,これらの科目を教える者にとっても学ぶ者にとっても,不便を感じることが多かった.私自身,「医事法」あるいは「医事刑法」を教えて20年近くになるが,そのつど関係法令を学生に配布したりする苦労を味わってきた.分厚い専門的な関係法令集は存在するが,授業で手軽に使えるものは,これまで存在しなかった.何よりも,「医事法」と冠する「六法」が存在しなかったのである.

　そこで,このたび,学生が手軽に医事法を学ぶことができるための教材として,コンパクトな『医事法六法』を刊行することになった.本書は,編者のこれまでの教育経験から,医事法を教える際に,あるいは学ぶ際に必要不可欠な法令,公的指針(ガイドライン),基本宣言,通知を厳選し,全体を,Ⅰ 基本法・基本宣言,Ⅱ 医療・救急機関,Ⅲ 保健医療関係者等,Ⅳ 終末期医療・臓器移植・死体解剖,Ⅴ 薬事,Ⅵ 保健衛生,Ⅶ 健康被害の予防と環境,Ⅷ 生命倫理,Ⅸ 社会保障と福祉,という9分野に分けた.学会レベルの指針(ガイドライン)にも重要なものがあるが,紙数の関係で割愛した.

　もちろん,初めての試みであるので,不十分なところもあると思われるし,法令等の改正をフォローしていかなければならない.読者のご意見を参考にして,今後,必要に応じて改訂を続けたい.どこでも持ち運べるコンパクトな生まれたばかりの『医事法六法』が,大学の法学部や法科大学院の学生のみならず,医学・保健学等の学生,医療関係者,諸施設・機関の倫理審査に携わっている方々,マスコミ関係者,さらには一般社会の方々に手軽に利用されることを祈念したい.

　最後に,本書の企画・編集・刊行については,信山社の袖山貴社長,編集部の稲葉文子氏,今井守氏に全面的な支援をいただいたことに感謝申し上げたい.特に稲葉氏には詳細なチェックを何度もお願いし,適切かつ迅速に対応していただいたことに,改めて謝意を表したい.

　2010年4月

編　者　早稲田大学教授　甲斐克則

目　次

はしがき
凡　例

I　基本法・基本宣言

① 日本国憲法（抄） ………… 1
② 民法（抄） ………………… 6
③ 刑法（抄） ………………… 14
④ 民事訴訟法（抄） ………… 18
⑤ 刑事訴訟法（抄） ………… 18
⑥ 国家賠償法 ………………… 18
⑦ 厚生労働省設置法（抄） ……… 19
⑧ 個人情報の保護に関する法律（抄） ……………………… 21
⑨ 医療・介護関係者事業者における個人情報の適切な取扱いのためのガイドライン（抄） ……………………… 26
⑩ 製造物責任法（PL法） ……… 35
⑪ 世界人権宣言 ……………… 35
⑫ 自由権規約（市民的及び政治的権利に関する国際規約） ……… 37
⑬ 世界保健機関憲章（抄） ……… 43
⑭ 患者の権利に関するリスボン宣言 ……………………… 47
⑮ ジュネーヴ宣言 …………… 48
⑯ ヘルシンキ宣言 …………… 48

II　医療・救急機関

⑰ 医療法 ……………………… 51
⑱ 消防法（抄） ……………… 75
⑲ 救急病院等を定める省令 ……… 76
⑳ 救急医療用ヘリコプターを用いた救急医療の確保に関する特別措置法 ……………………… 77
㉑ ヒヤリ・ハット事例収集事業の実施について ………… 78

III　保健医療関係者等

㉒ 医師法 ……………………… 79
㉓ 医師法施行規則 …………… 83
㉔ 歯科医師法 ………………… 86
㉕ 薬剤師法 …………………… 89
㉖ 保健師助産師看護師法 …… 92
㉗ 保健師助産師看護師法施行令（抄） ……………………… 97
㉘ 保健師助産師看護師法施行規則 ……………………… 98
㉙ 看護師等による静脈注射の実施について ……………… 101
㉚ 看護師等の人材確保の促進に関する法律 ……………… 102
㉛ 救急救命士法（抄） ……… 104
㉜ 歯科衛生士法 ……………… 106
㉝ 歯科技工士法 ……………… 110
㉞ 診療放射線技師法 ………… 112
㉟ 臨床検査技師等に関する法律 … 114
㊱ 理学療法士及び作業療法士法 … 116
㊲ 視能訓練士法 ……………… 117
㊳ 義肢装具士法（抄） ……… 119
㊴ あん摩マツサージ指圧師，はり師，きゆう師等に関する法律（抄） ……………………… 121
㊵ 柔道整復師法（抄） ……… 123
㊶ 臨床工学技士法（抄） …… 125
㊷ 精神保健福祉士法（抄） … 126
㊸ 社会福祉士及び介護福祉士法 … 128
㊹ 診療情報の提供等に関する指針の策定について ……… 133

IV　終末期医療・臓器移植・死体解剖

㊺ 終末期医療の決定プロセスに関するガイドライン ……… 136
㊻ 臓器の移植に関する法律 …… 136

(47) 臓器の移植に関する法律施行規則……139
(48) 臓器の移植に関する法律の運用に関する指針（ガイドライン）の制定について……143
(49) 死体解剖保存法……145
(50) 監察医を置くべき地域を定める政令……147
(51) 病理解剖指針について……147
(52) 医学及び歯学の教育のための献体に関する法律……148
(53) 墓地，埋葬等に関する法律（抄）……148

V 薬　事

(54) 薬事法……150
(55) 薬事法施行令（抄）……189
(56) 薬事法施行規則（抄）……193
(57) 医薬品の安全性に関する非臨床試験の実施の基準に関する省令……218
(58) 医薬品及び医薬部外品の製造管理及び品質管理の基準に関する省令……221
(59) 医薬品の臨床試験の実施の基準に関する省令（抄）……228
(60) 医薬品，医薬部外品，化粧品及び医療機器の品質管理の基準に関する省令……241
(61) 医薬品，医薬部外品，化粧品及び医療機器の製造販売後安全管理の基準に関する省令……245
(62) 医薬品の製造販売後の調査及び試験の実施の基準に関する省令……248
(63) 薬事法及び採血及び供血あつせん業取締法の一部を改正する法律について……251
(64) 安全な血液製剤の安定供給の確保等に関する法律（抄）……254
(65) 安全な血液製剤の安定供給の確保等に関する法律施行規則（抄）……257
(66) 独立行政法人医薬品医療機器総合機構法（抄）……259
(67) 毒物及び劇物取締法（抄）……261
(68) 麻薬及び向精神薬取締法（抄）……265
(69) 大麻取締法（抄）……274
(70) 覚せい剤取締法（抄）……276
(71) あへん法（抄）……283

VI 保健衛生

(72) 地域保健法……285
(73) ハンセン病問題の解決の促進に関する法律……287
(74) がん対策基本法……289
(75) 肝炎対策基本法……290
(76) 健康増進法……292
(77) 学校保健安全法……298
(78) 母子保健法……300
(79) 精神保健及び精神障害者福祉に関する法律（抄）……302
(80) 心神喪失等の状態で重大な他害行為を行った者の医療及び観察等に関する法律……314
(81) 母体保護法（抄）……327
(82) 労働安全衛生法（抄）……328
(83) じん肺法（抄）……336
(84) 食品衛生法（抄）……341

VII 健康被害の予防と環境

(85) 感染症の予防及び感染症の患者に対する医療に関する法律（抄）……349
(86) 予防接種法（抄）……372
(87) 検疫法……374
(88) 環境基本法（抄）……381
(89) 公害健康被害の補償等に関する法律（抄）……385

⑨⓪ 廃棄物の処理及び清掃に関する法律（抄） ……………… 392

VIII 生命倫理

⑨① ヒトに関するクローン技術等の規制に関する法律 ………… 400
⑨② 特定胚の取扱いに関する指針 · 404
⑨③ 臨床研究に関する倫理指針（抄） ……………………………… 406
⑨④ 疫学研究に関する倫理指針（抄） ……………………………… 413
⑨⑤ ヒトゲノム・遺伝子解析研究に関する倫理指針（抄） ……… 416
⑨⑥ ヒトES細胞の樹立及び分配に関する指針（抄） …………… 422

IX 社会保障と福祉

⑨⑦ 社会福祉法（抄） ………………… 429
⑨⑧ 生活保護法（抄） ………………… 439
⑨⑨ 障害者基本法（抄） ……………… 446
⑩⓪ 障害者自立支援法（抄） ………… 448
⑩① 身体障害者福祉法（抄） ………… 459
⑩② 児童福祉法（抄） ………………… 463
⑩③ 老人福祉法（抄） ………………… 465
⑩④ 高齢者の医療の確保に関する法律（抄） ……………………… 468
⑩⑤ 母子及び寡婦福祉法（抄） ……… 483
⑩⑥ 原子爆弾被爆者に対する援護に関する法律（抄） …………… 488
⑩⑦ 健康保険法（抄） ………………… 492
⑩⑧ 国民健康保険法（抄） …………… 516
⑩⑨ 介護保険法（抄） ………………… 524

凡 例

1 法令等の基準日および改正

① 基準日は 2010（平成 22）年 4 月 27 日現在．
② 制定後の改正経過については，最終改正日のみを表記した．
③ 公布された改正法令については，条文に改正内容を反映した．ただし，施行日が基準日以降のものについては，1）改正箇所に下線を付し，2）〔　〕内に注書き，または 3）破線枠囲みで施行までの条文を掲記した．

2 法令の収録

① 法令は官報および総務省管理局による提供データをもとにした．
② 使用頻度が高いと思われる法令は，活字を大きくした．
③ 収録した法令・通達類は，厳選 109 件．

3 法令等の表記

① 横組みとし，条文の条・項等については，漢字は算用数字にかえ，「第 1 条」,「②」（項），「1」（号）とした．
② 条文内に項が 2 項以上あるものには，以下の項に「①,②,③,…」を付した．

4 法令中の一部省略

① 収録法令中において，一部省略したものについては，法令名等の後に「(抄)」を付した．
② 附則については，大略，省略することとした．

5 小口（タテ列） a b c …

該当箇所の指示をし易くするために，小口に「a b c …」を付して目安とした．

6 本書の特色

① 講義に必要な法令・条文や通達などを厳選して抄録
② コンパクトでハンディ
③ 最新情報で充実した普及版

I 基本法・基本宣言

1 日本国憲法（抄）

（昭21・11・3公布，昭22・5・3施行）

　日本国民は，正当に選挙された国会における代表者を通じて行動し，われらとわれらの子孫のために，諸国民との協和による成果と，わが国全土にわたつて自由のもたらす恵沢を確保し，政府の行為によつて再び戦争の惨禍が起ることのないやうにすることを決意し，ここに主権が国民に存することを宣言し，この憲法を確定する．そもそも国政は，国民の厳粛な信託によるものであつて，その権威は国民に由来し，その権力は国民の代表者がこれを行使し，その福利は国民がこれを享受する．これは人類普遍の原理であり，この憲法は，かかる原理に基くものである．われらは，これに反する一切の憲法，法令及び詔勅を排除する．

　日本国民は，恒久の平和を念願し，人間相互の関係を支配する崇高な理想を深く自覚するのであつて，平和を愛する諸国民の公正と信義に信頼して，われらの安全と生存を保持しようと決意した．われらは，平和を維持し，専制と隷従，圧迫と偏狭を地上から永遠に除去しようと努めてゐる国際社会において，名誉ある地位を占めたいと思ふ．われらは，全世界の国民が，ひとしく恐怖と欠乏から免かれ，平和のうちに生存する権利を有することを確認する．

　われらは，いづれの国家も，自国のことのみに専念して他国を無視してはならないのであつて，政治道徳の法則は，普遍的なものであり，この法則に従ふことは，自国の主権を維持し，他国と対等関係に立たうとする各国の責務であると信ずる．

　日本国民は，国家の名誉にかけ，全力をあげてこの崇高な理想と目的を達成することを誓ふ．

第1章　天皇（略）

第2章　戦争の放棄

第9条〔戦争の放棄，戦力及び交戦権の否認〕
① 日本国民は，正義と秩序を基調とする国際平和を誠実に希求し，国権の発動たる戦争と，武力による威嚇又は武力の行使は，国際紛争を解決する手段としては，永久にこれを放棄する．
② 前項の目的を達するため，陸海空軍その他の戦力は，これを保持しない．国の交戦権は，これを認めない．

第3章　国民の権利及び義務

第10条〔国民の要件〕 日本国民たる要件は，法律でこれを定める．

第11条〔基本的人権の享有と本質〕 国民は，すべての基本的人権の享有を妨げられない．この憲法が国民に保障する基本的人権は，侵すことのできない永久の権利として，現在及び将来の国民に与へられる．

第12条〔自由・権利の保持義務，濫用の禁止，公共の福祉のために利用する責任〕 この憲法が国民に保障する自由及び権利は，国民の不断の努力によつて，これを保持しなければならない．又，国民は，これを濫用してはならないのであつて，常に公共の福祉のためにこれを利用する責任を負ふ．

第13条〔個人の尊重，生命・自由・幸福追求権・公共の福祉〕 すべて国民は，個人として尊重される．生命，自由及び幸福追求に対する国民の権利については，公共の福祉に反しない限り，立法その他の国政の上で，最大の尊重を必要とする．

第14条〔法の下の平等，貴族の制度禁止，栄典の限界〕 ① すべて国民は，法の下に平等であつて，人種，信条，性別，社会的身分又は門地により，政治的，経済的又は社会的関係において，差別されない．
② 華族その他の貴族の制度は，これを認めない．
③ 栄誉，勲章その他の栄典の授与は，いかなる特権も伴はない．栄典の授与は，現にこれを有し，又は将来これを受ける者の一代に限り，その効力を有する．

第15条〔公務員，選挙制度〕 ① 公務員を選定し，及びこれを罷免することは，国民固有の権利である．
② すべて公務員は，全体の奉仕者であつて，一部の奉仕者ではない．
③ 公務員の選挙については，成年者による普通選挙を保障する．
④ すべて選挙における投票の秘密は，これを侵してはならない．選挙人は，その選択に関し公的にも私的にも責任を問はれない．

第16条〔請願権〕 何人も，損害の救済，公務員の罷免，法律，命令又は規則の制定，廃止又は改正その他の事項に関し，平穏に請願する権利を有し，何人も，かかる請願をしたためにいかなる差別待

第17条〔国及び公共団体の賠償責任〕何人も、公務員の不法行為により、損害を受けたときは、法律の定めるところにより、国又は公共団体に、その賠償を求めることができる。

第18条〔奴隷的拘束及び苦役からの自由〕何人も、いかなる奴隷的拘束も受けない。又、犯罪に因る処罰の場合を除いては、その意に反する苦役に服させられない。

第19条〔思想及び良心の自由〕思想及び良心の自由は、これを侵してはならない。

第20条〔信教の自由、政教分離〕① 信教の自由は、何人に対してもこれを保障する。いかなる宗教団体も、国から特権を受け、又は政治上の権力を行使してはならない。
② 何人も、宗教上の行為、祝典、儀式又は行事に参加することを強制されない。
③ 国及びその機関は、宗教教育その他いかなる宗教的活動もしてはならない。

第21条〔集会・結社・表現・出版の自由、検閲の禁止・通信の秘密〕① 集会、結社及び言論、出版その他一切の表現の自由は、これを保障する。
② 検閲は、これをしてはならない。通信の秘密は、これを侵してはならない。

第22条〔居住・移転及び職業選択の自由、外国移住及び国籍離脱の自由〕① 何人も、公共の福祉に反しない限り、居住、移転及び職業選択の自由を有する。
② 何人も、外国に移住し、又は国籍を離脱する自由を侵されない。

第23条〔学問の自由〕学問の自由は、これを保障する。

第24条〔家族生活における個人の尊厳と両性の平等〕① 婚姻は、両性の合意のみに基いて成立し、夫婦が同等の権利を有することを基本として、相互の協力により、維持されなければならない。
② 配偶者の選択、財産権、相続、住居の選定、離婚並びに婚姻及び家族に関するその他の事項に関しては、法律は、個人の尊厳と両性の本質的平等に立脚して、制定されなければならない。

第25条〔生存権、国の使命〕① すべて国民は、健康で文化的な最低限度の生活を営む権利を有する。
② 国は、すべての生活部面について、社会福祉、社会保障及び公衆衛生の向上及び増進に努めなければならない。

第26条〔教育を受ける権利、教育の義務〕① すべて国民は、法律の定めるところにより、その能力に応じて、ひとしく教育を受ける権利を有する。
② すべて国民は、法律の定めるところにより、その保護する子女に普通教育を受けさせる義務を負ふ。義務教育は、これを無償とする。

第27条〔勤労の権利及び義務、勤労条件の基準、児童酷使の禁止〕① すべて国民は、勤労の権利を有し、義務を負ふ。
② 賃金、就業時間、休息その他の勤労条件に関する基準は、法律でこれを定める。
③ 児童は、これを酷使してはならない。

第28条〔労働基本権〕勤労者の団結する権利及び団体交渉その他の団体行動をする権利は、これを保障する。

第29条〔財産権〕① 財産権は、これを侵してはならない。
② 財産権の内容は、公共の福祉に適合するやうに、法律でこれを定める。
③ 私有財産は、正当な補償の下に、これを公共のために用ひることができる。

第30条〔納税の義務〕国民は、法律の定めるところにより、納税の義務を負ふ。

第31条〔法定の手続の保障〕何人も、法律の定める手続によらなければ、その生命若しくは自由を奪はれ、又はその他の刑罰を科せられない。

第32条〔裁判を受ける権利〕何人も、裁判所において裁判を受ける権利を奪はれない。

第33条〔逮捕の要件〕何人も、現行犯として逮捕される場合を除いては、権限を有する司法官憲が発し、且つ理由となつてゐる犯罪を明示する令状によらなければ、逮捕されない。

第34条〔抑留・拘禁の要件〕何人も、理由を直ちに告げられ、且つ、直ちに弁護人に依頼する権利を与へられなければ、抑留又は拘禁されない。又、何人も、正当な理由がなければ、拘禁されず、要求があれば、その理由は、直ちに本人及びその弁護人の出席する公開の法廷で示されなければならない。

第35条〔住居の不可侵〕① 何人も、その住居、書類及び所持品について、侵入、捜索及び押収を受けることのない権利は、第33条の場合を除いては、正当な理由に基いて発せられ、且つ捜索する場所及び押収する物を明示する令状がなければ、侵されない。
② 捜索又は押収は、権限を有する司法官憲が発する各別の令状により、これを行ふ。

第36条〔拷問及び残虐な刑罰の禁止〕公務員による拷問及び残虐な刑罰は、絶対にこれを禁ずる。

第37条〔刑事被告人の権利〕① すべて刑事事件においては、被告人は、公平な裁判所の迅速な公開裁判を受ける権利を有する。
② 刑事被告人は、すべての証人に対して審問する機会を充分に与へられ、又、公費で自己のために強制的手続により証人を求める権利を有する。
③ 刑事被告人は、いかなる場合にも、資格を有する弁護人を依頼することができる。被告人が自

らこれを依頼することができないときは、国でこれを附する.

第38条〔自己に不利益な供述強要の禁止,自白の証拠能力〕① 何人も,自己に不利益な供述を強要されない.

② 強制,拷問若しくは脅迫による自白又は不当に長く抑留若しくは拘禁された後の自白は,これを証拠とすることができない.

③ 何人も,自己に不利益な唯一の証拠が本人の自白である場合には,有罪とされ,又は刑罰を科せられない.

第39条〔遡及処罰の禁止・一事不再理〕何人も,実行の時に適法であつた行為又は既に無罪とされた行為については,刑事上の責任を問はれない.又,同一の犯罪について,重ねて刑事上の責任を問はれない.

第40条〔刑事補償〕何人も,抑留又は拘禁された後,無罪の裁判を受けたときは,法律の定めるところにより,国にその補償を求めることができる.

第4章 国　会

第41条〔国会—最高機関・唯一の立法機関〕国会は,国権の最高機関であつて,国の唯一の立法機関である.

第42条〔両院制〕国会は,衆議院及び参議院の両議院でこれを構成する.

第43条〔両議院の組織〕① 両議院は,全国民を代表する選挙された議員でこれを組織する.

② 両議院の議員の定数は,法律でこれを定める.

第44条〔議員及び選挙人の資格〕両議院の議員及びその選挙人の資格は,法律でこれを定める.但し,人種,信条,性別,社会的身分,門地,教育,財産又は収入によつて差別してはならない.

第45条〔衆議院議員の任期〕衆議院議員の任期は,4年とする.但し,衆議院解散の場合には,その期間満了前に終了する.

第46条〔参議院議員の任期〕参議院議員の任期は,6年とし,3年ごとに議員の半数を改選する.

第47条〔選挙に関する事項〕選挙区,投票の方法その他両議院の議員の選挙に関する事項は,法律でこれを定める.

第48条〔両議院議員兼職の禁止〕何人も,同時に両議院の議員たることはできない.

第49条〔歳費〕両議院の議員は,法律の定めるところにより,国庫から相当額の歳費を受ける.

第50条〔不逮捕特権〕両議院の議員は,法律の定める場合を除いては,国会の会期中逮捕されず,会期前に逮捕された議員は,その議院の要求があれば,会期中これを釈放しなければならない.

第51条〔発言・表決の責任〕両議院の議員は,議院で行つた演説,討論又は表決について,院外で責任を問はれない.

第52条〔常会〕国会の常会は,毎年1回これを召集する.

第53条〔臨時会〕内閣は,国会の臨時会の召集を決定することができる.いづれかの議院の総議員の4分の1以上の要求があれば,内閣は,その召集を決定しなければならない.

第54条〔衆議院の解散・特別会,参議院の緊急集会〕① 衆議院が解散されたときは,解散の日から40日以内に,衆議院議員の総選挙を行ひ,その選挙の日から30日以内に,国会を召集しなければならない.

② 衆議院が解散されたときは,参議院は,同時に閉会となる.但し,内閣は,国に緊急の必要があるときは,参議院の緊急集会を求めることができる.

③ 前項但書の緊急集会において採られた措置は,臨時のものであつて,次の国会開会の後10日以内に,衆議院の同意がない場合には,その効力を失ふ.

第55条〔資格争訟の裁判〕両議院は,各々その議員の資格に関する争訟を裁判する.但し,議員の議席を失はせるには,出席議員の3分の2以上の多数による議決を必要とする.

第56条〔定足数,表決〕① 両議院は,各々その総議員の3分の1以上の出席がなければ,議事を開き議決することができない.

② 両議院の議事は,この憲法に特別の定のある場合を除いては,出席議員の過半数でこれを決し,可否同数のときは,議長の決するところによる.

第57条〔会議の公開,会議録〕① 両議院の会議は,公開とする.但し,出席議員の3分の2以上の多数で議決したときは,秘密会を開くことができる.

② 両議院は,各々その会議の記録を保存し,秘密会の記録の中で特に秘密を要すると認められるもの以外は,これを公表し,且つ一般に頒布しなければならない.

③ 出席議員の5分の1以上の要求があれば,各議員の表決は,これを会議録に記載しなければならない.

第58条〔役員の選任,議院規則・懲罰〕① 両議院は,各々その議長その他の役員を選任する.

② 両議院は,各々その会議その他の手続及び内部の規律に関する規則を定め,又,院内の秩序をみだした議員を懲罰することができる.但し,議員を除名するには,出席議員の3分の2以上の多数による議決を必要とする.

第59条〔法律案の可決,衆議院の優越〕① 法律案は,この憲法に特別の定のある場合を除いては,両議院で可決したとき法律となる.

② 衆議院で可決し,参議院でこれと異なつた議決

をした法律案は，衆議院で出席議員の3分の2以上の多数で再び可決したときは，法律となる．
③ 前項の規定は，法律の定めるところにより，衆議院が，両議院の協議会を開くことを求めることを妨げない．
④ 参議院が，衆議院の可決した法律案を受け取つた後，国会休会中の期間を除いて60日以内に，議決しないときは，衆議院は，参議院がその法律案を否決したものとみなすことができる．

第60条〔衆議院の予算先議と優越〕① 予算は，さきに衆議院に提出しなければならない．
② 予算について，参議院で衆議院と異なつた議決をした場合に，法律の定めるところにより，両議院の協議会を開いても意見が一致しないとき，又は参議院が，衆議院の可決した予算を受け取つた後，国会休会中の期間を除いて30日以内に，議決しないときは，衆議院の議決を国会の議決とする．

第61条〔条約の国会承認に関する衆議院の優越〕条約の締結に必要な国会の承認については，前条第2項の規定を準用する．

第62条〔国政調査権〕両議院は，各々国政に関する調査を行ひ，これに関して，証人の出頭及び証言並びに記録の提出を要求することができる．

第63条〔国務大臣の議院出席の権利と義務〕内閣総理大臣その他の国務大臣は，両議院の一に議席を有すると有しないとにかかはらず，何時でも議案について発言するため議院に出席することができる．又，答弁又は説明のため出席を求められたときは，出席しなければならない．

第64条〔弾劾裁判〕① 国会は，罷免の訴追を受けた裁判官を裁判するため，両議院の議員で組織する弾劾裁判所を設ける．
② 弾劾に関する事項は，法律でこれを定める．

第5章 内 閣

第65条〔行政権の帰属〕行政権は，内閣に属する．

第66条〔内閣の組織，連帯責任〕① 内閣は，法律の定めるところにより，その首長たる内閣総理大臣及びその他の国務大臣でこれを組織する．
② 内閣総理大臣その他の国務大臣は，文民でなければならない．
③ 内閣は，行政権の行使について，国会に対し連帯して責任を負ふ．

第67条〔内閣総理大臣の指名，衆議院の優越〕
① 内閣総理大臣は，国会議員の中から国会の議決で，これを指名する．この指名は，他のすべての案件に先だつて，これを行ふ．
② 衆議院と参議院とが異なつた指名の議決をした場合に，法律の定めるところにより，両議院の協議会を開いても意見が一致しないとき，又は衆議院が指名の議決をした後，国会休会中の期間を除いて10日以内に，参議院が，指名の議決をしないときは，衆議院の議決を国会の議決とする．

第68条〔国務大臣の任命及び罷免〕① 内閣総理大臣は，国務大臣を任命する．但し，その過半数は，国会議員の中から選ばれなければならない．
② 内閣総理大臣は，任意に国務大臣を罷免することができる．

第69条〔内閣不信任決議の効果〕内閣は，衆議院で不信任の決議案を可決し，又は信任の決議案を否決したときは，10日以内に衆議院が解散されない限り，総辞職をしなければならない．

第70条〔内閣総理大臣の欠缺・新国会の召集に際しての内閣の総辞職〕内閣総理大臣が欠けたとき，又は衆議院議員総選挙の後に初めて国会の召集があつたときは，内閣は，総辞職をしなければならない．

第71条〔総辞職後の内閣の職務・遂行〕前2条の場合には，内閣は，あらたに内閣総理大臣が任命されるまで引き続きその職務を行ふ．

第72条〔内閣総理大臣の権限〕内閣総理大臣は，内閣を代表して議案を国会に提出し，一般国務及び外交関係について国会に報告し，並びに行政各部を指揮監督する．

第73条〔内閣の事務〕内閣は，他の一般行政事務の外，左の事務を行ふ．
1 法律を誠実に執行し，国務を総理すること．
2 外交関係を処理すること．
3 条約を締結すること．但し，事前に，時宜によつては事後に，国会の承認を経ることを必要とする．
4 法律の定める基準に従ひ，官吏に関する事務を掌理すること．
5 予算を作成して国会に提出すること．
6 この憲法及び法律の規定を実施するために，政令を制定すること．但し，政令には，特にその法律の委任がある場合を除いては，罰則を設けることができない．
7 大赦，特赦，減刑，刑の執行の免除及び復権を決定すること．

第74条〔法律・政令の署名〕法律及び政令には，すべて主任の国務大臣が署名し，内閣総理大臣が連署することを必要とする．

第75条〔国務大臣への訴追と内閣総理大臣の同意〕国務大臣は，その在任中，内閣総理大臣の同意がなければ，訴追されない．但し，これがため，訴追の権利は，害されない．

第6章 司 法

第76条〔司法権の帰属，特別裁判所の禁止，裁判官の独立〕① すべて司法権は，最高裁判所及び法律の定めるところにより設置する下級裁判所

に属する．
② 特別裁判所は，これを設置することができない．行政機関は，終審として裁判を行ふことができない．
③ すべて裁判官は，その良心に従ひ独立してその職権を行ひ，この憲法及び法律にのみ拘束される．

第 77 条〔最高裁判所の規則制定権〕 ① 最高裁判所は，訴訟に関する手続，弁護士，裁判所の内部規律及び司法事務処理に関する事項について，規則を定める権限を有する．
② 検察官は，最高裁判所の定める規則に従はなければならない．
③ 最高裁判所は，下級裁判所に関する規則を定める権限を，下級裁判所に委任することができる．

第 78 条〔裁判官の身分保障〕 裁判官は，裁判により，心身の故障のために職務を執ることができないと決定された場合を除いては，公の弾劾によらなければ罷免されない．裁判官の懲戒処分は，行政機関がこれを行ふことはできない．

第 79 条〔最高裁判所の裁判官，国民審査，定年，報酬〕 ① 最高裁判所は，その長たる裁判官及び法律の定める員数のその他の裁判官でこれを構成し，その長たる裁判官以外の裁判官は，内閣でこれを任命する．
② 最高裁判所の裁判官の任命は，その任命後初めて行はれる衆議院議員総選挙の際国民の審査に付し，その後 10 年を経過した後初めて行はれる衆議院議員総選挙の際更に審査に付し，その後も同様とする．
③ 前項の場合において，投票者の多数が裁判官の罷免を可とするときは，その裁判官は，罷免される．
④ 審査に関する事項は，法律でこれを定める．
⑤ 最高裁判所の裁判官は，法律の定める年齢に達した時に退官する．
⑥ 最高裁判所の裁判官は，すべて定期に相当額の報酬を受ける．この報酬は，在任中，これを減額することができない．

第 80 条〔下級裁判所の裁判官の任命・任期・定年，報酬〕 ① 下級裁判所の裁判官は，最高裁判所の指名した者の名簿によつて，内閣でこれを任命する．その裁判官は，任期を 10 年とし，再任されることができる．但し，法律の定める年齢に達した時には退官する．
② 下級裁判所の裁判官は，すべて定期に相当額の報酬を受ける．この報酬は，在任中，これを減額することができない．

第 81 条〔最高裁判所と法令審査権〕 最高裁判所は，一切の法律，命令，規則又は処分が憲法に適するかしないかを決定する権限を有する終審裁判所である．

第 82 条〔裁判の公開〕 ① 裁判の対審及び判決は，公開法廷でこれを行ふ．
② 裁判所が，裁判官の全員一致で，公の秩序又は善良の風俗を害する虞があると決した場合には，対審は，公開しないでこれを行ふことができる．但し，政治犯罪，出版に関する犯罪又はこの憲法第 3 章で保障する国民の権利が問題となつてゐる事件の対審は，常にこれを公開しなければならない．

第 7 章　財　政（略）

第 8 章　地方自治

第 92 条〔地方自治の本旨〕 地方公共団体の組織及び運営に関する事項は，地方自治の本旨に基いて，法律でこれを定める．

第 93 条〔地方公共団体の議会・長，直接選挙〕
① 地方公共団体には，法律の定めるところにより，その議事機関として議会を設置する．
② 地方公共団体の長，その議会の議員及び法律の定めるその他の吏員は，その地方公共団体の住民が，直接これを選挙する．

第 94 条〔地方公共団体の権能，条例制定権〕 地方公共団体は，その財産を管理し，事務を処理し，及び行政を執行する権能を有し，法律の範囲内で条例を制定することができる．

第 95 条〔地方特別法の住民投票〕 一の地方公共団体のみに適用される特別法は，法律の定めるところにより，その地方公共団体の住民の投票においてその過半数の同意を得なければ，国会は，これを制定することができない．

第 9 章　改　正（略）

第 10 章　最高法規

第 97 条〔基本的人権〕 この憲法が日本国民に保障する基本的人権は，人類の多年にわたる自由獲得の努力の成果であつて，これらの権利は，過去幾多の試錬に堪へ，現在及び将来の国民に対し，侵すことのできない永久の権利として信託されたものである．

第 98 条〔憲法の最高法規性条約及び国際法規の遵守〕 ① この憲法は，国の最高法規であつて，その条規に反する法律，命令，詔勅及び国務に関するその他の行為の全部又は一部は，その効力を有しない．
② 日本国が締結した条約及び確立された国際法規は，これを誠実に遵守することを必要とする．

第 99 条〔憲法を尊重し擁護する義務〕 天皇又は摂政及び国務大臣，国会議員，裁判官その他の公務員は，この憲法を尊重し擁護する義務を負ふ．

第 11 章　補　則（略）

2 民　法（抄）

（明 29・4・27 法律第 89 号，
最終改正：平 18・6・21 法律第 78 号）

第1編　総則

第1章　通則

第1条（基本原則） ① 私権は，公共の福祉に適合しなければならない．
② 権利の行使及び義務の履行は，信義に従い誠実に行わなければならない．
③ 権利の濫用は，これを許さない．
第2条（解釈の基準） この法律は，個人の尊厳と両性の本質的平等を旨として，解釈しなければならない．

第2章　人

第1節　権利能力

第3条 ① 私権の享有は，出生に始まる．
② 外国人は，法令又は条約の規定により禁止される場合を除き，私権を有する．

第2節　行為能力

第4条（成年） 年齢 20 歳をもって，成年とする．
第5条（未成年者の法律行為） ① 未成年者が法律行為をするには，その法定代理人の同意を得なければならない．ただし，単に権利を得，又は義務を免れる法律行為については，この限りでない．
② 前項の規定に反する法律行為は，取り消すことができる．
③ 第1項の規定にかかわらず，法定代理人が目的を定めて処分を許した財産は，その目的の範囲内において，未成年者が自由に処分することができる．目的を定めないで処分を許した財産を処分するときも，同様とする．
第7条（後見開始の審判） 精神上の障害により事理を弁識する能力を欠く常況にある者については，家庭裁判所は，本人，配偶者，四親等内の親族，未成年後見人，未成年後見監督人，保佐人，保佐監督人，補助人，補助監督人又は検察官の請求により，後見開始の審判をすることができる．
第8条（成年被後見人及び成年後見人） 後見開始の審判を受けた者は，成年被後見人とし，これに成年後見人を付する．
第9条（成年被後見人の法律行為） 成年被後見人の法律行為は，取り消すことができる．ただし，日用品の購入その他日常生活に関する行為については，この限りでない．
第10条（後見開始の審判の取消し） 第7条に規定する原因が消滅したときは，家庭裁判所は，本人，配偶者，四親等内の親族，後見人（未成年後見人及び成年後見人をいう．以下同じ．），後見監督人（未成年後見監督人及び成年後見監督人をいう．以下同じ．）又は検察官の請求により，後見開始の審判を取り消さなければならない．
第11条（保佐開始の審判） 精神上の障害により事理を弁識する能力が著しく不十分である者については，家庭裁判所は，本人，配偶者，四親等内の親族，後見人，後見監督人，補助人，補助監督人又は検察官の請求により，保佐開始の審判をすることができる．ただし，第7条に規定する原因がある者については，この限りでない．
第12条（被保佐人及び保佐人） 保佐開始の審判を受けた者は，被保佐人とし，これに保佐人を付する．
第13条（保佐人の同意を要する行為等） ① 被保佐人が次に掲げる行為をするには，その保佐人の同意を得なければならない．ただし，第9条ただし書に規定する行為については，この限りでない．
1　元本を領収し，又は利用すること．
2　借財又は保証をすること．
3　不動産その他重要な財産に関する権利の得喪を目的とする行為をすること．
4　訴訟行為をすること．
5　贈与，和解又は仲裁合意（仲裁法（平成 15 年法律第 138 号）第2条第1項に規定する仲裁合意をいう．）をすること．
6　相続の承認若しくは放棄又は遺産の分割をすること．
7　贈与の申込みを拒絶し，遺贈を放棄し，負担付贈与の申込みを承諾し，又は負担付遺贈を承認すること．
8　新築，改築，増築又は大修繕をすること．
9　第 602 条に定める期間を超える賃貸借をすること．
② 家庭裁判所は，第 11 条本文に規定する者又は保佐人若しくは保佐監督人の請求により，被保佐人が前項各号に掲げる行為以外の行為をする場合であってもその保佐人の同意を得なければならない旨の審判をすることができる．ただし，第9条ただし書に規定する行為については，この限りでない．
③ 保佐人の同意を得なければならない行為について，保佐人が被保佐人の利益を害するおそれがないにもかかわらず同意をしないときは，家庭裁判所は，被保佐人の請求により，保佐人の同意に代わる許可を与えることができる．
④ 保佐人の同意を得なければならない行為であって，その同意又はこれに代わる許可を得ないでしたものは，取り消すことができる．
第14条（保佐開始の審判等の取消し） ① 第 11 条本文に規定する原因が消滅したときは，家庭裁判所は，本人，配偶者，四親等内の親族，未成年後見人，未成年後見監督人，保佐人，保佐監督人又は検察官の請求により，保佐開始の審判を取り消さなければならない．
② 家庭裁判所は，前項に規定する者の請求により，前条第2項の審判の全部又は一部を取り消すことができる．
第15条（補助開始の審判） ① 精神上の障害により事理を弁識する能力が不十分である者については，家庭裁判所は，本人，配偶者，四親等内の親族，後見人，後見監督人，保佐人，保佐監督人又は検察官の請求により，補助開始の審判をすることができる．ただし，第7条又は第 11 条本文に規定する原因がある者については，この限りでない．
② 本人以外の者の請求により補助開始の審判をするには，本人の同意がなければならない．
③ 補助開始の審判は，第 17 条第1項の審判又は第 876 条の9第1項の審判とともにしなければならない．
第16条（被補助人及び補助人） 補助開始の審判を受けた者は，被補助人とし，これに補助人を付する．
第17条（補助人の同意を要する旨の審判等） ① 家庭裁判所は，第 15 条第1項本文に規定する者又は補助人若しくは補助監督人の請求により，被補助人が特定の法律行為をするにはその補助人の同意を得なければならない旨の審判をすることができる．ただし，

その審判によりその同意を得なければならないものとすることができる行為は,第13条第1項に規定する行為の一部に限る.
② 本人以外の者の請求により前項の審判をするには,本人の同意がなければならない.
③ 補助人の同意を得なければならない行為について,補助人が被補助人の利益を害するおそれがないにもかかわらず同意をしないときは,家庭裁判所は,被補助人の請求により,補助人の同意に代わる許可を与えることができる.
④ 補助人の同意を得なければならない行為であって,その同意又はこれに代わる許可を得ないでしたものは,取り消すことができる.
第18条(補助開始の審判等の取消し) ① 第15条第1項本文に規定する原因が消滅したときは,家庭裁判所は,本人,配偶者,四親等内の親族,未成年後見人,未成年後見監督人,補助人,補助監督人又は検察官の請求により,補助開始の審判を取り消さなければならない.
② 家庭裁判所は,前項に規定する者の請求により,前条第1項の審判の全部又は一部を取り消すことができる.
③ 前条第1項の審判及び第876条の9第1項の審判をすべて取り消す場合には,家庭裁判所は,補助開始の審判を取り消さなければならない.
第19条(審判相互の関係) ① 後見開始の審判をする場合において,本人が被保佐人又は被補助人であるときは,家庭裁判所は,その本人に係る保佐開始又は補助開始の審判を取り消さなければならない.
② 前項の規定は,保佐開始の審判をする場合において本人が成年被後見人若しくは被補助人であるとき,又は補助開始の審判をする場合において本人が成年被後見人若しくは被保佐人であるときについて準用する.
第5節 同時死亡の推定
第32条の2 数人の者が死亡した場合において,そのうちの1人が他の者の死亡後になお生存していたことが明らかでないときは,これらの者は,同時に死亡したものと推定する.

第3章 法人

第33条(法人の成立等) ① 法人は,この法律その他の法律の規定によらなければ,成立しない.
② 学術,技芸,慈善,祭祀,宗教その他の公益を目的とする法人,営利事業を営むことを目的とする法人その他の法人の設立,組織,運営及び管理については,この法律その他の法律の定めるところによる.
第34条(法人の能力) 法人は,法令の規定に従い,定款その他の基本約款で定められた目的の範囲内において,権利を有し,義務を負う.
第35条(外国法人) ① 外国法人は,国,国の行政区画及び外国会社を除き,その成立を認許しない.ただし,法律又は条約の規定により認許された外国法人は,この限りでない.
② 前項の規定により認許された外国法人は,日本において成立する同種の法人と同一の私権を有する.ただし,外国人が享有することのできない権利及び法律又は条約中に特別の規定がある権利については,この限りでない.
第36条(登記) 法人及び外国法人は,この法律その他の法令の定めるところにより,登記をするものとする.

第5章 法律行為

第1節 総則
第90条(公序良俗) 公の秩序又は善良の風俗に反する事項を目的とする法律行為は,無効とする.
第2節 意思表示
第93条(心裡留保) 意思表示は,表意者がその真意ではないことを知ってしたときであっても,そのためにその効力を妨げられない.ただし,相手方が表意者の真意を知り,又は知ることができたときは,その意思表示は,無効とする.
第94条(虚偽表示) ① 相手方と通じてした虚偽の意思表示は,無効とする.
② 前項の規定による意思表示の無効は,善意の第三者に対抗することができない.
第95条(錯誤) 意思表示は,法律行為の要素に錯誤があったときは,無効とする.ただし,表意者に重大な過失があったときは,表意者は,自らその無効を主張することができない.
第96条(詐欺又は強迫) ① 詐欺又は強迫による意思表示は,取り消すことができる.
② 相手方に対する意思表示について第三者が詐欺を行った場合においては,相手方がその事実を知っていたときに限り,その意思表示を取り消すことができる.
③ 前2項の規定による詐欺による意思表示の取消しは,善意の第三者に対抗することができない.
第97条(隔地者に対する意思表示) ① 隔地者に対する意思表示は,その通知が相手方に到達した時からその効力を生ずる.
② 隔地者に対する意思表示は,表意者が通知を発した後に死亡し,又は行為能力を喪失したときであっても,そのためにその効力を妨げられない.
第98条(公示による意思表示) ① 意思表示は,表意者が相手方を知ることができず,又はその所在を知ることができないときは,公示の方法によってすることができる.
② 前項の公示は,公示送達に関する民事訴訟法(平成8年法律第109号)の規定に従い,裁判所の掲示場に掲示し,かつ,その掲示があったことを官報に少なくとも1回掲載して行う.ただし,裁判所は,相当と認めるときは,官報への掲載に代えて,市役所,区役所,町村役場又はこれらに準ずる施設の掲示場に掲示すべきことを命ずることができる.
③ 公示による意思表示は,最後に官報に掲載した日又はその掲載に代わる掲示を始めた日から2週間を経過した時に,相手方に到達したものとみなす.ただし,表意者が相手方を知らないこと又はその所在を知らないことについて過失があったときは,到達の効力を生じない.
④ 公示に関する手続は,相手方を知ることができない場合には表意者の住所地の,相手方の所在を知ることができない場合には相手方の最後の住所地の簡易裁判所の管轄に属する.
⑤ 裁判所は,表意者に,公示に関する費用を予納させなければならない.
第98条の2(意思表示の受領能力) 意思表示の相手方がその意思表示を受けた時に未成年者又は成年被後見人であったときは,その意思表示をもってその相手方に対抗することができない.ただし,その法定代理人がその意思表示を知った後は,この限りでない.
第3節 代理

第99条（代理行為の要件及び効果）① 代理人がその権限内において本人のためにすることを示してした意思表示は、本人に対して直接にその効力を生ずる.
② 前項の規定は、第三者が代理人に対してした意思表示について準用する.
第102条（代理人の行為能力）代理人は、行為能力者であることを要しない.
第111条（代理権の消滅事由）① 代理権は、次に掲げる事由によって消滅する.
 1 本人の死亡
 2 代理人の死亡又は代理人が破産手続開始の決定若しくは後見開始の審判を受けたこと.
② 委任による代理権は、前項各号に掲げる事由のほか、委任の終了によって消滅する.
第112条（代理権消滅後の表見代理）代理権の消滅は、善意の第三者に対抗することができない. ただし、第三者が過失によってその事実を知らなかったときは、この限りでない.
第113条（無権代理）① 代理権を有しない者が他人の代理人としてした契約は、本人がその追認をしなければ、本人に対してその効力を生じない.
② 追認又はその拒絶は、相手方に対してしなければ、その相手方に対抗することができない. ただし、相手方がその事実を知ったときは、この限りでない.

第4節 無効及び取消し
第120条（取消権者）① 行為能力の制限によって取り消すことができる行為は、制限行為能力者又はその代理人、承継人若しくは同意をすることができる者に限り、取り消すことができる.
② 詐欺又は強迫によって取り消すことができる行為は、瑕疵ある意思表示をした者又はその代理人若しくは承継人に限り、取り消すことができる.
第121条（取消しの効果）取り消された行為は、初めから無効であったものとみなす. ただし、制限行為能力者は、その行為によって現に利益を受けている限度において、返還の義務を負う.

第7章 時 効（略）

第3編 債 権

第1章 総 則

第2節 債権の効力
第1款 債務不履行の責任等
第412条（履行期と履行遅滞）① 債務の履行について確定期限があるときは、債務者は、その期限の到来した時から遅滞の責任を負う.
② 債務の履行について不確定期限があるときは、債務者は、その期限の到来したことを知った時から遅滞の責任を負う.
③ 債務の履行について期限を定めなかったときは、債務者は、履行の請求を受けた時から遅滞の責任を負う.
第415条（債務不履行による損害賠償）債務者がその債務の本旨に従った履行をしないときは、債権者は、これによって生じた損害の賠償を請求することができる. 債務者の責めに帰すべき事由によって履行をすることができなくなったときも、同様とする.
第416条（損害賠償の範囲）① 債務の不履行に対する損害賠償の請求は、これによって通常生ずべき損害の賠償をさせることをその目的とする.
② 特別の事情によって生じた損害であっても、当事者がその事情を予見し、又は予見することができたときは、債権者は、その賠償を請求することができる.
第417条（損害賠償の方法）損害賠償は、別段の意思表示がないときは、金銭をもってその額を定める.
第418条（過失相殺）債務の不履行に関して債権者に過失があったときは、裁判所は、これを考慮して、損害賠償の責任及びその額を定める.

第2章 契 約

第1節 総 則
第1款 契約の成立
第521条（承諾の期間の定めのある申込み）① 承諾の期間を定めてした契約の申込みは、撤回することができない.
② 申込者が前項の申込みに対して同項の期間内に承諾の通知を受けなかったときは、その申込みは、その効力を失う.
第522条（承諾の通知の延着）① 前条第1項の申込みに対する承諾の通知が同項の期間の経過後に到達した場合であっても、通常の場合にはその期間内に到達すべき時に発送したことを知ることができるときは、申込者は、遅滞なく、相手方に対してその延着の通知を発しなければならない. ただし、その到達前に遅延の通知を発したときは、この限りでない.
② 申込者が前項本文の延着の通知を怠ったときは、承諾の通知は、前条第1項の期間内に到達したものとみなす.
第523条（遅延した承諾の効力）申込者は、遅延した承諾を新たな申込みとみなすことができる.
第524条（承諾の期間の定めのない申込み）承諾の期間を定めないで隔地者に対してした申込みは、申込者が承諾の通知を受けるのに相当の期間を経過するまでは、撤回することができない.
第525条（申込者の死亡又は行為能力の喪失）第97条第2項の規定は、申込者が反対の意思を表示した場合又はその相手方が申込者の死亡若しくは行為能力の喪失の事実を知っていた場合には、適用しない.
第526条（隔地者間の契約の成立時期）① 隔地者間の契約は、承諾の通知を発した時に成立する.
② 申込者の意思表示又は取引上の慣習により承諾の通知を必要としない場合には、契約は、承諾の意思表示と認めるべき事実があった時に成立する.
第527条（申込みの撤回の通知の延着）① 申込みの撤回の通知が承諾の通知を発した後に到達した場合であっても、通常の場合にはその前に到達すべき時に発送したものであることを知ることができるときは、承諾者は、遅滞なく、申込者に対してその延着の通知を発しなければならない.
② 承諾者が前項の延着の通知を怠ったときは、契約は、成立しなかったものとみなす.
第2款 契約の効力
第533条（同時履行の抗弁）双務契約の当事者の一方は、相手方がその債務の履行を提供するまでは、自己の債務の履行を拒むことができる. ただし、相手方の債務が弁済期にないときは、この限りでない.
第537条（第三者のためにする契約）① 契約により当事者の一方が第三者に対してある給付をすることを約したときは、その第三者は、債務者に対して直接にその給付を請求する権利を有する.
② 前項の場合において、第三者の権利は、その第三者

が債務者に対して同等の契約の利益を享受する意思を表示した時に発生する．

第3款　契約の解除

第540条（解除権の行使） ① 契約又は法律の規定により当事者の一方が解除権を有するときは，その解除は，相手方に対する意思表示によってする．
② 前項の意思表示は，撤回することができない．

第541条（履行遅滞等による解除権） 当事者の一方がその債務を履行しない場合において，相手方が相当の期間を定めてその履行の催告をし，その期間内に履行がないときは，相手方は，契約の解除をすることができる．

第545条（解除の効果） ① 当事者の一方がその解除権を行使したときは，各当事者は，その相手方を原状に復させる義務を負う．ただし，第三者の権利を害することはできない．
② 前項本文の場合において，金銭を返還するときは，その受領の時から利息を付さなければならない．
③ 解除権の行使は，損害賠償の請求を妨げない．

第8節　雇用

第623条（雇用） 雇用は，当事者の一方が相手方に対して労働に従事することを約し，相手方がこれに対してその報酬を与えることを約することによって，その効力を生ずる．

第624条（報酬の支払時期） ① 労働者は，その約した労働を終わった後でなければ，報酬を請求することができない．
② 期間によって定めた報酬は，その期間を経過した後に，請求することができる．

第9節　請負

第632条（請負） 請負は，当事者の一方がある仕事を完成することを約し，相手方がその仕事の結果に対してその報酬を支払うことを約することによって，その効力を生ずる．

第10節　委任

第643条（委任） 委任は，当事者の一方が法律行為をすることを相手方に委託し，相手方がこれを承諾することによって，その効力を生ずる．

第644条（受任者の注意義務） 受任者は，委任の本旨に従い，善良な管理者の注意をもって，委任事務を処理する義務を負う．

第645条（受任者による報告） 受任者は，委任者の請求があるときは，いつでも委任事務の処理の状況を報告し，委任が終了した後は，遅滞なくその経過及び結果を報告しなければならない．

第648条（受任者の報酬） ① 受任者は，特約がなければ，委任者に対して報酬を請求することができない．
② 受任者は，報酬を受けるべき場合には，委任事務を履行した後でなければ，これを請求することができない．ただし，期間によって報酬を定めたときは，第624条第2項の規定を準用する．
③ 委任が受任者の責めに帰することができない事由によって履行の中途で終了したときは，受任者は，既にした履行の割合に応じて報酬を請求することができる．

第649条（受任者による費用の前払請求） 委任事務を処理するについて費用を要するときは，委任者は，受任者の請求により，その前払をしなければならない．

第650条（受任者による費用等の償還請求等） ① 受任者は，委任事務を処理するのに必要と認められる費用を支出したときは，委任者に対し，その費用及び支出の日以後におけるその利息の償還を請求することができる．
② 受任者は，委任事務を処理するのに必要と認められる債務を負担したときは，委任者に対し，自己に代わってその弁済をすることを請求することができる．この場合において，その債務が弁済期にないときは，委任者に対し，相当の担保を供させることができる．
③ 受任者は，委任事務を処理するため自己に過失なく損害を受けたときは，委任者に対し，その賠償を請求することができる．

第651条（委任の解除） ① 委任は，各当事者がいつでもその解除をすることができる．
② 当事者の一方が相手方に不利な時期に委任の解除をしたときは，その当事者の一方は，相手方の損害を賠償しなければならない．ただし，やむを得ない事由があったときは，この限りでない．

第652条（委任の解除の効力） 第620条の規定は，委任について準用する．

第653条（委任の終了事由） 委任は，次に掲げる事由によって終了する．
1 委任者又は受任者の死亡
2 委任者又は受任者が破産手続開始の決定を受けたこと．
3 受任者が後見開始の審判を受けたこと．

第3章　事務管理

第697条（事務管理） ① 義務なく他人のために事務の管理を始めた者（以下この章において「管理者」という．）は，その事務の性質に従い，最も本人の利益に適合する方法によって，その事務の管理（以下「事務管理」という．）をしなければならない．
② 管理者は，本人の意思を知っているとき，又はこれを推知することができるときは，その意思に従って事務管理をしなければならない．

第698条（緊急事務管理） 管理者は，本人の身体，名誉又は財産に対する急迫の危害を免れさせるために事務管理をしたときは，悪意又は重大な過失があるのでなければ，これによって生じた損害を賠償する責任を負わない．

第5章　不法行為

第709条（不法行為による損害賠償） 故意又は過失によって他人の権利又は法律上保護される利益を侵害した者は，これによって生じた損害を賠償する責任を負う．

第710条（財産以外の損害の賠償） 他人の身体，自由若しくは名誉を侵害した場合又は他人の財産権を侵害した場合のいずれであるかを問わず，前条の規定により損害賠償の責任を負う者は，財産以外の損害に対しても，その賠償をしなければならない．

第711条（近親者に対する損害の賠償） 他人の生命を侵害した者は，被害者の父母，配偶者及び子に対しては，その財産権が侵害されなかった場合においても，損害の賠償をしなければならない．

第712条（責任能力） 未成年者は，他人に損害を加えた場合において，自己の行為の責任を弁識するに足りる知能を備えていなかったときは，その行為について賠償の責任を負わない．

第713条 精神上の障害により自己の行為の責任を弁識する能力を欠く状態にある間に他人に損害を加えた者は，その賠償の責任を負わない．ただし，故意又

は過失によって一時的にその状態を招いたときは、この限りでない.

第714条（責任無能力者の監督義務者等の責任） ① 前2条の規定により責任無能力者がその責任を負わない場合において、その責任無能力者を監督する法定の義務を負う者は、その責任無能力者が第三者に加えた損害を賠償する責任を負う. ただし、監督義務者がその義務を怠らなかったとき、又はその義務を怠らなくても損害が生ずべきであったときは、この限りでない.

② 監督義務者に代わって責任無能力者を監督する者も、前項の責任を負う.

第715条（使用者等の責任） ① ある事業のために他人を使用する者は、被用者がその事業の執行について第三者に加えた損害を賠償する責任を負う. ただし、使用者が被用者の選任及びその事業の監督について相当の注意をしたとき、又は相当の注意をしても損害が生ずべきであったときは、この限りでない.

② 使用者に代わって事業を監督する者も、前項の責任を負う.

③ 前2項の規定は、使用者又は監督者から被用者に対する求償権の行使を妨げない.

第719条（共同不法行為者の責任） ① 数人が共同の不法行為によって他人に損害を加えたときは、各自が連帯してその損害を賠償する責任を負う. 共同行為者のうちいずれの者がその損害を加えたかを知ることができないときも、同様とする.

② 行為者を教唆した者及び幇助した者は、共同行為者とみなして、前項の規定を適用する.

第720条（正当防衛及び緊急避難） ① 他人の不法行為に対し、自己又は第三者の権利又は法律上保護される利益を防衛するため、やむを得ず加害行為をした者は、損害賠償の責任を負わない. ただし、被害者から不法行為をした者に対する損害賠償の請求を妨げない.

② 前項の規定は、他人の物から生じた急迫の危難を避けるためその物を損傷した場合について準用する.

第721条（損害賠償請求権に関する胎児の権利能力） 胎児は、損害賠償の請求権については、既に生まれたものとみなす.

第722条（損害賠償の方法及び過失相殺） ① 第417条の規定は、不法行為による損害賠償について準用する.

② 被害者に過失があったときは、裁判所は、これを考慮して、損害賠償の額を定めることができる.

第723条（名誉毀損における原状回復） 他人の名誉を毀損した者に対しては、裁判所は、被害者の請求により、損害賠償に代えて、又は損害賠償とともに、名誉を回復するのに適当な処分を命ずることができる.

第724条（不法行為による損害賠償請求権の期間の制限） 不法行為による損害賠償の請求権は、被害者又はその法定代理人が損害及び加害者を知った時から3年間行使しないときは、時効によって消滅する. 不法行為の時から20年を経過したときも、同様とする.

第4編 親族

第1章 総則

第725条（親族の範囲） 次に掲げる者は、親族とする.
1 六親等内の血族
2 配偶者
3 三親等内の姻族

第726条（親等の計算） ① 親等は、親族間の世代数を数えて、これを定める.

② 傍系親族の親等を定めるには、その1人又はその配偶者から同一の祖先にさかのぼり、その祖先から他の1人に下るまでの世代数による.

第727条（縁組による親族関係の発生） 養子と養親及びその血族との間においては、養子縁組の日から、血族間におけるのと同一の親族関係を生ずる.

第2章 婚姻

第1節 婚姻の成立
第1款 婚姻の要件

第731条（婚姻適齢） 男は、18歳に、女は、16歳にならなければ、婚姻をすることができない.

第738条（成年被後見人の婚姻） 成年被後見人が婚姻をするには、その成年後見人の同意を要しない.

第739条（婚姻の届出） ① 婚姻は、戸籍法（昭和22年法律第224号）の定めるところにより届け出ることによって、その効力を生ずる.

② 前項の届出は、当事者双方及び成年の証人2人以上が署名した書面で、又はこれらの者から口頭で、しなければならない.

第753条（婚姻による成年擬制） 未成年者が婚姻をしたときは、これによって成年に達したものとみなす.

第3章 親子

第1節 実子

第772条（嫡出の推定） ① 妻が婚姻中に懐胎した子は、夫の子と推定する.

② 婚姻の成立の日から200日を経過した後又は婚姻の解消若しくは取消しの日から300日以内に生まれた子は、婚姻中に懐胎したものと推定する.

第773条（父を定めることを目的とする訴え） 第733条第1項の規定に違反して再婚をした女が出産した場合において、前条の規定によりその子の父を定めることができないときは、裁判所が、これを定める.

第774条（嫡出の否認） 第772条の場合において、夫は、子が嫡出であることを否認することができる.

第775条（嫡出否認の訴え） 前条の規定による否認権は、子又は親権を行う母に対する嫡出否認の訴えによって行う. 親権を行う母がないときは、家庭裁判所は、特別代理人を選任しなければならない.

第776条（嫡出の承認） 夫は、子の出生後において、その嫡出であることを承認したときは、その否認権を失う.

第777条（嫡出否認の訴えの出訴期間） 嫡出否認の訴えは、夫が子の出生を知った時から1年以内に提起しなければならない.

第778条 夫が成年被後見人であるときは、前条の期間は、後見開始の審判の取消しがあった後夫が子の出生を知った時から起算する.

第779条（認知） 嫡出でない子は、その父又は母がこれを認知することができる.

第780条（認知能力） 認知をするには、父又は母が未成年者又は成年被後見人であるときであっても、その法定代理人の同意を要しない.

第2節 養子
第3款 縁組の効力

第809条（嫡出子の身分の取得） 養子は、縁組の日から、養親の嫡出子の身分を取得する.

第4款 離縁

第811条（協議上の離縁等） ① 縁組の当事者は，その協議で，離縁をすることができる．
② 養子が15歳未満のときは，その離縁は，養親と養子の離縁後にその法定代理人となるべき者との協議でこれをする．
③ 前項の協議において，養子の父母が離婚しているときは，その協議で，その一方を養子の離縁後にその親権者となるべき者と定めなければならない．
④ 前項の協議が調わないとき，又は協議をすることができないときは，家庭裁判所は，同項の父若しくは母又は養親の請求によって，協議に代わる審判をすることができる．
⑤ 第2項の法定代理人となるべき者がないときは，家庭裁判所は，養子の親族その他の利害関係人の請求によって，養子の離縁後にその未成年後見人となるべき者を選任する．
⑥ 縁組の当事者の一方が死亡した後に生存当事者が離縁をしようとするときは，家庭裁判所の許可を得て，これをすることができる．

第5款　特別養子
第817条の2（特別養子縁組の成立） ① 家庭裁判所は，次条から第817条の7までに定める要件があるときは，養親となる者の請求により，実方の血族との親族関係が終了する縁組（以下この款において「特別養子縁組」という．）を成立させることができる．
② 前項に規定する請求をするには，第794条又は第798条の許可を得ることを要しない．
第817条の3（養親の夫婦共同縁組） ① 養親となる者は，配偶者のある者でなければならない．
② 夫婦の一方は，他の一方が養親とならないときは，養親となることができない．ただし，夫婦の一方の嫡出である子（特別養子縁組以外の縁組による養子を除く．）の養親となる場合は，この限りでない．
第817条の4（養親となる者の年齢） 25歳に達しない者は，養親となることができない．ただし，養親となる夫婦の一方が25歳に達していない場合においても，その者が20歳に達しているときは，この限りでない．
第817条の5（養子となる者の年齢） 第817条の2に規定する請求の時に6歳に達している者は，養子となることができない．ただし，その者が8歳未満であって6歳に達する前から引き続き養親となる者に監護されている場合は，この限りでない．

第4章　親権

第1節　総則
第818条（親権者） ① 成年に達しない子は，父母の親権に服する．
② 子が養子であるときは，養親の親権に服する．
③ 親権は，父母の婚姻中は，父母が共同して行う．ただし，父母の一方が親権を行うことができないときは，他の一方が行う．
第819条（離婚又は認知の場合の親権者） ① 父母が協議上の離婚をするときは，その協議で，父母の一方を親権者と定めなければならない．
② 裁判上の離婚の場合には，裁判所が，父母の一方を親権者と定める．
③ 子の出生前に父母が離婚した場合には，親権は，母が行う．ただし，子の出生後に，父母の協議で，父を親権者と定めることができる．
④ 父が認知した子に対する親権は，父母の協議で父を親権者と定めたときに限り，父が行う．
⑤ 第1項，第3項又は前項の協議が調わないとき，又は協議をすることができないときは，家庭裁判所は，父又は母の請求によって，協議に代わる審判をすることができる．
⑥ 子の利益のため必要があると認めるときは，家庭裁判所は，子の親族の請求によって，親権者を他の一方に変更することができる．

第2節　親権の効力
第820条（監護及び教育の権利義務） 親権を行う者は，子の監護及び教育をする権利を有し，義務を負う．
第826条（利益相反行為） ① 親権を行う父又は母とその子との利益が相反する行為については，親権を行う者は，その子のために特別代理人を選任することを家庭裁判所に請求しなければならない．
② 親権を行う者が数人の子に対して親権を行う場合において，その1人と他の子との利益が相反する行為については，親権を行う者は，その一方のために特別代理人を選任することを家庭裁判所に請求しなければならない．

第5章　後見

第1節　後見の開始
第838条 後見は，次に掲げる場合に開始する．
1　未成年者に対して親権を行う者がないとき，又は親権を行う者が管理権を有しないとき．
2　後見開始の審判があったとき．

第2節　後見の機関
第1款　後見人
第839条（未成年後見人の指定） ① 未成年者に対して最後に親権を行う者は，遺言で，未成年後見人を指定することができる．ただし，管理権を有しない者は，この限りでない．
② 親権を行う父母の一方が管理権を有しないときは，他の一方は，前項の規定により未成年後見人の指定をすることができる．
第840条（未成年後見人の選任） 前条の規定により未成年後見人となるべき者がないときは，家庭裁判所は，未成年被後見人又はその親族その他の利害関係人の請求によって，未成年後見人を選任する．未成年後見人が欠けたときも，同様とする．
第841条（父母による未成年後見人の選任の請求） 父又は母が親権若しくは管理権を辞し，又は親権を失ったことによって未成年後見人を選任する必要が生じたときは，その父又は母は，遅滞なく未成年後見人の選任を家庭裁判所に請求しなければならない．
第842条（未成年後見人の数） 未成年後見人は，1人でなければならない．
第843条（成年後見人の選任） ① 家庭裁判所は，後見開始の審判をするときは，職権で，成年後見人を選任する．
② 成年後見人が欠けたときは，家庭裁判所は，成年被後見人若しくはその親族その他の利害関係人の請求により又は職権で，成年後見人を選任する．
③ 成年後見人が選任されている場合においても，家庭裁判所は，必要があると認めるときは，前項に規定する者若しくは成年被後見人の請求により，又は職権で，更に成年後見人を選任することができる．
④ 成年後見人を選任するには，成年被後見人の心身の状態並びに生活及び財産の状況，成年後見人となる者

の職業及び経歴並びに成年被後見人との利害関係の有無（成年被後見人となる者が法人であるときは、その事業の種類及び内容並びにその法人及びその代表者と成年被後見人との利害関係の有無），成年被後見人の意見その他一切の事情を考慮しなければならない．

第847条（後見人の欠格事由） 次に掲げる者は，後見人となることができない．
1　未成年者
2　家庭裁判所で免ぜられた法定代理人，保佐人又は補助人
3　破産者
4　被後見人に対して訴訟をし，又はした者並びにその配偶者及び直系血族
5　行方の知れない者

第2款　後見監督人

第848条（未成年後見監督人の指定） 未成年後見人を指定することができる者は，遺言で，未成年後見監督人を指定することができる．

第849条（未成年後見監督人の選任） 前条の規定により指定した未成年後見監督人がない場合において必要があると認めるときは，家庭裁判所は，未成年被後見人，その親族若しくは未成年後見人の請求により又は職権で，未成年後見監督人を選任することができる．未成年後見監督人が欠けた場合も，同様とする．

第849条の2（成年後見監督人の選任） 家庭裁判所は，必要があると認めるときは，成年被後見人，その親族若しくは成年後見人の請求により又は職権で，成年後見監督人を選任することができる．

第850条（後見監督人の欠格事由） 後見人の配偶者，直系血族及び兄弟姉妹は，後見監督人となることができない．

第851条（後見監督人の職務） 後見監督人の職務は，次のとおりとする．
1　後見人の事務を監督すること．
2　後見人が欠けた場合に，遅滞なくその選任を家庭裁判所に請求すること．
3　急迫の事情がある場合に，必要な処分をすること．
4　後見人又はその代表する者と被後見人との利益が相反する行為について被後見人を代表すること．

第6章　保佐及び補助

第1節　保佐

第876条（保佐の開始） 保佐は，保佐開始の審判によって開始する．

第876条の2（保佐人及び臨時保佐人の選任等） 家庭裁判所は，保佐開始の審判をするときは，職権で，保佐人を選任する．
② 第843条第2項から第4項まで及び第844条から第847条までの規定は，保佐人について準用する．
③ 保佐人又はその代表する者と被保佐人との利益が相反する行為については，保佐人は，臨時保佐人の選任を家庭裁判所に請求しなければならない．ただし，保佐監督人がある場合は，この限りでない．

第876条の3（保佐監督人） ① 家庭裁判所は，必要があると認めるときは，被保佐人，その親族若しくは保佐人の請求により又は職権で，保佐監督人を選任することができる．
② 第644条，第654条，第655条，第843条第4項，第844条，第846条，第847条，第850条，第851条，第859条の2，第859条の3，第861条第2項及び第862条の規定は，保佐監督人について準用する．この場合において，第851条第4号中「被後見人を代表する」とあるのは，「被保佐人を代表し，又は被保佐人がこれをすることに同意する」と読み替えるものとする．

第876条の4（保佐人に代理権を付与する旨の審判） ① 家庭裁判所は，第11条本文に規定する者又は保佐人若しくは保佐監督人の請求によって，被保佐人のために特定の法律行為について保佐人に代理権を付与する旨の審判をすることができる．
② 本人以外の者の請求によって前項の審判をするには，本人の同意がなければならない．
③ 家庭裁判所は，第1項に規定する者の請求によって，同項の審判の全部若しくは一部を取り消すことができる．

第876条の5（保佐の事務及び保佐人の任務の終了等） 保佐人は，保佐の事務を行うに当たっては，被保佐人の意思を尊重し，かつ，その心身の状態及び生活の状況に配慮しなければならない．

第2節　補助

第876条の6（補助の開始） 補助は，補助開始の審判によって開始する．

第876条の7（補助人及び臨時補助人の選任等） ① 家庭裁判所は，補助開始の審判をするときは，職権で，補助人を選任する．
② 第843条第2項から第4項まで及び第844条から第847条までの規定は，補助人について準用する．
③ 補助人又はその代表する者と被補助人との利益が相反する行為については，補助人は，臨時補助人の選任を家庭裁判所に請求しなければならない．ただし，補助監督人がある場合は，この限りでない．

第876条の8（補助監督人） ① 家庭裁判所は，必要があると認めるときは，被補助人，その親族若しくは補助人の請求により又は職権で，補助監督人を選任することができる．
② 第644条，第654条，第655条，第843条第4項，第844条，第846条，第847条，第850条，第851条，第859条の2，第859条の3，第861条第2項及び第862条の規定は，補助監督人について準用する．この場合において，第851条第4号中「被後見人を代表する」とあるのは，「被補助人を代表し，又は被補助人がこれをすることに同意する」と読み替えるものとする．

第876条の9（補助人に代理権を付与する旨の審判） ① 家庭裁判所は，第15条第1項本文に規定する者又は補助人若しくは補助監督人の請求によって，被補助人のために特定の法律行為について補助人に代理権を付与する旨の審判をすることができる．
② 第876条の4第2項及び第3項の規定は，前項の審判について準用する．

第7章　扶養

第877条（扶養義務者） ① 直系血族及び兄弟姉妹は，互いに扶養をする義務がある．
② 家庭裁判所は，特別の事情があるときは，前項に規定する場合のほか，三親等内の親族間においても扶養の義務を負わせることができる．
③ 前項の規定による審判があった後事情に変更を生じたときは，家庭裁判所は，その審判を取り消すことができる．

第878条（扶養の順位） 扶養をする義務のある者が数人ある場合において，扶養をすべき者の順序について，当事者間に協議が調わないとき，又は協議をする

ことができないときは、家庭裁判所が、これを定める。扶養を受ける権利のある者が数人ある場合において、扶養義務者の資力がその全員を扶養するのに足りないときの扶養を受けるべき者の順序についても、同様とする。

第5編 相 続

第1章 総 則

第882条（相続開始の原因） 相続は、死亡によって開始する。

第2章 相続人

第886条（相続に関する胎児の権利能力） ① 胎児は、相続については、既に生まれたものとみなす。
② 前項の規定は、胎児が死体で生まれたときは、適用しない。
第887条（子及びその代襲者等の相続権） ① 被相続人の子は、相続人となる。
② 被相続人の子が、相続の開始以前に死亡したとき、又は第891条の規定に該当し、若しくは廃除によって、その相続権を失ったときは、その者の子がこれを代襲して相続人となる。ただし、被相続人の直系卑属でない者は、この限りでない。
③ 前項の規定は、代襲者が、相続の開始以前に死亡し、又は第891条の規定に該当し、若しくは廃除によって、その代襲相続権を失った場合について準用する。
第889条（直系尊属及び兄弟姉妹の相続権） ① 次に掲げる者は、第887条の規定により相続人となるべき者がない場合には、次に掲げる順序の順位に従って相続人となる。
 1 被相続人の直系尊属。ただし、親等の異なる者の間では、その近い者を先にする。
 2 被相続人の兄弟姉妹
② 第887条第2項の規定は、前項第2号の場合について準用する。
第890条（配偶者の相続権） 被相続人の配偶者は、常に相続人となる。この場合において、第887条又は前条の規定により相続人となるべき者があるときは、その者と同順位とする。

第3章 相続の効力

第1節 総 則

第896条（相続の一般的効力） 相続人は、相続開始の時から、被相続人の財産に属した一切の権利義務を承継する。ただし、被相続人の一身に専属したものは、この限りでない。
第897条（祭祀に関する権利の承継） ① 系譜、祭具及び墳墓の所有権は、前条の規定にかかわらず、慣習に従って祖先の祭祀を主宰すべき者が承継する。ただし、被相続人の指定に従って祖先の祭祀を主宰すべき者があるときは、その者が承継する。
② 前項本文の場合において慣習が明らかでないときは、同項の権利を承継すべき者は、家庭裁判所が定める。
第898条（共同相続の効力） 相続人が数人あるときは、相続財産は、その共有に属する。

第2節 相続分

第900条（法定相続分） 同順位の相続人が数人あるときは、その相続分は、次の各号の定めるところによる。
 1 子及び配偶者が相続人であるときは、子の相続分及び配偶者の相続分は、各2分の1とする。
 2 配偶者及び直系尊属が相続人であるときは、配偶者の相続分は、3分の2とし、直系尊属の相続分は、3分の1とする。
 3 配偶者及び兄弟姉妹が相続人であるときは、配偶者の相続分は、4分の3とし、兄弟姉妹の相続分は、4分の1とする。
 4 子、直系尊属又は兄弟姉妹が数人あるときは、各自の相続分は、相等しいものとする。ただし、嫡出でない子の相続分は、嫡出である子の相続分の2分の1とし、父母の一方のみを同じくする兄弟姉妹の相続分は、父母の双方を同じくする兄弟姉妹の相続分の2分の1とする。
第901条（代襲相続人の相続分） ① 第887条第2項又は第3項の規定により相続人となる直系卑属の相続分は、その直系尊属が受けるべきであったものと同じとする。ただし、直系卑属が数人あるときは、その各自の直系尊属が受けるべきであった部分について、前条の規定に従ってその相続分を定める。
② 前項の規定は、第889条第2項の規定により兄弟姉妹の子が相続人となる場合について準用する。
第902条（遺言による相続分の指定） ① 被相続人は、前2条の規定にかかわらず、遺言で、共同相続人の相続分を定め、又はこれを定めることを第三者に委託することができる。ただし、被相続人又は第三者は、遺留分に関する規定に違反することができない。
② 被相続人が、共同相続人中の1人若しくは数人の相続分のみを定め、又はこれを第三者に定めさせたときは、他の共同相続人の相続分は、前2条の規定により定める。

第7章 遺 言

第1節 総 則

第960条（遺言の方式） 遺言は、この法律に定める方式に従わなければ、することができない。
第961条（遺言能力） 15歳に達した者は、遺言をすることができる。
第962条 第5条、第9条、第13条及び第17条の規定は、遺言については、適用しない。
第963条 遺言者は、遺言をする時においてその能力を有しなければならない。

第2節 遺言の方式
第1款 普通の方式

第967条（普通の方式による遺言の種類） 遺言は、自筆証書、公正証書又は秘密証書によってしなければならない。ただし、特別の方式によることを許す場合は、この限りでない。
第968条（自筆証書遺言） ① 自筆証書によって遺言をするには、遺言者が、その全文、日付及び氏名を自書し、これに印を押さなければならない。
② 自筆証書中の加除その他の変更は、遺言者が、その場所を指示し、これを変更した旨を付記して特にこれに署名し、かつ、その変更の場所に印を押さなければ、その効力を生じない。
第969条（公正証書遺言） 公正証書によって遺言をするには、次に掲げる方式に従わなければならない。
 1 証人2人以上の立会いがあること。
 2 遺言者が遺言の趣旨を公証人に口授すること。
 3 公証人が、遺言者の口述を筆記し、これを遺言者及び証人に読み聞かせ、又は閲覧させること。

4 遺言者及び証人が,筆記の正確なことを承認した後,各自これに署名し,印を押すこと.ただし,遺言者が署名することができない場合は,公証人がその事由を付記して,署名に代えることができる.
5 公証人が,その証書は前各号に掲げる方式に従って作ったものである旨を付記して,これに署名し,印を押すこと.

第969条の2（公正証書遺言の方式の特則）① 口がきけない者が公正証書によって遺言をする場合には,遺言者は,公証人及び証人の前で,遺言の趣旨を通訳人の通訳により申述し,又は自書して,前条第2号の口授に代えなければならない.この場合における同条第3号の適用については,同号中「口述」とあるのは,「通訳人の通訳による申述又は自書」とする.
② 前条の遺言者又は証人が耳が聞こえない者である場合には,公証人は,同条第3号に規定する筆記した内容を通訳人の通訳により遺言者又は証人に伝えて,同号の読み聞かせに代えることができる.
③ 公証人は,前2項に定める方式に従って公正証書を作ったときは,その旨をその証書に付記しなければならない.

第973条（成年被後見人の遺言）① 成年被後見人が事理を弁識する能力を一時回復した時において遺言をするには,医師2人以上の立会いがなければならない.
② 遺言に立ち会った医師は,遺言者が遺言をする時において精神上の障害により事理を弁識する能力を欠く状態になかった旨を遺言書に付記して,これに署名し,印を押さなければならない.ただし,秘密証書による遺言にあっては,その封紙にその旨の記載をし,署名し,印を押さなければならない.

第974条（証人及び立会人の欠格事由） 次に掲げる者は,遺言の証人又は立会人となることができない.
1 未成年者
2 推定相続人及び受遺者並びにこれらの配偶者及び直系血族
3 公証人の配偶者,四親等内の親族,書記及び使用人

第2款 特別の方式

第976条（死亡の危急に迫った者の遺言）① 疾病その他の事由によって死亡の危急に迫った者が遺言をしようとするときは,証人3人以上の立会いをもって,その1人に遺言の趣旨を口授して,これをすることができる.この場合においては,その口授を受けた者が,これを筆記して,遺言者及び他の証人に読み聞かせ,又は閲覧させ,各証人がその筆記の正確なことを承認した後,これに署名し,印を押さなければならない.
② 口がきけない者が前項の規定により遺言をする場合には,遺言者は,証人の前で,遺言の趣旨を通訳人の通訳により申述して,同項の口授に代えなければならない.
③ 第1項後段の遺言者又は他の証人が耳が聞こえない者である場合には,遺言の趣旨の口授又は申述を受けた者は,同項後段に規定する筆記した内容を通訳人の通訳によりその遺言者又は他の証人に伝えて,同項後段の読み聞かせに代えることができる.
④ 前3項の規定によりした遺言は,遺言の日から20日以内に,証人の1人又は利害関係人から家庭裁判所に請求してその確認を得なければ,その効力を生じない.
⑤ 家庭裁判所は,前項の遺言が遺言者の真意に出たものであるとの心証を得なければ,これを確認することができない.

第977条（伝染病隔離者の遺言） 伝染病のため行政処分によって交通を断たれた場所に在る者は,警察官1人及び証人1人以上の立会いをもって遺言書を作ることができる.

第4節 遺言の執行

第1009条（遺言執行者の欠格事由） 未成年者及び破産者は,遺言執行者となることができない.
第1010条（遺言執行者の選任） 遺言執行者がないとき,又はなくなったときは,家庭裁判所は,利害関係人の請求によって,これを選任することができる.

---

3 刑 法（抄）

（明40・4・24 法律第45号,
最終改正：平22・4・27 法律第26号）

第1編 総則

第2章 刑

第9条（刑の種類） 死刑,懲役,禁錮,罰金,拘留及び科料を主刑とし,没収を付加刑とする.
第10条（刑の軽重）① 主刑の軽重は,前条に規定する順序による.ただし,無期の禁錮と有期の懲役とでは禁錮を重い刑とし,有期の禁錮の長期が有期の懲役の長期の2倍を超えるときも,禁錮を重い刑とする.
② 同種の刑は,長期の長いもの又は多額の多いものを重い刑とし,長期又は多額が同じであるときは,短期の長いもの又は寡額の多いものを重い刑とする.
③ 2個以上の死刑又は長期若しくは多額及び短期若しくは寡額が同じである同種の刑は,犯情によってその軽重を定める.
第11条（死刑）① 死刑は,刑事施設内において,絞首して執行する.
② 死刑の言渡しを受けた者は,その執行に至るまで刑事施設に拘置する.
第12条（懲役）① 懲役は,無期及び有期とし,有期懲役は,1月以上20年以下とする.
② 懲役は,刑事施設に拘置して所定の作業を行わせる.
第13条（禁錮）① 禁錮は,無期及び有期とし,有期禁錮は,1月以上20年以下とする.
② 禁錮は,刑事施設に拘置する.
第14条（有期の懲役及び禁錮の加減の限度）① 死刑又は無期の懲役若しくは禁錮を減軽して有期の懲役又は禁錮とする場合においては,その長期を30年とする.
② 有期の懲役又は禁錮を加重する場合においては30年にまで上げることができ,これを減軽する場合においては1月未満に下げることができる.
第15条（罰金） 罰金は,1万円以上とする.ただし,これを減軽する場合においては,1万円未満に下げることができる.
第16条（拘留） 拘留は,1日以上30日未満とし,刑事施設に拘置する.
第17条（科料） 科料は,1,000円以上1万円未満とする.

第7章 犯罪の不成立及び刑の減免

第35条（正当行為） 法令又は正当な業務による行為は,罰しない.
第36条（正当防衛）① 急迫不正の侵害に対して,自

己又は他人の権利を防衛するため，やむを得ずにした行為は，罰しない．
② 防衛の程度を超えた行為は，情状により，その刑を減軽し，又は免除することができる．
第37条（緊急避難）① 自己又は他人の生命，身体，自由又は財産に対する現在の危難を避けるため，やむを得ずにした行為は，これによって生じた害が避けようとした害の程度を超えなかった場合に限り，罰しない．ただし，その程度を超えた行為は，情状により，その刑を減軽し，又は免除することができる．
② 前項の規定は，業務上特別の義務がある者には，適用しない．
第38条（故意）① 罪を犯す意思がない行為は，罰しない．ただし，法律に特別の規定がある場合は，この限りでない．
② 重い罪に当たるべき行為をしたのに，行為の時にその重い罪に当たることとなる事実を知らなかった者は，その重い罪によって処断することはできない．
③ 法律を知らなかったとしても，そのことによって，罪を犯す意思がなかったとすることはできない．ただし，情状により，その刑を減軽することができる．
第39条（心神喪失及び心神耗弱）① 心神喪失者の行為は，罰しない．
② 心神耗弱者の行為は，その刑を減軽する．

第8章　未遂罪

第43条（未遂減免）犯罪の実行に着手してこれを遂げなかった者は，その刑を減軽することができる．ただし，自己の意思により犯罪を中止したときは，その刑を減軽し，又は免除する．

第11章　共犯

第60条（共同正犯）2人以上共同して犯罪を実行した者は，すべて正犯とする．
第61条（教唆）① 人を教唆して犯罪を実行させた者には，正犯の刑を科する．
② 教唆者を教唆した者についても，前項と同様とする．
第62条（幇助）① 正犯を幇助した者は，従犯とする．
② 従犯を教唆した者には，従犯の刑を科する．

第2編　罪

第2章　内乱に関する罪（略）

第3章　外患に関する罪（略）

第5章　公務の執行を妨害する罪

第95条（公務執行妨害及び職務強要）① 公務員が職務を執行するに当たり，これに対して暴行又は脅迫を加えた者は，3年以下の懲役若しくは禁錮又は50万円以下の罰金に処する．
② 公務員に，ある処分をさせ，若しくはさせないため，又はその職を辞させるために，暴行又は脅迫を加えた者も，前項と同様とする．

第7章　犯人蔵匿及び証拠隠滅の罪

第104条（証拠隠滅等）他人の刑事事件に関する証拠を隠滅し，偽造し，若しくは変造し，又は偽造若しくは変造の証拠を使用した者は，2年以下の懲役又は20万円以下の罰金に処する．

第13章　秘密を侵す罪

第134条（秘密漏示）① 医師，薬剤師，医薬品販売業者，助産師，弁護士，弁護人，公証人又はこれらの職にあった者が，正当な理由がないのに，その業務上取り扱ったことについて知り得た人の秘密を漏らしたときは，6月以下の懲役又は10万円以下の罰金に処する．
② 宗教，祈祷若しくは祭祀の職にある者又はこれらの職にあった者が，正当な理由がないのに，その業務上取り扱ったことについて知り得た人の秘密を漏らしたときも，前項と同様とする．
第135条（親告罪）この章の罪は，告訴がなければ公訴を提起することができない．

第17章　文書偽造の罪

第155条（公文書偽造等）① 行使の目的で，公務所若しくは公務員の印章若しくは署名を使用して公務所若しくは公務員の作成すべき文書若しくは図画を偽造し，又は偽造した公務所若しくは公務員の印章若しくは署名を使用して公務所若しくは公務員の作成すべき文書若しくは図画を偽造した者は，1年以上10年以下の懲役に処する．
② 公務所又は公務員が押印し又は署名した文書又は図画を変造した者も，前項と同様とする．
③ 前2項に規定するもののほか，公務所若しくは公務員の作成すべき文書若しくは図画を偽造し，又は公務所若しくは公務員が作成した文書若しくは図画を変造した者は，3年以下の懲役又は20万円以下の罰金に処する．
第156条（虚偽公文書作成等）公務員が，その職務に関し，行使の目的で，虚偽の文書若しくは図画を作成し，又は文書若しくは図画を変造したときは，印章又は署名の有無により区別して，前2条の例による．
第157条（公正証書原本不実記載等）① 公務員に対し虚偽の申立てをして，登記簿，戸籍簿その他の権利若しくは義務に関する公正証書の原本に不実の記載をさせ，又は権利若しくは義務に関する公正証書の原本として用いられる電磁的記録に不実の記録をさせた者は，5年以下の懲役又は50万円以下の罰金に処する．
② 公務員に対し虚偽の申立てをして，免状，鑑札又は旅券に不実の記載をさせた者は，1年以下の懲役又は20万円以下の罰金に処する．
③ 前2項の罪の未遂は，罰する．
第159条（私文書偽造等）① 行使の目的で，他人の印章若しくは署名を使用して権利，義務若しくは事実証明に関する文書若しくは図画を偽造し，又は偽造した他人の印章若しくは署名を使用して権利，義務若しくは事実証明に関する文書若しくは図画を偽造した者は，3月以上5年以下の懲役に処する．
② 他人が押印し又は署名した権利，義務又は事実証明に関する文書又は図画を変造した者も，前項と同様とする．
③ 前2項に規定するもののほか，権利，義務又は事実証明に関する文書若しくは図画を偽造し，又は変造した者は，1年以下の懲役又は10万円以下の罰金に処する．
第160条（虚偽診断書等作成）医師が公務所に提出すべき診断書，検案書又は死亡証書に虚偽の記載をし

たときは，3年以下の禁錮又は30万円以下の罰金に処する．

第161条（偽造私文書等行使）① 前2条の文書若しくは図画を行使した者は，その文書若しくは図画を偽造し，若しくは変造し，又は虚偽の記載をした者と同一の刑に処する．

② 前項の罪の未遂は，罰する．

第161条の2（電磁的記録不正作出及び供用）① 人の事務処理を誤らせる目的で，その事務処理の用に供する権利，義務又は事実証明に関する電磁的記録を不正に作った者は，5年以下の懲役又は50万円以下の罰金に処する．

② 前項の罪が公務所又は公務員により作られるべき電磁的記録に係るときは，10年以下の懲役又は100万円以下の罰金に処する．

③ 不正に作られた権利，義務又は事実証明に関する電磁的記録を，第1項の目的で，人の事務処理の用に供した者は，その電磁的記録を不正に作った者と同一の刑に処する．

④ 前項の罪の未遂は，罰する．

第20章 偽証の罪

第169条（偽証）法律により宣誓した証人が虚偽の陳述をしたときは，3月以上10年以下の懲役に処する．

第170条（自白による刑の減免）前条の罪を犯した者が，その証言をした事件について，その裁判が確定する前又は懲戒処分が行われる前に自白したときは，その刑を減軽し，又は免除することができる．

第171条（虚偽鑑定等）法律により宣誓した鑑定人，通訳人又は翻訳人が虚偽の鑑定，通訳又は翻訳をしたときは，前2条の例による．

第22章 わいせつ，姦淫及び重婚の罪

第176条（強制わいせつ）13歳以上の男女に対し，暴行又は脅迫を用いてわいせつな行為をした者は，6月以上10年以下の懲役に処する．13歳未満の男女に対し，わいせつな行為をした者も，同様とする．

第177条（強姦）暴行又は脅迫を用いて13歳以上の女子を姦淫した者は，強姦の罪とし，3年以上の有期懲役に処する．13歳未満の女子を姦淫した者も，同様とする．

第178条（準強制わいせつ及び準強姦）① 人の心神喪失若しくは抗拒不能に乗じ，又は心神を喪失させ，若しくは抗拒不能にさせて，わいせつな行為をした者は，第176条の例による．

② 女子の心神喪失若しくは抗拒不能に乗じ，又は心神を喪失させ，若しくは抗拒不能にさせて，姦淫した者は，前条の例による．

第178条の2（集団強姦等）2人以上の者が現場において共同して第177条又は前条第2項の罪を犯したときは，4年以上の有期懲役に処する．

第179条（未遂罪）第176条から前条までの罪の未遂は，罰する．

第180条（親告罪）① 第176条から第178条までの罪及びこれらの罪の未遂罪は，告訴がなければ公訴を提起することができない．

② 前項の規定は，2人以上の者が現場において共同して犯した第176条若しくは第178条第1項の罪又はこれらの罪の未遂罪については，適用しない．

第181条（強制わいせつ等致死傷）① 第176条若しくは第178条第1項の罪又はこれらの罪の未遂罪を犯し，よって人を死傷させた者は，無期又は3年以上の懲役に処する．

② 第177条若しくは第178条第2項の罪又はこれらの罪の未遂罪を犯し，よって女子を死傷させた者は，無期又は5年以上の懲役に処する．

③ 第178条の2の罪又はその未遂罪を犯し，よって女子を死傷させた者は，無期又は6年以上の懲役に処する．

第24章 礼拝所及び墳墓に関する罪

第190条（死体損壊等）死体，遺骨，遺髪又は棺に納めてある物を損壊し，遺棄し，又は領得した者は，3年以下の懲役に処する．

第191条（墳墓発掘死体損壊等）第189条の罪を犯して，死体，遺骨，遺髪又は棺に納めてある物を損壊し，遺棄し，又は領得した者は，3月以上5年以下の懲役に処する．

第192条（変死者密葬）検視を経ないで変死者を葬った者は，10万円以下の罰金又は科料に処する．

第25章 汚職の罪

第193条（公務員職権濫用）公務員がその職権を濫用して，人に義務のないことを行わせ，又は権利の行使を妨害したときは，2年以下の懲役又は禁錮に処する．

第197条（収賄，受託収賄及び事前収賄）① 公務員が，その職務に関し，賄賂を収受し，又はその要求若しくは約束をしたときは，5年以下の懲役に処する．この場合において，請託を受けたときは，7年以下の懲役に処する．

② 公務員になろうとする者が，その担当すべき職務に関し，請託を受けて，賄賂を収受し，又はその要求若しくは約束をしたときは，公務員となった場合において，5年以下の懲役に処する．

第197条の2（第三者供賄）① 公務員が，その職務に関し，請託を受けて，第三者に賄賂を供与させ，又はその供与の要求若しくは約束をしたときは，5年以下の懲役に処する．

第197条の3（加重収賄及び事後収賄）① 公務員が前2条の罪を犯し，よって不正な行為をし，又は相当の行為をしなかったときは，1年以上の有期懲役に処する．

② 公務員が，その職務上不正な行為をしたこと又は相当の行為をしなかったことに関し，賄賂を収受し，若しくはその要求若しくは約束をし，又は第三者にこれを供与させ，若しくはその供与の要求若しくは約束をしたときも，前項と同様とする．

③ 公務員であった者が，その在職中に請託を受けて職務上不正な行為をしたこと又は相当の行為をしなかったことに関し，賄賂を収受し，又はその要求若しくは約束をしたときは，5年以下の懲役に処する．

第197条の4（あっせん収賄）① 公務員が請託を受け，他の公務員に職務上不正な行為をさせるように，又は相当の行為をさせないようにあっせんをすること又はしたことの報酬として，賄賂を収受し，又はその要求若しくは約束をしたときは，5年以下の懲役に処する．

第197条の5（没収及び追徴）犯人又は情を知った第三者が収受した賄賂は，没収する．その全部又は一部を没収することができないときは，その価額を追徴する．

第198条（贈賄）第197条から第197条の4までに規定する賄賂を供与し、又はその申込み若しくは約束をした者は、3年以下の懲役又は250万円以下の罰金に処する．

第26章　殺人の罪

第199条（殺人）人を殺した者は、死刑又は無期若しくは5年以上の懲役に処する．

第201条（予備）第199条の罪を犯す目的で、その予備をした者は、2年以下の懲役に処する．ただし、情状により、その刑を免除することができる．

第202条（自殺関与及び同意殺人）人を教唆し若しくは幇助して自殺させ、又は人をその嘱託を受け若しくはその承諾を得て殺した者は、6月以上7年以下の懲役又は禁錮に処する．

第203条（未遂罪）第199条及び前条の罪の未遂は、罰する．

第27章　傷害の罪

第204条（傷害）人の身体を傷害した者は、15年以下の懲役又は50万円以下の罰金に処する．

第205条（傷害致死）身体を傷害し、よって人を死亡させた者は、3年以上の有期懲役に処する．

第206条（現場助勢）前2条の犯罪が行われるに当たり、現場において勢いを助けた者は、自ら人を傷害しなくても、1年以下の懲役又は10万円以下の罰金若しくは科料に処する．

第207条（同時傷害の特例）2人以上で暴行を加えて人を傷害した場合において、それぞれの暴行による傷害の軽重を知ることができず、又はその傷害を生じさせた者を知ることができないときは、共同して実行した者でなくても、共犯の例による．

第208条（暴行）暴行を加えた者が人を傷害するに至らなかったときは、2年以下の懲役若しくは30万円以下の罰金又は拘留若しくは科料に処する．

第208条の2（危険運転致死傷）① アルコール又は薬物の影響により正常な運転が困難な状態で自動車を走行させ、よって、人を負傷させた者は15年以下の懲役に処し、人を死亡させた者は1年以上の有期懲役に処する．その進行を制御することが困難な高速度で、又はその進行を制御する技能を有しないで自動車を走行させ、よって人を死傷させた者も、同様とする．

② 人又は車の通行を妨害する目的で、走行中の自動車の直前に進入し、その他通行中の人又は車に著しく接近し、かつ、重大な交通の危険を生じさせる速度で自動車を運転し、よって人を死傷させた者も、前項と同様とする．赤色信号又はこれに相当する信号を殊更に無視し、かつ、重大な交通の危険を生じさせる速度で自動車を運転し、よって人を死傷させた者も、同様とする．

第28章　過失傷害の罪

第209条（過失傷害）① 過失により人を傷害した者は、30万円以下の罰金又は科料に処する．

② 前項の罪は、告訴がなければ公訴を提起することができない．

第210条（過失致死）過失により人を死亡させた者は、50万円以下の罰金に処する．

第211条（業務上過失致死傷等）① 業務上必要な注意を怠り、よって人を死傷させた者は、5年以下の懲役若しくは禁錮又は100万円以下の罰金に処する．重大な過失により人を死傷させた者も、同様とする．

② 自動車の運転上必要な注意を怠り、よって人を死傷させた者は、7年以下の懲役若しくは禁錮又は100万円以下の罰金に処する．ただし、その傷害が軽いときは、情状により、その刑を免除することができる．

第29章　堕胎の罪

第212条（堕胎）妊娠中の女子が薬物を用い、又はその他の方法により、堕胎したときは、1年以下の懲役に処する．

第213条（同意堕胎及び同致死傷）女子の嘱託を受け、又はその承諾を得て堕胎させた者は、2年以下の懲役に処する．よって女子を死傷させた者は、3月以上5年以下の懲役に処する．

第214条（業務上堕胎及び同致死傷）医師、助産師、薬剤師又は医薬品販売業者が女子の嘱託を受け、又はその承諾を得て堕胎させたときは、3月以上5年以下の懲役に処する．よって女子を死傷させたときは、6月以上7年以下の懲役に処する．

第215条（不同意堕胎）① 女子の嘱託を受けないで、又はその承諾を得ないで堕胎させた者は、6月以上7年以下の懲役に処する．

② 前項の罪の未遂は、罰する．

第216条（不同意堕胎致死傷）前条の罪を犯し、よって女子を死傷させた者は、傷害の罪と比較して、重い刑により処断する．

第30章　遺棄の罪

第217条（遺棄）老年、幼年、身体障害又は疾病のために扶助を必要とする者を遺棄した者は、1年以下の懲役に処する．

第218条（保護責任者遺棄等）老年者、幼年者、身体障害者又は病者を保護する責任のある者がこれらの者を遺棄し、又はその生存に必要な保護をしなかったときは、3月以上5年以下の懲役に処する．

第219条（遺棄等致死傷）前2条の罪を犯し、よって人を死傷させた者は、傷害の罪と比較して、重い刑により処断する．

第34章　名誉に対する罪

第230条（名誉毀損）① 公然と事実を摘示し、人の名誉を毀損した者は、その事実の有無にかかわらず、3年以下の懲役若しくは禁錮又は50万円以下の罰金に処する．

② 死者の名誉を毀損した者は、虚偽の事実を摘示することによってした場合でなければ、罰しない．

第230条の2（公共の利害に関する場合の特例）① 前条第1項の行為が公共の利害に関する事実に係り、かつ、その目的が専ら公益を図ることにあったと認める場合には、事実の真否を判断し、真実であることの証明があったときは、これを罰しない．

② 前項の規定の適用については、公訴が提起されるに至っていない人の犯罪行為に関する事実は、公共の利害に関する事実とみなす．

③ 前条第1項の行為が公務員又は公選による公務員の候補者に関する事実に係る場合には、事実の真否を判断し、真実であることの証明があったときは、これ

を罰しない.

第231条（侮辱） 事実を摘示しなくても,公然と人を侮辱した者は,拘留又は科料に処する.

第232条（親告罪） ① この章の罪は,告訴がなければ公訴を提起することができない.

② 告訴をすることができる者が天皇,皇后,太皇太后,皇太后又は皇嗣であるときは内閣総理大臣が,外国の君主又は大統領であるときはその国の代表者がそれぞれ代わって告訴を行う.

第35章　信用及び業務に対する罪

第233条（信用毀損及び業務妨害） 虚偽の風説を流布し,又は偽計を用いて,人の信用を毀損し,又は業務を妨害した者は,3年以下の懲役又は50万円以下の罰金に処する.

第234条（威力業務妨害） 威力を用いて人の業務を妨害した者も,前条の例による.

第234条の2（電子計算機損壊等業務妨害） 人の業務に使用する電子計算機若しくはその用に供する電磁的記録を損壊し,若しくは人の業務に使用する電子計算機に虚偽の情報若しくは不正な指令を与え,又はその他の方法により,電子計算機に使用目的に沿うべき動作をさせず,又は使用目的に反する動作をさせて,人の業務を妨害した者は,5年以下の懲役又は100万円以下の罰金に処する.

第40章　毀棄及び隠匿の罪

第258条（公用文書等毀棄） 公務所の用に供する文書又は電磁的記録を毀棄した者は,3月以上7年以下の懲役に処する.

第259条（私用文書等毀棄） 権利又は義務に関する他人の文書又は電磁的記録を毀棄した者は,5年以下の懲役に処する.

4　民事訴訟法（抄）

（平8・6・26法律第109号,
最終改正:平19・6・27法律第95号）

第196条（証言拒絶権）（略）

第197条 ① 次に掲げる場合には,証人は,証言を拒むことができる.

1　第191条第1項の場合
2　医師,歯科医師,薬剤師,医薬品販売業者,助産師,弁護士（外国法事務弁護士を含む.）,弁理士,弁護人,公証人,宗教,祈祷若しくは祭祀の職にある者又はこれらの職にあった者が職務上知り得た事実で黙秘すべきものについて尋問を受ける場合
3　技術又は職業の秘密に関する事項について尋問を受ける場合

② 前項の規定は,証人が黙秘の義務を免除された場合には,適用しない.

5　刑事訴訟法（抄）

（昭23・7・10法律第131号,
最終改正:平22・4・27法律第26号）

第1編　総則

第1条〔法律の目的〕 この法律は,刑事事件につき,公共の福祉の維持と個人の基本的人権の保障とを全うしつつ,事案の真相を明らかにし,刑罰法令を適正且つ迅速に適用実現することを目的とする.

第11章　証人尋問

第146条〔自己の刑事責任と証言拒絶権〕 何人も,自己が刑事訴追を受け,又は有罪判決を受ける虞のある証言を拒むことができる.

第149条〔業務上秘密と証言拒絶権〕 医師,歯科医師,助産師,看護師,弁護士（外国法事務弁護士を含む.）,弁理士,公証人,宗教の職に在る者又はこれらの職に在つた者は,業務上委託を受けたため知り得た事実で他人の秘密に関するものについては,証言を拒むことができる.但し,本人が承諾した場合,証言の拒絶が被告人のためのみにする権利の濫用と認められる場合（被告人が本人である場合を除く.）その他裁判所の規則で定める事由がある場合は,この限りでない.

第160条〔宣誓証言の拒絶と過料等〕 ① 証人が正当な理由がなく宣誓又は証言を拒んだときは,決定で,10万円以下の過料に処し,かつ,その拒絶により生じた費用の賠償を命ずることができる.

② 前項の決定に対しては,即時抗告をすることができる.

第161条〔宣誓証言の拒絶と刑罰〕 ① 正当な理由がなく宣誓又は証言を拒んだ者は,10万円以下の罰金又は拘留に処する.

② 前項の罪を犯した者には,情状により,罰金及び拘留を併科することができる.

第2編　第一審

第1章　捜査

第229条 ① 変死者又は変死の疑のある死体があるときは,その所在地を管轄する地方検察庁又は区検察庁の検察官は,検視をしなければならない.

② 検察官は,検察事務官又は司法警察員に前項の処分をさせることができる.

6　国家賠償法

（昭22・10・27法律第125号）

第1条〔公権力の行使〕 ① 国又は公共団体の公権力の行使に当る公務員が,その職務を行うについて,故意又は過失によつて違法に他人に損害を加えたときは,国又は公共団体が,これを賠償する責に任ずる.

② 前項の場合において,公務員に故意又は重大な過失

があつたときは、国又は公共団体は、その公務員に対して求償権を有する．

第2条〔公の営造物の設置管理〕① 道路、河川その他の公の営造物の設置又は管理に瑕疵があつたために他人に損害を生じたときは、国又は公共団体は、これを賠償する責に任ずる．

② 前項の場合において、他に損害の原因について責に任ずべき者があるときは、国又は公共団体は、これに対して求償権を有する．

第3条〔賠償責任者〕① 前2条の規定によつて国又は公共団体が損害を賠償する責に任ずる場合において、公務員の選任若しくは監督又は公の営造物の設置若しくは管理に当る者と公務員の俸給、給与その他の費用又は公の営造物の設置若しくは管理の費用を負担する者とが異なるときは、費用を負担する者もまた、その損害を賠償する責に任ずる．

② 前項の場合において、損害を賠償した者は、内部関係でその損害を賠償する責任ある者に対して求償権を有する．

第4条〔民法の適用〕国又は公共団体の損害賠償の責任については、前3条の規定によるの外、民法の規定による．

第5条〔他の法律の適用〕国又は公共団体の損害賠償の責任について民法以外の他の法律に別段の定があるときは、その定めるところによる．

第6条〔相互保証〕この法律は、外国人が被害者である場合には、相互の保証があるときに限り、これを適用する．

7 厚生労働省設置法（抄）

（平11・7・16法律第97号，
最終改正：平21・12・4法律第97号）

第1章 総則

第1条（目的）この法律は、厚生労働省の設置並びに任務及びこれを達成するため必要となる明確な範囲の所掌事務を定めるとともに、その所掌する行政事務を能率的に遂行するため必要な組織を定めることを目的とする．

第2章 厚生労働省の設置並びに任務及び所掌事務

第1節 厚生労働省の設置

第2条（設置）① 国家行政組織法（昭和23年法律第120号）第3条第2項の規定に基づいて、厚生労働省を設置する．

② 厚生労働省の長は、厚生労働大臣とする．

第2節 厚生労働省の任務及び所掌事務

第3条（任務）① 厚生労働省は、国民生活の保障及び向上を図り、並びに経済の発展に寄与するため、社会福祉、社会保障及び公衆衛生の向上及び増進並びに労働条件その他の労働者の働く環境の整備及び職業の確保を図ることを任務とする．

② 厚生労働省は、前項のほか、引揚援護、戦傷病者、戦没者遺族、未帰還者留守家族等の援護及び旧陸海軍の残務の整理を行うことを任務とする．

第4条（所掌事務）厚生労働省は、前条の任務を達成するため、次に掲げる事務をつかさどる．

1 社会保障制度に関する総合的かつ基本的な政策の企画及び立案並びに推進に関すること．
2 少子高齢社会への総合的な対応に関する関係行政機関の事務の調整に関すること．
3 疾病の予防及び治療に関する研究その他所掌事務に関する科学技術の研究及び開発に関すること．
4 原因の明らかでない公衆衛生上重大な危害が生じ、又は生じるおそれがある緊急の事態への対処に関すること．
8 人口政策に関すること．
9 医療の普及及び向上に関すること．
10 医療の指導及び監督に関すること．
11 医療機関の整備に関すること．
12 医師及び歯科医師に関すること．
13 保健師、助産師、看護師、歯科衛生士、診療放射線技師、歯科技工士、臨床検査技師、理学療法士、作業療法士、視能訓練士、臨床工学技士、義肢装具士、救急救命士、言語聴覚士その他の医療関係者に関すること．
14 あん摩マッサージ指圧師、はり師、きゅう師及び柔道整復師に関すること．
15 医薬品、医薬部外品、医療機器その他衛生用品の研究及び開発並びに生産、流通及び消費の増進、改善及び調整並びに化粧品の研究及び開発に関すること．
16 医薬品、医薬部外品、化粧品、医療機器その他衛生用品の製造販売業、製造業、販売業、賃貸業及び修理業（化粧品にあっては、研究及び開発に係る部分に限る．）の発達、改善及び調整に関すること．
17 国民の健康の増進及び栄養の改善並びに生活習慣病に関すること（内閣府の所掌に属するものを除く．）．
17の2 がん対策基本法（平成18年法律第98号）第9条第1項に規定するがん対策推進基本計画の策定及び推進に関すること．
17の3 肝炎対策基本法（平成21年法律第97号）第9条第1項に規定する肝炎対策基本指針の策定に関すること．
18 衛生教育に関すること．
19 感染症の発生及びまん延の防止並びに港及び飛行場における検疫に関すること．
20 臓器の移植に関すること．
21 治療方法が確立していない疾病その他の特殊の疾病の予防及び治療に関すること．
22 原子爆弾被爆者に対する援護に関すること．
30 国立ハンセン病療養所における医療の提供並びに研究及び研修に関すること．
31 医薬品、医薬部外品、化粧品、医療機器その他衛生用品の品質、有効性及び安全性の確保に関すること．
32 麻薬、向精神薬、大麻、あへん及び覚せい剤に関する取締りに関すること．
33 毒物及び劇物の取締りに関すること．
34 採血業の監督及び献血の推進その他の血液製剤の安定的な供給の確保に関すること．
35 人の健康を損なうおそれのある化学物質に対して環境衛生上の観点からする評価及び製造、輸入、使用その他の取扱いの規制に関すること．
36 有害物質を含有する家庭用品の規制に関すること．
家畜剤師に関すること．
74 児童の心身の育成及び発達に関すること．
75 児童の保育及び養護並びに虐待の防止に関すること．
76 児童の福祉のための文化の向上に関すること．

77 前3号に掲げるもののほか、児童、児童のある家庭及び妊産婦その他女性の福祉の増進に関すること．
78 福祉に欠ける母子及び寡婦の福祉の増進に関すること．
79 児童の保健の向上に関すること．
80 妊産婦その他母性の保健の向上に関すること．
81 社会福祉に関する事業の発達、改善及び調整に関すること．
87 障害者の福祉の増進に関すること．
88 障害者の保健の向上に関すること．
89 精神保健福祉士に関すること．
90 老人の福祉の増進に関すること．
91 老人の保健の向上に関すること．
92 地域における保健及び社会福祉の向上及び増進に関すること．
93 介護保険事業に関すること．
94 健康保険事業に関すること．
95 政府が管掌する船員保険事業に関すること．
96 国民健康保険事業に関すること．
96の2 後期高齢者医療制度に関すること．
97 医療保険制度の調整に関すること．
98 政府が管掌する厚生年金保険事業に関すること．
99 政府が管掌する国民年金事業に関すること．
100 厚生年金基金、企業年金連合会、国民年金基金、国民年金基金連合会及び石炭鉱業年金基金の事業に関すること．
100の2 確定給付企業年金事業及び確定拠出年金事業に関すること．
101 年金制度の調整に関すること．
102 社会保険労務士に関すること．

第3章 本省に置かれる職及び機関

第1節 特別な職
第5条（厚生労働審議官） ① 厚生労働省に、厚生労働審議官1人を置く．
② 厚生労働審議官は、命を受けて、厚生労働省の所掌事務に係る重要な政策に関する事務を総括整理する．

第2節 審議会等
第6条（設置） ① 本省に、次の審議会等を置く．
社会保障審議会
厚生科学審議会
労働政策審議会
医道審議会
薬事・食品衛生審議会
② 前項に定めるもののほか、別に法律で定めるところにより厚生労働省に置かれる審議会等で本省に置かれるものは、次のとおりとする．
独立行政法人評価委員会
がん対策推進協議会
肝炎対策推進協議会
中央最低賃金審議会
労働保険審査会
中央社会保険医療協議会
社会保険審査会

第7条（社会保障審議会） ① 社会保障審議会は、次に掲げる事務をつかさどる．
1 厚生労働大臣の諮問に応じて社会保障に関する重要事項を調査審議すること．
2 厚生労働大臣又は関係各大臣の諮問に応じて人口問題に関する重要事項を調査審議すること．
3 前2号に規定する重要事項に関し、厚生労働大臣又は関係行政機関に意見を述べること．
4 医療法（昭和23年法律第205号）、児童福祉法（昭和22年法律第164号）、社会福祉法（昭和26年法律第45号）、身体障害者福祉法（昭和24年法律第283号）、精神保健及び精神障害者福祉に関する法律（昭和25年法律第123号）、心神喪失等の状態で重大な他害行為を行った者の医療及び観察等に関する法律（平成15年法律第110号）、介護保険法（平成9年法律第123号）、介護保険法施行法（平成9年法律第124号）、健康保険法（大正11年法律第70号）、船員保険法（昭和14年法律第73号）及び健康保険法等の一部を改正する法律（昭和59年法律第77号）の規定によりその権限に属させられた事項を処理すること．
② 前項に定めるもののほか、社会保障審議会の組織、所掌事務及び委員その他の職員その他社会保障審議会に関し必要な事項については、政令で定める．

第8条（厚生科学審議会） ① 厚生科学審議会は、次に掲げる事務をつかさどる．
1 厚生労働大臣の諮問に応じて次に掲げる重要事項を調査審議すること．
イ 疾病の予防及び治療に関する研究その他所掌事務に関する科学技術に関する重要事項
ロ 公衆衛生に関する重要事項
2 前号ロに掲げる重要事項に関し、厚生労働大臣又は関係行政機関に意見を述べること．
3 厚生労働大臣又は文部科学大臣の諮問に応じて保健師、助産師、看護師、准看護師、理学療法士、作業療法士、あん摩マッサージ指圧師、はり師、きゅう師又は柔道整復師の学校又は養成所若しくは養成施設の指定又は認定に関する重要事項を調査審議すること．
4 感染症の予防及び感染症の患者に対する医療に関する法律（平成10年法律第114号）、検疫法（昭和26年法律第201号）及び生活衛生関係営業の運営の適正化及び振興に関する法律の規定によりその権限に属させられた事項を処理すること．
② 前項に定めるもののほか、厚生科学審議会の組織、所掌事務及び委員その他の職員その他厚生科学審議会に関し必要な事項については、政令で定める．

第10条（医道審議会） ① 医道審議会は、医療法、医師法（昭和23年法律第201号）、歯科医師法（昭和23年法律第202号）、保健師助産師看護師法（昭和23年法律第203号）、理学療法士及び作業療法士法（昭和40年法律第137号）、看護師等の人材確保の促進に関する法律、あん摩マッサージ指圧師、はり師、きゅう師等に関する法律（昭和22年法律第217号）、柔道整復師法（昭和45年法律第19号）、薬剤師法（昭和35年法律第146号）、死体解剖保存法（昭和24年法律第204号）及び精神保健及び精神障害者福祉に関する法律の規定によりその権限に属させられた事項を処理する．
② 前項に定めるもののほか、医道審議会の組織、所掌事務及び委員その他の職員その他医道審議会に関し必要な事項については、政令で定める．

第11条（薬事・食品衛生審議会） ① 薬事・食品衛生審議会は、薬事法（昭和35年法律第145号）、独立行政法人医薬品医療機器総合機構法（平成14年法律第192号）、毒物及び劇物取締法（昭和25年法律第303号）、安全な血液製剤の安定供給の確保等に関する法律（昭和31年法律第160号）、有害物質を含有する家庭用品の規制に関する法律（昭和48年法律第112号）及び食品衛生法の規定によりその権限

甲斐克則 編

医事法六法

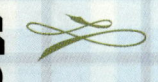

四六判・並製・560頁　本体 2,200 円（税別）　ISBN978-4-7972-5921-6　C0532

収録した法令通達類は厳選 109 件

効率的な学習に必要不可欠な法令・公的指針（ガイドライン）、基本宣言、通知を厳選した使いやすい薄型医事法六法
大学の法学部生や法科大学院生、医学・保健学等の学生、医療関係者、諸施設・機関の倫理審査に携わってる方々。
看護、介護職やマスコミ関係者、広く一般社会の方々に

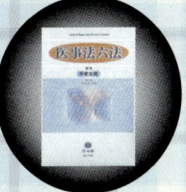

◆ 目 次 ◆
I　基本法・基本宣言
II　医療・救急機関
III　保険医療関係者等
IV　終末期医療・臓器移植・死体解剖
V　薬事
VI　保健衛生
VII　健康被害の予防と環境
VIII　生命倫理
IX　社会保障と福祉

本書の特色
①講義に必要な法令・条文や通達などを抄録
②コンパクトでハンディ
③最新情報で充実した普及版

◆コンパクト学習条約集◆

芹田健太郎　編集代表

四六・並製・584頁　本体 1,450 円（税別）　ISBN978-4-7972-5911-7 C0532

薄くて持ち易く、内容も工夫された最新条約集

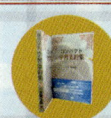

◆法学六法 10◆

石川 明・池田真朗・宮島 司・安冨 潔
三上威彦・大森正仁・三木浩一・小山 剛　編集代表

四六・並製・544頁　本体 1,000 円（税別）　ISBN978-4-7972-5733-5 C0532

初学者向けに情報を厳選したエントリー六法

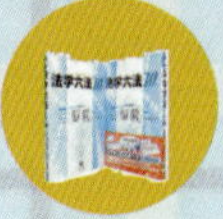

◆標準六法 10◆

石川 明・池田真朗・宮島 司・安冨 潔
三上威彦・大森正仁・三木浩一・小山 剛　編集代表

四六・並製・1090頁　本体 1,280 円（税別）　ISBN978-4-7972-5742-7 C0532

薄型六法シリーズ第 2 弾《スタンダード》版

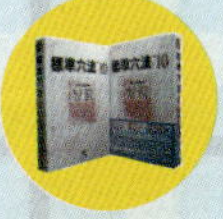

◆保育六法（第 2 版）◆

田村和夫　編集代表　浅井春夫・奥野隆一・倉田賀世
小泉広子・古畑 淳・吉田恒雄　編集委員

四六・並製・712頁　本体 2,200 円（税別）　ISBN978-4-7972-5682-6 C0532

子育てに関する待望の保育法令集

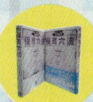

◆スポーツ六法 2010◆

小笠原正・塩野 宏・松尾浩也　編集代表

四六・並製・800頁　本体 2,500 円（税別）　ISBN978-4-7972-5610-9 C0532

軽量・コンパクトで使いやすい総合スポーツ法令集

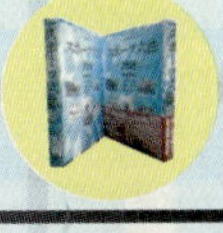

〒113-0033　東京都文京区本郷6-2-9-102　東大正門前
TEL:03(3818)1019　FAX:03(3811)3580　E-mail:order@shinzansha.co.jp

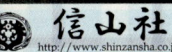

http://www.shinzansha.co.jp

理論と実践シリーズ6

宮崎正浩・籾井まり 著

生物多様性とCSR
―企業・市民・政府の協働を考える―

A5変・並製・248頁 本体3800円（税別） ISBN978-4-7972-5836-3 C3332

企業、市民・NGO/NPO、政府関係者必読

原材料などを依存する、企業の取組みを進める上で、重要な客観指標、評価基準を提案し、また、市民・NGO/NPOの生物多様性政策への市民参加の意義を説明、より広い参加を実現するための提案を行う。既に諸外国に導入されているノーネットロス政策の現状と課題も、最新状況を解説した、今後の社会活動に必須の実践理論。企業、市民・NGO/NPO、政府関係者必読。

目 次

第1章 生物多様性の現状と将来
Ⅰ 生物多様性とは何か
Ⅱ 生物多様性の価値
Ⅲ 世界の生物多様性の現状と将来
Ⅳ 生物多様性と気候変動との関係

第2章 生物多様性条約における保全への取組み
Ⅰ 生物多様性保全政策のこれまでの流れ
Ⅱ 生物多様性条約
Ⅲ 2010年目標
Ⅳ ポスト2010年目標

第3章 企業の役割と取組みの現状
Ⅰ 企業の役割
Ⅱ 企業の行動に関する指針の現状と課題
Ⅲ 世界の企業の取り組みの現状
Ⅳ 日欧米企業の取組の比較
Ⅴ 企業の生物多様性戦略

第4章 企業の取組みの評価
Ⅰ 企業の取組みの評価基準
Ⅱ 今後の課題

第5章 市民・NGO/NPOの役割
Ⅰ NGO/NPOの社会における役割と企業とのパートナーシップ
Ⅱ 企業とNGO/NPOのパートナーシップの意義
Ⅲ 市民参加

第6章 政府の役割
Ⅰ 生物多様性条約を実施するための法制度
Ⅱ 生物多様性国家戦略2010
Ⅲ 国内の生物多様性の保全法
Ⅳ 海外の生物多様性保全への責務

第7章 生物多様性ノーネットロス政策の課題
Ⅰ ノーネットロス政策の意義
Ⅱ 生物多様性オフセットの意義と評価
Ⅲ 海外におけるノーネットロス政策
Ⅳ 経済的手法としての意義
Ⅴ 生物多様性バンク
Ⅵ ノーネットロス政策の論点
Ⅶ 日本でのノーネットロス政策導入の課題

第8章 今後の生物多様性保全の課題
Ⅰ 日本国内の生物多様性保全
Ⅱ 海外における生物多様性保全

---

1 企業結合法制の実践　中東正文 著
A5変・並製・208頁 本体3,400円（税別）
ISBN978-4-7972-5831-8 C3332

時代の要請に応え、実務と理論を架橋

2 事業承継法の理論と実際　今川嘉文 著
A5変・並製・248頁 本体3,600円（税別）
ISBN978-4-7972-5832-5 C3332

日本司法書士連合会推薦

3 輸出管理論　田上博道・森本正崇 著
A5変・並製・264頁 本体4,200円（税別）
ISBN978-4-7972-5833-2 C3332

日本の輸出リスク管理を体系的に概説

4 農地法概説　宮崎直己 著
A5変・並製・304頁 本体3,800円（税別）
ISBN978-4-7972-5834-9 C3332

農地売買、転用に関する問題点

5 国際取引法と信義則　加藤亮太 著
A5変・並製・224頁 本体3,600円（税別）
ISBN978-4-7972-5835-6 C3332

ウイーン売買条約（CISG）の重要条文を検討

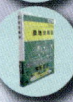

9 特許侵害訴訟の実務と理論　布井要太郎 著
A5変・並製・208頁 本体3,800円（税別）
ISBN978-4-7972-5839-4 C3332

クレーム解釈の実務状況と海外の最新状況

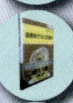

〒113-0033　東京都文京区本郷6-2-9-102　東大正門前
TEL:03(3818)1019　FAX:03(3811)3580　E-mail:order@shinzansha.co.jp

信山社
http://www.shinzansha.co.jp

竹内一夫 著

不帰の途 ―脳死をめぐって

上製・432頁 本体3,200円（税別） ISBN978-4-7972-6030-4 C3332

わが国の「脳死」判定基準を定めた著者の著書の"心"とは

医療、生命倫理、法律などに関わる方々必読の書。日本の脳死判定基準を定めた著者が、いかなる考えや経験をもち、「脳死」議論の最先端の途を歩んできたのか、分かり易く語る。
他分野の専門家との対談なども掲載した、今後の日本の「脳死」議論に欠かせない待望の書籍。学問領域を超え、普遍的な価値を持つ著者の"心"を凝縮した1冊。

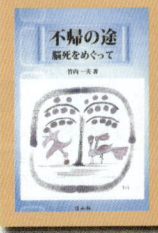

◆目　次◆
Ⅰ　脳死以前の脳死―脳死状態の出現から一世紀
1　脳死以前の脳死の話
2　温故知新　Cushing 現象から百年
3　クッシング現象の一世紀
4　一世紀前の脳死症例
5　まだ明確でない死の認定
6　脳神経外科と脳死の問題
7　最近の「脳死」事情
8　続・脳死事情
Ⅱ　「脳死」と植物状態―正しい理解の重要性
9　脳死と植物状態
10　「植物人間」の定義
11　植物状態の生命予後
12　遷延性脳状態
Ⅲ　脳死判定基準と各国の基準―その普遍的骨格と変遷
13　脳死の概念の導入とわが国社会の対応
14　「脳死」のメモ
15　（対談）脳死をめぐって
　　―死の判定はどう変わるか
16　脳死、その問題点
17　（座談会）新脳死基準と死の容認
18　（討論）脳死と臓器移植
19　（座談会）生命learning「脳死および臓器移植についての最終報告」をめぐって
20　脳死の定義と判定基準
21　最近の脳死判定基準
22　脳外科医による脳死論議
23　（書評）世界で最も読まれている脳死の教科書
24　欧米の脳死事情
25　各国における脳死判定の現状
26　脳死判定をめぐって
27　脳の中枢機能と死
28　国際化時代の脳死　ある途上国の判定基準から
29　わが国の脳死問題
30　小児の脳死
31　脳死出産
32　最近の新聞から
Ⅳ　「脳死」と臓器移植　脳死判定基準の適用
33　（対談）臓器移植　脳死判定基準作成過程とその適用上の問題点
34　脳死審議会話
35　臓器提供の心
36　わが国の脳死移植が抱える諸問題
37　偶　感
Ⅴ　近代医学の両価性（ambivalenc）と人間愛　我に課された務め
38　死線期人工呼吸と臨床医学における両価性
39　心臓移植に憶う
40　第三世代の脳死基準
41　脳死判定の疑義解釈
42　医療、生命、そして法
43　順法精神
44　脳死報道の不思議
45　帰路のない道
46　某月某日
47　帰らざる橋
Ⅵ　忘れ得ぬ人たち・脳死研究の背景になった昔話　温故知新
48　忘れ得ぬ先達
49　（プロフィール）Donald R.Bennett
50　（対談）医の心　先輩医師に学ぶ
51　（インタビュー）Medical Who's Who
52　脳神経外科の魅力

〈著者紹介〉

竹内一夫（たけうちかずお）

大正12年　東京生まれ
昭和21年　東京帝国大学医学部卒業
昭和32年　東京大学講師　脳神経医外科部長
昭和33年　虎ノ門病院脳神経外科部長
昭和48年　杏林大学教授
昭和58年　杏林大学医学部長
昭和61年　日本脳神経外科学会会長
昭和63年　杏林大学学長
平成3年　紫綬褒章
平成5年　日本医師会最高優功賞
平成10年　杏林大学名誉教授
　同　年　勲二等瑞宝章

表紙について

先生、素人は素人。表紙はむずかしい。でも、考え、思いついたのが古代の絵です。色は帝王栄、貝の内臓液そのまま乳白色のような、メキシコ＝ピクサラレイン、ペルー＝ワビモドキ、ギリシャ＝ロップリ、シリヤ＝ブリ、無数にある貝の種類の中、アクキ貝科のものに限られています。具の内臓のパープル腺C.H.Br.N.O.乳白色ながら、ヒントから、そんな色が変化するようで、ある有地から、ヒントをいただきました。竹内先生の医学の本を、鳥のたべ育てて、飛び立つという、鳥の絵は、竹内先生の医学の本を、この古代の染料は、私持っていませんが、その色に近づけって、お気に召しませんでしたら、ス、すぐ染めます。はしり書きですいませんな。

まり子

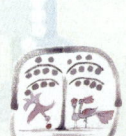

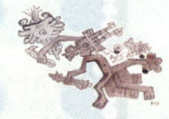

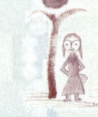

〒113-0033　東京都文京区本郷6-2-9-102　東大正門前
TEL:03(3818)1019　FAX:03(3811)3580　E-mail:order@shinzansha.co.jp

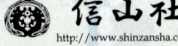

町野 朔・水野紀子・辰井聡子・米村滋人 編

生殖医療と法

B5正・並製・312頁　本体4,800円（税別）　ISBN978-4-7972-8801-8 C3332

生命倫理・医療と法を考える素材を提供する重要資料

代理懐胎に限らず、生殖医療の問題は個々に切り離して見ることはできない。生殖医療全体を背景として、医療、倫理、法律の諸側面から、そして、医療の提供者、その受給者、社会の人々、何よりも生まれてくる子どもの視点から考えなければならない。本書は、政府委員会等の報告書、学会の倫理指針、裁判例を収録している。各章の冒頭には「解題」が置かれている。

◆目　次◆
第Ⅰ章　政府の報告書等
　解　題（辰井聡子）
1　厚生省／厚生労働省
2　法務省［平成15年7月15日, 法制審議会生殖補助医療関連親子法制部会第18回会議］
第Ⅱ章　弁護士会の意見書
　解　題（辰井聡子）
1　生殖医療技術の利用に対する法的規制に関する提言［平成12年3月, 日本弁護士連合会］
2　「厚生科学審議会先端医療技術評価部会生殖補助医療技術に関する専門委員会報告書」に対する意見書［平成13年3月9日, 日本弁護士連合会］
3　「生殖医療技術の利用に対する法的規制に関する提言」についての補充提言
　　―死後懐胎と代理懐胎（代理母・借り腹）について―
第Ⅲ章　医学会の指針等
　解　題（町野　朔）
1　日本医師会「生殖医療」／『医師の職業倫理指針［改訂版］』
2　日本産科婦人科学会公告
3　日本生殖医学会
4　日本生殖補助医療標準化機関（JISART）
第Ⅳ章　日本学術会議の報告書等
　解　題（辰井聡子）
1　代理懐胎を中心とする生殖補助医療の課題―社会的合意に向けて〈対外報告〉
2　日本学術会議からの法務大臣, 厚生労働大臣への回答
第Ⅴ章　親子関係をめぐる裁判例
　解　題（水野紀子）
1　法律上の親子関係と血縁上の親子関係
2　AID児
3　凍結精子による死後懐胎
4　ドナーの卵子を用いた借り腹型代理懐胎
5　借り腹型代理懐胎
第Ⅵ章　着床前診断, ロングフル・バースに関する裁判例
　解　題（米村滋人）
1　着床前診断の学会規制
2　ロングフル・バース訴訟

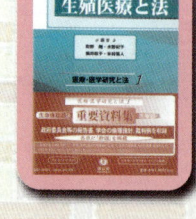

◆臓器移植法改正の論点◆

A5変・上製・340頁　本体10,000円（税別）　ISBN978-4-7972-2244-9 C3332
町野 朔・長井 圓・山本輝之 編

臓器移植法改正案検討の必読文献

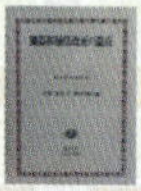

◆ポストゲノム社会と医事法◆

A5変・上製・248頁　本体9,000円（税別）　ISBN978-4-7972-1201-3 C3332
甲斐克則　編
執筆者　アルビン・エーザー・粟谷 剛・ラリーン・シルーノ
　　　　ジョージ・ムスラーキス・岩志和一郎・ドン・チャーマーズ
　　　　山本龍彦・手嶋 豊・位田隆一　訳者　福山好典・新谷一朗
　　　　三重野雄太郎・一家綱邦・原田香奈

医事法の深化を図る国際比較と基礎理論

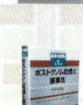

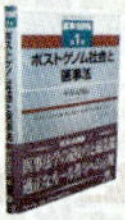

◆生殖補助医療◆

四六変・上製・400頁　本体6,300円（税別）　ISBN978-4-7972-5903-2 C3332
神里彩子・成澤 光　編
秋葉悦子・石原 理・井上悠輔・岡垣竜吾・小門 穂
張 瓊方・洪 賢秀・吉田治代・米本昌平　著者

生殖補助医療の現状とこれから

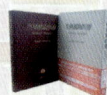

〒113-0033　東京都文京区本郷6-2-9-102　東大正門前
TEL:03(3818)1019　FAX:03(3811)3580　E-mail:order@shinzansha.co.jp

信山社
http://www.shinzansha.co.jp

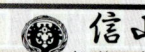

田島 裕著作集第7巻

田島 裕 著

刑法・証拠法・国際法

A5変・上製・416頁　本体12,000円（税別）　ISBN978-4-7972-1777-3 C3332

歴史的経緯とその理論的変遷

刑法（第1部）、証拠法（第2部）、国際仲裁法（第3部）、ヨーロッパ人権規約（第4部）、日本刑法の比較法的考察（第5部）、その他（第6部）とした、著者の数多い論考のなかで、1冊の本の形に整える事が困難な著作を収載した。研究者や実務家、法科大学院生必読の書。英米の最近の変革なども視野に入れ、歴史的、比較法的に貴重な論考を掲載。好評の田島裕著作集の第7巻、遂に刊行。

◆目　次◆
はしがき
第1部　刑　法
　1．英米刑法の基礎
　2．コンスピラシー法理の形成――エドワード1世の法律
　3．スター・チェンバーによるコンスピラシー法理の利用
　4．労働法と経済法のコンスピラシー
　5．現在のコンスピラシー法理
第2部　証拠法
　1．田中和夫『新版証拠法』（有斐閣、1959年）の意義
　2．証明の必要
　3．裁判所による検察官・弁護人の役割
　4．裁判官による事実認定
　5．伝聞証拠法則
　6．被告（人）の自白または自認
　7．証　言
　8．書証その他の物的証拠
　9．上告の証拠法則と再審のための証拠
　10．おわりに
第3部　国際仲裁法
　1．国際仲裁の主要判例
　2．英米の国際仲裁手続
第4部　ヨーロッパ人権規約
　1．Introduction
　2．Freedom of Expression, per se, in Article 10 of the Convention
　3．Implementation of Freedom of Expression by the Council of Europe
　4．Safeguards Still Neede for Further Protection
　5．Conclusion
第5部　日本刑法の比較法的考察
　1．Brief History
　2．The Framework of Japanese Criminal Law
　3．Examples of Buddhist Influence
　　　―General Principles of Criminal Law
　4．Safeguards Still Neede for Further Protection
　5．Conclusion
第5部　日本刑法の比較法的考察
　1．Brief History
　2．The Framework of Japanese Criminal Law
　3．Examples of Buddhist Influence
　　　―General Principles of Criminal Law
　4．Examples of Buddhist Influence
　　　―Classification of Crimes
　5．Examples of Buddhist Influence
　　　―Criminal Procedure and Execution
　6．Some Concluding Remarks
第6部　その他
　1．ウルフ・レポートと証拠法則
　2．公証人の面前で作成された供述証書の証拠能力
　3．ブランダイス・フリーについて
　4．イギリスの特別裁判所
　5．フィリップス卿の新ローイギリス憲法の新展開のはなし
　6．レンキスト首席裁判官（アメリカ合衆国最高裁判所）の訃報
　7．法科大学院の教材づくり―国立裁判制度研究所創設の夢―

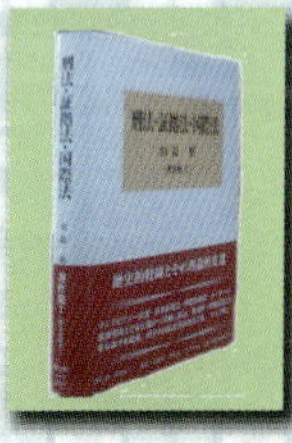

◆田島裕著作集　全8巻◆

1．**アメリカ憲法**―連邦憲法の構造と公法原理　A5変・上製　554頁　本体10,000円（税別）
2．**イギリス憲法**―議会主権と法の支配　（続刊）
3．**英米の裁判所と法律家**　A5変・上製　392頁　本体10,000円（税別）
4．**コモン・ロー（不法行為法と契約法）**（続刊）
5．**英米の土地法と信託法**　（続刊）
6．**英米企業法**　A5変・上製　376頁　本体11,000円（税別）
7．**刑法・証拠法・国際法**　A5変・上製　416頁　本体12,000円（税別）
8．**英米法判例の法理論**　A5変・上製　254頁　本体6,000円（税別）

◆著作集　別巻◆

1．**比較法の方法**　四六判・上製　224頁　本体2,980円（税別）
2．**イギリス憲法典――九九八年人権法**　四六判・上製　144頁　本体2,200円（税別）
3．**イギリス法入門〔第2版〕**　四六判・上製　336頁　本体3,200円（税別）
4．**アメリカ法入門**　（続刊）

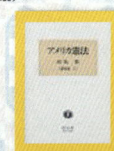

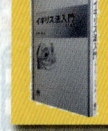

〒113-0033　東京都文京区本郷6-2-9-102　東大正門前
TEL：03(3818)1019　FAX：03(3811)3580　E-mail：order@shinzansha.co.jp

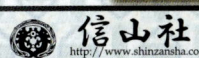
信山社
http://www.shinzansha.co.jp

今野或男　著

国会運営の法理

四六変・上製・480頁　本体3,800円（税別）　ISBN978-4-7972-6034-2 C3332

衆議院事務局議事部での経験とその理論

衆議院事務局議事部に長く勤めた著者による、具体的かつビビッドな体験談。国会の円滑な運営がいかになされてきたか、その実際と、貴重な理論が明かされる、待望の書。議会制度の研究のみならず、憲法学、政治学にも有益な示唆を与える貴重な理論書。

◇I　会期制度
一　会期不継続の原則についての一考察
　　会期不継続の適用の態様
　　会期不継続と憲法との関係
　三　会期不継続の緩和の方向
二　国会における立法期の認識の変遷
　　——会期不継続の原則の緩和に向けて——
　　はじめに
　一　帝国議会時代の論議
　二　現行制度下における論議
　三　今後の検討課題
三　国会途中の委員会活動について
　　——常任委員会機関の廃止と現行制度との関係——
　　はじめに
　一　帝国議会における継続審査についての認識
　二　常任委員会制度創設の動き
　三　GHQの常任委員会制拒否と新国会法の規定
　四　国会発足後の展開
　五　おわりに
◇II　両院協議会
四　両院協議会の性格
　　——審査委員会か起草委員会か——
　　はじめに
　一　両院協議会についての二つの説
　二　甲説の根拠
　三　乙説の根拠
　四　両院における再議決の対象
　五　国会における実際の取扱い
　六　おわりに
五　両院協議会の性格・再論
　　——三二回国会における政治改革関連法案の取扱いを踏まえて——
　　はじめに
　一　原案保持主義に基づく付託
　二　両院協議会の打切りと衆議院の再議決
　三　むすび
六　両院議会
　一　最近の事例
　二　制度・運営の沿革
　三　再検討の必要性
◇III　一事不再議の原則
七　国会審議における一事不再議の問題点
　　——保革伯仲時代に改めて考える——
　　はじめに
　一　単一の案件の再議
　二　複数の案件の相互関係における再議
　三　おわりに
八　一事不再議の原則の適用に関する考察
　　はじめに

　一　第十九回帝国議会における勅語奉答文事件
　二　請願と法律案との関係
　三　憲法における衆議院優越の規定との関係
　　あとがき
　五　国会法第五条の四との関係
　六　対案の処理
　七　おわりに
◇IV　特殊な議事運営についての解釈
九　衆議院における予算組替え動議の取扱いについて
　　はじめに
　一　組替え動議の発議要件と性格
　二　予算委員会において組替え動議が可決された場合の処理
　四　むすび
一〇　内閣に対する信任・不信任文は閣衆の決議案について
　一　内閣信任決議案と一事不再議の原則
　二　内閣不信任決議案のハプニング可決
　三　参議院において内閣問責決議案が可決された場合
　四　議員辞職勧告決議と対案提出への対応
　　——脱退不屈は世界事例である——
　　はじめに
　一　田中彰治事件
　二　ロッキード事件と政治倫理問題
　三　友部達夫事件
　四　憲法第五八条と議員の身分保障
　五　院議不服従者審認の問題点
　六　院議不服従と懲罰
　七　おわりに
一二　国会の法規・慣例において検討を要する問題点
　　——審議動態の起訴と経過——
　　はじめに
　一　特別会と常会の併合召集
　二　委員会中心主義と委員会に固有の権限
　三　議員発議案の存続要件
　四　秘密会議題の公開手続
　五　法規と慣行の専断
　六　おわりに
◇V　事務総長の職務権限と事務局職員のあり方
一三　議院事務総長による議長集権の代行の範囲
　　——特別会・臨時会は召集日に会期を決定しなければならない理由
　　はじめに
　一　国会における類似例
　二　第二九回国会における事例とこれに対する批判
　三　特別会・臨時会の会期決定時期
　四　院の構成と会期の関係
　五　決裁権行使の可否
　六　議院の役員であることの意義
　七　補論
　一四　胸の底を支えてた情の功労者
　　——鈴木隆夫・元事務総長のこと

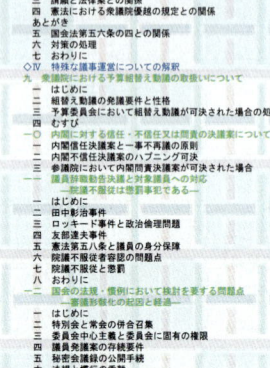

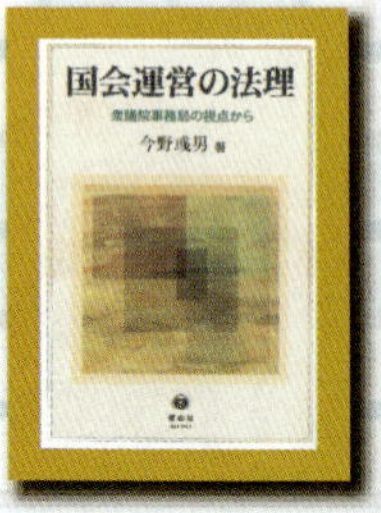

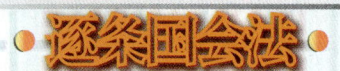

〈全7巻＋補巻（追録）〉
昭和54年3月衆議院事務局 編
◇ 刊行に寄せて　衆議院事務総長　鬼塚　誠
◇ 事務局の衡量過程のÉpiphanie　（解題）広島大学法務研究科准教授　赤坂幸一

◇　**第1巻**　①3241-7　352頁　**11,760円（税別）**
　　　第1章　国会の召集及び開会式（第1条〜第9条）
　　　第2章　国会の会期及び休会（第10条〜第15条）
◇　**第2巻**　②3242-4　672頁　**21,360円（税別）**
　　　第3章　役員及び経費（第16条〜第32条）
　　　第4章　議員（第33条〜第39条）
◇　**第3巻**　③3243-1　760頁　**23,800円（税別）**
　　　第5章　委員会及び委員（第40条〜第54条）
◇　**第4巻**　④3244-8　648頁　**20,640円（税別）**
　　　第6章　会　議（第55条〜第68条）
◇　**第5巻**　⑤3245-5　640頁　**20,400円（税別）**
　　　第7章　国務大臣及び政府委員（第69条〜第73条）
　　　第8章　質　問（第74条〜第78条）
　　　第9章　請　願（第79条〜第82条）
　　　第10章　両議院関係（第83条〜第98条）
◇　**第6巻**　⑥3246-2　496頁　**16,080円（税別）**

　　　第11章　参議院の緊急集会（第99条〜第102条の5）
　　　第12章　議院及び国民及び官庁との関係（第103条〜第106条）
　　　第13章　辞職、退職、補欠及び資格争訟（第107条〜第113条）
　　　第14章　紀律及び警察（第114条〜第120条）
◇　**第7巻**　⑦3247-9　528頁　**17,040円（税別）**
　　　第15章　罰　則（第121条〜第124条）
　　　第16章　弾劾裁判所（第125条〜第129条）
　　　第17章　国立国会図書館、法制局及び議員会館（第130条〜第132条）
　　　第18章　補　則（第133条）
　　　◎議院における証人の宣誓及び証言等に関する法律
◇　**第8巻　補巻（追録）【平成21年12月編】**
　　⑧3248-6　560頁　**19,800円（税別）**
　　　国会法改正一覧表／国会法改正経過／衆議院規則改正
　　　経過一覧表／衆議院規則改正経過／逐条国会法追録

■　3249-3　**全8冊セット　税込 158,424円（本体150,880円）**

〒113-0033　東京都文京区本郷6-2-9-102　東大正門前
TEL:03(3818)1019　FAX:03(3811)3580　E-mail:order@shinzansha.co.jp

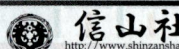
信山社
http://www.shinzansha.co.jp

山下愛仁 著

国家安全保障の公法学

四六変・上カ・304頁 本体6,800円（税別）ISBN978-4-7972-6033-5 C3332

防衛法を貫く法原理の探究

防衛法制を憲法学、行政法学等の幅広い視点から考察し、防衛法学の独自性、方法論を研究した貴重な論考を収載。
防衛法を貫く法原理の探究は、憲法学、行政法学、政治学等、幅広い視点からの要請に応え、有益な示唆を与える。

序　論　1
第一編　防衛法制論
一　　はじめに
二　　問題の所在
三　　防衛省への省移行に伴う組織法上の位置づけの変更
四　　内閣と行政各部との関係から見た防衛省・自衛隊の位置づけ
五　　防衛省・自衛隊に対する内閣の首長としての内閣総理大臣の最高指揮監督権
六　　「省移行」に伴う主任の大臣の変更の意味
七　　執政権説と国の防衛
八　　むすび

一　　はじめに
二　　注目すべき防衛作用、警察作用に関する議論
三　　「ネガ・リスト」「ポジ・リスト」論の分析視角
四　　作用規制論としてのネガ・ポジ論
五　　自衛隊法の全体構造論としてのネガ・ポジ論—法律事項の範囲
六　　自衛隊の活動を決定するのは国会の排他的所管か
七　　他国の憲法状況
八　　むすびにかえて

一　　はじめに
二　　法治主義と領空侵犯措置
三　　八四条の解釈論の展開
四　　防衛庁における裁量基準とその問題点
五　　その他の問題点—領空外における領空侵犯措置
六

一　　はじめに
二　　「領域警備」の概念
三　　「領域警備」警察作用説
四　　治安出動の性質
五　　警察比例の原則適用の意義
六　　「大規模デモ行為」等の性質
七　　「領域警備」の性質
八　　むすび

第二編　憲法の基礎理論
一　　はじめに
二　　小嶋博士の所説
三　　シュミットの所説
四　　国家の存在論と認識論
五　　憲法学と国家
六　　むすびにかえて

（付　録）
一　　課題と方法
二　　一般的国家構造とアメリカ国家
三　　アメリカ国家における「精神的文化的結合態」成立の論理
四　　アメリカ国家の根底にあるもの—過剰な資本主義の精神
五　　「アメリカ国家の根底にあるもの」の形成の歴史
六　　ピューリタニズムと資本主義の精神との関係
七　　なぜアメリカの資本主義（の精神）は過剰なのか
八　　モンロー主義から覇権国家へ
九　　むすびにかえて

◆行政訴訟と権利論（新装版）

A5変・上製・376頁　本体8,800円（税別）　ISBN978-4-7972-5407-5 C3332

多極化する行政法上の法関係

社会構造の複雑化、行政課題の多様化に伴う問題点を考察。処分取消訴訟の対象（処分性）および原告適格をめぐる解釈問題を中心に行政訴訟と権理論を論ずる。行政法上の問題点を、憲法の基本権との関係をいかに考えるか、また、具体的な当事者間における権利義務関係を憲法規範などを視野に入れ、精緻に構成する必要性を提起。さらに、「権利」「自由」といった法関係の基本概念の法理学的な分析も試みる行政法学の方向性を示す。多様化・複雑化する行政法学研究に必読の名著、待望の第2刷新装版。

◆立憲国家と憲法変遷

A5変・上製・640頁　本体12,800円（税別）　ISBN978-4-7972-5408-2 C3332

憲法学の基礎概念に関する理論的研究

ドイツを中心に、憲法理論を比較検討した理論的検討。本第一部では「国家」「立憲主義」「国民主権」といった憲法学の基礎概念に焦点を当て、統合原理に関する研究や国家の役割論・目的論を論ずる。≪第二部≫では、「基本権保障」について、その基礎理論から個別基本権の各論的研究までを論考。個人の自由の実質化・最適化のために憲法の基本権規定はいかに解釈されるべきか、という視点より洞察。≪第三部≫では、時間の経過の中で変転する憲法秩序を、「憲法変遷」概念を精査し、検討。

◆抵抗権論とロック、ホッブズ

A5変・上製・340頁　本体8,200円（税別）　ISBN978-4-7972-5224-8 C3332

抵抗権論考察のための必読書

宮澤俊義著『憲法Ⅱ』における「抵抗権」の定義の当否を検討するためにロック、ホッブズの政治理論の分析・検討に取り組んだ著者の研究の集大成。

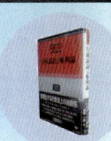

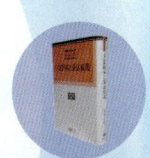

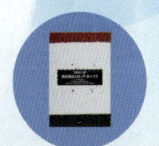

〒113-0033　東京都文京区本郷6-2-9-102　東大正門前
TEL:03(3818)1019　FAX:03(3811)3580　E-mail:order@shinzansha.co.jp

信山社
http://www.shinzansha.co.jp

飯島 紀著

はじめての古代エジプト語文法
ヒエログリフ入門

A5変・並力・344頁 本体4,500円（税別）ISBN978-4-7972-8811-7 C3387

古代エジプト世界の叡智への架け橋

文法から文体論へそして演習へとテンポよく学習できる古代エジプト語の入門書。ヒエログリフ（聖刻文字）が、ローマ字通りの発音で読め、古代エジプト世界の叡智への架け橋に。単語表も出来る限りアルファベット順にならべるなど、見やすい構成で学習をサポート。

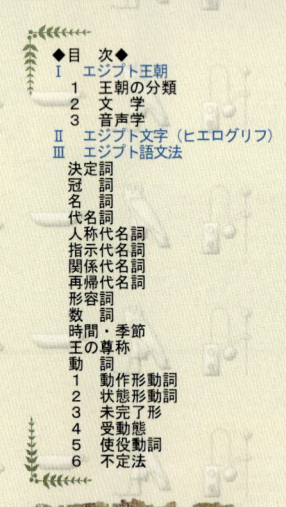

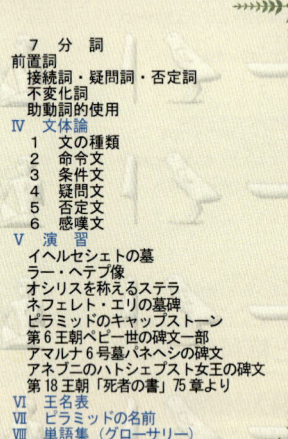

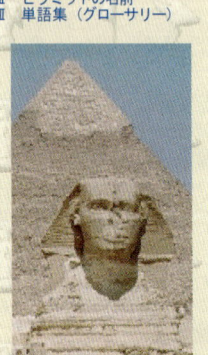

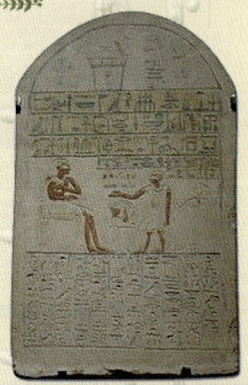

◆目　次◆
I　エジプト王朝
　1　王朝の分類
　2　文　学
　3　音声学
II　エジプト文字（ヒエログリフ）
III　エジプト語文法
　決定詞
　冠　詞
　名　詞
　代名詞
　人称代名詞
　指示代名詞
　関係代名詞
　再帰代名詞
　形容詞
　数　詞
　時間・季節
　王の尊称
　動　詞
　1　動作形動詞
　2　状態形動詞
　3　未完了形
　4　受動態
　5　使役動詞
　6　不定法
　7　分　詞
　前置詞
　接続詞・疑問詞・否定詞
　不変化詞
　助動詞的使用
IV　文体論
　1　文の種類
　2　命令文
　3　条件文
　4　疑問文
　5　否定文
　6　感嘆文
V　演　習
　イヘルセシェトの墓
　ラー・ヘテプ像
　オシリスを称えるステラ
　ネフェレト・エリの墓碑
　ピラミッドのキャップストーン
　第6王朝ペピー世の碑文一部
　アマルナ6号墓パネヘシの碑文
　アネブニのハトシェプスト女王の碑文
　第18王朝「死者の書」75章より
VI　王名表
VII　ピラミッドの名前
VIII　単語集（グローサリー）

〒113-0033　東京都文京区本郷6-2-9-102　東大正門前
TEL:03(3818)1019　FAX:03(3811)3580　E-mail:order@shinzansha.co.jp

信山社
http://www.shinzansha.co.jp

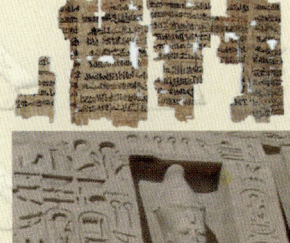

第1章 総則

に属させられた事項を処理する．
② 前項に定めるもののほか，薬事・食品衛生審議会の組織，所掌事務及び委員その他の職員その他薬事・食品衛生審議会に関し必要な事項については，政令で定める．

第3節 施設等機関

第16条 ① 本省に，次の表の上欄に掲げる施設等機関を置き，その所掌事務は，それぞれ同表の下欄に記載するとおりとする．

名称	所掌事務
検疫所	港及び飛行場における検疫及び防疫を行うこと．
国立ハンセン病療養所	ハンセン病問題の解決の促進に関する法律（平成20年法律第82号）第2条第3項に規定する入所者（国立ハンセン病療養所に入所している者に限る．以下この条において同じ．）に対して，医療を行い，併せて医療の向上に寄与すること．

② 厚生労働大臣は，前項に定める所掌事務のほか，検疫所に，販売の用に供し，又は営業上使用する食品等の輸入に際しての検査及び指導を行わせることができる．
③ 厚生労働大臣は，検疫所の所掌事務を分掌させるため，所要の地に，検疫所の支所又は出張所を設けることができる．
④ 検疫所並びにその支所及び出張所の名称，位置及び内部組織は，厚生労働省令で定める．
⑤ 厚生労働大臣は，ハンセン病問題の解決の促進に関する法律第12条第1項の措置として，第1項に定める所掌事務のほか，国立ハンセン病療養所に，入所者に対する医療の提供に支障がない限り，入所者以外の者に対する医療を行わせることができる．
⑥ 国立ハンセン病療養所の名称，位置及び組織は，厚生労働省令で定める．
⑦ 国立ハンセン病療養所は，厚生労働省令で定めるところにより，その業務に支障がない限り，その建物の一部，設備，器械及び器具を，当該国立ハンセン病療養所に勤務しない医師又は歯科医師の診療又は研究のために利用させることができる．
⑧ 国立ハンセン病療養所は，ハンセン病問題の解決の促進に関する法律第12条第1項の措置として，厚生労働省令で定めるところにより，入所者に対する医療の提供に支障がない限り，その土地，建物，設備等を地方公共団体又は地域住民等の利用に供することができる．

第4節 地方支分部局

第17条（設置）本省に，次の地方支分部局を置く．
地方厚生局
都道府県労働局

第18条（地方厚生局）① 地方厚生局は，厚生労働省の所掌事務のうち，第4条第1項第4号，第9号から第17号まで，第18号，第19号，第23号，第26号，第28号，第30号から第33号まで，第37号から第40号まで，第74号（第28条に定める事務に係る部分を除く．），第75号，第77号，第79号から第82号まで，第84号，第85号，第87号から第96号の2まで，第100号，第100号の2，第104号及び第111号に掲げる事務を分掌し，並びに消費者庁及び消費者委員会設置法（平成21年法律第48号）第4条各号に掲げる事務のうち法令の規定により地方厚生局に属させられた事務をつかさどる．
② 地方厚生局は，前項に規定する地方厚生局に属させられた事務については，消費者庁長官の指揮監督を受けるものとする．
③ 地方厚生局の名称，位置，管轄区域及び内部組織は，政令で定める．

第19条（地方厚生支局）① 地方厚生局の所掌事務の一部を分掌させるため，所要の地に，地方厚生支局を置く．
② 前項に定めるもののほか，地方厚生支局は，消費者庁及び消費者委員会設置法第4条各号に掲げる事務のうち法令の規定により地方厚生局に属させられた事務をつかさどる．
③ 地方厚生支局の名称，位置及び管轄区域は，政令で定める．
④ 地方厚生支局の所掌事務及び内部組織は，厚生労働省令で定める．
⑤ 前条第2項の規定は，第2項に規定する地方厚生支局に属させられた事務について準用する．

第20条（地方麻薬取締支所）① 厚生労働大臣は，沖縄県を管轄区域に含む地方厚生局の所掌事務の一部を分掌させるため，当分の間，地方麻薬取締支所を置くことができる．
② 地方麻薬取締支所の名称及び位置は，政令で定める．
③ 地方麻薬取締支所の所掌事務及び内部組織は，厚生労働省令で定める．

第4章 外局

第1節 設置

第25条 ① 国家行政組織法第3条第2項の規定に基づいて，厚生労働省に，社会保険庁を置く．
② 前項に定めるもののほか，国家行政組織法第3条第2項の規定に基づいて厚生労働省に置かれる外局は，中央労働委員会とする．

8 個人情報の保護に関する法律(抄)

（平15・5・30法律第57号，
最終改正：平21・6・5法律第49号）

第1章 総則

第1条（目的）この法律は，高度情報通信社会の進展に伴い個人情報の利用が著しく拡大していることにかんがみ，個人情報の適正な取扱いに関し，基本理念及び政府による基本方針の作成その他の個人情報の保護に関する施策の基本となる事項を定め，国及び地方公共団体の責務等を明らかにするとともに，個人情報を取り扱う事業者の遵守すべき義務等を定めることにより，個人情報の有用性に配慮しつつ，個人の権利利益を保護することを目的とする．

第2条（定義）① この法律において「個人情報」とは，生存する個人に関する情報であって，当該情報に含まれる氏名，生年月日その他の記述等により特定の個人を識別することができるもの（他の情報と容易に照合することができ，それにより特定の個人を識別

⑧ 個人情報の保護に関する法律

することができることとなるものを含む.）をいう.
② この法律において「個人情報データベース等」とは，個人情報を含む情報の集合物であって，次に掲げるものをいう．
　1　特定の個人情報を電子計算機を用いて検索することができるように体系的に構成したもの
　2　前号に掲げるもののほか，特定の個人情報を容易に検索することができるように体系的に構成したものとして政令で定めるもの
③ この法律において「個人情報取扱事業者」とは，個人情報データベース等を事業の用に供している者をいう．ただし，次に掲げる者を除く．
　1　国の機関
　2　地方公共団体
　3　独立行政法人等（独立行政法人等の保有する個人情報の保護に関する法律（平成15年法律第59号）第2条第1項に規定する独立行政法人等をいう．以下同じ.）
　4　地方独立行政法人（地方独立行政法人法（平成15年法律第118号）第2条第1項に規定する地方独立行政法人をいう．以下同じ.）
　5　その取り扱う個人情報の量及び利用方法からみて個人の権利利益を害するおそれが少ないものとして政令で定める者
④ この法律において「個人データ」とは，個人情報データベース等を構成する個人情報をいう．
⑤ この法律において「保有個人データ」とは，個人情報取扱事業者が，開示，内容の訂正，追加又は削除，利用の停止，消去及び第三者への提供の停止を行うことのできる権限を有する個人データであって，その存否が明らかになることにより公益その他の利益が害されるものとして政令で定めるもの又は1年以内の政令で定める期間以内に消去することとなるもの以外のものをいう．
⑥ この法律において個人情報について「本人」とは，個人情報によって識別される特定の個人をいう．

第3条（基本理念） 個人情報は，個人の人格尊重の理念の下に慎重に取り扱われるべきものであることにかんがみ，その適正な取扱いが図られなければならない．

第2章　国及び地方公共団体の責務等

第4条（国の責務） 国は，この法律の趣旨にのっとり，個人情報の適正な取扱いを確保するために必要な施策を総合的に策定し，及びこれを実施する責務を有する．

第5条（地方公共団体の責務） 地方公共団体は，この法律の趣旨にのっとり，その地方公共団体の区域の特性に応じて，個人情報の適正な取扱いを確保するために必要な施策を策定し，及びこれを実施する責務を有する．

第6条（法制上の措置等） 政府は，個人情報の性質及び利用方法にかんがみ，個人の権利利益の一層の保護を図るため特にその適正な取扱いの厳格な実施を確保する必要がある個人情報について，保護のための格別の措置が講じられるよう必要な法制上の措置その他の措置を講ずるものとする．

第3章　個人情報の保護に関する施策等

第1節　個人情報の保護に関する基本方針

第7条 ① 政府は，個人情報の保護に関する施策の総合的かつ一体的な推進を図るため，個人情報の保護に関する基本方針（以下「基本方針」という．）を定めなければならない．
② 基本方針は，次に掲げる事項について定めるものとする．
　1　個人情報の保護に関する施策の推進に関する基本的な方向
　2　国が講ずべき個人情報の保護のための措置に関する事項
　3　地方公共団体が講ずべき個人情報の保護のための措置に関する基本的な事項
　4　独立行政法人等が講ずべき個人情報の保護のための措置に関する基本的な事項
　5　地方独立行政法人が講ずべき個人情報の保護のための措置に関する基本的な事項
　6　個人情報取扱事業者及び第40条第1項に規定する認定個人情報保護団体が講ずべき個人情報の保護のための措置に関する基本的な事項
　7　個人情報の取扱いに関する苦情の円滑な処理に関する事項
　8　その他個人情報の保護に関する施策の推進に関する重要事項
③ 内閣総理大臣は，消費者委員会の意見を聴いて，基本方針の案を作成し，閣議の決定を求めなければならない．
④ 内閣総理大臣は，前項の規定による閣議の決定があったときは，遅滞なく，基本方針を公表しなければならない．
⑤ 前2項の規定は，基本方針の変更について準用する．

第2節　国の施策

第8条（地方公共団体等への支援） 国は，地方公共団体が策定し，又は実施する個人情報の保護に関する施策及び国民又は事業者等が個人情報の適正な取扱いの確保に関して行う活動を支援するため，情報の提供，事業者等が講ずべき措置の適切かつ有効な実施を図るための指針の策定その他の必要な措置を講ずるものとする．

第9条（苦情処理のための措置） 国は，個人情報の取扱いに関し事業者と本人との間に生じた苦情の適切かつ迅速な処理を図るために必要な措置を講ずるものとする．

第10条（個人情報の適正な取扱いを確保するための措置） 国は，地方公共団体との適切な役割分担を通じ，次章に規定する個人情報取扱事業者による個人情報の適正な取扱いを確保するために必要な措置を講ずるものとする．

第3節　地方公共団体の施策

第11条（地方公共団体等が保有する個人情報の保護） ① 地方公共団体は，その保有する個人情報の性質，当該個人情報を保有する目的等を勘案し，その保有する個人情報の適正な取扱いが確保されるよう必要な措置を講ずることに努めなければならない．
② 地方公共団体は，その設立に係る地方独立行政法人について，その性格及び業務内容に応じ，その保有する個人情報の適正な取扱いが確保されるよう必要な措置を講ずることに努めなければならない．

第12条（区域内の事業者等への支援） 地方公共団体は，個人情報の適正な取扱いを確保するため，その区域内の事業者及び住民に対する支援に必要な措置を講ずるよう努めなければならない．

第13条（苦情の処理のあっせん等） 地方公共団体は，個人情報の取扱いに関し事業者と本人との間に生じた苦情が適切かつ迅速に処理されるようにするため，

苦情の処理のあっせんその他必要な措置を講ずるよう努めなければならない.

第3節 国及び地方公共団体の協力
第14条 国及び地方公共団体は,個人情報の保護に関する施策を講ずるにつき,相協力するものとする.

第4章 個人情報取扱事業者の義務等

第1節 個人情報取扱事業者の義務
第15条（利用目的の特定） ① 個人情報取扱事業者は,個人情報を取り扱うに当たっては,その利用の目的（以下「利用目的」という.）をできる限り特定しなければならない.

② 個人情報取扱事業者は,利用目的を変更する場合には,変更前の利用目的と相当の関連性を有すると合理的に認められる範囲を超えて行ってはならない.

第16条（利用目的による制限） ① 個人情報取扱事業者は,あらかじめ本人の同意を得ないで,前条の規定により特定された利用目的の達成に必要な範囲を超えて,個人情報を取り扱ってはならない.

② 個人情報取扱事業者は,合併その他の事由により他の個人情報取扱事業者から事業を承継することに伴って個人情報を取得した場合は,あらかじめ本人の同意を得ないで,承継前における当該個人情報の利用目的の達成に必要な範囲を超えて,当該個人情報を取り扱ってはならない.

③ 前2項の規定は,次に掲げる場合については,適用しない.
1 法令に基づく場合
2 人の生命,身体又は財産の保護のために必要がある場合であって,本人の同意を得ることが困難であるとき.
3 公衆衛生の向上又は児童の健全な育成の推進のために特に必要がある場合であって,本人の同意を得ることが困難であるとき.
4 国の機関若しくは地方公共団体又はその委託を受けた者が法令の定める事務を遂行することに対して協力する必要がある場合であって,本人の同意を得ることにより当該事務の遂行に支障を及ぼすおそれがあるとき.

第17条（適正な取得） 個人情報取扱事業者は,偽りその他不正の手段により個人情報を取得してはならない.

第18条（取得に際しての利用目的の通知等） ① 個人情報取扱事業者は,個人情報を取得した場合は,あらかじめその利用目的を公表している場合を除き,速やかに,その利用目的を,本人に通知し,又は公表しなければならない.

② 個人情報取扱事業者は,前項の規定にかかわらず,本人との間で契約を締結することに伴って契約書その他の書面（電子的方式,磁気的方式その他人の知覚によっては認識することができない方式で作られる記録を含む.以下この項において同じ.）に記載された当該本人の個人情報を取得する場合その他本人から直接書面に記載された当該本人の個人情報を取得する場合は,あらかじめ,本人に対し,その利用目的を明示しなければならない.ただし,人の生命,身体又は財産の保護のために緊急に必要がある場合は,この限りでない.

③ 個人情報取扱事業者は,利用目的を変更した場合は,変更された利用目的について,本人に通知し,又は公表しなければならない.

④ 前3項の規定は,次に掲げる場合については,適用しない.
1 利用目的を本人に通知し,又は公表することにより本人又は第三者の生命,身体,財産その他の権利利益を害するおそれがある場合
2 利用目的を本人に通知し,又は公表することにより当該個人情報取扱事業者の権利又は正当な利益を害するおそれがある場合
3 国の機関又は地方公共団体が法令の定める事務を遂行することに対して協力する必要がある場合であって,利用目的を本人に通知し,又は公表することにより当該事務の遂行に支障を及ぼすおそれがあるとき.
4 取得の状況からみて利用目的が明らかであると認められる場合

第19条（データ内容の正確性の確保） 個人情報取扱事業者は,利用目的の達成に必要な範囲内において,個人データを正確かつ最新の内容に保つよう努めなければならない.

第20条（安全管理措置） 個人情報取扱事業者は,その取り扱う個人データの漏えい,滅失又はき損の防止その他の個人データの安全管理のために必要かつ適切な措置を講じなければならない.

第21条（従業者の監督） 個人情報取扱事業者は,その従業者に個人データを取り扱わせるに当たっては,当該個人データの安全管理が図られるよう,当該従業者に対する必要かつ適切な監督を行わなければならない.

第22条（委託先の監督） 個人情報取扱事業者は,個人データの取扱いの全部又は一部を委託する場合は,その取扱いを委託された個人データの安全管理が図られるよう,委託を受けた者に対する必要かつ適切な監督を行わなければならない.

第23条（第三者提供の制限） ① 個人情報取扱事業者は,次に掲げる場合を除くほか,あらかじめ本人の同意を得ないで,個人データを第三者に提供してはならない.
1 法令に基づく場合
2 人の生命,身体又は財産の保護のために必要がある場合であって,本人の同意を得ることが困難であるとき.
3 公衆衛生の向上又は児童の健全な育成の推進のために特に必要がある場合であって,本人の同意を得ることが困難であるとき.
4 国の機関若しくは地方公共団体又はその委託を受けた者が法令の定める事務を遂行することに対して協力する必要がある場合であって,本人の同意を得ることにより当該事務の遂行に支障を及ぼすおそれがあるとき.

② 個人情報取扱事業者は,第三者に提供される個人データについて,本人の求めに応じて当該本人が識別される第三者への提供を停止することとしている場合であって,次に掲げる事項について,あらかじめ,本人に通知し,又は本人が容易に知り得る状態に置いているときは,前項の規定にかかわらず,当該個人データを第三者に提供することができる.
1 第三者への提供を利用目的とすること.
2 第三者に提供される個人データの項目
3 第三者への提供の手段又は方法
4 本人の求めに応じて当該本人が識別される個人データの第三者への提供を停止すること.

③ 個人情報取扱事業者は,前項第2号又は第3号に掲

げる事項を変更する場合は,変更する内容について,あらかじめ,本人に通知し,又は本人が容易に知り得る状態に置かなければならない.

④ 次に掲げる場合において,当該個人データの提供を受ける者は,前三項の規定の適用については,第三者に該当しないものとする.

1 個人情報取扱事業者が利用目的の達成に必要な範囲内において個人データの取扱いの全部又は一部を委託する場合

2 合併その他の事由による事業の承継に伴って個人データが提供される場合

3 個人データを特定の者との間で共同して利用する場合であって,その旨並びに共同して利用される個人データの項目,共同して利用する者の範囲,利用する者の利用目的及び当該個人データの管理について責任を有する者の氏名又は名称について,あらかじめ,本人に通知し,又は本人が容易に知り得る状態に置いているとき.

⑤ 個人情報取扱事業者は,前項第3号に規定する利用する者の利用目的又は当該個人データの管理について責任を有する者の氏名若しくは名称を変更する場合は,変更する内容について,あらかじめ,本人に通知し,又は本人が容易に知り得る状態に置かなければならない.

第24条(保有個人データに関する事項の公表等) ① 個人情報取扱事業者は,保有個人データに関し,次に掲げる事項について,本人の知り得る状態(本人の求めに応じて遅滞なく回答する場合を含む.)に置かなければならない.

1 当該個人情報取扱事業者の氏名又は名称
2 すべての保有個人データの利用目的(第18条第4項第1号から第3号までに該当する場合を除く.)
3 次項,次条第1項,第26条第1項又は第27条第1項若しくは第2項の規定による求めに応じる手続(第30条第2項の規定により手数料の額を定めたときは,その手数料の額を含む.)
4 前3号に掲げるもののほか,保有個人データの適正な取扱いの確保に関し必要な事項として政令で定めるもの

② 個人情報取扱事業者は,本人から,当該本人が識別される保有個人データの利用目的の通知を求められたときは,本人に対し,遅滞なく,これを通知しなければならない.ただし,次の各号のいずれかに該当する場合は,この限りでない.

1 前項の規定により当該本人が識別される保有個人データの利用目的が明らかな場合
2 第18条第4項第1号から第3号までに該当する場合

③ 個人情報取扱事業者は,前項の規定に基づき求められた保有個人データの利用目的を通知しない旨の決定をしたときは,本人に対し,遅滞なく,その旨を通知しなければならない.

第25条(開示) ① 個人情報取扱事業者は,本人から,当該本人が識別される保有個人データの開示(当該本人が識別される保有個人データが存在しないときにその旨を知らせることを含む.以下同じ.)を求められたときは,本人に対し,政令で定める方法により,遅滞なく,当該保有個人データを開示しなければならない.ただし,開示することにより次の各号のいずれかに該当する場合は,その全部又は一部を開示しないことができる.

1 本人又は第三者の生命,身体,財産その他の権利利益を害するおそれがある場合

2 当該個人情報取扱事業者の業務の適正な実施に著しい支障を及ぼすおそれがある場合

3 他の法令に違反することとなる場合

② 個人情報取扱事業者は,前項の規定に基づき求められた保有個人データの全部又は一部について開示しない旨の決定をしたときは,本人に対し,遅滞なく,その旨を通知しなければならない.

③ 他の法令の規定により,本人に対し第1項本文に規定する方法に相当する方法により当該本人が識別される保有個人データの全部又は一部を開示することとされている場合には,当該全部又は一部の保有個人データについては,同項の規定は,適用しない.

第26条(訂正等) ① 個人情報取扱事業者は,本人から,当該本人が識別される保有個人データの内容が事実でないという理由によって当該保有個人データの内容の訂正,追加又は削除(以下この条において「訂正等」という.)を求められた場合には,その内容の訂正等に関して他の法令の規定により特別の手続が定められている場合を除き,利用目的の達成に必要な範囲内において,遅滞なく必要な調査を行い,その結果に基づき,当該保有個人データの内容の訂正等を行わなければならない.

② 個人情報取扱事業者は,前項の規定に基づき求められた保有個人データの内容の全部又は一部について訂正等を行ったとき,又は訂正等を行わない旨の決定をしたときは,本人に対し,遅滞なく,その旨(訂正等を行ったときは,その内容を含む.)を通知しなければならない.

第27条(利用停止等) ① 個人情報取扱事業者は,本人から,当該本人が識別される保有個人データが第16条の規定に違反して取り扱われているという理由又は第17条の規定に違反して取得されたものであるという理由によって,当該保有個人データの利用の停止又は消去(以下この条において「利用停止等」という.)を求められた場合であって,その求めに理由があることが判明したときは,違反を是正するために必要な限度で,遅滞なく,当該保有個人データの利用停止等を行わなければならない.ただし,当該保有個人データの利用停止等に多額の費用を要する場合その他の利用停止等を行うことが困難な場合であって,本人の権利利益を保護するため必要なこれに代わるべき措置をとるときは,この限りでない.

② 個人情報取扱事業者は,本人から,当該本人が識別される保有個人データが第23条第1項の規定に違反して第三者に提供されているという理由によって,当該保有個人データの第三者への提供の停止を求められた場合であって,その求めに理由があることが判明したときは,遅滞なく,当該保有個人データの第三者への提供を停止しなければならない.ただし,当該保有個人データの第三者への提供の停止に多額の費用を要する場合その他の第三者への提供を停止することが困難な場合であって,本人の権利利益を保護するため必要なこれに代わるべき措置をとるときは,この限りでない.

③ 個人情報取扱事業者は,第1項の規定に基づき求められた保有個人データの全部若しくは一部について利用停止等を行ったとき若しくは利用停止等を行わない旨の決定をしたとき,又は前項の規定に基づき求められた保有個人データの全部若しくは一部について第三者への提供を停止したとき若しくは第三者への提供を停止しない旨の決定をしたときは,本人に対し,遅滞なく,その旨を通知しなければならない.

第2節　民間団体による個人情報の保護の推進

第37条（認定） ① 個人情報取扱事業者の個人情報の適正な取扱いの確保を目的として次に掲げる業務を行おうとする法人（法人でない団体で代表者又は管理人の定めのあるものを含む。次条第3号ロにおいて同じ。）は、主務大臣の認定を受けることができる。
1　業務の対象となる個人情報取扱事業者（以下「対象事業者」という。）の個人情報の取扱いに関する第42条の規定による苦情の処理
2　個人情報の適正な取扱いの確保に寄与する事項についての対象事業者に対する情報の提供
3　前2号に掲げるもののほか、対象事業者の個人情報の適正な取扱いの確保に関し必要な業務

② 前項の認定を受けようとする者は、政令で定めるところにより、主務大臣に申請しなければならない。
③ 主務大臣は、第1項の認定をしたときは、その旨を公示しなければならない。

第38条（欠格条項） 次の各号のいずれかに該当する者は、前条第1項の認定を受けることができない。
1　この法律の規定により刑に処せられ、その執行を終わり、又は執行を受けることがなくなった日から2年を経過しない者
2　第48条第1項の規定により認定を取り消され、その取消しの日から2年を経過しない者
3　その業務を行う役員（法人でない団体で代表者又は管理人の定めのあるものの代表者又は管理人を含む。以下この条において同じ。）のうちに、次のいずれかに該当する者があるもの
　イ　禁錮以上の刑に処せられ、又はこの法律の規定により刑に処せられ、その執行を終わり、又は執行を受けることがなくなった日から2年を経過しない者
　ロ　第48条第1項の規定により認定を取り消された法人において、その取消しの日前30日以内にその役員であった者でその取消しの日から2年を経過しない者

第39条（認定の基準） 主務大臣は、第37条第1項の認定の申請が次の各号のいずれにも適合していると認めるときでなければ、その認定をしてはならない。
1　第37条第1項各号に掲げる業務を適正かつ確実に行うに必要な業務の実施の方法が定められているものであること。
2　第37条第1項各号に掲げる業務を適正かつ確実に行うに足りる知識及び能力並びに経理的基礎を有するものであること。
3　第37条第1項各号に掲げる業務以外の業務を行っている場合には、その業務を行うことによって同項各号に掲げる業務が不公正になるおそれがないものであること。

第40条（廃止の届出） ① 第37条第1項の認定を受けた者（以下「認定個人情報保護団体」という。）は、その認定に係る業務（以下「認定業務」という。）を廃止しようとするときは、政令で定めるところにより、あらかじめ、その旨を主務大臣に届け出なければならない。
② 主務大臣は、前項の規定による届出があったときは、その旨を公示しなければならない。

第41条（対象事業者） ① 認定個人情報保護団体は、当該認定個人情報保護団体の構成員である個人情報取扱事業者又は認定業務の対象となることについて同意を得た個人情報取扱事業者を対象事業者としなければならない。
② 認定個人情報保護団体は、対象事業者の氏名又は名称を公表しなければならない。

第42条（苦情の処理） ① 認定個人情報保護団体は、本人等から対象事業者の個人情報の取扱いに関する苦情について解決の申出があったときは、その相談に応じ、申出人に必要な助言をし、その苦情に係る事情を調査するとともに、当該対象事業者に対し、その苦情の内容を通知してその迅速な解決を求めなければならない。
② 認定個人情報保護団体は、前項の申出に係る苦情の解決について必要があると認めるときは、当該対象事業者に対し、文書若しくは口頭による説明を求め、又は資料の提出を求めることができる。
③ 対象事業者は、認定個人情報保護団体から前項の規定による求めがあったときは、正当な理由がないのに、これを拒んではならない。

第43条（個人情報保護指針） ① 認定個人情報保護団体は、対象事業者の個人情報の適正な取扱いの確保のために、利用目的の特定、安全管理のための措置、本人の求めに応じる手続その他の事項に関し、この法律の規定の趣旨に沿った指針（以下「個人情報保護指針」という。）を作成し、公表するよう努めなければならない。
② 認定個人情報保護団体は、前項の規定により個人情報保護指針を公表したときは、対象事業者に対し、当該個人情報保護指針を遵守させるための指導、勧告その他の措置をとるよう努めなければならない。

第44条（目的外利用の禁止） 認定個人情報保護団体は、認定業務の実施に際して知り得た情報を認定業務の用に供する目的以外に利用してはならない。

第45条（名称の使用制限） 認定個人情報保護団体でない者は、認定個人情報保護団体という名称又はこれに紛らわしい名称を用いてはならない。

第5章　雑則

第50条（適用除外） ① 個人情報取扱事業者のうち次の各号に掲げる者については、その個人情報を取り扱う目的の全部又は一部がそれぞれ当該各号に規定する目的であるときは、前章の規定は、適用しない。
1　放送機関、新聞社、通信社その他の報道機関（報道を業として行う個人を含む。）　報道の用に供する目的
2　著述を業として行う者　著述の用に供する目的
3　大学その他の学術研究を目的とする機関若しくは団体又はそれらに属する者　学術研究の用に供する目的
4　宗教団体　宗教活動（これに付随する活動を含む。）の用に供する目的
5　政治団体　政治活動（これに付随する活動を含む。）の用に供する目的
② 前項第1号に規定する「報道」とは、不特定かつ多数の者に対して客観的事実を事実として知らせること（これに基づいて意見又は見解を述べることを含む。）をいう。
③ 第1項各号に掲げる個人情報取扱事業者は、個人データの安全管理のために必要かつ適切な措置、個人情報の取扱いに関する苦情の処理その他の個人情報の適正な取扱いを確保するために必要な措置を自ら講じ、かつ、当該措置の内容を公表するよう努めなければならない。

第51条（地方公共団体が処理する事務） この法律に規定する主務大臣の権限に属する事務は、政令で定めるところにより、地方公共団体の長その他の執行機関

a　が行うこととすることができる．
第52条（権限又は事務の委任）この法律により主務大臣の権限又は事務に属する事項は，政令で定めるところにより，その所属の職員に委任することができる．
第53条（施行の状況の公表）① 内閣総理大臣は，関係する行政機関（法律の規定に基づき内閣に置かれる機関（内閣府を除く．）及び内閣の所轄の下に置かれる機関，内閣府，宮内庁，内閣府設置法（平成11年法律第89号）第49条第1項及び第2項に規定する機関並びに国家行政組織法（昭和23年法律第120号）第3条第2項に規定する機関をいう．次条において同じ．）の長に対し，この法律の施行の状況について報告を求めることができる．

c　② 内閣総理大臣は，毎年度，前項の報告を取りまとめ，その概要を公表するものとする．
第54条（連絡及び協力）内閣総理大臣及びこの法律の施行に関係する行政機関の長は，相互に緊密に連絡し，及び協力しなければならない．

d　第55条（政令への委任）この法律に定めるもののほか，この法律の実施のため必要な事項は，政令で定める．

９　医療・介護関係事業者における個人情報の適切な取扱いのためのガイドライン（抄）
（平16・12・24，改正：平18・4・21，厚生労働省）

Ⅰ　本ガイドラインの趣旨，目的，基本的考え方

1．本ガイドラインの趣旨
本ガイドラインは，「個人情報の保護に関する法律」（平成15年法律第57号．以下「法」という．）第6条及び第8条の規定に基づき，法の対象となる病院，診療所，介護保険法に規定する居宅サービス事業を行う者等の事業者等が行う個人情報の適正な取扱いの確保に関する活動を支援するためのガイドラインとして定めるものであり，厚生労働大臣が法を執行する際の基準となるものである．

2．本ガイドラインの構成及び基本的考え方
個人情報の取扱いについては，法第3条において，「個人情報が，個人の人格尊重の理念の下に慎重に取り扱われるべきものである」とされていることを踏まえ，個人情報を取り扱うすべての者は，その目的や様態を問わず，個人情報の性格と重要性を十分認識し，その適正な取扱いを図らなければならない．

特に，医療分野は，「個人情報の保護に関する基本方針」（平成16年4月2日閣議決定．以下「基本方針」という．）及び国会における附帯決議において，個人情報の性質や利用方法等から，特に適正な取扱いの厳格な実施を確保する必要がある分野の一つであると指摘されており，各医療機関等における積極的な取組が求められている．

また，介護分野においても，介護関係事業者は，多数の利用者やその家族について，他人が容易には知り得ないような個人情報を詳細に知りうる立場にあり，医療分野と同様に個人情報の適正な取扱いが求められる分野と考えられる．

このことを踏まえ，本ガイドラインでは，法の趣旨を踏まえた医療・介護関係事業者における個人情報の適正な取扱いが確保されるよう，遵守すべき事項及び遵守することが望ましい事項をできる限り具体的に示しており，各医療・介護関係事業者においては，法令，基本方針及び本ガイドラインの趣旨を踏まえ，個人情報の適正な取扱いに取り組む必要がある．

具体的には，医療・介護関係事業者は，本ガイドラインの【法の規定により遵守すべき事項等】のうち，「しなければならない」等と記載された事項については，法の規定により厳格に遵守することが求められる．また，【その他の事項】については，法に基づく義務等ではないが，達成できるよう努めることが求められる．

3．本ガイドラインの対象となる「医療・介護関係事業者」の範囲
本ガイドラインが対象としている事業者の範囲は，①病院，診療所，助産所，薬局，訪問看護ステーション等の患者に対し直接医療を提供する事業者（以下「医療機関等」という．），②介護保険法に規定する居宅サービス事業，介護予防サービス事業，地域密着型サービス事業，地域密着型介護予防サービス事業，居宅介護支援事業，介護予防支援事業，及び介護保険施設を経営する事業，老人福祉法に規定する老人居宅生活支援事業及び老人福祉施設を経営する事業その他高齢者福祉サービス事業を行う者（以下「介護関係事業者」という．）であり，いずれについても，個人情報保護に関する他の法律や条例が適用される，国，地方公共団体，独立行政法人等が設置するものを除く．ただし，医療・介護分野における個人情報保護の精神は同一であることから，これらの事業者も本ガイドラインに十分配慮することが望ましい．

なお，検体検査，患者等や介護サービス利用者への食事の提供，施設の清掃，医療事務の業務など，医療・介護関係事業者から委託を受けた業務を遂行する事業者においては，本ガイドラインのⅢ4．に沿って適切な安全管理措置を講ずることが求められるとともに，当該委託を行う医療・介護関係事業者は，業務の委託に当たり，本ガイドラインの趣旨を理解し，本ガイドラインに沿った対応を行う事業者を委託先として選定するとともに委託先事業者における個人情報の取扱いについて定期的に確認を行い，適切な運用が行われていることを確認する等の措置を講ずる必要がある．

また，法令上，「個人情報取扱事業者」としての義務等を負うのは医療・介護関係事業者のうち，識別される特定の個人の数の合計が過去6ヶ月以内のいずれの日においても5,000を超えない事業者（小規模事業者）を除くものとされている．

しかし，医療・介護関係事業者は，個人情報を提供して医療・介護関係事業者からサービスを受ける患者・利用者等から，その規模によらず良質かつ適切な医療・介護サービスの提供が期待されていること，そのため，良質かつ適切な医療・介護サービスの提供のために最善の努力を行う必要あること，また，患者・利用者の立場からは，どの医療・介護関係事業者が法令上の義務を負う個人情報取扱事業者に該当するかが分かりにくいこと等から，本ガイドラインにおいては個人情報取扱事業者としての法令上の義務等を負わない医療・介護関係事業者にも本ガイドラインを遵守する努力を求めるものである．

4．本ガイドラインの対象となる「個人情報」の範囲
法令上「個人情報」とは，生存する個人に関する情報であり，個人情報取扱事業者の義務等の対象となる

のは，生存する個人に関する情報に限定されている．本ガイドラインは，医療・介護関係事業者が保有する生存する個人に関する情報のうち，医療・介護関係の情報を対象とするものであり，また，診療録等の形態に整理されていない場合でも個人情報に該当する．

なお，当該患者・利用者が死亡した後においても，医療・介護関係事業者が当該患者・利用者の情報を保存している場合には，漏えい，滅失又は毀損の防止のため，個人情報と同等の安全管理措置を講ずるものとする．

5．大臣の権限行使との関係等

本ガイドライン中，【法の規定により遵守すべき事項等】に記載された内容のうち，医療・介護関係事業者の義務とされている個人情報取扱事業者としての義務を負う医療・介護関係事業者が遵守しない場合，厚生労働大臣は，法第34条の規定に基づき，「勧告」及び「命令」を行うことがある．また，法の適用除外とされている小規模事業者については，努力義務として本ガイドラインの遵守が求められる．

また，法第51条及び「個人情報の保護に関する法律施行令」（平成15年12月10日政令第507号．以下「令」という．）第11条において，法第32条から第34条に規定する主務大臣の権限に属する事務は，個人情報取扱事業者が行う事業であって当該主務大臣が所管するものについての報告の徴収，検査，勧告等に係る権限に属する事務の全部又は一部が，他の法令の規定により地方公共団体の長その他の執行機関が行うこととされているときは，当該地方公共団体の長が法に基づく報告の徴収，助言，勧告及び命令を行うことがある．

6．医療・介護関係事業者が行う措置の透明性の確保と対外的明確化

法第3条では，個人の人格尊重の理念の下に個人情報を慎重に扱うべきことが指摘されている．

医療・介護関係事業者は，個人情報保護に関する考え方や方針に関する宣言（いわゆる，プライバシーポリシー，プライバシーステートメント等）及び個人情報の取扱いに関する明確かつ適正な規則を策定し，それらを対外的に公表することが求められる．また，患者等から当該本人の個人情報がどのように取り扱われているか等について知りたいという求めがあった場合は，当該規則に基づき，迅速に情報提供を行う等必要な措置を行うものとする．

個人情報保護に関する考え方や方針に関する宣言の内容としては，医療・介護関係事業者が個人の人格尊重の理念の下に個人情報を取り扱うこと及び個人情報保護法令及び本ガイドライン等を遵守すること等，個人情報の取扱いに関する規則においては，個人情報に係る安全管理措置の概要，本人からの開示等の手続，第三者提供の取扱い，苦情への対応等について具体的に定めることが考えられる．

なお，利用目的等を広く公表することについては，以下のような趣旨があることに留意すべきである．
① 医療・介護関係事業者で個人情報が利用される意義について患者・利用者等の理解を得ること．
② 医療・介護関係事業者において，法を遵守して，個人情報保護のため積極的に取り組んでいる姿勢を対外的に明らかにすること．

7．責任体制の明確化と患者・利用者窓口の設置等

医療・介護関係事業者は，個人情報の適正な取扱いを推進し，漏えい等の問題に対処する体制を整備する必要がある．このため，個人情報の取扱いに関し，専門性と指導性を有し，事業者の全体を統括する組織体制・責任体制を構築し，規則の策定や安全管理措置の計画立案等を効果的に実施できる体制を構築するものとする．

また，患者・利用者等に対しては，受付時，利用開始時に個人情報の利用目的を説明するなど，必要に応じて分かりやすい説明を行う必要があるが，加えて，患者・利用者等が疑問に感じた内容を，いつでも，気軽に問い合わせできる窓口機能等を確保することが重要である．また，患者・利用者等の相談は，医療・介護サービスの内容とも関連している場合が多いことから，個人情報の取扱いに関し患者・利用者等からの相談や苦情への対応等を行う窓口機能等を整備するとともに，その窓口がサービスの提供に関する相談機能とも有機的に連携した対応が行える体制とするなど，患者・利用者等の立場に立った対応を行う必要がある．

なお，個人情報の利用目的の説明や窓口機能等の整備，開示の求めを受け付ける方法を定める場合等に当たっては，障害のある患者・利用者等にも配慮する必要がある．

8．遺族への診療情報の提供の取扱い

法は，OECD8原則の趣旨を踏まえ，生存する個人の情報を適用対象とし，個人情報の目的外利用や第三者提供に当たっては本人の同意を得ることを原則としており，死者の情報は原則として個人情報とならないことから，法及び本ガイドラインの対象とはならない．しかし，患者・利用者が死亡した際に，遺族から診療経過，診療情報や介護関係の諸記録について照会が行われた場合，医療・介護関係事業者は，患者・利用者本人の生前の意思，名誉等を十分に尊重しつつ，特段の配慮が求められる．このため，患者・利用者が死亡した際の遺族に対する診療情報の提供については，「診療情報の提供等に関する指針」（「診療情報の提供等に関する指針の策定について」（平成15年9月12日医政発第0912001号））の9において定められている取扱いに従って，医療・介護関係事業者は，同指針の規定により遺族に対して診療情報・介護関係の記録の提供を行うものとする．

9．個人情報が研究に活用される場合の取扱い

近年の科学技術の高度化に伴い，研究において個人の診療情報等や要介護認定情報等を利用する場合が増加しているほか，患者・利用者への診療や介護と平行して研究が進められる場合もある．

法第50条第1項においては，憲法上の基本的人権である「学問の自由」の保障への配慮から，大学その他の学術研究を目的とする機関等が，学術研究の用に供する目的をその全部又は一部として個人情報を取り扱う場合については，法による義務等の規定は適用しないこととされている．従って，この場合には法の運用指針としての本ガイドラインは適用されるものではないが，これらの場合においても，法第50条第3項により，当該機関等は，自主的に個人情報の適正な取扱いを確保するための措置を講ずることが求められており，これに当たっては，医学研究分野の関連指針（別表5参照）とともに本ガイドラインの内容についても留意することが期待される．

なお，治験及び市販後臨床試験における個人情報の取扱いについては，本ガイドラインのほか，薬事法及び関係法令（「医薬品の臨床試験の実施の基準に関する省令」（平成9年厚生省令第28号）等）の規定や，関係団体等が定める指針に従うものとする．また，医

療機関等が企業から研究を受託して又は共同で実施する場合における個人情報の取扱いについては,本ガイドラインのほか,別表5に掲げる指針や,関係団体等が定める指針に従うものとする.

10. 遺伝情報を診療に活用する場合の取扱い

遺伝学的検査等により得られた遺伝情報については,本人の遺伝子・染色体の変化に基づく体質,疾病の発症等に関する情報が含まれるほか,その血縁者に関わる情報でもあり,その情報は生涯変化しないものであることから,これが漏えいした場合には,本人及び血縁者が被る被害及び苦痛は大きなものとなるおそれがある.したがって,遺伝学的検査等により得られた遺伝情報の取扱いについては,UNESCO国際宣言等(別表6参照),別表5に掲げる指針及び関係団体等が定める指針を参考とし,特に留意する必要がある.

また,検査の実施に同意している場合においても,その検査結果が示す意味を正確に理解することが困難であったり,疾病の将来予測性に対してどのように対処すればよいかなど,本人及び家族が大きな不安を持つ場合が多い.したがって,医療機関等が,遺伝学的検査を行う場合には,臨床遺伝学の専門的知識を持つ者により,遺伝カウンセリングを実施するなど,本人及び家族等の心理社会的支援を行う必要がある.

11. 他の法令等との関係

医療・介護関係事業者は,個人情報の取扱いにあたり,法,基本方針及び本ガイドラインに示す項目のほか,個人情報保護又は守秘義務に関する他の法令等(刑法,関係資格法,介護保険法等)の規定を遵守しなければならない.

また,病院等の管理者の監督義務(医療法第15条)や業務委託(医療法第15条の2等)に係る規定,介護関係事業者における個人情報保護に係る規定等を遵守しなければならない.

また,医療分野については,すでに「診療情報の提供等に関する指針」が定められている.これは,インフォームド・コンセントの理念等を踏まえ,医療従事者等が診療情報を積極的に提供することにより,医療従事者と患者等とのより良い信頼関係を構築することを目的としており,この目的のため,患者等からの求めにより個人情報である診療情報を開示する場合は,同指針の内容に従うものとする.

12. 認定個人情報保護団体における取組

法第37条においては,個人情報取扱事業者の個人情報の適正な取扱いの確保を目的とする業務を行う法人等は主務大臣の認定を受けて認定個人情報保護団体となることができることが定められている.認定個人情報保護団体となる医療・介護関係の団体等は,傘下の医療・介護関係事業者を対象に,個人情報保護に係る普及・啓発を推進するほか,法の趣旨に沿った指針等を自主的なルールとして定めたり,個人情報の取扱いに関する患者・利用者等のための相談窓口を開設するなど,積極的な取組を行うことが期待されている.

II 用語の定義等

1. 個人情報(法第2条第1項)

「個人情報」とは,生存する個人に関する情報であって,当該情報に含まれる氏名,生年月日,その他の記述等により特定の個人を識別することができるもの(他の情報と容易に照合することができ,それにより特定の個人を識別することができることとなるものを含む.)をいう.「個人に関する情報」は,氏名,性別,生年月日等個人を識別する情報に限られず,個人の身体,財産,職種,肩書き等の属性に関して,事実,判断,評価を表すすべての情報であり,公刊物等によって公にされている情報や,映像,音声による情報も含まれ,暗号化されているか否かを問わない.

また,例えば診療録には,患者について客観的な検査データもあれば,それに対して医師が行った判断や評価も書かれている.これら全体が患者個人に関する情報に当たるものであるが,あわせて,当該診療録を作成した医師の側からみると,自分が行った判断や評価を書いているものであるので,医師個人に関する情報とも言うことができる.したがって,診療録等に記載されている情報の中には,患者と医師等双方の個人情報という二面性を持っている部分もあることに留意が必要である.

なお,死者に関する情報が,同時に,遺族等の生存する個人に関する情報でもある場合には,当該生存する個人に関する情報となる.

本ガイドラインは,医療・介護関係事業者が保有する医療・介護関係個人情報を対象とするものであり,診療録等の形態に整理されていない場合でも個人情報に該当する.

(例) 下記については,記載された氏名,生年月日,その他の記述等により特定の個人を識別することができることから,匿名化されたものを除き,個人情報に該当する.
(医療・介護関係法令において医療・介護関係事業者に作成・保存が義務づけられている記録例は別表1参照)

○医療機関等における個人情報の例
 診療録,処方せん,手術記録,助産録,看護記録,検査所見記録,エックス線写真,紹介状,退院した患者に係る入院期間中の診療経過の要約,調剤録等

○介護関係事業者における個人情報の例
 ケアプラン,介護サービス提供にかかる計画,提供したサービス内容等の記録,事故の状況等の記録等

2. 個人情報の匿名化

当該個人情報から,当該情報に含まれる氏名,生年月日,住所等,個人を識別する情報を取り除くことで,特定の個人を識別できなくすることをいう.顔写真については,一般的には目の部分にマスキングすることで特定の個人を識別できないと考えられる.なお,必要な場合には,その人と関わりのない符号又は番号を付すこともある.

このような処理を行っても,事業者内で医療・介護関係個人情報を利用する場合は,事業者内で得られる他の情報や匿名化に際して付された符号又は番号と個人情報の対応表等と照合することで特定の患者・利用者等が識別されることも考えられる.法においては,「他の情報と容易に照合することができ,それにより特定の個人を識別することができることとなるもの」についても個人情報に含まれるものとされており,匿名化に当たっては,当該情報の利用目的や利用者等を勘案した処理を行う必要があり,あわせて,本人の同意を得るなどの対応も考慮する必要がある.

また,特定の患者・利用者等の症例や事例を学会で発表したり,学会誌で報告したりする場合等は,氏名,生年月日,住所等を消去することで匿名化されると考えられるが,症例や事例により十分な匿名化が困難な場

合は,本人の同意を得なければならない.
なお,当該発表等が研究の一環として行われる場合にはⅠ9.に示す取扱いによるものとする.

3. 個人情報データベース等（法第2条第2項），個人データ（法第2条第4項），保有個人データ（法第2条第5項）

「個人情報データベース等」とは,特定の個人情報をコンピュータを用いて検索することができるように体系的に構成した個人情報を含む情報の集合体,又はコンピュータを用いていない場合であっても,紙面で処理した個人情報を一定の規則（例えば,五十音順,生年月日順など）に従って整理・分類し,特定の個人情報を容易に検索することができるよう,目次,索引,符号等を付し,他人によっても容易に検索可能な状態においているものをいう.

「個人データ」とは,「個人情報データベース等」を構成する個人情報をいう.

「保有個人データ」とは,個人データのうち,個人情報取扱事業者が,開示,内容の訂正,追加又は削除,利用の停止,消去及び第三者への提供の停止を行うことのできる権限を有するものをいう.ただし,その存否が明らかになることにより,公益その他の利益が害されるもの,②6ヶ月以内に消去する（更新することは除く．）こととなるものは除く．

診療録等の診療記録や介護関係記録については,媒体の如何にかかわらず個人データに該当する.

また,検査等の目的で,患者から血液等の検体を採取した場合も個人情報に該当し,利用目的の特定等（Ⅲ1.参照）利用目的の通知等（Ⅲ2.参照）等の対象となることから,患者の同意を得ずに,特定された利用目的の達成に必要な範囲を超えて検体を取り扱ってはならない．また,これらの検査結果については,診療録等と同様に検索可能な状態として保存されることから,個人データに該当し,第三者提供（Ⅲ5.参照）や開示（Ⅲ7.参照）の対象となる.

4. 本人の同意

法は,個人情報の目的外利用や個人データの第三者提供の場合には,原則として本人の同意を得ることを求めている.これは,法の基本となるOECD8原則のうち,利用制限の原則の考え方の現れであるが,医療機関等については,患者に適切な医療サービスを提供する目的のために,当該医療機関等において,通常必要と考えられる個人情報の利用範囲を施設内への掲示（院内掲示）により明らかにしておき,患者側から特段明確な反対・留保の意思表示がない場合には,これらの範囲内での個人情報の利用について同意が得られていると考えられる.（Ⅲ5.(3)(4)参照）

また,患者・利用者が,意識不明ではないものの,本人の意思を明確に確認できない状態の場合については,意識の回復にあわせて,速やかに本人への説明を行い本人の同意を得るものとする.

なお,これらの場合において患者・利用者の理解力,判断力などに応じて,可能な限り患者本人に通知し,同意を得るよう努めることが重要である.

5. 家族等への病状説明

法においては,個人データを第三者提供する場合には,あらかじめ本人の同意を得ることを原則としている.一方,病態によっては,治療等を進めるに当たり,本人だけでなく家族等の同意を得る必要がある場合もある.家族等への病状説明については,「患者（利用者）への医療（介護）の提供に必要な利用目的（Ⅲ1.(1)参照）と考えられるが,本人以外の者に病状説明を行う場合は,本人に対し,あらかじめ病状説明を行う家族等の対象者を確認し,同意を得ることが望ましい.この際,本人から申出がある場合には,治療の実施等に支障の生じない範囲において,現実に患者（利用者）の世話をしている親族及びこれに準ずる者を説明を行う対象に加えたり,家族の特定の人を限定するなどの取扱いとすることができる.

一方,意識不明の患者の病状や重度の認知症の高齢者の状況を家族等に説明する場合は,本人の同意を得ずに第三者提供できる場合と考えられる（Ⅲ5.(2)②参照）．この場合,医療・介護関係事業者において,本人の家族であることを確認した上で,治療等を行うに当たり必要な範囲で,情報提供を行うとともに,本人の過去の病態,治療歴等について情報の取得を行う.本人の意識が回復した際には,速やかに,提供及び取得した個人情報の内容とその相手について本人に説明するとともに,本人からの申出があった場合,取得した個人情報の内容の訂正等,病状の説明を行う家族等の対象者の変更等を行う．

なお,患者の判断能力に疑義がある場合は,意識不明の患者と同様の対応を行うとともに,判断能力の回復にあわせて,速やかに本人への説明を行い本人の同意を得るものとする.

Ⅲ 医療・介護関係事業者の義務等

1. 利用目的の特定等（法第15条,第16条）
(1) 利用目的の特定及び制限

医療・介護関係事業者が医療・介護サービスを希望する患者・利用者から個人情報を取得する場合,当該個人情報を患者・利用者に対する医療・介護サービスの提供,医療・介護保険事務,入退院等の病棟管理などで利用することは患者・利用者にとって明らかと考えられる.

これら以外で個人情報を利用する場合は,患者・利用者にとって必ずしも明らかな利用目的とはいえない.この場合は,個人情報を取得するに当たって明確に当該利用目的の公表等の措置が講じられなければならない．（Ⅲ2.参照）

医療・介護関係事業者の通常の業務で想定される利用目的は別表2に例示されるものであり,医療・介護関係事業者は,これらを参考として,自らの業務に照らして通常必要とされるものを特定して公表（院内掲示等）しなければならない．（Ⅲ2.参照）

また,別表2に掲げる利用目的の範囲については,法第15条第2項に定める利用目的の変更を行うことができると考えられる．ただし,変更された利用目的については,本人へ通知又は公表しなければならない．（Ⅲ2.参照）

(2) 利用目的による制限の例外

医療・介護関係事業者は,あらかじめ本人の同意を得ないで法第15条の規定により特定された利用目的の達成に必要な範囲を超えて個人情報を取り扱ってはならないが（法第16条第1項），同条第3項に掲げる場合については,本人の同意を得る必要はない．具体例としては以下のとおりである.

① 法令に基づく場合

医療法に基づく立入検査,介護保険法に基づく不正受給者に係る市町村への通知,児童虐待の防止に関する法律に基づく児童虐待に係る通告等,法令に基づいて個人情報を利用する場合であり,医療・介護関係事業者の通常の業務で想定される主な事

例は別表3のとおりである．

根拠となる法令の規定としては，刑事訴訟法第197条第2項に基づく照会，地方税法第72条の63（個人の事業者に係る質問検査権，各種税法に類似の規定あり）等がある．

警察や検察等の捜査機関の行う刑事訴訟法第197条第2項に基づく照会（同法第507条に基づく照会も同様）は，相手方に報告すべき義務を課すものと解されている上，警察や検察等の捜査機関の行う任意捜査も，これへの協力は任意であるものの，法令上の具体的な根拠に基づいて行われるものであり，いずれも「法令に基づく場合」に該当すると解されている．

② 人の生命，身体又は財産の保護のために必要がある場合であって，本人の同意を得ることが困難であるとき

（例）
・意識不明で身元不明の患者について，関係機関へ照会したり，家族又は関係者等からの安否確認に対して必要な情報提供を行う場合
・意識不明の患者の病状や重度の認知症の高齢者の状況を家族等に説明する場合
・大規模災害等で医療機関に非常に多数の傷病者が一時に搬送され，家族等からの問い合わせに迅速に対応するためには，本人の同意を得るための作業を行うことが著しく不合理である場合

③ 公衆衛生の向上又は児童の健全な育成の推進のために特に必要がある場合であって，本人の同意を得ることが困難であるとき

（例）
・健康増進法に基づく地域がん登録事業による国又は地方公共団体への情報提供
・がん検診の精度管理のための地方公共団体又は地方公共団体から委託を受けた検診機関に対する精密検査結果の情報提供
・児童虐待事例についての関係機関との情報交換
・医療安全の向上のため，院内で発生した医療事故等に関する国，地方公共団体又は第三者機関等への情報提供のうち，氏名等の情報が含まれる場合

④ 国の機関若しくは地方公共団体又はその委託を受けた者が法令の定める事務を遂行することに対して協力する必要がある場合であって，本人の同意を得ることにより当該事務の遂行に支障を及ぼすおそれがあるとき

（例）
・国等が実施する，統計報告調整法の規定に基づく統計報告の徴集（いわゆる承認統計調査）及び統計法第8条の規定に基づく指定統計以外の統計調査（いわゆる届出統計調査）に協力する場合
・災害発生時に警察が負傷者の住所，氏名や傷の程度等を照会する場合等，公共の安全と秩序の維持の観点から照会する場合

【法の規定により遵守すべき事項等】
・医療・介護関係事業者は，個人情報を取り扱うに当たって，その利用目的をできる限り特定しなければならない．
・医療・介護関係事業者は，利用目的を変更する場合には，変更前の利用目的と相当の関連性を有すると合理的に認められる範囲を超えて行ってはならない．
・医療・介護関係事業者は，あらかじめ本人の同意を得ないで，特定された利用目的の達成に必要な範囲を超えて個人情報を取り扱ってはならない．なお，

本人の同意を得るために個人情報を利用すること（同意を得るために患者・利用者の連絡先を利用して電話をかける場合など），個人情報を匿名化するために個人情報に加工を行うことは差し支えない．
・個人情報を取得する時点で，本人の同意があったにもかかわらず，その後，本人から利用目的の一部についての同意を取り消す旨の申出があった場合は，その後の個人情報の取扱いについては，本人の同意が取り消されなかった範囲に限定して取り扱う．
・医療・介護関係事業者は，合併その他の事由により他の事業者から事業を承継することに伴って個人情報を取得した場合は，あらかじめ本人の同意を得ないで，承継前における当該個人情報の利用目的の達成に必要な範囲を超えて，当該個人情報を取り扱ってはならない．
・利用目的の制限の例外（法第16条第3項）に該当する場合は，本人の同意を得ずに個人情報を取り扱うことができる．
（利用目的を変更する場合の取扱いについてはⅢ2．を参照）

【その他の事項】
・利用目的の制限の例外に該当する「法令に基づく場合」等であっても，利用目的以外の目的で個人情報を取り扱う場合は，当該法令等の趣旨をふまえ，その取り扱う範囲を真に必要な範囲に限定することが求められる．
・患者が未成年者等の場合，法定代理人等の同意を得ることで足りるが，一定の判断能力を有する未成年者については，法定代理人等の同意にあわせて本人の同意を得る．
・意識不明の患者や重度の認知症の高齢者などで法定代理人がいない場合で，緊急に診療が必要な場合については，上記②②に該当し，当該本人の個人情報を取り扱うことができる．

2．利用目的の通知等（法第18条）

【法の規定により遵守すべき事項等】
・医療・介護関係事業者は，個人情報を取得するに当たって，あらかじめその利用目的を公表しておくか，個人情報を取得した場合，速やかに，その利用目的を，本人に通知し，又は公表しなければならない．
・利用目的の公表方法としては，院内や事業所内等に掲示するとともに，可能な場合にはホームページへの掲載等の方法により，なるべく広く公表する必要がある．
・医療・介護関係事業者は，受付で患者に保険証を提出してもらう場合や問診票の記入を求める場合など，本人から直接書面に記載された当該本人の個人情報を取得する場合は，あらかじめ，本人に対し，その利用目的を院内掲示等により明示しなければならない．ただし，救急の患者で緊急の処置が必要な場合等は，この限りでない．
・医療・介護関係事業者は，利用目的を変更した場合は，変更された利用目的について，本人に通知し，又は公表しなければならない．
・取得の状況からみて利用目的が明らかであると認められる場合など利用目的の通知等の例外に該当する場合は，上記内容は適用しない．（「利用目的が明らか」な場合についてはⅢ1.(1)を参照）

【その他の事項】
・利用目的が，本規定の例外である「取得の状況からみて利用目的が明らかであると認められる場合」に該当する場合であっても，患者・利用者等に利用

目的をわかりやすく示す観点から,利用目的の公表に当たっては,当該利用目的についても併せて記載する.
・院内や事業所内等への掲示に当たっては,受付の近くに当該内容を説明した表示を行い,初回の患者・利用者等に対しては,受付時や利用開始時において当該掲示についての注意を促す.
・初診時や入院・入所時等における説明だけでは,個人情報について十分な理解ができない患者・利用者も想定されることから,患者・利用者が落ち着いた時期に改めて説明を行うなど,診療計画書,療養生活の手引き,訪問介護計画等のサービス提供に係る計画等に個人情報に関する取扱いを記載するなど,患者・利用者が個人情報の利用目的を理解できるよう配慮する.
・患者・利用者等の希望がある場合,詳細の説明や当該内容を記載した書面の交付を行う.

3. 個人情報の適正な取得,個人データ内容の正確性の確保 (法第17条,第19条)

【法の規定により遵守すべき事項等】
・医療・介護関係事業者は,偽りその他の不正の手段により個人情報を取得してはならない.
・診療等のために必要な過去の受診歴等については,真に必要な範囲について,本人から直接取得するほか,第三者提供について本人の同意を得た者 (Ⅲ 5.(3)により本人の黙示の同意が得られていると考えられる者を含む) から取得することを原則とする.ただし,本人以外の家族等から取得することが診療上又は適切な介護サービスの提供上やむを得ない場合はこの限りでない.
・親の同意なく,十分な判断能力を有していない子どもから家族の個人情報を取得してはならない.ただし,当該子どもの診療上,家族等の個人情報の取得が必要な場合で,当該家族等から個人情報を取得することが困難な場合はこの限りでない.
・医療・介護関係事業者は,適正な医療・介護サービスを提供するという利用目的の達成に必要な範囲内において,個人データを正確かつ最新の内容に保つよう努めなければならない.

【その他の事項】
・第三者提供により他の医療・介護関係事業者から個人情報を入手した場合,当該個人情報の内容に疑義が生じた場合には,記載内容の事実に関して本人又は情報の提供を行った者に確認をとる.
・医療・介護関係事業者は,個人データの内容の正確性,最新性を確保するため,Ⅲ 4.(2)②に示す委員会等において,具体的なルールを策定したり,技術水準向上のための研修の開催などを行うことが望ましい.

4. 安全管理措置,従業者の監督及び委託先の監督 (法第20条,第22条)

(1) 医療・介護関係事業者が講ずるべき安全管理措置
① 安全管理措置
医療・介護関係事業者は,その取り扱う個人データの漏えい,滅失又はき損の防止その他の個人データの安全管理のため,組織的,人的,物理的,及び技術的安全管理措置を講じなければならない.その際,本人の個人データが漏えい,滅失又はき損等をした場合に本人が被る権利利益の侵害の大きさを考慮し,事業の性質及び個人データの取扱状況等に起因するリスクに応じ,必要かつ適切な措置を講ずるものとする.なお,その際には,個人データを記録した媒体の性質に応じた安全管理措置を講ずる.

② 従業者の監督
医療・介護関係事業者は,①の安全管理措置を遵守させるよう,従業者に対し必要かつ適切な監督をしなければならない.なお,「従業者」とは,医療資格者のみならず,当該事業者の指揮命令を受けて業務に従事する者すべてを含むものであり,また,雇用関係のある者のみならず,理事,派遣労働者等を含むものである.
医療法第15条では,病院等の管理者は,その病院等に勤務する医師等の従業者の監督義務が課せられている.(薬局や介護関係事業者については,薬事法や介護保険法に基づく「指定居宅サービス等の事業の人員,設備及び運営に関する基準」,「指定介護予防サービス等の事業の人員,設備及び運営並びに指定介護予防サービスに係る介護予防のための効果的な支援の方法に関する基準」,「指定地域密着型サービスの事業の人員,設備及び運営に関する基準」,「指定地域密着型介護予防サービスの事業の人員,設備及び運営並びに指定地域密着型介護予防サービスに係る介護予防のための効果的な支援の方法に関する基準」,「指定居宅介護支援等の事業の人員,設備及び運営に関する基準」,「指定介護老人福祉施設の人員,設備及び運営に関する基準」,「介護老人保健施設の人員,施設及び設備並びに運営に関する基準」,「指定介護療養型医療施設の人員,設備及び運営に関する基準」及び「指定介護予防支援等の事業の人員及び運営並びに指定介護予防支援等に係る介護予防のための効果的な支援の方法に関する基準」(以下「指定基準」という.)等に同様の規定あり)

(2) 安全管理措置として考えられる事項
医療・介護関係事業者は,その取り扱う個人データの重要性にかんがみ,個人データの漏えい,滅失またはき損の防止その他の安全管理のため,その規模,従業者の様態等を勘案して,以下に示すような取組を参考に,必要な措置を行うものとする.
また,同一事業者が複数の施設を開設する場合,当該施設間の情報交換については第三者提供に該当しないが,各施設ごとに安全管理措置を講ずるなど,個人情報の利用目的を踏まえた個人情報の安全管理を行う.

5. 個人データの第三者提供 (法第23条)

(1) 第三者提供の取扱い
医療・介護関係事業者は,あらかじめ本人の同意を得ないで,個人データを第三者に提供してはならないとされており,次のような場合には,本人の同意を得る必要がある.
(例)
・民間保険会社からの照会
患者が民間の生命保険に加入しようとする場合,生命保険会社から患者の健康状態等について照会があった場合,患者の同意を得ずに患者の現在の健康状態や既往歴等を回答してはならない.
交通事故によるけがの治療を行っている患者に関して,保険会社から損害保険金の支払いの審査のために必要であるとして症状に関する照会があった場合,患者の同意を得ずに患者の症状等を回答してはならない.
・職場からの照会
職場の上司等から,社員の病状に関する問い合わせがあったり,休職中の社員の職場復帰の見込みに関する問い合わせがあった場合,患者の同意を得ずに

患者の病状や回復の見込み等を回答してはならない.
・学校からの照会
　学校の教職員等から,児童・生徒の健康状態に関する問い合わせがあったり,休学中の児童・生徒の復学の見込みに関する問い合わせがあった場合,患者の同意を得ずに患者の健康状態や回復の見込み等を回答してはならない.
・マーケティング等を目的とする会社等からの照会
　健康食品の販売を目的とする会社から,高血圧の患者の存在の有無について照会された場合や要件に該当する患者を紹介して欲しい旨の依頼があった場合,患者の同意を得ずに患者の有無や該当する患者の氏名・住所等を回答してはならない.
(2) 第三者提供の例外
　ただし,次に掲げる場合については,本人の同意を得る必要はない.
① 法令に基づく場合
　医療法に基づく立入検査,介護保険法に基づく不正受給者に係る市町村への通知,児童虐待の防止等に関する法律に基づく児童虐待に係る通告等,法令に基づいて個人情報を利用する場合であり,医療機関等の通常の業務で想定される主な事例は別表3のとおりである. (Ⅲ1.(2)①参照)
② 人の生命,身体又は財産の保護のために必要がある場合であって,本人の同意を得ることが困難であるとき
(例)
・意識不明で身元不明の患者について,関係機関へ照会したり,家族又は関係者からの安否確認に対して必要な情報提供を行う場合
・意識不明の患者の病状や重度の認知症の高齢者の状況を家族等に説明する場合
・大規模災害等で医療機関に非常に多数の傷病者が一時に搬送され,家族等からの問い合わせに迅速に対応するためには,本人の同意を得るための作業を行うことが著しく不合理である場合
　※なお,「本人の同意を得ることが困難であるとき」には,本人に同意を求めても同意しない場合,本人に同意を求める手続を経ることなく本人の同意を得ることができない場合等が含まれるものである.
③ 公衆衛生の向上又は児童の健全な育成の推進のために特に必要がある場合であって,本人の同意を得ることが困難であるとき
(例)
・健康増進法に基づく地域がん登録事業による国又は地方公共団体への情報提供
・がん検診の精度管理のための地方公共団体又は地方公共団体から委託を受けた検診機関に対する精密検査結果の情報提供
・児童虐待事例についての関係機関との情報交換
・医療安全の向上のため,院内で発生した医療事故等に関する主に地方公共団体又は第三者機関等への情報提供のうち,氏名等の情報が含まれる場合
④ 国の機関若しくは地方公共団体又はその委託を受けた者が法令の定める事務を遂行することに対して協力する必要がある場合であって,本人の同意を得ることにより当該事務の遂行に支障を及ぼすおそれがあるとき
(例)
・国等が実施する,統計報告調整法の規定に基づく統計報告の徴集(いわゆる承認統計調査)及び統計法第8条の規定に基づく指定統計以外の統計調査(いわゆる届出統計調査)に協力する場合
・災害発生時に警察が負傷者の住所,氏名や傷の程度等を照会する場合等,公共の安全と秩序の維持の観点から照会する場合
(3) 本人の同意が得られていると考えられる場合
　医療機関の受付等で診療を希望する患者は,傷病の回復等を目的としている.一方,医療機関等は,患者の傷病の回復等を目的として,より適切な医療が提供できるよう治療に取り組むとともに,必要に応じて他の医療機関等と連携を図ったり,当該傷病を専門とする他の医療機関の医師等に指導,助言等を求めることも日常的に行われる.
　また,その費用を公的医療保険に請求する場合等,患者の傷病の回復等そのものが目的ではないが,医療の提供には必要な利用目的として提供する場合もある.このため,第三者への情報の提供の場合が,患者の傷病の回復等を含めた患者への医療の提供に必要であり,かつ,個人情報の利用目的として院内掲示等により明示されている場合は,原則として黙示による同意が得られているものと考えられる.
　なお,傷病の内容によっては,患者の傷病の回復等を目的とした場合であっても,個人データを第三者提供する場合は,あらかじめ本人の明確な同意を得るよう求めがある場合も考えられ,その場合,医療機関等は,本人の意思に応じた対応を行う必要がある.
① 患者への医療の提供のために通常必要な範囲の利用目的について,院内掲示等で公表しておくことによりあらかじめ包括的な同意を得る場合
　医療機関の受付等で,診療を希望する患者から個人情報を取得した場合,それらが患者自身の医療サービスの提供のために利用されることは明らかである.このため,院内掲示等により公表して,患者に提供する医療サービスに関する利用目的について患者から明示的に留保の意思表示がなければ,患者の黙示による同意があったものと考えられる.(Ⅲ2.参照)
　また,
(ア) 患者への医療の提供のため,他の医療機関等との連携を図ること
(イ) 患者への医療の提供のため,外部の医師等の意見・助言を求めること
(ウ) 患者への医療の提供のため,他の医療機関等からの照会があった場合にこれに応じること
(エ) 患者への医療の提供に際して,家族等への病状の説明を行うこと
等が利用目的として特定されている場合は,これらについても患者の同意があったものと考えられる.
② この場合であっても,黙示の同意があったと考えられる範囲は,患者のための医療サービスの提供に必要な利用の範囲であり,別表2の「患者への医療の提供に必要な利用目的」を参考に各医療機関等が示した利用目的に限られるものとする.
　なお,院内掲示等においては,
(ア) 患者は,医療機関等が示す利用目的の中で同意しがたいものがある場合には,その事項について,あらかじめ本人の明確な同意を得るよう医療機関等に求めることができること.
(イ) 患者が,(ア)の意思表示を行わない場合は,公表された利用目的について患者の同意が得られたものとすること.
(ウ) 同意及び留保は,その後,患者からの申出により,

いつでも変更することが可能であること，をあわせて掲示するものとする．

※上記①の(ア)〜(エ)の具体例
(例)
・他の医療機関宛に発行した紹介状等を本人が持参する場合

医療機関等において他の医療機関等への紹介状，処方せん等を発行し，当該書面を本人が他の医療機関等に持参した場合，当該第三者提供については，本人の同意があったものと考えられ，当該書面の内容に関し，医療機関等との間での情報交換を行うことについて同意が得られたものと考えられる．

・他の医療機関等からの照会に回答する場合

診療所Aを過去に受診したことのある患者が，病院Bにおいて現に受診中の場合で，病院Bから診療所Aに対し過去の診療結果等について照会があった場合，病院Bの担当医師等が受診中の患者から同意を得ていることが確認できれば，診療所Aは自らが保有する診療情報の病院Bへの提供について，患者の同意が得られたものと考えられる．

・家族等への病状説明

病態等について，本人と家族等に対し同時に説明を行う場合には，明示的に本人の同意を得なくても，その本人と同時に説明を受ける家族等に対する診療情報の提供について，本人の同意が得られたものと考えられる．

同様に，児童・生徒の治療に教職員が付き添ってきた場合についても，児童・生徒本人が教職員の同席を拒まないのであれば，本人と教職員を同席させて，治療内容等について説明を行うことができると考えられる．

③ 医療機関等が，労働安全衛生法第66条，健康保険法第150条，国民健康保険法第82条又は老人保健法第20条により，事業者，保険者又は市町村が行う健康診断等を受託した場合，その結果である労働者等の個人データを委託元である当該事業者，保険者又は市町村に対して提供することについて，本人の同意が得られていると考えられる．

④ 介護関係事業者については，介護保険法に基づく指定基準において，サービス担当者会議等で利用者の個人情報を用いる場合には利用者の同意を，利用者の家族の個人情報を用いる場合には家族の同意を，あらかじめ文書により得ておかなければならないとされていることを踏まえ，事業所内への掲示によるのではなく，サービス利用開始時に利用者から文書により同意を得ておくことが必要である．

(4)「第三者」に該当しない場合
① 他の事業者等への情報提供であるが，「第三者」に該当しない場合

法第23条第4項の各号に掲げる場合の当該個人データの提供を受ける者については，第三者に該当せず，本人の同意を得ずに情報の提供を行うことができる．医療・介護関係事業者における具体的事例は以下のとおりである．

・検査等の業務を委託する場合
・外部監査機関への情報提供（（財）日本医療機能評価機構が行う病院機能評価等）
・個人データを特定の者との間で共同して利用するとして，あらかじめ本人に通知等している場合

※個人データの共同での利用における留意事項

病院と訪問看護ステーションが共同で医療サービスを提供している場合など，あらかじめ個人データを特定の者との間で共同して利用することが予定されている場合，(ア)共同して利用される個人データの項目，(イ)共同利用者の範囲（個別列挙されているか，本人から見てその範囲が明確となるように特定されている必要がある），(ウ)利用する者の利用目的，(エ)当該個人データの管理について責任を有する者の氏名又は名称，をあらかじめ本人に通知し，又は本人が容易に知り得る状態においておくとともに，共同して利用することを明らかにしている場合には，当該共同利用者は第三者に該当しない．

この場合，(ア)，(イ)については変更することができず，(ウ)，(エ)については，本人が想定することが困難でない範囲内で変更することができ，変更する場合には，本人に通知又は本人の容易に知り得る状態におかなければならない．

② 同一事業者内における情報提供であり，第三者に該当しない場合

同一事業者内で情報提供する場合は，当該個人データを第三者に提供したことにはならないので，本人の同意を得ずに情報の提供を行うことができる．医療・介護関係事業者における具体的事例は以下のとおりである．

・病院内の他の診療科との連携など当該医療・介護関係事業者内部における情報の交換
・同一事業者が開設する複数の施設間における情報の交換
・当該事業者の職員を対象とした研修での利用（ただし，第三者提供に該当しない場合であっても，当該利用目的が院内掲示等により公表されていない場合には，具体的な利用方法について本人の同意を得るか（Ⅲ1.参照），個人が特定されないよう匿名化する必要がある（Ⅱ2.参照））
・当該事業者内で経営分析を行うための情報の交換

(5) その他留意事項
・他の事業者への情報提供に関する留意事項

第三者提供を行う場合のほか，他の事業者への情報提供であっても，①法令に基づく場合など第三者提供の例外に該当する場合，②「第三者」に該当しない場合，③個人が特定されないように匿名化して情報提供する場合などにおいては，本来必要とされる情報の範囲に限って提供すべきであり，情報提供する上で必要とされていない事項についてまで他の事業者に提供することがないようにすべきである．

特に，医療事故等に関する情報提供に当たっては，患者・利用者及び家族等の意思を踏まえ，報告において氏名等が必要とされる場合を除き匿名化（Ⅱ2.参照）を行う．また，医療事故発生直後にマスコミへの公表を行う場合等については，匿名化する場合であっても本人又は家族等の同意を得るよう努めるものとする．

(適切ではない例)
・医師及び薬剤師が製薬企業のMR（医薬品情報担当者），医薬品卸業者のMS（医薬品販売担当者）等との間で医薬品の投薬効果などについて情報交換を行う場合に，必要でない氏名等の情報を削除せずに提供すること．

【法の規定に準じて遵守すべき事項等】

医療・介護関係事業者においては，あらかじめ本人の同意を得ないで，個人データを第三者に提供し

てはならない．なお，(2)の本人の同意を得る必要がない場合に該当する場合には，本人の同意を得る必要はない．
・個人データの第三者提供について本人の同意があった場合で，その後，本人から第三者提供の範囲の一部についての同意を取り消す旨の申出があった場合は，その後の個人データの取扱いについては，本人の同意のあった範囲に限定して取り扱うものとする．

【その他の事項】
・第三者提供に該当しない情報提供が行われる場合であっても，院内や事業所内等への掲示，ホームページ等により情報提供先をできるだけ明らかにするとともに，患者・利用者等からの問い合わせがあった場合に回答できる体制を確保する．
・例えば，業務委託の場合，当該医療・介護関係事業者において委託している業務の内容，委託先事業者，委託先事業者との間での個人情報の取扱いに関する取り決めの内容等について公開することが考えられる．

6. 保有個人データに関する事項の公表等（法第24条）
【法の規定により遵守すべき事項等】
・医療・介護関係事業者は，保有個人データに関し，(ア)当該個人情報取扱事業者の氏名又は名称，(イ)すべての保有個人データの利用目的（法第18条第4項第1号から第3号までに規定される例外の場合を除く），(ウ)保有個人データの利用目的の通知，開示，訂正，利用停止等の手続の方法，及び保有個人データの利用目的の通知又は開示に係る手数料の額，(エ)苦情の申出先等について，本人の知り得る状態（本人の求めに応じて遅滞なく回答する場合を含む）に置かなければならない．
・医療・介護関係事業者は，本人から，当該本人が識別される保有個人データの利用目的の通知を求められたときは，上記の措置により利用目的が明らかになっている場合及び法第18条第4項第1号から第3号までの例外に相当する場合を除き，遅滞なく通知しなければならない．
・医療・介護関係事業者は，本人に利用目的の通知をしない旨の決定をしたときは，本人に対し，遅滞なく，その旨を通知しなければならない．
・法施行前から保有している個人情報についても同様の取扱いを行う．

【その他の事項】
・医療・介護関係事業者は，保有個人データについて，その利用目的，開示，訂正，利用停止等の手続の方法及び利用目的の通知又は開示に係る手数料の額，苦情の申出先等について，少なくとも院内や事業所内等への掲示，さらにホームページ等によりできるだけ明らかにするとともに，患者・利用者等からの要望により書面を交付したり，問い合わせがあった場合に具体的内容について回答できる体制を確保する．

7. 本人からの求めによる保有個人データの開示（法第25条）
(1) 開示の原則
医療・介護関係事業者は，本人から，当該本人が識別される保有個人データの開示を求められたときは，本人に対し，書面の交付による方法等により，遅滞なく，当該保有個人データを開示しなければならない．
(2) 開示の例外
開示することで，法第25条第1項の各号のいずれかに該当する場合は，その全部又は一部を開示しないことができる．具体的事例は以下のとおりである．

(例)
・患者・利用者の状況等について，家族や患者・利用者の関係者が医療・介護サービス従事者に情報提供を行っている場合に，これらの者の同意を得ずに患者・利用者自身に当該情報を提供することにより，患者・利用者と家族や患者・利用者の関係者との人間関係が悪化するなど，これらの者の利益を害するおそれがある場合
・症状や予後，治療経過等について患者に対して十分な説明をしたとしても，患者本人に重大な心理的影響を与え，その後の治療効果等に悪影響を及ぼす場合
※個々の事例への適用については個別具体的に慎重に判断することが必要である．また，保有個人データである診療情報の開示に当たっては，「診療情報の提供等に関する指針」の内容にも配慮する必要がある．

【法の規定により遵守すべき事項等】
・医療・介護関係事業者は，本人から，当該本人が識別される保有個人データの開示を求められたときは，本人に対し，遅滞なく，当該保有個人データを開示しなければならない．また，当該本人が識別される保有個人データが存在しないときにその旨知らせることとする．ただし，開示することにより，法第25条第1項の各号のいずれかに該当する場合は，その全部又は一部を開示しないことができる．
・Ⅱ1．に記したとおり，例えば診療録の情報の中には，患者の保有個人データであって，当該診療録を作成した医師の保有個人データでもあるという二面性を持つ部分が含まれるものの，そもそも診療録全体が患者の保有個人データであることから，患者本人から開示の求めがある場合に，その二面性があることを理由に全部又は一部を開示しないことはできない．ただし，法第25条第1項の各号のいずれかに該当する場合は，法に従い，その全部又は一部を開示しないことができる．
・開示の方法は，書面の交付又は求めを行った者が同意した方法による．
・医療・介護関係事業者は，求められた保有個人データの全部又は一部について開示しない旨を決定したときは，本人に対し，遅滞なく，その旨を通知しなければならない．また，本人に通知する場合には，本人に対してその理由を説明するよう努めなければならない（Ⅲ10．参照）．
・他の法令の規定により，保有個人データの開示について定めがある場合には，当該法令の規定によるものとする．

【その他の事項】
・法定代理人等，開示の求めを行い得る者から開示の求めがあった場合，原則として患者・利用者本人に対し保有個人データの開示を行う旨の説明を行った後，法定代理人等に対して開示を行うものとする．
・医療・介護関係事業者は，保有個人データの全部又は一部について開示しない旨決定した場合，本人に対するその理由の説明に当たっては，文書により示すことを基本とする．また，苦情への対応を行う体制についても併せて説明することが望ましい．

8. 訂正及び利用停止（法第26条，第27条）

10　製造物責任法（PL法）

（平6・7・1法律第85号，平7・7・1施行）

第1条（目的）　この法律は，製造物の欠陥により人の生命，身体又は財産に係る被害が生じた場合における製造業者等の損害賠償の責任について定めることにより，被害者の保護を図り，もって国民生活の安定向上と国民経済の健全な発展に寄与することを目的とする．

第2条（定義）　① この法律において「製造物」とは，製造又は加工された動産をいう．
② この法律において「欠陥」とは，当該製造物の特性，その通常予見される使用形態，その製造業者等が当該製造物を引き渡した時期その他の当該製造物に係る事情を考慮して，当該製造物が通常有すべき安全性を欠いていることをいう．
③ この法律において「製造業者等」とは，次のいずれかに該当する者をいう．
　1　当該製造物を業として製造，加工又は輸入した者（以下単に「製造業者」という．）
　2　自ら当該製造物の製造業者として当該製造物にその氏名，商号，商標その他の表示（以下「氏名等の表示」という．）をした者又は当該製造物にその製造業者と誤認させるような氏名等の表示をした者
　3　前号に掲げる者のほか，当該製造物の製造，加工，輸入又は販売に係る形態その他の事情からみて，当該製造物にその実質的な製造業者と認めることができる氏名等の表示をした者

第3条（製造物責任）　製造業者等は，その製造，加工，輸入又は前条第3項第2号若しくは第3号の氏名等の表示をした製造物であって，その引き渡したものの欠陥により他人の生命，身体又は財産を侵害したときは，これによって生じた損害を賠償する責めに任ずる．ただし，その損害が当該製造物についてのみ生じたときは，この限りでない．

第4条（免責事由）　前条の場合において，製造業者等は，次の各号に掲げる事項を証明したときは，同条に規定する賠償の責めに任じない．
　1　当該製造物をその製造業者等が引き渡した時における科学又は技術に関する知見によっては，当該製造物にその欠陥があることを認識することができなかったこと．
　2　当該製造物が他の製造物の部品又は原材料として使用された場合において，その欠陥が専ら当該他の製造物の製造業者が行った設計に関する指示に従ったことにより生じ，かつ，その欠陥が生じたことにつき過失がないこと．

第5条（期間の制限）　① 第3条に規定する損害賠償の請求権は，被害者又はその法定代理人が損害及び賠償義務者を知った時から3年間行わないときは，時効によって消滅する．その製造業者等が当該製造物を引き渡した時から10年を経過したときも，同様とする．
② 前項後段の期間は，身体に蓄積した場合に人の健康を害することとなる物質による損害又は一定の潜伏期間が経過した後に症状が現れる損害については，その損害が生じた時から起算する．

第6条（民法の適用）　製造物の欠陥による製造業者等の損害賠償の責任については，この法律の規定によるほか，民法（明治29年法律第89号）の規定による．

11　世界人権宣言（翻訳）

(1948(昭23)12・10 第3回国連総会決議217)

前　文

人類社会のすべての構成員の固有の尊厳と，平等で譲ることのできない権利とを承認することは，世界における自由，正義及び平和の基礎であるので，

人権の無視及び軽侮とは，人類の良心をふみにじった野蛮行為を生ぜしめ，また，人間が言論及び信仰の自由と恐怖及び欠乏からの自由とを享有する世界の出現は，一般の人々の最高の願望として宣言されたので，

人間が専制と圧迫とに対する最後の手段として反逆に訴えざるを得ないものであってはならないならば，人権は法の支配によって保護されなければならないことが，肝要であるので，

各国間の友好関係の発展を促進することは，肝要であるので，

国際連合の諸国民は，基本的人権，人間の尊厳及び価値並びに男女の同権に関するその信念を憲章において再確認し，且つ，一層大きな自由の中で社会的進歩と生活水準の向上とを促進することを決意したので，

加盟国は，人権及び基本的自由の世界的な尊重及び遵守の促進を国際連合と協力して達成することを誓約したので，

これらの権利と自由に関する共通の理解は，この誓約の完全な実現のために最も重要であるので，

よって，ここに，国際連合総会は，

社会の各個人及び各機関が，加盟国自身の人民の間及び加盟国の管轄下にある地域の人民の間において，これらの権利と自由との尊重を教育及び教化によって促進すること並びにそれらの世界的で有効な承認と遵守とを国内及び国際の漸進的措置によって確保することに，この人権に関する世界宣言を常に念頭に置きつつ，努力するように，すべての人民とすべての国とが達成すべき共通の基準として，この宣言を布告する．

第1条〔自由平等〕　すべての人間は，生れながら自由で，尊厳と権利とについて平等である．人間は，理性と良心とを授けられており，同胞の精神をもって互に行動しなければならない．

第2条〔権利と自由の享有に関する無差別待遇〕
1　何人も，人種，皮膚の色，性，言語，宗教，政治上若しくは他の意見，民族的若しくは社会的出身，財産，門地又はその他の地位というようないかなる種類の差別も受けることなしに，この宣言に掲げられているすべての権利と自由とを享有する権利を有する．
2　なお，個人の属する国又は地域が独立地域であると，信託統治地域であると，非自治地域であると，その他の何らかの主権制限の下にあるとを問わず，その国又は地域の政治上，管轄上又は国際上の地位に基くいかなる差別も設けてはならない．

第3条〔生命，自由，身体の安全〕　何人も，生命，自由及び身体の安全を享有する権利を有する．

第4条〔奴隷の禁止〕　何人も，奴隷又は苦役の下に置かれることはない．奴隷及び奴隷売買は，いかなる形

11 世界人権宣言

式においても禁止する．

第5条〔非人道的な待遇又は刑罰の禁止〕 何人も，拷問又は残虐な，非人道的な若しくは体面を汚す待遇若しくは刑罰を受けることはない．

第6条〔法の前に人としての承認〕 何人も，法の前において，いかなる場所においても，人として認められる権利を有する．

第7条〔法の前における平等〕 すべての人は，法の前において平等であり，また，いかなる差別もなしに法の平等な保護を受ける権利を有する．すべての人は，この宣言に違反するいかなる差別に対しても，また，このような差別のいかなる扇動に対しても，平等な保護を受ける権利を有する．

第8条〔基本的権利の侵害に対する救済〕 何人も，憲法又は法律が与えた基本的権利を侵害する行為に対して，権限ある国内裁判所による効果的な救済を受ける権利を有する．

第9条〔逮捕，拘禁または追放の制限〕 何人も，ほしいままに逮捕され，拘禁され，又は追放されることはない．

第10条〔裁判所の公正な審理〕 何人も，その権利及び義務並びに自己に対する刑事上の告発についての決定に当って，独立の公平な裁判所による公開の審理を完全に平等に受ける権利を有する．

第11条〔無罪の推定，事後法による処罰の禁止〕
1 何人も，刑事犯罪の告訴を受けた者は，自己の弁護に必要なすべての保障を与えられた公開の裁判において法律に従って有罪と立証されるまでは，無罪と推定される権利を有する．
2 何人も，行われた時には国内法によっても国際法によっても刑事犯罪を構成しなかった作為又は不作為のために，刑事犯罪について有罪と判決されることはない．また，何人も，犯罪が行われた時に適用されていた刑罰よりも重い刑罰を科されない．

第12条〔私生活，名誉，信用の保護〕 何人も，そのプライバシー，家庭，住居若しくは通信に対する専断的な干渉又はその名誉及び信用に対する攻撃を受けることはない．何人も，この干渉又は攻撃に対して法の保護を受ける権利を有する．

第13条〔移動と居住〕
1 何人も，各国の境界内において移動及び居住の自由を享有する権利を有する．
2 何人も，自国を含むいずれの国をも去り，及び自国に帰る権利を有する．

第14条〔迫害〕
1 何人も，迫害からの庇護を他国において求め且つ享有する権利を有する．
2 右の権利は，非政治的犯罪又は国際連合の目的及び原則に反する行為を真の原因とする訴追の場合には，援用することができない．

第15条〔国籍〕
1 何人も，国籍を有する権利を有する．
2 何人も，ほしいままに，その国籍を奪われ，又はその国籍を変更する権利を否認されることはない．

第16条〔婚姻と家庭〕
1 成年の男女は，人種，国籍又は宗教によるいかなる制限をも受けないで，婚姻し，且つ家庭を設ける権利を有する．成年の男女は，婚姻中及びその解消の際に，婚姻に関し平等の権利を有する．
2 婚姻は，配偶者となる意思を有する者の自由且つ完全な同意のみによって成立する．
3 家庭は，社会の自然且つ基本的な集団単位であって，社会及び国の保護を受ける権利を有する．

第17条〔財産〕
1 何人も，単独で及び他の者と共同して財産を所有する権利を有する．
2 何人も，その財産をほしいままに奪われることはない．

第18条〔思想，良心および宗教〕 何人も，思想，良心及び宗教の自由を享有する権利を有する．この権利は，その宗教又は信念を変更する自由，並びに，単独に又は他の者と共同して，また公に又は私に，教育，行事，礼拝及び儀式執行によって，その宗教又は信念を表明する自由を含む．

第19条〔意見および発表〕 何人も，意見及び発表の自由を享有する権利を有する．この権利は，干渉を受けないで自己の意見をいだく自由，並びに，あらゆる手段によって且つ国境にかかわらず，情報及び思想を求め，受け且つ伝える自由を含む．

第20条〔集会および結社〕
1 何人も，平和的な集会及び結社の自由を享有する権利を有する．
2 何人も，結社に属することを強制されることはない．

第21条〔参政権〕
1 何人も，直接に又は自由に選出される代表者を通じて，自国の統治に参与する権利を有する．
2 何人も，自国において，ひとしく公務につく権利を有する．
3 人民の意思が，統治の権力の基礎でなりればならない．この意思は，定期の真正な選挙によって表明されなければならず，この選挙は，平等な普通選挙によるものでなければならず，且つ，秘密投票又はこれと同等の自由な投票手続によって行われなければならない．

第22条〔社会保障〕 何人も，社会の一員として，社会保障を受ける権利を有し，且つ，国家的努力及び国際的協力を通じ，また，各国の組織及び資源に応じて，自己の尊厳と自己の人格の自由な発展とに欠くことのできない経済的，社会的及び文化的権利を実現する権利を有する．

第23条〔労働の権利〕
1 何人も，労働し，職業を自由に選択し，公正且つ有利な労働条件を得，及び失業に対する保護を受ける権利を有する．
2 何人も，いかなる差別も受けないで，同等の労働に対し，同等の報酬を受ける権利を有する．
3 何人も，労働するものは，人間の尊厳にふさわしい生活を自己及び家族に対して保障し，且つ，必要な場合には，他の社会的保護手段によって補足される公正且つ有利な報酬を受ける権利を有する．
4 何人も，その利益の保護のために労働組合を組織し，及びこれに参加する権利を有する．

第24条〔休息および余暇〕 何人も，労働時間の合理的な制限と定期的な有給休暇とを含む休息及び余暇を得る権利を有する．

第25条〔生活の保障〕
1 何人も，衣食住，医療及び必要な社会的施設を含む，自己及び家族の健康及び福利のために充分な生活水準を享有する権利，並びに，失業，疾病，能力喪失，配偶者の喪失，老齢，又は不可抗力に基く他の生活不能の場合に保障を受ける権利を有する．
2 母と子とは，特別の保護及び援助を受ける権利を有する．すべての児童は，嫡出であるかどうかを問わず，同一の社会的保護を享有する．

第26条〔教育〕

1　何人も、教育を受ける権利を有する．教育は、少なくとも初等且つ基礎的の段階においては、無償でなければならない．初等教育は、義務的でなければならない．技術教育及び職業教育は、一般が受けることのできるものとし、また、高等教育は、能力本位で、すべての者にひとしく開放しなければならない．
2　教育は、人格の完全な発展と人権及び基本的自由の尊重の強化とを目的としなければならない．教育は、すべての国及び人種的又は宗教的団体の間における理解、寛容及び友好関係を増進し、且つ、平和の維持のための国際連合の活動を促進しなければならない．
3　親は、その子供に与えられる教育の種類を選択する優先的権利を有する．

第27条〔文化〕
1　何人も、自由に社会の文化生活に参加し、芸術をたのしみ、且つ、科学の進歩とその恩恵とにあずかる権利を有する．
2　何人も、その創作した科学的、文学的又は美術的作品から生ずる無形及び有形の利益の保護を受ける権利を有する．

第28条〔社会的および国際的秩序〕
何人も、この宣言に掲げられている権利及び自由が完全に実現されうる社会的及び国際的秩序を享有する権利を有する．

第29条〔社会に対する義務〕
1　何人も、社会に対して義務を負い、その中にあってのみ自己の人格の自由且つ完全な発達が可能である．
2　何人も、自己の権利及び自由を行使するに当っては、他人の権利及び自由の妥当な承認及び尊重を保障すること、並びに、民主的社会における道徳、公の秩序及び一般の福祉の正当な要求を充足することをもっぱら目的として法律が規定している制限のみに従わなければならない．
3　これらの権利及び自由は、いかなる場合にも、国際連合の目的及び原則に反して行使してはならない．

第30条〔権利と自由に対する破壊的活動の不承認〕
この宣言は、いずれかの国、団体又は個人が、この宣言に掲げられている権利及び自由のいずれかを破壊することを目的とする活動に従事し、又は右の目的を有する行為を遂行するいかなる権利をも包含しているものと解釈してはならない．

（訳出：『コンパクト学習条約集』信山社）

12　自由権規約
（市民的及び政治的権利に関する国際規約）

（1979（昭54）・8・4条約第7号，
1966・12・16第21回国連総会採択）

この規約の締約国は，
国際連合憲章において宣明された原則によれば、人類社会のすべての構成員の固有の尊厳及び平等のかつ奪い得ない権利を認めることが世界における自由、正義及び平和の基礎をなすものであることを考慮し、
これらの権利が人間の固有の尊厳に由来することを認め，
世界人権宣言によれば、自由な人間は市民的及び政治的自由並びに恐怖及び欠乏からの自由を享受するものであるとの理想は、すべての者がその経済的、社会的及び文化的権利とともに市民的及び政治的権利を享有することのできる条件が作り出される場合に初めて達成されることになることを認め，
人権及び自由の普遍的な尊重及び遵守を助長すべき義務を国際連合憲章に基づき諸国が負っていることを考慮し，
個人が、他人に対し及びその属する社会に対して義務を負うこと並びにこの規約において認められる権利の増進及び擁護のために努力する責任を有することを認識して，
次のとおり協定する．

第1部

第1条〔人民の自決の権利〕
1　すべての人民は、自決の権利を有する．この権利に基づき、すべての人民は、その政治的地位を自由に決定し並びにその経済的、社会的及び文化的発展を自由に追求する．
2　すべての人民は、互恵の原則に基づく国際的経済協力から生ずる義務及び国際法上の義務に違反しない限り、自己のためにその天然の富及び資源を自由に処分することができる．人民は、いかなる場合にも、その生存のための手段を奪われることはない．
3　この規約の締約国（非自治地域及び信託統治地域の施政の責任を有する国を含む．）は、国際連合憲章の規定に従い、自決の権利が実現されることを促進し及び自決の権利を尊重する．

第2部

第2条〔締約国の義務〕
1　この規約の各締約国は、その領域内にあり、かつ、その管轄の下にあるすべての個人に対し、人種、皮膚の色、性、言語、宗教、政治的意見その他の意見、国民的若しくは社会的出身、財産、出生又は他の地位等によらないかなる差別もなしにこの規約において認められる権利を尊重し及び確保することを約束する．
2　この規約の各締約国は、立法措置その他の措置がまだとられていない場合には、この規約において認められる権利を実現するために必要な立法措置その他の措置をとるため、自国の憲法上の手続及びこの規約の規定に従って必要な行動をとることを約束する．
3　この規約の各締約国は、次のことを約束する．
　この規約において認められる権利又は自由を侵害された者が、公的資格で行動する者によりその侵害が行われた場合にも、効果的な救済措置を受けることを確保すること．
　救済措置を求める者の権利が権限のある司法上、行政上若しくは立法上の機関又は国の法制で定める他の権限のある機関によって決定されることを確保すること及び司法上の救済措置の可能性を発展させること．
　救済措置が与えられる場合に権限のある機関によって執行されることを確保すること．

第3条〔男女の平等〕
この規約の締約国は、この規約に定めるすべての市民的及び政治的権利の享有について男女に同等の権利を確保することを約束する．

第4条〔非常事態における効力停止〕
1　国民の生存を脅かす公の緊急事態の場合においてその緊急事態の存在が公式に宣言されているときは、この規約の締約国は、事態の緊急性が真に必要とす

る限度において，この規約に基づく義務に違反する（derogate から免れる）措置をとることができる．ただし，その措置は，当該締約国が国際法に基づき負う他の義務に抵触してはならず，また，人種，皮膚の色，性，言語，宗教又は社会的出身のみを理由とする差別を含んではならない．

2 1の規定は，第6条，第7条，第8条1及び2，第11条，第15条，第16条並びに第18条の規定に違反すること（derogation 効力停止）を許すものではない．

3 義務に違反する措置をとる権利（the right of derogation 効力停止の権利）を行使するこの規約の締約国は，違反した（derogate 効力停止した）規定及び違反するに至った理由を国際連合事務総長を通じてこの規約の他の締約国に直ちに通知する．更に，違反（such derogation こうした効力停止）が終了する日に，同事務総長を通じてその旨通知する．

第5条〔保護の基準〕

1 この規約のいかなる規定も，国，集団又は個人が，この規約において認められる権利及び自由を破壊し若しくはこの規約に定める制限の範囲を超えて制限することを目的とする活動に従事し又はそのようなことを目的とする行為を行う権利を有することを意味するものと解することはできない．

2 この規約のいずれかの締約国において法律，条約，規則又は慣習によって認められ又は存する基本的人権については，この規約がそれらの権利を認めていないこと又はその認める範囲がより狭いことを理由として，それらの権利を制限し又は侵してはならない．

第3部

第6条〔生命に対する固有の権利および死刑〕

1 すべての人間は，生命に対する固有の権利を有する．この権利は，法律によって保護される．何人も，恣意的にその生命を奪われない．

2 死刑を廃止していない国においては，死刑は，犯罪が行われた時に効力を有しており，かつ，この規約の規定及び集団殺害犯罪の防止及び処罰に関する条約の規定に抵触しない法律により，最も重大な犯罪についてのみ科することができる．この刑罰は，権限のある裁判所が言い渡した確定判決によってのみ執行することができる．

3 生命の奪いが集団殺害犯罪を構成する場合には，この条のいかなる想定も，この規約の締約国が集団殺害犯罪の防止及び処罰に関する条約の規定に基づいて負う義務を方法のいかんを問わず免れることを許すものではないと了解する．

4 死刑を言い渡されたいかなる者も，特赦又は減刑を求める権利を有する．死刑に対する大赦，特赦又は減刑はすべての場合に与えることができる．

5 死刑は，18歳未満の者が行った犯罪について科してはならず，また，妊娠中の女子に対して執行してはならない．

6 この条のいかなる規定も，この規約の締約国により死刑の廃止を遅らせ又は妨げるために援用されてはならない．

第7条〔拷問または残虐な刑罰等の禁止〕 何人も，拷問又は残虐な，非人道的な若しくは品位を傷つける取扱い若しくは刑罰を受けない．特に，何人も，その自由な同意なしに医学的又は科学的の実験を受けない．

第8条〔奴隷制度および強制労働〕

1 何人も，奴隷の状態に置かれない．あらゆる形態の奴隷制度及び奴隷取引は，禁止する．

2 何人も，隷属状態に置かれない．

3 (a) 何人も，強制労働に服することを要求されない．

(b) (a)の規定は，犯罪に対する刑罰として強制労働を伴う拘禁刑を科することができる国において，権限のある裁判所による刑罰の言渡により強制労働をさせることを禁止するものと解してはならない．

(c) この3の適用上，「強制労働」には，次のものを含まない．

(i) 作業又は役務であって，(b)の規定において言及されておらず，かつ，裁判所の合法的な命令によって抑留されている者又はその抑留を条件付きで免除されている者に通常要求されるもの

(ii) 軍事的性質の役務及び，良心的兵役拒否が認められている国においては，良心的兵役拒否者が法律によって要求される国民的役務

(iii) 社会の存立又は福祉を脅かす緊急事態又は災害の場合に要求される役務

(iv) 市民としての通常の義務とされる作業又は役務

第9条〔身体の自由および安全についての権利ならびに逮捕または抑留の手続〕

1 すべての者は，身体の自由及び安全についての権利を有する．何人も，恣意的に逮捕され又は抑留されない．何人も，法律で定める理由及び手続によらない限り，その自由を奪われない．

2 逮捕される者は，逮捕の時にその理由を告げられるものとし，自己に対する被疑事実を速やかに告げられる．

3 刑事上の罪に問われて逮捕され又は抑留された者は，裁判官又は司法権を行使することが法律によって認められている他の官憲の面前に速やかに連れて行かれるものとし，妥当な期間内に裁判を受ける権利又は釈放される権利を有する．裁判に付される者を抑留することが原則であってはならず，釈放に当たっては，裁判その他の司法上の手続のすべての段階における出頭及び必要な場合における判決の執行のための出頭が保証されることを条件とすることができる．

4 逮捕又は抑留によって自由を奪われた者は，裁判所がその抑留が合法的であるかどうかを遅滞なく決定すること及びその抑留が合法的でない場合にはその釈放を命ずることができるように，裁判所において手続をとる権利を有する．

5 違法に逮捕され又は抑留された者は，賠償を受ける権利を有する．

第10条〔被告人の取扱い・行刑制度〕

1 自由を奪われたすべての者は，人道的にかつ人間の固有の尊厳を尊重して，取り扱われる．

2 (a) 被告人は，例外的な事情がある場合を除くほか有罪の判決を受けた者とは分離されるものとし，有罪の判決を受けていない者としての地位に相応する別個の取扱いを受ける．

(b) 少年の被告人は，成人とは分離されるものとし，できる限り速やかに裁判に付される．

3 行刑の制度は，被拘禁者の矯正及び社会復帰を基本的な目的とする処遇を含む．少年の犯罪者は，成人とは分離されるものとし，その年齢及び法的地位

第11条〔契約不履行による拘禁〕 何人も，契約上の義務を履行することができないことのみを理由として拘禁されない．

第12条〔移動・居住の自由〕

1 合法的にいずれかの国の領域内にいるすべての者は、当該領域内において、移動の自由及び居住の自由についての権利を有する.

2 すべての者は、いずれの国（自国を含む.）からも自由に離れることができる.

3 ①及び②の権利は、いかなる制限も受けない. ただし、その制限が、法律で定められ、国の安全、公の秩序、公衆の健康若しくは道徳又は他の者の権利及び自由を保護するために必要であり、かつ、この規約において認められる他の権利と両立するものである場合は、この限りでない.

4 何人も、自国に戻る権利を恣意的に奪われない.

第13条〔外国人の追放〕

合法的にこの規約の締約国の領域内にいる外国人は、法律に基づいて行われた決定によってのみ当該領域から追放することができる. 国の安全のためのやむを得ない理由がある場合を除くほか、当該外国人は、自己の追放に反対する理由を提示すること及び権限のある機関又はその機関が特に指名する者によって自己の事案が審査されることが認められるものとし、この為にこの機関又はその者に対する代理人の出頭が認められる.

第14条〔公正な裁判を受ける権利〕

1 すべての者は、裁判所の前に平等とする. すべての者は、その刑事上の罪の決定は民事上の権利及び義務の争いについての決定のため、法律で設置された、権限のある、独立の、かつ、公平な裁判所による公正な公開審理を受ける権利を有する. 報道機関及び公衆に対しては、民主的社会における道徳、公の秩序若しくは国の安全を理由として、当事者の私生活の利益のために必要な理由において又はその公開が司法の利益を害することとなる特別な状況において裁判所が真に必要があると認める限度で、裁判の全部又は一部を公開しないことができる. もっとも、刑事訴訟又は他の訴訟において言い渡される判決は、少年の利益のために必要がある場合又は当該手続が夫婦間の争い若しくは児童の後見に関するものである場合を除くほか、公開する.

2 刑事上の罪に問われているすべての者は、法律に基づいて有罪とされるまでは、無罪と推定される権利を有する.

3 すべての者は、その刑事上の罪の決定について、十分平等に、少なくとも次の保障を受ける権利を有する.

(a) その理解する言語で速やかにかつ詳細にその罪の性質及び理由を告げられること.

(b) 防御の準備のために十分な時間及び便益を与えられ並びに自ら選任する弁護人と連絡すること.

(c) 不当に遅延することなく裁判を受けること.

(d) 自ら出頭して裁判を受け及び、直接に又は自ら選任する弁護人を通じて、防御すること. 弁護人がない場合には、弁護人を持つ権利を告げられること. 司法の利益のために必要な場合には、十分な支払手段を有しないときは自らその費用を負担することなく、弁護人を付されること.

(e) 自己に不利な証人を尋問し又はこれに対し尋問させること並びに自己に不利な証人と同じ条件で自己のための証人の出席及びこれに対する尋問を求めること.

(f) 裁判所において使用される言語を理解すること又は話すことができない場合には、無料で通訳の援助を受けること.

(g) 自己に不利益な供述又は有罪の自白を強要されないこと.

4 少年の場合には、手続は、その年齢及びその更生の促進が望ましいことを考慮したものとする.

5 有罪の判決を受けたすべての者は、法律に基づきその判決及び刑罰を上級の裁判所によって再審理される権利を有する.

6 確定判決によって有罪と決定された場合において、その後に、新たな事実又は新しく発見された事実により誤審のあったことが決定的に立証されたことを理由としてその有罪の判決が破棄され又は赦免が行われたときは、その有罪の判決の結果刑罰に服した者は、法律に基づいて補償を受ける. ただし、その知られなかった事実が適当な時に明らかにされなかったことの全部又は一部がその者の責めに帰するものであることが証明される場合は、この限りでない.

7 何人も、それぞれの国の法律及び刑事手続に従って既に確定的に有罪又は無罪の判決を受けた行為について再び裁判され又は処罰されることはない.

第15条〔遡及処罰の禁止〕

1 何人も、実行の時に国内法又は国際法により犯罪を構成しなかった作為又は不作為を理由として有罪とされることはない. 何人も、犯罪が行われた時に適用されていた刑罰よりも重い刑罰を科されない. 犯罪が行われた後により軽い刑罰を科する規定が法律に設けられる場合には、罪を犯した者は、その利益を受ける.

2 この条のいかなる規定も、国際社会の認める法の一般原則により実行の時に犯罪とされていた作為又は不作為を理由として裁判しかつ処罰することを妨げるものでない.

第16条〔人として認められる権利〕

すべての者は、すべての場所において、法律の前に人として認められる権利を有する.

第17条〔私生活・名誉および信用の尊重〕

1 何人も、その私生活、家族、住居若しくは通信に対して恣意的に若しくは不法に干渉され又は名誉及び信用を不法に攻撃されない.

2 すべての者は、①の干渉又は攻撃に対する法律の保護を受ける権利を有する.

第18条〔思想・良心および宗教の自由についての権利〕

1 すべての者は、思想、良心及び宗教の自由についての権利を有する. この権利には、自ら選択する宗教又は信念を受け入れ又は有する自由並びに、単独で又は他の者と共同して及び公に又は私的に、礼拝、儀式、行事及び教導によってその宗教又は信念を表明する自由を含む.

2 何人も、自ら選択する宗教又は信念を受け入れ又は有する自由を侵害するおそれのある強制を受けない.

3 宗教又は信念を表明する自由については、法律で定める制限であって公共の安全、公の秩序、公衆の健康若しくは道徳又は他の者の基本的な権利及び自由を保護するために必要なもののみを課することができる.

4 この規約の締約国は父母及び場合により法定保護者が、自己の信念に従って児童の宗教的及び道徳的教育を確保する自由を有することを尊重することを約束する.

第19条〔意見・表現の自由についての権利〕

1 すべての者は、干渉されることなく意見を持つ権利を有する.

2 すべての者は、表現の自由についての権利を有す

る。この権利には，口頭，手書き若しくは印刷，芸術の形態又は自ら選択する他の方法により，国境とのかかわりなく，あらゆる種類の情報及び考えを求め，受け及び伝える自由を含む。

3　2の権利の行使には，特別の義務及び責任を伴う。したがって，この権利の行使については，一定の制限を課すことができる。ただし，その制限は，法律によって定められ，かつ，次の目的のために必要とされるものに限る。

(a) 他の者の権利又は信用の尊重
(b) 国の安全，公の秩序又は公衆の健康若しくは道徳の保護

第20条〔戦争のための宣伝，差別等の唱道の禁止〕
1　戦争のためのいかなる宣伝も，法律で禁止する。
2　差別，敵意又は暴力の扇動となる国民的，人種的又は宗教的憎悪の唱道は，法律で禁止する。

第21条〔集会の権利〕
平和的な集会の権利は，認められる。この権利の行使については，法律で定める制限であって国の安全若しくは公共の安全，公の秩序，公衆の健康若しくは道徳の保護又は他の者の権利及び自由の保護のため民主的社会において必要なもの以外のいかなる制限も課することができない。

第22条〔結社の自由についての権利〕
1　すべての者は，結社の自由についての権利を有する。この権利には，自己の利益の保護のために労働組合を結成し及びこれに加入する権利を含む。
2　1の権利の行使については，法律で定める制限であって国の安全若しくは公共の安全，公の秩序，公衆の健康若しくは道徳の保護又は他の者の権利及び自由の保護のため民主的社会において必要なもの以外のいかなる制限も課することができない。この条の規定は，1の権利の行使につき，軍隊及び警察の構成員に対して合法的な制限を課することを妨げるものではない。
3　この条のいかなる規定も，結社の自由及び団結権の保護に関する1948年の国際労働機関の条約の締約国が，同条約に規定する保障を阻害するような立法措置を講ずること又は同条約に規定する保障を阻害するような方法により法律を適用することを許すものではない。

第23条〔家族の保護〕
1　家族は，社会の自然かつ基礎的な単位であり，社会及び国による保護を受ける権利を有する。
2　婚姻をすることができる年齢の男女が婚姻をしかつ家族を形成する権利は，認められる。
3　婚姻は，両当事者の自由かつ完全な合意なしには成立しない。
4　この規約の締約国は，婚姻中及び婚姻の解消の際に，婚姻に係る配偶者の権利及び責任の平等を確保するため，適当な措置をとる。その解消の場合には，児童に対する必要な保護のため，措置がとられる。

第24条〔児童の権利〕
1　すべての児童は，人種，皮膚の色，性，言語，宗教，国民的若しくは社会的出身，財産又は出生によるいかなる差別もなしに，未成年者としての地位に必要とされる保護の措置であって家族，社会及び国による措置について権利を有する。
2　すべての児童は，出生の後直ちに登録され，かつ，氏名を有する。
3　すべての児童は，国籍を取得する権利を有する。

第25条〔政治に参与する権利〕
すべての市民は，第2条に規定するいかなる差別もなく，かつ，不合理な制限なしに，次のことを行う権利及び機会を有する。
(a) 直接に，又は自由に選んだ代表者を通じて，政治に参与すること。
(b) 普通かつ平等の選挙権に基づき秘密投票により行われ，選挙人の意思の自由な表明を保障する真正な定期的選挙において，投票し及び選挙されること。
(c) 一般的な平等条件の下で自国の公務に携わること。

第26条〔法律の前の平等〕
すべての者は，法律の前に平等であり，いかなる差別もなしに法律による平等の保護を受ける権利を有する。このため，法律は，あらゆる差別を禁止し及び人種，皮膚の色，性，言語，宗教，政治的意見その他の意見，国民的若しくは社会的出身，財産，出生又は他の地位等のいかなる理由による差別に対しても平等のかつ効果的な保護をすべての者に保障する。

第27条〔少数民族の権利〕
種族的，宗教的又は言語的少数民族が存在する国において，当該少数民族に属する者は，その集団の他の構成員とともに自己の文化を享有し，自己の宗教を信仰しかつ実践し又は自己の言語を使用する権利を否定されない。

第4部

第28条〔「人権委員会」の設置および構成〕
1　人権委員会（以下「委員会」という。）を設置する。委員会は，18人の委員で構成するものとして，この部に定める任務を行う。
2　委員会は，高潔な人格を有し，かつ，人権の分野において能力を認められたこの規約の締約国の国民で構成する。この場合において，法律関係の経験を有する者の参加が有益であることに考慮を払う。
3　委員会の委員は，個人の資格で，選挙され及び職務を遂行する。

第29条〔委員の選挙〕
1　委員会の委員は，前条に定める資格を有し，かつ，この規約の締約国により選挙のために指名された者の名簿の中から秘密投票により選出される。
2　この規約の各締約国は，1人又は2人を指名することができる。指名される者は，指名する国の国民とする。
3　いずれの者も，再指名される資格を有する。

第30条〔選挙の手続〕
1　委員会の委員の最初の選挙は，この規約の効力発生の日の後6箇月以内に行う。
2　第34条の規定に従って空席（第33条の規定により宣言された空席をいう。）を補充するための選挙の場合を除くほか，国際連合事務総長は，委員会の委員の選挙の日の遅くとも4箇月前までに，この規約の締約国に対し，委員会の委員に指名された者の氏名を3箇月以内に提出するよう書面で要請する。
3　国際連合事務総長は，2にいう指名された者のアルファベット順による名簿（これらの者を指名した締約国名を表示した名簿とする。）を作成し，名簿を各選挙の日の遅くとも1箇月前までにこの規約の締約国に送付する。
4　委員会の委員の選挙は，国際連合事務総長により国際連合本部に招集されるこの規約の締約国の会合において行う。その会合は，この規約の締約国の3分の2をもって定足数とする。この会合においては，出席しかつ投票する締約国の代表によって投じられた票の最多数で，かつ，過半数の票を得た指名された者をもって委員会に選出された委員とする。

第31条〔委員の配分〕

1 委員会は、1の国の国民を2人以上含むことができない。

2 委員会の選挙に当たっては、委員の配分が地理的に衡平に行われること並びに異なる文明形態及び主要な法体系が代表されることを考慮に入れる。

第32条〔委員の任期〕

1 委員会の委員は、4年の任期で選出される。委員は、再指名された場合には、再選される資格を有する。ただし、最初の選挙において選出された委員のうち9人の委員の任期は、2年で終了するものとし、これらの9人の委員は、最初の選挙の後直ちに、第30条4に規定する会合において議長によりくじ引で選ばれる。

2 任期満了の際の選挙は、この部の前諸条の規定に従って行う。

第33条〔欠員の宣言〕

1 委員会の委員が一時的な不在以外の理由のためその職務を遂行することができなくなったことを他の委員が一致して認める場合には、委員会の委員長は国際連合事務総長にその旨を通知するものとし、同事務総長は、当該委員の職が空席となったことを宣言する。

2 委員会の委員が死亡し又は辞任した場合には、委員長は、直ちに国際連合事務総長にその旨を通知するものとし、同事務総長は、死亡し又は辞任した日から当該委員の職が空席となったことを宣言する。

第34条〔欠員の補充〕

1 前条の規定により空席が宣言された場合において、当宣言の時から6箇月以内に交代される委員の任期が満了しないときは、国際連合事務総長はこの規約の各締約国にその旨を通知する。各締約国は、空席を補充するため、2箇月以内に第29条の規定により指名された者の氏名を提出することができる。

2 国際連合事務総長は、1にいう指名された者のアルファベット順による名簿を作成し、この規約の締約国に送付する。空席を補充するための選挙は、この部の関連規定に従って行う。

3 前条の規定により宣言された空席を補充するために選出された委員会の委員は、同条の規定により委員会における職が空席となった委員の残余の期間在任する。

第35条〔委員の報酬〕

委員会の委員は、国際連合総会が委員会の任務の重要性を考慮して決定する条件に従い、同総会の承認を得て、国際連合の財源から報酬を受ける。

第36条〔便宜の提供〕

国際連合事務総長は、委員会がこの規約に定める任務を効果的に遂行するために必要な職員及び便益を提供する。

第37条〔会合〕

1 国際連合事務総長は、委員会の最初の会合を国際連合本部に招集する。

2 委員会は、最初の会合の後は、手続規則に定める時期に会合する。

3 委員会は、通常、国際連合本部又はジュネーヴにある国際連合事務所において会合する。

第38条〔就任宣誓〕

委員会のすべての委員は、職務の開始に先立ち、公開の委員会において、職務を公平かつ良心的に遂行する旨の厳粛な宣誓を行う。

第39条〔定足数・表決手続〕

1 委員会は、役員を2年の任期で選出する。役員は、再選されることができる。

2 委員会は、手続規則を定める。この手続規則には、特に次のことを定める。

(a) 12人の委員をもって定足数とすること。

(b) 委員会の決定は、出席する委員が投ずる票の過半数によって行うこと。

第40条〔報告の提出義務〕

1 この規約の締約国は、当該締約国についてこの規約が効力を生ずる時から1年以内に、その後は委員会が要請するときに、この規約において認められる権利の実現のためにとった措置及びこれらの権利の享受についてもたらされた進歩に関する報告を提出することを約束する。

2 すべての報告は、国際連合事務総長に提出するものとし、同事務総長は、検討のため、これらの報告を委員会に送付する。報告には、この規約の実施に影響を及ぼす要因及び障害が存在する場合には、これらの要因及び障害を記載する。

3 国際連合事務総長は、委員会との協議の後、報告に含まれるいずれかの専門機関の権限の範囲内にある事項に関する部分の写しを当該専門機関に送付することができる。

4 委員会は、この規約の締約国の提出する報告を検討する。委員会は、委員会の報告及び適当と認める一般的な性格を有する意見を締約国に送付しなければならず、また、この規約の締約国から受領した報告の写しとともに当該一般的な性格を有する意見を経済社会理事会に送付することができる。

5 この規約の締約国は、4の規定により送付される一般的な性格を有する意見に関する見解を委員会に提示することができる。

第41条〔締約国の義務不履行と「委員会」の審議権〕

1 この規約の締約国は、この規約に基づく義務が他の締約国により履行されていない旨を主張するいずれかの締約国からの通報を委員会が受理しかつ検討する権限を有することを認めることを、この条の規定に基づいていつでも宣言することができる。この条の規定に基づく通報は、委員会の当該権限を自国について認める宣言を行った締約国による通報である場合に限り、受理しかつ検討することができる。委員会は、宣言を行っていない締約国についての通報を受理してはならない。この条の規定により受理される通報は、次の手続に従って取り扱う。

(a) この規約の締約国は、他の締約国がこの規約を実施していないと認める場合には、書面による通知により、その事態につき当該他の締約国の注意を喚起することができる。通知を受領する国は、通知の受領の後3箇月以内に、当該事態について説明する文書その他の文書を、通知を送付した国に提供する。これらの文書は、当該事態について既にとられ、現在とっており又は将来とることができる国内的な手続及び救済措置に、可能かつ適当な範囲において、言及しなければならない。

(b) 最初の通知の受領の後6箇月以内に当該事案が関係締約国の双方の満足するように調整されない場合には、いずれの一方の締約国も、委員会及び他方の締約国に通告することにより当該事案を委員会に付託する権利を有する。

(c) 委員会は、付託された事案について利用し得るすべての国内的な救済措置がとられかつ尽くされたことを確認した後に限り、一般的に認められた国際法の原則に従って、付託された事案を取り扱う。ただ

し,救済措置の実施が不当に遅延する場合は,この限りでない.
(d) 委員会は,この条の規定により通報を検討する場合には,非公開の会合を開催する.
(e) (c)の規定に従うことを条件として,委員会は,この規約において認められる人権及び基本的自由の尊重を基礎として事案を友好的に解決するため,関係締約国に対してあっ旋を行う.
(f) 委員会は,付託されたいずれの事案についても,(b)にいう関係締約国に対し,あらゆる関連情報を提供するよう要請することができる.
(g) (b)にいう関係締約国は,委員会において事案が検討されている間において代表を出席させる権利を有するものとし,また,口頭又は書面により意見を提出する権利を有する.
(h) 委員会は,(b)の通告を受領した日の後12箇月以内に,報告を提出する.報告は,各事案ごとに,関係締約国に送付する.
 (i) (e)の規定により解決に到達した場合には,委員会は,事実及び到達した解決について簡潔に記述したものを報告する.
 (ii) (e)の規定により解決に到達しない場合には,委員会は,事実について簡潔に記述したものを報告するものとし,当該報告に関係締約国の口頭による意見の記録及び書面による意見を添付する.
2 この条の規定は,この規約の10の締約国が1の規定に基づく宣言を行った時に効力を生ずる.宣言は,締約国が国際連合事務総長に寄託するものとし,同事務総長は,その写しを他の締約国に送付する.宣言は,同事務総長に対する通告によりいつでも撤回することができる.撤回は,この条の規定に従って既に送付された通報におけるいかなる事案の検討をも妨げるものではない.宣言を撤回した締約国による新たな通報は,当該締約国が新たな宣言を行わない限り,受理しない.

第42条〔特別調停委員会の設置運用〕

1 (a)前条の規定により委員会に付託された事案が関係締約国の満足するように解決されない場合には,委員会は,関係締約国の事前の同意を得て,特別調停委員会(以下「調停委員会」という.)を設置することができる.調停委員会は,この規約の尊重を基礎として当該事案を友好的に解決するため,関係締約国に対してあっ旋を行う.
(b)調停委員会は,関係締約国が容認する5人の者で構成する.調停委員会の構成について3箇月以内に関係締約国が合意に達しない場合には,合意が得られない調停委員会の構成員は,委員会の秘密投票により,3分の2以上の多数による議決で,委員会の委員の中から選出する.
2 調停委員会の委員は,個人の資格で,職務を遂行する.委員は,関係締約国,この規約の締約国で1又は前条の規定による宣言を行っていない締約国の国民であってはならない.
3 調停委員会は,委員長を選出し及び手続規則を採択する.
4 調停委員会の会合は,通常,国際連合本部又はジュネーブにある国際連合事務所において開催する.もっとも,この会合は,調停委員会が国際連合事務総長及び関係締約国との協議の上決定する他の適当な場所において開催することができる.
5 第36条の規定により提供される事務局は,また,この条の規定に基づいて設置される調停委員会のために役務を提供する.
6 調停委員会が受領しかつ取りまとめる情報は,調停委員会の利用に供しなければならず,また,調停委員会は,関係締約国に対し,他のあらゆる関連情報を提供するよう要請することができる.
7 調停委員会は,事案を十分に検討した後に,かつ,検討のため事案を取り上げた後いかなる場合にも12箇月以内に,関係締約国に通知するため,委員会の委員長に報告を提出する.
(a) 12箇月以内に事案の検討を終了することができない場合には,調停委員会は,事案の検討状況について簡潔に記述したものを報告する.
(b) この規約において認められる人権の尊重を基礎として事案の友好的な解決に到達した場合には,調停委員会は,事実及び到達した解決について簡潔に記述したものを報告する.
(c) (b)に規定する解決に到達しない場合には,調停委員会の報告には,関係締約国間の係争問題に係るすべての事実関係についての調査結果及び当該事案の友好的な解決の可能性に関する意見を記載するとともに関係締約国の口頭による意見の記録及び書面による意見を添付する.
(d) (c)の規定により調停委員会の報告が提出される場合には,関係締約国は,その報告の受領の後3箇月以内に,委員会の委員長に対し,調停委員会の報告の内容を受諾するかどうかを通告する.
8 この条の規定は,前条の規定に基づく委員会の任務に影響を及ぼすものではない.
9 関係締約国は,国際連合事務総長が作成する見積りに従って,調停委員会の委員に係るすべての経費を平等に分担する.
10 国際連合事務総長は,必要なときは,9の規定による関係締約国の経費の分担に先立って調停委員会の委員の経費を支払う権限を有する.

第43条〔委員に対する特権および免除〕
委員会の委員及び前条の規定に基づいて設置される調停委員会の委員は,国際連合の特権及び免除に関する関連規定に規定する国際連合のための職務を行う専門家の便益,特権及び免除を享受する.

第44条〔契約の実態に関する規定と国連および専門機関の基本文書等に定められた手続との関係〕
この規約の実施に関する規定は,国際連合及び専門機関の基本文書並びに国際連合及び専門機関において作成された諸条約により又はこれらの基本文書及び諸条約に基づき人権の分野に関し定められた手続を妨げることなく適用するものとし,この規約の締約国の間で効力を有する一般的な又は特別の国際取極による紛争の解決のため,この規約の締約国が他の手続を利用することを妨げるものではない.

第45条〔委員会の年次報告〕
委員会は,その活動に関する年次報告を経済社会理事会を通じて国際連合総会に提出する.

第5部

第46条〔国連憲章および専門機関の基本文書の規定との関係〕
この規約のいかなる規定も,この規約に規定されている事項につき,国際連合の諸機関及び専門機関の任務をそれぞれ定めている国際連合憲章及び専門機関の基本文書の規定の適用を妨げるものと解してはならない.

第47条〔天然の富および資源の享受及び利用の権利〕 この規約のいかなる規定も、すべての人民がその天然の富及び資源を十分かつ自由に享受し及び利用する固有の権利を害するものと解してはならない。

(訳出:『コンパクト学習条約集』信山社)

13 世界保健機関憲章（抄）

(1946(昭21)7・22, 1948・4・7発効, 24条・25条改正:1998・5・16
日本国:昭26・6・26公布、条約第1号
改正:平17・12・28, 条約第18号)

この憲章の当事国は、国際連合憲章に従い、次の諸原則がすべての人民の幸福と円満な関係と安全の基礎であることを宣言する。

健康とは、完全な肉体的、精神的及び社会的福祉の状態であり、単に疾病又は病弱の存在しないことではない。

到達しうる最高基準の健康を享有することは、人種、宗教、政治的信念又は経済的若しくは社会的条件の差別なしに万人の有する基本的権利の一である。

すべての人民の健康は、平和と安全を達成する基礎であり、個人と国家の完全な協力に依存する。

ある国が健康の増進と保護を達成することは、すべての国に対して価値を有する。

健康の増進と疾病特に伝染病の抑制が諸国間において不均等に発達することは、共通の危険である。

児童の健全な発育は、基本的重要性を有し、変化する全般的環境の中で調和して生活する能力は、このような発育に欠くことができないものである。

医学的及び心理学的知識並びにこれに関係のある知識の恩恵をすべての人民に及ぼすことは、健康の完全な達成のために欠くことができないものである。

公衆が精通した意見を持ち且つ積極的に協力することは、人民の健康を向上する上に最も重要である。

各国政府は、自国民の健康に関して責任を有し、この責任は、充分な保健的及び社会的措置を執ることによってのみ果すことができる。

これらの原則を受諾して且つ、すべての人民の健康を増進し及び保護するため相互に及び他の諸国と協力する目的で、締約国は、この憲章に同意し、且つ、ここに国際連合憲章第57条の条項の範囲内の専門機関としての世界保健機関を設立する。

第1章 目 的

第1条〔目的〕 世界保健機関（以下「この機関」という。）の目的は、すべての人民が可能な最高の健康水準に到達することにある。

第2章 任 務

第2条〔任務〕 この機関がその目的を達成するための任務は、次のとおりとする。
(a) 国際保健事業の指導的且つ調整的機関として行動すること。
(b) 国際連合、専門機関、政府保健行政機関、専門の団体及び適当と思われる他の機関との効果的な協力を樹立し、及び維持すること。
(c) 要請に応じ保健事業の強化について各国政府を援助すること。
(d) 各国政府の要請又は受諾があったときは、適当な技術的援助及び緊急の際には必要な助力を与えること。
(e) 国際連合の要請があったときは、信託統治地域の人民のような特殊な集団に対して、保健上の役務及び便益を提供し、又はこれらを提供することを援助すること。
(f) 疫学的及び統計的事業を含む必要とされる行政的及び技術的事業を開設し、及び維持すること。
(g) 伝染病、風土病及び他の疾病の撲滅事業を奨励し、及び促進すること。
(h) 必要な場合には他の専門機関と協力して、不慮の傷害の防止に努めること。
(i) 必要な場合には他の専門機関と協力して、栄養、住宅、衛生、レクリエイション、経済上又は労働上の条件及び他の環境衛生状態の改善を促進すること。
(j) 健康増進に貢献する科学的及び専門の団体相互間の協力を促進すること。
(k) 国際的保健事項に関して、条約、協定及び規則を提案し、並びに勧告を行うこと並びにこれらの条約、協定、規則及び勧告がこの機関に与え且つこの機関の目的に合致する義務を遂行すること。
(l) 母子の健康と福祉を増進し、変化する全般的環境の中で調和して生活する能力を育成すること。
(m) 精神的健康の分野における活動、特に人間相互間の調和に影響する活動を育成すること。
(n) 保健の分野における研究を促進し、及び指導すること。
(o) 保健及び医療の職業並びにこれに関係のある職業における教育及び訓練の基準の改善を促進すること。
(p) 必要な場合には他の専門機関と協力して、病院業務及び社会保障を含む予防及び治療の見地からの公衆衛生及び医療に関する行政的及び社会的技術を研究し、及び報告すること。
(q) 保健の分野において情報、助言及び援助を提供すること。
(r) すべての人民の間に保健事項に関して精通した世論を発展させるように援助すること。
(s) 疾病、死因及び公衆衛生業務に関する国際用語表を必要に応じて作成し、及び改正すること。
(t) 必要に応じて診断方法を標準化すること。
(u) 食品、生物学的製剤、薬学的製剤及び類似の製品に関する国際的基準を発展させ、確立し、及び向上させること。
(v) 一般に、この機関の目的を達成するために必要なすべての行動を執ること。

第3章 加盟国及び準加盟国の地位

第3条〔加盟国の地位〕 この機関における加盟国の地位は、すべての国に開放されるものとする。

第4条〔国連加盟国の加盟〕 国際連合の加盟国は、この憲章の第19章の規定及び自国の憲法上の手続に従ってこの憲章に署名し又は別にこれを受諾することによって、この機関の加盟国となることができる。

第5条〔国際保健会議オブザーヴァー国家の加盟〕 政府が1946年にニュー・ヨークにおいて開催された国際保健会議にオブザーヴァーを派遣することを招請された国は、この憲章の第19章の規定及び自国の憲法上の手続に従ってこの憲章に署名し又は別にこれを受諾することによって、この機関の加盟国となることができる。但し、この署名又は受諾は、保健総会の第1会期前に完了しなければならない。

第6条〔前2条以外の国の加盟〕第16章に従つて承認された国際連合とこの機関との間の協定の条件に従うことを条件として、第4条及び第5条によつて加盟国とならない国は、加盟国となることを申請することができ、この申請が保健総会の単純過半数の投票によつて承認されたときは、加盟国として認められる。
第7条〔投票権及び役務の停止〕加盟国がこの機関に対する財政的義務を履行しない場合又は他の例外的な場合には、保健総会は、その適当と認める条件で、加盟国のもつ投票権及び受けうる役務を停止することができる。保健総会は、この投票権又は役務を回復する権限を有する。
第8条〔準加盟国の地位〕国際関係の処理について責任を有しない領域又は領域の集合は、その国際関係について責任を有する加盟国又は他の権力者がこの領域又は領域の集合に代つてした申請に基き、保健総会が準加盟国として認めることができる。保健総会への準加盟国の代表者は、保健の分野における技術的才能によつて資格を有し、且つ、土着の住民の中から選定しなければならない。準加盟国の権利義務の性質及び範囲は、保健総会が決定する。

第4章　諸機関

第9条〔機関〕この機関の事業は、次の諸機関が遂行する。
(a) 世界保健総会（以下「保健総会」という．）
(b) 執行理事会（以下「理事会」という．）
(c) 事務局

第5章　世界保健総会

第10条〔構成〕保健総会は、加盟国の代表で構成する。
第11条〔加盟国代表〕各加盟国は、3名をこえない代表で代表され、そのうち1人は、その国が首席代表として任命する。これらの代表は、保健の分野における技術的才能によつて最も資格を有し、なるべく加盟国の保健行政官庁を代表する者の中から選定しなければならない。
第12条〔代理・顧問〕代表は、代理及び顧問を帯同することができる。
第13条〔会期〕保健総会は、定期的年次会期及び必要に応じて特別会期として開かれる。特別会期は、理事会の要請又は加盟国の過半数の要請によつて招集する。
第14条〔開催地〕保健総会は、各年次会期において、次回年次会期が開催される国又は地域を選定する上で、理事会は、その場所を決定する。特別会期の開催地は、理事会が決定する。
第15条〔会期期日〕理事会は、国際連合事務総長と協議の上、各年次会期及び特別会期の期日を決定する。
第16条〔議長等の選挙〕保健総会は、各年次会期の初めに、議長及び他の役員を選挙する。議長及び役員は、後任者が選挙されるまで在任する。
第17条〔手続規則〕保健総会は、その手続規則を採択する。
第18条〔任務〕保健総会の任務は、次のとおりとする。
(a) この機関の政策を決定すること。
(b) 理事会の理事を任命する権利を有する加盟国を指名すること。
(c) 事務局長を任命すること。
(d) 理事会及び事務局長の報告及び活動を検討し、及び承認すること並びに行動、研究、調査又は報告が望ましいと認める事項に関して理事会に訓令すること。
(e) この機関の事業に必要と認める委員会を設置すること。
(f) この機関の財政政策を監督すること並びに予算を検討し、及び承認すること。
(g) 保健総会が適当と認める保健に関する事項について、加盟国の注意及び政府の又は民間の国際団体の注意を喚起するように理事会及び事務局長に訓令すること。
(h) 国際の団体でも国内の団体でも、また、政府の団体でも民間の団体でも、この機関の責任に関係のある責任を有する団体に対して、保健総会の定める条件に従つて、保健総会又はその権威の下に招集される委員会及び会議の会合に投票権なしで参加する代表者を任命するように勧誘すること。但し、国内の団体の場合には、勧誘は、関係政府の同意があつたときに限る。
(i) 国際連合の総会、経済社会理事会、安全保障理事会又は信託統治理事会が行つた保健に関する勧告を審議すること及びその勧告を実施するためにこの機関が執つた措置をこれらに報告すること。
(j) この機関と国際連合との間の協定に従つて、経済社会理事会に報告すること。
(k) この機関の職員により、この機関自身の施設の設置により、又は加盟国政府の同意を得てその国の公的若しくは私的の施設との協力により、保健の分野における研究を促進し、及び指導すること。
(l) 望ましいと認める他の施設を設置すること。
(m) この機関の目的を促進する他の適当な行動を執ること。
第19条〔条約、協定の採択〕保健総会は、この機関の権限内の事項に関して条約又は協定を採択する権限を有する。この条約又は協定は、その採択には保健総会の3分の2の投票を必要とし、各加盟国がその憲法上の手続に従つて受諾した時に、その加盟国に対して効力を生ずる。
第20条〔条約、協定の受諾〕各加盟国は、保健総会が条約又は協定を採択した日から18箇月以内に、条約又は協定の受諾に関する手続を執ることを約束する。各加盟国は、その執つた手続を事務局長に通告し、その期限内に条約又は協定を受諾しないときは、受諾しない理由を述べた文書を提出する。受諾の場合には、各加盟国は、第14条に従つて事務局長に年次報告をすることに同意する。
第21条〔保健規則の採択〕保健総会は、次の事項に関する規則を採択する権限を有する。
(a) 疾病の国際的まん延を防止することを目的とする衛生上及び検疫上の要件及び他の手続
(b) 疾病、死因及び公衆衛生業務に関する用語表
(c) 国際的に使用される診断方法に関する基準
(d) 国際貿易において取り扱われる生物学的製剤、薬学的製剤及び類似の製品の安全、純度及び効力に関する基準
(e) 国際貿易において取り扱われる生物学的製剤、薬学的製剤及び類似の製品の広告及び表示
第22条〔保健規則の効力〕第21条に従つて採択された規則は、保健総会による採択についての妥当な通告がなされた後に、全加盟国に対して効力を生ずる。但し、通告中に述べた期間内に事務局長に拒絶又は留保を通告した加盟国に対しては、この限りでない。
第23条〔勧告〕保健総会は、この機関の権限内の事項に関して加盟国に勧告を行う権限を有する。

第6章 執行理事会

第24条 〔構成〕 理事会は,34の加盟国が任命した34人で構成する.保健総会は,第44条により設置された各地域の機関から3以上の加盟国を選挙することを条件として,かつ,衡平な地理的配分を考慮して,理事会の理事を任命する権利を有する加盟国を選挙する.これらの加盟国は,それぞれ,理事会に対して,保健の分野において技術的資格を有する者を派遣しなければならない.この者は,代理及び顧問を帯同することができる.

第25条 〔選挙〕 前条の加盟国は,3年の任期で選挙されるものとし,再選されることができる.ただし,理事会の構成員の数を32から34に増加するこの憲章の改正が効力を生じた後に開催される最初の保健総会の会期において選挙された加盟国のうち,追加として選挙された加盟国の任期は,必要な場合には,各地域の機関から毎年少なくとも一の加盟国が選挙されることを確保するため期間に短縮する.

第26条 〔会合〕 理事会は,少くとも毎年2回会合し,且つ,各会合の場所を決定する.

第27条 〔議長選挙〕 理事会は,理事の中から議長を選挙し,且つ,その手続規則を採択する.

第28条 〔任務〕 理事会の任務は,次のとおりとする.
(a) 保健総会の決定及び政策を実施すること.
(b) 保健総会の執行機関として行動すること.
(c) 保健総会が委託したその他の任務を遂行すること.
(d) 保健総会が理事会に付託した問題並びに条約,協定及び規則によつてこの機関が担当する事項について,保健総会に助言すること.
(e) 保健総会に対して自発的に助言又は提案をすること.
(f) 保健総会の会合の議事日程を準備すること.
(g) 特定期間中の一般的事業計画を審議及び承認のために保健総会に提出すること.
(h) その権限内のすべての問題を研究すること.
(i) 即時の行動を必要とする事件を処理するために,この機関の任務及び資力の範囲内で緊急措置を執ること.特に,理事会は,事務局長に,伝染病とたたかうために必要な措置を執り,天災の犠牲者のための保健上の救済を組織することに参加し,並びに加盟国又は事務局長がその緊急性について理事会の注意を喚起した研究及び調査をする権限を与えることができる.

第29条 〔総会からの委任〕 理事会は,保健総会が委任した権限を,保健総会全体に代つて行使する.

第7章 事務局

第30条 〔構成〕 事務局は,事務局長及びこの機関が必要とする技術的及び事務的職員で構成する.

第31条 〔事務局長〕 事務局長は,理事会がした指名に基き,保健総会が決定する条件に従つて,保健総会が任命する.事務局長は,理事会の権限の下に置かれ,この機関の首席の技術的及び事務的役員である.

第32条 〔事務局長の任務〕 事務局長は,職権上,保健総会,理事会,この機関のすべての委員会及び小委員会並びにこの機関の招集する会議の書記長となる.事務局長は,これらの任務を委任することができる.

第33条 〔国内,国際の機関,団体との関係〕 事務局長又はその代表者は,その義務を履行する目的で,加盟国の諸官庁,特に保健行政官庁と及び政府の又は民間の国内保健団体と直接関係をもつことを許される手続を加盟国との協定によつて定めることができる.事務局長は,また,この機関の権限内にある活動を行う国際的団体と直接関係を結ぶことができる.事務局長は,地域事務局に,それぞれの地区に関するすべての問題について常時情報を提供する.

第34条 〔財政報告・予算案〕 事務局長は,毎年この機関の財政報告及び予算案を作成して理事会に提出する.

第35条 〔職員の任用〕 事務局長は,保健総会の定める職員規則に従つて事務局の職員を任命する.職員の雇用に当つて最も考慮すべきことは,事務局の能率,誠実及び国際的代表としての性質を最高水準に維持することを確保することである.職員をできる限り広い地理的範囲から採用することの重要性にも,充分な考慮を払わなければならない.

第36条 〔勤務条件〕 この機関の職員の勤務条件は,できる限り他の国際連合機関の勤務条件と一致しなければならない.

第37条 〔国際的性質〕 事務局長及び職員は,その任務の遂行に当つて,いかなる政府からも又はこの機関外のいかなる権威ある者からも訓令を求め,又は受けてはならない.事務局長及び職員は,その国際的役員としての地位を損ずる虞のあるいかなる行動をも慎まなければならない.他方,この機関の各加盟国は,事務局長及び職員のもつぱら国際的な性質を尊重することとを並びにこれらを左右しようとしないことを約束する.

第8章 委員会

第38条 〔設置〕 理事会は,保健総会が指示する委員会を設置する.また自発的に又は事務局長の提案に基いて,この機関の権限内にある目的の達成上望ましいと認める他の委員会を設置することができる.

第39条 〔継続〕 理事会は,随時且ついかなる場合にも毎年,各委員会を継続する必要性を検討する.

第40条 〔合同委員会等〕 理事会は,他の諸機関との合同委員会又は混合委員会の創設又はこの機関のこれらの委員会への参加について及び他の諸機関が設置した委員会においてこの機関が代表されることについて規定することができる.

第9章 会議

第41条 〔召集・代表〕 保健総会又は理事会は,この機関の権限内にある事項を審議するために,地方的,一般的,技術的又は他の特別会議を招集することができる.また,これらの会議に,国際の団体及び関係政府の同意を得て国内の団体が,両者共に政府の団体であると民間の団体であるとを問わず,代表されることについて規定することができる.この代表の態様は,保健総会又は理事会が決定する.

第42条 〔機関の代表〕 理事会は,この機関に利害関係があると認める会議においてこの機関が代表されることについて規定することができる.

第10章 本部

第43条 〔所在地〕 この機関の本部の所在地は,保健総会が国際連合と協議の上で決定する.

第11章 地域的取極

第44条 〔地域的機関の設置〕 (a) 保健総会は,地域的

機関の設置が望ましい地区を随時定める．
(b) 保健総会は，このようにして定めた各地区内の加盟国の過半数を得て，当該地区の特別の必要に応ずる地域内機関を設置することができる．各地区には2以上の地域の機関を置かない．

第45条〔地域的機関の地位〕 各地域的機関は，この憲章に従つてこの機関の不可分の一部とする．

第46条〔下部機関〕 各地域的機関は，地域委員会及び地域事務局からなる．

第47条〔代表・構成〕 地域委員会は，当該地域内の加盟国及び準加盟国の代表者で構成する．国際関係の処理について責任を有せず且つ準加盟国でない当該地域内の領域又は領域の集合は，地域委員会に代表され且つ参加する権利を有する．地域委員会におけるこれらの領域又は領域の集合の有する権利義務の性質及び範囲は，これらの領域の国際関係について責任を有する加盟国及びその地域内の加盟国と協議の上，保健総会が決定する．

第48条〔会合〕 地域委員会は，必要があるたびごとに会合し，且つ，各会合の場所を決定する．

第49条〔手続規則〕 地域委員会は，その手続規則を採択する．

第50条〔任務〕 地域委員会の任務は，次のとおりとする．
(a) もつぱら地域的な性質の事項に関する政策をたてること．
(b) 地域事務局の活動を監督すること．
(c) 地域事務局に対して，技術会議の招集及び当該地域内でこの機関の目的を促進すると地域委員会が考える保健事項に関する追加的な事業又は調査を示唆すること．
(d) 国際連合のそれぞれの地域的委員会，他の専門機関のそれぞれの地域的委員会及びこの機関と共通の利害関係を有する他の地域間機関と協力すること．
(e) 地域的意義よりも一層広い意義をもつ国際的な保健事項について事務局長を通じてこの機関に助言すること．
(f) それぞれの地域に割り当てられたこの機関の中央予算の割合が地域的任務の遂行に不充分であるときは，当該地域の政府の地域的追加支出を勧告すること．
(g) 保健総会又は事務局長が地域委員会に委任する他の任務．

第51条〔地域事務局〕 地域事務局は，この機関の事務局長の一般的権限の下に，地域委員会の行政機関となる．地域事務局は，更に，保健総会及び理事会の決定をその地域内で遂行する．

第52条〔地域事務局の長〕 地域事務局の長は，地域委員会との合意で理事会が任命する地域局長とする．

第53条〔地域事務局の職員〕 地域事務局の職員は，事務局長と地域局長との合意によつて決定した方法により任命する．

第54条〔既存地域的機関の統合〕 パン・アメリカン衛生事務局とパン・アメリカン衛生会議とが代表するパン・アメリカン衛生機関及びこの憲章の署名の日の前に存在したすべての他の政府間の地域的保健機関は，漸次この機関に統合する．この統合は，当該機関により表明された権限のある当局の相互の同意に基く共通の行動によつて，できる限りすみやかに実施しなければならない．

第12章 予算及び経費

第55条〔予算案〕 事務局長は，この機関の年次予算案を作成して理事会に提出する．理事会は，この予算案を審議して必要と認める勧告とともに保健総会に提出する．

第56条〔予算の決定〕 この機関と国際連合との間の協定に従うことを条件として，予算案は保健総会が検討して承認し，且つ，その決定する割合によつて加盟国間に経費を割り当てる．

第57条〔寄付・遺贈〕 保健総会又はこれを代理する理事会は，この機関に対して行われる寄附及び遺贈を受諾し，及び管理することができる．但し，この寄附又は遺贈に附された条件が，保健総会又は理事会の受諾しうるものであり，且つ，この機関の目的及び政策に合致するものでなければならない．

第58条〔特別資金〕 理事会の裁量によつて使用される特別資金は，緊急事態及び不測の事件に応ずるために設けなければならない．

第13章 表決

第59条〔投票権〕 各加盟国は，保健総会において1個の投票権を有する．

第60条〔表決〕 (a) 重要問題に関する保健総会の決定は，出席し且つ投票する加盟国の3分の2の多数によつて行う．これらの問題は，条約又は協定の採択，第69条，第70条及び第72条に従つてこの機関に国際連合及び政府間機関との関係をもたせる協定の承認並びにこの憲章の改正を含む．
(b) 3分の2の多数によつて決定すべき問題の追加的な種類の決定を含む他の問題に関する決定は，出席し且つ投票する加盟国の過半数によつて行う．
(c) 理事会及びこの機関の委員会における類似の事項に関する表決は，この条の(a)及び(b)項に従つて行う．

第14章 各国が提出する報告

第61条〔年次報告〕 各加盟国は，自国民の健康を向上するに当つて執つた行動及び達成した進歩について，この機関に毎年報告しなければならない．

第62条〔条約等の年次履行報告〕 各加盟国は，この機関が自国に行つた勧告に関して並びに条約，協定及び規則に関して執つた行動について，毎年報告しなければならない．

第63条〔法規等の通報〕 各加盟国は，その国において発表された保健関係の重要な法律，規則，公の報告及び統計をすみやかにこの機関に通報しなければならない．

第64条〔統計・疫学報告〕 各加盟国は，保健総会が決定した方法によつて，統計的及び疫学的報告を提出しなければならない．

第65条〔追加情報〕 各加盟国は，理事会の要請があつたときは，保健に関する可能な追加情報を伝達しなければならない．

第15章 法律行為能力，特権及び免除

第66条〔法律行為能力〕 この機関は，各加盟国の領域内で，その目的の達成及びその任務の遂行のために必要な法律行為能力を享有する．

第67条〔特権免除〕 (a) この機関は，各加盟国の領域

内で、その目的の達成及びその任務の遂行のために必要な特権及び免除を享有する。
(b) 同様に、加盟国の代表者、理事会の理事並びにこの機関の技術的及び事務的職員は、この機関に関係のあるその任務を独立に遂行するために必要な特権及び免除を享有する。

第68条〔特権免除協定〕前記の法律行為能力、特権及び免除は、国際連合の事務総長と協議の上この機関が作成して加盟国間に締結される別個の協定で規定する。

第16章 他の機関との関係

第69条 この機関は、国際連合憲章第57条に掲げた専門機関の一つとして国際連合と関係をもたされる。この機関に国際連合との関係をもたせる協定又は諸協定は、保健総会の3分の2の投票による承認を得なければならない。

第70条 この機関は、望ましい他の政府間機関と効果的関係を設定して密接に協力する。このような協定と締結する正式協定は、保健総会の3分の2の投票による承認を得なければならない。

第71条 この機関は、その権限内の事項に関して、民間の国際的な団体との及び関係政府の同意を得てその国の政府の又は民間の国内の団体との協議及び協力のため適当な措置を執ることができる。

第72条 保健総会の3分の2の投票による承認を条件として、この機関は、目的及び活動がこの機関の権限の分野内にある他の国際機関から、国際協定によって又はそれぞれの機関の権限のある当局の間に締結された相互に受諾しうる取極によってこの機関に付与される任務、資産及び義務を引き受けることができる。

第17章 改正

第73条 この憲章の改正案文は、保健総会によるその審議の少くとも6箇月前に、事務局長が加盟国に通報しなければならない。改正は、保健総会の3分の2の投票によつて採択され、且つ、加盟国の3分の2がそれぞれの憲法上の手続に従つて受諾した時に、すべての加盟国に対して効力を生ずる。

第18章 解 釈（略）

第19章 効力の発生（略）

14 患者の権利に関するリスボン宣言

（1981年9月第34回WMA総会採択、最終改正：2005年10月）

序 文

医師、患者およびより広い意味での社会との関係は、近年著しく変化してきた。医師は自らの良心に従い、また常に患者の最善の利益のために行動するべきであると同時に、それと同等の努力を患者の自律性と正義を保証するために払わねばならない。以下に掲げる宣言は、医師が是認し推進する患者の主要な権利のいくつかを述べたものである。医師および医療従事者、または医療組織は、この権利を認識し、擁護していくうえで共同の責任を担っている。法律、政府の措置、あるいは他のいかなる行政や慣例であろうとも、患者の権利を否定する場合には、医師はこの権利を保障ないし回復させる適切な手段を講じるべきである。

原 則

1 良質の医療を受ける権利

a すべての人は、差別なしに適切な医療を受ける権利を有する。

b すべての患者は、いかなる外部干渉も受けずに自由に臨床上および倫理上の判断を行うことを認識している医師から治療を受ける権利を有する。

c 患者は、常にその最善の利益に即して治療を受けるものとする。患者が受ける治療は、一般的に受け入れられた医学的原則に沿って行われるものとする。

d 質の保証は、常に医療のひとつの要素でなければならない。特に医師は、医療の質の擁護者たる責任を担うべきである。

e 供給を限られた特定の治療に関して、それを必要とする患者間で選定を行わなければならない場合は、そのような患者はすべて治療を受けるための公平な選択手続きを受ける権利がある。その選択は、医学的基準に基づき、かつ差別なく行われなければならない。

f 患者は、治療を継続して受ける権利を有する。医師は、医学的に必要とされる治療を行うにあたり、同じ患者の治療にあたっている他の医療提供者と協力する責務を有する。医師は、現在と異なる治療を行うために患者に対して適切な援助と十分な機会を与えることができないならば、今までの治療が医学的に引き続き必要とされる限り、患者の治療を中断してはならない。

2 選択の自由の権利

a 患者は、民間、公的部門を問わず、担当の医師、病院、あるいは保健サービス機関を自由に選択し、また変更する権利を有する。

b 患者はいかなる治療段階においても、他の医師の意見を求める権利を有する。

3 自己決定の権利

a 患者は、自分自身に関わる自由な決定を行うための自己決定の権利を有する。医師は、患者に対してその決定のもたらす結果を知らせるものとする。

b 精神的に判断能力のある成人患者は、いかなる診断上の手続きないし治療に対しても、同意を与えるかまたは差し控える権利を有する。患者は自分自身の決定を行ううえで必要とされる情報を得る権利を有する。患者は、検査ないし治療の目的、その結果が意味すること、そして同意を差し控えることの意味について明確に理解するべきである。

c 患者は医学研究あるいは医学教育に参加することを拒絶する権利を有する。

4 意識のない患者

a 患者が意識不明かその他の理由で意思を表明できない場合は、法律上の権限を有する代理人から、可能な限りインフォームド・コンセントを得なければならない。

b 法律上の権限を有する代理人がおらず、患者に対する医学的侵襲が緊急に必要とされる場合は、患者の同意があるものと推定する。ただし、その患者の事前の

16 ヘルシンキ宣言

a 確固たる意思表示あるいは信念に基づいて,その状況における医学的侵襲に対し同意を拒絶することが明白かつ疑いのない場合を除く.
c しかしながら,医師は自殺企図により意識を失っている患者の生命を救うよう常に努力すべきである.

5 法的無能力者

a 患者が未成年者あるいは法的無能力者の場合,法域によっては,法律上の権限を有する代理人の同意が必要とされる.それでもなお,患者の能力が許す限り,患者は意思決定に関与しなければならない.
b 法的無能力の患者が合理的な判断をしうる場合,その意思決定は尊重されねばならず,かつ患者は法律上の権限を有する代理人に対する情報の開示を禁止する権利を有する.
c 患者の代理人で法律上の権限を有する者,あるいは患者から情報を与えられた者が,医師の立場から見て,患者の最善の利益となる治療を禁止する場合,医師はその決定に対して,関係する法のあるいはその他慣例に基づき,異議を申し立てるべきである.救急を要する場合,医師は患者の最善の利益に即して行動することを要する.

6 患者の意思に反する処置

患者の意思に反する診断上の処置あるいは治療は,特別に法律が認めるか医の倫理の諸原則に合致する場合には,例外的な事例としてのみ行うことができる.

7 情報に対する権利

a 患者は,いかなる医療上の記録であろうと,そこに記載されている自己の情報を受ける権利を有し,また症状についての医学的事実を含む健康状態に関して十分な説明を受ける権利を有する.しかしながら,患者の記録に含まれる第三者についての機密情報は,その者の同意なくしては患者に与えてはならない.
b 例外的に,情報が患者自身の生命あるいは健康に著しい危険をもたらすと信ずるべき十分な理由がある場合は,その情報を患者に対して与えなくともよい.
c 患者は,その患者の文化に適した方法で,かつ患者が理解できる方法で与えられねばならない.
d 患者は,他人の生命の保護に必要とされていない場合に限り,その明確な要求に基づき情報を知らされない権利を有する.
e 患者は,必要があれば自分に代わって情報を受ける人を選択する権利を有する.

8 守秘義務に対する権利

a 患者の健康状態,症状,診断,予後および治療について個人を特定しうるあらゆる情報,ならびにその他個人のすべての情報は,患者の死後も秘密が守られなければならない.ただし,患者の子孫は,自らの健康上のリスクに関わる情報を得る権利もありうる.
b 秘密情報は,患者が明確な同意を与えるか,あるいは法律に明確に規定されている場合に限り開示することができる.情報は,患者が明らかに同意を与えていない場合は,厳密に「知る必要性」に基づいてのみ,他の医療提供者に開示することができる.
c 個人を特定しうるあらゆる患者のデータは保護されねばならない.データの保護のために,その保管形態は適切になされなければならない.個人を特定しうるデータが導き出せるようなその人の人体を形成する物質も同様に保護されねばならない.

9 健康教育を受ける権利

すべての人は,個人の健康と保健サービスの利用について,情報を与えられたうえでの選択が可能となるような健康教育を受ける権利がある.この教育には,健康的なライフスタイルや,疾病の予防および早期発見についての手法に関する情報が含まれていなければならない.健康に対するすべての人の自己責任が強調されるべきである.医師は教育的努力に積極的に関わっていく義務がある.

10 尊厳に対する権利

a 患者は,その文化および価値観を尊重されるように,その尊厳とプライバシーを守る権利は,医療と医学教育の場において常に保障されるものとする.
b 患者は,最新の医学知識に基づき苦痛を緩和される権利を有する.
c 患者は,人間的な終末期ケアを受ける権利を有し,またできる限り尊厳を保ち,かつ安楽に死を迎えるためのあらゆる可能な助力を与えられる権利を有する.

11 宗教的支援に対する権利

患者は,信仰する宗教の聖職者による支援を含む,精神的,道徳的慰問を受けるか受けないかを決める権利を有する.

15 ジュネーヴ宣言

(1948年9月第2回 WMA 総会採択,改訂:2006年5月)

医師の1人として参加するに際し,

・私は,人類への奉仕に自分の人生を捧げることを厳粛に誓う.
・私は,私の教師に,当然受けるべきである尊敬と感謝の念を捧げる.
・私は,良心と尊厳をもって私の専門職を実践する.
・私の患者の健康を私の第1の関心事とする.
・私は,私への信頼のゆえに知り得た患者の秘密を,たとえその死後においても尊重する.
・私は,全力を尽くして医師専門職の名誉と高貴なる伝統を保持する.
・私の同僚は,私の兄弟姉妹である.
・私は,私の医師としての職責と患者の間に,年齢,疾病もしくは障害,信条,民族的起源,ジェンダー,国籍,所属政治団体,人種,性的志向,社会的地位あるいはその他のどのような要因でも,そのようなことに対する配慮が介在することを容認しない.
・私は,人命を最大限に尊重し続ける.
・私は,たとえ脅迫の下であっても,人権や国民の自由を犯すために,自分の医学的知識を利用することはしない.
・私は,自由に名誉にかけてこれらのことを厳粛に誓う.

16 ヘルシンキ宣言
人間を対象とする医学研究の倫理的原則

(1964年6月第18回 WMA 総会採択,改訂:2008年10月ソウル総会)

A 序文

1 世界医師会(WMA)は,個人を特定できるヒト由来

の試料およびデータの研究を含む，人間を対象とする医学研究の倫理的原則として，ヘルシンキ宣言を発展させてきた．

本宣言は，総合的に解釈されることを意図したものであり，各項目は他のすべての関連項目を考慮に入れず適応されるべきではない．

2 本宣言は，主として医師に対して表明されたものであるが，WMAは人間を対象とする医学研究に関与する医師以外の人々に対しても，これらの原則の採用を推奨する．

3 人間を対象とする医学研究の対象となる人々を含め，患者の健康を向上させ，守ることは，医師の責務である．医師の知識と良心は，この責務達成のために捧げられる．

4 WMAジュネーブ宣言は，「私の患者の健康を私の第1の関心事とする」ことを医師に義務づけ，また医の国際倫理綱領は，「医師は医療の提供に際して，患者の最善の利益のために行動すべきである」と宣言している．

5 医学の進歩は，最終的に人間を対象とする研究を要するものである．医学研究に十分参加できていない人々には，研究参加への適切なアクセスの機会が提供されるべきである．

6 人間を対象とする医学研究においては，個々の研究被験者の福祉が他のすべての利益よりも優先されなければならない．

7 人間を対象とする医学研究の第1の目的は，疾病の原因，発症，および影響を理解し，予防，診断ならびに治療行為（手技，手順，処置）を改善することである．現在最善の治療行為であっても，安全性，有効性，効率，利用しやすさ，および質に関する研究を通じて，継続的に評価されなければならない．

8 医学の実践および医学研究においては，ほとんどの治療行為にリスクと負担が伴う．

9 医学研究は，すべての人間に対する尊敬を深め，その健康と権利を擁護するための倫理基準に従わなければならない．研究対象の中には，特に脆弱で特別な保護を必要とする集団もある．これには，同意の諾否を自ら行うことができない人々や強制や不適切な影響にさらされやすい人々が含まれる．

10 医師は，適用される国際的規範および基準はもとより，人間を対象とする研究に関する自国の倫理，法律および規制上の基準を考慮するべきである．いかなる自国あるいは国際的の倫理，法律，または規制上の要請も，この宣言が示す研究被験者に対する保護を弱めたり，撤廃するべきではない．

B すべての医学研究のための諸原則

11 研究被験者の生命，健康，尊厳，完全無欠性，自己決定権，プライバシーおよび個人情報の秘密を守ることは，医学研究に参加する医師の責務である．

12 人間を対象とする医学研究は，科学的文献の十分な知識，関連性のある他の情報源および十分な実験，ならびに適切な場合には動物実験に基づき，一般的に受け入れられた科学的原則に従わなければならない．研究に使用される動物の福祉は尊重されなければならない．

13 環境に悪影響を及ぼすおそれのある医学研究を実施する際には，適切な注意が必要である．

14 人間を対象とする各研究の計画と作業内容は，研究計画書の中に明示されていなければならない．研究計画書は，関連する倫理的配慮に関する言明を含み，また本宣言の原則にどのように対応しているかを示すべきである．計画書は，資金提供，スポンサー，研究組織との関わり，その他起こり得る利益相反，被験者に対する報奨ならびに研究に参加した結果として損害を受けた被験者の治療および／または補償の条項に関する情報を含むべきである．この計画書には，その研究中に有益であると同定された治療行為に対する研究被験者の研究後のアクセス，または他の適切な治療あるいは利益に対するアクセスに関する取り決めが記載されるべきである．

15 研究計画書は，検討，意見，指導および承認を得るため，研究開始前に研究倫理委員会に提出されなければならない．この委員会は，研究者，スポンサーおよびその他のあらゆる不適切な影響から独立したものでなければならない．当該委員会は，適用される国際的規範および基準はもとより，研究が実施される国々の法律と規制を考慮しなければならないが，それらにおいてこの宣言が示す研究被験者に対する保護を弱めたり，撤廃することは許されない．この委員会は，進行中の研究を監視する権利を有するべきである．研究者は委員会に対して，監視情報，とくに重篤な有害事象に関する情報を提供しなければならない．委員会の審議と承認を得ずに計画書を変更することはできない．

16 人間を対象とする医学研究を行うのは，適正な科学的訓練と資格を有する個人でなければならない．患者あるいは健康なボランティアに関する研究は，能力があり適切な資格を有する研究者もしくは他の医療専門職による監督を要する．被験者の保護責任は常に医師あるいは他の医療専門職にあり，被験者が同意を与えた場合でも，決してその被験者にはない．

17 不利な立場または脆弱な人々あるいは地域社会を対象とする医学研究は，研究がその集団または地域の健康上の必要性と優先事項に応えるものであり，かつその集団または地域は研究結果から利益を得る可能性がある場合に限り正当化される．

18 人間を対象とするすべての医学研究では，研究に関わる個人と地域に対する予想しうるリスクと負担を，彼らおよびその調査条件によって影響を受ける他の人々または地域に対する予見可能な利益と比較する慎重な評価が，事前に行われなければならない．

19 すべての臨床試験は，最初の被験者を募集する前に，一般的にアクセス可能なデータベースに登録されなければならない．

20 医師は，内在するリスクが十分に評価され，かつそのリスクを適切に管理できることを確信できない限り，人間を対象とする研究に関与することはできない．医師は潜在的な利益よりもリスクが高いと判断される場合，または有効かつ利益のある結果の決定的証拠が得られた場合には，直ちに研究を中止しなければならない．

21 人間を対象とする医学研究は，その目的の重要性が研究に内在する被験者のリスクと負担に勝る場合にのみ行うことができる．

22 判断能力のある個人による，医学研究への被験者としての参加は，自発的なものでなければならない．家族または地域社会のリーダーに打診することが適切な場合もあるが，判断能力のある個人を，本人の自由な承諾なしに，研究へ登録してはならない．

23 研究被験者のプライバシーおよび個人情報の秘密を守るため，ならびに被験者の肉体的，精神的および社会的完全無欠性に対する研究の影響を最小限にと

24 判断能力のある人間を対象とする医学研究において，それぞれの被験者候補には，目的，方法，資金源，起こりうる利益相反，研究者の関連組織との関わり，研究によって期待される利益と起こりうるリスク，ならびに研究に伴いうる不快な状態，その他研究に関するすべての側面について，十分に説明されなければならない．被験者候補は，いつでも不利益を受けることなしに，研究参加を拒否するか，または参加の同意を撤回する権利のあることを知らされなければならない．被験者候補ごとにどのような情報を必要としているかとその情報の伝達方法についても特別な配慮が必要である．被験者候補がその情報を理解したことを確認したうえで，医師または他の適切な有資格者は，被験者候補の自由意思によるインフォームド・コンセントを，望ましくは文書で求めなければならない．同意が書面で表明されない場合，その文書によらない同意は，正式な文書に記録され，証人によって証明されるべきである．

25 個人を特定しうるヒト由来の試料またはデータを使用する医学研究に関しては，医師は収集，分析，保存および/または再利用に対する同意を通常求めなければならない．このような研究には，同意を得ることが不可能あるいは非現実的である場合，または研究の有効性に脅威を与える場合があり得る．このような状況下の研究は，研究倫理委員会の審議と承認を得た後にのみ行うことができる．

26 研究参加へのインフォームド・コンセントを求める場合，医師は，被験者候補が医師に依存した関係にあるか否か，または強制の下に同意するおそれがあるか否かについて，特別に注意すべきできる．このような状況下では，インフォームド・コンセントは，そのような関係とは完全に独立した，適切な有資格者によって求められるべきである．

27 研究能力者が被験者候補となる場合，医師は，法律上の権限を有する代理人からのインフォームド・コンセントを求めなければならない．これらの人々が研究に含まれるのは，その研究が被験者候補に代表される集団の健康増進を試みるためのものであり，判断能力のある人々では代替して行うことができず，かつ最小限のリスクと最小限の負担しか伴わない場合に限られ，被験者候補の利益になる可能性のない研究対象に含まれてはならない．

28 制限能力者とみなされる被験者候補が，研究参加についての決定に賛意を表することができる場合には，医師は，法律上の権限を有する代理人からの同意のほか，さらに本人の賛意を求めなければならない．被験者候補の不同意は尊重されるべきである．

29 例えば，意識不明の患者のように，肉体的，精神的に同意を与えることができない被験者を対象とした研究は，インフォームド・コンセントを与えることを妨げる肉体的・精神的状態が，その対象集団の必要な特徴である場合に限って行うことができる．このような状況では，医師は法律上の権限を有する代理人からのインフォームド・コンセントを求めるべきである．そのような代理人が存在せず，かつ研究を開始することができない場合には，インフォームド・コンセントを与えることができない状態にある被験者を対象とする特別な理由を研究計画書の中で述べ，かつ研究倫理委員会に承認されることを条件として，この研究はインフォームド・コンセントなしに開始することができる．研究に引き続き参加することに対する同意を，できるだけ早く被験者または法律上の代理人から取得するべきである．

30 著者，編集者および発行者はすべて，研究結果の公刊に倫理的責務を負っている．著者は人間を対象とする研究の結果を一般的に公表する義務を有し，報告書の完全性と正確性に説明責任を負う．彼らは，倫理的報告に関する容認されるガイドラインを遵守すべきである．消極的結果および結論に達しない結果も積極的結果と同様に，公刊または他の方法で一般に公表されるべきである．刊行物の中には，資金源，組織との関わりおよび利益相反が明示される必要がある．この宣言の原則に反する研究報告は，公刊のために受理されるべきではない．

C 治療と結びついた医学研究のための追加原則

31 医師が医学研究を治療と結びつけることができるのは，その研究が予防，診断または治療上の価値があり得るとして正当化できる範囲内にあり，かつ被験者となる患者の健康に有害な影響が及ばないことを確信する十分な理由を医師がもつ場合に限られる．

32 新しい治療行為の利益，リスク，負担および有効性は，現在最善と証明されている治療行為と比較考慮されなければならない．ただし，以下の場合にはプラセボの使用または無治療が認められる．

＊現在証明された治療行為が存在しない研究の場合，または，

＊やむを得ない，科学的に健全な方法論的理由により，プラセボ使用が，その治療行為の有効性あるいは安全性を決定するために必要であり，かつプラセボ治療または無治療となる患者に重篤または回復できない損害のリスクが生じないと考えられる場合．この手法の乱用を避けるために十分な配慮が必要である．

33 研究終了後，その研究に参加した患者は，研究結果を知る権利と，例えば，研究の中で有益であると同定された治療行為へのアクセス，または他の適切な治療あるいは利益へのアクセスなどの，研究結果から得られる利益を共有する権利を有する．

34 医師は，治療のどの部分が研究に関連しているかを患者に十分に説明しなければならない．患者の研究参加に対する拒否または研究からの撤退の決定は，決して患者・医師関係の妨げとなってはならない．

35 ある患者の治療において，証明された治療行為が存在しないか，またはそれらが有効でなかった場合，患者または法律上の資格を有する代理人からのインフォームド・コンセントがあり，専門家の助言を求めた後であれば，医師は，まだ証明されていない治療行為を実施することができる．ただし，それは医師がその治療行為で生命を救う，健康を回復する，または苦痛を緩和する望みがあると判断した場合に限られる．可能であれば，その治療行為は，安全性と有効性を評価するために計画された研究の対象とされるべきである．すべての例において，新しい情報は記録され，適切な場合には，一般に公開されるべきである．

II 医療・救急機関

17 医療法

(昭 23・7・30 法律第 205 号,
最終改正：平 20・5・2 法律第 30 号)

第1章 総則

第1条〔目的〕 この法律は、医療を受ける者による医療に関する適切な選択を支援するために必要な事項、医療の安全を確保するために必要な事項、病院、診療所及び助産所の開設及び管理に関し必要な事項並びにこれらの施設の整備並びに医療提供施設相互間の機能の分担及び業務の連携を推進するために必要な事項を定めること等により、医療を受ける者の利益の保護及び良質かつ適切な医療を効率的に提供する体制の確保を図り、もつて国民の健康の保持に寄与することを目的とする．

第1条の2〔医療提供の理念〕① 医療は、生命の尊重と個人の尊厳の保持を旨とし、医師、歯科医師、薬剤師、看護師その他の医療の担い手と医療を受ける者との信頼関係に基づき、及び医療を受ける者の心身の状況に応じて行われるとともに、その内容は、単に治療のみならず、疾病の予防のための措置及びリハビリテーションを含む良質かつ適切なものでなければならない．

② 医療は、国民自らの健康の保持増進のための努力を基礎として、医療を受ける者の意向を十分に尊重し、病院、診療所、介護老人保健施設、調剤を実施する薬局その他の医療を提供する施設（以下「医療提供施設」という．）、医療を受ける者の居宅等において、医療提供施設の機能（以下「医療機能」という．）に応じ効率的に、かつ、福祉サービスその他の関連するサービスとの有機的な連携を図りつつ提供されなければならない．

第1条の3〔国及び地方公共団体の責務〕 国及び地方公共団体は、前条に規定する理念に基づき、国民に対し良質かつ適切な医療を効率的に提供する体制が確保されるよう努めなければならない．

第1条の4〔医師等の責務〕① 医師、歯科医師、薬剤師、看護師その他の医療の担い手は、第1条の2に規定する理念に基づき、医療を受ける者に対し、良質かつ適切な医療を行うよう努めなければならない．

② 医師、歯科医師、薬剤師、看護師その他の医療の担い手は、医療を提供するに当たり、適切な説明を行い、医療を受ける者の理解を得るよう努めなければならない．

③ 医療提供施設において診療に従事する医師及び歯科医師は、医療提供施設相互間の機能の分担及び業務の連携に資するため、必要に応じ、医療を受ける者を他の医療提供施設に紹介し、その診療に必要な限度において医療を受ける者の診療又は調剤に関する情報を他の医療提供施設において診療又は調剤に従事する医師若しくは歯科医師又は薬剤師に提供し、及びその他必要な措置を講ずるよう努めなければならない．

④ 病院又は診療所の管理者は、当該病院又は診療所を退院する患者が引き続き療養を必要とする場合には、保健医療サービス又は福祉サービスを提供する者との連携を図り、当該患者が適切な環境の下で療養を継続することができるよう配慮しなければならない．

⑤ 医療提供施設の開設者及び管理者は、医療技術の普及及び医療の効率的な提供に資するため、当該医療提供施設の建物又は設備を、当該医療提供施設に勤務しない医師、歯科医師、薬剤師、看護師その他の医療の担い手の診療、研究又は研修のために利用させるよう配慮しなければならない．

第1条の5〔定義〕① この法律において、「病院」とは、医師又は歯科医師が、公衆又は特定多数人のため医業又は歯科医業を行う場所であつて、20人以上の患者を入院させるための施設を有するものをいう．病院は、傷病者が、科学的でかつ適正な診療を受けることができる便宜を与えることを主たる目的として組織され、かつ、運営されるものでなければならない．

② この法律において、「診療所」とは、医師又は歯科医師が、公衆又は特定多数人のため医業又は歯科医業を行う場所であつて、患者を入院させるための施設を有しないもの又は19人以下の患者を入院させるための施設を有するものをいう．

第1条の6 この法律において、「介護老人保健施設」とは、介護保険法（平成9年法律第123号）の規定による介護老人保健施設をいう．

第2条① この法律において、「助産所」とは、助産師が公衆又は特定多数人のためその業務（病院又は診療所において行うものを除く．）を行う場所をいう．

② 助産所は、妊婦、産婦又はじよく婦10人以上の

入所施設を有してはならない.

第3条〔類似名称の使用制限〕 ① 疾病の治療(助産を含む.)をなす場所であつて,病院又は診療所でないものは,これに病院,病院分院,産院,療養所,診療所,診察所,医院その他病院又は診療所に紛らわしい名称を附けてはならない.

② 診療所は,これに病院,病院分院,産院その他病院に紛らわしい名称を附けてはならない.

③ 助産所でないものは,これに助産所その他助産師がその業務を行う場所に紛らわしい名称を付けてはならない.

第4条〔地域医療支援病院〕 ① 国,都道府県,市町村,第42条の2第1項に規定する社会医療法人その他厚生労働大臣の定める者の開設する病院であつて,地域における医療の確保のために必要な支援に関する次に掲げる要件に該当するものは,その所在地の都道府県知事の承認を得て地域医療支援病院と称することができる.

1 他の病院又は診療所から紹介された患者に対し医療を提供し,かつ,当該病院の建物の全部若しくは一部,設備,器械又は器具を,当該病院に勤務しない医師,歯科医師,薬剤師,看護師その他の医療従事者の診療,研究又は研修のために利用させるための体制が整備されていること.

2 救急医療を提供する能力を有すること.

3 地域の医療従事者の資質の向上を図るための研修を行わせる能力を有すること.

4 厚生労働省令で定める数以上の患者を入院させるための施設を有すること.

5 第21条第1項第2号から第8号まで及び第10号から第12号まで並びに第22条第1号及び第4号から第9号までに規定する施設を有すること.

6 その施設の構造設備が第21条第1項及び第22条の規定に基づく厚生労働省令で定める要件に適合するものであること.

② 都道府県知事は,前項の承認をするに当たつては,あらかじめ,都道府県医療審議会の意見を聴かなければならない.

③ 地域医療支援病院でないものは,これに地域医療支援病院又はこれに紛らわしい名称を付けてはならない.

第4条の2〔特定機能病院〕 ① 病院であつて,次に掲げる要件に該当するものは,厚生労働大臣の承認を得て特定機能病院と称することができる.

1 高度の医療を提供する能力を有すること.

2 高度の医療技術の開発及び評価を行う能力を有すること.

3 高度の医療に関する研修を行わせる能力を有すること.

4 その診療科名中に,厚生労働省令の定めるところにより,厚生労働省令で定める診療科名を有すること.

5 厚生労働省令で定める数以上の患者を入院させるための施設を有すること.

6 その有する人員が第22条の2の規定に基づく厚生労働省令で定める要件に適合するものであること.

7 第21条第1項第2号から第8号まで及び第10号から第12号まで並びに第22条の2第2号,第5号及び第6号に規定する施設を有すること.

8 その施設の構造設備が第21条第1項及び第22条の2の規定に基づく厚生労働省令で定める要件に適合するものであること.

② 厚生労働大臣は,前項の承認をするに当たつては,あらかじめ,社会保障審議会の意見を聴かなければならない.

③ 特定機能病院でないものは,これに特定機能病院又はこれに紛らわしい名称を付けてはならない.

第5条〔往診医師等〕 ① 公衆又は特定多数人のため往診のみによつて診療に従事する医師若しくは歯科医師又は出張のみによつてその業務に従事する助産師については,第6条の5又は第6条の7,第8条及び第9条の規定の適用に関し,それぞれその住所をもつて診療所又は助産所とみなす.

② 都道府県知事,地域保健法(昭和22年法律第101号)第5条第1項の規定に基づく政令で定める市(以下「保健所を設置する市」という.)の市長又は特別区の区長は,必要があると認めるときは,前項に規定する医師,歯科医師又は助産師に対し,必要な報告を命じ,又は検査のため診療録,助産録,帳簿書類その他の物件の提出を命ずることができる.

第6条〔国の開設する病院等の特例〕 国の開設する病院,診療所及び助産所に関しては,この法律の規定の適用について,政令で特別の定をすることができる.

第2章 医療に関する選択の支援等

第1節 医療に関する情報の提供等

第6条の2〔国等の責務〕 ① 国及び地方公共団体は,医療を受ける者が病院,診療所又は助産所の選択に関して必要な情報を容易に得られるように,必要な措置を講ずるよう努めなければならない.

② 医療提供施設の開設者及び管理者は,医療を受ける者が保健医療サービスの選択を適切に行うことができるように,当該医療提供施設の提供する医療について,正確かつ適切な情報を提供するとともに,患者又はその家族からの相談に適切に

応ずるよう努めなければならない．

第6条の3〔情報の報告・書面の閲覧〕① 病院，診療所又は助産所（以下この条において「病院等」という．）の管理者は，厚生労働省令で定めるところにより，医療を受ける者が病院等の選択を適切に行うために必要な情報として厚生労働省令で定める事項を当該病院等の所在地の都道府県知事に報告するとともに，当該事項を記載した書面を当該病院等において閲覧に供しなければならない．

② 病院等の管理者は，前項の規定により報告した事項について変更が生じたときは，厚生労働省令で定めるところにより，速やかに，当該病院等の所在地の都道府県知事に報告するとともに，同項に規定する書面の記載を変更しなければならない．

③ 病院等の管理者は，第1項の規定による書面の閲覧に代えて，厚生労働省令で定めるところにより，当該書面に記載すべき事項を電子情報処理組織を使用する方法その他の情報通信の技術を利用する方法であつて厚生労働省令で定めるものにより提供することができる．

④ 都道府県知事は，第1項又は第2項の規定による報告の内容を確認するために必要があると認めるときは，市町村その他の官公署に対し，当該都道府県の区域内に所在する病院等に関し必要な情報の提供を求めることができる．

⑤ 都道府県知事は，厚生労働省令で定めるところにより，第1項及び第2項の規定により報告された事項を公表しなければならない．

⑥ 都道府県知事は，病院等の管理者が第1項若しくは第2項の規定による報告をせず，又は虚偽の報告をしたときは，期間を定めて，当該病院等の開設者に対し，当該管理者をしてその報告を行わせ，又はその報告の内容を是正させることを命ずることができる．

第6条の4〔書面の作成並びに交付等〕① 病院又は診療所の管理者は，患者を入院させたときは，厚生労働省令で定めるところにより，当該患者の診療を担当する医師又は歯科医師により，次に掲げる事項を記載した書面の作成並びに当該患者又はその家族への交付及びその適切な説明が行われるようにしなければならない．ただし，患者が短期間で退院することが見込まれる場合その他の厚生労働省令で定める場合は，この限りでない．
1 患者の氏名，生年月日及び性別
2 当該患者の診療を主として担当する医師又は歯科医師の氏名
3 入院の原因となつた傷病名及び主要な症状
4 入院中に行われる検査，手術，投薬その他の治療（入院中の看護及び栄養管理を含む．）に関する計画

5 その他厚生労働省令で定める事項

② 病院又は診療所の管理者は，患者又はその家族の承諾を得て，前項の書面の交付に代えて，厚生労働省令で定めるところにより，当該書面に記載すべき事項を電子情報処理組織を使用する方法その他の情報通信の技術を利用する方法であつて厚生労働省令で定めるものにより提供することができる．

③ 病院又は診療所の管理者は，患者を退院させるときは，退院後の療養に必要な保健医療サービス又は福祉サービスに関する事項を記載した書面の作成，交付及び適切な説明が行われるよう努めなければならない．

④ 病院又は診療所の管理者は，第1項の書面の作成に当たつては，当該病院又は診療所に勤務する医師，歯科医師，薬剤師，看護師その他の従業者の有する知見を十分に反映させるとともに，当該書面に記載された内容に基づき，これらの者による有機的な連携の下で入院中の医療が適切に提供されるよう努めなければならない．

⑤ 病院又は診療所の管理者は，第3項の書面の作成に当たつては，当該患者の退院後の療養に必要な保健医療サービス又は福祉サービスを提供する者との連携が図られるよう努めなければならない．

第2節 医業，歯科医業又は助産師の業務等の広告

第6条の5〔医業等に関する広告の制限〕① 医業若しくは歯科医業又は病院若しくは診療所に関しては，文書その他いかなる方法によるを問わず，何人も次に掲げる事項を除くほか，これを広告してはならない．
1 医師又は歯科医師である旨
2 診療科名
3 病院又は診療所の名称，電話番号及び所在の場所を表示する事項並びに病院又は診療所の管理者の氏名
4 診療日若しくは診療時間又は予約による診療の実施の有無
5 法令の規定に基づき一定の医療を担うものとして指定を受けた病院若しくは診療所又は医師若しくは歯科医師である場合には，その旨
6 入院設備の有無，第7条第2項に規定する病床の種別ごとの数，医師，歯科医師，薬剤師，看護師その他の従業者の員数その他の当該病院又は診療所における施設，設備又は従業者に関する事項
7 当該病院又は診療所において診療に従事する医師，歯科医師，薬剤師，看護師その他の医療従事者の氏名，年齢，性別，役職，略歴その他のこれらの者に関する事項であつて医療を受ける者に

よる医療に関する適切な選択に資するものとして厚生労働大臣が定めるもの

8　患者又はその家族からの医療に関する相談に応ずるための措置，医療の安全を確保するための措置，個人情報の適正な取扱いを確保するための措置その他の当該病院又は診療所の管理又は運営に関する事項

9　紹介をすることができる他の病院若しくは診療所又はその他の保健医療サービス若しくは福祉サービスを提供する者の名称，これらの者と当該病院又は診療所との間における施設，設備又は器具の共同利用の状況その他の当該病院又は診療所と保健医療サービス又は福祉サービスを提供する者との連携に関する事項

10　診療録その他の診療に関する諸記録に係る情報の提供，前条第3項に規定する書面の交付その他の当該病院又は診療所における医療に関する情報の提供に関する事項

11　当該病院又は診療所において提供される医療の内容に関する事項（検査，手術その他の治療の方法については，医療を受ける者による適切な選択に資するものとして厚生労働大臣が定めるものに限る．）

12　当該病院又は診療所における患者の平均的な入院日数，平均的な外来患者又は入院患者の数その他の医療の提供の結果に関する事項であつて医療を受ける者による医療に関する適切な選択に資するものとして厚生労働大臣が定めるもの

13　その他前各号に掲げる事項に準ずるものとして厚生労働大臣が定める事項

② 厚生労働大臣は，医療に関する専門的科学的知見に基づいて前項第7号及び第11号から第13号までに掲げる事項の案並びに第4項に規定する基準の案を作成するため，診療に関する学識経験者の団体の意見を聴かなければならない．

③ 第1項各号に掲げる事項を広告する場合においても，その内容が虚偽にわたつてはならない．

④ 第1項各号に掲げる事項を広告する場合には，その内容及び方法が，医療に関する適切な選択に関し必要な基準として厚生労働省令で定めるものに適合するものでなければならない．

第6条の6〔診療科名〕① 前条第1項第2号の規定による診療科名は，医業及び歯科医業につき政令で定める診療科名並びに当該診療科名以外の診療科名であつて当該診療に従事する医師又は歯科医師が厚生労働大臣の許可を受けたものとする．

② 厚生労働大臣は，前項の政令の制定又は改廃の立案をしようとするときは，医学医術に関する学術団体及び医道審議会の意見を聴かなければならない．

③ 厚生労働大臣は，第1項の許可をするに当たつては，あらかじめ，医道審議会の意見を聴かなければならない．

④ 第1項の規定による許可に係る診療科名を広告するときは，当該診療科名につき許可を受けた医師又は歯科医師の氏名を，併せて広告しなければならない．

第6条の7〔助産師等に関する広告の制限〕① 助産師の業務又は助産所に関しては，文書その他いかなる方法によるを問わず，何人も次に掲げる事項を除くほか，これを広告してはならない．

1　助産師である旨

2　助産所の名称，電話番号及び所在の場所を表示する事項並びに助産所の管理者の氏名

3　就業の日時又は予約による業務の実施の有無

4　入所施設の有無若しくはその定員，助産師その他の従業者の員数その他の当該助産所における施設，設備又は従業者に関する事項

5　当該助産所において業務に従事する助産師の氏名，年齢，役職，略歴その他の助産師に関する事項であつて医療を受ける者による医療に関する適切な選択に資するものとして厚生労働大臣が定めるもの

6　患者又はその家族からの医療に関する相談に応ずるための措置，医療の安全を確保するための措置，個人情報の適正な取扱いを確保するための措置その他の当該助産所の管理又は運営に関する事項

7　第19条に規定する嘱託する医師の氏名又は病院若しくは診療所の名称その他の当該助産所の業務に係る連携に関する事項

8　助産録に係る情報の提供その他の当該助産所における医療に関する情報の提供に関する事項

9　その他前各号に掲げる事項に準ずるものとして厚生労働大臣が定める事項

② 前項各号に掲げる事項を広告する場合においても，その内容が虚偽にわたつてはならない．

③ 第1項各号に掲げる事項を広告する場合には，その内容及び方法が，助産に関する適切な選択に関し必要な基準として厚生労働省令で定めるものに適合するものでなければならない．

第6条の8〔違反広告を行った者に対する命令等〕① 都道府県知事，保健所を設置する市の市長又は特別区の区長は，医業，歯科医業若しくは助産師の業務又は病院，診療所若しくは助産所に関する広告が第6条の5第1項，第3項若しくは第4項又は前条各項の規定に違反しているおそれがあると認めるときは，当該広告を行つた者に対し，必要な報告を命じ，又は当該職員に，当該広告を行つた者の事務所に立ち入り，当該広告に関する文書その他の物件を検査させることができる．

② 都道府県知事,保健所を設置する市の市長又は特別区の区長は,医業,歯科医業若しくは助産師の業務又は病院,診療所若しくは助産所に関する広告が第6条の5第1項若しくは第4項又は前条第1項若しくは第3項の規定に違反していると認める場合には,当該広告を行つた者に対し,期限を定めて,当該広告を中止し,又はその内容を是正すべき旨を命ずることができる.
③ 第1項の規定によつて立入検査をする当該職員は,その身分を示す証明書を携帯し,かつ,関係人の請求があるときは,これを提示しなければならない.
④ 第1項の規定による権限は,犯罪捜査のために認められたものと解釈してはならない.

第3章　医療の安全の確保

第6条の9〔**国等の責務**〕国並びに都道府県,保健所を設置する市及び特別区は,医療の安全に関する情報の提供,研修の実施,意識の啓発その他の医療の安全の確保に関し必要な措置を講ずるよう努めなければならない.

第6条の10〔**病院等の管理者の責務**〕病院,診療所又は助産所の管理者は,厚生労働省令で定めるところにより,医療の安全を確保するための指針の策定,従業者に対する研修の実施その他の当該病院,診療所又は助産所における医療の安全を確保するための措置を講じなければならない.

第6条の11〔**医療安全支援センター**〕① 都道府県,保健所を設置する市及び特別区(以下この条及び次条において「都道府県等」という.)は,第6条の9に規定する措置を講ずるため,次に掲げる事務を実施する施設(以下「医療安全支援センター」という.)を設けるよう努めなければならない.
1　患者又はその家族からの当該都道府県等の区域内に所在する病院,診療所若しくは助産所における医療に関する苦情に対応し,又は相談に応ずるとともに,当該患者若しくはその家族又は当該病院,診療所若しくは助産所の管理者に対し,必要に応じ,助言を行うこと.
2　当該都道府県等の区域内に所在する病院,診療所若しくは助産所の開設者若しくは管理者若しくは従業者又は患者若しくはその家族若しくは住民に対し,医療の安全に関し必要な情報の提供を行うこと.
3　当該都道府県等の区域内に所在する病院,診療所若しくは助産所の管理者又は従業者に対し,医療の安全に関する研修を実施すること.
4　前3号に掲げるもののほか,当該都道府県等の区域内における医療の安全の確保のために必要な支援を行うこと.

② 都道府県等は,前項の規定により医療安全支援センターを設けたときは,その名称及び所在地を公示しなければならない.
③ 都道府県等は,一般社団法人,一般財団法人その他の厚生労働省令で定める者に対し,医療安全支援センターにおける業務を委託することができる.
④ 医療安全支援センターの業務に従事する職員(前項の規定により委託を受けた者(その者が法人である場合にあつては,その役員)及びその職員を含む.)又はその職にあつた者は,正当な理由がなく,その業務に関して知り得た秘密を漏らしてはならない.

第6条の12〔**国による情報の提供等**〕国は,医療安全支援センターにおける事務の適切な実施に資するため,都道府県等に対し,医療の安全に関する情報の提供を行うほか,医療安全支援センターの運営に関し必要な助言その他の援助を行うものとする.

第4章　病院,診療所及び助産所

第1節　開設等

第7条〔**開設許可**〕① 病院を開設しようとするとき,医師法(昭和23年法律第201号)第16条の4第1項の規定による登録を受けた者(同法第7条の2第1項の規定による厚生労働大臣の命令を受けた者にあつては,同条第2項の規定による登録を受けた者に限る.以下「臨床研修等修了医師」という.)及び歯科医師法(昭和23年法律第202号)第16条の4第1項の規定による登録を受けた者(同法第7条の2第1項の規定による厚生労働大臣の命令を受けた者にあつては,同条第2項の規定による登録を受けた者に限る.以下「臨床研修等修了歯科医師」という.)でない者が診療所を開設しようとするとき,又は助産師(保健師助産師看護師法(昭和23年法律第203号)第15条の2第1項の規定による厚生労働大臣の命令を受けた者にあつては,同条第3項の規定による登録を受けた者に限る.以下この条,第8条及び第11条において同じ.)でない者が助産所を開設しようとするときは,開設地の都道府県知事(診療所又は助産所にあつては,その開設地が保健所を設置する市又は特別区の区域にある場合においては,当該保健所を設置する市の市長又は特別区の区長.第8条から第9条まで,第12条,第15条,第18条,第24条及び第27条から第30条までの規定において同じ.)の許可を受けなければならない.
② 病院を開設した者が,病床数,次の各号に掲げる病床の種別(以下「病床の種別」という.)その他厚生労働省令で定める事項を変更しようと

するとき,又は臨床研修等修了医師及び臨床研修等修了歯科医師でない者で診療所を開設したもの若しくは助産師でない者で助産所を開設したものが,病床数その他厚生労働省令で定める事項を変更しようとするときも,厚生労働省令で定める場合を除き,前項と同様とする.
1 精神病床(病院の病床のうち,精神疾患を有する者を入院させるためのものをいう.以下同じ.)
2 感染症病床(病院の病床のうち,感染症の予防及び感染症の患者に対する医療に関する法律(平成10年法律第114号)第6条第2項に規定する一類感染症,同条第3項に規定する二類感染症(結核を除く.),同条第7項に規定する新型インフルエンザ等感染症及び同条第8項に規定する指定感染症(同法第7条の規定により同法第19条又は第20条の規定を準用するものに限る.)の患者(同法第8条(同法第7条において準用する場合を含む.)の規定により一類感染症,二類感染症,新型インフルエンザ等感染症又は指定感染症の患者とみなされる者を含む.)並びに同法第6条第9項に規定する新感染症の所見がある者を入院させるためのものをいう.以下同じ.)
3 結核病床(病院の病床のうち,結核の患者を入院させるためのものをいう.以下同じ.)
4 療養病床(病院又は診療所の病床のうち,前3号に掲げる病床以外の病床であつて,主として長期にわたり療養を必要とする患者を入院させるためのものをいう.以下同じ.)
5 一般病床(病院又は診療所の病床のうち,前各号に掲げる病床以外のものをいう.以下同じ.)

③ 診療所に病床を設けようとするとき,又は診療所の病床数,病床の種別その他厚生労働省令で定める事項を変更しようとするときは,厚生労働省令で定める場合を除き,当該診療所の所在地の都道府県知事の許可を受けなければならない.

④ 都道府県知事又は保健所を設置する市の市長若しくは特別区の区長は,前3項の許可の申請があつた場合において,その申請に係る施設の構造設備及びその有する人員が第21条及び第23条の規定に基づく厚生労働省令の定める要件に適合するときは,前3項の許可を与えなければならない.

⑤ 営利を目的として,病院,診療所又は助産所を開設しようとする者に対しては,前項の規定にかかわらず,第1項の許可を与えないことができる.

第7条の2〔許可の制限〕 ① 都道府県知事は,次に掲げる者が病院の開設の許可又は病院の病床数の増加若しくは病床の種別の変更の許可の申請をした場合において,当該申請に係る病院の所在地を含む地域(当該申請に係る病床が療養病床又は一般病床(以下この条において「療養病床等」という.)のみである場合は第30条の4第1項の規定により当該都道府県が定める医療計画(以下この条において単に「医療計画」という.)において定める第30条の4第2項第10号に規定する区域とし,当該申請に係る病床が精神病床,感染症病床又は結核病床(以下この項において「精神病床等」という.)のみである場合は当該都道府県の区域とし,当該申請に係る病床が療養病床等及び精神病床等である場合は同号に規定する区域及び当該都道府県の区域とする.)における病院又は診療所の病床の当該申請に係る病床の種別に応じた数(当該申請に係る病床が療養病床等のみである場合は,その地域における療養病床及び一般病床の数)が,同条第四項の厚生労働省令で定める標準に従い医療計画において定めるその地域の当該申請に係る病床の種別に応じた基準病床数(当該申請に係る病床が療養病床等のみである場合は,その地域における療養病床及び一般病床に係る基準病床数)に既に達しているか,又は当該申請に係る病院の開設若しくは病床数の増加若しくは病床の種別の変更によつてこれを超えることになると認めるときは,前条第4項の規定にかかわらず,同条第1項又は第2項の許可を与えないことができる.
1 第31条に規定する者
2 国家公務員共済組合法(昭和33年法律第128号)の規定に基づき設立された共済組合及びその連合会
3 地方公務員等共済組合法(昭和37年法律第152号)の規定に基づき設立された共済組合
4 前2号に掲げるもののほか,政令で定める法律に基づき設立された共済組合及びその連合会
5 私立学校教職員共済法(昭和28年法律第245号)の規定により私立学校教職員共済制度を管掌することとされた日本私立学校振興・共済事業団
6 健康保険法(大正11年法律第70号)の規定に基づき設立された健康保険組合及びその連合会
7 国民健康保険法(昭和33年法律第192号)の規定に基づき設立された国民健康保険組合及び国民健康保険団体連合会
8 国の委託を受けて健康保険法第150条及び船員保険法(昭和14年法律第73号)第57条ノ2の施設として病院を開設する者

② 都道府県知事は,前項各号に掲げる者が診療所の病床の設置の許可又は診療所の病床数の増加の許可の申請をした場合において,当該申請に係る診療所の所在地を含む地域(医療計画におい

第4章 病院, 診療所及び助産所

て定める第30条の4第2項第10号に規定する区域をいう.)における療養病床及び一般病床の数が,同条第4項の厚生労働省令で定める標準に従い医療計画において定める当該区域の療養病床及び一般病床に係る基準病床数に既に達しているか,又は当該申請に係る病床の設置若しくは病床数の増加によつてこれを超えることになると認めるときは,前条第4項の規定にかかわらず,同条第3項の許可を与えないことができる.

③ 都道府県知事は,第1項各号に掲げる者が開設する病院(療養病床等を有するものに限る.)又は診療所(前条第3項の許可を得て病床を設置するものに限る.)の所在地を含む地域(医療計画において定める第30条の4第2項第10号に規定する区域をいう.)における療養病床及び一般病床の数が,同条第4項の厚生労働省令で定める標準に従い医療計画において定める当該区域の療養病床及び一般病床に係る基準病床数を既に超えている場合において,当該病院又は診療所が,正当な理由がないのに,前条第1項若しくは第2項の許可に係る療養病床等又は同条第3項の許可を受けた病床に係る業務の全部又は一部を行つていないときは,当該業務を行つていない病床数の範囲内で,当該病院又は診療所の開設者又は管理者に対し,病床数を削減することを内容とする許可の変更のための措置を採るべきことを命ずることができる.

④ 前3項の場合において,都道府県知事は,当該地域における既存の病床数及び当該申請に係る病床数を算定するに当たつては,第30条の4第4項の厚生労働省令で定める標準に従い医療計画において定めるところにより,病院又は診療所の機能及び性格を考慮して,必要な補正を行わなければならない.

⑤ 第1項から第3項までの場合において,都道府県知事は,当該地域における既存の病床数を算定するに当たつては,介護老人保健施設の入所定員数は,厚生労働省令の定めるところにより,既存の療養病床の病床数とみなす.

⑥ 都道府県知事は,第1項若しくは第2項の規定により前条第1項から第3項までの許可を与えない処分をし,又は第3項の規定により命令しようとするときは,あらかじめ,都道府県医療審議会の意見を聴かなければならない.

⑦ 独立行政法人(独立行政法人通則法(平成11年法律第103号)第2条第1項に規定する独立行政法人をいう.)のうち政令で定めるものは,病院を開設し,若しくはその開設した病院につき病床数を増加させ,若しくは病床の種別を変更し,又は診療所に病床を設け,若しくは診療所の病床数を増加させ,若しくは病床の種別を変更しようとするときは,あらかじめ,その計画に関し,厚生労働大臣に協議(政令で特に定める場合は,通知)をしなければならない.その計画を変更しようとするときも,同様とする.

第8条〔診療所等開設の届出〕 臨床研修等修了医師,臨床研修等修了歯科医師又は助産師が診療所又は助産所を開設したときは,開設後10日以内に,診療所又は助産所の所在地の都道府県知事に届け出なければならない.

第8条の2〔病院等の休止・その届出〕 ① 病院,診療所又は助産所の開設者は,正当な理由がないのに,その病院,診療所又は助産所を1年を超えて休止してはならない.ただし,前条の規定による届出をして開設した診療所又は助産所の開設者については,この限りでない.

② 病院,診療所又は助産所の開設者が,その病院,診療所又は助産所を休止したときは,10日以内に,都道府県知事に届け出なければならない.休止した病院,診療所又は助産所を再開したときも,同様とする.

第9条〔病院等の廃止の届出〕 ① 病院,診療所又は助産所の開設者が,その病院,診療所又は助産所を廃止したときは,10日以内に,都道府県知事に届け出なければならない.

② 病院,診療所又は助産所の開設者が死亡し,又は失そうの宣告を受けたときは,戸籍法(昭和22年法律第224号)の規定による死亡又は失そうの届出義務者は,10日以内に,その旨をその所在地の都道府県知事に届け出なければならない.

第2節 管 理

第10条〔病院等の管理者〕 ① 病院又は診療所の開設者は,その病院又は診療所が医業をなすものである場合は臨床研修等修了医師に,歯科医業をなすものである場合は臨床研修等修了歯科医師に,これを管理させなければならない.

② 病院又は診療所の開設者は,その病院又は診療所が,医業及び歯科医業を併せ行うものである場合は,それが主として医業を行うものであるときは臨床研修等修了医師に,主として歯科医業を行うものであるときは臨床研修等修了歯科医師に,これを管理させなければならない.

第11条〔助産所の管理者〕 助産所の開設者は,助産師に,これを管理させなければならない.

第12条〔開設者の管理等〕 ① 病院,診療所又は助産所の開設者が,病院,診療所又は助産所の管理者となることができる者である場合は,自らその病院,診療所又は助産所を管理しなければならない.但し,病院,診療所又は助産所所在地の都道府県知事の許可を受けた場合は,他の者にこれを管理させて差支ない.

② 病院,診療所又は助産所を管理する医師,歯科

医師又は助産師は,その病院,診療所又は助産所の所在地の都道府県知事の許可を受けた場合を除くほか,他の病院,診療所又は助産所を管理しない者でなければならない.

第12条の2〔地域医療支援病院の業務報告〕 ① 地域医療支援病院の開設者は,厚生労働省令の定めるところにより,業務に関する報告書を都道府県知事に提出しなければならない.
② 都道府県知事は,厚生労働省令で定めるところにより,前項の報告書の内容を公表しなければならない.

第12条の3〔特定機能病院の業務報告〕 ① 特定機能病院の開設者は,厚生労働省令の定めるところにより,業務に関する報告書を厚生労働大臣に提出しなければならない.
② 厚生労働大臣は,厚生労働省令で定めるところにより,前項の報告書の内容を公表しなければならない.

第13条〔診療所における診療体制の確保等〕 患者を入院させるための施設を有する診療所の管理者は,入院患者の病状が急変した場合においても適切な治療を提供することができるよう,当該診療所の医師が速やかに診療を行う体制を確保するよう努めるとともに,他の病院又は診療所との緊密な連携を確保しておかなければならない.

第14条〔助産所の入所妊婦等の制限〕 助産所の管理者は,同時に10人以上の妊婦,産婦又はじょく婦を入所させてはならない.ただし,他に入院させ,又は入所させるべき適当な施設がない場合において,臨時応急のため入所させるときは,この限りでない.

第14条の2〔院内掲示義務〕 ① 病院又は診療所の管理者は,厚生労働省令の定めるところにより,当該病院又は診療所に関し次に掲げる事項を当該病院又は診療所内に見やすいよう掲示しなければならない.
1 管理者の氏名
2 診療に従事する医師又は歯科医師の氏名
3 医師又は歯科医師の診療日及び診療時間
4 前3号に掲げるもののほか,厚生労働省令で定める事項
② 助産所の管理者は,厚生労働省令の定めるところにより,当該助産所に関し次に掲げる事項を当該助産所内に見やすいように掲示しなければならない.
1 管理者の氏名
2 業務に従事する助産師の氏名
3 助産師の就業の日時
4 前3号に掲げるもののほか,厚生労働省令で定める事項

第15条〔管理者の監督義務〕 ① 病院又は診療所の管理者は,その病院又は診療所に勤務する医師,歯科医師,薬剤師その他の従業者を監督し,その業務遂行に欠けるところのないよう必要な注意をしなければならない.
② 助産所の管理者は,助産所に勤務する助産師その他の従業者を監督し,その業務遂行に遺憾のないよう必要な注意をしなければならない.
③ 病院又は診療所の管理者は,病院又は診療所に診療の用に供するエックス線装置を備えたときその他厚生労働省令で定める場合においては,厚生労働省令の定めるところにより,病院又は診療所所在地の都道府県知事に届け出なければならない.

第15条の2〔業務委託〕 病院,診療所又は助産所の管理者は,病院,診療所又は助産所の業務のうち,医師若しくは歯科医師の診療若しくは助産師の業務又は患者,妊婦,産婦若しくはじよく婦の入院若しくは入所に著しい影響を与えるものとして政令で定めるものを委託しようとするときは,当該病院,診療所又は助産所の業務の種類に応じ,当該業務を適正に行う能力のある者として厚生労働省令で定める基準に適合するものに委託しなければならない.

第16条〔医師の宿直〕 医業を行う病院の管理者は,病院に医師を宿直させなければならない.但し,病院に勤務する医師が,その病院に隣接した場所に居住する場合において,病院所在地の都道府県知事の許可を受けたときは,この限りでない.

第16条の2〔地域医療支援病院の管理者の行うべき事項〕 ① 地域医療支援病院の管理者は,厚生労働省令の定めるところにより,次に掲げる事項を行わなければならない.
1 当該病院の建物の全部若しくは一部,設備,器械又は器具を,当該病院に勤務しない医師,歯科医師,薬剤師,看護師その他の医療従事者の診療,研究又は研修のために利用させること.
2 救急医療を提供すること.
3 地域の医療従事者の資質の向上を図るための研修を行わせること.
4 第22条第2号及び第3号に掲げる諸記録を体系的に管理すること.
5 当該地域医療支援病院に患者を紹介しようとする医師その他厚生労働省令で定める者から第22条第2号又は第3号に掲げる諸記録の閲覧を求められたときは,正当な理由がある場合を除き,当該諸記録のうち患者の秘密を害するおそれのないものとして厚生労働省令で定めるものを閲覧させること.
6 他の病院又は診療所から紹介された患者に対し,医療を提供すること.
7 その他厚生労働省令で定める事項

② 地域医療支援病院の管理者は,居宅等における医療を提供する医療提供施設,介護保険法第8条第4項に規定する訪問看護を行う同法第41条第1項に規定する指定居宅サービス事業者その他の居宅等における医療を提供する者(以下この項において「居宅等医療提供施設等」という.)における連携の緊密化のための支援,医療を受ける者又は地域の医療提供施設に対する居宅等医療提供施設等に関する情報の提供その他の居宅等医療提供施設等による居宅等における医療の提供の推進に関し必要な支援を行わなければならない.

第16条の3〔**特定機能病院の管理者の行うべき事項**〕① 特定機能病院の管理者は,厚生労働省令の定めるところにより,次に掲げる事項を行わなければならない.
1 高度の医療を提供すること.
2 高度の医療技術の開発及び評価を行うこと.
3 高度の医療に関する研修を行わせること.
4 第22条の2第3号及び第4号に掲げる諸記録を体系的に管理すること.
5 当該特定機能病院に患者を紹介しようとする医師その他厚生労働省令で定める者から第22条の2第3号又は第4号に掲げる諸記録の閲覧を求められたときは,正当な理由がある場合を除き,当該諸記録のうち患者の秘密を害するおそれのないものとして厚生労働省令で定めるものを閲覧させること.
6 他の病院又は診療所から紹介された患者に対し,医療を提供すること.
7 その他厚生労働省令で定める事項
② 特定機能病院の管理者は,第30条の4第2項第2号に規定する医療連携体制が適切に構築されるように配慮しなければならない.

第17条〔**厚生労働省令への委任**〕第6条の10及び第13条から前条までに定めるもののほか,病院,診療所又は助産所の管理者が,その構造設備,医薬品その他の物品の管理並びに患者,妊婦,産婦及びじよく婦の入院又は入所につき遵守すべき事項については,厚生労働省令で定める.

第18条〔**専属薬剤師**〕病院又は医師が常時3人以上勤務する診療所にあつては,開設者は,専属の薬剤師を置かなければならない.但し,病院又は診療所所在地の都道府県知事の許可を受けた場合は,この限りでない.

第19条〔**嘱託医師等**〕助産所の開設者は,厚生労働省令で定めるところにより,嘱託する医師及び病院又は診療所を定めておかなければならない.

第20条〔**清潔保持等**〕病院,診療所又は助産所は,清潔を保持するものとし,その構造設備は,衛生上,防火上及び保安上安全と認められるようなものでなければならない.

第21条〔**病院の法定人員及び施設の基準等**〕① 病院は,厚生労働省令の定めるところにより,次に掲げる人員及び施設を有し,かつ,記録を備えて置かなければならない.
1 当該病院の有する病床の種別に応じ,厚生労働省令で定める員数の医師,歯科医師,看護師その他の従業者
2 各科専門の診察室
3 手術室
4 処置室
5 臨床検査施設
6 エックス線装置
7 調剤所
8 給食施設
9 診療に関する諸記録
10 診療科名中に産婦人科又は産科を有する病院にあつては,分べん室及び新生児の入浴施設
11 療養病床を有する病院にあつては,機能訓練室
12 その他厚生労働省令で定める施設
② 療養病床を有する診療所は,厚生労働省令の定めるところにより,次に掲げる人員及び施設を有しなければならない.
1 厚生労働省令で定める員数の医師,歯科医師,看護師及び看護の補助その他の業務の従業者
2 機能訓練室
3 その他厚生労働省令で定める施設

第22条〔**地域医療支援病院の法定施設等**〕地域医療支援病院は,前条第1項(第9号を除く.)に定めるもののほか,厚生労働省令の定めるところにより,次に掲げる施設を有し,かつ,記録を備えて置かなければならない.
1 集中治療室
2 診療に関する諸記録
3 病院の管理及び運営に関する諸記録
4 化学,細菌及び病理の検査施設
5 病理解剖室
6 研究室
7 講義室
8 図書室
9 その他厚生労働省令で定める施設

第22条の2〔**特定機能病院の法定人員・施設の基準等**〕特定機能病院は,第21条第1項(第1号及び第9号を除く.)に定めるもののほか,厚生労働省令の定めるところにより,次に掲げる人員及び施設を有し,かつ,記録を備えて置かなければならない.
1 厚生労働省令で定める員数の医師,歯科医師,薬剤師,看護師その他の従業者
2 集中治療室

3 診療に関する諸記録
4 病院の管理及び運営に関する諸記録
5 前条第4号から第8号までに掲げる施設
6 その他厚生労働省令で定める施設

第23条〔厚生労働省令への委任等〕① 前3条に定めるもののほか,病院,診療所又は助産所の構造設備について,換気,採光,照明,防湿,保安,避難及び清潔その他衛生上遺憾のないように必要な基準を厚生労働省令で定める.
② 前項の規定に基づく厚生労働省令の規定に違反した者については,政令で20万円以下の罰金の刑を科する旨の規定を設けることができる.

第3節 監督

第23条の2〔施設の人員の増員又は業務の停止命令〕都道府県知事は,病院又は療養病床を有する診療所について,その人員の配置が,第21条第1項(第1号に係る部分に限る.)又は第2項(第1号に係る部分に限る.)の規定に基づく厚生労働省令で定める基準に照らして著しく不十分であり,かつ,適正な医療の提供に著しい支障が生ずる場合にあつて厚生労働省令で定める場合に該当するときは,その開設者に対し,期限を定めて,その人員の増員を命じ,又は期間を定めて,その業務の全部若しくは一部の停止を命ずることができる.

第24条〔施設の使用制限命令等〕① 都道府県知事は,病院,診療所又は助産所が清潔を欠くとき,又はその構造設備が第21条第1項若しくは第2項若しくは第22条の規定若しくは第23条第1項の規定に基づく厚生労働省令の規定に違反し,若しくは衛生上有害若しくは保安上危険と認めるときは,その開設者に対し,期間を定めて,その全部若しくは一部の使用を制限し,若しくは禁止し,又は期限を定めて,修繕若しくは改築を命ずることができる.
② 厚生労働大臣は,特定機能病院の構造設備が第22条の2の規定に違反するときは,その開設者に対し,期限を定めて,その修繕又は改築を命ずることができる.

第25条〔報告の徴収及び立入検査〕① 都道府県知事,保健所を設置する市の市長又は特別区の区長は,必要があると認めるときは,病院,診療所若しくは助産所の開設者若しくは管理者に対し,必要な報告を命じ,又は当該職員に,病院,診療所若しくは助産所に立ち入り,その有する人員若しくは清潔保持の状況,構造設備若しくは診療録,助産録,帳簿書類その他の物件を検査させることができる.
② 都道府県知事,保健所を設置する市の市長又は特別区の区長は,病院,診療所若しくは助産所の業務が法令若しくは法令に基づく処分に違反し

ている疑いがあり,又はその運営が著しく適正を欠く疑いがあると認めるときは,当該病院,診療所又は助産所の開設者又は管理者に対し,診療録,助産録,帳簿書類その他の物件の提出を命ずることができる.
③ 厚生労働大臣は,必要があると認めるときは,特定機能病院の開設者若しくは管理者に対し,必要な報告を命じ,又は当該職員に,特定機能病院に立ち入り,その有する人員若しくは清潔保持の状況,構造設備若しくは診療録,助産録,帳簿書類その他の物件を検査させることができる.
④ 厚生労働大臣は,特定機能病院の業務が法令若しくは法令に基づく処分に違反している疑いがあり,又はその運営が著しく適正を欠く疑いがあると認めるときは,当該特定機能病院の開設者又は管理者に対し,診療録,助産録,帳簿書類その他の物件の提出を命ずることができる.
⑤ 第6条の8第3項の規定は第1項及び第3項の立入検査について,同条第4項の規定は前各項の権限について,準用する.

第25条の2〔通知〕保健所を設置する市の市長及び特別区の区長は,厚生労働省令の定めるところにより,診療所及び助産所に関し,厚生労働省令で定める事項を都道府県知事に通知しなければならない.

第26条〔医療監視員〕① 第25条第1項及び第3項に規定する当該職員の職権を行わせるため,厚生労働大臣,都道府県知事,保健所を設置する市の市長又は特別区の区長は,厚生労働省,都道府県,保健所を設置する市又は特別区の職員のうちから,医療監視員を命ずるものとする.
② 前項に定めるもののほか,医療監視員に関し必要な事項は,厚生労働省令でこれを定める.

第27条〔使用許可〕病院,患者を入院させるための施設を有する診療所又は入所施設を有する助産所は,その構造設備について,その所在地を管轄する都道府県知事の検査を受け,許可証の交付を受けた後でなければ,これを使用してはならない.

第28条〔管理者の変更命令〕都道府県知事は,病院,診療所又は助産所の管理者に,犯罪若しくは医事に関する不正行為があり,又はその者が管理をなすのに適しないと認めるときは,開設者に対し,期限を定めて,その変更を命ずることができる.

第29条〔開設許可の取消等〕① 都道府県知事は,次の各号のいずれかに該当する場合においては,病院,診療所若しくは助産所の開設の許可を取り消し,又は開設者に対し,期間を定めて,その閉鎖を命ずることができる.
1 開設の許可を受けた後正当の理由がないのに,6月以上その業務を開始しないとき.
2 病院,診療所(第八条の届出をして開設した

ものを除く.)又は助産所(同条の届出をして開設したものを除く.)が,休止した後正当な理由がないのに,1年以上業務を再開しないとき.
3 開設者が第6条の3第6項,第24条第1項又は前条の規定に基づく命令又は処分に違反したとき.
4 開設者に犯罪又は医事に関する不正の行為があつたとき.
② 都道府県知事は,第7条第2項又は第3項の規定による許可を受けた後正当の理由がないのに,6月以上当該許可に係る業務を開始しないときは,当該許可を取り消すことができる.
③ 都道府県知事は,次の各号のいずれかに該当する場合においては,地域医療支援病院の承認を取り消すことができる.
1 地域医療支援病院が第4条第1項各号に掲げる要件を欠くに至つたとき.
2 地域医療支援病院の開設者が第12条の2第1項の規定に違反したとき.
3 地域医療支援病院の開設者が第24条第1項の規定に基づく命令に違反したとき.
4 地域医療支援病院の管理者が第16条の2第1項の規定に違反したとき.
④ 厚生労働大臣は,次の各号のいずれかに該当する場合においては,特定機能病院の承認を取り消すことができる.
1 特定機能病院が第4条の2第1項各号に掲げる要件を欠くに至つたとき.
2 特定機能病院の開設者が第12条の3第1項の規定に違反したとき.
3 特定機能病院の開設者が第24条第2項の規定に基づく命令に違反したとき.
4 特定機能病院の管理者が第16条の3第1項の規定に違反したとき.
⑤ 都道府県知事は,第3項の規定により地域医療支援病院の承認を取り消すに当たつては,あらかじめ,都道府県医療審議会の意見を聴かなければならない.
⑥ 厚生労働大臣は,第4項の規定により特定機能病院の承認を取り消すに当たつては,あらかじめ,社会保障審議会の意見を聴かなければならない.

第29条の2〔緊急時における厚生労働大臣の指示〕 厚生労働大臣は,国民の健康を守るため緊急の必要があると認めるときは,都道府県知事に対し,第28条並びに前条第1項及び第2項の規定による処分を行うべきことを指示することができる.

第30条〔弁明の機会の付与〕 都道府県知事は,行政手続法(平成5年法律第88号)第13条第2項第1号の規定により,あらかじめ弁明の機会の付与又は聴聞を行わないで第23条の2,第24条

第1項,第28条又は第29条第1項若しくは第3項の規定による処分をしたときは,当該処分をした後3日以内に,当該処分を受けた者に対し,弁明の機会の付与を行わなければならない.

第4節 雑 則

第30条の2〔政令への委任〕 この章に特に定めるものの外,病院,診療所及び助産所の開設及び管理に関して必要な事項は,政令でこれを定める.

第5章 医療提供体制の確保

第1節 基本方針

第30条の3〔基本方針に定める事項〕 ① 厚生労働大臣は,良質かつ適切な医療を効率的に提供する体制の確保(以下「医療提供体制の確保」という.)を図るための基本的な方針(以下「基本方針」という.)を定めるものとする.
② 基本方針においては,次に掲げる事項について定めるものとする.
1 医療提供体制の確保のため講じようとする施策の基本となるべき事項
2 医療提供体制の確保に関する調査及び研究に関する基本的な事項
3 医療提供体制の確保に係る目標に関する事項
4 医療提供施設相互間の機能の分担及び業務の連携並びに医療を受ける者に対する医療機能に関する情報の提供の推進に関する基本的な事項
5 医師,歯科医師,薬剤師,看護師その他の医療従事者の確保に関する基本的な事項
6 次条第1項に規定する医療計画の作成及び医療計画に基づく事業の実施状況の評価に関する基本的な事項
7 その他医療提供体制の確保に関する重要事項
③ 厚生労働大臣は,基本方針を定め,又はこれを変更したときは,遅滞なく,これを公表するものとする.

第2節 医療計画

第30条の4〔医療計画に定める事項〕 ① 都道府県は,基本方針に即して,かつ,地域の実情に応じて,当該都道府県における医療提供体制の確保を図るための計画(以下「医療計画」という.)を定めるものとする.
② 医療計画においては,次に掲げる事項を定めるものとする.
1 都道府県において達成すべき第4号及び第5号の事業の目標に関する事項
2 第4号及び第5号の事業に係る医療連携体制(医療提供施設相互間の機能の分担及び業務の連携を確保するための体制をいう.以下同じ.)に関する事項
3 医療連携体制における医療機能に関する情報の提供の推進に関する事項

4 生活習慣病その他の国民の健康の保持を図るために特に広範かつ継続的な医療の提供が必要と認められる疾病として厚生労働省令で定めるものの治療又は予防に係る事業に関する事項
5 次に掲げる医療の確保に必要な事業(以下「救急医療等確保事業」という.)に関する事項(ハに掲げる医療については,その確保が必要な場合に限る.)
 イ 救急医療
 ロ 災害時における医療
 ハ へき地の医療
 ニ 周産期医療
 ホ 小児医療(小児救急医療を含む.)
 ヘ イからホまでに掲げるもののほか,都道府県知事が当該都道府県における疾病の発生の状況等に照らして特に必要と認める医療
6 居宅等における医療の確保に関する事項
7 医師,歯科医師,薬剤師,看護師その他の医療従事者の確保に関する事項
8 医療の安全の確保に関する事項
9 地域医療支援病院の整備の目標その他医療機能を考慮した医療提供施設の整備の目標に関する事項
10 主として病院の病床(次号に規定する病床並びに精神病床,感染症病床及び結核病床を除く.)及び診療所の病床の整備を図るべき地域的単位として区分する区域の設定に関する事項
11 2以上の前号に規定する区域を併せた区域であつて,主として厚生労働省令で定める特殊な医療を提供する病院の療養病床又は一般病床であつて当該医療に係るものの整備を図るべき地域的単位としての区域の設定に関する事項
12 療養病床及び一般病床に係る基準病床数,精神病床に係る基準病床数,感染症病床に係る基準病床数並びに結核病床に係る基準病床数に関する事項
13 前各号に掲げるもののほか,医療提供体制の確保に関し必要な事項
③ 都道府県は,前項第2号に掲げる事項を定めるに当たつては,次に掲げる事項に配慮しなければならない.
 1 医療連携体制の構築の具体的な方策について,前項第4号の厚生労働省令で定める疾病又は同項第5号イからへまでに掲げる医療ごとに定めること.
 2 医療連携体制の構築の内容が,患者が退院後においても継続的に適切な医療を受けることができることを確保するものであること.
 3 医療連携体制の構築の内容が,医療提供施設及び居宅等において提供される保健医療サービスと福祉サービスとの連携を含むものであること.
 4 医療連携体制が,医師,歯科医師,薬剤師,看護師その他の医療従事者,介護保険法に規定する介護サービス事業者,住民その他の地域の関係者による協議を経て構築されること.
④ 第2項第10号及び第11号に規定する区域の設定並びに同項第12号に規定する基準病床数に関する標準(療養病床及び一般病床に係る基準病床数に関する標準にあつては,それぞれの病床の種別に応じ算定した数の合計数を基にした標準)は,厚生労働省令で定める.
⑤ 都道府県は,第2項第12号に規定する基準病床数を定めようとする場合において,急激な人口増加が見込まれることその他の政令で定める事情があるときは,政令で定めるところにより,同号に規定する基準病床数に関し,前項の標準によらないことができる.
⑥ 都道府県は,第12項の規定により当該都道府県の医療計画が公示された後に,急激な人口の増加が見込まれることその他の政令で定める事情があるときは,政令で定めるところにより算定した数を,政令で定める区域の第2項第12号に規定する基準病床数とみなして,病院の開設の許可の申請その他の政令で定める申請に対する許可に係る事務を行うことができる.
⑦ 都道府県は,第12項の規定により当該都道府県の医療計画が公示された後に,厚生労働省令で定める病床を含む病院の開設の許可の申請その他の政令で定める申請があつた場合においては,政令で定めるところにより算定した数を,政令で定める区域の第2項第12号に規定する基準病床数とみなして,当該申請に対する許可に係る事務を行うことができる.
⑧ 都道府県は,医療計画を作成するに当たつては,他の法律の規定による計画であつて医療の確保に関する事項を定めるものとの調和が保たれるようにするとともに,公衆衛生,薬事,社会福祉その他の医療と密接な関連を有する施策との連携を図るように努めなければならない.
⑨ 都道府県は,医療計画を作成するに当たつて,当該都道府県の境界周辺の地域における医療の需給の実情に照らし必要があると認めるときは,関係都道府県と連絡調整を行うものとする.
⑩ 都道府県は,医療に関する専門的科学的知見に基づいて医療計画を作成するため,診療又は調剤に関する学識経験者の団体の意見を聴かなければならない.
⑪ 都道府県は,医療計画を定め,又は第30条の6の規定により医療計画を変更しようとするときは,あらかじめ,都道府県医療審議会及び市町村(救急業務を処理する一部事務組合及び広域連合を含む.)の意見を聴かなければならない.

⑫ 都道府県は,医療計画を定め,又は第30条の6の規定により医療計画を変更したときは,遅滞なく,これを厚生労働大臣に提出するとともに,その内容を公示しなければならない.

第30条の5〔必要な情報の提供〕都道府県は,医療計画を作成し,又は医療計画に基づく事業を実施するために必要であると認めるときは,市町村その他の官公署,介護保険法第7条第7項に規定する医療保険者又は医療提供施設の開設者若しくは管理者に対し,当該都道府県の区域内における医療機能に関する情報その他の必要な情報の提供を求めることができる.

第30条の6〔医療計画の変更〕都道府県は,少なくとも5年ごとに第30条の4第2項第1号及び第9号に定める目標の達成状況並びに同項各号(第1号及び第9号を除く.)に掲げる事項について,調査,分析及び評価を行い,必要があると認めるときは,当該都道府県の医療計画を変更するものとする.

第30条の7〔医療提供施設の開設者等の協力〕
① 医療提供施設の開設者及び管理者は,医療計画の達成の推進に資するため,医療連携体制の構築のために必要な協力をするよう努めるものとする.
② 病院又は診療所の管理者は,医療計画の達成の推進に資するため,居宅等において医療を提供し,又は福祉サービスとの連携を図りつつ,居宅等における医療の提供に関し必要な支援を行うよう努めるものとする.
③ 病院の開設者及び管理者は,医療計画の達成の推進に資するため,当該病院の医療業務に差し支えない限り,建物の全部又は一部,設備,器械及び器具を当該病院に勤務しない医師,歯科医師又は薬剤師の診療,研究又は研修のために利用させるように努めるものとする.

第30条の8〔助言〕厚生労働大臣は,医療計画の作成の手法その他医療計画の作成上重要な技術的事項について,都道府県に対し,必要な助言をすることができる.

第30条の9〔費用の補助〕国は,医療計画の達成を推進するため,都道府県に対し,予算の範囲内で,医療計画に基づく事業に要する費用の一部を補助することができる.

第30条の10〔医療計画達成の推進措置〕① 国及び地方公共団体は,医療計画の達成を推進するため,病院又は診療所の不足している地域における病院又は診療所の整備その他必要な措置を講ずるように努めるものとする.
② 国は,前項に定めるもののほか,都道府県の区域を超えた広域的な見地から必要とされる医療を提供する体制の整備に努めるものとする.

第30条の11〔勧告〕都道府県知事は,医療計画の達成の推進のため特に必要がある場合には,病院若しくは診療所を開設しようとする者又は病院若しくは診療所の開設者若しくは管理者に対し,都道府県医療審議会の意見を聴いて,病院の開設若しくは病院の病床数の増加若しくは病床の種別の変更又は診療所の病床の設置若しくは診療所の病床数の増加に関して勧告することができる.

第3節 医療従事者の確保等に関する施策等

第30条の12 ① 都道府県は,次に掲げる者の管理者その他の関係者との協議の場を設け,これらの者の協力を得て,救急医療等確保事業に係る医療従事者の確保その他当該都道府県において必要とされる医療の確保に関する事項に関し必要な施策を定め,これを公表しなければならない.
1 特定機能病院
2 地域医療支援病院
3 第31条に規定する公的医療機関
4 医師法第16条の2第1項に規定する厚生労働大臣の指定する病院
5 診療に関する学識経験者の団体
6 大学その他の医療従事者の養成に関係する機関
7 当該都道府県知事の認定を受けた第42条の2第1項に規定する社会医療法人
8 その他厚生労働省令で定める者
② 前項各号に掲げる者の管理者その他の関係者は,同項の規定に基づき都道府県が行う協議に参画するよう都道府県から求めがあつた場合には,これに協力するよう努めなければならない.

第30条の13 医師,歯科医師,薬剤師,看護師その他の医療従事者は,前条第1項の規定により都道府県が定めた施策の実施に協力するよう努めなければならない.

第4節 公的医療機関

第31条〔公的医療機関の協力〕公的医療機関(都道府県,市町村その他厚生労働大臣の定める者の開設する病院又は診療所をいう.以下この節において同じ.)は,第30条の12第1項の規定により都道府県が定めた施策の実施に協力しなければならない.

第32条,第33条 削除

第34条〔公的医療機関の設置命令〕① 厚生労働大臣は,医療の普及を図るため特に必要があると認めるときは,第31条に規定する者に対し,公的医療機関の設置を命ずることができる.
② 前項の場合においては,国庫は,予算の定める範囲内において,その設置に要する費用の一部を補助する.

第35条〔公的医療機関に対する命令・指示〕
① 厚生労働大臣又は都道府県知事は,公的医療機関の開設者又は管理者に対して,次の事項を命ず

ることができる．
1　当該病院又は診療所の医療業務に差し支えない限り，その建物の全部又は一部，設備，器械及び器具を当該公的医療機関に勤務しない医師又は歯科医師の診療又は研究のために利用させること．
2　医師法第 11 条第 2 号若しくは歯科医師法第 11 条第 2 号の規定による実地修練又は医師法第 16 条の 2 第 1 項若しくは歯科医師法第 16 条の 2 第 1 項の規定による臨床研修を行わせるのに必要な条件を整備すること．
3　当該公的医療機関の所在地の都道府県の医療計画に定められた救急医療等確保事業に係る医療の確保に関し必要な措置を講ずること．
② 前項各号に掲げる事項の外，厚生労働大臣又は都道府県知事は，公的医療機関の開設者に対して，その運営に関して必要な指示をすることができる．

第 36 条~第 38 条　削除

第 6 章　医療法人

第 1 節　通則

第 39 条〔医療法人〕① 病院，医師若しくは歯科医師が常時勤務する診療所又は介護老人保健施設を開設しようとする社団又は財団は，この法律の規定により，これを法人とすることができる．
② 前項の規定による法人は，医療法人と称する．

第 40 条〔名称の使用制限〕医療法人でない者は，その名称中に，医療法人という文字を用いてはならない．

第 40 条の 2〔医療法人の責務〕医療法人は，自主的にその運営基盤の強化を図るとともに，その提供する医療の質の向上及びその運営の透明性の確保を図り，その地域における医療の重要な担い手としての役割を積極的に果たすよう努めなければならない．

第 41 条〔施設又は資金〕① 医療法人は，その業務を行うに必要な資産を有しなければならない．
② 前項の資産に関し必要な事項は，医療法人の開設する医療機関の規模等に応じ，厚生労働省令で定める．

第 42 条〔業務の範囲〕医療法人は，その開設する病院，診療所又は介護老人保健施設（当該医療法人が地方自治法（昭和 22 年法律第 67 号）第 244 条の 2 第 3 項に規定する指定管理者として管理する公の施設である病院，診療所又は介護老人保健施設（以下「指定管理者として管理する病院等」という．）を含む．）の業務に支障のない限り，定款又は寄附行為の定めるところにより，次に掲げる業務の全部又は一部を行うことができる．
1　医療関係者の養成又は再教育

2　医学又は歯学に関する研究所の設置
3　第 39 条第 1 項に規定する診療所以外の診療所の開設
4　疾病予防のために有酸素運動（継続的に酸素を摂取して全身持久力に関する生理機能の維持又は回復のために行う身体の運動をいう．次号において同じ．）を行わせる施設であつて，診療所が附置され，かつ，その職員，設備及び運営方法が厚生労働大臣の定める基準に適合するものの設置
5　疾病予防のために温泉を利用させる施設であつて，有酸素運動を行う場所を有し，かつ，その職員，設備及び運営方法が厚生労働大臣の定める基準に適合するものの設置
6　前各号に掲げるもののほか，保健衛生に関する業務
7　社会福祉法（昭和 26 年法律第 45 号）第 2 条第 2 項及び第 3 項に掲げる事業のうち厚生労働大臣が定めるものの実施
8　老人福祉法（昭和 38 年法律第 133 号）第 29 条第 1 項に規定する有料老人ホームの設置

第 42 条の 2 ① 医療法人のうち，次に掲げる要件に該当するものとして，政令で定めるところにより都道府県知事の認定を受けたもの（以下「社会医療法人」という．）は，その開設する病院，診療所又は介護老人保健施設（指定管理者として管理する病院等を含む．）の業務に支障のない限り，定款又は寄附行為の定めるところにより，その収益を当該社会医療法人が開設する病院，診療所又は介護老人保健施設の経営に充てることを目的として，厚生労働大臣が定める業務（以下「収益業務」という．）を行うことができる．
1　役員のうちには，各役員について，その役員，その配偶者及び三親等以内の親族その他各役員と厚生労働省令で定める特殊の関係がある者が役員の総数の 3 分の 1 を超えて含まれることがないこと．
2　社団たる医療法人の社員のうちには，各社員について，その社員，その配偶者及び三親等以内の親族その他各社員と厚生労働省令で定める特殊の関係がある者が社員の総数の 3 分の 1 を超えて含まれることがないこと．
3　財団たる医療法人の評議員のうちには，各評議員について，その評議員，その配偶者及び三親等以内の親族その他各評議員と厚生労働省令で定める特殊の関係がある者が評議員の総数の 3 分の 1 を超えて含まれることがないこと．
4　救急医療等確保事業（当該医療法人が開設する病院又は診療所の所在地の都道府県が作成する医療計画に記載されたものに限る．）に係る業務を当該病院又は診療所の所在地の都道府県

において行つていること．
5 前号の業務について，次に掲げる事項に関し厚生労働大臣が定める基準に適合していること．
イ 当該業務を行う病院又は診療所の構造設備
ロ 当該業務を行うための体制
ハ 当該業務の実績
6 前各号に掲げるもののほか，公的な運営に関する厚生労働省令で定める要件に適合するものであること．
7 定款又は寄附行為において解散時の残余財産を国，地方公共団体又は他の社会医療法人に帰属させる旨を定めていること．
② 都道府県知事は，前項の認定をするに当たつては，あらかじめ，都道府県医療審議会の意見を聴かなければならない．
③ 収益業務に関する会計は，当該社会医療法人が開設する病院，診療所又は介護老人保健施設（指定管理者として管理する病院等を含む．）の業務及び前条各号に掲げる業務に関する会計から区分し，特別の会計として経理しなければならない．

第43条〔登記〕 ① 医療法人は，政令の定めるところにより，その設立，従たる事務所の新設，事務所の移転，その他登記事項の変更，解散，合併，清算人の就任又はその変更及び清算の結了の各場合に，登記をしなければならない．
② 前項の規定により登記しなければならない事項は，登記の後でなければ，これをもつて第三者に対抗することはできない．

第2節 設 立

第44条〔設立認可〕 ① 医療法人は，都道府県知事の認可を受けなければ，これを設立することができない．
② 医療法人を設立しようとする者は，定款又は寄附行為をもつて，少なくとも次に掲げる事項を定めなければならない．
1 目的
2 名称
3 その開設しようとする病院，診療所又は介護老人保健施設（地方自治法第244条の2第3項に規定する指定管理者として管理しようとする公の施設である病院，診療所又は介護老人保健施設を含む．）の名称及び開設場所
4 事務所の所在地
5 資産及び会計に関する規定
6 役員に関する規定
7 社団たる医療法人にあつては，社員総会及び社員たる資格の得喪に関する規定
8 財団たる医療法人にあつては，評議員会及び評議員に関する規定
9 解散に関する規定
10 定款又は寄附行為の変更に関する規定
11 公告の方法
③ 財団たる医療法人を設立しようとする者が，その名称，事務所の所在地又は理事の任免の方法を定めないで死亡したときは，都道府県知事は，利害関係人の請求により又は職権で，これを定めなければならない．
④ 医療法人の設立当初の役員は，定款又は寄附行為をもつて定めなければならない．
⑤ 第2項第9号に掲げる事項中に，残余財産の帰属すべき者に関する規定を設ける場合には，その者は，国若しくは地方公共団体又は医療法人その他の医療を提供する者であつて厚生労働省令で定めるもののうちから選定されるようにしなければならない．
⑥ この節に定めるもののほか，医療法人の設立認可の申請に関して必要な事項は，厚生労働省令で定める．

第45条〔設立認可基準〕 ① 都道府県知事は，前条第1項の規定による認可の申請があつた場合には，当該申請にかかる医療法人の資産が第41条の要件に該当しているかどうか及びその定款又は寄附行為の内容が法令の規定に違反していないかどうかを審査した上で，その認可を決定しなければならない．
② 都道府県知事は，前条第1項の規定による認可をし，又は認可をしない処分をするに当たつては，あらかじめ，都道府県医療審議会の意見を聴かなければならない．

第46条〔医療法人の成立〕 ① 医療法人は，その主たる事務所の所在地において政令の定めるところにより設立の登記をすることによつて，成立する．
② 医療法人は，成立の時に財産目録を作成し，常にこれをその主たる事務所に備え置かなければならない．

第3節 管 理

第46条の2〔役員〕 ① 医療法人には，役員として，理事3人以上及び監事1人以上を置かなければならない．ただし，理事について，都道府県知事の認可を受けた場合は，1人又は2人の理事を置くをもつて足りる．
② 次の各号のいずれかに該当する者は，医療法人の役員となることができない．
1 成年被後見人又は被保佐人
2 この法律，医師法，歯科医師法その他医事に関する法令の規定により罰金以上の刑に処せられ，その執行を終わり，又は執行を受けることがなくなつた日から起算して2年を経過しない者
3 前号に該当する者を除くほか，禁錮以上の刑に処せられ，その執行を終わり，又は執行を受けることがなくなるまでの者

③ 役員の任期は，2年を超えることはできない．ただし，再任を妨げない．

第46条の3〔理事長の選出〕 ① 医療法人（次項に規定する医療法人を除く．）の理事のうち1人は，理事長とし，定款又は寄附行為の定めるところにより，医師又は歯科医師である理事のうちから選出する．ただし，都道府県知事の認可を受けた場合は，医師又は歯科医師でない理事のうちから選出することができる．

② 前条第1項ただし書の規定に基づく都道府県知事の認可を受けて1人の理事を置く医療法人にあつては，この章（次条第2項を除く．）の規定の適用については，当該理事を理事長とみなす．

第46条の4〔理事長，理事及び監事の職務等〕 ① 理事長は，医療法人を代表し，その業務を総理する．

② 理事長に事故があるとき，又は理事長が欠けたときは，定款又は寄附行為の定めるところにより，他の理事が，その職務を代理し，又はその職務を行う．

③ 医療法人の業務は，定款又は寄附行為に別段の定めがないときは，理事の過半数で決する．

④ 理事は，定款若しくは寄附行為又は社員総会の決議によつて禁止されていないときに限り，特定の行為の代理を他人に委任することができる．

⑤ 理事が欠けた場合において，医療法人の業務が遅滞することにより損害を生ずるおそれがあるときは，都道府県知事は，利害関係人の請求により又は職権で，仮理事を選任しなければならない．

⑥ 医療法人と理事との利益が相反する事項については，理事は，代理権を有しない．この場合においては，都道府県知事は，利害関係人の請求により又は職権で，特別代理人を選任しなければならない．

⑦ 監事の職務は，次のとおりとする．

1 医療法人の業務を監査すること．
2 医療法人の財産の状況を監査すること．
3 医療法人の業務又は財産の状況について，毎会計年度，監査報告書を作成し，当該会計年度終了後3月以内に社員総会又は理事に提出すること．
4 第1号又は第2号の規定による監査の結果，医療法人の業務又は財産に関し不正の行為又は法令若しくは定款若しくは寄附行為に違反する重大な事実があることを発見したときは，これを都道府県知事又は社員総会若しくは評議員会に報告すること．
5 社団たる医療法人の監事にあつては，前号の報告をするために必要があるときは，社員総会を招集すること．
6 財団たる医療法人の監事にあつては，第4号の報告をするために必要があるときは，理事長に対して評議員会の招集を請求すること．
7 医療法人の業務又は財産の状況について，理事に対して意見を述べること．

第47条〔管理者たる理事〕 ① 医療法人は，その開設するすべての病院，診療所又は介護老人保健施設（指定管理者として管理する病院等を含む．）の管理者を理事に加えなければならない．ただし，医療法人が病院，診療所又は介護老人保健施設を2以上開設する場合において，都道府県知事の認可を受けたときは，管理者（指定管理者として管理する病院等の管理者を除く．）の一部を理事に加えないことができる．

② 前項の理事は，管理者の職を退いたときは，理事の職を失うものとする．

第48条〔監事の兼職制限〕 監事は，理事又は医療法人の職員（当該医療法人の開設する病院，診療所又は介護老人保健施設（指定管理者として管理する病院等を含む．）の管理者その他の職員を含む．）を兼ねてはならない．

第48条の2〔理事又は監事の補充〕 理事又は監事のうち，その定数の5分の1を超える者が欠けたときは，1月以内に補充しなければならない．

第48条の3〔社員総会〕 ① 社団たる医療法人は，社員名簿を備え置き，社員の変更があるごとに必要な変更を加えなければならない．

② 社団たる医療法人の理事長は，少なくとも毎年1回，定時社員総会を開かなければならない．

③ 理事長は，必要があると認めるときは，いつでも臨時社員総会を招集することができる．

④ 議長は，社員総会において選任する．

⑤ 理事長は，総社員の5分の1以上の社員から会議に付議すべき事項を示して臨時社員総会の招集を請求された場合には，その請求のあつた日から20日以内に，これを招集しなければならない．ただし，総社員の5分の1の割合については，定款でこれを下回る割合を定めることができる．

⑥ 社員総会の招集の通知は，その会議の日より少なくとも5日前に，その会議の目的である事項を示し，定款で定めた方法に従つてしなければならない．

⑦ 社団たる医療法人の業務は，定款で理事その他の役員に委任したものを除き，すべて社員総会の決議によつて行う．

⑧ 社員総会においては，第6項の規定によりあらかじめ通知をした事項についてのみ，決議をすることができる．ただし，定款に別段の定めがあるときは，この限りでない．

⑨ 社員総会は，定款に別段の定めがある場合を除き，総社員の過半数の出席がなければ，その議事を開き，議決することができない．

⑩ 社員総会の議事は，定款に別段の定めがある場合を除き，出席者の過半数で決し，可否同数のと

きは、議長の決するところによる.
⑪ 前項の場合において、議長は、社員として議決に加わることができない.
第 48 条の 4 ① 社員は、各1個の議決権を有する.
② 社員総会に出席しない社員は、書面で、又は代理人によつて議決をすることができる. ただし、定款に別段の定めがある場合は、この限りでない.
③ 社団たる医療法人と特定の社員との関係について議決をする場合には、その社員は、議決権を有しない.
第 49 条〔評議員会〕① 財団たる医療法人に、評議員会を置く.
② 評議員会は、理事の定数を超える数の評議員（第 46 条の 2 第 1 項ただし書の認可を受けた医療法人にあつては、3 人以上の評議員）をもつて、組織する.
③ 評議員会は、理事長が招集する.
④ 評議員会に、議長を置く.
⑤ 理事長は、総評議員の 5 分の 1 以上の評議員から会議に付議すべき事項を示して評議員会の招集を請求された場合には、その請求のあつた日から 20 日以内に、これを招集しなければならない. ただし、総評議員の 5 分の 1 以上の割合については、寄附行為でこれを下回る割合を定めることができる.
⑥ 評議員会は、総評議員の過半数の出席がなければ、その議事を開き、議決することができない.
⑦ 評議員会の議事は、出席者の過半数で決し、可否同数のときは、議長の決するところによる.
⑧ 前項の場合において、議長は、評議員として議決に加わることができない.
第 49 条の 2 ① 次に掲げる事項については、理事長において、あらかじめ、評議員会の意見を聴かなければならない.
1 予算、借入金（当該会計年度内の収入をもつて償還する一時の借入金を除く.）及び重要な資産の処分に関する事項
2 事業計画の決定又は変更
3 寄附行為の変更
4 合併
5 第 55 条第 3 項第 2 号に掲げる事由のうち、同条第 1 項第 2 号に掲げる事由による解散
6 その他医療法人の業務に関する重要事項で寄附行為をもつて定めるもの
② 前項各号に掲げる事項は、寄附行為をもつて評議員会の議決を要するものとすることができる.
第 49 条の 3 ① 評議員会は、医療法人の業務若しくは財産の状況又は役員の業務執行の状況について、役員に対して意見を述べ、若しくはその諮問に答え、又は役員から報告を徴することができる.
② 理事長は、毎会計年度終了後 3 月以内に、決算及び事業の実績を評議員会に報告し、その意見を求めなければならない.
第 49 条の 4 ① 評議員となる者は、次に掲げる者とする.
1 医師、歯科医師、薬剤師、看護師その他の医療従事者のうちから、寄附行為の定めるところにより選任された者
2 病院、診療所又は介護老人保健施設の経営に関して識見を有する者のうちから、寄附行為の定めるところにより選任された者
3 医療を受ける者のうちから、寄附行為の定めるところにより選任された者
4 前 3 号に掲げる者のほか、寄附行為の定めるところにより選任された者
② 評議員は、当該財団たる医療法人の役員を兼ねてはならない.
第 50 条〔定款又は寄附行為の変更〕① 定款又は寄附行為の変更（厚生労働省令で定める事項に係るものを除く.）は、都道府県知事の認可を受けなければ、その効力を生じない.
② 都道府県知事は、前項の規定による認可の申請があつた場合には、第 45 条に規定する事項及び定款又は寄附行為の変更の手続が法令又は定款若しくは寄附行為に違反していないかどうかを審査した上で、その認可を決定しなければならない.
③ 医療法人は、第 1 項の厚生労働省令で定める事項に係る定款又は寄附行為の変更をしたときは、遅滞なく、その旨を都道府県知事に届け出なければならない.
④ 第 44 条第 5 項の規定は、定款又は寄附行為の変更により、残余財産の帰属すべき者に関する規定を設け、又は変更する場合について準用する.
第 50 条の 2〔会計〕医療法人の会計は、一般に公正妥当と認められる会計の慣行に従うものとする.
第 51 条〔事業報告書等〕① 医療法人は、毎会計年度終了後 2 月以内に、事業報告書、財産目録、貸借対照表、損益計算書その他厚生労働省令で定める書類（以下「事業報告書等」という.）を作成しなければならない.
② 理事は、事業報告書等を監事に提出しなければならない.
③ 社会医療法人（厚生労働省令で定めるものに限る.）の理事長は、財産目録、貸借対照表及び損益計算書を公認会計士又は監査法人に提出しなければならない.
第 51 条の 2〔書類の整備・閲覧〕① 医療法人（社会医療法人を除く.）は、次に掲げる書類を各事務所に備えて置き、その社員若しくは評議員又は債権者から請求があつた場合には、正当な理由がある場合を除いて、これを閲覧に供しなければならない.

1 事業報告書等
2 第46条の4第7項第3号の監査報告書（以下「監事の監査報告書」という.）
3 定款又は寄附行為

② 社会医療法人は,次に掲げる書類を各事務所に備えて置き,請求があつた場合には,正当な理由がある場合を除いて,これを閲覧に供しなければならない.
1 前項各号に掲げる書類
2 前条第3項の社会医療法人にあつては,公認会計士又は監査法人の監査報告書（以下「公認会計士等の監査報告書」という.）

第52条〔書類の届出〕 ① 医療法人は,厚生労働省令で定めるところにより,毎会計年度終了後3月以内に,次に掲げる書類を都道府県知事に届け出なければならない.
1 事業報告書等
2 監事の監査報告書
3 第51条第3項の社会医療法人にあつては,公認会計士等の監査報告書

② 都道府県知事は,定款若しくは寄附行為又は前項の届出に係る書類について請求があつた場合には,厚生労働省令で定めるところにより,これを閲覧に供しなければならない.

第53条〔会計年度〕 医療法人の会計年度は,4月1日に始まり,翌年3月31日に終るものとする.ただし,定款又は寄附行為に別段の定めがある場合は,この限りでない.

第54条〔剰余金配当の禁止〕 医療法人は,剰余金の配当をしてはならない.

第4節 社会医療法人債

第54条の2〔社会医療法人債の発行〕 ① 社会医療法人は,救急医療等確保事業の実施に資するため,社員総会において議決された額又は寄附行為の定めるところにより評議員会において議決された額を限度として,社会医療法人債（第54条の7において準用する会社法（平成17年法律第86号）の規定により社会医療法人が行う割当てにより発生する当該社会医療法人を債務者とする金銭債権であつて,次条第1項各号に掲げる事項についての定めに従い償還されるものをいう.以下同じ.）を発行することができる.

② 前項の社会医療法人債を発行したときは,社会医療法人は,当該社会医療法人債の発行収入金に相当する金額を第42条の2第3項に規定する特別の会計に繰り入れてはならない.

第54条の3〔募集社会医療法人債〕 ① 社会医療法人は,その発行する社会医療法人債を引き受ける者の募集をしようとするときは,その都度,募集社会医療法人債（当該募集に応じて当該社会医療法人債の引受けの申込みをした者に対して割り当てる社会医療法人債をいう.以下同じ.）について次に掲げる事項を定めなければならない.
1 募集社会医療法人債の発行により調達する資金の使途
2 募集社会医療法人債の総額
3 各募集社会医療法人債の金額
4 募集社会医療法人債の利率
5 募集社会医療法人債の償還の方法及び期限
6 利息支払の方法及び期限
7 社会医療法人債券（社会医療法人債を表示する証券をいう.以下同じ.）を発行するときは,その旨
8 社会医療法人債に係る債権者（以下「社会医療法人債権者」という.）が第54条の7において準用する会社法第698条の規定による請求の全部又は一部をすることができないこととするときは,その旨
9 社会医療法人債管理者が社会医療法人債権者集会の決議によらずに第54条の7において準用する会社法第706条第1項第2号に掲げる行為をすることができることとするときは,その旨
10 各募集社会医療法人債の払込金額（各募集社会医療法人債と引換えに払い込む金銭の額をいう.）若しくはその最低金額又はこれらの算定方法
11 募集社会医療法人債と引換えにする金銭の払込みの期日
12 一定の日までに募集社会医療法人債の総額について割当てを受ける者を定めないときにおいて,募集社会医療法人債の全部を発行しないこととするときは,その旨及びその一定の日
13 前各号に掲げるもののほか,厚生労働省令で定める事項

② 前項第2号に掲げる事項その他の社会医療法人債を引き受ける者の募集に関する重要な事項として厚生労働省令で定める事項は,理事の過半数で決しなければならない.

第54条の4〔社会医療法人債原簿〕 社会医療法人は,社会医療法人債を発行した日以後遅滞なく,社会医療法人債原簿を作成し,これに次に掲げる事項を記載し,又は記録しなければならない.
1 前条第1項第4号から第9号までに掲げる事項その他の社会医療法人債の内容を特定するものとして厚生労働省令で定める事項（以下「種類」という.）
2 種類ごとの社会医療法人債の総額及び各社会医療法人債の金額
3 各社会医療法人債と引換えに払い込まれた金銭の額及び払込みの日
4 社会医療法人債権者（無記名社会医療法人債（無記名式の社会医療法人債券が発行されてい

る社会医療法人債をいう.）の社会医療法人債権者を除く.）の氏名又は名称及び住所
5　前号の社会医療法人債権者が各社会医療法人債を取得した日
6　社会医療法人債券を発行したときは,社会医療法人債券の番号,発行の日,社会医療法人債券が記名式か,又は無記名式かの別及び無記名式の社会医療法人債券の数
7　前各号に掲げるもののほか,厚生労働省令で定める事項

第54条の5〔社会医療法人債管理者〕 社会医療法人は,社会医療法人債を発行する場合には,社会医療法人債管理者を定め,社会医療法人債権者のために,弁済の受領,債権の保全その他の社会医療法人債の管理を行うことを委託しなければならない．ただし,各社会医療法人債の金額が1億円以上である場合その他社会医療法人債権者の保護に欠けるおそれがないものとして厚生労働省令で定める場合は,この限りでない．

第54条の6〔社会医療法人債権者集会〕 ① 社会医療法人は,社会医療法人債の種類ごとに社会医療法人債権者集会を組織する.
② 社会医療法人債権者集会は,この法律又は次条において準用する会社法に規定する事項及び社会医療法人債権者の利害に関する事項について決議をすることができる.

第54条の7〔会社法の準用〕 会社法第677条から第680条まで,第682条,第683条,第684条（第4項及び第5項を除く.）,第685条から第701条まで,第703条から第714条まで,第717条から第742条まで,第7編第2章第7節,第868条第3項,第869条,第870条（第3号及び第10号から第12号までに係る部分に限る.）,第871条（第2号に係る部分に限る.）,第872条（第4号に係る部分に限る.）,第873条（第2号及び第4号に係る部分に限る.）,第874条（第1号及び第4号に係る部分に限る.）,第875条及び第876条の規定は,社会医療法人が社会医療法人債を発行する場合における社会医療法人債,募集社会医療法人債,社会医療法人債券,社会医療法人債権者,社会医療法人債管理者,社会医療法人債権者集会又は社会医療法人債原簿について準用する．この場合において,必要な技術的読替えは,政令で定める．

第54条の8〔他の法令の適用〕 社会医療法人債は,担保付社債信託法（明治38年法律第52号）その他の政令で定める法令の適用については,政令で定めるところにより,社債とみなす．

第5節　解散及び合併

第55条〔解散〕 ① 社団たる医療法人は,次の事由によつて解散する.

1　定款をもつて定めた解散事由の発生
2　目的たる業務の成功の不能
3　社員総会の決議
4　他の医療法人との合併
5　社員の欠亡
6　破産手続開始の決定
7　設立認可の取消し

② 社団たる医療法人は,総社員の4分の3以上の賛成がなければ,前項第3号の社員総会の決議をすることができない．ただし,定款に別段の定めがあるときは,この限りでない．
③ 財団たる医療法人は,次に掲げる事由によつて解散する.
1　寄附行為をもつて定めた解散事由の発生
2　第1項第2号,第4号,第6号又は第7号に掲げる事由
④ 医療法人がその債務につきその財産をもつて完済することができなくなつた場合には,裁判所は,理事若しくは債権者の申立てにより又は職権で,破産手続開始の決定をする．
⑤ 前項に規定する場合には,理事は,直ちに破産手続開始の申立てをしなければならない．
⑥ 第1項第2号又は第3号に掲げる事由による解散は,都道府県知事の認可を受けなければ,その効力を生じない．
⑦ 都道府県知事は,前項の認可をし,又は認可をしない処分をするに当たつては,あらかじめ,都道府県医療審議会の意見を聴かなければならない．
⑧ 清算人は,第1項第1号若しくは第5号又は第3項第1号に掲げる事由によつて医療法人が解散した場合には,都道府県知事にその旨を届け出なければならない．

第56条〔残余財産の帰属処分〕 ① 解散した医療法人の残余財産は,合併及び破産手続開始の決定による解散の場合を除くほか,定款又は寄附行為の定めるところにより,その帰属すべき者に帰属する．
② 前項の規定により処分されない財産は,国庫に帰属する．

第56条の2〔解散した医療法人のみなし存続〕 解散した医療法人は,清算の目的の範囲内において,その清算の結了に至るまではなお存続するものとみなす．

第56条の3〔清算人〕 医療法人が解散したときは,合併及び破産手続開始の決定による解散の場合を除き,理事がその清算人となる．ただし,定款若しくは寄附行為に別段の定めがあるとき,又は社員総会において理事以外の者を選任したときは,この限りでない．

第56条の4 前条の規定により清算人となる者がないとき,又は清算人が欠けたため損害を生ずる

おそれがあるときは,裁判所は,利害関係人若しくは検察官の請求により又は職権で,清算人を選任することができる.

第56条の5 重要な事由があるときは,裁判所は,利害関係人若しくは検察官の請求により又は職権で,清算人を解任することができる.

第56条の6 清算中に就職した清算人は,その氏名及び住所を都道府県知事に届け出なければならない.

第56条の7 ① 清算人の職務は,次のとおりとする.
1 現務の結了
2 債権の取立て及び債務の弁済
3 残余財産の引渡し
② 清算人は,前項各号に掲げる職務を行うために必要な一切の行為をすることができる.

第56条の8〔債権の申出の催告〕① 清算人は,その就職の日から2月以内に,少なくとも3回の公告をもつて,債権者に対し,一定の期間内にその債権の申出をすべき旨の催告をしなければならない.この場合において,その期間は,2月を下ることができない.
② 前項の公告には,債権者がその期間内に申出をしないときは清算から除斥されるべき旨を付記しなければならない.ただし,清算人は,判明している債権者を除斥することができない.
③ 清算人は,判明している債権者には,各別にその申出の催告をしなければならない.
④ 第1項の公告は,官報に掲載してする.

第56条の9〔催告期間経過後の債権請求〕前条第1項の期間の経過後に申出をした債権者は,医療法人の債務が完済された後まだ権利の帰属すべき者に引き渡されていない財産に対してのみ,請求をすることができる.

第56条の10〔破産手続〕① 清算中に医療法人の財産がその債務を完済するのに足りないことが明らかになつたときは,清算人は,直ちに破産手続開始の申立てをし,その旨を公告しなければならない.
② 清算人は,清算中の医療法人が破産手続開始の決定を受けた場合において,破産管財人にその事務を引き継いだときは,その任務を終了したものとする.
③ 前項に規定する場合において,清算中の医療法人が既に債権者に支払い,又は権利の帰属すべき者に引き渡したものがあるときは,破産管財人は,これを取り戻すことができる.
④ 第1項の規定による公告は,官報に掲載してする.

第56条の11〔清算の結了〕清算が結了したときは,清算人は,その旨を都道府県知事に届け出なければならない.

第56条の12〔裁判所の監督等〕① 医療法人の解散及び清算は,裁判所の監督に属する.
② 裁判所は,職権で,いつでも前項の監督に必要な検査をすることができる.
③ 医療法人の解散及び清算を監督する裁判所は,医療法人の業務を監督する都道府県知事に対し,意見を求め,又は調査を嘱託することができる.
④ 前項に規定する都道府県知事は,同項に規定する裁判所に対し,意見を述べることができる.

第56条の13 医療法人の解散及び清算の監督並びに清算人に関する事件は,その主たる事務所の所在地を管轄する地方裁判所の管轄に属する.

第56条の14〔清算人の選任の裁判等〕清算人の選任の裁判に対しては,不服を申し立てることができない.

第56条の15 裁判所は,第56条の4の規定により清算人を選任した場合には,医療法人が当該清算人に対して支払う報酬の額を定めることができる.この場合においては,裁判所は,当該清算人及び監事の陳述を聴かなければならない.

第56条の16 清算人の解任についての裁判及び前条の規定による裁判に対しては,即時抗告をすることができる.

第56条の17〔検査役の選任〕① 裁判所は,医療法人の解散及び清算の監督に必要な調査をさせるため,検査役を選任することができる.
② 前3条の規定は,前項の規定により裁判所が検査役を選任した場合について準用する.この場合において,第56条の15中「清算人及び監事」とあるのは,「医療法人及び検査役」と読み替えるものとする.

第57条〔合併〕① 社団たる医療法人は,総社員の同意があるときは,他の社団たる医療法人と合併をすることができる.
② 財団たる医療法人は,寄附行為に合併することができる旨の定がある場合に限り,他の財団たる医療法人と合併をすることができる.
③ 財団たる医療法人が合併をするには,理事の3分の2以上の同意がなければならない.但し,寄附行為に別段の定がある場合は,この限りでない.
④ 合併は,都道府県知事の認可を受けなければ,その効力を生じない.
⑤ 第55条第7項の規定は,前項の認可について準用する.

第58条〔財産目録,貸借対照表の作成〕医療法人は,前条第4項に規定する都道府県知事の認可があつたときは,その認可の通知のあつた日から2週間以内に,財産目録及び貸借対照表を作らなければならない.

第59条〔債権者の保護〕① 医療法人は,前条の期間内に,その債権者に対し,異議があれば一定の期間内に述べるべき旨を公告し,且つ,判明し

ている債権者に対しては,別にこれを催告しなければならない.但し,その期間は,2月を下ることができない.
② 債権者が前項の期間内に合併に対して異議を述べなかつたときは,合併を承認したものとみなす.
③ 債権者が異議を述べたときは,医療法人は,これに弁済をし,若しくは相当の担保を提供し,又はその債権者に弁済を受けさせることを目的として信託会社若しくは信託業務を営む金融機関に相当の財産を信託しなければならない.ただし,合併をしてもその債権者を害するおそれがないときは,この限りでない.

第60条〔合併による医療法人の設立事務〕 合併により医療法人を設立する場合においては,定款の作製又は寄附行為その他医療法人の設立に関する事務は,各医療法人において選任した者が共同して行わなければならない.

第61条〔権利義務の承継〕 合併後存続する医療法人又は合併によつて設立した医療法人は,合併によつて消滅した医療法人の権利義務(当該医療法人がその行う事業に関し行政庁の認可その他の処分に基いて有する権利義務を含む.)を承継する.

第62条〔合併の効力の発生〕 合併は,合併後存続する医療法人又は合併によつて設立した医療法人が,その主たる事務所の所在地において政令の定めるところにより登記をすることによつて,その効力を生ずる.

第6節 監督

第63条〔報告・検査〕 ① 都道府県知事は,医療法人の業務若しくは会計が法令,法令に基づく都道府県知事の処分,定款若しくは寄附行為に違反している疑いがあり,又はその運営が著しく適正を欠く疑いがあると認めるときは,当該医療法人に対し,その業務若しくは会計に関し報告を求め,又は当該職員に,その事務所に立ち入り,業務若しくは会計の状況を検査させることができる.
② 第6条の8第3項及び第4項の規定は,前項の規定による立入検査について準用する.

第64条〔法令等の違反に対する措置〕 ① 都道府県知事は,医療法人の業務若しくは会計が法令,法令に基づく都道府県知事の処分,定款若しくは寄附行為に違反し,又はその運営が著しく適正を欠くと認めるときは,当該医療法人に対し,期限を定めて,必要な措置をとるべき旨を命ずることができる.
② 医療法人が前項の命令に従わないときは,都道府県知事は,当該医療法人に対し,期間を定めて業務の全部若しくは一部の停止を命じ,又は役員の解任を勧告することができる.
③ 都道府県知事は,前項の規定により,業務の停止を命じ,又は役員の解任を勧告するに当たつては,あらかじめ,都道府県医療審議会の意見を聴かなければならない.

第64条の2〔社会医療法人の業務の停止〕 ① 都道府県知事は,社会医療法人が,次の各号のいずれかに該当する場合においては,社会医療法人の認定を取り消し,又は期間を定めて収益業務の全部若しくは一部の停止を命ずることができる.
1 第42条の2第1項各号に掲げる要件を欠くに至つたとき.
2 定款又は寄附行為で定められた業務以外の業務を行つたとき.
3 収益業務から生じた収益を当該社会医療法人が開設する病院,診療所又は介護老人保健施設の経営に充てないとき.
4 収益業務の継続が,社会医療法人が開設する病院,診療所又は介護老人保健施設(指定管理者として管理する病院等を含む.)の業務に支障があると認めるとき.
5 不正の手段により第42条の2第1項の認定を受けたとき.
6 この法律若しくはこの法律に基づく命令又はこれらに基づく処分に違反したとき.
② 都道府県知事は,前項の規定により認定を取り消すに当たつては,あらかじめ,都道府県医療審議会の意見を聴かなければならない.

第65条〔設立認可の取消〕 都道府県知事は,医療法人が,成立した後又はすべての病院,診療所及び介護老人保健施設を休止若しくは廃止した後1年以内に正当の理由がないのに病院,診療所又は介護老人保健施設を開設しないとき,又は再開しないときは,設立の認可を取り消すことができる.

第66条 ① 都道府県知事は,医療法人が法令の規定に違反し,又は法令の規定に基く都道府県知事の命令に違反した場合においては,他の方法により監督の目的を達することができないときに限り,設立の認可を取り消すことができる.
② 都道府県知事は,前項の規定により設立の認可を取り消すに当たつては,あらかじめ,都道府県医療審議会の意見を聴かなければならない.

第66条の2〔厚生労働大臣による設立認可取消処分指示〕 厚生労働大臣は,第64条第1項及び第2項,第64条の2第1項,第65条並びに前条第1項の規定による処分を行わないことが著しく公益を害するおそれがあると認めるときは,都道府県知事に対し,これらの規定による処分を行うべきことを指示することができる.

第67条〔弁明の機会の付与等〕 ① 都道府県知事は,第44条第1項,第55条第6項若しくは第57条第4項の規定による認可をしない処分をし,又

は第64条第2項の規定により役員の解任を勧告するに当たつては,当該処分の名あて人又は当該勧告の相手方に対し,その指名した職員又はその他の者に対して弁明する機会を与えなければならない.この場合においては,都道府県知事は,当該処分の名あて人又は当該勧告の相手方に対し,あらかじめ,書面をもつて,弁明をするべき日時,場所及び当該処分又は当該勧告をするべき事由を通知しなければならない.
② 前項の通知を受けた者は,代理人を出頭させ,かつ,自己に有利な証拠を提出することができる.
③ 第1項の規定による弁明の聴取をした者は,聴取書を作り,これを保存するとともに,報告書を作成し,かつ,当該処分又は当該勧告をする必要があるかどうかについて都道府県知事に意見を述べなければならない.

第68条〔一般社団法人・一般財団法人に関する法律の準用〕一般社団法人及び一般財団法人に関する法律(平成18年法律第48号)並びに会社法第78条,第158条及び第164条並びに会社法第662条,第664条,第868条第1項,第871条,第874条(第1号に係る部分に限る.),第875条及び第876条の規定は,医療法人について準用する.この場合において,同法第664条中「社員に分配する」とあるのは,「残余財産の帰属すべき者が国庫に帰属させる」と読み替えるものとする.

第68条の2〔読替規定〕① 2以上の都道府県の区域において病院,診療所又は介護老人保健施設を開設する医療法人に係るこの章の規定の適用については,第42条の2第1項及び第2項,第44条第1項及び第3項,第45条,第46条の2第1項ただし書,第46条の3第1項ただし書及び第2項,第46条の4第5項,第6項及び第7項第4号,第47条第1項ただし書,第50条第1項から第3項まで,第52条,第55条第6項及び第7項(第57条第5項において準用する場合を含む.以下この項において同じ.)及び第8項,第56条の6,第56条の11,第56条の12第3項及び第4項,第57条第4項,第58条,第64条から第66条まで並びに第67条第1項及び第3項中「都道府県知事」とあるのは「厚生労働大臣」と,第42条の2第1項第4号中「所在地の都道府県に」とあるのは「所在地のすべての都道府県に」と,同条第2項,第45条第2項,第55条第7項,第64条第3項,第64条の2第2項及び第66条第2項中「都道府県医療審議会」とあるのは「社会保障審議会」と,第49条第2項中「第46条の2第1項ただし書の認可」とあるのは「第68条の2第1項の規定により読み替えて適用される第46条の2第1項ただし書の認可」と,第63条第1項中「都道府県知事は」とあるのは「厚生労働大臣又は都道府県知事は」と,「都道府県知事の」とあるのは「厚生労働大臣の」とする.
② 前項の規定により読み替えて適用される第42条の2第1項の規定による認定並びに第44条第1項,第46条の2第1項ただし書,第46条の3第1項ただし書,第47条第1項ただし書,第50条第1項,第55条第6項及び第57条第4項の規定による認可の申請は,都道府県知事を経由して行わなければならない.この場合において,都道府県知事は,必要な調査をし,意見を付するものとする.

第68条の3〔政令への委任〕この章に特に定めるものの外,医療法人の監督に関し必要な事項は,政令でこれを定める.

第69条~第71条 削除

第7章 雑 則

第71条の2〔都道府県医療審議会〕① この法律の規定によりその権限に属させられた事項を調査審議するほか,都道府県知事の諮問に応じ,当該都道府県における医療を提供する体制の確保に関する重要事項を調査審議するため,都道府県に,都道府県医療審議会を置く.
② 都道府県医療審議会の組織及び運営に関し必要な事項は,政令で定める.

第71条の3〔緊急時における厚生労働大臣の事務執行〕① 第5条第2項,第23条の2,第24条第1項並びに第25条第1項及び第2項の規定により都道府県知事,保健所を設置する市の市長又は特別区の区長の権限に属するものとされている事務は,国民の健康を守るため緊急の必要があると厚生労働大臣が認める場合にあつては,厚生労働大臣又は都道府県知事,保健所を設置する市の市長若しくは特別区の区長が行うものとする.この場合においては,この法律の規定中都道府県知事,保健所を設置する市の市長又は特別区の区長に関する規定(当該事務に係るものに限る.)は,厚生労働大臣に関する規定として厚生労働大臣に適用があるものとする.
② 前項の場合において,厚生労働大臣又は都道府県知事,保健所を設置する市の市長若しくは特別区の区長が当該事務を行うときは,相互に密接な連携の下に行うものとする.

第71条の4〔事務の区分〕第68条の2第1項において読み替えて適用する第63条第1項及び第68条の2第2項(同項後段の意見を付する部分を除く.)の規定により都道府県が処理することとされている事務は,地方自治法第2条第9項第1号に規定する第1号法定受託事務とする.

第71条の5〔権限の委任〕① この法律に規定する厚生労働大臣の権限は,厚生労働省令で定める

ところにより，地方厚生局長に委任することができる．

② 前項の規定により地方厚生局長に委任された権限は，厚生労働省令で定めるところにより，地方厚生支局長に委任することができる．

第71条の6〔経過措置の命令への委任〕 この法律の規定に基づき命令を制定し，又は改廃する場合においては，その命令で，その制定又は改廃に伴い合理的に必要と判断される範囲内において，所要の経過措置（罰則に関する経過措置を含む．）を定めることができる．

第8章 罰則

第71条の7〔罰則〕 社会医療法人の役員が，自己若しくは第三者の利益を図り又は社会医療法人に損害を加える目的で，その任務に背く行為をし，当該社会医療法人に財産上の損害を加えたときは，7年以下の懲役若しくは500万円以下の罰金に処し，又はこれを併科する．

第71条の8 社会医療法人の代表社会医療法人債権者（第54条の7において準用する会社法第736条第1項の規定により選任された代表社会医療法人債権者をいう．第71条の11第1項及び第75条の2において同じ．）又は決議執行者（第54条の7において準用する同法第737条第2項に規定する決議執行者をいう．第71条の11第1項及び第75条の2において同じ．）が，自己若しくは第三者の利益を図り又は社会医療法人債権者に損害を加える目的で，その任務に背く行為をし，社会医療法人債権者に財産上の損害を加えたときは，5年以下の懲役若しくは500万円以下の罰金に処し，又はこれを併科する．

第71条の9 前2条の罪の未遂は，罰する．

第71条の10 ① 社会医療法人の役員又は社会医療法人債を引き受ける者の募集の委託を受けた者が，社会医療法人債を引き受ける者の募集をするに当たり，社会医療法人の事業その他の事項に関する説明を記載した資料若しくは当該募集の広告その他の当該募集に関する文書であつて重要な事項について虚偽の記載のあるものを行使し，又はこれらの書類の作成に代えて電磁的記録（電子的方式，磁気的方式その他人の知覚によつては認識することができない方式で作られる記録であつて，電子計算機による情報処理の用に供されるものとして厚生労働省令で定めるものをいう．以下同じ．）の作成がされている場合における当該電磁的記録であつて重要な事項について虚偽の記録のあるものをその募集の事務の用に供したときは，5年以下の懲役若しくは500万円以下の罰金に処し，又はこれを併科する．

② 社会医療法人債の売出しを行う者が，その売出しに関する文書であつて重要な事項について虚偽の記載のあるものを行使し，又は当該文書の作成に代えて電磁的記録の作成がされている場合における当該電磁的記録であつて重要な事項について虚偽の記録のあるものをその売出しの事務の用に供したときも，前項と同様とする．

第71条の11 ① 社会医療法人の役員又は代表社会医療法人債権者若しくは決議執行者が，その職務に関し，不正の請託を受けて，財産上の利益を収受し，又はその要求若しくは約束をしたときは，5年以下の懲役又は500万円以下の罰金に処する．

② 前項の利益を供与し，又はその申込み若しくは約束をした者は，3年以下の懲役又は300万円以下の罰金に処する．

第71条の12 ① 次に掲げる事項に関し，不正の請託を受けて，財産上の利益を収受し，又はその要求若しくは約束をした者は，5年以下の懲役又は500万円以下の罰金に処する．

1 社会医療法人債権者集会における発言又は議決権の行使

2 社会医療法人債の総額（償還済みの額を除く．）の10分の1以上に当たる社会医療法人債を有する社会医療法人債権者の権利の行使

② 前項の利益を供与し，又はその申込み若しくは約束をした者も，同項と同様とする．

第71条の13 第71条の11第1項又は前条第1項の場合において，犯人の収受した利益は，没収する．その全部又は一部を没収することができないときは，その価額を追徴する．

第71条の14 ① 第71条の7から第71条の9まで，第71条の11第1項及び第71条の12第1項の罪は，日本国外においてこれらの罪を犯した者にも適用する．

② 第71条の11第2項及び第71条の12第2項の罪は，刑法（明治40年法律第45号）第2条の例に従う．

第71条の15 第71条の8，第71条の10又は第71条の11第1項に規定する者が法人であるときは，これらの規定及び第71条の9の規定は，その行為をした取締役，執行役その他業務を執行する役員又は支配人に対してそれぞれ適用する．

第72条 ① 第5条第2項若しくは第25条第2項若しくは第4項の規定による診療録若しくは助産録の提出又は同条第1項若しくは第3項の規定による診療録若しくは助産録の検査に関する事務に従事した公務員又は公務員であつた者が，その職務の執行に関して知り得た医師，歯科医師若しくは助産師の業務上の秘密又は個人の秘密を正当な理由がなく漏らしたときは，1年以下の懲役又は50万円以下の罰金に処する．

② 職務上前項の秘密を知り得た他の公務員又は

公務員であつた者が, 正当な理由がなくその秘密を漏らしたときも, 同項と同様とする.
③ 第6条の11第4項の規定に違反した者は, 1年以下の懲役又は50万円以下の罰金に処する.

第73条 次の各号のいずれかに該当する者は, これを6月以下の懲役又は30万円以下の罰金に処する.
 1 第6条の5第3項, 第6条の6第4項, 第6条の7第2項又は第7条第1項の規定に違反した者
 2 第14条の規定に違反した者
 3 第6条の8第2項, 第7条の2第3項, 第23条の2, 第24条, 第28条又は第29条第1項の規定に基づく命令又は処分に違反した者

第74条 次の各号のいずれかに該当する者は, これを20万円以下の罰金に処する.
 1 第3条, 第4条第3項, 第4条の2第3項, 第8条, 第8条の2第3項, 第9条から第12条まで, 第16条, 第18条, 第19条, 第21条第1項第2号から第11号までしくは第2項第2号, 第22条第1号若しくは第4号から第8号まで, 第22条の2第2号若しくは第5号又は第27条の規定に違反した者
 2 第5条第2項, 第6条の8第1項若しくは第25条第1項から第4項までの規定による報告を怠り, 若しくは提出を怠り, 若しくは虚偽の報告をし, 又は第6条の8第1項若しくは第25条第1項若しくは第3項の規定による当該職員の検査を拒み, 妨げ, 若しくは忌避したとき
 3 第14条の2第1項又は第2項の規定による掲示を怠り, 又は虚偽の掲示をした者

第75条 〔両罰規定〕 法人の代表者又は法人若しくは人の代理人, 使用人その他の従業者が, その法人又は人の業務に関して前2条の違反行為をしたときは, 行為者を罰するほか, その法人又は人に対しても各本条の罰金刑を科する.

第75条の2 〔過料〕 社会医療法人の役員, 社会医療法人債原簿管理人 (第54条の7において準用する会社法第683条に規定する者をいう.), 社会医療法人債管理者, 事務を承継する社会医療法人債管理者 (第54条の7において準用する会社法第711条第1項又は第714条第1項若しくは第3項の規定により社会医療法人債管理者の事務を承継する社会医療法人債管理者をいう.), 代表社会医療法人債権者又は決議執行者は, 次の各号のいずれかに該当する場合には, 100万円以下の過料に処する. ただし, その行為について刑を科すべきときは, この限りでない.
 1 この法律において準用する会社法の規定による公告若しくは通知をすることを怠つたとき, 又は不正の公告若しくは通知をしたとき.
 2 この法律において準用する会社法の規定に違反して, 正当な理由がないのに, 書類若しくは電磁的記録に記録された事項を厚生労働省令で定める方法により表示したものの閲覧若しくは謄写又は書類の謄本若しくは抄本の交付, 電磁的記録に記録された事項を電磁的方法により提供すること若しくはその事項を記載した書面の交付を拒んだとき.
 3 この法律において準用する会社法の規定による調査を拒み, 妨げ, 又は忌避したとき.
 4 社会医療法人債権者集会に対し, 虚偽の申述を行い, 又は事実を隠ぺいしたとき.
 5 社会医療法人債原簿, 議事録 (第54条の7において準用する会社法第731条第1項の規定により作成する議事録をいう. 次号において同じ.), 第54条の7において準用する同法第682条第1項若しくは第695条第1項の書面若しくは電磁的記録に記載し, 若しくは記録すべき事項を記載せず, 若しくは記録せず, 又は虚偽の記載若しくは記録をしたとき.
 6 第54条の7において準用する会社法第684条第1項又は第731条第2項の規定に違反して, 社会医療法人債原簿又は議事録を備え置かなかつたとき.
 7 社会医療法人債の発行の日前に社会医療法人債券を発行したとき.
 8 第54条の7において準用する会社法第696条の規定に違反して, 遅滞なく, 社会医療法人債券を発行しなかつたとき.
 9 社会医療法人債券に記載すべき事項を記載せず, 又は虚偽の記載をしたとき.
 10 第54条の5の規定に違反して社会医療法人債を発行し, 又は第54条の7において準用する会社法第711条第1項の規定に違反して事務を承継する社会医療法人債管理者を定めなかつたとき.

第76条 次の各号のいずれかに該当する場合においては, 医療法人の理事, 監事又は清算人は, これを20万円以下の過料に処する. ただし, その行為について刑を科すべきときは, この限りでない.
 1 この法律に基づく政令の規定による登記をすることを怠つたとき.
 2 第46条第2項の規定による財産目録の備付けを怠り, 又はこれに記載すべき事項を記載せず, 若しくは虚偽の記載をしたとき.
 3 第50条第3項又は第52条第1項の規定に違反して, 届出をせず, 又は虚偽の届出をしたとき.
 4 第51条の2の規定による書類の備付けを怠り, その書類に記載すべき事項を記載せず, 若しくは虚偽の記載をし, 又は正当な理由がないのに同条の規定による閲覧を拒んだとき.

5 第54条の規定に違反して剰余金の配当をしたとき.
6 第55条第5項又は第56条の10第1項の規定による破産手続開始の申立てを怠つたとき.
7 第56条の8第1項又は第56条の10第1項の規定による公告を怠り,又は虚偽の公告をしたとき.
8 第58条又は第59条第1項若しくは第3項の規定に違反したとき.
9 第63条第1項の規定による報告を怠り,若しくは虚偽の報告をし,又は同項の規定による検査を拒み,妨げ,若しくは忌避したとき.
10 第64条第2項又は第64条の2第1項の規定による命令に違反して業務を行つたとき.

第77条 第40条の規定に違反した者は,これを10万円以下の過料に処する.

18 消 防 法(抄)

(昭23・7・24法律第186号,
最終改正:平21・5・1法律第34号)

第1章 総則

第1条 〔目的〕この法律は,火災を予防し,警戒及び鎮圧し,国民の生命,身体及び財産を火災から保護するとともに,火災又は地震等の災害による被害を軽減するほか,災害等による傷病者の搬送を適切に行い,もつて安寧秩序を保持し,社会公共の福祉の増進に資することを目的とする.

第2条 〔用語〕① この法律の用語は左の例による.
② 防火対象物とは,山林若しくは舟車,船きよ若しくはふ頭に繋留された船舶,建築物その他の工作物若しくはこれらに属する物をいう.
③ 消防対象物とは,山林若しくは舟車,船きよ若しくはふ頭に繋留された船舶,建築物その他の工作物又は物件をいう.
④ 関係者とは,防火対象物又は消防対象物の所有者,管理者又は占有者をいう.
⑤ 関係のある場所とは,防火対象物又は消防対象物のある場所をいう.
⑥ 舟車とは,船舶安全法第2条第1項の規定を適用しない船舶,端舟,はしけ,被曳船その他の舟及び車両をいう.
⑦ 危険物とは,別表第一の品名欄に掲げる物品で,同表に定める区分に応じ同表の性質欄に掲げる性状を有するものをいう.
⑧ 消防隊とは,消防器具を装備した消防吏員若しくは消防団員の一隊又は消防組織法(昭和22年法律第226号)第30条第3項の規定による都道府県の航空消防隊をいう.
⑨ 救急業務とは,災害により生じた事故若しくは屋外若しくは公衆の出入する場所において生じた事故(以下この項において「災害による事故等」という.)又は政令で定める場合における災害による事故等に準ずる事故その他の事由で政令で定めるものによる傷病者のうち,医療機関その他の場所へ緊急に搬送する必要があるものを,救急隊によつて,医療機関(厚生労働省令で定める医療機関をいう.第7条の2において同じ.)その他の場所に搬送すること(傷病者が医師の管理下に置かれるまでの間において,緊急やむを得ないものとして,応急の手当を行うことを含む.)をいう.

第2章 火災の予防

第8条 〔防火管理者〕① 学校,病院,工場,事業場,興行場,百貨店(これに準ずるものとして政令で定める大規模な小売店舗を含む.以下同じ.),複合用途防火対象物(防火対象物で政令で定める2以上の用途に供されるものをいう.以下同じ.)その他多数の者が出入し,勤務し,又は居住する防火対象物で政令で定めるものの管理について権原を有する者は,政令で定める資格を有する者のうちから防火管理者を定め,当該防火対象物について消防計画の作成,当該消防計画に基づく消火,通報及び避難の訓練の実施,消防の用に供する設備,消防用水又は消火活動上必要な施設の点検及び整備,火気の使用又は取扱いに関する監督,避難又は防火上必要な構造及び設備の維持管理並びに収容人員の管理その他防火管理上必要な業務を行なわせなければならない.
② 前項の権原を有する者は,同項の規定により防火管理者を定めたときは,遅滞なくその旨を所轄消防長又は消防署長に届け出なければならない.これを解任したときも,同様とする.
③ 消防長又は消防署長は,第1項の防火管理者が定められていないと認める場合には,同項の権原を有する者に対し,同項の規定により防火管理者を定めるべきことを命ずることができる.
④ 消防長又は消防署長は,第1項の規定により同項の防火対象物について同項の防火管理者の行うべき防火管理上必要な業務が法令の規定又は同項の消防計画に従つて行われていないと認める場合には,同項の権原を有する者に対し,当該業務が当該法令の規定又は消防計画に従つて行われるように必要な措置を講ずべきことを命ずることができる.
⑤ 第5条第3項及び第4項の規定は,前2項の規定による命令について準用する.

第8条の2の4 〔管理義務〕学校,病院,工場,事業場,興行場,百貨店,旅館,飲食店,地下街,複合用途防火対象物その他の防火対象物で政令で定めるものの管理について権原を有する者は,当該防火対象物の廊下,階段,避難口その他の避難上必要な施設について避難の支障になる物件が放置され,又はみだりに存置されないように管理し,かつ,防火戸についてその閉鎖の支障になる物件が放置され,又はみだりに存置されないように管理しなければならない.

第7章の2 救急業務

第35条の5 〔傷病者の搬送・受入れ〕① 都道府県は,消防機関による救急業務としての傷病者(第2条第9項に規定する傷病者をいう.以下この章において同じ.)の搬送(以下この章において「傷病者の搬送」という.)及び医療機関による当該傷病者の受入れ(以下この章において「傷病者の受入れ」という.)の迅速かつ適切な実施を図るため,傷病者の搬

送及び傷病者の受入れの実施に関する基準（以下この章において「実施基準」という。）を定めなければならない．
② 実施基準においては，都道府県の区域又は医療を提供する体制の状況を考慮して都道府県の区域を分けて定める区域ごとに，次に掲げる事項を定めるものとする．
1 傷病者の心身等の状況（以下この項において「傷病者の状況」という．）に応じた適切な医療の提供が行われることを確保するために医療機関を分類する基準
2 前号に掲げる基準に基づき分類された医療機関の区分及び当該区分に該当する医療機関の名称
3 消防機関が傷病者の状況を確認するための基準
4 消防機関が傷病者の搬送を行おうとする医療機関を選定するための基準
5 消防機関が傷病者の搬送を行おうとする医療機関に対し傷病者の状況を伝達するための基準
6 前2号に掲げるもののほか，傷病者の受入れに関する消防機関と医療機関との間の合意を形成するための基準その他傷病者の受入れを行う医療機関の確保に資する事項
7 前各号に掲げるもののほか，傷病者の搬送及び傷病者の受入れの実施に関し都道府県が必要と認める事項
③ 実施基準は，医学的知見に基づき，かつ，医療法（昭和23年法律第205号）第30条の4第1項に規定する医療計画との調和が保たれるように定められなければならない．
④ 都道府県は，実施基準を定めるときは，あらかじめ，第35条の8第1項に規定する協議会の意見を聴かなければならない．
⑤ 都道府県は，実施基準を定めたときは，遅滞なく，その内容を公表しなければならない．
⑥ 前3項の規定は，実施基準の変更について準用する．
第35条の6〔情報の提供等〕 総務大臣及び厚生労働大臣は，都道府県に対し，実施基準の策定又は変更に関し，必要な情報の提供，助言その他の援助を行うものとする．
第35条の7〔実施基準の遵守〕 ① 消防機関は，傷病者の搬送に当たつては，実施基準を遵守しなければならない．
② 医療機関は，傷病者の受入れに当たつては，実施基準を尊重するよう努めるものとする．
第35条の8〔実施基準に関する協議会の役割〕 ① 都道府県は，実施基準に関する協議会並びに実施基準に基づく傷病者の搬送及び傷病者の受入れの実施に係る連絡調整を行うための協議会（以下この条において「協議会」という．）を組織するものとする．
② 協議会は，次に掲げる者をもつて構成する．
1 消防機関の職員
2 医療機関の管理者又はその指定する医師
3 診療に関する学識経験者の団体の推薦する者
4 都道府県の職員
5 学識経験者その他の都道府県が必要と認める者
③ 協議会は，必要があると認めるときは，関係行政機関に対し，資料の提供，意見の表明，説明その他の協力を求めることができる．
④ 協議会は，都道府県知事に対し，実施基準並びに傷病者の搬送及び傷病者の受入れの実施に関し必要な事項について意見を述べることができる．
第35条の9〔政令への委任〕 都道府県知事は，救急業務を行つていない市町村の区域に係る道路の区間で交通事故の発生が頻繁であると認められるものについて当該交通事故により必要とされる救急業務を，関係市町村の意見を聴いて，救急業務を行つている他の市町村に実施するよう要請することができる．この場合において，その要請を受けた市町村は，当該要請に係る救急業務を行うことができる．
② 都道府県は，救急業務を行つていない市町村の区域に係る高速自動車国道又は一般国道のうち交通事故により必要とされる救急業務が特に必要な区間として政令で定める区間（前項の要請により救急業務が行われている道路の区間を除く．）について，当該救急業務を行つていない市町村の意見を聴いて，当該救急業務を行うものとする．この場合において，当該救急業務に従事する職員は，地方公務員法（昭和25年法律第261号）の適用については，消防職員とする．
第35条の10〔救急業務への協力〕 ① 救急隊員は，緊急の必要があるときは，傷病者の発生した現場付近に在る者に対し，救急業務に協力することを求めることができる．
② 救急隊員は，救急業務の実施に際しては，常に警察官と密接な連絡をとるものとする．

19　救急病院等を定める省令

（昭39・2・20厚生省令第8号，
最終改正：平19・3・30厚労省令第39号）

第1条〔医療機関〕 ① 消防法（昭和23年法律第186号）第2条第9項に規定する救急隊により搬送される傷病者に関する医療を担当する医療機関は，次の基準に該当する病院又は診療所であつて，その開設者から都道府県知事に対して救急業務に関し協力する旨の申出のあつたもののうち，医療法（昭和23年法律第205号）第30条の4第1項に規定する医療計画の内容（以下「医療計画の内容」という．），当該病院又は診療所の所在する地域における救急業務の対象となる傷病者の発生状況等を勘案して必要と認定したもの（以下「救急病院」又は「救急診療所」という．）とする．ただし，疾病又は負傷の程度が軽易であると診断された傷病者及び直ちに応急的な診療を受ける必要があると認められた傷病者に関する医療を担当する医療機関は，病院又は診療所とする．
1 救急医療について相当の知識及び経験を有する医師が常時診療に従事していること．
2 エツクス線装置，心電計，輸血及び輸液のための設備その他救急医療を行うために必要な施設及び設備を有すること．
3 救急隊による傷病者の搬送に容易な場所に所在し，かつ，傷病者の搬入に適した構造設備を有すること．
4 救急病院を要する傷病者のための専用病床又は当該傷病者のために優先的に使用される病床を有すること．
② 前項の認定は，当該認定の日から起算して3年を経過した日に，その効力を失う．
第2条〔告示〕 ① 都道府県知事は，前条第1項の申出のあつた病院又は診療所であつて，同項各号に該当し，かつ，医療計画の内容，当該病院又は診療所の所在

る地域における救急業務の対象となる傷病者の発生状況等を勘案して必要と認定したものについて,救急病院又は救急診療所である旨,その名称及び所在地並びに当該認定が効力を有する期限を告示するものとする.
② 都道府県知事は,救急病院又は救急診療所が前条第1項各号に該当しなくなつたとき又は同項の申出が撤回されたときは,その旨並びにその名称及び所在地を告示するものとする.

20 救急医療用ヘリコプターを用いた救急医療の確保に関する特別措置法

(平19・6・27法律第103号)

第1条(目的) この法律は,救急医療用ヘリコプターを用いた救急医療が傷病者の救命,後遺症の軽減等に果たす役割の重要性にかんがみ,救急医療用ヘリコプターを用いた救急医療の全国的な確保を図るための特別の措置を講ずることにより,良質かつ適切な救急医療を効率的に提供する体制の確保に寄与し,もって国民の健康の保持及び安心して暮らすことのできる社会の実現に資することを目的とする.

第2条(定義) この法律において「救急医療用ヘリコプター」とは,次の各号のいずれにも該当するヘリコプターをいう.
1 救急医療に必要な機器を装備し,及び医薬品を搭載していること.
2 救急医療に係る高度の医療を提供している病院の施設として,その敷地内その他の当該病院の医師が直ちに搭乗することのできる場所に配備されていること.

第3条(救急医療用ヘリコプターを用いた救急医療の確保に関する施策の目標等) ① 救急医療用ヘリコプターを用いた救急医療の確保に関する施策は,医師が救急医療用ヘリコプターに搭乗して速やかに傷病者の現在する場所に行き,当該救急医療用ヘリコプターに装備した機器又は搭載した医薬品を用いて当該傷病者に対し当該場所又は当該救急医療用ヘリコプターの機内において必要な治療を行いつつ,当該傷病者を速やかに医療機関その他の場所に搬送することのできる態勢を,地域の実情を踏まえつつ全国的に整備することを目標とするものとする.
② 前項の施策は,地域の実情に応じ次に掲げる事項に留意して行われるものとする.
1 傷病者の医療機関その他の場所への搬送に関し,必要に応じて消防機関,海上保安庁その他の関係機関との連携及び協力が適切に図られること.
2 へき地における救急医療の確保に寄与すること.
3 都道府県の区域を超えた連携及び協力の体制が整備されること.

第4条(医療法の基本方針に定める事項) 厚生労働大臣は,医療法(昭和23年法律第205号)第30条の3第1項に規定する基本方針(次条第1項において「基本方針」という.)に,救急医療用ヘリコプターを用いた救急医療の確保に関する事項を定めるものとする.

第5条(医療計画に定める事項) ① 都道府県は,医療法第30条の4第1項の規定に基づき,基本方針に即して,かつ,地域の実情に応じて,同項に規定する医療計画を定め,又は同法第30条の6の規定に基づきこれを変更する場合において,当該医療計画に救急医療用ヘリコプターを用いた救急医療の確保について定めるときは,次に掲げる事項を定めるものとする.
1 都道府県において達成すべき救急医療用ヘリコプターを用いた救急医療の確保に係る目標に関する事項
2 救急医療用ヘリコプターを用いた救急医療を提供する病院(以下単に「病院」という.)に関する事項
3 次条に規定する関係者の連携に関する事項
② 都道府県は,前項の場合において,救急医療用ヘリコプターを用いた救急医療が,隣接し又は近接する都道府県にまたがって確保される必要があると認めるときは,あらかじめ,当該都道府県と連絡調整を行うものとする.

第6条(関係者の連携に関する措置) 都道府県は,救急医療用ヘリコプターを用いた救急医療の提供が行われる地域ごとに,病院の医師,消防機関,都道府県及び市町村の職員,診療に関する学識経験者その他の関係者による次に掲げる事項の作成等のための協議の場を設ける等,関係者の連携に関し必要な措置を講ずるものとする.
1 当該救急医療用ヘリコプターの出動のための病院に対する傷病者の状態等の連絡に関する基準
2 当該救急医療用ヘリコプターの出動に係る消防機関等と病院との連絡体制に関する基準

第7条(救急医療用ヘリコプターの着陸の場所の確保) 国,都道府県,市町村,道路管理者(道路管理者に代わってその権限を行う者を含む.)その他の者は,救急医療用ヘリコプターの着陸の場所の確保に関し必要な協力を求められた場合には,これに応ずるよう努めるものとする.

第8条(補助) ① 都道府県は,病院の開設者に対し,救急医療用ヘリコプターを用いた救急医療の提供に要する費用の一部を補助することができる.
② 国は,予算の範囲内において,都道府県に対し,政令で定めるところにより,都道府県が前項の規定により補助する費用の一部を補助することができる.

第9条(助成金交付事業を行う法人の登録) ① 病院の開設者に対し救急医療用ヘリコプターを用いた救急医療の提供に要する費用に充てるための助成金を交付する事業であって厚生労働省令で定めるもの(以下「助成金交付事業」という.)を行う営利を目的としない法人は,厚生労働大臣の登録を受けることができる.
② 次の各号のいずれかに該当する法人は,前項の登録を受けることができない.
1 第12条の規定により登録を取り消され,その取消しの日から2年を経過しない法人
2 第12条の規定による登録の取消しの日前30日以内にその取消しに係る法人の業務を行う役員であった者でその取消しの日から2年を経過しないものがその業務を行う役員となっている法人
③ 厚生労働大臣は,第1項の登録の申請をした法人が次の各号のいずれにも適合しているときは,その登録をしなければならない.
1 助成金交付事業に関する基金であって厚生労働省令で定める基準に適合するものを設け,助成金交付事業に要する費用に充てることを条件として病院及び都道府県以外の者から出えんされた金額の合計額をもってこれに充てるものであること.

2 助成金交付事業を全国的に適正かつ確実に行うに足りるものとして厚生労働省令で定める基準に適合するものであること.

第10条（報告又は資料の提出） 厚生労働大臣は,助成金交付事業の適正な実施を確保するために必要な限度において,前条第1項の登録を受けた法人に対し,その業務又は経理の状況に関し報告又は資料の提出をさせることができる.

第11条（指導及び助言） 厚生労働大臣は,第9条第1項の登録を受けた法人に対し,助成金交付事業が円滑に実施されるように必要な指導及び助言を行うよう努めるものとする.

第12条（登録の取消し） 厚生労働大臣は,第9条第1項の登録を受けた法人が次の各号のいずれかに該当するときは,その登録を取り消すことができる.
1 不正の手段により第9条第1項の登録を受けたとき.
2 第9条第3項各号に掲げる要件に適合しなくなったとき.
3 第10条の規定による報告若しくは資料の提出をせず,又は虚偽の報告若しくは資料の提出をしたとき.
4 この法律又はこの法律に基づく命令の規定に違反したとき.

第13条（公示） 厚生労働大臣は,第9条第1項の登録をしたとき及び前条の規定により同項の登録を取り消したときは,その旨を官報に公示しなければならない.

第14条（厚生労働省令への委任） 第9条から前条までに定めるもののほか,第9条第1項の登録に関し必要な事項は,厚生労働省令で定める.

21 ヒヤリ・ハット事例収集事業の実施について
（平17・3・15 医政発0315018・薬食発0315003）

厚生労働省では,平成13年10月から医療機関の協力により,ヒヤリ・ハット事例を収集・分析し,その改善方策等医療安全に資する情報を提供する医療安全対策ネットワーク整備事業（ヒヤリ・ハット事例収集事業）を実施しているところである.

平成16年4月からは,対象を全医療機関に拡大するとともに,事例の収集実施機関を財団法人日本医療機能評価機構に変更したところである.今般,同機構において別添のとおり,「ヒヤリ・ハット事例収集事業要綱」を定めるとともに,収集体制の見直しに関する通知（平成17年3月1日付財日医機評第709号）が発出されたことから,今後はこれらに基づき事業を実施することとしたので,管下医療機関に周知及び協力方お願いする.

なお,これに伴い平成17年3月1日をもって平成16年3月4日付医政発第0304002号・薬食発第0304002号厚生労働省医政局長・医薬食品局長通知「医療安全対策ネットワーク整備事業（ヒヤリ・ハット事例収集事業）への協力について」は廃止する.

〔別添〕
ヒヤリ・ハット事例収集事業の収集体制の変更について
〔平17・3・1財日医機評709厚生労働省医政局長宛 財団法人日本医療機能評価機構理事長〕

当機構では,医療事故防止センターにおいて,平成16年4月より「医療事故情報収集等事業」の一環として「ヒヤリ・ハット事例収集事業」（以下「本事業」という.）を実施しているところでありますが,今般,収集情報の質向上と本事業の効果的・効率的運用を目的として,左記のとおり収集体制の変更を行うこととといたしましたので,お知らせいたします.

尚,本事業に参加登録を行なっている医療機関に対しては同様に連絡文書を送付いたしております.

本事業の趣旨にご理解賜りたく,ご協力をお願い申し上げます.

記
1 「記述情報」の収集対象の限定
「記述情報」に関しては,従来どおり全ての参加登録医療機関から収集することとし,収集内容については,収集期間（原則4半期）毎にテーマを定め,そのテーマに該当する事例をご報告いただく.ただし,以下に掲げる事例に関しては,広く医療機関等に周知する必要があることから,定められたテーマにかかわらず全期間を通じて収集を行うものとする.
① もし,その行為が実施されていたら,あるいはその事象の発生に気づかなければ,患者が死亡もしくは重篤な状況にいたったと考えられる事例
② 薬剤の名称や形状に関連する事例,医療機器の誤操作など,薬剤・医療機器・医療用具等に由来する事例
③ その他,医療機関において安全管理担当者が十分に精査を行ったうえで,その事例の報告を行うことが医療安全の向上に貢献すると判断した事例
なお,各期末に参加登録医療機関宛に電子メールを送付して,次回テーマをお知らせする.

2 「全般コード化情報」報告施設の定点化及び収集期間の変更
「全般コード化情報」に関しては,全国の参加登録医療機関から地域・規模・機能を勘案して選定した定点医療機関（以下「定点医療機関」という）より事例を収集する.「定点医療機関」は,全国で約300施設とし,その選定方法は別紙のとおりとする.「定点医療機関」からは当該期間に発生した全てのヒヤリ・ハット事例に関する「全般コード化情報」をご報告いただく.なお,「全般コード化情報」をご報告いただく「定点医療機関」については,当機関から,別途協力をお願いする文書を送付する.

また,定点医療機関確定後の推移を観察するために,定点医療機関の「全般コード化情報」の収集・報告期間をこれまでの半年毎から4半期毎とする.

以上

III 保健医療関係者等

22 医師法

（昭23・7・30法律第201号，
最終改正：平19・6・27法律第96号）

第1章 総則

第1条〔医師の任務〕 医師は，医療及び保健指導を掌ることによつて公衆衛生の向上及び増進に寄与し，もつて国民の健康な生活を確保するものとする．

第2章 免許

第2条〔免許〕 医師になろうとする者は，医師国家試験に合格し，厚生労働大臣の免許を受けなければならない．

第3条〔免許の絶対的欠格事由〕 未成年者，成年被後見人又は被保佐人には，免許を与えない．

第4条〔免許の相対的欠格事由〕 次の各号のいずれかに該当する者には，免許を与えないことがある．
1 心身の障害により医師の業務を適正に行うことができない者として厚生労働省令で定めるもの
2 麻薬，大麻又はあへんの中毒者
3 罰金以上の刑に処せられた者
4 前号に該当する者を除くほか，医事に関し犯罪又は不正の行為のあつた者

第5条〔医籍〕 厚生労働省に医籍を備え，登録年月日，第7条第1項又は第2項の規定による処分に関する事項その他の医師免許に関する事項を登録する．

第6条〔登録，免許証の交付・届出〕 ① 免許は，医師国家試験に合格した者の申請により，医籍に登録することによつて行う．
② 厚生労働大臣は，免許を与えたときは，医師免許証を交付する．
③ 医師は，厚生労働省令で定める2年ごとの年の12月31日現在における氏名，住所（医業に従事する者については，更にその場所）その他厚生労働省令で定める事項を，当該年の翌年1月15日までに，その住所地の都道府県知事を経由して厚生労働大臣に届け出なければならない．

第6条の2〔意見の聴取〕 厚生労働大臣は，医師免許を申請した者について，第4条第1号に掲げる者に該当すると認め，同条の規定により免許を与えないこととするときは，あらかじめ，当該申請者にその旨を通知し，その求めがあつたときは，厚生労働大臣の指定する職員にその意見を聴取させなければならない．

第7条〔免許の取消，業務停止及び再免許〕 ① 医師が，第3条に該当するときは，厚生労働大臣は，その免許を取り消す．
② 医師が第4条各号のいずれかに該当し，又は医師としての品位を損するような行為のあつたときは，厚生労働大臣は，次に掲げる処分をすることができる．
1 戒告
2 3年以内の医業の停止
3 免許の取消し
③ 前2項の規定による取消処分を受けた者（第4条第3号若しくは第4号に該当し，又は医師としての品位を損するような行為のあつた者として前項の規定による取消処分を受けた者にあつては，その処分の日から起算して5年を経過しない者を除く．）であつても，その者がその取消しの理由となつた事項に該当しなくなつたとき，その他その後の事情により再び免許を与えるのが適当であると認められるに至つたときは，再免許を与えることができる．この場合においては，第6条第1項及び第2項の規定を準用する．
④ 厚生労働大臣は，前3項に規定する処分をなすに当つては，あらかじめ，医道審議会の意見を聴かなければならない．
⑤ 厚生労働大臣は，第1項又は第2項の規定による免許の取消処分をしようとするときは，都道府県知事に対し，当該処分に係る者に対する意見の聴取を行うことを求め，当該意見の聴取をもつて，厚生労働大臣による聴聞に代えることができる．
⑥ 行政手続法（平成5年法律第88号）第3章第2節（第25条，第26条及び第28条を除く．）の規定は，都道府県知事が前項の規定により意見の聴取を行う場合について準用する．この場合において，同節中「聴聞」とあるのは「意見の聴取」と，同法第15条第1項中「行政庁」とあるのは「都道府県知事」と，同条第3項（同法第22条第3項において準用する場合を含む．）中「行政庁は」とあるのは「都道府県知事は」と，「当該行政庁」とあるのは「当該都道府県知事」と，「当該行政庁の」とあるのは「当該都道府県の」と，同法第16条第4項並びに第18条第1項及び第3項中「行政庁」とあるのは「都道府県

項」と,「都道府県知事」とあるのは「厚生労働大臣」と読み替えて,同項の規定を適用する.

⑦ 厚生労働大臣は,都道府県知事から当該処分の原因となる事実を証する書類その他意見の聴取を行う上で必要となる書類を求められた場合には,速やかにそれらを当該都道府県知事あて送付しなければならない.

⑧ 都道府県知事は,第5項の規定により意見の聴取を行う場合において,第6項において読み替えて準用する行政手続法第24条第3項の規定により同条第1項の調書及び同条第3項の報告書の提出を受けたときは,これらを保存するとともに,当該処分の決定についての意見を記載した意見書を作成し,当該調書及び報告書の写しを添えて厚生労働大臣に提出しなければならない.

⑨ 厚生労働大臣は,意見の聴取の終結後に生じた事情にかんがみ必要があると認めるときは,都道府県知事に対し,前項の規定により提出された意見書を返戻して主宰者に意見の聴取の再開を命ずるよう求めることができる.行政手続法第22条第2項本文及び第3項の規定は,この場合について準用する.

⑩ 厚生労働大臣は,当該処分の決定をするときは,第八項の規定により提出された意見書並びに調書及び報告書の写しの内容を十分参酌してこれをしなければならない.

⑪ 厚生労働大臣は,第2項の規定による医業の停止の命令をしようとするときは,都道府県知事に対し,当該処分に係る者に対する弁明の聴取を行うことを求め,当該弁明の聴取をもつて,厚生労働大臣による弁明の機会の付与に代えることができる.

⑫ 前項の規定により弁明の聴取を行う場合において,都道府県知事は,弁明の聴取を行うべき日時までに相当な期間をおいて,当該処分に係る者に対し,次に掲げる事項を書面により通知しなければならない.
 1 第2項の規定を根拠として当該処分をしようとする旨及びその内容
 2 当該処分の原因となる事実
 3 弁明の聴取の日時及び場所

⑬ 厚生労働大臣は,第11項に規定する場合のほか,厚生労働大臣による弁明の機会の付与に代えて,医道審議会の委員に,当該処分に係る者に対する弁明の聴取を行わせることができる.この場合においては,前項中「前項」とあるのは「次項」と,「都道府県知事」とあるのは「厚生労働大臣」と読み替えて,同項の規定を適用する.

⑭ 第12項(前項後段の規定により読み替えて適用する場合を含む.)の通知を受けた者は,代理人を出頭させ,かつ,証拠書類又は証拠物を提出することができる.

⑮ 都道府県知事又は医道審議会の委員は,第11項又は第13項前段の規定により弁明の聴取を行つたときは,聴取書を作り,これを保存するとともに,当該処分の決定についての意見を記載した報告書を作成し,厚生労働大臣に提出しなければならない.

⑯ 厚生労働大臣は,第5項又は第11項の規定により都道府県知事が意見の聴取又は弁明の聴取を行う場合においては,都道府県知事に対し,あらかじめ,次に掲げる事項を通知しなければならない.
 1 当該処分に係る者の氏名及び住所
 2 当該処分の内容及び根拠となる条項
 3 当該処分の原因となる事実

⑰ 第5項の規定により意見の聴取を行う場合における第6項において読み替えて準用する行政手続法第15条第1項の通知又は第11項の規定により弁明の聴取を行う場合における第12項の通知は,それぞれ,前項の規定により通知された内容に基づいたものでなければならない.

⑱ 第5項若しくは第11項の規定により都道府県知事が意見の聴取若しくは弁明の聴取を行う場合又は第13項前段の規定により医道審議会の委員が弁明の聴取を行う場合における当該処分については,行政手続法第3章(第12条及び第14条を除く.)の規定は,適用しない.

第7条の2 [再教育研修] ① 厚生労働大臣は,前条第2項第1号若しくは第2号に掲げる処分を受けた医師又は同条第3項の規定により再免許を受けようとする者に対し,医師としての倫理の保持又は医師として具有すべき知識及び技能に関する研修として厚生労働省令で定めるもの(以下「再教育研修」という.)を受けるよう命ずることができる.

② 厚生労働大臣は,前項の規定による再教育研修を修了した者について,その申請により,再教育研修を修了した旨を医籍に登録する.

③ 厚生労働大臣は,前項の登録をしたときは,再教育研修修了登録証を交付する.

④ 第2項の登録を受けようとする者及び再教育研修修了登録証の書換交付又は再交付を受けようとする者は,実費を勘案して政令で定める額の手数料を納めなければならない.

⑤ 前条第11項から第18項まで(第13項を除く.)の規定は,第1項の規定による命令をしよ

第3章～第3章の2 臨床研修

第7条の3〔処分に関する調査等〕 ① 厚生労働大臣は，医師について第7条第2項の規定による処分をすべきか否かを調査する必要があると認めるときは，当該事案に関係する者若しくは参考人から意見若しくは報告を徴し，診療録その他の物件の所有者に対し，当該物件の提出を命じ，又は当該職員をして当該事案に関係のある病院その他の場所に立ち入り，診療録その他の物件を検査させることができる．

② 前項の規定により立入検査をしようとする職員は，その身分を示す証明書を携帯し，関係人の請求があつたときは，これを提示しなければならない．

③ 第1項の規定による立入検査の権限は，犯罪捜査のために認められたものと解してはならない．

第8条〔政令・厚生労働省令への委任〕 この章に規定するもののほか，免許の申請，医籍の登録，訂正及び抹消，免許証の交付，書換交付，再交付，返納及び提出並びに住所の届出に関して必要な事項は政令で，第7条の2第1項の再教育研修の実施，同条第2項の医籍の登録並びに同条第3項の再教育研修修了登録証の交付，書換交付及び再交付に関して必要な事項は厚生労働省令で定める．

第3章　試　験

第9条〔試験の内容〕 医師国家試験は，臨床上必要な医学及び公衆衛生に関して，医師として具有すべき知識及び技能について，これを行う．

第10条〔試験の実施〕 ① 医師国家試験及び医師国家試験予備試験は，毎年少くとも1回，厚生労働大臣が，これを行う．

② 厚生労働大臣は，医師国家試験又は医師国家試験予備試験の科目又は実施若しくは合格者の決定の方法を定めようとするときは，あらかじめ，医道審議会の意見を聴かなければならない．

第11条〔医師国家試験の受験資格〕 医師国家試験は，左の各号の1に該当する者でなければ，これを受けることができない．

1　学校教育法（昭和22年法律第26号）に基づく大学（以下単に「大学」という．）において，医学の正規の課程を修めて卒業した者

2　医師国家試験予備試験に合格した者で，合格した後1年以上の診療及び公衆衛生に関する実地修練を経たもの

3　外国の医学校を卒業し，又は外国で医師免許を得た者で，厚生労働大臣が前2号に掲げる者と同等以上の学力及び技能を有し，且つ，適当と認定したもの

第12条〔医師国家試験予備試験の受験資格〕 医師国家試験予備試験は，外国の医学校を卒業し，又は外国で医師免許を得た者のうち，前条第3号に該当しない者であつて，厚生労働大臣が適当と認定したものでなければ，これを受けることができない．

第13条，第14条　削除

第15条〔不正受験者の措置〕 医師国家試験又は医師国家試験予備試験に関して不正の行為があつた場合には，当該不正行為に関係のある者について，その受験を停止させ，又はその試験を無効とすることができる．この場合においては，なお，その者について，期間を定めて試験を受けることを許さないことができる．

第16条〔厚生労働省令への委任〕 この章に規定するものの外，試験の科目，受験手続その他試験に関して必要な事項及び実地修練に関して必要な事項は，厚生労働省令でこれを定める．

第3章の2　臨床研修

第16条の2〔臨床研修〕 ① 診療に従事しようとする医師は，2年以上，医学を履修する課程を置く大学に附属する病院又は厚生労働大臣の指定する病院において，臨床研修を受けなければならない．

② 厚生労働大臣は，前項の規定により指定した病院が臨床研修を行うについて不適当であると認めるに至つたときは，その指定を取り消すことができる．

③ 厚生労働大臣は，第1項の指定又は前項の指定の取消しをしようとするときは，あらかじめ，医道審議会の意見を聴かなければならない．

④ 第1項の規定の適用については，外国の病院で，厚生労働大臣が適当と認めたものは，同項の厚生労働大臣の指定する病院とみなす．

第16条の3〔研修医の義務〕 臨床研修を受けている医師は，臨床研修に専念し，その資質の向上を図るように努めなければならない．

第16条の4〔臨床研修修了者の登録〕 ① 厚生労働大臣は，第16条の2第1項の規定による臨床研修を修了した者について，その申請により，臨床研修を修了した旨を医籍に登録する．

② 厚生労働大臣は，前項の登録をしたときは，臨床研修修了登録証を交付する．

第16条の5〔登録手数料〕 前条第1項の登録を受けようとする者及び臨床研修修了登録証の書換交付又は再交付を受けようとする者は，実費を勘案して政令で定める額の手数料を納めなければならない．

第16条の6〔厚生労働省令への委任〕 この章に規定するもののほか，第16条の2第1項の指定，第16条の4第1項の医籍の登録並びに同条第2

第4章 業務

第17条〔医師でない者の医業の禁止〕 医師でなければ、医業をなしてはならない。

第18条〔名称の使用制限〕 医師でなければ、医師又はこれに紛らわしい名称を用いてはならない。

第19条〔応招義務等〕 ① 診療に従事する医師は、診療治療の求があつた場合には、正当な事由がなければ、これを拒んではならない。

② 診察若しくは検案をし、又は出産に立ち会つた医師は、診断書若しくは検案書又は出生証明書若しくは死産証書の交付の求があつた場合には、正当の事由がなければ、これを拒んではならない。

第20条〔無診察治療等の禁止〕 医師は、自ら診察しないで治療をし、若しくは診断書若しくは処方せんを交付し、自ら出産に立ち会わないで出生証明書若しくは死産証書を交付し、又は自ら検案をしないで検案書を交付してはならない。但し、診療中の患者が受診後24時間以内に死亡した場合に交付する死亡診断書については、この限りでない。

第21条〔異状死体等の届出義務〕 医師は、死体又は妊娠4月以上の死産児を検案して異状があると認めたときは、24時間以内に所轄警察署に届け出なければならない。

第22条〔処方せんの交付義務〕 医師は、患者に対し治療上薬剤を調剤して投与する必要があると認めた場合には、患者又は現にその看護に当つている者に対して処方せんを交付しなければならない。ただし、患者又は現にその看護に当つている者が処方せんの交付を必要としない旨を申し出た場合及び次の各号の1に該当する場合においては、この限りでない。

1 暗示的効果を期待する場合において、処方せんを交付することがその目的の達成を妨げるおそれがある場合
2 処方せんを交付することが診療又は疾病の予後について患者に不安を与え、その疾病の治療を困難にするおそれがある場合
3 病状の短時間ごとの変化に即応して薬剤を投与する場合
4 診断又は治療方法の決定していない場合
5 治療上必要な応急の措置として薬剤を投与する場合
6 安静を要する患者以外に薬剤の交付を受けることができる者がいない場合
7 覚せい剤を投与する場合
8 薬剤師が乗り組んでいない船舶内において薬剤を投与する場合

第23条〔保健指導を行う義務〕 医師は、診療をしたときは、本人又はその保護者に対し、療養の方法その他保健の向上に必要な事項の指導をしなければならない。

第24条〔診療録の記載・保存〕 ① 医師は、診療をしたときは、遅滞なく診療に関する事項を診療録に記載しなければならない。

② 前項の診療録であつて、病院又は診療所に勤務する医師のした診療に関するものは、その病院又は診療所の管理者において、その他の診療に関するものは、その医師において、5年間これを保存しなければならない。

第24条の2〔医療等に関する指示〕 ① 厚生労働大臣は、公衆衛生上重大な危害を生ずる虞がある場合において、その危害を防止するため特に必要があると認めるときは、医師に対して、医療又は保健指導に関し必要な指示をすることができる。

② 厚生労働大臣は、前項の規定による指示をするに当つては、あらかじめ、医道審議会の意見を聴かなければならない。

第5章 医師試験委員

第25条, 第26条 削除

第27条〔医師試験委員〕 ① 医師国家試験及び医師国家試験予備試験に関する事務をつかさどらせるため、厚生労働省に医師試験委員を置く。

② 医師試験委員に関し必要な事項は、政令で定める。

第28条, 第29条 削除

第30条〔試験事務担当者の不正行為の禁止〕 医師試験委員その他医師国家試験又は医師国家試験予備試験に関する事務をつかさどる者は、その事務の施行に当たつて厳正を保持し、不正の行為のないようにしなければならない。

第30条の2〔医師の氏名等の公表〕 厚生労働大臣は、医療を受ける者その他国民による医師の資格の確認及び医療に関する適切な選択に資するよう、医師の氏名その他の政令で定める事項を公表するものとする。

第5章の2 雑則

第30条の3〔事務の区分〕 第6条第3項、第7条第5項及び第9項前段、同条第11項及び第12項（これらの規定を第7条の2第5項において準用する場合を含む。）、第7条第6項において準用する行政手続法第15条第1項及び第3項（同法第22条第3項において準用する場合を含む。）、第16条第4項、第18条第1項、第19条第1項、第20条第6項並びに第24条第3項並びに第7条第9項後段において準用する同法第22条第3項において準用する同法第15条第3項の規定により都道府県が処理することとされている事務は、地方自治法（昭和22年法律第67号）

第6章 罰則

第31条 ① 次の各号のいずれかに該当する者は,3年以下の懲役若しくは100万円以下の罰金に処し,又はこれを併科する.
1 第17条の規定に違反した者
2 虚偽又は不正の事実に基づいて医師免許を受けた者
② 前項第1号の罪を犯した者が,医師又はこれに類似した名称を用いたものであるときは,3年以下の懲役若しくは200万円以下の罰金に処し,又はこれを併科する.

第32条 第7条第2項の規定により医業の停止を命ぜられた者で,当該停止を命ぜられた期間中に,医業を行つたものは,1年以下の懲役若しくは50万円以下の罰金に処し,又はこれを併科する.

第33条 第30条の規定に違反して故意若しくは重大な過失により事前に試験問題を漏らし,又は故意に不正の採点をした者は,1年以下の懲役又は50万円以下の罰金に処する.

第33条の2 次の各号のいずれかに該当する者は,50万円以下の罰金に処する.
1 第6条第3項,第18条,第20条から第22条まで又は第24条の規定に違反した者
2 第7条の2第1項の規定による命令に違反して再教育研修を受けなかつた者
3 第7条の3第1項の規定による陳述をせず,報告をせず,若しくは虚偽の陳述若しくは報告をし,物件を提出せず,又は検査を拒み,妨げ,若しくは忌避した者

第33条の3 法人の代表者又は法人若しくは人の代理人,使用人その他の従業者が,その法人又は人の業務に関して前条第3号の違反行為をしたときは,行為者を罰するほか,その法人又は人に対しても同条の罰金刑を科する.

23 医師法施行規則

(昭23・10・27厚生省令第47号,
最終改正:平20・9・16厚労省令第142号)

第1章 免許

第1条(法第4条第1号の厚生労働省令で定める者) 医師法(昭和23年法律第201号,以下「法」という.)第4条第1号の厚生労働省令で定める者は,視覚,聴覚,音声機能若しくは言語機能又は精神の機能の障害により医師の業務を適正に行うに当たつて必要な認知,判断及び意思疎通を適切に行うことができない者とする.

第1条の2(障害を補う手段等の考慮) 厚生労働大臣は,医師免許の申請を行つた者が前条に規定する者に該当すると認める場合において,当該者に免許を与えるかどうかを決定するときは,当該者が現に利用している障害を補う手段又は当該者が現に受けている治療等により障害が補われ,又は障害の程度が軽減している状況を考慮しなければならない.

第1条の3(医師免許の申請手続) ① 医師法施行令(以下「令」という.)第3条の医師免許の申請書は,第1号書式によるものとする.
② 令第3条の規定により,前項の申請書に添えなければならない書類は,次のとおりとする.
1 医師国家試験(以下「国家試験」という.)の合格証書の写
2 戸籍謄本又は戸籍抄本
3 後見登記等に関する法律(平成11年法律第152号)第10条第1項の規定による後見登記等ファイルに自己を成年被後見人又は被保佐人とする登記記録がない旨を証明した書面
4 視覚,聴覚,音声機能若しくは言語機能若しくは精神の機能の障害又は麻薬,大麻若しくはあへんの中毒者であるかないかに関する医師の診断書
③ 第1項の申請書に合格した国家試験の施行年月,受験地及び受験番号を記載した場合には,前項第1号の書類の添付を省略することができる.
④ 第1項の申請書には,登録免許税の領収証書又は登録免許税の額に相当する収入印紙をはらなければならない.

第2条(医籍の登録事項) 令第4条第7号の規定により,同条第1号から第6号までに掲げる事項以外で,医籍に登録する事項は,次のとおりとする.
1 再免許の場合には,その旨
2 免許証を書換交付又は再交付した場合には,その旨並びにその事由及び年月日
3 登録の抹消をした場合には,その旨並びにその事由及び年月日

第3条(医籍の訂正の申請手続) ① 令第5条第2項の医籍の訂正の申請書には,戸籍謄本又は戸籍抄本を添えなければならない.
② 前項の申請書には,登録免許税の領収証書又は登録免許税の額に相当する収入印紙をはらなければならない.

第3条の2(医籍の抹消の申請手続) 法第7条第2項の規定による取消処分をするため,当該処分に係る医師に対し,厚生労働大臣が行政手続法(平成5年法律第88号)第15条第1項の規定による通知をした後又は都道府県知事が法第7条第6項において準用する行政手続法第15条第1項の規定による通知をした後に当該医師から法第4条第1号又は第2号に該当することを理由として令第6条第1項の規定により医籍の登録の抹消を申請する場合には,法第4条第1号又は第2号に該当することに関する医師の診断書を申請書に添付しなければならない.

第4条(免許証の書換交付の申請手続) 令第8条第2項の免許証の書換交付の申請書には,戸籍謄本又は戸籍抄本を添えなければならない.

第5条(手数料) ① 令第9条第3項の手数料の額は,3,100円とする.
② 令第9条第2項の免許証の再交付の申請書には,前項の手数料の額に相当する収入印紙をはらなければならない.

第6条（届出等） ① 法第6条第3項の厚生労働省令で定める2年ごとの年は、昭和57年を初年とする同年以後の2年ごとの年とする．
② 法第6条第3項の規定により届出をするには、第2号書式により同書式に記載する事項を届け出なければならない．

第1章の2　再教育研修

第7条（法第7条の2第1項の厚生労働省令で定める研修） 法第7条の2第1項の厚生労働省令で定める研修は、次のとおりとする．
1 倫理研修（医師としての倫理の保持に関する研修をいう．以下同じ．）
2 技術研修（医師として具有すべき知識及び技能に関する研修をいう．以下同じ．）

第8条（手数料） 倫理研修又は技術研修で厚生労働大臣が行うもの（以下「団体研修」という．）を受けうとする者は、次の各号に掲げる区分により、それぞれ当該各号に定める額の手数料を納めなければならない．
1 戒告処分を受けた者　4,300円
2 1年未満の医業の停止の処分を受けた者　8,600円
3 前2号に該当しない者　44,800円

第9条（個別研修計画書） ① 倫理研修又は技術研修（団体研修を除く．以下「個別研修」という．）に係る法第7条の2第1項の命令（以下「再教育研修令」という．）を受けた者は、当該個別研修を開始しようとする日の30日前までに、次に掲げる事項を記載した個別研修計画書を作成し、これを厚生労働大臣に提出しなければならない．
1 氏名、生年月日並びに医籍の登録番号及び登録年月日（法第7条第3項の規定により再免許を受けうとする者にあつては、氏名及び生年月日）
2 個別研修の内容
3 個別研修の実施期間
4 助言指導者（個別研修に係る再教育研修命令を受けた者に対して助言、指導等を行う者であつて、厚生労働大臣が指名したものをいう．以下同じ．）の氏名
5 その他必要な事項
② 前項の規定により個別研修計画書を作成しようとする場合には、あらかじめ助言指導者の協力を得なければならない．
③ 第1項の規定により作成した個別研修計画書を厚生労働大臣に提出する場合には、あらかじめ当該個別研修計画書が適切である旨の助言指導者の署名を受けなければならない．
④ 厚生労働大臣は、再教育研修を適正に実施するため必要があると認めるときは、個別研修計画書に記載した事項を変更すべきことを命ずることができる．

第10条（個別研修修了報告書） ① 個別研修に係る再教育研修命令を受けた者は、個別研修を修了したときは、速やかに、次に掲げる事項を記載した個別研修修了報告書を作成し、これを厚生労働大臣に提出しなければならない．
1 氏名、生年月日並びに医籍の登録番号及び登録年月日（法第7条第3項の規定により再免許を受けうとする者にあつては、氏名及び生年月日）
2 個別研修の内容
3 個別研修を開始し、及び修了した年月日
4 助言指導者の氏名
5 その他必要な事項
② 前項の個別研修修了報告書には、個別研修計画書の写しを添付しなければならない．
③ 第1項の規定により作成した個別研修修了報告書を厚生労働大臣に提出する場合には、あらかじめ個別研修に係る再教育研修命令を受けた者が当該個別研修を修了したものと認める旨の助言指導者の署名を受けなければならない．
④ 厚生労働大臣は、第1項の規定による個別研修修了報告書の提出を受けた場合において、個別研修に係る再教育研修命令を受けた者が個別研修を修了したと認めるときは、当該者に対して、個別研修修了証を交付するものとする．

第10条の2（再教育研修を修了した旨の登録の申請） ① 法第7条の2第2項の規定による登録を受けようとする者は、第2号の2書式による申請書に医師免許証の写しを添え、これを厚生労働大臣に提出しなければならない．
② 前項の申請書には、手数料の額に相当する収入印紙をはらなければならない．
③ 個別研修に係る再教育研修命令を受けた者に係る第1項の規定の適用については、同項中「医師免許証」とあるのは、「個別研修修了証及び医師免許証」とする．

第10条の3（再教育研修修了登録証の書換交付申請） ① 再教育研修を修了した旨の登録を受けた医師（以下「再教育研修修了登録医師」という．）は、再教育研修修了登録証の記載事項に変更を生じたときは、再教育研修修了登録証の書換交付を申請することができる．
② 前項の申請をするには、第2号の3書式による申請書に再教育研修修了登録証及び医師免許証の写しを添え、これを厚生労働大臣に提出しなければならない．
③ 前項の申請書には、手数料の額に相当する収入印紙をはらなければならない．

第10条の4（再教育研修修了登録証の再交付申請）
① 再教育研修修了登録医師は、再教育研修修了登録証を破り、汚し、又は失つたときは、再教育研修修了登録証の再交付を申請することができる．
② 前項の申請をするには、第2号の4書式による申請書に医師免許証の写しを添え、これを厚生労働大臣に提出しなければならない．
③ 前項の申請書には、手数料の額に相当する収入印紙をはらなければならない．
④ 再教育研修修了登録証を破り、又は汚した再教育研修修了登録医師が第1項の申請をする場合には、申請書にその再教育研修修了登録証及び医師免許証の写しを添えなければならない．
⑤ 再教育研修修了登録医師は、再教育研修修了登録証の再交付を受けた後、失つた再教育研修修了登録証を発見したときは、5日以内に、これを厚生労働大臣に返納しなければならない．

第2章　試　験

第11条 ① 法第11条第2号の規定による診療及び公衆衛生に関する実地修練は、法第11条第1号に掲げる大学（法第43条の規定によつて法第11条第1号の大学とみなされるものを含む．）の医学部若しくは大学附属の研究所の附属施設である病院又は厚生労働大臣の指定した病院及び厚生労働大臣の指定した保健所その他の公衆衛生に関する施設においてこ

れをしなければならない．但し，保健所その他の公衆衛生に関する施設における実地修練は，公衆衛生について2週間以上とする．
② 前項の規定にかかわらず，特別の事情があるときは，法第11条第2号の規定による診療及び公衆衛生に関する修練は，外国の病院若しくは公衆衛生に関する施設であつて，厚生労働大臣が適当と認めるもので，その全部又は一部をすることができる．

第11条の2 実地修練をする者は，当該修練施設における諸規則を遵守し，施設の長の指揮監督を受けるものとする．

第12条 国家試験又は医師国家試験予備試験（以下予備試験という．）を施行する場所及び期日並びに受験願書の提出期限は，あらかじめこれを告示する．

第13条 国家試験を受けようとする者は，受験願書（第3号書式）に，次に掲げる書類を添えて厚生労働大臣に提出しなければならない．
1 法第11条第1号に該当する者であるときは，卒業証明書
2 法第11条第2号に該当する者であるときは，予備試験の合格証書の写又は合格証明書及び修練施設の長の発行する実地修練を終えたことを証する書面
3 法第11条第3号に該当する者であるときは，外国の医学校を卒業し又は外国の医師免許を受けたことを証する書面
4 写真（出願前6箇月以内に脱帽正面で撮影した縦6センチメートル横4センチメートルのもので，その裏面に（イ）の記号，撮影年月日及び氏名を記載すること．）

第14条（予備試験科目） ① 予備試験を分けて第1部試験及び第2部試験とし，第2部試験を更に分けて筆記試験及び実地試験とし，その科目は，それぞれ次のとおりとする．
　第1部試験
　　解剖学（組織学を含む．）
　　生理学
　　生化学
　　免疫学
　　薬理学
　　病理学
　　法医学
　　微生物学（寄生虫学を含む．）
　　衛生学（公衆衛生学を含む．）
　第2部試験
　　筆記試験
　　　内科学
　　　小児科学
　　　精神科学
　　　外科学
　　　整形外科学
　　　産科・婦人科学
　　　皮膚科学
　　　泌尿器科学
　　　耳鼻いんこう科学
　　　眼科学
　　　放射線科学
　　　救急医学（麻酔科学を含む．）
　　実地試験
　　　内科学
　　　外科学
　　　産科・婦人科学
　　　小児科学
　　　救急医学（麻酔科学を含む．）
② 第1部試験に合格した者でなければ，第2部試験を受けることができない．
③ 第2部試験筆記試験に合格した者でなければ，第2部試験実地試験を受けることができない．

第15条 予備試験を受けようとする者は，受験願書（第3号書式）に第13条第3号及び第4号に掲げる書類（第4号に掲げる書類には，（イ）の記号に代えてその裏面に（イヨ）の記号を記載すること．）を添えて厚生労働大臣に提出しなければならない．

第16条 ① 国家試験の受験を出願する者は，手数料として15,300円を納めなければならない．
② 予備試験の受験を出願する者は，手数料として70,000円（第1部試験又は第2部試験のみを出願する者は，35,000円）を納めなければならない．

第17条 国家試験又は予備試験に合格した者には，合格証書を交付する．

第18条 ① 国家試験又は予備試験に合格した者は，合格証明書の交付を出願することができる．
② 前項の規定による合格証明書の交付を出願する者は，手数料として2,950円を納めなければならない．

第19条 手数料を納めるには，その金額に相当する収入印紙を願書にはらなければならない．

第3章 業　務

第20条 ① 医師は，その交付する死亡診断書又は死体検案書に，次に掲げる事項を記載し，記名押印又は署名しなければならない．
1 死亡者の氏名，生年月日及び性別
2 死亡の年月日時分
3 死亡の場所及びその種別（病院，診療所，介護老人保健施設，助産所，養護老人ホーム，特別養護老人ホーム，軽費老人ホーム又は有料老人ホーム（以下「病院等」という．）で死亡したときは，その名称を含む．）
4 死亡の原因となつた傷病の名称及び継続期間
5 前号の傷病の経過に影響を及ぼした傷病の名称及び継続期間
6 手術の有無並びに手術が行われた場合には，その部位及び主要所見並びにその年月日
7 解剖の有無及び解剖が行われた場合には，その主要所見
8 死因の種類
9 外因死の場合には，次に掲げる事項
　イ 傷害発生の年月日時分
　ロ 傷害発生の場所及びその種別
　ハ 外因死の手段及び状況
10 生後1年未満で病死した場合には，次に掲げる事項
　イ 出生時の体重
　ロ 単胎か多胎かの別及び多胎の場合には，その出産順位
　ハ 妊娠週数
　ニ 母の妊娠時及び分娩時における身体の状況
　ホ 母の生年月日
　ヘ 母の出産した子の数
11 診断又は検案の年月日
12 当該文書を交付した年月日
13 当該文書を作成した医師の所属する病院等の名称及び所在地又は医師の住所並びに医師である旨
② 前項の規定による記載は，第4号書式によらなければならない．

第21条 医師は、患者に交付する処方せんに、患者の氏名、年齢、薬名、分量、用法、用量、発行の年月日、使用期間及び病院若しくは診療所の名称及び所在地又は医師の住所を記載し、記名押印又は署名しなければならない.

第22条 医師は、患者に交付する薬剤の容器又は被包にその用法、用量、交付の年月日、患者の氏名及び病院若しくは診療所の名称及び所在地又は医師の住所及び氏名を明記しなければならない.

第23条 診療録の記載事項は、左の通りである.
1 診療を受けた者の住所、氏名、性別及び年齢
2 病名及び主要症状
3 治療方法（処方及び処置）
4 診療の年月日

第4章 雑 則

第23条の2（証明書）法第7条の3第2項の証明書は、第5号書式によるものとする.

24 歯科医師法

（昭23・7・30法律第202号、
最終改正：平19・6・27法律第96号）

第1章 総 則

第1条〔歯科医師の任務〕歯科医師は、歯科医療及び保健指導を掌ることによつて、公衆衛生の向上及び増進に寄与し、もつて国民の健康な生活を確保するものとする.

第2章 免 許

第2条〔免許〕歯科医師になろうとする者は、歯科医師国家試験に合格し、厚生労働大臣の免許を受けなければならない.

第3条〔免許の絶対的欠格事由〕未成年者、成年被後見人又は被保佐人には、免許を与えない.

第4条〔免許の相対的欠格事由〕次の各号のいずれかに該当する者には、免許を与えないことがある.
1 心身の障害により歯科医師の業務を適正に行うことができない者として厚生労働省令で定めるもの
2 麻薬、大麻又はあへんの中毒者
3 罰金以上の刑に処せられた者
4 前号に該当する者を除くほか、医事に関し犯罪又は不正の行為のあつた者

第5条〔歯科医籍〕厚生労働省に歯科医籍を備え、登録年月日、第7条第1項又は第2項の規定による処分に関する事項その他の歯科医師免許に関する事項を登録する.

第6条〔登録、免許証の交付及び届出〕① 免許は、歯科医師国家試験に合格した者の申請により、歯科医籍に登録することによつて行う.

② 厚生労働大臣は、免許を与えたときは、歯科医師免許証を交付する.

③ 歯科医師は、厚生労働省令で定める2年ごとの年の12月31日現在における氏名、住所（歯科医業に従事する者については、更にその場所）その他厚生労働省令で定める事項を、当該年の翌年1月15日までに、その住所地の都道府県知事を経由して厚生労働大臣に届け出なければならない.

第6条の2〔意見の聴取〕厚生労働大臣は、歯科医師免許を申請した者について、第4条第1号に掲げる者に該当すると認め、同条の規定により免許を与えないこととするときは、あらかじめ、当該申請者にその旨を通知し、その求めがあつたときは、厚生労働大臣の指定する職員にその意見を聴取させなければならない.

第7条〔免許の取消、業務停止及び再免許〕① 歯科医師が、第3条に該当するときは、厚生労働大臣は、その免許を取り消す.

② 歯科医師が第4条各号のいずれかに該当し、又は歯科医師としての品位を損するような行為のあつたときは、厚生労働大臣は、次に掲げる処分をすることができる.
1 戒告
2 3年以内の歯科医業の停止
3 免許の取消し

③ 前2項の規定による取消処分を受けた者（第4条第3号若しくは第4号に該当し、又は歯科医師としての品位を損するような行為のあつた者として前項の規定による取消処分を受けた者にあつては、その処分の日から起算して5年を経過しない者を除く.）であつても、その者がその取消しの理由となつた事項に該当しなくなつたとき、その他その後の事情により再び免許を与えるのが適当であると認められるに至つたときは、再免許を与えることができる. この場合においては、第6条第1項及び第2項の規定を準用する.

④ 厚生労働大臣は、前3項に規定する処分をなすに当つては、あらかじめ医道審議会の意見を聴かなければならない.

⑤ 厚生労働大臣は、第1項又は第2項の規定による免許の取消処分をしようとするときは、都道府県知事に対し、当該処分に係る者に対する意見の聴取を行うことを求め、当該意見の聴取をもつて、厚生労働大臣による聴聞に代えることができる.

⑥ 行政手続法（平成5年法律第88号）第3章第2節（第25条、第26条及び第28条を除く.）の規定は、都道府県知事が前項の規定により意見の聴取を行う場合について準用する. この場合において、同節中「聴聞」とあるのは「意見の聴取」と、同法第15条第1項中「行政庁」とあるのは「都道府県知事」と、同条第3項（同法第22条第3項において準用する場合を含む.）中「行政庁は」とあるのは「都道府県知事は」と、「当該行政庁が」とあるのは「当該都道府県知事が」と、「当該行政庁の」とあるのは「当該都道府県の」と、同法第16条第4項並びに第18条第1項及び第3項中「行政庁」とあるのは「都道府県知事」と、同法第19条第1項中「行政庁が指名する職員その他政令で定める者」とあるのは「都道府県知事が指名する職員」と、同法第20条第1項、第2項及び第4項中「行政庁」とあるのは「都道府県」と、同条第6項、同法第24条第3項及び第27条第1項中「行政庁」とあるのは「都道府県知事」と読み替えるものとする.

⑦ 厚生労働大臣は、都道府県知事から当該処分の原因となる事実を証する書類その他意見の聴取を行う上で必要となる書類を求められた場合には、速やかにそれらを当該都道府県知事あて送付しなければならない.

⑧ 都道府県知事は、第5項の規定により意見の聴取を行う場合において、第6項において読み替えて準用

⑨ 厚生労働大臣は，意見の聴取の終結後に生じた事情にかんがみ必要があると認めるときは，都道府県知事に対し，前項の規定により提出された意見書を返戻して主宰者に意見の聴取の再開を命ずるよう求めることができる．行政手続法第 22 条第 2 項本文及び第 3 項の規定は，この場合について準用する．

⑩ 厚生労働大臣は，当該処分の決定をするときは，第 8 項の規定により提出された意見書並びに調書及び報告書の写しの内容を十分参酌してこれをしなければならない．

⑪ 厚生労働大臣は，第 2 項の規定による歯科医業の停止の命令をしようとするときは，都道府県知事に対し，当該処分に係る者に対する弁明の聴取を行うことを求め，当該弁明の聴取をもって，厚生労働大臣による弁明の機会の付与に代えることができる．

⑫ 前項の規定により弁明の聴取を行う場合において，都道府県知事は，弁明の聴取を行うべき日時までに相当な期間をおいて，当該処分に係る者に対し，次に掲げる事項を書面により通知しなければならない．
1 第 2 項の規定を根拠として当該処分をしようとする旨及びその内容
2 当該処分の原因となる事実
3 弁明の聴取の日時及び場所

⑬ 厚生労働大臣は，第 11 項に規定する場合のほか，厚生労働大臣による弁明の機会の付与に代えて，医道審議会の委員に，当該処分に係る者に対する弁明の聴取を行わせることができる．この場合においては，前項中「前項」とあるのは「次項」と，「都道府県知事」とあるのは「厚生労働大臣」と読み替えて，同項の規定を適用する．

⑭ 第 12 項（前項後段の規定により読み替えて適用する場合を含む．）の通知を受けた者は，代理人を出頭させ，かつ，証拠書類又は証拠物を提出することができる．

⑮ 都道府県知事又は医道審議会の委員は，第 11 項又は第 13 項前段の規定により弁明の聴取を行ったときは，聴取書を作り，これを保存するとともに，当該処分の決定についての意見を記載した報告書を作成し，厚生労働大臣に提出しなければならない．

⑯ 厚生労働大臣は，第 5 項又は第 11 項の規定により都道府県知事が意見の聴取又は弁明の聴取を行う場合においては，都道府県知事に対し，あらかじめ，次に掲げる事項を通知しなければならない．
1 当該処分に係る者の氏名及び住所
2 当該処分の内容及び根拠となる条項
3 当該処分の原因となる事実

⑰ 第 5 項の規定による意見の聴取を行う場合における第 6 項において読み替えて準用する行政手続法第 15 条第 1 項の通知又は第 11 項の規定により弁明の聴取を行う場合における第 12 項の通知は，それぞれ，前項の規定により通知された内容に基づいたものでなければならない．

⑱ 第 5 項若しくは第 11 項の規定により都道府県知事が意見の聴取若しくは弁明の聴取を行う場合又は第 13 項前段の規定により医道審議会の委員が弁明の聴取を行う場合における当該処分については，行政手続法第 3 章（第 12 条及び第 14 条を除く．）の規定は，適用しない．

第 7 条の 2〔再教育研修〕 ① 厚生労働大臣は，前条第 2 項第 1 号若しくは第 2 号に掲げる処分を受けた歯科医師又は同条第 3 項の規定により再免許を受けようとする者に対し，歯科医師としての倫理の保持又は歯科医師として具有すべき知識及び技能に関する研修として厚生労働省令で定めるもの（以下「再教育研修」という．）を受けるよう命ずることができる．

② 厚生労働大臣は，前項の規定による再教育研修を修了した者について，その申請により，再教育研修を修了した旨を歯科医籍に登録する．

③ 厚生労働大臣は，前項の登録をしたときは，再教育研修修了登録証を交付する．

④ 第 2 項の登録を受けようとする者及び再教育研修修了登録証の書換交付又は再交付を受けようとする者は，実費を勘案して政令で定める額の手数料を納めなければならない．

⑤ 前条第 11 項から第 18 項まで（第 13 項を除く．）の規定は，第 1 項の規定による命令をしようとする場合について準用する．この場合において，必要な技術的読替えは，政令で定める．

第 7 条の 3〔処分に関する調査等〕 ① 厚生労働大臣は，歯科医師について第 7 条第 2 項の規定による処分をすべきか否かを調査する必要があると認めるときは，当該事案に関係する者若しくは参考人から意見若しくは報告を徴し，診療録その他の物件の所有者に対し，当該物件の提出を命じ，又は当該職員をして当該事案に関係のある病院その他の場所に立ち入り，診療録その他の物件を検査させることができる．

② 前項の規定により立入検査をしようとする職員は，その身分を示す証明書を携帯し，関係人の請求があったときは，これを提示しなければならない．

③ 第 1 項の規定による立入検査の権限は，犯罪捜査のために認められたものと解してはならない．

第 8 条〔政令及び厚生労働省令への委任〕 この章に規定するもののほか，免許の申請，歯科医籍の登録，訂正及び抹消，免許証の交付，書換交付，再交付，返納及び提出並びに住所の届出に関して必要な事項は政令で，第 7 条の 2 第 1 項の再教育研修の実施，同条第 2 項の歯科医籍の登録並びに同条第 3 項の再教育研修修了登録証の交付，書換交付及び再交付に関して必要な事項は厚生労働省令で定める．

第 3 章 試 験

第 9 条〔試験の内容〕 歯科医師国家試験は，臨床上必要な歯科医学及び口くう衛生に関して，歯科医師として具有すべき知識及び技能について，これを行う．

第 10 条〔試験の実施〕 ① 歯科医師国家試験及び歯科医師国家試験予備試験は，毎年少くとも 1 回，厚生労働大臣が，これを行う．

② 厚生労働大臣は，歯科医師国家試験又は歯科医師国家試験予備試験の科目又は実施若しくは合格者の決定の方法を定めようとするときは，あらかじめ，医道審議会の意見を聴かなければならない．

第 11 条〔歯科医師国家試験の受験資格〕 歯科医師国家試験は，次の各号の 1 に該当する者でなければ，これを受けることができない．
1 学校教育法（昭和 22 年法律第 26 号）に基づく大学（第 16 条の 2 第 1 項において単に「大学」という．）において，歯学の正規の課程を修めて卒業し

た者
2 歯科医師国家試験予備試験に合格した者で，合格した日から1年以上の診療及び口腔衛生に関する実地修練を経たもの
3 外国の歯科医学校を卒業し，又は外国で歯科医師免許を得た者で，厚生労働大臣が前2号に掲げる者と同等以上の学力及び技能を有し，かつ，適当と認定したもの

第12条〔歯科医師国家試験予備試験の受験資格〕 歯科医師国家試験予備試験は，外国の歯科医学校を卒業し，又は外国で歯科医師免許を得た者のうち，前条第3号に該当しない者であつて，厚生労働大臣が適当と認定したものでなければ，これを受けることができない．

第13条 〔削除〕   第14条 〔削除〕

第15条〔不正受験者の措置〕 歯科医師国家試験又は歯科医師国家試験予備試験に関して不正の行為があつた場合には，当該不正行為に関係のある者について，その受験を停止させ，又はその試験を無効とすることができる．この場合においては，なお，その者について，期間を定めて試験を受けることを許さないことができる．

第16条〔厚生労働省令への委任〕 この章に規定するものの外，試験の科目，受験手続その他試験に関して必要な事項及び実地修練に関して必要な事項は，厚生労働省令でこれを定める．

第3章の2　臨床研修

第16条の2〔臨床研修〕 ① 診療に従事しようとする歯科医師は，1年以上，歯学若しくは医学を履修する課程を置く大学に附属する病院（歯科医師の養成に関するものを除く.）又は厚生労働大臣の指定する病院若しくは診療所において，臨床研修を受けなければならない．
② 厚生労働大臣は，前項の規定により指定した病院又は診療所が臨床研修を行うについて不適当であると認めるに至つたときは，その指定を取り消すことができる．
③ 厚生労働大臣は，第1項の指定又は前項の指定の取消しをしようとするときは，あらかじめ，医道審議会の意見を聴かなければならない．
④ 第1項の規定の適用については，外国の病院又は診療所で，厚生労働大臣が適当と認めたものは，同項の厚生労働大臣の指定する病院又は診療所とみなす．

第16条の3〔研修歯科医の義務〕 歯科研修を受けている歯科医師は，臨床研修に専念し，その資質の向上を図るように努めなければならない．

第16条の4〔臨床研修修了者の登録〕 ① 厚生労働大臣は，第16条の2第1項の規定による臨床研修を修了した者について，その申請により，臨床研修を修了した旨を歯科医籍に登録する．
② 厚生労働大臣は，前項の登録をしたときは，臨床研修修了登録証を交付する．

第16条の5〔登録手数料〕 前条第1項の登録を受けようとする者及び臨床研修修了登録証の書換交付又は再交付を受けようとする者は，実費を勘案して政令で定める額の手数料を納めなければならない．

第16条の6〔厚生労働省令への委任〕 この章に規定するもののほか，第16条の2第1項の指定，第16条の4第1項の歯科医籍の登録並びに同条第2項の臨床研修修了登録証の交付，書換交付及び再交付に関して必要な事項は，厚生労働省令で定める．

第4章　業　務

第17条〔歯科医師でない者の歯科医業の禁止〕 歯科医師でなければ，歯科医業をなしてはならない．

第18条〔名称の使用制限〕 歯科医師でなければ，歯科医師又はこれに紛らわしい名称を用いてはならない．

第19条〔応招義務等〕 ① 診療に従事する歯科医師は，診療治療の求があつた場合には，正当な事由がなければ，これを拒んではならない．
② 診療をなした歯科医師は，診断書の交付の求があつた場合は，正当な事由がなければ，これを拒んではならない．

第20条〔無診察治療等の禁止〕 歯科医師は，自ら診察しないで治療をし，又は診断書若しくは処方せんを交付してはならない．

第21条〔処方せんの交付義務〕 歯科医師は，患者に対し治療上薬剤を調剤して投与する必要があると認めた場合には，患者又は現にその看護に当つている者に対して処方せんを交付しなければならない．ただし，患者又は現にその看護に当つている者が処方せんの交付を必要としない旨を申し出た場合及び次の各号の1に該当する場合においては，その限りでない．
1 暗示的効果を期待する場合において，処方せんを交付することがその目的の達成を妨げるおそれがある場合
2 処方せんを交付することが診療又は疾病の予後について患者に不安を与え，その疾病の治療を困難にするおそれがある場合
3 病状の短時間ごとの変化に即応して薬剤を投与する場合
4 診断又は治療方法の決定していない場合
5 治療上必要な応急の措置として薬剤を投与する場合
6 安静を要する患者以外に薬剤の交付を受けることができる者がいない場合
7 薬剤師が乗り組んでいない船舶内において，薬剤を投与する場合

第22条〔保健指導の義務〕 歯科医師は，診療をしたときは，本人又はその保護者に対し，療養の方法その他保健の向上に必要な事項の指導をしなければならない．

第23条〔診療録の記載・保存〕 ① 歯科医師は，診療をしたときは，遅滞なく診療に関する事項を診療録に記載しなければならない．
② 前項の診療録であつて，病院又は診療所に勤務する歯科医師のした診療に関するものは，その病院又は診療所の管理者において，その他の診療に関するものは，その歯科医師において，5年間これを保存しなければならない．

第23条の2〔歯科医療等に関する指示〕 ① 厚生労働大臣は，公衆衛生上重大な危害を生ずる虞がある場合において，その危害を防止するため特に必要があると認めるときは，歯科医師に対して，歯科医療又は保健指導に関し必要な指示をすることができる．
② 厚生労働大臣は，前項の規定による指示をするに当つては，あらかじめ医道審議会の意見を聴かなければならない．

第5章　歯科医師試験委員

第24条〔歯科医師試験委員〕 ① 歯科医師国家試験及び歯科医師国家試験予備試験に関する事務をつか

さどらせるため,厚生労働省に歯科医師試験委員を置く.
② 歯科医師試験委員に関し必要な事項は,政令で定める.
第 25 条から第 27 条まで 削除
第 28 条〔試験事務担当者の不正行為の禁止〕 歯科医師試験委員その他歯科医師国家試験又は歯科医師国家試験予備試験に関する事務をつかさどる者は,その事務の施行に当たつて厳正を保持し,不正の行為のないようにしなければならない.
第 28 条の 2 〔歯科医師の氏名の公表等〕 厚生労働大臣は,歯科医療を受ける者その他国民による歯科医師の資格の確認及び歯科医療に関する適切な選択に資するよう,歯科医師の氏名その他の政令で定める事項を公表するものとする.

第 5 章の 2 雑 則

第 28 条の 3 〔事務の区分〕 第 6 条第 3 項,第 7 条第 5 項及び第 9 項前段,同条第 11 項及び第 12 項(これらの規定を第 7 条の 2 第 5 項において準用する場合を含む.),第 7 条第 6 項において準用する行政手続法第 15 条第 1 項及び第 3 項(同法第 22 条第 3 項において準用する場合を含む.),第 16 条第 4 項,第 18 条第 1 項及び第 3 項,第 19 条第 1 項,第 20 条第 6 項並びに第 24 条第 3 項並びに第 7 条第 9 項後段において準用する同法第 22 条第 3 項において準用する同法第 15 条第 3 項の規定により都道府県が処理することとされている事務は,地方自治法(昭和 22 年法律第 67 号)第 2 条第 9 項第 1 号に規定する第 1 号法定受託事務とする.

第 6 章 罰 則

第 29 条 ① 次の各号のいずれかに該当する者は,3 年以下の懲役若しくは 100 万円以下の罰金に処し,又はこれを併科する.
1 第 17 条の規定に違反した者
2 虚偽又は不正の事実に基づいて歯科医師免許を受けた者
② 前項第 1 号の罪を犯した者が,歯科医師又はこれに類似した名称を用いたものであるときは,3 年以下の懲役若しくは 200 万円以下の罰金に処し,又はこれを併科する.
第 30 条 第 7 条第 2 項の規定により歯科医業の停止を命ぜられた者で,当該停止を命ぜられた期間中に,歯科医業を行つたものは,1 年以下の懲役若しくは 50 万円以下の罰金に処し,又はこれを併科する.
第 31 条 第 28 条の規定に違反して故意若しくは重大な過失により事前に試験問題を漏らし,又は故意に不正の採点をした者は,1 年以下の懲役又は 50 万円以下の罰金に処する.
第 31 条の 2 次の各号のいずれかに該当する者は,50 万円以下の罰金に処する.
1 第 6 条第 3 項,第 18 条,第 20 条,第 21 条又は第 23 条の規定に違反した者
2 第 7 条の 2 第 1 項の規定による命令に違反して再教育研修を受けなかつた者
3 第 7 条の 3 第 1 項の規定による陳述をせず,報告をせず,若しくは虚偽の陳述若しくは報告をし,物件を提出せず,又は検査を拒み,妨げ,若しくは忌避した者
第 31 条の 3 法人の代表者又は法人若しくは人の代理人,使用人その他の従業者が,その法人又は人の業務に関して前条第 3 号の違反行為をしたときは,行為者を罰するほか,その法人又は人に対しても同条の罰金刑を科する.

25 薬剤師法

(昭 35・8・10 法律第 146 号,
最終改正:平 19・6・27 法律第 96 号)

第 1 章 総 則

第 1 条(薬剤師の任務) 薬剤師は,調剤,医薬品の供給その他薬事衛生をつかさどることによつて,公衆衛生の向上及び増進に寄与し,もつて国民の健康な生活を確保するものとする.

第 2 章 免 許

第 2 条(免許) 薬剤師になろうとする者は,厚生労働大臣の免許を受けなければならない.
第 3 条(免許の要件) 薬剤師の免許(以下「免許」という.)は,薬剤師国家試験(以下「試験」という.)に合格した者に対して与える.
第 4 条(絶対的欠格事由) 未成年者,成年被後見人又は被保佐人には,免許を与えない.
第 5 条(相対的欠格事由) 次の各号のいずれかに該当する者には,免許を与えないことがある.
1 心身の障害により薬剤師の業務を適正に行うことができない者として厚生労働省令で定めるもの
2 麻薬,大麻又はあへんの中毒者
3 罰金以上の刑に処せられた者
4 前号に該当する者を除くほか,薬事に関し犯罪又は不正の行為があつた者
第 6 条(薬剤師名簿) 厚生労働省に薬剤師名簿を備え,登録年月日,第 8 条第 1 項又は第 2 項の規定による処分に関する事項その他の免許に関する事項を登録する.
第 7 条(登録及び免許証の交付) ① 免許は,試験に合格した者の申請により,薬剤師名簿に登録することによつて行う.
② 厚生労働大臣は,免許を与えたときは,薬剤師免許証を交付する.
第 7 条の 2(意見の聴取) 厚生労働大臣は,免許を申請した者について,第 5 条第 1 号に掲げる者に該当すると認め,同条の規定により免許を与えないこととするときは,あらかじめ,当該申請者にその旨を通知し,その求めがあつたときは,厚生労働大臣の指定する職員にその意見を聴取させなければならない.
第 8 条(免許の取消し等) ① 薬剤師が,成年被後見人又は被保佐人になつたときは,厚生労働大臣は,その免許を取り消す.
② 薬剤師が,第 5 条各号のいずれかに該当し,又は薬剤師としての品位を損するような行為のあつたときは,厚生労働大臣は,次に掲げる処分をすることができる.
1 戒告
2 3 年以内の業務の停止
3 免許の取消し
③ 都道府県知事は,薬剤師について前 2 項の処分が行なわれる必要があると認めるときは,その旨を厚生労

働大臣に具申しなければならない．
④ 第1項又は第2項の規定により免許を取り消された者（第5条第3号若しくは第4号に該当し，又は薬剤師としての品位を損するような行為のあつた者として第2項の規定により免許を取り消された者にあつては，その取消しの日から起算して5年を経過しない者を除く．）であつても，その者がその取消しの理由となつた事項に該当しなくなつたとき，その他その後の事情により再び免許を与えるのが適当であると認められるに至つたときは，再免許を与えることができる．この場合においては，第7条の規定を準用する．
⑤ 厚生労働大臣は，第1項，第2項及び前項に規定する処分をするに当たつては，あらかじめ，医道審議会の意見を聴かなければならない．
⑥ 厚生労働大臣は，第1項又は第2項の規定による免許の取消処分をしようとするときは，都道府県知事に対し，当該処分に係る者に対する意見の聴取を行うことを求め，当該意見の聴取をもつて，厚生労働大臣による聴聞に代えることができる．
⑦ 行政手続法（平成5年法律第88号）第3章第2節（第25条，第26条及び第28条を除く．）の規定は，都道府県知事が前項の規定により意見の聴取を行う場合について準用する．この場合において，同節中「聴聞」とあるのは「意見の聴取」と，同法第15条第1項中「行政庁」とあるのは「都道府県知事」と，同条第3項（同法第22条第3項において準用する場合を含む．）中「行政庁は」とあるのは「都道府県知事は」と，「当該行政庁が」とあるのは「当該都道府県知事が」とあるのは「当該都道府県の」と，同法第16条第4項並びに第18条第1項及び第3項中「行政庁」とあるのは「都道府県知事」と，同法第19条第1項中「行政庁が指名する職員その他政令で定める者」とあるのは「都道府県知事が指名する職員」と，同法第20条第1項，第2項及び第4項中「行政庁」とあるのは「都道府県」と，同条第6項，同法第24条第3項及び第27条第1項中「行政庁」とあるのは「都道府県知事」と読み替えるものとする．
⑧ 厚生労働大臣は，都道府県知事から当該処分の原因となる事実を証する書類その他意見の聴取を行う上で必要となる書類を求められた場合には，速やかにそれらを当該都道府県知事あて送付しなければならない．
⑨ 都道府県知事は，第6項の規定により意見の聴取を行う場合において，第7項において読み替えて準用する行政手続法第24条第3項の規定により同条第1項の調書及び同条第3項の報告書の写しを受けたときは，これらを保存するとともに，当該処分の決定についての意見を記載した意見書を作成し，当該調査及び報告書の写しを添えて厚生労働大臣に提出しなければならない．
⑩ 厚生労働大臣は，意見の聴取の終結後に生じた事情にかんがみ必要があると認めるときは，都道府県知事に対し，前項の規定により提出された意見書を返戻して主宰者に意見の聴取の再開を命ずるよう求めることができる．行政手続法第22条第2項本文及び第3項の規定は，この場合について準用する．
⑪ 厚生労働大臣は，当該処分の決定をするときは，第9項の規定により提出された意見書並びに調書及び報告書の写しの内容を十分参酌してこれをしなければならない．
⑫ 厚生労働大臣は，第2項の規定による業務の停止の命令をしようとするときは，都道府県知事に対し，当該処分に係る者に対する弁明の聴取を行うことを求め，当該弁明の聴取をもつて，厚生労働大臣による弁明の機会の付与に代えることができる．
⑬ 前項の規定により弁明の聴取を行う場合において，都道府県知事は，弁明の聴取を行うべき日時までに相当な期間をおいて，当該処分に係る者に対し，次に掲げる事項を書面により通知しなければならない．
 1 第2項の規定を根拠として当該処分をしようとする旨及びその内容
 2 当該処分の原因となる事実
 3 弁明の聴取の日時及び場所
⑭ 厚生労働大臣は，第12項に規定する場合のほか，厚生労働大臣による弁明の機会の付与に代えて，医道審議会の委員に，当該処分に係る者に対する弁明の聴取を行わせることができる．この場合においては，前項中「前項」とあるのは「次項」と，「都道府県知事」とあるのは「厚生労働大臣」と読み替えて，同項の規定を適用する．
⑮ 第13項（前項後段の規定により読み替えて適用する場合を含む．）の通知を受けた者は，代理人を出頭させ，かつ，証拠書類又は証拠物を提出することができる．
⑯ 都道府県知事又は医道審議会の委員は，第12項又は第14項前段の規定により弁明の聴取を行つたときは，聴取書を作り，これを保存するとともに，当該処分の決定についての意見を記載した報告書を作成し，厚生労働大臣に提出しなければならない．
⑰ 厚生労働大臣は，第6項又は第12項の規定により都道府県知事が意見の聴取又は弁明の聴取を行う場合においては，都道府県知事に対し，あらかじめ，次に掲げる事項を通知しなければならない．
 1 当該処分に係る者の氏名及び住所
 2 当該処分の内容及び根拠となる条項
 3 当該処分の原因となる事実
⑱ 第6項の規定により意見の聴取を行う場合における第7項において読み替えて準用する行政手続法第15条第1項の通知又は第12項の規定により弁明の聴取を行う場合における第13項の通知は，それぞれ，前項の規定により通知された内容に基づいたものでなければならない．
⑲ 第6項若しくは第12項の規定により都道府県知事が意見の聴取若しくは弁明の聴取を行う場合又は第14項前段の規定により医道審議会の委員が弁明の聴取を行う場合における当該処分については，行政手続法第3章（第12条及び第14条を除く．）の規定は，適用しない．

第8条の2（再教育研修） ① 厚生労働大臣は，前条第2項第1号若しくは第2号に掲げる処分を受けた薬剤師又は同条第4項の規定により免許を受けようとする者に対し，薬剤師としての倫理の保持又は薬剤師として必要な知識及び技能に関する研修として厚生労働省令で定めるもの（以下「再教育研修」という．）を受けるよう命ずることができる．
② 厚生労働大臣は，前項の規定による再教育研修を修了した者について，その申請により，再教育研修を修了した旨を薬剤師名簿に登録する．
③ 厚生労働大臣は，前項の登録をしたときは，再教育研修修了登録証を交付する．
④ 第2項の登録を受けようとする者及び再教育研修修了登録証の書換交付又は再交付を受けようとする者は，実費を勘案して政令で定める額の手数料を納めなければならない．

⑤ 前条第12項から第19項まで（第14項を除く.）の規定は，第1項の規定による命令をしようとする場合について準用する．この場合において，必要な技術的読替えは，政令で定める．
第8条の3（調査のための権限） ① 厚生労働大臣は，薬剤師について第8条第2項の規定による処分をすべきか否かを調査する必要があると認めるときは，当該事案に関係する者若しくは参考人から意見若しくは報告を徴し，調剤録その他の物件の所有者に対し，当該物件の提出を命じ，又は当該職員をして当該事案に関係のある者の事務所の場所に立ち入り，調剤録その他の物件を検査させることができる．
② 前項の規定により立入検査をしようとする職員は，その身分を示す証明書を携帯し，関係人の請求があつたときは，これを提示しなければならない．
③ 第1項の規定による立入検査の権限は，犯罪捜査のために認められたものと解してはならない．
第9条（届出） 薬剤師は，厚生労働省令で定める2年ごとの年の12月31日現在における氏名，住所その他厚生労働省令で定める事項を，当該年の翌年1月15日までに，その住所地の都道府県知事を経由して厚生労働大臣に届け出なければならない．
第10条（政令等への委任） この章に規定するもののほか，免許の申請，薬剤師名簿の登録，訂正及び消除並びに免許証の交付，書換交付，再交付及び返納に関し必要な事項は政令で，第8条の2第1項の再教育研修の実施，同条第2項の薬剤師名簿の登録並びに同条第3項の再教育研修修了登録証の交付，書換交付及び再交付に関して必要な事項は厚生労働省令で定める．

第3章 試験

第11条（試験の目的） 試験は，薬剤師として必要な知識及び技能について行なう．
第12条（試験の実施） ① 試験は，毎年少なくとも1回，厚生労働大臣が行なう．
② 厚生労働大臣は，試験の科目又は実施若しくは合格者の決定の方法を定めようとするときは，あらかじめ，医道審議会の意見を聴かなければならない．
第13条（薬剤師試験委員） ① 試験に関する事務をつかさどらせるため，厚生労働省に薬剤師試験委員を置く．
② 薬剤師試験委員に関し必要な事項は，政令で定める．
第14条（試験事務担当者の不正行為の禁止） 薬剤師試験委員その他試験に関する事務をつかさどる者は，その事務の施行に当たつて厳正を保持し，不正の行為がないようにしなければならない．
第15条（受験資格） 試験は，次の各号のいずれかに該当する者でなければ，受けることができない．
 1 学校教育法（昭和22年法律第26号）に基づく大学において，薬学の正規の課程（同法第87条第2項に規定するものに限る．）を修めて卒業した者
 2 外国の薬学校を卒業し，又は外国の薬剤師免許を受けた者で，厚生労働大臣が前号に掲げる者と同等以上の学力及び技能を有すると認定したもの
第16条（受験手数料） ① 試験を受けようとする者は，実費を勘案して政令で定める額の手数料を納めなければならない．
② 前項の規定により納めた手数料は，試験を受けなかつた場合においても，返還しない．
第17条（不正行為の禁止） 試験に関して不正の行為があつた場合には，その不正行為に関係のある者について，その受験を停止させ，又はその試験を無効とすることができる．この場合においては，なお，その者について，期間を定めて試験を受けることを許さないことができる．
第18条（省令への委任） この章に規定するもののほか，試験の科目，受験手続その他試験に関し必要な事項は，厚生労働省令で定める．

第4章 業務

第19条（調剤） 薬剤師でない者は，販売又は授与の目的で調剤してはならない．ただし，医師若しくは歯科医師が次に掲げる場合において自己の処方せんにより自ら調剤するとき，又は獣医師が自己の処方せんにより自ら調剤するときは，この限りでない．
 1 患者又は現にその看護に当たつている者が特にその医師又は歯科医師から薬剤の交付を受けることを希望する旨を申し出た場合
 2 医師法（昭和23年法律第201号）第22条各号の場合又は歯科医師法（昭和23年法律第202号）第21条各号の場合
第20条（名称の使用制限） 薬剤師でなければ，薬剤師又はこれにまぎらわしい名称を用いてはならない．
第21条（調剤の求めに応ずる義務） 調剤に従事する薬剤師は，調剤の求めがあつた場合には，正当な理由がなければ，これを拒んではならない．
第22条（調剤の場所） 薬剤師は，医療を受ける者の居宅等（居宅その他の厚生労働省令で定める場所をいう．）において医師又は歯科医師が交付した処方せんにより，当該居宅等において調剤の業務のうち厚生労働省令で定めるものを行う場合を除き，薬局以外の場所で，販売又は授与の目的で調剤してはならない．ただし，病院若しくは診療所又は飼育動物診療施設（獣医療法（平成4年法律第46号）第2条第2項に規定する診療施設をいい，往診のみによつて獣医師が飼育動物の診療業務を行わせる者の住所を含む．以下この条において同じ．）の調剤所において，その病院若しくは診療所又は飼育動物診療施設で診療に従事する医師若しくは歯科医師又は獣医師の処方せんによつて調剤する場合及び災害その他特殊の事由により薬剤師が薬局において調剤することができない場合その他の厚生労働省令で定める特別の事情がある場合は，この限りでない．
第23条（処方せんによる調剤） ① 薬剤師は，医師，歯科医師又は獣医師の処方せんによらなければ，販売又は授与の目的で調剤してはならない．
② 薬剤師は，処方せんに記載された医薬品につき，その処方せんを交付した医師，歯科医師又は獣医師の同意を得た場合を除くほか，これを変更して調剤してはならない．
第24条（処方せん中の疑義） 薬剤師は，処方せん中に疑わしい点があるときは，その処方せんを交付した医師，歯科医師又は獣医師に問い合わせて，その疑わしい点を確かめた後でなければ，これによつて調剤してはならない．
第25条（調剤された薬剤の表示） 薬剤師は，販売又は授与の目的で調剤した薬剤の容器又は被包に，処方せんに記載された患者の氏名，用法，用量その他厚生労働省令で定める事項を記載しなければならない．
第25条の2（情報の提供） 薬剤師は，販売又は授与の目的で調剤したときは，患者又は現にその看護に当たつている者に対し，調剤した薬剤の適正な使用のた

めに必要な情報を提供しなければならない.
第26条〔処方せんへの記入等〕 薬剤師は,調剤したときは,その処方せんに,調剤済みの旨(その調剤によつて,当該処方せんが調剤済みとならなかつたときは,調剤量),調剤年月日その他厚生労働省令で定める事項を記入し,かつ,記名押印し,又は署名しなければならない.
第27条〔処方せんの保存〕 薬局開設者は,当該薬局で調剤済みとなつた処方せんを,調剤済みとなつた日から3年間,保存しなければならない.
第28条〔調剤録〕 ① 薬局開設者は,薬局に調剤録を備えなければならない.
② 薬剤師は,薬局で調剤したときは,調剤録に厚生労働省令で定める事項を記入しなければならない.ただし,その調剤により当該処方せんが調剤済みとなつたときは,この限りでない.
③ 薬局開設者は,第1項の調剤録を,最終の記入の日から3年間,保存しなければならない.
第28条の2〔薬剤師の氏名等の公表〕 厚生労働大臣は,医療を受ける者その他国民による薬剤師の資格の確認及び医療に関する適切な選択に資するよう,薬剤師の氏名その他の政令で定める事項を公表するものとする.
第28条の3〔事務の区分〕 第8条第6項及び第10項前段,同条第12項及び第13項(これらの規定を第8条の2第5項において準用する場合を含む.),第8条第7項において準用する行政手続法第15条第1項及び第3項(同法第22条第3項において準用する場合を含む.),第16条第4項,第18条第1項及び第3項,第19条第1項,第20条第6項並びに第24条第3項,第8条第10項後段において準用する同法第22条第3項において準用する同法第15条第3項並びに第9条の規定により都道府県が処理することとされている事務は,地方自治法(昭和22年法律第67号)第2条第9項第1号に規定する第1号法定受託事務とする.

第5章 罰則

第29条 第19条の規定に違反した者(医師,歯科医師及び獣医師を除く.)は,3年以下の懲役若しくは100万円以下の罰金に処し,又はこれを併科する.
第30条 次の各号のいずれかに該当する者は,1年以下の懲役若しくは50万円以下の罰金に処し,又はこれを併科する.
1 第8条第2項の規定により業務の停止を命ぜられた者で,当該停止を命ぜられた期間中に,業務を行つたもの
2 第22条,第23条又は第25条の規定に違反した者
第31条 第14条の規定に違反して故意若しくは重大な過失により事前に試験問題を漏らし,又は故意に不正の採点をした者は,1年以下の懲役又は50万円以下の罰金に処する.
第32条 次の各号のいずれかに該当する者は,50万円以下の罰金に処する.
1 第8条の2第1項の規定による命令に違反して再教育研修を受けなかつた者
2 第8条の3第1項の規定による陳述をせず,報告をせず,若しくは虚偽の陳述若しくは報告をし,物件を提出せず,又は検査を拒み,妨げ,若しくは忌避した者
3 第9条の規定に違反した者
4 第19条の規定に違反した医師,歯科医師又は獣医師
5 第20条の規定に違反した者
6 第24条又は第26条から第28条までの規定に違反した者
第33条 法人の代表者又は法人若しくは人の代理人,使用人その他の従業者が,その法人又は人の業務に関して,前条第2号又は第6号(第27条又は第28条第1項若しくは第3項に係る部分に限る.)の違反行為をしたときは,行為者を罰するほか,その法人又は人に対しても,前条の罰金刑を科する.

26 保健師助産師看護師法

(昭23・7・30法律第203号,
最終改正:平21・7・15法律第78号)

第1章 総則

第1条〔この法律の目的〕 この法律は,保健師,助産師及び看護師の資質を向上し,もつて医療及び公衆衛生の普及向上を図ることを目的とする.
第2条〔定義〕 この法律において「保健師」とは,厚生労働大臣の免許を受けて,保健師の名称を用いて,保健指導に従事することを業とする者をいう.
第3条 この法律において「助産師」とは,厚生労働大臣の免許を受けて,助産又は妊婦,じよく婦若しくは新生児の保健指導を行うことを業とする女子をいう.
第4条 削除
第5条 この法律において「看護師」とは,厚生労働大臣の免許を受けて,傷病者若しくはじよく婦に対する療養上の世話又は診療の補助を行うことを業とする者をいう.
第6条 この法律において「准看護師」とは,都道府県知事の免許を受けて,医師,歯科医師又は看護師の指示を受けて,前条に規定することを行うことを業とする者をいう.

第2章 免許

第7条〔保健師,助産師,看護師の免許〕 ① 保健師になろうとする者は,保健師国家試験及び看護師国家試験に合格し,厚生労働大臣の免許を受けなければならない.
② 助産師になろうとする者は,助産師国家試験及び看護師国家試験に合格し,厚生労働大臣の免許を受けなければならない.
③ 看護師になろうとする者は,看護師国家試験に合格し,厚生労働大臣の免許を受けなければならない.
第8条〔准看護師の免許〕 准看護師になろうとする者は,准看護師試験に合格し,都道府県知事の免許を受けなければならない.
第9条〔欠格事由〕 次の各号のいずれかに該当する者には,前2条の規定による免許(以下「免許」という.)を与えないことがある.
1 罰金以上の刑に処せられた者
2 前号に該当する者を除くほか,保健師,助産師,看護師又は准看護師の業務に関し犯罪又は不正の行為があつた者

3 心身の障害により保健師,助産師,看護師又は准看護師の業務を適正に行うことができない者として厚生労働省令で定めるもの
4 麻薬,大麻又はあへんの中毒者

第10条〔保健師籍,助産師籍,看護師籍〕厚生労働省に保健師籍,助産師籍及び看護師籍を備え,登録年月日,第14条第1項の規定による処分に関する事項その他の保健師免許,助産師免許及び看護師免許に関する事項を登録する.

第11条〔准看護師籍〕都道府県に准看護師籍を備え,登録年月日,第14条第2項の規定による処分に関する事項その他の准看護師免許に関する事項を登録する.

第12条〔免許の付与及び免許証の交付〕 ① 保健師免許は,保健師国家試験及び看護師国家試験に合格した者の申請により,保健師籍に登録することによって行う.

② 助産師免許は,助産師国家試験及び看護師国家試験に合格した者の申請により,助産師籍に登録することによって行う.

③ 看護師免許は,看護師国家試験に合格した者の申請により,看護師籍に登録することによって行う.

④ 准看護師免許は,准看護師試験に合格した者の申請により,准看護師籍に登録することによって行う.

⑤ 厚生労働大臣又は都道府県知事は,免許を与えたときは,それぞれ保健師免許証,助産師免許証若しくは看護師免許証又は准看護師免許証を交付する.

第13条〔意見の聴取〕 ① 厚生労働大臣は,保健師免許,助産師免許又は看護師免許を申請した者について,第9条第3号に掲げる者に該当すると認め,同条の規定により当該申請に係る免許を与えないこととするときは,あらかじめ,当該申請者にその旨を通知し,その求めがあつたときは,厚生労働大臣の指定する職員にその意見を聴取させなければならない.

② 都道府県知事は,准看護師免許を申請した者について,第9条第3号に掲げる者に該当すると認め,同条の規定により当該申請に係る免許を与えないこととするときは,あらかじめ,当該申請者にその旨を通知し,その求めがあつたときは,当該都道府県知事の指定する職員にその意見を聴取させなければならない.

第14条〔免許の取消等〕 ① 保健師,助産師若しくは看護師が第9条各号のいずれかに該当するに至つたとき,又は保健師,助産師若しくは看護師としての品位を損するような行為のあつたときは,厚生労働大臣は,次に掲げる処分をすることができる.
1 戒告
2 3年以内の業務の停止
3 免許の取消し

② 准看護師が第9条各号のいずれかに該当するに至つたとき,又は准看護師としての品位を損するような行為のあつたときは,都道府県知事は,次に掲げる処分をすることができる.
1 戒告
2 3年以内の業務の停止
3 免許の取消し

③ 前2項の規定による取消処分を受けた者(第9条第1号若しくは第2号に該当し,又は保健師,助産師,看護師若しくは准看護師としての品位を損するような行為のあつた者として前2項の規定による取消処分を受けた者にあつては,その処分の日から起算して5年を経過しない者を除く.)であつても,その者がその取消しの理由となつた事項に該当しなくなつたとき,その他その後の事情により再び免許を与えるのが適当であると認められるに至つたときは,再免許を与えることができる.この場合においては,第12条の規定を準用する.

第15条〔免許取消又は業務停止処分の手続〕 ① 厚生労働大臣は,前条第1項又は第3項に規定する処分をしようとするときは,あらかじめ医道審議会の意見を聴かなければならない.

② 都道府県知事は,前条第2項又は第3項に規定する処分をしようとするときは,あらかじめ准看護師試験委員の意見を聴かなければならない.

③ 厚生労働大臣は,前条第1項の規定による免許の取消処分をしようとするときは,都道府県知事に対し,当該処分に係る者に対する意見の聴取を行うことを求め,当該意見の聴取をもつて,厚生労働大臣による聴聞に代えることができる.

④ 行政手続法(平成5年法律第88号)第3章第2節(第25条,第26条及び第28条を除く.)の規定は,都道府県知事が前項の規定により意見の聴取を行う場合について準用する.この場合において,同節中「聴聞」とあるのは「意見の聴取」と,同法第15条第1項中「行政庁」とあるのは「都道府県知事」と,同条第3項(同法第22条第3項において準用する場合を含む.)中「行政庁は」とあるのは「都道府県知事は」と,「当該行政庁が」とあるのは「当該都道府県が」と,同法第16条第4項並びに第18条第1項及び第3項中「行政庁」とあるのは「都道府県知事」と,同法第19条第1項中「行政庁が指名する職員その他政令で定める者」とあるのは「都道府県知事が指名する職員」と,同法第20条第1項,第2項及び第4項中「行政庁」とあるのは「都道府県」と,同条第6項,同法第24条第3項及び第27条第1項中「行政庁」は「都道府県知事」と読み替えるものとする.

⑤ 厚生労働大臣は,都道府県知事から当該処分の原因となる事実を証する書類その他意見の聴取を行う上で必要となる書類を求められた場合には,速やかにそれらを当該都道府県知事あて送付しなければならない.

⑥ 都道府県知事は,第3項の規定による意見の聴取を行う場合において,第4項において読み替えて準用する行政手続法第24条第3項の規定により同条第1項の調書及び同条第3項の報告書の提出を受けたときは,これらを保存するとともに,当該処分の決定についての意見を記載した意見書を作成し,当該調書及び報告書の写しを添えて厚生労働大臣に提出しなければならない.

⑦ 厚生労働大臣は,意見の聴取の終結後に生じた事情にかんがみ必要があると認めるときは,都道府県知事に対し,前項の規定により提出された意見書を返戻して主宰者に意見の聴取の再開を命ずるよう求めることができる.行政手続法第22条第2項本文及び第3項の規定は,この場合について準用する.

⑧ 厚生労働大臣は,当該処分の決定をするときは,第6項の規定により提出された意見書並びに調書及び報告書の写しの内容を十分参酌してこれをしなければならない.

⑨ 厚生労働大臣は,前条第1項の規定による業務の停止の命令をしようとするときは,都道府県知事に対し,当該処分に係る者に対する弁明の聴取を行うことを求め,当該弁明の聴取をもつて,厚生労働大臣による弁明の機会の付与に代えることができる.

⑩ 前項の規定により弁明の聴取を行う場合において,

a 都道府県知事は、弁明の聴取を行うべき日時までに相当な期間をおいて、当該処分に係る者に対し、次に掲げる事項を書面により通知しなければならない。
　1　前条第1項の規定を根拠として当該処分をしようとする旨及びその内容
　2　当該処分の原因となる事実
　3　弁明の聴取の日時及び場所
⑪　厚生労働大臣は、第9項に規定する場合のほか、厚生労働大臣による弁明の機会の付与に代えて、医道審議会の委員に、当該処分に係る者に対する弁明の聴取を行わせることができる。この場合においては、同項中「前項」とあるのは「次項」と、「都道府県知事」とあるのは「厚生労働大臣」と読み替えて、同項の規定を適用する。
⑫　第10項（前項後段の規定により読み替えて適用する場合を含む。）の通知を受けた者は、代理人を出頭させ、かつ、証拠書類又は証拠物を提出することができる。
⑬　都道府県知事又は医道審議会の委員は、第9項又は第11項前段の規定により弁明の聴取を行つたときは、聴取書を作り、これを保存するとともに、当該処分の決定についての意見を記載した報告書を作成して、厚生労働大臣に提出しなければならない。
⑭　厚生労働大臣は、第3項又は第9項の規定により都道府県知事が意見の聴取又は弁明の聴取を行う場合においては、都道府県知事に対し、あらかじめ、次に掲げる事項を通知しなければならない。
　1　当該処分に係る者の氏名及び住所
　2　当該処分の内容及び根拠となる条項
　3　当該処分の原因となる事実
⑮　第3項の規定により意見の聴取を行う場合における第4項において読み替えて準用する行政手続法第15条第1項の通知及び第9項の規定により弁明の聴取を行う場合における第10項の通知は、それぞれ、前項の規定により通知された内容に基づいたものでなければならない。
⑯　都道府県知事は、前条第2項の規定による業務の停止の命令をしようとするときは、都道府県知事による弁明の機会の付与に代えて、准看護師試験委員に、当該処分に係る者に対する弁明の聴取を行わせることができる。
⑰　第10項、第12項及び第13項の規定は、准看護師試験委員が前項の規定により弁明の聴取を行う場合について準用する。この場合において、第10項中「前項」とあるのは「第16項」と、「前条第1項」とあるのは「前条第2項」と、第12項中「第10項（前項後段の規定により読み替えて適用する場合を含む。）」とあるのは「第17項において準用する第10項」と、第13項中「都道府県知事又は医道審議会の委員」とあるのは「准看護師試験委員」と、「第9項又は第11項前段」とあるのは「第16項」と、「厚生労働大臣」とあるのは「都道府県知事」と読み替えるものとする。
⑱　第3項若しくは第9項の規定により都道府県知事が意見の聴取若しくは弁明の聴取を行う場合、第11項前段の規定により医道審議会の委員が弁明の聴取を行う場合又は第16項の規定により准看護師試験委員が弁明の聴取を行う場合における当該処分については、行政手続法第3章（第12条及び第14条を除く。）の規定は、適用しない。

第15条の2　〔保健師等再教育研修〕 ①　厚生労働大臣は、第14条第1項第1号若しくは第2号に掲げる処分を受けた保健師、助産師若しくは看護師又は同条第3項の規定により保健師、助産師若しくは看護師に係る再免許を受けようとする者に対し、保健師、助産師若しくは看護師として必要な知識及び技能に関する研修として厚生労働省令で定めるもの（以下「保健師等再教育研修」という。）を受けるよう命ずることができる。
②　都道府県知事は、第14条第2項第1号若しくは第2号に掲げる処分を受けた准看護師又は同条第3項の規定により准看護師に係る再免許を受けようとする者に対し、准看護師としての倫理の保持又は准看護師として必要な知識及び技能に関する研修として厚生労働省令で定めるもの（以下「准看護師再教育研修」という。）を受けるよう命ずることができる。
③　厚生労働大臣は、第1項の規定による保健師等教育研修を修了した者について、その申請により、保健師等再教育研修を修了した旨を保健師籍、助産師籍又は看護師籍に登録する。
④　都道府県知事は、第2項の規定による准看護師再教育研修を修了した者について、その申請により、准看護師再教育研修を修了した旨を准看護師籍に登録する。
⑤　厚生労働大臣又は都道府県知事は、前2項の登録をしたときは、再教育研修修了登録証を交付する。
⑥　第3項の登録を受けようとする者又は保健師、助産師若しくは看護師に係る再教育研修修了登録証の書換交付又は再交付を受けようとする者は、実費を勘案して政令で定める額の手数料を納めなければならない。
⑦　前条第9項から第15項まで（第11項を除く。）及び第18項の規定は、第1項の規定による命令をしようとする場合について準用する。この場合において、必要な技術的読替えは、政令で定める。

第16条　〔政令等への委任〕 この章に規定するもののほか、免許の申請、保健師籍、助産師籍、看護師籍及び准看護師籍の登録、訂正及び抹消、免許証の交付、書換交付、再交付、返納及び提出並びに住所の届出に関して必要な事項は政令で、前条第1項の保健師等再教育研修及び同条第2項の准看護師再教育研修の実施、同条第3項及び第4項の保健師籍、助産師籍、看護師籍及び准看護師籍の登録並びに同条第5項の再教育研修修了登録証の交付、書換交付及び再交付に関して必要な事項は厚生労働省令で定める。

第3章　試　験

第17条　〔試験の内容〕 保健師国家試験、助産師国家試験、看護師国家試験又は准看護師試験は、それぞれ保健師、助産師、看護師又は准看護師として必要な知識及び技能について、これを行う。
第18条　〔試験の実施〕 保健師国家試験、助産師国家試験及び看護師国家試験は、厚生労働大臣が、准看護師試験は、都道府県知事が、厚生労働大臣の定める基準に従い、毎年少なくとも1回これを行う。
第19条　〔保健師国家試験の受験資格〕 保健師国家試験は、次の各号のいずれかに該当する者でなければ、これを受けることができない。
　1　文部科学省令・厚生労働省令で定める基準に適合するものとして、文部科学大臣の指定した学校において6月以上保健師になるのに必要な学科を修めた者
　2　文部科学省令・厚生労働省令で定める基準に適合するものとして、厚生労働大臣の指定した保健師養成所を卒業した者

3 外国の第2条に規定する業務に関する学校若しくは養成所を卒業し,又は外国において保健師免許に相当する免許を受けた者で,厚生労働大臣が前2号に掲げる者と同等以上の知識及び技能を有すると認めたもの

第20条〔助産師国家試験の受験資格〕 助産師国家試験は,次の各号のいずれかに該当する者でなければ,これを受けることができない.
1 文部科学省令・厚生労働省令で定める基準に適合するものとして,文部科学大臣の指定した学校において1年以上助産に関する学科を修めた者
2 文部科学省令・厚生労働省令で定める基準に適合するものとして,厚生労働大臣の指定した助産師養成所を卒業した者
3 外国の第3条に規定する業務に関する学校若しくは養成所を卒業し,又は外国において助産師免許に相当する免許を受けた者で,厚生労働大臣が前2号に掲げる者と同等以上の知識及び技能を有すると認めたもの

第21条〔看護師国家試験の受験資格〕 看護師国家試験は,次の各号のいずれかに該当する者でなければ,これを受けることができない.
1 文部科学省令・厚生労働省令で定める基準に適合するものとして,文部科学大臣の指定した学校教育法(昭和22年法律第26号)に基づく大学(短期大学を除く.第4号において同じ.)において看護師になるのに必要な学科を修めて卒業した者
2 文部科学省令・厚生労働省令で定める基準に適合するものとして,文部科学大臣の指定した学校において3年以上看護師になるのに必要な学科を修めた者
3 文部科学省令・厚生労働省令で定める基準に適合するものとして,厚生労働大臣の指定した看護師養成所を卒業した者
4 免許を得た後3年以上業務に従事している准看護師又は学校教育法に基づく高等学校若しくは中等教育学校を卒業している准看護師で前3号に規定する大学,学校又は養成所において2年以上修業したもの
5 外国の第5条に規定する業務に関する学校若しくは養成所を卒業し,又は外国において看護師免許に相当する免許を受けた者で,厚生労働大臣が第1号から第3号までに掲げる者と同等以上の知識及び技能を有すると認めたもの

第22条〔准看護師試験の受験資格〕 准看護師試験は,次の各号のいずれかに該当する者でなければ,これを受けることができない.
1 文部科学省令・厚生労働省令で定める基準に適合するものとして,文部科学大臣の指定した学校において2年の看護に関する学科を修めた者
2 文部科学省令・厚生労働省令で定める基準に適合するものとして,厚生労働大臣の指定した准看護師養成所を卒業した者
3 前条第1号から第3号まで又は第5号に該当する者
4 免許を得た後第5条に規定する業務に従事している者又は養成所を卒業し,又は外国において看護師免許に相当する免許を受けた者のうち,前条第5号に該当しないで,厚生労働大臣の定める基準に従い,都道府県知事の定めるところにより適当と認めたもの

第22条の2〔医道審議会への諮問〕 ① 厚生労働大臣は,保健師国家試験,助産師国家試験若しくは看護師国家試験の科目若しくは実施若しくは合格者の決定の方法又は第18条に規定する基準を定めようとするときは,あらかじめ,医道審議会の意見を聴かな

ければならない.
② 文部科学大臣又は厚生労働大臣は,第19条第1号若しくは第2号,第20条第1号若しくは第2号,第21条第1号から第3号まで又は前条第1号若しくは第2号に規定する基準を定めようとするときは,あらかじめ,医道審議会の意見を聴かなければならない.

第23条〔試験委員〕 ① 保健師国家試験,助産師国家試験及び看護師国家試験の実施に関する事務をつかさどらせるため,厚生労働省に保健師助産師看護師試験委員を置く.
② 保健師助産師看護師試験委員に関し必要な事項は,政令で定める.

第24条 削除

第25条〔准看護師試験委員〕 ① 准看護師試験の実施に関する事務をつかさどらせるために,都道府県に准看護師試験委員を置く.
② 准看護師試験委員に関し必要な事項は,都道府県の条例で定める.

第26条 削除

第27条〔試験事務担当者の不正行為禁止〕 保健師助産師看護師試験委員,准看護師試験委員その他保健師国家試験,助産師国家試験,看護師国家試験又は准看護師試験の実施に関する事務をつかさどる者は,その事務の施行に当たつては厳正を保持し,不正の行為のないようにしなければならない.

第28条〔政令及び厚生労働省令への委任〕 この章に規定するもののほか,第19条から第22条までの規定による学校の指定又は養成所に関して必要な事項は政令で,保健師国家試験,助産師国家試験,看護師国家試験又は准看護師試験の試験科目,受験手続その他試験に関して必要な事項は厚生労働省令で定める.

第28条の2 保健師,助産師,看護師及び准看護師は,免許を受けた後も,臨床研修その他の研修(保健師等再教育研修及び准看護師再教育研修を除く.)を受け,その資質の向上を図るように努めなければならない.

第4章 業務

第29条〔保健業務の制限〕 保健師でない者は,保健師又はこれに類似する名称を用いて,第2条に規定する業をしてはならない.

第30条〔非助産師の業務禁止〕 助産師でない者は,第3条に規定する業をしてはならない.ただし,医師法(昭和23年法律第201号)の規定に基づいて行う場合は,この限りでない.

第31条〔非看護師の業務禁止〕 ① 看護師でない者は,第5条に規定する業をしてはならない.ただし,医師法又は歯科医師法(昭和23年法律第202号)の規定に基づいて行う場合は,この限りでない.
② 保健師及び助産師は,前項の規定にかかわらず,第5条に規定する業を行うことができる.

第32条〔非准看護師の業務禁止〕 准看護師でない者は,第6条に規定する業をしてはならない.ただし,医師法又は歯科医師法の規定に基づいて行う場合は,この限りでない.

第33条〔業務従事者の届出〕 業務に従事する保健師,助産師,看護師又は准看護師は,厚生労働省令で定める2年ごとの年の12月31日現在における氏名,住所その他厚生労働省令で定める事項を,当該年の翌年1月15日までに,その就業地の都道府県知事に届け出なければならない.

第34条 削除

第35条〔保健師に対する主治医の指示〕保健師は,傷病者の療養上の指導を行うに当たつて主治の医師又は歯科医師があるときは,その指示を受けなければならない.

第36条〔保健師に対する保健所長の指示〕保健師は,その業務に関して就業地を管轄する保健所の長の指示を受けたときは,これに従わなければならない.ただし,前条の規定の適用を妨げない.

第37条〔特定行為の制限〕保健師,助産師,看護師又は准看護師は,主治の医師又は歯科医師の指示があつた場合を除くほか,診療機械を使用し,医薬品を授与し,医薬品について指示をしその他医師又は歯科医師が行うのでなければ衛生上危害を生ずるおそれのある行為をしてはならない.ただし,臨時応急の手当をし,又は助産師がへその緒を切り,浣腸を施しその他助産師の業務に当然に付随する行為をする場合は,この限りでない.

第38条〔異常妊婦等の処置禁止〕助産師は,妊婦,産婦,じよく婦,胎児又は新生児に異常があると認めたときは,医師の診療を求めさせることを要し,自らこれらの者に対して処置をしてはならない.ただし,臨時応急の手当については,この限りでない.

第39条〔応招義務及び証明書等の交付義務〕① 業務に従事する助産師は,助産又は妊婦,じよく婦若しくは新生児の保健指導の求めがあつた場合は,正当な事由がなければ,これを拒んではならない.
② 分べんの介助又は死胎の検案をした助産師は,出生証明書,死産証書又は死胎検案書の交付の求めがあつた場合は,正当な事由がなければ,これを拒んではならない.

第40条〔証明書等の交付に関する制限〕助産師は,自ら分べんの介助又は死胎の検案をしないで,出生証明書,死産証書又は死胎検案書を交付してはならない.

第41条〔異常死産児の届出義務〕助産師は,妊娠4月以上の死産児を検案して異常があると認めたときは,24時間以内に所轄警察署にその旨を届け出なければならない.

第42条〔助産録の記載及び保存の義務〕① 助産師が分べんの介助をしたときは,助産に関する事項を遅滞なく助産録に記載しなければならない.
② 前項の助産録であつて病院,診療所又は助産所に勤務する助産師が行つた助産に関するものは,その病院,診療所又は助産所の管理者において,その他の助産に関するものは,その助産師において,5年間これを保存しなければならない.
③ 第1項の規定による助産録の記載事項に関しては,厚生労働省令でこれを定める.

第42条の2〔秘密を守る義務〕保健師,看護師又は准看護師は,正当な理由がなく,その業務上知り得た人の秘密を漏らしてはならない.保健師,看護師又は准看護師でなくなつた後においても,同様とする.

第42条の3〔名称の使用制限〕① 保健師でない者は,保健師又はこれに紛らわしい名称を使用してはならない.
② 助産師でない者は,助産師又はこれに紛らわしい名称を使用してはならない.
③ 看護師でない者は,看護師又はこれに紛らわしい名称を使用してはならない.
④ 准看護師でない者は,准看護師又はこれに紛らわしい名称を使用してはならない.

第4章の2 雑則

第42条の4〔事務の区分〕第15条第3項及び第7項前段,同条第9項及び第10項(これらの規定を第15条の2第7項において準用する場合を含む.),第15条第4項において準用する行政手続法第15条第1項及び第3項(同法第22条第3項において準用する場合を含む.),第16条第4項,第18条第1項及び第3項,第22条第6項並びに第15条第4項,第24条第3項並びに第15条第7項後段において準用する同法第22条第3項において準用する同法第15条第3項の規定により都道府県が処理することとされている事務は,地方自治法(昭和22年法律第67号)第2条第9項第1号に規定する第1号法定受託事務とする.

第42条の5〔権限の委任〕① この法律に規定する厚生労働大臣の権限は,厚生労働省令で定めるところにより,地方厚生局長に委任することができる.
② 前項の規定により地方厚生局長に委任された権限は,厚生労働省令で定めるところにより,地方厚生支局長に委任することができる.

第5章 罰則

第43条 ① 次の各号のいずれかに該当する者は,2年以下の懲役若しくは50万円以下の罰金に処し,又はこれを併科する.
1 第29条から第32条までの規定に違反した者
2 虚偽又は不正の事実に基づいて免許を受けた者
② 前項第1号の罪を犯した者が,助産師,看護師,准看護師又はこれに類似した名称を用いたものであるときは,2年以下の懲役若しくは100万円以下の罰金に処し,又はこれを併科する.

第44条 第27条の規定に違反して故意若しくは重大な過失により事前に試験問題を漏らし,又は故意に不正の採点をした者は,1年以下の懲役又は50万円以下の罰金に処する.

第44条の2 次の各号のいずれかに該当する者は,6月以下の懲役若しくは50万円以下の罰金に処し,又はこれを併科する.
1 第14条第1項又は第2項の規定により業務の停止を命ぜられた者で,当該停止を命ぜられた期間中に,業務を行つたもの
2 第35条から第38条までの規定に違反した者

第44条の3 ① 第42条の2の規定に違反して,業務上知り得た人の秘密を漏らした者は,6月以下の懲役又は10万円以下の罰金に処する.
② 前項の罪は,告訴がなければ公訴を提起することができない.

第45条 次の各号のいずれかに該当する者は,50万円以下の罰金に処する.
1 第15条の2第1項又は第2項の規定による命令に違反して保健師等再教育研修又は准看護師再教育研修を受けなかつた者
2 第33条又は第40条から第42条までの規定に違反した者

第45条の2 第42条の3の規定に違反した者は,30万円以下の罰金に処する.

27 保健師助産師看護師法施行令(抄)

(昭 28・12・8 政令第 386 号,
最終改正：平 22・3・19 政令第 32 号)

第1条（保健師等再教育研修修了の登録等に関する手数料） 保健師助産師看護師法（以下「法」という.）第 15 条の 2 第 6 項の政令で定める手数料の額は,3,100 円（行政手続等における情報通信の技術の利用に関する法律（平成 14 年法律第 151 号）第 3 条第 1 項の規定により同項に規定する電子情報処理組織を使用する場合にあつては,2,950 円）とする.

第1条の2（保健師等再教育研修の命令に関する技術的読替え） 法第 15 条の 2 第 7 項の規定による技術的読替えは,次の表のとおりとする.

法の規定中読み替える規定	読み替えられる字句	読み替える字句
第15条第9項	前条第1項	次条第1項
第15条第9項	業務の停止	保健師等再教育研修
第15条第10項第1号	前条第1項	次条第1項
第15条第12項	第10項（前項後段の規定により読み替えて適用する場合を含む.）	第10項
第15条第13項	都道府県知事又は医道審議会の委員	都道府県知事
第15条第13項	第9項又は第11項前段	第9項
第15条第14項	第3項又は第9項	第9項
第15条第14項	意見の聴取又は弁明の聴取	弁明の聴取
第15条第15項	第3項の規定により意見の聴取を行う場合における第9項において読み替えて準用する行政手続法第15条第1項の通知又は第9項	第9項
第15条第15項	第3項若しくは第9項	第9項
第15条第18項	意見の聴取若しくは弁明の聴取を行う場合,第11項前段の規定により医道審議会の委員が弁明の聴取を行う場合又は第16項の規定により准看護師試験委員が弁明の聴取	弁明の聴取

第1条の3（免許の申請） ① 保健師免許,助産師免許又は看護師免許を受けようとする者は,申請書に厚生労働省令で定める書類を添え,住所地の都道府県知事を経由して,これを厚生労働大臣に提出しなければならない.

② 准看護師免許を受けようとする者は,申請書に厚生労働省令で定める書類を添え,住所地の都道府県知事にこれを提出しなければならない.

第2条（籍の登録事項） ① 保健師籍,助産師籍又は看護師籍には,次に掲げる事項を登録する.
1 登録番号及び登録年月日
2 本籍地都道府県名（日本の国籍を有しない者については,その国籍）,氏名及び生年月日
3 保健師籍又は看護師籍にあつては,性別
4 保健師国家試験,助産師国家試験又は看護師国家試験合格の年月
5 法第 14 条第 1 項の規定による処分に関する事項
6 法第 15 条の 2 第 3 項に規定する保健師等再教育研修を修了した旨
7 その他厚生労働大臣の定める事項

② 准看護師籍には,次に掲げる事項を登録する.
1 登録番号及び登録年月日
2 本籍地都道府県名（日本の国籍を有しない者については,その国籍）,氏名,生年月日及び性別
3 准看護師試験合格の年月及び試験施行地都道府県名
4 法第 14 条第 2 項の規定による処分に関する事項
5 法第 15 条の 2 第 4 項に規定する准看護師再教育研修を修了した旨
6 その他厚生労働大臣の定める事項

第3条（登録事項の変更） ① 保健師又は看護師は,前条第 1 項第 2 号又は第 3 号の登録事項に変更を生じたときは,30 日以内に,保健師籍又は看護師籍の訂正を厚生労働大臣に申請しなければならない.

② 助産師は,前条第 1 項第 2 号の登録事項に変更を生じたときは,30 日以内に,助産師籍の訂正を厚生労働大臣に申請しなければならない.

③ 准看護師は,前条第 2 項第 2 号の登録事項に変更を生じたときは,30 日以内に,免許を与えた都道府県知事に准看護師籍の訂正を申請しなければならない.

④ 前 3 項の申請をするには,申請書に申請の事由を証する書類を添えなければならない.

⑤ 業務に従事する保健師,助産師若しくは看護師又は准看護師が第 1 項から第 3 項までの申請をする場合には,就業地の都道府県知事を経由しなければならない.

第4条（登録の抹消） ① 保健師籍,助産師籍又は看護師籍の登録の抹消を申請するには,厚生労働大臣に申請書を提出しなければならない.

② 准看護師籍の登録の抹消を申請するには,免許を与えた都道府県知事に申請書を提出しなければならない.

③ 業務に従事する保健師,助産師若しくは看護師又は准看護師が前 2 項の申請をする場合には,就業地の都道府県知事を経由しなければならない.

第5条（死亡等の場合の登録の抹消） ① 保健師,助産師,看護師又は准看護師が,死亡し,又は失踪の宣告を受けたときは,戸籍法（昭和 22 年法律第 224 号）による死亡又は失踪の届出義務者は,30 日以内に,保健師籍,助産師籍,看護師籍又は准看護師籍の登録の抹消を申請しなければならない.

② 業務に従事していた保健師,助産師,看護師又は准看護師について前項の申請をする場合には,就業地の都道府県知事を経由しなければならない.

第5条の2（登録抹消の制限） ① 法第 9 条第 1 号若

しくは第2号に該当し,又は保健師,助産師若しくは看護師としての品位を損するような行為のあつた者について,法第14条第1項の規定による処分をするため,当該処分に係る保健師,助産師又は看護師に対し,厚生労働大臣が行政手続法(平成5年法律第88号)第15条第1項の規定による通知をした後又は都道府県知事が法第15条第4項において準用する行政手続法第15条第1項の規定による通知をした後に当該保健師,助産師又は看護師から第4条第1項の規定による保健師籍,助産師籍又は看護師籍の登録の抹消の申請があつた場合には,厚生労働大臣は,当該処分に関する手続が結了するまでは,当該保健師,助産師又は看護師に係る保健師籍,助産師籍又は看護師籍の登録を抹消しないことができる.

② 法第9条第1号若しくは第2号に該当し,又は准看護師としての品位を損するような行為のあつた者について,法第14条第2項の規定による処分をするため,当該処分に係る准看護師に対し,都道府県知事が行政手続法第15条第1項の規定による通知をした後に当該准看護師から第4条第2項の規定による准看護師籍の登録の抹消の申請があつた場合には,都道府県知事は,当該処分に関する手続が結了するまでは,当該准看護師に係る准看護師籍の登録を抹消しないことができる.

第6条(免許証の書換交付) ① 保健師,助産師又は看護師は,免許証の記載事項に変更を生じたときは,厚生労働大臣に免許証の書換交付を申請することができる.

② 准看護師は,免許証の記載事項に変更を生じたときは,免許を与えた都道府県知事に免許証の書換交付を申請することができる.

③ 前2項の申請をするには,申請書に免許証を添えなければならない.

④ 第1項又は第2項の申請は,就業地の都道府県知事を経由してすることができる.

第7条(免許証の再交付) ① 保健師,助産師又は看護師は,免許証を亡失し,又は損傷したときは,厚生労働大臣に免許証の再交付を申請することができる.

② 准看護師は,免許証を亡失し,又は損傷したときは,免許を与えた都道府県知事に免許証の再交付を申請することができる.

③ 第1項の申請をする場合には,厚生労働大臣の定める額の手数料を納めなければならない.

④ 免許証を損傷した保健師,助産師若しくは看護師又は准看護師が,第1項又は第2項の申請をする場合には,申請書にその免許証を添えなければならない.

⑤ 保健師,助産師若しくは看護師又は准看護師は,免許証の再交付を受けた後,亡失した免許証を発見したときは,5日以内に,これを厚生労働大臣又は免許を与えた都道府県知事に返納しなければならない.

⑥ 第1項又は第2項の申請及び前項の免許証の返納は,就業地の都道府県知事を経由してすることができる.

第8条(免許証の返納) ① 保健師,助産師又は看護師は,保健師籍,助産師籍又は看護師籍の登録の抹消を申請するときは,厚生労働大臣に免許証を返納しなければならない.第5条第1項の規定により保健師籍,助産師籍又は看護師籍の登録の抹消を申請する者についても,同様とする.

② 准看護師は,准看護師籍の登録の抹消を申請するときは,免許を与えた都道府県知事に免許証を返納しなければならない.第5条第1項の規定により准看護師籍の抹消を申請する者についても,同様とする.

③ 保健師,助産師又は看護師は,免許の取消処分を受けたときは,5日以内に,免許証を厚生労働大臣に返納しなければならない.

④ 准看護師は,免許の取消処分を受けたときは,5日以内に,免許証を当該処分をした都道府県知事に返納しなければならない.

⑤ 前各項の免許証の返納は,就業地の都道府県知事を経由してすることができる.

第9条(行政処分に関する通知) ① 都道府県知事は,他の都道府県知事の免許を受けた准看護師について,免許の取消しを適当と認めるときは,理由を付して,その准看護師の免許を与えた都道府県知事にその旨を通知しなければならない.

② 都道府県知事は,他の都道府県知事の免許を受けた准看護師について,業務の停止処分をしたときは,その准看護師の免許を与えた都道府県知事に,その処分の年月日並びに処分の事由及び内容を通知しなければならない.

第10条(省令への委任) 前各条に定めるもののほか,保健師,助産師,看護師又は准看護師の免許,籍の訂正又は免許証の書換交付若しくは再交付の申請の手続に関して必要な事項は,厚生労働省令で定める.

28 保健師助産師看護師法施行規則

(昭26・8・11厚生省令第34号,
最終改正:平22・4・1厚労省令第57号)

第1章 免許

第1条(法第9条第3号の厚生労働省令で定める者) 保健師助産師看護師法(昭和23年法律第203号.以下「法」という.)第9条第3号の厚生労働省令で定める者は,視覚,聴覚,音声機能若しくは言語機能又は精神の機能の障害により保健師,助産師,看護師又は准看護師の業務を適正に行うに当たつて必要な認知,判断及び意思疎通を適切に行うことができない者とする.

第1条の2(障害を補う手段等の考慮) ① 厚生労働大臣は,保健師免許,助産師免許又は看護師免許の申請を行つた者が前条に規定する者に該当すると認める場合において,当該者に免許を与えるかどうかを決定するときは,当該者が現に利用している障害を補う手段又は当該者が現に受けている治療等により障害が補われ,又は障害の程度が軽減している状況を考慮しなければならない.

② 前項の規定は,准看護師免許について準用する.この場合において,「厚生労働大臣」とあるのは,「都道府県知事」と読み替えるものとする.

第1条の3(保健師免許,助産師免許及び看護師免許の申請手続) ① 保健師助産師看護師法施行令(昭和28年政令第386号.以下「令」という.)第1条の3第1項の保健師免許の申請書にあつては第1号様式によるものとし,助産師免許の申請書にあつては第1号の2様式によるものとし,看護師免許の申請書にあつては第1号の3様式によるものとする.

② 令第1条の3第1項の規定により,前項の申請書に添えなければならない書類は,次のとおりとする.

1 保健師免許の申請にあつては,保健師国家試験及

び看護師国家試験の合格証書の写
2 助産師免許の申請にあつては,助産師国家試験及び看護師国家試験の合格証書の写
3 看護師免許の申請にあつては,看護師国家試験の合格証書の写
4 戸籍謄本又は戸籍抄本
5 視覚,聴覚,音声機能若しくは言語機能若しくは精神の機能の障害又は麻薬,大麻若しくはあへんの中毒者であるかないかに関する医師の診断書
③ 第1項の保健師免許の申請書に合格した保健師国家試験又は助産師国家試験の施行年月,受験地及び受験番号並びに看護師の登録番号又は合格した看護師国家試験の施行年月,受験地及び受験番号を記載した場合には,前項第1号又は第2号の書類の添付を省略することができる.
④ 第1項の看護師免許の申請書に合格した看護師国家試験の施行年月,受験地及び受験番号を記載した場合には,第2項第3号の書類の添付を省略することができる.

第2条(准看護師免許の申請手続) ① 令第1条の3第2項の准看護師免許の申請書は,第1号の3様式に準ずるものとする.
② 令第1条の3第2項の規定により,前項の申請書に添えなければならない書類は,次のとおりとする.
1 准看護師試験の合格証書の写
2 前条第2項第4号及び第5号に掲げる書類
③ 第1項の申請書に合格した准看護師試験の施行年月,受験地及び受験番号を記載した場合には,前項第1号の書類の添付を省略することができる.

第3条(保健師籍,助産師籍及び看護師籍の登録事項) 令第2条第1項第7号の規定により,同条同項第1号から第6号までに掲げる事項以外で保健師籍,助産師籍又は看護師籍に登録する事項は,次のとおりとする.
1 再免許の場合には,その旨
2 免許証を書換交付又は再交付した場合には,その旨並びにその事由及び年月日
3 登録の抹消をした場合には,その旨並びにその事由及び年月日

第4条(准看護師籍の登録事項) 令第2条第2項第6号の規定により,同条同項第1号から第5号までに掲げる事項以外で准看護師籍に登録する事項は,次のとおりとする.
1 再免許の場合には,その旨
2 免許証を書換交付又は再交付した場合には,その旨並びにその事由及び年月日
3 登録の抹消をした場合には,その旨並びにその事由及び年月日

第5条(籍の訂正の申請書に添付する書類) 令第3条第4項の訂正の申請書には,戸籍謄本又は戸籍抄本を添えなければならない.

第5条の2(籍の抹消の申請手続) ① 法第14条第1項の規定による取消処分をするため,当該処分に係る保健師,助産師又は看護師に対し,厚生労働大臣が行政手続法(平成5年法律第88号)第15条第1項の規定による通知をした後又は都道府県知事が法第15条第3項において準用する行政手続法第15条第1項の規定による通知をした後に当該保健師,助産師又は看護師から法第9条第3号又は第4号に該当することを理由として令第4条第1項の規定により保健師籍,助産師籍又は看護師籍の登録の抹消を申請する場合には,法第9条第3号又は第4号に該当することに関する医師の診断書を申請書に添付しなければ

ならない.
② 法第14条第2項の規定による取消処分をするため,当該処分に係る准看護師に対し,都道府県知事が行政手続法第15条第1項の規定による通知をした後に当該准看護師から法第9条第3号又は第4号に該当することを理由として令第4条第2項の規定により准看護師籍の登録の抹消を申請する場合には,法第9条第3号又は第4号に該当することに関する医師の診断書を申請書に添付しなければならない.

第6条(手数料の額) 令第7条第3項の手数料の額は,3,100円とする.

第7条(登録免許税及び手数料の納付) ① 令第1条の3第1項又は令第5条第1項の規定による申請をする者は,登録免許税の領収証書又は登録免許税の額に相当する収入印紙を申請書にはらなければならない.
② 令第7条第1項の規定による申請をする者は,手数料の額に相当する収入印紙を申請書にはらなければならない.

第1章の2 再教育研修

第8条(保健師等再教育研修) 法第15条の2第1項の厚生労働省令で定める研修は,次のとおりとする.
1 倫理研修(保健師,助産師又は看護師としての倫理の保持に関する研修をいう.以下同じ.)
2 技術研修(保健師,助産師又は看護師として具有すべき知識及び技能に関する研修をいう.以下同じ.)

第9条(准看護師再教育研修) 法第15条の2第2項の厚生労働省令で定める研修は,次のとおりとする.
1 准看護師倫理研修(准看護師としての倫理の保持に関する研修をいう.)
2 准看護師技術研修(准看護師として具有すべき知識及び技能に関する研修をいう.)

第10条(手数料) 倫理研修又は技術研修で厚生労働大臣が行うもの(以下「集合研修及び課題研修」という.)を受けようとする者は,次の各号に掲げる区分により,それぞれ当該各号に定める額の手数料を納めなければならない.
1 戒告処分を受けた者 7,850円
2 前号に該当しない者 15,700円

第11条(個別研修計画書) ① 倫理研修又は技術研修(集合研修及び課題研修を除く.以下「個別研修」という.)に係る法第15条の2第1項の命令(以下「再教育研修命令」という.)を受けた者は,当該個別研修を開始しようとする日の30日前までに,次に掲げる事項を記載した個別研修計画書を作成し,これを厚生労働大臣に提出しなければならない.
1 氏名,生年月日並びに保健師籍,助産師籍又は看護師籍の登録番号及び登録年月日(法第14条第3項の規定により再免許を受けようとする者にあつては,氏名及び生年月日)
2 個別研修の内容
3 個別研修の実施期間
4 助言指導者(個別研修に係る再教育研修命令を受けた者に対して助言,指導等を行う者であつて,厚生労働大臣が指名したものをいう.以下同じ.)の氏名
5 その他必要な事項
② 前項の規定により個別研修計画書を作成しようとする場合には,あらかじめ助言指導者の協力を得なければならない.
③ 第1項の規定により作成した個別研修計画書を厚

生労働大臣に提出する場合には,あらかじめ当該個別研修計画書が適切である旨の助言指導者の署名を受けなければならない.
④ 厚生労働大臣は,再教育研修を適正に実施するため必要があると認めるときは,個別研修計画書に記載した事項を変更すべきことを命ずることができる.

第12条（個別研修修了報告書） ① 個別研修に係る再教育研修命令を受けた者は,個別研修を修了したときは,速やかに,次に掲げる事項を記載した個別研修修了報告書を作成し,これを厚生労働大臣に提出しなければならない.
1 氏名,生年月日並びに保健師籍,助産師籍又は看護師籍の登録番号及び登録年月日（法第14条第3項の規定により再免許を受けようとする者にあつては,氏名及び生年月日）
2 個別研修の内容
3 個別研修を開始し,及び修了した年月日
4 助言指導者の氏名
5 その他必要な事項
② 前項の個別研修修了報告書には,個別研修計画書の写しを添付しなければならない.
③ 第1項の規定により作成した個別研修修了報告書を厚生労働大臣に提出する場合には,あらかじめ個別研修に係る再教育研修命令を受けた者が当該個別研修を修了したものと認める旨の助言指導者の署名を受けなければならない.
④ 厚生労働大臣は,第1項の規定による個別研修修了報告書の提出を受けた場合において,個別研修に係る再教育研修命令を受けた者が個別研修を修了したと認めるときは,当該者に対して,個別研修修了証を交付するものとする.

第13条（再教育研修を修了した旨の登録の申請） ① 法第15条の2第3項の規定による登録を受けようとする者は,保健師籍への登録の申請にあつては第1号の4書式による申請書に,助産師籍への登録の申請にあつては第1号の5書式による申請書に,看護師籍への登録の申請にあつては第1号の6書式による申請書に,それぞれ保健師免許証,助産師免許証又は看護師免許証の写しを添え,これを厚生労働大臣に提出しなければならない.
② 前項の申請書には,手数料の額に相当する収入印紙をはらなければならない.
③ 個別研修に係る再教育研修命令を受けた者に係る第1項の規定の適用については,同項中「保健師免許証,助産師免許証又は看護師免許証」とあるのは,「個別研修修了証及び保健師免許証,助産師免許証又は看護師免許証」とする.

第14条（再教育研修修了登録証の書換交付申請） ① 再教育研修を修了した旨の登録を受けた保健師,助産師又は看護師（以下「再教育研修修了登録保健師等」という.）は,再教育研修修了登録証の記載事項に変更を生じたときは,再教育研修修了登録証の書換交付を申請することができる.
② 前項の申請をするには,保健師に係る再教育研修修了登録証の書換交付の申請にあつては第1号の7書式による申請書に,助産師に係る再教育研修修了登録証の書換交付の申請にあつては第1号の8書式による申請書に,看護師に係る再教育研修修了登録証の書換交付の申請にあつては第1号の9書式による申請書に,それぞれ再教育研修修了登録証及び保健師免許証,助産師免許証又は看護師免許証の写しを添え,これを厚生労働大臣に提出しなければならない.
③ 前項の申請書には,手数料の額に相当する収入印紙をはらなければならない.

第15条（再教育研修修了登録証の再交付申請） ① 再教育研修修了登録保健師等は,再教育研修修了登録証を破り,汚し,又は失つたときは,再教育研修修了登録証の再交付を申請することができる.
② 前項の申請をするには,保健師に係る再教育研修修了登録証の再交付の申請にあつては第1号の10書式による申請書に,助産師に係る再教育研修修了登録証の再交付の申請にあつては第1号の11書式による申請書に,看護師に係る再教育研修修了登録証の再交付の申請にあつては第1号の12書式による申請書に,それぞれ保健師免許証,助産師免許証又は看護師免許証の写しを添え,これを厚生労働大臣に提出しなければならない.
③ 前項の申請書には,手数料の額に相当する収入印紙をはらなければならない.
④ 再教育研修修了登録証を破り,又は汚した再教育研修修了登録保健師等が第1項の申請をする場合には,申請書にその再教育研修修了登録証及び保健師免許証,助産師免許証又は看護師免許証の写しを添えなければならない.
⑤ 再教育研修修了登録保健師等は,再教育研修修了登録証の再交付を受けた後,失つた再教育研修修了登録証を発見したときは,5日以内に,これを厚生労働大臣に返納しなければならない.

第2章 試 験

第18条（保健師国家試験,助産師国家試験又は看護師国家試験施行の告示） 保健師国家試験,助産師国家試験又は看護師国家試験を施行する場所及び期日並びに受験願書の提出期限は,あらかじめ官報で告示する.

第19条（准看護師試験の告示） 准看護師試験を施行する場所及び期日並びに受験願書の提出期限は,あらかじめ都道府県の公報で告示しなければならない.

第20条（保健師国家試験の試験科目） 保健師国家試験は,次の科目について行う.
　地域看護学
　疫学・保健統計
　保健福祉行政論

第21条（助産師国家試験の試験科目） 助産師国家試験は,次の科目について行う.
　基礎助産学
　助産診断・技術学
　地域母子保健
　助産管理

第22条（看護師国家試験の試験科目） 看護師国家試験は,次の科目について行う.
　人体の構造と機能
　疾病の成り立ちと回復の促進
　社会保障制度と生活者の健康
　基礎看護学
　在宅看護論
　成人看護学
　老年看護学
　小児看護学
　母性看護学
　精神看護学

第23条（准看護師試験の試験科目） 准看護師試験は,次の科目について行う.
　人体の仕組みと働き

食生活と栄養
薬物と看護
疾病の成り立ち
感染と予防
看護と倫理
患者の心理
保健医療福祉の仕組み
看護と法律
基礎看護
成人看護
老年看護
母子看護
精神看護

第24条（保健師国家試験の受験手続）保健師国家試験を受けようとする者は，受験願書（第2号様式）に次に掲げる書類を添えて，厚生労働大臣に提出しなければならない．
1　法第19条第1号又は第2号に該当する者であるときは，修業証明書又は卒業証明書
2　法第19条第3号に該当する者であるときは，外国の保健師学校を卒業し，又は外国において保健師免許を得たことを証する書面
3　写真（出願前6箇月以内に脱帽して正面から撮影した縦6センチメートル横4センチメートルのもので，その裏面には撮影年月日及び氏名を記載すること．）

第25条（助産師国家試験の受験手続）助産師国家試験を受けようとする者は，受験願書（第2号様式）に次に掲げる書類を添えて，厚生労働大臣に提出しなければならない．
1　前条第3号に掲げる書類
2　法第20条第1号又は第2号に該当する者であるときは，修業証明書又は卒業証明書
3　法第20条第3号に該当する者であるときは，外国の助産師学校を卒業し，又は外国において助産師免許を得たことを証する書面

第26条（看護師国家試験の受験手続）看護師国家試験を受けようとする者は，受験願書（第2号様式）に次に掲げる書類を添えて，厚生労働大臣に提出しなければならない．
1　第24条第3号に掲げる書類
2　法第21条第1号又は第2号に該当する者であるときは，修業証明書又は卒業証明書
3　法第21条第3号に該当する者であるときは，法第21条第1号又は第2号に規定する学校又は養成所で2年以上修業したことを証する書面
4　法第21条第4号に該当する者であるときは，外国の看護師学校を卒業し，又は外国において看護師免許を得たことを証する書面

第27条（准看護師試験の受験手続）准看護師試験を受けようとする者は，受験願書（第2号様式に準ずる．）に次に掲げる書類を添えて，受験地の都道府県知事に提出しなければならない．
1　第24条第3号に掲げる書類
2　法第22条第1号又は第2号に該当する者であるときは，修業証明書又は卒業証明書
3　法第22条第3号に該当する者であるときは，前条第2号又は第4号に掲げる書類
4　法第22条第4号に該当する者であるときは，外国の看護師学校を卒業し，又は外国において看護師免許を得たことを証する書面

第28条（保健師国家試験，助産師国家試験又は看護師国家試験の受験手数料）保健師国家試験，助産師国家試験又は看護師国家試験の受験を出願する者は，手数料として5,400円を納めなければならない．

第29条（合格証書の交付）保健師国家試験，助産師国家試験，看護師国家試験又は准看護師試験に合格した者には，合格証書を交付する．

第30条（合格証明書の交付及び手数料）① 保健師国家試験，助産師国家試験，看護師国家試験又は准看護師試験に合格した者は，合格証明書の交付を申請することができる．
② 前項の規定によつて保健師国家試験，助産師国家試験又は看護師国家試験の合格証明書の交付を申請する者は，手数料として2,950円を納めなければならない．

第31条（手数料の納入方法）第28条又は前条第2項の規定による出願又は申請をする者は，手数料の額に相当する収入印紙を願書又は申請書にはらなければならない．

第32条（准看護師試験の受験資格に関する基準）法第22条第4号の規定により，准看護師試験の受験資格を認める基準は，同条第1号又は第2号に掲げる者と同等以上の知識及び技能を有する者であることとする．

第3章　業　務

第33条（届出）① 法第33条の厚生労働省令で定める2年ごとの年は，昭和57年を初年とする同年以後の2年ごとの各年とする．
② 法第33条の規定による届出は，第3号様式による届書を提出することによつて行うものとする．
③ 前項の届出は，保健師業務，助産師業務又は看護師業務のうち，2以上の業務に従事する者にあつては，主として従事する業務について行うものとする．

第34条（助産録の記載事項）助産録には，次の事項を記載しなければならない．
1　妊産婦の住所，氏名，年令及び職業
2　分べん回数及び生死産別
3　妊産婦の既往疾患の有無及びその経過
4　今回妊娠の経過，所見及び保健指導の要領
5　妊娠中医師による健康診断受診の有無（結核，性病に関する検査を含む．）
6　分べんの場所及び年月日時分
7　分べんの経過及び処置
8　分べん異常の有無，経過及び処置
9　児の数及び性別，生死別
10　児及び胎児附属物の所見
11　産じよくの経過及びじよく婦，新生児の保健指導の要領
12　産後の医師による健康診断の有無

29　看護師等による静脈注射の実施について

（平14・9・30，医政発第0930002号，各都道府県知事あて厚労省医政局長通知）

標記については，これまで，厚生省医務局長通知（昭和26年9月15日付け医収第517号）により，静脈注射は，医師又は歯科医師が自ら行うべき業務であって，

保健師助産師看護師法（昭和23年法律第203号）第5条に規定する看護師の業務の範囲を超えるものであるとしてきたところが、今般、平成14年9月6日に取りまとめられた「新たな看護のあり方に関する検討会」中間まとめの趣旨を踏まえ、下記のとおり取り扱うこととしたので、貴職下におかれては、貴管下保健所設置市、特別区、医療機関、関係団体等に対して周知方お願いいたしたい．

なお、これに伴い、厚生省医務局長通知（昭和26年9月15日付け医収第517号）及び同通知（昭和26年11月5日付け医収第616号）は、廃止する．

記

1 医師又は歯科医師の指示の下に保健師、助産師、看護師及び准看護師（以下「看護師等」という．）が行う静脈注射は、保健師助産師看護師法第5条に規定する診療の補助行為の範疇として取り扱うものとする．

2 ただし、薬剤の血管注入による身体への影響が大きいことに変わりはないため、医師又は歯科医師の指示に基づいて、看護師等が静脈注射を安全に実施できるよう、医療機関及び看護師等学校養成所に対して、次のような対応について周知方お願いいたしたい．

(1) 医療機関においては、看護師等を対象にした研修を実施するとともに、静脈注射の実施に関して、施設内基準や看護手順の作成・見直しを行い、また個々の看護師等の能力を踏まえた適切な業務分担を行うこと．

(2) 看護師等学校養成所においては、薬理作用、静脈注射に関する知識・技術、感染・安全対策などの教育を見直し、必要に応じて強化すること．

30 看護師等の人材確保の促進に関する法律
（平4・6・26法律第86号，最終改正：平21・7・15法律第78号）

第1章 総則

第1条（目的） この法律は、我が国における急速な高齢化の進展及び保健医療を取り巻く環境の変化等に伴い、看護師等の確保の重要性が著しく増大していることにかんがみ、看護師等の確保を促進するための措置に関する基本指針を定めるとともに、看護師等の養成、処遇の改善、資質の向上、就業の促進等を、看護に対する国民の関心と理解を深めることに配慮しつつ図るための措置を講ずることにより、病院等、看護を受ける者の居宅等看護が提供される場所に、高度な専門知識と技能を有する看護師等を確保し、もって国民の保健医療の向上に資することを目的とする．

第2条（定義） ① この法律において「看護師等」とは、保健師、助産師、看護師及び准看護師をいう．

② この法律において「病院等」とは、病院（医療法（昭和23年法律第205号）第1条の5第1項に規定する病院をいう．以下同じ．）、診療所（同条第2項に規定する診療所をいう．次項において同じ．）、助産所（同法第2条第1項に規定する助産所をいう．次項において同じ．）、介護老人保健施設（介護保険法（平成9年法律第123号）第8条第25項に規定する介護老人保健施設をいう．次項において同じ．）及び指定訪問看護事業（同法第41条第1項本文の指定に係る同法第8条第1項に規定する居宅サービス事業（同条第4項に規定する訪問看護を行う事業に限る．）及び同法第53条第1項本文の指定に係る同法第8条の2第1項に規定する介護予防サービス事業（同条第4項に規定する介護予防訪問看護を行う事業に限る．）をいう．次項において同じ．）を行う事業所をいう．

③ この法律において「病院等の開設者等」とは、病院、診療所、助産所及び介護老人保健施設の開設者並びに指定訪問看護事業を行う者をいう．

第2章 看護師等の人材確保の促進

第3条（基本指針） ① 厚生労働大臣及び文部科学大臣（文部科学大臣にあっては、次項第2号に掲げる事項に限る．）は、看護師等の確保を促進するための措置に関する基本的な指針（以下「基本指針」という．）を定めなければならない．

② 基本指針に定める事項は、次のとおりとする．
1 看護師等の就業の動向に関する事項
2 看護師等の養成に関する事項
3 病院等に勤務する看護師等の処遇の改善（国家公務員及び地方公務員である看護師等に係るものを除く．次条第1項及び第5条第1項において同じ．）に関する事項
4 研修等による看護師等の資質の向上に関する事項
5 看護師等の就業の促進に関する事項
6 その他看護師等の確保の促進に関する重要事項

③ 基本指針は、看護が国民の保健医療に関し重要な役割を果たしていることにかんがみ、病院等、看護を受ける者の居宅等看護が提供される場所に、高度な専門知識と技能を有する看護師等を確保し、あわせて当該看護師等が適切な処遇の下で、自信と誇りを持って心の通う看護を提供することができるように、看護業務の専門性に配慮した適切な看護業務の在り方を考慮しつつ、高度化し、かつ、多様化する国民の保健医療サービスへの需要に対応した均衡ある看護師等の確保対策を適切に講ずることを基本理念として定めるものとする．

④ 厚生労働大臣及び文部科学大臣は、基本指針を定め、又はこれを変更しようとするときは、あらかじめ、厚生労働大臣及び文部科学大臣にあっては第2項各号に掲げる事項につき医道審議会の意見を、厚生労働大臣にあっては同項第3号に掲げる事項のうち病院等に勤務する看護師等の雇用管理に関する事項並びに同項第5号及び第6号に掲げる事項につき労働政策審議会の意見をそれぞれ聴き、及び都道府県の意見を求めるほか、総務大臣に協議しなければならない．

⑤ 厚生労働大臣及び文部科学大臣は、基本指針を定め、又はこれを変更したときは、遅滞なく、これを公表しなければならない．

第4条（国及び地方公共団体の責務） ① 国は、看護師等の養成、研修等による資質の向上及び就業の促進並びに病院等に勤務する看護師等の処遇の改善その他看護師等の確保の促進のために必要な財政上及び金融上の措置その他の措置を講ずるよう努めなければならない．

② 国は、看護師等の処遇の改善に努める病院等の健全な経営が確保されるよう必要な配慮をしなければならない．

③ 国は、広報活動、啓発活動等を通じて、看護の重要性

に対する国民の関心と理解を深め，看護業務に対する社会的評価の向上を図るとともに，看護に親しむ活動（傷病者等に対しその日常生活において必要な援助を行うこと等を通じて，看護に親しむ活動をいう．以下同じ．）への国民の参加を促進することに努めなければならない．

④ 地方公共団体は，看護に対する住民の関心と理解を深めるとともに，看護師等の確保を促進するために必要な措置を講ずるよう努めなければならない．

第5条（病院等の開設者等の責務） ① 病院等の開設者等は，病院等に勤務する看護師等が適切な処遇の下で，その専門知識と技能を向上させ，かつ，これを看護業務に十分に発揮できるよう，病院等に勤務する看護師等の処遇の改善，新たに業務に従事する看護師等に対する臨床研修その他の研修の実施，看護師等が自ら研修を受ける機会を確保できるようにするために必要な配慮その他の措置を講ずるよう努めなければならない．

② 病院等の開設者等は，看護に親しむ活動への国民の参加を促進するために必要な協力を行うよう努めなければならない．

第6条（看護師等の責務） 看護師等は，保健医療の重要な担い手としての自覚の下に，高度化し，かつ，多様化する国民の保健医療サービスへの需要に対応し，研修を受ける等自ら進んでその能力の開発及び向上を図るとともに，自信と誇りを持ってこれを看護業務に発揮するよう努めなければならない．

第7条（国民の責務） 国民は，看護の重要性に対する関心と理解を深め，看護に従事する者への感謝の念を持つよう心がけるとともに，看護に親しむ活動に参加するよう努めるものとする．

第8条（指導及び助言） 国及び都道府県は，看護師等の確保を図るため必要があると認めるときは，病院等の開設者等に対し，基本指針に定める事項について必要な指導及び助言を行うものとする．

第9条 削除

第10条（公共職業安定所の職業紹介等） 公共職業安定所は，就業を希望する看護師等の速やかな就職を促進するため，雇用情報の提供，職業指導及び就職のあっせんを行う等必要な措置を講ずるものとする．

第11条（看護師等就業協力員） ① 都道府県は，社会的信望があり，かつ，看護師等の業務について識見を有する者のうちから，看護師等就業協力員を委嘱することができる．

② 看護師等就業協力員は，都道府県の看護師等の就業の促進その他看護師等の確保に関する施策及び看護に対する住民の関心と理解の増進に関する施策への協力その他の活動を行う．

第12条（看護師等確保推進者の設置等） ① 次の各号のいずれかに該当する病院の開設者は，当該病院に看護師等確保推進者を置かなければならない．

1 その有する看護師等の員数が，医療法第21条第1項第1号の規定に基づく厚生労働省令の規定によって定められた員数を著しく下回る病院として厚生労働省令で定めるもの

2 その他看護師等の確保が著しく困難な状況にあると認められる病院として厚生労働省令で定めるもの

② 看護師等確保推進者は，病院の管理者を補佐し，看護師等の配置及び業務の改善に関する計画の策定その他看護師等の確保に関する事項を処理しなければならない．

③ 医師，歯科医師，保健師，助産師，看護師その他看護師等の確保に関し必要な知識経験を有する者として政令で定めるものでなければ，看護師等確保推進者となることができない．

④ 第1項に規定する病院の開設者は，看護師等確保推進者を置いたときは，その日から30日以内に，当該病院の所在地を管轄する都道府県知事に，その看護師等確保推進者の氏名その他厚生労働省令で定める事項を届け出なければならない．看護師等確保推進者を変更したときも，同様とする．

⑤ 都道府県知事は，看護師等確保推進者が第2項に規定する職務を怠った場合であって，当該看護師等確保推進者に引き続きその職務を行わせることが適切でないと認めるときは，第1項に規定する病院の開設者に対し，期限を定めて，その変更を命ずることができる．

第13条（国の開設する病院についての特例） 国の開設する病院については，政令で，この章の規定の一部の適用を除外し，その他必要な特例を定めることができる．

第3章　ナースセンター

第1節　都道府県ナースセンター

第14条（指定） ① 都道府県知事は，看護師等の就業の促進その他の看護師等の確保を図るための活動を行うことにより保健医療の向上に資することを目的とする一般社団法人又は一般財団法人であって，次条に規定する業務を適正かつ確実に行うことができると認められるものを，その申請により，都道府県ごとに1個に限り，都道府県ナースセンター（以下「都道府県センター」という．）として指定することができる．

② 都道府県知事は，前項の申請をした者が職業安定法（昭和22年法律第141号）第33条第1項の許可を受けて看護師等につき無料の職業紹介事業を行う者でないときは，前項の規定による指定をしてはならない．

③ 都道府県知事は，第1項の規定による指定をしたときは，当該都道府県センターの名称，住所及び事務所の所在地を公示しなければならない．

④ 都道府県センターは，その名称，住所又は事務所の所在地を変更しようとするときは，あらかじめ，その旨を都道府県知事に届け出なければならない．

⑤ 都道府県知事は，前項の規定による届出があったときは，当該届出に係る事項を公示しなければならない．

第15条（業務） 都道府県センターは，当該都道府県の区域内において，次に掲げる業務を行うものとする．

1 病院等における看護師等の確保の動向及び就業を希望する看護師等の状況に関する調査を行うこと．

2 訪問看護（傷病者等に対し，その者の居宅において看護師等が行う療養上の世話又は必要な診療の補助をいう．）その他の看護についての知識及び技能に関し，看護師等に対して研修を行うこと．

3 前号に掲げるもののほか，看護師等に対し，看護についての知識及び技能に関する情報の提供，相談その他の援助を行うこと．

4 第12条第1項に規定する病院その他の病院等の開設者，管理者，看護師等確保推進者等に対し，看護師等の確保に関する情報の提供，相談その他の援助を行うこと．

5 看護師等について，無料の職業紹介事業を行うこと．

6 看護に関する啓発活動を行うこと．

7 前各号に掲げるもののほか，看護師等の確保を図るために必要な業務を行うこと．

第16条（公共職業安定所との連携）都道府県センターは、公共職業安定所との密接な連携の下に前条第5号に掲げる業務を行わなければならない。

第17条（事業計画等）① 都道府県センターは、毎事業年度、厚生労働省令で定めるところにより、事業計画書及び収支予算書を作成し、都道府県知事に提出しなければならない。これを変更しようとするときも、同様とする。

② 都道府県センターは、厚生労働省令で定めるところにより、毎事業年度終了後、事業報告書及び収支決算書を作成し、都道府県知事に提出しなければならない。

第18条（監督命令）都道府県知事は、この節の規定を施行するために必要な限度において、都道府県センターに対し、監督上必要な命令をすることができる。

第19条（指定の取消し等）① 都道府県知事は、都道府県センターが次の各号のいずれかに該当するときは、第14条第1項の規定による指定（以下この条において「指定」という。）を取り消さなければならない。

1 第15条第5号に掲げる業務に係る無料の職業紹介事業につき、職業安定法第33条第1項の許可を取り消されたとき。

2 職業安定法第33条第3項に規定する許可の有効期間（当該許可の有効期間について、同条第4項において準用する同法第32条の6第2項の規定による更新を受けたときにあっては、当該更新を受けた許可の有効期間）の満了後、同法第33条第4項において準用する同法第32条の6第2項に規定する許可の有効期間の更新を受けていないとき。

② 都道府県知事は、都道府県センターが次の各号のいずれかに該当するときは、指定を取り消すことができる。

1 第15条各号に掲げる業務を適正かつ確実に実施することができないと認められるとき。

2 指定に関し不正の行為があったとき。

3 この節の規定又は当該規定に基づく命令若しくは処分に違反したとき。

③ 都道府県知事は、前2項の規定により指定を取り消したときは、その旨を公示しなければならない。

第2節 中央ナースセンター

第20条（指定）厚生労働大臣は、都道府県センターの業務に関する連絡及び援助を行うこと等により、都道府県センターの健全な発展を図るとともに、看護師等の確保を図り、もって保健医療の向上に資することを目的とする一般社団法人又は一般財団法人であって、次条に規定する業務を適正かつ確実に行うことができると認められるものを、その申請により、全国を通じて1個に限り、中央ナースセンター（以下「中央センター」という。）として指定することができる。

第21条（業務）中央センターは、次に掲げる業務を行うものとする。

1 都道府県センターの業務に関する啓発活動を行うこと。

2 都道府県センターの業務について、連絡調整を図り、及び指導その他の援助を行うこと。

3 都道府県センターの業務に関する情報及び資料を収集し、並びにこれを都道府県センターその他の関係者に対し提供すること。

4 2以上の都道府県の区域における看護に関する啓発活動を行うこと。

5 前各号に掲げるもののほか、都道府県センターの健全な発展及び看護師等の確保を図るために必要な業務を行うこと。

第22条（準用）第14条第3項から第5項まで、第17条、第18条並びに第19条第2項及び第3項の規定は、中央センターについて準用する。この場合において、これらの規定中「都道府県知事」とあるのは「厚生労働大臣」と、第14条第3項中「第1項」とあるのは「第20条」と、第18条中「この節」とあるのは「次節」と、第19条第2項中「指定を」とあるのは「第20条の規定による指定（以下この条において「指定」という。）を」と、「第15条各号」とあるのは「第21条各号」と、「この節」とあるのは「次節」と、同条第3項中「前2項」とあるのは「前項」と読み替えるものとする。

第4章 雑則

第23条（経過措置）この法律の規定に基づき命令を制定し、又は改廃する場合においては、その命令で、その制定又は改廃に伴い合理的に必要と判断される範囲内において、所要の経過措置（罰則に関する経過措置を含む。）を定めることができる。

第24条（罰則）次の各号のいずれかに該当する者は、20万円以下の過料に処する。

1 第12条第1項の規定に違反して看護師等確保推進者を置かなかった者

2 第12条第5項の規定による命令に違反した者

第25条 第12条第4項の規定による届出をせず、又は虚偽の届出をした者は、10万円以下の過料に処する。

31 救急救命士法（抄）

（平3・4・23法律第36号、
最終改正：平19・6・27法律第96号）

第1章 総則

第1条（目的）この法律は、救急救命士の資格を定めるとともに、その業務が適正に運用されるように規律し、もって医療の普及及び向上に寄与することを目的とする。

第2条（定義）① この法律で「救急救命処置」とは、その症状が著しく悪化するおそれがあり、又はその生命が危険な状態にある傷病者（以下この項及び第44条第2項において「重度傷病者」という。）が病院又は診療所に搬送されるまでの間に、当該重度傷病者に対して行われる気道の確保、心拍の回復その他の処置であって、当該重度傷病者の症状の著しい悪化を防止し、又はその生命の危険を回避するために緊急に必要なものをいう。

② この法律で「救急救命士」とは、厚生労働大臣の免許を受けて、救急救命士の名称を用いて、医師の指示の下に、救急救命処置を行うことを業とする者をいう。

第2章 免許

第3条（免許）救急救命士になろうとする者は、救急救命士国家試験（以下「試験」という。）に合格し、厚生労働大臣の免許（第34条第5号を除き、以下「免許」という。）を受けなければならない。

第4条（欠格事由）次の各号のいずれかに該当する者には、免許を与えないことがある。

1　罰金以上の刑に処せられた者
2　前号に該当する者を除くほか,救急救命士の業務に関し犯罪又は不正の行為があった者
3　心身の障害により救急救命士の業務を適正に行うことができない者として厚生労働省令で定めるもの
4　麻薬,大麻又はあへんの中毒者

第5条（救急救命士名簿） 厚生労働省に救急救命士名簿を備え,免許に関する事項を登録する.

第6条（登録及び免許証の交付） ① 免許は,試験に合格した者の申請により,救急救命士名簿に登録することによって行う.
② 厚生労働大臣は,免許を与えたときは,救急救命士免許証を交付する.

第7条（意見の聴取） 厚生労働大臣は,免許を申請した者について,第4条第3号に掲げる者に該当すると認め,同条の規定により免許を与えないこととするときは,あらかじめ,当該申請者にその旨を通知し,その求めがあったときは,厚生労働大臣の指定する職員にその意見を聴取させなければならない.

第8条（救急救命士名簿の訂正） 救急救命士は,救急救命士名簿に登録された免許に関する事項に変更があったときは,30日以内に,当該事項の変更を厚生労働大臣に申請しなければならない.

第9条（免許の取消し等） ① 救急救命士が第4条各号のいずれかに該当するに至ったときは,厚生労働大臣は,その免許を取り消し,又は期間を定めて救急救命士の名称の使用の停止を命ずることができる.
② 前項の規定により免許を取り消された者であっても,その者がその取消しの理由となった事項に該当しなくなったとき,その他その後の事情により再び免許を与えるのが適当であると認められるに至ったときは,再免許を与えることができる.この場合において,第6条の規定を準用する.

第10条（登録の消除） 厚生労働大臣は,免許がその効力を失ったときは,救急救命士名簿に登録されたその免許に関する事項を消除しなければならない.

第11条（免許証の再交付手数料） 救急救命士免許証の再交付を受けようとする者は,実費を勘案して政令で定める額の手数料を国に納付しなければならない.

第29条（厚生労働省令への委任） この章に規定するもののほか,免許の申請,救急救命士名簿の登録,訂正及び消除,救急救命士免許証又は救急救命士免許証明書の交付,書換え交付及び再交付,第27条第2項の規定により厚生労働大臣が登録事務の全部又は一部を行う場合における登録事務の引継ぎその他免許及び指定登録機関に関し必要な事項は,厚生労働省令で定める.

第3章　試験

第30条（試験） 試験は,救急救命士として必要な知識及び技能について行う.

第31条（試験の実施） 試験は,毎年1回以上,厚生労働大臣が行う.

第32条（救急救命士試験委員） ① 試験の問題の作成及び採点を行わせるため,厚生労働省に救急救命士試験委員（次項及び次条において「試験委員」という.）を置く.
② 試験委員に関し必要な事項は,政令で定める.

第33条（不正行為の禁止） 試験委員は,試験の問題の作成及び採点について,厳正を保持し不正の行為のないようにしなければならない.

第34条（受験資格） 試験は,次の各号のいずれかに該当する者でなければ,受けることができない.
1　学校教育法（昭和22年法律第26号）第90条第1項の規定により大学に入学することができる者（この号の規定により文部科学大臣の指定した学校が大学である場合において,当該大学が同条第2項の規定により当該大学に入学させた者を含む.）で,文部科学大臣が指定した学校又は厚生労働大臣が指定した救急救命士養成所において,2年以上救急救命士として必要な知識及び技能を修得したもの
2　学校教育法に基づく大学若しくは高等専門学校,旧大学令（大正7年勅令第388号）に基づく大学又は厚生労働大臣が指定する学校,文教研修施設若しくは養成所において1年（高等専門学校にあっては,4年）以上修業し,かつ,厚生労働大臣の指定する科目を修めた者で,文部科学大臣が指定した学校又は厚生労働大臣が指定した救急救命士養成所において,1年以上救急救命士として必要な知識及び技能を修得したもの
3　学校教育法に基づく大学（短期大学を除く.）又は旧大学令に基づく大学において厚生労働大臣の指定する科目を修めて卒業した者
4　消防法（昭和23年法律第186号）第2条第9項に規定する救急業務（以下この号において「救急業務」という.）に関する講習で厚生労働省令で定めるものの課程を修了し,及び厚生労働省令で定める期間以上救急業務に従事した者（学校教育法第90条第1項の規定により大学に入学することができるもの（この号の規定により文部科学大臣の指定した学校が大学である場合において,当該大学が同条第2項の規定により当該大学に入学させた者を含む.）に限る.）であって,文部科学大臣が指定した学校又は厚生労働大臣が指定した救急救命士養成所において,1年（当該学校又は救急救命士養成所のうち厚生労働省令で定めるものにあっては,6月）以上救急救命士として必要な知識及び技能を修得したもの
5　外国の救急救命処置に関する学校若しくは養成所を卒業し,又は外国で救急救命士に係る厚生労働大臣の免許に相当する免許を受けた者で,厚生労働大臣が前各号に掲げる者と同等以上の知識及び技能を有すると認定したもの

第35条（試験の無効等） ① 厚生労働大臣は,試験に関して不正の行為があった場合には,その不正行為に関係のある者に対しては,その受験を停止させ,又はその試験を無効とすることができる.
② 厚生労働大臣は,前項の規定による処分を受けた者に対し,期間を定めて試験を受けることができないものとすることができる.

第36条（受験手数料） ① 試験を受けようとする者は,実費を勘案して政令で定める額の受験手数料を国に納付しなければならない.
② 前項の受験手数料は,これを納付した者が試験を受けない場合においても,返還しない.

第4章　業務等

第43条（業務） ① 救急救命士は,保健師助産師看護師法（昭和23年法律第203号）第31条第1項及び第32条の規定にかかわらず,診療の補助として救急救命処置を行うことを業とすることができる.
② 前項の規定は,第9条第1項の規定により救急救命士の名称の使用の停止を命ぜられている者について

は,適用しない.
第44条〔特定行為等の制限〕① 救急救命士は,医師の具体的な指示を受けなければ,厚生労働省令で定める救急救命処置を行ってはならない.
② 救急救命士は,救急用自動車その他の重度傷病者を搬送するためのものであって厚生労働省令で定めるもの(以下この項及び第53条第2号において「救急用自動車等」という.)以外の場所においてその業務を行ってはならない.ただし,病院又は診療所への搬送のため重度傷病者を救急用自動車等に乗せるまでの間において救急救命処置を行うことが必要と認められる場合は,この限りでない.
第45条〔他の医療関係者との連携〕救急救命士は,その業務を行うに当たっては,医師その他の医療関係者との緊密な連携を図り,適正な医療の確保に努めなければならない.
第46条〔救急救命処置録〕① 救急救命士は,救急救命処置を行ったときは,遅滞なく厚生労働省令で定める事項を救急救命処置録に記載しなければならない.
② 前項の救急救命処置録であって,厚生労働省令で定める機関に勤務する救急救命士のした救急救命処置に関するものはその機関につき厚生労働大臣が指定する者において,その他の救急救命処置に関するものはその救急救命士において,その記載の日から5年間,これを保存しなければならない.
第47条〔秘密を守る義務〕救急救命士は,正当な理由がなく,その業務上知り得た人の秘密を漏らしてはならない.救急救命士でなくなった後においても,同様とする.
第48条〔名称の使用制限〕救急救命士でない者は,救急救命士又はこれに紛らわしい名称を使用してはならない.
第48条の2〔権限の委任〕① この法律に規定する厚生労働大臣の権限は,厚生労働省令で定めるところにより,地方厚生局長に委任することができる.
② 前項の規定により地方厚生局長に委任された権限は,厚生労働省令で定めるところにより,地方厚生支局長に委任することができる.
第49条〔経過措置〕この法律の規定に基づき命令を制定し,又は改廃する場合においては,その命令で,その制定又は改廃に伴い合理的に必要と判断される範囲内において,所要の経過措置(罰則に関する経過措置を含む.)を定めることができる.

第5章 罰則

第52条 第33条又は第39条の規定に違反して,不正の採点をした者は,1年以下の懲役又は50万円以下の罰金に処する.
第53条 次の各号のいずれかに該当する者は,6月以下の懲役若しくは30万円以下の罰金に処し,又はこれを併科する.
1 第44条第1項の規定に違反して,同項の規定に基づく厚生労働省令の規定で定める救急救命処置を行った者
2 第44条第2項の規定に違反して,救急用自動車等以外の場所で業務を行った者
第54条 第47条の規定に違反して,業務上知り得た人の秘密を漏らした者は,50万円以下の罰金に処する.
② 前項の罪は,告訴がなければ公訴を提起することができない.

第55条 次の各号のいずれかに該当する者は,30万円以下の罰金に処する.
1 第9条第1項の規定により救急救命士の名称の使用の停止を命ぜられた者で,当該停止を命ぜられた期間中に,救急救命士の名称を使用したもの
2 第46条第1項の規定に違反して,救急救命処置録に記載せず,又は救急救命処置録に虚偽の記載をした者
3 第46条第2項の規定に違反して,救急救命処置録を保存しなかった者
4 第48条の規定に違反して,救急救命士又はこれに紛らわしい名称を使用した者

32 歯科衛生士法

(昭23・7・30法律第204号,
最終改正:平21・4・22法律第20号)

第1条〔目的〕この法律は,歯科衛生士の資格を定め,もつて歯科疾患の予防及び口くう衛生の向上を図ることを目的とする.
第2条〔定義〕① この法律において「歯科衛生士」とは,厚生労働大臣の免許を受けて,歯科医師(歯科医業をなすことのできる医師を含む.以下同じ.)の直接の指導の下に,歯牙及び口腔の疾患の予防処置として次に掲げる行為を行うことを業とする女子をいう.
1 歯牙露出面及び正常な歯茎の遊離縁下の付着物及び沈着物を機械的操作によつて除去すること.
2 歯牙及び口腔に対して薬物を塗布すること.
② 歯科衛生士は,保健師助産師看護師法(昭和23年法律第203号)第31条第1項及び第32条の規定にかかわらず,歯科診療の補助をなすことを業とすることができる.
③ 歯科衛生士は,前2項に規定する業務のほか,歯科衛生士の名称を用いて,歯科保健指導をなすことを業とすることができる.
第3条〔免許〕歯科衛生士になろうとする者は,歯科衛生士国家試験(以下「試験」という.)に合格し,厚生労働大臣の歯科衛生士免許(以下「免許」という.)を受けなければならない.
第4条〔欠格事由〕次の各号のいずれかに該当する者には,免許を与えないことがある.
1 罰金以上の刑に処せられた者
2 前号に該当する者を除くほか,歯科衛生士の業務(歯科診療の補助の業務及び歯科衛生士の名称を用いてなす歯科保健指導の業務を含む.次号,第6条第3項及び第8条第1項において「業務」という.)に関し犯罪又は不正の行為があつた者
3 心身の障害により業務を適正に行うことができない者として厚生労働省令で定めるもの
4 麻薬,あへん又は大麻の中毒者
第5条〔歯科衛生士名簿〕厚生労働省に歯科衛生士名簿を備え,免許に関する事項を登録する.
第6条〔登録,免許証の交付・届出〕① 免許は,試験に合格した者の申請により,歯科衛生士名簿に登録することによつて行う.
② 厚生労働大臣は,免許を与えたときは,歯科衛生士免許証(以下「免許証」という.)を交付する.
③ 業務に従事する歯科衛生士は,厚生労働省令で定め

る2年ごとの年の12月31日現在における氏名,住所その他厚生労働省令で定める事項を,当該年の翌年1月15日までに,その就業地の都道府県知事に届け出なければならない.

第7条〔意見の聴取〕 厚生労働大臣は,免許を申請した者について,第4条第3号に掲げる者に該当すると認め,同条の規定により免許を与えないこととするときは,あらかじめ,当該申請者にその旨を通知し,その求めがあつたときは,厚生労働大臣の指定する職員にその意見を聴取させなければならない.

第8条〔免許取消,業務停止及び再免許〕 ① 歯科衛生士が,第4条各号のいずれかに該当し,又は歯科衛生士としての品位を損するような行為をあつたときは,厚生労働大臣は,その免許を取り消し,又は期間を定めて業務の停止を命ずることができる.

② 前項の規定による取消処分を受けた者であつても,その者がその取消しの理由となつた事項に該当しなくなつたとき,その他その後の事情により再び免許を与えるのが適当であると認められるに至つたときは,再免許を与えることができる.この場合においては,第6条第1項及び第2項の規定を準用する.

第8条の2〔指定登録機関の指定〕 ① 厚生労働大臣は,厚生労働省令で定めるところにより,その指定する者(以下「指定登録機関」という.)に,歯科衛生士の登録の実施等に関する事務(以下「登録事務」という.)を行わせることができる.

② 指定登録機関の指定は,厚生労働省令で定めるところにより,登録事務を行おうとする者の申請により行う.

③ 厚生労働大臣は,他に指定を受けた者がなく,かつ,前項の申請が次の各号に掲げる要件を満たしていると認めるときでなければ,指定登録機関の指定をしてはならない.

1 職員,設備,登録事務の実施の方法その他の事項についての登録事務の実施に関する計画が,登録事務の適正かつ確実な実施のために適切なものであること.

2 前号の登録事務の実施に関する計画の適正かつ確実な実施に必要な経理的及び技術的な基礎を有するものであること.

④ 厚生労働大臣は,第2項の申請が次の各号のいずれかに該当するときは,指定登録機関の指定をしてはならない.

1 申請者が,一般社団法人又は一般財団法人以外の者であること.

2 申請者が,その行う登録事務以外の業務により登録事務を公正に実施することができないおそれがあること.

3 申請者が,第8条の13の規定により指定を取り消され,その取消しの日から起算して2年を経過しない者であること.

4 申請者の役員のうちに,次のいずれかに該当する者があること.

イ この法律に違反して,刑に処せられ,その執行を終わり,又は執行を受けることがなくなつた日から起算して2年を経過しない者

ロ 次条第2項の規定による命令により解任され,その解任の日から起算して2年を経過しない者

第8条の3〔指定登録機関の役員の選任・解任〕 ① 指定登録機関の役員の選任及び解任は,厚生労働大臣の認可を受けなければ,その効力を生じない.

② 厚生労働大臣は,指定登録機関の役員が,この法律(この法律に基づく命令又は処分を含む.)若しくは

第8条の5第1項に規定する登録事務規程に違反する行為をしたとき,又は登録事務に関し著しく不適当な行為をしたときは,指定登録機関に対し,当該役員の解任を命ずることができる.

第8条の4〔事業計画の認可等〕 ① 指定登録機関は,毎事業年度,事業計画及び収支予算を作成し,当該事業年度の開始前に(指定を受けた日の属する事業年度にあつては,その指定を受けた後遅滞なく),厚生労働大臣の認可を受けなければならない.これを変更しようとするときも,同様とする.

② 指定登録機関は,毎事業年度の経過後3月以内に,その事業年度の事業報告書及び収支決算書を作成し,厚生労働大臣に提出しなければならない.

第8条の5〔登録事務規程〕 ① 指定登録機関は,登録事務の開始前に,登録事務の実施に関する規程(以下「登録事務規程」という.)を定め,厚生労働大臣の認可を受けなければならない.これを変更しようとするときも,同様とする.

② 登録事務規程で定めるべき事項は,厚生労働省令で定める.

③ 厚生労働大臣は,第1項の認可をした登録事務規程が登録事務の適正かつ確実な実施上不適当となつたと認めるときは,指定登録機関に対し,これを変更すべきことを命ずることができる.

第8条の6〔指定登録機関における登録事務等〕 ① 指定登録機関が登録事務を行う場合における第5条及び第6条第2項(第8条第2項において準用する場合を含む.)の規定の適用については,第5条中「厚生労働省」とあるのは「指定登録機関」と,第6条第2項中「厚生労働大臣は,」とあるのは「厚生労働大臣は,」と,「歯科衛生士免許証(以下「免許証」という.)」とあるのは「指定登録機関は,歯科衛生士免許証明書」とする.

② 指定登録機関が登録事務を行う場合において,歯科衛生士の登録又は免許証若しくは歯科衛生士免許証明書(以下「免許証明書」という.)の書換え交付若しくは再交付を受けようとする者は実費を勘案して政令で定める額の手数料を指定登録機関に納付しなければならない.

③ 前項の規定により指定登録機関に納められた手数料は,指定登録機関の収入とする.

第8条の7〔秘密保持義務等〕 ① 指定登録機関の役員若しくは職員又はこれらの職にあつた者は,登録事務に関して知り得た秘密を漏らしてはならない.

② 登録事務に従事する指定登録機関の役員又は職員は,刑法(明治40年法律第45号)その他の罰則の適用については,法令により公務に従事する職員とみなす.

第8条の8〔帳簿の備付け等〕 指定登録機関は,厚生労働省令で定めるところにより,登録事務に関する事項で厚生労働省令で定めるものを記載した帳簿を備え,これを保存しなければならない.

第8条の9〔監督命令〕 厚生労働大臣は,この法律を施行するため必要があると認めるときは,指定登録機関に対し,登録事務に関し監督上必要な命令をすることができる.

第8条の10〔報告〕 厚生労働大臣は,この法律を施行するため必要があると認めるときは,その必要な限度で,厚生労働省令で定めるところにより,指定登録機関に対し,報告をさせることができる.

第8条の11〔立入検査〕 ① 厚生労働大臣は,この法律を施行するため必要があると認めるときは,その必

要な限度で,その職員に,指定登録機関の事務所に立ち入り,指定登録機関の帳簿,書類その他必要な物件を検査させ,又は関係者に質問させることができる.
② 前項の規定により立入検査を行う職員は,その身分を示す証明書を携帯し,かつ,関係者の請求があるときは,これを提示しなければならない.
③ 第1項に規定する権限は,犯罪捜査のために認められたものと解釈してはならない.

第8条の12〔登録事務の休廃止〕 指定登録機関は,厚生労働大臣の許可を受けなければ,登録事務の全部又は一部を休止し,又は廃止してはならない.

第8条の13〔指定の取消し等〕 ① 厚生労働大臣は,指定登録機関が第8条の2第4項各号(第3号を除く.)のいずれかに該当するに至つたときは,その指定を取り消さなければならない.
② 厚生労働大臣は,指定登録機関が次の各号のいずれかに該当するに至つたときは,その指定を取り消し,又は期間を定めて登録事務の全部若しくは一部の停止を命ずることができる.
1 第8条の3第8号に掲げる要件を満たさなくなつたと認められるとき.
2 第8条の3第2項,第8条の5第3項又は第8条の9の規定による命令に違反したとき.
3 第8条の4又は前条の規定に違反したとき.
4 第8条の5第1項の認可を受けた登録事務規程によらないで登録事務を行つたとき.
5 次条第1項の条件に違反したとき.

第8条の14〔指定等の条件〕 ① 第8条の2第1項,第8条の3第1項,第8条の4第1項,第8条の5第1項又は第8条の12の規定による指定,認可又は許可には,条件を付し,及びこれを変更することができる.
② 前項の条件は,当該指定,認可又は許可に係る事項の確実な実施を図るため必要な最小限度のものに限り,かつ,当該指定,認可又は許可を受ける者に不当な義務を課することとなるものであつてはならない.

第8条の15 削除

第8条の16〔指定登録機関が行う処分等の不服申立て〕 指定登録機関が行う登録事務に係る処分又はその不作為について不服がある者は,厚生労働大臣に対し,行政不服審査法(昭和37年法律第160号)による審査請求をすることができる.

第8条の17〔厚生労働大臣による登録事務の実施等〕
① 厚生労働大臣は,指定登録機関の指定をしたときは,登録事務を行わないものとする.
② 厚生労働大臣は,指定登録機関が第8条の12の規定による許可を受けて登録事務の全部若しくは一部を休止したとき,第8条の13第2項の規定により指定登録機関に対し登録事務の全部若しくは一部の停止を命じたとき,又は指定登録機関が天災その他の事由により登録事務の全部若しくは一部を実施することが困難となつた場合において必要があると認めるときは,登録事務の全部若しくは一部を自ら行うものとする.

第8条の18〔公示〕 厚生労働大臣は,次に掲げる場合には,その旨を官報に公示しなければならない.
1 第8条の2第1項の規定による指定をしたとき.
2 第8条の12の規定による許可をしたとき.
3 第8条の13の規定により指定を取り消し,又は登録事務の全部若しくは一部の停止を命じたとき.
4 前条第2項の規定により登録事務の全部若しくは一部を自ら行うこととするとき,又は自ら行つていた登録事務の全部若しくは一部を行わないこととするとき.

第9条〔厚生労働省令への委任〕 この法律に規定するもののほか,免許の申請,歯科衛生士名簿の登録,訂正及び抹消,免許証又は免許証明書の交付,書換え交付,再交付,返納及び提出,住所の届出,指定登録機関及びその行う登録事務並びに登録事務の引継ぎに関する事項は,厚生労働省令で定める.

第10条〔試験の目的〕 試験は,歯科衛生士として必要な知識及び技能について,これを行う.

第11条〔試験の実施〕 試験は,厚生労働大臣が,毎年少なくとも1回これを行う.

第11条の2〔歯科衛生士試験委員〕 ① 厚生労働大臣は,厚生労働省に置く歯科衛生士試験委員(次項において「試験委員」という.)に,試験の問題の作成及び採点を行わせる.
② 試験委員は,試験の問題の作成及び採点について,厳正を保持し不正の行為のないようにしなければならない.

第12条〔受験資格〕 試験は,左の各号の1に該当する者でなければ,これを受けることができない.
1 文部科学大臣の指定した歯科衛生士学校を卒業した者
2 厚生労働大臣の指定した歯科衛生士養成所を卒業した者
3 外国の歯科衛生士学校を卒業し,又は外国において歯科衛生士免許を得た者で,厚生労働大臣が前2号に掲げる者と同等以上の知識及び技能を有すると認めたもの

第12条の2〔不正行為の禁止〕 ① 厚生労働大臣は,試験に関して不正の行為があつた場合には,その不正の行為に関係のある者について,その受験を停止させ,又はその試験を無効とすることができる.
② 厚生労働大臣は,前項の規定による処分を受けた者について,期間を定めて試験を受けることができないものとすることができる.

第12条の3〔受験手数料〕 ① 試験を受けようとする者は,実費を勘案して政令で定める額の受験手数料を国に納付しなければならない.
② 前項の受験手数料は,これを納付した者が試験を受けない場合においても,返還しない.

第12条の4〔指定試験機関の指定〕 ① 厚生労働大臣は,厚生労働省令で定めるところにより,その指定する者(以下「指定試験機関」という.)に,試験の実施に関する事務(以下「試験事務」という.)を行わせることができる.
② 指定試験機関の指定は,厚生労働省令で定めるところにより,試験事務を行おうとする者の申請により行う.

第12条の5〔指定試験機関の歯科衛生士試験委員〕
① 指定試験機関は,試験の問題の作成及び採点を歯科衛生士試験委員(次項,次条及び第12条の8において「試験委員」という.)に行わせなければならない.
② 指定試験機関は,試験委員を選任しようとするときは,厚生労働省令で定める要件を備える者のうちから選任しなければならない.

第12条の6〔不正行為の禁止〕 試験委員は,試験の問題の作成及び採点について,厳正を保持し不正の行為のないようにしなければならない.

第12条の7〔受験の停止等〕 ① 指定試験機関が試験事務を行う場合において,指定試験機関は,試験に関して不正の行為があつたときは,その不正行為に関係のある者について,その受験を停止させることができる.
② 前項に定めるもののほか,指定試験機関が試験事務

を行う場合における第12条の2及び第12条の3第1項の規定の適用については、第12条の2第1項中「その受験を停止させ、又はその試験」とあるのは「その試験」と、同条第2項中「前項」とあるのは「前項又は第12条の7第1項」と、第12条の3第1項中「国」とあるのは「指定試験機関」とする。

③ 前項の規定により読み替えて適用する第12条の3第1項の規定により指定試験機関に納められた受験手数料は、指定試験機関の収入とする。

第12条の8〔準用〕 第8条の2第3項及び第4項、第8条の3から第8条の5まで、第8条の7から第8条の14まで並びに第8条の16から第8条の18までの規定は、指定試験機関について準用する。この場合において、これらの規定中「登録事務」とあるのは「試験事務」と、「登録事務規程」とあるのは「試験事務規程」と、第8条の2第3項中「前項」とあり、及び同条第4項各号列記以外の部分中「第2項」とあるのは「第12条の4第2項」と、第8条の3及び第8条の7中「役員」とあるのは「役員（試験委員を含む。）」と、第8条の13第2項第3号中「又は前条」とあるのは「、前条又は第12条の5」と、第8条の14第1項及び第8条の18第1号中「第8条の2第1項」とあるのは「第12条の4第1項」と読み替えるものとする。

第12条の9〔政令及び厚生労働省令への委任〕 この法律に規定するもののほか、歯科衛生士学校又は歯科衛生士養成所の指定及びその取消しに関し必要な事項は政令で、試験科目、受験手続その他試験に関し必要な事項並びに指定試験機関及びその行う試験事務並びに試験事務の引継ぎに関し必要な事項は厚生労働省令で定める。

第13条〔禁止行為〕 歯科衛生士でなければ、第2条第1項に規定する業をしてはならない。但し、歯科医師法（昭和23年法律第202号）の規定に基いてなす場合は、この限りでない。

第13条の2 歯科衛生士は、歯科診療の補助をなすに当つては、主治の歯科医師の指示があつた場合を除くほか、診療機械を使用し、医薬品を授与し、又は医薬品について指示をなし、その他歯科医師が行うのでなければ衛生上危害を生ずるおそれのある行為をしてはならない。ただし、臨時応急の手当をすることは、さしつかえない。

第13条の3〔歯科衛生士に対する主治医の指示〕 歯科衛生士は、歯科保健指導をなすに当つて主治の歯科医師又は医師があるときは、その指示を受けなければならない。

第13条の4〔歯科衛生士に対する保健所長の指示〕 歯科衛生士は、歯科保健指導の業務に関して就業地を管轄する保健所の長の指示を受けたときは、これに従わなければならない。ただし、前条の規定の適用を妨げない。

第13条の5〔秘密保持義務〕 歯科衛生士は、正当な理由がなく、その業務上知り得た人の秘密を漏らしてはならない。歯科衛生士でなくなつた後においても、同様とする。

第13条の6〔名称の使用制限〕 歯科衛生士でない者は、歯科衛生士又はこれに紛らわしい名称を使用してはならない。

第13条の7〔権限の委任〕 ① この法律に規定する厚生労働大臣の権限は、厚生労働省令で定めるところにより、地方厚生局長に委任することができる。

② 前項の規定により地方厚生局長に委任された権限は、厚生労働省令で定めるところにより、地方厚生支局長に委任することができる。

第14条〔罰則〕 次の各号のいずれかに該当する者は、1年以下の懲役若しくは50万円以下の罰金に処し、又はこれを併科する。
1 第13条の規定に違反した者
2 虚偽又は不正の事実に基づいて免許を受けた者

第15条 第8条の7第1項（第12条の8において準用する場合を含む。）の規定に違反した者は、1年以下の懲役又は50万円以下の罰金に処する。

第16条 第8条の13第2項（第12条の8において準用する場合を含む。）の規定による登録事務又は試験事務の停止の命令に違反したときは、その違反行為をした指定登録機関又は指定試験機関の役員又は職員は、1年以下の懲役又は50万円以下の罰金に処する。

第17条 第11条の2第2項又は第12条の6の規定に違反して、不正の採点をした者は、1年以下の懲役又は50万円以下の罰金に処する。

第18条 次の各号のいずれかに該当する者は、6月以下の懲役若しくは30万円以下の罰金に処し、又はこれを併科する。
1 第8条第1項の規定により業務の停止を命ぜられた者で、当該停止を命ぜられた期間中に、業務を行つたもの
2 第13条の2から第13条の4までの規定に違反した者

第19条 ① 第13条の5の規定に違反した者は、50万円以下の罰金に処する。
② 前項の罪は、告訴がなければ公訴を提起することができない。

第20条 次の各号のいずれかに該当する者は、30万円以下の罰金に処する。
1 第6条第3項の規定に違反した者
2 第13条の6の規定に違反した者

第21条 次の各号のいずれかに該当するときは、その違反行為をした指定登録機関又は指定試験機関の役員又は職員は、30万円以下の罰金に処する。
1 第8条の9（第12条の8において準用する場合を含む。）の規定に違反して帳簿を備えず、帳簿に記載せず、若しくは帳簿に虚偽の記載をし、又は帳簿を保存しなかつたとき。
2 第8条の10（第12条の8において準用する場合を含む。）の規定による報告をせず、又は虚偽の報告をしたとき。
3 第8条の11第1項（第12条の8において準用する場合を含む。）の規定による立入り若しくは検査を拒み、妨げ、若しくは忌避し、又は質問に対して陳述せず、若しくは虚偽の陳述をしたとき。
4 第8条の12（第12条の8において準用する場合を含む。）の許可を受けないで登録事務又は試験事務の全部を廃止したとき。

33 歯科技工士法

(昭 30・8・16 法律第 168 号,
最終改正:平 21・4・22 法律第 20 号)

第1章 総則

第1条（この法律の目的） この法律は,歯科技工士の資格を定めるとともに,歯科技工の業務が適正に運用されるように規律し,もつて歯科医療の普及及び向上に寄与することを目的とする.

第2条（用語の定義） ① この法律において,「歯科技工」とは,特定人に対する歯科医療の用に供する補てつ物,充てん物又は矯正装置を作成し,修理し,又は加工することをいう.ただし,歯科医師（歯科医業を行うことができる医師を含む.以下同じ.）がその診療中の患者のために自ら行う行為を除く.
② この法律において,「歯科技工士」とは,厚生労働大臣の免許を受けて,歯科技工を業とする者をいう.
③ この法律において,「歯科技工所」とは,歯科医師又は歯科技工士が歯科技工を行う場所をいう.ただし,病院又は診療所内の場所であつて,当該病院又は診療所において診療中の患者以外の者のための歯科技工が行われないものを除く.

第2章 免許

第3条（免許） 歯科技工士の免許（以下「免許」という.）は,歯科技工士国家試験（以下「試験」という.）に合格した者に対して与える.

第4条（欠格事由） 次の各号のいずれかに該当する者には,免許を与えないことができる.
1 歯科医療又は歯科技工の業務に関する犯罪又は不正の行為があつた者
2 心身の障害により歯科技工士の業務を適正に行うことができない者として厚生労働省令で定めるもの
3 麻薬,あへん又は大麻の中毒者

第5条（歯科技工士名簿） 厚生労働省に歯科技工士名簿を備え,免許に関する事項を登録する.

第6条（登録,免許証の交付及び届出） ① 免許は,試験に合格した者の申請により,歯科技工士名簿に登録することによつて行う.
② 厚生労働大臣は,免許を与えたときは,歯科技工士免許証（以下「免許証」という.）を交付する.
③ 業務に従事する歯科技工士は,厚生労働省令で定める2年ごとの年の12月31日現在における氏名,住所その他厚生労働省令で定める事項を,当該年の翌年1月15日までに,その就業地の都道府県知事に届け出なければならない.

第7条（意見の聴取） 厚生労働大臣は,免許を申請した者について,第4条第2号に掲げる者に該当すると認め,同条の規定により免許を与えないこととするときは,あらかじめ,当該申請者にその旨を通知し,その求めがあつたときは,厚生労働大臣の指定する職員にその意見を聴取させなければならない.

第8条（免許の取消等） ① 歯科技工士が,第4条各号のいずれかに該当するに至つたときは,厚生労働大臣は,その免許を取り消し,又は期間を定めてその業務の停止を命ずることができる.
② 都道府県知事は,歯科技工士について前項の処分が行われる必要があると認めるときは,その旨を厚生労働大臣に具申しなければならない.
③ 第1項の規定により免許を取り消された者であつても,その者がその取消しの理由となつた事項に該当しなくなつたとき,その他その後の事情により再び免許を与えるのが適当であると認められるに至つたときは,再免許を与えることができる.この場合においては,第6条第1項及び第2項の規定を準用する.

第9条（聴聞等の方法の特例） 前条第1項の規定による処分に係る行政手続法（平成5年法律第88号）第15条第1項又は第30条の通知は,聴聞の期日又は弁明を記載した書面の提出期限（口頭による弁明の機会の付与を行う場合には,その日時）の2週間前までにしなければならない.

第10条（政令への委任） この章に規定するもののほか,免許の申請,歯科技工士名簿の登録,訂正及び消除,免許証の交付,書換交付,再交付,返納及び提出並びに住所の届出に関する事項は,政令で定める.

第3章 試験

第11条（試験の目的） 試験は,歯科技工士として必要な知識及び技能について行う.

第12条（試験の実施） ① 試験は,厚生労働大臣が,毎年少なくとも1回行う.
② 前項の規定により厚生労働大臣が行う試験に関する事務の全部又は一部は,政令で定めるところにより,都道府県知事が行うこととすることができる.
③ 厚生労働大臣は,歯科医師試験委員に,前項の規定によつて都道府県知事が行うこととされた事務を除くほか,試験問題の作製,採点その他試験の施行に関して必要な事務をつかさどらせるものとする.

第13条（試験事務担当者の不正行為の禁止） 歯科医師試験委員その他試験事務をつかさどる者は,その事務の施行に当たつては厳正を保持し,不正の行為がないようにしなければならない.

第14条（受験資格） 試験は,次の各号の1に該当する者でなければ,受けることができない.
1 文部科学大臣の指定した歯科技工士学校を卒業した者
2 厚生労働大臣の指定した歯科技工士養成所を卒業した者
3 歯科医師国家試験又は歯科医師国家試験予備試験を受けることができる者
4 外国の歯科技工士学校若しくは歯科技工士養成所を卒業し,又は外国で歯科技工士の免許を受けた者で,厚生労働大臣が前3号に掲げる者と同等以上の知識及び技能を有すると認めたもの

第15条（不正行為の禁止） 試験に関して不正の行為があつた場合には,その不正行為に関係のある者について,その受験を停止させ,又はその試験を無効にすることができる.この場合においては,なお,その者について,期間を定めて試験を受けることを許さないことができる.

第16条（政令及び厚生労働省令への委任） この章に規定するもののほか,第14条第1項又は第2号に規定する歯科技工士学校又は歯科技工士養成所の指定に関し必要な事項は政令で,試験科目,受験手続その他試験に関し必要な事項は厚生労働省令で定める.

第4章 業務

第17条（禁止行為） ① 歯科医師又は歯科技工士でなければ、業として歯科技工を行つてはならない。
② 歯科医師法（昭和23年法律第202号）第7条第2項の規定により歯科医業の停止を命ぜられた歯科医師は、業として歯科技工を行つてはならない。

第18条（歯科技工指示書） 歯科医師又は歯科技工士は、厚生労働省令で定める事項を記載した歯科医師の指示書によらなければ、業として歯科技工を行つてはならない。ただし、病院又は診療所内の場所において、かつ、患者の治療を担当する歯科医師の直接の指示に基いて行う場合は、この限りでない。

第19条（指示書の保存義務） 病院、診療所又は歯科技工所の管理者は、当該病院、診療所所又は歯科技工所で行われた歯科技工に係る前条の指示書を、当該歯科技工が終了した日から起算して2年間、保存しなければならない。

第20条（業務上の注意） 歯科技工士は、その業務を行うに当つては、印象採得、咬合採得、試適、装着その他歯科医師が行うのでなければ衛生上危害を生ずるおそれのある行為をしてはならない。

第20条の2（秘密を守る義務） 歯科技工士は、正当な理由がなく、その業務上知り得た人の秘密を漏らしてはならない。歯科技工士でなくなつた後においても、同様とする。

第5章 歯科技工所

第21条（届出） ① 歯科技工所を開設した者は、開設後10日以内に、開設の場所、管理者の氏名その他厚生労働省令で定める事項を歯科技工所の所在地の都道府県知事（その所在地が保健所を設置する市又は特別区の区域にある場合にあつては、市長又は区長。第26条第1項を除き、以下この章において同じ。）に届け出なければならない。届け出た事項のうち厚生労働省令で定める事項に変更を生じたときも、同様とする。
② 歯科技工所の開設者は、その歯科技工所を休止し、又は廃止したときは、10日以内に、その旨を都道府県知事に届け出なければならない。休止した歯科技工所を再開したときも、同様とする。

第22条（管理者） 歯科技工所の開設者は、自ら歯科医師又は歯科技工士であつてその歯科技工所の管理者となる場合を除くほか、その歯科技工所に歯科医師又は歯科技工士たる管理者を置かなければならない。

第23条（管理者の義務） 歯科技工所の管理者は、その歯科技工所に勤務する歯科技工士その他の従業者を監督し、その業務遂行に欠けるところがないように必要な注意をしなければならない。

第24条（改善命令） 都道府県知事は、歯科技工所の構造設備が不完全であつて、当該歯科技工所で作成し、修理し、又は加工される補てつ物、充てん物又は矯正装置が衛生上有害なものとなるおそれがあると認めるときは、その開設者に対し、相当の期間を定めて、その構造設備を改善すべき旨を命ずることができる。

第25条（使用の禁止） 都道府県知事は、歯科技工所の開設者が前条の規定に基く命令に従わないときは、その開設者に対し、当該命令に係る構造設備の改善を行うまでの間、その歯科技工所の全部又は一部の使用を禁止することができる。第9条の規定は、この場合において準用する。

第26条（広告の制限） ① 歯科技工の業又は歯科技工に関しては、文書その他いかなる方法をも問わず、何人も、次に掲げる事項を除くほか、広告をしてはならない。
1 歯科医師又は歯科技工士である旨
2 歯科技工に従事する歯科医師又は歯科技工士の氏名
3 歯科技工所の名称、電話番号及び所在の場所を表示する事項
4 その他都道府県知事の許可を受けた事項
② 前項各号に掲げる事項を広告するに当つても、歯科医師若しくは歯科技工士の技能、経歴若しくは学位に関する事項にわたり、又はその内容が虚偽にわたつてはならない。

第27条（報告の徴収及び立入検査） ① 都道府県知事は、必要があると認めるときは、歯科技工所の開設者若しくは管理者に対し、必要な報告を命じ、又は当該職員に、歯科技工所に立ち入り、その清潔保持の状況、構造設備若しくは指示書その他の帳簿書類（その作成又は保存に代えて電磁的記録（電子的方式、磁気的方式その他人の知覚によつては認識することができない方式で作られる記録であつて、電子計算機による情報処理の用に供されるものをいう。）の作成又は保存がされている場合における当該電磁的記録を含む。）を検査させることができる。
② 前項の規定によつて立入検査をする当該職員は、その身分を示す証明書を携帯し、かつ、関係人の請求があるときは、これを提示しなければならない。
③ 第1項の規定による権限は、犯罪捜査のために認められたものと解してはならない。

第5章の2 雑則

第27条の2（事務の区分） 第12条第2項の規定により都道府県が処理することとされる事務は、地方自治法（昭和22年法律第67号）第2条第9項第1号に規定する第1号法定受託事務とする。

第27条の3（権限の委任） ① この法律に規定する厚生労働大臣の権限は、厚生労働省令で定めるところにより、地方厚生局長に委任することができる。
② 前項の規定により地方厚生局長に委任された権限は、厚生労働省令で定めるところにより、地方厚生支局長に委任することができる。

第6章 罰則

第28条 次の各号のいずれかに該当する者は、1年以下の懲役若しくは50万円以下の罰金に処し、又はこれを併科する。
1 第17条第1項の規定に違反した者
2 虚偽若しくは不正の事実に基づいて免許を受けた者

第29条 第13条の規定に違反して、故意若しくは重大な過失により事前に試験問題を漏らし、又は故意に不正の採点をした者は、1年以下の懲役又は50万円以下の罰金に処する。

第30条 次の各号のいずれかに該当する者は、6箇月以下の懲役若しくは30万円以下の罰金に処し、又はこれを併科する。
1 第8条第1項の規定により業務の停止を命ぜられた者で、当該停止を命ぜられた期間中に、業務を行つたもの
2 第17条第2項の規定に違反した者

34 診療放射線技師法

3 第25条の規定による処分に違反した者
第31条 ① 第20条の2の規定に違反して、業務上知り得た人の秘密を漏らした者は、50万円以下の罰金に処する.
② 前項の罪は、告訴がなければ公訴を提起することができない.
第32条 次の各号のいずれかに該当する者は、30万円以下の罰金に処する.
1 第6条第3項の規定に違反した者
2 第18条の規定に違反した者
3 第19条,第21条第1項若しくは第2項,第22条又は第26条の規定に違反した者
4 第27条第1項の規定による報告を怠り,若しくは虚偽の報告をし,又は当該職員の検査を拒み,妨げ,若しくは忌避した者
第33条 法人の代表者又は法人若しくは人の代理人,使用人その他の従業者が,その法人又は人の業務に関して,第30条第3号又は前条第3号若しくは第4号の違反行為をしたときは,行為者を罰するほか,その法人又は人に対しても,各本条の罰金刑を科する.

34 診療放射線技師法

(昭26・6・11 法律第226号,
最終改正:平21・4・22 法律第20号)

第1章 総則

第1条(この法律の目的) この法律は,診療放射線技師の資格を定めるとともに,その業務が適正に運用されるよう規律し,もつて医療及び公衆衛生の普及及び向上に寄与することを目的とする.
第2条(定義) ① この法律で「放射線」とは,次に掲げる電磁波又は粒子線をいう.
1 アルファ線及びベータ線
2 ガンマ線
3 100万電子ボルト以上のエネルギーを有する電子線
4 エックス線
5 その他政令で定める電磁波又は粒子線
② この法律で「診療放射線技師」とは,厚生労働大臣の免許を受けて,医師又は歯科医師の指示の下に,放射線を人体に対して照射(撮影を含み,照射機器又は放射性同位元素(その化合物及び放射性同位元素又はその化合物の含有物を含む.)を人体内にそう入して行なうものを除く.以下同じ.)することを業とする者をいう.

第2章 免許

第3条(免許) 診療放射線技師になろうとする者は,診療放射線技師国家試験(以下「試験」という.)に合格し,厚生労働大臣の免許を受けなければならない.
第4条(欠格事由) 次に掲げる者には,前条の規定による免許(第20条第2号を除き,以下「免許」という.)を与えないことがある.
1 心身の障害により診療放射線技師の業務(第24条の2に規定する業務を含む.同条及び第26条第2項を除き,以下同じ.)を適正に行うことができない者として厚生労働省令で定めるもの

2 診療放射線技師の業務に関して犯罪又は不正の行為があつた者
第5条(登録) 免許は,試験に合格した者の申請により,診療放射線技師籍に登録することによつて行う.
第6条(意見の聴取) 厚生労働大臣は,免許を申請した者について,第4条第1号に掲げる者に該当すると認め,同条の規定により免許を与えないこととするときは,あらかじめ,当該申請者にその旨を通知し,その求めがあつたときは,厚生労働大臣の指定する職員にその意見を聴取させなければならない.
第7条(診療放射線技師籍) 厚生労働省に診療放射線技師籍を備え,診療放射線技師の免許に関する事項を登録する.
第8条(免許証) ① 厚生労働大臣は,免許を与えたときは,診療放射線技師免許証(以下「免許証」という.)を交付する.
② 厚生労働大臣は,免許証を失い,又は破損した者に対して,その申請により免許証の再交付をすることができる.
③ 前項の規定により免許証の再交付を受けた後,失つた免許証を発見したときは,旧免許証を10日以内に,厚生労働大臣に返納しなければならない.
第9条(免許の取消し及び業務の停止) ① 診療放射線技師が第4条各号のいずれかに該当するに至つたときは,厚生労働大臣は,その免許を取り消し,又は期間を定めてその業務の停止を命ずることができる.
② 都道府県知事は,診療放射線技師について前項の処分が行われる必要があると認めるときは,その旨を厚生労働大臣に具申しなければならない.
③ 第1項の規定による取消処分を受けた者であつて,その者がその取消しの理由となつた事項に該当しなくなつたとき,その他その後の事情により再び免許を与えるのが適当であると認められるに至つたときは,再免許を与えることができる.
第10条(聴聞等の方法の特例) 前条第1項の規定による処分に係る行政手続法(平成5年法律第88号)第15条第1項又は第30条の通知は,聴聞の期日又は弁明を記載した書面の提出期限(口頭による弁明の機会の付与を行う場合には,その日時)の2週間前までにしなければならない.
第11条(免許証の返納) 免許を取り消された者は,10日以内に,免許証を厚生労働大臣に返納しなければならない.
第12条~第15条 削除
第16条(政令への委任) この章に規定するもののほか,免許の申請,免許証の交付,書換え交付,再交付及び返納並びに診療放射線技師籍の登録,訂正及び消除に関して必要な事項は,政令で定める.

第3章 試験

第17条(試験の目的) 試験は,診療放射線技師として必要な知識及び技能について行う.
第18条(試験の実施) 試験は,厚生労働大臣が行う.
第19条(試験委員) ① 試験の問題の作成,採点その他試験の実施に関して必要な事項をつかさどらせるため,厚生労働省に診療放射線技師試験委員(以下「試験委員」という.)を置く.
② 試験委員は,診療放射線技師の業務に関し学識経験のある者のうちから,厚生労働大臣が任命する.
③ 前2項に定めるもののほか,試験委員に関し必要な事項は,政令で定める.

第4章～第5章 罰則

第20条（受験資格） 試験は、次の各号のいずれかに該当する者でなければ受けることができない．
1 学校教育法（昭和22年法律第26号）第90条第1項の規定により大学に入学することができる者（この号の規定により文部科学大臣の指定した学校が大学である場合において、当該大学が同条第2項の規定により当該大学に入学させた者を含む．）で、文部科学大臣が指定した学校又は厚生労働大臣が指定した診療放射線技師養成所において、3年以上診療放射線技師として必要な知識及び技能の修習を終えたもの
2 外国の診療放射線技術に関する学校若しくは養成所を卒業し、又は外国で第3条の規定による免許に相当する免許を受けた者で、厚生労働大臣が前号に掲げる者と同等以上の学力及び技能を有するものと認めたもの

第21条（不正行為の禁止） ① 試験委員その他試験に関する事務をつかさどる者は、その事務の施行に当たつて厳正を保持し、不正の行為がないようにしなければならない．
② 試験に関して不正の行為があつた場合には、その不正行為に関係のある者についてその受験を停止させ、又はその試験を無効とすることができる．この場合においては、なお、その者について期間を定めて試験を受けることを許さないことができる．

第22条（試験手数料） 試験を受けようとする者は、厚生労働省令の定めるところにより、試験手数料を納めなければならない．

第23条（政令及び厚生労働省令への委任） この章に規定するもののほか、第20条第1号の学校又は診療放射線技師養成所の指定に関し必要な事項は政令で、試験の科目、受験手続その他試験に関し必要な事項は厚生労働省令で定める．

第4章　業務等

第24条（禁止行為） 医師、歯科医師又は診療放射線技師でなければ、第2条第2項に規定する業をしてはならない．

第24条の2（画像診断装置を用いた検査の業務） 診療放射線技師は、第2条第2項に規定する業務のほか、保健師助産師看護師法（昭和23年法律第203号）第31条第1項及び第32条の規定にかかわらず、診療の補助として、磁気共鳴画像診断装置その他の画像による診断を行うための装置であつて政令で定めるものを用いた検査（医師又は歯科医師の指示の下に行うものに限る．）を行うことを業とすることができる．

第25条（名称の禁止） 診療放射線技師でなければ、診療放射線技師という名称又はこれに紛らわしい名称を用いてはならない．

第26条（業務上の制限） ① 診療放射線技師は、医師又は歯科医師の具体的な指示を受けなければ、放射線を人体に対して照射してはならない．
② 診療放射線技師は、病院又は診療所以外の場所においてその業務を行つてはならない．ただし、次に掲げる場合はこの限りでない．
1 医師又は歯科医師が診察した患者について、その医師又は歯科医師の指示を受け、出張して100万電子ボルト未満のエネルギーを有するエックス線を照射する場合
2 多数の者の健康診断を一時に行う場合において、医師又は歯科医師の立会いの下に100万電子ボルト未満のエネルギーを有するエックス線を照射するとき．

第27条（他の医療関係者との連携） 診療放射線技師は、その業務を行うに当たつては、医師その他の医療関係者との緊密な連携を図り、適正な医療の確保に努めなければならない．

第28条（照射録） ① 診療放射線技師は、放射線を人体に対して照射したときは、遅滞なく厚生労働省令で定める事項を記載した照射録を作成し、その照射について指示をした医師又は歯科医師の署名を受けなければならない．
② 厚生労働大臣又は都道府県知事は、必要があると認めるときは、前項の照射録を提出させ、又は当該職員に照射録を検査させることができる．
③ 前項の規定によつて検査に従事する職員は、その身分を証明する証票を携帯し、且つ、関係人の請求があるときは、これを呈示しなければならない．

第29条（秘密を守る義務） 診療放射線技師は、正当な理由がなく、その業務上知り得た人の秘密を漏らしてはならない．診療放射線技師でなくなつた後においても、同様とする．

第29条の2（権限の委任） ① この法律に規定する厚生労働大臣の権限は、厚生労働省令で定めるところにより、地方厚生局長に委任することができる．
② 前項の規定により地方厚生局長に委任された権限は、厚生労働省令で定めるところにより、地方厚生支局長に委任することができる．

第30条（経過措置） この法律の規定に基づき命令を制定し、又は改廃する場合においては、その命令で、その制定又は改廃に伴い合理的に必要と判断される範囲内において、所要の経過措置（罰則に関する経過措置を含む．）を定めることができる．

第5章　罰則

第31条 次の各号のいずれかに該当する者は、1年以下の懲役若しくは50万円以下の罰金に処し、又はこれを併科する．
1 第24条の規定に違反した者
2 虚偽又は不正の事実に基づいて免許を受けた者

第32条 第21条の規定に違反して、故意若しくは重大な過失により事前に試験問題を漏らし、又は故意に不正の採点をした者は、1年以下の懲役又は50万円以下の罰金に処する．

第33条 第9条第1項の規定により業務の停止を命ぜられた者で、当該停止を命ぜられた期間中に、業務を行つたものは、6月以下の懲役若しくは30万円以下の罰金に処し、又はこれを併科する．

第34条 第26条第1項又は第2項の規定に違反した者は、6月以下の懲役若しくは30万円以下の罰金に処し、又はこれを併科する．

第35条 ① 第29条の規定に違反して、業務上知り得た人の秘密を漏らした者は、50万円以下の罰金に処する．
② 前項の罪は、告訴がなければ公訴を提起することができない．

第36条 第25条の規定に違反した者は、30万円以下の罰金に処する．

第37条 次の各号のいずれかに該当する者は、20万円以下の過料に処する．
1 第11条の規定に違反した者
2 第28条第1項の規定に違反した者

35 臨床検査技師等に関する法律

（昭33・4・23法律第76号，
最終改正：平19・6・27法律第96号）

第1章　総則

第1条（この法律の目的） この法律は，臨床検査技師の資格等を定め，もつて医療及び公衆衛生の向上に寄与することを目的とする．

第2条（定義） この法律で「臨床検査技師」とは，厚生労働大臣の免許を受けて，臨床検査技師の名称を用いて，医師又は歯科医師の指示の下に，微生物学的検査，血清学的検査，血液学的検査，病理学的検査，寄生虫学的検査，生化学的検査及び厚生労働省令で定める生理学的検査を行うことを業とする者をいう．

第2章　免許

第3条（免許） 臨床検査技師の免許（以下「免許」という．）は，臨床検査技師国家試験（以下「試験」という．）に合格した者に対して与える．

第4条（欠格事由） 次の各号のいずれかに該当する者には，免許を与えないことがある．
1　心身の障害により臨床検査技師の業務を適正に行うことができない者として厚生労働省令で定めるもの
2　麻薬，あへん又は大麻の中毒者
3　第2条に規定する検査の業務に関し，犯罪又は不正の行為があつた者

第5条（臨床検査技師名簿） 厚生労働省に臨床検査技師名簿を備え，免許に関する事項を登録する．

第6条（登録及び免許証の交付） ① 免許は，試験に合格した者の申請により，厚生労働大臣が臨床検査技師名簿に登録することによつて行う．
② 厚生労働大臣は，免許を与えたときは，臨床検査技師免許証を交付する．

第7条（意見の聴取） 厚生労働大臣は，免許を申請した者について，第4条第1号に掲げる者に該当すると認め，同条の規定により免許を与えないこととするときは，あらかじめ，当該申請者にその旨を通知し，その求めがあつたときは，厚生労働大臣の指定する職員にその意見を聴取させなければならない．

第8条（免許の取消等） ① 臨床検査技師が第4条各号のいずれかに該当するに至つたときは，厚生労働大臣は，その免許を取り消し，又は期間を定めて臨床検査技師の名称の使用の停止を命ずることができる．
② 都道府県知事は，臨床検査技師について前項の処分が行われる必要があると認めるときは，その旨を厚生労働大臣に具申しなければならない．
③ 第1項の規定による取消処分を受けた者であつても，その者がその取消しの理由となつた事項に該当しなくなつたとき，その他その後の事情により再び免許を与えることが適当であると認められるに至つたときは，再免許を与えることができる．

第9条（聴聞等の方法の特例） 前条第1項の規定による処分に係る行政手続法（平成5年法律第88号）第15条第1項又は第30条の通知は，聴聞の期日又は弁明を記載した書面の提出期限（口頭による弁明の機会の付与を行う場合には，その日時）の2週間前までにしなければならない．

第10条（政令への委任） この章に規定するもののほか，免許の申請，臨床検査技師名簿の登録，訂正及び消除並びに臨床検査技師免許証の交付，書換交付，再交付，返納及び提出に関して必要な事項は，政令で定める．

第3章　試験

第11条（試験の目的） 試験は，第2条に規定する検査に必要な知識及び技能（同条に規定する検査のための血液を採取する行為で政令で定めるもの（以下「採血」という．）に必要な知識及び技能を含む．以下同じ．）について行う．

第12条（試験の実施） 試験は，厚生労働大臣が毎年少くとも1回行う．

第13条（試験委員） ① 試験の実施に関して必要な事務をつかさどらせるため，厚生労働省に臨床検査技師試験委員（以下「試験委員」という．）を置く．
② 試験委員に関して必要な事項は，政令で定める．

第14条（試験委員等の不正行為の禁止） 試験委員その他試験に関する事務をつかさどる者は，その事務の施行に当つては厳正を保持し，不正の行為がないようにしなければならない．

第15条（受験資格） 試験は，次の各号のいずれかに該当する者でなければ受けることができない．
1　学校教育法（昭和22年法律第26号）第90条第1項の規定により大学に入学することができる者（この号の規定により文部科学大臣の指定した学校が大学である場合において，当該大学が同条第2項の規定により当該大学に入学させた者を含む．）で，文部科学大臣が指定した学校又は厚生労働大臣が指定した臨床検査技師養成所において3年以上第2条に規定する検査に必要な知識及び技能を修得したもの
2　学校教育法に基づく大学又は旧大学令（大正7年勅令第388号）に基づく大学において医学，歯学，獣医学又は薬学の正規の課程を修めて卒業した者その他第2条に規定する検査（同条の厚生労働省令で定める生理学的検査を除く．第20条の3において同じ．）に必要な知識及び技能を有すると認められる者で，政令の定めるところにより前号に掲げる者と同等以上の知識及び技能を有すると認められるもの
3　外国で第2条に規定する検査に関する学校若しくは養成所を卒業し，又は外国で臨床検査技師の免許に相当する免許を受けた者で，厚生労働大臣が第1号に掲げる者と同等以上の知識及び技能を有すると認めたもの

第16条（不正行為の禁止） 試験に関して不正の行為があつた場合には，その不正行為に関係のある者について，その受験を停止させ，又はその試験を無効とすることができる．この場合においては，なお，その者について，期間を定めて試験を受けることを許さないことができる．

第17条（政令及び厚生労働省令への委任） この章に規定するもののほか，第15条第1号の学校又は臨床検査技師養成所の指定に関して必要な事項は政令で，試験科目，受験手続，受験手数料その他試験に関して必要な事項は厚生労働省令で定める．

第4章　業務等

第18条（信用失墜行為の禁止） 臨床検査技師は，臨床検査技師の信用を傷つけるような行為をしてはならない．

第19条（秘密を守る義務） 臨床検査技師は，正当な理由がなく，その業務上取り扱つたことについて知り得た秘密を他に漏らしてはならない．臨床検査技師でなくなつた後においても，同様とする．

第20条（名称の使用禁止） 臨床検査技師でない者は，臨床検査技師という名称又はこれに紛らわしい名称を使用してはならない．

第20条の2（保健師助産師看護師法との関係） 臨床検査技師は，保健師助産師看護師法（昭和23年法律第203号）第31条第1項及び第32条の規定にかかわらず，診療の補助として採血（医師又は歯科医師の具体的な指示を受けて行うものに限る．）及び第2条の厚生労働省令で定める生理学的検査を行うことを業とすることができる．

② 前項の規定は，第8条第1項の規定により臨床検査技師の名称の使用の停止を命ぜられている者については，適用しない．

第20条の2の2（権限の委任） ① この法律に規定する厚生労働大臣の権限は，厚生労働省令で定めるところにより，地方厚生局長に委任することができる．

② 前項の規定により地方厚生局長に委任された権限は，厚生労働省令で定めるところにより，地方厚生支局長に委任することができる．

第4章の2 衛生検査所

第20条の3（登録） ① 衛生検査所（人体から排出され，又は採取された検体について第2条に規定する検査を業として行う場所（病院，診療所又は厚生労働大臣が定める施設内の場所を除く．）をいう．以下同じ．）を開設しようとする者は，その衛生検査所について，厚生労働省令の定めるところにより，その衛生検査所の所在地の都道府県知事（その所在地が保健所を設置する市又は特別区の区域にある場合においては，市長又は区長．以下この章において同じ．）の登録を受けなければならない．

② 都道府県知事は，前項の登録（以下「登録」という．）の申請があつた場合において，その申請に係る衛生検査所の構造設備，管理組織その他の事項が第2条に規定する検査の業務（以下「検査業務」という．）を適正に行うために必要な厚生労働省令で定める基準に適合しないと認めるとき，又はその申請者が第20条の7の規定により登録を取り消され，取消しの日から2年を経過していないものであるときは，登録をしてはならない．

③ 登録は，次の各号に掲げる事項について行うものとする．
  1 申請者の氏名及び住所（法人にあつては，その名称及び主たる事務所の所在地）
  2 衛生検査所の名称及び所在地
  3 検査業務の内容

第20条の4（登録の変更等） ① 登録を受けた衛生検査所の開設者は，その衛生検査所について，前条第3項第3号に掲げる事項を変更しようとするときは，その衛生検査所の所在地の都道府県知事の登録の変更を受けなければならない．

② 前条第2項の規定は，前項の登録の変更について準用する．

③ 登録を受けた衛生検査所の開設者は，その衛生検査所を廃止し，休止し，若しくは休止した衛生検査所を再開したとき，又は前条第3項第1号に掲げる事項若しくは衛生検査所の名称，構造設備，管理組織その他厚生労働省令で定める事項を変更したときは，30日以内に，その衛生検査所の所在地の都道府県知事にその旨を届け出なければならない．

④ 衛生検査所を開設しようとする者又は登録を受けた衛生検査所の検査業務の管理を行う者は，その衛生検査所に検体検査用放射性同位元素を備えようとするときその他の厚生労働省令で定める場合においては，厚生労働省令で定めるところにより，その衛生検査所の所在地の都道府県知事に届け出なければならない．

第20条の5（報告及び検査） ① 都道府県知事は，この法律を施行するため必要があると認めるときは，登録を受けた衛生検査所の開設者に対し，必要な報告を命じ，又はその職員に，その衛生検査所に立ち入り，その構造設備若しくは帳簿書類その他の物件を検査させることができる．

② 前項の規定により立入検査をする職員は，その身分を示す証明書を携帯し，関係人の請求があつたときは，これを提示しなければならない．

③ 第1項の権限は，犯罪捜査のために認められたものと解してはならない．

第20条の6（指示） 都道府県知事は，登録を受けた衛生検査所の検査業務が適正に行われていないため医療及び公衆衛生の向上を阻害すると認めるときは，その開設者に対し，その構造設備又は管理組織の変更その他必要な指示をすることができる．

第20条の7（登録の取消し等） 都道府県知事は，登録を受けた衛生検査所の構造設備，管理組織その他の事項が第20条の3第2項の厚生労働省令で定める基準に適合しなくなつたとき，又は登録を受けた衛生検査所の開設者が第20条の4第1項の規定による登録の変更を受けないとき等は，その衛生検査所の登録を取り消し，又は期間を定めて，その業務の全部若しくは一部の停止を命ずることができる．

第20条の8（聴聞等の方法の特例） 第9条の規定は，都道府県知事が前条の規定による処分を行う場合に準用する．

第20条の9（厚生労働省令への委任） この章に規定するもののほか，衛生検査所の登録に関して必要な事項は，厚生労働省令で定める．

第21条 第14条の規定に違反して故意若しくは重大な過失により事前に試験問題を漏らし，又は故意に不正の採点をした者は，1年以下の懲役又は50万円以下の罰金に処する．

第5章 罰則

第22条 次の各号のいずれかに該当する者は，6月以下の懲役又は30万円以下の罰金に処する．
  1 第20条の3第1項の規定に違反した者
  2 第20条の4第1項の規定に違反した者
  3 第20条の7の規定による業務の停止命令に違反した者

第23条 ① 第19条の規定に違反した者は，50万円以下の罰金に処する．

② 前項の罪は，告訴がなければ公訴を提起することができない．

第24条 次の各号のいずれかに該当する者は，30万円以下の罰金に処する．
  1 第8条第1項の規定により臨床検査技師の名称の使用の停止を命ぜられた者で，当該停止を命ぜられた期間中に，臨床検査技師の名称を使用したもの
  2 第20条の規定に違反した者

3 第20条の4第3項の規定に違反した者
4 第20条の5第1項の規定による報告をせず,若しくは虚偽の報告をし,又は同項の規定による検査を拒み,妨げ,若しくは忌避した者
第25条 法人の代表者又は法人若しくは人の代理人,使用人その他の従業者が,その法人又は人の業務に関し,第22条又は前条第1項第3号若しくは第4号の違反行為をしたときは,行為者を罰するほか,その法人又は人に対しても各本条の罰金刑を科する

36 理学療法士及び作業療法士法

(昭40・6・29法律第137号,最終改正:平19・6・27法律第96号)

第1章 総則

第1条(この法律の目的) この法律は,理学療法士及び作業療法士の資格を定めるとともに,その業務が,適正に運用されるように規律し,もつて医療の普及及び向上に寄与することを目的とする.

第2条(定義) ① この法律で「理学療法」とは,身体に障害のある者に対し,主としてその基本的動作能力の回復を図るため,治療体操その他の運動を行なわせ,及び電気刺激,マッサージ,温熱その他の物理的手段を加えることをいう.

② この法律で「作業療法」とは,身体又は精神に障害のある者に対し,主としてその応用的動作能力又は社会的適応能力の回復を図るため,手芸,工作その他の作業を行なわせることをいう.

③ この法律で「理学療法士」とは,厚生労働大臣の免許を受けて,理学療法士の名称を用いて,医師の指示の下に,理学療法を行なうことを業とする者をいう.

④ この法律で「作業療法士」とは,厚生労働大臣の免許を受けて,作業療法士の名称を用いて,医師の指示の下に,作業療法を行なうことを業とする者をいう.

第2章 免許

第3条(免許) 理学療法士又は作業療法士になろうとする者は,理学療法士国家試験又は作業療法士国家試験に合格し,厚生労働大臣の免許(以下「免許」という.)を受けなければならない.

第4条(欠格事由) 次の各号のいずれかに該当する者には,免許を与えないことがある.
1 罰金以上の刑に処せられた者
2 前号に該当する者を除くほか,理学療法士又は作業療法士の業務に関し犯罪又は不正の行為があつた者
3 心身の障害により理学療法士又は作業療法士の業務を適正に行うことができない者として厚生労働省令で定めるもの
4 麻薬,大麻又はあへんの中毒者

第5条(理学療法士名簿及び作業療法士名簿) 厚生労働省に理学療法士名簿及び作業療法士名簿を備え,免許に関する事項を登録する.

第6条(登録及び免許証の交付) ① 免許は,理学療法士国家試験又は作業療法士国家試験に合格した者の申請により,理学療法士名簿又は作業療法士名簿に登録することによつて行う.

② 厚生労働大臣は,免許を与えたときは,理学療法士免許証又は作業療法士免許証を交付する.

第6条の2(意見の聴取) 厚生労働大臣は,免許を申請した者について,第4条第3号に掲げる者に該当すると認め,同条の規定により免許を与えないこととするときは,あらかじめ,当該申請者にその旨を通知し,その求めがあつたときは,厚生労働大臣の指定する職員にその意見を聴取させなければならない.

第7条(免許の取消し等) ① 理学療法士又は作業療法士が,第4条各号のいずれかに該当するに至つたときは,厚生労働大臣は,その免許を取り消し,又は期間を定めて理学療法士又は作業療法士の名称の使用の停止を命ずることができる.

② 都道府県知事は,理学療法士又は作業療法士について前項の処分が行なわれる必要があると認めるときは,その旨を厚生労働大臣に具申しなければならない.

③ 第1項の規定により免許を取り消された者であつても,その者がその取消しの理由となつた事項に該当しなくなつたとき,その他その後の事情により再び免許を与えるのが適当であると認められるに至つたときは,再免許を与えることができる.この場合においては,第6条の規定を準用する.

④ 厚生労働大臣は,第1項又は前項に規定する処分をしようとするときは,あらかじめ,医道審議会の意見を聴かなければならない.

第8条(政令への委任) この章に規定するもののほか,免許の申請,理学療法士名簿及び作業療法士名簿の登録,訂正及び消除並びに免許証の交付,書換え交付,再交付,返納及び提出に関し必要な事項は,政令で定める.

第3章 試験

第9条(試験の目的) 理学療法士国家試験又は作業療法士国家試験は,理学療法士又は作業療法士として必要な知識及び技能について行なう.

第10条(試験の実施) 理学療法士国家試験及び作業療法士国家試験は,毎年少なくとも1回,厚生労働大臣が行なう.

第11条(理学療法士国家試験の受験資格) 理学療法士国家試験は,次の各号のいずれかに該当する者でなければ,受けることができない.
1 学校教育法(昭和22年法律第26号)第90条第1項の規定により大学に入学することができる者(この号の規定により文部科学大臣の指定した学校が大学である場合において,当該大学が同条第2項の規定により当該大学に入学させた者を含む.)で,文部科学省令・厚生労働省令で定める基準に適合するものとして,文部科学大臣が指定した学校又は厚生労働大臣が指定した理学療法士養成施設において,3年以上理学療法士として必要な知識及び技能を修得したもの
2 作業療法士その他政令で定める者で,文部科学省令・厚生労働省令で定める基準に適合するものとして,文部科学大臣が指定した学校又は厚生労働大臣が指定した理学療法士養成施設において,2年以上理学療法に関する知識及び技能を修得したもの
3 外国の理学療法に関する学校若しくは養成施設を卒業し,又は外国で理学療法士の免許に相当する免許を受けた者で,厚生労働大臣が前2号に掲げる者と同等以上の知識及び技能を有すると認定したもの

第12条(作業療法士国家試験の受験資格) 作業療法士国家試験は,次の各号のいずれかに該当する者でな

ければ，受けることができない．
1 学校教育法第90条第1項の規定により大学に入学することができる者（この号の規定により文部科学大臣の指定した学校が大学である場合において，当該大学が同条第2項の規定により当該大学に入学させた者を含む．）で，文部科学省令・厚生労働省令で定める基準に適合するものとして，文部科学大臣が指定した学校又は厚生労働大臣が指定した作業療法士養成施設において，3年以上作業療法士として必要な知識及び技能を修得したもの
2 理学療法士その他政令で定める者で，文部科学省令・厚生労働省令で定める基準に適合するものとして，文部科学大臣が指定した学校又は厚生労働大臣が指定した作業療法士養成施設において，2年以上作業療法に関する知識及び技能を修得したもの
3 外国の作業療法に関する学校若しくは養成施設を卒業し，又は外国で作業療法士の免許に相当する免許を受けた者で，厚生労働大臣が前号に掲げる者と同等以上の知識及び技能を有すると認定したもの

第12条の2（医道審議会への諮問） ① 厚生労働大臣は，理学療法士国家試験又は作業療法士国家試験の科目又は実施若しくは合格者の決定の方法を定めようとするときは，あらかじめ，医道審議会の意見を聴かなければならない．
② 文部科学大臣又は厚生労働大臣は，第11条第1号若しくは第2号又は前条第1号若しくは第2号に規定する基準を定めようとするときは，あらかじめ，医道審議会の意見を聴かなければならない．

第13条（不正行為の禁止） 理学療法士国家試験又は作業療法士国家試験に関して不正の行為があつた場合には，その不正行為に関係のある者について，その受験を停止させ，又はその試験を無効とすることができる．この場合においては，なお，その者について，期間を定めて理学療法士国家試験又は作業療法士国家試験を受けることを許さないことができる．

第14条（政令及び厚生労働省令への委任） この章に規定するもののほか，第11条第1号及び第2号の学校又は理学療法士養成施設の指定並びに第12条第1号及び第2号の学校又は作業療法士養成施設の指定に関し必要な事項は政令で，理学療法士国家試験又は作業療法士国家試験の科目，受験手続，受験手数料その他試験に関し必要な事項は厚生労働省令で定める．

第4章　業務等

第15条（業務） ① 理学療法士又は作業療法士は，保健師助産師看護師法（昭和23年法律第203号）第31条第1項及び第32条の規定にかかわらず，診療の補助として理学療法又は作業療法を行なうことを業とすることができる．
② 理学療法士が，病院若しくは診療所において，又は医師の指示を受けて，理学療法士として行なうマッサージについては，あん摩マッサージ指圧師，はり師，きゅう師等に関する法律（昭和22年法律第217号）第1条の規定は，適用しない．
③ 前2項の規定は，第7条第1項の規定により理学療法士又は作業療法士の名称の使用の停止を命ぜられている者については，適用しない．

第16条（秘密を守る義務） 理学療法士又は作業療法士は，正当な理由がある場合を除き，その業務上知り得た人の秘密を他に漏らしてはならない．理学療法士又は作業療法士でなくなつた後においても，同様とする．

第17条（名称の使用制限） ① 理学療法士でない者は，理学療法士という名称又は機能療法士その他理学療法士にまぎらわしい名称を使用してはならない．
② 作業療法士でない者は，作業療法士という名称又は職能療法士その他作業療法士にまぎらわしい名称を使用してはならない．

第17条の2（権限の委任） ① この法律に規定する厚生労働大臣の権限は，厚生労働省令で定めるところにより，地方厚生局長に委任することができる．
② 前項の規定により地方厚生局長に委任された権限は，厚生労働省令で定めるところにより，地方厚生支局長に委任することができる．

第5章　理学療法士作業療法士試験委員

第18条（理学療法士作業療法士試験委員） ① 理学療法士国家試験及び作業療法士国家試験に関する事務をつかさどらせるため，厚生労働省に理学療法士作業療法士試験委員を置く．
② 理学療法士作業療法士試験委員に関し必要な事項は，政令で定める．

第19条（試験事務担当者の不正行為の禁止） 理学療法士作業療法士試験委員その他理学療法士国家試験又は作業療法士国家試験に関する事務をつかさどる者は，その事務の施行に当たつて厳正を保持し，不正の行為がないようにしなければならない．

第6章　罰則

第20条 前条の規定に違反して，故意若しくは重大な過失により事前に試験問題を漏らし，又は故意に不正の採点をした者は，1年以下の懲役又は50万円以下の罰金に処する．

第21条 ① 第16条の規定に違反した者は，50万円以下の罰金に処する．
② 前項の罪は，告訴がなければ公訴を提起することができない．

第22条 次の各号のいずれかに該当する者は，30万円以下の罰金に処する．
1 第7条第1項の規定により理学療法士又は作業療法士の名称の使用の停止を命ぜられた者で，当該停止を命ぜられた期間中に，理学療法士又は作業療法士の名称を使用したもの
2 第17条の規定に違反した者

37　視能訓練士法

（昭46・5・20 法律第64号，
最終改正：平19・6・27 法律第96号）

第1章　総則

第1条（目的） この法律は，視能訓練士の資格を定めるとともに，その業務が適正に運用されるように規律し，もつて医療の普及及び向上に寄与することを目的とする．

第2条（定義） この法律で「視能訓練士」とは，厚生

労働大臣の免許を受けて,視能訓練士の名称を用いて,医師の指示の下に,両眼視機能に障害のある者に対するその両眼視機能の回復のための矯正訓練及びこれに必要な検査を行なうことを業とする者をいう.

第2章 免許

第3条(免許)視能訓練士になろうとする者は,視能訓練士国家試験(以下「試験」という.)に合格し,厚生労働大臣の免許(以下「免許」という.)を受けなければならない.

第4条(欠格事由)次の各号のいずれかに該当する者には,免許を与えないことがある.
1 罰金以上の刑に処せられた者
2 前号に該当する者を除くほか,視能訓練士の業務(第17条第1項に規定する業務を含む.第18条の2及び第19条において同じ.)に関し犯罪又は不正の行為があつた者
3 心身の障害により視能訓練士の業務を適正に行うことができない者として厚生労働省令で定めるもの
4 麻薬,大麻又はあへんの中毒者

第5条(視能訓練士名簿)厚生労働省に視能訓練士名簿を備え,免許に関する事項を登録する.

第6条(登録及び免許証の交付)① 免許は,試験に合格した者の申請により,視能訓練士名簿に登録することによつて行う.
② 厚生労働大臣は,免許を与えたときは,視能訓練士免許証を交付する.

第7条(意見の聴取)厚生労働大臣は,免許を申請した者について,第4条第3号に掲げる者に該当すると認め,同条の規定により免許を与えないこととするときは,あらかじめ,当該申請者にその旨を通知し,その求めがあつたときは,厚生労働大臣の指定する職員にその意見を聴取させなければならない.

第8条(免許の取消し等)① 視能訓練士が第4条各号のいずれかに該当するに至つたときは,厚生労働大臣は,その免許を取り消し,又は期間を定めて視能訓練士の名称の使用の停止を命ずることができる.
② 都道府県知事は,視能訓練士について前項の処分が行われる必要があると認めるときは,その旨を厚生労働大臣に具申しなければならない.
③ 第1項の規定により免許を取り消された者であつても,その者がその取消しの理由となつた事項に該当しなくなつたとき,その他その後の事情により再び免許を与えることが適当であると認められるに至つたときは,再免許を与えることができる.この場合においては,第6条の規定を準用する.

第9条(政令への委任)この章に規定するもののほか,免許の申請,視能訓練士名簿の登録,訂正及び消除並びに視能訓練士免許証の交付,書換え交付,再交付,返納及び提出に関し必要な事項は,政令で定める.

第3章 試験

第10条(試験の目的)試験は,視能訓練士として必要な知識及び技能について行なう.

第11条(試験の実施)試験は,毎年少なくとも1回,厚生労働大臣が行なう.

第12条(視能訓練士試験委員)① 試験に関する事務をつかさどらせるため,厚生労働省に視能訓練士試験委員(以下「試験委員」という.)を置く.
② 試験委員に関し必要な事項は,政令で定める.

第13条(試験事務担当者の不正行為の禁止)試験委員その他試験に関する事務をつかさどる者は,その事務の施行に当たつて厳正を保持し,不正の行為がないようにしなければならない.

第14条(受験資格)試験は,次の各号のいずれかに該当する者でなければ,受けることができない.
1 学校教育法(昭和22年法律第26号)第90条第1項の規定により大学に入学することができる者(この号の規定により文部科学大臣の指定した学校が大学である場合において,当該大学が同条第2項の規定により当該大学に入学させた者を含む.)で,文部科学大臣が指定した学校又は厚生労働大臣が指定した視能訓練士養成所において,3年以上視能訓練士として必要な知識及び技能を修得したもの
2 学校教育法に基づく大学若しくは旧大学令(大正7年勅令第388号)に基づく大学又は厚生労働省令で定める学校若しくは養成所において2年以上修業し,かつ,厚生労働大臣の指定する科目を修めた者で,文部科学大臣が指定した学校又は厚生労働大臣が指定した視能訓練士養成所において,1年以上視能訓練士として必要な知識及び技能を修得したもの
3 外国の視能訓練に関する学校若しくは養成所を卒業し,又は外国で視能訓練士の免許に相当する免許を受けた者で,厚生労働大臣が前2号に掲げる者と同等以上の知識及び技能を有すると認定したもの

第15条(不正行為の禁止)試験に関して不正の行為があつた場合には,その不正行為に関係のある者について,その受験を停止させ,又はその試験を無効とすることができる.この場合においては,なお,その者について,期間を定めて試験を受けることを許さないことができる.

第16条(政令及び厚生労働省令への委任)この章に規定するもののほか,第14条第1号及び第2号の学校又は視能訓練士養成所の指定に関し必要な事項は政令で,試験科目,受験手数料その他試験に関し必要な事項は厚生労働省令で定める.

第4章 業務等

第17条(業務)① 視能訓練士は,第2条に規定する業務のほか,視能訓練士の名称を用いて,医師の指示の下に,眼科に係る検査(人体に影響を及ぼす程度が高い検査として厚生労働省令で定めるものを除く.次項において「眼科検査」という.)を行うことを業とする.
② 視能訓練士は,保健師助産師看護師法(昭和23年法律第203号)第31条第1項及び第32条の規定にかかわらず,診療の補助として両眼視機能の回復のための矯正訓練及びこれに必要な検査並びに眼科検査を行うことを業とすることができる.
③ 前項の規定は,第8条第1項の規定により視能訓練士の名称の使用の停止を命ぜられている者については,適用しない.

第18条(特定行為の制限)視能訓練士は,医師の具体的な指示を受けなければ,厚生労働省令で定める矯正訓練又は検査を行なつてはならない.

第18条の2(他の医療関係者との連携)視能訓練士は,その業務を行うに当たつては,医師その他の医療関係者との緊密な連携を図り,適正な医療の確保に努めなければならない.

第19条(秘密を守る義務)視能訓練士は,正当な理由がある場合を除き,その業務上知り得た人の秘密を

他に漏らしてはならない．視能訓練士でなくなつた後においても，同様とする．
第20条（名称の使用制限） 視能訓練士でない者は，視能訓練士という名称又はこれに紛らわしい名称を使用してはならない．
第20条の2（権限の委任） ① この法律に規定する厚生労働大臣の権限は，厚生労働省令で定めるところにより，地方厚生局長に委任することができる．
② 前項の規定により地方厚生局長に委任された権限は，厚生労働省令で定めるところにより，地方厚生支局長に委任することができる．
第20条の3（経過措置） この法律の規定に基づき命令を制定し，又は改廃する場合においては，その命令で，その制定又は改廃に伴い合理的に必要と判断される範囲内において，所要の経過措置（罰則に関する経過措置を含む．）を定めることができる．

第5章　罰則

第21条 第13条の規定に違反して，故意若しくは重大な過失により事前に試験問題を漏らし，又は故意に不正の採点をした者は，1年以下の懲役又は50万円以下の罰金に処する．
第22条 第18条の規定に違反した者は，6月以下の懲役若しくは30万円以下の罰金に処し，又はこれを併科する．
第23条 ① 第19条の規定に違反した者は，50万円以下の罰金に処する．
② 前項の罪は，告訴がなければ公訴を提起することができない．
第24条 次の各号のいずれかに該当する者は，30万円以下の罰金に処する．
1　第8条第1項の規定により視能訓練士の名称の使用の停止を命ぜられた者で，当該停止を命ぜられた期間中に，視能訓練士の名称を使用したもの
2　第20条の規定に違反した者

38　義肢装具士法（抄）

（昭62・6・2法律第61号，
最終改正：平19・6・27法律第96号）

第1章　総則

第1条（目的） この法律は，義肢装具士の資格を定めるとともに，その業務が適正に運用されるように規律し，もつて医療の普及及び向上に寄与することを目的とする．
第2条（定義） ① この法律で「義肢」とは，上肢又は下肢の全部又は一部に欠損のある者に装着して，その欠損を補てんし，又は欠損により失われた機能を代替するための器具器械をいう．
② この法律で「装具」とは，上肢若しくは下肢の全部若しくは一部又は体幹の機能に障害のある者に装着して，当該機能を回復させ，若しくはその低下を抑制し，又は当該機能を補完するための器具器械をいう．
③ この法律で「義肢装具士」とは，厚生労働大臣の免許を受けて，義肢装具士の名称を用いて，医師の指示の下に，義肢及び装具の装着部位の採型並びに義肢及び装具の製作及び身体への適合（以下「義肢装具の製作適合等」という．）を行うことを業とする者をいう．

第2章　免許

第3条（免許） 義肢装具士になろうとする者は，義肢装具士国家試験（以下「試験」という．）に合格し，厚生労働大臣の免許（以下「免許」という．）を受けなければならない．
第4条（欠格事由） 次の各号のいずれかに該当する者には，免許を与えないことがある．
1　罰金以上の刑に処せられた者
2　前号に該当する者を除くほか，義肢装具士の業務に関し犯罪又は不正の行為があつた者
3　心身の障害により義肢装具士の業務を適正に行うことができない者として厚生労働省令で定めるもの
4　麻薬，大麻又はあへんの中毒者
第5条（義肢装具士名簿） 厚生労働省に義肢装具士名簿を備え，免許に関する事項を登録する．
第6条（登録及び免許証の交付） ① 免許は，試験に合格した者の申請により，義肢装具士名簿に登録することによつて行う．
② 厚生労働大臣は，免許を与えたときは，義肢装具士免許証を交付する．
第7条（意見の聴取） 厚生労働大臣は，免許を申請した者について，第4条第3号に掲げる者に該当すると認め，同条の規定により免許を与えないこととするときは，あらかじめ，当該申請者にその旨を通知し，その求めがあつたときは，厚生労働大臣の指定する職員にその意見を聴取させなければならない．
第8条（免許の取消し等） ① 義肢装具士が第4条各号のいずれかに該当するに至つたときは，厚生労働大臣は，その免許を取り消し，又は期間を定めて義肢装具士の名称の使用の停止を命ずることができる．
② 前項の規定により免許を取り消された者であつても，その者がその取消しの理由となつた事項に該当しなくなつたとき，その他その後の事情により再び免許を与えることが適当であると認められるに至つたときは，再免許を与えることができる．この場合においては，第6条の規定を準用する．
第9条（省令への委任） この章に規定するもののほか，免許の申請，義肢装具士名簿の登録，訂正及び消除並びに義肢装具士免許証の交付，書換え交付，再交付，返納及び提出に関し必要な事項は，厚生労働省令で定める．

第3章　試験

第10条（試験の目的） 試験は，義肢装具士として必要な知識及び技能について行う．
第11条（試験の実施） 試験は，毎年1回以上，厚生労働大臣が行う．
第12条（義肢装具士試験委員） ① 試験の問題の作成及び採点を行わせるため，厚生労働省に義肢装具士試験委員（次項及び次条において「試験委員」という．）を置く．
② 試験委員に関し必要な事項は，政令で定める．
第13条（不正行為の禁止） 試験委員は，試験の問題の作成及び採点について，厳正を保持し不正の行為のないようにしなければならない．
第14条（受験資格） 試験は，次の各号のいずれかに該当する者でなければ，受けることができない．
1　学校教育法（昭和22年法律第26号）第90条第

1項の規定により大学に入学することができる者（この号の規定により文部科学大臣の指定した学校が大学である場合において，当該大学が同条第2項の規定により当該大学に入学させた者を含む．）で，文部科学大臣が指定した学校又は厚生労働大臣が指定した義肢装具士養成所において，3年以上義肢装具士として必要な知識及び技能を修得したもの

2 学校教育法に基づく大学若しくは高等専門学校，旧大学令（大正7年勅令第388号）に基づく大学又は厚生労働省令で定める学校，文教研修施設若しくは養成所において1年（高等専門学校にあつては，4年）以上修業し，かつ，厚生労働大臣の指定する科目を修めた者で，文部科学大臣が指定した学校又は厚生労働大臣が指定した義肢装具士養成所において，2年以上義肢装具士として必要な知識及び技能を修得したもの

3 職業能力開発促進法（昭和44年法律第64号）第44条第1項の規定に基づく義肢及び装具の製作に係る技能検定に合格した者（厚生労働省令で定める者に限る．）で，文部科学大臣が指定した学校又は厚生労働大臣が指定した義肢装具士養成所において，1年以上義肢装具士として必要な知識及び技能を修得したもの

4 外国の義肢装具の製作適合等に関する学校若しくは養成所を卒業し，又は外国で義肢装具士の免許に相当する免許を受けた者で，厚生労働大臣が前3号に掲げる者と同等以上の知識及び技能を有すると認定したもの

第15条（試験の無効等） ① 厚生労働大臣は，試験に関して不正の行為があつた場合には，その不正行為に関係のある者に対しては，その受験を停止させ，又はその試験を無効とすることができる．

② 厚生労働大臣は，前項の規定による処分を受けた者に対し，期間を定めて試験を受けることができないものとすることができる．

第16条（受験手数料） ① 試験を受けようとする者は，実費を勘案して政令で定める額の受験手数料を国に納付しなければならない．

② 前項の受験手数料は，これを納付した者が試験を受けない場合においても，返還しない．

第4章 業務等

第37条（業務） ① 義肢装具士は，保健師助産師看護師法（昭和23年法律第203号）第31条第1項及び第32条の規定にかかわらず，診療の補助として義肢及び装具の装着部位の採型並びに義肢及び装具の身体への適合を行うことを業とすることができる．

② 前項の規定は，第8条第1項の規定により義肢装具士の名称の使用の停止を命ぜられている者については，適用しない．

第38条（特定行為の制限） 義肢装具士は，医師の具体的な指示を受けなければ，厚生労働省令で定める義肢及び装具の装着部位の採型並びに義肢及び装具の身体への適合を行つてはならない．

第39条（他の医療関係者との連携） 義肢装具士は，その業務を行うに当たつては，医師その他の医療関係者との緊密な連携を図り，適正な医療の確保に努めなければならない．

第40条（秘密を守る義務） 義肢装具士は，正当な理由がなく，その業務上知り得た人の秘密を漏らしてはならない．義肢装具士でなくなつた後においても，同様とする．

第41条（名称の使用制限） 義肢装具士でない者は，義肢装具士又はこれに紛らわしい名称を使用してはならない．

第41条の2（権限の委任） ① この法律に規定する厚生労働大臣の権限は，厚生労働省令で定めるところにより，地方厚生局長に委任することができる．

② 前項の規定により地方厚生局長に委任された権限は，厚生労働省令で定めるところにより，地方厚生支局長に委任することができる．

第42条（経過措置） この法律の規定に基づき命令を制定し，又は改廃する場合においては，その命令で，その制定又は改廃に伴い合理的に必要と判断される範囲内において，所要の経過措置（罰則に関する経過措置を含む．）を定めることができる．

第43条 第13条又は第22条の規定に違反して，不正の採点をした者は，1年以下の懲役又は50万円以下の罰金に処する．

第5章 罰則

第44条 第24条第1項の規定に違反した者は，1年以下の懲役又は50万円以下の罰金に処する．

第45条 第30条第2項の規定による試験事務の停止の命令に違反したときは，その違反行為をした指定試験機関の役員又は職員は，1年以下の懲役又は50万円以下の罰金に処する．

第46条 第38条の規定に違反した者は，6月以下の懲役若しくは30万円以下の罰金に処し，又はこれを併科する．

第47条 ① 第40条の規定に違反した者は，50万円以下の罰金に処する．

② 前項の罪は，告訴がなければ公訴を提起することができない．

第48条 次の各号のいずれかに該当する者は，30万円以下の罰金に処する．

1 第八条第1項の規定により義肢装具士の名称の使用の停止を命ぜられた者で，当該停止を命ぜられた期間中に，義肢装具士の名称を使用したもの

2 第41条の規定に違反した者

第49条 次の各号のいずれかに該当するときは，その違反行為をした指定試験機関の役員又は職員は，30万円以下の罰金に処する．

1 第25条の規定に違反して帳簿を備えず，帳簿に記載せず，若しくは帳簿に虚偽の記載をし，又は帳簿を保存しなかつたとき．

2 第27条の規定による報告をせず，又は虚偽の報告をしたとき．

3 第28条第1項の規定による立入り若しくは検査を拒み，妨げ，若しくは忌避し，又は質問に対して陳述をせず，若しくは虚偽の陳述をしたとき．

4 第29条の許可を受けないで試験事務の全部を廃止したとき．

39 あん摩マツサージ指圧師,はり師,きゆう師等に関する法律(抄)

(昭 22・12・20 法律第 217 号,
最終改正:平 21・4・22 法律第 20 号)

第1条〔免許〕 医師以外の者で,あん摩,マツサージ若しくは指圧,はり又はきゆうを業としようとする者は,それぞれ,あん摩マツサージ指圧師免許,はり師免許又はきゆう師免許(以下免許という.)を受けなければならない.

第2条〔免許資格〕 ① 免許は,学校教育法(昭和22年法律第26号)第90条第1項の規定により大学に入学することのできる者(この項の規定により文部科学大臣の認定した学校が大学である場合において,当該大学が同条第2項の規定により当該大学に入学させた者を含む.)で,3年以上,文部科学省令・厚生労働省令で定める基準に適合するものとして,文部科学大臣の認定した学校又は厚生労働大臣の認定した養成施設において解剖学,生理学,病理学,衛生学その他あん摩マツサージ指圧師,はり師又はきゆう師となるのに必要な知識及び技能を修得したものであつて,厚生労働大臣の行うあん摩マツサージ指圧師国家試験,はり師国家試験又はきゆう師国家試験(以下「試験」という.)に合格した者に対して,厚生労働大臣が,これを与える.

② 前項の認定を申請するには,申請書に,教育課程,生徒の定員その他文部科学省令・厚生労働省令で定める事項を記載した書類を添付して,文部科学省令・厚生労働省令の定めるところにより,これを文部科学大臣又は厚生労働大臣に提出しなければならない.

③ 第1項の学校又は養成施設の設置者は,前項に規定する事項のうち教育課程,生徒の定員その他文部科学省令・厚生労働省令の定める事項を変更しようとするときは,文部科学省令・厚生労働省令の定めるところにより,あらかじめ,文部科学大臣又は厚生労働大臣の承認を受けなければならない.

④ 文部科学大臣又は厚生労働大臣は,第1項に規定する基準を定めようとするときは,あらかじめ,医道審議会の意見を聴かなければならない.

⑤ 厚生労働大臣は,厚生労働省に置くあん摩マツサージ指圧師,はり師及びきゆう師試験委員(次項において「試験委員」という.)に,試験の問題の作成及び採点を行わせる.

⑥ 試験委員は,試験の問題の作成及び採点について,厳正を保持し不正の行為のないようにしなければならない.

⑦ 試験を受けようとする者は,実費を勘案して政令で定める額の受験手数料を国に納付しなければならない.

⑧ 前項の受験手数料は,これを納付した者が試験を受けない場合においても,返還しない.

⑨ 厚生労働大臣は,試験に関して不正の行為があつた場合には,その不正行為に関係のある者について,その受験を停止させ,又はその試験を無効とすることができる.

⑩ 厚生労働大臣は,前項の規定による処分を受けた者について,期間を定めて試験を受けることができないものとすることができる.

第3条〔欠格事由〕 次の各号のいずれかに該当する者には,免許を与えないことがある.

1 心身の障害によりあん摩マツサージ指圧師,はり師又はきゆう師の業務を適正に行うことができない者として厚生労働省令で定めるもの
2 麻薬,大麻又はあへんの中毒者
3 罰金以上の刑に処せられた者
4 前号に該当する者を除くほか,第1条に規定する業務に関し犯罪又は不正の行為があつた者

第3条の2〔名簿〕 厚生労働省にあん摩マツサージ指圧師名簿,はり師名簿及びきゆう師名簿を備え,それぞれ,あん摩マツサージ指圧師,はり師又はきゆう師(以下「施術者」という.)の免許に関する事項を登録する.

第3条の3〔登録・免許証の交付〕 ① 免許は,試験に合格した者の申請により,あん摩マツサージ指圧師名簿,はり師名簿又はきゆう師名簿に登録することによつて行う.

② 厚生労働大臣は,免許を与えたときは,あん摩マツサージ指圧師免許証,はり師免許証又はきゆう師免許証(以下「免許証」という.)を交付する.

第3条の3の2〔意見の聴取〕 厚生労働大臣は,免許を申請した者について,第3条第1号に掲げる者に該当すると認め,同条の規定により免許を与えないこととするときは,あらかじめ,当該申請者にその旨を通知し,その求めがあつたときは,厚生労働大臣の指定する職員にその意見を聴取させなければならない.

第4条〔外科手術等の禁止〕 施術者は,外科手術を行い,又は薬品を投与し,若しくはその指示をする等の行為をしてはならない.

第5条〔施術の制限〕 あん摩マツサージ指圧師は,医師の同意を得た場合の外,脱臼又は骨折の患部に施術をしてはならない.

第6条〔消毒〕 はり師は,はりを施そうとするときは,はり,手指及び施術の局部を消毒しなければならない.

第7条〔広告の制限〕 ① あん摩業,マツサージ業,指圧業,はり業若しくはきゆう業又はこれらの施術所に関しては,何人も,いかなる方法によるを問わず,左に掲げる事項以外の事項について,広告をしてはならない.

1 施術者である旨並びに施術者の氏名及び住所
2 第1条に規定する業務の種類
3 施術所の名称,電話番号及び所在の場所を表示する事項
4 施術日又は施術時間
5 その他厚生労働大臣が指定する事項

② 前項第1号乃至第3号に掲げる事項について広告をする場合にも,その内容は,施術者の技能,施術方法又は経歴に関する事項にわたつてはならない.

第7条の2〔秘密保持義務〕 施術者は,正当な理由がなく,その業務上知り得た人の秘密を漏らしてはならない.施術者でなくなつた後においても,同様とする.

第8条〔施術者に対する指示〕 ① 都道府県知事(地域保健法(昭和22年法律第101号)第5条第1項の政令で定める市(以下「保健所を設置する市」という.)又は特別区にあつては,市長又は区長.第12条の3及び第13条の2を除き,以下同じ.)は,衛生上害を生ずるおそれがあると認めるときは,施術者に対し,その業務に関して必要な指示をすることができる.

② 医師の団体は,前項の指示に関して,都道府県知事に,意見を述べることができる.

第9条〔業務の停止・免許の取消〕 ① 施術者が,第3条各号の1に掲げる者に該当するときは,厚生労働大

臣は期間を定めてその業務を停止し,又はその免許を取り消すことができる.

② 前項の規定により免許を取り消された者であつても,その者がその取消しの理由となつた事項に該当しなくなつたとき,その他その後の事情により再び免許を与えることが適当であると認められるに至つたときは,再免許を与えることができる.

第9条の2〔施術所の開設届〕 ① 施術所を開設した者は,開設後10日以内に,開設の場所,業務に従事する施術者の氏名その他厚生労働省令で定める事項を施術所の所在地の都道府県知事に届け出なければならない.その届出事項に変更を生じたときも,同様とする.

② 施術所の開設者は,その施術所を休止し,又は廃止したときは,その日から10日以内に,その旨を前項の都道府県知事に届け出なければならない.休止した施術所を再開したときも,同様とする.

第9条の3〔出張のみの業務の届出等〕 専ら出張のみによつて業務に従事する施術者は,その業務を開始したときは,その旨を住所地の都道府県知事に届け出なければならない.その業務を休止し,若しくは廃止したとき又は休止した業務を再開したときも,同様とする.

第9条の4〔施術者の都道府県知事への届出〕 施術者は,その住所地(当該施術者が施術所の開設者又は勤務者である場合にあつては,その施術所の所在地.以下この条において同じ.)が保健所を設置する市又は特別区の区域内にある場合にあつては当該保健所を設置する市は特別区の区域外に,その他の場合にあつてはその住所地が属する都道府県(当該都道府県の区域内の保健所を設置する市又は特別区の区域を除く.)の区域内に滞在して業務を行おうとするときは,あらかじめ,業務を行う場所,施術者の氏名その他厚生労働省令で定める事項を,滞在して業務を行おうとする地の都道府県知事に届け出なければならない.

第9条の5〔施術所の構造設備等〕 ① 施術所の構造設備は,厚生労働省令で定める基準に適合したものでなければならない.

② 施術所の開設者は,その施術所につき,厚生労働省令で定める衛生上必要な措置を講じなければならない.

第10条〔報告の要求・臨検検査〕 ① 都道府県知事は,施術者若しくは施術所の開設者から必要な報告を提出させ,又は当該職員にその施術所に臨検し,その構造設備若しくは前条第2項の規定による衛生上の措置の実施状況を検査させることができる.

② 前項の規定によつて臨検検査する当該職員は,その身分を示す証票を携帯しなければならない.

③ 第1項の規定による臨検検査の権限は,犯罪捜査のために認められたものと解釈してはならない.

第11条〔政令・厚生労働省令への委任等〕 ① この法律に規定するものほか,学校又は養成施設の認定の取消しその他認定に関して必要な事項は政令で,試験科目,受験手続その他試験に関して必要な事項,免許の申請,免許証又は免許証明書の交付,書換え交付,再交付,提出,提出届けび返納,あん摩マッサージ指圧師名簿,はり師名簿及びきゆう師名簿の登録,訂正及び削除に関して必要な事項並びに指定試験機関及びその行う試験事務並びに試験事務の引継ぎ並びに指定登録機関及びその行う登録事務並びに登録事務の引継ぎに関して必要な事項は厚生労働省令でこれを定める.

② 都道府県知事は,施術所の構造設備が第9条の5第1項の基準に適合していないと認めるとき,又は施術所につき同条第2項の衛生上の措置が講じられていないと認めるときは,その開設者に対し,期間を定めて,その施術所の全部若しくは一部の使用を制限し,若しくは禁止し,又はその構造設備を改善し,若しくは衛生上必要な措置を講ずべき旨を命ずることができる.

第12条〔医業類似行為の制限〕 何人も,第1条に掲げるものを除く外,医業類似行為を業としてはならない.ただし,柔道整復を業とする場合については,柔道整復師法(昭和45年法律第19号)の定めるところによる.

第12条の2〔医業類似行為を業とすることができる者〕 ① この法律の公布の際引き続き3箇月以上第1条に掲げるもの以外の医業類似行為を業としていた者で,あん摩師,はり師,きゆう師及び柔道整復師法等の一部を改正する法律(昭和39年法律第120号.以下一部改正法律という.)による改正前の第19条第1項の規定による届出をしていたものは,前条の規定にかかわらず,当該医業類似行為を業とすることができる.ただし,その者が第1条に規定する免許(柔道整復師の免許を含む.)を有する場合は,この限りでない.

② 第4条,第7条から第8条まで及び第9条の2から第11条までの規定は,前項に規定する者又はその施術所について準用する.この場合において,第8条第1項中「都道府県知事(地域保健法(昭和22年法律第101号)第5条第1項の政令で定める市(以下「保健所を設置する市」という.)又は特別区にあつては,市長又は区長.第12条の3及び第13条の2を除き,以下同じ.)」とあるのは「都道府県知事,地域保健法第5条第1項の政令で定める市(以下「保健所を設置する市」という.)の市長又は特別区の区長」と,同条第2項中「都道府県知事」とあるのは「都道府県知事,保健所を設置する市の市長又は特別区の区長」と,第9条の2第1項中「都道府県知事」とあるのは「都道府県知事(保健所を設置する市又は特別区にあつては,市長又は区長.以下同じ.)」と読み替えるものとする.

第12条の3〔欠格事由〕 都道府県知事は,前条第1項に規定する者の行う医業類似行為が衛生上害があると認めるとき,又はその者が次の各号のいずれかに掲げる者に該当するときは,期間を定めてその業務を停止し,又はその業務の全部若しくは一部を禁止することができる.

1 心身の障害により前条第1項に規定する医業類似行為の業務を適正に行うことができない者として厚生労働省令で定めるもの
2 麻薬,大麻又はあへんの中毒者
3 罰金以上の刑に処せられた者
4 前号に該当する者を除くほか,前条第1項に規定する医業類似行為の業務に関し犯罪又は不正の行為があつた者

② 前項の規定による業務の停止又は禁止に関して必要な事項は,政令で定める.

第13条〔緊急時における厚生労働大臣の事務執行〕 ① 第8条第1項(第12条の2第2項の規定により準用される場合を含む.)の規定により都道府県知事,保健所を設置する市の市長又は特別区の区長の権限に属するものとされている事務は,緊急の必要があると厚生労働大臣が認める場合にあつては,厚生労働大

臣又は都道府県知事，保健所を設置する市の市長若しくは特別区の区長が行うものとする．この場合において，この法律の規定中都道府県知事，保健所を設置する市の市長又は特別区の区長に関する規定（当該事務に係るものに限る．）は，厚生労働大臣に関する規定として厚生労働大臣に適用があるものとする．
② 前項の場合において，厚生労働大臣又は都道府県知事，保健所を設置する市の市長若しくは特別区の区長が当該事務を行うときは，相互に密接な連携の下に行うものとする．

第13条の2〔権限の委任〕① この法律に規定する厚生労働大臣の権限は，厚生労働省令で定めるところにより，地方厚生局長に委任することができる．
② 前項の規定により地方厚生局長に委任された権限は，厚生労働省令で定めるところにより，地方厚生支局長に委任することができる．

第13条の3〔経過措置〕この法律の規定に基づき命令を制定し，又は改廃する場合においては，その命令で，その制定又は改廃に伴い合理的に必要と判断される範囲内において，所要の経過措置（罰則に関する経過措置を含む．）を定めることができる．

第13条の4〔罰則〕第2条第6項又は第3条の9の規定に違反して，不正の採点をした者は，1年以下の懲役又は50万円以下の罰金に処する．

第13条の7 ① 次の各号のいずれかに該当する者は，50万円以下の罰金に処する．
1 第1条の規定に違反して，あん摩，マッサージ若しくは指圧，はり又はきゅうを業とした者
2 虚偽又は不正の事実に基づいてあん摩マッサージ指圧師免許，はり師免許又はきゅう師免許を受けた者
3 第2条の2（第12条の2第2項において準用する場合を含む．）の規定に違反した者
4 第12条の規定に違反した者
5 第12条の3の規定に基づく業務禁止の処分に違反した者
② 前項第3号の罪は，告訴がなければ公訴を提起することができない．

第13条の8 次の各号のいずれかに該当する者は，30万円以下の罰金に処する．
1 第5条又は第7条（第12条の2第2項において準用する場合を含む．）の規定に違反した者
2 第6条の規定に違反した者
3 第8条第1項（第12条の2第2項において準用する場合を含む．）の規定に基づく指示に違反した者
4 第9条第1項の規定により業務の停止を命ぜられた者で，当該停止を命ぜられた期間中に，業務を行つたもの
5 第9条の2第1項又は第2項（第12条の2第2項において準用する場合を含む．）の規定による届出をせず，又は虚偽の届出をした者
6 第10条第1項（第12条の2第2項において準用する場合を含む．）の規定による報告をせず，若しくは虚偽の報告をし，又は検査を拒み，妨げ，若しくは忌避した者
7 第11条第2項（第12条の2第2項において準用する場合を含む．）の規定に基づく処分又は命令に違反した者
8 第12条の3の規定に基づく業務停止の処分に違反した者

40 柔道整復師法（抄）

（昭45・4・14法律第19号，
最終改正：平21・4・22法律第20号）

第1章 総則

第1条（目的） この法律は，柔道整復師の資格を定めるとともに，その業務が適正に運用されるように規律することを目的とする．

第2条（定義）① この法律において「柔道整復師」とは，厚生労働大臣の免許を受けて，柔道整復を業とする者をいう．
② この法律において「施術所」とは，柔道整復師が柔道整復の業務を行なう場所をいう．

第2章 免許

第3条（免許） 柔道整復師の免許（以下「免許」という．）は，柔道整復師国家試験（以下「試験」という．）に合格した者に対して，厚生労働大臣が与える．

第4条（欠格事由） 次の各号のいずれかに該当する者には，免許を与えないことがある．
1 心身の障害により柔道整復師の業務を適正に行うことができない者として厚生労働省令で定めるもの
2 麻薬，大麻又はあへんの中毒者
3 罰金以上の刑に処せられた者
4 前号に該当する者を除くほか，柔道整復の業務に関し犯罪又は不正の行為があつた者

第5条（柔道整復師名簿） 厚生労働省に柔道整復師名簿を備え，免許に関する事項を登録する．

第6条（登録及び免許証の交付）① 免許は，試験に合格した者の申請により，柔道整復師名簿に登録することによつて行う．
② 厚生労働大臣は，免許を与えたときは，柔道整復師免許証（以下「免許証」という．）を交付する．

第7条（意見の聴取） 厚生労働大臣は，免許を申請した者について，第4条第1号に掲げる者に該当すると認め，同条の規定により免許を与えないこととするときは，あらかじめ，当該申請者にその旨を通知し，その求めがあつたときは，厚生労働大臣の指定する職員にその意見を聴取させなければならない．

第8条（免許の取消し等）① 柔道整復師が，第4条各号のいずれかに該当するに至つたときは，厚生労働大臣は，その免許を取り消し，又は期間を定めてその業務の停止を命ずることができる．
② 前項の規定により免許を取り消された者であつても，その者がその取消しの理由となつた事項に該当しなくなつたとき，その他その後の事情により再び免許を与えることが適当であると認められるに至つたときは，再免許を与えることができる．

第3章 試験

第10条（試験の実施） 試験は，柔道整復師として必要な知識及び技能について，厚生労働大臣が行う．

第11条（柔道整復師試験委員）① 厚生労働大臣は，厚生労働省に置く柔道整復師試験委員（次項において「試験委員」という．）に試験の問題の作成及び採点を行わせる．

② 試験委員は、試験の問題の作成及び採点について、厳正を保持し不正の行為のないようにしなければならない.

第12条（受験資格） ① 試験は、学校教育法（昭和22年法律第26号）第90条第1項の規定により大学に入学することのできる者（この項の規定により文部科学大臣の指定した学校が大学である場合にあつては、当該大学が同条第2項の規定により当該大学に入学させた者を含む.）で、3年以上、文部科学省令・厚生労働省令で定める基準に適合するものとして、文部科学大臣の指定した学校又は厚生労働大臣の指定した柔道整復師養成施設において解剖学、生理学、病理学、衛生学その他柔道整復師となるのに必要な知識及び技能を修得したものでなければ、受けることができない.

② 文部科学大臣又は厚生労働大臣は、前項に規定する基準を定めようとするときは、あらかじめ、医道審議会の意見を聴かなければならない.

第13条（不正行為者の受験停止等） ① 厚生労働大臣は、試験に関して不正の行為があつた場合には、その不正行為に関係のある者について、その受験を停止させ、又はその試験を無効とすることができる.

② 厚生労働大臣は、前項の規定による処分を受けた者について、期間を定めて試験を受けることができないものとすることができる.

第13条の2（受験手数料） ① 試験を受けようとする者は、実費を勘案して政令で定める額の受験手数料を国に納付しなければならない.

② 前項の受験手数料は、これを納付した者が試験を受けない場合においても、返還しない.

第4章　業　務

第15条（業務の禁止） 医師である場合を除き、柔道整復師でなければ、業として柔道整復を行なつてはならない.

第16条（外科手術、薬品投与等の禁止） 柔道整復師は、外科手術を行ない、又は薬品を投与し、若しくはその指示をする行為をしてはならない.

第17条（施術の制限） 柔道整復師は、医師の同意を得た場合のほか、脱臼又は骨折の患部に施術をしてはならない. ただし、応急手当をする場合は、この限りでない.

第17条の2（秘密を守る義務） 柔道整復師は、正当な理由がなく、その業務上知り得た人の秘密を漏らしてはならない. 柔道整復師でなくなつた後においても、同様とする.

第18条（都道府県知事の指示） ① 都道府県知事（保健所を設置する市又は特別区にあつては、市長又は区長. 以下同じ.）は、衛生上害を生ずるおそれがあると認めるときは、柔道整復師に対し、その業務に関して必要な指示をすることができる.

② 医師の団体は、前項の指示に関して、都道府県知事に意見を述べることができる.

第5章　施術所

第19条（施術所の届出） ① 施術所を開設した者は、開設後10日以内に、開設の場所、業務に従事する柔道整復師の氏名その他厚生労働省令で定める事項を施術所の所在地の都道府県知事に届け出なければならない. その届出事項に変更を生じたときも、同様とする.

② 施術所の開設者は、その施術所を休止し、又は廃止したときは、その日から10日以内に、その旨を前項の施術所の所在地の都道府県知事に届け出なければならない. 休止した施術所を再開したときも、同様とする.

第20条（施術所の構造設備等） ① 施術所の構造設備は、厚生労働省令で定める基準に適合したものでなければならない.

② 施術所の開設者は、当該施術所につき、厚生労働省令で定める衛生上必要な措置を講じなければならない.

第21条（報告及び検査） ① 都道府県知事は、必要があると認めるときは、施術所の開設者若しくは柔道整復師に対し、必要な報告を求め、又はその職員に、施術所に立ち入り、その構造設備若しくは前条第2項の規定による衛生上の措置の実施状況を検査させることができる.

② 前項の規定によつて立入検査をする職員は、その身分を示す証明書を携帯し、関係人の請求があつたときは、これを提示しなければならない.

③ 第1項の規定による立入検査の権限は、犯罪捜査のために認められたものと解してはならない.

第22条（使用制限等） 都道府県知事は、施術所の構造設備が第20条第1項の基準に適合していないと認めるとき、又は施術所につき同条第2項の衛生上の措置が講じられていないと認めるときは、その開設者に対し、期間を定めて、当該施術所の全部若しくは一部の使用を制限し、若しくは禁止し、又は当該構造設備を改善し、若しくは当該衛生上の措置を講ずべき旨を命ずることができる.

第6章　雑　則

第24条（広告の制限） ① 柔道整復の業務又は施術所に関しては、何人も、文書その他いかなる方法によるを問わず、次に掲げる事項を除くほか、広告をしてはならない.

1　柔道整復師である旨並びにその氏名及び住所
2　施術所の名称、電話番号及び所在の場所を表示する事項
3　施術日又は施術時間
4　その他厚生労働大臣が指定する事項

② 前項第1号及び第2号に掲げる事項について広告をする場合においても、その内容は、柔道整復師の技能、施術方法又は経歴に関する事項にわたつてはならない.

第25条（緊急時における厚生労働大臣の事務執行）
① 第18条第1項の規定により都道府県知事の権限に属するものとされている事務は、緊急の必要があると厚生労働大臣が認める場合にあつては、厚生労働大臣又は都道府県知事が行うものとする. この場合においては、この法律の規定中都道府県知事に関する規定（当該事務に係るものに限る.）は、厚生労働大臣に関する規定として厚生労働大臣に適用があるものとする.

② 前項の場合において、厚生労働大臣又は都道府県知事が当該事務を行うときは、相互に密接な連携の下に行うものとする.

第25条の2（権限の委任） ① この法律に規定する厚生労働大臣の権限は、厚生労働省令で定めるところにより、地方厚生局長に委任することができる.

② 前項の規定により地方厚生局長に委任された権限は、厚生労働省令で定めるところにより、地方厚生支局長に委任することができる.

第25条の3 (経過措置) この法律の規定に基づき命令を制定し、又は改廃する場合においては、その命令で、その制定又は改廃に伴い合理的に必要と判断される範囲内において、所要の経過措置(罰則に関する経過措置を含む.)を定めることができる.

第7章 罰則

第29条 ① 次の各号のいずれかに該当する者は、50万円以下の罰金に処する.
1 第15条の規定に違反した者
2 第17条の2の規定に違反した者
3 虚偽又は不正の事実に基づいて免許を受けた者
② 前項第2号の罪は、告訴がなければ公訴を提起することができない.
第30条 次の各号のいずれかに該当する者は、30万円以下の罰金に処する.
1 第8条第1項の規定により業務の停止を命ぜられた者で、当該停止を命ぜられた期間中に、業務を行うもの
2 第17条の規定に違反した者
3 第18条第1項の規定に基づく指示に違反した者
4 第22条の規定に基づく処分又は命令に違反した者
5 第24条の規定に違反した者
6 第19条第1項又は第2項の規定による届出をせず、又は虚偽の届出をした者
7 第21条第1項の規定による報告をせず、若しくは虚偽の報告をし、又は同項の規定による職員の検査を拒み、妨げ、若しくは忌避した者

41 臨床工学技士法 (抄)

(昭62・6・2法律第60号,
最終改正:平19・6・27法律第96号)

第1章 総則

第1条 (目的) この法律は、臨床工学技士の資格を定めるとともに、その業務が適正に運用されるように規律し、もつて医療の普及及び向上に寄与することを目的とする.
第2条 (定義) ① この法律で「生命維持管理装置」とは、人の呼吸、循環又は代謝の機能の一部を代替し、又は補助することが目的とされている装置をいう.
② この法律で「臨床工学技士」とは、厚生労働大臣の免許を受けて、臨床工学技士の名称を用いて、医師の指示の下に、生命維持管理装置の操作(生命維持管理装置の先端部の身体への接続又は身体からの除去であつて政令で定めるものを含む.以下同じ.)及び保守点検を行うことを業とする者をいう.

第2章 免許

第3条 (免許) 臨床工学技士になろうとする者は、臨床工学技士国家試験(以下「試験」という.)に合格し、厚生労働大臣の免許(以下「免許」という.)を受けなければならない.
第4条 (欠格事由) 次の各号のいずれかに該当する者には、免許を与えないことがある.
1 罰金以上の刑に処せられた者
2 前号に該当する者を除くほか、臨床工学技士の業務に関し犯罪又は不正の行為があつた者
3 心身の障害により臨床工学技士の業務を適正に行うことができない者として厚生労働省令で定めるもの
4 麻薬、大麻又はあへんの中毒者
第5条 (臨床工学技士名簿) 厚生労働省に臨床工学技士名簿を備え、免許に関する事項を登録する.
第6条 (登録及び免許証の交付) ① 免許は、試験に合格した者の申請により、臨床工学技士名簿に登録することによつて行う.
② 厚生労働大臣は、免許を与えたときは、臨床工学技士免許証を交付する.
第7条 (意見の聴取) 厚生労働大臣は、免許を申請した者について、第4条第3号に掲げる者に該当すると認め、同条の規定により免許を与えないこととするときは、あらかじめ、当該申請者にその旨を通知し、その求めがあつたときは、厚生労働大臣の指定する職員にその意見を聴取させなければならない.
第8条 (免許の取消し等) ① 臨床工学技士が第4条各号のいずれかに該当するに至つたときは、厚生労働大臣は、その免許を取り消し、又は期間を定めて臨床工学技士の名称の使用の停止を命ずることができる.
② 前項の規定により免許を取り消された者であつても、その者がその取消しの理由となつた事項に該当しなくなつたとき、その他その後の事情により再び免許を与えることが適当であると認められるに至つたときは、再免許を与えることができる.この場合において、第6条の規定を準用する.
第9条 (省令への委任) この章に規定するもののほか、免許の申請、臨床工学技士名簿の登録、訂正及び消除並びに臨床工学技士免許証の交付、書換え交付、再交付、返納及び提出に関し必要な事項は、厚生労働省令で定める.

第3章 試験

第10条 (試験の目的) 試験は、臨床工学技士として必要な知識及び技能について行う.
第11条 (試験の実施) 試験は、毎年1回以上、厚生労働大臣が行う.
第12条 (臨床工学技士試験委員) ① 試験の問題の作成及び採点を行わせるため、厚生労働省に臨床工学技士試験委員(次項及び次条において「試験委員」という.)を置く.
② 試験委員に関し必要な事項は、政令で定める.
第13条 (不正行為の禁止) 試験委員は、試験の問題の作成及び採点について、厳正を保持し不正の行為のないようにしなければならない.
第14条 (受験資格) 試験は、次の各号のいずれかに該当する者でなければ、受けることができない.
1 学校教育法(昭和22年法律第26号)第90条第1項の規定により大学に入学することができる者(この号の規定により文部科学大臣の指定した学校が大学である場合において、当該大学が同条第2項の規定により当該大学に入学させた者を含む.)で、文部科学大臣が指定した学校又は厚生労働大臣が指定した臨床工学技士養成所において、3年以上臨床工学技士として必要な知識及び技能を修得したもの
2 学校教育法に基づく大学若しくは高等専門学校、

a　旧大学令(大正7年勅令第388号)に基づく大学又は厚生労働省令で定める学校,文教研修施設若しくは養成所において2年(高等専門学校にあつては,5年)以上修業し,かつ,厚生労働大臣の指定する科目を修めた者で,文部科学大臣が指定した学校又は厚生労働大臣が指定した臨床工学技士養成所において,1年以上臨床工学技士として必要な知識及び技能を修得したもの

3　学校教育法に基づく大学若しくは高等専門学校,旧大学令に基づく大学又は厚生労働省令で定める学校,文教研修施設若しくは養成所において1年(高等専門学校にあつては,4年)以上修業し,かつ,厚生労働大臣の指定する科目を修めた者で,文部科学大臣が指定した学校又は厚生労働大臣が指定した臨床工学技士養成所において,2年以上臨床工学技士として必要な知識及び技能を修得したもの

4　学校教育法に基づく大学(短期大学を除く.)又は旧大学令に基づく大学において厚生労働大臣が指定する科目を修めて卒業した者

5　外国の生命維持管理装置の操作及び保守点検に関する学校若しくは養成所を卒業し,又は外国で臨床工学技士の免許に相当する免許を受けた者で,厚生労働大臣が前各号に掲げる者と同等以上の知識及び技能を有すると認定したもの

第15条（試験の無効等）① 厚生労働大臣は,試験に関して不正の行為があつた場合には,その不正行為に関係のある者に対しては,その受験を停止させ,又はその試験を無効とすることができる.

② 厚生労働大臣は,前項の規定による処分を受けた者に対し,期間を定めて試験を受けることができないものとすることができる.

第16条（受験手数料）① 試験を受けようとする者は,実費を勘案して政令で定める額の受験手数料を国に納付しなければならない.

② 前項の受験手数料は,これを納付した者が試験を受けない場合においても,返還しない.

第4章　業務等

第37条（業務）① 臨床工学技士は,保健師助産師看護師法(昭和23年法律第203号)第31条第1項及び第32条の規定にかかわらず,診療の補助として生命維持管理装置の操作を行うことを業とすることができる.

② 前項の規定は,第8条第1項の規定により臨床工学技士の名称の使用の停止を命ぜられている者については,適用しない.

第38条（特定行為の制限）臨床工学技士は,医師の具体的な指示を受けなければ,厚生労働省令で定める生命維持管理装置の操作を行つてはならない.

第39条（他の医療関係者との連携）臨床工学技士は,その業務を行うに当たつては,医師その他の医療関係者との緊密な連携を図り,適正な医療の確保に努めなければならない.

第40条（秘密を守る義務）臨床工学技士は,正当な理由がなく,その業務上知り得た人の秘密を漏らしてはならない. 臨床工学技士でなくなつた後においても,同様とする.

第41条（名称の使用制限）臨床工学技士でない者は,臨床工学技士又はこれに紛らわしい名称を使用してはならない.

第41条の2（権限の委任）① この法律に規定する厚生労働大臣の権限は,厚生労働省令で定めるところにより,地方厚生局長に委任することができる.

② 前項の規定により地方厚生局長に委任された権限は,厚生労働省令で定めるところにより,地方厚生支局長に委任することができる.

第42条（経過措置）この法律の規定に基づき命令を制定し,又は改廃する場合においては,その命令で,その制定又は改廃に伴い合理的に必要と判断される範囲内において,所要の経過措置(罰則に関する経過措置を含む.)を定めることができる.

第5章　罰則

第43条　第13条又は第22条の規定に違反して,不正の採点をした者は,1年以下の懲役又は50万円以下の罰金に処する.

第44条　第24条第1項の規定に違反した者は,1年以下の懲役又は50万円以下の罰金に処する.

第45条　第30条第2項の規定による試験事務の停止の命令に違反したときは,その違反行為をした指定試験機関の役員又は職員は,1年以下の懲役又は50万円以下の罰金に処する.

第46条　第38条の規定に違反した者は,6月以下の懲役若しくは30万円以下の罰金に処し,又はこれを併科する.

第47条　第40条の規定に違反した者は,50万円以下の罰金に処する.

② 前項の罪は,告訴がなければ公訴を提起することができない.

第48条　次の各号のいずれかに該当する者は,30万円以下の罰金に処する.

1　第8条第1項の規定により臨床工学技士の名称の使用の停止を命ぜられた者で,当該停止を命ぜられた期間中に,臨床工学技士の名称を使用したもの

2　第41条の規定に違反した者

42　精神保健福祉法(抄)

(平9・12・19法律第131号,
最終改正:平18・6・23法律第94号)

第1章　総則

第1条（目的）この法律は,精神保健福祉士の資格を定めて,その業務の適正を図り,もつて精神保健の向上及び精神障害者の福祉の増進に寄与することを目的とする.

第2条（定義）この法律において「精神保健福祉士」とは,第28条の登録を受け,精神保健福祉士の名称を用いて,精神障害者の保健及び福祉に関する専門的知識及び技術をもつて,精神科病院その他の医療施設において精神障害の医療を受け,又は精神障害者の社会復帰の促進を図ることを目的とする施設を利用している者の社会復帰に関する相談に応じ,助言,指導,日常生活への適応のために必要な訓練その他の援助を行うこと(以下「相談援助」という.)を業とする者をいう.

第3条（欠格事由）次の各号のいずれかに該当する者は,精神保健福祉士となることができない.

1 成年被後見人又は被保佐人
2 禁錮以上の刑に処せられ,その執行を終わり,又は執行を受けることがなくなった日から起算して2年を経過しない者
3 この法律の規定その他精神障害者の保健又は福祉に関する法律の規定であって政令で定めるものにより,罰金の刑に処せられ,その執行を終わり,又は執行を受けることがなくなった日から起算して2年を経過しない者
4 第32条第1項第2号又は第2項の規定により登録を取り消され,その取消しの日から起算して2年を経過しない者

第2章 試験

第4条(資格) 精神保健福祉士試験(以下「試験」という.)に合格した者は,精神保健福祉士となる資格を有する.

第5条(試験) 試験は,精神保健福祉士として必要な知識及び技能について行う.

第6条(試験の実施) 試験は,毎年1回以上,厚生労働大臣が行う.

第7条(受験資格) 試験は,次の各号のいずれかに該当する者でなければ,受けることができない.
1 学校教育法(昭和22年法律第26号)に基づく大学(短期大学を除く.以下この条において同じ.)において厚生労働大臣の指定する精神障害者の保健及び福祉に関する科目(以下この条において「指定科目」という.)を修めて卒業した者その他その者に準ずるものとして厚生労働省令で定める者
2 学校教育法に基づく大学において厚生労働大臣の指定する精神障害者の保健及び福祉に関する基礎科目(以下この条において「基礎科目」という.)を修めて卒業した者その他その者に準ずるものとして厚生労働省令で定める者であって,文部科学大臣及び厚生労働大臣の指定した学校,厚生労働大臣の指定した職業能力開発促進法(昭和44年法律第64号)第15条の6第1項各号に掲げる施設若しくは同法第27条第1項に規定する職業能力開発総合大学校(以下「職業能力開発校等」という.)又は厚生労働大臣の指定した養成施設(以下「精神保健福祉士短期養成施設等」という.)において6月以上精神保健福祉士として必要な知識及び技能を修得したもの
3 学校教育法に基づく大学を卒業した者その他の者に準ずるものとして厚生労働省令で定める者であって,文部科学大臣及び厚生労働大臣の指定した学校,厚生労働大臣の指定した職業能力開発校等又は厚生労働大臣の指定した養成施設(以下「精神保健福祉士一般養成施設等」という.)において1年以上精神保健福祉士として必要な知識及び技能を修得したもの
4 学校教育法に基づく短期大学(修業年限が3年であるものに限る.)において指定科目を修めて卒業した者(夜間において授業を行う学科又は通信による教育を行う学科を卒業した者を除く.)その他その者に準ずるものとして厚生労働省令で定める者であって,厚生労働省令で定める施設(以下この条において「指定施設」という.)において1年以上相談援助の業務に従事したもの
5 学校教育法に基づく短期大学(修業年限が3年であるものに限る.)において基礎科目を修めて卒業した者(夜間において授業を行う学科又は通信による教育を行う学科を卒業した者を除く.)その他の者に準ずるものとして厚生労働省令で定める者であって,指定施設において1年以上相談援助の業務に従事した後,精神保健福祉士短期養成施設等において6月以上精神保健福祉士として必要な知識及び技能を修得したもの
6 学校教育法に基づく短期大学(修業年限が3年であるものに限る.)を卒業した者(夜間において授業を行う学科又は通信による教育を行う学科を卒業した者を除く.)その他の者に準ずるものとして厚生労働省令で定める者であって,指定施設において1年以上相談援助の業務に従事した後,精神保健福祉士一般養成施設等において1年以上精神保健福祉士として必要な知識及び技能を修得したもの
7 学校教育法に基づく短期大学において指定科目を修めて卒業した者その他その者に準ずるものとして厚生労働省令で定める者であって,指定施設において2年以上相談援助の業務に従事したもの
8 学校教育法に基づく短期大学において基礎科目を修めて卒業した者その他その者に準ずるものとして厚生労働省令で定める者であって,指定施設において2年以上相談援助の業務に従事した後,精神保健福祉士短期養成施設等において6月以上精神保健福祉士として必要な知識及び技能を修得したもの
9 学校教育法に基づく短期大学又は高等専門学校を卒業した者その他その者に準ずるものとして厚生労働省令で定める者であって,指定施設において2年以上相談援助の業務に従事した後,精神保健福祉士一般養成施設等において1年以上精神保健福祉士として必要な知識及び技能を修得したもの
10 指定施設において4年以上相談援助の業務に従事した後,精神保健福祉士一般養成施設等において1年以上精神保健福祉士として必要な知識及び技能を修得した者
11 社会福祉士であって,精神保健福祉士短期養成施設等において6月以上精神保健福祉士として必要な知識及び技能を修得したもの

第8条(試験の無効等) ① 厚生労働大臣は,試験に関して不正の行為があった場合には,その不正行為に関係のある者に対しては,その受験を停止させ,又はその試験を無効とすることができる.
② 厚生労働大臣は,前項の規定による処分を受けた者に対し,期間を定めて試験を受けることができないものとすることができる.

第9条(受験手数料) ① 試験を受けようとする者は,実費を勘案して政令で定める額の受験手数料を国に納付しなければならない.
② 前項の受験手数料は,これを納付した者が試験を受けない場合においても,返還しない.

第3章 登録

第28条(登録) 精神保健福祉士となる資格を有する者が精神保健福祉士となるには,精神保健福祉士登録簿に,氏名,生年月日その他厚生労働省令で定める事項の登録を受けなければならない.

第29条(精神保健福祉士登録簿) 精神保健福祉士登録簿は,厚生労働省に備える.

第30条(精神保健福祉士登録証) 厚生労働大臣は,精神保健福祉士の登録をしたときは,申請者に第28条に規定する事項を記載した精神保健福祉士登録証

(以下この章において「登録証」という.)を交付する.
第31条(登録事項の変更の届出等) ① 精神保健福祉士は,登録を受けた事項に変更があったときは,遅滞なく,その旨を厚生労働大臣に届け出なければならない.
② 精神保健福祉士は,前項の規定による届出をするときは,当該届出に登録証を添えて提出し,その訂正を受けなければならない.
第32条(登録の取消し等) ① 厚生労働大臣は,精神保健福祉士が次の各号のいずれかに該当する場合には,その登録を取り消さなければならない.
1 第3条各号(第4号を除く.)のいずれかに該当するに至った場合
2 虚偽又は不正の事実に基づいて登録を受けた場合
② 厚生労働大臣は,精神保健福祉士が第39条,第40条又は第41条第2項の規定に違反したときは,その登録を取り消し,又は期間を定めて精神保健福祉士の名称の使用の停止を命ずることができる.
第33条(登録の消除) 厚生労働大臣は,精神保健福祉士の登録がその効力を失ったときは,その登録を消除しなければならない.

第4章 義務等

第39条(信用失墜行為の禁止) 精神保健福祉士は,精神保健福祉士の信用を傷つけるような行為をしてはならない.
第40条(秘密保持義務) 精神保健福祉士は,正当な理由がなく,その業務に関して知り得た人の秘密を漏らしてはならない.精神保健福祉士でなくなった後においても,同様とする.
第41条(連携等) ① 精神保健福祉士は,その業務を行うに当たっては,医師その他の医療関係者との連携を保たなければならない.
② 精神保健福祉士は,その業務を行うに当たって精神障害者に主治の医師があるときは,その指導を受けなければならない.
第42条(名称の使用制限) 精神保健福祉士でない者は,精神保健福祉士という名称を使用してはならない.
第42条の2(権限の委任) ① この法律に規定する厚生労働大臣の権限は,厚生労働省令で定めるところにより,地方厚生局長に委任することができる.
② 前項の規定により地方厚生局長に委任された権限は,厚生労働省令で定めるところにより,地方厚生支局長に委任することができる.
第43条(経過措置) この法律の規定に基づき命令を制定し,又は改廃する場合においては,その命令で,その制定又は改廃に伴い合理的に必要と判断される範囲内において,所要の経過措置(罰則に関する経過措置を含む.)を定めることができる.

第5章 罰則

第44条 ① 第40条の規定に違反した者は,1年以下の懲役又は30万円以下の罰金に処する.
② 前項の罪は,告訴がなければ公訴を提起することができない.
第47条 次の各号のいずれかに該当する者は,30万円以下の罰金に処する.
1 第32条第2項の規定により精神保健福祉士の名称の使用の停止を命ぜられた者で,当該停止を命ぜられた期間中に,精神保健福祉士の名称を使用したもの
2 第42条の規定に違反した者

43 社会福祉士及び介護福祉士法

(昭62・5・26法律第30号,
最終改正:平19・12・5法律第125号)

第1章 総則

第1条(目的) この法律は,社会福祉士及び介護福祉士の資格を定めて,その業務の適正を図り,もつて社会福祉の増進に寄与することを目的とする.
第2条(定義) ① この法律において「社会福祉士」とは,第28条の登録を受け,社会福祉士の名称を用いて,専門的知識及び技術をもつて,身体上若しくは精神上の障害があること又は環境上の理由により日常生活を営むのに支障がある者の福祉に関する相談に応じ,助言,指導,福祉サービスを提供する者又は医師その他の保健医療サービスを提供する者その他の関係者(第47条において「福祉サービス関係者等」という.)との連絡及び調整その他の援助を行うこと(第7条及び第47条の2において「相談援助」という.)を業とする者をいう.
② この法律において「介護福祉士」とは,第42条第1項の登録を受け,介護福祉士の名称を用いて,専門的知識及び技術をもつて,身体上又は精神上の障害があることにより日常生活を営むのに支障がある者につき心身の状況に応じた介護を行い,並びにその者及びその介護者に対して介護に関する指導を行うこと(以下「介護等」という.)を業とする者をいう.
第3条(欠格事由) 次の各号のいずれかに該当する者は,社会福祉士又は介護福祉士となることができない.
1 成年被後見人又は被保佐人
2 禁錮以上の刑に処せられ,その執行を終わり,又は執行を受けることがなくなつた日から起算して2年を経過しない者
3 この法律の規定その他社会福祉に関する法律の規定であつて政令で定めるものにより,罰金の刑に処せられ,その執行を終わり,又は執行を受けることがなくなつた日から起算して2年を経過しない者
4 第32条第1項第2号又は第2項(これらの規定を第42条第2項において準用する場合を含む.)の規定により登録を取り消され,その取消しの日から起算して2年を経過しない者

第2章 社会福祉士

第4条(社会福祉士の資格) 社会福祉士試験に合格した者は,社会福祉士となる資格を有する.
第5条(社会福祉士試験) 社会福祉士試験は,社会福祉士として必要な知識及び技能について行う.
第6条(社会福祉士試験の実施) 社会福祉士試験は,毎年1回以上,厚生労働大臣が行う.
第7条(受験資格) 社会福祉士試験は,次の各号のいずれかに該当する者でなければ,受けることができない.
1 学校教育法(昭和22年法律第26号)に基づく大学(短期大学を除く.以下この条において同じ.)において文部科学省令・厚生労働省令で定める社会

福祉に関する科目(以下この条において「指定科目」という.)を修めて卒業した者その他その者に準ずるものとして厚生労働省令で定める者

2 学校教育法に基づく大学において文部科学省令・厚生労働省令で定める社会福祉に関する基礎科目(以下この条において「基礎科目」という.)を修めて卒業した者その他その者に準ずるものとして厚生労働省令で定める者であつて,文部科学大臣及び厚生労働大臣の指定した学校又は厚生労働大臣の指定した養成施設(以下「社会福祉士短期養成施設等」という.)において6月以上社会福祉士として必要な知識及び技能を修得したもの

3 学校教育法に基づく大学を卒業した者その他その者に準ずるものとして厚生労働省令で定める者であつて,文部科学大臣及び厚生労働大臣の指定した学校又は厚生労働大臣の指定した養成施設(以下「社会福祉士一般養成施設等」という.)において1年以上社会福祉士として必要な知識及び技能を修得したもの

4 学校教育法に基づく短期大学(修業年限が3年であるものに限る.)において指定科目を修めて卒業した者(夜間において授業を行う学科又は通信による教育を行う学科を卒業した者を除く.)その他その者に準ずるものとして厚生労働省令で定める者であつて,厚生労働省令で定める施設(以下この条において「指定施設」という.)において1年以上相談援助の業務に従事したもの

5 学校教育法に基づく短期大学(修業年限が3年であるものに限る.)において基礎科目を修めて卒業した者(夜間において授業を行う学科又は通信による教育を行う学科を卒業した者を除く.)その他その者に準ずるものとして厚生労働省令で定める者であつて,指定施設において1年以上相談援助の業務に従事した後,社会福祉士短期養成施設等において6月以上社会福祉士として必要な知識及び技能を修得したもの

6 学校教育法に基づく短期大学(修業年限が3年であるものに限る.)を卒業した者(夜間において授業を行う学科又は通信による教育を行う学科を卒業した者を除く.)その他その者に準ずるものとして厚生労働省令で定める者であつて,指定施設において1年以上相談援助の業務に従事した後,社会福祉士一般養成施設等において1年以上社会福祉士として必要な知識及び技能を修得したもの

7 学校教育法に基づく短期大学において指定科目を修めて卒業した者その他その者に準ずるものとして厚生労働省令で定める者であつて,指定施設において2年以上相談援助の業務に従事したもの

8 学校教育法に基づく短期大学において基礎科目を修めて卒業した者その他その者に準ずるものとして厚生労働省令で定める者であつて,指定施設において2年以上相談援助の業務に従事した後,社会福祉士短期養成施設等において6月以上社会福祉士として必要な知識及び技能を修得したもの

9 社会福祉法(昭和26年法律第45号)第19条第1項第2号に規定する養成機関の課程を修了した者であつて,指定施設において2年以上相談援助の業務に従事した後,社会福祉士短期養成施設等において6月以上社会福祉士として必要な知識及び技能を修得したもの

10 学校教育法に基づく短期大学又は高等専門学校を卒業した者その他その者に準ずるものとして厚生労働省令で定める者であつて,指定施設において2年以上相談援助の業務に従事した後,社会福祉士一般養成施設等において1年以上社会福祉士として必要な知識及び技能を修得したもの

11 指定施設において4年以上相談援助の業務に従事した後,社会福祉士一般養成施設等において1年以上社会福祉士として必要な知識及び技能を修得したもの

12 児童福祉法(昭和22年法律第164号)に定める児童福祉司,身体障害者福祉法(昭和24年法律第283号)に定める身体障害者福祉司,社会福祉法に定める福祉に関する事務所に置かれる同法第15条第1項第1号に規定する所員,知的障害者福祉法(昭和35年法律第37号)に定める知的障害者福祉司並びに老人福祉法(昭和38年法律第133号)第6条及び第7条に規定する社会福祉主事であつた期間が4年以上となつた後,社会福祉士短期養成施設等において6月以上社会福祉士として必要な知識及び技能を修得したもの

第8条(社会福祉士試験の無効等) ① 厚生労働大臣は,社会福祉士試験に関して不正の行為があつた場合には,その不正行為に関係のある者に対しては,その受験を停止させ,又はその試験を無効とすることができる.

② 厚生労働大臣は,前項の規定による処分を受けた者に対し,期間を定めて社会福祉士試験を受けることができないものとすることができる.

第9条(受験手数料) ① 社会福祉士試験を受けようとする者は,実費を勘案して政令で定める額の受験手数料を国に納付しなければならない.

② 前項の受験手数料は,これを納付した者が社会福祉士試験を受けない場合においても,返還しない.

第10条(指定試験機関の指定) ① 厚生労働大臣は,厚生労働省令で定めるところにより,その指定する者(以下この章において「指定試験機関」という.)に,社会福祉士試験の実施に関する事務(以下この章において「試験事務」という.)を行わせることができる.

② 指定試験機関の指定は,厚生労働省令で定めるところにより,試験事務を行おうとする者の申請により行う.

③ 厚生労働大臣は,他に指定を受けた者がなく,かつ,前項の申請が次の要件を満たしていると認めるときでなければ,指定試験機関の指定をしてはならない.

1 職員,設備,試験事務の実施の方法その他の事項についての試験事務の実施に関する計画が,試験事務の適正かつ確実な実施のために適切なものであること.

2 前号の試験事務の実施に関する計画の適正かつ確実な実施に必要な経理的及び技術的な基礎を有するものであること.

④ 厚生労働大臣は,第2項の申請が次のいずれかに該当するときは,指定試験機関の指定をしてはならない.

1 申請者が,一般社団法人又は一般財団法人以外の者であること.

2 申請者が,その行う試験事務以外の業務により試験事務を公正に実施することができないおそれがあること.

3 申請者が,第22条の規定により指定を取り消され,その取消しの日から起算して2年を経過しない者であること.

4 申請者の役員のうちに,次のいずれかに該当する者があること.

イ この法律に違反して,刑に処せられ,その執行を終わり,又は執行を受けることがなくなつた日から起算して2年を経過しない者

ロ 次条第2項の規定による命令により解任され,その解任の日から起算して2年を経過しない者

第11条（指定試験機関の役員の選任及び解任） ① 指定試験機関の役員の選任及び解任は,厚生労働大臣の認可を受けなければ,その効力を生じない.

② 厚生労働大臣は,指定試験機関の役員が,この法律（この法律に基づく命令又は処分を含む.）若しくは第13条第1項に規定する試験事務規程に違反する行為をしたとき,又は試験事務に関し著しく不適当な行為をしたときは,指定試験機関に対し,当該役員の解任を命ずることができる.

第12条（事業計画の認可等） ① 指定試験機関は,毎事業年度,事業計画及び収支予算を作成し,当該事業年度の開始前に（指定を受けた日の属する事業年度にあつては,その指定を受けた後遅滞なく）,厚生労働大臣の認可を受けなければならない.これを変更しようとするときも,同様とする.

② 指定試験機関は,毎事業年度の経過後3月以内に,その事業年度の事業報告書及び収支決算書を作成し,厚生労働大臣に提出しなければならない.

第13条（試験事務規程） ① 指定試験機関は,試験事務の開始前に,試験事務の実施に関する規程(以下この章において「試験事務規程」という.)を定め,厚生労働大臣の認可を受けなければならない.これを変更しようとするときも,同様とする.

② 試験事務規程で定めるべき事項は,厚生労働省令で定める.

③ 厚生労働大臣は,第1項の認可をした試験事務規程が試験事務の適正かつ確実な実施上不適当となつたと認めるときは,指定試験機関に対し,これを変更すべきことを命ずることができる.

第14条（社会福祉士試験委員） ① 指定試験機関は,試験事務を行う場合において,社会福祉士として必要な知識及び技能を有するかどうかの判定に関する事務については,社会福祉士試験委員（以下この章において「試験委員」という.）に行わせなければならない.

② 指定試験機関は,試験委員を選任しようとするときは,厚生労働省令で定める要件を備える者のうちから選任しなければならない.

③ 指定試験機関は,試験委員を選任したときは,厚生労働省令で定めるところにより,厚生労働大臣にその旨を届け出なければならない.試験委員に変更があつたときも,同様とする.

④ 第11条第2項の規定は,試験委員の解任について準用する.

第15条（規定の適用等） ① 指定試験機関が試験事務を行う場合における第8条第1項及び第9条第1項の規定の適用については,第8条第1項中「厚生労働大臣」とあり,及び第9条第1項中「国」とあるのは,「指定試験機関」とする.

② 前項の規定により読み替えて適用する第9条第1項の規定により指定試験機関に納められた受験手数料は,指定試験機関の収入とする.

第16条（秘密保持義務等） ① 指定試験機関の役員若しくは職員（試験委員を含む.次項において同じ.）又はこれらの職にあつた者は,試験事務に関して知り得た秘密を漏らしてはならない.

② 試験事務に従事する指定試験機関の役員又は職員は,刑法（明治40年法律第45号）その他の罰則の適用については,法令により公務に従事する職員とみなす.

第17条（帳簿の備付け等） 指定試験機関は,厚生労働省令で定めるところにより,試験事務に関する事項で厚生労働省令で定めるものを記載した帳簿を備え,これを保存しなければならない.

第18条（監督命令） 厚生労働大臣は,この法律を施行するため必要があると認めるときは,指定試験機関に対し,試験事務に関し監督上必要な命令をすることができる.

第19条（報告） 厚生労働大臣は,この法律を施行するため必要があると認めるときは,その必要な限度で,厚生労働省令で定めるところにより,指定試験機関に対し,報告をさせることができる.

第20条（立入検査） ① 厚生労働大臣は,この法律を施行するため必要があると認めるときは,その必要な限度で,その職員に,指定試験機関の事務所に立ち入り,指定試験機関の帳簿,書類その他必要な物件を検査させ,又は関係者に質問させることができる.

② 前項の規定により立入検査をする職員は,その身分を示す証明書を携帯し,かつ,関係者の請求があるときは,これを提示しなければならない.

③ 第1項に規定する権限は,犯罪捜査のために認められたものと解釈してはならない.

第21条（試験事務の休廃止） 指定試験機関は,厚生労働大臣の許可を受けなければ,試験事務の全部又は一部を休止し,又は廃止してはならない.

第22条（指定の取消し等） ① 厚生労働大臣は,指定試験機関が第10条第4項各号（第3号を除く.）のいずれかに該当するに至つたときは,その指定を取り消さなければならない.

② 厚生労働大臣は,指定試験機関が次の各号のいずれかに該当するに至つたときは,その指定を取り消し,又は期間を定めて試験事務の全部若しくは一部の停止を命ずることができる.

1 第10条第3項各号の要件を満たさなくなつたと認められるとき.

2 第11条第2項（第14条第4項において準用する場合を含む.）,第13条第3項又は第18条の規定による命令に違反したとき.

3 第12条,第14条第1項から第3項まで又は前条の規定に違反したとき.

4 第13条第1項の認可を受けた試験事務規程によらないで試験事務を行つたとき.

5 次条第1項の条件に違反したとき.

第23条（指定等の条件） ① 第10条第1項,第11条第1項,第12条第1項,第13条第1項又は第21条の規定による指定,認可又は許可には,条件を付し,及びこれを変更することができる.

② 前項の条件は,当該指定,認可又は許可に係る事項の確実な実施を図るため必要な最小限度のものに限り,かつ,当該指定,認可又は許可を受ける者に不当な義務を課することとなるものであつてはならない.

第24条 削除

第25条（指定試験機関がした処分等に係る不服申立て） 指定試験機関が行う試験事務に係る処分又はその不作為について不服がある者は,厚生労働大臣に対し,行政不服審査法（昭和37年法律第160号）による審査請求をすることができる.

第26条（厚生労働大臣による試験事務の実施等） ① 厚生労働大臣は,指定試験機関の指定をしたときは,試験事務を行わないものとする.

② 厚生労働大臣は,指定試験機関が第21条の規定による許可を受けて試験事務の全部若しくは一部を休止したとき,第22条第2項の規定により指定試験機

関に対し試験事務の全部若しくは一部の停止を命じたとき,又は指定試験機関が天災その他の事由により試験事務の全部若しくは一部を実施することが困難となつた場合において必要があると認めるときは,試験事務の全部又は一部を自ら行うものとする.

第27条（公示） 厚生労働大臣は,次の場合には,その旨を官報に公示しなければならない.
1 第10条第1項の規定による指定をしたとき.
2 第21条の規定による許可をしたとき.
3 第22条の規定により指定を取り消し,又は試験事務の全部若しくは一部の停止を命じたとき.
4 前条第2項の規定により試験事務の全部若しくは一部を自ら行うこととするとき,又は自ら行つていた試験事務の全部若しくは一部を行わないこととするとき.

第28条（登録） 社会福祉士となる資格を有する者が社会福祉士となるには,社会福祉士登録簿に,氏名,生年月日その他厚生労働省令で定める事項の登録を受けなければならない.

第29条（社会福祉士登録簿） 社会福祉士登録簿は,厚生労働省に備える.

第30条（社会福祉士登録証） 厚生労働大臣は,社会福祉士の登録をしたときは,申請者に第28条に規定する事項を記載した社会福祉士登録証（以下この章において「登録証」という.）を交付する.

第31条（登録事項の変更の届出等） ① 社会福祉士は,登録を受けた事項に変更があつたときは,遅滞なく,その旨を厚生労働大臣に届け出なければならない.
② 社会福祉士は,前項の規定による届出をするときは,当該届出に登録証を添えて提出し,その訂正を受けなければならない.

第32条（登録の取消し等） ① 厚生労働大臣は,社会福祉士が次の各号のいずれかに該当する場合には,その登録を取り消さなければならない.
1 第3条各号（第4号を除く.）のいずれかに該当するに至つた場合
2 虚偽又は不正の事実に基づいて登録を受けた場合
② 厚生労働大臣は,社会福祉士が第45条及び第46条の規定に違反したときは,その登録を取り消し,又は期間を定めて社会福祉士の名称の使用の停止を命ずることができる.

第33条（登録の消除） 厚生労働大臣は,社会福祉士の登録がその効力を失つたときは,その登録を消除しなければならない.

第34条（変更登録等の手数料） 登録証の記載事項の変更を受けようとする者及び登録証の再交付を受けようとする者は,実費を勘案して政令で定める額の手数料を国に納付しなければならない.

第35条（指定登録機関の指定等） ① 厚生労働大臣は,厚生労働省令で定めるところにより,その指定する者（以下この章において「指定登録機関」という.）に社会福祉士の登録の実施に関する事務（以下この章において「登録事務」という.）を行わせることができる.
② 指定登録機関の指定は,厚生労働省令で定めるところにより,登録事務を行おうとする者の申請により行う.

第36条 ① 指定登録機関が登録事務を行う場合における第29条,第30条,第31条第1項,第33条及び第34条の規定の適用については,これらの規定中「厚生労働省」とあり,「厚生労働大臣」とあり,「国」とあるのは,「指定登録機関」とする.

② 指定登録機関が登録を行う場合において,社会福祉士の登録を受けようとする者は,実費を勘案して政令で定める額の手数料を指定登録機関に納付しなければならない.
③ 第1項の規定により読み替えて適用する第34条及び前項の規定により指定登録機関に納められた手数料は,指定登録機関の収入とする.

第37条（準用） 第10条第3項及び第4項,第11条から第13条まで,第16条から第23条まで並びに第25条から第27条までの規定は,指定登録機関について準用する.この場合において,これらの規定中「試験事務」とあるのは「登録事務」と,「試験事務規程」とあるのは「登録事務規程」と,第10条第3項中「前項」とあり,及び同条第4項各号列記以外の部分中「第2項」とあるのは「第35条第2項」と,第16条第1項中「職員（試験委員を含む.次項において同じ.)」とあるのは「職員」と,第22条第1項第2号中「第11条第2項（第14条第4項において準用する場合を含む.)」とあるのは「第11条第2項」と,同項第3号中「,第14条第1項から第3項まで又は前条」とあるのは「又は前条」と,第23条第1項及び第27条第1号中「第10条第1項」とあるのは「第35条第1項」と読み替えるものとする.

第38条（政令及び厚生労働省令への委任） この章に定めるもののほか,社会福祉士短期養成施設等及び社会福祉士一般養成施設等の指定に関し必要な事項は政令で,社会福祉士試験,指定試験機関,社会福祉士の登録,指定登録機関その他この条の規定の施行に関し必要な事項は厚生労働省令で定める.

第3章　介護福祉士

第39条（介護福祉士の資格） 介護福祉士試験に合格した者は,介護福祉士となる資格を有する.
1 学校教育法第90条第1項の規定により大学に入学することができる者（この号の規定により文部科学大臣及び厚生労働大臣の指定した学校が大学である場合においては,当該大学が同条第2項の規定により当該大学に入学させた者を含む.）であつて,文部科学大臣及び厚生労働大臣の指定した学校又は厚生労働大臣の指定した養成施設において2年以上介護福祉士として必要な知識及び技能を修得したもの
2 学校教育法に基づく大学において文部科学省令・厚生労働省令で定める社会福祉に関する科目を修めて卒業した者その他その者に準ずる者として厚生労働省令で定める者であつて,文部科学大臣及び厚生労働大臣の指定した学校又は厚生労働大臣の指定した養成施設において1年以上介護福祉士として必要な知識及び技能を修得したもの
3 学校教育法第90条第1項の規定により大学に入学することができる者（この号の厚生労働省令で定める大学が大学である場合にあつては,当該大学が同条第2項の規定により当該大学に入学させた者を含む.）であつて,厚生労働省令で定める学校又は養成所を卒業した後,文部科学大臣及び厚生労働大臣の指定した学校又は厚生労働大臣の指定した養成施設において1年以上介護福祉士として必要な知識及び技能を修得したもの
4 介護福祉士試験に合格した者

第40条（介護福祉士試験） ① 介護福祉士試験は,介護福祉士として必要な知識及び技能について行う.
② 介護福祉士試験は,次の各号のいずれかに該当する

者でなければ、受けることができない。
1　学校教育法第90条第1項の規定により大学に入学することができる者（この号の規定により文部科学大臣及び厚生労働大臣の指定した学校が大学である場合において、当該大学が同条第2項の規定により当該大学に入学させた者を含む。）であつて、文部科学大臣及び厚生労働大臣の指定した養成施設において2年以上介護福祉士として必要な知識及び技能を修得したもの
2　学校教育法に基づく大学において文部科学省令・厚生労働省令で定める社会福祉に関する科目を修めて卒業した者その他その者に準ずるものとして厚生労働省令で定める者であつて、文部科学大臣及び厚生労働大臣の指定した学校又は厚生労働大臣の指定した養成施設において1年以上介護福祉士として必要な知識及び技能を修得したもの
3　学校教育法第90条第1項の規定により大学に入学することができる者（この号の厚生労働省令で定める学校が大学である場合において、当該大学が同条第2項の規定により当該大学に入学させた者を含む。）であつて、厚生労働省令で定める学校又は養成所を卒業した後、文部科学大臣及び厚生労働大臣の指定した学校又は厚生労働大臣の指定した養成施設において1年以上介護福祉士として必要な知識及び技能を修得したもの
4　学校教育法に基づく高等学校又は中等教育学校であつて文部科学大臣及び厚生労働大臣の指定したものにおいて3年以上（専攻科において2年以上必要な知識及び技能を修得する場合にあつては、2年以上）介護福祉士として必要な知識及び技能を修得した者
5　3年以上介護等の業務に従事した者であつて、文部科学大臣及び厚生労働大臣の指定した学校又は厚生労働大臣の指定した養成施設において6月以上介護福祉士として必要な知識及び技能を修得したもの
6　前各号に掲げる者と同等以上の知識及び技能を有すると認められる者であつて、厚生労働省令で定めるもの
③　第6条、第8条及び第9条の規定は、介護福祉士試験について準用する。

第41条（指定試験機関の指定等）①　厚生労働大臣は、厚生労働省令で定めるところにより、その指定する者（以下この章において「指定試験機関」という。）に、介護福祉士試験の実施に関する事務（以下この章において「試験事務」という。）を行わせることができる。
②　指定試験機関の指定は、厚生労働省令で定めるところにより、試験事務を行おうとする者の申請により行う。
③　第10条第3項及び第4項、第11条から第23条まで並びに第25条から第27条までの規定は、指定試験機関について準用する。この場合において、第10条第3項第1号中「試験事務の実施」とあるのは「第41条第1項に規定する試験事務（以下単に「試験事務」という。）の実施」と、第14条第1項中「社会福祉士として」とあるのは「介護福祉士として」と、「社会福祉士試験委員」とあるのは「介護福祉士試験委員」と、第23条第1項及び第27条第1号中「第10条第1項」とあるのは「第41条第1項」と読み替えるものとする。

第42条（登録）①　介護福祉士となる資格を有する者が介護福祉士となるには、介護福祉士登録簿に、氏名、生年月日その他厚生労働省令で定める事項の登録を受けなければならない。
②　第29条から第34条までの規定は、介護福祉士の登録について準用する。この場合において、これらの規定中「社会福祉士登録簿」とあるのは「介護福祉士登録簿」と、第30条中「第28条」とあるのは「第42条第1項」と、「社会福祉士登録証」とあるのは「介護福祉士登録証」と、第31条並びに第32条第1項及び第2項中「社会福祉士」とあるのは「介護福祉士」と読み替えるものとする。

第43条（指定登録機関の指定等）①　厚生労働大臣は、厚生労働省令で定めるところにより、その指定する者（以下この章において「指定登録機関」という。）に介護福祉士の登録の実施に関する事務（以下この章において「登録事務」という。）を行わせることができる。
②　指定登録機関の指定は、厚生労働省令の定めるところにより、登録事務を行おうとする者の申請により行う。
③　第10条第3項及び第4項、第11条から第13条まで、第16条から第23条まで、第25条から第27条まで並びに第36条の規定は、指定登録機関について準用する。この場合において、これらの規定中「試験事務」とあるのは「登録事務」と、「試験事務規程」とあるのは「登録事務規程」と、第10条第3項中「前項」とあり、及び同条第4項各号列記以外の部分中「第2項」とあるのは「第43条第2項」と、同項第2号中「その行う」とあるのは「その行う職業安定法（昭和22年法律第141号）第4条第1項に規定する職業紹介の事業（その取り扱う職業の種類が介護等を含むものに限る。）その他の」と、第16条第1項中「職員（試験委員を含む。次項において同じ。）」とあるのは「職員」と、第22条第2項第2号中「第11条第2項（第14条第4項において準用する場合を含む。）」とあるのは「第11条第2項」と、同項第3号中「、第14条第1項から第3項まで又は前条」とあるのは「又は前条」と、第23条第1項及び第27条第1号中「第10条第1項」とあるのは「第43条第1項」と、第36条第2項中「社会福祉士」とあるのは「介護福祉士」と読み替えるものとする。

第44条（政令及び厚生労働省令への委任）この章に規定するもののほか、第40条第2項第1号から第3号まで及び第5号に規定する学校及び養成施設の指定並びに同項第4号に規定する高等学校及び中等教育学校の指定に関し必要な事項は政令で、介護福祉士試験、指定試験機関、介護福祉士の登録、指定登録機関その他この章の規定の施行に関し必要な事項は厚生労働省令で定める。

第4章　社会福祉士及び介護福祉士の義務等

第44条の2（誠実義務）社会福祉士及び介護福祉士は、その担当する者が個人の尊厳を保持し、自立した日常生活を営むことができるよう、常にその者の立場に立つて、誠実にその業務を行わなければならない。

第45条（信用失墜行為の禁止）社会福祉士又は介護福祉士は、社会福祉士又は介護福祉士の信用を傷つけるような行為をしてはならない。

第46条（秘密保持義務）社会福祉士又は介護福祉士は、正当な理由がなく、その業務に関して知り得た人の秘密を漏らしてはならない。社会福祉士又は介護福祉士でなくなつた後においても、同様とする。

第47条（連携） ① 社会福祉士は，その業務を行うに当たつては，その担当する者に，福祉サービス及びこれに関連する保健医療サービスその他のサービス（次項において「福祉サービス等」という．）が総合的かつ適切に提供されるよう，地域に即した創意と工夫を行いつつ，福祉サービス関係者等との連携を保たなければならない．
② 介護福祉士は，その業務を行うに当たつては，その担当する者に，認知症（介護保険法（平成9年法律第123号）第8条第16項に規定する認知症をいう．）であること等の心身の状況その他の状況に応じて，福祉サービス等が総合的かつ適切に提供されるよう，福祉サービス関係者等との連携を保たなければならない．

第47条の2（資質向上の責務） 社会福祉士又は介護福祉士は，社会福祉及び介護を取り巻く環境の変化による業務の内容の変化に適応するため，相談援助又は介護等に関する知識及び技能の向上に努めなければならない．

第48条（名称の使用制限） ① 社会福祉士でない者は，社会福祉士という名称を使用してはならない．
② 介護福祉士でない者は，介護福祉士という名称を使用してはならない．

第48条の2（権限の委任） ① この法律に規定する厚生労働大臣の権限は，厚生労働省令で定めるところにより，地方厚生局長に委任することができる．
② 前項の規定により地方厚生局長に委任された権限は，厚生労働省令で定めるところにより，地方厚生支局長に委任することができる．

第49条（経過措置） この法律の規定に基づき命令を制定し，又は改廃する場合においては，その命令で，その制定又は改廃に伴い合理的に必要と判断される範囲内において，所要の経過措置（罰則に関する経過措置を含む．）を定めることができる．

第5章 罰則

第50条 ① 第46条の規定に違反した者は，1年以下の懲役又は30万円以下の罰金に処する．
② 前項の罪は，告訴がなければ公訴を提起することができない．

第51条 第16条第1項（第37条，第41条第3項及び第43条第3項において準用する場合を含む．）の規定に違反した者は，1年以下の懲役又は30万円以下の罰金に処する．

第52条 第22条第2項（第37条，第41条第3項及び第43条第3項において準用する場合を含む．）の規定による第10条第1項若しくは第41条第1項に規定する試験事務（第54条において単に「試験事務」という．）又は第35条第1項若しくは第43条第1項に規定する登録事務（第54条において単に「登録事務」という．）の停止の命令に違反したときは，その違反行為をした第10条第1項若しくは第41条第1項に規定する指定試験機関（第54条において単に「指定試験機関」という．）又は第35条第1項若しくは第43条第1項に規定する指定登録機関（第54条において単に「指定登録機関」という．）の役員又は職員は，1年以下の懲役又は30万円以下の罰金に処する．

第53条 次の各号のいずれかに該当する者は，30万円以下の罰金に処する．
1 第32条第2項の規定により社会福祉士の名称の使用の停止を命ぜられた者で，当該停止を命ぜられた期間中に，社会福祉士の名称を使用したもの
2 第42条第2項において準用する第32条第2項の規定により介護福祉士の名称の使用の停止を命ぜられた者で，当該停止を命ぜられた期間中に，介護福祉士の名称を使用したもの
3 第48条第1項又は第2項の規定に違反した者

第54条 次の各号のいずれかに該当するときは，その違反行為をした指定試験機関又は指定登録機関の役員又は職員は，20万円以下の罰金に処する．
1 第17条（第37条，第41条第3項及び第43条第3項において準用する場合を含む．）の規定に違反して帳簿を備えず，帳簿に記載せず，若しくは帳簿に虚偽の記載をし，又は帳簿を保存しなかつたとき．
2 第19条（第37条，第41条第3項及び第43条第3項において準用する場合を含む．）の規定による報告をせず，又は虚偽の報告をしたとき．
3 第20条第1項（第37条，第41条第3項及び第43条第3項において準用する場合を含む．）の規定による立入り若しくは検査を拒み，妨げ，若しくは忌避し，又は質問に対して陳述をせず，若しくは虚偽の陳述をしたとき．
4 第21条（第37条，第41条第3項及び第43条第3項において準用する場合を含む．）の許可を受けないで試験事務又は登録事務の全部を廃止したとき．

44 診療情報の提供等に関する指針の策定について

（平15・9・12，医政発第0912001号，各都道府県知事あて厚生労働省医政局長通知）

診療記録の開示も含めた診療情報の提供については，患者と医療従事者とのより良い信頼関係の構築，情報の共有化による医療の質の向上，医療の透明性の確保，患者の自己決定権，患者の知る権利の観点などから積極的に推進することが求められてきたところである．また，生活習慣病等を予防し，患者が積極的に自らの健康管理を行っていく上でも，患者と医療従事者が診療情報を共有していくことが重要となってきている．このため，今後の診療情報の提供等の在り方について，「診療に関する情報提供等の在り方に関する検討会」において検討されたところであるが，本年6月10日に，患者と医療従事者が診療情報を共有し，患者の自己決定権を重視するインフォームド・コンセントの理念に基づく医療を推進するため，患者に診療情報を積極的に提供するとともに，患者の求めに応じて原則として診療記録を開示すべきであるという基本的な考え方の下に，報告書（参考）が取りまとめられたところである．

同報告書を踏まえ，今般，厚生労働省として，別添のとおり「診療情報の提供等に関する指針」を策定したので通知する．

この指針については，診療情報の提供等に関して各医療機関において則るべきものとしてできる限り広く普及させる方針であり，貴職におかれても，内容を御了知の上，貴管内の市町村（特別区を含む．），関係機関，関係団体等に周知するとともに，貴管内の医療従事者等に対して周知の徹底及び遵守の要請をお願いする．

(別添)

診療情報の提供等に関する指針

1 本指針の目的・位置付け
○ 本指針は，インフォームド・コンセントの理念や個人情報保護の考え方を踏まえ，医師，歯科医師，薬剤師，看護師その他の医療従事者及び医療機関の管理者(以下「医療従事者等」という。)の診療情報の提供等に関する役割や責任の内容の明確化・具体化を図るものであり，医療従事者等が診療情報を積極的に提供することにより，患者等が疾病と診療内容を十分理解し，医療従事者と患者等が共同して疾病を克服するなど，医療従事者と患者等とのより良い信頼関係を構築することを目的とするものである．
○ 本指針は，どのような事項に留意すれば医療従事者等が診療情報の提供等に関する職責を全うできると考えられるかを示すものであり，医療従事者等が，本指針に則って積極的に診療情報を提供することを促進するものである．

2 定義
○「診療情報」とは，診療の過程で，患者の身体状況，病状，治療について，医療従事者が知り得た情報をいう．
○「診療記録」とは，診療録，処方せん，手術記録，看護記録，検査所見記録，エックス線写真，紹介状，退院した患者に係る入院期間中の診療経過の記録その他の診療の過程で患者の身体状況，病状，治療等について作成，記録又は保存された書類，画像等の記録をいう．
○「診療情報の提供」とは，①口頭による説明，②説明文書の交付，③診療記録の開示等具体的な状況に即した適切な方法により，患者等に対して診療情報を提供することをいう．
○「診療記録の開示」とは，患者等の求めに応じ，診療記録を閲覧に供すること又は診療記録の写しを交付することをいう．

3 診療情報の提供に関する一般原則
○ 医療従事者等は，患者等にとって理解を得やすいように，懇切丁寧に診療情報を提供するよう努めなければならない．
○ 診療情報の提供は，①口頭による説明，②説明文書の交付，③診療記録の開示等具体的な状況に即した適切な方法により行われなければならない．

4 医療従事者の守秘義務
○ 医療従事者は，患者の同意を得ずに，患者以外の者に対して診療情報の提供を行うことは，医療従事者の守秘義務に反し，法律上の規定がある場合を除き認められないことに留意しなければならない．

5 診療記録の正確性の確保
○ 医療従事者等は，適正な医療を提供するという利用目的の達成に必要な範囲内において，診療記録を正確かつ最新の内容に保つよう努めなければならない．
○ 診療記録の訂正は，訂正した者，内容，日時等が分かるように行われなければならない．
○ 診療記録の字句などを不当に変える改ざんは，行ってはならない．

6 診療中の診療情報の提供
○ 医療従事者は，原則として，診療中の患者に対して，次に掲げる事項等について丁寧に説明しなければならない．
① 現在の症状及び診断病名
② 予後
③ 処置及び治療の方針
④ 処方する薬剤について，薬剤名，服用方法，効能及び特に注意を要する副作用
⑤ 代替的治療法がある場合には，その内容及び利害得失(患者が負担すべき費用が大きく異なる場合には，それぞれの場合の費用を含む．)
⑥ 手術や侵襲的な検査を行う場合には，その概要(執刀者及び助手の氏名を含む．)，危険性，実施しない場合の危険性及び合併症の有無
⑦ 治療目的以外に，臨床試験や研究などの他の目的も有する場合には，その旨及び目的の内容
○ 医療従事者は，患者が「知らないでいたい希望」を表明した場合には，これを尊重しなければならない．
○ 患者が未成年者等で判断能力がない場合には，診療中の診療情報の提供は親権者等に対してなされなければならない．

7 診療記録の開示
(1) 診療記録の開示に関する原則
○ 医療従事者等は，患者等が患者の診療記録の開示を求めた場合には，原則としてこれに応じなければならない．
○ 診療記録の開示の際，患者等が補足的な説明を求めたときは，医療従事者等は，できる限り速やかにこれに応じなければならない．この場合にあっては，担当の医師等が説明を行うことが望ましい．
(2) 診療記録の開示を求め得る者
○ 診療記録の開示を求め得る者は，原則として患者本人とするが，次に掲げる場合には，患者本人以外の者が患者に代わって開示を求めることができるものとする．
① 患者に法定代理人がいる場合には，法定代理人．ただし，満15歳以上の未成年者については，疾病の内容によっては患者本人のみの請求を認めることができる．
② 診療契約に関する代理権が付与されている任意後見人
③ 患者本人から代理権を与えられた親族及びこれに準ずる者
④ 患者が成人で判断能力に疑義がある場合は，現実に患者の世話をしている親族及びこれに準ずる者
(3) 診療記録の開示に関する手続
○ 医療機関の管理者は，以下を参考にして，診療記録の開示手続を定めなければならない．
① 診療記録の開示を求めようとする者は，医療機関の管理者が定めた方式に従って，医療機関の管理者に対して申し立てる．なお，申立ての方式は書面による申立てとすることが望ましいが，患者等の自由な申立てを阻害しないため，申立ての理由の記載を要求することは不適切である．
② 申立人は，自己が診療記録の開示を求め得る者であることを証明する．
③ 医療機関の管理者は，担当の医師等の意見を聴いた上で，速やかに診療記録の開示をするか否か等を決定し，これを申立人に通知する．医療機関の管理者は，診療記録の開示を認める場合には，日常診療への影響を考慮して，日時，場所，方法等を指定することができる．
なお，診療記録についての開示の可否については，医療機関内に設置する検討委員会等において検討した上で決定することが望ましい．

(4) 診療記録の開示に要する費用
○ 医療機関の管理者は,申立人から,診療記録の開示に要する費用を徴収することができる.

8 診療情報の提供を拒み得る場合
○ 医療従事者等は,診療情報の提供が次に掲げる事由に該当する場合には,診療情報の提供の全部又は一部を提供しないことができる.
① 診療情報の提供が,第三者の利益を害するおそれがあるとき
② 診療情報の提供が,患者本人の心身の状況を著しく損なうおそれがあるとき

＜①に該当することが想定され得る事例＞
・ 患者の状況等について,家族や患者の関係者が医療従事者に情報提供を行っている場合に,これらの者の同意を得ずに患者自身に当該情報を提供することにより,患者と家族や患者の関係者との人間関係が悪化するなど,これらの者の利益を害するおそれがある場合

＜②に該当することが想定され得る事例＞
・ 症状や予後,治療経過等について患者に対して十分な説明をしたとしても,患者本人に重大な心理的影響を与え,その後の治療効果等に悪影響を及ぼす場合
※ 個々の事例への適用については個別具体的に慎重に判断することが必要である.

○ 医療従事者等は,診療記録の開示の申立ての全部又は一部を拒む場合には,原則として,申立人に対して文書によりその理由を示さなければならない.また,苦情処理の体制についても併せて説明しなければならない.

9 遺族に対する診療情報の提供
○ 医療従事者等は,患者が死亡した際には遅滞なく,遺族に対して,死亡に至るまでの診療経過,死亡原因等についての診療情報を提供しなければならない.
○ 遺族に対する診療情報の提供に当たっては,3,7の(1),(3)及び(4)並びに8の定めを準用する.ただし,診療記録の開示を求め得る者の範囲は,患者の配偶者,子,父母及びこれに準ずる者(これらの者に法定代理人がいる場合の法定代理人を含む.)とする.
○ 遺族に対する診療情報の提供に当たっては,患者本人の生前の意思,名誉等を十分に尊重することが必要である.

10 他の医療従事者からの求めによる診療情報の提供
○ 医療従事者は,患者の診療のため必要がある場合には,患者の同意を得て,その患者を診療した又は現に診療している他の医療従事者に対して,診療情報の提供を求めることができる.
○ 診療情報の提供の求めを受けた医療従事者は,患者の同意を確認した上で,診療情報を提供するものとする.

11 診療情報の提供に関する苦情処理
○ 医療機関の管理者は,診療情報の提供に関する苦情の適切かつ迅速な処理に努めなければならない.
○ 医療機関の管理者は,都道府県等が設置する医療安全支援センターや医師会が設置する苦情処理機関などの患者・家族からの相談に対応する相談窓口を活用するほか,当該医療機関においても診療情報の提供に関する苦情処理の体制の整備に努めなければならない.

12 診療情報の提供に関する規程の整備
○ 医療機関の管理者は,診療記録の開示手続等を定めた診療情報の提供に関する規程を整備し,苦情処理体制も含めて,院内掲示を行うなど,患者に対しての周知徹底を図らなければならない.

IV 終末期医療・臓器移植・死体解剖

45 終末期医療の決定プロセスに関するガイドライン

(平19・5 厚生労働省)

1 終末期医療及びケアの在り方

① 医師等の医療従事者から適切な情報の提供と説明がなされ,それに基づいて患者が医療従事者と話し合いを行い,患者本人による決定を基本としたうえで,終末期医療を進めることが最も重要な原則である.
② 終末期医療における医療行為の開始・不開始,医療内容の変更,医療行為の中止等は,多専門職種の医療従事者から構成される医療・ケアチームによって,医学的妥当性と適切性を基に慎重に判断すべきである.
③ 医療・ケアチームにより可能な限り疼痛やその他の不快な症状を十分に緩和し,患者・家族の精神的・社会的な援助も含めた総合的な医療及びケアを行うことが必要である.
④ 生命を短縮させる意図をもつ積極的安楽死は,本ガイドラインでは対象としない.

2 終末期医療及びケアの方針の決定手続

終末期医療及びケアの方針決定は次によるものとする.
(1) 患者の意思の確認ができる場合
① 専門的な医学的検討を踏まえたうえでインフォームド・コンセントに基づく患者の意思決定を基本とし,多専門職種の医療従事者から構成される医療・ケアチームとして行う.
② 治療方針の決定に際し,医療従事者と患者とが十分に話し合い,患者が意思決定を行い,その合意内容を文書にまとめておくものとする.
上記の場合は,時間の経過,病状の変化,医学的評価の変更に応じて,また患者の意思が変化するものであることに留意して,その都度説明し患者の意思の再確認を行うことが必要である.
③ このプロセスにおいて,患者が拒まない限り,決定内容を家族にも知らせることが望ましい.
(2) 患者の意思の確認ができない場合
患者の意思確認ができない場合には,次のような手順により,医療・ケアチームの中で慎重に判断を行う必要がある.

① 家族が患者の意思を推定できる場合には,その推定意思を尊重し,患者にとっての最善の治療方針をとることを基本とする.
② 家族が患者の意思を推定できない場合には,患者にとって何が最善であるかについて家族と十分に話し合い,患者にとっての最善の治療方針をとることを基本とする.
③ 家族がいない場合及び家族が判断を医療・ケアチームに委ねる場合には,患者にとっての最善の治療方針をとることを基本とする.
(3) 複数の専門家からなる委員会の設置
上記(1)及び(2)の場合において,治療方針の決定に際し,
・医療・ケアチームの中で病態等により医療内容の決定が困難な場合
・患者と医療従事者との話し合いの中で,妥当で適切な医療内容についての合意が得られない場合
・家族の中で意見がまとまらない場合や,医療従事者との話し合いの中で,妥当で適切な医療内容についての合意が得られない場合
等については,複数の専門家からなる委員会を別途設置し,治療方針等についての検討及び助言を行うことが必要である.

46 臓器の移植に関する法律

(平9・7・16法律第104号,
最終改正:平21・7・17法律第83号)

＊下線は,平22・7・17までに施行(平21法83)

第1条(目的) この法律は,臓器の移植についての基本的理念を定めるとともに,臓器の機能に障害がある者に対し臓器の機能の回復又は付与を目的として行われる臓器の移植術(以下単に「移植術」という.)に使用されるための臓器を死体から摘出すること,臓器売買等を禁止すること等につき必要な事項を規定することにより,移植医療の適正な実施に資することを目的とする.
第2条(基本的理念) ① 死亡した者が生存中に有していた自己の臓器の移植術に使用されるための提供に関する意思は,尊重されなければならない.
② 移植術に使用されるための臓器の提供は,任意にされたものでなければならない.
③ 臓器の移植は,移植術に使用されるための臓器が人道的精神に基づいて提供されるものであることにかんがみ,移植術を必要とする者に対して適切に行われ

なければならない．
④ 移植術を必要とする者に係る移植術を受ける機会は、公平に与えられるよう配慮されなければならない．
第3条（国及び地方公共団体の責務） 国及び地方公共団体は、移植医療について国民の理解を深めるために必要な措置を講ずるよう努めなければならない．
第4条（医師の責務） 医師は、臓器の移植を行うに当たっては、診療上必要な注意を払うとともに、移植術を受ける者又はその家族に対し必要な説明を行い、その理解を得るよう努めなければならない．
第5条（定義） この法律において「臓器」とは、人の心臓、肺、肝臓、腎臓その他厚生労働省令で定める内臓及び眼球をいう．
第6条（臓器の摘出） ① 医師は、次の各号のいずれかに該当する場合には、移植術に使用されるための臓器を、死体（脳死した者の身体を含む．以下同じ．）から摘出することができる．
1 死亡した者が生存中に当該臓器を移植術に使用されるために提供する意思を書面により表示している場合であって、その旨の告知を受けた遺族が当該臓器の摘出を拒まないとき又は遺族がないとき．
2 死亡した者が生存中に当該臓器を移植術に使用されるために提供する意思を書面により表示している場合及び当該意思がないことを表示している場合以外の場合であって、遺族が当該臓器の摘出について書面により承諾しているとき．

> 医師は、死亡した者が生存中に臓器を移植術に使用されるために提供する意思を書面により表示している場合であって、その旨の告知を受けた遺族が当該臓器の摘出を拒まないとき又は遺族がないときは、この法律に基づき、移植術に使用されるための臓器を、死体（脳死した者の身体を含む．以下同じ．）から摘出することができる．

② 前項に規定する「脳死した者の身体」とは、その身体から移植術に使用されるための臓器が摘出されることとなる者であって脳幹を含む全脳の機能が不可逆的に停止するに至ったと判定されたものの身体をいう．
③ 臓器の摘出に係る前項の判定は、次の各号のいずれかに該当する場合に限り、行うことができる．
1 当該者が第1項第1号に規定する意思を書面により表示している場合であり、かつ、当該者が前項の判定に従う意思がないことを表示している場合以外の場合であって、その旨の告知を受けたその者の家族が当該判定を拒まないとき又は家族がないとき．
2 当該者が第1項第1号に規定する意思を書面により表示している場合及び当該意思がないことを表示している場合以外の場合であり、かつ、当該者が前項の判定に従う意思がないことを表示している場合以外の場合であって、その者の家族が当該判定を行うことを書面により承諾しているとき．

> 臓器の摘出に係る前項の判定は、当該者が第1項に規定する意思の表示に併せて前項による判定に従う意思を書面により表示している場合であって、その旨の告知を受けたその者の家族が当該判定を拒まないとき又は家族がないときに限り、行うことができる．

④ 臓器の摘出に係る第2項の判定は、これを的確に行うために必要な知識及び経験を有する二人以上の医師（当該判定がなされた場合に当該脳死した者の身体から臓器を摘出し、又は当該臓器を使用した移植術を行うこととなる医師を除く．）の一般に認められている医学的知見に基づき厚生労働省令で定めるところにより行う判断の一致によって、行われるものとする．
⑤ 前項の規定により第2項の判定を行った医師は、厚生労働省令で定めるところにより、直ちに、当該判定が的確に行われたことを証する書面を作成しなければならない．
⑥ 臓器の摘出に係る第2項の判定に基づいて脳死した者の身体から臓器を摘出しようとする医師は、あらかじめ、当該脳死した者の身体に係る前項の書面の交付を受けなければならない．
第6条の2（親族への優先提供の意思表示） 移植術に使用されるための臓器を死亡した後に提供する意思を書面により表示している者又は表示しようとする者は、当該表示に併せて、親族に対し当該臓器を優先的に提供する意思を書面により表示することができる．
第7条（臓器の摘出の制限） 医師は、16条の規定により死体から臓器を摘出しようとする場合において、当該死体について刑事訴訟法（昭和23年法律第131号）第229条第1項の検視その他の犯罪捜査に関する手続が行われるときは、当該手続が終了した後でなければ、当該死体から臓器を摘出してはならない．
第8条（礼意の保持） 第6条の規定により死体から臓器を摘出するに当たっては、礼意を失わないよう特に注意しなければならない．
第9条（使用されなかった部分の臓器の処理） 病院又は診療所の管理者は、第6条の規定により死体から摘出された臓器であって、移植術に使用されなかった部分の臓器を、厚生労働省令で定めるところにより処理しなければならない．
第10条（記録の作成、保存及び閲覧） ① 医師は、第6条第2項の判定、同条の規定による臓器の摘出又は当該臓器を使用した移植術（以下この項において「判定等」という．）を行った場合には、厚生労働省令で定めるところにより、判定等に関する記録を作成しなければならない．
② 前項の記録は、病院又は診療所に勤務する医師が作成した場合にあっては当該病院又は診療所の管理者が、病院又は診療所に勤務する医師以外の医師が作成した場合にあっては当該医師が、5年間保存しなければならない．
③ 前項の規定により第1項の記録を保存する者は、移植術に使用されるための臓器を提供した遺族その他の厚生労働省令で定める者から当該記録の閲覧の請求があった場合には、厚生労働省令で定めるところにより、閲覧を拒むことについて正当な理由がある場合を除き、当該記録のうち個人の権利利益を不当に侵害するおそれがないものとして厚生労働省令で定めるものを閲覧に供するものとする．
第11条（臓器売買等の禁止） ① 何人も、移植術に使用されるための臓器を提供すること若しくは提供したことの対価として財産上の利益の供与を受け、又はその要求若しくは約束をしてはならない．
② 何人も、移植術に使用されるための臓器の提供を受けること若しくは受けたことの対価として財産上の利益を供与し、又はその申込み若しくは約束をしてはならない．
③ 何人も、移植術に使用されるための臓器を提供すること若しくはその提供を受けることのあっせんを

ること若しくはあっせんをしたことの対価として財産上の利益の供与を受け，又はその要求若しくは約束をしてはならない．
④ 何人も，移植術に使用されるための臓器を提供することこと若しくはその提供を受けることのあっせんを受けること若しくはあっせんを受けたことの対価として財産上の利益を供与し，又はその申込み若しくは約束をしてはならない．
⑤ 何人も，臓器が前各項の規定のいずれかに違反する行為に係るものであることを知って，当該臓器を摘出し，又は移植術に使用してはならない．
⑥ 第1項から第4項までの対価には，交通，通信，移植術に使用されるための臓器の摘出，保存若しくは移送又は移植術等に要する費用であって，移植術に使用されるための臓器を提供すること若しくはその提供を受けること又はそれらのあっせんをすることに関して通常必要であると認められるものは，含まれない．

第12条（業として行う臓器のあっせんの許可） ① 業として移植術に使用されるための臓器（死体から摘出されるもの又は摘出されたものに限る．）を提供すること又はその提供を受けることのあっせん（以下「業として行う臓器のあっせん」という．）をしようとする者は，厚生労働省で定めるところにより，臓器の別ごとに，厚生労働大臣の許可を受けなければならない．
② 厚生労働大臣は，前項の許可の申請をした者が次の各号のいずれかに該当する場合には，同項の許可をしてはならない．
1　営利を目的とするおそれがあると認められる者
2　業として行うあっせんに当たって当該臓器を使用した移植術を受ける者の選択を公平かつ適正に行わないおそれがあると認められる者

第13条（秘密保持義務） 前条第1項の許可を受けた者（以下「臓器あっせん機関」という．）若しくはその役員若しくは職員又はこれらの者であった者は，正当な理由がなく，業として行う臓器のあっせんに関して職務上知り得た人の秘密を漏らしてはならない．

第14条（帳簿の備付け等） ① 臓器あっせん機関は，厚生労働省令で定めるところにより，帳簿を備え，その業務に関する事項を記載しなければならない．
② 臓器あっせん機関は，前項の帳簿を，最終の記載の日から5年間保存しなければならない．

第15条（報告の徴収等） ① 厚生労働大臣は，この法律を施行するため必要があると認めるときは，臓器あっせん機関に対し，その業務に関し報告をさせ，又はその職員に，臓器あっせん機関の事務所に立ち入り，帳簿，書類その他の物件を検査させ，若しくは関係者に質問させることができる．
② 前項の規定により立入検査又は質問をする職員は，その身分を示す証明書を携帯し，関係者に提示しなければならない．
③ 第1項の規定による立入検査及び質問をする権限は，犯罪捜査のために認められたものと解してはならない．

第16条（指示） 厚生労働大臣は，この法律を施行するため必要があると認めるときは，臓器あっせん機関に対し，その業務に関し必要な指示を行うことができる．

第17条（許可の取消し） 厚生労働大臣は，臓器あっせん機関が前条の規定による指示に従わないときは，第12条第1項の許可を取り消すことができる．

第17条の2（移植医療に関する啓発等） 国及び地方公共団体は，国民があらゆる機会を通じて移植医療に対する理解を深めることができるよう，移植術に使用されるための臓器を死亡した後に提供する意思の有無を運転免許証及び医療保険の被保険者証等に記載することができることとする等，移植医療に関する啓発及び知識の普及に必要な施策を講ずるものとする．

第18条（経過措置） この法律の規定に基づき厚生労働省令を制定し，又は改廃する場合においては，その厚生労働省令で，その制定又は改廃に伴い合理的に必要と判断される範囲内において，所要の経過措置（罰則に関する経過措置を含む．）を定めることができる．

第19条（厚生労働省令への委任） この法律に定めるもののほか，この法律の実施のための手続その他この法律の施行に関し必要な事項は，厚生労働省令で定める．

第20条（罰則） ① 第11条第1項から第5項までの規定に違反した者は，5年以下の懲役若しくは500万円以下の罰金に処し，又はこれを併科する．
② 前項の罪は，刑法（明治40年法律第45号）第3条の例に従う．

第21条 ① 第6条第5項の書面に虚偽の記載をした者は，3年以下の懲役又は50万円以下の罰金に処する．
② 第6条第6項の規定に違反して同条第5項の書面の交付を受けないで臓器の摘出をした者は，1年以下の懲役又は30万円以下の罰金に処する．

第22条 第12条第1項の許可を受けないで，業として行う臓器のあっせんをした者は，1年以下の懲役若しくは100万円以下の罰金に処し，又はこれを併科する．

第23条 ① 次の各号のいずれかに該当する者は，50万円以下の罰金に処する．
1　第9条の規定に違反した者
2　第14条第1項の規定に違反して，記録を作成せず，若しくは虚偽の記録を作成し，又は同条第2項の規定に違反して記録を保存しなかった者
3　第13条の規定に違反した者
4　第14条第1項の規定に違反して，帳簿を備え，帳簿に記載せず，若しくは虚偽の記載をし，又は同条第2項の規定に違反して帳簿を保存しなかった者
5　第15条第1項の規定による報告をせず，又は虚偽の報告をし，又は同項の規定による立入検査を拒み，妨げ，若しくは忌避し，若しくは同項の規定による質問に対して答弁をせず，若しくは虚偽の答弁をした者
② 前項第3号の罪は，告訴がなければ公訴を提起することができない．

第24条 ① 法人（法人でない団体で代表者又は管理人の定めのあるものを含む．以下この項において同じ．）の代表者若しくは管理人又は法人若しくは人の代理人，使用人その他の従業者が，その法人又は人の業務に関し，第20条，第22条及び前条（同条第1項第3号を除く．）の違反行為をしたときは，行為者を罰するほか，その法人又は人に対しても，各本条の罰金刑を科する．
② 前項の規定により法人でない団体を処罰する場合には，その代表者又は管理人がその訴訟行為につきその団体を代表するほか，法人を被告人又は被疑者とする場合の刑事訴訟に関する法律の規定を準用する．

第25条 第20条第1項の場合において供与を受けた財産上の利益は，没収する．その全部又は一部を没収することができないときは，その価額を追徴する．

47 〈参考〉臓器の移植に関する法律施行規則

（平9・10・8厚生省令第78号，
最終改正：平22・1・14日厚生省令第3号）

第1条（内臓の範囲） 臓器の移植に関する法律（平成9年法律第104号．以下「法」という．）第5条に規定する厚生労働省令で定める内臓は，膵臓及び小腸とする．

第2条（判定） ① 法第6条第4項に規定する判断に係る同条第2項の判定（以下「判定」という．）は，脳の器質的な障害（以下この項において「器質的脳障害」という．）により深昏睡（ジャパン・コーマ・スケール（別名3－3－9度方式）で300に該当する状態にあり，かつ，グラスゴー・コーマ・スケールで3に該当する状態にあることをいう．第2号，第4号及び次項第1号において同じ．）及び自発呼吸を消失した状態と認められ，かつ，器質的脳障害の原因となる疾患（以下この項及び第5条第1項第4号において「原疾患」という．）が確実に診断されていて，原疾患に対して行い得るすべての適切な治療を行った場合であっても回復の可能性がないと認められる者について行うものとする．ただし，次の各号のいずれかに該当する者については，この限りでない．
1 6歳未満の者
2 急性薬物中毒により深昏睡及び自発呼吸を消失した状態にあると認められる者
3 直腸温が摂氏32度以下の状態にある者
4 代謝性障害又は内分泌性障害により深昏睡及び自発呼吸を消失した状態にあると認められる者

② 法第6条第4項に規定する判断に係る判定は，次の各号に掲げる状態が確認され，かつ，当該確認の時点から少なくとも6時間を経過した後に，次の各号に掲げる状態が再び確認されることをもって行うものとする．ただし，自発運動，除脳硬直（頸部付近に刺激を加えたときに，四肢が伸展又は内旋し，かつ，足が底屈することをいう．次条第5号及び第5条第1項第7号において同じ．），除皮質硬直（頸部付近に刺激を加えたときに，上肢が屈曲し，かつ，下肢が伸展又は内旋することをいう．次条第5号及び第5条第1項第7号において同じ．）又はけいれんが認められる場合は，判定を行ってはならない．
1 深昏睡
2 瞳孔が固定し，瞳孔径が左右とも4ミリメートル以上であること
3 脳幹反射（対光反射，角膜反射，毛様脊髄反射，眼球頭反射，前庭反射，咽頭反射及び咳反射をいう．）の消失
4 平坦脳波
5 自発呼吸の消失

③ 前項第5号に掲げる状態の確認は，同項第1号から第4号までに掲げる状態が確認された後に行うものとする．

④ 法第6条第4項に規定する判断に係る判定に当たっては，中枢神経抑制薬，筋弛緩薬その他の薬物が判定に影響していないこと及び収縮期血圧が90水銀柱ミリメートル以上であることを確認するものとする．

⑤ 法第6条第4項に規定する判断に係る判定に当たっては，聴性脳幹誘発反応の消失を確認するように努めるものとする．

第3条（判定が的確に行われたことを証する書面） 法第6条第5項の規定により判定を行った医師が作成する書面には，当該医師が次の各号に掲げる事項を記載し，記名押印又は署名しなければならない．
1 判定を受けた者の住所，氏名，性別及び生年月日
2 判定を行った日時並びに判定が行われた病院又は診療所（以下「医療機関」という．）の所在地及び名称
3 判定を行った医師の住所（その医師が医療機関に勤務する医師であるときは，その住所又は当該医療機関の所在地及び名称）及び氏名
4 判定を受けた者が前条第1項各号のいずれの者にも該当しなかった旨
5 判定を受けた者について前条第2項各号に掲げる状態が確認された旨及び当該確認がされた日時並びに当該確認の時点において自発運動，除脳硬直，除皮質硬直又はけいれんが認められなかった旨
6 前条第4項の確認の結果

第4条（使用されなかった部分の臓器の処理） 法第9条の規定による臓器（法第5条に規定する臓器をいう．以下同じ．）の処理は，焼却して行わなければならない．

第5条（判定に関する記録） ① 法第10条第1項の規定により判定を行った医師が作成する記録には，当該医師が次の各号に掲げる事項を記載し，記名押印又は署名しなければならない．
1 判定を受けた者の住所，氏名，性別及び生年月日
2 判定を行った日時並びに判定が行われた医療機関の所在地及び名称
3 判定を行った医師の住所（その医師が医療機関に勤務する医師であるときは，その住所又は当該医療機関の所在地及び名称）及び氏名
4 判定を受けた者の原疾患
5 判定を受けた者が第2条第1項各号のいずれの者にも該当しなかった旨
6 判定を受けた者の第2条第2項に規定する確認の時点における体温，血圧及び心拍数
7 判定を受けた者について第2条第2項各号に掲げる状態が確認された旨及び当該確認がされた日時並びに当該確認の時点において自発運動，除脳硬直，除皮質硬直又はけいれんが認められなかった旨
8 第2条第4項の確認の結果
9 第2条第5項の確認を行った場合においては，その結果
10 判定を受けた者が生存中に臓器を提供する意思（臓器を，臓器の機能に障害がある者に対し臓器の機能の回復又は付与を目的として行われる臓器の移植術（以下「移植術」という．）に使用されるために提供するとの意思．以下この条及び次条において同じ．）及び判定に従う意思を書面により表示していた旨
11 判定を受けた者が生存中に臓器を提供する意思及び判定に従う意思を表示していた旨の告知を受けた家族が判定を拒まない旨並びに当該家族の住所，氏名及び判定を受けた者との続柄又は判定を受けた者に家族がないときは，その旨
11の2 判定を受けた者が生存中に親族に対し臓器を優先的に提供する意思を書面により表示していたときは，その旨
12 前各号に掲げるもののほか，判定を行った医師が特に必要と認めた事項

② 前項の記録には，次の各号に掲げる書面を添付しな

ければならない．
1 判定に当たって測定した脳波の記録
2 判定を受けた者が生存中に臓器を提供する意思及び判定に従う意思を表示した書面の写し
3 判定を受けた者に家族がいる場合においては，当該家族が判定を拒まない旨を表示した書面
4 判定を受けた者が生存中に親族に対し臓器を優先的に提供する意思を書面により表示していたときは，当該書面の写し
③ 前項第3号の書面には，判定を拒まない旨のほか，次の各号に掲げる事項が記載されていなければならない．
1 判定を受けた者の住所及び氏名
2 判定を拒まない旨を表示した家族の住所，氏名及び判定を受けた者との続柄

第6条（臓器の摘出に関する記録） ① 法第10条第1項の規定により法第6条第1項の規定による臓器の摘出（以下「臓器の摘出」という．）を行った医師が作成する記録には，当医師が，同項の規定により摘出した臓器（以下「摘出した臓器」という．）ごとに，次の各号に掲げる事項を記載し，記名押印又は署名しなければならない．
1 臓器の摘出を受けた者の住所，氏名，性別及び生年月日
2 臓器の摘出を受けた者の死亡の日時
3 臓器の摘出を受けた者の死亡の原因となった傷病及びそれに伴う合併症
4 臓器の摘出を受けた者の主な既往症
5 臓器の摘出を行った日時並びに臓器の摘出が行われた医療機関の所在地及び名称
6 臓器の摘出を行った医師の住所（その医師が医療機関に勤務する医師であるときは，その住所又は当該医療機関の所在地及び名称）及び氏名
7 摘出した臓器の別（当該臓器の左右の別及び部位の別を含む．）
8 摘出した臓器の状態
9 摘出した臓器に対して行った処置の内容
10 臓器の摘出を受けた者に対して行った血液学的検査，生化学的検査，免疫学的検査その他の検査の結果
11 臓器の摘出を受けた者が生存中に臓器を提供する意思を書面により表示していた旨
12 臓器の摘出を受けた者が生存中に臓器を提供する意思を表示していた旨の告知を受けた遺族がその摘出を拒まない旨並びに当該遺族の住所，氏名及び臓器の摘出を受けた者との続柄又は当該臓器の摘出を受けた者に遺族がないときは，その旨
13 臓器の摘出を行う前に，法第6条第5項の書面の交付を受けた旨
13の2 臓器の摘出を受けた者が生存中に親族に対し臓器を優先的に提供する意思を書面により表示していたときは，その旨
14 臓器のあっせんを行った者の住所及び氏名（法人にあっては，その事務所の所在地及び名称）
15 前各号に掲げるもののほか，臓器の摘出を行った医師が特に必要と認めた事項
② 前項の書面には，次の各号に掲げる書面を添付しなければならない．
1 臓器の摘出を受けた者が生存中に臓器を提供する意思を表示した書面の写し
2 臓器の摘出を受けた者に遺族がいる場合においては，当該遺族が臓器の摘出を拒まない旨を表示した書面

3 法第6条第5項の書面の写し
4 臓器の摘出を受けた者が生存中に親族に対し臓器を優先的に提供する意思を書面により表示していたときは，当該書面の写し
③ 前項第2号の書面には，臓器の摘出を拒まない旨のほか，次の各号に掲げる事項が記載されていなければならない．
1 臓器の摘出を受けた者の住所及び氏名
2 臓器の摘出を拒まない旨を表示した遺族が摘出を拒まない臓器の左右の別を含む．）
3 臓器の摘出を拒まない旨を表示した遺族の住所，氏名及び臓器の摘出を受けた者との続柄

第7条（摘出した臓器を使用した移植術に関する記録） 法第10条第1項の規定により摘出した臓器を使用した移植術を行った医師が作成する記録には，当該医師が次の各号に掲げる事項を記載し，記名押印又は署名しなければならない．
1 移植術を受けた者の住所，氏名，性別及び生年月日
2 移植術を行った日時並びに移植術が行われた医療機関の所在地及び名称
3 移植術を行った医師の住所（その医師が医療機関に勤務する医師であるときは，その住所又は当該医療機関の所在地及び名称）及び氏名
4 移植術に使用した臓器の別（当該臓器の左右の別及び部位の別を含む．）
5 移植術を受けた者に移植術を行うことが必要であると判断した理由
6 移植術を受けた者に対して行った血液学的検査，生化学的検査，免疫学的検査その他の検査の結果
7 移植術を受けた者又はその者の家族が移植術を行うことを承諾した旨
8 移植術に使用した臓器のあっせんを行った者の住所及び氏名（法人にあっては，その事務所の所在地及び名称）
9 前各号に掲げるもののほか，移植術を行った医師が特に必要と認めた事項

第8条（記録の閲覧） 法第10条第3項に規定する厚生労働省令で定める者は，移植術に使用されるための臓器を提供した遺族，移植術を受けた者又はその者の家族及び法第12条第1項の許可を受けた者（以下「臓器あっせん機関」という．）とする．

第9条 法第10条第1項に規定する判定等に関する記録を保存する者は，前条に規定する者からの請求により当該記録を閲覧に供するときは，次の各号に掲げる事項を記載した請求書の提出を求めることができる．
1 請求の年月日
2 請求をする者の住所及び氏名（法人にあっては，その事務所の所在地及び名称）
3 請求をする者が移植術に使用されるための臓器を提供した遺族である場合には，臓器の摘出を受けた者との続柄
4 請求をする者が移植術を受けた者又はその者の家族である場合には，移植術を受けた者との続柄
5 請求に係る記録の別

第10条 法第10条第3項に規定する厚生労働省令で定める書類は，次の各号に掲げる第8条に規定する者の区分に応じ，それぞれ当該各号に定めるものとする．
1 移植術に使用されるための臓器を提供した遺族 当該臓器に係る第5条第1項の記録及び第2項の書面並びに第6条第1項の記録及び同条第2項の書面（第5条第1項第12号及び第6条第1項第15号に掲げる事項のうち，個人の権利利益を不当に侵

害するおそれがあるものを除く.)
2 移植術を受けた者又はその家族当該移植術に係る第7条の記録(同条第9号に掲げる事項のうち,個人の権利利益を不当に侵害するおそれがあるものを除く.)
3 臓器あっせん機関当該臓器あっせん機関の行ったあっせんに係る第5条第1項の記録及び同条第2項の書面,第6条第1項の記録及び同条第2項の書面並びに第7条の記録

第11条(業として行う臓器のあっせんの許可の申請) 法第12条第1項に規定する業として行う臓器のあっせんの許可を受けようとする者は,あっせんを行う臓器の別ごとに,次の各号に掲げる事項を記載した申請書に申請者の履歴書(法人にあっては,定款,寄附行為又はこれらに準ずるもの及び役員の履歴書.第12条の2において同じ.)を添えて,厚生労働大臣に提出しなければならない.
1 申請者の住所及び氏名(法人にあっては,その主たる事務所の所在地及び名称)
2 臓器のあっせんを行う事務所の所在地及び名称
3 臓器のあっせんの手数料又はこれに類するものを徴収する場合は,その額
4 臓器のあっせんを行う具体的手段
5 申請の日を含む事業年度及び翌事業年度の事業計画及び収支予算

第12条(申請事項の変更の届出) 臓器あっせん機関は,前条第1号又は第2号に掲げる事項に変更を生じたときは,速やかに,同条第3号及び第4号に掲げる事項を変更しようとするときは,変更しようとする日の15日前までに,厚生労働大臣に届け出なければならない.

第12条の2(フレキシブルディスクによる手続) 次の各号に掲げる手続については,当該各号に掲げる事項を記録したフレキシブルディスク並びに申請者又は届出者の氏名及び住所並びに申請又は届出の趣旨及びその年月日を記載した書類を提出することによって行うことができる.
1 第11条の規定による申請書及び申請者の履歴書の提出 当該申請書及び申請者の履歴書に記載する事項
2 第12条の規定による届出 当該届出に係る事項

第12条の3(フレキシブルディスクの構造) 前条のフレキシブルディスクは,工業標準化法(昭和24年法律第185号)に基づく日本工業規格(以下「日本工業規格」という.)X6223号に適合する90ミリメートルフレキシブルディスクカートリッジでなければならない.

第12条の4(フレキシブルディスクへの記録方式) 第12条の2のフレキシブルディスクへの記録は,次に掲げる方式に従ってしなければならない.
1 トラックフォーマットについては,日本工業規格X6224号又は日本工業規格X6225号に規定する方式
2 ボリューム及びファイル構成については,日本工業規格X0605号に規定する方式

第12条の5(フレキシブルディスクにはり付ける書面) 第12条の2のフレキシブルディスクには,日本工業規格X6223号に規定するラベル領域に,次に掲げる事項を記載した書面をはり付けなければならない.
1 申請者又は届出者の氏名
2 申請年月日又は届出年月日

第13条(臓器のあっせんの帳簿) ① 臓器あっせん機関は,臓器のあっせんを行う事務所に帳簿を備え,あっせんを行った臓器ごとに次の各号に掲げる事項を当該帳簿に記載しなければならない.
1 臓器のあっせんを行った相手方の住所及び氏名(法人にあっては,その事務所の所在地及び名称)
2 臓器のあっせんを行った年月日
3 臓器のあっせんを行った具体的手段
4 臓器のあっせん手数料又はこれに類するものの額
② 臓器あっせん機関は,その行った臓器のあっせんについて,臓器の摘出を受けた者が生存中に親族に対し臓器を優先的に提供する意思を書面により表示していた場合であって,当該意思により当該親族が移植術を受けたときには,前項の帳簿に次の各号に掲げる書類を添付しなければならない.
1 臓器の摘出を受けた者が生存中に親族に対し臓器を優先的に提供する意思を表示した書面の写し
2 臓器の摘出を受けた者と当該臓器を使用した移植術を受けた者との親族関係を明らかにすることができる書類

第14条(臓器の摘出に係る取扱い等) ① 医師は,臓器の摘出を行う場合は,臓器が細菌その他の病原体に汚染され,又は損傷を受けることのないよう注意しなければならない.摘出した臓器の取扱いについても,同様とする.
② 医師は,臓器の摘出を行った場合は,摘出後の摘出部位等に適当な措置を講じなければならない.
③ 医師は,臓器の摘出を行った場合は,第6条第1項第5号から第7号まで,第14号及び第15号に掲げる事項を,摘出した臓器ごとに表示しなければならない.
④ 摘出した臓器の取扱いに当たっては,礼意を失わないようにしに注意しなければならない.

第15条(移植術に使用されなかった臓器の記録等)
① 臓器の摘出を行った医師が,摘出した臓器を移植術に使用しないこととした場合は,その理由を第6条第1項の記録に記載しなければならない.
② 臓器の摘出を行った医師以外の医師が,摘出した臓器を移植術に使用しないこととした場合は,次の各号に掲げる事項につき記録を作成し,記名押印又は署名しなければならない.
1 臓器を移植術に使用しないこととした理由
2 臓器を移植術に使用しないこととした医師の住所(その医師が医療機関に勤務する医師であるときは,その住所又は当該医療機関の所在地及び名称)及び氏名
3 第6条第1項第5号,第7号及び第14号に掲げる事項
4 前3号に掲げるもののほか,臓器を移植術に使用しないこととした医師が特に必要と認めた事項
③ 前項の記録を作成する医師が医療機関に勤務する場合にあっては当該医療機関の管理者が,医療機関に勤務する医師以外の医師が作成した場合にあっては当該医師が,5年間保存しなければならない.
④ 医療機関に勤務する医師は,摘出した臓器の処理の必要を認めたときは,速やかに,その旨を当該医療機関の管理者に報告しなければならない.

第16条(移植術に関する説明の記録) ① 医師は,移植術を受ける者又はその家族に対して,移植術の前に,当該移植術について説明を行った場合は,次の各号に掲げる事項につき記録を作成し,記名押印又は署名しなければならない.
1 説明を行った医師の住所(その医師が医療機関に勤務する医師であるときは,その住所又は当該医療

機関の所在地及び名称）及び氏名
2　説明を行った日時及び場所
3　説明を受けた者の住所，氏名及び移植術を受けた者との続柄
4　説明に立ち会った者がいたときは，当該立ち会った者の住所及び氏名
② 前条第3項の規定は，前項の記録について準用する．

附　則（抄）
第1条（施行期日）この省令は，法の施行の日（平成9年10月16日）から施行する．
第2条（角膜及び腎臓の移植に関する法律施行規則の廃止）角膜及び腎臓の移植に関する法律施行規則（昭和55年厚生省令第4号）は，廃止する．
第3条（法附則第4条第1項の規定による眼球又は腎臓の摘出に関する記録）① 法附則第4条第2項の規定により読み替えて適用される法第10条第1項の規定により法附則第4条第1項の規定による眼球又は腎臓の摘出（以下この条及び次条において「眼球又は腎臓の摘出」という．）を行った医師が作成する記録には，当該医師が，同項の規定により摘出した眼球又は腎臓（以下この項において「摘出した眼球又は腎臓」という．）について，次の各号に掲げる事項を記載し，記名押印又は署名をしなければならない．
1　眼球又は腎臓の摘出を受けた者の住所，氏名，性別及び生年月日
2　眼球又は腎臓の摘出を受けた者の死亡の日時
3　眼球又は腎臓の摘出を受けた者の死亡の原因となった傷病及びそれに伴う合併症
4　眼球又は腎臓の摘出を受けた者の主な既往症
5　眼球又は腎臓の摘出を行った日時並びに眼球又は腎じん臓の摘出が行われた医療機関の所在地及び名称
6　眼球又は腎臓の摘出を行った医師の住所（その医師が医療機関に勤務する医師であるときは，その住所又は当該医療機関の所在地及び名称）及び氏名
7　摘出した眼球又は腎臓の別（当該眼球又は腎臓の左右の別を含む．）
8　摘出した眼球又は腎臓の状態
9　摘出した眼球又は腎臓に対して行った処置の内容
10 眼球又は腎臓の摘出を受けた者について行った血液学的検査，生化学的検査，免疫学的検査その他の検査の結果
11 眼球又は腎臓の摘出を承諾した遺族の住所，氏名及び眼球又は腎臓の摘出を受けた者との続柄
12 摘出した眼球又は腎臓のあっせんを行った者の住所及び氏名（法人にあっては，その事務所の所在地及び名称）
13 前各号に掲げるもののほか，眼球又は腎臓の摘出を行った医師が特に必要と認めた事項
② 前項の記録には，眼球又は腎臓の摘出を受けた者の遺族が当該眼球又は腎臓の摘出を承諾する旨を表示した書面を添付しなければならない．
③ 前項の書面には，眼球又は腎臓の摘出を承諾する旨のほか，次の各号に掲げる事項が記載されていなければならない．
1　眼球又は腎臓の摘出を受けた者の住所及び氏名
2　眼球又は腎臓の摘出を承諾する旨を表示した遺族が摘出を承諾する眼球又は腎臓の別（当該眼球又は腎臓の左右の別を含む．）
3　眼球又は腎臓の摘出を承諾する旨を表示した遺族の住所，氏名及び眼球又は腎臓の摘出を受けた者との続柄

48 〈参考〉臓器の移植に関する法律の運用に関する指針（ガイドライン）の制定について

（平9・10・8健医発第1329号，
厚生省保健医療局長通知
最終改正：平19・7・12健医発0712001号）

臓器の移植に関する法律（平成9年法律第104号）については，本年7月16日公布され，本日公布された臓器の移植に関する法律施行規則（平成9年厚生省令第78号）とともに，本年10月16日から施行されることとなっており，これらについては，同日付け厚生省発健医第296号厚生事務次官通知「臓器の移植に関する法律について（依命通知）」及び健医発第1328号保健医療局長通知「臓器の移植に関する法律施行規則等の施行について（施行通知）」が通知されているところであるが，今般，別紙のとおり「臓器の移植に関する法律の運用に関する指針（ガイドライン）を定めたので，これを十分御参照の上，臓器の移植に関する法律及び同法施行規則の適正な施行につき遺漏なきを期されるとともに，貴管下市町村，関係機関，関係団体等に対する周知方につき御配慮願いたい．

（別紙）「臓器の移植に関する法律」の運用に関する指針（ガイドライン）
第1　書面による意思表示ができる年齢等に関する事項

臓器の移植に関する法律（平成9年法律第104号．以下「法」という．）における臓器提供に係る意思表示の有効性について，年齢等により画一的に判断することは難しいと考えるが，民法上の遺言可能年齢等を参考として，法の運用に当たっては，15歳以上の者の意思表示を有効なものとして取り扱うこと．

知的障害者等の意思表示については，一律にその意思表示を有効と取り扱わない運用は適当ではないが，これらの者の意思表示の取扱いについては，今後さらに検討すべきものであることから，主治医等が家族等に対して病状や治療方針の説明を行う中で，患者が知的障害者であることが判明した場合においては，当面，法に基づく脳死判定は見合わせること．

臓器の提供先を指定する意思が書面により表示されていた場合には，脳死・心臓死の区別や親族の別にかかわらず，親族に限定する場合も含めて，当面，当該提供先を指定する意思表示を行った者に対する法に基づく脳死判定及びその者からの臓器の摘出は見合わせること．

第2　遺族及び家族の範囲に関する事項

1　臓器の摘出の承諾に関して法に規定する「遺族」の範囲については，一般的，類型的に決まるものではなく，死亡した者の近親者の中から，個々の事案に即し，慣習や家族構成等に応じて判断すべきものであるが，原則として，配偶者，子，父母，孫，祖父母及び同居の親族の者は祭祀主宰者となるべき者において，前記の「遺族」の総意を取りまとめるものとすることが適当であること．ただし，前

記の範囲以外の親族から臓器提供に対する異論が出された場合には,その状況等を把握し,慎重に判断すること.
2 脳死の判定を行うことの承諾に関して法に規定する「家族」の範囲についても,上記「遺族」についての考え方に準じた取扱いを行うこと.

第3 臓器提供施設に関する事項
法に基づく脳死した者の身体からの臓器提供については,当面,次のいずれの条件をも満たす施設に限定すること.
1 臓器摘出の場を提供する等のために必要な体制が確保されており,当該施設全体について,脳死した者の身体からの臓器摘出を行うことに関して合意が得られていること.なお,その際,施設内の倫理委員会等の委員会で臓器提供に関して承認が行われていること.
2 適正な脳死判定を行う体制があること.
3 救急医療等の関連分野において,高度の医療を行う次のいずれかの施設であること.
・大学附属病院・日本救急医学会の指導医指定施設
・日本脳神経外科学会の専門医訓練施設 (A項)
(注) A項とは,専門医訓練施設のうち,指導に当たった医師,症例数等において特に充実した施設.
・救命救急センターとして認定された施設

第4 脳死した者の身体から臓器を摘出する場合の脳死判定を行うまでの標準的な手順に関する事項
1 主治医等が,臨床的に脳死と判断した場合(臓器の移植に関する法律施行規則(平成9年厚生省令第78号.以下「施行規則」という.第2条第2項各号の項目のうち第五号の「自発呼吸の消失」を除く,第1号から第4号までの項目のいずれもが確認された場合.)以後において,家族等の脳死についての理解の状況等を踏まえ,臓器提供に関して意思表示カードの所持等,本人が何らかの意思表示を行っていたかについて把握するよう努めること.
その結果,家族等から,その意思表示の存在が告げられた場合,又はその意思表示の存在の可能性が考えられる場合には,主治医は,脳死臓器提供の機会があること,及び承諾に係る手続に際しては主治医以外の者(臓器移植ネットワーク等の臓器のあっせんに係る連絡調整を行う者(以下「コーディネーター」という.)による説明があることを,口頭又は書面により告げること.
その際,説明を聴くことを強制してはならないこと.なお,法に基づき脳死と判定される以前においては,患者の医療に最善の努力を尽くすこと.
2 主治医以外の者による説明を聴くことについて家族の承諾が得られた場合,主治医は,直ちに臓器移植ネットワークに連絡すること.
3 連絡を受けた臓器移植ネットワークにおいては,直ちにコーディネーターを派遣すること.派遣されたコーディネーターは,主治医から説明者として家族に紹介を受けた後に,家族に対して,脳死判定の概要,臓器移植を前提として法に規定する脳死判定により脳死と判定された場合には,法において人の死とされていること,本人が臓器を提供する意思及び脳死判定に従う意思を書面で表示し,かつ,家族が臓器提供及び脳死判定を拒まない場合には,脳死した本人から臓器を摘出することができること並びに脳死の判定及び臓器摘出を行うとともに,本人が書面により脳死の判定に従い,かつ臓器提供に関する意思を表示しているか否かについて書面により確認すること.また,家族が,脳死

判定を行うこと及び臓器を提供することを拒まない意思があるか否かについて確認すること.
主治医は,家族が希望する場合には,これらの者の説明に立ち会うことができること.なお,説明に当たっては,脳死判定を行うこと及び臓器を提供することに関する家族の承諾の任意性の担保に配慮し,承諾を強要するような言動があってはならず,説明の途中で家族が説明の継続を拒んだ場合は,その意思を尊重すること.また,家族の置かれている状況にかんがみ,家族の心情に配慮しつつ説明を行うこと.
4 脳死を判定する医師は,本人が書面により脳死の判定に従い,かつ臓器を提供する意思を表示していること並びに家族も脳死判定を行うこと及び臓器を提供することを拒まないこと又は家族がいないことを確認の上で,法に規定する脳死判定を行うこと.なお,脳死を判定する医師は,家族が希望する場合には,家族を脳死判定に立ち合わせることが適切であること.

第5 臓器移植にかかわらない一般の脳死判定に関する事項
法は,臓器移植の適正な実施に関して必要な事項を定めているものであり,臓器移植にかかわらない一般の脳死判定について定めているものではないこと.このため,治療方針の決定等のために行われる一般の脳死判定については,従来どおりの取扱いで差し支えないこと.

第6 角膜及び腎臓の移植の取扱いに関する事項
角膜及び腎臓の移植に関する法律(昭和54年法律第63号)は,法の施行に伴い廃止されるが,いわゆる心停止後に行われる角膜及び腎臓の移植については,法附則第4条により,本人が生存中に眼球又は腎臓を移植のため提供する意思を書面により表示していない場合(本人が眼球又は腎臓を提供する意思がないことを表示している場合を除く.)においても,従来どおり,当該眼球又は腎臓の摘出について,遺族から書面により承諾を得た上で,摘出することができること.
また,いわゆる心停止後に行われる腎臓摘出の場合においても,通例,心停止前に脳死判定が行われているが,この場合の脳死判定は治療方針の決定等のために行われる5の一般の脳死判定に該当するものであり,法第6条第2項に定められた脳死判定には該当しないものであること.したがって,この場合においては,従来どおりの取扱いで差し支えなく,法に規定する脳死判定を行うに先だって求められる本人の脳死判定に従う等の意思表示及びそれを家族が拒まない等の条件は必要でないこと.

第7 臓器摘出に係る脳死判定に関する事項
1 脳死判定の方法
法に規定する脳死判定の具体的な方法については,施行規則において定められているところであるが,さらに個々の検査の手法については,「法的脳死判定マニュアル」(厚生省厚生科学研究費特別研究事業『脳死判定手順に関する研究班』平成11年度報告書)に準拠して行うこと.
なお,以下の項目については,特に留意すること.
(1) 瞳孔の固定
従来の竹内基準で用いられてきた「瞳孔固定」の意味は,刺激に対する反応の欠如であり,長時間観察を行った結果としての「固定」として捉えていない.
したがって,脳死判定時において,あらゆる中枢性刺激に対する反応が欠如していれば,施行規則第2条第2項第2号に規定されている「瞳孔が固定し

として取り扱うことが適切であること．
（2）無呼吸テスト
　自発呼吸の消失の確認は，無呼吸テストによって行うこととなるが，当該テストは，動脈血二酸化炭素分圧が適切な値まで上昇するか否かが重要な点であって，呼吸器を外す時間経過に必ずしもとらわれるものではない点に留意すること．具体的には，血液ガス分析を適時行い，無呼吸テスト開始前に二酸化炭素分圧がおおよそ基準値の範囲（35水銀柱ミリメートル以上45水銀柱ミリメートル以下）にあることを確かめた上で，二酸化炭素分圧が60水銀柱ミリメートル以上（80水銀柱ミリメートル以下が望ましい）に上昇したことの確認を行うこと．
　無呼吸テスト中は，血圧計，心電計及びパルスオキシメーターにより循環動態の把握を行い，低血圧，不整脈等の反応が現れた場合には適切な処置を採ることとし，当該テストを継続することについての危険性があると判断した場合には，直ちに当該テストを中止すること．
　炭酸ガスでなく酸素刺激によって呼吸中枢が刺激されているような重症呼吸不全の患者に対しては無呼吸テストの実施を見合わせること．なお，臓器提供施設においては，無呼吸テストの実施に当たって，呼吸管理に習熟した専門医師が関与するよう努めること．
（3）補助検査
　補助検査については，家族等に対して脳判定結果についてより理解を得るためのものとして意義が認められるが，簡便性や非侵襲性などの観点から，聴性脳幹誘発反応（上記報告書における聴性脳幹誘発電位検査法）が有用であり，施行規則第2条第5項に規定されているように，できるだけ実施するよう努めること．
（4）判定医
　脳死判定は，脳神経外科医，神経内科医，救急医又は麻酔・蘇生科・集中治療医であって，それぞれの学会専門医又は学会認定医の資格を持ち，かつ脳死判定に関して豊富な経験を有し，しかも臓器移植にかかわらない医師が2名以上で行うこと．
　臓器提供施設においては，脳死判定を行う者について，あらかじめ倫理委員会等の委員会において選定を行うとともに，選定された者の氏名，診療科目，専門医等の資格，経験年数等について，その情報の開示を求められた場合には，提示できるようにするものとすること．
（5）観察時間
　第2回目の検査は，第1回目の検査終了時から6時間以上を経過した時点において行うこと．
（6）その他
　いわゆる脳低温療法については，脳卒中や頭部外傷等の脳障害の患者に対する新しい治療法の一つであり，脳死した者の脳を蘇生させる治療法ではないこと．
　また，脳死判定を開始するに当たっては，それ以前に原疾患に対して行い得るすべての適切な治療が行われたことが当然の前提となるが，脳低温療法の適応については，個々の患者の病状等に応じて判断するべきものであり，当該治療法を行うことを脳死判定の実施の条件とはしていないことに留意すること．
2　本人の判定以後に本人の書面による意思が確認された場合の取扱い
　第7の1の脳死判定基準と同じ基準により一般の脳死判定がされた後に，本人の書面による意思や家族の承諾が確認された場合については，その時点で初めて法に規定する脳死判定を行う要件が備わると考えられることから，改めて，法に規定する脳死判定を行うこと．
3　診療録への記載
　法に規定する脳死判定を行った医師は，法第10条第1項に規定する記録を作成しなければならないことは当然であるが，当該記録とは別に，脳死判定の検査結果について患者の診療録に記載し，又は当該記録の写しを貼付すること．

第8　死亡時刻に関する事項
　法の規定に基づき脳死判定を行った場合の脳死した者の死亡時刻については，脳死判定の観察時間経過後の不可逆性の確認時（第2回目の検査終了時）とすること．

第9　臓器摘出に至らなかった場合の脳死判定の取扱いに関する事項
　法の規定に基づき，臓器摘出に係る脳死判定を行い，その後移植に適さない等の理由により臓器が提供されない場合においても，当該脳死が判定された時点（第2回目の検査終了時）をもって「死亡」とすること．

第10　移植施設に関する事項
1　脳死した者の身体から摘出された臓器の移植の実施については，移植関係学会合同委員会において選定された施設に限定すること．
2　移植関係学会合同委員会における選定施設が臓器移植ネットワークにおける移植施設として登録され，その施設だけに臓器が配分されること．
3　移植施設の見直し・追加については，移植関係学会合同委員会における選定をふまえて適宜行われること．

第11　死体からの臓器移植の取扱いに関するその他の事項
1　公平・公正な臓器移植の実施
　移植医療に対する国民の信頼の確保のため，移植機会の公平性の確保と，最も効果的な移植の実施という両面からの要請に応えた臓器の配分が行われることが必要であることから，臓器のあっせんを一元的に行う臓器移植ネットワークを介さない臓器の移植は行ってはならないこと．また，海外から提供された臓器についても，臓器移植ネットワークを介さない臓器の移植は行ってはならないこと．なお，角膜については，従来どおり，アイバンクを通じて角膜移植を行うものとすること．
2　法令に規定されていない臓器の取扱い
　臓器移植を目的として，法及び施行規則に規定されていない臓器を死体（脳死した者の身体を含む．）から摘出することは，行ってはならないこと．
3　個人情報の保護
　移植医療関係者が個人情報そのものの保護に努めることは当然のことであるが，移植医療の性格にかんがみ，臓器提供者に関する情報と移植患者に関する情報が相互に伝わることのないよう，細心の注意を払うこと．
4　摘出記録の保存
　臓器の摘出に係る法第10条第1項の記録については，摘出を行った医師が所属する医療機関の管理者が保存することとされているが，当該摘出を行った医師が所属する医療機関以外の医療機関において臓器の摘出が行われた場合には，臓器の摘出の記録の写しを当該摘出が行われた医療機関の管理者において保存すること．
5　検視等
　犯罪捜査に関する活動に支障を生ずることなく臓

器の移植の円滑な実施を図るという観点から，医師は，法第6条第2項に係る判定を行おうとする場合であって，当該判定の対象者が確実に診断された内因性疾患により脳死状態にあることが明らかである者以外の者であるときは，速やかに，当該者に対し法に基づく脳死判定を行う旨を所轄警察署長に連絡すること．なお，この場合，脳死判定後に行われる医師法(昭和23年法律第201号)第21条にも規定する異状死体の届出は，別途行うべきものであること．

医師は，脳死した者の身体について刑事訴訟法(昭和23年法律第131号)第229条第1項のその他の犯罪捜査に関する手続が行われるときは，捜査機関に対し，必要な協力をするものとすること．医師は，当該摘出手続きが行われる場合には，その手続が終了した旨の連絡を捜査機関から受けた後でなければ，臓器を摘出してはならないこと．

第12 生体からの臓器移植の取扱いに関する事項
1 生体からの臓器移植は，健常な提供者に侵襲を及ぼすことから，やむを得ない場合に例外として実施されるものであること．生体から臓器移植を行う場合においては，法第2条第2項及び第3項，第4条，第11条等の規定を遵守するほか，以下のとおり取り扱うこと．
2 臓器の提供の申し出については，任意になされ他からの強制でないことを，家族及び移植医療に関与する者以外の者であって，提供者の自由意思を適切に確認できる者により確認しなければならないこと．
3 提供者に対しては，摘出術の内容について文書により説明するとともに，臓器の提供に伴う危険性及び移植術を受ける者の手術において推定される成功の可能性について説明を行い，書面で提供の同意を得なければならないこと．
4 移植術を受けて摘出された肝臓が他の患者の移植術に用いられるいわゆるドミノ移植において，最初の移植術を受ける患者については，移植術を受ける者としてのほか，提供者としての説明及び同意の取得を行わなければならないこと．
5 移植術を受ける者に対して移植術の内容，効果及び危険性について説明し書面で同意を得る際には，併せて提供者に対される臓器の提供に伴う危険性についても，説明しなければならないこと．
6 臓器の提供者が移植術を受ける者の親族である場合は，親族関係及び当該親族本人であることを，公的証明書により確認することを原則とし，親族であることを公的証明書により確認することができないときは，当該施設内の倫理委員会等の委員会で関係資料に基づき確認を実施すること．

細則：本人確認のほか，親族関係について，戸籍抄本，住民票又は世帯単位の住民票により確認すること．別世帯であるが戸籍抄本等による確認が困難なときは，少なくとも本籍地が同一であることを公的証明書で確認すべきであること．

7 親族以外の第三者から臓器が提供される場合は，当該施設内の倫理委員会等の委員会において，有償性の回避及び任意性の確保に配慮し，症例ごとに個別に承認を受けるものとすること．

細則：倫理委員会等の委員会の構成員にドナー・レシピエントの関係者や移植医療の関係者を含むときは，これらの者は評決に加わらず，また，外部委員を加えるべきであること．

細則：生体腎移植においては，提供者の両腎のうち状態の良いものを提供者に止めることが原則とされて

いる．したがって，親族以外の第三者から腎臓が提供される場合において，その腎臓が医学的に摘出の必要のない疾患を有するものに限り，本項が適用される．
8 疾患の治療上の必要から腎臓が摘出された場合において，摘出された腎臓を移植に用いるいわゆる病腎移植については，現時点では医学的に妥当性がないところ．

したがって，病腎移植は，医学・医療の専門家において一般的に受け入れられた科学的原則に従い，有効性及び安全性が予測されるときの臨床研究として行う以外は，これを行ってはならない．また，当該臨床研究を行う者は「臨床研究に関する倫理指針」(平成16年厚生労働省告示第459号)に規定する事項を遵守すべきであること．さらに，研究実施にあたっての適正な手続の確保，臓器の提供者からの研究に関する問合せへの的確な対応，研究に関する情報の適切かつ正確な公開等を通じて，研究の透明性の確保を図らなければならないこと．

第13 組織移植の取扱いに関する事項
法が規定しているのは，臓器の移植等についてであって，皮膚，血管，心臓弁，骨等の組織の移植については対象としておらず，また，これら組織の移植のための特段の法令はないが，通常本人又は遺族の承諾を得た上で医療上の行為として行われ，医療的見地，社会的見地等から相当と認められる場合には許容されるものであること．したがって，組織の摘出に当たっては，組織の摘出に係る遺族等の承諾を得ることが最低限必要であり，遺族等に対して，摘出する組織の種類やその目的等について十分な説明を行った上で，書面により承諾を得ることが運用上適切であること．

49 死体解剖保存法

(昭24・6・10 法律第204号，
最終改正：平17・7・15 法律第83号)

第1条〔目的〕 この法律は，死体(妊娠4月以上の死胎を含む．以下同じ．)の解剖及び保存並びに死因調査の適正を期することによって公衆衛生の向上を図るとともに，医学(歯学を含む．以下同じ．)の教育又は研究に資することを目的とする．

第2条〔保険所長の許可〕 ① 死体の解剖をしようとする者は，あらかじめ，解剖をしようとする地の保健所長の許可を受けなければならない．ただし，次の各号のいずれかに該当する場合は，この限りでない．
1 死体の解剖に関し相当の学識技能を有する医師，歯科医師その他の者であって，厚生労働大臣が適当と認定したものが解剖する場合
2 医学に関する大学(大学の学部を含む．以下同じ．)の解剖学，病理学又は法医学の教授又は准教授が解剖する場合
3 第8条の規定により解剖する場合
4 刑事訴訟法(昭和23年法律第131号)第129条(第222条第1項において準用する場合を含む．)，第168条第1項又は第225条第1項の規定により解剖する場合
5 食品衛生法(昭和22年法律第233号)第59条第1項又は第2項の規定により解剖する場合
6 検疫法(昭和26年法律第201号)第13条第2

49 死体解剖保存法

項の規定により解剖する場合
② 保健所長は、公衆衛生の向上又は医学の教育若しくは研究のため特に必要があると認められる場合でなければ、前項の規定による許可を与えてはならない。
③ 第1項の規定による許可に関して必要な事項は、厚生労働省令で定める。

第3条〔認定の取消〕 厚生労働大臣は、前条第1項第1号の認定を受けた者が左の各号の1に該当するときは、その認定を取り消すことができる。
1 医師又は歯科医師がその免許を取り消され、又は医業若しくは歯科医業の停止を命ぜられたとき。
2 この法律の規定又はこの法律の規定に基く厚生労働省令の規定に違反したとき。
3 罰金以上の刑に処せられたとき。
4 認定を受けた日から5年を経過したとき。

第4条〔審議会の諮問等〕 ① 厚生労働大臣は、第2条第1項第1号の認定又はその認定の取消を行うに当つては、あらかじめ、医道審議会の意見を聞かなければならない。
② 厚生労働大臣は、第2条第1項第1号の認定をしたときは、認定証明書を交付する。
③ 第2条第1項第1号の認定及びその認定の取消に関して必要な事項は、政令で定める。

第5条・第6条 削除

第7条〔遺族の承諾〕 死体の解剖をしようとする者は、その遺族の承諾を受けなければならない。ただし、次の各号のいずれかに該当する場合においては、この限りでない。
1 死亡確認後30日を経過しても、なおその死体について引取者のない場合
2 2人以上の医師(うち1人は歯科医師であつてもよい。)が診療中であつた患者が死亡した場合において、主治の医師を含む2人以上の診療中の医師又は歯科医師がその死因を明らかにするため特にその解剖の必要を認め、且つ、その遺族の所在が不明であり、又は遺族が遠隔の地に居住する等の事由により遺族の諾否の判明するのを待つていてはその解剖の目的がほとんど達せられない場合
3 第2条第1項第3号又は第4号に該当する場合
4 食品衛生法第59条第2項の規定により解剖する場合
5 検疫法第13条第2項後段の規定に該当する場合

第8条〔監察医の検案を経た後の解剖〕 ① 政令で定める地を管轄する都道府県知事は、その地域内における伝染病、中毒又は災害により死亡した疑のある死体その他死因の明らかでない死体について、その死因を明らかにするため監察医を置き、これに検案をさせ、又は検案によつても死因の判明しない場合には解剖させることができる。但し、変死体又は変死の疑のある死体については、刑事訴訟法第229条の規定による検視があつた後でなければ、検案又は解剖させることはできない。
② 前項の規定による検案又は解剖は、刑事訴訟法の規定による検証又は鑑定のための解剖を妨げるものではない。

第9条〔解剖の場所〕 死体の解剖は、特に設けた解剖室においてしなければならない。但し、特別の事情がある場合において解剖をしようとする地の保健所長の許可を受けた場合及び第2条第1項第4号に掲げる場合は、この限りでない。

第10条 身体の正常な構造を明らかにするための解剖は、医学に関する大学において行うものとする。

第11条〔犯罪に関係する異状の届出〕 死体を解剖した者は、その死体について犯罪と関係のある異状があると認めたときは、24時間以内に、解剖をした地の警察署長に届け出なければならない。

第12条〔学校長への交付〕 引取者のない死体については、その所在地の市町村長(特別区の区長を含むものとし、地方自治法(昭和22年法律第67号)第252条の19第1項の指定都市にあつては区長とする。以下同じ。)は、医学に関する大学の長(以下学校長という。)から医学の教育又は研究のための交付の要求があつたときは、その死亡確認後、これを交付することができる。

第13条〔死体交付証明書〕 ① 市町村長は、前条の規定により死体の交付をしたときは、学校長に死体交付証明書を交付しなければならない。
② 前項の規定による死体交付証明書の交付があつたときは、学校長の行う埋葬又は火葬については、墓地、埋葬等に関する法律(昭和23年法律第48号)第5条第1項の規定による許可があつたものとみなし、死体交付証明書は、同法第8条の規定による埋葬許可証又は火葬許可証とみなす。

第14条〔交付を受けた死体の引渡〕 第12条の規定により死体の交付を受けた学校長は、死亡の確認後30日以内に引取者から引渡の要求があつたときは、その死体を引き渡さなければならない。

第15条 前条に規定する期間を経過した後においても、死者の相続人その他死者と相当の関係のある引取者から引渡の要求があつたときは、その死体の全部又は一部を引き渡さなければならない。但し、その死体が特に得がたいものである場合において、医学の教育又は研究のためその保存を必要とするときは、この限りでない。

第16条〔行旅病人及行旅死亡人取扱法の手続〕 第12条の規定により交付する死体についても、行旅病人及行旅死亡人取扱法(明治32年法律第93号)に規定する市町村は、遅滞なく、同法所定の手続(第7条の規定による埋火葬を除く。)を行わなければならない。

第17条〔標本としての保存〕 ① 医学に関する大学又は医療法(昭和23年法律第205号)の規定による地域医療支援病院若しくは特定機能病院の長は、医学の教育又は研究のため特に必要があるときは、遺族の承諾を得て、死体の全部又は一部を標本として保存することができる。
② 遺族の所在が不明のとき、及び第15条但書に該当するときは、前項の承諾を得ることを要しない。

第18条 第2条の規定により死体の解剖をすることができる者は、医学の教育又は研究のため特に必要があるときは、解剖をした後その死体(第12条の規定により市町村長から交付を受けた死体を除く。)の一部を標本として保存することができる。但し、その遺族から引渡の要求があつたときは、この限りでない。

第19条 ① 前2条の規定により保存する場合を除き、死体の全部又は一部を保存しようとする者は、遺族の承諾を得、かつ、保存しようとする地の都道府県知事(地域保健法(昭和22年法律第101号)第5条第1項の政令で定める市又は特別区にあつては、市長又は区長。)の許可を受けなければならない。
② 遺族の所在が不明のときは、前項の承諾を得ることを要しない。

第20条〔死体取扱上の注意〕 死体の解剖を行い、又はその全部若しくは一部を保存する者は、死体の取扱に当つては、特に礼意を失わないように注意しなければ

ばならない.
- **第21条〔費用の負担〕** 学校長は，第12条の規定により交付を受けた死体については，行旅病人及び行旅死亡人取扱法第11条及び第13条の規定にかかわらず，その運搬に関する諸費，埋火葬に関する諸費及び墓標費であって，死体の交付を受ける際及びその後に要したものを負担しなければならない.
- **第22条〔罰則〕** 第2条第1項，第14条又は第15条の規定に違反した者は，6月以下の懲役又は3万円以下の罰金に処する.
- **第23条** 第9条又は第19条の規定に違反した者は，2万円以下の罰金に処する.

50 監察医を置くべき地域を定める政令

(昭24・12・9政令第385号，
最終改正：昭60・7・12政令第225号)

内閣は，死体解剖保存法（昭和24年法律第204号）第8条第1項の規定に基き，この政令を制定する.

死体解剖保存法第8条第1項の規定に基き，次の地域を定める.

東京都の区の存する区域，大阪市，横浜市，名古屋市及び神戸市

附　則

この政令は，昭和24年12月10日から施行する.

51 病理解剖指針について

(昭63・11・18健政発第693号，
各都道府県知事あて厚生省健康政策局長通知)

死体解剖については，死体解剖保存法（昭和24年法律第204号），同法施行令（昭和28年政令第381号）及び同法施行規則（昭和24年厚生省令第37号）に規定されているところであるが，今般，医道審議会死体解剖資格審査部会において，病理解剖の業務の円滑な実施を図るため，別添のとおり「病理解剖指針」が取りまとめられたので，貴管内の周知徹底方よろしくお取り計らい願いたい.

〔別添〕
病理解剖指針
(昭和63年11月7日，医道審議会死体解剖資格審査部会申し合せ)

1　はじめに

病理解剖は，病死した患者の死因又は病因及び病態を究明するための最終的な検討手段として重要性は高く，また，医学研究の進歩と公衆衛生の向上の観点からも不可欠の行為であり，法律上病理解剖は，その目的の正当性，手段・方法の妥当性により刑法第190条の死体損壊罪の適用を免れるものである.

しかし，不適切な方法で解剖及び標本の作成を行えば刑事責任を問われることもありうること及び国民の死体に対する尊崇の念が存在することにも鑑み，病理解剖の実施に当たっては，特に礼意を失しないよう十分な配慮が必要である.

現在，死体解剖は，死体解剖保存法においては厚生大臣の認定を受けた者，医学に関する大学の解剖学，病理学又は法医学の教授又は助教授やあらかじめ解剖をしようとする地の保健所長の許可を受けた者が行うこととしており，病理解剖についても，これらの者が病理解剖医として，死体解剖保存法等関連法規に従って病理解剖を行うこととなっている.

しかし，実際の病理解剖に当たっては，病理解剖医の自覚と責任に委ねられている部分が少なくない．そこで，この病理解剖指針では，具体的な病理解剖医の責務を指針として明らかにすることにより解剖現場で疑義が生じないようにするとともに，病理解剖の一層の適正化を目指すことを目的とするものである.

2　病理解剖医の責務

(1)　病理解剖医は，病理解剖を行うこと及び標本の採取を行うことにつき遺族の同意があることを確認した後でなければ，解剖に着手してはならないこと．ただし，死亡確認後30日を経過しても，なお引取り手のない死体を解剖する場合又は，2人以上の医師（うち1人は歯科医師であってもよい．）が診療中であった患者が死亡した場合において，主治の医師を含む2人以上の診療中の医師又は歯科医師がその死因を明らかにするため特にその解剖の必要を認め，且つ，その遺族の所在が不明であり，又は遺族が遠隔の地に居住する等の事由により遺族の諾否の判明するのを待っていてはその解剖の目的がほとんど達せられないことが明らかな死体を解剖する場合等法定除外事由を満たしている場合はこの限りでない.

(2)　病理解剖医は一般に禁止されている死体の解剖を特に許されたものであることを認識し，遺族を初め，国民の宗教感情に十分留意し，主治医等から死体の受けつぎを受けるに当たっては，遺族に死体を引き渡すまでの間，解剖補助者，見学者等を指揮・監督し死体が十分な礼意を以って取り扱われるよう努めなければならないこと.

(3)　病理解剖医は，病理解剖を行う際には，自分自身並びに解剖補助者等への伝染性疾患の感染及び環境汚染等がおきないように十分注意しなくてはならないこと.

(4)　病理解剖医は自ら死体の切開及び臓器の摘出を行わなければならないこと.

なお，臨床検査技師，看護婦等医学的知識及び技能を有する者（以下「臨床検査技師等」という．）が開頭等に際し，その一部の行為につき解剖補助者として解剖の補助を行う場合には，病理解剖医は，死因又は病因及び病態を究明するという病理解剖の目的が十分達せられるよう，これらの者に適切な指導監督を行わなければならないこと.

また，血液等の採取，摘出した臓器からの肉眼標本の作成や縫合等の医学的行為については，臨床検査技師等以外を解剖にかかわらせることのないよう十分注意をしなければならないこと.

(5)　病理解剖医は，解剖が終了した場合には清拭等外観の回復が適切に行われるよう努めなければならないこと．解剖補助者又はその他の者に清拭等を行わせる場合には，それが適切に行われるよう指導監督しなくてはならないこと.

(6)　病理解剖医は，標本として保存するものを除き，可能なかぎり，死体の復元に努め，死体の外観の回復等を図り，遺族等の感情に十分留意しなければならな

いこと．
(7) 病理解剖医は，死体解剖保存法第18条の規定により，死体の一部を標本として保存する場合には，標本が適切に保管されるように配慮しなければならないと共に，遺族から引き渡しの要求があったときは，遅滞なく遺族に引き渡さなければならないこと．

ただし，その標本が死体の僅少部分に止まる場合には，刑法の規定をも考慮し，一般社会通念に反せず，且つ，公衆衛生上遺憾のないように適宜処置して差し支えないこと．

3 病院長等の責務

病院長，医学に関する大学の長，医学部長又は歯学部長（以下「病院長等」という．）は，解剖が適切に行われるよう解剖設備やスタッフの配置に十分留意するとともに，解剖用の死体が主治医から病理解剖医に適切に引き渡されるよう，又，解剖後の死体が病理解剖医から主治医・遺族に引き渡されるよう病理解剖医等を指導監督しなくてはならないこと．

また，死体の全体又は一部を標本として保存する場合には，標本が適切に保管されるように配慮しなければならないと共に，その標本が医学の教育又は研究の用に供されなくなったとき又は，遺族から引き渡しの要求があったときは，遅滞なく遺族に引き渡さなければならないこと．ただし，遺族の承諾があったときは，病院長等は，その標本を礼意を失しないよう焼却等適切に処分することができること．

なお，標本を標本としての目的以外に使用しようとするときは，改めて遺族の同意を得なければならないこと．

52 医学及び歯学の教育のための献体に関する法律

（昭58・5・25 法律第56号，
最終改正：平11・12・22 法律第160号）

第1条〔目的〕 この法律は，献体に関して必要な事項を定めることにより，医学及び歯学の教育の向上に資することを目的とする．

第2条〔定義〕 この法律において「献体の意思」とは，自己の身体を死後医学又は歯学の教育として行われる身体の正常な構造を明らかにするための解剖（以下「正常解剖」という．）の解剖体として提供することを希望することをいう．

第3条〔献体の意思の尊重〕 献体の意思は，尊重されなければならない．

第4条〔献体に係る死体の解剖〕 死亡した者が献体の意思を書面により表示しており，かつ，次の各号のいずれかに該当する場合においては，その死体の正常解剖を行おうとする者は，死体解剖保存法（昭和24年法律第204号）第7条本文の規定にかかわらず，遺族の承諾を受けることを要しない．
1 当該正常解剖を行おうとする者の属する医学又は歯学に関する大学（大学の学部を含む．以下「学校長」という．）が，死亡した者が献体の意思を書面により表示している旨を遺族に告知し，遺族がその解剖を拒まない場合
2 死亡した者に遺族がない場合

第5条〔引取者による死体の引渡し〕 死亡した者が献体の意思を書面により表示しており，かつ，当該死亡した者に遺族がない場合においては，その死体の引取者は，学校長から医学又は歯学の教育のため引渡しの要求があったときは，当該死体を引き渡すことができる．

第6条〔記録の作成及び保存等〕 ① 学校長は，正常解剖の解剖体として死体を受領したときは，文部科学省令で定めるところにより，当該死体に関する記録を作成し，これを保存しなければならない．

② 文部科学大臣は，学校長に対し，前項の死体に関し必要な報告を求めることができる．

第7条〔指導及び助言〕 文部科学大臣は，献体の意思を有する者が組織する団体に対し，その求めに応じ，その活動に関し指導又は助言をすることができる．

第8条〔国民の理解を深めるための措置〕 国は，献体の意義について国民の理解を深めるため必要な措置を講ずるよう努めるものとする．

53 墓地，埋葬等に関する法律（抄）

（昭23・5・31 法律第48号，
最終改正：平18・6・7 法律第53号）

第1章 総則

第1条〔目的〕 この法律は，墓地，納骨堂又は火葬場の管理及び埋葬等が，国民の宗教的感情に適合し，且つ公衆衛生その他公共の福祉の見地から，支障なく行われることを目的とする．

第2条〔定義〕 ① この法律で「埋葬」とは，死体（妊娠4箇月以上の死胎を含む．以下同じ．）を土中に葬ることをいう．

② この法律で「火葬」とは，死体を葬るために，これを焼くことをいう．

③ この法律で「改葬」とは，埋葬した死体を他の墳墓に移し，又は埋蔵し，若しくは収蔵した焼骨を，他の墳墓又は納骨堂に移すことをいう．

④ この法律で「墳墓」とは，死体を埋葬し，又は焼骨を埋蔵する施設をいう．

⑤ この法律で「墓地」とは，墳墓を設けるために，墓地として都道府県知事の許可をうけた区域をいう．

⑥ この法律で「納骨堂」とは，他人の委託をうけて焼骨を収蔵するために，納骨堂として都道府県知事の許可を受けた施設をいう．

⑦ この法律で「火葬場」とは，火葬を行うために，火葬場として都道府県知事の許可をうけた施設をいう．

第2章 埋葬，火葬及び改葬

第3条〔24時間内埋葬又は火葬の禁止〕 埋葬又は火葬は，他の法令に別段の定があるものを除く外，死亡又は死産後24時間を経過した後でなければ，これを行ってはならない．但し，妊娠7箇月に満たない死産のときは，この限りでない．

第4条〔埋葬又は火葬の場所の制限〕 ① 埋葬又は焼骨の埋蔵は，墓地以外の区域に，これを行ってはならない．

② 火葬は，火葬場以外の施設でこれを行ってはならない．

第5条〔埋葬，火葬又は改葬の許可〕 ① 埋葬，火葬又は改葬を行おうとする者は，厚生労働省令で定めるところにより，市町村長（特別区の区長を含む．以下同じ．）の許可を受けなければならない．

② 前項の許可は,埋葬及び火葬に係るものにあつては死亡若しくは死産の届出を受理し,死亡の報告若しくは死産の通知を受け,又は船舶の船長から死亡若しくは死産に関する航海日誌の謄本の送付を受けた市町村長が,改葬に係るものにあつては死体又は焼骨の現に存する地の市町村長が行なうものとする.

第6条,第7条 削除

第8条〔許可証の交付〕 市町村長が,第5条の規定により,埋葬,改葬又は火葬の許可を与えるときは,埋葬許可証,改葬許可証又は火葬許可証を交付しなければならない.

第9条〔市長村長の埋葬又は火葬の義務〕 ① 死体の埋葬又は火葬を行う者がないとき又は判明しないときは,死亡地の市町村長が,これを行わなければならない.

② 前項の規定により埋葬又は火葬を行つたときは,その費用に関しては,行旅病人及び行旅死亡人取扱法(明治32年法律第93号)の規定を準用する.

第4章 罰則

第21条〔罰則〕 左の各号の1に該当する者は,これを1,000円以下の罰金又は拘留若しくは科料に処する.
1 第3条,第4条,第5条第1項又は第12条から第17条までの規定に違反した者
2 第18条の規定による当該職員の立入検査を拒み,妨げ,若しくは忌避した者,又は同条の規定による報告をせず,若しくは虚偽の報告をした者

V 薬　事

54　薬　事　法

（昭 35・8・10 法律第 145 号，
最終改正：平 18・6・21 法律第 84 号）

第 1 章　総　則

第 1 条（目的） この法律は，医薬品，医薬部外品，化粧品及び医療機器の品質，有効性及び安全性の確保のために必要な規制を行うとともに，指定薬物の規制に関する措置を講ずるほか，医療上特にその必要性が高い医薬品及び医療機器の研究開発の促進のために必要な措置を講ずることにより，保健衛生の向上を図ることを目的とする．

第 2 条（定義） ① この法律で「医薬品」とは，次に掲げる物をいう．

1　日本薬局方に収められている物
2　人又は動物の疾病の診断，治療又は予防に使用されることが目的とされている物であつて，機械器具，歯科材料，医療用品及び衛生用品（以下「機械器具等」という．）でないもの（医薬部外品を除く．）
3　人又は動物の身体の構造又は機能に影響を及ぼすことが目的とされている物であつて，機械器具等でないもの（医薬部外品及び化粧品を除く．）

② この法律で「医薬部外品」とは，次に掲げる物であつて人体に対する作用が緩和なものをいう．

1　次のイからハまでに掲げる目的のために使用される物（これらの使用目的のほかに，併せて前項第 2 号又は第 3 号に規定する目的のために使用される物を除く．）であつて機械器具等でないもの
　イ　吐きけその他の不快感又は口臭若しくは体臭の防止
　ロ　あせも，ただれ等の防止
　ハ　脱毛の防止，育毛又は除毛
2　人又は動物の保健のためにするねずみ，はえ，蚊，のみその他これらに類する生物の防除の目的のために使用される物（この使用目的のほかに，併せて前項第 2 号又は第 3 号に規定する目的のために使用される物を除く．）であつて機械器具等でないもの
3　前項第 2 号又は第 3 号に規定する目的のために使用される物（前 2 号に掲げる物を除く．）のうち，厚生労働大臣が指定するもの

③ この法律で「化粧品」とは，人の身体を清潔にし，美化し，魅力を増し，容貌を変え，又は皮膚若しくは毛髪を健やかに保つために，身体に塗擦，散布その他これらに類似する方法で使用されることが目的とされている物で，人体に対する作用が緩和なものをいう．ただし，これらの使用目的のほかに，第 1 項第 2 号又は第 3 号に規定する用途に使用されることも併せて目的とされている物及び医薬部外品を除く．

④ この法律で「医療機器」とは，人若しくは動物の疾病の診断，治療若しくは予防に使用されること，又は人若しくは動物の身体の構造若しくは機能に影響を及ぼすことが目的とされている機械器具等であつて，政令で定めるものをいう．

⑤ この法律で「高度管理医療機器」とは，医療機器であつて，副作用又は機能の障害が生じた場合（適正な使用目的に従い適正に使用された場合に限る．次項及び第 7 項において同じ．）において人の生命及び健康に重大な影響を与えるおそれがあることからその適切な管理が必要なものとして，厚生労働大臣が薬事・食品衛生審議会の意見を聴いて指定するものをいう．

⑥ この法律で「管理医療機器」とは，高度管理医療機器以外の医療機器であつて，副作用又は機能の障害が生じた場合において人の生命及び健康に影響を与えるおそれがあることからその適切な管理が必要なものとして，厚生労働大臣が薬事・食品衛生審議会の意見を聴いて指定するものをいう．

⑦ この法律で「一般医療機器」とは，高度管理医療機器及び管理医療機器以外の医療機器であつて，副作用又は機能の障害が生じた場合においても，人の生命及び健康に影響を与えるおそれがほとんどないものとして，厚生労働大臣が薬事・食品衛生審議会の意見を聴いて指定するものをいう．

⑧ この法律で「特定保守管理医療機器」とは，医療機器のうち，保守点検，修理その他の管理に専門的な知識及び技能を必要とすることからその適正な管理が行われなければ疾病の診断，治療又は予防に重大な影響を与えるおそれがあるものとして，厚生労働大臣が薬事・食品衛生審議会の意見を聴いて指定するものをいう．

⑨ この法律で「生物由来製品」とは，人その他の生物（植物を除く．）に由来するものを原料又は材料として製造（小分けを含む．以下同じ．）を

される医薬品，医薬部外品，化粧品又は医療機器のうち，保健衛生上特別の注意を要するものとして，厚生労働大臣が薬事・食品衛生審議会の意見を聴いて指定するものをいう．

⑩ この法律で「特定生物由来製品」とは，生物由来製品のうち，販売し，貸貸し，又は授与した後において当該生物由来製品による保健衛生上の危害の発生又は拡大を防止するための措置を講ずることが必要なものであつて，厚生労働大臣が薬事・食品衛生審議会の意見を聴いて指定するものをいう．

⑪ この法律で「薬局」とは，薬剤師が販売又は授与の目的で調剤の業務を行う場所（その開設者が医薬品の販売業を併せ行う場合には，その販売業に必要な場所を含む．）をいう．ただし，病院若しくは診療所又は飼育動物診療施設（獣医療法（平成4年法律第46号）第2条第2項に規定する診療施設をいい，往診のみによつて獣医師に飼育動物の診療業務を行わせる者の住所を含む．以下同じ．）の調剤所を除く．

⑫ この法律で「製造販売」とは，その製造等（他に委託して製造をする場合を含み，他から委託を受けて製造をする場合を含まない．以下同じ．）をし，又は輸入をした医薬品（原薬たる医薬品を除く．），医薬部外品，化粧品又は医療機器を，それぞれ販売し，貸貸し，又は授与することをいう．

⑬ この法律で「体外診断用医薬品」とは，専ら疾病の診断に使用されることが目的とされている医薬品のうち，人又は動物の身体に直接使用されることのないものをいう．

⑭ この法律で「指定薬物」とは，中枢神経系の興奮若しくは抑制又は幻覚の作用（当該作用の維持又は強化の作用を含む．）を有する蓋然性が高く，かつ，人の身体に使用された場合に保健衛生上の危害が発生するおそれがある物（大麻取締法（昭和23年法律第124号）に規定する大麻，覚せい剤取締法（昭和26年法律第252号）に規定する覚せい剤，麻薬及び向精神薬取締法（昭和28年法律第14号）に規定する麻薬及び向精神薬並びにあへん法（昭和29年法律第71号）に規定するあへん及びけしがらを除く．）として，厚生労働大臣が薬事・食品衛生審議会の意見を聴いて指定するものをいう．

⑮ この法律で「希少疾病用医薬品」とは，第77条の2第1項の規定による指定を受けた医薬品を，「希少疾病用医療機器」とは，同項の規定による指定を受けた医療機器をいう．

⑯ この法律で「治験」とは，第14条第3項（同条第9項及び第19条の2第5項において準用する場合を含む．）の規定により提出すべき資料のうち臨床試験の試験成績に関する資料の収集を目的とする試験の実施をいう．

第2章 地方薬事審議会

第3条 ① 都道府県知事の諮問に応じ，薬事（医療機器に関する事項を含む．以下同じ．）に関する当該都道府県の事務及びびこの法律に基づき当該都道府県知事の権限に属する事務のうち政令で定めるものに関する重要事項を調査審議させるため，各都道府県に，地方薬事審議会を置くことができる．

② 地方薬事審議会の組織，運営その他地方薬事審議会に関し必要な事項は，当該都道府県の条例で定める．

第3章 薬局

第4条（開設の許可） ① 薬局は，その所在地の都道府県知事の許可を受けなければ，開設してはならない．

② 前項の許可は，6年ごとにその更新を受けなければ，その期間の経過によつて，その効力を失う．

第5条（許可の基準） 次の各号のいずれかに該当するときは，前条第1項の許可を与えないことができる．

1 その薬局の構造設備が，厚生労働省令で定める基準に適合しないとき．

2 その薬局において医薬品の調剤及び販売又は授与の業務を行う体制が厚生労働省令で定める基準に適合しないとき．

3 申請者（申請者が法人であるときは，その業務を行う役員を含む．第12条の2第3号，第13条第4項第2号（同条第7項及び第13条の3第3項において準用する場合を含む．），第19条の2第2項，第26条第2項第3号，第30条第2項第2号，第34条第2項第2号，第39条第3項第2号及び第40条の2第4項第2号において同じ．）が，次のイからホまでのいずれかに該当するとき．

イ 第75条第1項の規定により許可を取り消され，取消しの日から3年を経過していない者

ロ 禁錮以上の刑に処せられ，その執行を終わり，又は執行を受けることがなくなつた後，3年を経過していない者

ハ イ及びロに該当する者を除くほか，この法律，麻薬及び向精神薬取締法，毒物及び劇物取締法（昭和25年法律第303号）その他薬事に関する法令又はこれに基づく処分に違反し，その違反行為があつた日から2年を経過していない者

ニ 成年被後見人又は麻薬，大麻，あへん若しくは覚せい剤の中毒者

ホ 心身の障害により薬局開設者の業務を適正に行うことができない者として厚生労働省令

で定めるもの

第6条（名称の使用制限） 医薬品を取り扱う場所であつて，第4条第1項の許可を受けた薬局（以下単に「薬局」という。）でないものには，薬局の名称を付してはならない．ただし，厚生労働省令で定める場所については，この限りでない．

第7条（薬局の管理） ① 第4条第1項の許可を受けた者（以下「薬局開設者」という．）が薬剤師（薬剤師法（昭和35年法律第146号）第8条の2第1項の規定による厚生労働大臣の命令を受けた者にあつては，同条第2項の規定による登録を受けた者に限る．以下この項及び次項，第28条第2項，第31条の2第2項，第35条第1項並びに第45条において同じ．）であるときは，自らその薬局を実地に管理しなければならない．ただし，その薬局において薬事に関する実務に従事する他の薬剤師のうちから薬局の管理者を指定してその薬局を実地に管理させるときは，この限りでない．

② 薬局開設者が薬剤師でないときは，その薬局において薬事に関する実務に従事する薬剤師のうちから薬局の管理者を指定してその薬局を実地に管理させなければならない．

③ 薬局の管理者（第1項の規定により薬局を実地に管理する薬局開設者を含む．次条第1項において同じ．）は，その薬局以外の場所で業として薬局の管理その他薬事に関する実務に従事する者であつてはならない．ただし，その薬局の所在地の都道府県知事の許可を受けたときは，この限りでない．

第8条（管理者の義務） ① 薬局の管理者は，保健衛生上支障を生ずるおそれがないように，その薬局に勤務する薬剤師その他の従業者を監督し，その薬局の構造設備及び医薬品その他の物品を管理し，その他その薬局の業務につき，必要な注意をしなければならない．

② 薬局の管理者は，保健衛生上支障を生ずるおそれがないように，その薬局の業務につき，薬局開設者に対し必要な意見を述べなければならない．

第8条の2（薬局開設者による薬局に関する情報の提供等） ① 薬局開設者は，厚生労働省令で定めるところにより，医療を受ける者が薬局の選択を適切に行うために必要な情報として厚生労働省令で定める事項を当該薬局の所在地の都道府県知事に報告するとともに，当該事項を記載した書面を当該薬局において閲覧に供しなければならない．

② 薬局開設者は，前項の規定により報告した事項について変更が生じたときは，厚生労働省令で定めるところにより，速やかに，当該薬局の所在地の都道府県知事に報告するとともに，同項に規定する書面の記載を変更しなければならない．

③ 薬局開設者は，第1項の規定による書面の閲覧に代えて，厚生労働省令で定めるところにより，当該書面に記載すべき事項を電子情報処理組織を使用する方法その他の情報通信の技術を利用する方法であつて厚生労働省令で定めるものにより提供することができる．

④ 都道府県知事は，第1項又は第2項の規定による報告の内容を確認するために必要があると認めるときは，市町村その他の官公署に対し，当該都道府県の区域内に所在する薬局に関し必要な情報の提供を求めることができる．

⑤ 都道府県知事は，厚生労働省令で定めるところにより，第1項及び第2項の規定により報告された事項を公表しなければならない．

第9条（薬局開設者の遵守事項） ① 厚生労働大臣は，厚生労働省令で，薬局における医薬品の試験検査の実施方法その他薬局の業務に関し薬局開設者が遵守すべき事項を定めることができる．

② 薬局開設者は，第7条第1項ただし書又は第2項の規定により薬局の管理者を指定したときは，第8条第2項の規定による薬局の管理者の意見を尊重しなければならない．

第9条の2（薬剤を販売する場合等における情報提供） ① 薬局開設者は，医師又は歯科医師から交付された処方せんにより調剤された薬剤を購入し，又は譲り受けようとする者に対して薬剤を販売し，又は授与する場合には，厚生労働省令で定めるところにより，その薬局において薬剤の販売又は授与に従事する薬剤師をして，厚生労働省令で定める事項を記載した書面を用いて，その適正な使用のために必要な情報を提供させなければならない．

② 薬局開設者は，医師若しくは歯科医師から交付された処方せんにより調剤された薬剤を購入し，若しくは譲り受けようとする者又はその薬局において調剤された薬剤を購入し，若しくは譲り受けた者から相談があつた場合には，厚生労働省令で定めるところにより，薬剤の販売又は授与に従事する薬剤師をして，その適正な使用のために必要な情報を提供させなければならない．

第9条の3（薬局における掲示） 薬局開設者は，厚生労働省令で定めるところにより，当該薬局を利用するために必要な情報であつて厚生労働省令で定める事項を，当該薬局の見やすい場所に掲示しなければならない．

第10条（休廃止等の届出） 薬局開設者は，その薬局を廃止し，休止し，若しくは休止した薬局を再開したとき，又はその薬局の管理者その他厚生労働省令で定める事項を変更したときは，30日以内に，薬局の所在地の都道府県知事にその旨を届け

第11条（政令への委任）この章に定めるもののほか、薬局の開設の許可、許可の更新、管理その他薬局に関し必要な事項は、政令で定める。

第4章 医薬品等の製造販売業及び製造業

第12条（製造販売業の許可）① 次の表の上欄に掲げる医薬品、医薬部外品、化粧品又は医療機器の種類に応じ、それぞれ同表の下欄に定める厚生労働大臣の許可を受けた者でなければ、それぞれ、業として、医薬品、医薬部外品、化粧品又は医療機器の製造販売をしてはならない。

医薬品、医薬部外品、化粧品又は医療機器の種類	許可の種類
第49条第1項に規定する厚生労働大臣の指定する医薬品	第一種医薬品製造販売業許可
前項に該当する医薬品以外の医薬品	第二種医薬品製造販売業許可
医薬部外品	医薬部外品製造販売業許可
化粧品	化粧品製造販売業許可
高度管理医療機器	第一種医療機器製造販売業許可
管理医療機器	第二種医療機器製造販売業許可
一般医療機器	第三種医療機器製造販売業許可

② 前項の許可は、3年を下らない政令で定める期間ごとにその更新を受けなければ、その期間の経過によって、その効力を失う。

第12条の2（許可の基準）次の各号のいずれかに該当するときは、前条第1項の許可を与えないことができる。
1 申請に係る医薬品、医薬部外品、化粧品又は医療機器の品質管理の方法が、厚生労働省令で定める基準に適合しないとき。
2 申請に係る医薬品、医薬部外品、化粧品又は医療機器の製造販売後安全管理（品質、有効性及び安全性に関する事項その他適正な使用のために必要な情報の収集、検討及びその結果に基づく必要な措置をいう。以下同じ。）の方法が、厚生労働省令で定める基準に適合しないとき。
3 申請者が、第5条第3号イからホまでのいずれかに該当するとき。

第13条（製造業の許可）① 医薬品、医薬部外品、化粧品又は医療機器の製造業の許可を受けた者でなければ、それぞれ、業として、医薬品、医薬部外品、化粧品又は医療機器の製造をしてはならない。
② 前項の許可は、厚生労働省令で定める区分に従い、厚生労働大臣が製造所ごとに与える。
③ 第1項の許可は、3年を下らない政令で定める期間ごとにその更新を受けなければ、その期間の経過によって、その効力を失う。
④ 次の各号のいずれかに該当するときは、第1項の許可を与えないことができる。
1 その製造所の構造設備が、厚生労働省令で定める基準に適合しないとき。
2 申請者が、第5条第3号イからホまでのいずれかに該当するとき。
⑤ 厚生労働大臣は、第1項の許可又は第3項の許可の更新の申請を受けたときは、前項第1号の基準に適合するかどうかについての書面による調査又は実地の調査を行うものとする。
⑥ 第1項の許可を受けた者は、当該製造所に係る許可の区分を変更し、又は追加しようとするときは、厚生労働大臣の許可を受けなければならない。
⑦ 前項の許可については、第1項から第5項までの規定を準用する。

第13条の2（機構による調査の実施）① 厚生労働大臣は、独立行政法人医薬品医療機器総合機構（以下「機構」という。）に、医薬品（専ら動物のために使用されることが目的とされているものを除く。以下この条において同じ。）、医薬部外品（専ら動物のために使用されることが目的とされているものを除く。以下この条において同じ。）、化粧品又は医療機器（専ら動物のために使用されることが目的とされているものを除く。以下この条において同じ。）のうち政令で定めるものに係る前条第1項の許可又は同条第3項の許可の更新についての同条第5項に規定する調査を行わせることができる。
② 厚生労働大臣は、前項の規定により機構に調査を行わせるときは、当該調査を行わないものとする。この場合において、厚生労働大臣は、前条第1項の規定による許可又は同条第3項の規定による許可の更新をするときは、機構が第4項の規定により通知する調査の結果を考慮しなければならない。
③ 厚生労働大臣が第1項の規定により機構に調査を行わせることとしたときは、同項の政令で定める医薬品、医薬部外品、化粧品又は医療機器に係る前条第1項の許可又は同条第3項の許可の更新の申請者は、機構が行う当該調査を受けなければならない。
④ 機構は、前項の調査を行つたときは、遅滞なく、当該調査の結果を厚生労働省令で定めるところにより厚生労働大臣に通知しなければならない。
⑤ 機構が行う調査に係る処分（調査の結果を除

く.）又はその不作為については，厚生労働大臣に対して，行政不服審査法（昭和37年法律第160号）による審査請求をすることができる．

第13条の3（外国製造業者の認定） ① 外国において本邦に輸出される医薬品，医薬部外品，化粧品又は医療機器を製造しようとする者（以下「外国製造業者」という．）は，厚生労働大臣の認定を受けることができる．

② 前項の認定は，厚生労働省令で定める区分に従い，製造所ごとに与える．

③ 第1項の認定については，第13条第3項から第7項まで及び前条の規定を準用する．この場合において，第13条第3項から第6項までの規定中「許可」とあるのは「認定」と，同条第7項中「許可」とあるのは「認定」と，「第1項」とあるのは「第2項」と，前条第1項中「同条第5項」とあるのは「次条第3項において読み替えて準用する前条第5項」と，同条第2項中「前条第1項の規定による許可又は同条第3項の規定による許可の更新」とあるのは「次条第1項の規定による認定又は同条第3項において読み替えて準用する前条第1項の規定による認定の更新」と，同条第3項中「前条第1項の許可又は同条第3項の許可の更新」とあるのは「次条第1項の認定又は同条第3項において読み替えて準用する前条第3項の認定の更新」と読み替えるものとする．

第14条（医薬品等の製造販売の承認） ① 医薬品（厚生労働大臣が基準を定めて指定する医薬品及び第23条の2の1項の規定により指定する体外診断用医薬品を除く．），医薬部外品（厚生労働大臣が基準を定めて指定する医薬部外品を除く．），厚生労働大臣の指定する成分を含有する化粧品又は医療機器（一般医療機器及び同項の規定により指定する管理医療機器を除く．）の製造販売をしようとする者は，品目ごとにその製造販売についての厚生労働大臣の承認を受けなければならない．

② 次の各号のいずれかに該当するときは，前項の承認は，与えない．

1 申請者が，第12条第1項の許可（申請をした品目の種類に応じた許可に限る．）を受けていないとき．

2 申請に係る医薬品，医薬部外品，化粧品又は医療機器を製造する製造所が，第13条第1項の許可（申請をした品目について製造ができる区分に係るものに限る．）又は第13条の3第1項の認定（申請をした品目について製造ができる区分に係るものに限る．）を受けていないとき．

3 申請に係る医薬品，医薬部外品，化粧品又は医療機器の名称，成分，分量，構造，用法，用量，使用方法，効能，効果，性能，副作用その他の品質，有効性及び安全性に関する事項の審査の結果，その物が次のイからハまでのいずれかに該当するとき．

イ 申請に係る医薬品，医薬部外品又は医療機器が，その申請に係る効能，効果又は性能を有すると認められないとき．

ロ 申請に係る医薬品，医薬部外品又は医療機器が，その効能，効果又は性能に比して著しく有害な作用を有することにより，医薬品，医薬部外品又は医療機器として使用価値がないと認められるとき．

ハ イ又はロに掲げる場合のほか，医薬品，医薬部外品，化粧品又は医療機器として不適当なものとして厚生労働省令で定める場合に該当するとき．

4 申請に係る医薬品，医薬部外品，化粧品又は医療機器が政令で定めるものであるときは，その物の製造所における製造管理又は品質管理の方法が，厚生労働省令で定める基準に適合していないとき．

③ 第1項の承認を受けようとする者は，厚生労働省令で定めるところにより，申請書に臨床試験の試験成績に関する資料その他の資料を添付して申請しなければならない．この場合において，当該申請に係る医薬品又は医療機器が厚生労働省令で定める医薬品又は医療機器であるときは，当該資料は，厚生労働大臣の定める基準に従つて収集され，かつ，作成されたものでなければならない．

④ 第1項の申請に係る医薬品，医薬部外品，化粧品又は医療機器が，第14条の11第1項に規定する原薬等登録原簿に収められている原薬等（原薬たる医薬品その他厚生労働省令で定める物をいう．以下同じ．）を原料又は材料として製造されるものであるときは，第1項の承認を受けようとする者は，厚生労働省令で定めるところにより，当該原薬等が原薬等登録原簿に登録されていることを証する書面をもつて前項の規定により添付するものとされた資料の一部に代えることができる．

⑤ 第2項第3号の規定による審査においては，当該品目に係る申請内容及び第3項前段に規定する資料に基づき，当該品目の品質，有効性及び安全性に関する調査（既に製造販売の承認を与えられている品目との成分，分量，構造，用法，用量，使用方法，効能，効果，性能等の同一性に関する調査を含む．）を行うものとする．この場合において，当該品目が同項後段に規定する厚生労働省令で定める医薬品又は医療機器であるときは，あらかじめ，当該品目に係る資料が同項後段の規定に適合するかどうかについての書面による調査又

⑥ 第1項の承認を受けようとする者又は同項の承認を受けた者は，その承認に係る医薬品，医薬部外品，化粧品又は医療機器が政令で定めるものであるときは，その物の製造所における製造管理又は品質管理の方法が第2項第4号に規定する厚生労働省令で定める基準に適合しているかどうかについて，当該承認を受けようとするとき，及び当該承認の取得後3年を下らない政令で定める期間を経過するごとに，厚生労働大臣の書面による調査又は実地の調査を受けなければならない．

⑦ 厚生労働大臣は，第1項の承認の申請に係る医薬品又は医療機器が，希少疾病用医薬品，希少疾病用医療機器その他の医療上特にその必要性が高いと認められるものであるときは，当該医薬品又は医療機器についての第2項第3号の規定による審査又は前項の規定による調査を，他の医薬品又は医療機器の審査又は調査に優先して行うことができる．

⑧ 厚生労働大臣は，第1項の申請があつた場合において，次の各号のいずれかに該当するときは，同項の承認について，あらかじめ，薬事・食品衛生審議会の意見を聴かなければならない．

1 申請に係る医薬品，医薬部外品又は化粧品が，既に製造販売の承認を与えられている医薬品，医薬部外品又は化粧品と，有効成分，分量，用法，用量，効能，効果等が明らかに異なるとき．

2 申請に係る医療機器が，既に製造販売の承認を与えられている医療機器と，構造，使用方法，効能，効果，性能等が明らかに異なるとき．

⑨ 第1項の承認を受けた者は，当該品目について承認された事項の一部を変更しようとするとき（当該変更が厚生労働省令で定める軽微な変更であるときを除く．）は，その変更について厚生労働大臣の承認を受けなければならない．この場合においては，第2項から前項までの規定を準用する．

⑩ 第1項の承認を受けた者は，前項の厚生労働省令で定める軽微な変更について，厚生労働省令で定めるところにより，厚生労働大臣にその旨を届け出なければならない．

⑪ 第1項及び第9項の承認の申請（政令で定めるものを除く．）は，機構を経由して行うものとする．

第14条の2（機構による審査等の実施） ① 厚生労働大臣は，機構に，医薬品（専ら動物のために使用されることが目的とされているものを除く．以下この条において同じ．），医薬部外品（専ら動物のために使用されることが目的とされているものを除く．以下この条において同じ．），化粧品又は医療機器（専ら動物のために使用されることが目的とされているものを除く．以下この条において同じ．）のうち政令で定めるものについての前条第1項又は第9項の規定による承認のための審査及び同条第5項の規定による調査並びに同条第6項（同条第9項において準用する場合を含む．）の規定による調査を行わせることができる．

② 厚生労働大臣は，前項の規定により機構に審査及び調査（以下「審査等」という．）を行わせるときは，当該審査等を行わないものとする．この場合において，厚生労働大臣は，前条第1項又は第9項の規定による承認をするときは，機構が第5項の規定により通知する審査等の結果を考慮しなければならない．

③ 厚生労働大臣が第1項の規定により機構に審査等を行わせることとしたときは，同項の政令で定める医薬品，医薬部外品，化粧品又は医療機器について前条第1項又は第9項の承認の申請者又は同条第6項の調査の申請者は，機構が行う審査等を受けなければならない．

④ 厚生労働大臣が第1項の規定により機構に審査を行わせることとしたときは，同項の政令で定める医薬品，医薬部外品，化粧品又は医療機器についての前条第10項の規定による届出をしようとする者は，同項の規定にかかわらず，機構に届け出なければならない．

⑤ 機構は，第3項の審査等を行つたとき又は前項の届出を受理したときは，遅滞なく，当該審査等の結果又は届出の状況を厚生労働省令で定めるところにより厚生労働大臣に通知しなければならない．

⑥ 機構が行う審査等に係る処分（審査等の結果を除く．）又はその不作為については，厚生労働大臣に対して，行政不服審査法による審査請求をすることができる．

第14条の3（特例承認） ① 第14条の承認の申請者が製造販売をしようとする物が，次の各号のいずれにも該当する医薬品又は医療機器として政令で定めるものである場合には，厚生労働大臣は，同条第2項，第5項，第6項及び第8項の規定にかかわらず，薬事・食品衛生審議会の意見を聴いて，その品目に係る同条の承認を与えることができる．

1 国民の生命及び健康に重大な影響を与えるおそれがある疾病のまん延その他の健康被害の拡大を防止するため緊急に使用されることが必要な医薬品又は医療機器であり，かつ，当該医薬品又は医療機器の使用以外に適当な方法がないこと．

2 その用途に関し，外国（医薬品又は医療機器の品質，有効性及び安全性を確保する上で本邦

と同等の水準にあると認められる医薬品又は医療機器の製造販売の承認の制度又はこれに相当する制度を有している国として政令で定めるものに限る.）において，販売し，授与し，並びに販売又は授与の目的で貯蔵し，及び陳列することが認められている医薬品又は医療機器であること．

② 厚生労働大臣は，保健衛生上の危害の発生又は拡大を防止するため必要があると認めるときは，前項の規定により第14条の承認を受けた者に対して，当該承認に係る品目について，当該品目の使用によるものと疑われる疾病，障害又は死亡の発生を厚生労働大臣に報告することその他の政令で定める措置を講ずる義務を課することができる．

第14条の4（新医薬品，新医療機器等の再審査）

① 次の各号に掲げる医薬品又は医療機器につき第14条の規定による製造販売の承認を受けた者は，当該医薬品又は医療機器について，当該各号に定める期間内に申請して，厚生労働大臣の再審査を受けなければならない．

1 既に製造販売の承認を与えられている医薬品又は医療機器と，医薬品にあつては有効成分，分量，用法，用量，効能，効果等が，医療機器にあつては構造，使用方法，効能，効果，性能等が明らかに異なる医薬品又は医療機器として厚生労働大臣がその製造販売の承認の際指示したもの（以下医薬品にあつては「新医薬品」と，医療機器にあつては「新医療機器」という.）次に掲げる期間（以下この条において「調査期間」という.）を経過した日から起算して3月以内の期間（次号において「申請期間」という.）

イ 希少疾病用医薬品その他厚生労働省令で定める医薬品又は希少疾病用医療機器その他厚生労働省令で定める医療機器として厚生労働大臣が薬事・食品衛生審議会の意見を聴いて指定するものについては，その製造販売の承認のあつた日後6年を超え10年を超えない範囲内（希少疾病用医療機器その他厚生労働省令で定める医療機器にあつては，4年を超え7年を超えない範囲内）において厚生労働大臣の指定する期間

ロ 既に製造販売の承認を与えられている医薬品又は医療機器と効能又は効果のみが明らかに異なる医薬品又は医療機器（イに掲げる医薬品又は医療機器を除く．）その他厚生労働省令で定める医薬品又は医療機器として厚生労働大臣が薬事・食品衛生審議会の意見を聴いて指定するものについては，その製造販売の承認のあつた日後6年（医療機器にあつては，4年）に満たない範囲内において厚生労働大臣の指定する期間

ハ イ又はロに掲げる医薬品又は医療機器以外の医薬品又は医療機器については，その製造販売の承認のあつた日後6年（医療機器にあつては，4年）

2 新医薬品又は新医療機器（その製造販売の承認のあつた日後調査期間（次項の規定による延長が行われたときは，その延長後の期間）を経過しているものを除く．）と，医薬品にあつては有効成分，分量，用法，用量，効能，効果等が，医療機器にあつては構造，使用方法，効能，効果，性能等が同一性を有すると認められる医薬品又は医療機器として厚生労働大臣がその製造販売の承認の際指示したもの申請期間（次項の規定による調査期間の延長が行われたときは，その延長後の期間に基づいて定められる申請期間）に合致するように厚生労働大臣が指示する期間

② 厚生労働大臣は，新医薬品又は新医療機器の再審査を適正に行うため特に必要があると認めるときは，薬事・食品衛生審議会の意見を聴いて，調査期間を，その製造販売の承認のあつた日後10年（新医療機器にあつては，7年）を超えない範囲内において延長することができる．

③ 厚生労働大臣の再審査は，再審査を行う際に得られている知見に基づき，第1項各号に掲げる医薬品又は医療機器が第14条第2項第3号イからハまでのいずれにも該当しないことを確認することにより行う．

④ 第1項の申請は，申請書にその医薬品又は医療機器の使用成績に関する資料その他厚生労働省令で定める資料を添付してしなければならない．この場合において，当該申請に係る医薬品又は医療機器が厚生労働省令で定める医薬品又は医療機器であるときは，当該資料は，厚生労働大臣の定める基準に従つて収集され，かつ，作成されたものでなければならない．

⑤ 第3項の規定による確認においては，第1項各号に掲げる医薬品又は医療機器に係る申請内容及び前項前段に規定する資料に基づき，当該医薬品又は医療機器の品質，有効性及び安全性に関する調査を行うものとする．この場合において，第1項各号に掲げる医薬品又は医療機器が前項後段に規定する厚生労働省令で定める医薬品又は医療機器であるときは，あらかじめ，当該医薬品又は医療機器に係る資料が同項後段の規定に適合するかどうかについての書面による調査又は実地の調査を行うものとする．

⑥ 第1項各号に掲げる医薬品又は医療機器につき第14条の規定による製造販売の承認を受けた者は，厚生労働省令で定めるところにより，当該医薬品又は医療機器の使用の成績等に関する調査を行い，その結果を厚生労働大臣に報告しなけ

ればならない.

⑦ 第4項後段に規定する厚生労働省令で定める医薬品又は医療機器につき再審査を受けるべき者,同項後段に規定する資料の収集若しくは作成の委託を受けた者又はこれらの役員若しくは職員は,正当な理由なく,当該資料の収集若しくは作成に関しその職務上知り得た人の秘密を漏らしてはならない. これらの者であつた者についても,同様とする.

第14条の5（準用） ① 医薬品（専ら動物のために使用されることが目的とされているものを除く. 以下この条において同じ.）又は医療機器（専ら動物のために使用されることが目的とされているものを除く. 以下この条において同じ.）のうち政令で定めるものについての前条第1項の申請,同条第3項の規定による確認及び同条第5項の規定による調査については,第14条第11項及び第14条の2の規定を準用する. この場合において,必要な技術的読替えは,政令で定める.

② 前項において準用する第14条の2第1項の規定により機構に前条第3項の確認を行わせることとしたときは,前項において準用する第14条の2第1項の政令で定める医薬品又は医療機器についての前条第6項の報告をしようとする者は,同項の規定にかかわらず,機構に報告をしなければならない. この場合において,機構が当該報告を受けたときは,厚生労働省令で定めるところにより,厚生労働大臣にその旨を通知しなければならない.

第14条の6（医薬品及び医療機器の再評価） ① 第14条の規定による医薬品又は医療機器の製造販売の承認を受けている者は,厚生労働大臣が薬事・食品衛生審議会の意見を聴いて医薬品又は医療機器の範囲を指定して再評価を受けるべき旨を公示したときは,その指定に係る医薬品又は医療機器について,厚生労働大臣の再評価を受けなければならない.

② 厚生労働大臣の再評価は,再評価を行う際に得られている知見に基づき,前項の指定に係る医薬品又は医療機器が第14条第2項第3号イからハまでのいずれにも該当しないことを確認することにより行う.

③ 第1項の公示は,再評価を受けるべき者が提出すべき資料及びその提出期限を併せ行うものとする.

④ 第1項の指定に係る医薬品又は医療機器が厚生労働省令で定める医薬品又は医療機器であるときは,再評価を受けるべき者が提出する資料は,厚生労働大臣の定める基準に従つて収集され,かつ,作成されたものでなければならない.

⑤ 第2項の規定による確認においては,再評価を受けるべき者が提出する資料に基づき,第1項の指定に係る医薬品又は医療機器の品質,有効性及び安全性に関する調査を行うものとする. この場合において,同項の指定に係る医薬品又は医療機器が前項に規定する厚生労働省令で定める医薬品又は医療機器であるときは,あらかじめ,当該医薬品又は医療機器に係る資料が同項の規定に適合するかどうかについての書面による調査又は実地の調査を行うものとする.

⑥ 第4項に規定する厚生労働省令で定める医薬品又は医療機器につき再評価を受けるべき者,同項に規定する資料の収集若しくは作成の委託を受けた者又はこれらの役員若しくは職員は,正当な理由なく,当該資料の収集若しくは作成に関しその職務上知り得た人の秘密を漏らしてはならない. これらの者であつた者についても,同様とする.

第14条の7（準用） ① 医薬品（専ら動物のために使用されることが目的とされているものを除く. 以下この条において同じ.）又は医療機器（専ら動物のために使用されることが目的とされているものを除く. 以下この条において同じ.）のうち政令で定めるものについての前条第2項の規定による確認及び同条第5項の規定による調査については,第14条の2の規定を準用する. この場合において,必要な技術的読替えは,政令で定める.

② 前項において準用する第14条の2第1項の規定により機構に前条第2項の確認を行わせることとしたときは,前項において準用する第14条の2第1項の政令で定める医薬品又は医療機器についての前条第4項の資料の提出をしようとする者は,同項の規定にかかわらず,機構に提出をしなければならない.

第14条の8（承継） ① 第14条の規定による医薬品,医薬部外品,化粧品又は医療機器の製造販売の承認を受けた者（以下この条において「承認取得者」という.）について相続,合併又は分割（当該品目に係る厚生労働省令で定める資料及び情報（以下この条において「品目に係る資料等」という.）を承継させるものに限る.）があつたときは,相続人（相続人が2人以上ある場合において,その全員の同意により当該承認取得者の地位を承継すべき相続人を選定したときは,その者）,合併後存続する法人若しくは合併により設立した法人又は分割により当該品目に係る資料等を承継した法人は,当該承認取得者の地位を承継する.

② 承認取得者がその地位を承継させる目的で当該品目に係る資料等の譲渡しをしたときは,譲受人は,当該承認取得者の地位を承継する.

③ 前2項の規定により承認取得者の地位を承継

した者は,相続の場合にあつては相続後遅滞なく,相続以外の場合にあつては承継前に,厚生労働省令で定めるところにより,厚生労働大臣にその旨を届け出なければならない.

第14条の9(製造販売の届出) ① 医薬品,医薬部外品,化粧品又は医療機器の製造販売業者は,第14条第1項又は第23条の2第1項に規定する医薬品,医薬部外品,化粧品又は医療機器以外の医薬品,医薬部外品,化粧品又は医療機器の製造販売をしようとするときは,あらかじめ,品目ごとに,厚生労働省令で定めるところにより,厚生労働大臣にその旨を届け出なければならない.

② 医薬品,医薬部外品,化粧品又は医療機器の製造販売業者は,前項の規定により届け出た事項を変更したときは,30日以内に,厚生労働大臣にその旨を届け出なければならない.

第14条の10(機構による製造販売の届出の受理) ① 厚生労働大臣が第14条の2第1項の規定により機構に審査を行わせることとしたときは,医薬品(専ら動物のために使用されることが目的とされているものを除く.),医薬部外品(専ら動物のために使用されることが目的とされているものを除く.),化粧品又は医療機器(専ら動物のために使用されることが目的とされているものを除く.)のうち政令で定めるものについての前条の規定による届出をしようとする者は,同条の規定にかかわらず,厚生労働省令で定めるところにより,機構に届け出なければならない.

② 機構は,前項の届出を受理したときは,厚生労働省令で定めるところにより,厚生労働大臣にその旨を通知しなければならない.

第14条の11(原薬等登録原簿) ① 原薬等を製造する者(外国において製造する者を含む.)は,その原薬等の名称,成分(成分が不明のものにあつては,その本質),製法,性状,品質,貯法その他厚生労働省令で定める事項について,原薬等登録原簿に登録を受けることができる.

② 厚生労働大臣は,前項の登録の申請があつたときは,次条第1項の規定により申請を却下する場合を除き,前項の厚生労働省令で定める事項を原薬等登録原簿に登録するものとする.

③ 厚生労働大臣は,前項の規定による登録をしたときは,厚生労働省令で定める事項を公示するものとする.

第14条の12 ① 厚生労働大臣は,前条第1項の登録の申請が当該原薬等の製法,性状,品質,貯法に関する資料を添付されていないとき,その他の厚生労働省令で定める場合に該当するときは,当該申請を却下するものとする.

② 厚生労働大臣は,前項の規定により申請を却下したときは,遅滞なく,その理由を示して,その旨を申請者に通知するものとする.

第14条の13 ① 第14条の11第1項の登録を受けた者は,同項に規定する厚生労働省令で定める事項の一部を変更しようとするとき(当該変更が厚生労働省令で定める軽微な変更であるときを除く.)は,その変更について,原薬等登録原簿に登録を受けなければならない.この場合においては,同条第2項及び第3項並びに前条の規定を準用する.

② 第14条の11第1項の登録を受けた者は,前項の厚生労働省令で定める軽微な変更について,厚生労働省令で定めるところにより,厚生労働大臣にその旨を届け出なければならない.

第15条 ① 厚生労働大臣は,第14条の11第1項の登録を受けた者が次の各号のいずれかに該当するときは,その者に係る登録を抹消する.

1 不正の手段により第14条の11第1項の登録を受けたとき.

2 第14条の12第1項に規定する厚生労働省令で定める場合に該当するに至つたとき.

3 この法律その他薬事に関する法令又はこれに基づく処分に違反する行為があつたとき.

② 厚生労働大臣は,前項の規定により登録を抹消したときは,その旨を,当該抹消された登録を受けていた者に対し通知するとともに,公示するものとする.

第16条(機構による登録等の実施) ① 厚生労働大臣は,機構に,政令で定める原薬等に係る第14条の11第2項(第14条の13第1項において準用する場合を含む.)に規定する登録及び前条第1項に規定する登録の抹消(以下この条において「登録等」という.)を行わせることができる.

② 第14条の11第3項,第14条の12及び前条第2項の規定は,前項の規定により機構が登録等を行う場合に準用する.

③ 厚生労働大臣が第1項の規定により機構に登録等を行わせることとしたときは,同項の政令で定める原薬等に係る第14条の11第1項若しくは第14条の13第1項の規定による登録を受けようとする者又は同条第2項の規定による届出をしようとする者は,第14条の11第2項(第14条の13第1項において準用する場合を含む.)及び第14条の13第2項の規定にかかわらず,厚生労働省令で定めるところにより,機構に申請し又は届け出なければならない.

④ 機構は,前項の申請に係る登録をしたとき若しくは申請を却下したとき,同項の届出を受理したとき又は登録を抹消したときは,厚生労働省令で定めるところにより,厚生労働大臣にその旨を通知しなければならない.

⑤ 機構が行う第3項の申請に係る登録若しくは

その不作為,申請の却下又は登録の抹消については,厚生労働大臣に対して,行政不服審査法による審査請求をすることができる.

第17条（総括製造販売責任者等の設置） ① 医薬品,医薬部外品,化粧品又は医療機器の製造販売業者は,厚生労働省令で定めるところにより,医薬品,医薬部外品,化粧品又は医療機器の品質管理及び製造販売後安全管理を行わせるために,医薬品の製造販売業者にあつては薬剤師を,医薬部外品,化粧品又は医療機器の製造販売業者にあつては厚生労働省令で定める基準に該当する者を,それぞれ置かなければならない.ただし,その品質管理及び製造販売後安全管理に関し薬剤師を必要としないものとして厚生労働省令で定める医薬品についてのみその製造販売をする場合においては,厚生労働省令で定めるところにより,薬剤師以外の技術者をもつてこれに代えることができる.

② 前項の規定により品質管理及び製造販売後安全管理を行う者（以下「総括製造販売責任者」という.）が遵守すべき事項については,厚生労働省令で定める.

③ 医薬品の製造業者は,自ら薬剤師であつてその製造を実地に管理する場合のほか,その製造を実地に管理させるために,製造所ごとに,薬剤師を置かなければならない.ただし,その製造の管理について薬剤師を必要としない医薬品については,厚生労働省令で定めるところにより,薬剤師以外の技術者をもつてこれに代えることができる.

④ 前項の規定により医薬品の製造を管理する者（以下「医薬品製造管理者」という.）については,第7条第3項及び第8条第1項の規定を準用する.この場合において,第7条第3項中「その薬局の所在地の都道府県知事」とあるのは,「厚生労働大臣」と読み替えるものとする.

⑤ 医薬部外品,化粧品又は医療機器の製造業者は,厚生労働省令で定めるところにより,医薬部外品,化粧品又は医療機器の製造を実地に管理させるために,製造所ごとに,責任技術者を置かなければならない.

⑥ 前項の責任技術者については,第8条第1項の規定を準用する.

第18条（医薬品等の製造販売業者等の遵守事項等） ① 厚生労働大臣は,厚生労働省令で,医薬品,医薬部外品,化粧品又は医療機器の製造管理若しくは品質管理又は製造販売後安全管理の実施方法,総括製造販売責任者の義務の遂行のための配慮事項その他医薬品,医薬部外品,化粧品又は医療機器の製造販売業者がその業務に関し遵守すべき事項を定めることができる.

② 厚生労働大臣は,厚生労働省令で,製造所における医薬品又は医療機器の試験検査の実施方法,医薬品製造管理者又は医療機器の責任技術者の義務の遂行のための配慮事項その他医薬品又は医療機器の製造業者又は外国製造業者がその業務に関し遵守すべき事項を定めることができる.

③ 医薬品,医薬部外品,化粧品又は医療機器の製造販売業者は,製造販売後安全管理に係る業務のうち厚生労働省令で定めるものについて,厚生労働省令で定めるところにより,その業務を適正かつ確実に行う能力のある者に委託することができる.

第19条（休廃止等の届出） ① 医薬品,医薬部外品,化粧品又は医療機器の製造販売業者は,その事業を廃止し,休止し,若しくは休止した事業を再開したとき,又は総括製造販売責任者その他厚生労働省令で定める事項を変更したときは,30日以内に,厚生労働大臣にその旨を届け出なければならない.

② 医薬品,医薬部外品,化粧品又は医療機器の製造業者又は外国製造業者は,その製造所を廃止し,休止し,若しくは休止した製造所を再開したとき,又は医薬品製造管理者,医薬部外品,化粧品若しくは医療機器の製造所の責任技術者その他厚生労働省令で定める事項を変更したときは,30日以内に,厚生労働大臣にその旨を届け出なければならない.

第19条の2（外国製造医薬品等の製造販売の承認） ① 厚生労働大臣は,第14条第1項に規定する医薬品,医薬部外品,化粧品又は医療機器であつて本邦に輸出されるものにつき,外国において,その製造をする者から申請があつたときは,品目ごとに,その者が第3項の規定により選任した医薬品,医薬部外品,化粧品又は医療機器の製造販売業者に製造販売をさせることについての承認を与えることができる.

② 申請者が,第75条の2第1項の規定によりその受けた承認の全部又は一部を取り消され,取消しの日から3年を経過していない者であるときは,前項の承認を与えないことができる.

③ 第1項の承認を受けようとする者は,本邦内において当該承認に係る医薬品,医薬部外品,化粧品又は医療機器による保健衛生上の危害の発生の防止に必要な措置を採らせるため,医薬品,医薬部外品,化粧品又は医療機器の製造販売業者（当該承認に係る品目の種類に応じた製造販売業の許可を受けている者に限る.）を当該承認の申請の際選任しなければならない.

④ 第1項の承認を受けた者（以下「外国特例承認取得者」という.）が前項の規定により選任した医薬品,医薬部外品,化粧品又は医療機器の製造販売業者（以下「選任製造販売業者」とい

う．）は，第14条第1項の規定にかかわらず，当該承認に係る品目の製造販売をすることができる．
⑤ 第1項の承認については，第14条第2項（第1号を除く．）及び第3項から第11項まで並びに第14条の2の規定を準用する．
⑥ 前項において準用する第14条第9項の承認については，第14条第11項及び第14条の2の規定を準用する．

第19条の3（選任製造販売業者に関する変更の届出） 外国特例承認取得者は，選任製造販売業者を変更したとき，又は選任製造販売業者につき，その氏名若しくは名称その他厚生労働省令で定める事項に変更があつたときは，30日以内に，厚生労働大臣に届け出なければならない．

第19条の4（準用） 外国特例承認取得者については，第14条の4から第14条の8まで及び第18条第2項の規定を準用する．

第20条（外国製造医薬品等の特例承認） ① 第19条の2の承認の申請者が選任製造販売業者に製造販売をさせようとする物が，第14条の3第1項に規定する政令で定める医薬品又は医療機器である場合には，同条の規定を準用する．この場合において，同条第1項中「第14条」とあるのは「第19条の2」と，「同条第2項，第5項，第6項及び第8項」とあるのは「同条第5項において準用する第14条第2項，第5項，第6項及び第8項」と，「同条の承認」とあるのは「第19条の2の承認」と，同条第2項中「前項の規定により第14条の承認を受けた者」とあるのは「第20条第1項において読み替えて準用する第14条の3第1項の規定により第19条の2の承認を受けた者又は選任製造販売業者」と読み替えるものとする．
② 前項に規定する場合の選任製造販売業者は，第14条第1項の規定にかかわらず，前項において読み替えて準用する第14条の3第1項の規定による第19条の2の承認に係る品目の製造販売をすることができる．

第21条（都道府県知事の経由） ① 第12条の規定による許可若しくは許可の更新の申請又は第19条第1項の規定による届出は，申請者又は届出者の住所地（法人の場合にあつては，主たる事務所の所在地とする．以下同じ．）の都道府県知事を経由して行わなければならない．
② 第13条の規定による許可若しくは許可の更新若しくは第68条の2第1項の承認の申請又は第19条第2項の規定による届出は，製造所の所在地の都道府県知事を経由して行わなければならない．
③ 第19条の3の規定による届出は，選任製造販売業者の住所地の都道府県知事を経由して行わなければならない．

第22条（薬局における製造販売の特例） 薬局開設者が当該薬局における設備及び器具をもつて医薬品を製造し，その医薬品を当該薬局において販売する場合については，政令で，この章の規定の一部の適用を除外し，その他必要な特例を定めることができる．

第23条（政令への委任） この章に定めるもののほか，製造販売業又は製造業の許可，許可の更新，外国製造業者の認定，認定の更新，製造販売品目の承認，再審査又は再評価，製造所の管理その他医薬品，医薬部外品，化粧品又は医療機器の製造販売業又は製造業（外国特例承認取得者の行う製造を含む．）に関し必要な事項は，政令で定める．

第4章の2　登録認証機関

第23条の2（指定管理医療機器等の製造販売の認証） ① 厚生労働大臣が基準を定めて指定する管理医療機器又は体外診断用医薬品（以下この章において「指定管理医療機器等」という．）の製造販売をしようとする者又は外国において本邦に輸出される指定管理医療機器等の製造等をする者（以下この章において「外国指定管理医療機器製造等事業者」という．）であつて次条第1項の規定により選任した製造販売業者に指定管理医療機器等の製造販売をさせようとするものは，厚生労働省令で定めるところにより，品目ごとにその製造販売についての厚生労働大臣の登録を受けた者（以下「登録認証機関」という．）の認証を受けなければならない．
② 次の各号のいずれかに該当するときは，登録認証機関は，前項の認証を与えてはならない．
1　申請者（外国指定管理医療機器製造等事業者を除く．）が，第12条第1項の許可（申請をした品目の種類に応じた許可に限る．）を受けていないとき．
2　申請者（外国指定管理医療機器製造等事業者に限る．）が，第12条第1項の許可（申請をした品目の種類に応じた許可に限る．）を受けておらず，かつ，当該許可を受けた製造販売業者を選任していないとき．
3　申請に係る指定管理医療機器等を製造する製造所が，第13条第1項の許可（申請をした品目について製造ができる区分に係るものに限る．）又は第13条の3第1項の認定（申請をした品目について製造ができる区分に係るものに限る．）を受けていないとき．
4　申請に係る指定管理医療機器等が，前項の基準に適合していないとき．
5　申請に係る指定管理医療機器等が政令で定めるものであるときは，その物の製造所における製造管理又は品質管理の方法が，第14条第2項

第4号に規定する厚生労働省令で定める基準に適合していると認められないとき.
③ 第1項の認証を受けようとする者又は同項の認証を受けた者は,その認証に係る指定管理医療機器等が政令で定めるものであるときは,当該品目の製造所における製造管理又は品質管理の方法が第14条第2項第4号に規定する厚生労働省令で定める基準に適合しているかどうかについて,当該認証を受けようとするとき,及び当該認証の取得後3年を下らない政令で定める期間を経過するごとに,登録認証機関の書面による調査又は実地の調査を受けなければならない.
④ 第1項の認証を受けた者は,当該品目について認証を受けた事項の一部を変更しようとするとき(当該変更が厚生労働省令で定める軽微な変更であるときを除く.)は,その変更についての当該登録認証機関の認証を受けなければならない.この場合においては,前2項の規定を準用する.
⑤ 第1項の認証を受けた者は,前項の厚生労働省令で定める軽微な変更について,厚生労働省令で定めるところにより,当該登録認証機関にその旨を届け出なければならない.

第23条の3（外国指定管理医療機器製造等事業者による製造販売業者の選任） ① 外国指定管理医療機器製造等事業者が前条第1項の認証を受けた場合にあつては,その選任する医薬品又は医療機器の製造販売業者は,同項の規定にかかわらず,当該認証に係る品目の製造販売をすることができる.
② 外国指定管理医療機器製造等事業者は,前項の規定により選任した製造販売業者を変更したとき,又は選任した製造販売業者の氏名若しくは名称その他厚生労働省令で定める事項に変更があつたときは,30日以内に当該認証をした登録認証機関に届け出なければならない.

第23条の4（認証の取消し等） ① 登録認証機関は,第23条の2第1項又は第4項の認証(以下「基準適合性認証」という.)を与えた指定管理医療機器等が,同条第2項第4号に該当するに至つたと認めるときは,その認証を取り消さなければならない.
② 登録認証機関は,前項に定める場合のほか,基準適合性認証を受けた者が次の各号のいずれかに該当する場合には,その認証を取り消し,又はその認証を与えた事項の一部についてその変更を求めることができる.
1 第12条第1項の許可(認証を受けた品目の種類に応じた許可に限る.)について,同条第2項の規定によりその効力が失われたとき,又は第75条第1項の規定により取り消されたとき.
2 第23条の2第2項第5号に該当するに至つたとき.
3 第23条の2第3項の規定に違反したとき.
4 第23条の2第1項の認証を受けた指定管理医療機器等について正当な理由がなく引き続く3年間製造販売をしていないとき.
5 前条第1項の規定により選任した製造販売業者が欠けた場合において,新たに製造販売業者を選任しなかつたとき.

第23条の5（報告書の提出） ① 登録認証機関は,第23条の2第1項若しくは第4項の規定により認証を与え,若しくは同条第5項の届出を受けたとき,又は前条の規定により認証を取り消したときは,厚生労働省令で定めるところにより,報告書を作成し,厚生労働大臣に提出しなければならない.
② 厚生労働大臣が,第14条の2第1項の規定により機構に審査を行わせることとしたときは,指定管理医療機器等(専ら動物のために使用されることが目的とされているものを除く.)に係る認証についての前項の規定による報告書の提出をしようとする者は,同項の規定にかかわらず,厚生労働省令で定めるところにより,機構に提出しなければならない.この場合において,機構が当該報告書を受理したときは,厚生労働省令で定めるところにより,厚生労働大臣にその旨を通知しなければならない.

第23条の6（登録） ① 第23条の2第1項の登録は,厚生労働省令で定めるところにより,同項の認証を行おうとする者の申請により行う.
② 前項の登録は,3年を下らない政令で定める期間ごとにその更新を受けなければ,その期間の経過によつて,その効力を失う.

第23条の7（登録の基準等） ① 厚生労働大臣は,前条第1項の規定により登録を申請した者(以下この条において「登録申請者」という.)が次に掲げる要件のすべてに適合しているときは,第23条の2第1項の登録をしなければならない.
1 国際標準化機構及び国際電気標準会議が定めた製品の認証を行う機関に関する基準並びに製造管理及び品質管理の方法の審査を行う機関に関する基準に適合すること.
2 登録申請者が第23条の2第1項の規定により基準適合性認証を受けなければならないこととされる指定管理医療機器等の製造販売若しくは製造をする者又は外国指定管理医療機器製造等事業者(以下この号において「製造販売業者等」という.)に支配されているものとして次のいずれかに該当するものでないこと.
イ 登録申請者が株式会社である場合にあつては,製造販売業者等がその親法人(会社法(平成17年法律第86号)第879条第1項に規定

する親法人をいう.)であること.
ロ 登録申請者の役員(持分会社(会社法第575条第1項に規定する持分会社をいう.)にあつては,業務を執行する社員)に占める製造販売業者等の役員又は職員(過去2年間に当該製造販売業者等の役員又は職員であつた者を含む.)の割合が2分の1を超えていること.
ハ 登録申請者(法人にあつては,その代表権を有する役員)が,製造販売業者等の役員又は職員(過去2年間に当該製造販売業者等の役員又は職員であつた者を含む.)であること.

② 厚生労働大臣は,登録申請者が次の各号のいずれかに該当するときは,前項の規定にかかわらず,第23条の2第1項の登録をしてはならない.
1 この法律その他薬事に関する法令又はこれに基づく命令若しくは処分に違反して刑に処せられ,その執行を終わり,又は執行を受けることがなくなつた日から起算して2年を経過しない者であること.
2 第23条の16第1項の規定により登録を取り消され,その取消しの日から起算して2年を経過しない者であること.
3 法人にあつては,その業務を行う役員のうちに前2号のいずれかに該当する者があること.

③ 登録は,認証機関登録簿に次に掲げる事項を記載してするものとする.
1 登録年月日及び登録番号
2 登録認証機関の名称及び住所
3 基準適合性認証を行う事業所の所在地
4 登録認証機関が行う基準適合性認証の業務の範囲

第23条の8 (登録の公示等) ① 厚生労働大臣は,第23条の2第1項の登録をしたときは,登録認証機関の名称及び住所,基準適合性認証を行う事業所の所在地,登録認証機関が行う基準適合性認証の業務の範囲並びに当該登録をした日を公示しなければならない.
② 登録認証機関は,その名称,住所,基準適合性認証を行う事業所の所在地又は登録認証機関が行う基準適合性認証の業務の範囲を変更しようとするときは,変更しようとする日の2週間前までに,その旨を厚生労働大臣に届け出なければならない.
③ 厚生労働大臣は,前項の規定による届出があつたときは,その旨を公示しなければならない.

第23条の9 (基準適合性認証のための審査の義務) ① 登録認証機関は,基準適合性認証を行うことを求められたときは,正当な理由がある場合を除き,遅滞なく,基準適合性認証のための審査を行わなければならない.
② 登録認証機関は,公正に,かつ,厚生労働省令で定める基準に適合する方法により基準適合性認証のための審査を行わなければならない.

第23条の10 (業務規程) ① 登録認証機関は,基準適合性認証の業務に関する規程(以下「業務規程」という.)を定め,基準適合性認証の業務の開始前に,厚生労働大臣に届け出なければならない.これを変更しようとするときも,同様とする.
② 業務規程には,基準適合性認証の実施方法,基準適合性認証に関する料金その他の厚生労働省令で定める事項を定めておかなければならない.

第23条の11 (帳簿の備付け等) 登録認証機関は,厚生労働省令で定めるところにより,帳簿を備え付け,これに基準適合性認証の業務に関する事項で厚生労働省令で定めるものを記載し,及びこれを保存しなければならない.

第23条の12 (適合命令) 厚生労働大臣は,登録認証機関が第23条の7第1項各号のいずれかに適合しなくなつたと認めるときは,当該登録認証機関に対し,これらの規定に適合するため必要な措置を採るべきことを命ずることができる.

第23条の13 (改善命令) 厚生労働大臣は,登録認証機関が第23条の9の規定に違反していると認めるときは,当該登録認証機関に対し,基準適合性認証のための審査を行うべきこと,又は基準適合性認証のための審査の方法その他の業務の方法の改善に関し必要な措置を採るべきことを命ずることができる.

第23条の14 (基準適合性認証についての申請及び厚生労働大臣の命令) ① 基準適合性認証を受けようとする者は,申請に係る指定管理医療機器等について,登録認証機関が基準適合性認証のための審査を行わない場合又は登録認証機関の基準適合性認証の結果に異議のある場合は,厚生労働大臣に対し,登録認証機関が基準適合性認証のための審査を行うこと,又は改めて基準適合性認証のための審査を行うことを命ずべきことを申請することができる.
② 厚生労働大臣は,前項の申請があつた場合において,当該申請に係る登録認証機関が第23条の9の規定に違反していると認めるときは,当該登録認証機関に対し,前条の規定による命令をするものとする.
③ 厚生労働大臣は,前項の場合において,前条の規定による命令をし,又は命令をしないことの決定をしたときは,遅滞なく,当該申請をした者に通知するものとする.

第23条の15 (業務の休廃止) ① 登録認証機関は,基準適合性認証の業務の全部又は一部を休止し,又は廃止しようとするときは,厚生労働省令で定めるところにより,あらかじめ,その旨を厚生労働大臣に届け出なければならない.

② 厚生労働大臣は、前項の届出があつたときは、その旨を公示しなければならない．
第23条の16（登録の取消し等） ① 厚生労働大臣は、登録認証機関が第23条の7第2項各号（第2号を除く．）のいずれかに該当するに至つたときは、その登録を取り消すものとする．
② 厚生労働大臣は、登録認証機関が次の各号のいずれかに該当するときは、その登録を取り消し、又は期間を定めて基準適合性認証の業務の全部若しくは一部の停止を命ずることができる．
　1 第23条の4第1項、第23条の5、第23条の8第2項、第23条の10第1項、第23条の11、第23条の15第1項又は次条第1項の規定に違反したとき．
　2 第23条の12又は第23条の13の規定による命令に違反したとき．
　3 正当な理由がないのに次条第2項各号の規定による請求を拒んだとき．
　4 不正の手段により第23条の2第1項の登録を受けたとき．
③ 厚生労働大臣は、前2項の規定により登録を取り消し、又は前項の規定により基準適合性認証の業務の全部若しくは一部の停止を命じたときは、その旨を公示しなければならない．
第23条の17（財務諸表の備付け及び閲覧等） ① 登録認証機関は、毎事業年度経過後3月以内に、その事業年度の財産目録、貸借対照表及び損益計算書又は収支計算書並びに事業報告書（その作成に代えて電磁的記録（電子的方式、磁気的方式その他人の知覚によつては認識することができない方式で作られる記録であつて、電子計算機による情報処理の用に供されるものをいう．以下この条において同じ．）の作成がされている場合における当該電磁的記録を含む．次項及び第91条において「財務諸表等」という．）を作成し、5年間事業所に備えて置かなければならない．
② 指定管理医療機器等の製造販売業者その他の利害関係人は、登録認証機関の業務時間内は、いつでも、次に掲げる請求をすることができる．ただし、第2号又は第4号の請求をするには、登録認証機関の定めた費用を支払わなければならない．
　1 財務諸表等が書面をもつて作成されているときは、当該書面の閲覧又は謄写の請求
　2 前号の書面の謄本又は抄本の請求
　3 財務諸表等が電磁的記録をもつて作成されているときは、当該電磁的記録に記録された事項を厚生労働省令で定める方法により表示したものの閲覧又は謄写の請求
　4 前号の電磁的記録に記録された事項を電磁的方法であつて厚生労働省令で定めるものにより提供することの請求又は当該事項を記載した書面の交付の請求
第23条の18（厚生労働大臣による基準適合性認証の業務の実施） ① 厚生労働大臣は、第23条の2第1項の登録を受ける者がいないとき、第23条の15第1項の規定による基準適合性認証の業務の全部又は一部の休止又は廃止の届出があつたとき、第23条の16第1項若しくは第2項の規定により第23条の2第1項の登録を取り消し、又は登録認証機関に対し基準適合性認証の業務の全部若しくは一部の停止を命じたとき、登録認証機関が天災その他の事由により基準適合性認証の業務の全部又は一部を実施することが困難となつたときその他必要があると認めるときは、当該基準適合性認証の業務の全部又は一部を行うものとする．
② 厚生労働大臣は、前項の場合において必要があると認めるときは、機構に、当該基準適合性認証の業務の全部又は一部を行わせることができる．
③ 厚生労働大臣は、前2項の規定により基準適合性認証の業務の全部若しくは一部を自ら行い、若しくは機構に行わせることとするとき、自ら行つていた基準適合性認証の業務の全部若しくは一部を行わないこととするとき、又は機構に行わせていた基準適合性認証の業務の全部若しくは一部を行わせないこととするときは、その旨を公示しなければならない．
④ 厚生労働大臣が第1項又は第2項の規定により基準適合性認証の業務の全部若しくは一部を自ら行い、又は機構に行わせる場合における基準適合性認証の業務の引継ぎその他の必要な事項は、厚生労働省令で定める．
第23条の19（政令への委任） この章に定めるもののほか、指定管理医療機器等の指定、登録認証機関の登録、製造販売品目の認証その他登録認証機関の業務に関し必要な事項は、政令で定める．

第5章　医薬品の販売業及び医療機器の販売業等

第1節　医薬品の販売業

第24条（医薬品の販売業の許可） ① 薬局開設者又は医薬品の販売業の許可を受けた者でなければ、業として、医薬品を販売し、授与し、又は販売若しくは授与の目的で貯蔵し、若しくは陳列（配置することを含む．以下同じ．）してはならない．ただし、医薬品の製造販売業者がその製造等をし、又は輸入した医薬品を薬局開設者又は医薬品の製造販売業者、製造業者若しくは販売業者に、医薬品の製造業者がその製造した医薬品を医薬品の製造販売業者又は製造業者に、それぞれ販売し、授与し、又はその販売若しくは授与の目的で貯蔵し、若しくは陳列するときは、この限りでない．

② 前項の許可は、6年ごとにその更新を受けなければ、その期間の経過によつて、その効力を失う。

第25条（医薬品の販売業の許可の種類） 医薬品の販売業の許可は、次の各号に掲げる区分に応じ、当該各号に定める業務について行う。

1 店舗販売業の許可　一般用医薬品（医薬品のうち、その効能及び効果において人体に対する作用が著しくないものであつて、薬剤師その他の医薬関係者から提供された情報に基づく需要者の選択により使用されることが目的とされているものをいう。以下同じ。）を、店舗において販売し、又は授与する業務

2 配置販売業の許可　一般用医薬品を、配置により販売し、又は授与する業務

3 卸売販売業の許可　医薬品を、薬局開設者、医薬品の製造販売業者、製造業者若しくは販売業者又は病院、診療所若しくは飼育動物診療施設の開設者その他厚生労働省令で定める者（第34条第3項において「薬局開設者等」という。）に対し、販売し、又は授与する業務

第26条（店舗販売業の許可） ① 店舗販売業の許可は、店舗ごとに、その店舗の所在地の都道府県知事（その店舗の所在地が地域保健法（昭和22年法律第101号）第5条第1項の政令で定める市（以下「保健所を設置する市」という。）又は特別区の区域にある場合においては、市長又は区長。第28条第3項において同じ。）が与える。

② 次の各号のいずれかに該当するときは、前項の許可を与えないことができる。

1 その店舗の構造設備が、厚生労働省令で定める基準に適合しないとき。

2 薬剤師又は第36条の4第2項の登録を受けた者（以下「登録販売者」という。）を置くこととその他その店舗において医薬品の販売又は授与の体制が適切に医薬品を販売し、又は授与するために必要な基準として厚生労働省令で定めるものに適合しないとき。

3 申請者が、第5条第3号イからホまでのいずれかに該当するとき。

第27条（店舗販売品目） 店舗販売業の許可を受けた者（以下「店舗販売業者」という。）は、一般用医薬品以外の医薬品を販売し、授与し、又は販売若しくは授与の目的で貯蔵し、若しくは陳列してはならない。ただし、専ら動物のために使用されることが目的とされている医薬品については、この限りでない。

第28条（店舗の管理） ① 店舗販売業者は、その店舗を、自ら実地に管理し、又はその指定する者に実地に管理させなければならない。

② 前項の規定により店舗を実地に管理する者（以下「店舗管理者」という。）は、厚生労働省令で定めるところにより、薬剤師又は登録販売者でなければならない。

③ 店舗管理者は、その店舗以外の場所で業として店舗の管理その他薬事に関する実務に従事する者であつてはならない。ただし、その店舗の所在地の都道府県知事の許可を受けたときは、この限りでない。

第29条（店舗管理者の義務） ① 店舗管理者は、保健衛生上支障を生ずるおそれがないように、その店舗に勤務する薬剤師、登録販売者その他の従業者を監督し、その店舗の構造設備及び医薬品その他の物品を管理し、その他その店舗の業務につき、必要な注意をしなければならない。

② 店舗管理者は、保健衛生上支障を生ずるおそれがないように、その店舗の業務につき、店舗販売業者に対し必要な意見を述べなければならない。

第29条の2（店舗販売業者の遵守事項） ① 厚生労働大臣は、厚生労働省令で、店舗における医薬品の管理の方法その他店舗の業務に関し店舗販売業者が遵守すべき事項を定めることができる。

② 店舗販売業者は、第28条第1項の規定により店舗管理者を指定したときは、前条第2項の規定による店舗管理者の意見を尊重しなければならない。

第29条の3（店舗における掲示） 店舗販売業者は、厚生労働省令で定めるところにより、当該店舗を利用するために必要な情報であつて厚生労働省令で定める事項を、当該店舗の見やすい場所に掲示しなければならない。

第30条（配置販売業の許可） ① 配置販売業の許可は、配置しようとする区域をその区域に含む都道府県ごとに、その都道府県知事が与える。

② 次の各号のいずれかに該当するときは、前項の許可を与えないことができる。

1 薬剤師又は登録販売者が配置することその他当該都道府県の区域において医薬品の配置販売を行う体制が適切に医薬品を配置販売するために必要な基準として厚生労働省令で定めるものに適合しないとき。

2 申請者が、第5条第3号イからホまでのいずれかに該当するとき。

第31条（配置販売品目） 配置販売業の許可を受けた者（以下「配置販売業者」という。）は、一般用医薬品のうち経年変化が起こりにくいことその他の厚生労働大臣の定める基準に適合するもの以外の医薬品を販売し、授与し、又は販売若しくは授与の目的で貯蔵し、若しくは陳列してはならない。

第31条の2（都道府県ごとの区域の管理） ① 配置販売業者は、その業務に係る都道府県の区域を、自ら管理し、又は当該都道府県の区域内において

配置販売に従事する配置員のうちから指定したものに管理させなければならない．

② 前項の規定により都道府県の区域を管理する者（以下「区域管理者」という．）は，厚生労働省令で定めるところにより，薬剤師又は登録販売者でなければならない．

第 31 条の 3（区域管理者の義務） ① 区域管理者は，保健衛生上支障を生ずるおそれがないように，その業務に関し配置員を監督し，医薬品その他の物品を管理し，その他その区域の業務につき，必要な注意をしなければならない．

② 区域管理者は，保健衛生上支障を生ずるおそれがないように，その区域の業務につき，配置販売業者に対し必要な意見を述べなければならない．

第 31 条の 4（配置販売業者の遵守事項） ① 厚生労働大臣は，厚生労働省令で，配置販売の業務に関する記録方法その他配置販売の業務に関し配置販売業者が遵守すべき事項を定めることができる．

② 配置販売業者は，第 31 条の 2 第 1 項の規定により区域管理者を指定したときは，前条第 2 項の規定による区域管理者の意見を尊重しなければならない．

第 32 条（配置従事の届出） 配置販売業者又はその配置員は，医薬品の配置販売に従事しようとするときは，その氏名，配置販売に従事しようとする区域その他厚生労働省令で定める事項を，あらかじめ，配置販売に従事しようとする区域の都道府県知事に届け出なければならない．

第 33 条（配置従事者の身分証明書） ① 配置販売業者又はその配置員は，その住所地の都道府県知事が発行する身分証明書の交付を受け，かつ，これを携帯しなければ，医薬品の配置販売に従事してはならない．

② 前項の身分証明書に関し必要な事項は，厚生労働省令で定める．

第 34 条（卸売販売業の許可） ① 卸売販売業の許可は，営業所ごとに，その営業所の所在地の都道府県知事が与える．

② 次の各号のいずれかに該当するときは，前項の許可を与えないことができる．
  1　その営業所の構造設備が，厚生労働省令で定める基準に適合しないとき．
  2　申請者が，第 5 条第 3 号イからホまでのいずれかに該当するとき．

③ 卸売販売業の許可を受けた者（以下「卸売販売業者」という．）は，当該許可に係る営業所については，業として，医薬品を，薬局開設者等以外の者に対し，販売し，又は授与してはならない．

第 35 条（営業所の管理） ① 卸売販売業者は，営業所ごとに，薬剤師を置き，その営業所を管理させなければならない．ただし，卸売販売業者が薬剤師の場合であつて，自らその営業所を管理するときは，この限りでない．

② 卸売販売業者が，薬剤師による管理を必要としない医薬品として厚生労働省令で定めるもののみを販売又は授与する場合には，前項の規定にかかわらず，その営業所を管理する者（以下「営業所管理者」という．）は，薬剤師又は薬剤師以外の者であつて当該医薬品の品目に応じて厚生労働省令で定めるものでなければならない．

③ 営業所管理者は，その営業所以外の場所で業として営業所の管理その他薬事に関する実務に従事する者であつてはならない．ただし，その営業所の所在地の都道府県知事の許可を受けたときは，この限りでない．

第 36 条（営業所管理者の義務） ① 営業所管理者は，保健衛生上支障を生ずるおそれがないように，その営業所に勤務する薬剤師その他の従業者を監督し，その営業所の構造設備及び医薬品その他の物品を管理し，その他その営業所の業務につき，必要な注意をしなければならない．

② 営業所管理者は，保健衛生上支障を生ずるおそれがないように，その営業所の業務につき，卸売販売業者に対し必要な意見を述べなければならない．

第 36 条の 2（卸売販売業者の遵守事項） ① 厚生労働大臣は，厚生労働省令で，営業所における医薬品の試験検査の実施方法その他営業所の業務に関し卸売販売業者が遵守すべき事項を定めることができる．

② 卸売販売業者は，第 35 条第 1 項又は第 2 項の規定により営業所管理者を置いたときは，前条第 2 項の規定による営業所管理者の意見を尊重しなければならない．

第 36 条の 3（一般用医薬品の区分） ① 一般用医薬品（専ら動物のために使用されることが目的とされているものを除く．）は，次のように区分する．
  1　第一類医薬品　その副作用等により日常生活に支障を来す程度の健康被害が生ずるおそれがある医薬品のうちその使用に関し特に注意が必要なものとして厚生労働大臣が指定するもの及びその製造販売の承認の申請に際して第 14 条第 8 項第 1 号に該当するとされた医薬品であつて当該申請に係る承認を受けてから厚生労働省令で定める期間を経過しないもの
  2　第二類医薬品　その副作用等により日常生活に支障を来す程度の健康被害が生ずるおそれがある医薬品（第一類医薬品を除く．）であつて厚生労働大臣が指定するもの
  3　第三類医薬品　第一類医薬品及び第二類医薬

品以外の一般用医薬品
② 厚生労働大臣は,前項第1号及び第2号の規定による指定に資するよう医薬品に関する情報の収集に努めるとともに,必要に応じてこれらの指定を変更しなければならない.
③ 厚生労働大臣は,第1項第1号又は第2号の規定による指定をし,又は変更しようとするときは,薬事・食品衛生審議会の意見を聴かなければならない.

第36条の4(資質の確認) ① 都道府県知事は,一般用医薬品の販売又は授与に従事しようとする者がそれに必要な資質を有することを確認するために,厚生労働省令で定めるところにより試験を行う.
② 前項の試験に合格した者又は第二類医薬品及び第三類医薬品の販売若しくは授与に従事するために必要な資質を有する者として政令で定める基準に該当する者であつて,医薬品の販売又は授与に従事しようとするものは,都道府県知事の登録を受けなければならない.
③ 第5条第3号イからホまでのいずれかに該当する者は,前項の登録を受けることができない.
④ 第2項の登録又はその消除その他必要な事項は,厚生労働省令で定める.

第36条の5(一般用医薬品の販売に従事する者) 薬局開設者,店舗販売業者又は配置販売業者は,厚生労働省令で定めるところにより,一般用医薬品につき,次の各号に掲げる区分に応じ,当該各号に定める者に販売させ,又は授与させなければならない.
1 第一類医薬品 薬剤師
2 第二類医薬品及び第三類医薬品 薬剤師又は登録販売者

第36条の6(情報提供等) ① 薬局開設者又は店舗販売業者は,その薬局又は店舗において第一類医薬品を販売し,又は授与する場合には,厚生労働省令で定めるところにより,その販売又は授与に従事する薬剤師をして,厚生労働省令で定める事項を記載した書面を用いて,その適正な使用のために必要な情報を提供させなければならない.
② 薬局開設者又は店舗販売業者は,その薬局又は店舗において第二類医薬品を販売し,又は授与する場合には,厚生労働省令で定めるところにより,医薬品の販売又は授与に従事する薬剤師又は登録販売者をして,その適正な使用のために必要な情報を提供させるよう努めなければならない.
③ 薬局開設者又は店舗販売業者は,その薬局若しくは店舗において一般用医薬品を購入し,若しくは譲り受けようとする者又はその薬局若しくは店舗において一般用医薬品を購入し,若しくは譲り受けた者若しくはこれらの者によつて購入され,若しくは譲り受けられた一般用医薬品を使用する者から相談があつた場合には,厚生労働省令で定めるところにより,医薬品の販売又は授与に従事する薬剤師又は登録販売者をして,その適正な使用のために必要な情報を提供させなければならない.
④ 第1項の規定は,医薬品を購入し,又は譲り受ける者から説明を要しない旨の意思の表明があつた場合には,適用しない.
⑤ 配置販売業者については,前各項の規定を準用する.この場合において,第1項及び第2項中「薬局又は店舗」とあるのは「業務に係る都道府県の区域」と,「販売し,又は授与する場合」とあるのは「配置する場合」と,第1項から第3項までの規定中「医薬品の販売又は授与」とあるのは「医薬品の配置販売」と,同項中「その薬局若しくは店舗において一般用医薬品を購入し,若しくは譲り受けようとする者又はその薬局若しくは店舗において一般用医薬品を購入し,若しくは譲り受けた者若しくはこれらの者によつて購入され,若しくは譲り受けられた一般用医薬品を使用する者」とあるのは「配置販売によつて一般用医薬品を購入し,若しくは譲り受けようとする者又は配置した一般用医薬品を使用する者」と読み替えるものとする.

第37条(販売方法等の制限) ① 薬局開設者又は店舗販売業者は店舗による販売又は授与以外の方法により,配置販売業者は配置以外の方法により,それぞれ医薬品を販売し,授与し,又はその販売若しくは授与の目的で医薬品を貯蔵し,若しくは陳列してはならない.
② 配置販売業者は,医薬品の直接の容器又は直接の被包(内袋を含まない.第54条及び第57条第1項を除き,以下同じ.)を開き,その医薬品を分割販売してはならない.

第38条(準用) 医薬品の販売業については,第10条及び第11条の規定を準用する.この場合において,第10条中「都道府県知事」とあるのは,「都道府県知事(店舗販売業にあつては,その店舗の所在地が第26条第1項に規定する保健所を設置する市又は特別区の区域にある場合においては,市長又は区長)」と読み替えるものとする.

第2節 医療機器の販売業,賃貸業及び修理業

第39条(高度管理医療機器等の販売業及び賃貸業の許可) ① 高度管理医療機器又は特定保守管理医療機器(以下「高度管理医療機器等」という.)の販売業又は賃貸業の許可を受けた者でなければ,それぞれ,業として,高度管理医療機器等を販売し,授与し,若しくは賃貸し,又は販売,授

与若しくは賃貸の目的で陳列してはならない．ただし，高度管理医療機器等の製造販売業者がその製造等をし，又は輸入をした高度管理医療機器等を高度管理医療機器等の製造販売業者，製造業者，販売業者又は賃貸業者に，高度管理医療機器等の製造業者がその製造した高度管理医療機器等を高度管理医療機器等の製造販売業者又は製造業者に，それぞれ販売し，授与し，若しくは賃貸し，又は販売，授与若しくは賃貸の目的で陳列するときは，この限りでない．

② 前項の許可は，営業所ごとに，その営業所の所在地の都道府県知事が与える．

③ 次の各号のいずれかに該当するときは，第1項の許可を与えないことができる．

 1 その営業所の構造設備が，厚生労働省令で定める基準に適合しないとき．

 2 申請者が，第5条第3号イからホまでのいずれかに該当するとき．

④ 第1項の許可は，6年ごとにその更新を受けなければ，その期間の経過によって，その効力を失う．

第39条の2（管理者の設置）前条第1項の許可を受けた者は，厚生労働省令で定めるところにより，高度管理医療機器等の販売又は賃貸を実地に管理させるために，営業所ごとに，厚生労働省令で定める基準に該当する者を置かなければならない．

第39条の3（管理医療機器の販売業及び賃貸業の届出）① 管理医療機器（特定保守管理医療機器を除く．以下この節において同じ．）を業として販売し，授与し，若しくは賃貸し，又は販売，授与若しくは賃貸の目的で陳列しようとする者（第39条第1項の許可を受けた者を除く．）は，あらかじめ，営業所ごとに，その営業所の所在地の都道府県知事に厚生労働省令で定める事項を届け出なければならない．ただし，管理医療機器の製造販売業者がその製造等をし，又は輸入をした管理医療機器を管理医療機器の製造販売業者，製造業者，販売業者又は賃貸業者に，管理医療機器の製造業者がその製造した管理医療機器を管理医療機器の製造販売業者又は製造業者に，それぞれ販売し，授与し，若しくは賃貸し，又は販売，授与若しくは賃貸の目的で陳列しようとするときは，この限りでない．

② 厚生労働大臣は，厚生労働省令で，管理医療機器の販売業者又は賃貸業者に係る営業所の構造設備の基準を定めることができる．

第40条（準用）① 第39条第1項の高度管理医療機器等の販売業又は賃貸業については，第8条，第9条，第10条及び第11条の規定を準用する．この場合において，第9条第1項中「医薬品の試験検査の実施方法」とあるのは，「高度管理医療機器又は特定保守管理医療機器の品質確保の方法」と読み替えるものとする．

② 前条第1項の管理医療機器の販売業又は賃貸業については，第9条第1項及び第10条の規定を準用する．この場合において，第9条第1項中「医薬品の試験検査の実施方法」とあるのは，「管理医療機器（特定保守管理医療機器を除く．）の品質確保の方法」と読み替えるものとする．

③ 一般医療機器（特定保守管理医療機器を除く．）を業として販売し，授与し，若しくは賃貸し，又は販売，授与若しくは賃貸の目的で陳列しようとする者（第39条第1項の許可を受けた者及び前条第1項の届出を行つた者を除く．）については，第9条第1項の規定を準用する．この場合において，同項中「医薬品の試験検査の実施方法」とあるのは，「一般医療機器（特定保守管理医療機器を除く．）の品質確保の方法」と読み替えるものとする．

④ 前3項に規定するもののほか，必要な技術的読替えは，政令で定める．

第40条の2（医療機器の修理業の許可）① 医療機器の修理業の許可を受けた者でなければ，業として，医療機器の修理をしてはならない．

② 前項の許可は，修理する物及びその修理の方法に応じ厚生労働省令で定める区分（以下「修理区分」という．）に従い，厚生労働大臣が修理をしようとする事業所ごとに与える．

③ 第1項の許可は，3年を下らない政令で定める期間ごとにその更新を受けなければ，その期間の経過によって，その効力を失う．

④ 次の各号のいずれかに該当するときは，第1項の許可を与えないことができる．

 1 その事業所の構造設備が，厚生労働省令で定める基準に適合しないとき．

 2 申請者が，第5条第3号イからホまでのいずれかに該当するとき．

⑤ 第1項の許可を受けた者は，当該事業所に係る修理区分を変更し，又は追加しようとするときは，厚生労働大臣の許可を受けなければならない．

⑥ 前項の許可については，第1項から第4項までの規定を準用する．

第40条の3（準用）医療機器の修理業については，第17条第5項及び第6項，第18条第2項，第19条第2項並びに第23条の規定を準用する．

第40条の4（情報提供）医療機器の販売業者，賃貸業者又は修理業者は，医療機器を一般に購入し，又は使用する者に対し，医療機器の適正な使用のために必要な情報を提供するよう努めなければならない．

第6章　医薬品等の基準及び検定

第41条（日本薬局方等） ① 厚生労働大臣は、医薬品の性状及び品質の適正を図るため、薬事・食品衛生審議会の意見を聴いて、日本薬局方を定め、これを公示する。

② 厚生労働大臣は、少なくとも10年ごとに日本薬局方の全面にわたつて薬事・食品衛生審議会の検討が行われるように、その改定について薬事・食品衛生審議会に諮問しなければならない。

③ 厚生労働大臣は、医療機器の性状、品質及び性能の適正を図るため、薬事・食品衛生審議会の意見を聴いて、必要な基準を設けることができる。

第42条（医薬品等の基準） ① 厚生労働大臣は、保健衛生上特別の注意を要する医薬品につき、薬事・食品衛生審議会の意見を聴いて、その製法、性状、品質、貯法等に関し、必要な基準を設けることができる。

② 厚生労働大臣は、保健衛生上の危害を防止するために必要があるときは、医薬部外品、化粧品又は医療機器について、薬事・食品衛生審議会の意見を聴いて、その性状、品質、性能等に関し、必要な基準を設けることができる。

第43条（検定） ① 厚生労働大臣の指定する医薬品は、厚生労働大臣の指定する者の検定を受け、かつ、これに合格したものでなければ、販売し、授与し、又は販売若しくは授与の目的で貯蔵し、若しくは陳列してはならない。ただし、厚生労働省令で別段の定めをしたときは、この限りでない。

② 厚生労働大臣の指定する医療機器は、厚生労働大臣の指定する者の検定を受け、かつ、これに合格したものでなければ、販売し、賃貸し、授与し、又は販売、賃貸若しくは授与の目的で貯蔵し、若しくは陳列してはならない。ただし、厚生労働省令で別段の定めをしたときは、この限りでない。

③ 前2項の検定に関し必要な事項は、政令で定める。

④ 第1項及び第2項の検定の結果については、行政不服審査法による不服申立てをすることができない。

第7章　医薬品等の取扱い

第1節　毒薬及び劇薬の取扱い

第44条（表示） ① 毒性が強いものとして厚生労働大臣が薬事・食品衛生審議会の意見を聴いて指定する医薬品（以下「毒薬」という。）は、その直接の容器又は直接の被包に、黒地に白枠、白字をもつて、その品名及び「毒」の文字が記載されていなければならない。

② 劇性が強いものとして厚生労働大臣が薬事・食品衛生審議会の意見を聴いて指定する医薬品（以下「劇薬」という。）は、その直接の容器又は直接の被包に、白地に赤枠、赤字をもつて、その品名及び「劇」の文字が記載されていなければならない。

③ 前2項の規定に触れる毒薬又は劇薬は、販売し、授与し、又は販売若しくは授与の目的で貯蔵し、若しくは陳列してはならない。

第45条（開封販売等の制限） 店舗管理者が薬剤師である店舗販売業者及び営業所管理者が薬剤師である卸売販売業者以外の医薬品の販売業者は、第58条の規定によつて施された封を開いて、毒薬又は劇薬を販売し、授与し、又は販売若しくは授与の目的で貯蔵し、若しくは陳列してはならない。

第46条（譲渡手続） ① 薬局開設者又は医薬品の製造販売業者、製造業者若しくは販売業者（第3項及び第4項において「薬局開設者等」という。）は、毒薬又は劇薬については、譲受人から、その品名、数量、使用の目的、譲渡の年月日並びに譲受人の氏名、住所及び職業が記載され、厚生労働省令で定めるところにより作成された文書の交付を受けなければ、これを販売し、又は授与してはならない。

② 薬剤師、薬局開設者、医薬品の製造販売業者、製造業者若しくは販売業者、医師、歯科医師若しくは獣医師又は病院、診療所若しくは飼育動物診療施設の開設者に対して、その身分に関する公務所の証明書の提示を受けて毒薬又は劇薬を販売し、又は授与するときは、前項の規定を適用しない。これらの者であつて常時取引関係を有するものに販売し、又は授与するときも、同様とする。

③ 第1項の薬局開設者等は、同項の規定による文書の交付に代えて、政令で定めるところにより、当該譲受人の承諾を得て、当該文書に記載すべき事項について電子情報処理組織を使用する方法その他の情報通信の技術を利用する方法であつて厚生労働省令で定めるものにより提供を受けることができる。この場合において、当該薬局開設者等は、当該文書の交付を受けたものとみなす。

④ 第1項の文書及び前項前段に規定する方法が行われる場合に当該方法において作られる電磁的記録（電子的方式、磁気的方式その他人の知覚によつては認識することができない方式で作られる記録であつて電子計算機による情報処理の用に供されるものとして厚生労働省令で定めるものをいう。）は、当該交付又は提供を受けた薬局開設者等において、当該毒薬又は劇薬の譲渡の日から2年間、保存しなければならない。

第47条（交付の制限） 毒薬又は劇薬は、14歳未満の者その他安全な取扱いをすることについて不安があると認められる者には、交付してはならない。

第2節　医薬品の取扱い

第48条（貯蔵及び陳列） ① 業務上毒薬又は劇薬を取り扱う者は、これを他の物と区別して、貯蔵し、又は陳列しなければならない．
② 前項の場合において、毒薬を貯蔵し、又は陳列する場所には、かぎを施さなければならない．

第49条（処方せん医薬品の販売） ① 薬局開設者又は医薬品の販売業者は、医師、歯科医師又は獣医師から処方せんの交付を受けた者以外の者に対して、正当な理由なく、厚生労働大臣の指定する医薬品を販売し、又は授与してはならない．ただし、薬剤師、薬局開設者、医薬品の製造販売業者、製造業者若しくは販売業者、医師、歯科医師若しくは獣医師又は病院、診療所若しくは飼育動物診療施設の開設者に販売し、又は授与するときは、この限りでない．
② 薬局開設者又は医薬品の販売業者は、その薬局又は店舗に帳簿を備え、医師、歯科医師又は獣医師から処方せんの交付を受けた者に対して前項に規定する医薬品を販売し、又は授与したときは、厚生労働省令の定めるところにより、その販売又は授与に関する事項を記載しなければならない．
③ 薬局開設者又は医薬品の販売業者は、前項の帳簿を、最終の記載の日から2年間、保存しなければならない．

第50条（直接の容器等の記載事項） 医薬品は、その直接の容器又は直接の被包に、次に掲げる事項が記載されていなければならない．ただし、厚生労働省令で別段の定めをしたときは、この限りでない．
1　製造販売業者の氏名又は名称及び住所
2　名称（日本薬局方に収められている医薬品にあつては日本薬局方において定められた名称、その他の医薬品で一般的名称があるものにあつてはその一般的名称）
3　製造番号又は製造記号
4　重量、容量又は個数等の内容量
5　日本薬局方に収められている医薬品にあつては、「日本薬局方」の文字及び日本薬局方において直接の容器又は直接の被包に記載するように定められた事項
6　一般用医薬品にあつては、第36条の3第1項に規定する区分ごとに、厚生労働省令で定める事項
7　第42条第1項の規定によつてその基準が定められた医薬品にあつては、貯法、有効期間その他その基準において直接の容器又は直接の被包に記載するように定められた事項
8　日本薬局方に収められていない医薬品にあつては、その有効成分の名称（一般的名称があるものにあつては、その一般的名称）及びその分量（有効成分が不明のものにあつては、その本質及び製造方法の要旨）
9　習慣性があるものとして厚生労働大臣の指定する医薬品にあつては、「注意―習慣性あり」の文字
10　前条第1項の規定により厚生労働大臣の指定する医薬品にあつては、「注意―医師等の処方せんにより使用すること」の文字
11　厚生労働大臣が指定する医薬品にあつては、「注意―人体に使用しないこと」の文字
12　厚生労働大臣の指定する医薬品にあつては、その使用の期限
13　前各号に掲げるもののほか、厚生労働省令で定める事項

第51条　医薬品の直接の容器又は直接の被包が小売のために包装されている場合において、その直接の容器又は直接の被包に記載された第44条第1項若しくは第2項又は前条各号に規定する事項が外部の容器又は外部の被包を透かして容易に見ることができないときは、その外部の容器又は外部の被包にも、同様の事項が記載されていなければならない．

第52条（添附文書等の記載事項） 医薬品は、これに添附する文書又はその容器若しくは被包に、次の各号に掲げる事項が記載されていなければならない．ただし、厚生労働省令で別段の定めをしたときは、この限りでない．
1　用法、用量その他使用及び取扱い上の必要な注意
2　日本薬局方に収められている医薬品にあつては、日本薬局方においてこれに添附する文書又はその容器若しくは被包に記載するように定められた事項
3　第42条第1項の規定によりその基準が定められた医薬品にあつては、その基準においてこれに添附する文書又はその容器若しくは被包に記載するように定められた事項
4　前各号に掲げるもののほか、厚生労働省令で定める事項

第53条　第44条第1項若しくは第2項又は前3条に規定する事項の記載は、他の文字、記事、図画又は図案に比較して見やすい場所にされていなければならず、かつ、これらの事項については、厚生労働省令の定めるところにより、当該医薬品を一般に購入し、又は使用する者が読みやすく、理解しやすいような用語による正確な記載がなければならない．

第54条（記載禁止事項） 医薬品は、これに添付する文書、その医薬品又はその容器若しくは被包（内袋を含む．）に、次に掲げる事項が記載されて

いてはならない.
1 当該医薬品に関し虚偽又は誤解を招くおそれのある事項
2 第14条又は第19条の2の規定による承認を受けていない効能又は効果(第14条第1項又は第23条の2第1項の規定により厚生労働大臣がその基準を定めて指定した医薬品にあつては,その基準において定められた効能又は効果を除く.)
3 保健衛生上危険がある用法,用量又は使用期間

第55条（販売,授与等の禁止） ① 第50条から前条までの規定に触れる医薬品は,販売し,授与し,又は販売若しくは授与の目的で貯蔵し,若しくは陳列してはならない.

② 模造に係る医薬品,第13条の3の認定を受けていない製造所(外国にある製造所に限る.)において製造された医薬品,第13条第1項若しくは第6項の規定に違反して製造された医薬品又は第14条第1項若しくは第9項(第19条の2第5項において準用する場合を含む.),第19条の2第4項若しくは第23条の2第1項若しくは第4項の規定に違反して製造販売をされた医薬品についても,前項と同様とする.

第56条（販売,製造等の禁止） 次の各号のいずれかに該当する医薬品は,販売し,授与し,又は販売若しくは授与の目的で製造し,輸入し,貯蔵し,若しくは陳列してはならない.
1 日本薬局方に収められている医薬品であつて,その性状又は品質が日本薬局方で定める基準に適合しないもの
2 第14条又は第19条の2の規定による承認を受けた医薬品であつて,その成分若しくは分量(成分が不明のものにあつては,その本質又は製造方法)又は性状若しくは品質がその承認の内容と異なるもの(第14条第10項(第19条の2第5項において準用する場合を含む.)の規定に違反していないものを除く.)
3 第14条第1項又は第23条の2第1項の規定により厚生労働大臣が基準を定めて指定した医薬品であつて,その成分若しくは分量(成分が不明のものにあつては,その本質又は製造方法)又は性状若しくは品質がその基準に適合しないもの
4 第42条第1項の規定によりその基準が定められた医薬品であつて,その基準(第50条第7号及び第52条第3号に規定する基準を除く.)に適合しないもの
5 その全部又は一部が不潔な物質又は変質若しくは変敗した物質から成つている医薬品
6 異物が混入し,又は付着している医薬品
7 病原微生物その他疾病の原因となるものにより汚染され,又は汚染されているおそれがある医薬品
8 着色のみを目的として,厚生労働省令で定めるタール色素以外のタール色素が使用されている医薬品

第57条 ① 医薬品は,その全部若しくは一部が有毒若しくは有害な物質からなつているためにその医薬品を保健衛生上危険なものにするおそれがある物とともに,又はこれと同様のおそれがある容器若しくは被包(内袋を含む.)に収められていてはならず,また,医薬品の容器又は被包は,その医薬品の使用方法を誤らせやすいものであつてはならない.
② 前項の規定に触れる医薬品は,販売し,授与し,又は販売若しくは授与の目的で製造し,輸入し,貯蔵し,若しくは陳列してはならない.

第57条の2（陳列等） ① 薬局開設者又は医薬品の販売業者は,医薬品を他の物と区別して貯蔵し,又は陳列しなければならない.
② 薬局開設者,店舗販売業者又は配置販売業者は,一般用医薬品を陳列する場合には,厚生労働省令で定めるところにより,第一類医薬品,第二類医薬品又は第三類医薬品の区分ごとに,陳列しなければならない.

第58条（封） 医薬品の製造販売業者は,医薬品の製造販売をするときは,厚生労働省令で定めるところにより,医薬品を収めた容器又は被包に封を施さなければならない.ただし,医薬品の製造販売業者又は製造業者に販売し,又は授与するときは,この限りでない.

第3節 医薬部外品の取扱い

第59条（直接の容器等の記載事項） 医薬部外品は,その直接の容器又は直接の被包に,次に掲げる事項が記載されていなければならない.ただし,厚生労働省令で別段の定めをしたときは,この限りでない.
1 製造販売業者の氏名又は名称及び住所
2 「医薬部外品」の文字
3 第2条第2項第2号又は第3号に規定する医薬部外品にあつては,それぞれ厚生労働省令で定める文字
4 名称(一般的名称があるものにあつては,その一般的名称)
5 製造番号又は製造記号
6 重量,容量又は個数等の内容量
7 厚生労働大臣の指定する医薬部外品にあつては,有効成分の名称(一般的名称があるものにあつては,その一般的名称)及びその分量
8 厚生労働大臣の指定する成分を含有する医薬部外品にあつては,その成分の名称
9 第2条第2項第2号に規定する医薬部外品の

うち厚生労働大臣が指定するものにあつては，「注意―人体に使用しないこと」の文字
10 厚生労働大臣の指定する医薬部外品にあつては，その使用の期限
11 第42条第2項の規定によりその基準が定められた医薬部外品にあつては，その基準において直接の容器又は直接の被包に記載するように定められた事項
12 前各号に掲げるもののほか，厚生労働省令で定める事項

第60条（準用） 医薬部外品については，第51条から第57条までの規定を準用する．この場合において，第51条中「第44条第1項若しくは第2項又は前条各号」とあるのは「第59条各号」と，第52条第3号中「第42条第1項」とあるのは「第42条第2項」と，第53条中「第44条第1項若しくは第2項又は前3条」とあるのは「第59条又は第60条において準用する第51条若しくは前条」と，第55条第1項中「第50条から前条まで」とあるのは「第59条又は第60条において準用する第51条から前条まで」と，同条第2項中「，第19条の2第4項若しくは第23条の2第1項若しくは第4項」とあるのは「若しくは第19条の2第4項」と，第56条第4号中「第42条第1項」とあるのは「第42条第2項」と，「第50条第7号及び第52条第3号」とあるのは「第60条において準用する第52条第3号及び第59条第11号」と読み替えるものとする．

第4節 化粧品の取扱い

第61条（直接の容器等の記載事項） 化粧品は，その直接の容器又は直接の被包に，次に掲げる事項が記載されていなければならない．ただし，厚生労働省令で別段の定めをしたときは，この限りでない．
1 製造販売業者の氏名又は名称及び住所
2 名称
3 製造番号又は製造記号
4 厚生労働大臣の指定する成分を含有する化粧品にあつては，その成分の名称
5 厚生労働大臣の指定する化粧品にあつては，その使用の期限
6 第42条第2項の規定によりその基準が定められた化粧品にあつては，その基準において直接の容器又は直接の被包に記載するように定められた事項
7 前各号に掲げるもののほか，厚生労働省令で定める事項

第62条（準用） 化粧品については，第51条から第57条までの規定を準用する．この場合において，第51条中「第44条第1項若しくは第2項又は前条各号」とあるのは「第61条各号」と，第52条第3号中「第42条第1項」とあるのは「第42条第2項」と，第53条中「第44条第1項若しくは第2項又は前3条」とあるのは「第61条又は第62条において準用する第51条若しくは前条」と，第55条第1項中「第50条から前条まで」とあるのは「第61条又は第62条において準用する第51条から前条まで」と，同条第2項中「，第19条の2第4項若しくは第23条の2第1項若しくは第4項」とあるのは「若しくは第19条の2第4項」と，第56条第4号中「第42条第1項」とあるのは「第42条第2項」と，「第50条第7号及び第52条第3号」とあるのは「第62条において準用する第52条第3号及び第61条第6号」と読み替えるものとする．

第5節 医療機器の取扱い

第63条（直接の容器等の記載事項） ① 医療機器は，その医療機器又はその直接の容器若しくは直接の被包に，次に掲げる事項が記載されていなければならない．ただし，厚生労働省令で別段の定めをしたときは，この限りでない．
1 製造販売業者の氏名又は名称及び住所
2 名称
3 製造番号又は製造記号
4 厚生労働大臣の指定する医療機器にあつては，重量，容量又は個数等の内容量
5 第41条第3項の規定によりその基準が定められた医療機器にあつては，その基準においてその医療機器又はその直接の容器若しくは直接の被包に記載するように定められた事項
6 第42条第2項の規定によりその基準が定められた医療機器にあつては，その基準においてその医療機器又はその直接の容器若しくは直接の被包に記載するように定められた事項
7 厚生労働大臣の指定する医療機器にあつては，その使用の期限
8 前各号に掲げるもののほか，厚生労働省令で定める事項

② 前項の医療機器が特定保守管理医療機器である場合においては，その医療機器に，同項第1号から第3号まで及び第8号に掲げる事項が記載されていなければならない．ただし，厚生労働省令で別段の定めをしたときは，この限りでない．

第63条の2（添付文書等の記載事項） 医療機器は，これに添付する文書又はその容器若しくは被包に，次に掲げる事項が記載されていなければならない．ただし，厚生労働省令で別段の定めをしたときは，この限りでない．
1 使用方法その他使用及び取扱い上の必要な注意
2 厚生労働大臣の指定する医療機器にあつては，その保守点検に関する事項

3　第41条第3項の規定によりその基準が定められた医療機器にあつては、その基準においてこれに添付する文書又はその容器若しくは被包に記載するように定められた事項

4　第42条第2項の規定によりその基準が定められた医療機器にあつては、その基準においてこれに添付する文書又はその容器若しくは被包に記載するように定められた事項

5　前各号に掲げるもののほか、厚生労働省令で定める事項

第64条（準用） 医療機器については、第53条から第55条までの規定を準用する．この場合において、第53条中「第44条第1項若しくは第2項又は前3条」とあるのは「第63条又は第63条の2」と、第55条第1項中「第50条から前条まで」とあるのは「第63条、第63条の2又は第64条において準用する第53条若しくは前条」と、「販売し、授与し、又は販売」とあるのは「販売し、賃貸し、授与し、又は販売、賃貸」と読み替えるものとする．

第65条（販売、製造等の禁止） 次の各号のいずれかに該当する医療機器は、販売し、賃貸し、授与し、又は販売、賃貸若しくは授与の目的で製造し、輸入し、貯蔵し、若しくは陳列してはならない．

1　第41条第3項の規定によりその基準が定められた医療機器であつて、その性状、品質又は性能がその基準に適合しないもの

2　第14条又は第19条の2の規定による厚生労働大臣の承認を受けた医療機器であつて、その性状、品質又は性能がその承認の内容と異なるもの（第14条第10項（第19条の2第5項において準用する場合を含む．）の規定に違反していないものを除く．）

3　第23条の2第1項の規定により厚生労働大臣が基準を定めて指定した医療機器であつて、その性状、品質又は性能がその基準に適合しないもの

4　第42条第2項の規定によりその基準が定められた医療機器であつて、その基準（第63条第1項第6号及び第63条の2第4号に規定する基準を除く．）に適合しないもの

5　その全部又は一部が不潔な物質又は変質若しくは変敗した物質から成つている医療機器

6　異物が混入し、又は付着している医療機器

7　病原微生物その他疾病の原因となるものにより汚染され、又は汚染されているおそれがある医療機器

8　その使用によつて保健衛生上の危険を生ずるおそれがある医療機器

第8章　医薬品等の広告

第66条（誇大広告等） ① 何人も、医薬品、医薬部外品、化粧品又は医療機器の名称、製造方法、効能、効果又は性能に関して、明示的であると暗示的であるとを問わず、虚偽又は誇大な記事を広告し、記述し、又は流布してはならない．

② 医薬品、医薬部外品、化粧品又は医療機器の効能、効果又は性能について、医師その他の者がこれを保証したものと誤解されるおそれがある記事を広告し、記述し、又は流布することは、前項に該当するものとする．

③ 何人も、医薬品、医薬部外品、化粧品又は医療機器に関して堕胎を暗示し、又はわいせつにわたる文書又は図画を用いてはならない．

第67条（特定疾病用の医薬品の広告の制限） ① 政令で定めるがんその他の特殊疾病に使用されることが目的とされている医薬品であつて、医師又は歯科医師の指導のもとに使用されるのでなければ危害を生ずるおそれが特に大きいものについては、政令で、医薬品を指定し、その医薬品に関する広告につき、医薬関係者以外の一般人を対象とする広告方法を制限する等、当該医薬品の適正な使用の確保のために必要な措置を定めることができる．

② 厚生労働大臣は、前項に規定する特殊疾病を定める政令について、その制定又は改廃に関する閣議を求めるには、あらかじめ、薬事・食品衛生審議会の意見を聴かなければならない．ただし、薬事・食品衛生審議会が軽微な事項と認めるものについては、この限りでない．

第68条（承認前の医薬品等の広告の禁止） 何人も、第14条第1項又は第23条の2第1項に規定する医薬品又は医療機器であつて、まだ第14条第1項若しくは第19条の2第1項の規定による承認又は第23条の2第1項の規定による認証を受けていないものについて、その名称、製造方法、効能、効果又は性能に関する広告をしてはならない．

第8章の2　生物由来製品の特例

第68条の2（生物由来製品の製造管理者） ① 第17条第3項及び第5項の規定にかかわらず、生物由来製品の製造業者は、当該生物由来製品の製造については、厚生労働大臣の承認を受けて自らその製造を実地に管理する場合のほか、その製造を実地に管理させるために、製造所ごとに、厚生労働大臣の承認を受けて、医師、細菌学的知識を有する者その他の技術者を置かなければならない．

② 前項に規定する生物由来製品の製造を管理する者については、第7条第3項及び第8条第1項の規定を準用する．この場合において、第7条第

第8章の2 生物由来製品の特例

3項中「その薬局の所在地の都道府県知事」とあるのは、「厚生労働大臣」と読み替えるものとする.

第68条の3（直接の容器等の記載事項） 生物由来製品は、第50条各号、第59条各号、第61条各号又は第63条第1項各号に掲げる事項のほか、その直接の容器又は直接の被包に、次に掲げる事項が記載されていなければならない. ただし、厚生労働省令で別段の定めをしたときは、この限りでない.

1　生物由来製品（特定生物由来製品を除く.）にあつては、生物由来製品であることを示す厚生労働省令で定める表示
2　特定生物由来製品にあつては、特定生物由来製品であることを示す厚生労働省令で定める表示
3　第68条の5において準用する第42条第1項の規定によりその基準が定められた生物由来製品にあつては、その基準において直接の容器又は直接の被包に記載するように定められた事項
4　前3号に掲げるもののほか、厚生労働省令で定める事項

第68条の4（添付文書等の記載事項） 生物由来製品は、第52条各号（第60条又は第62条において準用する場合を含む.）又は第63条の2各号に掲げる事項のほか、これに添付する文書又はその容器若しくは被包に、次に掲げる事項が記載されていなければならない. ただし、厚生労働省令で別段の定めをしたときは、この限りでない.

1　生物由来製品の特性に関して注意を促すための厚生労働省令で定める事項
2　次条において準用する第42条第1項の規定によりその基準が定められた生物由来製品にあつては、その基準においてこれに添付する文書又はその容器若しくは被包に記載するように定められた事項
3　前2号に掲げるもののほか、厚生労働省令で定める事項

第68条の5（準用） 生物由来製品については、第42条第1項、第51条、第53条及び第55条第1項の規定を準用する. この場合において、第42条第1項中「保健衛生上特別の注意を要する医薬品」とあるのは「生物由来製品」と、第51条中「第44条第1項若しくは第2項又は前条各号」とあるのは「第68条の3各号」と、第53条中「第44条第1項若しくは第2項又は前3条」とあるのは「第68条の5において準用する第51条、第68条の3又は第68条の4」と、第55条第1項中「第50条から前条まで」とあるのは「第68条の5において準用する第51条若しくは第53条、第68条の3又は第68条の4」と、「販売し、授与し、又は販売」とあるのは「販売し、賃貸し、授与し、又は販売、賃貸」と読み替えるものとする.

第68条の6（販売、製造等の禁止） 前条において準用する第42条第1項の規定により必要な基準が定められた生物由来製品であつて、その基準（第68条の3第3号又は第68条の4第2号に規定する基準を除く.）に適合しないものは、販売し、賃貸し、授与し、又は販売、賃貸若しくは授与の目的で製造し、輸入し、貯蔵し、若しくは陳列してはならない.

第68条の7（特定医療関係者による特定生物由来製品に係る説明） 特定生物由来製品を取り扱う医師その他の医療関係者（以下「特定医療関係者」という.）は、特定生物由来製品の有効性及び安全性その他特定生物由来製品の適正な使用のために必要な事項について、当該特定生物由来製品の使用の対象者（動物への使用にあつては、その所有者又は管理者. 第68条の9において同じ.）に対し適切な説明を行い、その理解を得るよう努めなければならない.

第68条の8（感染症定期報告） ① 生物由来製品の製造販売業者又は外国特例承認取得者は、厚生労働省令で定めるところにより、その製造販売をし、又は承認を受けた生物由来製品若しくは当該生物由来製品の原料若しくは材料による感染症に関する最新の論文その他により得られた知見に基づき当該生物由来製品を評価し、その成果を厚生労働大臣に定期的に報告しなければならない.

② 厚生労働大臣は、毎年度、前項の規定による報告の状況について薬事・食品衛生審議会に報告し、必要があると認めるときは、その意見を聴いて、生物由来製品の使用による保健衛生上の危害の発生又は拡大を防止するために必要な措置を講ずるものとする.

③ 厚生労働大臣は、前項の報告又は措置を行うに当たつては、第1項の規定による報告に係る情報の整理又は当該報告に関する調査を行うものとする.

第68条の9（生物由来製品に関する記録及び保存） ① 生物由来製品につき第14条の規定による承認を受けた者又は選任製造販売業者（以下この条及び次条において「生物由来製品の承認取得者等」という.）は、生物由来製品を譲り受け、又は賃借した薬局開設者、生物由来製品の製造販売業者、販売業者若しくは賃貸業者又は病院、診療所若しくは飼育動物診療施設の開設者の氏名、住所その他の厚生労働省令で定める事項を記録し、これを適切に保存しなければならない.

② 生物由来製品の販売業者又は賃貸業者は、薬局開設者、生物由来製品の製造販売業者、販売業者若しくは賃貸業者又は病院、診療所若しくは飼育

動物診療施設の開設者に対し,生物由来製品を販売し,賃貸し,又は授与したときは,その譲り受け,又は賃借した者に係る前項の厚生労働省令で定める事項に関する情報を当該生物由来製品の承認取得者等に提供しなければならない.

③ 特定医療関係者は,その担当した特定生物由来製品の使用の対象者の氏名,住所その他の厚生労働省令で定める事項を記録するものとする.

④ 薬局の管理者又は病院,診療所若しくは飼育動物診療施設の管理者は,前項の記録を適切に保存するとともに,特定生物由来製品につき第14条の規定による承認を受けた者,選任製造販売業者又は第6項の委託を受けた者(以下この条において「特定生物由来製品の承認取得者等」という.)からの要請に基づいて,当該特定生物由来製品の使用による保健衛生上の危害の発生又は拡大を防止するための措置を講ずるために必要と認められる場合であつて,当該特定生物由来製品の使用の対象者の利益になるときに限り,前項の記録を当該特定生物由来製品の承認取得者等に提供するものとする.

⑤ 特定生物由来製品の販売業者又は賃貸業者は,前2項に規定する記録及び保存の事務が円滑に行われるよう,当該特定医療関係者又は薬局の管理者若しくは病院,診療所若しくは飼育動物診療施設の管理者に対する説明その他の必要な協力を行わなければならない.

⑥ 生物由来製品の承認取得者等は,その承認を受けた品目の1の品目のすべてを取り扱う販売業者その他の厚生労働省令で定める基準に適合する者に対して,第1項に規定する記録又は保存の事務の全部又は一部を委託することができる.この場合において,生物由来製品の承認取得者等は,あらかじめ,厚生労働省令で定める事項を厚生労働大臣に届け出なければならない.

⑦ 特定生物由来製品の承認取得者等又はこれらの役員若しくは職員は,正当な理由なく,第4項の保健衛生上の危害の発生又は拡大を防止するために講ずる措置の実施に関し,その職務上知り得た人の秘密を漏らしてはならない.これらの者であつた者についても,同様とする.

⑧ 前各項に定めるもののほか,第1項,第3項及び第4項に規定する記録及び保存の事務(次条において「記録等の事務」という.)に関し必要な事項は,厚生労働省令で定める.

第68条の10(指導及び助言)厚生労働大臣又は都道府県知事は,生物由来製品の承認取得者等,前条第6項の委託を受けた者,生物由来製品の販売業者若しくは賃貸業者,特定医療関係者若しくは薬局の管理者又は病院,診療所若しくは飼育動物診療施設の管理者に対し,記録等の事務について必要な指導及び助言を行うことができる.

第68条の11(機構による感染症定期報告に係る情報の整理及び調査の実施)① 厚生労働大臣は,機構に,生物由来製品(専ら動物のために使用されることが目的とされているものを除く.以下この条において同じ.)又は当該生物由来製品の原料若しくは材料のうち政令で定めるものについての第68条の8第3項に規定する情報の整理を行わせることができる.

② 厚生労働大臣は,第68条の8第2項の報告又は措置を行うため必要があると認めるときは,機構に,生物由来製品又は当該生物由来製品の原料若しくは材料についての同条第3項の規定による調査を行わせることができる.

③ 厚生労働大臣が第1項の規定により機構に情報の整理を行わせることとしたときは,同項の政令で定める生物由来製品又は当該生物由来製品の原料若しくは材料に係る第68条の8第1項の報告をしようとする者は,同項の規定にかかわらず,厚生労働省令で定めるところにより,機構に報告をしなければならない.

④ 機構は,第1項の規定による情報の整理又は第2項の規定による調査を行つたときは,遅滞なく,当該情報の整理又は調査の結果を厚生労働省令で定めるところにより,厚生労働大臣に通知しなければならない.

第9章 監督

第69条(立入検査等)① 厚生労働大臣又は都道府県知事は,医薬品,医薬部外品,化粧品若しくは医療機器の製造販売業者,製造業者,第14条の11第1項の登録を受けた者,医療機器の修理業者又は第18条第3項,第68条の9第6項若しくは第77条の5第4項の委託を受けた者(以下この項において「製造販売業者等」という.)が,第12条の2,第13条第4項(同条第7項において準用する場合を含む.),第14条第2項,第9項若しくは第10項,第14条の2第3項,第14条の9,第14条の13,第15条第1項,第17条(第40条の3において準用する場合を含む.),第18条第1項若しくは第2項(第40条の3において準用する場合を含む.),第19条(第40条の3において準用する場合を含む.),第22条,第23条(第40条の3において準用する場合を含む.),第40条の2(第68条第6項において準用する場合を含む.),第40条の4,第46条第1項若しくは第4項,第58条,第68条の2,第68条の8第1項,第68条の9第1項若しくは第6項から第8項まで,第77条の3第1項若しくは第2項,第77条の4,第77条の4の2第1項,第77条の4の3,第77条の5第1項若しくは第4項から第

6項まで若しくは第80条第1項の規定又は第71条,第72条第1項から第3項まで,第72条の4,第73条若しくは第75条第1項に基づく命令を遵守しているかどうかを確かめるために必要があると認めるときは,当該製造販売業者等に対して,厚生労働省令で定めるところにより必要な報告をさせ,又は当該職員に,工場,事務所その他当該製造販売業者等が医薬品,医薬部外品,化粧品若しくは医療機器を業務上取り扱う場所に立ち入り,その構造設備若しくは帳簿書類その他の物件を検査させ,若しくは従業員その他の関係者に質問させることができる.

② 都道府県知事(店舗販売業にあつては,その店舗の所在地が保健所を設置する市又は特別区の区域にある場合においては,市長又は区長.第70条第1項,第72条第4項,第72条の2第1項,第72条の4,第73条,第75条第1項,第76条及び第81条の2において同じ.)は,薬局開設者,医薬品の販売業者又は第39条第1項若しくは第39条の3第1項の医療機器の販売業者若しくは賃貸業者(以下この項において「販売業者等」という.)が,第5条,第7条,第8条(第40条第1項において準用する場合を含む.),第8条の2第1項若しくは第2項,第9条(第40条第1項から第3項までにおいて準用する場合を含む.),第9条の2,第9条の3,第10条(第38条並びに第40条第1項及び第2項において準用する場合を含む.),第11条(第38条及び第40条第1項において準用する場合を含む.),第26条第2項,第27条から第29条の3まで,第30条第2項,第31条から第33条まで,第34条第2項若しくは第3項,第35条から第36条の2まで,第36条の5から第37条まで,第39条第3項,第39条の2,第39条の3第2項,第40条の4,第45条,第46条第1項若しくは第4項,第49条,第57条の2,第68条の9第2項,第5項若しくは第8項,第77条の3,第77条の4第2項,第77条の6の4第2項若しくは第77条の5第3項,第5項若しくは第6項の規定又は第72条第4項,第72条の2から第74条まで若しくは第75条第1項に基づく命令を遵守しているかどうかを確かめるために必要があると認めるときは,当該販売業者等に対して,厚生労働省令で定めるところにより必要な報告をさせ,又は当該職員に,薬局,店舗,事務所その他の当該販売業者等が医薬品若しくは医療機器を業務上取り扱う場所に立ち入り,その構造設備若しくは帳簿書類その他の物件を検査させ,若しくは従業員その他の関係者に質問させることができる.

③ 厚生労働大臣,都道府県知事,保健所を設置する市の市長又は特別区の区長は,前2項に定めるもののほか必要があると認めるときは,薬局開設者,病院,診療所若しくは飼育動物診療施設の開設者,医薬品,医薬部外品,化粧品若しくは医療機器の製造販売業者,製造業者若しくは販売業者,第14条の11第1項の登録を受けた者,医療機器の賃貸業者若しくは修理業者その他医薬品,医薬部外品,化粧品若しくは医療機器を業務上取り扱う者又は第18条第3項,第68条の9第6項若しくは第77条の5第4項の委託を受けた者に対して,厚生労働省令で定めるところにより必要な報告をさせ,又は当該職員に,薬局,病院,診療所,飼育動物診療施設,工場,店舗,事務所その他医薬品,医薬部外品,化粧品若しくは医療機器を業務上取り扱う場所に立ち入り,その構造設備若しくは帳簿書類その他の物件を検査させ,従業員その他の関係者に質問させ,若しくは第70条第1項に規定する物に該当する疑いのある物を,試験のため必要な最少分量に限り,収去させることができる.

④ 厚生労働大臣は,必要があると認めるときは,登録認証機関に対して,基準適合性認証の業務又は経理の状況に関し,報告をさせ,又は当該職員に,登録認証機関の事務所に立ち入り,帳簿書類その他の物件を検査させ,若しくは関係者に質問させることができる.

⑤ 当該職員は,前各項の規定による立入検査,質問又は収去をする場合には,その身分を示す証明書を携帯し,関係人の請求があつたときは,これを提示しなければならない.

⑥ 第1項から第4項までの権限は,犯罪捜査のために認められたものと解釈してはならない.

第69条の2(機構による立入検査等の実施) ① 厚生労働大臣は,機構に,前条第1項の規定による立入検査若しくは質問又は同条第3項の規定による立入検査,質問若しくは収去のうち政令で定めるものを行わせることができる.

② 機構は,前項の規定により同項の政令で定める立入検査,質問又は収去をしたときは,厚生労働省令で定めるところにより,当該立入検査,質問又は収去の結果を厚生労働大臣に通知しなければならない.

③ 第1項の政令で定める立入検査,質問又は収去の業務に従事する機構の職員は,政令で定める資格を有する者でなければならない.

④ 前項に規定する機構の職員は,第1項の政令で定める立入検査,質問又は収去をする場合には,その身分を示す証明書を携帯し,関係人の請求があつたときは,これを提示しなければならない.

第69条の3(緊急命令)厚生労働大臣は,医薬品,医薬部外品,化粧品又は医療機器による保健衛生上の危害の発生又は拡大を防止するため必要があると認めるときは,医薬品,医薬部外品,化粧

若しくは医療機器の製造販売業者,製造業者若しくは販売業者,第14条の11第1項の登録を受けた者,医療機器の賃貸業者若しくは修理業者,第18条第3項,第68条の9第6項若しくは第77条の5第4項の委託を受けた者又は薬局開設者に対して,医薬品,医薬部外品,化粧品若しくは医療機器の販売若しくは授与又は医療機器の賃貸若しくは修理を一時停止することその他保健衛生上の危害の発生又は拡大を防止するための応急の措置を採るべきことを命ずることができる.

第70条(廃棄等) ① 厚生労働大臣又は都道府県知事は,医薬品,医薬部外品,化粧品又は医療機器を業務上取り扱う者に対して,第43条第1項の規定に違反して貯蔵され,若しくは陳列されている医薬品,同項の規定に違反して販売され,若しくは授与された医薬品,同条第2項の規定に違反して貯蔵され,若しくは陳列されている医療機器,同項の規定に違反して販売され,賃貸され,若しくは授与された医療機器,第44条第3項,第55条(第60条,第62条,第64条及び第68条の5において準用する場合を含む.),第56条(第60条及び第62条において準用する場合を含む.),第57条第2項(第60条及び第62条において準用する場合を含む.),第65条若しくは第68条の6に規定する医薬品,医薬部外品,化粧品若しくは医療機器,第23条の4の規定により製造販売の認証を取り消された医薬品若しくは医療機器,第74条の2第1項若しくは第3項第2号(第75条の2第2項において準用する場合を含む.),第4号若しくは第5号(第75条の2第2項において準用する場合を含む.)の規定により製造販売の承認を取り消された医薬品,医薬部外品,化粧品若しくは医療機器,第75条の3の規定により第14条の3第1項(第20条第1項において準用する場合を含む.)の規定による製造販売の承認を取り消された医薬品若しくは医療機器又は不良な原料若しくは材料について,廃棄,回収その他公衆衛生上の危険の発生を防止するに足りる措置を採るべきことを命ずることができる.

② 厚生労働大臣,都道府県知事,保健所を設置する市の市長又は特別区の区長は,前項の規定による命令を受けた者が命令に従わないとき,又は緊急の必要があるときは,当該職員に,同項に規定する物を廃棄させ,若しくは回収させ,又はその他の必要な処分をさせることができる.

③ 当該職員が前項の規定による処分をする場合には,第69条第5項の規定を準用する.

第71条(検査命令) 厚生労働大臣又は都道府県知事は,必要があると認めるときは,医薬品,医薬部外品,化粧品又は医療機器の製造販売業者又は医療機器の修理業者に対して,その製造販売又は修理をする医薬品,医薬部外品,化粧品又は医療機器について,厚生労働大臣又は都道府県知事の指定する者の検査を受けるべきことを命ずることができる.

第72条(改善命令等) ① 厚生労働大臣は,医薬品,医薬部外品,化粧品若しくは医療機器の製造販売業者に対して,その品質管理又は製造販売後安全管理の方法が第12条の2第1号又は第2号に規定する厚生労働省令で定める基準に適合しない場合においては,その品質管理若しくは製造販売後安全管理の方法の改善を命じ,又はその改善を行うまでの間その業務の全部若しくは一部の停止を命ずることができる.

② 厚生労働大臣は,医薬品,医薬部外品,化粧品若しくは医療機器の製造販売業者(選任製造販売業者を除く.)又は第80条第1項に規定する輸出用の医薬品,医薬部外品,化粧品若しくは医療機器の製造業者に対して,その物の製造所における製造管理若しくは品質管理の方法が第14条第2項第4号に規定する厚生労働省令で定める基準に適合せず,又はその製造管理若しくは品質管理の方法によつて医薬品,医薬部外品,化粧品若しくは医療機器が第56条(第60条及び第62条において準用する場合を含む.)若しくは第65条に規定する医薬品,医薬部外品,化粧品若しくは医療機器若しくは第68条の6に規定する生物由来製品に該当するようになるおそれがある場合においては,その製造管理若しくは品質管理の方法の改善を命じ,又はその改善を行うまでの間その業務の全部若しくは一部の停止を命ずることができる.

③ 厚生労働大臣又は都道府県知事は,医薬品,医薬部外品,化粧品若しくは医療機器の製造業者又は医療機器の修理業者に対して,その構造設備が,第13条第4項第1号若しくは第40条の2第4項第1号の規定に基づく厚生労働省令で定める基準に適合せず,又はその構造設備によつて医薬品,医薬部外品,化粧品若しくは医療機器が第56条(第60条及び第62条において準用する場合を含む.)若しくは第65条に規定する医薬品,医薬部外品,化粧品若しくは医療機器若しくは第68条の6に規定する生物由来製品に該当するようになるおそれがある場合においては,その構造設備の改善を命じ,又はその改善を行うまでの間当該施設の全部若しくは一部を使用することを禁止することができる.

④ 都道府県知事は,薬局開設者,医薬品の販売業者又は第39条第1項若しくは第39条の3第1項の医療機器の販売業者若しくは賃貸業者に対して,その構造設備が,第5条第1号,第26条第

2項第1号,第34条第2項第1号,第39条第3項第1号若しくは第39条の3第2項の規定に基づく厚生労働省令で定める基準に適合せず,又はその構造設備によつて医薬品若しくは医療機器が第56条若しくは第65条に規定する医薬品若しくは医療機器若しくは第68条の6に規定する生物由来製品に該当するようになるおそれがある場合においては,その構造設備の改善を命じ,又はその改善を行うまでの間当該施設の全部若しくは一部を使用することを禁止することができる.

第72条の2 ① 都道府県知事は,薬局開設者又は店舗販売業者に対して,その薬局又は店舗が第5条第2号又は第26条第2項第2号の規定に基づく厚生労働省令で定める基準に適合しなくなつた場合においては,当該基準に適合するようにその業務の体制を整備することを命ずることができる.

② 都道府県知事は,配置販売業者に対して,その都道府県の区域における業務を行う体制が,第30条第2項第1号の規定に基づく厚生労働省令で定める基準に適合しなくなつた場合においては,当該基準に適合するようにその業務を行う体制を整備することを命ずることができる.

第72条の3 都道府県知事は,薬局開設者が第8条の2第1項若しくは第2項の規定による報告をせず,又は虚偽の報告をしたときは,期間を定めて,当該薬局開設者に対し,その報告を行い,又はその報告の内容を是正すべきことを命ずることができる.

第72条の4 ① 前3条に規定するもののほか,厚生労働大臣は,医薬品,医薬部外品,化粧品若しくは医療機器の製造販売業者若しくは製造業者又は医療機器の修理業者について,都道府県知事は,薬局開設者,医薬品の販売業者又は第39条第1項若しくは第39条の3第1項の医療機器の販売業者若しくは賃貸業者について,その者がこの法律又はこれに基づく命令の規定に違反する行為があつた場合において,保健衛生上の危害の発生又は拡大を防止するために必要があると認めるときは,その製造販売業者,製造業者,修理業者,薬局開設者,販売業者又は賃貸業者に対して,その業務の運営の改善に必要な措置を採るべきことを命ずることができる.

② 厚生労働大臣は,医薬品,医薬部外品,化粧品若しくは医療機器の製造販売業者若しくは製造業者又は医療機器の修理業者について,都道府県知事は,薬局開設者,医薬品の販売業者又は第39条第1項若しくは第39条の3第1項の医療機器の販売業者若しくは賃貸業者について,その者が第79条の規定により付された条件に違反する行為があつたときは,その製造販売業者,製造業者,修理業者,薬局開設者,販売業者又は賃貸業者に対して,その条件に対する違反を是正するために必要な措置を採るべきことを命ずることができる.

第73条 (総括製造販売責任者等の変更命令) 厚生労働大臣は,医薬品,医薬部外品,化粧品若しくは医療機器の製造販売業の総括製造販売責任者,医薬品,医薬部外品,化粧品若しくは医療機器の製造業の管理者若しくは責任技術者又は医療機器の修理業の責任技術者について,都道府県知事は,薬局の管理者又は店舗管理者,区域管理者若しくは営業所管理者若しくは医療機器の販売業若しくは賃貸業の管理者について,その者がこの法律その他薬事に関する法令若しくはこれに基づく処分に違反する行為があつたとき,又はその者が管理者若しくは責任技術者として不適当であると認めるときは,その製造販売業者,製造業者,修理業者,薬局開設者,販売業者又は賃貸業者に対して,その変更を命ずることができる.

第74条 (配置販売業の監督) 都道府県知事は,配置販売業の配置員が,その業務に関し,この法律若しくはこれに基づく命令又はこれらに基づく処分に違反する行為をしたときは,当該配置販売業者に対して,期間を定めてその配置員による配置販売の業務の停止を命ずることができる.この場合において,必要があるときは,その配置員に対しても,期間を定めてその業務の停止を命ずることができる.

第74条の2 (承認の取消し等) ① 厚生労働大臣は,第14条の規定による承認を与えた医薬品,医薬部外品,化粧品又は医療機器が同条第2項第3号イからハまでのいずれかに該当するに至つたと認めるときは,薬事・食品衛生審議会の意見を聴いて,その承認を取り消さなければならない.

② 厚生労働大臣は,医薬品,医薬部外品,化粧品又は医療機器の第14条の規定による承認を与えた事項の一部について,保健衛生上の必要があると認めるに至つたときは,その変更を命ずることができる.

③ 厚生労働大臣は,前2項に定める場合のほか,医薬品,医薬部外品,化粧品又は医療機器の第14条の規定による承認を受けた者が次の各号のいずれかに該当する場合には,その承認を取り消し,又はその承認を与えた事項の一部についてその変更を命ずることができる.

1 第12条第1項の許可(承認を受けた品目の種類に応じた許可に限る.)について,同条第2項の規定によりその効力が失われたとき,又は第75条第1項の規定により取り消されたとき.

2 第14条第6項の規定に違反したとき.

3 第14条の4第1項又は第14条の6第1項の

規定により再審査又は再評価を受けなければならない場合において，定められた期限までに必要な資料の全部若しくは一部を提出せず，又は虚偽の記載をした資料若しくは第14条の4第4項後段若しくは第14条の6第4項の規定に適合しない資料を提出したとき．

4 第72条第2項の規定による命令に従わなかつたとき．

5 第79条第1項の規定により第14条の承認に付された条件に違反したとき．

6 第14条の規定による承認を受けた医薬品，医薬部外品，化粧品又は医療機器について正当な理由がなく引き続く3年間製造販売をしていないとき．

第75条（許可の取消し等）① 厚生労働大臣は，医薬品，医薬部外品，化粧品若しくは医療機器の製造販売業者若しくは製造業者又は医療機器の修理業者について，都道府県知事は，薬局開設者，医薬品の販売業者又は第39条第1項若しくは第39条の3第1項の医療機器の販売業者若しくは賃貸業者について，この法律その他薬事に関する法令若しくはこれに基づく処分に違反する行為があつたとき，又はこれらの者（これらの者が法人であるときは，その業務を行う役員を含むものとする．）が第5条第3号，第12条の2第3号，第13条第4項第2号（同条第7項において準用する場合を含む．），第26条第2項第3号，第30条第2項第2号，第34条第2項第2号，第39条第3項第2号若しくは第40条の2第4項第2号の規定に該当するに至つたときは，その許可を取り消し，又は期間を定めてその業務の全部若しくは一部の停止を命ずることができる．

② 都道府県知事は，医薬品，医薬部外品，化粧品若しくは医療機器の製造販売業者若しくは製造業者又は医療機器の修理業者について前項の処分が行なわれる必要があると認めるときは，その旨を厚生労働大臣に具申しなければならない．

③ 第1項に規定するもののほか，厚生労働大臣は，血液製剤（安全な血液製剤の安定供給の確保等に関する法律（昭和31年法律第160号）第2条第1項に規定する血液製剤をいう．以下この項において同じ．）の製造販売業者又は製造業者が，次の各号のいずれかに該当するときは，期間を定めてその業務の全部又は一部の停止を命ずることができる．

1 当該製造販売業者又は製造業者が，安全な血液製剤の安定供給の確保等に関する法律第26条第2項の勧告に従わなかつたとき．

2 採血事業者（安全な血液製剤の安定供給の確保等に関する法律第2条第3項に規定する採血事業者をいう．）以外の者が国内で採血した血液又は国内で有料で採取され，若しくは提供のあつせんをされた血液を原料として血液製剤を製造したとき．

第75条の2（外国製造医薬品等の製造販売の承認の取消し等）① 厚生労働大臣は，外国特例承認取得者が次の各号のいずれかに該当する場合には，その者が受けた当該承認の全部又は一部を取り消すことができる．

1 選任製造販売業者が欠けた場合において新たに製造販売業者を選任しなかつたとき．

2 厚生労働大臣が，必要があると認めて，外国特例承認取得者に対し，厚生労働省令で定めるところにより必要な報告を求めた場合において，その報告がされず，又は虚偽の報告がされたとき．

3 厚生労働大臣が，必要があると認めて，その職員に，外国特例承認取得者の工場，事務所その他医薬品，医薬部外品，化粧品又は医療機器を業務上取り扱う場所においてその構造設備又は帳簿書類その他の物件についての検査をさせ，従業員その他の関係者に質問をさせようとした場合において，その検査が拒まれ，妨げられ，若しくは忌避され，又はその質問に対して，正当な理由なしに答弁がされず，若しくは虚偽の答弁がされたとき．

4 次項において準用する第72条第2項又は第74条の2第2項若しくは第3項（第1号及び第4号を除く．）の規定による請求に応じなかつたとき．

5 外国特例承認取得者又は選任製造販売業者についてこの法律その他薬事に関する法令又はこれに基づく処分に違反する行為があつたとき．

② 第19条の2の規定による承認については，第72条第2項並びに第74条の2第1項，第2項及び第3項（第1号及び第4号を除く．）の規定を準用する．この場合において，第72条第2項中「命じ，又はその改善を行うまでの間その業務の全部若しくは一部の停止を命ずる」とあり，及び第74条の2第2項中「命ずる」とあるのは「請求する」と，同条第3項中「前2項」とあるのは「第75条の2第2項において準用する第74条の2第1項及び第2項」と，「命ずる」とあるのは「請求する」と，「第14条第6項」とあるのは「第19条の2第5項において準用する第14条第6項」と，「第14条の4第1項又は第14条の6第1項」とあるのは「第19条の4において準用する第14条の4第1項又は第14条の6第1項」と，「第14条の4第4項後段若しくは第14条の6第4項」とあるのは「第19条の4において準用する第14条の4第4項後段若しくは第14条の6第4項」と読み替えるものとする．

③ 厚生労働大臣は，機構に，第1項第3号の規定

第9章の2　指定薬物の取扱い

による検査又は質問のうち政令で定めるものを行わせることができる．この場合において，機構は，当該検査又は質問をしたときは，厚生労働省令で定めるところにより，当該検査又は質問の結果を厚生労働大臣に通知しなければならない．

第75条の3　(特例承認の取消し等) 厚生労働大臣は，第14条の3第1項（第20条第1項において準用する場合を含む．以下この条において同じ．）の規定による製造販売の承認に係る品目が第14条の3第1項各号のいずれかに該当しなくなつたと認めるとき，又は保健衛生上の危害の発生若しくは拡大を防止するため必要があると認めるときは，当該承認を取り消すことができる．

第75条の4　(外国製造業者の認定の取消し等)
① 厚生労働大臣は，第13条の3の認定を受けた者が次の各号のいずれかに該当する場合には，その者が受けた当該認定の全部又は一部を取り消すことができる．

1　厚生労働大臣が，必要があると認めて，第13条の3の認定を受けた者に対し，厚生労働省令で定めるところにより必要な報告を求めた場合において，その報告がされず，又は虚偽の報告がされたとき．

2　厚生労働大臣が，必要があると認めて，その職員に，第13条の3の認定を受けた者の工場，事務所その他医薬品，医薬部外品，化粧品又は医療機器を業務上取り扱う場所においてその構造設備又は帳簿書類その他の物件についての検査をさせ，従業員その他の関係者に質問させようとした場合において，その検査が拒まれ，妨げられ，若しくは忌避され，又はその質問に対して，正当な理由なしに答弁がされず，若しくは虚偽の答弁がされたとき．

3　次項において準用する第72条第3項の規定による請求に応じなかつたとき．

4　この法律その他薬事に関する法令又はこれに基づく処分に違反する行為があつたとき．

② 第13条の3の認定を受けた者については，第72条第3項の規定を準用する．この場合において，同項中「命じ，又はその改善を行うまでの間当該施設の全部若しくは一部を使用することを禁止する」とあるのは，「請求する」と読み替えるものとする．

③ 第1項第2号の規定による検査又は質問については，第75条の2第3項の規定を準用する．

第76条　(許可等の更新を拒否する場合の手続) 厚生労働大臣又は都道府県知事は，第4条第2項，第12条第2項，第13条第3項，第24条第2項，第39条第4項若しくは第40条の2第3項の規定による許可の更新，第13条の3第3項において準用する第13条第3項の規定による認定の更新又は第23条の6第2項の規定による登録の更新を拒もうとするときは，当該処分の名あて人に対し，その処分の理由を通知し，弁明及び有利な証拠の提出の機会を与えなければならない．

第76条の2　(聴聞の方法の特例) 第75条の2第1項第5号（選任製造販売業者に係る部分に限る．）に該当することを理由として同項の規定による処分をしようとする場合における行政手続法（平成5年法律第88号）第3章第2節の規定の適用については，当該処分の名あて人の選任製造販売業者は，同法第15条第1項の通知を受けた者とみなす．

第76条の3　(薬事監視員) ① 第69条第1項から第3項まで，第70条第2項，第76条の7第2項又は第76条の8第1項に規定する当該職員の職権を行わせるため，厚生労働大臣，都道府県知事，保健所を設置する市の市長又は特別区の区長は，国，都道府県，保健所を設置する市又は特別区の職員のうちから，薬事監視員を命ずるものとする．

② 前項に定めるもののほか，薬事監視員に関し必要な事項は，政令で定める．

第9章の2　指定薬物の取扱い

第76条の4　(製造等の禁止) 指定薬物は，疾病の診断，治療又は予防の用途及び人の身体に対する危害の発生を伴うおそれがない用途として厚生労働省令で定めるもの（次条において「医療等の用途」という．）以外の用途に供するために製造し，輸入し，販売し，授与し，又は販売若しくは授与の目的で貯蔵し，若しくは陳列してはならない．

第76条の5　(広告の制限) 指定薬物については，医事若しくは薬事又は自然科学に関する記事を掲載する医薬関係者等（医薬関係者又は自然科学に関する研究に従事する者をいう．）向けの新聞又は雑誌により行う場合その他主として指定薬物を医療等の用途に使用する者を対象として行う場合を除き，何人も，その広告を行つてはならない．

第76条の6　(指定薬物である疑いがある物品の検査等) ① 厚生労働大臣又は都道府県知事は，指定薬物である疑いがある物品を発見した場合において，当該物品が第76条の4の規定に違反して貯蔵され，若しくは陳列されている疑い又は同条の規定に違反して製造され，輸入され，販売され，若しくは授与された疑いがあり，保健衛生上の危害の発生を防止するため必要があると認めるときは，厚生労働省令で定めるところにより，当該物品を貯蔵し，若しくは陳列している者又は製造し，輸入し，販売し，若しくは授与した者に対して，当該物品が指定薬物であるかどうかについて，厚生労働大臣若しくは都道府県知事又は厚生

労働大臣若しくは都道府県知事の指定する者の検査を受けるべきことを命ずることができる.

② 前項の場合において,厚生労働大臣又は都道府県知事は,厚生労働省令で定めるところにより,同項の検査を受けるべきことを命ぜられた者に対し,同項の検査を受け,その結果についての通知を受けるまでの間は,当該物品及びこれと同一の物品を製造し,輸入し,販売し,授与し,又は販売若しくは授与の目的で陳列してはならない旨を併せて命ずることができる.

第76条の7(廃棄等) ① 厚生労働大臣又は都道府県知事は,第76条の4の規定に違反して貯蔵され,若しくは陳列されている指定薬物又は同条の規定に違反して製造され,輸入され,販売され,若しくは授与された指定薬物について,当該指定薬物を取り扱う者に対して,廃棄,回収その他公衆衛生上の危険の発生を防止するに足りる措置を採るべきことを命ずることができる.

② 厚生労働大臣又は都道府県知事は,前項の規定による命令を受けた者がその命令に従わない場合であつて,公衆衛生上の危険の発生を防止するため必要があると認めるときは,当該職員に,同項に規定する物を廃棄させ,若しくは回収させ,又はその他の必要な処分をさせることができる.

③ 当該職員が前項の規定による処分をする場合には,第69条第5項の規定を準用する.

第76条の8(立入検査等) ① 厚生労働大臣又は都道府県知事は,指定薬物又はその疑いがある物品を発見した場合において,前2条の規定の施行に必要な限度で,厚生労働省令で定めるところにより,これらの物を貯蔵し,若しくは陳列している者又は製造し,輸入し,販売し,授与し,貯蔵し,若しくは陳列した者に対して,必要な報告をさせ,又は当該職員に,これらの者の店舗その他必要な場所に立ち入り,帳簿書類その他の物件を検査させ,若しくは関係者に質問させることができる.

② 前項の規定による立入検査及び質問については第69条第5項の規定を,前項の規定による権限については同条第6項の規定を準用する.

第77条(指定手続の特例) ① 厚生労働大臣は,第2条第14項の指定をする場合であつて,緊急を要し,あらかじめ薬事・食品衛生審議会の意見を聴くいとまがないときは,当該手続を経ないで同項の指定をすることができる.

② 前項の場合において,厚生労働大臣は,速やかに,その指定に係る事項を薬事・食品衛生審議会に報告しなければならない.

第9章の3　希少疾病用医薬品及び希少疾病用医療機器の指定等

第77条の2(指定等) ① 厚生労働大臣は,次の各号のいずれにも該当する医薬品又は医療機器につき,製造販売をしようとする者(本邦に輸出されるものにつき,外国において製造等をする者を含む.)から申請があつたときは,薬事・食品衛生審議会の意見を聴いて,当該申請に係る医薬品又は医療機器を希少疾病用医薬品又は希少疾病用医療機器として指定することができる.

1　その用途に係る対象者の数が本邦において厚生労働省令で定める人数に達しないこと.

2　申請に係る医薬品又は医療機器につき,製造販売の承認が与えられるとしたならば,その用途に関し,特に優れた使用価値を有することとなる物であること.

② 厚生労働大臣は,前項の規定による指定をしたときは,その旨を公示するものとする.

第77条の2の2(資金の確保) 国は,前条第1項各号のいずれにも該当する医薬品及び医療機器の試験研究を促進するのに必要な資金の確保に努めるものとする.

第77条の2の3(税制上の措置) 国は,租税特別措置法(昭和32年法律第26号)で定めるところにより,希少疾病用医薬品及び希少疾病用医療機器の試験研究を促進するため必要な措置を講ずるものとする.

第77条の2の4(試験研究等の中止の届出) 第77条の2第1項の規定による指定を受けた者は,当該指定に係る希少疾病用医薬品又は希少疾病用医療機器の試験研究又は製造若しくは輸入を中止しようとするときは,あらかじめ,その旨を厚生労働大臣に届け出なければならない.

第77条の2の5(指定の取消し等) ① 厚生労働大臣は,前条の規定による届出があつたときは,第77条の2第1項の規定による指定(以下この条において「指定」という.)を取り消さなければならない.

② 厚生労働大臣は,次の各号のいずれかに該当するときは,指定を取り消すことができる.

1　希少疾病用医薬品又は希少疾病用医療機器が第77条の2第1項各号のいずれかに該当しなくなつたとき.

2　指定に関し不正の行為があつたとき.

3　正当な理由なく希少疾病用医薬品又は希少疾病用医療機器の試験研究又は製造販売が行われないとき.

4　指定を受けた者についてこの法律その他薬事に関する法令又はこれに基づく処分に違反する行為があつたとき.

③ 厚生労働大臣は,前2項の規定により指定を取り消したときは,その旨を公示するものとする.

第77条の2の6(省令への委任) この章に定めるもののほか,希少疾病用医薬品又は希少疾病用

医療機器に関し必要な事項は、厚生労働省令で定める.

第10章 雑則

第77条の3（情報の提供等） ① 医薬品若しくは医療機器の製造販売業者、卸売販売業の許可を受けた者、医療機器の販売業者若しくは賃貸業者（薬局開設者、医療機器の製造販売業者、販売業者若しくは賃貸業者若しくは病院、診療所若しくは飼育動物診療施設の開設者に対し、業として、医療機器を販売し、若しくは授与するもの又は薬局開設者若しくは病院、診療所若しくは飼育動物診療施設の開設者に対し、業として、医療機器を賃貸するものに限る. 次項において「医療機器の卸売販売業者等」という.）又は外国特例承認取得者は、医薬品又は医療機器の有効性及び安全性に関する事項その他医薬品又は医療機器の適正な使用のために必要な情報（第63条の2第2号の規定による指定がされた医療機器の保守点検に関する情報を含む. 次項において同じ.）を収集し、及び検討するとともに、薬局開設者、病院、診療所若しくは飼育動物診療施設の開設者、医薬品の販売業者、医療機器の販売業者、賃貸業者若しくは修理業者又は医師、歯科医師、薬剤師、獣医師その他の医薬関係者に対し、これを提供するよう努めなければならない.

② 薬局開設者、病院、診療所若しくは飼育動物診療施設の開設者、医薬品の販売業者、医療機器の販売業者、賃貸業者若しくは修理業者又は医師、歯科医師、薬剤師、獣医師その他の医薬関係者は、医薬品若しくは医療機器の製造販売業者、卸売販売業の許可を受けた者、医療機器の卸売販売業者等又は外国特例承認取得者が行う医薬品又は医療機器の適正な使用のために必要な情報の収集に協力するよう努めなければならない.

③ 薬局開設者、病院若しくは診療所の開設者又は医師、歯科医師、薬剤師その他の医薬関係者は、医薬品及び医療機器の適正な使用を確保するため、相互の密接な連携の下に第1項の規定により提供される情報の活用（第63条の2第2号の規定による指定がされた医療機器の保守点検の適切な実施を含む.）その他必要な情報の収集、検討及び利用を行うことに努めなければならない.

第77条の3の2（医薬品等の適正な使用に関する普及啓発） 国、都道府県、保健所を設置する市及び特別区は、関係機関及び関係団体の協力の下に、医薬品及び医療機器の適正な使用に関する啓発及び知識の普及に努めるものとする.

第77条の4（危害の防止） ① 医薬品、医薬部外品、化粧品若しくは医療機器の製造販売業者又は外国特例承認取得者は、その製造販売をし、又は承認を受けた医薬品、医薬部外品、化粧品若しくは医療機器の使用によつて保健衛生上の危害が発生し、又は拡大するおそれがあることを知つたときは、これを防止するために廃棄、回収、販売の停止、情報の提供その他必要な措置を講じなければならない.

② 薬局開設者、病院、診療所若しくは飼育動物診療施設の開設者、医薬品、医薬部外品若しくは化粧品の販売業者、医療機器の販売業者、賃貸業者若しくは修理業者又は医師、歯科医師、薬剤師、獣医師その他の医薬関係者は、前項の規定により医薬品、医薬部外品、化粧品若しくは医療機器の製造販売業者又は外国特例承認取得者が行う必要な措置の実施に協力するよう努めなければならない.

第77条の4の2（副作用等の報告） ① 医薬品、医薬部外品、化粧品若しくは医療機器の製造販売業者又は外国特例承認取得者は、その製造販売をし、又は承認を受けた医薬品、医薬部外品、化粧品又は医療機器について、当該品目の副作用その他の事由によるものと疑われる疾病、障害又は死亡の発生、当該品目の使用によるものと疑われる感染症の発生その他の医薬品、医薬部外品、化粧品又は医療機器の有効性及び安全性に関する事項で厚生労働省令で定めるものを知つたときは、その旨を厚生労働省令で定めるところにより厚生労働大臣に報告しなければならない.

② 薬局開設者、病院、診療所若しくは飼育動物診療施設の開設者又は医師、歯科医師、薬剤師、登録販売者、獣医師その他の医薬関係者は、医薬品又は医療機器について、当該品目の副作用その他の事由によるものと疑われる疾病、障害若しくは死亡の発生又は当該品目の使用によるものと疑われる感染症の発生に関する事項を知つた場合において、保健衛生上の危害の発生又は拡大を防止するため必要があると認めるときは、その旨を厚生労働大臣に報告しなければならない.

第77条の4の3（回収の報告） 医薬品、医薬部外品、化粧品若しくは医療機器の製造販売業者、外国特例承認取得者又は第80条第1項に規定する輸出用の医薬品、医薬部外品、化粧品若しくは医療機器の製造業者は、その製造販売をし、製造をし、又は承認を受けた医薬品、医薬部外品、化粧品又は医療機器の回収に着手したとき（第70条第1項の規定による命令を受けて回収に着手したときを除く.）は、その旨を厚生労働省令で定めるところにより厚生労働大臣に報告しなければならない.

第77条の4の4（薬事・食品衛生審議会への報告等） ① 厚生労働大臣は、毎年度、前2条の規定によるそれぞれの報告の状況について薬事・食

a 品衛生審議会に報告し，必要があると認めるときは，その意見を聴いて，医薬品，医薬部外品，化粧品又は医療機器の使用による保健衛生上の危害の発生又は拡大を防止するために必要な措置を講ずるものとする．

b ② 薬事・食品衛生審議会は，第68条の8第2項及び前項に規定するほか，医薬品，医薬部外品，化粧品又は医療機器の使用による保健衛生上の危害の発生又は拡大を防止するために必要な措置について，調査審議し，必要があると認めるときは，厚生労働大臣に意見を述べることができる．

c ③ 厚生労働大臣は，第1項の報告又は措置を行うに当たつては，第77条の4の2第1項若しくは前条の規定による報告に係る情報の整理又は当該報告に関する調査を行うものとする．

第77条の4の5（機構による副作用等の報告に係る情報の整理及び調査の実施）① 厚生労働大臣は，機構に，医薬品（専ら動物のために使用されることが目的とされているものを除く．以下この条において同じ．），医薬部外品（専ら動物のために使用されることが目的とされているものを除く．以下この条において同じ．），化粧品又は医療機器（専ら動物のために使用されることが目的とされているものを除く．以下この条において同じ．）のうち政令で定めるものについての前条第3項に規定する情報の整理を行わせることができる．

f ② 厚生労働大臣は，前条第1項の報告又は措置を行うため必要があると認めるときは，機構に，医薬品，医薬部外品，化粧品又は医療機器について同条第3項の規定による調査を行わせることができる．

g ③ 厚生労働大臣が第1項の規定により機構に情報の整理を行わせることとしたときは，同項の政令で定める医薬品，医薬部外品，化粧品又は医療機器に係る第77条の4の2第1項又は第77条の4の3の報告をしようとする者は，同項又は同条の規定にかかわらず，厚生労働省令で定めるところにより，機構に報告をしなければならない．

h ④ 機構は，第1項の規定による情報の整理又は第2項の規定による調査を行つたときは，遅滞なく，当該情報の整理又は調査の結果を厚生労働省令で定めるところにより，厚生労働大臣に通知しなければならない．

第77条の5（特定医療機器に関する記録及び保存）① 人の体内に植え込む方法で用いられる医療機器その他の医療を提供する施設以外において用いられることが想定されている医療機器であつて保健衛生上の危害の発生又は拡大を防止するためにその所在が把握されている必要があるものとして厚生労働大臣が指定する医療機器（以下「特定医療機器」という．）については，第14条の規定による承認を受けた者又は選任製造販売業者（以下この条及び次条において「特定医療機器の承認取得者等」という．）は，特定医療機器の植込みその他の使用の対象者（次項において「特定医療機器利用者」という．）の氏名，住所その他の厚生労働省令で定める事項を記録し，かつ，これを適切に保存しなければならない．

② 特定医療機器を取り扱う医師その他の医療関係者は，その担当した特定医療機器利用者に係る前項に規定する厚生労働省令で定める事項に関する情報を，直接又は特定医療機器の販売業者若しくは賃貸業者を介する等の方法により特定医療機器の承認取得者等に提供するものとする．ただし，特定医療機器利用者がこれを希望しないときは，この限りでない．

③ 特定医療機器の販売業者又は賃貸業者は，特定医療機器の承認取得者等の行う記録及び保存の事務（以下「記録等の事務」という．）が円滑に行われるよう，特定医療機器を取り扱う医師その他の医療関係者に対する説明その他の必要な協力を行わなければならない．

④ 特定医療機器の承認取得者等は，その承認を受けた特定医療機器の1の品目のすべてを取り扱う販売業者その他の厚生労働省令で定める基準に適合する者に対して，記録等の事務の全部又は一部を委託することができる．この場合において，特定医療機器の承認取得者等は，あらかじめ，厚生労働省令で定める事項を厚生労働大臣に届け出なければならない．

⑤ 特定医療機器の承認取得者等，特定医療機器の販売業者，賃貸業者若しくは前項の委託を受けた者又はこれらの役員若しくは職員は，正当な理由なく，記録等の事務に関しその職務上知り得た人の秘密を漏らしてはならない．これらの者であつた者についても，同様とする．

⑥ 前各項に定めるもののほか，記録等の事務に関し必要な事項は，厚生労働省令で定める．

第77条の6（指導及び助言）厚生労働大臣又は都道府県知事は，特定医療機器の承認取得者等，前条第4項の委託を受けた者，特定医療機器の販売業者若しくは賃貸業者又は特定医療機器を取り扱う医師その他の医療関係者に対し，記録等の事務について必要な指導及び助言を行うことができる．

第78条（手数料）① 次の各号に掲げる者（厚生労働大臣に対して申請する者に限る．）は，それぞれ当該各号の申請に対する審査に要する実費の額を考慮して政令で定める額の手数料を納めなければならない．

1　第12条第2項の許可の更新を申請する者

2 第13条第3項の許可の更新を申請する者
3 第13条第6項の許可の区分の変更の許可を申請する者
4 第13条の3第1項の認定を申請する者
5 第13条の3第3項において準用する第13条第3項の認定の更新を申請する者
6 第13条の3第3項において準用する第13条第6項の認定の区分の変更又は追加の認定を申請する者
7 第14条又は第19条の2の承認を申請する者
8 第14条第6項(第19条の2第5項において準用する場合を含む.)の調査を申請する者
9 第14条の4(第19条の4において準用する場合を含む.)の再審査を申請する者
10 第23条の18第1項の基準適合性認証を申請する者
11 第40条の2第1項の許可を申請する者
12 第40条の2第3項の許可の更新を申請する者
13 第40条の2第5項の修理区分の変更又は追加の許可を申請する者
14 第80条第1項の調査を申請する者

② 機構が行う第13条の2第1項(第13条の3第3項及び第80条第2項において準用する場合を含む.)の調査,第14条の2第1項(第14条の5第1項(第19条の4において準用する場合を含む.)並びに第19条の2第5項及び第6項において準用する場合を含む.)の審査等又は第23条の18第2項の基準適合性認証を受けようとする者は,実費を勘案して政令で定める額の手数料を機構に納めなければならない.

③ 前項の規定により機構に納められた手数料は,機構の収入とする.

第79条(許可等の条件) ① この法律に規定する許可,認定又は承認には,条件又は期限を付し,及びこれを変更することができる.

② 前項の条件又は期限は,保健衛生上の危害の発生を防止するため必要な最小限度のものに限り,かつ,許可,認定又は承認を受ける者に対し不当な義務を課することとなるものであつてはならない.

第80条(適用除外等) ① 輸出用の医薬品,医薬部外品,化粧品又は医療機器の製造業者は,その製造する医薬品,医薬部外品,化粧品又は医療機器であるものであるときは,その物の製造所における製造管理又は品質管理の方法が第14条第2項第4号に規定する厚生労働省令で定める基準に適合しているかどうかについて,製造をしようとするとき,及びその開始後3年を下らない政令で定める期間を経過するごとに,厚生労働大臣の書面による調査又は実地の調査を受けなければならない.

② 前項の調査については,第13条の2の規定を準用する.この場合において,同条第1項中「同条第5項」とあるのは「第80条第1項」と,同条第2項中「行わないものとする.この場合において,厚生労働大臣は,前条第1項の規定による許可をするときは,機構が第4項の規定により通知する調査の結果を考慮しなければならない.」とあるのは「行わないものとする.」と,同条第3項中「前条第1項の許可又は同条第3項の許可の更新の申請者」とあるのは「第80条第1項の調査の申請者」と読み替えるものとする.

③ 第1項に規定するほか,輸出用の医薬品,医薬部外品,化粧品又は医療機器については,政令で,この法律の一部の適用を除外し,その他必要な特例を定めることができる.

④ 第14条の3第1項(第20条第1項において準用する場合を含む.)の規定による製造販売の承認を受けて製造販売がされた医薬品又は医療機器については,政令で,第43条,第44条,第50条,第51条(第68条の5において準用する場合を含む.),第52条,第54条(第64条において準用する場合を含む.),第55条第1項(第64条及び第68条の5において準用する場合を含む.),第56条,第63条,第63条の2,第65条,第68条の3,第68条の4及び第68条の6の規定の一部の適用を除外し,その他必要な特例を定めることができる.

⑤ 第14条第1項に規定する化粧品以外の化粧品については,政令で,この法律の一部の適用を除外し,責任技術者の義務の遂行のための配慮事項その他必要な特例を定めることができる.

第80条の2(治験の取扱い) ① 治験の依頼をしようとする者は,治験を依頼するに当たつては,厚生労働省令で定める基準に従つてこれを行わなければならない.

② 治験(厚生労働省令で定める薬物又は機械器具等を対象とするものに限る.以下この項において同じ.)の依頼をしようとする者又は自ら治験を実施しようとする者は,あらかじめ,厚生労働省令で定めるところにより,厚生労働大臣に治験の計画を届け出なければならない.ただし,当該治験の対象とされる薬物又は機械器具等を使用することが緊急やむを得ない場合として厚生労働省令で定める場合には,当該治験を開始した日から30日以内に,厚生労働省令で定めるところにより,厚生労働大臣に治験の計画を届け出たときは,この限りでない.

③ 前項本文の規定による届出をした者(当該届出に係る治験の対象とされる薬物又は機械器具等につき初めて同項の規定による届出をした者

に限る．)は,当該届出をした日から起算して30日を経過した後でなければ,治験を依頼し,又は自ら治験を実施してはならない．この場合において,厚生労働大臣は,当該届出に係る治験の計画に関し保健衛生上の危害の発生を防止するため必要な調査を行うものとする．

④ 治験の依頼を受けた者又は自ら治験を実施しようとする者は,厚生労働省令で定める基準に従つて,治験をしなければならない．

⑤ 治験の依頼をした者は,厚生労働省令で定める基準に従つて,治験を管理しなければならない．

⑥ 治験の依頼をした者又は自ら治験を実施した者は,当該治験の対象とされる薬物又は機械器具等について,当該薬物又は機械器具等の副作用によるものと疑われる疾病,障害又は死亡の発生,当該薬物又は機械器具等の使用によるものと疑われる感染症の発生その他の治験の対象とされる薬物又は機械器具等の有効性及び安全性に関する事項で厚生労働省令で定めるものを知つたときは,その旨を厚生労働省令で定めるところにより厚生労働大臣に報告しなければならない．この場合において,厚生労働大臣は,当該報告に係る情報の整理又は当該報告に関する調査を行うものとする．

⑦ 厚生労働大臣は,治験が第4項又は第5項の基準に適合するかどうかを調査するため必要があると認めるときは,治験の依頼をし,自ら治験を実施し,若しくは依頼を受けた者その他治験の対象とされる薬物又は機械器具等を業務上取り扱う者に対して,必要な報告をさせ,又は当該職員に,病院,診療所,飼育動物診療施設,工場,事務所その他治験の対象とされる薬物又は機械器具等を業務上取り扱う場所に立ち入り,その構造設備若しくは帳簿書類その他の物件を検査させ,若しくは従業員その他の関係者に質問させることができる．

⑧ 前項の規定による立入検査及び質問については,第69条第5項の規定を,前項の規定による権限については,同条第6項の規定を準用する．

⑨ 厚生労働大臣は,治験の対象とされる薬物又は機械器具等の使用による保健衛生上の危害の発生又は拡大を防止するため必要があると認めるときは,治験の依頼をしようとし,若しくは依頼をした者,自ら治験を実施しようとし,若しくは実施した者又は治験の依頼を受けた者に対し,治験の依頼の取消し又はその変更,治験の中止又はその変更その他必要な指示を行うことができる．

⑩ 治験の依頼をした者若しくは自ら治験を実施した者又はその役員若しくは職員は,正当な理由なく,治験に関しその職務上知り得た人の秘密を漏らしてはならない．これらの者であつた者に

ついても,同様とする．

第80条の3（機構による治験の計画に係る調査等の実施） ① 厚生労働大臣は,機構に,治験の対象とされる薬物又は機械器具等（専ら動物のために使用されることが目的とされているものを除く．以下この条及び次条において同じ．)のうち政令で定めるものに係る治験の計画についての前条第3項後段の規定による調査を行わせることができる．

② 厚生労働大臣は,前項の規定により機構に調査を行わせるときは,当該調査を行わないものとする．

③ 機構は,厚生労働大臣が第1項の規定により機構に調査を行わせることとしたときにおいて,当該調査を行つたときは,遅滞なく,当該調査の結果を厚生労働省令で定めるところにより厚生労働大臣に通知しなければならない．

④ 厚生労働大臣が第1項の規定により機構に調査を行わせることとしたときは,同項の政令で定める薬物又は機械器具等に係る治験の計画についての前条第2項の規定による届出をしようとする者は,同項の規定にかかわらず,厚生労働省令で定めるところにより,機構に届け出なければならない．

⑤ 機構は,前項の届出を受理したときは,厚生労働省令で定めるところにより,厚生労働大臣にその旨を通知しなければならない．

第80条の4 ① 厚生労働大臣は,機構に,政令で定める薬物又は機械器具等についての第80条の2第6項に規定する情報の整理を行わせることができる．

② 厚生労働大臣は,第80条の2第9項の指示を行うため必要があると認めるときは,機構に,薬物又は機械器具等についての同条第6項の規定による調査を行わせることができる．

③ 厚生労働大臣が,第1項の規定により機構に情報の整理を行わせることとしたときは,同項の政令で定める薬物又は機械器具等に係る第80条の2第6項の報告をしようとする者は,同項の規定にかかわらず,厚生労働省令で定めるところにより,機構に報告をしなければならない．

④ 機構は,第1項の規定による情報の整理又は第2項の規定による調査を行つたときは,遅滞なく,当該情報の整理又は調査の結果を厚生労働省令で定めるところにより,厚生労働大臣に通知しなければならない．

第80条の5 ① 厚生労働大臣は,機構に,第80条の2第7項の規定による立入検査又は質問のうち政令で定めるものを行わせることができる．

② 前項の立入検査又は質問については,第69条の2第2項から第4項までの規定を準用する．

第81条（都道府県が処理する事務） この法律に

規定する厚生労働大臣の権限に属する事務の一部は、政令で定めるところにより、都道府県知事が行うこととすることができる.

第81条の2（緊急時における厚生労働大臣の事務執行） ① 第69条第2項及び第72条第4項の規定により都道府県知事の権限に属するものとされている事務は、保健衛生上の危害の発生又は拡大を防止するため緊急の必要があると厚生労働大臣が認める場合にあつては、厚生労働大臣又は都道府県知事が行うものとする. この場合においては、この法律の規定中都道府県知事に関する規定（当該事務に係るものに限る.）は、厚生労働大臣に関する規定として厚生労働大臣に適用があるものとする.

② 前項の場合において、厚生労働大臣又は都道府県知事が当該事務を行うときは、相互に密接な連携の下に行うものとする.

第81条の3（事務の区分） ① 第21条、第69条第1項及び第3項、第70条第1項及び第2項、第71条、第72条第3項、第76条の6、第76条の7第1項第2項並びに第76条の8第1項の規定により都道府県が処理することとされている事務は、地方自治法（昭和22年法律第67号）第2条第9項第1号に規定する第1号法定受託事務（次項において単に「第1号法定受託事務」という.）とする.

② 第69条第3項並びに第70条第1項及び第2項の規定により保健所を設置する市又は特別区が処理することとされている事務は、第1号法定受託事務とする.

第81条の4（権限の委任） ① この法律に規定する厚生労働大臣の権限は、厚生労働省令で定めるところにより、地方厚生局長に委任することができる.

② 前項の規定により地方厚生局長に委任された権限は、厚生労働省令で定めるところにより、地方厚生支局長に委任することができる.

第82条（経過措置） この法律の規定に基づき政令又は厚生労働省令を制定し、又は改廃する場合においては、それぞれ、政令又は厚生労働省令で、その制定又は改廃に伴い合理的に必要と判断される範囲内において、所要の経過措置（罰則に関する経過措置を含む.）を定めることができる. この法律の規定に基づき、厚生労働大臣が毒薬及び劇薬の範囲その他の事項を定め、又はこれを改廃する場合においても、同様とする.

第83条（動物用医薬品等） ① 医薬品、医薬部外品又は医療機器（治験の対象とされる薬物又は機械器具等を含む.）であつて、専ら動物のために使用されることが目的とされているものに関しては、この法律（第2条第14項、第9条の2、第36条の6第1項（同条第5項において準用する場合を含む.）、第76条の4、第76条の6、第76条の7第1項及び第2項、第76条の8第1項、第77条、第81条の4、次項並びに第83条の4第3項（第83条の5第2項において準用する場合を除く.）を除く.）中「厚生労働大臣」とあるのは「農林水産大臣」と、「厚生労働省令」とあるのは「農林水産省令」と、第2条第5項から第7項までの規定中「人」とあるのは「動物」と、第8条の2第1項中「医療を受ける者」とあるのは「獣医療を受ける動物の飼育者」と、第14条第2項第3号ロ中「又は」とあるのは「若しくは」と、「認められるとき」とあるのは「認められるとき、又は申請に係る医薬品が、その申請に係る使用方法に従い使用される場合に、当該医薬品が有する対象動物（牛、豚その他の食用に供される動物として農林水産省令で定めるものをいう. 以下同じ.）についての残留性（医薬品の使用に伴いその医薬品の成分である物質（その物質が化学的に変化して生成した物質を含む.）が動物に残留する性質をいう. 以下同じ.）の程度からみて、その使用に係る対象動物の肉、乳その他の食用に供される生産物で人の健康を損なうものが生産されるおそれがあることにより、医薬品として使用価値がないと認められるとき」と、同条第7項中「医療上」とあるのは「獣医療上」と、第14条の3第1項第1号中「国民の生命及び健康」とあるのは「動物の生産又は健康の維持」と、第25条第1号中「一般用医薬品（医薬品のうち、その効能及び効果において人体に対する作用が著しくないものであつて、薬剤師その他の医薬関係者から提供された情報に基づく需要者の選択により使用されることが目的とされているものをいう. 以下同じ.）」とあるのは「医薬品」と、同条第2号、第31条、第36条の5（見出しを含む.）、第36条の6第3項及び第5項並びに第57条の2第2項中「一般用医薬品」とあるのは「医薬品」と、第26条第1項中「都道府県知事（その店舗の所在地が地域保健法（昭和22年法律第101号）第5条第1項の政令で定める市（以下「保健所を設置する市」という.）又は特別区の区域にある場合においては、市長又は区長. 第28条第3項において同じ.）」とあるのは「都道府県知事」と、第36条の4第1項中「一般用医薬品」とあるのは「農林水産大臣が指定する医薬品（以下「指定医薬品」という.）以外の医薬品」と、同条第2項及び第36条の5第2号中「第二類医薬品及び第三類医薬品」とあるのは「指定医薬品以外の医薬品」と、同条第1号中「第一類医薬品」とあるのは「指定医薬品」と、第36条の6第2項中「第二類医

薬品」とあるのは「医薬品」と、第38条中「準用する．この場合において，第10条中「都道府県知事」とあるのは，「都道府県知事（店舗販売業にあつては，その店舗の所在地が第26条第1項に規定する保健所を設置する市又は特別区の区域にある場合においては，市長又は区長）」と読み替えるものとする．」とあるのは「準用する．」と，第49条の見出し中「処方せん医薬品」とあるのは「要指示医薬品」と，同条第1項及び第2項中「処方せんの交付」とあるのは「処方せんの交付又は指示」と，第50条第6号中「一般用医薬品にあつては，第36条の3第1項に規定する区分ごとに」とあるのは「指定医薬品にあつては」と，同条第10号中「医師等の処方せん」とあるのは「獣医師等の処方せん・指示」と，同条第11号及び第59条第9号中「人体」とあるのは「動物の身体」と，第57条の2第2項中「第一類医薬品，第二類医薬品又は第三類医薬品」とあるのは「指定医薬品又はそれ以外の医薬品」と，第69条第2項中「都道府県知事（店舗販売業にあつては，その店舗の所在地が保健所を設置する市又は特別区の区域にある場合においては，市長又は区長．第70条第1項，第72条第4項，第72条の2第1項，第72条の4，第73条，第75条第1項，第76条及び第81条の2において同じ．）」とあるのは「都道府県知事」と，第69条第3項及び第70条第2項中「，都道府県知事，保健所を設置する市の市長又は特別区の区長」とあるのは「又は都道府県知事」と，第76条の3第1項中「，都道府県知事，保健所を設置する市の市長又は特別区の区長」とあるのは「又は都道府県知事」と，「，都道府県，保健所を設置する市又は特別区」とあるのは「又は都道府県」と読み替えるものとする．

② 農林水産大臣は，前項の規定により読み替えて適用される第14条第1項若しくは第9項（第19条の2第5項において準用する場合を含む．以下この項において同じ．）又は第19条の2第1項の承認の申請があつたときは，当該申請に係る医薬品につき前項の規定により読み替えて適用される第14条第2項第3号ロ（残留性の程度に係る部分に限り，同条第9項及び第19条の2第5項において準用する場合を含む．）に該当するかどうかについて，厚生労働大臣の意見を聴かなければならない．

第83条の2（動物用医薬品の製造及び輸入の禁止）
① 前条第1項の規定により読み替えて適用される第13条第1項の許可（医薬品の製造業に係るものに限る．）を受けた者でなければ，動物用医薬品（専ら動物のために使用されることが目的とされている医薬品をいう．以下同じ．）の製造をしてはならない．

② 前条第1項の規定により読み替えて適用される第12条第1項の許可（第一種医薬品製造販売業許可又は第二種医薬品製造販売業許可に限る．）を受けた者でなければ，動物用医薬品の輸入をしてはならない．

③ 前2項の規定は，試験研究の目的で使用するために製造又は輸入をする場合その他の農林水産省令で定める場合には，適用しない．

第83条の2の2（動物用医薬品の店舗販売業の許可の特例）
① 都道府県知事は，当該地域における薬局及び医薬品販売業の普及の状況その他の事情を勘案して特に必要があると認めるときは，第26条第2項の規定にかかわらず，店舗ごとに，第83条第1項の規定により読み替えて適用される第36条の4第1項の規定により農林水産大臣が指定する医薬品以外の動物用医薬品の品目を指定して店舗販売業の許可を与えることができる．

② 前項の規定により店舗販売業の許可を受けた者（次項において「動物用医薬品特例店舗販売業者」という．）に対する第27条及び第36条の6第2項の規定の適用については，第27条中「一般用医薬品」とあるのは「第83条の2の2第1項の規定により都道府県知事が指定した品目」と，「ならない．ただし，専ら動物のために使用されることが目的とされている医薬品については，この限りでない．」とあるのは「ならない．」と，同項中「販売は授与に従事する薬剤師又は登録販売者」とあるのは「販売又は授与に従事する者」とし，第28条から第29条の2まで，第36条の5，第36条の6第3項，第72条の2第1項及び第73条の規定は，適用しない．

③ 動物用医薬品特例店舗販売業者については，第37条第2項の規定を準用する．

第83条の3（使用の禁止）何人も，直接の容器又は直接の被包に第50条（第83条第1項の規定により読み替えて適用される場合を含む．）に規定する事項が記載されている医薬品以外の医薬品を対象動物に使用してはならない．ただし，試験研究の目的で使用する場合その他の農林水産省令で定める場合は，この限りでない．

第83条の4（動物用医薬品の使用の規制）
① 農林水産大臣は，動物用医薬品であつて，適正に使用されるのでなければ対象動物の肉，乳その他の食用に供される生産物で人の健康を損なうおそれのあるものが生産されるおそれのあるものについて，薬事・食品衛生審議会の意見を聴いて，農林水産省令で，その動物用医薬品を使用することができる対象動物，対象動物に使用する場合における使用の時期その他の事項に関し使用者が

遵守すべき基準を定めることができる．

② 前項の規定により遵守すべき基準が定められた動物用医薬品の使用者は，当該基準に定めるところにより，当該動物用医薬品を使用しなければならない．ただし，獣医師がその診療に係る対象動物の疾病の治療又は予防のためやむを得ないと判断した場合において，農林水産省令で定めるところにより使用するときは，この限りでない．

③ 農林水産大臣は，前２項の規定による農林水産省令を制定し，又は改廃しようとするときは，厚生労働大臣の意見を聴かなければならない．

第83条の5（その他の医薬品の使用の規制）① 農林水産大臣は，対象動物に使用される蓄積性が高いと認められる医薬品（動物用医薬品を除く．）であつて，適正に使用されるのでなければ対象動物の肉，乳その他の食用に供される生産物で人の健康を損なうおそれのあるものが生産されるおそれのあるものについて，薬事・食品衛生審議会の意見を聴いて，農林水産省令で，その医薬品を使用することができる対象動物，対象動物に使用する場合における使用の時期その他の事項に関し使用者が遵守すべき基準を定めることができる．

② 前項の基準については，前条第２項及び第３項の規定を準用する．この場合において，同条第２項中「動物用医薬品」とあるのは「医薬品」と，同条第３項中「前２項」とあるのは「第83条の５第１項及び第83条の５第２項において準用する第83条の４第２項」と読み替えるものとする．

第11章 罰則

第83条の6 ① 基準適合性認証の業務に従事する登録認証機関の役員又は職員が，その職務に関し，賄賂を収受し，要求し，又は約束したときは，5年以下の懲役に処する．これによつて不正の行為をし，又は相当の行為をしなかつたときは，7年以下の懲役に処する．

② 基準適合性認証の業務に従事する登録認証機関の役員又は職員になろうとする者が，就任後担当すべき職務に関し，請託を受けて賄賂を収受し，要求し，又は約束したときは，役員又は職員になつた場合において，5年以下の懲役に処する．

③ 基準適合性認証の業務に従事する登録認証機関の役員又は職員であつた者が，その在職中に請託を受けて，職務上不正の行為をしたこと又は相当の行為をしなかつたことに関し，賄賂を収受し，要求し，又は約束したときは，5年以下の懲役に処する．

④ 前３項の場合において，犯人が収受した賄賂は，没収する．その全部又は一部を没収することができないときは，その価額を追徴する．

第83条の7 ① 前条第１項から第３項までに規定する賄賂を供与し，又はその申込み若しくは約束をした者は，3年以下の懲役又は250万円以下の罰金に処する．

② 前項の罪を犯した者が自首したときは，その刑を減軽し，又は免除することができる．

第83条の8 第83条の６の罪は，刑法（明治40年法律第45号）第４条の例に従う．

第83条の9 第76条の４の規定に違反して，業として，指定薬物を製造し，輸入し，販売し，授与し，又は販売若しくは授与の目的で貯蔵し，若しくは陳列した者は，5年以下の懲役若しくは500万円以下の罰金に処し，又はこれを併科する．

第84条 次の各号のいずれかに該当する者は，3年以下の懲役若しくは300万円以下の罰金に処し，又はこれを併科する．

1　第４条第１項の規定に違反した者
2　第12条第１項の規定に違反した者
3　第14条第１項又は第９項の規定に違反した者
4　第23条の２第１項又は第４項の規定に違反した者
5　第24条第１項の規定に違反した者
6　第27条の規定に違反した者
7　第31条の規定に違反した者
8　第39条第１項の規定に違反した者
9　第40条の２第１項又は第５項の規定に違反した者
10　第43条第１項又は第２項の規定に違反した者
11　第44条第３項の規定に違反した者
12　第49条第１項の規定に違反した者
13　第55条第２項（第60条，第62条及び第64条において準用する場合を含む．）の規定に違反した者
14　第56条（第60条及び第62条において準用する場合を含む．）の規定に違反した者
15　第57条第２項（第60条及び第62条において準用する場合を含む．）の規定に違反した者
16　第65条の規定に違反した者
17　第68条の６の規定に違反した者
18　第69条の３の規定による命令に違反した者
19　第70条第１項若しくは第76条の７第１項の規定による命令に違反し，又は第70条第２項若しくは第76条の７第２項の規定による廃棄その他の処分を拒み，妨げ，若しくは忌避した者
20　第76条の４の規定に違反した者（前条に該当する者を除く．）
21　第83条の２第１項若しくは第２項，第83条の３又は第83条の４第２項（第83条の５第２項において準用する場合を含む．）の規定に違反した者

第85条 次の各号のいずれかに該当する者は，2

年以下の懲役若しくは200万円以下の罰金に処し,又はこれを併科する.
1　第37条第1項の規定に違反した者
2　第47条の規定に違反した者
3　第55条第1項(第60条,第62条,第64条及び第68条の5において準用する場合を含む.)の規定に違反した者
4　第66条第1項又は第3項の規定に違反した者
5　第68条の規定に違反した者
6　第75条第1項又は第3項の規定による業務の停止命令に違反した者
7　第76条の5の規定に違反した者

第86条　① 次の各号のいずれかに該当する者は,1年以下の懲役若しくは100万円以下の罰金に処し,又はこれを併科する.
1　第7条第1項若しくは第2項,第28条第1項若しくは第2項,第31条の2又は第35条第1項若しくは第2項の規定に違反した者
2　第13条第1項又は第6項の規定に違反した者
3　第14条の13第1項の規定に違反した者
4　第17条第1項,第3項又は第5項(第40条の3において準用する場合を含む.)の規定に違反した者
5　第39条の2の規定に違反した者
6　第45条の規定に違反した者
7　第46条第1項又は第4項の規定に違反した者
8　第48条第1項又は第2項の規定に違反した者
9　第49条第2項の規定に違反して,同項に規定する事項を記載せず,若しくは虚偽の記載をし,又は同条第3項の規定に違反した者
10　毒薬又は劇薬に関し第58条の規定に違反した者
11　第67条の規定に基づく政令の定める制限その他の措置に違反した者
12　第68条の2第1項の規定に違反した者
13　第72条第1項又は第2項の規定による業務の停止命令に違反した者
14　第72条第3項又は第4項の規定に基づく施設の使用禁止の処分に違反した者
15　第72条の4第1項又は第2項の規定による命令に違反した者
16　第73条の規定による命令に違反した者
17　第74条の規定による命令に違反した者
18　第74条の2第2項又は第3項の規定による命令に違反した者
19　第76条の6第2項の規定による命令に違反した者
② この法律に基づいて得た他人の業務上の秘密を自己の利益のために使用し,又は正当な理由なく,権限を有する職員以外の者に漏らした者は,1年以下の懲役又は100万円以下の罰金に処する.

第86条の2　第23条の16第2項の規定による業務の停止の命令に違反したときは,その違反行為をした登録認証機関の役員又は職員は,1年以下の懲役又は100万円以下の罰金に処する.

第86条の3　① 次の各号のいずれかに該当する者は,6月以下の懲役又は30万円以下の罰金に処する.
1　第14条の4第7項(第19条の4において準用する場合を含む.)の規定に違反した者
2　第14条の6第6項(第19条の4において準用する場合を含む.)の規定に違反した者
3　第68条の9第7項の規定に違反した者
4　第77条の5第5項の規定に違反した者
5　第80条の2第10項の規定に違反した者
② 前項各号の罪は,告訴がなければ公訴を提起することができない.

第87条　次の各号のいずれかに該当する者は,50万円以下の罰金に処する.
1　第10条(第38条並びに第40条第1項及び第2項において準用する場合を含む.)の規定に違反した者
2　第14条第10項の規定に違反した者
3　第14条の9第1項又は第2項の規定に違反した者
4　第14条の13第2項の規定に違反した者
5　第19条第1項又は第2項(第40条の3において準用する場合を含む.)の規定に違反した者
6　第23条の2第5項の規定に違反した者
7　第33条第1項の規定に違反した者
8　第39条の3第1項の規定に違反した者
9　第69条第1項から第3項まで若しくは第76条の8第1項の規定による報告をせず,若しくは虚偽の報告をし,第69条第1項から第3項まで若しくは第76条の8第1項の規定による立入検査(第69条の2第1項の規定により機構が行うものを含む.)若しくは第69条第3項の規定による収去(第69条の2第1項の規定により機構が行うものを含む.)を拒み,妨げ,若しくは忌避し,又は第69条第1項から第3項まで若しくは第76条の8第1項の規定による質問(第69条の2第1項の規定により機構が行うものを含む.)に対して,正当な理由なしに答弁せず,若しくは虚偽の答弁をした者
10　第71条の規定による命令に違反した者
11　第76条の6第1項の規定に違反した者
12　第80条の2第1項,第2項,第3項前段又は第5項の規定に違反した者

第88条　次の各号のいずれかに該当する者は,30万円以下の罰金に処する.
1　第6条の規定に違反した者

2 第32条の規定に違反した者
第89条 次の各号のいずれかに該当するときは,その違反行為をした登録認証機関の役員又は職員は,30万円以下の罰金に処する.
1 第23条の5の規定による報告をせず,又は虚偽の報告をしたとき.
2 第23条の11の規定に違反して帳簿を備えず,帳簿に記載せず,若しくは帳簿に虚偽の記載をし,又は帳簿を保存しなかつたとき.
3 第23条の15第1項の届出をしないで基準適合性認証の業務の全部を廃止したとき.
4 第69条第4項の規定による報告をせず,若しくは虚偽の報告をし,同項の規定による立入検査を拒み,妨げ,若しくは忌避し,又は同項の規定による質問に対して,正当な理由なしに答弁せず,若しくは虚偽の答弁をしたとき.
第90条 法人の代表者又は法人若しくは人の代理人,使用人その他の従業者が,その法人又は人の業務に関して,次の各号に掲げる規定の違反行為をしたときは,行為者を罰するほか,その法人に対して当該各号に定める罰金刑を,その人に対して各本条の罰金刑を科する.
1 第83条の9又は第84条(第3号,第4号,第9号,第10号,第13号,第14号及び第16号から第19号(第70条第2項及び第76条の7第2項の規定に係る部分を除く.)までに係る部分に限る.) 1億円以下の罰金刑
2 第84条(第3号,第4号,第9号,第10号,第13号,第14号及び第16号から第19号(第70条第2項及び第76条の7第2項の規定に係る部分を除く.)までに係る部分を除く.),第85条,第86条第1項,第86条の3第1項,第87条又は第88条 各本条の罰金刑
第91条 第23条の17第1項の規定に違反して財務諸表等を備えて置かず,財務諸表等に記載すべき事項を記載せず,若しくは虚偽の記載をし,又は正当な理由がないのに同条第2項各号の規定による請求を拒んだ者は,20万円以下の過料に処する.

55 薬事法施行令(抄)

(昭36・1・26政令第11号,
最終改正:平22・4・16政令第122号)

第1条(医療機器の範囲) 薬事法(以下「法」という.)第2条第4項に規定する医療機器は,別表第1のとおりとする.
第2条(取扱処方せん数の届出) 薬局開設者(法第7条第1項に規定する薬局開設者をいう.以下同じ.)は,厚生労働省令で定めるところにより,毎年3月31日までに,前年における総取扱処方せん数(前年において取り扱つた眼科,耳鼻いんこう科及び歯科の処方せんの数にそれぞれ3分の2を乗じた数とその他の診療科の処方せんの数との合計数をいう.以下この条において同じ.)を薬局の所在地の都道府県知事に届け出なければならない.ただし,総取扱処方せん数が著しく少ない場合又はこれに準ずる場合として厚生労働省令で定める場合にあつては,この限りでない.
第3条(製造販売業の許可の有効期間) 法第12条第2項の政令で定める期間は,次の各号に掲げる許可の区分に応じ,それぞれ当該各号に定める期間とする.
1 第一種医薬品製造販売業許可(第3号に掲げるものを除く.) 5年
2 第二種医薬品製造販売業許可(次号に掲げるものを除く.) 5年
3 薬局開設者が当該薬局における設備及び器具をもつて製造し,当該薬局において直接消費者に販売し,又は授与する医薬品であつて,厚生労働大臣の指定する有効成分以外の有効成分を含有しないもの(以下「薬局製造販売医薬品」という.)の製造販売に係る許可 6年
4 医薬部外品製造販売業許可 5年
5 化粧品製造販売業許可 5年
6 第一種医療機器製造販売業許可 5年
7 第二種医療機器製造販売業許可 5年
8 第三種医療機器製造販売業許可 5年
第4条(製造販売業の許可証の交付等) ① 厚生労働大臣は,医薬品,医薬部外品,化粧品又は医療機器(以下「医薬品等」という.)の製造販売業の許可をしたときは,厚生労働省令で定めるところにより,許可を申請した者に許可証を交付しなければならない.医薬品等の製造販売業の許可を更新したときも,同様とする.
② 第80条第1項(第1号に係る部分に限る.)又は第2項(第1号に係る部分に限る.)の規定により都道府県知事が医薬品等の製造販売業の許可を行うこととされている場合における前項の規定の適用については,同項中「厚生労働大臣」とあるのは,「都道府県知事」とする.
第5条(製造販売業の許可証の書換え交付) ① 医薬品等の製造販売業者は,医薬品等の製造販売業の許可証の記載事項に変更を生じたときは,その書換え交付を申請することができる.
② 前項の申請は,厚生労働省令で定めるところにより,申請書に許可証を添え,申請者の住所地(法人の場合にあつては,主たる事務所の所在地とする.次条及び第7条において同じ.)の都道府県知事を経由して,厚生労働大臣に対して行わなければならない.
③ 第1項の申請をする場合には,実費を勘案して別に政令で定める額の手数料を納めなければならない.
④ 第80条第1項(第1号に係る部分に限る.)又は第2項(第1号に係る部分に限る.)の規定により都道府県知事が医薬品等の製造販売業の許可を行うこととされている場合における第2項及び前項の規定の適用については,第2項中「住所地(法人の場合にあつては,主たる事務所の所在地とする.次条及び第7条において同じ.)の都道府県知事を経由して,厚生労働大臣」とあるのは「総括製造販売責任者(法第17条第2項に規定する総括製造販売責任者をいう.以下同じ.)がその業務を行う事務所の所在地の都道府県知事」と,前項中「実費を勘案して別に政令

で定める額の」とあるのは「地方自治法（昭和22年法律第67号）第227条の規定に基づき，条例で定めるところにより，」とする．

第6条（製造販売業の許可証の再交付） ① 医薬品等の製造販売業者は，医薬品等の製造販売業の許可証を破り，汚し，又は失つたときは，その再交付を申請することができる．

② 前項の申請は，厚生労働省令で定めるところにより，申請者の住所地の都道府県知事を経由して，厚生労働大臣に対して行わなければならない．この場合において，許可証を破り，又は汚した医薬品等の製造販売業者は，申請書にその許可証を添えなければならない．

③ 第1項の申請をする場合には，実費を勘案して別に政令で定める額の手数料を納めなければならない．

④ 医薬品等の製造販売業者は，医薬品等の製造販売業の許可証の再交付を受けた後，失つた許可証を発見したときは，直ちにその住所地の都道府県知事を経由して，厚生労働大臣にこれを返納しなければならない．

⑤ 第80条第1項（第1号に係る部分に限る．）又は第2項（第1号に係る部分に限る．）の規定により都道府県知事が医薬品等の製造販売業の許可を行うこととされている場合における前3項の規定の適用については，第2項及び前項中「住所地の都道府県知事を経由して，厚生労働大臣」とあるのは「総括製造販売責任者がその業務を行う事務所の所在地の都道府県知事」と，第3項中「実費を勘案して別に政令で定める額の」とあるのは「地方自治法第227条の規定に基づき，条例で定めるところにより，」とする．

第7条（製造販売業の許可証の返納） ① 医薬品等の製造販売業者は，法第75条第1項の規定による医薬品等の製造販売業の許可の取消処分を受けたとき，又はその業務を廃止したときは，直ちにその住所地の都道府県知事を経由して，厚生労働大臣に医薬品等の製造販売業の許可証を返納しなければならない．

② 第80条第1項（第1号に係る部分に限る．）又は第2項（第1号に係る部分に限る．）の規定により都道府県知事が医薬品等の製造販売業の許可を行うこととされている場合における前項の規定の適用については，同項中「その住所地の都道府県知事を経由して，厚生労働大臣」とあるのは，「当該許可を受けた都道府県知事」とする．

第8条（製造販売業の許可台帳） ① 厚生労働大臣は，法第12条第1項の規定による許可に関する台帳を備え，厚生労働省令で定めるところにより，必要な事項を記載するものとする．

② 第80条第1項（第1号に係る部分に限る．）又は第2項（第1号に係る部分に限る．）の規定により都道府県知事が医薬品等の製造販売業の許可を行うこととされている場合における前項の規定の適用については，同項中「厚生労働大臣」とあるのは，「都道府県知事」とする．

第9条（医療機器の製造販売業の許可の特例等） ① 第一種医療機器製造販売業許可を受けた者は，第二種医療機器製造販売業許可及び第三種医療機器製造販売業許可を受けたものとみなす．

② 第二種医療機器製造販売業許可を受けた者は，第三種医療機器製造販売業許可を受けたものとみなす．

③ 医薬品等の製造販売業者が次の各号のいずれかに該当する場合には，その者に係る従前の許可は，その効力を失う．

1　第80条第1項（第1号に係る部分に限る．）又は第2項（第1号に係る部分に限る．）の規定により都道府県知事が医薬品等の製造販売業の許可を行うこととされている場合において当該許可を受けている者が現に受けている製造販売業の許可と同一の種類の許可を他の都道府県知事又は厚生労働大臣から受けた場合

2　第二種医療機器製造販売業許可を受けている者が第一種医療機器製造販売業許可を受けた場合

3　第三種医療機器製造販売業許可を受けている者が第一種医療機器製造販売業許可又は第二種医療機器製造販売業許可を受けた場合

第10条（製造業の許可の有効期間） 法第13条第3項（同条第7項において準用する場合を含む．）の政令で定める期間は，次の各号に掲げる許可の区分に応じ，それぞれ当該各号に定める期間とする．

1　医薬品の製造に係る許可（次号に掲げるものを除く．）　5年
2　薬局製造販売医薬品の製造に係る許可　6年
3　医薬部外品の製造に係る許可　5年
4　化粧品の製造に係る許可　5年
5　医療機器の製造に係る許可　5年

第11条（製造業の許可証の交付等） ① 厚生労働大臣は，医薬品等の製造業の許可をしたときは，厚生労働省令の定めるところにより，許可を申請した者に許可証を交付しなければならない．医薬品等の製造業の許可を更新したときも，同様とする．

② 第80条第1項（第2号に係る部分に限る．）又は第2項（第3号に係る部分に限る．）の規定により都道府県知事が医薬品等の製造業の許可を行うこととされている場合における前項の規定の適用については，同項中「厚生労働大臣」とあるのは，「都道府県知事」とする．

第12条（製造業の許可証の書換え交付） ① 医薬品等の製造業者は，医薬品等の製造業の許可証の記載事項に変更を生じたときは，その書換え交付を申請することができる．

② 前項の申請は，厚生労働省令の定めるところにより，申請書に許可証を添え，製造所の所在地の都道府県知事を経由して，厚生労働大臣に対して行わなければならない．

③ 第1項の申請をする場合には，実費を勘案して別に政令で定める額の手数料を納めなければならない．

④ 第80条第1項（第2号に係る部分に限る．）又は第2項（第3号に係る部分に限る．）の規定により都道府県知事が医薬品等の製造業の許可を行うこととされている場合における第2項及び前項の規定の適用については，第2項中「都道府県知事を経由して，厚生労働大臣」とあるのは「都道府県知事」と，前項中「実費を勘案して別に政令で定める額の」とあるのは「地方自治法第227条の規定に基づき，条例で定めるところにより，」とする．

第13条（製造業の許可証の再交付） ① 医薬品等の製造業者は，医薬品等の製造業の許可証を破り，汚し，又は失つたときは，その再交付を申請することができる．

② 前項の申請は，厚生労働省令の定めるところにより，製造所の所在地の都道府県知事を経由して，厚生労働大臣に対して行わなければならない．この場合において，許可証を破り，又は汚した医薬品等の製造業者は，申請書にその許可証を添えなければならない．

③ 第1項の申請をする場合には，実費を勘案して別に政令で定める額の手数料を納めなければならない．

④ 医薬品等の製造業者は，医薬品等の製造業の許可証の再交付を受けた後，失つた許可証を発見したときは，

直ちにその製造所の所在地の都道府県知事を経由して，厚生労働大臣にこれを返納しなければならない．
⑤ 第80条第1項（第2号に係る部分に限る．）又は第2項（第3号に係る部分に限る．）の規定により都道府県知事が医薬品等の製造業の許可を行うこととされている場合における前3項の規定の適用については，第2項及び前項中「都道府県知事を経由して，厚生労働大臣」とあるのは「都道府県知事」と，第3項中「実費を勘案して別に政令で定める額の」とあるのは「地方自治法第227条の規定に基づき，条例で定めるところにより，」とする．

第14条（製造業の許可証の返納） ① 医薬品等の製造業者は，法第75条第1項の規定による医薬品等の製造業の許可の取消処分を受けたとき，又はその業務を廃止したときは，直ちにその製造所の所在地の都道府県知事を経由して，厚生労働大臣に医薬品等の製造業の許可証を返納しなければならない．
② 第80条第1項（第2号に係る部分に限る．）又は第2項（第3号に係る部分に限る．）の規定により都道府県知事が医薬品等の製造業の許可を行うこととされている場合における前項の規定の適用については，同項中「その製造所の所在地の都道府県知事を経由して，厚生労働大臣」とあるのは，「当該許可を受けた都道府県知事」とする．

第15条（製造業の許可台帳） ① 厚生労働大臣は，法第13条第2項（同条第7項において準用する場合を含む．）の規定による許可に関する台帳を備え，厚生労働省の定めるところにより，必要な事項を記載するものとする．
② 第80条第1項（第2号に係る部分に限る．）又は第2項（第3号に係る部分に限る．）の規定により都道府県知事が医薬品等の製造業の許可を行うこととされている場合における前項の規定の適用については，同項中「厚生労働大臣」とあるのは，「都道府県知事」とする．

第16条（独立行政法人医薬品医療機器総合機構による調査に係る医薬品等の範囲） 法第13条の2第1項（法第13条の3第3項において準用する場合を含む．）の規定により厚生労働大臣が独立行政法人医薬品医療機器総合機構（以下「機構」という．）に行わせることができる調査に係る医薬品（専ら動物のために使用されることが目的とされているものを除く．以下この条において同じ．），医薬部外品（専ら動物のために使用されることが目的とされているものを除く．以下この条において同じ．），化粧品又は医療機器（専ら動物のために使用されることが目的とされているものを除く．以下この条において同じ．）は，法第81条の規定により法第13条第2項（同条第7項において準用する場合を含む．）に規定する厚生労働大臣の権限に属する事務を都道府県知事が行うこととされている医薬品，医薬部外品，化粧品又は医療機器以外のものとする．

第20条（製造管理又は品質管理の方法の基準を適用する医薬品等の範囲） ① 法第14条第2項第4号及び第6項（これらの規定を同条第9項（法第19条の2第5項において準用する場合を含む．）及び法第19条の2第5項において準用する場合を含む．次項及び第3項において同じ．）の政令で定める医薬品は，次に掲げる医薬品以外の医薬品とする．
1 専らねずみ，はえ，蚊，のみその他これらに類する生物の防除のために使用されることが目的とされている医薬品のうち，人又は動物の身体に直接使用されることのないもの
2 専ら殺菌又は消毒に使用されることが目的とされている医薬品のうち，人又は動物の身体に直接使用されることのないもの
3 専ら前2号に掲げる医薬品の製造の用に供されることが目的とされている原薬たる医薬品
4 生薬を粉末にし，又は刻む工程のみを行う製造所において製造される医薬品
5 薬局製造販売医薬品
6 医療又は獣医療の用に供するガス類のうち，厚生労働大臣が指定するもの
7 前各号に掲げるもののほか，日本薬局方に収められている物のうち，人体に対する作用が緩和なものとして厚生労働大臣が指定するもの
8 専ら動物の疾病の診断に使用されることが目的とされている医薬品のうち，動物の身体に直接使用されることのないもの
9 専ら動物のために使用されることが目的とされているカルシウム剤のうち，石灰岩又は貝殻その他のカルシウム化合物を物理的に粉砕選別して製造されるもの
② 法第14条第2項第4号及び第6項の政令で定める医薬部外品は，製造管理又は品質管理に注意を要するものとして厚生労働大臣が指定する医薬部外品とする．
③ 法第14条第2項第4号及び第6項の政令で定める医療機器は，製造管理又は品質管理に注意を要するものとして厚生労働大臣が指定する医療機器とする．

第21条（製造管理又は品質管理の方法の基準を適用する調査の期間） 法第14条第6項（法第19条の2第5項において準用する場合を含む．）の政令で定める期間は，5年とする．

第22条（適合性調査の申請） ① 法第14条第6項（同条第9項（法第19条の2第5項において準用する場合を含む．）及び法第19条の2第5項において準用する場合を含む．）の規定による調査（以下この条から第25条までにおいて「適合性調査」という．）を受けようとする者は，厚生労働省令で定めるところにより，厚生労働大臣に申請しなければならない．
② 前項の申請（法第14条第9項（法第19条の2第5項において準用する場合を含む．）において準用する法第14条第6項の規定による調査に係るものに限る．）をする者は，実費を勘案して別に政令で定める額の手数料を納めなければならない．
③ 第80条第2項（第7号に係る部分に限る．）の規定により都道府県知事が適合性調査を行うこととされている場合における前2項の規定の適用については，第1項中「厚生労働大臣」とあるのは「当該医薬品等を製造する製造所の所在地の都道府県知事」と，前項中「実費を勘案して別に政令で定める額の」とあるのは「地方自治法第227条の規定に基づき，条例で定めるところにより，」とする．
④ 厚生労働大臣が法第14条の2第1項（法第19条の2第5項及び第6項において準用する場合を含む．）の規定により機構に適合性調査を行わせることとした場合においては，第1項及び前項の規定にかかわらず，当該適合性調査を受けようとする者は，厚生労働省令で定めるところにより，機構に申請しなければならない．

第23条（適合性調査の結果の通知） 法第14条第6項（同条第9項（法第19条の2第5項において準用する場合を含む．）及び法第19条の2第5項にお

いて準用する場合を含む.)若しくは第14条の2第1項(法第19条の2第5項及び第6項において準用する場合を含む.)又はこの政令第80条第2項(第7号に係る部分に限る.)の規定により適合性調査を行う者(以下「適合性調査権者」という.)と,法第12条第1項若しくはこの政令第80条第2項(第1号に係る部分に限る.)の規定に係る製造販売業の許可を行う者(以下「製造販売業許可権者」という.)又は法第14条第1項及び第9項(法第19条の2第5項において準用する場合を含む.)若しくは第19条の2第1項若しくはこの政令第80条第2項(第5号に係る部分に限る.)の規定により当該品目に係る承認を行う者(以下「承認権者」という.)が異なる場合には,適合性調査権者は,適合性調査を行つたときは,厚生労働省令で定めるところにより,その結果を機構を経由して製造販売業許可権者又は承認権者に通知しなければならない.

第36条(薬局における製造販売の特例) ① 薬局製造販売医薬品の製造販売に係る法第12条第1項の許可は,厚生労働大臣が薬局ごとに与える.

② 前項の場合において,当該品目の製造販売に係る法第14条第1項及び第9項の承認は,厚生労働大臣が薬局ごとに与える.

③ 薬局製造販売医薬品の製造販売業の許可については,法第12条の2第1号及び第2号並びにこの政令第9条第3項の規定は適用しない.

④ 第80条第1項(第1号に係る部分に限る.)の規定により都道府県知事が薬局製造販売医薬品の製造販売業の許可又は製造販売の承認を行うこととされている場合における第1項又は第2項の規定の適用については,これらの規定中「厚生労働大臣」とあるのは,「当該薬局の所在地の都道府県知事」とする.

第37条(省令への委任) 第3条から前条までに定めるもののほか,医薬品等の製造販売業及び製造業(外国製造販売認定取得者の行う製造を含む.)に関し必要な事項は,厚生労働省令で定める.

第45条(薬局開設,医薬品の販売業又は高度管理医療機器等の販売業若しくは賃貸業の許可証の書換え交付) ① 薬局開設者,医薬品の販売業者又は高度管理医療機器等の販売業者若しくは賃貸業者は,薬局開設,医薬品の販売業又は高度管理医療機器等の販売業若しくは賃貸業の許可証の記載事項に変更を生じたときは,その書換え交付を申請することができる.

② 前項の申請は,厚生労働省令で定めるところにより,申請書に許可証を添え,薬局,医薬品の販売業の店舗若しくは営業所又は高度管理医療機器等の販売業若しくは賃貸業の営業所の所在地の都道府県知事(配置販売業にあつては,配置しようとする区域をその区域に含む都道府県の知事.次条及び第47条において同じ.)に対して行わなければならない.

第46条(薬局開設,医薬品の販売業又は高度管理医療機器等の販売業若しくは賃貸業の許可証の再交付) ① 薬局開設者,医薬品の販売業者又は高度管理医療機器等の販売業者若しくは賃貸業者は,薬局開設,医薬品の販売業又は高度管理医療機器等の販売業若しくは賃貸業の許可証を破り,汚し,又は失つたときは,その再交付を申請することができる.

② 前項の申請は,厚生労働省令で定めるところにより,薬局,医薬品の販売業の店舗若しくは営業所又は高度管理医療機器等の販売業若しくは賃貸業の営業所の所在地の都道府県知事に対して行わなければならない.この場合において,許可証を破り,又は汚した薬局開設者,医薬品の販売業者又は高度管理医療機器等の販売業者若しくは賃貸業者は,申請書にその許可証を添えなければならない.

③ 薬局開設者,医薬品の販売業者又は高度管理医療機器等の販売業者若しくは賃貸業者は,薬局開設,医薬品の販売業又は高度管理医療機器等の販売業若しくは賃貸業の許可証の再交付を受けた後,失つた許可証を発見したときは,直ちに薬局,医薬品の販売業の店舗若しくは営業所又は高度管理医療機器等の販売業若しくは賃貸業の営業所の所在地の都道府県知事にこれを返納しなければならない.

第47条(薬局開設,医薬品の販売業又は高度管理医療機器等の販売業若しくは賃貸業の許可証の返納) 薬局開設者,医薬品の販売業者又は高度管理医療機器等の販売業者若しくは賃貸業者は,法第75条第1項の規定による薬局開設,医薬品の販売業又は高度管理医療機器等の販売業若しくは賃貸業の許可の取消処分を受けたとき,又はその業務を廃止したときは,直ちに薬局,医薬品の販売業の店舗若しくは営業所又は高度管理医療機器等の販売業若しくは賃貸業の営業所の所在地の都道府県知事に薬局開設,医薬品の販売業又は高度管理医療機器等の販売業若しくは賃貸業の許可証を返納しなければならない.

第48条(薬局開設,医薬品の販売業又は高度管理医療機器等の販売業若しくは賃貸業の許可台帳) 都道府県知事は,法第4条第1項,第26条第1項,第30条第1項,第34条第1項及び第39条第1項の規定による許可に関する台帳を備え,厚生労働省令で定めるところにより,必要な事項を記載するものとする.

第49条(届出の特例) ① 薬局,医薬品の販売業の店舗若しくは営業所又は高度管理医療機器等の販売業若しくは賃貸業の営業所において管理医療機器(特定保守管理医療機器を除く.以下同じ.)の販売業若しくは賃貸業を併せ行う薬局開設者,医薬品の販売業者又は高度管理医療機器等の販売業者若しくは賃貸業者が,当該薬局,店舗又は営業所に関し,次の各号に掲げる薬局,医薬品の販売業又は高度管理医療機器等の販売業若しくは賃貸業に係る届出を行つたときは,それぞれ当該各号に定める管理医療機器の販売業又は賃貸業に係る届出を行つたものとみなす.ただし,厚生労働省令で定めるところにより,別段の申出をしたときは,この限りでない.

1 薬局開設,医薬品の販売業又は高度管理医療機器等の販売業若しくは賃貸業の許可申請 法第39条の3第1項の規定による届出

2 薬局,医薬品の販売業又は高度管理医療機器等の販売業若しくは賃貸業の業務を廃止し,休止し,又は休止した薬局,医薬品の販売業又は高度管理医療機器等の販売業の業務を再開した場合における法第10条(法第38条及び第40条第1項において準用する場合を含む.)の規定による届出 管理医療機器の販売業の業務を廃止し,休止し,又は休止した管理医療機器の販売業若しくは賃貸業の業務を再開した場合における法第40条第2項において準用する法第10条の規定による届出

3 法第10条(法第38条及び第40条第1項において準用する場合を含む.)の規定による変更の届出 法第40条第2項において準用する法第10条の規定による変更の届出

② 前項の医薬品の販売業に係る申請又は届出が保健所を設置する市の市長又は特別区の区長に対してな

第1章 薬局

されたときは,当該保健所を設置する市の市長又は特別区の区長は,速やかに,その旨を店舗の所在地の都道府県知事に通知しなければならない.

第62条(省令への委任) 第58条から前条までに定めるもののほか,医薬品及び医療機器の検定に関し必要な事項は,厚生労働省令で定める.

第63条(情報通信の技術を利用する方法) ① 薬局開設者又は医薬品の製造販売業者,製造業者若しくは販売業者(次項において「薬局開設者等」という.)は,法第46条第3項の規定により同項に規定する事項の提供を受けようとするときは,厚生労働省令で定めるところにより,あらかじめ,当該譲受人に対し,その用いる同項前段に規定する方法(以下この条において「電磁的方法」という.)の種類及び内容を示し,書面又は電磁的方法による承諾を得なければならない.

② 前項の規定による承諾を得た薬局開設者等は,当該譲受人から書面又は電磁的方法により電磁的方法による提供を行わない旨の申出があつたときは,当該譲受人から,法第46条第3項に規定する事項の提供を電磁的方法によつて受けてはならない.ただし,当該譲受人が再び前項の規定による承諾をした場合は,この限りでない.

第64条(特定疾病用の医薬品の広告の制限) ① 法第67条第1項に規定する特殊疾病は,がん,肉腫及び白血病とし,同項の規定により指定する医薬品は,別表第2のとおりとする.

② 前項に規定する医薬品の同項に規定する特殊疾病に関する広告は,医又は薬事に関する記事を掲載する医薬関係者向けの新聞又は雑誌による場合その他主として医薬関係者を対象として行う場合のほか,行つてはならない.

第65条(機構による感染症定期報告の情報の整理に係る生物由来製品等の範囲) 法第68条の11第1項の政令で定める生物由来製品(専ら動物のために使用されることが目的とされているものを除く.以下この条において同じ.)又は当該生物由来製品の原料若しくは材料は,生物由来製品又は当該生物由来製品の原料若しくは材料の全部とする.

第66条(機構による立入検査等の実施の範囲等) ① 法第69条の2第1項の政令で定める立入検査,質問又は収去は,法第69条第1項の規定による立入検査若しくは質問又は同条第3項の規定による立入検査,質問若しくは収去(専ら動物のために使用されることが目的とされている医薬品,医薬部外品又は医療機器に係る立入検査,質問又は収去を除く.)とする.

② 法第69条の2第3項(法第80条の5第2項において準用する場合を含む.)の政令で定める資格は,第68条各号のいずれかに該当する者であることとする.

第70条(機構による副作用等の報告の情報の整理に係る医薬品等の範囲) 法第77条の4の5第1項の政令で定める医薬品(専ら動物のために使用されることが目的とされているものを除く.以下この条において同じ.),医薬部外品(専ら動物のために使用されることが目的とされているものを除く.以下この条において同じ.),化粧品又は医療機器(専ら動物のために使用されることが目的とされているものを除く.以下この条において同じ.)は,次に掲げるものとする.

1 法第77条の4の2第1項の規定による報告に係る医薬品,医薬部外品,化粧品又は医療機器

2 法第77条の4の3の規定による報告に係る医薬品,医薬部外品,化粧品又は医療機器のうち,法第81条の規定により法第77条の4の3に規定する厚生労働大臣の権限に属する事務を都道府県知事が行うこととされているもの以外のもの

第82条(権限の委任) ① この政令に規定する厚生労働大臣の権限は,厚生労働省令で定めるところにより,地方厚生局長に委任することができる.

② 前項の規定により地方厚生局長に委任された権限は,厚生労働省令で定めるところにより,地方厚生支局長に委任することができる.

第83条(動物用医薬品等) 医薬品,医薬部外品又は医療機器であつて,専ら動物のために使用されることが目的とされているものに関しては,この政令中「厚生労働大臣」とあるのは「農林水産大臣」と,「厚生労働省令」とあるのは「農林水産省令」と,第44条中「都道府県知事(店舗販売業にあつては,その店舗の所在地が地域保健法(昭和22年法律第101号)第5条第1項の政令で定める市(以下「保健所を設置する市」という.)又は特別区の区域にある場合においては,市長又は区長.次条から第48条までにおいて同じ.)」とあるのは「都道府県知事」と,第48条中「及び第39条第1項」とあるのは「,第39条第1項及び第83条の2の2第1項」と読み替えるものとする.

56 薬事法施行規則(抄)

(昭36・2・1厚生省令第1号,
最終改正:平22・4・16厚労省令第63号)

第1章 薬局

第1条(開設の申請) 薬事法(以下「法」という.)
① 第4条第1項の規定により薬局開設の許可を受けようとする者は,様式第1による申請書を都道府県知事に提出しなければならない.

② 前項の申請書には,次に掲げる書類を添えなければならない.ただし,法の規定による許可等の申請又は届出(以下「申請等の行為」という.)の際当該申請書の提出先とされている都道府県知事に提出され,又は当該都道府県知事を経由して厚生労働大臣に提出された書類については,当該申請書にその旨が付記されたときは,この限りではない.

1 薬局の平面図
2 申請者が法人であるときは,登記事項証明書
3 申請者(申請者が法人であるときは,その業務を行う役員.以下この号及び第4項において同じ.)に係る精神の機能の障害又は申請者が麻薬,大麻,あへん若しくは覚せい剤の中毒者であるかないかに関する医師の診断書
4 申請者以外の者がその薬局の管理者であるときは,雇用契約書の写しその他申請者のその薬局の管理者に対する使用関係を証する書類
5 薬局の管理者以外に当該薬局において薬事に関する実務に従事する薬剤師又は登録販売者があるときは,雇用契約書の写しその他申請者のその薬剤師又は登録販売者に対する使用関係を証する書類
6 放射性医薬品(放射性医薬品の製造及び取扱規則

(昭和36年厚生省令第4号)第1条第1号に規定する放射性医薬品をいう.以下同じ.)を取り扱おうとするとき(厚生労働大臣が定める数量又は濃度以下の放射性医薬品を取り扱おうとするときを除く.)は,放射性医薬品の種類及び放射性医薬品を取り扱うために必要な設備の概要を記載した書類

7 当該薬局以外の場所において医薬品の販売又は授与(以下「郵便等販売」という.)を行おうとするときは,様式第1の2による届書

③ 申請者が法人である場合であつて,都道府県知事がその役員の職務内容から判断して業務に支障がないと認めたときは,前項第3号に掲げる診断書に代えて当該役員が法第5条第3号ニ(成年被後見人に係る部分を除く.以下同じ.)及びホに該当しないことを疎明する書類を提出することができる.

④ 申請者または,その薬局の管理者が薬剤師法(昭和35年法律第146号)第8条の2第1項の規定による厚生労働大臣の命令(以下「再教育研修命令」という.)を受けた者であるときは,同条第3項の再教育研修修了登録証を提示し,又はその写しを添付するものとする.

第2条(薬局開設の許可証の様式) 薬局開設の許可証は,様式第2によるものとする.

第3条(薬局開設の許可証の掲示) 薬局開設者は,薬局開設の許可証を薬局の見やすい場所に掲示しておかなければならない.

第4条(薬局開設の許可証の書換え交付の申請書) 薬事法施行令(以下「令」という.)第45条第2項の薬局開設の許可証の書換え交付の申請書は,様式第3によるものとする.

第5条(薬局開設の許可証の再交付の申請書) 令第46条第2項の薬局開設の許可証の再交付の申請書は,様式第4によるものとする.

第6条(薬局開設許可の更新の申請) 法第4条第2項の規定により薬局開設の許可の更新を受けようとする者は,様式第5による申請書に薬局開設の許可証を添えて,都道府県知事に提出しなければならない.

第7条(薬局開設の許可台帳の記載事項) 令第48条に規定する法第4条第1項の規定による許可に関する台帳に記載する事項は,次のとおりとする.

1 許可番号及び許可年月日
2 開設者の氏名(法人にあつては,その名称.以下同じ.)及び住所(法人にあつては,その主たる事務所の所在地.以下同じ.)
3 薬局の名称及び所在地
4 薬局の管理者の氏名,住所及び1週間当たりの通常の勤務時間数(以下「週当たり勤務時間数」という.)
5 薬局の管理者以外に当該薬局において薬事に関する実務に従事する薬剤師又は登録販売者があるときは,その者の氏名,住所及び週当たり勤務時間数
6 放射性医薬品を取り扱うときは,その放射性医薬品の種類
7 当該薬局において医薬品の販売業その他の業務をあわせ行うときは,その業務の種類
8 薬局並びに店舗販売業及び配置販売業の業務を行う体制を定める省令(昭和39年厚生省令第3号)第1条第1項第2号に規定する1日平均取扱処方せん数
9 通常の営業日及び営業時間
10 郵便等販売を行うときは,その方法

第8条(法第5条第3号ホの厚生労働省令で定める者) 法第5条第3号ホの厚生労働省令で定める者は,精神の機能の障害により薬局開設者の業務を適正に行うに当たつて必要な認知,判断及び意思疎通を適切に行うことができない者とする.

第9条(治療等の考慮) 都道府県知事は,薬局開設の許可の申請を行つた者が前条に規定する者に該当すると認める場合において,当該者に許可を与えるかどうかを決定するときは,当該者が現に受けている治療等により障害の程度が軽減している状況を考慮しなければならない.

第10条(名称の使用の特例) 法第6条ただし書の規定により,薬局の名称を付することができる場所は,病院又は診療所の調剤所とする.

第11条 削除

第11条の2(都道府県知事への報告) 法第8条の2第1項の規定による都道府県知事への報告は,当該都道府県知事が定める方法により,1年に1回以上,当該都道府県知事の定める日までに行うものとする.

第11条の3(薬局開設者の報告事項) 法第8条の2第1項の規定により,薬局開設者が当該薬局の所在地の都道府県知事に報告しなければならない事項は,別表第1のとおりとする.

第11条の4(基本情報の変更の報告) ① 法第8条の2第2項の規定により,薬局開設者が当該薬局の所在地の都道府県知事に報告を行わなければならない事項は,別表第1第1の項第1号に掲げる基本情報とする.

② 前項の報告は,第11条の2の規定により当該都道府県知事が定める方法により行うものとする.

第11条の5(情報通信の技術を利用する方法) 薬局開設者は,法第8条の2第3項の規定により,同条第1項の規定による書面の閲覧に代えて,当該書面に記載すべき事項を電子情報処理組織を使用する方法その他の情報通信の技術を利用する方法であつて次項に掲げるもの(以下この条において「電磁的方法」という.)により提供するときは,あらかじめ,医療を受ける者に対し,その用いる次に掲げる電磁的方法の種類及び内容を示さなければならない.

1 次項に規定する方法のうち薬局開設者が使用するもの
2 ファイルへの記録の方式

② 法第8条の2第3項に規定する厚生労働省令で定める方法は,次の方法とする.

1 薬局開設者の使用に係る電子計算機と医療を受ける者の使用に係る電子計算機とを電気通信回線で接続した電子情報処理組織(次号において「電子情報処理組織」という.)を使用する方法であつて,当該電気通信回線を通じて情報の内容が送信され,受信者の使用に係る電子計算機に備えられたファイルに当該情報の内容が記録されるもの

2 電子情報処理組織を使用する方法であつて,薬局開設者の使用に係る電子計算機に備えられたファイルに記録された情報の内容を電気通信回線を通じて医療を受ける者の閲覧に供し,当該医療を受ける者の使用に係る電子計算機に備えられたファイルに当該情報の内容を記録する方法

3 電磁的記録に記録された情報の内容を出力装置の映像面に表示する方法

4 磁気ディスク,シー・ディー・ロムその他これらに準ずる方法により1定の情報を確実に記憶しておくことができる物をもつて調製するファイルに情報

の内容を記録したものを交付する方法
第11条の6（情報の公表） 都道府県知事は，法第8条の2第5項の規定により，同条第1項及び第2項の規定により報告された事項について，次に掲げる方法により公表しなければならない．
1 必要な情報を抽出し，適切に比較検討することを支援するため，容易に検索することができる形式でのインターネットの利用による方法
2 書面による閲覧又は電磁的記録に記録された情報の内容を紙面若しくは出力装置の映像面に表示する方法
第12条（試験検査の実施方法） ① 薬局開設者は，薬局の管理者が医薬品の適切な管理のために必要と認める医薬品の試験検査を，薬局の管理者に行わせなければならない．ただし，当該薬局の設備及び器具を用いて試験検査を行うことが困難であると薬局の管理者が認めた場合には，薬局開設者は，別に厚生労働省令で定めるところにより厚生労働大臣の登録を受けた試験検査機関（以下「登録試験検査機関」という．）を利用して試験検査を行うことができる．
② 薬局開設者は，前項ただし書により試験検査を行った場合は，薬局の管理者に試験検査の結果を確認させなければならない．
第13条（薬局の管理に関する帳簿） ① 薬局開設者は，薬局の管理に関する事項を記録するための帳簿を備えなければならない．
② 薬局の管理者は，試験検査，不良品の処理その他当該薬局の管理に関する事項を，前項の帳簿に記載しなければならない．
③ 薬局開設者は，第1項の帳簿を，最終の記載の日から3年間，保存しなければならない．
第14条（医薬品の譲受及び譲渡に関する記録） ① 薬局開設者は，医薬品を譲り受けたとき及び薬局開設者，医薬品の製造販売業者，製造業者若しくは販売業者又は病院，診療所若しくは飼育動物診療施設（獣医療法（平成4年法律第46号）第2条第2項に規定する診療施設をいい，往診のみによつて獣医師に飼育動物の診療業務を行わせる者の住所を含む．以下同じ．）の開設者に販売し，又は授与したときは，次に掲げる事項を書面に記載しなければならない．
1 品名
2 数量
3 譲受又は販売若しくは授与の年月日
4 譲渡人又は譲受人の氏名
② 薬局開設者は，前項の書面を，記載の日から3年間，保存しなければならない．
第14条の2（実務の証明） ① 薬局開設者は，当該薬局において第159条の5第2項第4号又は第5号に掲げる者に該当する薬剤師若しくは登録販売者の管理及び指導の下に実務に従事した薬剤師又は登録販売者以外の従事者（以下「一般従事者」という．）から，その実務に従事したことの証明を求められたときは，速やかにその証明を行わなければならない．
② 前項に規定する場合において，薬局開設者は，虚偽又は不正の証明を行つてはならない．
第14条の3（業務経験の証明） ① 薬局開設者は，当該薬局において第140条第2項に規定する業務に従事した者から，その業務に従事したことの証明を求められたときは，速やかにその証明を行わなければならない．
② 前項に規定する場合において，薬局開設者は，虚偽又は不正の証明を行つてはならない．

第15条（視覚，聴覚又は音声機能若しくは言語機能に障害を有する薬剤師等に対する措置） 薬局開設者は，自ら視覚，聴覚若しくは音声機能若しくは言語機能に障害を有する又は登録販売者であるとき，又はその薬局において薬事に関する実務に従事する薬剤師若しくは登録販売者が視覚，聴覚若しくは音声機能若しくは言語機能に障害を有するときは，保健衛生上支障を生ずるおそれがないように，必要な設備の設置その他の措置を講じなければならない．
第15条の2（薬局における従事者の区別） 薬局開設者は，薬剤師，登録販売者又は一般従事者であることが容易に判別できるようその薬局に勤務する従事者に名札を付けさせることその他必要な措置を講じなければならない．
第15条の3（医薬品を陳列する場所等の閉鎖） ① 薬局開設者は，一般用医薬品を販売し，又は授与しない営業時間は，一般用医薬品を通常陳列し，又は交付する場所を閉鎖しなければならない．
② 薬局開設者は，第一類医薬品を販売し，又は授与しない営業時間は，第一類医薬品陳列区画（薬局等構造設備規則（昭和36年厚生省令第2号）第1条第1項第9号ロに規定する第一類医薬品陳列区画をいう．以下同じ．）を閉鎖しなければならない．ただし，かぎをかけた陳列設備（同号イに規定する陳列設備をいう．以下同じ．）に第一類医薬品を陳列している場合は，この限りでない．
第15条の4（郵便等販売の方法等） ① 薬局開設者は，郵便等販売を行う場合には，次に掲げるところにより行わなければならない．
1 第三類医薬品以外の医薬品を販売し，又は授与しないこと．
2 当該薬局に貯蔵し，又は陳列している第三類医薬品を販売し，又は授与すること．
3 郵便等販売を行うことについて広告をするときは，当該広告に別表第1の2に掲げる情報を表示すること．
② 薬局開設者は，新たに郵便等販売を行おうとするときは，あらかじめ，様式第1の2による届書を都道府県知事に提出しなければならない．
第15条の5（薬局医薬品を販売等） 薬局開設者は，薬局製造販売医薬品（令第3条第3号に規定する薬局製造販売医薬品をいう．以下同じ．）その他の一般用医薬品以外の医薬品（以下「薬局医薬品」という．）を販売し，又は授与する場合には，調剤及び医薬品の販売又は授与に従事する薬剤師に，当該薬局において，対面で販売させ，又は授与させなければならない．
第15条の6（薬局医薬品を販売等する場合における情報提供等） ① 薬局開設者は，その薬局において薬局医薬品を販売し，又は授与する場合には，調剤及び医薬品の販売又は授与に従事する薬剤師をして，その適正な使用のために必要な情報を提供させなければならない．
② 薬局開設者は，前項の規定による情報の提供を，次に掲げる方法により，調剤及び医薬品の販売又は授与に従事する薬剤師に行わせなければならない．
1 当該薬局内の情報提供を行う場所（薬局等構造設備規則第1条第1項第10号に規定する情報を提供するための設備がある場所をいう．次条，第15条の13及び第15条の14において同じ．）において，対面で行わせること．
2 医薬品を購入し，又は譲り受けようとする者における当該医薬品の使用が適正なものであること又は不適正なものとならないことを確認するための質問

又は説明を行わせること．
3 次に掲げる事項を記載した書面を用いて説明を行わせること．
イ 当該医薬品の名称
ロ 当該医薬品の有効成分の名称（一般的名称があるものにあつては，その一般的名称．以下同じ．）及びその分量（有効成分が不明のものにあつては，その本質及び製造方法の要旨．以下同じ．）
ハ 当該医薬品の用法及び用量
ニ 当該医薬品の効能又は効果
ホ 当該医薬品に係る使用上の注意のうち，保健衛生上の危害の発生を防止するために必要な事項
ヘ その他当該医薬品を販売し，又は授与する薬剤師が必要と判断する事項

第15条の7 ① 薬局開設者は，その薬局において薬局医薬品を購入し，若しくは譲り受けようとする者又は薬局において薬局医薬品を購入し，若しくは譲り受けた者から相談があつた場合には，その薬局医薬品の販売又は授与に従事する薬剤師をして，その適正な使用のために必要な情報を提供させなければならない．
② 薬局開設者は，前項の規定による情報の提供を，次に掲げる方法により，調剤及び医薬品の販売又は授与に従事する薬剤師に行わせなければならない．
1 当該薬局内の情報提供を行う場所において，対面で行わせること．
2 医薬品の使用に当たり保健衛生上の危害の発生を防止するために必要な事項について説明を行わせること．

第15条の8（薬局医薬品の陳列等） 薬局開設者は，薬局医薬品を調剤室（薬局等構造設備規則第1条第1項第8号に規定する調剤室をいう．）以外の場所に貯蔵し，又は陳列してはならない．ただし，一般用医薬品を通常陳列し，又は交付する場所以外の場所に貯蔵する場合は，この限りでない．

第15条の9（薬局における調剤） 薬局開設者は，その薬局で調剤に従事する薬剤師でない者に販売又は授与の目的で調剤させてはならない．

第15条の10 ① 薬局開設者は，医師，歯科医師又は獣医師の処方せんによらない場合には，その薬局で調剤に従事する薬剤師に販売又は授与の目的で調剤させてはならない．
② 薬局開設者は，処方せんに記載された医薬品につき，その処方せんを交付した医師，歯科医師又は獣医師の同意を得た場合を除き，その薬局で調剤に従事する薬剤師にこれを変更して調剤させてはならない．

第15条の11 薬局開設者は，その薬局で調剤に従事する薬剤師が処方せん中に疑わしい点があると認める場合には，その薬局で調剤に従事する薬剤師をして，その処方せんを交付した医師，歯科医師又は獣医師に問い合わせて，その疑わしい点を確かめた後でなければ，これによつて調剤させてはならない．

第15条の12 薬局開設者は，調剤の求めがあつた場合には，正当な理由がなければ，その薬局で調剤に従事する薬剤師に調剤させなければならない．

第15条の13（調剤された薬剤に係る情報提供の方法等） ① 薬局開設者は，法第9条の2第1項の規定による情報の提供を，当該薬局内の情報提供を行う場所（薬剤師法第22条に規定する医療を受ける者の居宅等において同項ただし書に規定する特別の事情がある場合にあつては，その調剤の業務を行う場所）において，調剤及び薬剤の販売又は授与に従事する薬剤師に対面で行わせなければならない．
② 法第9条の2第1項の厚生労働省令で定める事項は，次のとおりとする．ただし，薬剤師法第25条に規定する事項が記載されている調剤された薬剤の容器又は被包を用いて，調剤及び薬剤の販売又は授与に従事する薬剤師に情報の提供を行わせる場合には，第1号から第4号までに掲げる事項を記載することを要しない．
1 当該薬剤の名称
2 当該薬剤の有効成分の名称及びその分量
3 当該薬剤の用法及び用量
4 当該薬剤の効能又は効果
5 その他当該薬剤を調剤した薬剤師がその適正な使用のために必要と判断する事項

第15条の14 薬局開設者は，法第9条の2第2項の規定による情報の提供を，次に掲げる方法により，調剤及び薬剤の販売又は授与に従事する薬剤師に行わせなければならない．
1 当該薬局内の情報提供を行う場所（薬剤師法第22条に規定する医療を受ける者の居宅等において調剤の業務を行う場合又は同条ただし書に規定する特別の事情がある場合にあつては，その調剤の業務を行う場所）において，対面で行わせること．
2 薬剤の使用に当たり保健衛生上の危害の発生を防止するために必要な事項について説明を行わせること．

第15条の15（薬局における掲示） ① 法第9条の3の規定による掲示は，次項に定める事項を表示した掲示板によるものとする．
② 法第9条の3の厚生労働省令で定める事項は，別表第1の2のとおりとする．

第16条（変更の届出） ① 法第10条の規定により変更の届出をしなければならない事項は，次のとおりとする．
1 薬局開設者の氏名（薬局開設者が法人であるときは，その業務を行う役員の氏名を含む．）又は住所
2 薬局の管理者の氏名，住所又は週当たり勤務時間数
3 薬局の管理者以外の当該薬局において薬事に関する実務に従事する薬剤師又は登録販売者の氏名又は週当たり勤務時間数
4 薬局の名称
5 薬局の構造設備の主要部分
6 当該薬局において併せ行う医薬品の販売業その他の業務の種類
7 放射性医薬品を取り扱うときは，その放射性医薬品の種類
8 通常の営業日及び営業時間
9 郵便等販売を行うときは，その方法
② 前項（第9号に係る部分を除く．）の届出は，様式第6による届書を提出することによつて行うものとする．ただし，前項第2号の薬局の管理者が再教育研修命令を受けた者であるときは，薬剤師法第8条の2第3項の再教育研修修了登録証を提示し，又はその写しを添付するものとする．
③ 前項の届書には，次の各号に掲げる届書の区分に応じて当該各号に定める書類を添えなければならない．ただし，申請等の行為の際当該届書の提出先とされている都道府県知事に提出され，又は当該都道府県知事を経由して厚生労働大臣に提出された書類については，当該届書にその旨が付記されたときは，この限りでない．
1 第1項第1号に掲げる薬局開設者の氏名に係る届

第2章 医薬品等の製造販売業及び製造業

書 薬局開設者の戸籍謄本,戸籍抄本又は戸籍記載事項証明書〔薬局開設者が法人であるときは,登記事項証明書〕
2 第1項第1号に掲げる役員に係る届書 新たに役員となつた者に係る精神の機能の障害又は新たに役員となつた者が麻薬,大麻,あへん若しくは覚せい剤の中毒者であるかないかに関する医師の診断書
3 第1項第2号又は同項第3号に掲げる事項に係る届書〔新たに管理者又は当該薬局において薬事に関する実務に従事する薬剤師若しくは登録販売者となつた者が薬局開設者であるものを除く〕 雇用契約書の写しその他薬局開設者の新たに管理者又は当該薬局において薬事に関する実務に従事する薬剤師若しくは登録販売者となつた者に対する使用関係を証する書類
4 申請者が法人である場合であつて,都道府県知事がその役員の職務内容から判断して業務に支障がないと認めたときは,前項第2号に掲げる診断書に代えて当該役員が法第5条第3号ニ及びホに該当しないことを疎明する書類を提出することができる.
5 第1項(第9号に係る部分に限る.)の届出は,様式第1の2による届書を提出することによつて行うものとする.

第17条(取扱処方せん数の届出) ① 令第2条ただし書の厚生労働省令で定める場合は,次のとおりとする.
1 前年において業務を行つた期間が3箇月未満である場合
2 前年における総取扱処方せん数を前年において業務を行つた日数で除して得た数が40以下である場合
② 令第2条の届出は,様式第7による届書を提出することによつて行うものとする.

第18条(休廃止等の届書の様式) 薬局を廃止し,休止し,又は休止した薬局を再開した場合における法第10条の規定による届出は,様式第8による届書を提出することによつて行うものとする.

第2章 医薬品等の製造販売業及び製造業

第19条(製造販売業の許可の申請) ① 法第12条第1項の規定による医薬品,医薬部外品,化粧品又は医療機器(以下「医薬品等」という.)の製造販売業の許可の申請は,様式第9による申請書を令第80条の規定により当該許可の権限に属する事務を行うこととされた都道府県知事に提出することによつて行うものとする.
② 前項の申請書には,次に掲げる書類を添えなければならない.ただし,申請等の行為の際当該申請書の提出先とされている都道府県知事に提出され,又は当該都道府県知事を経由して厚生労働大臣に提出された書類については,当該申請書にその旨を付記されたときは,この限りでない.
1 申請者が法人であるときは,登記事項証明書
2 申請者(申請者が法人であるときは,その業務を行う役員,以下この号において同じ.)に係る精神の機能の障害又は申請者が麻薬,大麻,あへん若しくは覚せい剤の中毒者であるかないかに関する医師の診断書
3 申請者が現に製造販売業の許可を受けている場合にあつては,当該製造販売業の許可証の写し
4 申請者が法人であるときは,その組織図
5 申請者以外の者がその総括製造販売責任者であるときは,雇用契約書の写しその他申請者のその総括製造販売責任者に対する使用関係を証する書類
6 総括製造販売責任者が法第17条第1項に規定する者であることを証する書類
7 品質管理(法第12条の2第1号に規定する品質管理をいう.以下同じ.)に係る体制に関する書類
8 製造販売後安全管理(法第12条の2第2号に規定する製造販売後安全管理をいう.以下同じ.)に係る体制に関する書類
③ 申請者が法人である場合であつて,令第80条の規定により当該許可の権限に属する事務を行うこととされた都道府県知事がその役員の職務内容から判断して業務に支障がないと認めたときは,前項第2号に掲げる診断書に代えて当該役員が法第5条第3号ニ及びホに該当しないことを疎明する書類を提出することができる.
④ 第1項の申請については,第8条及び第9条の規定を準用する.この場合において,第9条中「前条」とあるのは「第19条第4項において準用する前条」と読み替えるものとする.

第20条(製造販売業の許可証の様式) 医薬品等の製造販売業の許可証は,様式第10によるものとする.

第21条(製造販売業の許可証の書換え交付の申請) 令第5条第2項の申請書は,様式第3によるものとする.

第22条(製造販売業の許可証の再交付の申請) 令第6条第2項の申請書は,様式第4によるものとする.

第23条(製造販売業の許可の更新の申請) ① 法第12条第2項の規定による医薬品等の製造販売業の許可の更新の申請は,様式第11による申請書を令第80条の規定により当該許可の権限に属する事務を行うこととされた都道府県知事に提出することによつて行うものとする.
② 前項の申請書には,申請に係る許可の許可証を添えなければならない.

第25条(製造業の許可の申請) ① 法第13条第1項の規定による医薬品等の製造業の許可の申請は,様式第12による申請書(地方厚生局長に提出する場合にあつては正本1通及び副本2通,都道府県知事に提出する場合にあつては正本1通)を第281条又は令第80条の規定によりそれぞれ当該許可の権限に属する事務を行うこととされた地方厚生局長又は都道府県知事に提出することによつて行うものとする.
② 前項の申請書には,次に掲げる書類を添えなければならない.ただし,申請等の行為の際当該申請書の提出先とされている地方厚生局長若しくは都道府県知事に提出され,又は当該都道府県知事を経由して地方厚生局長に提出された書類については,当該申請書にその旨を付記されたときは,この限りでない.
1 申請者が法人であるときは,登記事項証明書
2 申請者(申請者が法人であるときは,その業務を行う役員,以下この号において同じ.)に係る精神の機能の障害又は申請者が麻薬,大麻,あへん若しくは覚せい剤の中毒者であるかないかに関する医師の診断書
3 申請者以外の者がその製造所の管理者又は責任技術者であるときは,雇用契約書の写しその他申請者のその製造所の管理者又は責任技術者に対する使用関係を証する書類
4 製造所の管理者が薬剤師若しくは第88条に掲げる者であること又は責任技術者が第91条に掲げる者であることを証する書類
5 製造所の構造設備に関する書類
6 製造しようとする品目の一覧表及び製造工程に関

する書類
7 放射性医薬品を取り扱おうとするとき（厚生労働大臣が定める数量又は濃度以下の放射性医薬品を取り扱おうとするときを除く．）は，放射性医薬品の種類及び放射性医薬品を取り扱うために必要な設備の概要を記載した書類
8 申請者が他の区分の製造業の許可を受けている場合にあつては，当該製造業の許可証の写し
③ 申請者が法人である場合であつて，地方厚生局長（令第80条の規定により当該許可の権限に属する事務を都道府県知事が行うこととされている場合にあつては，都道府県知事）がその役員の職務内容から判断して業務に支障がないと認めたときは，前項第2号に掲げる診断書に代えて当該役員が法第5条第3号ニ及びホに該当しないことを疎明する書類を提出することができる．
④ 第1項の申請については，第8条及び第9条の規定を準用する．この場合において，第9条中「都道府県知事」とあるのは「地方厚生局長又は都道府県知事」と，「前条」とあるのは「第25条第4項において準用する前条」と読み替えるものとする．
第26条（製造業の許可の区分）① 法第13条第2項に規定する厚生労働省令で定める医薬品（体外診断用医薬品を除く．）の製造業の許可の区分は，次のとおりとする．
1 令第80条第2項第3号イ，ハ及びニに規定する医薬品の製造工程の全部又は一部を行うもの
2 放射性医薬品（前号に掲げるものを除く．）の製造工程の全部又は一部を行うもの
3 無菌医薬品（無菌化された医薬品をいい，前2号に掲げるものを除く．以下同じ．）の製造工程の全部又は一部を行うもの（第5号に掲げるものを除く．）
4 前3号に掲げる医薬品以外の医薬品の製造工程の全部又は一部を行うもの（次号に掲げるものを除く．）
5 前2号に掲げる医薬品の製造工程のうち包装，表示又は保管のみを行うもの
② 法第13条第2項に規定する厚生労働省令で定める医薬品（体外診断用医薬品に限る．）の製造業の許可の区分は，次のとおりとする．
1 放射性医薬品の製造工程の全部又は一部を行うもの
2 前号に掲げる医薬品以外の医薬品の製造工程の全部又は一部を行うもの（次号に掲げるものを除く．）
3 前号に掲げる医薬品の製造工程のうち包装，表示又は保管のみを行うもの
③ 法第13条第2項に規定する厚生労働省令で定める医薬部外品の製造業の許可の区分は，次のとおりとする．
1 無菌医薬部外品（無菌化された医薬部外品をいう．以下同じ．）の製造工程の全部又は一部を行うもの（第3号に掲げるものを除く．）
2 前号に掲げる医薬部外品以外の医薬部外品の製造工程の全部又は一部を行うもの（次号に掲げるものを除く．）
3 医薬部外品の製造工程のうち包装，表示又は保管のみを行うもの
④ 法第13条第2項に規定する厚生労働省令で定める化粧品の製造業の許可の区分は，次のとおりとする．
1 化粧品の製造工程の全部又は一部を行うもの（次号に掲げるものを除く．）

2 化粧品の製造工程のうち包装，表示又は保管のみを行うもの
⑤ 法第13条第2項に規定する厚生労働省令で定める医療機器の製造業の許可の区分は，次のとおりとする．
1 法第43条第2項の規定により厚生労働大臣が指定する医療機器及び令第80条第2項第3号の規定によりその製造管理又は品質管理に特別の注意を要するものとして厚生労働大臣が指定する医療機器の製造工程の全部又は一部を行うもの
2 滅菌医療機器（製造工程において滅菌される医療機器をいい，前号に掲げるものを除く．以下同じ．）の製造工程の全部又は一部を行うもの（第4号に掲げるものを除く．）
3 前2号に掲げる医療機器以外の医療機器の製造工程の全部又は一部を行うもの（次号に掲げるものを除く．）
4 前2号に掲げる医療機器の製造工程のうち包装，表示又は保管のみを行うもの
第27条（製造業の許可証の様式）医薬品等の製造業の許可証は，様式第13によるものとする．
第28条（製造業の許可証の書換え交付の申請）① 令第12条第2項の申請書（地方厚生局長に提出する場合にあつては正副2通，都道府県知事に提出する場合にあつては正本1通）は，様式第3によるものとする．
② 前項の規定により地方厚生局長に提出することとされている申請書には，手数料の額に相当する収入印紙をはらなければならない．
第29条（製造業の許可証の再交付の申請）① 令第13条第2項の申請書（地方厚生局長に提出する場合にあつては正副2通，都道府県知事に提出する場合にあつては正本1通）は，様式第4によるものとする．
② 前項の規定により地方厚生局長に提出することとされている申請書には，手数料の額に相当する収入印紙をはらなければならない．
第30条（製造業の許可の更新の申請）① 法第13条第3項の規定による医薬品等の製造業の許可の更新の申請は，様式第14による申請書（地方厚生局長に提出する場合にあつては正本1通及び副本2通，都道府県知事に提出する場合にあつては正本1通）を第281条又は令第80条の規定によりそれぞれ当該許可の権限に属する事務を行うこととされた地方厚生局長又は都道府県知事に提出することによつて行うものとする．
② 前項の申請書には，申請に係る許可の許可証を添えなければならない．
第38条（医薬品等の製造販売の承認の申請）① 法第14条第1項の規定による医薬品等の製造販売の承認の申請は，様式第22による申請書（厚生労働大臣に提出する場合にあつては正本1通及び副本2通，都道府県知事に提出する場合にあつては正副2通）を提出することによつて行うものとする．
② 前項の申請書には，次に掲げる書類を添えなければならない．ただし，申請等の行為の際当該申請書の提出先とされている厚生労働大臣若しくは都道府県知事に提出され，又は当該都道府県知事を経由して厚生労働大臣に提出されたものについては，当該申請書にその旨を付記されたときは，この限りでない．
1 当該品目に係る製造販売業の許可証の写し
2 法第14条の3第1項の規定により法第14条第1項の承認を申請しようとするときは，申請者が製造販売しようとする物が，法第14条の3第1項第

2号に規定する医薬品又は医療機器であることを明らかにする書類その他必要な書類

第39条（医薬品等として不適当な場合）① 法第14条第2項第3号ハ（同条第9項において準用する場合を含む．次項において同じ．）に規定する医薬品，医薬部外品，化粧品，医療機器又は再生医療等製品としての性能が著しく不適当な場合は，申請に係る医薬品，医薬部外品又は医療機器の性状又は品質が保健衛生上著しく不適当な場合とする．

② 法第14条第2項第3号ハに規定する化粧品としての不適当な場合は，申請に係る化粧品の性状又は品質が保健衛生上著しく不適当な場合及び申請に係る化粧品に含有されている成分が法第61条第4号の規定による名称の記載を省略しようとする成分として不適当な場合とする．

第40条（承認申請書に添付すべき資料等）① 法第14条第3項（同条第9項において準用する場合を含む．）の規定により，第38条又は第46条の申請書に添付しなければならない資料は，次の各号に掲げる承認の区分及び申請に係る医薬品等の有効成分の種類，投与経路，剤型，構造，性能等に応じ，当該各号に掲げる資料とする．

1 医薬品（体外診断用医薬品を除く．）についての承認 次に掲げる資料
イ 起原又は発見の経緯及び外国における使用状況等に関する資料
ロ 製造方法並びに規格及び試験方法等に関する資料
ハ 安定性に関する資料
ニ 薬理作用に関する資料
ホ 吸収，分布，代謝及び排泄に関する資料
ヘ 急性毒性，亜急性毒性，慢性毒性，遺伝毒性，催奇形性その他の毒性に関する資料
ト 臨床試験の試験成績に関する資料

2 体外診断用医薬品についての承認 次に掲げる資料
イ 起原又は発見の経緯及び外国における使用状況等に関する資料
ロ 仕様の設定に関する資料
ハ 安定性に関する資料
ニ 性能に関する資料
ホ リスク分析に関する資料
ヘ 製造方法に関する資料
ト 臨床試験の試験成績に関する資料

3 医薬部外品についての承認 次に掲げる資料
イ 起原又は発見の経緯及び外国における使用状況等に関する資料
ロ 物理的化学的性質並びに規格及び試験方法等に関する資料
ハ 安定性に関する資料
ニ 安全性に関する資料
ホ 効能又は効果に関する資料

4 化粧品についての承認 次に掲げる資料
イ 起原又は発見の経緯及び外国における使用状況等に関する資料
ロ 物理的化学的性質等に関する資料
ハ 安全性に関する資料

5 医療機器についての承認 次に掲げる資料
イ 起原又は発見の経緯及び外国における使用状況等に関する資料
ロ 仕様の設定に関する資料
ハ 安定性及び耐久性に関する資料
ニ 法第41条第3項に規定する基準への適合性に関する資料
ホ 性能に関する資料
ヘ リスク分析に関する資料
ト 製造方法に関する資料
チ 臨床試験の試験成績に関する資料

② 前項の規定にかかわらず，法第14条第3項（同条第9項において準用する場合を含む．）の規定により第38条又は第46条の申請書に添付しなければならない資料について，当該申請に係る事項が医学薬学上公知であると認められる場合その他資料の添付を必要としない合理的理由がある場合においては，その資料を添付することを要しない．ただし，法第14条の4第1項第1号に規定する新医薬品とその有効成分，分量，用法，用量，効能及び効果が同一性を有すると認められる医薬品（体外診断用医薬品にあつては，反応系に関与する成分，使用方法，使用目的及び性能が同一性を有すると認められるもの）又は同号に規定する新医療機器とその使用方法，効能，効果及び性能が同一性を有すると認められる医療機器については，当該新医薬品又は当該新医療機器の再審査期間中は，当該新医薬品又は当該新医療機器の承認申請において資料を添付することを要しないとされたもの以外は，医学薬学上公知であると認められない．

③ 第1項各号に掲げる資料を作成するために必要とされる試験は，試験成績の信頼性を確保するために必要な施設，機器，職員等を有し，かつ，適正に運営管理されていると認められる試験施設等において実施されなければならない．

④ 申請者は，申請に係る医薬品等がその申請に係る品質，有効性又は安全性を有することを疑わせる資料については，当該資料を作成するために必要とされる試験が前項に規定する試験施設等において実施されたものでない場合であつても，これを厚生労働大臣又は都道府県知事に提出しなければならない．

⑤ 第1項各号に掲げるもの及び前項に規定するもののほか，厚生労働大臣又は都道府県知事が申請に係る医薬品等の承認のための審査につき必要と認めて当該医薬品等の見本品その他の資料の提出を求めたときは，申請者は，当該資料を厚生労働大臣又は都道府県知事に提出しなければならない．

第41条（特例承認に係る医薬品又は医療機器の承認申請書に添付すべき資料の提出の猶予）① 厚生労働大臣は，申請者が法第14条の3第1項の規定による法第14条の承認（以下「特例承認」という．）を受けて製造販売しようとする医薬品について，前条第1項第1号イからヘまで又は同項第2号イからヘまでに掲げる資料を添付することができないと認めるときは，相当の期間その提出を猶予することができる．

② 厚生労働大臣は，申請者が特例承認を受けて製造販売しようとする医療機器について，前条第1項第5号イからトまでに掲げる資料を添付することができないと認めるときは，相当の期間その提出を猶予することができる．

第42条（厚生労働大臣の定める基準に従つて資料が収集され，かつ，作成される医薬品又は医療機器）① 法第14条第3項後段（同条第9項において準用する場合を含む．）に規定する厚生労働省令で定める医薬品は，次の各号に掲げる医薬品（専ら疾病の診断に使用されることが目的とされている医薬品のうち人又は動物の身体に直接使用されることのないもの及び人又は動物の皮膚にはり付けられるもの，薬局製造販売医薬品，令第80条の規定により承認の権限に属

する事務を都道府県知事が行うこととされている医薬品並びに専ら動物のために使用することが目的とされている医薬品を除く.)とする.
1 日本薬局方に収められている医薬品及び既に製造販売の承認を与えられている医薬品(法第14条の4第1項第1号に規定する新医薬品であつてその製造販売の承認のあつた日後同号に規定する調査期間(同条第2項の規定による延長が行われたときは,その延長後の期間)を経過していないもの及び同条第1項第2号に規定する厚生労働大臣が指示する医薬品であつて同号に規定する厚生労働大臣が指示する期間を経過していないものを除く.)と有効成分又は投与経路が異なる医薬品
2 医療用医薬品として厚生労働大臣が定める医薬品(以下「医療用医薬品」という.)のうち,前号に掲げるもの以外のもの
② 法第14条第3項後段(同条第9項において準用する場合を含む.)に規定する厚生労働省令で定める医療機器は,同条第1項に規定する医療機器とする.

第43条(申請資料の信頼性の基準) 法第14条第3項後段(同条第9項において準用する場合を含む.)に規定する資料は,医薬品の安全性に関する非臨床試験の実施の基準に関する省令(平成9年厚生省令第21号),医薬品の臨床試験の実施の基準に関する省令(平成9年厚生省令第28号),医療機器の安全性に関する非臨床試験の実施の基準に関する省令(平成17年厚生労働省令第37号)及び医療機器の臨床試験の実施の基準に関する省令(平成17年厚生労働省令第36号)に定めるもののほか,次に掲げるところにより,収集され,かつ,作成されたものでなければならない.
1 当該資料は,これを作成することを目的として行われた調査又は試験において得られた結果に基づき正確に作成されたものであること.
2 前号の調査又は試験において,申請に係る医薬品又は医療機器についてその申請に係る品質,有効性又は安全性を有することを疑わせる調査結果,試験成績等が得られた場合には,当該調査結果,試験成績等についても検討及び評価が行われ,その結果は当該資料に記載されていること.
3 当該資料の根拠になつた資料は,法第14条の規定による承認を与える又は与えない旨の処分の日まで保存されていること.ただし,資料の性質上その保存が著しく困難であると認められるものにあつてはこの限りではない.

第46条(承認事項の一部変更の承認) ① 法第14条第9項の規定による医薬品等の製造販売の承認事項の一部変更の承認の申請は,様式第23による申請書(厚生労働大臣に提出する場合にあつては正本1通及び副本2通,都道府県知事に提出する場合にあつては正副2通)を提出することによつて行うものとする.
② 法第14条の3第1項の規定により準用する第9項の承認を申請しようとするときは,前項の申請書に,第38条第2項第2号に掲げる書類を添えなければならない.

第47条(承認事項の軽微な変更の範囲) 法第14条第9項に規定する厚生労働省令で定める軽微な変更は,次の各号に掲げる変更以外のものとする.
1 当該品目の本質,特性,性能及び安全性に影響を与える製造方法等の変更
2 規格及び試験方法に掲げる事項の削除及び規格の変更
3 病原因子の不活化又は除去方法に関する変更
4 用法若しくは用量又は効能若しくは効果に関する追加,変更又は削除
5 前各号に掲げる変更のほか,製品の品質,有効性及び安全性に影響を与えるおそれのあるもの

第50条(適合性調査の申請) ① 法第14条第6項(同条第9項において準用する場合を含む.)の規定による調査(以下この章において「適合性調査」という.)の申請は,様式第25による申請書を厚生労働大臣(令第80条の規定により当該調査の権限に属する事務を都道府県知事が行うこととされている場合にあつては,都道府県知事)に提出することによつて行うものとする.
② 前項の申請書には,次に掲げる書類を添えなければならない.
1 適合性調査に係る品目の製造管理及び品質管理に関する資料
2 適合性調査に係る製造所の製造管理及び品質管理に関する資料
③ 厚生労働大臣が法第14条の2第1項の規定により機構に適合性調査を行わせることとした場合における第1項の規定の適用については,同項中「厚生労働大臣(令第80条の規定により当該調査の権限に属する事務を都道府県知事が行うこととされている場合にあつては,都道府県知事)」とあるのは,「機構」とする.

第51条(適合性調査の結果の通知) 適合性調査権者(令第23条に規定する適合性調査権者をいう.)が同条の規定により製造販売業許可権者(同条に規定する製造販売業許可権者をいう.)又は承認権者(同条に規定する承認権者をいう.)に対して行う適合性調査の結果の通知は,様式第26による通知書によつて行うものとする.ただし,機構が厚生労働大臣に対して行う当該通知については,第55条第2項に規定する結果の通知をもつてこれに代えるものとする.

第56条(新医薬品,新医療機器等の再審査の申請) 法第14条の4第1項の規定による同項各号に掲げる医薬品又は医療機器の再審査の申請は,様式第30による申請書(正本1通及び副本2通)を提出することによつて行うものとする.

第57条(再審査に関する調査期間に係る厚生労働省令で定める医薬品) ① 法第14条の4第1項第1号イに規定する厚生労働省令で定める医薬品は,その製造販売の承認のあつた日後6年を超える期間当該医薬品の品質,有効性及び安全性に関するものと疑われる疾病,障害若しくは死亡又はその使用によるものと疑われる感染症(第62条及び第63条において「副作用等」という.)その他の使用に関する調査が必要であると認められる希少疾病用医薬品以外の医薬品とする.
② 法第14条の4第1項第1号ロに規定する厚生労働省令で定める医薬品は,既に製造販売の承認を与えられている医薬品と用法(投与経路を除く.),用量が明らかに異なる医薬品であつて有効成分及び投与経路が同一のもの(同項イに掲げる医薬品を除く.)その他既に製造販売の承認を与えられている医薬品との相違が軽微であると認められる医薬品(同号イに掲げる医薬品を除く.)とする.

第58条(再審査に関する調査期間に係る厚生労働省令で定める医療機器) ① 法第14条の4第1項第1号ニに規定する厚生労働省令で定める医療機器は,その製造販売の承認のあつた日後4年を超える期間当該医療機器の不具合の発生,不具合による影響である

と疑われる疾病，障害若しくは死亡又はその使用によるものと疑われる感染症（第62条において「不具合等」という．）その他の使用の成績等に関する調査が必要であると認められる希少疾病用医療機器以外の医療機器とする．

② 法第14条の4第1項第1号ロに規定する厚生労働省令で定める医療機器は，既に製造販売の承認を与えられている医療機器と使用方法又は性能が明らかに異なる医療機器であつて構造が同一のもの（同号イに掲げる医療機器を除く．）その他既に製造販売の承認を与えられている医療機器との相違が軽微であると認められる医療機器（同号イに掲げる医療機器を除く．）とする．

第59条（再審査申請書に添付すべき資料等）① 法第14条の4第4項の規定により，第56条の申請書に添付しなければならない資料は，申請に係る医薬品又は医療機器の使用成績に関する資料，第63条第2項の規定による報告に際して提出した資料の概要その他当該医薬品又は医療機器の効能又は効果及び安全性に関しての製造販売の承認後に得られた研究報告に関する資料とする．

② 前項に規定する資料については，第40条第3項の規定を準用する．

③ 法第14条の4第1項の規定による再審査の申請をする者については，第40条第4項の規定を準用する．この場合において，同項中「厚生労働大臣又は都道府県知事」とあるのは，「厚生労働大臣」と読み替えるものとする．

④ 第1項及び前項において準用する第40条第4項に規定するもののほか，厚生労働大臣が当該医薬品又は医療機器の再審査につき必要と認めて資料の提出を求めたときは，申請者は，当該資料を厚生労働大臣に提出しなければならない．

第60条（再審査の調査に係る医薬品又は医療機器の範囲）法第14条の4第4項後段に規定する厚生労働省令で定める医薬品又は医療機器は，同条第1項各号に掲げる医薬品又は医療機器とする．

第62条（新医薬品，新医療機器等の使用の成績等に関する調査及び結果の報告等）① 次の各号に掲げる医薬品（医療用医薬品を除く．）又は医療機器につき法第14条の規定による製造販売の承認を受けた者が行う法第14条の4第6項の規定による調査は，当該各号に定める期間当該医薬品又は医療機器の副作用等，不具合等その他の使用の成績等について行うものとする．

1 法第14条の4第1項第1号に規定する新医薬品又は新医療機器　同号に規定する調査期間（同条第2項の規定による延長が行われたときは，その延長後の期間）

2 法第14条の4第1項第2号の規定により厚生労働大臣が指示した医薬品又は医療機器　その製造販売の承認を受けた日から同号に規定する厚生労働大臣の指示する期間の開始の日の前日まで

② 法第14条の4第6項の規定による厚生労働大臣に対する報告又は法第14条の5第2項前段の規定による機構に対する報告は，次に掲げる事項について行うものとする．

1 当該医薬品又は医療機器の名称
2 承認番号及び承認年月日
3 調査期間及び調査症例数
4 当該医薬品又は医療機器の出荷数量
5 調査結果の概要及び解析結果
6 副作用等又は不具合等の種類別発現状況
7 副作用等の発現症例一覧又は不具合等による発現症例一覧

③ 前項の報告は，当該調査に係る医薬品又は医療機器の製造販売の承認を受けた日から起算して1年（厚生労働大臣が指示する医薬品又は医療機器にあつては，厚生労働大臣が指示する期間）ごとに，その期間の満了後2月以内に行わなければならない．

④ 法第14条の5第2項後段の規定により厚生労働大臣に対して行う第2項の報告を受けた旨の通知は，様式第31による通知書によつて行うものとする．

第63条（安全性定期報告等）① 医療用医薬品であつて前条第1項各号に該当するものにつき法第14条の規定による製造販売の承認を受けた者が行う法第14条の4第6項の規定による調査は，前条第1項各号に定める期間当該医療用医薬品の副作用等の発現状況その他の使用の成績等（外国で使用される物であつて当該医薬品と成分が同一のもの（以下この条において「成分同一物」という．）がある場合には，当該物に係るものを含む．）について行うものとする．

② 法第14条の4第6項の規定による厚生労働大臣に対する報告又は法第14条の5第2項前段の規定による機構に対する報告は，次に掲げる事項について行うものとする．

1 当該医療用医薬品又は成分同一物（以下この項において「当該医療用医薬品等」という．）の名称
2 承認年月日及び承認番号（成分同一物にあつては，当該外国において製造又は販売することが認められた年月日）
3 調査期間及び調査症例数
4 当該医療用医薬品等の出荷数量
5 調査結果の概要及び解析結果
6 当該医療用医薬品等の副作用等の種類別発現状況
7 当該医療用医薬品等の副作用等の発現症例一覧
8 当該医療用医薬品等による保健衛生上の危害の発生若しくは拡大の防止，又は当該医療用医薬品等の適正な使用のために行われた措置
9 当該医療用医薬品等の添付文書
10 当該医療用医薬品等の品質，有効性及び安全性に関する事項その他当該医療用医薬品の適正な使用のために必要な情報

③ 前項の報告は，当該調査に係る医薬品の製造販売の承認の際に厚生労働大臣が指定した日から起算して，2年間は半期ごとに，それ以降は1年ごとに（厚生労働大臣が指示する医薬品にあつては，厚生労働大臣が指示する期間ごとに），その期間の満了後2月（第1項の調査により得られた資料が邦文以外で記載されている場合においては，3月）以内に行わなければならない．

④ 前項に規定する期間の満了日（この項において「報告期限日」という．）が第1項に規定する期間の満了日後となる場合にあつては，前項の規定にかかわらず，当該報告期限日に係る調査については，当該調査開始後9月以内に報告を行わなければならない．

⑤ 法第14条の5第2項後段の規定により厚生労働大臣に対して行う第2項の報告を受けた旨の通知は，様式第32による通知書によつて行うものとする．

第70条（製造業の届出）① 法第14条の9第1項の規定による届出は，様式第39による届書（厚生労働大臣に提出する場合にあつては正本1通及び副本2通，都道府県知事に提出する場合にあつては正副2

通）を提出することによつて行うものとする．

② 法第14条の9第2項の規定による変更の届出は，様式第40による届書（厚生労働大臣に提出する場合にあつては正本1通及び副本2通，都道府県知事に提出する場合にあつては正副2通）を提出することによつて行うものとする．

③ 医療機器に係る第1項の届書には，届出に係る品目の添付文書の写しを添えなければならない．

④ 法第14条の10の規定により機構に届け出ることとされている場合における第1項及び第2項の規定の適用については，これらの規定中「厚生労働大臣に提出する場合にあつては正本1通及び副本2通，都道府県知事に提出する場合にあつては正副2通」とあるのは，「正副2通」を機構」とする．

第80条（登録事項の軽微な変更の範囲） 法第14条の13第1項に規定する厚生労働省令で定める軽微な変更は，次の各号に掲げる変更以外のものとする．
1 原薬等の本質，特性，性能及び安全性に影響を与え製造方法等の変更
2 規格及び試験方法に掲げる事項の削除又は規格の変更であること
3 病原因子の不活化又は除去方法に関する変更
4 前3号に掲げる変更のほか品質，有効性及び安全性に影響を与えるおそれのあるもの

第81条（登録事項の軽微な変更の届出） ① 法第14条の13第2項の規定による届出は，様式第47による届書（正副2通）を厚生労働大臣に提出することによつて行うものとする．

② 前項の届出は，登録事項を変更した後30日以内に行わなければならない．

③ 厚生労働大臣が法第16条第1項の規定により機構に登録等を行わせることとした場合における第1項の規定の適用については，同項中「正副2通」を厚生労働大臣」とある．

第85条（総括製造販売責任者の基準） ① 医薬部外品の品質管理及び製造販売後安全管理を行う者に係る法第17条第1項に規定する厚生労働省令で定める基準は，次の各号のいずれかに該当する者であることとする．
1 薬剤師
2 旧大学令（大正7年勅令第388号）に基づく大学，旧専門学校令（明治36年勅令第61号）に基づく専門学校又は学校教育法（昭和22年法律第26号）に基づく大学若しくは高等専門学校（以下「大学等」という．）で，薬学又は化学に関する専門の課程を修了した者
3 旧中等学校令（昭和18年勅令第36号）に基づく中等学校（以下「旧制中学」という．）若しくは学校教育法に基づく高等学校（以下「高校」という．）又はこれと同等以上の学校で，薬学又は化学に関する専門の課程を修了した後，医薬品又は医薬部外品の品質管理又は製造販売後安全管理に関する業務に3年以上従事した者
4 厚生労働大臣が前3号に掲げる者と同等以上の知識経験を有すると認めた者

② 化粧品の品質管理及び製造販売後安全管理を行う者に係る法第17条第1項に規定する厚生労働省令で定める基準は，次の各号のいずれかに該当する者であることとする．
1 薬剤師
2 旧制中学若しくは高校又はこれと同等以上の学校で，薬学又は化学に関する専門の課程を修了した者

3 旧制中学若しくは高校又はこれと同等以上の学校で，薬学又は化学に関する科目を修得した後，医薬品，医薬部外品又は化粧品の品質管理又は製造販売後安全管理に関する業務に3年以上従事した者
4 厚生労働大臣が前3号に掲げる者と同等以上の知識経験を有すると認めた者

③ 高度管理医療機器又は管理医療機器の品質管理及び製造販売後安全管理を行う者に係る法第17条第1項に規定する厚生労働省令で定める基準は，次の各号のいずれかに該当する者であることとする．
1 大学等で物理学，化学，金属学，電気学，機械学，薬学，医学又は歯学に関する専門の課程を修了した後，医薬品又は医療機器の品質管理又は製造販売後安全管理に関する業務に3年以上従事した者
2 厚生労働大臣が前号に掲げる者と同等以上の知識経験を有すると認めた者

④ 一般医療機器の品質管理及び製造販売後安全管理を行う者に係る法第17条第1項に規定する厚生労働省令で定める基準は，次の各号のいずれかに該当する者であることとする．
1 旧制中学若しくは高校又はこれと同等以上の学校で，物理学，化学，金属学，電気学，機械学，薬学，医学又は歯学に関する科目を修得した後，医薬品等の品質管理又は製造販売後安全管理に関する業務に3年以上従事した者
2 厚生労働大臣が前号に掲げる者と同等以上の知識経験を有すると認めた者

第86条（薬剤師を必要としない医薬品の品質管理及び製造販売後安全管理） 医薬品の製造販売業者は，法第17条第1項ただし書の規定により，次の各号に掲げる医薬品の品質管理及び製造販売後安全管理について，薬剤師に代え，それぞれ当該各号に掲げる技術者をもつて行わせることができる．
1 令第20条第1項第4号に掲げる医薬品 イ又はロのいずれかに該当する者
イ 生薬の製造又は販売に関する業務（品質管理又は製造販売後安全管理に関する業務を含む．）において生薬の品種の鑑別等の業務に5年以上従事した者
ロ 厚生労働大臣がイに掲げる者と同等以上の知識経験を有すると認めた者
2 令第20条第1項第6号に掲げる医薬品（獣医療の用に供するものを除く．以下「医療用ガス類」という．） イからハまでのいずれかに該当する者
イ 旧制中学若しくは高校又はこれと同等以上の学校で，薬学又は化学に関する専門の課程を修了した者
ロ 旧制中学若しくは高校又はこれと同等以上の学校で，薬学又は化学に関する科目を修得した後，医療用ガス類の品質管理又は製造販売後安全管理に関する業務に3年以上従事した者
ハ 厚生労働大臣がイ又はロに掲げる者と同等以上の知識経験を有すると認めた者

第87条（総括製造販売責任者の遵守事項） 法第17条第2項に規定する総括製造販売責任者が遵守すべき事項は，次のとおりとする．
1 品質管理及び製造販売後安全管理に係る業務に関する法令及び実務に精通し，公正かつ適正に当該業務を行うこと．
2 当該業務を公正かつ適正に行うために必要があると認めるときは，製造販売業者に対し文書により必要な意見を述べ，その写しを5年間保存すること．

3 医薬品等の品質管理に関する業務の責任者(以下「品質保証責任者」という.)及び製造販売後安全管理に関する業務の責任者(以下「安全管理責任者」という.)との相互の密接な連携を図ること.

第88条(薬剤師を必要としない医薬品の製造の管理) 医薬品の製造業者は,法第17条第3項ただし書の規定により,次の各号に掲げる医薬品の製造管理について,薬剤師に代え,それぞれ当該各号に掲げる技術者をもって行わせることができる.

1 令第20条第1項第4号に掲げる医薬品 イ又はロのいずれかに該当する者
  イ 生薬の製造又は販売に関する業務(品質管理業務又は製造販売後安全管理に関する業務を含む.)において生薬の品種の鑑別等の業務に5年以上従事した者
  ロ 厚生労働大臣がイに掲げる者と同等以上の知識経験を有すると認めた者

2 医療用ガス類 イからハまでのいずれかに該当する者
  イ 旧制中学若しくは高校又はこれと同等以上の学校で,薬学又は化学に関する専門の課程を修了した者
  ロ 旧制中学若しくは高校又はこれと同等以上の学校で,薬学又は化学に関する科目を修得した後,医療用ガス類の製造に関する業務に3年以上従事した者
  ハ 厚生労働大臣がイ又はロに掲げる者と同等以上の知識経験を有すると認めた者

第89条(管理者等の意見の尊重) 医薬品,医薬部外品,化粧品又は医療機器の製造業者は,医薬品製造管理者,責任技術者又は生物由来製品の製造を管理する者が法第17条第4項若しくは第6項又は第68条の2第2項において準用する法第8条第1項に規定する義務を履行するために必要と認めて述べる意見を尊重しなければならない.

第90条(製造,試験等に関する記録) 医薬品等の製造所の管理者又は責任技術者は,製造及び試験に関する記録その他当該製造所の管理に関する記録を作成し,かつ,これを法第2条第6項又は第158条第2項を除き「有効期間」という.)の記載が義務づけられている場合には,その有効期間に1年を加算した期間)保管しなければならない.ただし,この省令の規定又は薬事に関する他の法令の規定により,記録の作成及びその保管が義務づけられている場合には,この限りでない.

第91条(責任技術者の資格) ① 法第17条第5項に規定する医薬部外品の製造所の責任技術者は,次の各号のいずれかに該当する者でなければならない.ただし,令第20条第2項の規定により厚生労働大臣が指定する医薬部外品を製造する製造所にあつては,薬剤師でなければならない.

1 薬剤師
2 大学等で,薬学又は化学に関する専門の課程を修了した者
3 旧制中学若しくは高校又はこれと同等以上の学校で,薬学又は化学に関する専門の課程を修了した後,医薬品又は医薬部外品の製造に関する業務に3年以上従事した者
4 厚生労働大臣が前3号に掲げる者と同等以上の知識経験を有すると認めた者

② 法第17条第5項に規定する化粧品の製造所の責任技術者は,次の各号のいずれかに該当する者でなければならない.

1 薬剤師
2 大学等で,物理学,化学,金属学,電気学,機械学,薬学,医学若しくは歯学に関する専門の課程を修了した者
3 旧制中学若しくは高校又はこれと同等以上の学校で,薬学又は化学に関する科目を修得した後,医薬品又は化粧品の製造に関する業務に3年以上従事した者
4 厚生労働大臣が前3号に掲げる者と同等以上の知識経験を有すると認めた者

③ 法第17条第5項に規定する医療機器の製造所の責任技術者は,次の各号のいずれかに該当する者でなければならない.

1 大学等で,物理学,化学,金属学,電気学,機械学,薬学,医学若しくは歯学に関する専門の課程を修了した者
2 旧制中学若しくは高校又はこれと同等以上の学校で,物理学,化学,金属学,電気学,機械学,薬学,医学又は歯学に関する専門の課程を修了した後,医療機器の製造に関する業務に3年以上従事した者
3 医療機器の製造に関する業務に5年以上従事した後,別に厚生労働省令で定めるところにより厚生労働大臣の登録を受けた者が行う講習を修了した者
4 厚生労働大臣が前3号に掲げる者と同等以上の知識経験を有すると認めた者

④ 一般医療機器のみを製造する製造所にあつては,前項の規定にかかわらず,次の各号のいずれかに該当する者を責任技術者とすることができる.

1 旧制中学若しくは高校又はこれと同等以上の学校で,物理学,化学,金属学,電気学,機械学,薬学,医学又は歯学に関する専門の課程を修了した者
2 旧制中学若しくは高校又はこれと同等以上の学校で,物理学,化学,金属学,電気学,機械学,薬学,医学又は歯学に関する科目を修得した後,医療機器の製造に関する業務に3年以上従事した者
3 厚生労働大臣が前2号に掲げる者と同等以上の知識経験を有すると認めた者

第92条(製造販売業者の遵守事項) 法第18条第1項に規定する製造販売業者が遵守すべき事項は,次のとおりとする.

1 薬事に関する法令に従い適正に製造販売が行われるよう必要な配慮をすること.
2 製造販売しようとする製品の品質管理を適正に行うこと.
3 製造販売しようとする製品の製造販売後安全管理を適正に行うこと.
4 生物由来製品(医療機器に限る.)の製造販売業者であつて,その総括製造販売責任者,品質保証責任者及び安全管理責任者のいずれも細菌学的知識を有しない場合にあつては,総括製造販売責任者を補佐する者として細菌学的知識を有する者を置くこと.
5 医療機器の製造販売業者であつて,その総括製造販売責任者,品質保証責任者及び安全管理責任者のいずれもその製造販売する品目の特性に関する専門的知識を有しない場合にあつては,総括製造販売責任者を補佐する者として当該専門の知識を有する者を置くこと.
6 総括製造販売責任者,品質保証責任者及び安全管理責任者がそれぞれ相互に連携協力し,その業務を行うことができるよう必要な配慮をすること.
7 総括製造販売責任者が第87条の規定による責務を果たすために必要な配慮をすること.

8 第87条第2号に規定する総括製造販売責任者の意見を尊重すること．

第92条の2 医薬品の製造販売業者は，店舗販売業者及び配置販売業者に対して，一般用医薬品以外の医薬品を販売し，又は授与してはならない．

第92条の3 薬局製造販売医薬品の製造販売業者である薬局開設者は，当該薬局以外の薬局開設者若しくは薬局製造販売医薬品の製造販売業者，製造業者若しくは販売業者に対して，薬局製造販売医薬品を販売し，又は授与してはならない．

第94条（製造販売のための医薬品等の輸入に係る届出）① 製造販売のために医薬品等を，業として，輸入しようとする製造販売業者は，通関のときまでに，次に掲げる事項を厚生労働大臣に届け出なければならない．
1 製造販売業者の氏名及び住所
2 製造販売業の許可の種類，許可番号及び許可年月日
3 輸入しようとする品目の名称
4 当該品目を製造する製造所の名称及び所在地
5 前号の製造所が受けている外国製造業者の認定の区分，認定番号及び認定年月日（化粧品を輸入する場合を除く．）

② 前項の届出は，様式第50による届書（正副2通）を提出することによつて行うものとする．
③ 当該製造販売業者は，前項の届出に記載された事項に変更を生じた場合においては，様式第51による届書（正副2通）を厚生労働大臣に提出しなければならない．

第95条（製造のための医薬品等の輸入に係る届出）① 製造のために医薬品等を，業として，輸入しようとする製造業者は，通関のときまでに，次に掲げる事項を厚生労働大臣に届け出なければならない．
1 製造業者の氏名及び住所
2 製造業の許可の区分，許可番号及び許可年月日
3 輸入しようとする品目の名称
4 当該品目を製造する製造所の名称及び所在地
5 前号の製造所が受けている外国製造業者の認定の区分，認定番号及び認定年月日（化粧品を輸入する場合を除く．）

② 前項の届出は，様式第52による届書（正副2通）を提出することによつて行うものとする．
③ 当該製造業者は，前項の届出に記載された事項に変更を生じた場合においては，様式第51による届書（正副2通）を厚生労働大臣に提出しなければならない．

第96条（製造管理又は品質管理の方法の基準への適合）製造業者（次に掲げるものを除く．），医薬部外品（令第20条第2項の規定により製造管理又は品質管理に注意を要するものとして厚生労働大臣が指定するものに限る．）又は医療機器（令第20条第3項の規定により製造管理又は品質管理に注意を要するものとして厚生労働大臣が指定するものに限る．）の製造業者又は法第13条の3第1項の認定を受けた外国製造業者（以下「認定外国製造業者」という．）は，その製造所における製造管理及び品質管理の方法を，法第14条第2項第4号に規定する厚生労働省令で定める基準に適合させなければならない．
1 専らねずみ，はえ，蚊，のみその他これらに類する生物の防除のために使用されることが目的とされている医薬品（以下「防除用医薬品」という．）のうち，人の身体に直接使用されることのないもの
2 専ら滅菌又は消毒に使用されることが目的とされている医薬品（以下「滅菌消毒用医薬品」という．）

のうち，人の身体に直接使用されることのないもの
3 専ら前2号に掲げる医薬品の製造の用に供されることが目的とされている原薬たる医薬品
4 生薬を粉末にし，又は刻む工程のみを行う製造所において製造される医薬品
5 薬局製造販売医薬品
6 医療の用に供するガス類のうち，厚生労働大臣が指定するもの
7 前各号に掲げるもののほか，日本薬局方に収められている物のうち，人体に対する作用が緩和なものとして厚生労働大臣が指定するもの

第96条の2（薬局製造販売医薬品の製造業者の遵守事項）① 薬局製造販売医薬品の製造業者である薬局開設者は，当該薬局で調剤に従事する薬剤師に当該薬局における設備及び器具をもつて，薬局製造販売医薬品を製造させなければならない．
② 薬局製造販売医薬品の製造業者である薬局開設者は，当該薬局以外の薬局開設者，製造販売業者若しくは製造業者又は販売業者に対して，薬局製造販売医薬品を販売し，又は授与してはならない．

第97条（製造販売後安全管理に係る業務を委託することができる範囲）法第18条第3項の厚生労働省令で定める業務は，次のとおりとする．
1 医薬品等の品質，有効性及び安全性に関する事項その他医薬品等の適正な使用のために必要な情報（以下この条において「安全管理情報」という．）の収集
2 安全管理情報の解析
3 安全管理情報の検討の結果に基づく必要な措置の実施
4 収集した安全管理情報の保存その他の前各号に附帯する業務

第98条（製造販売後安全管理における再委託の禁止）製造販売業者は，製造販売後安全管理業務を受託するに際し，当該業務を再委託させてはならない．

第98条の2（処方せん医薬品又は高度管理医療機器の製造販売後安全管理に係る業務を委託する方法）① 製造販売業者が処方せん医薬品又は高度管理医療機器の製造販売後安全管理に係る業務のうち第97条第1号から第3号までに掲げる業務を委託する場合においては，当該業務を受託する者（以下「受託者」という．）は，次に掲げる要件を満たさなければならない．
1 委託する業務（以下「委託安全確保業務」という．）を適正かつ円滑に遂行しうる能力を有する者であること．
2 委託安全確保業務を適正かつ円滑に遂行しうる能力を有する当該業務の実施に係る責任者（以下「受託安全管理実施責任者」という．）を置いていること．
3 委託安全確保業務に係る次項の手順書その他委託安全確保業務に必要な文書（以下この条において「製造販売後安全管理業務手順書等」という．）の写しを委託安全確保業務を行う事務所に備え付けていること．
② 製造販売業者は，処方せん医薬品又は高度管理医療機器の製造販売後安全管理に係る業務のうち第97条第1号から第3号までに掲げる業務を委託する場合においては，次に掲げる手順を記載した委託安全確保業務に係る製造販売後安全管理業務手順書を作成しなければならない．
1 安全管理情報の収集に関する手順

2 安全管理情報の検討及びその結果に基づく安全確保措置の立案に関する手順
3 安全確保措置の実施に関する手順
4 受託安全管理実施責任者から安全管理責任者への報告に関する手順
5 市販直後調査に関する手順
6 記録の手順
7 委託安全確保業務に係る記録の保存に関する手順
8 品質保証責任者その他の処方せん医薬品又は高度管理医療機器の製造販売に係る業務の責任者との相互の連携に関する手順
9 その他委託安全確保業務を適正かつ円滑に行うために必要な手順

③ 製造販売業者は,処方せん医薬品又は高度管理医療機器の製造販売後安全管理に係る業務のうち第97条第1号から第3号までに掲げる業務を委託する場合においては,製造販売後安全管理業務手順書等に基づき,次に掲げる事項を記載した文書により受託者との契約を締結し,その契約書を保存しなければならない.
1 委託安全確保業務の範囲
2 受託安全管理実施責任者の設置及び当該者の実施する委託安全確保業務の範囲に関する事項
3 委託安全確保業務に係る前項各号(第6号を除く.)に掲げる手順に関する事項
4 受託安全確保業務の実施の指示に関する事項
5 次項第3号の報告及び同項第4号の確認に関する事項
6 第7項の指示及び第8項の確認に関する事項
7 第9項の情報提供に関する事項
8 その他必要な事項

④ 製造販売業者は,処方せん医薬品又は高度管理医療機器の製造販売後安全管理に係る業務のうち第97条第1号から第3号までに掲げる業務を委託する場合においては,製造販売後安全管理業務手順書等及び前項の契約書に基づき,次に掲げる業務を安全管理責任者に行わせなければならない.
1 委託安全確保業務を統括すること.
2 受託安全管理実施責任者に委託安全確保業務の実施につき文書により指示するとともに,その写しを保存すること.(第97条第1号に掲げる業務を委託する場合を除く.)
3 受託安全確保業務に委託安全確保業務に関する記録を作成させ,文書により報告させること.
4 受託者が委託安全確保業務を適正かつ円滑に行っているかどうかを確認し,その記録を作成すること.
5 第3号の報告及び前号の記録を保存するとともに,製造販売業者及び総括製造販売責任者に文書により報告すること.

⑤ 製造販売業者は,医薬品,医薬部外品,化粧品及び医療機器の製造販売後安全管理の基準に関する省令(平成16年厚生労働省令第135号)第2条第3項に規定する市販直後調査業務であって処方せん医薬品又は高度管理医療機器の製造販売後安全管理に係る業務のうち第97条第1号から第3号までに掲げる業務を委託する場合においては,製造販売後安全管理業務手順書等及び同令第10条第1項(同令第14条において準用する場合を含む.)に規定する市販直後調査実施計画書に基づき,次に掲げる業務を安全管理責任者に行わせなければならない.
1 受託安全管理実施責任者に委託安全確保業務に関する記録を作成させ,文書により報告させること.
2 前号の報告を保存すること.

⑥ 製造販売業者は,処方せん医薬品又は高度管理医療機器の製造販売後安全管理に係る業務のうち第97条第4号に掲げる業務を委託する場合においては,当該委託安全確保業務を適正かつ円滑に遂行しうる能力を有する者に委託しなければならない.この場合において,製造販売業者は,製造販売後安全管理業務手順書等に基づき,次に掲げる事項を記載した文書により受託者との契約を締結し,その契約書を保存しなければならない.
1 委託安全確保業務の範囲
2 その他必要な事項

⑦ 製造販売業者は,安全管理責任者に委託安全確保業務の改善の必要性について検討させ,その必要性があるときは,製造販売後安全管理業務手順書等及び第3項の契約書に基づき,受託者に所要の措置を講じるよう文書により指示し,その文書を保存しなければならない.

⑧ 製造販売業者は,前項の規定に基づき指示を行った場合においては,当該措置が講じられたことを確認し,その記録を保存しなければならない.

⑨ 製造販売業者は,委託安全確保業務を行う上で必要な情報を受託者に提供しなければならない.

第98条の3(処方せん医薬品以外の医薬品又は管理医療機器の製造販売後安全管理に係る業務を委託する方法) 製造販売業者が処方せん医薬品以外の医薬品又は管理医療機器の製造販売後安全管理に係る業務のうち第97条各号に掲げる業務を委託する場合においては,前条(第1項第2号,第2項第4号及び第3項第2号を除く.)の規定を準用する.この場合において,同条第4項第2号及び第3号並びに第5項中「受託安全管理実施責任者」とあるのは「あらかじめ指定する者」と読み替えるものとする.

第98条の4(医薬部外品,化粧品又は一般医療機器の製造販売後安全管理に係る業務を委託する方法) 製造販売業者は医薬部外品,化粧品又は一般医療機器の製造販売後安全管理に係る業務のうち第97条各号に掲げる業務を委託する場合においては,第98条の2第1項第1号及び同条第3項から第9項まで(第3項第2号及び第3項並びに第5項第2号を除く.)の規定を準用する.この場合において,同条第3項中「製造販売後安全管理業務手順書等に基づき,次に」とあるのは「次に」と,同条第4項中「製造販売後安全管理業務手順書等及び前項」とあるのは「前項」と,同項第2号及び第3号中「受託安全管理実施責任者」とあるのは「あらかじめ指定する者」と,同条第6項中「製造販売後安全管理業務手順書等に基づき,次に」とあるのは「次に」と,同条第7項中「製造販売後安全管理業務手順書等及び第3項」とあるのは「第3項」と読み替えるものとする.

第98条の5(委託安全確保業務に係る記録の保存)
① 前3条の規定により保存することとされている文書その他の記録の保存期間は,当該記録を利用しなくなった日から5年間とする.ただし,次に掲げる記録の保存期間はそれぞれ各号に定める期間とする.
1 生物由来製品(次号及び第3号に掲げるものを除く.)に係る記録 利用しなくなった日から10年間
2 特定生物由来製品に係る記録 利用しなくなった日から30年
3 特定保守管理医療機器及び第93条第1項に規定する設置管理医療機器(前号に掲げるものを除く.)に係る記録 利用しなくなった日から15年間

② 製造販売業者は,前3条の規定にかかわらず,製造

a　販売後安全管理業務手順書等又はあらかじめ定めた文書に基づき,前3条の規定により記録を保存しなければならないとされている者に代えて,製造販売業者が指定する者に,当該記録を保存させることができる.

第99条（製造販売業の総括製造販売責任者等の変更の届出）　① 法第19条第1項の規定により変更の届出をしなければならない事項は,次のとおりとする.
1　製造販売業者の氏名及び住所
2　主たる機能を有する事務所の名称及び所在地
3　製造販売業者が法人であるときは,その業務を行う役員の氏名
4　総括製造販売責任者の氏名及び住所
c　5　当該製造販売業者が,他の種類の製造販売業の許可を受け,又は当該許可に係る事業を廃止したときは,当該許可の種類及び許可番号
② 前項の届出は,様式第6による届書を提出することによつて行うものとする.
③ 第1項の届出については,第16条第3項及び第4項の規定を準用する.

第100条（製造業の管理者等の変更の届出）　① 法第19条の2第2項の規定により変更の届出をしなければならない事項は,次のとおりとする.
1　製造業者若しくは外国製造業者又は製造所の管理者若しくは責任技術者（外国製造業者にあつては,当該製造所の責任者）の氏名又は住所
2　製造業者又は外国製造業者が法人であるときは,その業務を行う役員の氏名
3　製造所の名称
4　製造所の構造設備の主要部分
f　5　製造業者又は外国製造業者が他の区分の製造業の許可又は認定を受け,又はその製造所を廃止したときは,当該許可の区分及び許可番号又は当該認定の区分及び認定番号
② 前項の届出は,様式第6による届書（地方厚生局長に提出する場合にあつては正本1通及び副本2通,厚生労働大臣又は都道府県知事に提出する場合にあつては正本1通）を提出することによつて行うものとg　する.
③ 第1項の届出については,第16条第3項及び第4項の規定を準用する.この場合において,第16条第3項ただし書中「提出先とされている都道府県知事」とあるのは「提出先とされている厚生労働大臣,地方厚生局長若しくは都道府県知事」と,「厚生労働大h　臣」とあるのは「厚生労働大臣若しくは地方厚生局長」と,同条第4項中「都道府県知事」とあるのは「厚生労働大臣又は地方厚生局長（令第80条により法第19条に規定する権限に属する事務を都道府県知事が行うこととされている場合には,都道府県知事）」と読み替えるものとする.

i　**第101条（資料の保存）**　承認取得者は,次の各号に掲げる資料を,それぞれ当該各号に掲げる期間保存しなければならない.ただし,資料の性質上その保存が著しく困難であると認められるものにあつては,この限りでない.
1　法第14条の規定による承認の申請に際して提出j　した資料の根拠となつた資料　承認を受けた日から5年間.ただし,法第14条の4第1項の規定による再審査を受けなければならない医薬品又は医療機器（承認を受けた日から再審査が終了するまでの期間が5年を超えるものに限る.）に係る資料にあつては,再審査が終了するまでの期間
k　2　法第14条の4第1項の規定による再審査の申請に際して提出した資料の根拠となつた資料（前号に掲げる資料を除く.）　再審査が終了した日から5年間
3　法第14条の6の規定による再評価の医薬品又は医療機器の再評価の申請に際して提出した資料の根拠となつた資料（前2号に掲げる資料を除く.）　再評価が終了した日から5年間

第3章　登録認証機関

第115条（認証の申請）　① 法第23条の2第1項の規定による指定管理医療機器等の認証の申請は,様式第64による申請書（正副2通）を登録認証機関（同項に規定する登録認証機関をいう.以下同じ.）に提出することによつて行うものとする.
② 前項の申請書には,次に掲げる書類を添えなければならない.
1　法第23条の2第1項に規定する厚生労働大臣が定める基準への適合性に関する資料
2　法第41条第3項又は法第42条第1項若しくは第2項の規定が設けられている場合にあつては,当該基準への適合性に関する資料

第116条（認証の手続）　法第23条の2第1項又は第4項の規定による認証（法第23条の2第1項にいう.）の手続は,国際標準化機構及び国際電気標準会議が定めた製品の認証を行う機関に関する基準並びに製造管理及び品質管理の方法の審査を行う機関に関する基準に適合する方法により行われなければならない.

第4章　医薬品の販売業及び医療機器の販売業等

第138条（卸売販売業における医薬品の販売等の相手方）　法第25条第3号の厚生労働省令で定める者は,次に掲げるものとする.
1　国,都道府県知事又は市町村長（特別区の区長を含む.）
2　助産所（医療法（昭和23年法律第205号）第2条第1項に規定する助産所をいう.）の開設者であつて助産所で滅菌消毒用医薬品その他の医薬品を使用するもの
3　救急用自動車等（救急救命士法（平成3年法律第36号）第44条第2項に規定する救急用自動車等をいう.以下同じ.）により業務を行う事業者であつて救急用自動車等に医薬品を備え付けるもの
4　臓器の移植に関する法律（平成9年法律第104号）第12条第1項の許可を受けた者であつて同項に規定する業として行う臓器のあつせんに使用する滅菌消毒用医薬品その他の医薬品を使用するもの
5　施術所（あん摩マッサージ指圧師,はり師,きゅう師等に関する法律（昭和22年法律第217号）第9条の2第1項の届出に係る同項の施術所及び柔道整復師法（昭和45年法律第19号）第2条第2項に規定する施術所をいう.以下同じ.）の開設者であつて施術所で滅菌消毒用医薬品その他の医薬品を使用するもの
6　歯科技工所（歯科技工士法（昭和30年法律第168号）第2条第3項に規定する歯科技工所をいう.以下同じ.）の開設者であつて歯科技工所で滅菌消毒用医薬品その他の医薬品を使用するもの
7　滅菌消毒（医療法施行規則（昭和23年厚生省令

第50号）第9条の9第1項に規定する滅菌消毒をいう．以下同じ．）の業務を行う事業者であつて滅菌消毒の業務に滅菌消毒用医薬品その他の医薬品を使用するもの

8　ねずみ、はえ、蚊、のみその他これらに類する生物の防除の業務を行う事業者であつて防除の業務に防除用医薬品その他の医薬品を使用するもの

9　浄化槽、貯水槽、水泳プールその他これらに類する設備（以下「浄化槽等」という．）の衛生管理を行う事業者であつて浄化槽等で滅菌消毒用医薬品その他の医薬品を使用するもの

10　登録試験検査機関その他検査施設の長であつて検査を行うに当たり必要な体外診断用医薬品その他の医薬品を使用するもの

11　研究施設の長又は教育機関の長であつて研究又は教育を行うに当たり必要な医薬品を使用するもの

12　医薬部外品、化粧品又は医療機器の製造業者であつて製造を行うに当たり必要な医薬品を使用するもの

13　航空法（昭和27年法律第231号）第1条第17項に規定する航空運送事業を行う事業者であつて航空法施行規則（昭和27年運輸省令第56号）第150条第2項の規定に基づく医薬品を使用するもの

14　船員法（昭和22年法律第100号）の適用を受ける船舶所有者であつて船員法施行規則（昭和22年運輸省令第23号）第53条第1項の規定に基づく医薬品を使用するもの

15　前各号に掲げるものに準ずるものであつて販売等の相手方として厚生労働大臣が適当と認めるもの

第139条（店舗販売業の許可の申請）　① 店舗販売業の許可を受けようとする者は、様式第76による申請書を都道府県の店舗の所在地が地域保健法（昭和22年法律第101号）第5条第1項の政令で定める市（以下「保健所を設置する市」という．）又は特別区の区域にある場合においては、市長又は区長）に提出しなければならない．

② 前項の申請については、第1条第2項（第6号を除く．）、第3項及び第4項、第8条並びに第9条の規定を準用する．この場合において、第1条第2項中「されている都道府県知事」とあるのは「されている都道府県知事（その店舗の所在地が保健所を設置する市又は特別区の区域にある場合においては、市長又は区長）」と、同条第3項中「都道府県知事」とあるのは「都道府県知事（その店舗の所在地が保健所を設置する市又は特別区の区域にある場合においては、市長又は区長）」と、第9条中「都道府県知事」とあるのは「都道府県知事（その店舗の所在地が保健所を設置する市又は特別区の区域にある場合においては、市長又は区長）」と、「前条」とあるのは「第139条第2項において準用する前条」と読み替えるものとする．

第140条（店舗管理者の指定）　① 店舗管理者は、次の各号に掲げる区分に応じ、当該各号に定める者であつて、その店舗において医薬品の販売又は授与に関する業務に従事するものでなければならない．

1　第一類医薬品を販売し、又は授与する店舗　薬剤師

2　第二類医薬品又は第三類医薬品を販売し、又は授与する店舗　薬剤師又は登録販売者

② 前項第1号の規定にかかわらず、第一類医薬品を販売し、又は授与する店舗において薬剤師を店舗管理者とすることができない場合には、第一類医薬品を販売し、若しくは授与する薬局、薬剤師が店舗管理者である第一類医薬品を販売し、若しくは授与する店舗販売業又は薬剤師が区域管理者である第一類医薬品を配置販売する配置販売業において登録販売者として3年以上業務に従事した者であつて、その店舗において医薬品の販売又は授与に関する業務に従事するものを店舗管理者とすることができる．

第141条（店舗管理者を補佐する者）　① 第一類医薬品を販売し、又は授与する店舗の店舗販売業者は、当該店舗の店舗管理者が薬剤師でない場合には、店舗管理者を補佐する者として薬剤師を置かなければならない．

② 前項に規定する店舗管理者を補佐する者は、保健衛生上支障を生ずるおそれがないように、店舗販売業者及び店舗管理者に対し必要な意見を述べなければならない．

③ 店舗販売業者及び店舗管理者は、第1項の規定により店舗管理者を補佐する者を置いたときは、前項の規定による店舗管理者を補佐する者の意見を尊重しなければならない．

第148条（配置販売業の許可の申請）　① 配置販売業の許可を受けようとする者は、様式第83による申請書を都道府県知事に提出しなければならない．

② 前項の申請については、第1条第2項（第1号、第6号及び第7号を除く．）、第3項及び第4項、第8条並びに第9条の規定を準用する．この場合において、第9条中「前条」とあるのは、「第148条第2項において準用する前条」と読み替えるものとする．

第149条（準用）　配置販売業については、第2条、第4条から第7条まで（同条第3号、第6号、第8号及び第10号を除く．）、第13条から第15条の2まで、第16条（第1項第4号、第7号及び第9号並びに第5項を除く．）、第18条、第140条及び第141条の規定を準用する．この場合において、第2条中「様式第2」とあるのは「様式第77」と、第6条中「様式第5」とあるのは「様式第78」と、第14条第1項中「医薬品を譲り受けたとき及び薬局開設者、医薬品の製造販売業者、製造業者若しくは販売業者又は病院、診療所若しくは飼育動物診療施設（獣医療法（平成4年法律第46号）第2条第2項に規定する診療施設をいい、往診のみによつて獣医師に飼育動物の診療業務を行わせる者の住所を含む．以下同じ．）の開設者に販売し、又は授与したとき」とあるのは「医薬品を譲り受けたとき」と、同項第3号中「譲受又は販売若しくは授与」とあるのは「譲受」と、同項第4号中「譲渡人又は譲受人」とあるのは「譲渡人」と、第15条の2中「名札」とあるのは「法第33条第1項の身分証明書」と、第16条第1項第5号中「薬局の構造設備の主要部分」とあるのは「営業の区域」と読み替えるものとする．

第150条（配置従事の届出事項）　法第32条の規定により、配置販売業者又はその配置員が届け出なければならない事項は、次のとおりとする．

1　配置販売業者の氏名及び住所

2　配置販売に従事する者の氏名及び住所

3　配置販売に従事する区域及びその期間

第151条（配置従事者の身分証明書）　① 法第33条第1項の身分証明書の交付を申請しようとする者は、様式第84による申請書を住所地の都道府県知事に提出しなければならない．

② 前項の申請書には、次に掲げる書類を添えなければならない．ただし、申請等の行為の際当該申請書の提出先とされている都道府県知事に提出され、又は当該

都道府県知事を経由して厚生労働大臣に提出された書類（第2号に掲げる書類に限る．）については，当該申請書にその旨が付記されたときは，この限りでない．
1 申請前6月以内に撮影した無帽，正面，上三分身，無背景の縦の長さ3.2センチメートル，横の長さ2.4センチメートルの写真
2 申請者が配置員であるときは，雇用契約書の写しその他配置販売業者のその配置員に対する使用関係を証する書類

第152条 ① 法第33条第1項の身分証明書は，様式第85によるものとする．
② 前項の身分証明書の有効期間は，発行の日から発行の日の属する年の翌年の12月31日までとする．

第153条（卸売販売業の許可の申請） ① 卸売販売業の許可を受けようとする者は，様式第86による申請書を都道府県知事に提出しなければならない．
② 前項の申請については，第1条第2項（第5号及び第7号を除く．），第3項及び第4項，第8条並びに第9条の規定を準用する．この場合において，第9条中「前条」とあるのは，「第153条第2項において準用する前条」と読み替えるものとする．

第154条（卸売販売業における薬剤師以外の者による医薬品の管理） 営業所管理者は，薬剤師以外の者であつて，次の各号に掲げるその取り扱う医薬品の区分に応じ，それぞれ当該各号に定めるものとする．
1 医療の用に供するガスその他これに類する医薬品であつて厚生労働大臣が指定するもの（以下「指定卸売医療用ガス類」という．）イからニまでのいずれかに該当する者
イ 旧制中学若しくは高校又はこれと同等以上の学校で，薬学又は化学に関する専門の課程を修了した者
ロ 旧制中学若しくは高校又はこれと同等以上の学校で，薬学又は化学に関する科目を修得した後，指定卸売医療用ガス類の販売又は授与に関する業務に3年以上従事した者
ハ 指定卸売医療用ガス類の販売又は授与に関する業務に5年以上従事した者
ニ 都道府県知事がイからハまでに掲げる者と同等以上の知識経験を有すると認めた者
2 歯科医療の用に供する医薬品であつて厚生労働大臣が指定するもの（以下「指定卸売歯科用医薬品」という．）イからニまでのいずれかに該当する者
イ 旧制中学若しくは高校又はこれと同等以上の学校で，薬学，歯学又は化学に関する専門の課程を修了した者
ロ 旧制中学若しくは高校又はこれと同等以上の学校で，薬学，歯学又は化学に関する科目を修得した後，指定卸売歯科用医薬品の販売又は授与に関する業務に3年以上従事した者
ハ 指定卸売歯科用医薬品の販売又は授与に関する業務に5年以上従事した者
ニ 都道府県知事がイからハまでに掲げる者と同等以上の知識経験を有すると認めた者
3 指定卸売医療用ガス類及び指定卸売歯科用医薬品 前2号のいずれにも該当する者

第155条（適正管理の確保） ① 法第36条の2第1項の規定により，卸売販売業者は，医薬品の販売又は授与の業務に係る適正な管理（以下「医薬品の適正管理」という．）を確保するため，指針の策定，従業者に対する研修の実施その他必要な措置を講じなければならない．
② 前項に掲げる卸売販売業者が講じなければならない措置には，次に掲げる事項を含むものとする．
1 従業者から卸売販売業者への事故報告の体制の整備
2 医薬品の適正管理のための業務に関する手順書の作成及び当該手順書に基づく業務の実施
3 医薬品の適正管理のために必要となる情報の収集その他医薬品の適正管理の確保を目的とした改善のための方策の実施

第156条（卸売販売業者からの医薬品の販売等） 卸売販売業者は，店舗販売業者及び配置販売業者に対し，一般用医薬品以外の医薬品を販売し，又は授与してはならない．

第159条の3（登録販売者試験） ① 法第36条の4第1項に規定する試験（以下「登録販売者試験」という．）は，筆記試験とする．
② 筆記試験は，次の事項について行う．
1 医薬品に共通する特性と基本的な知識
2 人体の働きと医薬品
3 主な医薬品とその作用
4 薬事に関する法規と制度
5 医薬品の適正使用と安全対策

第159条の4 ① 登録販売者試験は，毎年少なくとも1回，都道府県知事が行う．
② 試験を施行する期日及び場所並びに受験願書の提出期間は，あらかじめ，都道府県知事が公示する．

第159条の5（受験の申請） ① 登録販売者試験を受けようとする者は，本籍地都道府県名（日本国籍を有していない者については，その国籍．第159条の8第1項第2号において同じ．），住所，連絡先，氏名，生年月日及び性別を記載した申請書に次に掲げる書類を添えて，登録販売者試験を受けようとする場所の都道府県知事に提出しなければならない．
1 次項各号のいずれかに該当することを証する書類
2 写真
3 その他都道府県知事が必要と認める書類
② 登録販売者試験を受けようとする者は，次の各号の1に該当する者でなければならない．
1 旧大学令に基づく大学及び旧専門学校令に基づく専門学校において薬学に関する専門の課程を修了した者
2 平成18年3月31日以前に学校教育法に基づく大学（短期大学を除く．）に入学し，当該大学において薬学の正規の課程を修めて卒業した者
3 平成18年4月1日以降に学校教育法に基づく大学に入学し，当該大学において薬学の正規の課程（同法第87条第2項に規定するものに限る．）を修めて卒業した者
4 旧制中学若しくは高校又はこれと同等以上の学校を卒業した者であつて，1年以上薬局又は店舗販売業若しくは配置販売業において薬剤師又は登録販売者の管理及び指導の下に実務に従事した者
5 4年以上薬局又は店舗販売業若しくは配置販売業において薬剤師又は登録販売者の管理及び指導の下に実務に従事した者
6 前各号に掲げる者のほか，一般用医薬品の販売又は授与に従事しようとするに当たり前各号に掲げる者と同等以上の知識経験を有すると都道府県知事が認めた者

第159条の6（合格の通知及び公示） 都道府県知事は，登録販売者試験に合格した者に，当該試験に合格したことを通知するとともに，合格した者の受験番号を公示する．

第4章 医薬品の販売業及び医療機器の販 209

第159条の7 (販売従事登録の申請)
① 法第36条の4第2項の規定による登録(以下「販売従事登録」という。)を受けようとする者は、様式第86の2による申請書を販売従事登録又は授与に従事する薬局又は医薬品の販売業の店舗の所在地の都道府県知事(配置販売業にあつては、配置しようとする区域をその区域に含む都道府県の知事。以下この条において同じ。)に提出しなければならない。

② 前項の申請書には、次に掲げる書類を添えなければならない。ただし、申請等の行為の際当該申請書の提出先とされている都道府県知事に提出され、又は当該都道府県知事を経由して厚生労働大臣に提出された書類については、当該申請書にその旨が付記されたときは、この限りでない。

1 販売従事登録を受けようと申請する者(以下この項において「申請者」という。)が登録販売者試験に合格したことを証する書類

2 申請者の戸籍謄本、戸籍抄本又は戸籍記載事項証明書(日本国籍を有していない者については、外国人登録法(昭和27年法律第125号)第4条の第3第2項の登録原票の写し又は同項に規定する登録原票記載事項証明書)

3 申請者に係る精神の機能の障害又は申請者が麻薬、大麻、あへん若しくは覚せい剤の中毒者であるかないかに関する医師の診断書

4 申請者が薬局開設者又は医薬品の販売業者でないときは、雇用契約書の写しその他薬局開設者又は医薬品の販売業者の申請者に対する使用関係を証する書類

③ 2以上の都道府県において販売従事登録を受けようと申請した者は、当該申請を行つた都道府県知事のうちいずれか1の都道府県知事の登録のみを受けることができる。

第159条の8 (登録販売者名簿及び登録証の交付)
① 都道府県は、販売従事登録を行うため、当該都道府県に登録販売者名簿を備え、次に掲げる事項を登録する。
1 登録番号及び登録年月日
2 本籍地都道府県名、氏名、生年月日及び性別
3 登録販売者試験合格の年月及び試験施行地都道府県名
4 前各号に掲げるもののほか、適正に医薬品を販売するに足るものであることを確認するために都道府県知事が必要と認める事項

② 都道府県知事は、販売従事登録を行つたときは、当該販売従事登録を受けた者に対して、様式第86の3による登録証(以下「販売従事登録証」という。)を交付しなければならない。

第159条の9 (登録販売者名簿の登録事項の変更)
① 登録販売者は、前条第1項の登録事項に変更を生じたときは、30日以内に、その旨を届け出なければならない。

② 前項の届出をするには、様式第86の4による変更届にその原因たる事実を証する書類を添え、登録を受けた都道府県知事に提出しなければならない。

第159条の10 (販売従事登録の消除)
① 登録販売者は、一般用医薬品の販売又は授与に従事しようとしなくなつたときは、30日以内に、登録販売者名簿の登録の消除を申請しなければならない。

② 登録販売者が死亡し、又は失踪の宣告を受けたときは、戸籍法(昭和22年法律第224号)による死亡又は失踪の届出義務者が、30日以内に、登録販売者名簿の登録の消除を申請しなければならない。

③ 前2項の申請をするには、様式第86の5による申請書を、登録を受けた都道府県知事に提出しなければならない。

④ 都道府県知事は、登録販売者が次の各号のいずれかに該当する場合には、その登録を消除しなければならない。
1 第1項又は第2項の規定による申請がされ、又は登録販売者が死亡し、若しくは失踪の宣告を受けたことが確認されたとき
2 法第5条第3号イからホまでのいずれかに該当するに至つたとき
3 偽りその他不正の手段により販売従事登録を受けたことが判明したとき

第159条の11 (販売従事登録証の書換え交付)
① 登録販売者は、販売従事登録証の記載事項に変更を生じたときは、販売従事登録証の書換え交付を申請することができる。

② 前項の申請をするには、様式第86の6による申請書にその販売従事登録証を添え、登録を受けた都道府県知事に提出しなければならない。

第159条の12 (販売従事登録証の再交付)
① 登録販売者は、販売従事登録証を破り、よごし、又は失つたときは、販売従事登録証の再交付を申請することができる。

② 前項の申請をするには、様式第86の7による申請書を、登録を受けた都道府県知事に提出しなければならない。

③ 販売従事登録証を破り、又はよごした登録販売者が第1項の申請をする場合には、申請書にその販売従事登録証を添えなければならない。

④ 登録販売者は、販売従事登録証の再交付を受けた後、失つた販売従事登録証を発見したときは、5日以内に、登録を受けた都道府県知事に返納しなければならない。

第159条の13 (販売従事登録証の返納)
① 登録販売者は、販売従事登録の消除を申請するときは、販売従事登録証を、登録を受けた都道府県知事に返納しなければならない。第159条の10第2項の規定により販売従事登録の消除を申請する者についても、同様とする。

② 登録販売者は、登録を消除されたときは、前項に規定する場合を除き、5日以内に、販売従事登録証を、登録を消除された都道府県知事に返納しなければならない。

第159条の14 (薬剤師又は登録販売者による医薬品の販売等)
① 薬局開設者、店舗販売業者又は配置販売業者は、法第36条の5の規定により、第一類医薬品については、医薬品の販売又は授与に従事する薬剤師に、自らはその管理及び指導の下で登録販売者若しくは一般従事者をして、当該薬局若しくは店舗又は当該区域を含む区域を配置する居宅その他の場所をいう。以下この条及び第159条の18において準用する次条から第159条の17までにおいて同じ。)(以下「当該薬局等」という。)において、対面で販売させ、又は授与させなければならない。

② 薬局開設者、店舗販売業者又は配置販売業者は、法第36条の5の規定により、第二類医薬品又は第三類医薬品については、医薬品の販売又は授与に従事する薬剤師又は登録販売者に、自ら又はその管理及び指導の下で一般従事者をして、当該薬局等において、対面で販売させ、又は授与させなければならない。ただし、薬局開設者又は店舗販売業者が第三類医薬品を販売し、又は授与する場合であつて、郵便等販売を行う場

第5章 検定（略）

第6章 医薬品等の取扱い

第204条（毒薬及び劇薬の範囲） ① 法第44条第1項及び第2項に規定する毒薬及び劇薬は、別表第3のとおりとする。

第205条（毒薬又は劇薬の譲渡手続に係る文書） 法第46条第1項の規定により作成する文書は、譲受人の署名又は記名押印のあるものとする。

第206条（情報通信の技術を利用する方法） ① 法第46条第3項の厚生労働省令で定める方法は、次に掲げる方法とする。
1 電子情報処理組織を使用する方法のうちイ又はロに掲げるもの
　イ 薬局開設者又は医薬品の製造販売業者、製造業者若しくは販売業者（以下「薬局開設者等」という。）の使用に係る電子計算機と譲受人の使用に係る電子計算機とを接続する電気通信回線を通じて送信し、受信者の使用に係る電子計算機に備えられたファイルに記録する方法
　ロ 譲受人の使用に係る電子計算機に備えられたファイルに記録された文書に記載すべき事項を電気通信回線を通じて薬局開設者等の閲覧に供し、当該薬局開設者等の使用に係る電子計算機に備えられたファイルに当該事項を記録する方法（法第46条第3項前段に規定する方法による提供を行う旨の承諾又は行わない旨の申出をする場合にあつては、薬局開設者等の使用に係る電子計算機に備えられたファイルにその旨を記録する方法）
2 磁気ディスク、シー・ディー・ロムその他これらに準ずる方法により一定の事項を確実に記録しておくことができる物をもつて調製するファイルに書面に記載すべき事項を記録したものを交付する方法
② 前項に掲げる方法は、次に掲げる技術的基準に適合するものでなければならない。
1 薬局開設者等がファイルへの記録を出力することによる文書を作成することができるものであること。
2 ファイルに記録された文書に記載すべき事項について、改変が行われていないかどうかを確認することができる措置を講じていること。
③ 第1項第1号の「電子情報処理組織」とは、薬局開設者等の使用に係る電子計算機と、譲受人の使用に係る電子計算機とを電気通信回線で接続した電子情報処理組織をいう。

第207条 法第46条第4項に規定する厚生労働省令で定める電磁的記録は、前条第1項第1号に掲げる電子情報処理組織を使用する方法は同項第2号に規定する磁気ディスク、シー・ディー・ロムその他これらに準ずる方法により記録されたものをいう。

第208条 令第63条第1項の規定により示すべき方法の種類及び内容は、次に掲げる事項とする。
1 第206条第1項各号に規定する方法のうち薬局開設者等が使用するもの
2 ファイルへの記録の方式

第209条（処方せん医薬品の譲渡に関する帳簿） 法第49条第2項の規定により、同条第1項に規定する医薬品の販売又は授与に関して帳簿に記載しなければならない事項は、次のとおりとする。

1 品名
2 数量
3 販売又は授与の年月日
4 処方せんを交付した医師、歯科医師又は獣医師の氏名及びその者の住所又はその者の勤務する病院若しくは診療所若しくは家畜診療施設の名称及び所在地
5 譲受人の氏名及び住所

第209条の2（法第36条の3第1項に規定する区分ごとの表示） ① 法第50条第6号の規定により直接の容器又は直接の被包に記載するように定められた事項については、次の表の上欄に掲げる法第36条の3第1項に規定する区分に応じ、それぞれ同表の下欄に掲げる字句を記載しなければならない。

1	第一類医薬品	第一類医薬品
2	第二類医薬品	第二類医薬品
3	第三類医薬品	第三類医薬品

② 前項の表の下欄に掲げる字句は黒枠の中に黒字で記載しなければならない。ただし、その直接の容器又は直接の被包の色と比較して明りように判読できない場合は、白枠の中に白字で記載することができる。
③ 第1項の表の下欄に掲げる字句については、工業標準化法（昭和24年法律第185号）に基づく日本工業規格（以下「日本工業規格」という。）Z 8305に規定する8ポイント以上の大きさの文字及び数字を用いなければならない。ただし、その直接の容器又は直接の被包の面積が狭いため同欄に掲げる文字及び数字を明りように記載することができない場合は、この限りではない。

第210条（直接の容器等の記載事項） 法第50条第13号の規定により医薬品の直接の容器又は直接の被包に記載されていなければならない事項は、次のとおりとする。
1 専ら他の医薬品の製造の用に供されることを目的として医薬品の製造販売業者又は製造業者に販売し、又は授与される医薬品（以下「製造専用医薬品」という。）にあつては、「製造専用」の文字
2 法第19条の2の規定による承認を受けた医薬品にあつては、外国特例承認取得者の氏名及びその住所地の国名並びに選任製造販売業者の氏名及び住所（以下「外国特例承認取得者等の氏名等」という。）
3 基準適合性認証を受けた指定管理医療機器等（体外診断用医薬品に限る。）であつて本邦に輸出されるものにあつては、外国特例認証取得者の氏名及びその住所地の国名並びに法第23条の3第1項の規定により選任した製造販売業者の氏名及び住所（以下「外国特例認証取得者等の氏名等」という。）
4 法第31条に規定する厚生労働大臣の定める基準に適合するもの以外の一般用医薬品にあつては、「店舗専用」の文字
5 第二類医薬品のうち、特別の注意を要するものとして厚生労働大臣が指定するもの（以下「指定第二類医薬品」という。）にあつては、枠の中に「2」の数字

第211条（表示の特例） ① 次に掲げる医薬品で、その直接の容器又は直接の被包の面積が狭いため法第50条各号に掲げる事項を明りように記載することができないものについては、次の表の上欄に掲げる法の規定によつて定められた同表の中欄に掲げる事項の

記載は,当該事項が当該医薬品の外部の容器又は外部の被包に記載されている場合には,それぞれ同表の下欄に定めるところにより,同欄に掲げる事項の記載をもってこれに代え,又は当該事項の記載を省略することができる.

1 2ミリリットル以下のアンプル又はこれと同等の大きさの直接の容器若しくは直接の被包に収められた医薬品

2 2ミリリットルをこえ10ミリリットル以下のアンプル若しくはこれと同等の大きさのガラスその他これに類する材質からなる直接の容器で,その記載事項がその容器に直接印刷されているものに収められた医薬品

法第50条第1号	製造販売業者の氏名又は名称及び住所	次のいずれかの記載をもって代えることができる. 1 製造販売業者の略名 2 商標法(昭和34年法律第127号)によって登録された製造販売業者の商標
法第50条第3号	製造番号又は製造記号	省略することができる.
法第50条第4号	重量,容量又は個数等の内容量	省略することができる.
法第50条第5号	「日本薬局方」の文字	「日局」又は「J・P」の文字の記載をもって代えることができる.
法第50条第8号	有効成分の名称(一般的名称があるものにあつては,その一般的名称)及びその分量(有効成分が不明のものにあつては,その本質及び製造方法の要旨)	省略することができる.
法第50条第9号	「注意―習慣性あり」の文字	「習慣性」の文字の記載をもって代えることができる.
法第50条第10号	「注意―医師等の処方せんにより使用すること」の文字	「要処方」の文字の記載をもって代えることができる.
法第50条第11号	「注意―人体に使用しないこと」の文字	省略することができる.
法第50条第12号	使用の期限	省略することができる.
法第50条第13号	外国特例承認取得者等の氏名等	次のいずれかの記載をもって代えることができる. 1 外国特例承認取得者等の略名 2 商標法によって登録された外国特例承認取得者の商標
法第50条第14号	「店舗専用」の文字	省略することができる.

② その記載場所の面積が著しく狭いため前項の規定による表示の特例によって記載すべき事項も明りように記載することができない直接の容器又は直接の被包に収められた医薬品であつて,厚生労働大臣の許可を受けたものに法第50条各号に掲げる事項が記載されている場合には,これらの事項が当該医薬品の直接の容器又は直接の被包に記載されていることを要しない.

第212条 内容量を個数で表示することのできる医薬品であつて,その内容量が6個以下であり,かつ,包装を開かないで容易にこれを知ることができるものは,その直接の容器又は直接の被包に法第50条第4号に規定する内容量が記載されていることを要しない.

第216条(調剤専用医薬品に関する表示の特例) ① 薬局において調剤の用に供するため当該薬局の開設者に,薬局開設者又は卸売販売業者が,その直接の容器又は直接の被包を開き,分割販売する医薬品であつて,当該分割販売される医薬品の直接の容器又は直接の被包に次に掲げる事項の記載のあるものについては,当該医薬品の販売時において当該医薬品の分割販売の相手方たる薬局開設者が当該医薬品に関する次の表の上欄に掲げる法の規定による同表の中欄に掲げる事項が記載された文書又は容器若しくは被包を所持している場合に限り,同表の上欄に掲げる法の規定によって定められた同表の中欄に掲げる事項の記載は,それぞれ同表の下欄に定めるところにより,同欄に掲げる事項の記載をもってこれに代え,又は当該事項の記載を省略することができる.

1 「調剤専用」の文字
2 分割販売を行う者の氏名又は名称
3 分割販売を行う薬局又は営業所の名称及び所在地

法第50条第1号	製造販売業者の氏名又は名称及び住所	製造販売業者の略名の記載をもって代えることができる.
法第50条第5号	「日本薬局方」の文字	「日局」又は「J・P」の文字の記載をもって代えることができる.
法第50条第5号	日本薬局方において直接の容器又は直接の被包に記載するように定められた事項(有効期間を除く.)	省略することができる.
法第50条第7号	法第42条第1項の規定によつて定められた基準において直接の容器又は直接の被包に記載するように定められた事項(有効期間を除く.)	省略することができる.
法第50条第8号	有効成分の名称(一般的名称があるものにあつては,その一般的名称)及びその分量(有効成分が不明のものにあつては,その本質及び製造方法の要旨)	省略することができる.
法第50条第9号	「注意―習慣性あり」の文字	「習慣性」の文字の記載をもって代えることができる.
法第50条第10号	「注意―医師等の処方せんにより使用すること」の文字	「要処方」の文字の記載をもって代えることができる.

| 法第50条第11号 | 「注意―人体にしようしないこと」の文字 | 省略することができる. |
| 法第50条第13号 | 外国特例承認取得者等の氏名等 | 外国製造承認取得者の略名の記載をもって代えることができる. |

② 前項の規定により,同項に掲げる医薬品について同項の表の中欄に掲げる事項の記載を,それぞれ同表の下欄に定めるところにより,同欄に掲げる事項の記載をもってこれに代え,又は省略することができる場合において,薬局開設者が所持している同項に規定する文書若しくは容器又は被包に当該医薬品に関する法第52条各号に規定する事項が記載されているときは,当該医薬品については同条の規定は適用しない.

第216条の2(区分等変更医薬品に関する表示) ① 法第36条の3第2項の規定により同条第1項第1号若しくは第2号の指定を変更した場合又は第210条第5号の指定を変更した場合には,その指定が変更された医薬品であつて,変更前に製造販売されたもの(以下「区分等変更医薬品」という.)については,厚生労働大臣が別に定める期間内は,第209条の2及び第210条第5号に規定する表示(以下「区分等表示」という.)が記載されていることを要しない.

② 区分等変更医薬品については,その外部の容器又は外部の被包に区分等表示が記載されている場合には,当該医薬品の直接の容器又は直接の被包に区分等表示が記載されていることを要しない.

第217条(添附文書等の記載) ① 法の規定により医薬品に添付する文書又はその容器若しくは被包に記載されていなければならない事項は,特に明りように記載されていなければならない.

② 日本薬局方に収められている医薬品であつて,これに添付する文書又はその容器若しくは被包に日本薬局方で定められた名称と異なる名称が記載されているものについては,日本薬局方で定められた名称は,少なくとも他の名称と同等程度に明りように記載されていなければならない.

第218条(邦文記載) 法第50条から第52条までに規定する事項の記載は,邦文でされていなければならない.

第218条の2(一般用医薬品の陳列) ① 薬局開設者及び店舗販売業者は,法第57条の2第2項の規定により,一般用医薬品を次に掲げる方法により陳列しなければならない.

1 第一類医薬品を陳列する場合には,第一類医薬品陳列区画の内部の陳列設備に陳列すること.ただし,かぎをかけた陳列設備その他医薬品を購入し,若しくは譲り受けようとする者又は医薬品を購入し,若しくは譲り受けた者若しくはこれらの者によつて購入され,若しくは譲り受けられた医薬品を使用する者が直接手の触れられない陳列設備に陳列する場合は,この限りでない.

2 指定第二類医薬品を陳列する場合には,薬局等構造設備規則第1条第1項第10号又は第2条第9号に規定する情報を提供するための設備から7メートル以内の範囲に陳列すること.ただし,かぎをかけた陳列設備に陳列する場合又は指定第二類医薬品を陳列する陳列設備から1.2メートル以内の範囲に医薬品を購入し,若しくは譲り受けようとする者又は医薬品を購入し,若しくは譲り受けた者若しくはこれらの者によつて購入され,若しくは譲り受けられた医薬品を使用する者が進入することができないよう必要な措置が採られている場合は,この限りでない.

3 第一類医薬品,第二類医薬品及び第三類医薬品を混在させないように陳列すること.

② 配置販売業者は,第一類医薬品,第二類医薬品及び第三類医薬品を混在させないように配置しなければならない.

第219条(封) 法第58条に規定する封は,封を開かなければ医薬品を取り出すことができず,かつ,その封を開いた後には,容易に原状に復することができないように施さなければならない.

第219条の2(法第59条第3号に規定する医薬部外品の表示) ① 法第59条第3号の厚生労働省令で定める文字は,次の表の上欄に掲げる区分に応じ,それぞれ同表の下欄に掲げる字句とする.

1 法第2条第2項第2号に規定する医薬部外品	防除用医薬部外品
2 法第2条第2項第3号に規定する医薬部外品のうち,法第59条第7号に規定する厚生労働大臣が指定する医薬部外品	指定医薬部外品
3 法第2条第2項第3号に規定する医薬部外品のうち,前号に掲げる医薬部外品以外のもの	医薬部外品

② 前項に掲げる字句が記載されている場合には,法第59条第2号に規定する「医薬部外品」の文字が記載されているものとする.

第220条(医薬部外品の表示) 法第59条第12号の規定により医薬部外品(法第19条の2の規定による承認を受けたものに限る.)の直接の容器又は直接の被包に記載されていなければならない事項は,外国特例承認取得者等の氏名等とする.

第7章 生物由来製品の特例

第230条(生物由来製品の表示) 法第68条の3第1号の厚生労働省令で定める表示は,白地に黒枠,黒字をもって記載する「生物」の文字とする.

第231条(特定生物由来製品の表示) 法第68条の3第2号の厚生労働省令で定める表示は,白地に黒枠,黒字をもって記載する「特生物」の文字とする.

第232条(生物由来製品の表示の特例) 第211条(第228条において準用する場合を含む.)の規定にかかわらず,生物由来製品については,製造番号又は製造記号の記載を省略することができない.

第233条(人の血液を有効成分とする生物由来製品等の表示の特例) 法第68条の3第4号の厚生労働省令で定める事項は,人の血液又はこれから得られた物を有効成分とする生物由来製品及びこれ以外の人の血液を原材料(製造に使用する原料又は材料(製造工程において使用されるものを含む.以下同じ.)の由来となるものをいう.以下同じ.)として製造される特定生物由来製品にあつては,原材料である血液が採取された国の国名及び献血又は非献血の別とする.

第234条(生物由来製品の添付文書等の記載事項)
① 法第68条の4第1号及び第3号の規定により生

物由来製品に添付する文書又はその容器若しくは被包に記載されていなければならない事項は，次のとおりとする．
1 遺伝子組換え技術を応用して製造される場合にあつては，その旨
2 当該生物由来製品の原料又は材料のうち，人その他の生物（植物を除く．以下同じ．）に由来する成分の名称
3 当該生物由来製品の原材料である人その他の生物の部位等の名称（当該人その他の生物の名称を含む．）
4 その他当該生物由来製品を適正に使用するために必要な事項

② 特定生物由来製品にあつては，前項に掲げる事項のほか，当該特定生物由来製品に添付する文書又はその容器若しくは被包には，原材料に由来する感染症を完全に排除することはできない旨が記載されていなければならない．

第235条（準用） 生物由来製品については，第214条，第217条第1項及び第218条の規定を準用する．この場合において，第214条中「医薬品」とあるのは「生物由来製品」と，「法第50条第7号から第9号まで及び法第52条第1号」とあるのは「法第50条第7号から第9号まで，法第52条第1号，法第68条の3及び法第68条の4」と，第218条中「法第50条から第52条まで」とあるのは「法第50条，法第51条（法第68条の5において準用する場合を含む．），法第52条，法第68条の3及び法第68条の4」と読み替えるものとする．

第236条（感染定期報告） ① 法第68条の8第1項の規定に基づき，生物由来製品の製造販売業者又は外国特例承認取得者若しくは選任製造販売業者は，その製造販売し，又は承認を受けた生物由来製品について，次に掲げる事項を厚生労働大臣に報告しなければならない．
1 当該生物由来製品の名称
2 承認番号及び承認年月日
3 調査期間
4 当該生物由来製品の出荷数量
5 当該生物由来製品の原材料若しくは原料若しくは材料に係る人その他の生物と同じ人その他の生物又は当該生物由来製品について報告された，人その他の生物から人に感染すると認められる疾病についての研究報告
6 当該生物由来製品又は外国で使用されている物であつて当該生物由来製品の成分（当該生物由来製品に含有され，又は製造工程において使用されている人その他の生物に由来するものに限る．）と同一性を有するとの認められる人その他の生物に由来する成分を含有し，若しくは製造工程において使用している製品（以下「当該生物由来製品等」という．以下この項において同じ．）によるものと疑われる感染症の種類別発生状況及び発生症例一覧
7 当該生物由来製品等による保健衛生上の危害の発生若しくは拡大の防止又は当該生物由来製品の適正な使用のために行われた措置
8 当該生物由来製品の安全性に関する当該報告を行う者の見解
9 当該生物由来製品等の添付文書
10 当該生物由来製品等の品質，有効性及び安全性に関する事項その他当該生物由来製品の適正な使用のために必要な情報

② 前項の報告は，当該生物由来製品の製造販売の承認を受けた日等から6月（厚生労働大臣が指定する生物由来製品にあつては，厚生労働大臣が指定する期間）ごとに，その期間の満了後1月以内に行わなければならない．ただし，邦文以外で記載されている当該報告に係る資料の翻訳を行う必要がある場合においては，その期間の満了後2月以内に行わなければならない．

第237条（生物由来製品の記録に関する事項） 法第68条の9第1項の厚生労働省令で定める事項は，次のとおりとする．
1 生物由来製品を譲り受け，又は賃借した者の氏名又は名称及び住所
2 生物由来製品の名称及び製造番号又は製造記号
3 生物由来製品の数量
4 生物由来製品を譲り渡し，又は賃貸した年月日
5 生物由来製品の使用の期限
6 前各号に掲げるもののほか，生物由来製品に係る保健衛生上の危害の発生又は拡大を防止するために必要な事項

第238条（特定生物由来製品の記録に関する事項） 法第68条の9第3項の厚生労働省令で定める事項は，次のとおりとする．
1 特定生物由来製品の使用の対象者の氏名及び住所
2 特定生物由来製品の名称及び製造番号又は製造記号
3 特定生物由来製品の使用の対象者に使用した年月日
4 前3号に掲げるもののほか，特定生物由来製品に係る保健衛生上の危害の発生又は拡大を防止するために必要な事項

第241条（記録の保存） ① 生物由来製品の承認取得者等は，法第68条の9第1項に規定する生物由来製品に関する記録を，次の各号に掲げる期間，保存しなければならない．
1 特定生物由来製品又は人の血液を原材料として製造される生物由来製品にあつては，その出荷日から起算して少なくとも30年間
2 生物由来製品（前号に掲げるものを除く．）にあつては，その出荷日から起算して少なくとも10年間

② 薬局の管理者又は病院，診療所若しくは動物診療施設の管理者は，法第68条の9第3項及び第4項に規定する特定生物由来製品に関する記録を，その使用した日から起算して少なくとも20年間，これを保存しなければならない．

③ 前2項にかかわらず，生物由来製品の承認取得者等又は薬局の管理者若しくは病院，診療所若しくは動物診療施設の管理者は，厚生労働大臣が指定する生物由来製品にあつては，法第68条の9第1項並びに第3項及び第4項に規定する記録を，厚生労働大臣が指定する期間，保存しなければならない．

第8章　監督（略）

第8章の2　指定薬物の取扱い

第249条の2（指定薬物である疑いがある物品の検査） ① 法第76条の6第1項の規定による命令は，次に掲げる事項を記載した検査命令書により行うものとする．
1 検査を受けるべき者の氏名及び住所（法人にあつ

ては,その名称,主たる事務所の所在地及び代表者の氏名
2 検査を受けるべき物品の名称及び形状
3 検査を受けるべきことを命ずる理由
4 次項の検査の申請書の提出先
5 次項の検査の申請書の提出期限
② 法第76条の6第1項の規定により検査を受けうとする者は,次条で定めるところにより,厚生労働大臣若しくは都道府県知事又は厚生労働大臣若しくは都道府県知事の指定する者に申請書を提出しなければならない.
③ 厚生労働大臣若しくは都道府県知事又は厚生労働大臣若しくは都道府県知事の指定する者は,前項の申請書を受理したときは,検査命令書に記載されたところに従い,試験品を採取し,検査を行うものとする.

第249条の3 (検査の申請) ① 法第76条の6第1項の検査の申請は,次に掲げる事項を記載した申請書を提出することによつて行うものとする.
1 申請者の氏名及び住所(法人にあつては,その名称,主たる事務所の所在地及び代表者の氏名)
2 物品の名称及び形状
② 前項の申請書には,前条第1項の検査命令書の写しを添えなければならない.

第249条の4 (検査中の製造等の禁止) 法第76条の6第2項の規定による命令は,次に掲げる事項を記載した禁止命令書により行うものとする.
1 製造し,輸入し,販売し,授与し,又は販売若しくは授与の目的で陳列すること(以下この条において「製造等」という.)を禁止される者の氏名及び住所(法人にあつては,その名称,主たる事務所の所在地及び代表者の氏名)
2 製造等を禁止する物品の名称及び形状
3 製造等を禁止する理由

第249条の5 (報告) 厚生労働大臣又は都道府県知事は,法第76条の8第1項の規定により,指定薬物又はその疑いがある物品を貯蔵し,若しくは陳列している者又は製造し,輸入し,販売し,授与し,貯蔵し,若しくは陳列している者に対して,必要な報告を求めるときは,その理由を通知するものとする.

第9章 希少疾病用医薬品及び希少疾病用医療機器の指定等

第250条 (希少疾病用医薬品及び希少疾病用医療機器の指定の申請) ① 法第77条の2第1項の規定による希少疾病用医薬品又は希少疾病用医療機器の指定の申請は,様式第107による申請書(正副2通)を提出することによつて行うものとする.
② 前項の申請書には,当該申請に係る医薬品又は医療機器に関し,その用途に係る本邦における対象者の数に関する資料,その毒性,薬理作用等に関する試験成績の概要その他必要な資料を添付しなければならない.

第250条の2 (感染性の疾病の予防の用途に用いる医薬品に係る対象者) 前条第1項の申請に係る医薬品が感染性の疾病の予防の用途に用いられるものである場合においては,法第77条の2第1項第1号の対象者は,当該申請時において当該医薬品につき,製造販売の承認が与えられるとしたならば当該医薬品を当該用途に使用すると見込まれる者とする.

第251条 (対象者数の上限) 法第77条の2第1項第1号に規定する厚生労働省令で定める人数は,5万人とする.

第252条 (試験研究等の中止の届出) 法第77条の2の4の規定による希少疾病用医薬品又は希少疾病用医療機器の試験研究又は製造販売若しくは製造の中止の届出は,様式第108による届書を提出することによつて行うものとする.

第10章 雑則

第253条 (副作用等報告) ① 医薬品の製造販売業者又は外国特例承認取得者は,その製造販売し,又は承認を受けた医薬品について,次の各号に掲げる事項を知つたときは,それぞれ当該各号に定める期間内にその旨を厚生労働大臣に報告しなければならない.
1 次に掲げる事項 15日
イ 死亡の発生のうち,当該医薬品の副作用によるものと疑われるもの
ロ 死亡の発生のうち,当該医薬品と成分が同一性を有すると認められる外国で使用されている医薬品(以下「外国医薬品」という.)の副作用によるものと疑われるものであつて,かつ,当該医薬品の添付文書又は容器若しくは被包に記載された使用上の注意(以下「使用上の注意等」という.)から予測することができないもの又は当該医薬品の使用上の注意等から予測することができるものであつて,次のいずれかに該当するもの
(1) 当該死亡の発生数,発生頻度,発生条件等の傾向(以下「発生傾向」という.)を当該医薬品の使用上の注意等から予測することができないもの
(2) 当該死亡の発生傾向の変化が保健衛生上の危害の発生又は拡大のおそれを示すもの
ハ 次に掲げる症例等の発生のうち,当該医薬品又は外国医薬品の副作用によるものと疑われるものであつて,かつ,当該医薬品の使用上の注意等から予測することができないもの又は当該医薬品の使用上の注意等から予測することができるものであつて,その発生傾向を予測することができないもの若しくはその発生傾向の変化が保健衛生上の危害の発生又は拡大のおそれを示すもの(ニ及びホに掲げる事項を除く.)
(1) 障害
(2) 死亡又は障害につながるおそれのある症例
(3) 治療のために病院又は診療所への入院又は入院期間の延長が必要とされる症例((2)に掲げる事項を除く.)
(4) 死亡又は(1)から(3)までに掲げる症例に準じて重篤である症例
(5) 後世代における先天性の疾病又は異常
ニ 薬事法関係手数料令(平成16年政令第91号)第7条第1項第1号イ(1)に規定する既承認医薬品と有効成分が異なる医薬品として法第14条第1項の承認を受けたものであつて,承認のあつた日から2年を経過していないものに係るハ(1)から(5)までに掲げる症例等の発生のうち,当該医薬品の副作用によるものと疑われるもの
ホ ハ(1)から(5)までに掲げる症例等の発生のうち,当該医薬品の副作用によるものと疑われるものであつて,当該症例等が医薬品,医薬部外品,化粧品及び医療機器の製造販売後安全管理の基準に関する省令第2条第3項に規定する市販直後調査により得られたもの(ニに掲げる事項を除く.)
ヘ 当該医薬品の使用によるものと疑われる感染症による症例等の発生のうち,当該医薬品の使用上の

注意等から予測することができないもの
ト 当該医薬品又は外国医薬品の使用によるものと疑われる感染症による死亡又は八(1)から(5)までに掲げる症例等の発生(へに掲げる事項を除く。)
チ 外国医薬品に係る製造,輸入又は販売の中止,回収,廃棄その他保健衛生上の危害の発生又は拡大を防止するための措置の実施
2 次に掲げる事項 30日
イ 前号ハ(1)から(5)までに掲げる症例等の発生のうち,当該医薬品のよるものと疑われるもの(前号ハ,ニ及びホに掲げる事項を除く。)
ロ 当該医薬品若しくは外国医薬品の副作用若しくはそれらの使用による感染症によりがんその他の重大な疾病,障害若しくは死亡が発生するおそれがあること,当該医薬品若しくは外国医薬品の副作用による症例等若しくはそれらの使用による感染症の発生傾向が著しく変化したこと又は当該医薬品が承認を受けた効能若しくは効果を有しないことを示す研究報告
3 次に掲げる医薬品の副作用によるものと疑われる症例等の発生は第1号ハ(1)から(5)までに掲げる事項を除く。)のうち,当該医薬品の使用上の注意等から予測することができないもの 次に掲げる医薬品の区分に応じて次に掲げる期間ごと
イ 法第14条の4第1項第1号に規定する新医薬品及び法第14条の4第1項第2号の規定により厚生労働大臣が指示した医薬品 第63条第3項に規定する期間
ロ イに掲げる医薬品以外の医薬品 当該医薬品の製造販売の承認を受けた日等から1年ごとにその満了後2月以内
② 医療機器の製造販売業者又は外国特例承認取得者は,その製造販売し,又は承認を受けた医療機器について,次の各号に掲げる事項を知つたときは,それぞれ当該各号に定める期間内にその旨を厚生労働大臣に報告しなければならない。
1 次に掲げる事項 15日
イ 死亡の発生のうち,当該医療機器の不具合による影響であると疑われるもの
ロ 死亡の発生のうち,当該医療機器と形状,構造,原材料,使用方法,効能,効果,性能等が同一性を有すると認められる外国で使用されている医療機器(以下「外国医療機器」という。)の不具合による影響であると疑われるものであつて,かつ,当該医療機器の使用上の注意等から予測することができないもの
ハ 前第1号ハ(1)から(5)までに掲げる症例等の発生のうち,当該医療機器又は外国医療機器の不具合による影響であると疑われるものであつて,当該医療機器の使用上の注意等から予測することができないもの
ニ 不具合(死亡若しくは前項第1号ハ(1)から(5)までに掲げる症例等の発生又はそれらのおそれに係るものに限る。以下ニ及びヘにおいて同じ。)の発生率をあらかじめ把握することができるものとして厚生労働大臣が別に定める医療機器に係る不具合の発生率の変化のうち,製造販売業者又は外国特例承認取得者があらかじめ把握した当該医療機器に係る不具合の発生率を上回つたもの(イに掲げる事項を除く。)
ホ 前項第1号ハ(1)から(5)までに掲げる症例等の発生のうち,医療機器の不具合による影響であると疑われるものであつて,当該医療機器の使用上の注意等から予測することができるものであり,かつ,次のいずれかに該当するもの(ニに掲げる事項を除く。)
(1) 発生傾向を当該医療機器の使用上の注意等から予測することができないもの
(2) 発生傾向の変化が保健衛生上の危害の発生又は拡大のおそれを示すもの
ヘ 外国医療機器の不具合の発生率をあらかじめ把握することができる場合にあつては,当該外国医療機器の不具合の発生率の変化のうち,製造販売業者又は外国特例承認取得者があらかじめ把握した当該医療機器に係る不具合の発生率を上回つたもの
ト 当該医療機器の使用によるものと疑われる感染症による症例等の発生のうち,当該医療機器の使用上の注意等から予測することができないもの
チ 当該医療機器又は外国医療機器の使用によるものと疑われる感染症による死亡は前項第1号ハ(1)から(5)までに掲げる症例等の発生(トに掲げる事項を除く。)
リ 当該医療機器に係る製造,輸入又は販売の中止,回収,廃棄その他保健衛生上の危害の発生又は拡大を防止するための措置の実施
2 次に掲げる事項 30日
イ 死亡は前項第1号ハ(1)から(5)までに掲げる症例等の発生のうち,当該医療機器又は外国医療機器の不具合による影響であると疑われるもの(前号イからヘまで及び次号イに掲げる事項を除く。)
ロ 当該医療機器又は外国医療機器の不具合の発生であつて,当該不具合によつて死亡又は前項第1号ハ(1)から(5)までに掲げる症例等が発生するおそれがあるもの(前号ニ及びヘ並びに次号イに掲げる事項を除く。)
ハ 当該医療機器若しくは外国医療機器の不具合若しくはそれらの使用による感染症によりがんその他の重大な疾病,障害若しくは死亡が発生するおそれがあること,当該医療機器若しくは外国医療機器の不具合による症例等若しくはそれらの使用による感染症の発生傾向が著しく変化したこと又は当該医療機器が承認を受けた効能若しくは効果を有しないことを示す研究報告
3 次に掲げる事項 当該医療機器が製造販売の承認を受けた日等から1年ごとに,その期間の満了後2月以内
イ 第1号ニに規定する医療機器の不具合の発生であつて,当該不具合の発生によつて,死亡若しくは前項第1号ハ(1)から(5)までに掲げる症例等の発生又はこれらの症例等が発生するおそれがあることが予想されるもの(第1号イ及びニに掲げる事項を除く。)
ロ 死亡及び第1項第1号ハ(1)から(5)までに掲げる症例等以外の症例等の発生のうち,当該医療機器の不具合による影響であると疑われるものであつて,当該医療機器の使用上の注意等から予測することができないもの
ハ 当該医療機器の不具合の発生のうち,当該不具合の発生によつて死亡及び第1項第1号ハ(1)から(5)までに掲げる症例等以外の症例等が発生するおそれがあるものであつて,当該医療機器の使用上の注意等から予測することができないもの
③ 医薬部外品又は化粧品の製造販売業者又は外国特例承認取得者は,その製造販売し,又は承認を受けた

医薬部外品又は化粧品について,有害な作用が発生するおそれがあることを示す研究報告を知ったときは,30日以内にその旨を厚生労働大臣に報告しなければならない.

第254条（回収報告） 法第77条の4の3の規定により,医薬品等の製造販売業者若しくは外国特例承認取得者又は法第80条第1項に規定する輸出用の医薬品等の製造業者が,報告を行う場合には,回収に着手した後速やかに,次の事項を厚生労働大臣（令第80条の規定により当該権限に属する事務を都道府県知事が行うこととされている場合にあつては,都道府県知事）に報告しなければならない.
1 回収を行う者の氏名及び住所
2 回収の対象となる医薬品,医薬部外品,化粧品又は医療機器の名称,当該品目の製造販売又は製造に係る許可番号及び許可年月日並びに当該品目の承認番号及び承認年月日
3 回収の対象となる当該品目の数量,製造番号又は製造記号及び製造販売,製造又は輸入年月日
4 当該品目の製造所又は主たる機能を有する事務所の名称及び所在地
5 当該品目が輸出されたものである場合にあつては,当該輸出先の国名
6 回収に着手した年月日
7 回収の方法
8 その他保健衛生上の被害の発生又は拡大の防止のために講じようとする措置の内容

第268条（薬物に係る治験の届を要する場合） 法第80条の2第2項に規定する薬物は,次に掲げるものとする.ただし,第2号から第6号までに掲げる薬物にあつては,生物学的な同等性を確認する試験を行うものを除く.
1 日本薬局方に収められている医薬品及び既に製造販売の承認を与えられている医薬品と有効成分が異なる薬物
2 日本薬局方に収められている医薬品及び既に製造販売の承認を与えられている医薬品と有効成分が同一の薬物であつて投与経路が異なるもの
3 日本薬局方に収められている医薬品及び既に製造販売の承認を与えられている医薬品と有効成分が同一の薬物であつてその有効成分の配合割合又はその効能,効果,用法及び用量が異なるもの（前2号に掲げるもの及び医師若しくは歯科医師によつて使用され又はこれらの者の処方せんによつて使用されることを目的としないものを除く.）
4 日本薬局方に収められている医薬品及び既に製造販売の承認を与えられている医薬品と有効成分が異なる医薬品として製造販売の承認を与えられた医薬品であつてその製造販売の承認のあつた日後法第14条の4第1項第1号に規定する調査期間（同条第2項の規定による延長が行われたときは,その延長後の期間）を経過していないものと有効成分が同一の薬物
5 生物由来製品となることが見込まれる薬物（前号に掲げるものを除く.）
6 遺伝子組換え技術を応用して製造される薬物（前各号に掲げるものを除く.）

第269条（薬物に係る治験の計画の届出） ① 治験（薬物を対象とするものに限る.以下この条から第273条までにおいて同じ.）の依頼をしようとする者又は自ら治験を実施しようとする者は,あらかじめ,治験の計画に関し,次の事項を厚生労働大臣に届け出なければならない.
1 治験の対象とされる薬物（以下「被験薬」という.）の成分及び分量
2 被験薬の製造方法
3 被験薬の予定される効能又は効果
4 被験薬の予定される用法及び用量
5 治験の目的,内容及び期間
6 治験を行う医療機関の名称及び所在地
7 医療機関において治験を行うことの適否その他の治験に関する調査審議を行う委員会の設置者の名称及び所在地
8 治験を行う医療機関ごとの治験に係る業務を統括する医師又は歯科医師（以下この条において「治験責任医師」という.）の氏名及び職名
9 治験責任医師の指導の下に治験に係る業務を分担する医師又は歯科医師がある場合にあつては,その氏名
10 治験を行う医療機関ごとの予定している被験薬及び被験薬と比較する目的で用いられる医薬品又は薬物その他の物質を交付し,又は入手した数量
11 治験を行う医療機関ごとの予定している被験者数
12 被験薬を有償で譲渡する場合はその理由
13 治験の依頼をしようとする者が本邦内に住所を有しない場合にあつては,被験薬による保健衛生上の危害の発生又は拡大の防止に必要な措置を採らせるため,治験の依頼をしようとする者に代わつて治験の依頼を行うことができる者であつて本邦内に住所を有する者（外国法人で本邦内に事務所を有するものの当該事務所の代表者を含む.）のうちから選任した者（次条及び第271条において「治験国内管理人」という.）の氏名及び住所
14 治験実施計画書の解釈その他の治験の細目について調整する業務を医師又は歯科医師に委嘱する場合にあつては,その氏名及び職名
15 治験実施計画書の解釈その他の治験の細目について調整する業務を複数の医師又は歯科医師で構成される委員会に委嘱する場合にあつては,これを構成する医師又は歯科医師の氏名及び職名
16 治験の依頼をしようとする者が治験の依頼及び管理に係る業務の一部を委託する場合又は自ら治験を実施しようとする者が治験の準備及び管理に係る業務の一部を委託する場合にあつては,当該業務を受託する者の氏名,住所及び当該委託する業務の範囲
17 実施医療機関又は自ら治験を実施しようとする者が治験の実施に係る業務の一部を委託する場合にあつては,当該業務を受託する者の氏名,住所及び当該委託する業務の範囲
18 自ら治験を実施しようとする者にあつては,治験の費用に関する事項
19 自ら治験を実施しようとする者にあつては,治験薬を提供する者の氏名又は名称及び住所
② 前項の届出には,被験薬の毒性,薬理作用等に関する試験成績の概要その他必要な資料を添付しなければならない.

第270条（薬物に係る治験の計画の変更等の届出） 前条の届出をした者は,当該届出に係る事項若しくは治験国内管理人を変更したとき又は当該届出に係る治験を中止し,若しくは終了したときは,その内容及び理由等を厚生労働大臣に届け出なければならない.

第271条（薬物に係る治験の計画の届の手続） 治験の依頼をしようとする者又は治験の依頼をした者が本邦内に住所を有しない場合にあつては,前2条

(これらの規定を第 277 条第 1 項において準用する場合を含む.)の届出に係る手続は,治験国内管理人が行うものとする.

第 272 条(治験の開始後の届出を認める場合) 法第 80 条の 2 第 2 項ただし書に規定する場合は,その治験に係る薬物が次の各号のいずれにも該当する場合とする.
1 被験者の生命及び健康に重大な影響を与えるおそれがある疾病その他の健康被害の防止のため緊急に使用されることが必要な薬物であり,かつ,当該薬物の使用以外の適当な方法がないものであること.
2 その用途に関し,医薬品の品質,有効性及び安全性を確保する上で本邦と同等の水準にあると認められる医薬品の製造販売の承認の制度又はこれに相当する制度を有している国において,販売し,授与し,並びに販売又は授与の目的で貯蔵し,及び陳列することが認められている薬物であること.
3 治験が実施されている薬物であること.

第 273 条(薬物に係る治験に関する副作用等の報告)
① 治験の依頼をした者又は自ら治験を実施した者は,被験者について次の各号に掲げる事項を知つたときは,それぞれ当該各号に定める期間内にその旨を厚生労働大臣に報告しなければならない.
1 次に掲げる症例等の発生のうち,当該被験薬又は外国で使用されているものであつて当該被験薬と成分が同一性を有すると認められるもの(以下この条において「当該被験薬等」という.)の副作用によるものと疑われるもの又はそれらの使用によるものと疑われる感染症によるものであり,かつ,そのような症例等の発生又は発生数,発生頻度,発生条件等の発生傾向が当該被験薬の治験薬概要書(当該被験薬の品質,有効性及び安全性に関する情報等を記載した文書をいう.以下この条において同じ.)から予測できないもの 7 日
イ 死亡
ロ 死亡につながるおそれのある症例
2 次に掲げる事項(前号に掲げるものを除く.) 15 日
イ 次に掲げる症例等の発生のうち,当該被験薬等の副作用によるものと疑われるもの又はそれらの使用によるものと疑われる感染症によるものであり,かつ,そのような症例等の発生又は発生数,発生頻度,発生条件等の発生傾向が当該被験薬の治験薬概要書から予測できないもの
(1) 治療のために病院又は診療所への入院又は入院期間の延長が必要とされる症例
(2) 障害
(3) 障害につながるおそれのある症例
(4) (1)から(3)まで並びに前号イ及びロに掲げる症例に準じて重篤である症例
(5) 後世代における先天性の疾病又は異常
ロ 前号イ又はロに掲げる症例等の発生のうち,当該被験薬等の副作用によるものと疑われるもの又はそれらの使用によるものと疑われる感染症によるもの
ハ 外国で使用されているものであつて被験薬と成分が同一性を有すると認められるものに係る製造,輸入又は販売の中止,回収,廃棄その他保健衛生上の危害の発生又は拡大を防止するための措置の実施
ニ 感染症によりがんその他の重大な疾病,障害若しくは死亡が発生するおそれがあること,当該被験薬等の副作用によるものと疑われる疾病等若しくはそれらの使用によるものと疑われる感染症の発生数,発生頻度,発生条件等の発生傾向が著しく変化したこと又は当該被験薬等が治験の対象となる疾患に対して効能若しくは効果を有しないことを示す研究報告

② 前項の規定にかかわらず,治験の依頼をした者又は自ら治験を実施した者は,当該治験が既に製造販売の承認を与えられている医薬品について法第 14 条第 9 項(法第 19 条の 2 第 5 項において準用する場合を含む.)の規定による承認事項の一部の変更(当該変更が第 47 条第 4 号に該当するものに限る.)の申請に係る申請書に添付しなければならない資料の収集を目的とするものである場合においては,前項第 1 号並びに第 2 号イ及びロに掲げる事項のうち,外国で使用されている物であつて当該治験に係る被験薬と成分が同一性を有すると認められるものの副作用によるものと疑われるもの又はそれらの使用によるものと疑われる感染症によるものについては,報告することを要しない.

③ 治験の依頼をした者は,第 1 項第 1 号並びに第 2 号イ及びロに掲げる事項並びに同号イ(1)から(5)までに掲げる症例等の発生であつて当該被験薬等の副作用によるものと疑われるもの又はそれらの使用によるものと疑われる感染症によるもの(同号に掲げるものを除く.)について,その発現症例一覧等を当該被験薬ごとに,当該被験薬について初めて治験の計画を届け出た日等から起算して半年ごとに,その期間の満了後 2 月以内に厚生労働大臣に報告しなければならない.

第 274 条(機械器具等に係る治験の届出を要する場合) 法第 80 条の 2 第 2 項に規定する機械器具等は,次に掲げるものとする.
1 既に製造販売の承認又は認証を与えられている医療機器と構造及び原理が異なる機械器具等
2 既に製造販売の承認又は認証を与えられている医療機器と構造及び原理が同一の機械器具等であつて使用形態が異なるもの
3 既に製造販売の承認又は認証を与えられている医療機器と構造及び原理が同一の機械器具等であつてその使用目的,効能,効果若しくは操作方法又は使用方法が異なるもの(前号に掲げるものを除く.)
4 既に製造販売の承認又は認証を与えられている医療機器と構造及び原理が異なる医療機器として製造販売の承認を与えられた医療機器であつてその製造販売の承認のあつた日後法第 14 条の 4 第 1 項第 1 号に規定する調査期間(同条第 2 項の規定による延長が行われたときは,その延長後の期間)を経過していないものと構造及び原理が同一の機械器具等(前 2 号に掲げるものを除く.)
5 生物由来製品となることが見込まれる機械器具等(前各号に掲げるものを除く.)
6 遺伝子組換え技術を応用して製造される機械器具等(前各号に掲げるものを除く.)

第 283 条(邦文記載) 厚生労働大臣,地方厚生局長,都道府県知事,保健所を設置する市の市長若しくは特別区の区長又は機構に提出する申請書,届書,報告書その他の書類は,邦文で記載されていなければならない.ただし,特別の事情により邦文をもつて記載することができない書類であつて,その翻訳文が添付されているものについては,この限りでない.

57 医薬品の安全性に関する非臨床試験の実施の基準に関する省令

（平9・3・26厚生省令第21号，
最終改正：平20・6・13厚労省令第114号）

第1章 総則

第1条（趣旨） この省令は，薬事法（昭和35年法律第145号．以下「法」という.）第14条第3項（同条第9項及び法第19条の2第5項において準用する場合を含む．以下同じ．）並びに法第14条の4第4項及び法第14条の6第4項（これらの規定を法第19条の4において準用する場合を含む．以下同じ．）に規定する厚生労働大臣の定める基準のうち，医薬品の安全性に関する非臨床試験（薬事法施行規則（昭和36年厚生省令第1号）第40条第1項第1号ヘ（第102条第2項において準用する場合を含む．）及び第59条第1項（第111条において準用する場合を含む．）並びに法第14条の6第4項（法第19条の4において準用する場合を含む．）に規定する資料のうち急性毒性，亜急性毒性，慢性毒性，遺伝毒性，催奇形性その他の毒性に関するものの収集及び作成のために，試験施設又は試験場所において試験系を用いて行われるものに限る．以下単に「試験」という．）に係るものを定めるものとする．

第2条（定義） ① この省令において「被験物質」とは，試験において安全性の評価の対象となる医薬品又は化学的物質，生物学的物質若しくはその製剤をいう．
② この省令において「対照物質」とは，試験において被験物質と比較する目的で用いられる医薬品又は化学的物質，生物学的物質若しくはその製剤をいう．
③ この省令において「試験系」とは，被験物質が投与され，若しくは加えられる動物，植物，微生物又はこれらの構成部分，又はその対照として用いられるものをいう．
④ この省令において「標本」とは，検査又は分析のため試験系から採取された物をいう．
⑤ この省令において「生データ」とは，試験において得られた観察の結果及びその記録をいう．
⑥ この省令において「試験場所」とは，試験施設の運営及び管理について責任を有する者（以下「運営管理者」という．）が試験の一部を委託する場合において，当該委託された試験の一部が行われる場所（試験施設を除く．）をいう．

第3条（試験の実施に係る基準） 法第14条第1項又は第19条の2第1項の承認を受けようとする者又は受けた者が行う試験の実施に係る法第14条第3項並びに法第14条の4第4項及び法第14条の6第4項に規定する資料の収集及び作成については，次条から第19条までの規定の定めるところによる．

第4条（試験委託者の責務） ① 試験を委託する者は，委託する試験がこの省令に従って実施されなければならないものであることを受託する者に対して事前に通知しなければならない．
② 前項の場合において，試験を委託した者又はその地位を承継した者（以下「試験委託者等」という．）は，当該試験がこの省令に従って実施されていること，及び実施されたことを確認しなければならない．
③ 第1項の通知及び前項の確認は，文書により記録し，これを保存しなければならない．

第2章 職員及び組織

第5条（職員） ① 試験に従事する者及び次条第2号（第19条第2号において準用する場合を含む．）に規定する信頼性保証部門に属する者は，その業務を適正かつ円滑に遂行するために必要な教育若しくは訓練を受けた者又は職務経験を有する者であって，当該業務を遂行しうる能力を有するものでなければならない．
② 試験に従事する者は，被験物質，対照物質及び試験系を汚染しないよう，保健衛生上必要な注意を払わなければならない．

第6条（運営管理者） 運営管理者は，次に掲げる業務を行わなければならない．
1 試験ごとに，試験に従事する者のうち，当該試験の実施，記録，報告等について責任を有する者（以下「試験責任者」という．）を指名すること．
2 試験施設で行われる試験がこの省令に従って行われていることを保証する部門（以下「信頼性保証部門」という．）の責任者（以下「信頼性保証部門責任者」という．）を指名すること．
3 信頼性保証部門責任者がその業務を適切に行っていることを確認すること．
4 被験物質若しくは対照物質又はこれらを含む混合物の同一性，力価，純度，安定性及び均一性について適切に試験されていることを確認すること．
5 施設及び機器等が標準操作手順書及び試験計画書に従って使用されていることを確認すること．
6 試験計画書に従ってその試験を適切に実施するために十分な職員を確保すること．
7 試験に従事する者及び信頼性保証部門に属する者に対する必要な教育及び訓練を行うこと．
8 試験に従事する者及び信頼性保証部門に属する者についての教育，訓練及び職務経験を記録した文書並びに職務分掌を明記した文書を作成し，これらを保存すること．
9 試験施設で行われるすべての試験について，試験委託者等の氏名（法人にあっては，その名称），試験責任者の氏名，試験系，試験の種類，試験開始の日付，試験の進捗状況，最終報告書の作成状況等を被験物質ごとに記載した書類（以下「主計画表」という．）を作成し，保存すること．
10 その他試験施設の運営及び管理に関する業務

第7条（試験責任者） 試験責任者は，次に掲げる業務を行わなければならない．
1 各試験がこの省令，標準操作手順書及び試験計画書に従って行われていることを確認すること．
2 生データが正確に記録され，かつ適切な措置が講じられていることを確認すること．
3 予見することができなかった試験の信頼性に影響を及ぼす疑いのある事態について，その内容及び改善措置が文書により記録されていることを確認すること．
4 次条第1項第3号の指摘事項及び同項第4号の勧告により改善を行うこと．
5 試験系が試験計画書に従っているものであることを確認すること．
6 試験計画書，標本，生データその他の記録文書，最終報告書及びこれらの変更又は訂正に係る文書（以下「試験関係資料」という．）を適切に管理し，試験終了後に試験関係資料を保存する施設（以下「資料

保存施設」という.）に適切に移管すること．
7 その他試験の実施、記録、報告等の管理に関する業務
第8条（信頼性保証部門） ① 信頼性保証部門責任者は、次に掲げる業務を自ら行い、又は試験ごとの担当者を指名し、その者に行わせなければならない.
1 主計画表の写しを保存すること．
2 標準操作手順書及び試験計画書の写しを保存すること．
3 試験の信頼性を保証することができる適当な時期に、試験の調査を行い、当該試験がこの省令に従って行われていることを確認するとともに、当該調査の内容、結果及び改善のための指摘事項、これに対して講じられた措置並びに再調査の予定等を記載した文書を作成し、これに署名又は記名なつ印の上保存すること．
4 前号の調査において、試験の信頼性に重大な影響を及ぼすおそれのあることを発見したときは、運営管理者及び試験責任者に対して報告するとともに、改善のための勧告を行うこと．
5 試験ごとに、改善のための指摘事項及びこれに対して講じられた措置に関する報告書を作成し、運営管理者及び試験責任者に提出すること．
6 第7条第3号の試験責任者の確認が適切に行われているかどうか確認すること．
7 最終報告書には試験の実施方法が正確に記載され、かつ生データが正確に反映されていることを確認し、運営管理者及び試験責任者に対して報告すること．
8 第3号及び前号の確認を行った日付及びその結果が運営管理者及び試験責任者に報告されていることを記載した文書を作成し、これに署名又は記名なつ印の上試験責任者に提出すること．
9 信頼性保証部門に保存される記録の整理方法を文書により記録し、これを保存すること．
10 その他当該試験施設で行われる試験がこの省令に従って行われていることを保証するために必要な業務
② 試験ごとの信頼性保証部門の担当者は、当該試験に従事する者以外の者でなければならない．
③ 第1項の規定により保存される文書は、試験施設又は試験委託者等の指定した場所に保存されなければならない．

第3章 試験施設及び機器

第9条（試験施設） ① 試験施設は、試験を実施するために必要な面積及び構造を有し、かつ、その機能を維持するため試験に影響を及ぼすものから十分に分離されていなければならない．
② 動物を用いた試験を行う試験施設は、動物を適切に飼育し、又は管理するため、飼育施設、飼料、補給品等を保管する動物用品供給施設その他必要な施設設備を有しなければならない．
③ 試験施設は、被験物質等の取扱区域、試験操作区域その他の試験を適切に実施するために必要な区分された区域を有しなければならない．
④ 試験施設は、資料保存施設を有しなければならない．
第10条（機器） ① 試験成績の収集、測定又は解析に使用される機器、施設の環境を保持するために使用される機器その他試験を行うために必要な機器（以下「機器」という．）は、適切に設計され、十分な処理能力を有し、適切に配置されなければならない．
② 機器は、適切に保守点検、清掃及び修理が行われなければならない．

③ 前項の保守点検、清掃及び修理を行った場合には、その日付、内容及び実施者を文書により記録し、これを保存しなければならない．

第4章 試験施設等における操作

第11条（標準操作手順書） ① 運営管理者は、次に掲げる事項に関する実施方法及び手順を記載した標準操作手順書を作成しなければならない．
1 被験物質及び対照物質の管理
2 施設設備又は機器の保守点検及び修理
3 動物飼育施設の整備
4 実験動物の飼育及び管理
5 実験動物の一般症状等の観察
6 試験の操作、測定、検査及び分析
7 ひん死の動物及び動物の死体の取扱い
8 動物の剖検及び死後解剖検査
9 標本の採取及び識別
10 病理組織学的検査
11 生データの管理
12 信頼性保証部門が行う業務
13 試験従事者の健康管理
14 その他必要な事項
② 運営管理者は、前項各号に掲げる事項が実施されるそれぞれの区域に、標準操作手順書を備え付けなければならない．
③ 運営管理者は、標準操作手順書を変更する場合には、その日付を記載するとともに、変更前の標準操作手順書を試験施設に保存しなければならない．
④ 試験に従事する者は、やむを得ない理由により標準操作手順書に従わなかった場合には、試験責任者の承認を受けなければならない．
⑤ 試験に従事する者は、前項の標準操作手順書に従わなかったことを生データに記録しなければならない．
第12条（動物の飼育管理） ① 試験に従事する者は、外部から新たに受け入れられた動物を、他の動物への汚染を防止することができる飼育施設に収容するとともに、その異常の有無の観察及び記録を行わなければならない．
② 試験に従事する者は、前項の観察又は試験中に試験の実施に影響を及ぼすような疾病又は状況が見られる動物を、他の動物から隔離するとともに、試験に使用してはならない．
③ 試験に従事する者は、試験に使用される動物が試験環境に順応するよう必要な措置を講じなければならない．
④ 試験に従事する者は、試験に使用される動物の収容の誤りを防止するとともに、個々の動物を識別することができる必要な措置を講じなければならない．
⑤ 試験に従事する者は、飼育施設、動物用品等を衛生的に管理しなければならない．

第5章 被験物質等の取扱い

第13条（被験物質及び対照物質の取扱い） ① 試験に従事する者は、被験物質及び対照物質について、その特性及び安定性の測定、必要な表示等により適切な管理を行うものとする．
② 試験に従事する者は、被験物質又は対照物質と媒体との混合物については、混合した後の被験物質又は対照物質の安定性及び均一性の測定等により適切に使用しなければならない．

a ③ 試験に従事する者は,被験物質及び対照物質の配布,受領,返却又は廃棄を行うときは,その日付及び量を記録しなければならない.

第14条(試薬及び溶液) 試験に従事する者は,試薬及び溶液の保管条件,使用期限等について適切な表示を行うとともに,その性質及び使用方法等に従って使用しなければならない.

第6章 試験計画書及び試験の実施

第15条(試験計画書) ① 試験責任者は,試験ごとに,次に掲げる事項を記載した試験計画書を作成し,運営管理者(試験の全部が委託された場合にあっては,試験委託者及び運営管理者.以下この項において同じ.)の承認を受けなければならない.
1 表題と試験目的
2 試験施設の名称及び所在地
3 試験が委託された場合にあっては,試験委託者の氏名及び住所(法人にあっては,その名称及び主たる事務所の所在地)
4 試験責任者の氏名
5 被験物質及び対照物質に関する事項
6 試験系に関する事項
7 試験の実施方法に関する事項
8 生データの解析に使用する統計学的方法に関する事項
9 その他保存される記録及び資料に関する事項
10 運営管理者及び試験責任者の署名又は記名なつ印及びその日付
11 その他試験の計画のために必要な事項

② 試験責任者は,試験計画書を変更する場合には,その日付,変更箇所及び理由を文書により記録し,これを署名又は記名なつ印の上試験計画書とともに保存しなければならない.

第16条(試験の実施) ① 試験は,試験責任者の指導監督の下に,試験計画書及び標準操作手順書に従って適切に実施されなければならない.
② 試験に従事する者は,すべての生データを,その記入者及び日付とともに,適切に記録しなければならない.
③ 試験に従事する者は,生データを訂正する場合には,当該訂正の理由,訂正を行う者及び日付を記載するとともに,適切に訂正しなければならない.
④ 試験に従事する者は,試験中に異常又は予見することができなかった事態が生じたときは,速やかに試験責任者に報告し,改善のための措置を講じるとともに,これらの内容を記録しなければならない.

第7章 報告及び保存

第17条(最終報告書) ① 試験責任者は,試験ごとに,次に掲げる事項を記載した最終報告書を作成しなければならない.
1 表題と試験目的
2 試験施設の名称及び所在地
3 試験の開始及び終了の日
4 試験責任者その他の試験に従事した者の氏名
5 被験物質及び対照物質に関する事項
6 試験系に関する事項
7 予見することができなかった試験の信頼性に影響を及ぼす疑いのある事態及び試験計画書に従わなかったこと.
8 試験の実施方法に関する事項

9 生データの解析に使用された統計学的方法に関する事項
10 試験成績及びその考察並びにこれらの要約
11 生データ及び標本の保存場所
12 試験責任者の署名又は記名なつ印及びその日付
13 第8条第1項第8号の規定により信頼性保証部門責任者が作成し,署名又は記名なつ印した文書
14 その他必要な事項

② 試験責任者は,最終報告書を訂正する場合には,その日付,訂正箇所,理由その他の必要な事項を文書により記録し,これを署名又は記名なつ印の上最終報告書とともに保存しなければならない.

第18条(試験関係資料の保存) ① 運営管理者は,試験関係資料を資料保存施設において適切に保存しなければならない.
② 運営管理者は,資料保存施設の管理の責任者(以下「資料保存施設管理責任者」という.)を置かなければならない.
③ 資料保存施設管理責任者が許可した者以外の者は,資料保存施設に立ち入ることができない.
④ 運営管理者は,試験業務が廃止され,又は休止された場合には,試験関係資料をその業務を承継する者又は試験委託者等(以下「資料承継者」という.)に引き渡さなければならない.
⑤ 資料承継者については,第1項から第3項までの規定を準用する.

第8章 複数の場所にわたって実施される試験

第19条(遵守事項) 試験が複数の場所にわたって実施される場合には,第4条から前条までに定めるところによるほか,次に掲げるところによらなければならない.
1 運営管理者は,試験場所における試験成績の信頼性の確保を図るため,試験施設と試験場所との連絡体制の確保等必要な措置を講じなければならない.
2 試験場所の運営及び管理について責任を有する者(以下「試験場所管理責任者」という.)については,第6条,第11条第1項から第3項まで並びに前条第1項,第2項及び第4項の規定を準用する.この場合において,第6条第1号中「試験の実施,記録,報告等について責任を有する者(以下「試験責任者」とあるのは「委託された試験の一部の実施,記録,報告等について責任を有する者(以下「試験主任者」」と,同条第2号,第9号及び第10号並びに第11条第3項中「試験施設」とあるのは「試験場所」と,第6条第9号中「試験責任者」とあるのは「試験責任者及び試験主任者」と読み替えるものとする.
3 試験主任者については,第7条の規定を準用する.この場合において,同条第4号中「次条第1項第3号」とあるのは「第19条第4号において準用する次条第1項第3号」と,「同項第4号」とあるのは「第19条第4号において準用する次条第1項第4号」と読み替えるものとする.
4 第2項において準用する第6条第2号の規定に基づき指名された信頼性保証部門責任者については,第8条の規定を準用する.この場合において,同条第1項第4号,第5号,第7号及び第8号中「運営管理者及び試験責任者」とあるのは「運営管理者,試験責任者,試験場所管理責任者及び試験主任者」と,同項第6号中「第7条第3号の試験責任者」とあるのは「第19条第3号において準用する第7条第3

号の試験主任者」と，同項第10号及び同条第3項中「試験施設」とあるのは「試験場所」と読み替えるものとする．

5　試験場所については，第9条の規定を準用する．

6　試験場所で実施される試験に従事する者に関しては，第11条第4項並びに第16条第1項及び第4項中「試験責任者」とあるのは「試験責任者及び試験主任者」と読み替えるものとする．

58　医薬品及び医薬部外品の製造管理及び品質管理の基準に関する省令

（平16・12・24　厚労省令第179号）

第1章　総則

第1条（趣旨） この省令は，薬事法（昭和35年法律第145号．以下「法」という．）第14条第2項第4号（第19条の2第5項において準用する場合を含む．以下同じ．）に規定する厚生労働省令で定める基準を定めるものとする．

第2条（定義） ① この省令で「製品」とは，製造所の製造工程を経た物（製造の中間工程で造られたものであって，以後の製造工程を経ることによって製品となるもの（以下「中間製品」という．）を含む．以下同じ．）をいう．

② この省令で「資材」とは，製品の容器，被包及び表示物（添付文書を含む．以下同じ．）をいう．

③ この省令で「ロット」とは，1の製造期間内に一連の製造工程により均質性を有するように製造された製品及び原料（以下「製品等」という．）の一群をいう．

④ この省令で「管理単位」とは，同一性が確認された資材の一群をいう．

⑤ この省令で「バリデーション」とは，製造所の構造設備並びに手順，工程その他の製造管理及び品質管理の方法（以下「製造手順等」という．）が期待された結果を与えることを検証し，これを文書とすることをいう．

⑥ この省令で「清浄区域」とは，製造作業を行う場所（以下「作業所」という．）のうち，原料の秤量作業を行う場所，薬剤の調製作業を行う場所及び洗浄後の容器が作業所内の空気に触れる場所をいう．

⑦ この省令で「無菌区域」とは，作業所のうち，無菌化された薬剤又は滅菌された容器が作業所内の空気に触れる場所，薬剤の充てん作業を行う場所，容器の閉そく作業を行う場所及び無菌試験等の無菌操作を行う場所をいう．

⑧ この省令で「細胞組織医薬品」とは，人又は動物の細胞又は組織から構成された医薬品（人の血液及び人の血液から製造される成分から構成される医薬品を除く．）をいう．

⑨ この省令で「ドナー」とは，細胞組織医薬品の原料となる細胞又は組織を提供する人（臓器の移植に関する法律（平成9年法律第104号）第6条第2項に規定する脳死した者の身体に係るものを除く．）をいう．

⑩ この省令で「ドナー動物」とは，細胞組織医薬品の原料となる細胞又は組織を提供する動物をいう．

第3条（適用の範囲） ① 法第14条第1項に規定する医薬品（体外診断用医薬品を除く．以下同じ．）若しくは医薬部外品の製造販売業者又は法第19条の2第4項に規定する医薬品若しくは医薬部外品の選任製造販売業者は，第2章又は第3章において準用する第2章の規定に基づき，製造業者（法第13条の3の3第1項に規定する外国製造業者（以下単に「外国製造業者」という．）（以下「製造業者等」と総称する．））に委託における製品の製造管理及び品質管理を行わせなければならない．

② 医薬品又は医薬部外品に係る製品の製造業者等は，第2章又は第3章において準用する第2章の規定に基づき，薬事法施行規則（昭和36年厚生省令第1号．以下「施行規則」という．）第96条に規定する製造所における製品の製造管理及び品質管理を行わなければならない．

③ 法第80条第1項の輸出用の医薬品又は医薬部外品に係る製品の製造業者は，第2章又は第3章において準用する第2章の規定に基づき，輸出用の医薬品又は医薬部外品の製造所における製品の製造管理及び品質管理を行わなければならない．

第2章　医薬品製造業者等の製造所における製造管理及び品質管理

第1節　通則

第4条（製造部門及び品質部門） ① 製造業者等は，製造所ごとに，法第17条第3項に規定する医薬品製造管理者及び法第68条の2第1項に規定する生物由来製品（法第2条第9項に規定する生物由来製品をいう．以下同じ．）の製造を管理する者（外国製造業者にあっては，法第13条の3第1項の規定により認定を受けた製造所の責任者は当該外国製造業者があらかじめ指定した者）（以下「製造管理者」と総称する．）の監督の下に，製造管理に係る部門（以下「製造部門」という．）及び品質管理に係る部門（以下「品質部門」という．）を置かなければならない．

② 品質部門は，製造部門から独立していなければならない．

第5条（製造管理者） ① 製造管理者は，次に掲げる業務を行わなければならない．

1　製造管理及び品質管理に係る業務（以下「製造・品質管理業務」という．）を統括し，その適正かつ円滑な実施が図られるよう管理監督すること．

2　品質不良その他製品の品質に重大な影響が及ぶおそれがある場合においては，所要の措置が速やかに採られていること及びその進捗状況を確認し，必要に応じ，改善等所要の措置を採るよう指示すること．

② 製造業者等は，製造管理者が業務を行うに当たって支障を生ずることがないようにしなければならない．

第6条（職員） ① 製造業者等は，製造・品質管理業務を適正かつ円滑に実施しうる能力を有する責任者（以下単に「責任者」という．）を，製造所の組織，規模及び業務の種類等に応じ，適切に置かなければならない．

② 製造業者等は，責任者を，製造所の組織，規模及び業務の種類等に応じ，適切な人数を配置しなければならない．

③ 製造業者等は，製造・品質管理業務を適切に実施しうる能力を有する人員を十分に確保しなければならない．

④ 製造業者等は，製造・品質管理業務に従事する職員（製造管理者及び責任者を含む．）の責務及び管理体制を文書により適切に定めなければならない．

第 7 条（製品標準書）製造業者等は、製品（中間製品を除く。以下この条において同じ。）ごとに、次に掲げる事項について記載した製品標準書を当該製品の製造に係る製造所ごとに作成し、保管するとともに、品質部門の承認を受けるものとしなければならない。
1 製造販売承認事項
2 法第 42 条第 1 項の規定により定められた基準その他薬事に関する法令又はこれに基づく命令若しくは処分のうち品質に関する事項
3 製造手順（第 1 号の事項を除く。）
4 製造しようとする製品が生物由来製品たる医薬品（以下「生物由来医薬品」という。）、薬事法施行令（昭和 36 年政令第 11 号）第 80 条第 2 項第 3 号イに掲げる生物学的製剤、法第 43 条第 1 項の規定により厚生労働大臣の指定した医薬品、遺伝子組換え技術を応用して製造される医薬品、遺伝子組換え技術を応用して製造される医薬品若しくは使用する医薬品、人若しくは動物の細胞を培養する技術を応用して製造される医薬品、人若しくは動物の細胞を培養する技術を応用して製造される医薬品を原料として使用する医薬品（以下「生物由来医薬品等」と総称する。）に係る製品である場合においては、次に掲げる事項
　イ 原料として使用する人、動物、植物又は微生物から得られた物に係る名称、本質及び性状並びに成分及びその含有量その他の規格
　ロ 製造又は試験検査に使用する動物（ドナー動物を含む。以下「使用動物」という。）の規格（飼育管理の方法を含む。）
5 その他所要の事項

第 8 条（手順書等） ① 製造業者等は、製造所ごとに、構造設備の衛生管理、職員の衛生管理その他必要な事項について記載した衛生管理基準書を作成し、これを保管しなければならない。
② 製造業者等は、製造所ごとに、製品等の保管、製造工程の管理その他必要な事項について記載した製造管理基準書を作成し、これを保管しなければならない。
③ 製造業者等は、製造所ごとに、検体の採取方法、試験検査結果の判定方法その他必要な事項を記載した品質管理基準書を作成し、これを保管しなければならない。
④ 製造業者等は、前 3 項に定めるもののほか、製造管理及び品質管理を適正かつ円滑に実施するため、次に掲げる手順に関する文書（以下「手順書」という。）を製造所ごとに作成し、これを保管しなければならない。
1 製造所からの出荷の管理に関する手順
2 バリデーションに関する手順
3 第 14 条の変更の管理に関する手順
4 第 15 条の逸脱の管理に関する手順
5 品質等に関する情報及び品質不良等の処理に関する手順
6 回収処理に関する手順
7 自己点検に関する手順
8 教育訓練に関する手順
9 文書及び記録の管理に関する手順
10 その他製造管理及び品質管理を適正かつ円滑に実施するために必要な手順
⑤ 製造業者等は、製品標準書、衛生管理基準書、製造管理基準書、品質管理基準書及び手順書（以下「手順書等」と総称する。）を製造所に備え付けなければならない。

第 9 条（構造設備） 製品の製造所の構造設備は、次に定めるところに適合するものでなければならない。

1 手順書等に基づき、その用途に応じ適切に清掃及び保守が行われ、必要に応じ滅菌され、また、その記録が作成され、保管されていること。
2 製品等により有毒ガスを取り扱う場合においては、その処理に要する設備を有すること。
3 作業所のうち作業室は、製品の種類、剤型及び製造工程に応じ、じんあい又は微生物による汚染を防止するのに必要な構造及び設備を有していること。ただし、製造設備等の有する機能によりこれと同程度の効果を得られる場合は、この限りでない。
4 作業所のうち、原料の秤量作業、製品の調製作業、充てん作業又は閉そく作業を行う作業室は、当該作業室の職員以外の者の通路とならないように造られていること。ただし、当該作業室の職員以外の者による製品への汚染のおそれがない場合においては、この限りでない。
5 飛散しやすく、微量で過敏症反応を示す製品等又は交叉汚染することにより他の製品に重大な影響を及ぼすおそれのある製品等を製造する場合においては、当該製品等の関連する作業室を専用とし、かつ、空気処理システムを別系統にしていること。
6 製品の製造に必要な質及び量の水（設備及び器具並びに容器の洗浄水を含む。）を供給する設備を有すること。

第 10 条（製造管理） 製造業者等は、製造部門に、手順書等に基づき、次に掲げる製造管理に係る業務を適切に行わせなければならない。
1 製造工程における指示事項、注意事項その他必要な事項を記載した製造指図書を作成し、これを保管すること。
2 製造指図書に基づき製品を製造すること。
3 製品の製造に関する記録をロットごと（ロットを構成しない製品については製造番号ごと。以下同じ。）に作成し、これを保管すること。
4 製品の資材についてロットごとにそれが適正である旨を確認するとともに、その結果に関する記録を作成し、これを保管すること。
5 製品等についてはロットごとに、資材については管理単位ごとに適正に保管し、出納を行うとともに、その記録を作成し、これを保管すること。
6 構造設備の清浄を確認するとともに、その結果に関する記録を作成し、これを保管すること。
7 職員の衛生管理を行うとともに、その記録を作成し、これを保管すること。
8 構造設備を定期的に点検整備するとともに、その記録を作成し、これを保管すること。また、計器の校正を適切に行うとともに、その記録を作成し、これを保管すること。
9 製造、製品及び出納並びに衛生管理に関する記録により製造管理が適切に行われていることを確認し、その結果を品質部門に対して文書により報告すること。
10 その他製造管理のために必要な業務

第 11 条（品質管理） ① 製造業者等は、品質部門に、手順書等に基づき、次に掲げる製品の品質管理に係る業務を計画的かつ適切に行わせなければならない。
1 製品等についてはロットごとに、資材については管理単位ごとに試験検査を行うのに必要な検体を採取するとともに、その記録を作成し、これを保管すること。
2 採取した検体について、ロットごと又は管理単位ごとに試験検査（当該製造業者等の他の試験検査設備又は他の試験検査機関を利用して自己の責任にお

いて行う試験検査であって，当該利用につき支障がないと認められるものを含む．以下同じ．）を行うとともに，その記録を作成し，これを保管すること．
3　製品（医薬品，医薬部外品，化粧品及び医療機器の品質管理の基準に関する省令（平成16年厚生労働省令第136号）第9条第2項の市場への出荷の可否の決定に供されるものに限る．第28条第1項において同じ．）について，ロットごとに所定の試験検査に必要な量の2倍以上の量を参考品として，製造された日から当該製品の有効期間又は使用の期限（以下単に「有効期間」という．）に1年（放射性医薬品に係る製品にあっては1月）を加算した期間適切な保管条件の下で保管すること．ただし，ロットを構成しない製品については，この限りでない．
4　試験検査に関する設備及び器具を定期的に点検整備するとともに，その記録を作成し，これを保管すること．また，試験検査に関する計器の校正を適切に行うとともに，その記録を作成し，これを保管すること．
5　第2号の試験検査の結果の判定を行い，その結果を製造部門に対して文書により報告すること．
6　その他品質管理のために必要な業務
② 輸入先国における製造管理及び品質管理の基準並びにこれらの基準に対する適合性の確認に関する手続が我が国のものと同等であると認められる場合においては，前項第2号に規定する試験検査（第3号を除く．）は，輸入された物について輸入先の外国製造業者が行った試験検査の記録を確認することをもって代えることができる．この場合において，製造業者は，品質部門に，次に掲げる業務を適切に行わせなければならない．
1　当該製品等が適切な製造手順等により製造されていることを定期的に確認すること．
2　当該外国製造業者の製造所が，その国における製造管理及び品質管理に関する基準に適合していることを定期的に確認すること．
3　前2号の確認の記録を作成し，これを保管すること．
4　当該製品について当該外国製造業者が行った試験検査の記録を確認するとともに，その確認の記録を作成し，これを保管すること．
③ 製造業者等は，品質部門に，手順書等に基づき，前条第9号の規定により製造部門から報告された製造管理に係る確認の結果をロットごとに確認させなければならない．
第12条（製造所からの出荷の管理）① 製造業者等は，品質部門に，手順書等に基づき，製造管理及び品質管理の結果を適切に評価し，製品の製造所からの出荷の可否を決定する業務を行わせなければならない．
② 前項の業務を行う者は，当該業務を適正かつ円滑に実施しうる能力を有する者でなければならない．
③ 製造業者等は，第1項の業務を行う者が当該業務を行うに当たって，支障が生ずることがないようにしなければならない．
④ 製造業者等は，第1項の決定が適正に行われるまで製造所から製品を出荷してはならない．
第13条（バリデーション）① 製造業者等は，あらかじめ指定した者に，手順書等に基づき，次に掲げる業務を行わせなければならない．
1　次に掲げる場合においてバリデーションを行うこと．
イ　当該製造所において新たに医薬品の製造を開始する場合
ロ　製造手順等に製品の品質に大きな影響を及ぼす変更がある場合
ハ　その他製品の製造管理及び品質管理を適切に行うために必要と認められる場合
2　バリデーションの計画及び結果を品質部門に対して文書により報告すること．
② 製造業者等は，前項第1号のバリデーションの結果に基づき，製造管理又は品質管理に関し改善が必要な場合においては，所要の措置を採るとともに，当該措置の記録を作成し，これを保管すること．
第14条（変更の管理）製造業者等は，製造手順等について，製品の品質に影響を及ぼすおそれのある変更を行う場合においては，あらかじめ指定した者に，手順書等に基づき，次に掲げる業務を行わせなければならない．
1　当該変更による製品の品質への影響を評価し，その評価の結果をもとに変更を行うことについて品質部門の承認を受けるとともに，その記録を作成し，これを保管すること．
2　前号の規定により品質部門の承認を受けて変更を行うときは，関連する文書の改訂，職員の教育訓練その他所要の措置を採ること．
第15条（逸脱の管理）① 製造業者等は，製造手順等からの逸脱（以下単に「逸脱」という．）が生じた場合においては，あらかじめ指定した者に，手順書等に基づき，次に掲げる業務を行わせなければならない．
1　逸脱の内容を記録すること．
2　重大な逸脱が生じた場合においては，次に掲げる業務を行うこと．
イ　逸脱による製品の品質への影響を評価し，所要の措置を採ること．
ロ　イに規定する評価の結果及び措置について記録を作成し，保管するとともに，品質部門に対して文書により報告すること．
ハ　ロの規定により報告された評価の結果及び措置について，品質部門の確認を受けること．
② 製造業者等は，品質部門に，手順書等に基づき，前項第2号ハにより記録を作成させ，同号ロの記録とともに，製造管理者に対して文書により適切に報告させなければならない．
第16条（品質等に関する情報及び品質不良等の処理）① 製造業者等は，製品に係る品質等に関する情報（以下「品質情報」という．）を得たときは，その品質情報に係る事項が当該製造所に起因するものでないことが明らかな場合を除き，あらかじめ指定した者に，手順書等に基づき，次に掲げる業務を行わせなければならない．
1　当該品質情報に係る事項の原因を究明し，製造管理又は品質管理に関し改善が必要な場合においては，所要の措置を採ること．
2　当該品質情報の内容，原因究明の結果及び改善措置を記載した記録を作成し，保管するとともに，品質部門に対して文書により速やかに報告すること．
3　前号の報告により，品質部門の確認を受けること．
② 製造業者等は，前項第3号の確認により品質不良又はそのおそれが判明した場合には，品質部門に，手順書等に基づき，当該事項を製造管理者に対して文書により報告させなければならない．
第17条（回収処理）製造業者等は，製品の品質に関する理由により回収が行われるときは，あらかじめ指定した者に，手順書等に基づき，次に掲げる業務を行わせなければならない．
1　回収した製品を保管する場合においては，その製品を区分して一定期間保管した後，適切に処理する

こと．
2 回収の内容を記載した回収処理記録を作成し，保管するとともに，品質部門及び製造管理者に対して文書により報告すること．ただし，当該回収に至った理由が当該製造所に起因するものでないことが明らかな場合においては，この限りでない．

第18条（自己点検） ① 製造業者等は，あらかじめ指定した者に，手順書等に基づき，次に掲げる業務を行わせなければならない．
1 当該製造所における製品の製造管理及び品質管理について定期的に自己点検を行うこと．
2 自己点検の結果を製造管理者に対して文書により報告すること．
3 自己点検の結果の記録を作成し，これを保管すること．

② 製造業者等は，前項第1号の自己点検の結果に基づき，製造管理又は品質管理に関し改善が必要な場合においては，所要の措置を採るとともに，当該措置の記録を作成し，これを保管すること．

第19条（教育訓練） 製造業者等は，あらかじめ指定した者に，手順書等に基づき，次に掲げる業務を行わせなければならない．
1 製造・品質管理業務に従事する職員に対して，製造管理及び品質管理に関する必要な教育訓練を計画的に実施すること．
2 教育訓練の実施状況を製造管理者に対して文書により報告すること．
3 教育訓練の実施の記録を作成し，これを保管すること．

第20条（文書及び記録の管理） 製造業者等は，この省令に規定する文書及び記録について，あらかじめ指定した者に，手順書等に基づき，次に掲げる事項を行わせなければならない．
1 文書を作成し，又は改訂する場合においては，手順書等に基づき，承認，配付，保管等を行うこと．
2 手順書等を作成し，又は改訂するときは，当該手順書等にその日付を記載するとともに，それ以前の改訂に係る履歴を保管すること．
3 この省令に規定する文書及び記録を，作成の日（手順書等については使用しなくなった日）から5年間（ただし，当該記録等に係る製品の有効期間に1年を加算した期間が5年より長い場合においては，教育訓練に係る記録等を除き，その有効期間に1年を加算した期間）保管すること．

第2節 原薬の製造管理及び品質管理

第21条（品質管理） 製造業者等（原薬に係る製品の製造業者等に限る．次条において同じ．）は，第11条第1項第3号の規定にかかわらず，原薬に係る製品について，ロットごとに所定の試験検査に必要な量の2倍以上の量を参考品として，製造された日から，次の各号に掲げる期間適切な保管条件の下で保管しなければならない．
1 有効期間に代えてリテスト日（製造された日から一定の期間を経過した製品等が，それ以降において，引き続き所定の規格に適合しているかどうか等について，あらためて試験検査を行う必要があるものとして設定される日をいう．以下同じ．）が設定されている製品にあっては，当該ロットの当該製造所からの出荷が完了した日から3年間
2 有効期間に代えてリテスト日以外のものにあっては，当該製品の有効期間に1年を加算した期間

第22条（文書及び記録の管理） 製造業者等は，第20条第3号の規定にかかわらず，原薬に係る製品に係るこの省令に規定する文書及び記録については，作成の日（手順書等については使用しなくなった日）から当該製品の有効期間に1年を加算した期間（有効期間に代えてリテスト日が設定されている製品にあっては，当該文書及び記録に係るロットの当該製造所からの出荷が完了した日から3年間）保管しなければならない．

第3節 無菌医薬品の製造管理及び品質管理

第23条（無菌医薬品の製造所の構造設備） 施行規則第26条第1項第3号の区分の製造業者及び施行規則第36条第1項第3号の区分の外国製造業者の製造所の構造設備は，第9条に規定するもののほか，次に定めるところに適合するものでなければならない．
1 作業所のうち，作業室又は作業管理区域（作業室及び廊下等から構成されていて，全体が同程度に清浄の維持ができるように管理される区域をいう．以下同じ．）は，無菌医薬品に係る製品の種類，剤型及び製造工程に応じ，清浄の程度を維持管理できる構造及び設備を有すること．
2 洗浄後の容器の乾燥作業又は滅菌作業を行う作業室は専用であること．ただし，洗浄後の容器が汚染されるおそれがない場合においては，この限りでない．
3 作業室は次に定めるところに適合するものであること．
イ 洗浄後の容器の乾燥及び保管を適切に行うために必要な設備を有すること．
ロ 無菌医薬品に係る製品の種類に応じ，その製造に必要な滅菌装置を備えていること．
ハ 無菌操作を行う区域は，フィルターにより処理された清浄な空気を供し，かつ，適切な差圧管理を行うために必要な構造設備を有すること．
ニ 注射剤に係る製品を製造する場合においては，無菌性保証に影響を及ぼす接液部の配管等は，洗浄が容易で，かつ，滅菌が可能な設備であること．
4 無菌の調製作業，充てん作業，又は製品の滅菌のために行う調製作業以降の作業（表示及び包装作業を除く．）を行う作業室又は作業管理区域は，次に定めるところに適合するものであること．
イ 非無菌医薬品の作業所と区別されていること．
ロ 調製作業を行う作業室及び充てん作業又は閉そく作業を行う作業室は専用であること．
ハ ロの作業を行う職員の専用の更衣室を有すること．
5 無菌医薬品に係る製品の製造に必要な蒸留水等を供給する設備は，異物又は微生物による蒸留水等の汚染を防止するために必要な構造であること．

第24条（製造管理） 製造業者等は，無菌医薬品に係る製品を製造する場合においては，製造部門に，第10条に規定する業務のほか，手順書等に基づき，次に掲げる製造管理に係る業務を適切に行わせなければならない．
1 作業区域については，製造する無菌医薬品に係る製品の種類，剤型，特性，製造工程及び当該区域で行う作業内容等に応じて，清浄の程度等作業環境の管理の程度を適切に設定し，管理すること．
2 製品等及び資材については，製造する無菌医薬品に係る製品の種類，剤型，特性及び製造工程等に応じて，微生物等の数等必要な管理項目を適切に設定し，管理すること．
3 製造工程において，製品等及び資材の微生物等による汚染等を防止するために必要な措置を採ること．
4 製造する無菌医薬品に係る製品の種類，剤型，特性

及び製造工程等に応じて，製品の無菌性を保証するために重要な工程等については，工程管理のために必要な管理値を適切に定め，管理すること．
5 製造用水については，その用途に応じ，所要の微生物学的項目及び物理化学的項目に係る管理値を適切に定め，管理すること．
6 次に定めるところにより，職員の衛生管理を行うこと．
イ 製造作業に従事する職員以外の者の作業所への立入りをできる限り制限すること．
ロ 動物組織原料の加工，微生物の培養等（その製造工程において現に原料等として使用されているものを除く．）に係る作業に従事する職員による汚染の防止のための厳重な手順を定め，これを遵守する場合を除き，無菌医薬品に係る製品の作業区域に立入りさせないこと．
ハ 現に作業が行われている清浄区域又は無菌区域への職員の立入りをできる限り制限すること．
7 次に定めるところにより，清浄区域又は無菌区域で作業する職員の衛生管理を行うこと．
イ 作業室に従事する職員が清浄区域又は無菌区域へ立入る際には，当該区域の管理の程度に応じて，更衣等を適切に行わせること．
ロ 職員が製品等を微生物により汚染するおそれのある健康状態（皮膚若しくは毛髪の感染症若しくは風邪にかかっている場合，負傷している場合又は下痢若しくは原因不明の発熱等の症状を呈している場合を含む．以下同じ．）にある場合においては，申告を行わせること．

第25条（教育訓練） 製造業者等は，無菌医薬品に係る製品を製造する場合においては，あらかじめ指定した者に，第19条に規定する業務のほか，手順書等に基づき，次に掲げる業務を行わせなければならない．
1 製造又は試験検査に従事する職員に対して，無菌医薬品に係る製品の製造のために必要な衛生管理，微生物学その他必要な教育訓練を実施すること．
2 清浄区域及び無菌区域での作業に従事する職員に対して，微生物等による汚染を防止するために必要な措置に関する教育訓練を実施すること．

第4節　生物由来医薬品等の製造管理及び品質管理

第26条（生物由来医薬品等の製造所の構造設備） 生物由来医薬品等に係る製品の製造業者等の製造所の構造設備は，第9条及び第23条の規定に定めるもののほか，次に定めるところに適合しなければならない．
1 生物学的製剤（ロットを構成しない血液製剤を除く．）に係る製品の製造所の構造設備は，次に定めるところに適合すること．
イ 作業所のうち，他から明確に区別された室において，次に掲げる設備を設けること．ただし，製品の種類，製造方法等により，当該製品の製造に必要がないと認められる設備を除く．
(1) 微生物の貯蔵設備
(2) 製造又は試験検査に使用する動物で微生物接種後のものを管理する設備
(3) 製造又は試験検査に使用する動物を処理する設備
(4) 微生物を培地等に移植する設備
(5) 微生物を培養する設備
(6) 培養した微生物の採取，不活化，殺菌等を行う設備
(7) 原液の希釈用液を調製する設備
(8) 原液の希釈，分注及び容器の閉そくを行う設備
(9) 製造又は試験検査に使用した器具器械等について消毒を行う設備
ロ イ(4)及び(6)から(8)までに掲げる設備を有する室並びに製品及び資材の試験検査に必要な設備のうち無菌試験を行う設備を有する室は，次に定めるところに適合するものであること．
(1) 無菌室であること．ただし，当該作業室内に，製品の種類，製造方法等により支障なく無菌的操作を行うことができる機能を有する設備を設ける場合においては，この限りではない．
(2)(1)の無菌室には，専用の前室を附置し，通常当該前室を通じてのみ作業室内に出入りできるような構造のものとし，かつ，その前室の出入口が屋外に直接面していないものであること．
ハ イに掲げるもののほか，次に掲げる設備を有すること．
(1) 製造又は試験検査に使用する動物の飼育管理に必要な設備
(2) 培地及びその希釈用液を調製する設備
(3) 製造又は試験検査に使用する器具器械，容器等についてあらかじめ洗浄及び滅菌を行う設備
(4) 動物の死体その他の汚物の適切な処理及び汚水の浄化を行う設備
2 ロットを構成しない血液製剤に係る製品の製造所の構造設備は，次に定めるところに適合するものであること．
イ 作業所のうち，血液成分の分離及び混合，薬液の注入及び排出並びに容器の閉そく作業を行う作業室は，血液製剤以外の製品の作業室と区別されていること．
ロ 作業室のうち，イに規定する作業を開放式操作によって行う作業室は，次に定めるところに適合するものであること．
(1) 作業室は専用であること．
(2) 作業室は無菌室であること，又は当該作業室内に適切に無菌操作を行うことができる機能を有する設備を設けていること．
ハ 作業所には，無菌室で作業を行う職員の専用の更衣設備を設けること．
3 人の血液又は血漿を原料とする製品の製造を行う区域は，他の区域から明確に区別されており，かつ，当該製造を行うための専用の設備及び器具を有していること．ただし，ウイルスを不活化又は除去する工程以降の製造工程にあっては，この限りでない．

第27条（製造管理） ① 製造業者等は，生物由来医薬品等に係る製品を製造する場合においては，製造部門に，第10条及び第24条に規定する業務のほか，手順書等に基づき，次に掲げる製造管理に係る業務を適切に行わせなければならない．
1 製造工程において，微生物等を不活化する場合又は製品等に含まれる微生物等を不活化し，若しくは除去する場合においては，当該不活化又は除去が行われていない微生物等による汚染を防止するために必要な措置を採ること．
2 製造工程において，発酵等の生物化学的な技術を用いる場合においては，温度，水素イオン指数等の製造工程の管理に必要な事項について，継続的に測定を行うこと．
3 製造工程において，カラムクロマトグラフ装置等を用いる場合においては，微生物等による当該装置の汚染を防止するために必要な措置を採るとともに，必要に応じエンドトキシンの測定を行うこと．
4 製造工程において，培養槽中に連続的に培地を供

給し,かつ,連続的に培養液を排出させる培養方式を用いる場合においては,培養期間中の当該培養槽における培養条件を維持するために必要な措置を採ること.

5 次に定めるところにより,職員の衛生管理を行うこと.

イ 製造作業に従事する職員以外の者の作業所への立入りをできる限り制限すること.

ロ 現に作業が行われている清浄区域又は無菌区域への職員の立入りをできる限り制限すること.

ハ 製造作業に従事する職員を,使用動物(その製造工程において現に使用されているものを除く.)の管理に係る作業に従事させないこと.

6 次に定めるところにより,清浄区域又は無菌区域で作業する職員の衛生管理を行うこと.

イ 製造作業に従事する職員に,消毒された作業衣,作業用のはき物,作業帽及び作業マスクを着用させること.

ロ 職員が製品等を微生物等により汚染するおそれのある疾病にかかっていないことを確認するために,職員に対し,6月を超えない期間ごとに健康診断を行うこと.

ハ 職員が製品等を微生物等により汚染するおそれのある健康状態にある場合においては,申告を行わせること.

7 使用動物(製造に使用するものに限る.以下この項において同じ.)を常時適正な管理の下に飼育するとともに,その使用に当たっては,健康観察を行うことにより,伝染病にかかっている動物その他使用に適していない動物を使用することのないようにすること.

8 微生物により汚染されたすべての物品(製造の過程において汚染されたものに限る.)及び使用動物の死体を,保健衛生上の支障が生ずるおそれのないように処置すること.

9 製造に使用する微生物の株の取扱いについて,次に掲げる事項に関する記録を作成し,これを保管すること.

イ 微生物の名称及び容器ごとに付された番号

ロ 譲受けの年月日並びに相手方の氏名及び住所(法人にあっては,名称及び所在地)

ハ 生物学的性状及びその検査年月日

ニ 継代培養の状況

10 痘そう病病体,急性灰白髄炎病原体,有芽胞病原菌又は結核菌を取り扱う作業室で使用する器具器械は,製品の種類ごとに標識を付して,他の製品の製造に使用することを禁止すること.

11 生物由来医薬品に係る製品の製造に使用する生物(植物を除く.)に由来する原料(以下「生物由来原料」という.)については,当該生物由来原料が当該製品の製品標準書に照らして適切なものであることを確認するとともに,その結果に関する記録を作成し,これを保管すること.

12 生物由来医薬品に係る製品の製造に使用する生物由来原料については,厚生労働大臣の定めるところにより,記録しなければならないとされている事項を第30条第2号及び第3号に規定する期間自ら保管し,又は当該生物由来原料の原材料(製造に使用する原料又は材料(製造工程において使用されるものを含む.)の由来となるものをいう.)を採取する業者等(以下「原材料採取業者等」という.)との間で取決めを締結することにより,当該原材料採取業者等において適切に保管することとすること.

13 第10条第9号及び前2号の記録を,製造する生物由来医薬品等たる製品のロットごとに作成し,これを保管すること.

② 製造業者等は,細胞組織医薬品に係る製品を製造する場合においては,製造部門に,第十条及び前項に規定する業務のほか,手順書等に基づき,次に掲げる製造管理に係る業務を適切に行わせなければならない.

1 異なるドナー又はドナー動物から採取した細胞又は組織の混同及び交叉汚染を防止するために必要な措置を採ること.

2 原料となる細胞又は組織について,受入れ時に,次に掲げる事項に関する記録により,当該製品の製品標準書に照らして適切なものであることを確認するとともに,その結果に関する記録を作成し,これを保管すること.

イ 当該細胞又は組織を採取した施設

ロ 当該細胞又は組織を採取した年月日

ハ 当該細胞又は組織が人に係るものである場合においては,ドナースクリーニング(ドナーについて,問診,検査等による診断を行い,細胞組織医薬品に係る製品の原料となる細胞又は組織を提供するにつき十分な適格性を有するか否かを判定することをいう.)のためのドナーの問診,検査等による診断の状況

ニ 当該細胞又は組織が動物に係るものである場合においては,ドナー動物の受入れの状況並びにドナースクリーニング(ドナー動物について,試験検査及び飼育管理を行い,細胞組織医薬品に係る製品の原料となる細胞又は組織を提供するにつき十分な適格性を有するか否かを判定することをいう.)のためのドナー動物の試験検査及び飼育管理の状況

ホ 当該細胞又は組織を採取する作業の経過

ヘ イからホまでに掲げるもののほか,細胞組織医薬品に係る製品の品質の確保に関し必要な事項

3 原料となる細胞又は組織をドナー動物から採取する場合においては,採取の過程における微生物等による汚染を防止するために必要な措置を採るとともに,当該措置の記録を作成し,これを保管すること.

4 職員が次のいずれかに該当する場合においては,当該職員を清浄区域又は無菌区域における作業に従事させないこと.

イ 製品等を微生物等により汚染するおそれのある健康状態にある場合

ロ 細胞又は組織の採取又は加工の直前に細胞又は組織を汚染するおそれのある微生物等を取り扱っている場合

5 製品について,製品ごとに,出荷先施設名,出荷日及びロットを把握するとともに,その記録を作成し,これを保管すること.

6 配送について,製品の品質の確保のために必要な措置を採るとともに,当該措置の記録を作成し,これを保管すること.

7 ドナー動物の受入れ後の飼育管理に関する記録を作成し,これを保管すること.

8 第2号,第3号,第5号及び第6号の記録を,ロット(第5号の記録にあっては,製品)ごとに作成し,これを保管すること.

③ 第10条及び前2項に規定する生物由来医薬品に係る製品に係る記録は,製造に使用した生物由来原料

に関する記録から当該生物由来原料を使用して製造された製品に関する記録までの一連のものを適切に確認できるように保管しなければならない．

第28条（品質管理） ① 製造業者等は，法第2条第10項に規定する特定生物由来製品たる医薬品（以下「特定生物由来医薬品」という．）又は細胞組織医薬品に係る製品について，第11条第1項第3号及び第21条の規定にかかわらず，ロットごとに（ロットを構成しない特定生物由来医薬品にあっては，その製造に使用した生物由来原料について，当該製品の製造番号又は当該生物由来原料のロットごとに）次の試験検査に必要な量の2倍以上の量を参考品として，製造された日から次の各号に掲げる期間適切な保管条件の下で保管しなければならない．ただし，ロットを構成しない特定生物由来医薬品に係る製品であって原材料採取業者等との間で当該原材料採取業者等が参考品を次の各号に掲げる期間保管することを取り決めているものについてはこの限りでなく，また，ロットを構成する特定生物由来医薬品又は細胞組織医薬品に係る製品にあっては，当該製品の有効期間に1年（放射性医薬品に係る製品にあっては1月）を加算した期間が経過した後は，当該製品の製造に使用された生物由来原料の保管をもって製品の保管に代えることができる．

1　特定生物由来医薬品に係る製品にあっては，その有効期間に10年を加算した期間
2　細胞組織医薬品に係る製品（前号に掲げるものを除く．）にあっては，適切な期間

② 製造業者等は，生物由来医薬品等に係る製品を製造する場合においては，品質部門に，第11条に規定する業務のほか，手順書等に基づき，次に掲げる品質管理に係る業務を計画的かつ適切に行わせなければならない．

1　検体の混同及び交叉汚染を防止するために，検体を適切な識別表示により区分すること．
2　品質管理上重要であり，かつ，製品では実施することができない試験検査については，製造工程の適切な段階で実施すること．
3　使用動物（試験検査に使用するものに限る．以下この項において同じ．）を常時適正な管理の下に飼育するとともに，その使用に当たっては，健康観察を行うことにより，伝染病にかかっている動物その他使用に適していない動物を使用することのないようにすること．
4　微生物により汚染されたすべての物品（試験検査の過程において使用されたものに限る．）及び使用動物の死体を，保健衛生上の支障が生ずるおそれのないように処置すること．
5　試験検査に使用する微生物の株の取扱いについて，次に掲げる事項に関する記録を作成し，これを保管すること．
イ　微生物の名称及び容器ごとに付された番号
ロ　譲受けの年月日並びに相手方の氏名及び住所（法人にあっては，名称及び所在地）
ハ　生物学的性状及びその検査年月日
ニ　継代培養の状況
6　試験検査結果の記録を，製造する生物由来医薬品等に係る製品のロットごとに作成し，これを保管すること．

③ 製造業者等は，細胞組織医薬品に係る製品を製造する場合においては，品質部門に，第11条及び前項に規定する業務のほか，手順書等に基づき，次に掲げる細胞組織医薬品に係る製品の品質管理に係る業務を適切に行わせなければならない．

1　ドナー動物の受入れ時及び受入れ後の試験検査を行うことその他必要な業務を自ら行い，又は当該業務の内容に応じてあらかじめ指定した者に行わせること．
2　前号に規定する業務の記録を作成し，これを保管すること．

④ 前3項に規定する生物由来医薬品に係る記録は，製造に使用した生物由来原料に関する記録から当該生物由来原料を使用して製造された製品に関する記録までの一連のものを適切に確認できるように保管されなければならない．

第29条（教育訓練） 製造業者等は，生物由来医薬品等に係る製品を製造する場合においては，あらかじめ指定した者に，第19条及び第25条に規定する業務のほか，手順書等に基づき，次に掲げる業務を行わせなければならない．

1　生物由来医薬品等の製造又は試験検査に従事する職員に対して，微生物学，医学及び獣医学等に関する教育訓練を実施すること．
2　無菌区域及び病原性を持つ微生物を取り扱う区域等での作業に従事する職員に対して，微生物等による汚染を防止するために必要な措置に関する教育訓練を実施すること．

第30条（文書及び記録の管理） 製造業者等は，生物由来医薬品等に係る製品を製造する場合においては，第20条第3号の規定にかかわらず，この省令に規定する文書及び記録を，作成の日から次の各号に掲げる期間（ただし，教育訓練に係る記録にあっては5年間）保管しなければならない．

1　生物由来医薬品及び細胞組織医薬品（以下「生物由来・細胞組織医薬品」と総称する．）以外の製品にあっては，5年間（ただし，当該医薬品の有効期間に1年を加算した期間が5年より長い場合においては，その有効期間に1年を加算した期間）．
2　特定生物由来医薬品又は人の血液を原材料として製造される生物由来医薬品に係る製品にあっては，その有効期間に30年を加算した期間
3　生物由来・細胞組織医薬品に係る製品（前号に掲げるものを除く．）にあっては，その有効期間に10年を加算した期間

第5節　雑則

第31条（記録の保管の特例） 前条の規定にかかわらず，製造業者等は，厚生労働大臣が指定する生物由来医薬品に係る製品にあっては，あらかじめ指定した者に，前条に規定する記録を，厚生労働大臣が指定する期間，保管させなければならない．ただし，原材料採取業者等との間で取決めを締結することにより，当該原材料採取業者等において当該期間適切に保管することとする場合においてはこの限りでない．

第3章　医薬部外品製造業者等の製造所における製造管理及び品質管理

第32条（医薬部外品の製造管理及び品質管理） 医薬部外品については，前章の規定（第7条第4号，第9条第5号，第23条第3号ニ及び第4節を除く．）を準用する．この場合において，第4条第1項中「法第17条第3項に規定する医薬品製造管理者」とあるのは「法第17条第5項に規定する責任技術者」と，前章中「製造管理者」とあるのは「責任技術者」と，第

7条第2号中「法第42条第1項」とあるのは「法第42条第2項」と,第11条第1項第3号中「第9条第2項」とあるのは「第20条において準用する第9条第2項」と,第2節中「無菌医薬品」とあるのは「無菌医薬部外品」と読み替えるものとする.

59 医薬品の臨床試験の実施の基準に関する省令(抄)

(平9・3・27厚生省令第28号,
最終改正:平21・3・31厚労省令第68号)

第1章 総則

第1条(趣旨) この省令は,被験者の人権の保護,安全の保持及び福祉の向上を図り,治験の科学的な質及び成績の信頼性を確保するため,薬事法(以下「法」という.)第14条第3項(同条第9項及び法第19条の2第5項において準用する場合を含む.以下同じ.)並びに法第14条の4第4項及び第14条の6第4項(これらの規定を法第19条の4において準用する場合を含む.)に規定する厚生労働大臣の定める基準のうち医薬品の臨床試験の実施に係るもの並びに第80条の2第1項,第4項及び第5項に規定する厚生労働省令で定める基準を定めるものとする.

第2条(定義) ① この省令において「製造販売後臨床試験」とは,医薬品の製造販売後の調査及び試験の実施の基準に関する省令(平成16年厚生労働省令第171号)第2条第4項に規定する製造販売後臨床試験をいう.

② この省令において「実施医療機関」とは,治験又は製造販売後臨床試験を行う医療機関をいう.

③ この省令において「治験責任医師」とは,実施医療機関において治験に係る業務を統括する医師又は歯科医師をいう.

④ この省令において「製造販売後臨床試験責任医師」とは,実施医療機関において製造販売後臨床試験に係る業務を統括する医師又は歯科医師をいう.

⑤ この省令において「被験薬」とは,治験の対象とされる薬物又は製造販売後臨床試験の対象とされる医薬品をいう.

⑥ この省令において「対照薬」とは,治験又は製造販売後臨床試験において被験薬と比較する目的で用いられる医薬品又は薬物その他の物質をいう.

⑦ この省令において「治験薬」とは,被験薬及び対照薬(治験に係るものに限る.)をいう.

⑧ この省令において「製造販売後臨床試験薬」とは,被験薬及び対照薬(製造販売後臨床試験に係るものに限る.)をいう.

⑨ この省令において「被験者」とは,治験薬若しくは製造販売後臨床試験薬を投与される者又は当該者の対照とされる者をいう.

⑩ この省令において「原資料」とは,被験者に対する治験薬又は製造販売後臨床試験薬の投与及び診療により得られたデータその他の記録をいう.

⑪ この省令において「治験分担医師」とは,実施医療機関において,治験責任医師の指導の下に治験に係る業務を分担する医師又は歯科医師をいう.

⑫ この省令において「製造販売後臨床試験分担医師」とは,実施医療機関において,製造販売後臨床試験責任医師の指導の下に製造販売後臨床試験に係る業務を分担する医師又は歯科医師をいう.

⑬ この省令において「症例報告書」とは,原資料のデータ及びそれに対する治験責任医師若しくは治験分担医師又は製造販売後臨床試験責任医師若しくは製造販売後臨床試験分担医師の評価を被験者ごとに記載した文書をいう.

⑭ この省令において「治験協力者」とは,実施医療機関において,治験責任医師又は治験分担医師の指導の下にこれらの者の治験に係る業務に協力する薬剤師,看護師その他の医療関係者をいう.

⑮ この省令において「製造販売後臨床試験協力者」とは,実施医療機関において,製造販売後臨床試験責任医師又は製造販売後臨床試験分担医師の指導の下にこれらの者の製造販売後臨床試験に係る業務に協力する薬剤師,看護師その他の医療関係者をいう.

⑯ この省令において「モニタリング」とは,治験又は製造販売後臨床試験が適正に行われることを確保するため,治験又は製造販売後臨床試験の進捗状況並びに治験又は製造販売後臨床試験がこの省令及び治験の計画書(以下「治験実施計画書」という.)又は製造販売後臨床試験の計画書(以下「製造販売後臨床試験実施計画書」という.)に従って行われているかどうかについて治験の依頼をした者(以下「治験依頼者」という.)若しくは製造販売後臨床試験の依頼をした者(以下「製造販売後臨床試験依頼者」という.)が実施医療機関に対して行う調査又は自ら治験を実施する者が実施医療機関に対して特定の者を指定して行わせる調査をいう.

⑰ この省令において「監査」とは,治験又は製造販売後臨床試験により収集された資料の信頼性を確保するため,治験又は製造販売後臨床試験がこの省令及び治験実施計画書又は製造販売後臨床試験実施計画書に従って行われたかどうかについて治験依頼者若しくは製造販売後臨床試験依頼者が行う調査,又は自ら治験を実施する者が特定の者を指定して行わせる調査をいう.

⑱ この省令において「有害事象」とは,治験薬又は製造販売後臨床試験薬を投与された被験者に生じたすべての疾病又はその徴候をいう.

⑲ この省令において「代諾者」とは,被験者の親権を行う者,配偶者,後見人その他これらに準じる者をいう.

⑳ この省令において「自ら治験を実施しようとする者」とは,その所属する実施医療機関において自ら治験を実施するために法第80条の2第2項の規定に基づき治験の計画を届け出ようとする者であって,治験責任医師となるべき医師又は歯科医師をいう.

㉑ この省令において「自ら治験を実施する者」とは,その所属する実施医療機関において自ら治験を実施するために法第80条の2第2項の規定に基づき治験の計画を届け出た治験責任医師をいう.

㉒ この省令において「治験薬提供者」とは,自ら治験を実施する者に対して治験薬を提供する者をいう.

第3条(承認審査資料の基準) ① 法第14条又は第19条の2の承認を受けようとする者が行う医薬品の臨床試験の実施に係る法第14条第3項に規定する資料の収集及び作成については,第2章第1節,第3章第1節及び第4章(第29条第1項第2号,第31条第4項,第32条第4項及び第7項,第33条第3項並びに第48条第3項を除く.)の規定の定めるところによる.

② 自ら治験を実施する者が行う医薬品の臨床試験の実施に係る法第14条第3項に規定する資料の収集及び作成については,第2章第2節,第3章第2節及び第4章(第29条第1項第1号,第32条第6項及び第8項並びに第48条第2項を除く.)の規定の定めるところによる.

第2章 治験の準備に関する基準

第1節 治験の依頼をしようとする者による治験の準備に関する基準

第4条(業務手順書等) ① 治験の依頼をしようとする者は,治験実施計画書の作成,実施医療機関及び治験責任医師の選定,治験薬の管理,副作用情報等の収集,記録の保存その他の治験の依頼及び管理に係る業務に関する手順書を作成しなければならない.

② 治験の依頼をしようとする者は,医師,歯科医師,薬剤師その他の治験の依頼及び管理に係る業務を行うことにつき必要な専門的知識を有する者を確保しなければならない.

第5条(毒性試験等の実施) 治験の依頼をしようとする者は,被験薬の品質,毒性及び薬理作用に関する試験その他治験を依頼をするために必要な試験を終了していなければならない.

第6条(医療機関等の選定) 治験の依頼をしようとする者は,第35条に掲げる要件を満たしている実施医療機関及び第42条に掲げる要件を満たしている治験責任医師を選定しなければならない.

第7条(治験実施計画書) ① 治験の依頼をしようとする者は,次に掲げる事項を記載した治験実施計画書を作成しなければならない.
1 治験の依頼をしようとする者の氏名(法人にあっては,その名称.以下この号及び次号,第13条第2号及び第3号,第15条の4第1項第2号,第3号及び第7号並びに第16条第1項第2号において同じ.)及び住所(法人にあっては,その主たる事務所の所在地.以下この号及び次号,第13条第2号第3号,第15条,第15条の4第1項第2号,第3号及び第7号,第16条第1項第2号並びに第26条第2項において同じ.)(当該者が本邦内に住所を有しない場合にあっては,その氏名及び住所地の国名並びに第15条に規定する治験国内管理人の氏名及び住所.第13条第2号において同じ.)
2 治験に係る業務の一部を委託する場合にあっては,当該業務を受託した者(以下この章において「受託者」という.)の氏名,住所及び当該委託に係る業務の範囲
3 実施医療機関の名称及び所在地
4 治験責任医師となるべき者の氏名及び職名
5 治験の目的
6 被験薬の概要
7 治験の方法
8 被験者の選定に関する事項
9 原資料の閲覧に関する事項
10 記録(データを含む.)の保存に関する事項
11 第18条の規定により治験調整医師に委嘱した場合にあっては,その氏名及び職名
12 第18条の規定により治験調整委員会に委嘱した場合にあっては,これを構成する医師又は歯科医師の氏名及び職名
13 第19条に規定する効果安全性評価委員会を設置したときは,その旨

② 治験の依頼をしようとする者は,当該治験が被験者に対して治験薬の効果を有しないこと及び第50条第一項の同意を得ることが困難な者を対象にすることが予測される場合には,その旨及び次に掲げる事項を治験実施計画書に記載しなければならない.
1 当該治験が第50条第1項の同意を得ることが困難と予測される者を対象にしなければならないことの説明
2 当該治験において,予測される被験者への不利益が必要な最小限度のものであることの説明

③ 治験の依頼をしようとする者は,当該治験が第50条第1項及び第2項の同意を得ることが困難と予測される者を対象にしている場合には,その旨及び次に掲げる事項を治験実施計画書に記載しなければならない.
1 当該被験薬が,生命が危険な状態にある傷病者に対して,その生命の危険を回避するため緊急に使用される医薬品として,製造販売の承認を申請することを予定しているものであることの説明
2 現在における治療方法では被験者となるべき者に対して十分な効果が期待できないことの説明
3 被験薬の使用により被験者となるべき者の生命の危険が回避できる可能性が十分にあることの説明
4 第19条に規定する効果安全性評価委員会が設置されている旨

④ 第1項の規定により治験実施計画書を作成するときは,当該治験実施計画書の内容及びこれに従って治験を行うことについて,治験責任医師となるべき者の同意を得なければならない.

⑤ 治験の依頼をしようとする者は,被験薬の品質,有効性及び安全性に関する事項その他の治験を適正に行うために重要な情報を知ったときは,必要に応じ,当該治験実施計画書を改訂しなければならない.この場合においては,前項の規定を準用する.

第8条(治験薬概要書) ① 治験の依頼をしようとする者は,第5条に規定する試験により得られた資料並びに被験薬の品質,有効性及び安全性に関する情報に基づいて,次に掲げる事項を記載した治験薬概要書を作成しなければならない.
1 被験薬の化学名又は識別記号
2 品質,毒性,薬理作用その他の被験薬に関する事項
3 臨床試験が実施されている場合にあっては,その試験成績に関する事項

② 治験の依頼をしようとする者は,被験薬の品質,有効性及び安全性に関する事項その他の治験を適正に行うために重要な情報を知ったときは,必要に応じ,当該治験薬概要書を改訂しなければならない.

第9条(説明文書の作成の依頼) 治験の依頼をしようとする者は,治験責任医師となるべき者に対して,第50条第1項の規定により説明を行うために用いられる文書(以下「説明文書」という.)の作成を依頼しなければならない.

第10条(実施医療機関の長への文書の事前提出) ① 治験の依頼をしようとする者は,あらかじめ,次に掲げる文書を実施医療機関の長に提出しなければならない.
1 治験実施計画書(第7条第5項の規定により改訂されたものを含む.)
2 治験薬概要書(第8条第2項の規定により改訂されたものを含む.)
3 症例報告書の見本
4 説明文書

5 治験責任医師及び治験分担医師（以下「治験責任医師等」という.）となるべき者の氏名を記載した文書
6 治験の費用の負担について説明した文書
7 被験者の健康被害の補償について説明した文書

② 治験の依頼をしようとする者は，前項の規定による文書の提出に代えて，第5項で定めるところにより，当該実施医療機関の長の承諾を得て，前項各号に掲げる文書に記載すべき事項を電子情報処理組織を使用する方法その他の情報通信の技術を利用する方法であって次に掲げるもの（以下「電磁的方法」という.）により提出することができる．この場合において，当該治験の依頼をしようとする者は，当該文書を提出したものとみなす．

1 電子情報処理組織を使用する方法のうちイ又はロに掲げるもの
 イ 治験の依頼をしようとする者の使用に係る電子計算機と実施医療機関の長の使用に係る電子計算機とを接続する電気通信回線を通じて送信し，受信者の使用に係る電子計算機に備えられたファイルに記録する方法
 ロ 治験の依頼をしようとする者の使用に係る電子計算機に備えられたファイルに記録された前項各号に掲げる事項を電気通信回線を通じて実施医療機関の長の閲覧に供し，当該実施医療機関の長の使用に係る電子計算機に備えられたファイルに同項各号に掲げる事項を記録する方法（電磁的方法による文書の提出を受ける旨の承諾又は受けない旨の申出をする場合にあっては，治験の依頼をしようとする者の使用に係る電子計算機に備えられたファイルにその旨を記録する方法）
2 磁気ディスク，シー・ディー・ロムその他これらに準ずる方法により一定の事項を確実に記録しておくことができる物をもって調製するファイルに前項各号に掲げる事項を記録したものを交付する方法

③ 前項に掲げる方法は，実施医療機関の長がファイルへの記録を出力することによる書面を作成することができるものでなければならない．

④ 第2項第1号の「電子情報処理組織」とは，治験の依頼をしようとする者の使用に係る電子計算機と，実施医療機関の長の使用に係る電子計算機とを電気通信回線で接続した電子情報処理組織をいう．

⑤ 治験の依頼をしようとする者は，第2項の規定により第1項各号に掲げる文書を提出しようとするときは，あらかじめ，当該実施医療機関の長に対し，その用いる次に掲げる電磁的方法の種類及び内容を示し，書面又は電磁的方法による承諾を得なければならない．
1 第2項各号に規定する方法のうち治験の依頼をしようとする者が使用するもの
2 ファイルへの記録の方式

⑥ 前項の規定による承諾を得た治験の依頼をしようとする者は，当該実施医療機関の長から書面又は電磁的方法により電磁的方法による通知を受けない旨の申出があったときは，当該実施医療機関の長に対し，第1項各号に掲げる文書の提出を電磁的方法によってしてはならない．ただし，当該実施医療機関の長が再び前項の規定による承諾をした場合は，この限りでない．

第11条（治験薬の事前交付の禁止） 治験の依頼をしようとする者は，治験の契約が締結される前に，実施医療機関に対して治験薬を交付してはならない．

第12条（業務の委託） ① 治験の依頼をしようとする者は，治験の依頼及び管理に係る業務の一部を委託する場合には，次に掲げる事項を記載した文書により当該受託者との契約を締結しなければならない．
1 当該委託に係る業務の範囲
2 当該委託に係る業務の手順に関する事項
3 前号の手順に基づき当該委託に係る業務が適正かつ円滑に行われているかどうかを治験の依頼をしようとする者が確認することができる旨
4 当該受託者に対する指示に関する事項
5 前号の指示を行った場合において当該措置が講じられたかどうかを治験の依頼をしようとする者が確認することができる旨
6 当該受託者が治験の依頼をしようとする者に対して行う報告に関する事項
7 当該委託する業務に係る第14条に規定する措置に関する事項
8 その他当該委託に係る業務について必要な事項

② 治験の依頼をしようとする者は，前項の規定による文書による契約の締結に代えて，第5項で定めるところにより，前項の受託者の承諾を得て，前項各号に掲げる事項を内容とする契約を電子情報処理組織を使用する方法その他の情報通信の技術を利用する方法であって次に掲げるもの（以下この条において「電磁的方法」という.）により締結することができる．この場合において，当該治験の依頼をしようとする者は，当該文書による契約を締結したものとみなす．

1 電子情報処理組織を使用する方法のうちイ又はロに掲げるもの
 イ 治験の依頼をしようとする者の使用に係る電子計算機と受託者の使用に係る電子計算機とを接続する電気通信回線を通じて送信し，それぞれの使用に係る電子計算機に備えられたファイルに記録する方法
 ロ 治験の依頼をしようとする者の使用に係る電子計算機に備えられたファイルに記録された前項各号に掲げる事項を電気通信回線を通じて受託者の閲覧に供し，当該受託者の使用に係る電子計算機に備えられたファイルに当該事項を記録する方法（電磁的方法による契約の締結を行う旨の承諾又は行わない旨の申出をする場合にあっては，治験の依頼をしようとする者の使用に係る電子計算機に備えられたファイルにその旨を記録する方法）
2 磁気ディスク，シー・ディー・ロムその他これらに準ずる方法により一定の事項を確実に記録しておくことができる物をもって調製するファイルに前項各号に掲げる事項を記録したものを交付する方法

③ 前項に掲げる方法は，次に掲げる技術的基準に適合するものでなければならない．
1 治験の依頼をしようとする者及び受託者がファイルへの記録を出力することによる書面を作成することができるものであること．
2 ファイルに記録された文書に記すべき事項について，改変が行われていないかどうかを確認することができる措置を講じていること．

④ 第2項第1号の「電子情報処理組織」とは，治験の依頼をしようとする者の使用に係る電子計算機と，受託者の使用に係る電子計算機とを電気通信回線で接続した電子情報処理組織をいう．

⑤ 治験の依頼をしようとする者は，第2項の規定により第1項各号に掲げる事項を内容とする契約を締結しようとするときは，あらかじめ，当該受託者に対し，

第2章 治験の準備に関する基準

その用いる次に掲げる電磁的方法の種類及び内容を示し,書面又は電磁的方法による承諾を得なければならない.
1 第2項各号に規定する方法のうち治験の依頼をしようとする者が使用するもの
2 ファイルへの記録の方式

⑥ 前項の規定による承諾を得た治験の依頼をしようとする者は,受託者から書面又は電磁的方法により電磁的方法による契約を締結しない旨の申出があったときは,受託者に対し,第1項各号に掲げる事項を内容とする契約の締結を電磁的方法によってしてはならない.ただし,受託者が再び前項の規定による承諾をした場合は,この限りでない.

第13条(治験の契約) ① 治験の依頼をしようとする者及び実施医療機関(前条の規定により業務の一部を委託する場合にあっては,治験の依頼をしようとする者,受託者及び実施医療機関)は,次に掲げる事項について記載した文書により治験の契約を締結しなければならない.
1 契約を締結した年月日
2 治験の依頼をしようとする者の氏名及び住所
3 前条の規定により業務の一部を委託する場合にあっては,受託者の氏名,住所及び当該委託した業務の範囲
4 実施医療機関の名称及び所在地
5 契約担当者の氏名及び職名
6 治験責任医師等の氏名及び職名
7 治験の期間
8 目標とする被験者数
9 治験薬の管理に関する事項
10 記録(データを含む.)の保存に関する事項
11 この省令の規定により治験依頼者及び実施医療機関に従事する者が行う通知に関する事項
12 被験者の秘密の保全に関する事項
13 治験の費用に関する事項
14 実施医療機関が治験実施計画書を遵守して治験を行う旨
15 実施医療機関が治験依頼者の求めに応じて第41条第2項各号に掲げる記録(文書を含む.)を閲覧に供する旨
16 実施医療機関がこの省令,治験実施計画書又は当該契約に違反することにより適正な治験に支障をほしたと認める場合(第46条に規定する場合を除く.)には,治験依頼者が治験の契約を解除できる旨
17 被験者の健康被害の補償に関する事項
18 その他治験が適正かつ円滑に行われることを確保するために必要な事項

② 前項の文書による契約については,第12条第2項から第6項までの規定を準用する.この場合において,これらの規定中「前項の受託者」とあるのは,「実施医療機関(前条の規定により業務の一部を委託する場合にあっては,実施医療機関及び受託者)(以下「実施医療機関等という.)」と,「受託者」とあるのは「実施医療機関等」と読み替えるものとする.

第14条(被験者に対する補償措置) 治験の依頼をしようとする者は,あらかじめ,治験に係る被験者に生じた健康被害(受託者の業務により生じたものを含む.)の補償のために,保険その他の必要な措置を講じておかなければならない.

第15条(治験国内管理人) 本邦内に住所を有しない治験の依頼をしようとする者は,治験薬による保健衛生上の危害の発生又は拡大の防止に必要な措置を採らせるため,治験の依頼をしようとする者に代わって治験の依頼を行うことができる者を,本邦内に住所を有する者(外国法人で本邦内に事務所を有するものの当該事務所の代表者を含む.)のうちから選任し,この者(以下「治験国内管理人」という.)に治験の依頼に係る手続を行わせなければならない.

第2節 自ら治験を実施しようとする者による治験の準備に関する基準

第15条の2(業務手順書等) ① 自ら治験を実施しようとする者は,治験実施計画書の作成,治験薬の管理,副作用情報等の収集,記録の保存その他の治験の実施の準備及び管理に係る業務に関する手順書を作成しなければならない.

② 自ら治験を実施しようとする者は,医師,歯科医師,薬剤師その他の治験の実施の準備及び管理に係る業務を行うことにつき必要な専門的知識を有する者を確保しなければならない.

第15条の3(毒性試験等の実施) 自ら治験を実施しようとする者は,被験薬の品質,毒性及び薬理作用に関する試験その他治験を実施するために必要な試験を終了していなければならない.

第15条の4(治験実施計画書) ① 自ら治験を実施しようとする者は,次に掲げる事項を記載した治験実施計画書を作成しなければならない.
1 自ら治験を実施しようとする者の氏名及び職名並びに住所
2 治験の実施の準備及び管理に係る業務の一部を委託する場合にあっては,当該受託者の氏名,住所及び当該委託に係る業務の範囲
3 治験の実施に係る業務の一部を委託する場合にあっては,当該受託者の氏名,住所及び当該委託に係る業務の範囲
4 実施医療機関の名称及び所在地
5 治験の目的
6 被験薬の概要
7 治験薬提供者の氏名及び住所
8 治験の方法
9 被験者の選定に関する事項
10 原資料の閲覧に関する事項
11 記録(データを含む.)の保存に関する事項
12 第26条の4の規定により治験調整医師に委嘱した場合にあっては,その氏名及び職名
13 第26条の4の規定により治験調整委員会に委嘱した場合にあっては,これを構成する医師又は歯科医師の氏名及び職名
14 第26条の5に規定する効果安全性評価委員会を設置したときは,その旨

② 自ら治験を実施しようとする者は,当該治験が被験者に対して治験薬の効果を有しないこと及び第50条第1項の同意を得ることが困難な者を対象にすることが予測される場合には,その旨及び次に掲げる事項を治験実施計画書に記載しなければならない.
1 当該治験が第50条第1項の同意を得ることが困難と予測される者を対象にしなければならないことの説明
2 当該治験において,予測される被験者への不利益が必要な最小限度のものであることの説明

③ 自ら治験を実施しようとする者は,当該治験が第50条第1項又は第2項の同意を得ることが困難と予測される者を対象にしている場合には,その旨及び次に掲げる事項を治験実施計画書に記載しなければならない.

1 当該被験薬が，生命が危険な状態にある傷病者に対して，その生命の危険を回避するため緊急に使用される医薬品として，製造販売の承認を申請することを予定しているものであることの説明
2 現在における治療方法では被験者となるべき者に対して十分な効果が期待できないことの説明
3 被験薬の使用により被験者となるべき者の生命の危険が回避できる可能性が十分にあることの説明
4 第26条の5に規定する効果安全性評価委員会が設置されている旨
④ 自ら治験を実施しようとする者は，被験薬の品質，有効性及び安全性に関する事項その他の治験を適正に行うために重要な情報を知ったときは，必要に応じ，当該治験実施計画書を改訂しなければならない．

第15条の5（治験薬概要書） ① 自ら治験を実施しようとする者は，第15条の3に規定する試験により得られた資料並びに被験薬の品質，有効性及び安全性に関する情報に基づいて，次に掲げる事項を記載した治験薬概要書を作成しなければならない．
1 被験薬の化学名又は識別記号
2 品質，毒性，薬理作用その他の被験薬に関する事項
3 臨床試験が実施されている場合にあっては，その試験成績に関する事項
② 自ら治験を実施しようとする者は，被験薬の品質，有効性及び安全性に関する事項その他の治験を適正に行うために重要な情報を知ったときは，必要に応じ，当該治験薬概要書を改訂しなければならない．

第15条の6（説明文書の作成） 自ら治験を実施しようとする者は，説明文書を作成しなければならない．

第15条の7（実施医療機関の長への文書の事前提出等） 自ら治験を実施しようとする者は，あらかじめ，次に掲げる文書を実施医療機関の長に提出し，治験の実施の承認を得なければならない．
1 治験実施計画書（第15条の4第4項の規定により改訂されたものを含む．）
2 治験薬概要書（第15条の5第2項の規定により改訂されたものを含む．）
3 症例報告書の見本
4 説明文書
5 モニタリングに関する手順書
6 監査に関する計画書及び業務に関する手順書
7 治験分担医師となるべき者の氏名を記載した文書
8 治験薬の管理に関する事項を記載した文書
9 この省令の規定により自ら治験を実施する者及び実施医療機関に従事する者が行う通知に関する事項を記載した文書
10 治験の費用に関する事項を記載した文書
11 被験者の健康被害の補償に関する事項を記載した文書
12 実施医療機関が自ら治験を実施する者の求めに応じて第41条第2項各号に掲げる記録（文書を含む．）を閲覧に供する旨を記載した文書
13 実施医療機関がこの省令又は治験実施計画書に違反することにより適正な治験に支障を及ぼしたと認める場合（第46条に規定する場合を除く．）には，自ら治験を実施する者は治験を中止することができる旨を記載した文書
14 その他治験が適正かつ円滑に行われることを確保するために必要な事項を記載した文書

第15条の8（業務の委託） ① 自ら治験を実施しようとする者又は実施医療機関は，治験の実施の準備及び管理に係る業務の一部を委託する場合には，次に掲げる事項を記載した文書により当該受託者との契約を締結しなければならない．
1 当該委託に係る業務の範囲
2 当該委託に係る業務の手順に関する事項
3 前号の手順に基づき当該委託に係る業務が適正かつ円滑に行われているかどうかを自ら治験を実施しようとする者又は実施医療機関が確認することができる旨
4 当該受託者に対する指示に関する事項
5 前号の指示を行った場合において当該措置が講じられたかどうかを自ら治験を実施しようとする者又は実施医療機関が確認することができる旨
6 当該受託者が自ら治験を実施しようとする者又は実施医療機関に対して行う報告に関する事項
7 当該委託する業務に係る次条に規定する措置に関する事項
8 その他当該委託に係る業務について必要な事項
② 前項に規定する文書の契約の締結については，第12条第2項から第6項までの規定を準用する．この場合において，これらの規定中「自ら治験を実施しようとする者」とあるのは「自ら治験を実施しようとする者又は実施医療機関」と読み替えるものとする．

第15条の9（被験者に対する補償措置） 自ら治験を実施しようとする者は，あらかじめ，治験に係る被験者に生じた健康被害（受託者の業務により生じたものを含む．）の補償のために，保険その他の必要な措置を講じておかなければならない．

第3章 治験の管理に関する基準

第1節 治験依頼者による治験の管理に関する基準

第16条（治験薬の管理） ① 治験依頼者は，治験薬の容器又は被包に次に掲げる事項を邦文で記載しなければならない．
1 治験用である旨
2 治験依頼者の氏名及び住所（当該者が本邦内に住所を有しない場合にあっては，その氏名及び住所地の国名並びに治験国内管理人の氏名及び住所）
3 化学名又は識別記号
4 製造番号又は製造記号
5 貯蔵方法，有効期間等を定める必要があるものについては，その内容
② 治験依頼者は，治験薬に添付する文書，その治験薬又はその容器若しくは被包（内袋を含む．）には，次に掲げる事項を記載してはならない．
1 予定される販売名
2 予定される効能又は効果
3 予定される用法又は用量
③ 治験依頼者は，被験者，治験責任医師等及び治験協力者が被験薬及び対照薬の識別をできない状態で実施医療機関に交付した治験薬について，緊急時に，治験責任医師等が被験薬及び対照薬の識別を直ちにできるよう必要な措置を講じておかなければならない．
④ 治験依頼者は，輸送及び保存中の汚染や劣化を防止するため治験薬を包装して実施医療機関に交付しなければならない．
⑤ 治験依頼者は，治験薬に関する次に掲げる記録を作成しなければならない．
1 治験薬の製造年月日，製造方法，製造数量等の製造に関する記録及び治験薬の安定性等の品質に関する試験の記録
2 実施医療機関ごとの治験薬の交付又は回収の数量

及び年月日の記録
3 治験薬の処分の記録

⑥ 治験依頼者は、治験の契約の締結後遅滞なく、実施医療機関における治験薬の管理に関する手順書を作成し、これを実施医療機関の長に交付しなければならない.

⑦ 治験依頼者は、必要に応じ、治験薬の溶解方法その他の取扱方法を説明した文書を作成し、これを治験責任医師等,治験協力者及び第39条第1項に規定する治験薬管理者に交付しなければならない.

⑧ 第6項に規定する手順書の交付については、第10条第2項から第6項までの規定を準用する.この場合において、これらの規定中「治験の依頼をしようとする者」とあるのは、「治験依頼者」と読み替えるものとする.

⑨ 第7項に規定する文書の交付については、第10条第2項から第6項までの規定を準用する.この場合において、これらの規定中「治験の依頼をしようとする者」とあるのは「治験依頼者」と、「実施医療機関の長」とあるのは「治験責任医師等,治験協力者及び第39条第1項に規定する治験薬管理者」と読み替えるものとする.

第17条(治験薬の交付) 治験依頼者は、治験薬の品質の確保のために必要な構造設備を備え、かつ、適切な製造管理及び品質管理の方法が採られている製造所において製造された治験薬を、治験依頼者の責任のもと実施医療機関に交付しなければならない.

第18条(多施設共同治験) ① 治験依頼者は、1の治験実施計画書に基づき複数の実施医療機関に対して治験の依頼をした場合には、当該実施医療機関における当該治験実施計画書の解釈その他の治験の細目について調整する業務を医師若しくは歯科医師(以下「治験調整医師」という.)又は複数の医師若しくは歯科医師で構成された委員会(以下「治験調整委員会」という.)に委嘱することができる.

② 前項の規定により治験調整医師又は治験調整委員会に委嘱する場合には、その業務の範囲,手順その他の必要な事項を記載した文書を作成しなければならない.

第19条(効果安全性評価委員会の設置) ① 治験依頼者は、治験の継続の適否又は治験実施計画書の変更について審議させるために効果安全性評価委員会を設置することができる.

② 治験依頼者は、前項の効果安全性評価委員会の審議に関する手順書を作成し、これに従って審議を行わせなければならない.

③ 治験依頼者は、前項の審議を行ったときは、その審議の記録を作成し、これを保存しなければならない.

第20条(副作用情報等) ① 治験依頼者は、被験薬の品質,有効性及び安全性に関する事項その他の治験を適正に行うために必要な情報を収集し、及び検討するとともに、実施医療機関の長に対し、これを提供しなければならない.

② 治験依頼者は、被験薬について法第80条の2第6項に規定する事項を知ったときは、その発現症例一覧等を当該被験薬ごとに、当該被験薬について初めて治験の計画を届け出た日から起算して半年ごとに、その期間の満了後2月以内に治験責任医師及び実施医療機関の長に通知しなければならない.

③ 治験依頼者は、前項に規定する事項のうち当該被験薬の治験薬概要書から予測できないものを知ったときは、直ちにその旨を治験責任医師及び実施医療機関の長に通知しなければならない.

④ 治験依頼者は、被験薬の品質,有効性及び安全性に関する事項その他の治験を適正に行うために重要な情報を得たときは、必要に応じ、治験実施計画書及び治験薬概要書を改訂しなければならない.この場合において、治験実施計画書の改訂について治験責任医師の同意を得なければならない.

第21条(モニタリングの実施) ① 治験依頼者は、モニタリングに関する手順書を作成し、当該手順書に従ってモニタリングを実施しなければならない.

② 前項の規定によりモニタリングを実施する場合には、実施医療機関において実地に行わなければならない.ただし、他の方法により十分にモニタリングを実施することができる場合には、この限りでない.

第22条(モニターの責務) ① モニタリングに従事する者(以下「モニター」という.)は、モニタリングの結果,実施医療機関における治験がこの省令又は治験実施計画書に従って行われていないことを確認した場合には、その旨を直ちに当該実施医療機関の治験責任医師に告げなければならない.

② モニターは、モニタリングの実施の際,実施医療機関において実地に行い、又はこれと連絡を取ったときは、その都度次に掲げる事項を記載したモニタリング報告書を治験依頼者に提出しなければならない.

1 モニタリングを行った日時
2 モニタリングの対象となった実施医療機関
3 モニターの氏名
4 モニタリングの際に説明等を聴取した治験責任医師等の氏名
5 モニタリングの結果の概要
6 前項の規定により治験責任医師に告げた事項
7 前号に規定する事項について講じられるべき措置及び当該措置に関するモニターの所見

第23条(監査) ① 治験依頼者は、監査に関する計画書及び業務に関する手順書を作成し、当該計画書及び手順書に従って監査を実施しなければならない.

② 監査に従事する者(以下「監査担当者」という.)は、医薬品の開発に係る部門及びモニタリングを担当する部門に属してはならない.

③ 監査担当者は、監査を実施した場合には、監査で確認した事項を記録した監査報告書及び監査が実施されたことを証明する監査証明書を作成し、これを治験依頼者に提出しなければならない.

第24条(治験の中止等) ① 治験依頼者は、実施医療機関がこの省令,治験実施計画書又は治験の契約に違反することにより適正な治験に支障を及ぼしたと認める場合(第46条に規定する場合を除く.)には、当該実施医療機関との治験の契約を解除し、当該実施医療機関における治験を中止しなければならない.

② 治験依頼者は、治験を中断し、又は中止する場合には、速やかにその旨及びその理由を実施医療機関の長に文書により通知しなければならない.

③ 治験依頼者は、当該治験により収集された臨床試験の試験成績に関する資料を法第14条第3項に規定する申請書に添付しないことを決定した場合には、その旨及びその理由を実施医療機関の長に文書により通知しなければならない.

④ 第2項及び前項に規定する文書による通知については、第10条第2項から第6項までの規定を準用する.この場合において、これらの規定中「治験の依頼をしようとする者」とあるのは、「治験依頼者」と読み替えるものとする.

第25条(総括報告書) 治験依頼者は、治験を終了し、

又は中止したときは,総括報告書(治験の結果等を取りまとめた文書をいう.以下同じ.)を作成しなければならない.
第26条(記録の保存等) ① 治験依頼者は,次に掲げる治験に関する記録(文書及びデータを含む.)を被験薬に係る医薬品についての製造販売の承認を受ける日(第24条第3項の規定により通知したときは,通知した日後3年を経過した日)又は治験の中止若しくは終了の後3年を経過した日のうちいずれか遅い日までの期間適切に保存しなければならない.
1 治験実施計画書,契約書,総括報告書その他のこの省令の規定により治験依頼者が作成した文書又はその写し
2 症例報告書,第32条第6項の規定により通知された文書その他この省令の規定により実施医療機関の長又は治験責任医師等から入手した記録
3 モニタリング,監査その他の治験の依頼及び管理に係る業務の記録(前2号及び第5号に掲げるものを除く.)
4 治験を行うことにより得られたデータ
5 第16条第5項に規定する記録
② 本邦内に住所を有しない治験依頼者は,治験国内管理人に第16条第5項に規定する記録を前項に定める期間保存させなければならない.

第2節 自ら治験を実施する者による治験の管理に関する基準

第26条の2(治験薬の管理) ① 自ら治験を実施する者は,治験薬の容器又は被包に次に掲げる事項を邦文で記載しなければならない.
1 治験用である旨
2 自ら治験を実施する者の氏名及び職名並びに住所
3 化学名又は識別記号
4 製造番号又は製造記号
5 貯蔵方法,有効期間等を定める必要があるものについては,その内容
② 自ら治験を実施する者は,治験薬に添付する文書,その治験薬又はその容器若しくは被包(内袋を含む.)には,次に掲げる事項を記載してはならない.
1 予定される販売名
2 予定される効能又は効果
3 予定される用法又は用量
③ 自ら治験を実施する者は,被験者,治験分担医師及び治験協力者が被験薬及び対照薬の識別をできない状態で入手した治験薬について,緊急時に,治験分担医師が被験薬及び対照薬の識別を直ちにできるよう必要な措置を講じておかなければならない.
④ 自ら治験を実施する者は,輸送及び保存中の汚染や劣化を防止するため必要な措置を講じておかなければならない.
⑤ 自ら治験を実施する者は,治験薬に関する次に掲げる記録を作成し,又は入手しなければならない.
1 治験薬の製造年月日,製造方法,製造数量等の製造に関する記録及び治験薬の安定性等の品質に関する試験の記録
2 治験薬を入手し,又は治験薬提供者から提供を受けた場合にはその数量及び年月日の記録
3 治験薬の処分の記録
⑥ 自ら治験を実施する者は,治験の実施の承認後遅滞なく,実施医療機関における治験薬の管理に関する手順書を作成し,これを実施医療機関の長に交付しなければならない.
⑦ 自ら治験を実施する者は,必要に応じ,治験薬の溶解方法その他の取扱方法を説明した文書を作成し,これを治験分担医師,治験協力者及び第39条第1項に規定する治験薬管理者に交付しなければならない.

第26条の3(治験薬の品質の確保) 自ら治験を実施する者は,治験薬の品質の確保のために必要な構造設備を備え,かつ,適切な製造管理及び品質管理の方法が採られている製造所において製造された治験薬を用いて治験を実施しなければならない.

第26条の4(多施設共同治験) ① 自ら治験を実施する者は,1の治験実施計画書に基づき複数の実施医療機関において共同で治験を実施する場合には,当該実施医療機関における当該治験実施計画書の解釈その他の治験の細目にかかわる事務を治験調整医師又は治験調整委員会に委嘱することができる.
② 前項の規定により治験調整医師又は治験調整委員会に委嘱する場合には,その業務の範囲,手順その他必要な事項を記載した文書を作成しなければならない.

第26条の5(効果安全性評価委員会の設置) ① 自ら治験を実施する者は,治験の継続の適否又は治験実施計画書の変更について審議させるために効果安全性評価委員会を設置することができる.
② 自ら治験を実施する者は,前項の効果安全性評価委員会の審議に関する手順書を作成し,これに従って審議を行わせなければならない.
③ 自ら治験を実施する者は,前項の審議を行ったときは,その審議の記録を作成し,これを保存しなければならない.

第26条の6(副作用情報等) ① 自ら治験を実施する者は,被験薬の品質,有効性及び安全性に関する事項その他の治験を適正に行うために必要な情報を収集し,又は検討するとともに,実施医療機関の長に対し,これを提供しなければならない.
② 自ら治験を実施する者は,被験薬について法第80条の2第6項に規定する事実を知ったときは,直ちにその旨を実施医療機関の長(1の実施計画書に基づき共同で複数の実施医療機関において治験を実施する場合には他の実施医療機関の治験責任医師を含む.)に通知しなければならない.
③ 自ら治験を実施する者は,被験薬の品質,有効性及び安全性に関する事項その他の治験を適正に行うために重要な情報を知ったときは,必要に応じ,治験実施計画書及び治験薬概要書を改訂しなければならない.

第26条の7(モニタリングの実施) ① 自ら治験を実施する者は,モニタリングに関する手順書を作成し,第27条第1項の治験審査委員会の意見を踏まえて,当該手順書に従って,モニタリングを実施させなければならない.
② モニターは,当該モニタリングの対象となる実施医療機関において当該治験に従事してはならない.
③ 第1項の規定によりモニタリングを実施する場合には,実施医療機関において実地に行わなければならない.ただし,他の方法により十分にモニタリングを実施することができる場合には,この限りではない.

第26条の8(モニターの責務) ① モニターは,モニタリングの結果,実施医療機関における治験がこの省令又は治験実施計画書に従って行われていないことを確認した場合には,その旨を直ちに当該実施医療機関の治験責任医師に告げなければならない.
② モニターは,モニタリングを実地に実施したときは,その都度次に掲げる事項を記載したモニタリング報告書を自ら治験を実施する者及び当該モニタリングに係る実施医療機関の長に提出しなければならない.

1 モニタリングを行った日時
2 モニターの氏名
3 モニタリングの際に説明等を聴取した治験責任医師等の氏名
4 モニタリングの結果の概要
5 前項の規定により治験責任医師に告げた事項
6 前号に規定する事項について講じられるべき措置及び当該措置に関するモニターの所見

第26条の9(監査) ① 自ら治験を実施する者は,監査に関する計画書及び業務に関する手順書を作成し,第27条第1項の治験審査委員会の意見を踏まえて,当該計画書及び手順書に従って,監査を実施させなければならない.

② 監査担当者は,当該監査に係る治験を実施する医療機関において当該治験の実施(その準備及び管理を含む.)及びモニタリングに従事してはならない.

③ 監査担当者は,監査を実施した場合には,監査で確認した事項を記録した監査報告書及び監査が実施されたことを証明する監査証明書を作成し,これを自ら治験を実施する者及び実施医療機関の長に提出しなければならない.

第26条の10(治験の中止等) ① 自ら治験を実施する者は,実施医療機関がこの省令又は治験実施計画書に違反することにより適正な治験に支障を及ぼしたと認める場合(第46条に規定する場合を除く.)には,当該実施医療機関における治験を中止しなければならない.

② 自ら治験を実施する者は,治験を中断し,又は中止する場合には,速やかにその旨及びその理由を実施医療機関の長に文書により通知しなければならない.

③ 自ら治験を実施する者は,当該治験により収集された臨床試験の試験成績に関する資料が法第14条第3項に規定する申請書に添付されないことを知り得た場合には,その旨及びその理由を実施医療機関の長に文書により通知しなければならない.

第26条の11(総括報告書) 自ら治験を実施する者は,治験を終了し,又は中止したときは,総括報告書を作成しなければならない.

第26条の12(記録の保存等) 自ら治験を実施する者は,次に掲げる治験に関する記録(文書及びデータを含む.)を,治験薬提供者が被験薬に係る医薬品についての製造販売の承認を受ける日(第26条の10第3項の規定により通知したときは,通知した日後3年を経過した日)又は治験の中止若しくは終了の後3年を経過した日のうちいずれか遅い日までの期間適切に保存しなければならない.

1 治験実施計画書,承認書,総括報告書その他のこの省令の規定により自ら治験を実施する者が作成した文書又はその写し
2 症例報告書,第32条第7項の規定により通知された文書その他のこの省令の規定により実施医療機関の長又は治験分担医師から入手した記録
3 モニタリング,監査その他の治験の実施の基準及び管理に係る業務の記録(前2号及び第5号に掲げるものを除く.)
4 治験を実施することにより得られたデータ
5 第26条の2第5項に規定する記録

第4章 治験を行う基準

第1節 治験審査委員会

第27条(治験審査委員会の設置) ① 実施医療機関の長は,治験を行うことの適否その他の治験に関する調査審議を次に掲げる治験審査委員会に行わせなければならない.

1 実施医療機関の長が設置した治験審査委員会
2 一般社団法人又は一般財団法人が設置した治験審査委員会
3 特定非営利活動促進法(平成10年法律第7号)第2条第2項に規定する特定非営利活動法人が設置した治験審査委員会
4 医療関係者により構成された学術団体が設置した治験審査委員会
5 私立学校法(昭和24年法律第270号)第3条に規定する学校法人(医療機関を有するものに限る.)が設置した治験審査委員会
6 独立行政法人通則法(平成11年法律第103号)第2条第1項に規定する独立行政法人(医療の提供等を主な業務とするものに限る.)が設置した治験審査委員会
7 国立大学法人法(平成15年法律第112号)第2条第1項に規定する国立大学法人(医療機関を有するものに限る.)が設置した治験審査委員会
8 地方独立行政法人法(平成15年法律第118号)第2条第1項に規定する地方独立行政法人(医療機関を有するものに限る.)が設置した治験審査委員会

② 前項第2号から第4号までに掲げる治験審査委員会は,その設置をする者(以下「治験審査委員会の設置者」という.)が次に掲げる要件を満たすものでなければならない.

1 定款その他これに準ずるものにおいて,治験審査委員会を設置する旨の定めがあること.
2 その役員(いかなる名称によるかを問わず,これと同等以上の職権又は支配力を有する者を含む.次号において同じ.)のうちに医師,歯科医師,薬剤師,看護師その他の医療関係者が含まれていること.
3 その役員に占める次に掲げる者の割合が,それぞれ3分の1以下であること.
 イ 特定の医療機関の職員その他の当該医療機関と密接な関係を有する者
 ロ 特定の法人の役員又は職員その他の当該法人と密接な関係を有する者
4 治験審査委員会の設置及び運営に関する業務を適確に遂行するに足りる財産的基礎を有していること.
5 財産目録,貸借対照表,損益計算書,事業報告書その他の財務に関する書類をその事務所に備えて置き,一般の閲覧に供していること.
6 その他治験審査委員会の業務の公正かつ適正な遂行を損なうおそれがないこと.

第28条(治験審査委員会の構成等) ① 治験審査委員会は,次に掲げる要件を満たしていなければならない.

1 治験について倫理的及び科学的観点から十分に審議を行うことができること.
2 5名以上の委員からなること.
3 委員のうち,医学,歯学,薬学その他の医療又は臨床試験に関する専門的知識を有する者以外の者(次号及び第5号の規定により委員に加えられている者を除く.)が加えられていること.
4 委員のうち,実施医療機関と利害関係を有しない者が加えられていること.
5 委員のうち,治験審査委員会の設置者と利害関係を有しない者が加えられていること.

② 治験審査委員会の設置者は,次に掲げる事項について記載した手順書,委員名簿並びに会議の記録及びそ

の概要を作成し,当該手順書に従って業務を行わせなければならない.
1 委員長の選任方法
2 会議の成立要件
3 会議の運営に関する事項
4 第31条第1項の適否の審査の実施時期に関する事項
5 会議の記録に関する事項
6 記録の保存に関する事項
7 その他必要な事項
③ 治験審査委員会の設置者は,前項に規定する当該治験審査委員会の手順書,委員名簿及び会議の記録の概要を公表しなければならない.
④ 治験審査委員会の設置者は,治験審査委員会の事務を行う者を選任しなければならない.

第29条(治験審査委員会の会議) ① 次に掲げる委員は,審査の対象となる治験に係る審議及び採決に参加することができない.
1 治験依頼者の役員又は職員その他の治験依頼者と密接な関係を有する者
2 自ら治験を実施する者又は自ら治験を実施する者と密接な関係を有する者
3 実施医療機関の長,治験責任医師等又は治験協力者
② 審議に参加していない委員は,採決に参加することができない.

第30条(治験審査委員会の審査) ① 実施医療機関の長は,当該実施医療機関において治験を行うことの適否について,あらかじめ,第27条第1項の治験審査委員会の意見を聴かなければならない.
② 実施医療機関の長は,前項の治験審査委員会(当該実施医療機関の長が設置した第27条第1項第1号に掲げる治験審査委員会及び同項第5号から第8号までに掲げる治験審査委員会のうち当該実施医療機関を有する法人が設置したものを除く.)に調査審議を行わせることとする場合には,あらかじめ,次に掲げる事項を記載した文書により当該治験審査委員会の設置者との契約を締結しなければならない.
1 当該契約を締結した年月日
2 当該実施医療機関及び当該治験審査委員会の設置者の名称及び所在地
3 当該契約に係る業務の手順に関する事項
4 当該治験審査委員会が意見を述べるべき期限
5 被験者の秘密の保全に関する事項
6 その他必要な事項
③ 前項の契約の締結については,第12条第2項から第6項までの規定を準用する.この場合において,これらの規定中「治験の依頼をしようとする者」とあるのは「実施医療機関の長」と,「受託者」とあるのは「第27条第1項の治験審査委員会(当該実施医療機関の長が設置した同項第1号に掲げる治験審査委員会及び同項第5号から第8号までに掲げる治験審査委員会のうち当該実施医療機関を有する法人が設置したものを除く.)の設置者」と読み替えるものとする.
④ 実施医療機関の長は,第1項の規定により第27条第1項の治験審査委員会の意見を聴くに当たり,治験を行うことの適否の判断の前提となる特定の専門的事項を調査審議させる必要があると認めるときは,当該治験審査委員会の承認を得て,当該専門的事項について当該治験審査委員会以外の治験審査委員会(第27条第1項各号に掲げるもの(同項第2号から第4号までに掲げるものにあっては,同条第2項各号に掲げる要件を満たすものに限る.)に限る.)の意見を聴くことができる.
⑤ 実施医療機関の長は,前項の規定により意見を聴いた治験審査委員会(以下「専門治験審査委員会」という.)が意見を述べたときは,速やかに当該意見を第1項の規定により意見を聴いた治験審査委員会に報告しなければならない.
⑥ 実施医療機関の長は,第4項の規定により専門治験審査委員会(当該実施医療機関の長が設置した第27条第1項第1号に掲げる治験審査委員会及び同項第5号から第8号までに掲げる治験審査委員会のうち当該実施医療機関を有する法人が設置したものを除く.)の意見を聴く場合には,あらかじめ,次に掲げる事項を記載した文書により当該専門治験審査委員会の設置者との契約を締結しなければならない.
1 当該契約を締結した年月日
2 当該実施医療機関及び当該専門治験審査委員会の設置者の名称及び所在地
3 当該契約に係る業務の手順に関する事項
4 当該専門治験審査委員会が調査審議を行う特定の専門的事項の範囲及び当該治験審査委員会が意見を述べるべき期限
5 被験者の秘密の保全に関する事項
6 その他必要な事項
⑦ 前項の契約の締結については,第12条第2項から第6項までの規定を準用する.この場合において,これらの規定中「治験の依頼をしようとする者」とあるのは「実施医療機関の長」と,「受託者」とあるのは「第30条第5項に規定する専門治験審査委員会(当該実施医療機関の長が設置した第27条第1項第1号に掲げる治験審査委員会及び同項第5号から第8号までに掲げる治験審査委員会のうち当該実施医療機関を有する法人が設置したものを除く.)の設置者」と読み替えるものとする.
⑧ 実施医療機関の長は,第1項又は第4項の規定により,第27条第1項の治験審査委員会(当該実施医療機関の長が設置した同項第1号に掲げる治験審査委員会を除く.)に意見を聴くときは,第28条第3項の規定に規定する当該治験審査委員会の手順書及び委員名簿を入手しなければならない.

第31条(継続審査等) ① 実施医療機関の長は,治験の期間が1年を越える場合には,1年に1回以上,当該実施医療機関において治験を継続して行うことの適否について前条第1項の規定により意見を聴いた治験審査委員会の意見を,当該治験を継続して行うことの適否の判断の前提となる特定の専門的事項について前条第4項の規定により意見を聴いた専門治験審査委員会がある場合にあっては当該専門治験審査委員会の意見を聴かなければならない.
② 実施医療機関の長は,第20条第2項及び第3項,第26条の6第2項並びに第48条第2項及び第3項の規定により通知を受けたとき,第54条第3項の規定により報告を受けたときその他実施医療機関の長が必要があると認めたときは,当該実施医療機関において治験を継続して行うことの適否について前条第1項の規定により意見を聴いた治験審査委員会の意見を,当該治験を継続して行うことの適否の判断の前提となる特定の専門的事項について前条第4項の規定により意見を聴いた専門治験審査委員会がある場合にあっては当該専門治験審査委員会の意見を聴かなければならない.

③ 前2項の規定により専門治験審査委員会の意見を聴く場合については,前条第5項の規定を準用する.
④ 実施医療機関の長は,第26条の8第2項に規定するモニタリングの報告書を受け取ったとき又は第26条の9第3項に規定する監査報告書を受け取ったときは,当該実施医療機関において治験が適切に行われているかどうか又は適切に行われたかどうかについて,前条第1項の規定により意見を聴いた治験審査委員会の意見を聴かなければならない.

第32条(治験審査委員会の責務) ① 第27条第1項の治験審査委員会(以下この条において「治験審査委員会」という.)は,第30条第1項の規定により実施医療機関の長から意見を聴かれたときは,審査の対象とされる治験が倫理的及び科学的に妥当であるかどうかその他当該治験が当該実施医療機関において行うのに適当であるかどうかを,次に掲げる資料に基づき審査し,文書により意見を述べなければならない.
1 第10条第1項各号又は第15条の7各号に掲げる文書
2 被験者の募集の手順に関する資料
3 第7条第5項又は第15条の4第4項に規定する情報その他治験を適正に行うために重要な情報を記載した文書
4 治験責任医師等となるべき者の履歴書
5 その他当該治験審査委員会が必要と認める資料

② 専門治験審査委員会は,第30条第4項の規定により実施医療機関の長から意見を聴かれたときは,審査の対象とされる特定の専門的事項について前項各号に掲げる資料(当該専門治験審査委員会が必要と認めるものに限る.)に基づき審査し,文書により意見を述べなければならない.

③ 治験審査委員会及び専門治験審査委員会は,前条第1項又は第2項の規定により実施医療機関の長から意見を聴かれたときは,治験審査委員会にあっては当該実施医療機関において当該治験が適切に行われているかどうかを調査した上,当該実施医療機関において治験を継続して行うことの適否を審査し,文書により,専門治験審査委員会にあっては意見を聴かれた特定の専門的事項について調査をした上,当該治験を継続して行うことの適否の判断の前提となる専門的事項を審査し,文書により意見を,それぞれ意見を聴かれた事項に係る事態の緊急性に応じて速やかに述べなければならない.

④ 治験審査委員会は,前条第4項の規定により,実施医療機関の長から意見を聴かれたときは,当該実施医療機関において当該治験が適切に行われているかどうか又は適切に行われていたかどうかについて審査し,文書により意見を述べなければならない.

⑤ 第30条第4項の規定により実施医療機関の長が専門治験審査委員会の意見を聴いた場合においては,治験審査委員会は,第1項又は第3項の規定により意見を述べるに当たり,同条第5項(前条第3項において準用する場合を含む.)の規定により報告された当該専門治験審査委員会の意見を踏まえて,これを行わなければならない.

⑥ 実施医療機関の長は,第1項又は第3項の規定による治験審査委員会の意見を治験の依頼をしようとする者又は治験依頼者及び治験責任医師となるべき者又は治験責任医師に文書により通知しなければならない.

⑦ 実施医療機関の長は,第1項,第3項又は第4項の規定による意見を自ら治験を実施しようとする者又は自ら治験を実施する者に文書により通知しなければならない.

⑧ 第6項に規定する文書による通知については,第10条第2項から第6項までの規定を準用する.この場合において,これらの規定中「治験の依頼をしようとする者」とあるのは「実施医療機関の長」と,「実施医療機関の長」とあるのは「治験の依頼をしようとする者又は治験依頼者」と読み替えるものとする.

第33条(治験審査委員会の意見) ① 実施医療機関は,第30条第1項の規定により意見を聴いた治験審査委員会が,治験を行うことが適当でない旨の意見を述べたときは,治験の依頼を受け,又は治験の実施を承認してはならない.

② 実施医療機関は,第31条第1項又は第2項の規定により意見を聴いた治験審査委員会が,治験を継続して行うことが適当でない旨の意見を述べたときは,治験の契約を解除し,又は治験を中止しなければならない.

③ 実施医療機関の長は,第31条第4項の規定により意見を聴いた治験審査委員会が,当該実施医療機関において当該治験が適切に行われていない旨又は適切に行われていなかった旨の意見を述べたときは,必要な措置を講じなければならない.

第34条(記録の保存) 治験審査委員会を設置した者は,第28条第2項に規定する手順書,委員名簿並びに会議の記録及びその概要,第30条第2項及び第5項の規定による契約に関する資料,第32条第1項各号に掲げる資料,同条第2項に規定する資料,第40条第2項第4項の規定による治験審査委員会及び専門治験審査委員会に対する通知を被験薬に係る医薬品についての製造販売の承認を受ける日(第24条第3項又は第26条の10第3項に規定する通知を受けた日)又は治験の中止若しくは終了の後3年を経過した日のうちいずれか遅い日までの期間保存しなければならない.

第2節 実施医療機関

第35条(実施医療機関の要件) 実施医療機関は,次に掲げる要件を満たしていなければならない.
1 十分な臨床観察及び試験検査を行う設備及び人員を有していること.
2 緊急時に被験者に対して必要な措置を講ずることができること.
3 治験責任医師等,薬剤師,看護師その他治験を適正かつ円滑に行うために必要な職員が十分に確保されていること.

第36条(実施医療機関の長) ① 実施医療機関の長は,治験に係る業務に関する手順書を作成しなければならない.

② 実施医療機関の長は,当該実施医療機関における治験がこの省令,治験実施計画書,治験依頼者が治験を依頼する場合にあっては治験の契約書,自ら治験を実施する者が治験を実施する場合にあっては第15条の7第1項第5号から第11号までに規定する文書及び前項の手順書に従って適正かつ円滑に行われるよう必要な措置を講じなければならない.

③ 実施医療機関の長は,被験者の秘密の保全が担保されるよう必要な措置を講じなければならない.

第37条(モニタリング等への協力) ① 実施医療機関の長は,治験依頼者が実施し,又は自ら治験を実施する者が実施させるモニタリング及び監査並びに第27条第1項の治験審査委員会及び専門治験審査委員会(専門治験審査委員会にあっては,第30条第4項の規定により意見を聴く場合に限る.以下「治験審

査委員会等」という.)による調査に協力しなければならない.

② 実施医療機関の長は,前項のモニタリング,監査又は調査が実施される際には,モニター,監査担当者又は治験審査委員会等の求めに応じ,第41条第2項各号に掲げる治験に関する記録を閲覧に供しなければならない.

第38条（治験事務局） 実施医療機関の長は,治験に係る業務に関する事務を行う者を選任しなければならない.

第39条（治験薬の管理） ① 実施医療機関の長は,第16条第6項又は第26条の2第6項の手順書を治験薬管理者（治験薬を管理する者をいう.）に交付しなければならない.

② 前項の治験薬管理者は,第16条第6項又は第26条の2第6項の手順書に従って治験薬を適切に管理しなければならない.

第39条の2（業務の委託等） 実施医療機関（自ら治験を実施する者が治験を実施する場合にあっては,治験責任医師又は実施医療機関.以下この条において同じ.）は,治験の実施に係る業務の一部を委託する場合には,次に掲げる事項を記載した文書により当該業務を受託する者との契約を締結しなければならない.
1 当該委託に係る業務の範囲
2 当該委託に係る業務の手順に関する事項
3 前号の手順に基づき当該委託に係る業務が適正かつ円滑に行われているかどうかを実施医療機関が確認することができる旨
4 当該受託者に対する指示に関する事項
5 前号の指示を行った場合において当該措置が講じられたかどうかを実施医療機関が確認することができる旨
6 当該受託者が実施医療機関に対して行う報告に関する事項
7 その他当該委託に係る業務について必要な事項

第40条（治験の中止等） ① 実施医療機関の長は,第20条第2項及び第3項の規定により治験依頼者から又は第26条の6第2項の規定により自ら治験を実施する者から通知を受けたときは,直ちにその旨を治験審査委員会等に文書により通知しなければならない.

② 実施医療機関の長は,第24条第2項の規定により治験依頼者から若しくは第26条の10第2項の規定により自ら治験を実施する者から治験を中断し,若しくは中止する旨の通知を受けたとき又は第24条第3項の規定により治験依頼者から申請書に添付しないことを決定した旨の通知若しくは第26条の10第3項の規定により自ら治験を実施する者から申請書に添付されないことを知った旨の通知を受けたときは,速やかにその旨及びその理由を治験責任医師及び治験審査委員会等に文書により通知しなければならない.

③ 実施医療機関の長は,第49条第2項の規定により治験責任医師から治験を中断し,又は中止する旨の報告を受けた場合は,速やかにその旨及びその理由を治験審査委員会等及び治験依頼者に文書により通知しなければならない.

④ 実施医療機関の長は,第49条第3項の規定により治験責任医師から治験を終了する旨の報告を受けたときは,その旨及びその結果の概要を治験審査委員会等及び治験依頼者に文書により通知しなければならない.

⑤ 第3項に規定する文書による通知については,第10条第2項から第6項までの規定を準用する.この場合において,これらの規定中「治験の依頼をしようとする者」とあるのは「実施医療機関の長」と,「実施医療機関の長」とあるのは「治験依頼者」と読み替えるものとする.

第41条（記録の保存） ① 実施医療機関の長は,記録保存責任者を置かなければならない.

② 前項の記録保存責任者は,次に掲げる治験に関する記録（文書を含む.）を被験薬に係る医薬品についての製造販売の承認を受ける日（第24条第3項又は第26条の10第3項の規定により通知を受けたときは,通知を受けた日後3年を経過した日）又は治験の中止若しくは終了の後3年を経過した日のうちいずれか遅い日までの期間保存しなければならない.
1 原資料
2 契約書又は承認書,同意文書及び説明文書その他この省令の規定により実施医療機関に従事する者が作成した文書又はその写し
3 治験実施計画書,第32条第1項から第3項までの規定により治験審査委員会等から入手した文書その他この省令の規定により入手した文書
4 治験薬の管理その他の治験に係る業務の記録

第3節 治験責任医師

第42条（治験責任医師の要件） 治験責任医師は,次に掲げる要件を満たしていなければならない.
1 治験を適正に行うことができる十分な教育及び訓練を受け,かつ,十分な臨床経験を有すること.
2 治験実施計画書,治験薬概要書及び第16条第7項又は第26条の2第7項に規定する文書に記載されている治験薬の適切な使用方法に精通していること.
3 治験を行うのに必要な時間的余裕を有すること.

第43条（治験分担医師等） ① 治験責任医師は,当該治験に係る治験分担医師又は治験協力者が存する場合には,分担する業務の一覧表を作成しなければならない.

② 治験責任医師は,治験分担医師及び治験協力者に治験の内容について十分に説明するとともに,第20条第2項及び第3項の規定により通知された事項,第26条の6第2項の規定により通知された事項その他分担させる業務を適正かつ円滑に行うために必要な情報を提供しなければならない.

第44条（被験者となるべき者の選定） 治験責任医師等は,次に掲げるところにより,被験者となるべき者を選定しなければならない.
1 倫理的及び科学的観点から,治験の目的に応じ,健康状態,症状,年齢,同意の能力等を十分に考慮すること.
2 同意の能力を欠く者にあっては,被験者とすることがやむを得ない場合を除き,選定しないこと.
3 治験に参加しないことにより不当な不利益を受けるおそれがある者を選定する場合にあっては,当該者の同意が自発的に行われるよう十分な配慮を行うこと.

第45条（被験者に対する責務） ① 治験責任医師等は,治験薬の適正な使用方法を被験者に説明し,かつ,必要に応じ,被験者が治験薬を適正に使用しているかどうかを確認しなければならない.

② 治験責任医師等は,被験者が他の医師により治療を受けている場合には,被験者の同意の下に,被験者が治験に参加する旨を当該他の医師に通知しなければならない.

③ 実施医療機関の長及び治験責任医師等は,被験者に

第4章 治験を行う基準　239　59 医薬品の臨床試験の実施の基準に

生じた有害事象に対して適切な医療が提供されるよう，事前に，必要な措置を講じておかなければならない．
④ 治験責任医師等は，被験者に有害事象が生じ，治療が必要であると認めるときは，その旨を被験者に通知しなければならない．

第46条（治験実施計画書からの逸脱） ① 治験責任医師は，被験者の緊急の危険を回避するためその他医療上やむを得ない理由により治験実施計画書に従わなかった場合には，すべてこれを記録し，その旨及びその理由を記載した文書を直ちに治験依頼者及び実施医療機関の長に，自ら治験を実施する者が治験を実施する場合にあっては実施医療機関の長に提出しなければならない．
② 治験依頼者が治験を依頼する場合における前項に規定する文書の提出については，第10条第2項から第6項までの規定を準用する．この場合において，これらの規定中「治験の依頼をしようとする者」とあるのは「治験責任医師」と，「実施医療機関の長」とあるのは「治験依頼者」と読み替えるものとする．

第47条（症例報告書） ① 治験責任医師等は，治験実施計画書に従って正確に症例報告書を作成し，これに記名なつ印し，又は署名しなければならない．
② 治験責任医師等は，症例報告書の記載を変更し，又は修正するときは，その日付を記載して，これになつ印し，又は署名しなければならない．
③ 治験責任医師は，治験分担医師が作成した症例報告書を点検し，内容を確認した上で，これに記名なつ印し，又は署名しなければならない．

第48条（治験中の副作用等報告） ① 治験責任医師は，治験実施状況の概要を適宜実施医療機関の長に文書により報告しなければならない．
② 治験依頼者が治験を依頼する場合にあっては，治験責任医師は，治験薬の副作用によると疑われる死亡その他の重篤な有害事象の発生を認めたときは，直ちに実施医療機関の長に報告するとともに，治験依頼者に通知しなければならない．この場合において，治験依頼者，実施医療機関の長又は治験審査委員会等から更に必要な情報の提供を求められたときは，当該治験依頼者が治験を依頼する場合にあっては，治験責任医師はこれに応じなければならない．
③ 自ら治験を実施する者が治験を実施する場合にあっては，治験責任医師は，治験薬の副作用によると疑われる死亡その他の重篤な有害事象の発生を認めたときは，直ちに実施医療機関の長（1つの実施計画書に基づき共同で複数の実施医療機関において治験を実施する場合には他の実施医療機関の治験責任医師を含む．）に報告するとともに，治験薬提供者に通知しなければならない．この場合において，治験薬提供者，実施医療機関の長又は治験審査委員会等から更に必要な情報の提供を求められたときは，当該治験責任医師はこれに応じなければならない．

第49条（治験の中止等） ① 治験責任医師は，第40条第2項の通知により治験が中断され，又は中止されたときは，被験者に速やかにその旨を通知するとともに，適切な医療の提供その他必要な措置を講じなければならない．
② 治験責任医師は，自ら治験を中断し，又は中止したときは，実施医療機関の長に速やかにその旨及びその理由を文書により報告しなければならない．
③ 治験責任医師は，治験を終了したときは，実施医療機関の長にその旨及びその結果の概要を文書により報告しなければならない．

第4節 被験者の同意

第50条（文書による説明と同意の取得） ① 治験責任医師等は，被験者となるべき者を治験に参加させるときは，あらかじめ治験の内容その他の治験に関する事項について当該者の理解を得るよう，文書により適切な説明を行い，文書により同意を得なければならない．
② 被験者となるべき者が同意の能力を欠くこと等により同意を得ることが困難であるときは，前項の規定にかかわらず，代諾者となるべき者の同意を得ることにより，当該被験者となるべき者を治験に参加させることができる．
③ 治験責任医師等は，前項の規定により代諾者となるべき者の同意を得た場合には，代諾者の同意に関する記録及び代諾者と被験者との関係についての記録を作成しなければならない．
④ 治験責任医師等は，当該被験者に対して治験薬の効果を有しないと予測される治験においては，第2項の規定にかかわらず，同意を得ることが困難な被験者となるべき者を治験に参加させてはならない．ただし，第7条第2項又は第15条の4第2項に規定する場合は，この限りではない．
⑤ 治験責任医師等は，説明文書の内容その他治験に関する事項について，被験者となるべき者（代諾者となるべき者の同意を得る場合にあっては，当該者．次条から第53条までにおいて同じ．）に質問をする機会を与え，かつ，当該質問に十分に答えなければならない．

第51条（説明文書） ① 治験責任医師等は，前条第1項の説明を行うときは，次に掲げる事項を記載した説明文書を交付しなければならない．
1 当該治験が試験を目的とするものである旨
2 治験の目的
3 治験責任医師の氏名，職名及び連絡先
4 治験の方法
5 予測される治験薬による被験者の心身の健康に対する利益（当該利益が見込まれない場合はその旨）及び予測される被験者に対する不利益
6 他の治療方法に関する事項
7 治験に参加する期間
8 治験の参加を何時でも取りやめることができる旨
9 治験に参加しないこと，又は参加を取りやめることにより被験者が不利益な取扱いを受けない旨
10 被験者の秘密が保全されることを条件に，モニター，監査担当者及び治験審査委員会等が原資料を閲覧できる旨
11 被験者に係る秘密が保全される旨
12 健康被害が発生した場合における実施医療機関の連絡先
13 健康被害が発生した場合に必要な医療が行われる旨
14 健康被害の補償に関する事項
15 当該治験の適否等について調査審議を行う治験審査委員会の種類，各治験審査委員会において調査審議を行う事項その他当該治験に係る治験審査委員会に関する事項
16 当該治験に係る必要な事項
② 説明文書には，被験者となるべき者に権利を放棄させる旨又はそれを疑わせる記載並びに治験依頼者，自ら治験を実施する者，実施医療機関，治験責任医師等の責任を免除し若しくは軽減させる旨又はそれを疑わせる記載をしてはならない．
③ 説明文書には，できる限り平易な表現を用いなければ

ばならない．

第52条（同意文書等への署名等）① 第50条第1項又は第2項に規定する同意は，被験者となるべき者が説明文書の内容を十分に理解した上で，当該内容の治験に参加することに同意する旨を記載した文書（以下「同意文書」という．）に，説明を行った治験責任医師等及び被験者（第3項に規定する立会人が立ち会う場合にあっては，被験者となるべき者及び立会人．次条において同じ．）が日付を記載して，これに記名なつ印し，又は署名しなければ，効力を生じない．

② 第50条第1項又は第2項に規定する同意は，治験責任医師等に強制され，又はその判断に不当な影響を及ぼされたものであってはならない．

③ 説明文書を読むことができない被験者となるべき者（第50条第2項に規定する被験者となるべき者を除く．）に対する同条第1項に規定する説明及び同意は，立会人を立ち会わせた上で，しなければならない．

④ 前項の立会人は，治験責任医師等及び治験協力者であってはならない．

第53条（同意文書の交付） 治験責任医師等は，治験責任医師等及び被験者となるべき者が記名なつ印し，又は署名した同意文書の写しを被験者（代諾者の同意を得た場合にあっては，当該者．次条において同じ．）に交付しなければならない．

第54条（被験者の意思に影響を与える情報が得られた場合）① 治験責任医師等は，治験に継続して参加するかどうかについて被験者の意思に影響を与えるものと認める情報を入手した場合には，直ちに当該情報を被験者に提供し，これを文書により記録するとともに，被験者が治験に継続して参加するかどうかを確認しなければならない．この場合においては，第50条第5項及び第52条第2項の規定を準用する．

② 治験責任医師は，前項の場合において，説明文書を改訂する必要があると認めたときは，速やかに説明文書を改訂しなければならない．

③ 治験責任医師は，前項の規定により説明文書を改訂したときは，その旨を実施医療機関の長に報告するとともに，治験の参加の継続について改めて被験者の同意を得なければならない．この場合においては，第51条から前条までの規定を準用する．

第55条（緊急状況下における救命的治験）① 治験責任医師等は，第7条第3項又は第15条の4第3項に規定する治験においては，次の各号のすべてに該当する場合に限り，被験者となるべき者及び代諾者となるべき者の同意を得ずに当該被験者となるべき者を治験に参加させることができる．

1 被験者となるべき者に緊急かつ明白な生命の危険が生じていること．

2 現在における治療方法では十分な効果が期待できないこと．

3 治験薬の使用により被験者となるべき者の生命の危険が回避できる可能性が十分にあると認められること．

4 予測される被験者に対する不利益が必要な最小限度のものであること．

5 代諾者となるべき者と直ちに連絡を取ることができないこと．

② 治験責任医師等は，前項に規定する場合には，速やかに被験者又は代諾者となるべき者に対して当該治験に関する事項について適切な説明を行い，当該治験への参加について文書により同意を得なければならない．

第5章　再審査等の資料の基準（略）

第6章　治験の依頼等の基準

第57条（法第80条の2第1項の厚生労働省令で定める基準） 法第80条の2第1項に規定する治験の依頼については，第4条第1項，第5条，第7条第1項（第9号及び第11号から第13号までを除く．），第8条第1項，第11条，第13条（第1号，第5号，第13号から第16号まで及び第18号を除く．），第14条及び第15条の規定を準用する．この場合において，第4条第1項中「実施医療機関及び治験責任医師の選定，治験薬の管理，副作用情報等の収集，記録の保存その他の治験の依頼及び管理に係る」とあるのは「治験薬の管理及び記録の保存の」と，第5条中「試験その他治験の依頼をするために必要な試験」とあるのは「試験」と，第13条中「前条の規定により」とあるのは「治験の依頼及び管理に係る」と読み替えるものとする．

第58条（法第80条の2第4項の厚生労働省令で定める基準）① 治験依頼者が治験を依頼する場合においては，法第80条の2第4項に規定する治験をすることについては，第27条から第55条まで（第29条第1項第2号，第31条第4項，第32条第4項及び第7項，第33条第3項並びに第48条第3項を除く．）の規定を準用する．

② 自ら治験を実施する者が治験を実施する場合においては，法第80条の2第4項に規定する治験をすることについては，第15条の2第1項，第15条の3，第15条の4第1項（第10号及び第12号から第14号までを除く．），第15条の5第1項，第15条の7（第9号，第10号及び第12号から第14号までを除く．），第15条の9，第26条の2（第1項第5号及び第7項を除く．），第26条の3から第26条の11まで（第3項，第26条の12第5号，第27条から第55条まで（第29条第1項第1号，第32条第6項及び第8項並びに第48条第2項を除く．）の規定を準用する．この場合において，第15条の2第1項中「治験実施計画書の作成，治験薬の管理，副作用情報等の収集，記録の保存その他の治験の実施の準備及び管理に係る」とあるのは「治験薬の管理及び記録の保存の」と，第15条の3中「試験その他治験を実施するために必要な試験」とあるのは「試験」と，第26条の2第5項中「製造数量等の製造に関する」とあるのは「製造数量の」と，「安定性等の品質」とあるのは「品質」と，第26条の12中「適切に保存」とあるのは「保存」と読み替えるものとする．

第59条（法第80条の2第5項の厚生労働省令で定める基準） 法第80条の2第5項に規定する治験の管理については，第16条（第1項第5号及び第7項を除く．），第21条，第26条第1項（第1号から第4号までを除く．）及び第2項の規定を準用する．この場合において，第16条第5項中「製造数量等の製造に関する」とあるのは「製造数量の」と，「安定性等の品質」とあるのは「品質」と，第26条第1項中「適切に保存」とあるのは「保存」と読み替えるものとする．

60 医薬品，医薬部外品，化粧品及び医療機器の品質管理の基準に関する省令

（平16・9・22厚労省令第136号，
最終改正：平17・11・24厚労省令第164号）

第1章 総則

第1条（趣旨） この省令は，薬事法（昭和35年法律第145号．以下「法」という．）第12条の2第1号に規定する厚生労働省令で定める基準を定めるものとする．

第2条（定義） ① この省令で「品質管理業務」とは，医薬品（原薬たる医薬品を除く．以下同じ．），医薬部外品，化粧品又は医療機器（以下「医薬品等」という．）の製造販売をするに当たり必要な製品（製造の中間工程で造られたものであって，以後の製造工程を経ることによって製品となるものを含む．以下同じ．）の品質を確保するために行う，医薬品等の市場への出荷の管理，製造業者，法第13条の3第1項に規定する外国製造業者（以下「外国製造業者」という．）その他製造に関係する業務（試験検査等の業務を含む．）を行う者（以下「製造業者等」という．）に対する管理監督，品質等に関する情報及び品質不良等の処理，回収処理その他製品の品質の管理に必要な業務をいう．

② この省令で「市場への出荷」とは，製造販売業者がその製造等（他に委託して製造をする場合を含み，他から委託を受けて製造をする場合を含まない．以下同じ．）をし，又は輸入した医薬品等を製造販売のために出荷することをいう．

③ この省令で「ロット」とは，一の製造期間内に一連の製造工程により均質性を有するように製造された製品の一群をいう．

④ この省令で「細胞組織医薬品」とは，人又は動物の細胞又は組織から構成された医薬品（人の血液及び人の血漿から構成される成分から構成される医薬品を除く．）をいう．

⑤ この省令で「細胞組織医療機器」とは，人又は動物の細胞又は組織から構成された医療機器をいう．

第2章 医薬品の品質管理の基準

第3条（総括製造販売責任者の業務） 医薬品の製造販売業者は，次の各号に掲げる業務を法第17条第2項に規定する総括製造販売責任者（以下「総括製造販売責任者」という．）に行わせなければならない．
1 次条第3項に規定する品質保証責任者を監督すること．
2 第11条第2項第2号に規定するほか，前号の品質保証責任者からの報告等に基づき，所要の措置を決定し，その実施を次条第2項に規定する品質保証部門その他品質管理業務に関係する部門又は責任者に指示すること．
3 第1号の品質保証責任者の意見を尊重すること．
4 第2号の品質保証部門と医薬品，医薬部外品，化粧品及び医療機器の製造販売後安全管理の基準に関する省令（平成16年厚生労働省令第135号．以下「製造販売後安全管理基準」という．）第4条第1項に規定する安全管理統括部門（法第49条第1項に規定する医薬品以外の医薬品にあっては，製造販売後安全管理基準第13条第2項に規定する安全管理責任者．以下この章において「安全管理統括部門」という．）その他の品質管理業務に関係する部門との密接な連携を図らせること．

第4条（品質管理業務に係る組織及び職員） ① 医薬品の製造販売業者は，品質管理業務を適正かつ円滑に遂行しうる能力を有する人員を十分に有しなければならない．

② 医薬品の製造販売業者は，品質管理業務の統括に係る部門として，次に掲げる要件を満たす品質保証部門（以下この章において「品質保証部門」という．）を置かなければならない．
1 総括製造販売責任者の監督の下にあること．
2 品質保証部門における業務を適正かつ円滑に遂行しうる能力を有する人員を十分に有すること．
3 医薬品等の販売に係る部門その他品質管理業務の適正かつ円滑な遂行に影響を及ぼす部門から独立していること．

③ 医薬品の製造販売業者は，次に掲げる要件を満たす品質管理業務の責任者（以下この章において「品質保証責任者」という．）を置かなければならない．
1 品質保証部門の責任者であること．
2 品質管理業務その他これに類する業務に3年以上従事した者であること．
3 品質管理業務を適正かつ円滑に遂行しうる能力を有する者であること．
4 医薬品等の販売に係る部門に属する者でないことその他品質管理業務の適正かつ円滑な遂行に支障を及ぼすおそれがない者であること．

④ 医薬品の製造販売業者は，品質管理業務に従事する者（総括製造販売責任者及び品質保証責任者を含む．以下同じ．）の責務及び管理体制を文書により適正に定めなければならない．

第5条（品質標準書） 医薬品の製造販売業者は，医薬品の品目ごとに，製造販売承認事項その他品目管理に係る必要な事項を記載した文書（以下「品質標準書」という．）を作成しなければならない．

第6条（品質管理業務の手順に関する文書） ① 医薬品の製造販売業者は，品質管理業務を適正かつ円滑に実施するため，次に掲げる手順に関する文書（以下この章において「品質管理業務手順書」という．）を作成しなければならない．
1 市場への出荷の管理に関する手順
2 適正な製造管理及び品質管理の確保に関する手順
3 品質等に関する情報及び品質不良等の処理に関する手順
4 回収処理に関する手順
5 自己点検に関する手順
6 教育訓練に関する手順
7 医薬品の貯蔵等の管理に関する手順
8 文書及び記録の管理に関する手順
9 安全管理統括部門その他の品質管理業務に関係する部門又は責任者との相互の連携に関する手順
10 その他品質管理業務を適正かつ円滑に実施するために必要な手順

② 医薬品の製造販売業者は，総括製造販売責任者がその業務を行う事務所に前条に規定する品質標準書及び前項に規定する品質管理業務手順書（以下この章において「品質管理業務手順書等」という．）を備え付けるとともに，品質管理業務を行うその他の事務所にその写しを備え付けなければならない．

第7条（製造業者等との取決め） 医薬品の製造販売業

者は，製造業者等における製造管理及び品質管理の適正かつ円滑な実施を確保するため，製品の製造業者等と次に掲げる事項を取り決め，これを品質管理業務手順書等に記載しなければならない．

1　当該製造業者等における製造及びその他の製造に関係する業務（以下この条において「製造業務」という．）の範囲並びに当該製造業務に係る製造管理及び品質管理並びに出荷に関する手順
2　製造方法，試験検査方法等に関する技術的条件
3　当該製造業務が適正かつ円滑な製造管理及び品質管理の下で行われていることについての製造販売業者による定期的な確認
4　当該製品の運搬及び受渡し時における品質管理の方法
5　製造方法，試験検査方法等についての変更が当該製品の品質に影響を及ぼすと思われる場合の製造販売業者に対しての事前連絡の方法及び責任者
6　当該製品について得た情報のうち次に掲げるものについての製造販売業者に対する速やかな連絡の方法及び責任者
　イ　当該製品に係る製造，輸入又は販売の中止，回収，廃棄その他保健衛生上の危害の発生又は拡大を防止するために講ぜられた措置に関する情報
　ロ　その他当該製品の品質等に関する情報
7　その他必要な事項

第8条（品質保証責任者の業務） 医薬品の製造販売業者は，品質管理業務手順書等に基づき，次に掲げる業務を品質保証責任者に行わせなければならない．

1　品質管理業務を統括すること．
2　品質管理業務が適正かつ円滑に行われていることを確認すること．
3　第9条第5項第3号ハ，第10条第2項第3号，第11条第1項第4号並びに第2項第1号及び第5号，第12条第2号並びに第13条第2項の規定により総括製造販売責任者へ報告するもののほか，品質管理業務の遂行のために必要があると認めるときは，総括製造販売責任者に文書により報告すること．
4　品質管理業務の実施に当たり，必要に応じ，製造業者，販売業者，薬局開設者，病院及び診療所の開設者その他関係者に対し，文書による連絡又は指示を行うこと．

第9条（市場への出荷の管理） ① 医薬品の製造販売業者は，品質管理業務手順書等に基づき，製造管理及び品質管理の結果が適正に評価され，市場への出荷の可否の決定が適正かつ円滑に行われていることを確保するとともに，適正に出荷決定が行われるまで医薬品を市場へ出荷してはならない．

② 医薬品の製造販売業者は，品質管理業務手順書等に基づき，品質保証部門のあらかじめ指定した者又は当該製品の製造業者に，製造管理及び品質管理の結果を適正に評価させ，市場への出荷の可否の決定をロットごと（ロットを構成しない医薬品については製造番号ごと．）に行わせるとともに，出荷先等市場への出荷に関する記録を作成させなければならない．

③ 前項に定める市場への出荷の可否の決定等の業務を行う者は，当該業務を適正かつ円滑に遂行しうる能力を有する者でなければならない．

④ 医薬品の製造販売業者は，品質保証責任者以外の者が市場への出荷の可否の決定を行う場合においては，その者に市場への出荷の可否の決定の結果等を品質保証責任者に対して文書により適正に報告させなければならない．

⑤ 医薬品の製造販売業者が第2項に定める業務を製造業者に行わせる場合には，次の各号に掲げる事項によらなければならない．

1　あらかじめ，製造業者と次に掲げる事項を取り決めること．
　イ　製造業者が行う市場への出荷の管理に関する手順
　ロ　第2項の業務を行う者を当該製品の製造所の中からあらかじめ指定すること．
　ハ　イに規定する手順からの逸脱等があった場合には，製造業者は速やかに品質保証責任者に対して文書により報告し，品質保証責任者の指示に基づき，市場への出荷の可否の決定及び市場への出荷を行うこと．
　ニ　製造業者は，市場への出荷に係る業務が適正かつ円滑に実施されていることについて，製造販売業者による定期的な確認を受けること．
2　品質保証部門のあらかじめ指定した者に，前号ニに規定する確認及びその結果に関する記録の作成を適正に行わせること．
3　製造業者が行う市場への出荷に係る業務に関し，改善が必要な場合には，品質保証責任者に，次に掲げる業務を行わせること．
　イ　当該製造業者に対して所要の措置を講じるよう文書により指示すること．
　ロ　当該製造業者に対して当該措置の実施結果の報告を求め，その報告を適正に評価し，必要に応じてその製造所等を実地に確認し，その結果に関する記録を作成すること．
　ハ　ロの評価及び確認の結果を総括製造販売責任者に対して文書により報告すること．
4　第2号に規定する確認及び記録の作成を行わせる場合には，その者に，その結果を品質保証責任者に対して文書により報告させること．

⑥ 医薬品の製造販売業者は，品質管理業務手順書等に基づき，市場への出荷の可否の決定を行う者に対し，適正かつ円滑に市場への出荷の可否の決定を行うために必要な当該医薬品に係る品質，有効性及び安全性に関する情報を適正に提供しなければならない．

第10条（適正な製造管理及び品質管理の確保） ① 医薬品の製造販売業者は，品質管理業務手順書等に基づき，品質保証部門のあらかじめ指定した者に，次に掲げる業務を行わせなければならない．

1　当該製造業者等における製造管理及び品質管理が，法第14条第2項第4号及び第18条第2項の規定に基づき厚生労働省令で定める基準及び事項並びに第7条に規定する取決めに基づき適正かつ円滑に実施されていることを定期的に確認し，その結果に関する記録を作成すること．
2　品質保証責任者以外の者が前号に規定する確認及び記録の作成を行う場合においては，その結果を品質保証責任者に対して文書により報告すること．

② 医薬品の製造販売業者は，製造業者等の製造管理及び品質管理に関し，改善が必要な場合には，品質管理業務手順書等に基づき，品質保証責任者に，次に掲げる業務を行わせなければならない．

1　当該製造業者等に対して所要の措置を講じるよう文書により指示すること．
2　当該製造業者等に対して当該措置の実施結果の報告を求め，その報告を適正に評価し，必要に応じてその製造所等を実地に確認し，その結果に関する記録

を作成すること.
3 前号の評価及び確認の結果を総括製造販売責任者に対して文書により報告すること.
③ 医薬品の製造販売業者は、品質に影響を与えるおそれのある製造方法、試験検査方法等の変更について製造業者等から連絡を受けたときは、品質管理業務手順書等に基づき、品質保証責任者のあらかじめ指定した者に次に掲げる業務を行わせなければならない.
1 製造業者等からの連絡の内容を評価し,当該変更が製品の品質に重大な影響を与えないことを確認し,必要に応じてその製造所等における製造管理及び品質管理が適正かつ円滑に実施されていることを実地に確認し、その結果に関する記録を作成すること.
2 品質保証責任者以外の者が前号に規定する評価及び確認を行う場合には、その結果を品質保証責任者に対して文書により報告すること.
④ 医薬品の製造販売業者は、前項第1号に規定する評価の結果、当該変更が製品の品質に重大な影響を与えるおそれがある場合には、品質管理業務手順書等に基づき、品質保証責任者に速やかに当該製造業者等に対して改善等所要の措置を講じるよう文書により指示させなければならない.
⑤ 医薬品の製造販売業者は、適正かつ円滑な製造管理及び品質管理の実施に必要な品質に関する情報を製造業者等に提供しなければならない.

第11条(品質等に関する情報及び品質不良等の処理) ① 医薬品の製造販売業者は、医薬品に係る品質等に関する情報(以下この章において「品質情報」という.)を得たときは、品質管理業務手順書等に基づき、品質保証責任者に次に掲げる業務を行わせなければならない.
1 当該品質情報を検討し、医薬品の品質、有効性及び安全性に与える影響並びに人の健康に与える影響を適正に評価すること.
2 当該品質情報に係る事項の原因を究明すること.
3 前2号の評価又は究明の結果に基づき、品質管理業務又は製造業者等における製造管理及び品質管理に関し改善が必要な場合には、所要の措置を講じること.
4 前3号の情報の内容、評価の結果、原因究明の結果及び改善措置を記載した記録を作成し、総括製造販売責任者に対して文書により速やかに報告すること.
5 第2号の究明又は第3号の改善措置のために、製造業者等に対し指示が必要な場合には、その指示を文書により行うとともに、製造業者等に対し文書による結果の報告を求め、それを適正に評価し、必要に応じてその製造所等の改善状況について実地に確認し、その結果に関する記録を作成すること.
6 当該品質情報のうち製造販売後安全管理基準第2条第2項に規定する安全確保措置(以下「安全確保措置」という.)に関する情報を安全管理統括部門に遅滞なく文書で提供すること.
② 医薬品の製造販売業者は、前項に規定する業務により,品質不良又はそのおそれが判明した場合には、品質管理業務手順書等に基づき、総括製造販売責任者及び品質保証責任者に、次に掲げる業務を行わせなければならない.
1 品質保証責任者は、品質不良又はそのおそれに係る事項を速やかに総括製造販売責任者に対して報告し、その記録を作成すること.
2 総括製造販売責任者は、前号に規定する報告を受けたときは、速やかに、危害発生防止等のため回収等

の所要の措置を決定し、品質保証責任者及びその他関係する部門に指示すること.
3 品質保証責任者は、前号の規定により総括製造販売責任者の指示を受けたときは、速やかに所要の措置を講じること.
4 品質保証責任者は、前号の措置が適正かつ円滑に行われるよう、安全管理統括部門その他関係する部門との密接な連携を図ること.
5 品質保証責任者は、第3号の措置の実施の進捗状況及び結果について、総括製造販売責任者に対して文書により報告すること.

第12条(回収処理) 医薬品の製造販売業者は、医薬品の回収を行うときは、品質管理業務手順書等に基づき、品質保証責任者に次に掲げる業務を行わせなければならない.
1 回収した医薬品を区分して一定期間保管した後、適正に処理すること.
2 回収の内容を記載した記録を作成し、総括製造販売責任者に対して文書により報告すること.

第13条(自己点検) ① 医薬品の製造販売業者は、品質管理業務手順書等に基づき、あらかじめ指定した者に次に掲げる業務を行わせなければならない.
1 品質管理業務について定期的に自己点検を行い、その結果の記録を作成すること.
2 品質保証責任者以外の者が当該業務を行う場合には、自己点検の結果を品質保証責任者に対して文書により報告すること.
② 医薬品の製造販売業者は、自己点検の結果に基づき、改善が必要な場合には、品質保証責任者に所要の措置を講じさせ、その記録を作成させるとともに、総括製造販売責任者に対して当該措置の結果を文書により報告させなければならない.

第14条(教育訓練) ① 医薬品の製造販売業者は、あらかじめ指定した者に、品質管理業務に従事する者に対する教育訓練計画を作成させなければならない.
② 医薬品の製造販売業者は、品質管理業務手順書及び前項に規定する教育訓練計画に基づき、あらかじめ指定した者に次に掲げる業務を行わせなければならない.
1 品質管理業務に従事する者に対して、品質管理業務に関する教育訓練を計画的に実施し、その記録を作成すること.
2 品質保証責任者以外の者が当該業務を行う場合には、教育訓練の実施状況を品質保証責任者に対して文書により報告すること.

第15条(医薬品の貯蔵等の管理) 医薬品の製造販売業者が、その製造等をし、又は輸入した医薬品を製造販売の目的で貯蔵し、又は陳列する業務を行う場合には、次に掲げる事項を満たさなければならない.
1 当該業務に係る責任者を置くこと.
2 当該業務に従事する者(その責任者を含む.)は、次に掲げる事項を満たすこと.
イ 品質保証部門に属する者でないこと.
ロ 当該業務に必要な能力を有するとともに、必要な教育訓練を受けていること.
3 次に掲げる事項に適合する構造設備を総括製造販売責任者が当該業務を行う事務所の所在地に有し、これを適正に維持管理すること.
イ 医薬品を衛生的に、かつ、安全に保管するために必要な設備を有すること.
ロ 作業を適正かつ円滑に行うために必要な面積を有すること.
ハ 放射性医薬品を取り扱う場合には、薬局等構造設

備規則(昭和36年厚生省令第2号)第1条第2項,第3項及び第4項に規定する構造設備を有すること.この場合において,同条第3項及び第4項中「調剤室」とあるのは「作業室」と読み替えるものとする.

4 医薬品の出納等当該業務に係る記録を作成すること.

第16条(文書及び記録の管理) 医薬品の製造販売業者は,この章に規定する文書及び記録については,次に掲げる事項に従い管理しなければならない.

1 文書を作成し,又は改訂したときは,品質管理業務手順書等に基づき,当該文書の承認,配布,保存等を行うこと.

2 品質管理業務手順書等を作成し,又は改訂したときは,当該品質管理業務手順書等にその日付を記載し,改訂に係る履歴を保存すること.

3 この章に規定する文書及び記録については,作成の日(品質管理業務手順書については使用しなくなった日.以下同じ.)から次に掲げる期間保存すること.

イ 法第2条第10項に規定する特定生物由来製品(以下「特定生物由来製品」という.)又は人の血液を原材料(製造に使用する原料又は材料(製造工程において使用されるものを含む.以下同じ.)の由来となるものをいう.以下同じ.)として製造される法第2条第9項に規定する生物由来製品(以下「人血液由来原料製品」という.)にあっては,その有効期間又は使用の期限(以下「有効期間」という.)に30年を加算した期間

ロ 法第2条第9項に規定する生物由来製品(以下「生物由来製品」という.)(イに掲げるものを除く.)にあっては,その有効期間に10年を加算した期間

ハ 生物由来製品又は細胞組織医薬品以外の医薬品にあっては,5年間(ただし,当該文書及び記録に係る医薬品の有効期間に1年を加算した期間が5年を超える場合には,有効期間に1年を加算した期間)

ニ 教育訓練に係る文書及び記録については,イ,ロ,ハの規定に掲げる期間に関わらず5年間

第3章 医薬部外品及び化粧品の品質管理の基準

第17条(品質保証責任者の設置) 医薬部外品及び化粧品(以下この章において「医薬部外品等」という.)の製造販売業者は,次に掲げる要件を満たす品質管理業務に係る責任者(以下この章において「品質保証責任者」という.)を置かなければならない.

1 品質管理業務を適正かつ円滑に遂行しうる能力を有する者であること.

2 医薬品等の販売に係る部門に属する者でないことその他品質管理業務の適正かつ円滑な遂行に支障を及ぼすおそれがない者であること.

第18条(品質管理業務の手順に関する文書及び業務等) ① 医薬部外品等の製造販売業者は,品質管理業務を適正かつ円滑に実施するため,次に掲げる手順に関する文書(以下この章において「品質管理業務手順書」という.)を作成しなければならない.

1 市場への出荷に係る記録の作成に関する手順

2 適正な製造管理及び品質管理の確保に関する手順

3 品質等に関する情報及び品質不良等の処理に関する手順

4 回収処理に関する手順

5 文書及び記録の管理に関する手順

6 その他必要な品質管理業務に関する手順

② 医薬部外品等の製造販売業者は,品質管理業務手順書に基づき,次に掲げる業務を行わなければならない.

1 市場への出荷に関する記録を作成すること.

2 製造販売しようとする医薬部外品等が製造業者等において適正かつ円滑に製造されたものであることを確認し,その記録を作成すること.

3 製品に係る品質等に関する情報を得たときは,当該情報に係る事項による人の健康に与える影響に関する評価,原因の究明を行い,改善が必要な場合は所要の措置を講じ,その記録を作成すること.

4 第3号の情報のうち安全確保措置に関する情報を製造販売後安全管理基準第14条において準用する第13条第2項に規定する安全管理責任者(以下この章において「安全管理責任者」という.)に遅滞なく文書で提供すること.

5 製造販売する医薬部外品等の品質不良又はそのおそれが判明した場合には,回収等所要の措置を速やかに実施し,その記録を作成すること.

6 その他必要な品質管理業務に関する業務

③ 医薬部外品等の製造販売業者は,総括製造販売責任者がその業務を行う事務所に品質管理業務手順書を備え付けるとともに,品質管理業務を行うその他の事務所にその写しを備え付けなければならない.

第19条(準用) 医薬部外品等の品質管理の基準については,第3条,第4条第1項,第8条並びに第16条の規定を準用する.この場合において,第3条第1号中「次条第3項に規定する品質保証責任者」とあるのは「第11条第2項第2号に規定するほか,前号の品質保証責任者」とあるのは「品質保証責任者」と,「次条第2項に規定する品質保証部門」とあるのは「品質保証責任者」と,「部門又は責任者」とあるのは「品質保証責任者」と,同条第3号中「第1号の品質保証責任者」とあるのは「品質保証責任者」と,同条第4号中「第2号の品質保証部門」とあるのは「品質保証責任者」と,「医薬品,医薬部外品,化粧品及び医療機器の製造販売後安全管理の基準に関する省令(平成16年厚生労働省令第135号.以下「製造販売後安全管理基準」という.)」とあるのは第13条第2項に規定する安全管理統括部門(法第49条第1項に規定する医薬品以外の医薬品にあっては,製造販売後安全管理基準第13条第2項に規定する安全管理責任者.以下この章において「安全管理統括部門」という.)」とあるのは「安全管理責任者」と,「関係する部門」とあるのは「関係する業務の責任者」と,第8条中「品質管理業務手順書等」とあるのは「品質管理業務手順書」と,「第9条第5項第3号ハ,第10条第2項第3号,第11条第1項第4号並びに第2項第1号及び第5号,第12条第2号並びに第13条第2項の規定により総括製造販売責任者へ報告するもののほか,品質管理業務」とあるのは「品質管理業務」と,「,販売業者,薬局開設者,病院及び診療所の開設者その他」とあるのは「その他」と,第16条中「品質管理業務手順書等」とあるのは「品質管理業務手順書」と,同条第3号中「次に掲げる期間」とあるのは「5年間」と読み替える.

第20条(厚生労働大臣が指定する医薬部外品の品質管理の基準の特例) 薬事法施行令(昭和36年政令第11号)第20条第2項の規定により製造管理又は

品質管理に注意を要するものとして厚生労働大臣が指定する医薬部外品を製造販売しようとする場合には，前3条の規定にかかわらず，前章の規定を準用する．

第4章　医療機器の品質管理の基準

第21条（修理に係る通知の処理） 医療機器の製造販売業者は，薬事法施行規則第191条第6項（第192条において準用する場合を含む．）の通知があった場合は，第25条において準用する第5条に規定する品質標準書及び第25条において準用する第6条第1項に規定する品質管理業務手順書（以下この章において「品質管理業務手順書等」という．）に基づき，第25条において準用する第4条第2項に規定する品質保証部門のあらかじめ指定した者に，当該修理業者に対し，適正な修理の方法その他の当該医療機器の品質，有効性，安全性の保持のために必要な事項を文書により指示させなければならない．

第22条（販売業者又は賃貸業者における品質の確保） 医療機器の製造販売業者は，品質管理業務手順書等に基づき，製造販売しようとする医療機器に関してあらかじめ定めた販売業者又は賃貸業者（以下この章において「販売業者等」という．）の営業所における品質の確保の方法を，販売業者等に対して文書により指示しなければならない．

第23条（中古品の販売又は賃貸に係る通知の処理） 医療機器の製造販売業者は，薬事法施行規則第170条第1項（第178条第2項及び第3項において準用する場合を含む．）の通知があった場合には，第25条において準用する第4条第2項に規定する品質保証部門のあらかじめ指定した者に，品質管理業務手順書等に基づき，当該販売業者等に対し，当該医療機器の品質，有効性及び安全性の保持のために必要な措置を文書により指示させなければならない．

第24条（医療機器に係る文書及び記録の管理） 医療機器の製造販売業者は，次条において準用する第16条第3号の規定に関わらず，特定保守管理医療機器又は設置管理医療機器（特定生物由来製品及び人血液由来原料製品を除く．）に係る文書及び記録にあっては，作成の日（品質管理業務手順書等については使用しなくなった日）から15年間（ただし，教育訓練にかかるものにあっては5年間）保存しなければならない．

第25条（準用） ① 医療機器の品質管理の基準については，第3条から第16条まで（第15条第1項第3号ハを除く．）の規定を準用する．この場合において，第3条第4号中「法第49条第1項に規定する医薬品以外の医薬品」とあるのは「管理医療機器及び一般医療機器」と，第8条中「薬局開設者」とあるのは「修理業者，賃貸業者」と読み替えるものとする．

② 前項において準用する第6条第1項に規定する品質管理業務手順書には，次に掲げる事項を記載しなければならない．

1　修理業者からの通知の処理に関する手順
2　販売業者又は賃貸業者における品質の確保の方法に関する手順
3　中古品の販売業又は賃貸業者からの通知の処理に関する手順

61　医薬品，医薬部外品，化粧品及び医療機器の製造販売後安全管理の基準に関する省令

（平16・9・22厚労省令第135号）

第1章　総則

第1条（趣旨） この省令は，薬事法（以下「法」という．）第12条の2第2号に規定する製造販売後安全管理（以下「製造販売後安全管理」という．）に係る厚生労働省令で定める基準を定めるものとする．

第2条（定義） ① この省令で「安全管理情報」とは，医薬品，医薬部外品，化粧品又は医療機器（以下「医薬品等」という．）の品質，有効性及び安全性に関する事項その他医薬品等の適正な使用のために必要な情報をいう．

② この省令で「安全確保業務」とは，製造販売後安全管理に関する業務のうち，安全管理情報の収集，検討及びその結果に基づく必要な措置（以下「安全確保措置」という．）に関する業務をいう．

③ この省令で「市販直後調査」とは，安全確保業務のうち，医薬品の製造販売業者が販売を開始した後の6箇月間，診療において，医薬品の適正な使用を促し，薬事法施行規則（昭和36年厚生省令第1号．以下「規則」という．）第253条第1項第1号イ(1)から(6)まで及び口並びに第2号イに掲げる症例等の発生を迅速に把握するために行うものであって，法第79条第1項の規定により法第14条第1項の規定による承認に条件として付されるものをいう．

④ この省令で「医薬情報担当者」とは，医薬品の適正な使用に資するために，医療関係者を訪問すること等により安全管理情報を収集し，提供することを主な業務として行う者をいう．

⑤ この省令で「医療機器情報担当者」とは，医療機器の適正な使用に資するために，医療関係者を訪問すること等により安全管理情報を収集し，提供することを主な業務として行う者をいう．

⑥ この省令で「第一種製造販売業者」とは，法第49条第1項に規定する厚生労働大臣の指定する医薬品（以下「処方せん医薬品」という．）又は高度管理医療機器の製造販売業者をいう．

⑦ この省令で「第二種製造販売業者」とは，処方せん医薬品以外の医薬品又は管理医療機器の製造販売業者をいう．

⑧ この省令で「第三種製造販売業者」とは，医薬部外品，化粧品又は一般医療機器の製造販売業者をいう．

第2章　第一種製造販売業者の製造販売後安全管理の基準

第3条（総括製造販売責任者の業務） 第一種製造販売業者は，次の各号に掲げる業務を法第17条第2項に規定する総括製造販売責任者（以下「総括製造販売責任者」という．）に行わせなければならない．

1　次条第2項に規定する安全管理責任者を監督すること．
2　前号の安全管理責任者の意見を尊重すること．
3　第1号の安全管理責任者と品質保証責任者（医薬品，医薬部外品，化粧品及び医療機器の品質管理の基

準に関する省令(平成16年厚生労働省令第136号)第4条第3項,第17条又は第25条において準用する第4条第3項に規定する品質保証責任者をいう.以下同じ.)その他の処方せん医薬品又は高度管理医療機器の製造販売に係る業務の責任者との密接な連携を図らせること.

第4条(安全確保業務に係る組織及び職員) ① 第一種製造販売業者は,次に掲げる要件を満たす安全確保業務の統括に係る部門(以下この章において「安全管理統括部門」という.)を置かなければならない.
1 総括製造販売責任者の監督下にあること.
2 安全確保業務(第4項の規定により安全管理責任者以外の者に行わせる業務を除く.)を適正かつ円滑に遂行しうる能力を有する人員を十分に有すること.
3 医薬品等の販売に係る部門その他安全確保業務の適正かつ円滑な遂行に支障を及ぼすおそれのある部門から独立していること.
② 第一種製造販売業者は,次に掲げる要件を満たす安全確保業務の責任者(以下この章において「安全管理責任者」という.)を置かなければならない.
1 安全管理統括部門の責任者であること.
2 安全確保業務その他これに類する業務に3年以上従事した者であること.
3 安全確保業務を適正かつ円滑に遂行しうる能力を有する者であること.
4 医薬品等の販売に係る部門に属する者でないことその他安全確保業務の適正かつ円滑な遂行に支障を及ぼすおそれがない者であること.
③ 第一種製造販売業者は,次項に規定する場合を除き,安全管理責任者に安全確保業務を行わせなければならない.
④ 第一種製造販売業者は,安全確保業務であって規則第97条各号に掲げるものの全部又は一部を安全管理責任者以外の者に行わせる場合にあっては,当該業務を適正かつ円滑に遂行しうる能力を有する者(以下「安全管理実施責任者」という.)を置かなければならない.

第5条(製造販売後安全管理業務手順書等) ① 第一種製造販売業者は,製造販売後安全管理を適正かつ円滑に行うため,次に掲げる手順を記載した製造販売後安全管理業務手順書を作成しなければならない.
1 安全管理情報の収集に関する手順
2 安全管理情報の検討及びその結果に基づく安全確保措置の立案に関する手順
3 安全確保措置の実施に関する手順
4 安全管理責任者から総括製造販売責任者への報告に関する手順
5 安全管理実施責任者から安全管理責任者への報告に関する手順
6 市販直後調査に関する手順
7 自己点検に関する手順
8 品質管理業務に関する業務に従事する者に対する教育訓練に関する手順
9 製造販売後安全管理に関する業務に係る記録の保存に関する手順
10 その他の処方せん医薬品又は高度管理医療機器の製造販売に係る業務の責任者との相互の連携に関する手順
11 その他製造販売後安全管理に関する業務を適正かつ円滑に行うために必要な手順
② 第一種製造販売業者は,製造販売後安全管理に関する業務に従事する者の責務及び管理体制を文書により適切に定めなければならない.
③ 第一種製造販売業者は,総括製造販売責任者又は安全管理責任者の意見を尊重し適正かつ円滑な実施のために必要な事項を文書により定めさせなければならない.
④ 第一種製造販売業者は,第1項の手順書又は第2項の文書を作成し,又は改訂したときは,当該手順書又は文書にその日付を記録し,これを保存しなければならない.
⑤ 第一種製造販売業者は,総括製造販売責任者又は安全管理責任者が第3項の文書を作成し,又は改訂したときは,当該文書にその日付を記録させ,これを保存させなければならない.
⑥ 第一種製造販売業者は,総括製造販売責任者がその業務を行う事務所に第1項の手順書,第2項及び第3項の文書並びにその取り扱う処方せん医薬品又は高度管理医療機器の安全性に関する文書その他安全確保業務に必要な文書(以下この章において「製造販売後安全管理業務手順書等」という.)を備え付けるとともに,安全確保業務を行うその他の事務所に製造販売後安全管理業務手順書等のうち,その事務所が担当する物に係るものの写しを備え付けなければならない.

第6条(安全管理責任者の業務) 第一種製造販売業者は,製造販売後安全管理業務手順書等に基づき,次に掲げる業務を安全管理責任者に行わせなければならない.
1 安全確保業務を統括すること.
2 安全確保業務が適正かつ円滑に行われているか確認し,その記録を作成し,保存すること.
3 安全確保業務について必要があると認めるときは,総括製造販売責任者に対し文書により意見を述べ,その写しを保存すること.

第7条(安全管理情報の収集) ① 第一種製造販売業者は,製造販売後安全管理業務手順書等に基づき,次に掲げる安全管理情報を安全管理責任者又は安全管理実施責任者に収集させ,その記録を作成させなければならない.
1 医療関係者からの情報
2 学会報告,文献報告その他研究報告に関する情報
3 厚生労働省その他政府機関,都道府県及び独立行政法人医薬品医療機器総合機構からの情報
4 外国政府,外国法人等からの情報
5 他の製造販売業者等からの情報
6 その他安全管理情報
② 第一種製造販売業者は,安全管理実施責任者に前項に規定する業務を行わせる場合にあっては,安全管理実施責任者に前項の記録を文書により安全管理責任者へ報告させなければならない.
③ 第一種製造販売業者は,安全管理責任者に前2項の規定により収集させ,又は報告させた記録を保存させなければならない.

第8条(安全管理情報の検討及びその結果に基づく安全確保措置の立案) ① 第一種製造販売業者は,製造販売後安全管理業務手順書等に基づき,次に掲げる業務を安全管理責任者に行わせなければならない.
1 前条及び第10条の規定により収集した安全管理情報を遅滞なく検討し,その結果を記録すること.
2 前号の安全管理情報について,品質保証責任者が把握する必要があると認められるものである場合にあっては,当該安全管理情報を品質保証責任者に遅滞なく文書で提供すること.

3 第1号の検討の結果，必要があると認めるときは，廃棄，回収，販売の停止，添付文書の改訂，医薬情報担当者又は医療機器情報担当者による医療関係者への情報の提供又は法に基づく厚生労働大臣への報告その他の安全確保措置を立案すること．
4 前号の規定により立案した安全確保措置の案（以下この章において「安全確保措置案」という．）について，総括製造販売責任者に文書により報告し，その写しを保存すること．
② 第一種製造販売業者は，製造販売後安全管理業務手順書等に基づき，安全管理責任者に前項第1号の検討に必要な解析を行わせる場合にあっては，次に掲げる業務を安全管理責任者に行わせなければならない．
1 安全管理実施責任者にその実施につき文書により指示し，その写しを保存すること．
2 安全管理実施責任者にその記録を作成させ，文書により安全管理責任者へ報告させるとともに，これを保存すること．

第9条（安全確保措置の実施） ① 第一種製造販売業者は，製造販売後安全管理業務手順書等に基づき，次に掲げる業務を総括製造販売責任者に行わせなければならない．
1 安全確保措置案を適正に評価し，安全確保措置を決定するとともに，それらの記録を作成し，保存すること．
2 安全確保措置を安全管理責任者に行わせる場合にあっては，その実施につき文書により指示し，これを保存させること．
3 安全確保措置を安全管理実施責任者に行わせる場合にあっては，その実施につき文書により指示するとともに，その写しを安全管理責任者に保存させること．
4 安全確保措置を安全管理実施責任者に行わせる場合にあっては，当該安全管理実施責任者にその記録を作成させ，文書により報告させるとともに，その写しを安全管理責任者に交付させること．
5 前号及び次項第4号の規定に基づく報告を確認し，必要な措置を決定すること．
② 第一種製造販売業者は，製造販売後安全管理業務手順書等に基づき，次に掲げる業務を安全管理責任者に行わせなければならない．
1 前項の規定による総括製造販売責任者の指示に基づき安全確保措置を行い，その記録を作成し，保存すること．
2 安全確保措置を安全管理実施責任者に行わせる場合にあっては，その実施につき文書により指示し，その写しを保存すること．
3 安全確保措置を安全管理実施責任者に行わせる場合にあっては，当該安全管理実施責任者にその記録を作成させ，文書により報告させるとともに，これを保存すること．
4 安全確保措置の実施の結果等について，総括製造販売責任者に文書により報告し，その写しを保存すること．
5 前項第4号の写しを保存すること．
③ 第一種製造販売業者は，安全確保措置案のうち，あらかじめ製造販売後安全管理業務手順書等に定めるものについての第1項第1号に規定する業務を総括製造販売責任者に代えて安全管理責任者に行わせることができる．この場合にあっては，前2項に規定する業務について必要な事項をあらかじめ製造販売後安全管理業務手順書等に定めておかなければならない．

第10条（市販直後調査） ① 第一種製造販売業者は，市販直後調査を行う場合にあっては，その行う市販直後調査ごとに，総括製造販売責任者又は安全管理責任者に，次に掲げる事項を記載した実施計画書（以下「市販直後調査実施計画書」という．）を作成させなければならない．
1 市販直後調査の目的
2 市販直後調査の方法
3 市販直後調査の実施期間
4 その他必要な事項
② 第一種製造販売業者は，総括製造販売責任者又は安全管理責任者が市販直後調査実施計画書を作成し，又は改訂したときは，市販直後調査実施計画書にその日付を記載させ，これを保存させなければならない．
③ 第一種製造販売業者は，総括製造販売責任者がその業務を行う事務所に市販直後調査実施計画書を備え付けるとともに，市販直後調査を行うその他の事務所にこれを備え付けさせなければならない．
④ 第一種製造販売業者は，製造販売後安全管理業務手順書等及び市販直後調査実施計画書に基づき，安全管理責任者に市販直後調査を行わせるとともに，次に掲げる業務を安全管理責任者に行わせなければならない．
1 市販直後調査が適正かつ円滑に行われているかどうか確認すること．
2 市販直後調査の実施に関する記録を作成し，これを保存すること．
3 必要があると認めるときは，市販直後調査実施計画書を改訂すること．
⑤ 第一種製造販売業者は，製造販売後安全管理業務手順書等及び市販直後調査実施計画書に基づき，安全管理実施責任者に，市販直後調査業務のうち規則第97条各号に規定する業務を行わせる場合にあっては，安全管理実施責任者にその記録を作成させ，文書により安全管理責任者へ報告させるとともに，安全管理責任者にこれを保存させなければならない．

第11条（自己点検） ① 第一種製造販売業者は，製造販売後安全管理業務手順書等に基づき，あらかじめ指定した者に製造販売後安全管理に関する業務について定期的に自己点検を行わせなければならない．
② 第一種製造販売業者は，前項のあらかじめ指定した者が安全管理責任者であるときは，安全管理責任者に前項の自己点検の記録を作成させ，これを保存させなければならない．
③ 第一種製造販売業者は，第1項のあらかじめ指定した者が安全管理責任者以外の者であるときは，当該者に第1項の自己点検の記録を作成させ，安全管理責任者に対して文書により報告させるとともに，これを安全管理責任者に保存させなければならない．
④ 第一種製造販売業者は，安全管理責任者に自己点検の結果を第一種製造販売業者及び総括製造販売責任者に対して文書により報告させ，その写しを保存させなければならない．
⑤ 第一種製造販売業者は，総括製造販売責任者に第1項の自己点検の結果に基づく製造販売後安全管理の改善の必要性について検討させ，その必要性があるときは，所要の措置を講じさせるとともに，その記録を作成させなければならない．
⑥ 第一種製造販売業者は，安全管理責任者に前項の記録を保存させなければならない．

第12条（製造販売後安全管理に関する業務に従事する者に対する教育訓練） ① 第一種製造販売業者は，総括製造販売責任者に教育訓練計画を作成させ，保存

させなければならない．

② 第一種製造販売業者は，製造販売後安全管理業務手順書等及び前項の教育訓練計画に基づき，あらかじめ指定した者に製造販売後安全管理に関する業務に従事する者に対して，製造販売後安全管理に関する教育訓練を計画的に行わせなければならない．

③ 第一種製造販売業者は，前項のあらかじめ指定した者が安全管理責任者であるときは，安全管理責任者に前項の教育訓練の記録を作成させ，これを保存させなければならない．

④ 第一種製造販売業者は，第2項のあらかじめ指定した者が安全管理責任者以外の者であるときは，当該者に第2項の教育訓練の記録を作成させ，安全管理責任者に対して文書により報告させるとともに，これを安全管理責任者に保存させなければならない．

⑤ 第一種製造販売業者は，安全管理責任者に教育訓練の結果を総括製造販売責任者に対して文書により報告させ，その写しを保存させなければならない．

第3章　第二種製造販売業者の製造販売後安全管理の基準

第13条（安全確保業務に係る組織及び職員）① 第二種製造販売業者は，安全確保業務を適正かつ円滑に遂行しうる能力を有する人員を十分に有しなければならない．

② 第二種製造販売業者は，次に掲げる要件を満たす安全確保業務の責任者（以下この章において「安全管理責任者」という．）を置かなければならない．
1　安全確保業務を適正かつ円滑に遂行しうる能力を有する者であること．
2　医薬品等の販売に係る部門に属する者でないことその他安全確保業務の適正かつ円滑な遂行に支障を及ぼすおそれがない者であること．

③ 安全確保業務（安全管理責任者以外の者に行わせる業務を除く．）を行う部門は，医薬品等の販売に係る部門その他安全確保業務の適正かつ円滑な遂行に支障を及ぼすおそれのある部門から独立していなければならない．

第14条（準用）第二種製造販売業者については，第3条及び第5条から第12条まで（第5条第2項第5号，第7条第2項，第8条第2項，第9条第2項第2号及び第3号並びに第10条第5項を除く．）の規定を準用する．この場合において，第3条第1号中「次条第2項」とあるのは「第15条第2項」と，第6条第1項中「安全管理責任者又は安全管理実施責任者」とあるのは「安全管理責任者」と，同条第3項中「前2項」とあるのは「第1項」と，「収集させ，又は報告させた」とあるのは「収集させた」と，第8条第1項第1号中「第10条」とあるのは「第14条において準用する第10条」と，第9条第1項中「安全管理実施責任者」とあるのは「安全管理責任者以外の者」と読み替えるものとする．

第4章　第三種製造販売業者の製造販売後安全管理の基準

第15条（準用）第三種製造販売業者については，第3条，第6条から第9条まで及び第13条（第7条第2項，第8条第2項並びに第9条第2項第2号及び第3号を除く．）の規定を準用する．この場合において，第3条第1号中「次条第2項」とあるのは「第15条において準用する第13条第2項」と，第6条第1項中「に」とあるのは「に次に」と，第7条第1項中「製造販売後安全管理業務手順書等に基づき，次に」とあるのは「次に」と，「安全管理情報」とあるのは「安全管理情報（医薬部外品及び化粧品については，第2号及び第6号に限る．）」と，「安全管理責任者又は安全管理実施責任者」とあるのは「安全管理責任者」と，同条第3項中「前2項」とあるのは「第1項」と，「収集させ，又は報告させた」とあるのは「収集させた」と，第8条第1項中「製造販売後安全管理業務手順書等に基づき，次に」とあるのは「次に」と，第9条第1項中「製造販売後安全管理業務手順書等に基づき，次に」とあるのは「次に」と，「安全管理実施責任者」とあるのは「安全管理責任者以外の者」と，同条第2項中「製造販売後安全管理業務手順書等に基づき，次に」とあるのは「次に」と，同条第3項中「製造販売後安全管理業務手順書等」とあるのは「文書」と読み替えるものとする．

第5章　雑　則

第16条（安全確保業務に係る記録の保存）① この省令の規定により保存することとされている文書その他の記録の保存期間は，当該記録を利用しなくなった日から5年間とする．ただし，次に掲げる記録の保存期間はそれぞれ当該各号に定める期間とする．
1　生物由来製品（次号及び第3号に掲げるものを除く．）に係る記録　利用しなくなった日から10年間
2　特定生物由来製品に係る記録　利用しなくなった日から30年間
3　特定保守管理医療機器及び規則第93条第1項に規定する設置管理医療機器（前号に掲げるものを除く．）に係る記録　利用しなくなった日から15年間
4　第11条（第14条において準用する場合を含む．）に規定する自己点検及び第12条（第14条において準用する場合を含む．）に規定する教育訓練に係る記録　作成した日から5年間

② 製造販売業者は，この省令の規定にかかわらず，第5条（第14条において準用する場合を含む．）に規定する製造販売後安全管理業務手順書等（以下この章において「製造販売後安全管理業務手順書等」という．）に基づき，この省令の規定により記録を保存しなければならないとされている者に代えて，製造販売業者が指定する者に，当該記録を保存させることができる．

62　医薬品の製造販売後の調査及び試験の実施の基準に関する省令

（平16・12・20厚労省令第171号）

第1条（趣旨）この省令は，薬事法（昭和35年法律第145号．以下「法」という．）第14条の4第4項及び第14条の6第4項（これらの規定を法第19条の4において準用する場合を含む．）に規定する厚生労働大臣の定める基準のうち製造販売後の調査及び試験に係るもの（医薬品の臨床試験の実施の基準に関する省令（平成9年厚生省令第28号）に定める

ものを除く.)及び医薬品の製造販売業者又は外国特例承認取得者が薬事法施行規則(昭和36年厚生省令第1号)第42条第1項第2号に規定する医療用医薬品(専ら疾病の診断に使用されることが目的とされている医薬品であって,身体に直接使用されることのないもの及び皮膚にはり付けられるものを除く.)について行う製造販売後の調査及び試験の業務に関して遵守すべき事項を定めるものとする.

第2条(定義) ① この省令において「製造販売後調査等」とは,医薬品の製造販売業者又は外国特例承認取得者(以下「製造販売業者等」という.)が,医薬品の品質,有効性及び安全性に関する情報の収集,検出,確認又は検証のために行う使用成績調査又は製造販売後臨床試験をいう.

② この省令において「使用成績調査」とは,製造販売後調査等のうち,製造販売業者等が,診療において,医薬品を使用する患者の条件を定めることなく,副作用による疾病等の種類別の発現状況並びに品質,有効性及び安全性に関する情報の検出又は確認を行う調査をいう.

③ この省令において「特定使用成績調査」とは,使用成績調査のうち,製造販売業者等が,診療において,小児,高齢者,妊産婦,腎機能障害又は肝機能障害を有する患者,医薬品を長期に使用する患者その他医薬品を使用する条件が定められた患者における副作用による疾病等の種類別の発現状況並びに品質,有効性及び安全性に関する情報の検出又は確認を行う調査をいう.

④ この省令において「製造販売後臨床試験」とは,製造販売後調査等のうち,製造販売業者等が,治験若しくは使用成績調査の成績に関する検討を行った結果得られた推定等を検証し,又は診療においては得られない品質,有効性及び安全性に関する情報を収集するため,当該医薬品について法第14条又は法第19条の2の承認に係る用法,用量,効能及び効果に従い行う試験をいう.

第3条(製造販売後調査等業務手順書) ① 製造販売業者等は,製造販売後調査等を適正かつ円滑に実施するため,次に掲げる手順を記載した製造販売後調査等業務手順書を作成しなければならない.

1 使用成績調査に関する手順
2 製造販売後臨床試験に関する手順
3 自己点検に関する手順
4 製造販売後調査等業務に従事する者に対する教育訓練に関する手順
5 製造販売後調査等業務の委託に関する手順
6 製造販売後調査等業務に係る記録の保存に関する手順
7 その他製造販売後調査等を適正かつ円滑に実施するために必要な手順

② 製造販売業者等は,製造販売後調査等業務手順書を作成し,又は改訂したときは,当該製造販売後調査等業務手順書にその日付を記載し,これを保存しなければならない.

第4条(製造販売後調査等管理責任者) ① 製造販売業者等は,製造販売後調査等に係る業務を統括する者(以下「製造販売後調査等管理責任者」という.)を置かなければならない.

② 製造販売後調査等管理責任者は,販売に係る部門に属する者であってはならない.

③ 製造販売業者等は,製造販売後調査等管理責任者に次の各号に掲げる業務を行わせなければならない.

1 医薬品ごとに使用成績調査又は製造販売後臨床試験の概要を記載した製造販売後調査等基本計画書を作成し,これを保存すること.

2 製造販売後調査等業務手順書に基づき,使用成績調査又は製造販売後臨床試験ごとに,実施方法及び評価方法を記載した使用成績調査実施計画書又は医薬品の臨床試験の実施の基準に関する省令に規定する製造販売後臨床試験実施計画書その他製造販売後調査等を行うために必要な事項を文書により定めること.

3 医薬品に関する情報の検討の結果,必要があると認めるときは,製造販売後調査等基本計画書又は前号に規定する文書を改訂すること.

4 製造販売後調査等基本計画書又は第2号に規定する文書(以下「製造販売後調査等基本計画書等」という.)を作成し,又は前項の規定により改訂した場合は,当該製造販売後調査等基本計画書等にその日付を記載し,これを保存すること.

5 製造販売後調査等を行うのに必要があると認めるときは,製造販売業者等に文書により意見を述べ,当該文書又はその写しを保存すること.

④ 製造販売業者等は,前項第5号の規定により製造販売後調査等管理責任者が述べる意見を尊重しなければならない.

⑤ 製造販売業者等は,製造販売後調査等管理責任者が製造販売後調査等の業務を遂行するに当たって支障を生ずることがないようにしなければならない.

第5条(製造販売後調査等) ① 製造販売業者等は,製造販売後調査等業務手順書に基づき,次に掲げる製造販売後調査等の実施の業務を製造販売後調査等管理責任者に行わせなければならない.

1 製造販売後調査等の実施について企画,立案及び調整を行うこと.

2 製造販売後調査等が,製造販売後調査等業務手順書及び製造販売後調査等基本計画書等に基づき適正かつ円滑に行われていることを確認すること.

3 製造販売後調査等の結果について製造販売業者等に対し文書により報告すること.

② 製造販売業者等は,使用成績調査又は製造販売後臨床試験の実施ごとに,製造販売後調査等管理責任者に調査及び試験の実施状況を把握するための記録を作成させ,これを保存させなければならない.

第6条(使用成績調査) ① 製造販売業者等は,使用成績調査を実施する場合には,製造販売後調査等業務手順書及び製造販売後調査等基本計画書等に基づき,製造販売後調査等管理責任者又は製造販売業者等が指定する者にこれを行わせなければならない.

② 製造販売業者等は,使用成績調査を実施する場合には,製造販売後調査等業務手順書に基づき,当該使用成績調査の目的を十分に果たしうる医療機関に対し,当該使用成績調査の契約を文書により行い,これを保存しなければならない.

③ 製造販売業者等は,前項の規定による文書による契約に代えて,第6項で定めるところにより,当該医療機関の承諾を得て,契約を電子情報処理組織を使用する方法その他の情報通信の技術を利用する方法であって次に掲げるもの(以下この条において「電磁的方法」という.)により行うことができる.この場合において,当該製造販売業者等は,当該文書による契約をしたものとみなす.

1 電子情報処理組織を使用する方法のうちイ又はロに掲げるもの
 イ 製造販売業者等の使用に係る電子計算機と医療

機関の使用に係る電子計算機とを接続する電気通信回線を通じて送信し,それぞれの使用に係る電子計算機に備えられたファイルに記録する方法
ロ 製造販売業者等の使用に係る電子計算機に備えられたファイルに記録された前項の規定による契約を電気通信回線を通じて医療機関の閲覧に供し,当該医療機関の使用に係る電子計算機に備えられたファイルに記録する方法(電磁的方法による契約を行う旨の承諾若しくは契約を行わない旨の申出をする場合にあっては,製造販売業者等の使用に係る電子計算機に備えられたファイルにその旨を記録する方法)

二 磁気ディスク,シー・ディー・ロムその他これらに準ずる方法により一定の事項を確実に記録しておくことができる物をもって調製するファイルに前項の規定による契約を記録したものを交付する方法

④ 前項に掲げる方法は,次に掲げる技術的基準に適合するものでなければならない.

1 製造販売業者等及び医療機関がファイルへの記録を出力することによる文書を作成することができるものでなければならない.

2 契約の場合には,ファイルに記録された文書に記載すべき事項について,改変が行われていないかどうかを確認することができる措置を講じていなければならない.

⑤ 第3項第1号の「電子情報処理組織」とは,製造販売業者等の使用に係る電子計算機と,医療機関の使用に係る電子計算機とを電気通信回線で接続した電子情報処理組織をいう.

⑥ 製造販売業者等は,第3項の規定により契約を行おうとするときは,あらかじめ,当該医療機関に対し,その用いる法に掲げる電磁的方法の種類及び内容を示し,文書又は電磁的方法による承諾を得なければならない.

1 第3項各号に規定する方法のうち製造販売業者等が使用するもの
2 ファイルへの記録の方式

⑦ 前項の規定による承諾を得た製造販売業者等は,当該医療機関から文書又は電磁的方法により電磁的方法による契約を行わない旨の申出があったときは,当該医療機関に対し,第3項の依頼又は契約を電磁的方法によってしてはならない.ただし,当該医療機関が再び前項の規定による承諾をした場合は,この限りでない.

⑧ 使用成績調査実施計画書には,次の各号に掲げる事項について定めなければならない.

1 調査の目的
2 調査を予定する症例数
3 調査の対象となる患者
4 調査の方法
5 調査の実施期間
6 調査を行う事項
7 解析を行う項目及び方法
8 その他必要な事項

第7条(製造販売後臨床試験) ① 製造販売業者等は,製造販売後臨床試験を実施する場合には,製造販売後調査等業務手順書及び製造販売後調査等基本計画書等に基づき,製造販売後調査等管理責任者又は製造販売業者等が指定する者にこれを行わせなければならない.

② 製造販売後臨床試験の実施においては,医薬品の臨床試験の実施の基準に関する省令第56条の例による.

第8条(自己点検) ① 製造販売業者等は,製造販売後調査等業務手順書に基づき,次に掲げる業務を製造販売後調査等管理責任者又は製造販売業者等が指定する者に行わせなければならない.

1 製造販売後調査等業務について定期的に自己点検を行うこと.ただし,前条第2項の規定により例によることとされている医薬品の臨床試験の実施の基準に関する省令第56条において準用する同規則第23条の規定により監査を実施した事項については,この条に規定する自己点検の実施を要しない.

2 製造販売後調査等管理責任者以外の者が自己点検を行う場合には,自己点検の結果を製造販売後調査等管理責任者に対して文書により報告すること.

3 自己点検の結果の記録を作成し,これを保存すること.

② 製造販売後調査等管理責任者は,製造販売後調査等業務手順書に基づき,自己点検の結果を製造販売業者等に対し文書により報告しなければならない.

③ 製造販売後調査等管理責任者は,自己点検の結果に基づき,製造販売後調査等業務の改善が行われる必要があると認めるときは,その措置を講ずるとともに,当該措置の記録を作成し,これを保存しなければならない.

第9条(製造販売後調査等業務に従事する者に対する教育訓練) 製造販売業者等は,製造販売後調査等業務手順書及び製造販売後調査等管理責任者が作成した研修計画に基づき,次に掲げる業務を製造販売後調査等管理責任者又は製造販売業者等が指定する者に行わせなければならない.

1 製造販売後調査等業務に従事する者に対して,製造販売後調査等業務に関する教育訓練を計画的に行うこと.

2 製造販売後調査等管理責任者以外の者が教育訓練を行う場合には,その実施状況を製造販売後調査等管理責任者に対して文書により報告すること.

3 教育訓練に関する記録を作成し,これを保存すること.

第10条(製造販売後調査等業務の委託) ① 製造販売業者等は,製造販売後調査等業務(その管理に係るものを除く.以下この条において同じ.)の一部を,その業務を適正かつ円滑に遂行しうる能力のある者に委託することができる.

② 製造販売業者等は,製造販売後調査等業務を委託する場合には,製造販売後調査等業務手順書に基づき,次に掲げる事項を記載した文書により受託者との契約を締結しなければならない.ただし,製造販売後臨床試験業務の委託に関しては,医薬品の臨床試験の実施の基準に関する省令に基づく契約を締結しなければならない.

1 当該委託の範囲
2 受託業務に係る第3条第1項各号に掲げる製造販売後調査等業務の手順に関する事項
3 前号の手順に基づき当該委託業務が適正かつ円滑に行われているかどうかを製造販売業者等又は製造販売後調査等管理責任者が確認することができる旨
4 委託した業務について,受託者に対する製造販売業者等又は製造販売後調査等管理責任者による指示に関する事項
5 前号の指示を行った場合における当該措置が講じられたかどうかを製造販売業者等又は製造販売後調査等管理責任者が確認することができる旨
6 製造販売業者等又は製造販売後調査等管理責任者

及び受託者の相互の間における製造販売後調査等に関する情報の提供の方法に関する事項
7 受託者が製造販売業者等又は製造販売後調査等管理責任者に対して行う報告に関する事項
8 受託者が当該受託業務について作成した文書の保存に関する事項
9 その他必要な事項
③ 製造販売業者等は、製造販売後調査等管理責任者に次の各号に掲げる業務を行わせなければならない.
 1 次に掲げる事項について確認し、その結果の記録を作成し、これを保存すること.
  イ 受託者において当該委託に係る業務が製造販売後調査等業務手順書及び製造販売後調査等基本計画書等に基づいて適正かつ円滑に行われているかどうかの確認
  ロ 製造販売後調査等管理責任者による受託者に対する指示の履行状況についての確認
 2 前号の確認を踏まえ、必要があると認められるときは、当該受託者に対し必要な指示を文書により行い、その写し又は当該文書を保存すること.
 3 前項第7号に規定する報告について記録を作成し、それを保存すること.
④ 製造販売後調査等管理責任者は、製造販売後調査等業務手順書に基づき、製造販売業者等に前項に規定する確認の結果又は第2項に規定する指示若しくは報告の内容について文書により報告しなければならない.
⑤ 次の表の第1欄に掲げる事項に係る文書については、それぞれ同表の第2欄に掲げる規定を準用する. この場合において、これらの規定中同表の第3欄に掲げる字句は、それぞれ同表の第4欄に掲げる字句に読み替えるものとする.

第2項に規定する契約	第6条第3項から第7項まで	医療機関	受託者
		契約の場合には、ファイルに	ファイルに
第2項に規定する指示	第6条第3項、第4項第1号及び第5項から第7項まで	医療機関	受託者
第2項に規定する報告	第6条第3項、第4項第1号及び第5項から第7項まで	製造販売業者等	受託者
		医療機関	製造販売業者等

第11条（製造販売後調査等業務に係る記録の保存）
① この省令の規定により保存されていることとされている文書その他の記録の保存期間は、次に掲げる記録の区分に応じ、それぞれ当該各号に定める期間とする. ただし、第7条の規定による製造販売後臨床試験を実施した場合においては、同条第2項において例によることとされている医薬品の臨床試験の実施の基準に関する省令第56条において読み替えて準用する同規則第26条、第34条及び第41条に規定する期間とする.
 1 再審査又は再評価に係る記録　再審査又は再評価が終了した日から5年間
 2 前号に掲げる記録以外の記録　利用しなくなった日又は当該記録の最終の記載の日から5年間
② 製造販売業者等は、製造販売後調査等業務手順書に基づき、記録を保存することとされている者に代えて、製造販売業者等が指定する者に、当該記録を保存させることができる.

第12条（製造販売後調査等に係る再審査等の資料の基準） 製造販売後調査等に係る法第14条の4第4項又は法第14条の6第4項（これらの規定を法第19条の4において準用する場合を含む.）に規定する資料の収集及び作成については、医薬品の臨床試験の実施の基準に関する省令に定めるもののほか、第3条から第8条まで、第10条及び第11条の規定を準用する.

63 薬事法及び採血及び供血あつせん業取締法の一部を改正する法律について

（平14・7・31厚労省発医薬第0731011号、各都道府県知事あて厚生労働事務次官通知）

「薬事法及び採血及び供血あつせん業取締法の一部を改正する法律」については、平成14年4月5日第154回国会に提出され、参議院における一部修正を経て、去る7月25日可決成立し、本日、平成14年法律第96号として公布されたところである.

近年、バイオ、ゲノム等の様々な科学技術を駆使した医薬品、医療機器等が開発され、その製品も多様化している状況の中で、それぞれの製品の特性に応じて品質、有効性及び安全性を確保していくことが求められている. また、医薬品、医療機器等について、市販後安全対策の一層の充実を図るとともに、企業形態の多様化等への対応、国際的な整合性の確保等の観点から、現行の承認・許可制度の見直しを行う必要がある. さらに、血液製剤については、非加熱製剤によるHIV感染問題等を踏まえ、その安全性の向上に加え、安定供給の確保を図るための法的な枠組みの整備が求められている.

このため、薬事法（昭和35年法律第145号）及び採血及び供血あつせん業取締法（昭和31年法律第160号）の一部を改正し、医療機器に関する規制の見直しや生物由来製品の特性に着目した安全確保のための措置を講ずるとともに、医薬品、医療機器等の承認・許可制度の再構築を行う, あわせて安全な血液製剤の計画的な供給の確保等を図ることとした.

今回の改正は、医薬品、医療機器等の安全性の確保及び安全な血液製剤の安定供給を図る上できわめて重要な意義を有するものであるので、下記の改正要旨に十分留意の上、関係者に対する周知徹底等、その円滑な施行について特段の配慮をお願いすべく、通知する.

記

第1　薬事法関係

1 医療機器に係る安全対策の見直し
1 医療機器のリスクに応じた分類制度の創設
　多種多様な医療機器につき、人体に与えるリスクに対応した安全対策を講ずるため、国際分類等を踏まえ、以下の3つの類型に分類することとしたこと.
(1) 適正な使用目的に従って適正に使用したにもかかわらず、副作用又は機能障害が生じた場合に、人の生

命及び健康に重大な影響を与えるおそれがある医療機器を,「高度管理医療機器」とすることとしたこと.
(2) 適正な使用目的に従って適正に使用したにもかかわらず,副作用又は機能障害が生じた場合に,人の生命及び健康に影響を与えるおそれがある医療機器を,「管理医療機器」とすることとしたこと.
(3) 適正な使用目的に従って適正に使用したにもかかわらず,副作用又は機能障害が生じた場合に,人の生命及び健康に影響を与えるおそれがほとんどないものを,「一般医療機器」とすることとしたこと.
2 管理医療機器に係る第三者認証制度の導入
　国における承認審査の重点化の一環として,管理医療機器のうち厚生労働大臣が適合性認証基準を定めた品目については,現行の厚生労働大臣による承認制度に代えて,公平・公正な第三者認証機関による基準適合性認証を受けることとしたこと.
3 高度管理医療機器等の販売業及び賃貸業への許可制の導入
　医療機器の販売及び賃貸における安全対策をより一層推進していく必要性にかんがみ,現在,一部,都道府県知事への届出制とされている医療機器の販売業及び賃貸業のうち,高度管理医療機器及び特定保守管理医療機器に係るものについては,都道府県知事の許可制としたこと.
4 医療機器に係る治験制度等の充実
　医療機器に係る治験制度等について,現行の医薬品に係る治験等の例と同様に,治験の実施に係る有害事象報告制度の導入,臨床試験の実施基準の設定等,制度の充実等を図ることとしたこと.
5 その他
(1) 法律上の「医療用具」の名称を「医療機器」に変更医療機器の多様化及び高度化の実態等を踏まえ,薬事法上,従来,「医療用具」としていた法律上の名称を「医療機器」に変更することとしたこと.
(2) 医療機器に係る表示事項の充実
　医療機器本体並びに直接の容器及び被包への表示事項について,医療機器の高度化及び複雑化,中古品の流通実態等に対応した安全対策の充実を図るため,必要な道置を実施することとしたこと.
(3) 医療機器修理業の位置付けの明確化等
　製造業の一類型とされてきた修理業について,法律上位置付けることとしたこと.
2 バイオ,ゲノム等の様々な科学技術に対応した安全確保対策のゲノム
1 生物由来製品の定義と感染リスクに応じた分類
　多種多様な生物由来製品につき,感染リスクに対応した安全対策を講ずるため,以下の2つの類型に分類することとしたこと.
(1) 人その他の生物(植物を除く.)に由来するものを原材料として製造される医薬品,医療機器等のうち,保健衛生上特別の注意を要するものを,「生物由来製品」とすることとしたこと.
(2) 生物由来製品のうち,市販後において当該製品による保健衛生上の危害の発生又は拡大を防止するための措置を講ずることが必要なものを,「特定生物由来製品」とすることとしたこと.
2 原材料の採取及び製造から市販後に至る各段階における生物由来製品の安全確保策生物由来製品については,その感染リスク等を踏まえ,原材料の採取及び製造から市販後に至る各段階において,一般の医薬品,医療機器等における各種基準に加え,以下に掲げる付加的な基準等を定めることにより,一層の安全確保を図ることとしたこと.
(1) 保健衛生上の観点から定める品質等基準において,原材料採取の方法等につき,生物由来製品の特性等に応じた付加的な基準を設けることとしたこと.
(2) 製造段階においては,構造設備,製造管理及び品質管理の方法について,生物由来製品の特性に応じた付加的な基準を設けることとしたこと.
(3) 適正に使用するための措置として,直接の容器及び被包,添付文書等に,生物由来製品である旨等の付加的な表示を行うこととしたこと.
(4) 感染症定期報告制度を導入し,生物由来製品の製造販売業者等は,原材料の感染症に係る情報収集,分析及び評価を行い,その結果を厚生労働大臣に定期的に報告しなければならないこととしたこと.
3 特定生物由来製品に係る更なる安全措置
　特定生物由来製品については,保健衛生上の危害の発生又は拡大を防止するため,2に掲げるもののほか,以下に掲げる対策等を講ずることとしたこと.
(1) 適正に使用するための措置として,医師その他の医療関係者は,特定生物由来製品の有効性,安全性等の情報につき,患者等に対し適切な説明を行い,理解を得るように努めなければならないこととしたこと.
(2) 市販後段階の安全確保措置として,HIV等の感染因子の混入が判明した場合に,その時点において遡及調査を速やかに講ずることを可能とするため,関係者が必要な記録の作成,保存等をしなければならないこととしたこと.
3 市販後対策の充実と,承認・許可制度の見直し
1 製造販売行為と市販後安全対策に着目した許可体系の構築
　市販後安全対策の一層の重要性,国際整合性の確保等の観点から,医薬品,医療機器等を市場に提供するに当たっての厚生労働大臣の関与について,自ら保有する製造所において製造するとともに卸売販売業者等に販売する行為により構成される現行の製造業から製造販売行為(製品を出荷・上市する行為)を分離し,製造所の保有を前提としない業の許可体系を構築することとしたこと.具体的には,医薬品,医療機器等の種類に応じた区分ごとに,それぞれ厚生労働大臣の許可を受けたのでなければ,業として,当該医薬品,医療機器等の製造販売をしてはならないこととするとともに,当該許可の更新の基準,品質管理及び市販後の安全管理を行う総括製造販売責任者の設置に関し必要な事項を定めるなど,所要の規定を整備することとしたこと.
2 製造販売承認制度の導入を始めとする承認制度の見直し
(1) 製造販売業の許可制度の創設に合わせ,個別の医薬品,医療機器等を市場に出荷又は上市するに当たっての厚生労働大臣の関与について,製造販売業者が市場に出荷又は上市することについて承認する仕組み(製造販売承認)に改めることとしたこと.具体的には,現行の医薬品医療機器等の製造の承認を製造販売の承認に改め,承認に係る審査の方法,承認を受けた者の義務等に関し所要の規定の整備を行うこととしたこと.
3 その他
(1) 製造業に係る規制の見直し
　現行の製造業からの製造販売行為の分離,製造販売承認制度の仕組みの導入及び承認審査制度の導入に伴い,製造業を許可区分ごとの許可制とし,品目追加に係る許可の廃止,製造業に係る許可要件の見直

し等を実施することとしたこと．
(2) 承認時に求められる諸条件に係る法的担保の強化
　高度な製造技術を維持する必要性，市販後安全対策の重要性等にかんがみ，製造販売承認を取り消された場合，品質管理及び製造管理に係る定期的な査察を受けなかった場合等を承認の取消し要件に追加することにより，承認時に求められる諸条件の維持に係る法的担保を強化することとしたこと．
(3) 原薬等登録原簿制度の導入
　原薬等の製造企業等の知的財産としての製造情報等を最終製品の製造業者，製造販売業者等から保護するとともに，承認申請のための添付資料の簡略化を図るため，当該製造情報等について，原薬等の製造企業等が原薬等登録原簿に登録することができる仕組み（いわゆるマスターファイル制度）を導入することとしたこと．
(4) 体外診断用医薬品に係る承認制度の見直し
　人体に対する直接的なリスクが低いと考えられる体外診断用医薬品のうち厚生労働大臣が基準を定めた品目については，医療機器と同様，診断情報に係るリスクに基づく類型化を行うとともに，当該類型ごとに，承認を不要とし，又は第三者認証制度を導入することとしたこと．

4　その他

1　医療機関が行う臨床研究に係る薬事法上の適用関係の明確化
　医師及び医療機関が主体となって行う臨床研究のうち承認申請を目的とするものについては，企業が未承認の薬物，機械器具等を提供することを可能とし，現行の治験と同様の取扱いとするとともに，治験届の提出の義務付け等所要の規定を整備することとしたこと．
2　科学技術水準の向上等を踏まえた既承認製品の承認内容の見直し
　医薬品における日本薬局方と同様，医療機器においても規格基準を制定すること等により，製造販売承認が行われて以降の科学技術水準の向上等を的確に既承認製品に反映させる仕組みを導入することとしたこと．
3　未承認の医薬品及び医療機器に係る特例輸入制度の見直し
　未承認の医薬品及び医療機器に係る特例輸入制度の対象として，現行の医薬品のほか，医療機器を加えるとともに，特例承認に際しては，薬事・食品衛生審議会の意見を聴くこととする等の見直しを実施することとしたこと．
4　企業責務の強化と医薬関係者による協力
(1) 製造販売業者は，保健衛生上の危害が発生又は拡大するおそれがあることを知ったときは，必要な措置を講じなければならないこととしたこと．
(2) 薬局開設者，病院又は診療所等の開設者，医薬品，医療機器等の販売業者等，医師，歯科医師及び薬剤師等は，(1)の措置に協力するよう努めなければならないこととしたこと．
(3) 薬局開設者，病院又は診療所等の開設者，医師，歯科医師及び薬剤師等は，医薬品及び医療機器による副作用や感染症等の発生を知った場合において，必要があると認めるときは，厚生労働大臣に報告しなければならないこととしたこと．
5　行政による指導権限及び罰則の強化
(1) 製造販売業の創設に伴い，製造販売業者に対する立入検査等を行う根拠を整備するとともに，許可要件の遵守違反等の事例に対する改善命令等を行うことができることとしたこと．
(2) いわゆる法人重罰規定を整備し，承認なく医薬品，医療機器等の製造販売を行った場合その他の特に重大な違反行為が行われた場合には，当該違反行為をした者に対して罰則規定を適用するほか，その法人に対して，1億円以下の罰金刑を科することとしたこと．
6　市販後安全対策に係る薬事・食品衛生審議会の機能強化
(1) 厚生労働大臣は，副作用報告等の状況を薬事・食品衛生審議会に報告し，必要に応じ，その意見を聴いて，保健衛生上の危害発生又は拡大防止に必要な措置を講ずることとしたこと．
(2) 薬事・食品衛生審議会は，保健衛生上の危害発生又は拡大防止に必要な措置について調査審議し，厚生労働大臣に意見を述べることができることとしたこと．
7　医薬品に係る分類の見直し
　薬局開設者等が医師，歯科医師等の処方せんなくして販売できない医薬品の分類として「処方せん医薬品」を新たに設け，「要指示医薬品」を廃止することとしたこと．
8　日本薬局方に関する規定の見直し
　現行法上，2部構成となっている日本薬局方について，現在の科学的水準を踏まえた構成が可能となるよう，所要の規定の整備を行うこととしたこと．

第2　採血及び供血あつせん業取締法関係

1　総則

1　題名の改正
　この法律の題名を「安全な血液製剤の安定供給の確保等に関する法律」に改めることとしたこと．
2　目的の改正
　この法律の目的を，血液製剤の安全性の向上，安定供給の確保及び適正な使用の推進のために必要な措置を講ずるとともに，人の血液の利用の適正及び献血者等の保護を図るために必要な規制を行うことにより，国民の保健衛生の向上に資することに改めることとしたこと．
3　血液製剤の国内自給に係る基本理念
　基本理念として，血液製剤について，安全性の向上，国内自給の原則及び安定供給，適正使用並びに施策に関する公正の確保及び透明性の向上を規定することとしたこと．
4　関係者の責務
　国，都道府県及び市区町村，採血業の許可を受けた者（以下「採血事業者」という．），血液製剤製造業者等並びに医療関係者の責務をそれぞれ規定することとしたこと．

2　基本方針等

1　基本方針
　厚生労働大臣は，血液製剤の安全性の向上等を図るため基本方針を定めるとともに，少なくとも5年ごとに再検討を加え，必要があると認めるときは変更することとしたこと．
2　献血推進計画
(1) 厚生労働大臣は，基本方針に基づき，毎年度，翌年度の献血推進計画を定めることとしたこと．
(2) 都道府県は，基本方針及び献血推進計画に基づき，毎年度，翌年度の当該都道府県における献血の推進に関する計画（都道府県献血推進計画）を定めるこ

こととしたこと．

3 献血受入計画
採血事業者は，基本方針及び献血推進計画に基づき，毎年度，都道府県の区域を単位として，翌年度の献血受入計画を作成し，厚生労働大臣の認可を受けなければならないこととしたこと．

3 採血

1 採血業の休廃止の許可
採血事業者は，その許可に係る事業の全部又は一部を休廃止しようとするときは，採血所ごとに，厚生労働大臣の許可を受けなければならないこととしたこと．

2 有料での採血等の禁止
何人も，有料で，人体から採血し，又は人の血液の提供のあっせんをしてはならないこととしたこと．

3 採血事業者の業務規程
業務規程の作成その他の採血事業者の義務及び厚生労働大臣等の採血事業者に対する監督に関し必要な事項を定めることとしたこと．

4 血液製剤の安定供給

1 需給計画
厚生労働大臣は，基本方針に基づき，毎年度，血液製剤の種類ごとの需給見込み，原料血漿の確保目標量等を内容とする血液製剤の安定供給に関する計画（以下「需給計画」という．）を定めるとともに，需給計画の作成又は変更に関し必要な事項を定めることとしたこと．

2 血液製剤の安定供給の確保
(1) 採血事業者等は，原料血漿の配分及び血液製剤の製造等に当たっては，需給計画を尊重しなければならないこととしたこと．
(2) 製造業者等の実績報告及び厚生労働大臣の製造業者等に対する監督に関し必要な事項を定めることとしたこと．
(3) 採血事業者は，血液製剤の製造業者等以外の者に原料血漿を配分してはならないこととしたこと．

5 その他

1 薬事・食品衛生審議会への附議
(1) 2の1，2（都道府県献血推進計画を除く．）及び3並びに4の1等については，あらかじめ，薬事・食品衛生審議会の意見を聴くこととしたこと．
(2) 厚生労働大臣は，第1の2の2(4)に係る報告（血液製剤に限る．）について，薬事・食品衛生審議会に報告し，必要な措置を講ずることとするほか，採血事業者は，危害の発生等の防止のために必要と認められる情報を製造業者等に提供することとしたこと．

2 罰 則
採血事業者が，採血の業務に関して知り得た人の秘密を正当な理由がなく漏らしたときに罰則がかかることとし，その他罰則について必要な事項を定めることとしたこと．

第3 附 則

1 施行期日
1 公布日から起算して3年以内の政令で定める日から施行することとしたこと．ただし，第1の2，第1の4の1（薬価に係るものに限る．）及び第2（3の2を除く．）等については，公布日から起算して1年以内の政令で定める日から，第2の3の2については，公布日から起算して1月を経過した日から施行する

こととしたこと．

2 検討規定
1 政府は，施行後3年を目途として，改正後の法律の規定の施行の状況を勘案し，医薬品，医療機器等の使用による保健衛生上の危害の発生又は拡大を適確に防止するための安全性の確保に係る体制及び血液製剤の製造に関する体制の在り方を含め，改正後の法律の規定について，検討を加え，必要に応じ，その結果に基づいて所要の措置を講ずることとしたこと．
2 政府は，血液製剤をはじめとする生物由来製品による健康被害及び採血事業者の採血により献血者に生じた健康被害の救済の在り方について，速やかに，検討を加え，その結果に基づいて法制の整備その他の必要な措置を講ずることとしたこと．

3 主な経過措置
1 旧薬事法により製造業の許可及び製造の承認を受けている者は，その品目について，新薬事法により製造業の許可，製造販売業の許可及び製造販売の承認を受けたものとみなすこととしたこと．また，旧薬事法により輸入販売業の許可及び輸入の承認を受けている者は，その品目について，新薬事法により製造販売業の許可及び製造販売の承認を受けたものとみなすこととしたこと．なお，許可の有効期間は，旧薬事法による許可の有効期間の残存期間とすることとしたこと．
2 施行日において現に存在する製品が旧薬事法の表示に関する規定に適合しているときは，施行日から起算して2年間は，新薬事法の規定に適合しているとみなすこととしたこと（第1の2の2の(3)を除く．）．

---

64 安全な血液製剤の安定供給の確保等に関する法律（抄）

（昭31・6・25 法律第160号，
最終改正：平18・3・31 法律第10号）

第1章 総則

第1条（目的） この法律は，血液製剤の安全性の向上，安定供給及び適正な使用の推進のために必要な措置を講ずるとともに，人の血液の利用の適正及び献血者等の保護を図るために必要な規制を行うことにより，国民の保健衛生の向上に資することを目的とする．

第2条（定義） ① この法律で「血液製剤」とは，人血漿その他の人体から採取された血液を原料として製造される医薬品（薬事法（昭和35年法律第145号）に規定する医薬品をいう．以下同じ．）であつて，厚生労働省令で定めるものをいう．

② この法律で「献血者等」とは，献血をする者その他の被採血者をいう．

③ この法律で「採血事業者」とは，人体から採血することについて第13条第1項の許可を受けた者をいう．

④ この法律で「製造販売業者」，「製造業者」又は「販売業者」とは，それぞれ薬事法第12条第1項の医薬品の製造販売業の許可を受けた者，同法第13条第1項の医薬品の製造業の許可を受けた者又は同法第24条第1項の医薬品の販売業の許可を受けた者をいう．

第3条（基本理念） ① 血液製剤は，その原料である血

液の特性にかんがみ,その安全性の向上に常に配慮して,製造され,供給され,又は使用されなければならない.
② 血液製剤は,国内自給(国内で使用される血液製剤が原則として国内で行われる献血により得られた血液を原料として製造されることをいう.以下同じ.)が確保されることを基本とするとともに,安定的に供給されるようにしなければならない.
③ 血液製剤は,献血により得られた血液を原料とする貴重なものであること,及びその原料である血液の特性にかんがみ,適正に使用されなければならない.
④ 国,地方公共団体その他の関係者は,この法律に基づく施策の策定及び実施に当たつては,公正の確保及び透明性の向上が図られるよう努めなければならない.

第4条(国の責務) ① 国は,基本理念にのつとり,血液製剤の安全性の向上及び安定供給の確保に関する基本的かつ総合的な施策を策定し,及び実施しなければならない.
② 国は,血液製剤に関し国内自給が確保されることとなるように,献血に関する国民の理解及び協力を得るための教育及び啓発,血液製剤の適正な使用の推進に関する施策の策定及び実施その他の必要な措置を講ずるよう努めるものとする.

第5条(地方公共団体の責務) 都道府県及び市町村(特別区を含む.以下同じ.)は,基本理念にのつとり,献血について住民の理解を深めるとともに,採血事業者による献血の受入れが円滑に実施されるよう,必要な措置を講じなければならない.

第6条(採血事業者の責務) 採血事業者は,基本理念にのつとり,献血の受入れを推進し,血液製剤の安全性の向上及び安定供給の確保に協力するとともに,献血者等の保護に努めなければならない.

第7条(血液製剤の製造販売業者等の責務) 血液製剤の製造販売業者,製造業者及び販売業者は,基本理念にのつとり,安全な血液製剤の安定的かつ適切な供給並びにその安全性の向上に寄与する技術の開発並びに情報の収集及び提供に努めなければならない.

第8条(医療関係者の責務) 医師その他の医療関係者は,基本理念にのつとり,血液製剤の適正な使用に努めるとともに,血液製剤の安全性に関する情報の収集及び提供に努めなければならない.

第2章 基本方針等

第9条(基本方針) ① 厚生労働大臣は,血液製剤の安全性の向上及び安定供給の確保を図るための基本的な方針(以下「基本方針」という.)を定めるものとする.
② 基本方針は,次に掲げる事項について定めるものとする.
1 血液製剤の安全性の向上及び安定供給の確保に関する基本的な方向
2 血液製剤(用法,効能及び効果について血液製剤と代替性のある医薬品を含む.第8号において同じ.)についての中期的な需給の見通し
3 血液製剤に関し国内自給が確保されるための方策に関する事項
4 献血の推進に関する事項
5 血液製剤の製造及び供給に関する事項
6 血液製剤の安全性の向上に関する事項
7 血液製剤の適正な使用に関する事項
8 その他献血及び血液製剤に関する重要事項
③ 厚生労働大臣は,少なくとも5年ごとに基本方針に再検討を加え,必要があると認めるときは,これを変更するものとする.
④ 厚生労働大臣は,基本方針を定め,又はこれを変更しようとするときは,あらかじめ,薬事・食品衛生審議会の意見を聴くものとする.
⑤ 厚生労働大臣は,基本方針を定め,又はこれを変更したときは,遅滞なく,これを公表するものとする.

第10条(献血推進計画) ① 厚生労働大臣は,基本方針に基づき,毎年度,翌年度の献血の推進に関する計画(以下「献血推進計画」という.)を定めるものとする.
② 献血推進計画は,次に掲げる事項について定めるものとする.
1 当該年度に献血により確保すべき血液の目標量
2 前号の目標量を確保するために必要な措置に関する事項
3 その他献血の推進に関する重要事項
③ 前条第4項及び第5項の規定は,献血推進計画について準用する.
④ 都道府県は,基本方針及び献血推進計画に基づき,採血事業者による献血の受入れが円滑に実施されるよう,毎年度,翌年度の当該都道府県における献血の推進に関する計画(次項において「都道府県献血推進計画」という.)を定めるものとする.
⑤ 都道府県は,都道府県献血推進計画を定め,又はこれを変更したときは,遅滞なく,これを厚生労働大臣に提出するとともに,公表するものとする.

第11条(献血受入計画) ① 採血事業者は,基本方針及び献血推進計画に基づき,毎年度,都道府県の区域を単位として,翌年度の献血の受入れに関する計画(以下「献血受入計画」という.)を作成し,厚生労働大臣の認可を受けなければならない.
② 採血事業者は,献血受入計画を作成しようとするときは,あらかじめ,当該都道府県の意見を聴かなければならない.
③ 厚生労働大臣は,第1項の認可をしようとするときは,あらかじめ,薬事・食品衛生審議会の意見を聴くものとする.
④ 都道府県及び市町村は,献血推進計画に基づき,第1項の認可を受けた献血受入計画の当該地域における円滑な実施を確保するため,必要な協力を行わなければならない.

第3章 採血

第12条(採血等の制限) ① 次に掲げる物を製造する者がその原料とする目的で採血する場合を除いては,何人も,業として,人体から採血してはならない.ただし,治療行為として,又は輸血,医学的検査若しくは学術研究のための献血を得る目的で採血する場合は,この限りでない.
1 血液製剤
2 医学的検査,学術研究等のために必要がある物として政令で指定する物
② 何人も,業として,人体から採取された血液又はこれから得られた物を原料として,前項各号に掲げる物(以下「血液製剤等」という.)以外の物を製造してはならない.ただし,血液製剤等の製造に伴つて副次的に得られた物又は厚生労働省令で定めるところによりその本来の用途に適しないか若しくは適しなくなつたとされる血液製剤等を原料とする場合は,この限りでない.

第13条(業として行う採血の許可) ① 血液製剤等の原料とする目的で,業として,人体から採血しようとする者は,採血を行う場所(以下「採血所」という.)ごとに,厚生労働大臣の許可を受けなければならない.ただし,病院又は診療所の開設者が,当該病院又は診療所における診療のために用いられる血液製剤のみの原料とする目的で採血しようとするときは,この限りでない.
② 厚生労働大臣は,前項の許可の申請があつた場合において,次の各号のいずれかに該当するときは,同項の許可を与えないことができる.
1 製造しようとする血液製剤等の供給が既に需要を満たしていると認めるとき.
2 申請者が採取しようとする血液の供給源となる地域において,その者が必要とする量の血液の供給を受けることが著しく困難であると認めるとき.
3 申請者が営利を目的として採血しようとする者であるとき.
4 申請者が第22条の規定による許可の取消しの処分又は薬事法第75条第1項の規定による医薬品の製造業の許可の取消しの処分を受け,その処分の日から起算して3年を経過していないとき.
5 申請者が法人である場合において,その業務を行う役員のうちに前号の規定に該当する者があるとき.
③ 厚生労働大臣は,第1項の許可の申請があつたときは,あらかじめ,薬事・食品衛生審議会の意見を聴くものとする.ただし,採血事業者について新たに採血所の開設を許可しようとするときは,この限りでない.
④ 第1項の規定による許可の申請は,厚生労働省令で定めるところにより,採血所の所在地の都道府県知事を経由して行わなければならない.
⑤ 採血事業者は,厚生労働省令で定める事項に変更があつたときは,厚生労働省令で定めるところにより,採血所の所在地の都道府県知事を経由して厚生労働大臣に届け出なければならない.

第23条(立入検査等) ① 厚生労働大臣又は都道府県知事は,必要があると認めるときは,採血事業者から必要な報告を徴し,又は当該職員をして採血所に立ち入り,帳簿その他の物件を検査させ,若しくは関係者に質問させることができる.
② 当該職員は,前項の規定による立入り,検査又は質問をする場合には,その身分を示す証明書を携帯し,関係人の請求があつたときは,これを提示しなければならない.
③ 第1項の規定による権限は,犯罪捜査のために認められたものと解してはならない.

第24条(採血者の義務) ① 血液製剤等の原料たる血液又は輸血のための血液を得る目的で,人体から採血しようとする者は,あらかじめ献血者等につき,厚生労働省令で定める方法による健康診断を行わなければならない.
② 前項の採血者は,厚生労働省令で定めるところにより貧血者,年少者,妊娠中の者その他採血が健康上有害であるとされる者から採血してはならない.

第5章 雑 則

第28条(採血事業者の情報提供) 採血事業者は,その採取した血液を原料として製造された血液製剤による保健衛生上の危害の発生又は拡大を防止するための措置を講ずるために必要と認められる場合には,当該血液に関する必要な情報を,当該血液製剤の製造販売業者に提供しなければならない.

第29条(薬事・食品衛生審議会への報告) 厚生労働大臣は,毎年度,薬事法第68条の8第1項に規定する生物由来製品(血液製剤に限る.)の評価に係る報告について薬事・食品衛生審議会に報告し,必要があると認めるときは,その意見を聴いて,採血事業者に対する指示その他血液製剤の安全性の向上のために必要な措置を講ずるものとする.

第30条(業として行う採血と医業) 業として人体から採血することは,医療及び歯科医療以外の目的で行われる場合であつても,医師法(昭和23年法律第201号)第17条に規定する医業に該当するものとする.

第31条(事務の区分) 第13条第4項(第14条第3項において準用する場合を含む.)及び第5項並びに第23条第1項の規定により都道府県が処理することとされている事務は,地方自治法(昭和22年法律第67号)第2条第9項第1号に規定する第1号法定受託事務とする.

第6章 罰 則

第32条 第16条の規定に違反した者は,3年以下の懲役若しくは500万円以下の罰金に処し,又はこれを併科する.

第33条 第12条又は第13条第1項の規定に違反した者は,3年以下の懲役若しくは300万円以下の罰金に処し,又はこれを併科する.

第34条 第21条第2項又は第22条の規定による業務停止の処分に違反した者は,2年以下の懲役若しくは200万円以下の罰金に処し,又はこれを併科する.

第35条 第14条第1項の規定に違反した者は,1年以下の懲役若しくは200万円以下の罰金に処し,又はこれを併科する.

第36条 第20条の規定による命令に違反した者は,1年以下の懲役若しくは100万円以下の罰金に処し,又はこれを併科する.

第37条 第24条第1項の採血者(その者が法人である場合にあつては,その役員)及びその職員並びにこれらの者であつた者が,採血の業務に関して知り得た人の秘密を正当な理由がなく漏らしたときは,1年以下の懲役又は50万円以下の罰金に処す.

第38条 第23条の規定による報告をせず,若しくは虚偽の報告をした者,同条の規定による立入り若しくは検査を拒み,妨げ,若しくは忌避した者若しくは同条の規定による質問に対して虚偽の答弁をした者又は第11条第1項,第25条第3項若しくは第26条第1項の規定に違反した者は,50万円以下の罰金に処する.

第39条 法人の代表者又は法人若しくは人の代理人,使用人その他の従業者が,その法人又は人の業務に関して,第32条から前条までの違反行為をしたときは,行為者を罰するほか,その法人又は人に対しても,各本条の罰金刑を科する.

65 安全な血液製剤の安定供給の確保等に関する法律施行規則(抄)

(昭31・6・25 厚生省令第22号,
最終改正:平22・3・26 厚労省令第31号)

＊下線は平23・4・1施行(平22厚労令31)

第1条(血液製剤の範囲) 安全な血液製剤の安定供給の確保等に関する法律(昭和31年法律第160号.以下「法」という.)第2条第1項の厚生労働省令で定める血液製剤は,法第3条の規定の趣旨にかんがみ,人の血液又はこれから得られた物を有効成分とする医薬品であつて,別表第1に掲げるものとする.

第2条(血液製剤代替医薬品の範囲) 法第9条第2項第2号及び法第25条第1項の用法,効能及び効果において血液製剤と代替性のある医薬品は,次に掲げるものとする.
1 遺伝子組換え活性型血液凝固第VII因子
2 遺伝子組換え型血液凝固第VIII因子
3 遺伝子組換え型血液凝固第IX因子
4 遺伝子組換え型人血清アルブミン

第3条(献血受入計画の認可申請) 採血事業者は,法第11条第1項の規定により献血受入計画(同項に規定する献血受入計画をいう.以下この条及び次条において同じ.)の認可を受けようとするときは,申請書に,当該認可に係る献血受入計画を添えて,厚生労働大臣に提出するものとする.

第4条(献血受入計画の記載事項) 献血受入計画には,次に掲げる事項を記載するものとする.
1 当該年度に献血により受け入れる血液の目標量
2 前号の目標量を確保するために必要な措置に関する事項
3 その他献血の受入れに関する重要事項

第5条(本来の用途に適しない血液製剤等) 法第12条第2項ただし書に規定するその本来の用途に適しないか,又は適しなくなつた血液製剤は,薬事法(昭和35年法律第145号)第42条第1項の規定により定められた基準に適合しない血液製剤又は適合しなくなつた血液製剤とする.

第14条(健康診断の方法等) ① 法第24条第1項の規定により,献血者等につき行うべき健康診断の方法は,問診,視診,触診,聴診,打診,体温測定,体重測定,血圧測定,血液比重検査又は血色素検査及び血小板数検査とする. [下線部削除]
② 法第24条第2項の規定により,採血が健康上有害である者は,別表第2の採血の種類の欄に掲げる区分に応じ,それぞれ同表の基準の欄に掲げる各号の1に該当する者とする.

別表第1 (第1条関係)

① 輸血に用いるものであつて,以下に掲げるもの
(1) 人全血液
(2) 人赤血球濃厚液
(3) 洗浄人赤血球浮遊液
(4) 白血球除去人赤血球浮遊液
(5) 解凍人赤血球濃厚液
(6) 新鮮凍結人血漿
(7) 人血小板濃厚液
(8) 合成血
② 人血漿

③ 血漿分画製剤であつて,以下に掲げるもの
(1) 加熱人血漿たん白
(2) 人血清アルブミン
(3) ガラクトシル人血清アルブミンジエチレントリアミン五酢酸テクネチウム (^{99m}Tc)
(4) テクネチウム大凝集人血清アルブミン (^{99m}Tc)
(5) テクネチウム人血清アルブミン (^{99m}Tc)
(6) 人血清アルブミンジエチレントリアミン五酢酸テクネチウム (^{99m}Tc)
(7) ヨウ化人血清アルブミン (^{131}I)
(8) 乾燥人フィブリノゲン
(9) フィブリノゲン加第XIII因子
(10) フィブリノゲン配合剤
(11) 乾燥濃縮人血液凝固第VIII因子
(12) 乾燥人血液凝固第IX因子複合体
(13) 乾燥濃縮人血液凝固第IX因子
(14) 活性化プロトロンビン複合体
(15) ヒト血漿由来乾燥血液凝固第XIII因子
(16) 乾燥人血液凝固因子抗体迂回活性複合体
(17) トロンビン(人由来のものに限る.)
(18) 人免疫グロブリン
(19) 乾燥イオン交換樹脂処理人免疫グロブリン
(20) 乾燥スルホ化人免疫グロブリン
(21) PH 4処理酸性人免疫グロブリン
(22) 乾燥 PH 4処理人免疫グロブリン
(23) 乾燥ペプシン処理人免疫グロブリン
(24) ポリエチレングリコール処理人免疫グロブリン
(25) 乾燥ポリエチレングリコール処理人免疫グロブリン
(26) 抗HBs人免疫グロブリン
(27) 乾燥抗HBs人免疫グロブリン
(28) ポリエチレングリコール処理抗HBs人免疫グロブリン
(29) 乾燥ポリエチレングリコール処理抗HBs人免疫グロブリン
(30) 乾燥抗D (Rho) 人免疫グロブリン
(31) 抗破傷風人免疫グロブリン
(32) 乾燥抗破傷風人免疫グロブリン
(33) ポリエチレングリコール処理抗破傷風人免疫グロブリン
(34) 乾燥ポリエチレングリコール処理抗破傷風人免疫グロブリン
(35) ヒスタミン加人免疫グロブリン(乾燥)
(36) 乾燥濃縮人アンチトロンビンIII
(37) 乾燥濃縮人活性化プロテインC
(38) 人ハプトグロビン
(39) 乾燥濃縮人Cl-インアクチベーター

別表第2 (第14条関係)

採血の種類	基準
200ml 全血採血	1 16歳未満の者又は65歳以上の者(65歳以上70歳未満の者であつて,60歳に達した日から65歳に達した日の前日までの間に採血を行われたことがあるものを除く.) 2 体重が45kg 未満の男子又は40kg 未満の女子 3 最高血圧が90mm (水銀圧) 未満の者 4 血液中の血色素量が 12.5 g/dl 未満の男子又は 12 g/dl 未満の女子

	4 血液の比重が1.052未満であり、かつ、血液中の血色素量が12g/dl未満である者 5 過去4週間以内に200ml全血採血を行われたことがある者 6 過去12週間以内に400ml全血採血を行われたことがある男子又は過去16週間以内に400ml全血採血を行われたことがある女子 7 過去2週間以内に成分採血(血漿成分採血(乏血小板血漿成分採血及び多血小板血漿成分採血をいう。以下同じ。)及び血小板成分採血をいう。以下同じ。)を行われたことがある者 8 過去1年以内に行われた全血採血の総量が1,000mlを超えている男子又は600mlを超えている女子 9 第8条第1項の健康診断の結果又は本人の申出により、妊娠していると認められる者又は過去6月以内に妊娠していたと認められる者 10 第8条第1項の健康診断の結果又は本人の申出により、採血により悪化するおそれがある循環系疾患、血液疾患その他の疾患にかかつていると認められる者 11 有熱者その他健康状態が不良であると認められる者
400ml全血採血	1 <u>18歳未満の者</u>又は65歳以上の者(65歳以上70歳未満の者であつて、60歳に達した日から65歳に達した日の前日までの間に採血を行われたことがあるものを除く。) 〔下線部「17歳未満の男子若しくは18歳未満の女子」に改める〕 2 体重が50kg未満の者 3 最高血圧が90mm(水銀圧)未満の者 4 血液中の血色素量が<u>13 g/dl未満の男子又は12.5 g/dl未満の女子</u> 4 血液の比重が1.053未満であり、かつ、血液中の血色素量が12.5g/dl未満である者 5 過去4週間以内に200ml全血採血を行われたことがある者 6 過去12週間以内に400ml全血採血を行われたことがある男子又は過去16週間以内に400ml全血採血を行われたことがある女子 7 過去2週間以内に成分採血を行われたことがある者 8 過去1年以内に行われた全血採血の総量が800mlを超えている男子又は400mlを超えている女子 9 第8条第1項の健康診断の結果又は本人の申出により、妊娠していると認められる者又は過去6月以内に妊娠していたと認められる者 10 第8条第1項の健康診断の結果又は本人の申出により、採血により悪	化するおそれがある循環系疾患、血液疾患その他の疾患にかかつていると認められる者 11 有熱者その他健康状態が不良であると認められる者
血漿成分採血		1 18歳未満の者又は65歳以上の者(65歳以上70歳未満の者であつて、60歳に達した日から65歳に達した日の前日までの間に採血を行われたことがあるものを除く。) 2 体重が45kg未満の男子又は40kg未満の女子 3 最高血圧が90mm(水銀圧)未満の者 4 血液の比重が1.052未満であり、かつ、血液中の血色素量が12g/dl未満(赤血球指数が標準域にある女子にあつては、11.5g/dl未満)である者 〔下線部削除〕 5 過去4週間以内に200ml全血採血を行われたことがある者 6 過去8週間以内に400ml全血採血を行われたことがある者 7 過去2週間以内に成分採血を行われたことがある者 8 過去1年以内に行われた血漿成分採血の回数と血小板成分採血の回数に2を乗じて得たものとの和が24回以上である者 9 第8条第1項の健康診断の結果又は本人の申出により、妊娠していると認められる者又は過去6月以内に妊娠していたと認められる者 10 第8条第1項の健康診断の結果又は本人の申出により、採血により悪化するおそれがある循環系疾患、血液疾患その他の疾患にかかつていると認められる者 11 有熱者その他健康状態が不良であると認められる者
血小板成分採血		1 <u>18歳未満の者又は65歳以上の男子(65歳以上70歳未満の者であつて、60歳に達した日から65歳に達した日の前日までの間に採血を行われたことがあるものを除く。)若しくは55歳以上の女子</u> 1 18歳未満の者又は55歳以上の者 2 体重が45kg未満の男子又は40kg未満の女子 3 最高血圧が90mm(水銀圧)未満の者 4 血液の比重が1.052未満であり、かつ、血液中の血色素量が12g/dl未満である者 〔下線部削除〕 5 血小板数が150,000/μl未満の者 6 過去4週間以内に200ml全血採血を行われたことがある者 7 過去8週間以内に400ml全血採血を行われたことがある者 8 過去2週間以内に血漿成分採血

	を行われたことがある者 9　過去1週間以内に血小板成分採血を行われたことがある者 10　血小板成分採血を4週間以内に4回行われたことがあり、その4回目の血小板成分採血から4週間を経過していない者 11　過去1年以内に行われた血漿成分採血の回数と血小板成分採血の回数に2を乗じて得たものとの和が24回以上である者 12　第8条第1項の健康診断の結果又は本人の申出により、妊娠していると認められる者又は過去6月以内に妊娠していたと認められる者 13　第8条第1項の健康診断の結果又は本人の申出により、採血により悪化するおそれがある循環系疾患、血液疾患その他の疾患にかかつていると認められる者 14　有熱者その他健康状態が不良であると認められる者

別表第3（第15条関係）
① 別表第1の1の項に掲げるもの
② 別表第1の3の項に掲げるもののうち、次に掲げるもの
(1) ガラクトシル人血清アルブミンジエチレントリアミン五酢酸テクネチウム（^{99m}Tc）
(2) テクネチウム大凝集人血清アルブミン（^{99m}Tc）
(3) テクネチウム人血清アルブミン（^{99m}Tc）
(4) 人血清アルブミンジエチレントリアミン五酢酸テクネチウム（^{99m}Tc）
(5) ヨウ化人血清アルブミン（^{131}I）
(6) ヒスタミン化人免疫グロブリン（乾燥）

66　独立行政法人医薬品医療機器総合機構法（抄）

（平14・12・20 法律第192号、
最終改正：平20・12・4 法律第98号）

第1章　総則

第1条（目的）この法律は、独立行政法人医薬品医療機器総合機構の名称、目的、業務の範囲等に関する事項を定めることを目的とする。

第2条（名称）この法律及び独立行政法人通則法（平成11年法律第103号。以下「通則法」という。）の定めるところにより設立される通則法第2条第1項に規定する独立行政法人の名称は、独立行政法人医薬品医療機器総合機構とする。

第3条（機構の目的）独立行政法人医薬品医療機器総合機構（以下「機構」という。）は、医薬品の副作用又は生物由来製品を介した感染等による健康被害の迅速な救済を図り、並びに医薬品等の品質、有効性及び安全性の向上に資する審査等の業務を行い、もって国民保健の向上に資することを目的とする。

第4条（定義）① この法律（第5項及び第8項を除く。）において「医薬品」とは、薬事法（昭和35年法律第145号）第2条第1項に規定する医薬品であって、専ら動物のために使用されることが目的とされているもの以外のものをいう。

② この法律（第8項を除く。）において「医薬部外品」とは、薬事法第2条第2項に規定する医薬部外品であって、専ら動物のために使用されることが目的とされているもの以外のものをいう。

③ この法律において「化粧品」とは、薬事法第2条第3項に規定する化粧品をいう。

④ この法律（第8項を除く。）において「医療機器」とは、薬事法第2条第4項に規定する医療機器であって、専ら動物のために使用されることが目的とされているもの以外のものをいう。

⑤ この法律において「許可医薬品」とは、薬事法第2条第1項に規定する医薬品であって、同法第12条第1項に規定する医薬品の製造販売業の許可を受けて製造販売をされたもの（同法第14条第1項に規定する医薬品にあっては、同条又は同法第19条の2の規定による承認を受けて製造販売をされたものに限る。）をいう。ただし、次に掲げる医薬品を除く。

1　がんその他の特殊疾病に使用されることが目的とされている医薬品であって、厚生労働大臣の指定するもの

2　専ら動物のために使用されることが目的とされている医薬品その他厚生労働省令で定める医薬品

⑥ この法律において「医薬品の副作用」とは、許可医薬品が適正な使用目的に従い適正に使用された場合においてもその許可医薬品により人に発現する有害な反応をいう。

⑦ この法律（次項を除く。）において「生物由来製品」とは、薬事法第2条第九項に規定する生物由来製品であって、専ら動物のために使用されることが目的とされているもの以外のものをいう。

⑧ この法律において「許可生物由来製品」とは、薬事法第2条第9項に規定する生物由来製品であって、同法第12条第1項に規定する医薬品、医薬部外品、化粧品若しくは医療機器の製造販売業の許可を受けて製造販売をされたもの（同法第14条第1項に規定する医薬品、医薬部外品、化粧品又は医療機器にあっては、同条又は同法第19条の2の規定による承認を受けて製造販売をされたものに限る。）をいう。ただし、次に掲げる生物由来製品を除く。

1　特殊疾病に使用されることが目的とされている生物由来製品であって、厚生労働大臣の指定するもの

2　専ら動物のために使用されることが目的とされている生物由来製品その他厚生労働省令で定める生物由来製品

⑨ この法律において「生物由来製品を介した感染等」とは、許可生物由来製品が適正な使用目的に従い適正に使用された場合においても、その許可生物由来製品の原料又は材料に混入し、又は付着した次に掲げる感染症の病原体に当該許可生物由来製品の使用の対象者が感染することその他許可生物由来製品に起因する健康被害であって厚生労働省令で定めるものをいう。

1　感染症の予防及び感染症の患者に対する医療に関する法律（平成10年法律第114号）第6条第1項に規定する感染症

2　人から人に伝染し、又は動物から人に感染すると認められる疾病であって、既に知られている感染性の疾病とその病状又は治療の効果が明らかに異なるもの（前号に掲げるものを除く。）

第5条（事務所）機構は、主たる事務所を東京都に置く。

第6条(資本金) 機構の資本金は,その設立に際し,附則第12条第2項の規定により政府から出資があったものとされた金額並びに附則第13条第7項の規定により政府から出資があったものとされた金額のうち第15条第1項第5号及び同条第2項に掲げる業務(以下「審査等業務」という.)に必要な資金に充てるべきものとして出資されたものの合計額とする.

第3章 業務等

第15条(業務の範囲) ① 機構は,第3条の目的を達成するため,次の業務を行う.

1 医薬品の副作用による健康被害の救済に関する次に掲げる業務

イ 医薬品の副作用による疾病,障害又は死亡につき,医療費,医療手当,障害年金,障害児養育年金,遺族年金,遺族一時金及び葬祭料の給付(以下「副作用救済給付」という.)を行うこと.

ロ 次条第1項第1号及び第2号に掲げる給付の支給を受ける者並びに同項第3号に掲げる給付の支給を受ける者に養育される同号に規定する18歳未満の者について保健福祉事業を行うこと.

ハ 拠出金を徴収すること.

ニ イからハまでに掲げる業務に附帯する業務を行うこと.

2 生物由来製品を介した感染等による健康被害の救済に関する次に掲げる業務

イ 生物由来製品を介した感染等による疾病,障害又は死亡につき,医療費,医療手当,障害年金,障害児養育年金,遺族年金,遺族一時金及び葬祭料の給付(以下「感染救済給付」という.)を行うこと.

ロ 第20条第1項第1号及び第2号に掲げる給付の支給を受ける者並びに同項第3号に掲げる給付の支給を受ける者に養育される同号に規定する18歳未満の者について保健福祉事業を行うこと.

ハ 拠出金を徴収すること.

ニ イからハまでに掲げる業務に附帯する業務を行うこと.

3,4 削除

5 医薬品,医薬部外品,化粧品及び医療機器(以下この号において「医薬品等」という.)に関する次に掲げる業務

イ 行政庁の委託を受けて,薬事法第13条の2第1項(同法第13条の3第3項及び第80条第2項において準用する場合を含む.),第14条第3項(同法第14条の5第1項(同法第19条の4において準用する場合を含む.),第14条の7第1項(同法第19条の4において準用する場合を含む.),第19条の2第5項及び第6項において準用する場合を含む.)又は第80条第3項第1項の規定による調査又は審査を行うこと,同法第16条第1項の規定による登録を行うこと,第23条及び第23条第2項の規定による基準適合性認証を行うこと及び同法第14条の2第4項,第14条の5第2項,第14条の10第1項,第16条第3項,第23条の6第2項又は第80条の3第4項の報告又は届出を受理すること.

ロ 民間において行われる治験その他医薬品等の安全性に関する試験その他の試験の実施,医薬品等の使用の成績その他厚生労働省令で定めるものに関する調査の実施及び薬事法の規定による承認の申請に必要な資料の作成に関し指導及び助言を行う

こと.

ハ 医薬品等の品質,有効性及び安全性に関する情報を収集し,整理し,及び提供し,並びにこれらに関し相談に応じることその他医薬品等の品質,有効性及び安全性の向上に関する業務を行うこと.(ロに掲げる業務及び厚生労働省の所管する他の独立行政法人の業務に属するものを除く.)

ニ イ及びロに掲げる業務(これらに附帯する業務を含み,政令で定める業務を除く.)に係る手数料を徴収すること.

ホ ハに掲げる業務(これに附帯する業務を含み,政令で定める業務を除く.)に係る拠出金を徴収すること.

ヘ イからホまでに掲げる業務に附帯する業務を行うこと.

② 機構は,前項の業務のほか,次の業務を行う.

1 薬事法第69条の2第1項又は第80条の5第1項の規定による政令で定める立入検査,質問又は収去

2 遺伝子組換え生物等の使用等の規制による生物の多様性の確保に関する法律(平成15年法律第97号)第32条第1項の規定による立入り,質問,検査及び収去

第16条(副作用救済給付) ① 副作用救済給付は,次の各号に掲げる区分に応じ,それぞれ当該各号に定める者に対して行うものとし,副作用救済給付を受けようとする者の請求に基づき,機構が支給を決定する.

1 医療費及び医療手当 医薬品の副作用による疾病について政令で定める程度の医療を受ける者

2 障害年金 医薬品の副作用により政令で定める程度の障害の状態にある18歳以上の者

3 障害児養育年金 医薬品の副作用により政令で定める程度の障害の状態にある18歳未満の者を養育する者

4 遺族年金又は遺族一時金 医薬品の副作用により死亡した者の政令で定める遺族

5 葬祭料 医薬品の副作用により死亡した者の葬祭を行う者

② 副作用救済給付は,前項の規定にかかわらず,次の各号のいずれかに該当するときは,行わない.

1 その者の医薬品の副作用による疾病,障害又は死亡が予防接種法(昭和23年法律第68号)の規定による予防接種を受けたことによるものである場合

2 その者の医薬品の副作用による疾病,障害又は死亡の原因となった許可医薬品について賠償の責任を有する者があることが明らかな場合

3 その他厚生労働省令で定める場合

③ 副作用救済給付の額,請求の期限,支払方法その他副作用救済給付に関し必要な事項は,政令で定める.

第17条(判定の申出) ① 機構は,前条第1項の規定による支給の決定につき,副作用救済給付の請求のあった者に係る疾病,障害又は死亡が,医薬品の副作用によるものであるかどうかその他医学的薬学的判定を要する事項に関し,厚生労働大臣に判定を申し出るものとする.

② 厚生労働大臣は,前項の規定による判定の申出があったときは,薬事・食品衛生審議会の意見を聴いて判定を行い,機構に対し,その結果を通知するものとする.

第18条(副作用救済給付の中止等) ① 機構は,副作用救済給付を受けている者の疾病,障害又は死亡の原因となった許可医薬品について賠償の責任を有する者があることが明らかとなった場合には,以後副

作用救済給付は行わない．
② 機構は，副作用救済給付に係る疾病，障害又は死亡の原因となった許可医薬品について賠償の責任を有する者がある場合には，その行った副作用救済給付の価額の限度において，副作用救済給付を受けた者がその者に対して有する損害賠償の請求権を取得する．

第5章　雑則

第35条（審査の申立て等） ① 副作用救済給付若しくは感染救済給付の支給の決定又は拠出金の算定について不服がある者は，厚生労働省令で定めるところにより，厚生労働大臣に対し，審査を申し立てることができる．
② 拠出金の督促及び滞納処分に不服がある者は，厚生労働大臣に対し，行政不服審査法（昭和37年法律第160号）による審査請求をすることができる．
第36条（受給権の保護及び公課の禁止） ① 副作用救済給付又は感染救済給付を受ける権利は，譲り渡し，担保に供し，又は差し押さえることができない．
② 租税その他の公課は，副作用救済給付又は感染救済給付として支給を受けた金銭を標準として，課することができない．
第37条（緊急の必要がある場合の厚生労働大臣の要求） ① 厚生労働大臣は，保健衛生上の重大な危害の発生又は拡大を防止するため緊急の必要があると認めるときは，機構に対し，審査等業務のうち，医薬品，医薬部外品，化粧品又は医療機器の品質，有効性又は安全性に関する審査，調査，情報の収集その他必要な業務の実施を求めることができる．
② 機構は，厚生労働大臣から前項の規定による求めがあったときは，正当な理由がない限り，その求めに応じなければならない．

第6章　罰則

第42条 第13条の規定に違反した者は，1年以下の懲役又は100万円以下の罰金に処する．
第43条 第23条第1項の規定による資料を提出せず，又は虚偽の資料を提出した者は，30万円以下の罰金に処する．
第44条 法人の代表者又は法人若しくは人の代理人，使用人その他の従業者が，その法人又は人の業務に関し，前条の違反行為をしたときは，行為者を罰するほか，その法人又は人に対して同条の刑を科する．
第45条 次の各号のいずれかに該当する場合には，その違反行為をした機構の役員は，20万円以下の過料に処する．
1　この法律の規定により厚生労働大臣の認可又は承認を受けなければならない場合において，その認可又は承認を受けなかったとき．
2　第15条に規定する業務以外の業務を行ったとき．
3　第30条の規定に違反して責任準備金を計算せず，又はこれを積み立てなかったとき．

67　毒物及び劇物取締法（抄）

（昭25・12・8 法律第303号，
最終改正：平13・6・29 法律第87号）

第1条（目的） この法律は，毒物及び劇物について，保健衛生上の見地から必要な取締を行うことを目的とする．
第2条（定義） ① この法律で「毒物」とは，別表第1に掲げる物であつて，医薬品及び医薬部外品以外のものをいう．
② この法律で「劇物」とは，別表第2に掲げる物であつて，医薬品及び医薬部外品以外のものをいう．
③ この法律で「特定毒物」とは，毒物であつて，別表第3に掲げるものをいう．
第3条（禁止規定） ① 毒物又は劇物の製造業の登録を受けた者でなければ，毒物又は劇物を販売又は授与の目的で製造してはならない．
② 毒物又は劇物の輸入業の登録を受けた者でなければ，毒物又は劇物を販売又は授与の目的で輸入してはならない．
③ 毒物又は劇物の販売業の登録を受けた者でなければ，毒物又は劇物を販売し，授与し，又は販売若しくは授与の目的で貯蔵し，運搬し，若しくは陳列してはならない．但し，毒物又は劇物の製造業者又は輸入業者が，その製造し，又は輸入した毒物又は劇物を，他の毒物又は劇物の製造業者，輸入業者又は販売業者（以下「毒物劇物営業者」という．）に販売し，授与し，又はこれらの目的で貯蔵し，運搬し，若しくは陳列するときは，この限りでない．
第3条の2 ① 毒物若しくは劇物の製造業者又は学術研究のため特定毒物を製造し，若しくは使用することができる者として都道府県知事の許可を受けた者（以下「特定毒物研究者」という．）でなければ，特定毒物を製造してはならない．
② 毒物劇物営業者又は特定毒物研究者でなければ，特定毒物を輸入してはならない．
③ 特定毒物研究者又は特定毒物を使用することができる者として品目ごとに政令で指定する者（以下「特定毒物使用者」という．）でなければ，特定毒物を使用してはならない．ただし，毒物又は劇物の製造業者が毒物又は劇物の製造のために特定毒物を使用するときは，この限りでない．
④ 特定毒物研究者は，特定毒物を学術研究以外の用途に供してはならない．
⑤ 特定毒物使用者は，特定毒物を品目ごとに政令で定める用途以外の用途に供してはならない．
⑥ 毒物劇物営業者，特定毒物研究者又は特定毒物使用者でなければ，特定毒物を譲り渡し，又は譲り受けてはならない．
⑦ 前項に規定する者は，同項に規定する者以外の者に特定毒物を譲り渡し，又は同項に規定する者以外の者から特定毒物を譲り受けてはならない．
⑧ 毒物劇物営業者は特定毒物研究者は，特定毒物使用者に対し，その者が使用することができる特定毒物以外の特定毒物を譲り渡してはならない．
⑨ 毒物劇物営業者又は特定毒物研究者は，保健衛生上の危害を防止するため政令で特定毒物について品質，着色又は表示の基準が定められたときは，当該特定毒物については，その基準に適合するものでなければ，

これを特定毒物使用者に譲り渡してはならない．
⑩ 毒物劇物営業者，特定毒物研究者又は特定毒物使用者でなければ，特定毒物を所持してはならない．
⑪ 特定毒物使用者は，その使用することができる特定毒物以外の特定毒物を譲り受け，又は所持してはならない．

第3条の3 興奮，幻覚又は麻酔の作用を有する毒物又は劇物（これらを含有する物を含む．）であつて政令で定めるものは，みだりに摂取し，若しくは吸入し，又はこれらの目的で所持してはならない．

第3条の4 引火性，発火性又は爆発性のある毒物又は劇物であつて政令で定めるものは，業務その他正当な理由による場合を除いては，所持してはならない．

第4条（登録） ① 毒物又は劇物の製造業又は輸入業の登録は，製造所，営業所ごとに厚生労働大臣が，販売業の登録は，店舗ごとにその店舗の所在地の都道府県知事（その店舗の所在地が，地域保健法（昭和22年法律第101号）第5条第1項の政令で定める市（以下「保健所を設置する市」という．）又は特別区の区域にある場合においては，市長又は区長．第3項，第7条第3項，第10条第1項及び第21条第1項に同じ．）が行う．
② 毒物又は劇物の製造業又は輸入業の登録を受けようとする者は，製造業の登録にあつては製造所，輸入業の登録にあつては営業所ごとに，その製造所又は営業所の所在地の都道府県知事を経て，厚生労働大臣に申請書を出さなければならない．
③ 毒物又は劇物の販売業の登録を受けようとする者は，店舗ごとに，その店舗の所在地の都道府県知事に申請書を出さなければならない．
④ 製造業又は輸入業の登録は，5年ごとに，販売業の登録は，6年ごとに，更新を受けなければ，その効力を失う．

第4条の2（販売業の登録の種類） 毒物又は劇物の販売業の登録を分けて，次のとおりとする．
1 一般販売業の登録
2 農業用品目販売業の登録
3 特定品目販売業の登録

第4条の3（販売品目の制限） ① 農業用品目販売業の登録を受けた者は，農業上必要な毒物又は劇物であつて厚生労働省令で定めるもの以外の毒物又は劇物を販売し，授与し，又は販売若しくは授与の目的で貯蔵し，運搬し，若しくは陳列してはならない．
② 特定品目販売業の登録を受けた者は，厚生労働省令で定める毒物又は劇物以外の毒物又は劇物を販売し，授与し，又は販売若しくは授与の目的で貯蔵し，運搬し，若しくは陳列してはならない．

第5条（登録基準） 厚生労働大臣，都道府県知事，保健所を設置する市の市長又は特別区の区長は，毒物又は劇物の製造業，輸入業又は販売業の登録を受けようとする者の設備が，厚生労働省令で定める基準に適合しないと認めるとき，又はその者が第19条第2項若しくは第4項の規定により登録を取り消され，取消の日から起算して2年を経過していないものであるときは，第4条の登録をしてはならない．

第6条（登録事項） 第4条の登録は，左の各号に掲げる事項について行うものとする．
1 申請者の氏名及び住所（法人にあつては，その名称及び主たる事務所の所在地）
2 製造業又は輸入業の登録にあつては，製造し，又は輸入しようとする毒物又は劇物の品目
3 製造所，営業所又は店舗の所在地

第6条の2（特定毒物研究者の許可） ① 特定毒物研究者の許可を受けようとする者は，都道府県知事に申請書を出さなければならない．
② 都道府県知事は，毒物に関し相当の知識を持ち，かつ，学術研究上特定毒物を製造し，又は使用することを必要とする者でなければ，特定毒物研究者の許可を与えてはならない．
③ 都道府県知事は，次に掲げる者には，特定毒物研究者の許可を与えないことができる．
1 心身の障害により特定毒物研究者の業務を適正に行うことができない者として厚生労働省令で定めるもの
2 麻薬，大麻，あへん又は覚せい剤の中毒者
3 毒物若しくは劇物又は薬事に関する罪を犯し，罰金以上の刑に処せられ，その執行を終わり，又は執行を受けることがなくなつた日から起算して3年を経過していない者
4 第19条第4項の規定により許可を取り消され，取消しの日から起算して2年を経過していない者

第7条（毒物劇物取扱責任者） ① 毒物劇物営業者は，毒物又は劇物を直接に取り扱う製造所，営業所又は店舗ごとに，専任の毒物劇物取扱責任者を置き，毒物又は劇物による保健衛生上の危害の防止に当たらせなければならない．ただし，自ら毒物劇物取扱責任者として毒物又は劇物による保健衛生上の危害の防止に当たる製造所，営業所又は店舗については，この限りでない．
② 毒物劇物営業者が毒物又は劇物の製造業，輸入業又は販売業のうち2以上を併せ営む場合において，その製造所，営業所又は店舗が互に隣接しているとき，又は同一店舗において毒物又は劇物の販売業を2以上あわせて営む場合には，毒物劇物取扱責任者は，前項の規定にかかわらず，これらの施設を通じて1人で足りる．
③ 毒物劇物営業者は，毒物劇物取扱責任者を置いたときは，30日以内に，製造業又は輸入業の登録を受けている者にあつてはその製造所又は営業所の所在地の都道府県知事を経て厚生労働大臣に，販売業の登録を受けている者にあつてはその店舗の所在地の都道府県知事に，その毒物劇物取扱責任者の氏名を届け出なければならない．毒物劇物取扱責任者を変更したときも，同様とする．

第8条（毒物劇物取扱責任者の資格） ① 次の各号に掲げる者でなければ，前条の毒物劇物取扱責任者となることができない．
1 薬剤師
2 厚生労働省令で定める学校で，応用化学に関する学課を修了した者
3 都道府県知事が行う毒物劇物取扱者試験に合格した者
② 次に掲げる者は，前条の毒物劇物取扱責任者となることができない．
1 18歳未満の者
2 心身の障害により毒物劇物取扱責任者の業務を適正に行うことができない者として厚生労働省令で定めるもの
3 麻薬，大麻，あへん又は覚せい剤の中毒者
4 毒物若しくは劇物又は薬事に関する罪を犯し，罰金以上の刑に処せられ，その執行を終わり，又は執行を受けることがなくなつた日から起算して3年を経過していない者
③ 第1項第3号の毒物劇物取扱者試験を分けて，一般

毒物劇物取扱者試験,農業用品目毒物劇物取扱者試験及び特定品目毒物劇物取扱者試験とする.
④ 農業用品目毒物劇物取扱者試験又は特定品目毒物劇物取扱者試験に合格した者は,それぞれ第4条の3第1項の厚生労働省令で定める毒物若しくは劇物のみを取り扱う輸入業の営業所若しくは農業用品目販売業の店舗又は同条第2項の厚生労働省令で定める毒物若しくは劇物のみを取り扱う輸入業の営業所若しくは特定品目販売業の店舗においてのみ,毒物劇物取扱責任者となることができる.
⑤ この法律に定めるもののほか,試験科目その他毒物劇物取扱者試験に関し必要な事項は,厚生労働省令で定める.

第11条（毒物又は劇物の取扱）① 毒物劇物営業者及び特定毒物研究者は,毒物又は劇物が盗難にあい,又は紛失することを防ぐのに必要な措置を講じなければならない.
② 毒物劇物営業者及び特定毒物研究者は,毒物若しくは劇物又は毒物若しくは劇物を含有する物であつて政令で定めるものがその製造所,営業所若しくは店舗又は研究所の外に飛散し,漏れ,流れ出,若しくはしみ出,又はこれらの施設の地下にしみ込むことを防ぐのに必要な措置を講じなければならない.
③ 毒物劇物営業者及び特定毒物研究者は,その製造所,営業所若しくは店舗又は研究所の外において毒物若しくは劇物又は前項の政令で定める物を運搬する場合には,これらの物が飛散し,漏れ,流れ出,又はしみ出ることを防ぐのに必要な措置を講じなければならない.
④ 毒物劇物営業者及び特定毒物研究者は,毒物又は厚生労働省令で定める劇物については,その容器として,飲食物の容器として通常使用される物を使用してはならない.

第12条（毒物又は劇物の表示）① 毒物劇物営業者及び特定毒物研究者は,毒物又は劇物の容器及び被包に,「医薬用外」の文字及び毒物については赤地に白色をもつて「毒物」の文字,劇物については白地に赤色をもつて「劇物」の文字を表示しなければならない.
② 毒物劇物営業者は,その容器及び被包に,左に掲げる事項を表示しなければ,毒物又は劇物を販売し,又は授与してはならない.
1 毒物又は劇物の名称
2 毒物又は劇物の成分及びその含量
3 厚生労働省令で定める毒物又は劇物については,それぞれ厚生労働省令で定めるその解毒剤の名称
4 毒物又は劇物の取扱及び使用上特に必要と認めて,厚生労働省令で定める事項
③ 毒物劇物営業者及び特定毒物研究者は,毒物又は劇物を貯蔵し,又は陳列する場所に,「医薬用外」の文字及び毒物については「毒物」,劇物については「劇物」の文字を表示しなければならない.

第13条（特定の用途に供される毒物又は劇物の販売等）毒物劇物営業者は,政令で定める毒物又は劇物については,厚生労働省令で定める方法により着色したものでなければ,これを農業用として販売し,又は授与してはならない.

第13条の2 毒物劇物営業者は,毒物又は劇物のうち主として一般消費者の生活の用に供されると認められるものであつて政令で定めるものについては,その成分の含量又は容器若しくは被包について政令で定める基準に適合するものでなければ,これを販売し,又は授与してはならない.

第14条（毒物又は劇物の譲渡手続）① 毒物劇物営業者は,毒物又は劇物を他の毒物劇物営業者に販売し,又は授与したときは,その都度,次に掲げる事項を書面に記載しておかなければならない.
1 毒物又は劇物の名称及び数量
2 販売又は授与の年月日
3 譲受人の氏名,職業及び住所（法人にあつては,その名称及び主たる事務所の所在地）
② 毒物劇物営業者は,譲受人から前項各号に掲げる事項を記載し,厚生労働省令で定めるところにより作成した書面の提出を受けなければ,毒物又は劇物を毒物劇物営業者以外の者に販売し,又は授与してはならない.
③ 前項の毒物劇物営業者は,同項の規定による書面の提出に代えて,政令で定めるところにより,当該譲受人の承諾を得て,当該書面に記載すべき事項について電子情報処理組織を使用する方法その他の情報通信の技術を利用する方法であつて厚生労働省令で定めるものにより提供を受けることができる.この場合において,当該毒物劇物営業者は,当該書面の提出を受けたものとみなす.
④ 毒物劇物営業者は,販売又は授与の日から5年間,第1項及び第2項の書面並びに前項前段に規定する方法が行われる場合に当該方法において作られる電磁的記録（電子的方式,磁気的方式その他の人の知覚によつては認識することができない方式で作られる記録であつて電子計算機による情報処理の用に供されるものとして厚生労働省令で定めるものをいう.）を保存しなければならない.

第15条（毒物又は劇物の交付の制限等）① 毒物劇物営業者は,毒物又は劇物を次に掲げる者に交付してはならない.
1 18歳未満の者
2 心身の障害により毒物又は劇物による保健衛生上の危害の防止の措置を適正に行うことができない者として厚生労働省令で定めるもの
3 麻薬,大麻,あへん又は覚せい剤の中毒者
② 毒物劇物営業者は,厚生労働省令の定めるところにより,その交付を受ける者の氏名及び住所を確認した後でなければ,第3条の4に規定する政令で定める物を交付してはならない.
③ 毒物劇物営業者は,帳簿を備え,前項の確認をしたときは,厚生労働省令の定めるところにより,その確認に関する事項を記載しなければならない.
④ 毒物劇物営業者は,前項の帳簿を,最終の記載をした日から5年間,保存しなければならない.

第15条の2（廃棄）毒物若しくは劇物又は第11条第2項に規定する政令で定める物は,廃棄の方法について政令で定める技術上の基準に従わなければ,廃棄してはならない.

第15条の3（回収等の命令）都道府県知事（毒物又は劇物の販売業にあつては,その店舗の所在地が保健所を設置する市又は特別区の区域にある場合においては,市長又は区長.第17条第2項及び第23条の3において同じ.）は,毒物劇物営業者又は特定毒物研究者の行なう毒物若しくは劇物又は第11条第2項に規定する政令で定める物の廃棄の方法が前条の政令で定める基準に適合せず,これを放置しては不特定又は多数の者について保健衛生上の危害が生ずるおそれがあると認められるときは,その者に対し,当該廃棄物の回収又は毒性の除去その他保健衛生上の危害を防止するために必要な措置を講ずべきことを命ずることができる.

第16条（運搬等についての技術上の基準等） ① 保健衛生上の危害を防止するため必要があるときは,政令で,毒物又は劇物の運搬,貯蔵その他の取扱について,技術上の基準を定めることができる.

② 保健衛生上の危害を防止するため特に必要があるときは,政令で,次に掲げる事項を定めることができる.

1 特定毒物が附着している物又は特定毒物を含有する物の取扱に関する技術上の基準

2 特定毒物を含有する物の製造業者又は輸入業者が一定の品質又は着色の基準に適合するものでなければ,特定毒物を含有する物を販売し,又は授与してはならない旨

3 特定毒物を含有する物の製造業者,輸入業者又は販売業者が特定毒物を含有する物を販売し,又は授与する場合には,一定の表示をしなければならない旨

第16条の2（事故の際の措置） ① 毒物劇物営業者及び特定毒物研究者は,その取扱いに係る毒物若しくは劇物又は第11条第2項に規定する政令で定める物が飛散し,漏れ,流れ出,しみ出,又は地下にしみ込み,不特定又は多数の者について保健衛生上の危害が生ずるおそれがあるときは,直ちに,その旨を保健所,警察署又は消防機関に届け出るとともに,保健衛生上の危害を防止するために必要な応急の措置を講じなければならない.

② 毒物劇物営業者及び特定毒物研究者は,その取扱いに係る毒物又は劇物が盗難にあい,又は紛失したときは,直ちに,その旨を警察署に届け出なければならない.

第17条（立入検査等） ① 厚生労働大臣は,保健衛生上必要があると認めるときは,毒物又は劇物の製造業者又は輸入業者から必要な報告を徴し,又は薬事監視員のうちからあらかじめ指定する者に,これらの者の製造所,営業所その他業務上毒物若しくは劇物を取り扱う場所に立ち入り,帳簿その他の物件を検査させ,関係者に質問させ,試験のため必要な最小限度の分量に限り,毒物,劇物,第11条第2項に規定する政令で定める物若しくはその疑いのある物を収去させることができる.

② 都道府県知事は,保健衛生上必要があると認めるときは,毒物又は劇物の販売業者又は特定毒物研究者から必要な報告を徴し,又は薬事監視員のうちからあらかじめ指定する者に,これらの者の店舗,研究所その他業務上毒物若しくは劇物を取り扱う場所に立ち入り,帳簿その他の物件を検査させ,関係者に質問させ,試験のため必要な最小限度の分量に限り,毒物,劇物,第11条第2項に規定する政令で定める物若しくはその疑いのある物を収去させることができる.

③ 前2項の規定により指定された者は,毒物劇物監視員と称する.

④ 毒物劇物監視員は,その身分を示す証票を携帯し,関係者の請求があるときは,これを提示しなければならない.

⑤ 第1項及び第2項の規定は,犯罪捜査のために認められたものと解してはならない.

第22条（業務上取扱者の届出等） ① 政令で定める事業を行なう者であつてその業務上シアン化ナトリウム又は政令で定めるその他の毒物若しくは劇物を取り扱うものは,事業場ごとに,その業務上これらの毒物若しくは劇物を取り扱うこととなつた日から30日以内に,厚生労働省令の定めるところにより,次の各号に掲げる事項を,その事業場の所在地の都道府県知事に届け出なければならない.

1 氏名又は住所(法人にあつては,その名称及び主たる事務所の所在地)

2 シアン化ナトリウム又は政令で定めるその他の毒物若しくは劇物のうち取り扱う毒物又は劇物の品目

3 事業場の所在地

4 その他厚生労働省令で定める事項

② 前項の規定に基づく政令が制定された場合においてその政令の施行により同項に規定する者に該当することとなつた者は,その政令の施行の日から30日以内に,同項の例により同項各号に掲げる事項を届け出なければならない.

③ 前2項の規定により届出をした者は,当該事業場におけるその事業を廃止したとき,当該事業場において第1項の毒物若しくは劇物を取り扱わないこととなつたとき,又は同項各号に掲げる事項を変更したときは,その旨を当該事業場の所在地の都道府県知事に届け出なければならない.

④ 第7条,第8条,第11条,第12条第1項及び第3項,第15条の3,第16条の2,第17条第2項から第5項まで並びに第19条第3項及び第6項の規定は,第1項に規定する者(第2項に規定する者を含む.以下この条において同じ.)について準用する.

⑤ 第11条,第12条第1項及び第3項,第16条の2並びに第17条第2項から第5項までの規定は,毒物劇物営業者,特定毒物研究者及び第1項に規定する者以外の者であつて厚生労働省令で定める毒物又は劇物を業務上取り扱うものについて準用する.

⑥ 厚生労働大臣又は都道府県知事は,第1項に規定する者が第4項で準用する第7条若しくは第11条の規定若しくは同項で準用する第19条第3項の処分に違反していると認めるとき,又は前項に規定する者が同項の規定に違反していると認めるときは,その者に対し,相当の期間を定めて,必要な措置をとるべき旨を命ずることができる.

⑦ 第20条の規定は,厚生労働大臣又は都道府県知事が第4項で準用する第19条第3項の処分又は前項の処分をしようとする場合に準用する.

第24条（罰則） 次の各号のいずれかに該当する者は,3年以下の懲役若しくは200万円以下の罰金に処し,又はこれを併科する.

1 第3条,第3条の2,第4条の3又は第9条の規定に違反した者

2 第12条(第22条第4項及び第5項で準用する場合を含む.)の表示をせず,又は虚偽の表示をした者

3 第13条,第13条の2又は第15条第1項の規定に違反した者

4 第14条第1項又は第2項の規定に違反した者

5 第15条の2の規定に違反した者

6 第19条第4項の規定による業務の停止命令に違反した者

第24条の2 次の各号のいずれかに該当する者は,2年以下の懲役若しくは100万円以下の罰金に処し,又はこれを併科する.

1 みだりに摂取し,若しくは吸入し,又はこれらの目的で所持することの情を知つて第3条の3に規定する政令で定める物を販売し,又は授与した者

2 業務その他正当な理由によることなく所持することの情を知つて第3条の4に規定する政令で定める物を販売し,又は授与した者

3 第22条第6項の規定による命令に違反した者

第24条の3 第3条の3の規定に違反した者は,1年以下の懲役若しくは50万円以下の罰金に処し,又は

これを併科する.
第24条の4 第3条の4の規定に違反した者は、6月以下の懲役若しくは50万円以下の罰金に処し、又はこれを併科する.
第25条 次の各号のいずれかに該当する者は、30万円以下の罰金に処する.
1 第10条第1項第4号又は第2項第3号に規定する事項につき、その届出を怠り、又は虚偽の届出をした者
2 第14条第4項の規定に違反した者
2の2 第15条第2項から第4項までの規定に違反した者
3 第16条の2（第22条第4項及び第5項で準用する場合を含む.）の規定に違反した者
4 第17条第1項又は第2項（これらの規定を第22条第4項及び第5項で準用する場合を含む.）の規定による厚生労働大臣、都道府県知事、保健所を設置する市の市長又は特別区の区長の要求があつた場合に、報告をせず、又は虚偽の報告をした者
5 第17条第1項又は第2項（これらの規定を第22条第4項及び第5項で準用する場合を含む.）の規定による立入、検査、質問又は収去を拒み、妨げ、又は忌避した者
6 第21条第1項（同条第4項で準用する場合を含む.）の規定に違反した者
7 第22条第1項から第3項までに規定する届出を怠り、又は虚偽の届出をした者
第26条 法人の代表者又は法人若しくは人の代理人、使用人その他の従業者が、その法人又は人の業務に関して、第24条、第24条の2、第24条の4又は前条の違反行為をしたときは、行為者を罰する外、その法人又は人に対しても、各本条の罰金を科する. 但し、法人又は人の代理人、使用人その他の従業者の当該違反行為を防止するため、その業務について相当の注意及び監督が尽されたことの証明があつたときは、その法人又は人については、この限りでない.
第27条 第16条の規定に基づく政令には、その政令に違反した者を2年以下の懲役若しくは100万円以下の罰金に処し、又はこれを併科する旨の規定及び法人の代表者又は法人若しくは人の代理人、使用人その他の従業者がその法人又は人の業務に関してその政令の違反行為をしたときはその行為者を罰するほか、その法人又は人に対して各本条の罰金を科する旨の規定を設けることができる.

68 麻薬及び向精神薬取締法（抄）

（昭28・3・17法律第14号、
最終改正：平18・6・14法律第69号）

第1章 総則

第1条（目的） この法律は、麻薬及び向精神薬の輸入、輸出、製造、製剤、譲渡し等について必要な取締りを行うとともに、麻薬中毒者について必要な医療を行う等の措置を講ずること等により、麻薬及び向精神薬の濫用による保健衛生上の危害を防止し、もつて公共の福祉の増進を図ることを目的とする.
第2条（用語の定義） この法律において次の各号に掲げる用語の意義は、それぞれ当該各号に定めるところによる.
1 麻薬 別表第1に掲げる物をいう.
2 あへん あへん法（昭和29年法律第71号）に規定するあへんをいう.
3 けしがら あへん法に規定するけしがらをいう.
4 麻薬原料植物 別表第2に掲げる植物をいう.
5 家庭麻薬 別表第1第76号イに規定する物をいう.
6 向精神薬 別表第3に掲げる物をいう.
7 麻薬向精神薬原料 別表第4に掲げる物をいう.
8 麻薬取扱者 麻薬輸入業者、麻薬輸出業者、麻薬製造業者、麻薬製剤業者、家庭麻薬製造業者、麻薬元卸売業者、麻薬卸売業者、麻薬小売業者、麻薬施用者、麻薬管理者及び麻薬研究者をいう.
9 麻薬営業者 麻薬施用者、麻薬管理者及び麻薬研究者以外の麻薬取扱者をいう.
10 麻薬輸入業者 厚生労働大臣の免許を受けて、麻薬を輸入することを業とする者をいう.
11 麻薬輸出業者 厚生労働大臣の免許を受けて、麻薬を輸出することを業とする者をいう.
12 麻薬製造業者 厚生労働大臣の免許を受けて、麻薬を製造すること（麻薬を精製すること、及び麻薬に化学的変化を加えて他の麻薬にすることを含む. 以下同じ.）を業とする者をいう.
13 麻薬製剤業者 厚生労働大臣の免許を受けて、麻薬を製剤すること（麻薬に化学的変化を加えないで他の麻薬にすること. ただし、調剤を除く. 以下同じ.）、又は麻薬を小分けすること（他人から譲り受けた麻薬を分割して容器に収めることをいう. 以下同じ.）を業とする者をいう.
14 家庭麻薬製造業者 厚生労働大臣の免許を受けて、家庭麻薬を製造することを業とする者をいう.
15 麻薬元卸売業者 厚生労働大臣の免許を受けて、麻薬卸売業者に麻薬を譲り渡すことを業とする者をいう.
16 麻薬卸売業者 都道府県知事の免許を受けて、麻薬小売業者、麻薬診療施設の開設者又は麻薬研究施設の設置者に麻薬を譲り渡すことを業とする者をいう.
17 麻薬小売業者 都道府県知事の免許を受けて、麻薬施用者の麻薬を記載した処方せん（以下「麻薬処方せん」という.）により調剤された麻薬を譲り渡すことを業とする者をいう.
18 麻薬施用者 都道府県知事の免許を受けて、疾病の治療の目的で、業務上麻薬を施用し、若しくは施用のため交付し、又は麻薬を記載した処方せんを交付する者をいう.
19 麻薬管理者 都道府県知事の免許を受けて、麻薬診療施設で施用され、又は施用のため交付される麻薬を業務上管理する者をいう.
20 麻薬研究者 都道府県知事の免許を受けて、学術研究のため、麻薬原料植物を栽培し、麻薬を製造し、又は麻薬、あへん若しくはけしがらを使用する者をいう.
21 麻薬業務所 麻薬取扱者が業務上又は研究上麻薬を取り扱う店舗、製造所、製剤所、薬局、病院、診療所（医療法（昭和23年法律第205号）第5条第1項に規定する医師又は歯科医師の住所を含む. 以下同じ.）、飼育動物診療施設（獣医療法（平成4年法律第46号）第2条第2項に規定する診療施設をいい、同法第7条第1項に規定する往診診療者等の住所を含む. 以下同じ.）及び研究施設をいう. ただし、同

一の都道府県の区域内にある2以上の病院,診療所若しくは飼育動物診療施設(以下「病院等」という.)又は研究室で診療又は研究に従事する麻薬施用者又は麻薬研究者については,主として診療又は研究に従事する病院等又は研究施設のみを麻薬業務所とする.

22 麻薬診療施設 麻薬施用者が診療に従事する病院等をいう.

23 麻薬研究施設 麻薬研究者が研究に従事する研究施設をいう.

24 麻薬中毒 麻薬,大麻又はあへんの慢性中毒をいう.

25 麻薬中毒者 麻薬中毒の状態にある者をいう.

26 向精神薬取扱者 向精神薬輸入業者,向精神薬輸出業者,向精神薬製造製剤業者,向精神薬使用業者,向精神薬卸売業者,向精神薬小売業者,病院等の開設者及び向精神薬試験研究施設設置者をいう.

27 向精神薬営業者 病院等の開設者及び向精神薬試験研究施設設置者以外の向精神薬取扱者をいう.

28 向精神薬輸入業者 厚生労働大臣の免許を受けて,向精神薬を輸入することを業とする者をいう.

29 向精神薬輸出業者 厚生労働大臣の免許を受けて,向精神薬を輸出することを業とする者をいう.

30 向精神薬製造製剤業者 厚生労働大臣の免許を受けて,向精神薬を製造すること(向精神薬を精製すること,及び向精神薬に化学的変化を加えて他の向精神薬にすることを含む.以下同じ.),向精神薬を製剤すること(向精神薬に化学的変化を加えないで他の向精神薬にすることをいう.ただし,調剤を除く.以下同じ.),又は向精神薬を小分けすること(他人から譲り受けた向精神薬を分割して容器に収めることをいう.以下同じ.)を業とする者をいう.

31 向精神薬使用業者 厚生労働大臣の免許を受けて,向精神薬に化学的変化を加えて向精神薬以外の物にすることを業とする者をいう.

32 向精神薬卸売業者 都道府県知事の免許を受けて,向精神薬取扱者(向精神薬輸入業者を除く.)に向精神薬を譲り渡すことを業とする者をいう.

33 向精神薬小売業者 都道府県知事の免許を受けて,向精神薬を記載した処方せん(以下「向精神薬処方せん」という.)により調剤された向精神薬を譲り渡すことを業とする者をいう.

34 向精神薬試験研究施設設置者 学術研究又は試験検査のため向精神薬を製造し,又は使用する施設(以下「向精神薬試験研究施設」という.)の設置者であつて,厚生労働大臣又は都道府県知事の登録を受けたものをいう.

35 向精神薬営業所 向精神薬営業者が業務上向精神薬を取り扱う店舗,製造所,製剤所及び薬局をいう.

36 麻薬等原料営業者 麻薬等原料輸入業者,麻薬等原料輸出業者,麻薬等原料製造業者及び麻薬等原料卸小売業者をいう.

37 麻薬等原料輸入業者 麻薬向精神薬原料を輸入することを業とする者をいう.

38 麻薬等原料輸出業者 麻薬向精神薬原料を輸出することを業とする者をいう.

39 麻薬等原料製造業者 麻薬向精神薬原料を製造すること(麻薬向精神薬原料を精製すること,及び麻薬向精神薬原料に化学的変化を加え,又は加えないで他の麻薬向精神薬原料にすることを含む.ただし,調剤を除く.以下同じ.),麻薬向精神薬原料を小分けすること(他人から譲り受けた麻薬向精神薬原料を分割して容器に収めることをいう.以下同じ.)を業とする者をいう.

40 特定麻薬等原料製造業者 政令で定める麻薬向精神薬原料(以下「特定麻薬向精神薬原料」という.)を製造すること,又は特定麻薬向精神薬原料を小分けすることを業とする者をいう.

41 麻薬等原料卸小売業者 麻薬向精神薬原料を譲り渡すことを業とする者をいう.

42 特定麻薬等原料卸小売業者 特定麻薬向精神薬原料を譲り渡すことを業とする者をいう.

43 麻薬等原料営業所 麻薬等原料営業者が業務上麻薬向精神薬原料を取り扱う店舗,製造所及び薬局をいう.

第2章 麻薬に関する取締り

第1節 免許

第3条(免許) ① 麻薬輸入業者,麻薬輸出業者,麻薬製造業者,麻薬製剤業者,家庭麻薬製造業者又は麻薬元卸売業者の免許は厚生労働大臣が,麻薬卸売業者,麻薬小売業者,麻薬施用者,麻薬管理者又は麻薬研究者の免許は都道府県知事が,それぞれ麻薬業務所ごとに行う.

② 次に掲げる者でなければ,免許を受けることができない.

1 麻薬輸入業者の免許については,薬事法(昭和35年法律第145号)の規定により医薬品の製造販売業の許可を受けている者

2 麻薬輸出業者の免許については,薬事法の規定により医薬品の製造販売業又は販売業の許可を受けている者であつて,自ら薬剤師であるか又は薬剤師を使用しているもの

3 麻薬製造業者又は麻薬製剤業者の免許については,薬事法の規定により医薬品の製造販売業及び製造業の許可を受けている者

4 家庭麻薬製造業者の免許については,薬事法の規定により医薬品の製造業の許可を受けている者

5 麻薬元卸売業者の免許については,薬事法の規定により薬局開設の許可を受けている者又は同法の規定により医薬品の販売業の許可を受けている者であつて,自ら薬剤師であるか若しくは薬剤師を使用しているもの

6 麻薬小売業者の免許については,薬事法の規定により薬局開設の許可を受けている者

7 麻薬施用者の免許については,医師,歯科医師又は獣医師

8 麻薬管理者の免許については,医師,歯科医師,獣医師又は薬剤師

9 麻薬研究者の免許については,学術研究上麻薬原料植物を栽培し,麻薬を製造し,又は麻薬,あへん若しくはけしがらを使用することを必要とする者

③ 次の各号のいずれかに該当する者には,免許を与えないことができる.

1 第51条第1項の規定により免許を取り消され,取消しの日から3年を経過していない者

2 罰金以上の刑に処せられ,その執行を終わり,又は執行を受けることがなくなつた後,3年を経過していない者

3 前2号に該当する者を除くほか,この法律,大麻取締法(昭和23年法律第124号),あへん法,薬剤師法(昭和35年法律第146号),薬事法,医師法(昭和23年法律第201号),医療法その他薬事若しくは

医事に関する法令又はこれらに基づく処分に違反し，その違反行為があつた日から2年を経過していない者

4 成年被後見人

5 心身の障害により麻薬取扱者の業務を適正に行うことができない者として厚生労働省令で定めるもの

6 麻薬中毒者又は覚せい剤の中毒者

7 法人又は団体であつて，その業務を行う役員のうちに前各号のいずれかに該当する者があるもの

第4条（免許証）① 厚生労働大臣又は都道府県知事は，前条の規定により麻薬取扱者の免許を行つたときは，当該麻薬取扱者に対して免許証を交付しなければならない．

② 免許証には，麻薬取扱者の氏名又は名称及び住所その他厚生労働省令で定める事項を記載しなければならない．

③ 免許証は，他人に譲り渡し，又は貸与してはならない．

第5条（免許の有効期間）麻薬取扱者の免許の有効期間は，免許の日からその日の属する年の翌年の12月31日までとする．

第6条（免許の失効）麻薬取扱者の免許は，その有効期間が満了したとき，及び第51条第1項の規定により取り消されたときのほか，次の各号の1に該当するときは，その効力を失う．

1 次条第1項の届出があつたとき．

2 当該麻薬取扱者が第3条第2項各号の資格を欠くに至つたとき．

第2節 禁止及び制限

第12条（禁止行為）① ジアセチルモルヒネ，その塩類又はこれらのいずれかを含有する麻薬（以下「ジアセチルモルヒネ等」という．）は，何人も，輸入し，輸出し，製造し，製剤し，小分けし，譲り渡し，譲り受け，交付し，施用し，所持し，又は廃棄してはならない．ただし，麻薬研究施設の設置者が厚生労働大臣の許可を受けて，譲り渡し，譲り受け，又は廃棄する場合及び麻薬研究者が厚生労働大臣の許可を受けて，研究のため，製造し，製剤し，小分けし，施用し，又は所持する場合は，この限りでない．

② 何人も，あへん末を輸入し，又は輸出してはならない．

③ 麻薬原料植物は，何人も，栽培してはならない．ただし，麻薬研究者が厚生労働大臣の許可を受けて，研究のため栽培する場合は，この限りでない．

④ 何人も，第1項の規定により禁止されるジアセチルモルヒネ等の施用を受けてはならない．

第24条（譲渡し）① 麻薬営業者でなければ，麻薬を譲り渡してはならない．ただし，次に掲げる場合は，この限りでない．

1 麻薬診療施設の開設者が，施用のため交付される麻薬を譲り渡す場合

2 麻薬施用者から施用のため麻薬の交付を受け，又は麻薬小売業者から麻薬処方せんにより調剤された麻薬を譲り受けた者が，その麻薬を施用する必要がなくなつた場合において，その麻薬を麻薬診療施設の開設者又は麻薬小売業者に譲り渡す場合

3 麻薬施用者から施用のため麻薬の交付を受け，又は麻薬小売業者から麻薬処方せんにより調剤された麻薬を譲り受けた者が死亡した場合において，その相続人又は相続人に代わつて相続財産を管理する者が，現に所有し，又は管理する麻薬を麻薬診療施設の開設者又は麻薬小売業者に譲り渡すとき．

② 前項ただし書の規定は，施用のため交付される麻薬が第27条第1項，第3項若しくは第4項の規定に違反して交付されるものであるか，又は麻薬処方せんが同条第3項若しくは第4項の規定に違反して交付されたものであるときは，適用しない．

③ 麻薬輸入業者は，麻薬製造業者，麻薬製剤業者，麻薬元卸売業者及び麻薬卸売業者以外の者に麻薬を譲り渡してはならない．但し，家庭麻薬製造業者にコデイン，ジヒドロコデイン又はこれらの塩類を譲り渡す場合は，この限りでない．

④ 麻薬輸出業者は，麻薬を輸出する場合を除くほか，麻薬を譲り渡してはならない．

⑤ 麻薬製造業者は，麻薬輸出業者，麻薬製造業者，麻薬製剤業者，麻薬元卸売業者及び麻薬卸売業者以外の者に麻薬を譲り渡してはならない．但し，家庭麻薬製造業者にコデイン，ジヒドロコデイン又はこれらの塩類を譲り渡す場合は，この限りでない．

⑥ 麻薬製剤業者は，麻薬輸出業者，麻薬製剤業者，麻薬元卸売業者及び麻薬卸売業者以外の者に麻薬を譲り渡してはならない．

⑦ 家庭麻薬製造業者は，麻薬を譲り渡してはならない．

⑧ 麻薬元卸売業者は，麻薬元卸売業者及び麻薬卸売業者以外の者に麻薬を譲り渡してはならない．

⑨ 麻薬卸売業者は，当該免許に係る麻薬業務所の所在地の都道府県の区域内にある麻薬卸売業者，麻薬小売業者，麻薬診療施設の開設者及び麻薬研究施設の設置者以外の者に麻薬を譲り渡してはならない．

⑩ 麻薬小売業者は，麻薬処方せん（第27条第3項又は第4項の規定に違反して交付されたものを除く．）を所持する者以外の者に麻薬を譲り渡してはならない．

⑪ 前各項の規定は，厚生労働大臣の許可を受けて譲り渡す場合には，適用しない．

第25条（麻薬小売業者の譲渡）麻薬小売業者は，麻薬処方せんを所持する者に麻薬を譲り渡すときは，当該処方せんにより調剤された麻薬以外の麻薬を譲り渡してはならない．

第26条（譲受）① 麻薬営業者，麻薬診療施設の開設者又は麻薬研究施設の設置者でなければ，麻薬を譲り受けてはならない．但し，左に掲げる場合は，この限りでない．

1 麻薬施用者から交付される麻薬を麻薬診療施設の開設者から譲り受ける場合

2 麻薬処方せんの交付を受けた者が，その処方せんにより調剤された麻薬を麻薬小売業者から譲り受ける場合

② 前項ただし書の規定は，麻薬施用者から交付される麻薬が次条第3項若しくは第4項の規定に違反して交付されるものであるか，又は麻薬処方せんがこれらの規定に違反して交付されたものであるときは，適用しない．

③ 麻薬営業者，麻薬診療施設の開設者又は麻薬研究施設の設置者は，第24条の規定により禁止される麻薬の譲渡の相手方となつてはならない．

第27条（施用，施用のための交付及び麻薬処方せん）

① 麻薬施用者でなければ，麻薬を施用し，若しくは施用のため交付し，又は麻薬を記載した処方せんを交付してはならない．但し，左に掲げる場合は，この限りでない．

1 麻薬研究者が，研究のため施用する場合

2 麻薬施用者から施用のため麻薬の交付を受けた者が，その麻薬を施用する場合

3 麻薬小売業者から麻薬処方せんにより調剤された麻薬を譲り受けた者が，その麻薬を施用する場合

② 前項ただし書の規定は，麻薬施用者から交付された麻薬又は麻薬処方せんが第3項又は第4項の規定に

違反して交付されたものであるときは,適用しない.
③ 麻薬施用者は,疾病の治療以外の目的で,麻薬を施用し,若しくは施用のため交付し,又は麻薬を記載した処方せんを交付してはならない.ただし,精神保健指定医が,第58条の6第1項の規定による診察を行うため,N—アリルノルモルヒネ,その塩類及びこれらを含有する麻薬その他政令で定める麻薬を施用するときは,この限りでない.
④ 麻薬施用者は,前項の規定にかかわらず,麻薬又はあへんの中毒者の中毒症状を緩和するため,その他の中毒の治療の目的で,麻薬を施用し,若しくは施用のため交付し,又は麻薬を記載した処方せんを交付してはならない.ただし,第58条の8第1項の規定に基づく厚生労働省令で定める病院において診療に従事する麻薬施用者が,同条の規定により当該病院に入院している者について,6―ジメチルアミノ―4・4―ジフェニル―3―ヘプタノン,その塩類及びこれらを含有する麻薬その他政令で定める麻薬を施用するときは,この限りでない.
⑤ 何人も,第1項,第3項又は第4項の規定により禁止される麻薬の施用を受けてはならない.
⑥ 麻薬施用者は,麻薬を記載した処方せんを交付するときは,その処方せんに,患者の氏名(患者にあつては,その種類並びに その所有者の管理者の氏名又は名称),麻薬の品名,分量,用法用量,自己の氏名,免許証の番号その他厚生労働省令で定める事項を記載して,記名押印又は署名をしなければならない.

第28条(所持) ① 麻薬取扱者,麻薬診療施設の開設者又は麻薬研究施設の設置者でなければ,麻薬を所持してはならない.ただし,次に掲げる場合は,この限りでない.
1 麻薬施用者から施用のため麻薬の交付を受け,又は麻薬小売業者から麻薬処方せんにより調剤された麻薬を譲り受けた者が,その麻薬を所持する場合
2 麻薬施用者から施用のため麻薬の交付を受け,又は麻薬小売業者から麻薬処方せんにより調剤された麻薬を譲り受けた者が死亡した場合において,その相続人又は相続人に代わつて相続財産を管理する者が,現に所有し,又は管理する麻薬を所持するとき.
② 前項ただし書の規定は,麻薬施用者から交付された麻薬又は麻薬処方せんが前条第3項又は第4項の規定に違反して交付されたものであるときは,適用しない.
③ 家庭麻薬製造業者は,コデイン,ジヒドロコデイン及びこれらの塩類以外の麻薬を所持してはならない.

第29条(廃棄) 麻薬を廃棄しようとする者は,麻薬の品名及び数量並びに廃棄の方法について都道府県知事に届け出て,当該職員の立会いの下に行わなければならない.ただし,麻薬小売業者又は麻薬診療施設の開設者が,厚生労働省令で定めるところにより,麻薬処方せんにより調剤された麻薬を廃棄する場合は,この限りでない.

第29条の2(広告) 麻薬に関する広告は,何人も,医事若しくは薬事又は自然科学に関する記事を掲載する医薬関係者等(医薬関係者又は自然科学に関する研究に従事する者をいう.以下この条において同じ.)向けの新聞又は雑誌により行う場合その他主として医薬関係者等を対象として行う場合のほか,行つてはならない.

第3節 取扱い

第30条(証紙による封かん) ① 麻薬輸入業者,麻薬製造業者又は麻薬製剤業者は,その輸入し,製造し,又は製剤し,若しくは小分けした麻薬を譲り渡すときは,厚生労働省令の定めるところにより,麻薬を収めた容器又は容器の直接の被包に,政府発行の証紙で封を施さなければならない.
② 麻薬営業者(麻薬小売業者を除く.)は,前項の規定により封が施されているままでなければ,麻薬を譲り渡してはならない.
③ 麻薬小売業者は,第1項の規定により封が施されているまま,麻薬を交付し,又は譲り渡してはならない.
④ 前3項の規定は,第24条第11項の規定による許可を受けて麻薬を譲り渡す場合には,適用しない.

第31条(容器及び被包の記載) 麻薬営業者(麻薬小売業者を除く.)は,その容器及び容器の直接の被包に「((麻))」の記号及び左に掲げる事項が記載されている次の麻薬を譲り渡してはならない.但し,第24条第11項の規定による許可を受けて麻薬を譲り渡す場合は,この限りでない.
1 輸入,製造,製剤又は小分けの年月日
2 成分たる麻薬の品名及び分量又は含量
3 その他厚生労働省令で定める事項

第32条(譲受証及び譲渡証) ① 麻薬営業者(麻薬小売業者を除く.次項において同じ.)は,麻薬を譲り渡す場合には,譲受人から譲受人が厚生労働省令で定めるところにより作成した譲受証の交付を受けた後,又はこれと引換えでなければ,麻薬を交付してはならず,かつ,麻薬を交付するときは,同時に,厚生労働省令で定めるところにより作成した譲渡証を麻薬の譲受人に交付しなければならない.ただし,第24条第11項の規定による許可を受けて麻薬を譲り渡す場合は,この限りでない.
② 前項の麻薬営業者は,同項の規定による譲受証の交付に代えて,厚生労働省令で定めるところにより,当該譲受人の承諾を得て,当該譲受証に記載すべき事項について電子情報処理組織を使用する方法その他の情報通信の技術を利用する方法であつて厚生労働省令で定めるものにより提供を受けることができる.この場合において,当該麻薬営業者は,当該譲受証の交付を受けたものとみなす.
③ 第1項の譲受証若しくは譲渡証又は前項前段に規定する方法が行われる場合に当該方法において作られる電磁的記録(電子的方式,磁気的方式その他人の知覚によつては認識することができない方式で作られる記録であつて電子計算機による情報処理の用に供されるものとして厚生労働省令で定めるものをいう.)は,当該交付又は提供を受けた者において,交付又は提供を受けた日から2年間,保存しなければならない.

第33条(麻薬診療施設及び麻薬研究施設における麻薬の管理) ① 2人以上の麻薬施用者が診療に従事する麻薬診療施設の開設者は,麻薬管理者1人を置かなければならない.但し,その開設者が麻薬管理者である場合は,この限りでない.
② 麻薬管理者(麻薬管理者のいない麻薬診療施設にあつては,麻薬施用者とする.以下この節及び次節において同じ.)又は麻薬研究者は,当該麻薬診療施設又は当該麻薬研究施設において施用し,若しくは施用のため交付し,又は研究のため自己が使用する麻薬をそれぞれ管理しなければならない.
③ 麻薬施用者は,前項の規定により麻薬管理者の管理する麻薬以外の麻薬を麻薬診療施設において施用し,又は施用のため交付してはならない.

第34条(保管) ① 麻薬取扱者は,その所有し,又は

管理する麻薬を、その麻薬業務所内で保管しなければならない。
② 前項の保管は、麻薬以外の医薬品（覚せい剤を除く。）と区別し、かぎをかけた堅固な設備内に貯蔵して行わなければならない。

第35条（事故及び廃棄の届出） ① 麻薬取扱者は、その所有し、又は管理する麻薬につき、滅失、盗取、所在不明その他の事故が生じたときは、すみやかにその麻薬の品名及び数量その他事故の状況を明らかにするため必要な事項を、麻薬輸入業者、麻薬輸出業者、麻薬製造業者、麻薬製剤業者、家庭麻薬製造業者又は麻薬元卸売業者にあつては厚生労働大臣に、麻薬卸売業者、麻薬小売業者、麻薬施用者、麻薬管理者又は麻薬研究者にあつては都道府県知事に届け出なければならない。
② 麻薬小売業者又は麻薬診療施設の開設者は、第29条ただし書の規定により、麻薬処方せんにより調剤された麻薬を廃棄したときは、30日以内に、その麻薬の品名及び数量その他厚生労働省令で定める事項を都道府県知事に届け出なければならない。
③ 都道府県知事は、第1項の届出を受けたときは、速やかに厚生労働大臣に報告しなければならない。

第4節　業務に関する記録及び届出

第37条（帳簿） ① 麻薬営業者（麻薬小売業者を除く。）は、麻薬業務所に帳簿を備え、これに次に掲げる事項を記載しなければならない。
1　輸入し、輸出し、製造し、製剤し、小分けし、譲り渡し、譲り受け、麻薬若しくは家庭麻薬の製造若しくは麻薬の製剤のために使用し、又は廃棄した麻薬の品名及び数量並びにその年月日
2　輸入若しくは輸出又は譲渡し若しくは譲受けの相手方の氏名又は名称及び住所
3　第35条第1項の規定により届け出た麻薬の品名及び数量
② 麻薬営業者（麻薬小売業者を除く。）は、前項の帳簿を、最終の記載（麻薬製造業者にあつては、あへん法第39条第1項の規定による記載を含む。）の日から2年間、保存しなければならない。

第38条 ① 麻薬小売業者は、麻薬業務所に帳簿を備え、これに次に掲げる事項を記載しなければならない。
1　譲り受けた麻薬の品名及び数量並びにその年月日
2　譲り渡した麻薬（コデイン、ジヒドロコデイン、エチルモルヒネ及びこれらの塩類を除く。）の品名及び数量並びにその年月日
3　第35条第1項の規定により届け出た麻薬の品名及び数量
4　廃棄した麻薬の品名及び数量並びにその年月日
② 麻薬小売業者は、前項の帳簿を、最終の記載の日から2年間、保存しなければならない。

第39条 ① 麻薬管理者は、麻薬診療施設に帳簿を備え、これに左に掲げる事項を記載しなければならない。
1　当該麻薬診療施設の開設者が譲り受け、又は廃棄した麻薬の品名及び数量並びにその年月日
2　当該麻薬診療施設の開設者が譲り渡した麻薬（施用のため交付したコデイン、ジヒドロコデイン、エチルモルヒネ及びこれらの塩類を除く。）の品名及び数量並びにその年月日
3　当該麻薬診療施設で施用した麻薬（コデイン、ジヒドロコデイン、エチルモルヒネ及びこれらの塩類を除く。）の品名及び数量並びにその年月日
4　第35条第1項の規定により届け出た麻薬の品名及び数量
② 麻薬管理者は、前項の帳簿を閉鎖したときは、すみやかにこれを当該麻薬診療施設の開設者に引き渡さなければならない。
③ 麻薬診療施設の開設者は、前項の規定により帳簿の引渡を受けたときは、最終の記載の日から2年間、これを保存しなければならない。

第40条 ① 麻薬研究者は、当該麻薬研究施設に帳簿を備え、これに左に掲げる事項を記載しなければならない。
1　新たに管理に属し、又は管理を離れた麻薬の品名及び数量並びにその年月日
2　製造し、製剤し、又は研究のため使用した麻薬の品名及び数量並びにその年月日
3　第35条第1項の規定により届け出た麻薬の品名及び数量
② 麻薬研究者は、前項の帳簿を閉鎖したときは、すみやかにこれを当該麻薬研究施設の設置者に引き渡さなければならない。
③ 麻薬研究施設の設置者は、前項の規定により帳簿の引渡を受けたときは、最終の記載（あへん法第39条第2項の規定による記載を含む。）の日から2年間、これを保存しなければならない。

第41条（施用に関する記録） 麻薬施用者は、麻薬を施用し、又は施用のため交付したときは、医師法第24条若しくは歯科医師法（昭和23年法律第202号）第23条に規定する診療録又は獣医師法（昭和24年法律第186号）第21条に規定する診療簿に、患者の氏名及び住所（患畜にあつては、その種類並びにその所有者又は管理者の氏名又は住所）、病名、主要症状、施用し、又は施用のため交付した麻薬の品名及び数量並びに施用又は交付の年月日を記載しなければならない。

第44条（麻薬製造業者、麻薬製剤業者及び家庭麻薬製造業者の届出） 麻薬製造業者、麻薬製剤業者又は家庭麻薬製造業者は、半期ごとに、その期間の満了後15日以内に、次に掲げる事項を厚生労働大臣に届け出なければならない。
1　期初に所有した麻薬の品名及び数量並びに容器の容量及び数
2　その期間中に麻薬の製造若しくは製剤又は家庭麻薬の製造のために使用した麻薬の品名及び数量
3　その期間中に製造し、製剤し、若しくは小分けした麻薬又は製造した麻薬の品名及び数量並びに製造し、製剤し、又は小分けした麻薬の容器の容量及び数
4　その期間中に譲り渡し、又は譲り受けた麻薬の品名及び数量、容器の容量及び数並びに譲渡し又は譲受けの年月日
5　期末に所有した麻薬の品名及び数量並びに容器の容量及び数
6　その他厚生労働省令で定める事項

第45条（麻薬元卸売業者の届出） 麻薬元卸売業者は、半期ごとに、その期間の満了後15日以内に、次に掲げる事項を厚生労働大臣に届け出なければならない。
1　期初に所有した麻薬の品名及び数量並びに容器の容量及び数
2　その期間中に譲り渡し、又は譲り受けた麻薬の品名及び数量並びに容器の容量及び数
3　期末に所有した麻薬の品名及び数量並びに容器の容量及び数

第46条（麻薬卸売業者の届出） 麻薬卸売業者は、半期ごとに、その期間の満了後15日以内に、前条各号に掲げる事項を都道府県知事に届け出なければならない。

② 都道府県知事は，前項の届出を取りまとめ，その期間の満了後 50 日以内に，厚生労働大臣に報告しなければならない．

第 47 条（麻薬小売業者の届出）麻薬小売業者は，毎年 11 月 30 日までに，左に掲げる事項を都道府県知事に届け出なければならない．
1 前年の 10 月 1 日に所有した麻薬の品名及び数量
2 前年の 10 月 1 日からその年の 9 月 30 日までの間に譲り渡し，又は譲り受けた麻薬の品名及び数量

第 48 条（麻薬管理者の届出）麻薬管理者は，毎年 11 月 30 日までに，左に掲げる事項を都道府県知事に届け出なければならない．
1 前年の 10 月 1 日に当該麻薬診療施設の開設者が所有した麻薬の品名及び数量
2 前年の 10 月 1 日からその年の 9 月 30 日までの間に当該麻薬診療施設の開設者が譲り受けた麻薬及び同期間内に当該麻薬診療施設で施用し，又は施用のため交付した麻薬の品名及び数量
3 その年の 9 月 30 日に当該麻薬診療施設の開設者が所有した麻薬の品名及び数量

第 3 章　向精神薬に関する取締り

第 1 節　免許及び登録

第 50 条（免許）① 向精神薬輸入業者，向精神薬輸出業者，向精神薬製造製剤業者及び向精神薬使用業者の免許は，厚生労働大臣が，向精神薬卸売業者又は向精神薬小売業者の免許は，都道府県知事が，それぞれ向精神薬営業所ごとに行う．
② 次の各号のいずれかに該当するときは，免許を与えないことができる．
1 その業務を行う施設の構造設備が，厚生労働省令で定める基準に適合しないとき．
2 次のイからヘまでのいずれかに該当する者であるとき．
イ 第 51 条第 2 項の規定により免許を取り消され，取消しの日から 3 年を経過していない者
ロ 禁錮以上の刑に処せられ，その執行を終わり，又は執行を受けることがなくなつた後，3 年を経過していない者
ハ イ又はロに該当する者を除くほか，この法律，大麻取締法，あへん法，薬剤師法，薬事法その他薬事に関する法令又はこれらに基づく処分に違反し，その違反行為があつた日から 2 年を経過していない者
ニ 成年被後見人
ホ 心身の障害により向精神薬営業者の業務を適正に行うことができない者として厚生労働省令で定めるもの
ヘ 麻薬中毒者又は覚せい剤の中毒者
ト 法人又は団体であつて，その業務を行う役員のうちにイからヘまでのいずれかに該当する者があるもの

第 50 条の 2（免許の有効期間）向精神薬輸入業者，向精神薬輸出業者，向精神薬製造製剤業者及び向精神薬使用業者の免許の有効期間は，免許の日から 5 年とし，向精神薬卸売業者又は向精神薬小売業者の免許の有効期間は，免許の日から 6 年とする．

第 50 条の 3（免許の失効）向精神薬営業者の免許は，その有効期間が満了したとき，第 51 条第 2 項の規定により取り消されたとき，又は次条において準用する第 7 条第 1 項の届出があつたときは，その効力を失う．

第 50 条の 4（準用）第 4 条，第 7 条第 1 項及び第 3 項並びに第 8 条から第 10 条までの規定は，向精神薬営業者について準用する．この場合において，第 7 条第 1 項及び第 3 項並びに第 8 条から第 10 条までの規定中「15 日」とあるのは，「30 日」と読み替えるほか，これらの規定に関し必要な技術的読替えは，政令で定める．

第 2 節　禁止及び制限

第 50 条の 8（輸入）次に掲げる者でなければ，向精神薬を輸入してはならない．
1 向精神薬輸入業者
2 本邦に入国する者のうち，自己の疾病の治療の目的で向精神薬を携帯して輸入する者であつて厚生労働省令で定めるもの
3 向精神薬試験研究施設設置者であつて，学術研究又は試験検査のため向精神薬を輸入するもの
4 その他厚生労働省令で定める者

第 50 条の 16（譲渡し等）① 向精神薬営業者（向精神薬使用業者を除く．）でなければ，向精神薬を譲り渡し，又は譲り渡す目的で所持してはならない．ただし，次に掲げる場合は，この限りでない．
1 病院等の開設者が，施用のため交付する向精神薬を譲り渡し，又は譲り渡す目的で所持する場合
2 向精神薬試験研究施設設置者が，向精神薬を他の向精神薬試験研究施設設置者に譲り渡し，又は譲り渡す目的で所持する場合
3 その他厚生労働省令で定める場合
② 向精神薬輸入業者，向精神薬製造製剤業者及び向精神薬卸売業者は，向精神薬営業者（向精神薬輸入業者を除く．），病院等の開設者及び向精神薬試験研究施設設置者以外の者に向精神薬を譲り渡してはならない．ただし，向精神薬製造製剤業者及び向精神薬卸売業者が，向精神薬輸入業者から譲り受けた向精神薬を返品する場合その他厚生労働省令で定める場合は，この限りでない．
③ 向精神薬輸出業者は，向精神薬を輸出する場合を除くほか，向精神薬を譲り渡してはならない．ただし，向精神薬営業者から譲り受けた向精神薬を返品する場合その他厚生労働省令で定める場合は，この限りでない．
④ 向精神薬小売業者は，向精神薬処方せんを所持する者以外の者に向精神薬を譲り渡してはならない．ただし，向精神薬営業者から譲り受けた向精神薬を返品する場合その他厚生労働省令で定める場合は，この限りでない．

第 50 条の 17（向精神薬小売業者の譲渡し）向精神薬小売業者は，向精神薬処方せんを所持する者に向精神薬を譲り渡すときは，当該向精神薬処方せんにより調剤された向精神薬以外の向精神薬を譲り渡してはならない．

第 50 条の 18（準用）第 19 条の 2 の規定は向精神薬輸出業者について，第 29 条の 2 の規定は向精神薬に関する広告について準用する．この場合において，第 19 条の 2 中「麻薬」とあるのは，「向精神薬」と読み替えるものとする．

第 3 節　取扱い

第 50 条の 19（容器及び被包の記載）向精神薬営業者（向精神薬小売業者を除く．）は，その容器及び容器の直接の被包に「((向))」の記号及び次に掲げる事項（以下この条において「記載事項」という．）が記載されている向精神薬以外の向精神薬を譲り渡してはならない．ただし，その容器の面積が狭いため記載事

項を明りように記載することができない場合その他厚生労働省令で定める場合において，その容器又は容器の直接の被包に，厚生労働省令で定めるところにより，記載事項が簡略化されて記載されている向精神薬を譲り渡すときは，この限りでない．
1　成分たる向精神薬の品名及び分量又は含量
2　その他厚生労働省令で定める事項

第50条の20（向精神薬取扱責任者） ①　向精神薬営業者は，向精神薬営業所ごとに，向精神薬取扱責任者を置かなければならない．ただし，向精神薬営業者が，自ら向精神薬取扱責任者となつて管理する向精神薬営業所については，この限りでない．
②　向精神薬取扱責任者は，当該向精神薬営業所において，その管理に係る向精神薬に関してこの法律の規定又はこの法律に基づく厚生労働大臣若しくは都道府県知事の処分に違反する行為が行われないように，その向精神薬に関する業務に従事する者を監督しなければならない．
③　薬剤師その他向精神薬を取り扱うにつき必要な知識経験を有する者として政令で定める者でなければ，向精神薬取扱責任者となることができない．
④　向精神薬営業者は，向精神薬取扱責任者を置いたとき，又は自ら向精神薬取扱責任者となつたときは，30日以内に，向精神薬輸入業者，向精神薬輸出業者，向精神薬製造製剤業者又は向精神薬使用業者にあつては厚生労働大臣に，向精神薬卸売業者又は向精神薬小売業者にあつては都道府県知事に，その向精神薬取扱責任者の氏名及び住所その他厚生労働省令で定める事項を届け出なければならない．向精神薬取扱責任者を変更したときも，同様とする．

第50条の21（保管等） 向精神薬取扱者は，向精神薬の濫用を防止するため，厚生労働省令で定めるところにより，その所有する向精神薬を保管し，若しくは廃棄し，又はその他必要な措置を講じなければならない．

第50条の22（事故の届出） ①　向精神薬取扱者は，その所有する向精神薬につき，滅失，盗取，所在不明その他の事故が生じたときは，厚生労働省令で定めるところにより，速やかにその向精神薬の品名及び数量その他事故の状況を明らかにするために必要な事項を，向精神薬輸入業者，向精神薬輸出業者，向精神薬製造製剤業者，向精神薬使用業者又は厚生労働大臣の登録に係る向精神薬試験研究施設設置者にあつては厚生労働大臣に，向精神薬卸売業者，向精神薬小売業者，病院等の開設者又は都道府県知事の登録に係る向精神薬試験研究施設設置者にあつては都道府県知事に届け出なければならない．
②　都道府県知事は，前項の届出を受けたときは，速やかに厚生労働大臣に報告しなければならない．

第4節　業務に関する記録及び届出

第50条の23（記録） ①　向精神薬営業者（向精神薬小売業者を除く．）は，次に掲げる事項を記録しなければならない．
1　輸入し，輸出し，製造し，製剤し，若しくは小分けした向精神薬，向精神薬の製造若しくは製剤のために使用した向精神薬化学的変化物（向精神薬製造製剤業者又は向精神薬使用業者が向精神薬に化学的変化を加えて向精神薬以外の物にしたものをいう．次号及び次条において同じ．）の原料として使用した向精神薬の品名及び数量並びにその年月日
2　向精神薬化学変化物の品名，数量及び用途
3　譲り渡し，譲り受け，又は廃棄した向精神薬（第3種向精神薬を除く．次号において同じ．）の品名及び数量並びにその年月日
4　向精神薬の輸入若しくは輸出又は譲渡し若しくは譲受けの相手方の氏名又は名称及び住所
②　向精神薬小売業者又は病院等の開設者は，次に掲げる事項を記録しなければならない．
1　譲り渡し，譲り受け，又は廃棄した向精神薬（第3種向精神薬及び向精神薬処方せんを所持する者に譲り渡した向精神薬その他厚生労働省令で定める向精神薬を除く．次号において同じ．）の品名及び数量並びにその年月日
2　向精神薬の譲渡し若しくは譲受けの相手方の氏名又は名称及び住所
③　向精神薬試験研究施設設置者は，次に掲げる事項を記録しなければならない．
1　輸入し，輸出し，又は製造した向精神薬の品名及び数量並びにその年月日
2　譲り渡し，譲り受け，又は廃棄した向精神薬（第3種向精神薬を除く．次号において同じ．）の品名及び数量並びにその年月日
3　向精神薬の輸入若しくは輸出又は譲渡し若しくは譲受けの相手方の氏名又は名称及び住所
④　向精神薬取扱者は，前3項の規定による記録を，記録の日から2年間，向精神薬営業所，病院等又は向精神薬試験研究施設において保存しなければならない．

第50条の24（届出） ①　向精神薬輸入業者，向精神薬輸出業者，向精神薬製造製剤業者及び向精神薬使用業者は，毎年2月末日までに，次に掲げる事項を厚生労働大臣に届け出なければならない．
1　前年中に輸入し，輸出し，製造し，製剤し，若しくは小分けした向精神薬又は向精神薬の製造若しくは製剤のために使用した向精神薬又は向精神薬化学変化物の原料として使用した向精神薬の品名及び数量
2　前年の初めに所有した第一種向精神薬の品名及び数量並びに前年の末に所有した第一種向精神薬の品名及び数量
3　その他厚生労働省令で定める事項
②　向精神薬試験研究施設設置者は，毎年2月末日までに，次に掲げる事項を，厚生労働大臣の登録に係る向精神薬試験研究施設設置者にあつては厚生労働大臣に，都道府県知事の登録に係る向精神薬試験研究施設設置者にあつては都道府県知事に届け出なければならない．
1　前年中に輸入し，輸出し，又は製造した向精神薬の品名及び数量
2　その他厚生労働省令で定める事項
③　都道府県知事は，前項の届出を取りまとめ，その年の4月30日までに，厚生労働大臣に報告しなければならない．

第5節　雑則

第50条の25（適用除外等） 別表第3第12号に掲げる向精神薬であつて，濫用のおそれがなく，かつ，有害作用がないものとして厚生労働省令で定めるものについては，政令で，この法律の一部の適用を除外し，その他必要な特例を定めることができる．

第50条の26（薬局開設者等の特例） ①　薬事法の規定により薬局開設の許可（その更新を含む．）を受けた者（以下この条において「薬局開設者」という．）又は医薬品（同法第83条第1項に規定する医薬品を除く．以下この条において同じ．）の卸売販売業の許可を受けた者は，この法律の規定（第50条の4及び第50条の20第4項を除く．）の適用については，

それぞれ第50条第1項の規定により向精神薬卸売業者及び向精神薬小売業者の免許を受けた者又は同項の規定により向精神薬卸売業者の免許を受けた者とみなす．ただし，当該薬局開設者は医薬品の卸販売業の許可を受けた者が，厚生労働省令で定めるところにより，都道府県知事に別段の申出をしたときは，この限りでない．

② 前項の規定により向精神薬卸売業者又は向精神薬小売業者の免許を受けた者とみなされた者に係る免許は，第50条の3の規定により効力を失うほか，次の各号のいずれかに該当するときは，その効力を失う．
1 薬事法第4条第2項又は第24条第2項の規定により同法第4条第1項又は第34条第1項の許可の効力が失われたとき．
2 薬事法第10条（同法第38条において準用する場合を含む．）の規定による届出（廃止に係るものに限る．）があつたとき．
3 薬事法第75条第1項の規定により同法第4条第1項又は第34条第1項の許可が取り消されたとき．

③ 第1項本文の場合においては，当該薬局開設者の薬局に係る薬事法第7条第3項に規定する薬局の管理者又は当該医薬品の卸販売業の許可を受けた者に係る同法第35条第2項に規定する営業所管理者は，第50条の20第1項の規定による向精神薬取扱責任者とみなす．

④ 都道府県知事は，第1項ただし書の申出があつたとき，及び同項の規定により向精神薬卸売業者又は向精神薬小売業者の免許を受けた者とみなされた者に係る免許が，第51条第2項の規定により取り消されたとき（薬局は医薬品の卸販売業の業務が引き続き行われているときに限る．）は，その旨を公示するものとする．

第4章 監督

第50条の38（報告の徴収等） ① 厚生労働大臣又は都道府県知事は，麻薬又は向精神薬の取締り上必要があると認めるときは，麻薬取扱者，向精神薬取扱者その他の関係者から必要な報告を徴し，又は麻薬取締官若しくは麻薬取締員その他の職員に，麻薬業務所，向精神薬営業所，病院等，向精神薬試験研究施設その他麻薬若しくは向精神薬に関係ある場所に立ち入り，帳簿その他の物件を検査させ，関係者に質問させ，若しくは試験のため必要な最小限度の分量に限り，麻薬，家庭麻薬，向精神薬若しくはこれらの疑いのある物を収去させることができる．

② 厚生労働大臣又は都道府県知事は，麻薬向精神薬原料の輸入，輸出，製造，小分け，譲渡し又は譲受けの実態を調査するため必要な限度において，麻薬等原料営業者その他の関係者に対して必要な報告を求め，又は麻薬取締官若しくは麻薬取締員その他の職員に，麻薬等原料営業所その他麻薬向精神薬原料に関係ある場所において実地に帳簿その他の物件を検査させることができる．

③ 前2項の職員は，その身分を示す証票を携帯し，関係者の請求があるときは，これを提示しなければならない．

④ 第1項又は第2項に規定する権限は，犯罪捜査のために認められたものと解してはならない．

第50条の39（措置命令） 厚生労働大臣は，向精神薬輸入業者，向精神薬輸出業者，向精神薬製造製剤業者，向精神薬使用業者又は厚生労働大臣の登録に係る向精神薬試験研究施設設置者について，都道府県知事は，向精神薬卸売業者，向精神薬小売業者，病院等の開設者又は都道府県知事の登録に係る向精神薬試験研究施設設置者について，これらの者が第50条の21の規定に違反していると認めるときは，その者に対し，期間を定めて，向精神薬の保管又は廃棄の方法の変更その他必要な措置を講ずべきことを命ずることができる．

第50条の40（改善命令） 厚生労働大臣は，向精神薬輸入業者，向精神薬輸出業者，向精神薬製造製剤業者又は向精神薬使用業者について，都道府県知事は，向精神薬卸売業者又は向精神薬小売業者について，これらの者に係る向精神薬営業所の構造設備が第50条第2項第1号の厚生労働省令で定める基準に適合しなくなつたときは，その構造設備の改善を命じ，又はその改善を行うまでの間当該向精神薬営業所の全部若しくは一部の使用を禁止することができる．

第50条の41（向精神薬取扱責任者の変更命令） 厚生労働大臣は，向精神薬輸入業者，向精神薬輸出業者，向精神薬製造製剤業者又は向精神薬使用業者が置く向精神薬取扱責任者について，都道府県知事は，向精神薬卸売業者又は向精神薬小売業者が置く向精神薬取扱責任者について，これらの者がこの法律その他薬事に関する法令の規定若しくはこれらの規定に基づく処分に違反したとき，又はこれらの者が向精神薬取扱責任者として不適当と認めるときは，その向精神薬営業者に対して，その変更を命ずることができる．

第51条（免許等の取消し等） ① 厚生労働大臣は，麻薬輸入業者，麻薬輸出業者，麻薬製造業者，麻薬製造製剤業者，家庭麻薬製造業者又は麻薬元卸売業者について，都道府県知事は，麻薬卸売業者，麻薬小売業者，麻薬施用者，麻薬管理者又は麻薬研究者について，これらの者がこの法律の規定，この法律の規定に基づく厚生労働大臣若しくは都道府県知事の処分若しくは免許若しくは許可に付した条件に違反したとき，又は第3条第3項第2号から第7号までの各号のいずれかに該当するに至つたときは，その免許を取り消し，又は期間を定めて，麻薬に関する業務若しくは研究の停止を命ずることができる．

② 厚生労働大臣は，向精神薬輸入業者，向精神薬輸出業者，向精神薬製造製剤業者又は向精神薬使用業者について，都道府県知事は，向精神薬卸売業者又は向精神薬小売業者について，これらの者がこの法律の規定，この法律の規定に基づく厚生労働大臣若しくは都道府県知事の処分若しくは免許若しくは許可に付した条件に違反したとき，又は第50条第2項第2号ロからトまでのいずれかに該当するに至つたときは，その免許を取り消し，又は期間を定めて，向精神薬に関する業務の停止を命ずることができる．

③ 厚生労働大臣は，厚生労働大臣の登録に係る向精神薬試験研究施設設置者について，都道府県知事は，都道府県知事の登録に係る向精神薬試験研究施設設置者について，これらの者がこの法律の規定又はこの法律の規定に基づく厚生労働大臣若しくは都道府県知事の処分に違反したときは，その登録を取り消すことができる．

第5章 麻薬中毒者に対する措置等

第58条の2（医師の届出等） ① 医師は，診察の結果受診者が麻薬中毒者であると診断したときは，すみやかに，その者の氏名，住所，年齢，性別その他厚生労働省令で定める事項をその者の居住地（居住地がない

か、又は居住地が明らかでない者については、現在地とする。以下この章において同じ。）の都道府県知事に届け出なければならない。

② 都道府県知事は、前項の届出を受けたときは、すみやかに厚生労働大臣に報告しなければならない。

第58条の3（麻薬取締官等の通報） 麻薬取締官、麻薬取締員、警察官及び海上保安官は、麻薬中毒者又はその疑いのある者を発見したときは、すみやかに、その者の氏名、住所、年齢及び性別並びにその者を麻薬中毒者又はその疑いのある者と認めた理由をその者の居住地の都道府県知事に通報しなければならない。

第58条の4（検察官の通報） 検察官は、麻薬中毒者若しくはその疑いのある被疑者について不起訴処分をしたとき、又は麻薬中毒者若しくはその疑いのある被告人について裁判（懲役、禁錮又は拘留の刑を言い渡し、執行猶予の言渡しをしない裁判を除く。）が確定したときは、すみやかに、その者の氏名、住所、年齢及び性別並びにその者を麻薬中毒者又はその疑いのある者と認めた理由をその者の居住地の都道府県知事に通報しなければならない。

第58条の5（矯正施設の長の通報） 矯正施設（刑事施設、少年院、少年鑑別所又は婦人補導院をいう。）の長は、麻薬中毒者又はその疑いのある収容者を釈放するときは、あらかじめ、その者の氏名、帰住地、年齢及び性別、釈放の年月日、引取人の氏名及び住所並びにその者を麻薬中毒者又はその疑いのある者と認めた理由をその者の帰住地（帰住地がないか、又は帰住地が明らかでない者については、当該矯正施設の所在地とする。）の都道府県知事に通報しなければならない。

第58条の6（麻薬中毒者等の診察） ① 都道府県知事は、麻薬中毒者又はその疑いのある者について必要があると認めるときは、その指定する精神保健指定医をして、その者を診察させることができる。

② 前項の場合において、精神保健指定医は、政令で定める方法及び基準により、当該受診者につき、麻薬中毒の有無及び第58条の8の規定による入院措置を必要とするかどうかを診断し、かつ、同条の規定による入院措置を必要と認める場合には、当該麻薬中毒者につき、同条第1項の規定による入院期間の決定が行われるまでの入院期間として、30日を超えない範囲内で期間を定めなければならない。

③ 精神保健指定医は、第1項の規定により診察を行うため必要があるときは、当該受診者に対して、診察を行おうとする場所に出頭を求め、又は必要な限度において、診察を行う場所にとどまることを求めることができる。

④ 都道府県知事は、第1項の規定により診察をさせる場合には、当該職員を立ち会わせなければならない。

⑤ 精神保健指定医及び当該職員は、第1項及び前項の職務を行うため必要な限度において、当該受診者の居住する場所へ立ち入ることができる。

⑥ 第50条の38第3項及び第4項の規定は、前項の立入りについて準用する。

⑦ 精神保健指定医は、第1項の規定による診察を行う場合には、受診者の名誉を害しないように注意し、かつ、受診者に対して、第2項に規定する事項に関し意見を述べる機会を与えなければならない。

⑧ 都道府県知事は、第1項の規定による診察の結果、当該受診者が麻薬中毒者であると診断されたときは、すみやかに厚生労働大臣に報告しなければならない。

第58条の7（精神保健指定医の職務） 精神保健指定医は、精神保健及び精神障害者福祉に関する法律（昭和25年法律第123号）第19条の4に規定する職務を行うほか、公務員として、都道府県知事が指定した職務に規定する職務を行うものとする。

第58条の8（入院措置） ① 都道府県知事は、第58条の6第1項の規定による精神保健指定医の診察の結果、当該受診者が麻薬中毒者であり、かつ、その者の症状、性行及び環境に照らしてその者を入院させなければ麻薬中毒のために麻薬、大麻又はあへんの施用を繰り返すおそれが著しいと認めたときは、その者を厚生労働省令で定める病院（以下「麻薬中毒者医療施設」という。）に入院させて必要な医療を行うことができる。

② 麻薬中毒者医療施設の管理者は、前項の規定により当該麻薬中毒者医療施設に入院した者（以下「措置入院者」という。）につき、第58条の6第2項の規定により精神保健指定医が定めた期間を超えて入院を継続する必要があると認めるときは、その理由及び必要と認める入院期間を都道府県知事に通知しなければならない。

③ 都道府県知事は、前項の通知を受けた場合において、当該措置入院者につき入院を継続する必要があると認めるときは、その理由及び必要と認める入院期間を麻薬中毒審査会に通知し、その適否に関する審査を求めなければならない。

④ 麻薬中毒審査会は、前項の規定により審査を求められたときは、速やかに、当該事項の適否を審査し、その結果を都道府県知事に通知しなければならない。この場合において、麻薬中毒審査会は、第58条の6第2項の規定により精神保健指定医が定めた期間の経過前に当該措置入院者を退院させることが適当であると認めるときは、その退院させるべき期日を都道府県知事に通知しなければならない。

⑤ 麻薬中毒審査会は、前項の審査をするにあたつては、当該措置入院者及び当該麻薬中毒者医療施設において当該措置入院者の医療を担当した医師の意見を聞かなければならない。

⑥ 都道府県知事は、第4項の規定により通知された麻薬中毒審査会の決定に従い、当該措置入院者を退院させ、又は当該措置入院者に係る入院期間を決定して当該麻薬中毒者医療施設の管理者及び当該措置入院者に通知しなければならない。

⑦ 麻薬中毒者医療施設の管理者は、措置入院者につき、第58条の6第2項の規定により精神保健指定医が定めた期間内に前項の通知がないときは、当該措置入院者を退院させなければならない。

⑧ 第6項の規定による入院期間は、当該措置入院者の入院の日から3月をこえることができない。

第6章 雑則

第62条の3（権限の委任） ① この法律に規定する厚生労働大臣の権限は、厚生労働省令で定めるところにより、地方厚生局長に委任することができる。

② 前項の規定により地方厚生局長に委任された権限は、厚生労働省令で定めるところにより、地方厚生支局長又は地方麻薬取締支所の長に委任することができる。

第7章 罰則

第64条 ① ジアセチルモルヒネ等を、みだりに、本邦若しくは外国に輸入し、本邦若しくは外国から輸出し、

又は製造した者は、1年以上の有期懲役に処する.
② 営利の目的で前項の罪を犯した者は、無期若しくは3年以上の懲役に処し、又は情状により無期若しくは3年以上の懲役及び1000万円以下の罰金に処する.
③ 前2項の未遂罪は、罰する.

第64条の2 ① ジアセチルモルヒネ等を、みだりに、製剤し、小分けし、譲り渡し、譲り受け、交付し、又は所持した者は、10年以下の懲役に処する.
② 営利の目的で前項の罪を犯した者は、1年以上の有期懲役に処し、又は情状により1年以上の有期懲役及び500万円以下の罰金に処する.
③ 前2項の未遂罪は、罰する.

第64条の3 ① 第12条第1項又は第4項の規定に違反して、ジアセチルモルヒネ等を施用し、廃棄し、又はその施用を受けた者は、10年以下の懲役に処する.
② 営利の目的で前項の違反行為をした者は、1年以上の有期懲役に処し、又は情状により1年以上の有期懲役及び500万円以下の罰金に処する.
③ 前2項の未遂罪は、罰する.

第65条 ① 次の各号の1に該当する者は、1年以上10年以下の懲役に処する.
1 ジアセチルモルヒネ等以外の麻薬を、みだりに、本邦若しくは外国に輸入し、本邦若しくは外国から輸出し、又は製造した者(第69条第1号から第3号までに該当する者を除く.)
2 麻薬原料植物をみだりに栽培した者
② 営利の目的で前項の罪を犯した者は、1年以上の有期懲役に処し、又は情状により1年以上の有期懲役及び500万円以下の罰金に処する.
③ 前2項の未遂罪は、罰する.

第66条 ① ジアセチルモルヒネ等以外の麻薬を、みだりに、製剤し、小分けし、譲り渡し、譲り受け、又は所持した者(第69条第4号若しくは第5号又は第70条第5号に該当する者を除く.)は、7年以下の懲役に処する.
② 営利の目的で前項の罪を犯した者は、1年以上10年以下の懲役に処し、又は情状により1年以上10年以下の懲役及び300万円以下の罰金に処する.
③ 前2項の未遂罪は、罰する.

第66条の2 ① 第27条第1項又は第3項から第5項までの規定に違反した者は、7年以下の懲役に処する.
② 営利の目的で前項の違反行為をした者は、1年以上10年以下の懲役に処し、又は情状により1年以上10年以下の懲役及び300万円以下の罰金に処する.
③ 前2項の未遂罪は、罰する.

第66条の3 ① 向精神薬を、みだりに、本邦若しくは外国に輸入し、本邦若しくは外国から輸出し、製造し、製剤し、又は小分けした者(第70条第15号又は第16号に該当する者を除く.)は、5年以下の懲役に処する.
② 営利の目的で前項の罪を犯した者は、7年以下の懲役に処し、又は情状により7年以下の懲役及び200万円以下の罰金に処する.
③ 前2項の未遂罪は、罰する.

第66条の4 ① 向精神薬を、みだりに、譲り渡し、又は譲り渡す目的で所持した者(第70条第17号又は第72条第6号に該当する者を除く.)は、3年以下の懲役に処する.
② 営利の目的で前項の罪を犯した者は、5年以下の懲役に処し、又は情状により5年以下の懲役及び100万円以下の罰金に処する.
③ 前2項の未遂罪は、罰する.

第67条 第64条第1項若しくは第2項又は第65条第1項若しくは第2項の罪を犯す目的でその予備をした者は、5年以下の懲役に処する.

第68条 情を知つて、第64条第1項若しくは第2項又は第65条第1項若しくは第2項の罪に当たる行為に要する資金、土地、建物、艦船、航空機、車両、設備、機械、器具又は原材料(麻薬原料植物の種子を含む.)(第69条の4において「資金等」という.)を提供し、又は運搬した者は、5年以下の懲役に処する.

第68条の2 第64条の2第1項若しくは第2項又は第66条第1項若しくは第2項の罪に当たる麻薬の譲渡しと譲受けとの周旋をした者は、3年以下の懲役に処する.

69　大麻取締法(抄)

(昭23・7・10法律第124号,
最終改正:平11・12・22法律第160号)

第1章　総則

第1条〔大麻の定義〕 この法律で「大麻」とは、大麻草(カンナビス・サティバ・エル)及びその製品をいう. ただし、大麻草の成熟した茎及びその製品(樹脂を除く.)並びに大麻草の種子及びその製品を除く.

第2条〔大麻取扱者の定義〕 ① この法律で「大麻取扱者」とは、大麻栽培者及び大麻研究者をいう.
② この法律で「大麻栽培者」とは、都道府県知事の免許を受けて、繊維若しくは種子を採取する目的で、大麻草を栽培する者をいう.
③ この法律で「大麻研究者」とは、都道府県知事の免許を受けて、大麻を研究する目的で大麻草を栽培し、又は大麻を使用する者をいう.

第3条〔所持等の禁止及び制限〕 ① 大麻取扱者でなければ大麻を所持し、栽培し、譲り受け、譲り渡し、又は研究のため使用してはならない.
② この法律の規定により大麻を所持することができる者は、大麻をその所持する目的以外の目的に使用してはならない.

第4条〔禁止行為〕 ① 何人も次に掲げる行為をしてはならない.
1 大麻を輸入し、又は輸出すること(大麻研究者が、厚生労働大臣の許可を受けて、大麻を輸入し、又は輸出する場合を除く.).
2 大麻から製造された医薬品を施用し、又は施用のため交付すること.
3 大麻から製造された医薬品の施用を受けること.
4 医師若しくは薬事又は自然科学に関する記事を掲載する医薬関係者等(医薬関係者又は自然科学に関する研究に従事する者をいう. 以下この号において同じ.)向けの新聞又は雑誌により行う場合その他主として医薬関係者等を対象として行う場合のほか、大麻に関する広告を行うこと.
② 前項第1号の規定による大麻の輸入又は輸出の許可を受けようとする大麻研究者は、厚生労働省令で定めるところにより、その研究に従事する施設の所在地の都道府県知事を経由して厚生労働大臣に申請書を提出しなければならない.

第2章 免 許

第5条〔免許〕 ① 大麻取扱者になろうとする者は、厚生労働省令の定めるところにより、都道府県知事の免許を受けなければならない。
② 次の各号のいずれかに該当する者には、大麻取扱者免許を与えない。
1 麻薬、大麻又はあへんの中毒者
2 禁錮以上の刑に処せられた者
3 成年被後見人、被保佐人又は未成年者

第6条〔大麻取扱者名簿〕 ① 都道府県に大麻取扱者名簿を備え、大麻取扱者免許に関する事項を登録する。
② 前項の規定により登録すべき事項は、厚生労働省令でこれを定める。

第7条〔大麻取扱者免許証〕 ① 都道府県知事は、大麻取扱者免許を与えるときは、大麻取扱者名簿に登録し、大麻取扱者免許証を交付する。
② 前項の免許証は、これを譲り渡し、又は貸与してはならない。

第8条〔免許の有効期間〕 大麻取扱者免許の有効期間は、免許の日からその年の12月31日までとする。

第3章 大麻取扱者

第13条〔譲渡の制限〕 大麻栽培者は、大麻を大麻取扱者以外の者に譲り渡してはならない。

第14条〔持出の禁止〕 大麻栽培者は、大麻をその栽培地外へ持ち出してはならない。但し、都道府県知事の許可を受けたときは、この限りでない。

第15条〔大麻栽培者の報告〕 大麻栽培者は、毎年の1月30日までに、左に掲げる事項を都道府県知事に報告しなければならない。
1 前年中の大麻草の作付面積
2 前年中に採取した大麻草の繊維の数量

第16条〔大麻研究者の譲渡禁止〕 ① 大麻研究者は、大麻を他人に譲り渡してはならない。ただし、厚生労働大臣の許可を受けて、他の大麻研究者に譲り渡す場合は、この限りでない。
② 前項ただし書の規定による大麻の譲渡しの許可を受けようとする大麻研究者は、厚生労働省令で定めるところにより、その研究に従事する施設の所在地の都道府県知事を経由して厚生労働大臣に申請書を提出しなければならない。

第16条の2〔帳簿〕 ① 大麻研究者は、その研究に従事する施設に帳簿を備え、これに次に掲げる事項を記載しなければならない。
1 採取し、譲り受け、又は廃棄した大麻の品名及び数量並びにその年月日
2 研究のため使用し、又は研究の結果生じた大麻の品名及び数量並びにその年月日
② 大麻研究者は、前項の帳簿を、最終の記載の日から2年間、保存しなければならない。

第4章 監 督

第18条〔免許の取消〕 大麻取扱者がその業務に関し犯罪又は不正の行為をしたときは、都道府県知事は大麻取扱者免許を取り消すことができる。

第21条〔立入検査等〕 ① 厚生労働大臣又は都道府県知事は、大麻の取締りのため特に必要があるときは、大麻取扱者その他の関係者から必要な報告を求め、又は麻薬取締官若しくは麻薬取締員その他の職員に、栽培地、倉庫、研究室その他大麻に関係ある場所に立ち入り、業務の状況若しくは帳簿書類その他の物件を検査させ、若しくは試験のため必要な最小分量に限り大麻を無償で収去させることができる。
② 麻薬取締官又は麻薬取締員その他の職員が前項の規定により立入検査又は収去をする場合には、その身分を証明する証票を携帯し、関係人の請求があるときは、これを提示しなければならない。
③ 第1項に規定する権限は、犯罪捜査のために認められたものと解してはならない。

第5章 雑 則

第22条の5〔権限の委任〕 ① この法律に規定する厚生労働大臣の権限は、厚生労働省令で定めるところにより、地方厚生局長に委任することができる。
② 前項の規定により地方厚生局長に委任された権限は、厚生労働省令で定めるところにより、地方厚生支局長又は地方麻薬取締支所の長に委任することができる。

第23条〔省令への委任〕 この法律に定めるものを除き、この法律を施行するため必要な事項は、厚生労働省令でこれを定める。

第6章 罰 則

第24条 ① 大麻を、みだりに、栽培し、本邦若しくは外国に輸入し、又は本邦若しくは外国から輸出した者は、7年以下の懲役に処する。
② 営利の目的で前項の罪を犯した者は、10年以下の懲役に処し、又は情状により10年以下の懲役及び300万円以下の罰金に処する。
③ 前2項の未遂罪は、罰する。

第24条の2 ① 大麻を、みだりに、所持し、譲り受け、又は譲り渡した者は、5年以下の懲役に処する。
② 営利の目的で前項の罪を犯した者は、7年以下の懲役に処し、又は情状により7年以下の懲役及び200万円以下の罰金に処する。
③ 前2項の未遂罪は、罰する。

第24条の3 ① 次の各号の1に該当する者は、5年以下の懲役に処する。
1 第3条第1項又は第2項の規定に違反して、大麻を使用した者
2 第4条第1項の規定に違反して、大麻から製造された医薬品を施用し、若しくは交付し、又はその施用を受けた者
3 第14条の規定に違反した者
② 営利の目的で前項の違反行為をした者は、7年以下の懲役に処し、又は情状により7年以下の懲役及び200万円以下の罰金に処する。
③ 前2項の未遂罪は、罰する。

第24条の4 第24条第1項又は第2項の罪を犯す目的でその予備をした者は、3年以下の懲役に処する。

第24条の5 ① 第24条から前条までの罪に係る大麻で、犯人が所有し、又は所持するものは、没収する。ただし、犯人以外の所有に係るときは、没収しないことができる。
② 前項に規定する罪(第24条の3の罪を除く.)の実行に関し、大麻の運搬の用に供した艦船、航空機又は車両は、没収することができる。

第24条の6 情を知つて、第24条第1項又は第2項

の罪に当たる行為に要する資金,土地,建物,艦船,航空機,車両,設備,機械,器具又は原材料(大麻草の種子を含む。)を提供し,又は運搬した者は,3年以下の懲役に処する。
第24条の7 第24条の2の罪に当たる大麻の譲渡しと譲受けとの周旋をした者は,2年以下の懲役に処する。
第24条の8 第24条,第24条の2,第24条の4,第24条の6及び前条の罪は,刑法第2条の例に従う。
第25条 ① 次の各号の1に該当する者は,1年以下の懲役又は20万円以下の罰金に処する。
 1 第4条第1項の規定に違反して,大麻に関する広告をした者
 2 第7条第2項の規定に違反した者
 3 第15条又は第17条の規定による報告をせず,若しくは虚偽の報告をした者
② 前項の刑は,情状によりこれを併科することができる。
第26条 次の各号の1に該当する者は,10万円以下の罰金に処する。
 1 第10条第2項の規定による届出をしなかつた者
 2 第10条第4項又は第7項の規定に違反した者
 3 第16条の2第1項の規定に違反して,帳簿を備えず,又は帳簿に記載せず,若しくは虚偽の記載をした者
 4 第16条の2第2項の規定に違反して,帳簿の保存をしなかつた者
 5 第21条第1項の規定による立入り,検査又は収去を拒み,妨げ,又は忌避した者
第27条〔両罰規定〕 法人の代表者又は法人若しくは人の代理人その他の従業者が,その法人又は人の業務に関して第24条第2項若しくは第3項若しくは第24条の2第2項若しくは第3項の罪を犯し,又は第24条の3第2項若しくは第3項若しくは前2条の違反行為をしたときは,行為者を罰するほか,その法人又は人に対しても各本条の罰金刑を科する。

70 覚せい剤取締法(抄)

(昭26・6・30法律第252号,
最終改正:平18・6・23法律第94号)

第1章 総則

第1条(この法律の目的) この法律は,覚せい剤の濫用による保健衛生上の害を防止するため,覚せい剤及び覚せい剤原料の輸入,輸出,所持,製造,譲渡,譲受及び使用に関して必要な取締を行うことを目的とする。
第2条(用語の意義) ① この法律で「覚せい剤」とは,左に掲げる物をいう。
 1 フエニルアミノプロパン,フエニルメチルアミノプロパン及び各その塩類
 2 前号に掲げる物と同種の覚せい作用を有する物であつて政令で指定するもの
 3 前2号に掲げる物のいずれかを含有する物
② この法律で「覚せい剤製造業者」とは,覚せい剤を製造すること(覚せい剤を精製すること,覚せい剤に化学的変化を加え,又は加えないで他の覚せい剤にすること,及び覚せい剤を分割して容器に収めることを含む。ただし,調剤を除く。以下同じ。),及びその製造した覚せい剤を覚せい剤施用機関又は覚せい剤研究者に譲り渡すことを業とすることができるものとして,この法律の規定により指定を受けた者をいう。
③ この法律で「覚せい剤施用機関」とは,覚せい剤の施用を行うことができるものとして,この法律の規定により指定を受けた病院又は診療所をいう。
④ この法律で「覚せい剤研究者」とは,学術研究のため,覚せい剤を使用することができ,また,厚生労働大臣の許可を受けた場合に限り覚せい剤を製造することができるものとして,この法律の規定により指定を受けた者をいう。
⑤ この法律で「覚せい剤原料」とは,別表に掲げる物をいう。
⑥ この法律で「覚せい剤原料輸入業者」とは,覚せい剤原料を輸入することを業とすることができ,又は業務のため覚せい剤原料を輸入することができるものとして,この法律の規定により指定を受けた者をいう。
⑦ この法律で「覚せい剤原料輸出業者」とは,覚せい剤原料を輸出することを業とすることができるものとして,この法律の規定により指定を受けた者をいう。
⑧ この法律で「覚せい剤原料製造業者」とは,覚せい剤原料を製造すること(覚せい剤原料を精製すること,覚せい剤原料に化学的変化を加え,又は加えないで他の覚せい剤原料にすること,及び覚せい剤原料を分割して容器に収めることを含む。ただし,調剤を除く。)を業とすることができ,又は業務のため覚せい剤原料を製造すること(覚せい剤原料を精製すること,覚せい剤原料に化学的変化を加え,又は加えないで他の覚せい剤原料にすること,及び覚せい剤原料を分割して容器に収めることを含む。ただし,調剤を除く。)ができるものとして,この法律の規定により指定を受けた者をいう。
⑨ この法律で「覚せい剤原料取扱者」とは,覚せい剤原料を譲り渡すことを業とすることができ,又は業務のため覚せい剤原料を使用することができるものとして,この法律の規定により指定を受けた者をいう。
⑩ この法律で「覚せい剤原料研究者」とは,学術研究のため,覚せい剤原料を製造することができ,又は使用することができるものとして,この法律の規定により指定を受けた者をいう。

第2章 指定及び届出

第3条(指定の要件) ① 覚せい剤製造業者の指定は製造所ごとに厚生労働大臣が,覚せい剤施用機関又は覚せい剤研究者の指定は病院若しくは診療所又は研究所ごとにその所在地の都道府県知事が,次に掲げる資格を有するもののうち適当と認めるものについて行う。
 1 覚せい剤製造業者については,薬事法(昭和35年法律第145号)第12条第1項(医薬品の製造販売業の許可)の規定による医薬品の製造販売業の許可及び同法第13条第1項(医薬品の製造業の許可)の規定による医薬品の製造業の許可を受けている者(以下「医薬品製造販売業者等」という。)
 2 覚せい剤施用機関については,精神科病院その他診療上覚せい剤の施用を必要とする病院又は診療所
 3 覚せい剤研究者については,覚せい剤に関し相当の知識を持ち,かつ,研究上覚せい剤の使用を必要とする者
② 覚せい剤施用機関又は覚せい剤研究者の指定に関する基準は,厚生労働省令で定める。

第4条（指定の申請手続） ① 覚せい剤製造業者の指定を受けようとする者は，製造所ごとに，その製造所の所在地の都道府県知事を経て厚生労働大臣に申請書を出さなければならない．
② 覚せい剤施用機関又は覚せい剤研究者の指定を受けようとする者は，病院若しくは診療所又は研究所ごとに，その所在地の都道府県知事に申請書を出さなければならない．

第5条（指定証） ① 覚せい剤製造業者，覚せい剤施用機関又は覚せい剤研究者の指定をしたときは，厚生労働大臣は当該製造業者に対して，都道府県知事は当該施用機関の開設者又は当該研究者に対して，それぞれ指定証を交付しなければならない．
② 覚せい剤製造業者に対する指定証の交付は，その製造所の所在地の都道府県知事を経て行うものとする．
③ 指定証は，譲り渡し，又は貸与してはならない．

第6条（指定の有効期間） 覚せい剤製造業者，覚せい剤施用機関又は覚せい剤研究者の指定の有効期間は，指定の日からその翌年の12月31日までとする．

第7条（指定の失効） 覚せい剤製造業者，覚せい剤施用機関又は覚せい剤研究者は，指定の有効期間が満了したとき及び指定の取消があつたときの外，第9条（業務の廃止等の届出）に規定する事由が生じたときは，指定はその効力を失う．

第8条（指定の取消し及び業務等の停止） ① 覚せい剤製造業者，覚せい剤施用機関の開設者，覚せい剤施用機関の管理者（医療法（昭和23年法律第205号）の規定による当該病院又は診療所の管理者をいう．以下同じ．），覚せい剤施用機関において診療に従事する医師若しくは覚せい剤研究者がこの法律の規定，この法律の規定に基づく処分若しくは指定若しくは許可に付した条件に違反したとき，又は覚せい剤研究者について第3条第1項（指定の要件）第3号に掲げる資格がなくなつたときは，厚生労働大臣は覚せい剤製造業者について，都道府県知事は覚せい剤施用機関又は覚せい剤研究者について，それぞれその指定を取り消し，又は期間を定めて，覚せい剤製造業者若しくは覚せい剤研究者についてその指定を，覚せい剤施用機関について覚せい剤若しくは覚せい剤原料に関する業務若しくは研究の停止を命ずることができる．
② 前項の規定による処分に係る行政手続法（平成5年法律第88号）第15条第1項又は第30条の通知は，聴聞の期日又は弁明を記載した書面の提出期日（口頭による弁明の機会の付与を行う場合には，その日時）の2週間前までにしなければならない．

第9条（業務の廃止等の届出） ① 覚せい剤製造業者は，次の各号のいずれかに該当する場合には，その事由の生じた日から15日以内に，その製造所の所在地の都道府県知事を経て厚生労働大臣に指定証を添えてその旨を届け出なければならない．
1 その製造所における覚せい剤製造の業務を廃止したとき．
2 薬事法第12条第2項（許可の有効期間）の規定により医薬品の製造販売業の許可の有効期間が満了し，又は同法第13条第3項（許可の有効期間）の規定により医薬品の製造業の許可の有効期間が満了してその更新を受けなかつたとき．
3 薬事法第75条第1項（許可の取消し等）の規定により医薬品の製造販売業又は製造業の許可を取り消されたとき．
② 覚せい剤施用機関の開設者は，次の各号のいずれかに該当する場合には，その事由の生じた日から15日以内に，その病院又は診療所の所在地の都道府県知事に指定証を添えてその旨を届け出なければならない．
1 覚せい剤施用機関である病院又は診療所を廃止したとき．
2 覚せい剤施用機関である病院又は診療所において第3条第2項（指定の基準）の規定による指定基準に定める診療科名の診療を廃止したとき．
3 医療法第29条（開設許可の取消及び閉鎖命令）の規定により，覚せい剤施用機関である病院又は診療所の開設の許可を取り消されたとき．
③ 覚せい剤研究者は，当該研究所における覚せい剤の使用を必要とする研究を廃止したときは，廃止の日から15日以内に，その研究所の所在地の都道府県知事に指定証を添えてその旨を届け出なければならない．
④ 前3項の規定による届出は，覚せい剤製造業者，覚せい剤施用機関の開設者又は覚せい剤研究者が，死亡した場合にはその相続人が，解散した場合にはその清算人又は合併後存続し若しくは合併により設立された法人がしなければならない．

第10条（指定証の返納及び提出） ① 覚せい剤製造業者，覚せい剤施用機関の開設者又は覚せい剤研究者は覚せい剤製造業者，覚せい剤施用機関又は覚せい剤研究者の指定が効力を失つたときは，前条に規定する場合を除いて，指定が効力を失つた日から15日以内に，覚せい剤製造業者であつた者はその製造所の所在地の都道府県知事を経て厚生労働大臣に，覚せい剤施用機関の開設者であつた者又は覚せい剤研究者であつた者はその病院若しくは診療所又は研究所の所在地の都道府県知事にそれぞれ指定証を返納しなければならない．
② 覚せい剤製造業者が第8条第1項（指定の取消及び業務等の停止）若しくは 薬事法第75条第1項（許可の取消し等）の規定による業務停止の処分を受けたとき，覚せい剤施用機関の開設者が医療法第29条（開設許可の取消及び閉鎖命令）の規定による閉鎖命令の処分を受けたとき，又は覚せい剤研究者が第8条第1項の規定による研究停止の処分を受けたときは，その処分を受けた日から15日以内に，覚せい剤製造業者はその製造所の所在地の都道府県知事を経て厚生労働大臣に，覚せい剤施用機関の開設者又は覚せい剤研究者はその病院若しくは診療所又は研究所の所在地の都道府県知事にそれぞれ指定証を提出しなければならない．
③ 前項の場合においては，厚生労働大臣又は都道府県知事は，指定証に処分の要旨を記載し，業務停止期間，閉鎖期間又は研究停止期間の満了後すみやかに，覚せい剤製造業者，覚せい剤施用機関の開設者又は覚せい剤研究者に指定証を返還しなければならない．

第3章 禁止及び制限

第13条（輸入及び輸出の禁止） 何人も，覚せい剤を輸入し，又は輸出してはならない．

第14条（所持の禁止） ① 覚せい剤製造業者，覚せい剤施用機関の開設者及び管理者，覚せい剤施用機関において診療に従事する医師，覚せい剤研究者並びに覚せい剤施用機関において診療に従事する医師又は覚せい剤施用機関の開設者から施用のため交付を受けた者の外，何人も，覚せい剤を所持してはならない．
② 次の各号のいずれかに該当する場合には，前項の規定は適用しない．
1 覚せい剤製造業者，覚せい剤施用機関の管理者，覚せい剤施用機関において診療に従事する医師又は覚せい剤研究者の業務上の補助者がその業務のために覚せい剤を所持する場合

2 覚せい剤製造業者が覚せい剤施用機関若しくは覚せい剤研究者に覚せい剤を譲り渡し,又は覚せい剤の保管換をする場合において,郵便若しくは民間事業者による信書の送達に関する法律(平成14年法律第99号)第2条第2項に規定する信書便(第24条第5項及び第30条の7第10号において「信書便」という.)又は物の運送の業務に従事する者がその業務を行う必要上覚せい剤を所持する場合

3 覚せい剤施用機関において施用に従事する医師から施用の交付を受ける者の看護に当る者がその者のために覚せい剤を所持する場合

4 法令に基いてする行為につき覚せい剤を所持する場合

第15条(製造の禁止及び制限) ① 覚せい剤製造業者がその業務の目的のために製造する場合及び覚せい剤研究者が厚生労働大臣の許可を受けて研究のために製造する場合の外は,何人も,覚せい剤を製造してはならない.

② 覚せい剤研究者は,前項の規定により覚せい剤の製造の許可を受けようとするときは,厚生労働省令の定めるところにより,その研究所の所在地の都道府県知事を経て厚生労働大臣に申請書を出さなければならない.

③ 厚生労働大臣は,毎年1月から3月まで,4月から6月まで,7月から9月まで及び10月から12月までの期間ごとに,各覚せい剤製造業者の製造数量を定めることができる.

④ 覚せい剤製造業者は,前項の規定により厚生労働大臣が定めた数量をこえて,覚せい剤を製造してはならない.

第16条(覚せい剤施用機関の管理者) ① 覚せい剤施用機関において施用する覚せい剤の譲受に関する事務及び覚せい剤施用機関において譲り受けた覚せい剤の管理は,当該施用機関の管理者がしなければならない.

② 覚せい剤施用機関の開設者は,当該施用機関の管理者に覚せい剤の譲受に関する事務及び譲り受けた覚せい剤の管理をさせなければならない.

第17条(譲渡及び譲受の制限及び禁止) ① 覚せい剤製造業者は,その製造した覚せい剤を覚せい剤施用機関及び覚せい剤研究者以外の者に譲り渡してはならない.

② 覚せい剤施用機関又は覚せい剤研究者は,覚せい剤製造業者以外の者から覚せい剤を譲り受けてはならない.

③ 前2項の場合及び覚せい剤施用機関において診療に従事する医師又は覚せい剤研究者が覚せい剤を施用のため交付する場合の外は,何人も,覚せい剤を譲り渡し,又は譲り受けてはならない.

④ 法令による職務の執行につき覚せい剤を譲り渡し,若しくは譲り受ける場合又は覚せい剤研究者が厚生労働大臣の許可を受けて覚せい剤を譲り渡し,若しくは譲り受ける場合には,前3項の規定は適用しない.

⑤ 覚せい剤研究者は,前項の規定により覚せい剤の譲渡又は譲受の許可を受けようとするときは,厚生労働省令の定めるところにより,その研究所の所在地の都道府県知事を経て厚生労働大臣に申請書を出さなければならない.

第18条(譲渡証及び譲受証) ① 覚せい剤を譲り渡し,又は譲り受ける場合(覚せい剤施用機関において診療に従事する医師又は覚せい剤研究者が覚せい剤を施用のため交付する場合を除く.)には,譲渡人は厚生労働省令で定めるところにより作成した譲渡証を,譲受人は厚生労働省令で定めるところにより作成した譲受証を相手方に交付しなければならない.

② 前項の譲受人は,同項の規定による譲受証の交付に代えて,政令で定めるところにより,当該相手方の承諾を得て,当該譲受証に記載すべき事項を電子情報処理組織を使用する方法その他の情報通信の技術を利用する方法であつて厚生労働省令で定めるものにより提供することができる.この場合において,当該譲受人は,当該譲受証を交付したものとみなす.

③ 第1項の譲受証若しくは譲渡証又は前項前段に規定する方法が行われる場合に当該方法において作られる電磁的記録(電子的方式,磁気的方式その他の人の知覚によつては認識することができない方式で作られる記録であつて電子計算機による情報処理の用に供されるものとして厚生労働省令で定めるものをいう.以下同じ.)は,当該交付又は提供を受けた者において,当該覚せい剤の譲受又は譲渡の日から2年間,保存しなければならない.

④ 譲渡証及び譲受証並びに前項に規定する電磁的記録は,第1項又は第2項の規定による場合のほかは,他人に譲り渡してはならない.

第19条(使用の禁止) 左の各号に掲げる場合の外は,何人も,覚せい剤を使用してはならない.

1 覚せい剤製造業者が製造のため使用する場合

2 覚せい剤施用機関において診療に従事する医師又は覚せい剤研究者が施用する場合

3 覚せい剤研究者が研究のため使用する場合

4 覚せい剤施用機関において診療に従事する医師又は覚せい剤研究者から施用のため交付を受けた者が施用する場合

5 法令に基いてする行為につき使用する場合

第20条(施用の制限) ① 覚せい剤施用機関において診療に従事する医師は,その診療に従事している覚せい剤施用機関の管理者の管理する覚せい剤でなければ,施用し,又は施用のため交付してはならない.

② 前項の医師は,他人の診療以外の目的に覚せい剤を施用し,又は施用のため交付してはならない.

③ 第1項の医師は,覚せい剤の中毒者に対し,その中毒を緩和し又は治療するために覚せい剤を施用し,又は施用のため交付してはならない.

④ 第1項の医師が覚せい剤を施用のため交付する場合においては,交付を受ける者の住所,氏名,年齢,施用方法及び施用期間を記載した書面に当該医師の署名をして,これを同時に交付しなければならない.

⑤ 覚せい剤研究者は,厚生労働大臣の許可を受けた場合のほかは,研究のため他人に対して覚せい剤を施用し,又は施用のため交付してはならない.

⑥ 覚せい剤研究者は,前項の規定により覚せい剤の施用又は交付の許可を受けようとするときは,厚生労働省令の定めるところにより,その研究所の所在地の都道府県知事を経て厚生労働大臣に申請書を出さなければならない.

⑦ 覚せい剤研究者が覚せい剤を施用のため交付する場合には,第4項の規定を準用する.

第20条の2(広告の制限) 覚せい剤に関する広告は,何人も,医事若しくは薬事又は自然科学に関する記事を掲載する医薬関係者等(医薬関係者又は自然科学に関する研究に従事する者をいう.以下この条において同じ.)向けの新聞又は雑誌により行う場合その他主として医薬関係者等を対象として行う場合のほか,行つてはならない.

第4章 取扱

第21条（証紙による封入） ① 覚せい剤製造業者は，その製造した覚せい剤を厚生労働省令の定めるところにより，容器に納め，且つ，政府発行の証紙で封を施さなければならない．

② 覚せい剤製造業者，覚せい剤施用機関及び覚せい剤研究者は，前項の規定により封を施した覚せい剤でなければ，譲り渡し，又は譲り受けてはならない．

③ 法令による職務の執行につき覚せい剤を譲り渡し，又は譲り受ける場合には，前項の規定は適用しない．

第22条（保管及び保管換） ① 覚せい剤製造業者，覚せい剤施用機関の管理者及び覚せい剤研究者は，その所有又は管理する覚せい剤をその製造所，病院若しくは診療所又は研究所内において保管しなければならない．但し，覚せい剤製造業者は，覚せい剤を保管すべき営業所（以下「覚せい剤保管営業所」という．）を定めて，その旨を当該営業所の所在地の都道府県知事を経て厚生労働大臣に届け出た場合には，その所有する覚せい剤を覚せい剤保管営業所において保管し，及びその製造所と覚せい剤保管営業所との間又は覚せい剤保管営業所相互の間において保管換することができる．

② 前項但書の覚せい剤保管営業所は，覚せい剤製造業者の営業所であつて，且つ，薬事法に規定する薬剤師が置かれている営業所でなければならない．

③ 第1項の保管は，かぎをかけた堅固な場所において行わなければならない．

第22条の2（廃棄） 覚せい剤製造業者，覚せい剤施用機関の開設者及び覚せい剤研究者は，その所有する覚せい剤を廃棄しようとするときは，その製造所（覚せい剤保管営業所において保管するものについてはその保管営業所），病院若しくは診療所又は研究所の所在地の都道府県知事に届け出て当該職員の立会の下に行わなければならない．

第23条（事故の届出） 覚せい剤製造業者，覚せい剤施用機関の管理者及び覚せい剤研究者は，その所有又は管理する覚せい剤を喪失し，盗み取られ，又はその所在が不明となつたときは，すみやかにその覚せい剤の品名及び数量その他事故の状況を明らかにするため必要な事項を，覚せい剤製造業者にあつてはその製造所（覚せい剤保管営業所において保管するものについてはその保管営業所）の所在地の都道府県知事を経て厚生労働大臣に，覚せい剤施用機関の管理者又は覚せい剤研究者にあつてはその病院若しくは診療所又は研究所の所在地の都道府県知事にそれぞれ届け出なければならない．

第5章 業務に関する記録及び報告

第28条（帳簿） ① 覚せい剤製造業者，覚せい剤施用機関の管理者及び覚せい剤研究者は，それぞれその製造所若しくは覚せい剤保管営業所，病院若しくは診療所又は研究所ごとに帳簿を備え，左に掲げる事項を記入しなければならない．

1 製造し，譲り渡し，譲り受け，保管換し，施用し，施用のため交付し，又は研究のため使用した覚せい剤の品名及び数量並びにその年月日

2 譲渡又は譲受の相手方の氏名（法人にあつてはその名称）及び住所並びに製造所若しくは覚せい剤保管営業所，覚せい剤施用機関又は研究所の名称及び所在場所

3 第23条（事故の届出）の規定により届出をした覚せい剤の品名及び数量

② 前項に規定する者は，同項の帳簿を最終の記入をした日から2年間保存しなければならない．

第5章の2 覚せい剤原料に関する指定及び届出，制限及び禁止並びに取扱

第30条の2（指定の要件） 覚せい剤原料輸入業者若しくは覚せい剤原料輸出業者又は覚せい剤原料製造業者の指定は業務所又は製造所ごとに厚生労働大臣が，覚せい剤原料取扱者又は覚せい剤原料研究者の指定は業務所又は研究所ごとにその所在地の都道府県知事が，厚生労働省令の定めるところにより，次に掲げる者のうち適当と認める者について行う．

1 覚せい剤原料輸入業者については，医薬品製造販売業者等その他覚せい剤原料を輸入することを業としようとする者又は業務のため覚せい剤原料の輸入を必要とする者

2 覚せい剤原料輸出業者については，薬事法第4条第1項（薬局開設の許可）の規定により薬局開設の許可を受けている者（以下「薬局開設者」という．），医薬品製造販売業者等，同法第26条第1項（店舗販売業の許可）又は第34条第1項（卸売販売業の許可）の規定により店舗販売業又は卸売販売業の許可を受けている者（以下この条において「医薬品販売業者」という．）その他覚せい剤原料を輸出することを業としようとする者

3 覚せい剤原料製造業者については，医薬品製造販売業者等その他覚せい剤原料を製造することを業としようとする者又は業務のため覚せい剤原料の製造を必要とする者

4 覚せい剤原料取扱者については，薬局開設者，医薬品製造販売業者等，医薬品販売業者その他覚せい剤原料を譲り渡すことを業としようとする者又は業務のため覚せい剤原料の使用を必要とする者

5 覚せい剤原料研究者については，覚せい剤原料に関し相当の知識を持ち，かつ，研究上覚せい剤原料の製造又は使用を必要とする者

第30条の3（指定の取消し及び業務等の停止） ① 覚せい剤原料輸入業者，覚せい剤原料輸出業者，覚せい剤原料製造業者，覚せい剤原料取扱者又は覚せい剤原料研究者がこの法律の規定，この法律の規定に基づく処分又は指定若しくは許可に付した条件に違反したときは，厚生労働大臣は覚せい剤原料輸入業者，覚せい剤原料輸出業者又は覚せい剤原料製造業者について，都道府県知事は覚せい剤原料取扱者又は覚せい剤原料研究者について，それぞれその指定を取り消し，又は期間を定めて，覚せい剤原料に関する業務若しくは研究の停止を命ずることができる．

② 第8条第2項（聴聞等の方法の特例）の規定は，前項の規定による処分に関し準用する．

第30条の4（業務の廃止等の届出） ① 覚せい剤原料輸入業者がその業務所における覚せい剤原料の輸入の業務を廃止したとき，覚せい剤原料輸出業者がその業務所における覚せい剤原料の輸出の業務を廃止したとき，覚せい剤原料製造業者がその製造所における覚せい剤原料の製造の業務を廃止したとき，覚せい剤原料取扱者がその業務所における覚せい剤原料の譲渡若しくは使用に係る業務を廃止したとき，又は覚せい剤原料研究者がその研究所における覚せい剤原

料の製造若しくは使用を必要とする研究を廃止したときは、それぞれ、当該廃止の日から15日以内に、覚せい剤原料輸入業者若しくは覚せい剤原料輸出業者又は覚せい剤原料製造業者にあつては当該業務所又は製造所の所在地の都道府県知事を経て厚生労働大臣に、覚せい剤原料取扱者又は覚せい剤原料研究者にあつては当該業務所又は研究所の所在地の都道府県知事に、指定証を添えてその旨を届け出なければならない。

② 前項の規定による届出は、覚せい剤原料輸入業者、覚せい剤原料輸出業者、覚せい剤原料製造業者、覚せい剤原料取扱者又は覚せい剤原料研究者が、死亡した場合にはその相続人が、解散した場合にはその清算人又は合併後存続し若しくは合併により設立された法人がしなければならない。

第30条の7（所持の禁止） 次の各号に掲げる場合のほかは、何人も、覚せい剤原料を所持してはならない。
1 覚せい剤原料輸入業者がその業務のため覚せい剤原料を所持する場合
2 覚せい剤原料輸出業者がその業務のため覚せい剤原料を所持する場合
3 覚せい剤原料製造業者又は覚せい剤製造業者がその業務のため覚せい剤原料を所持する場合
4 覚せい剤原料取扱者がその業務のため覚せい剤原料を所持する場合
5 覚せい剤原料研究者又は覚せい剤研究者が研究のため覚せい剤原料を所持する場合
6 病院若しくは診療所の開設者、医療法第5条第1項（往診医師等に関する特例）に規定する医師若しくは歯科医師（以下「往診医師等」という。）又は飼育動物診療施設（獣医療法（平成4年法律第46号）第2条第2項に規定する診療施設をいい、往診のみによつて獣医師に飼育動物の診療業務を行わせる者の住所を含む。以下同じ。）の開設者（往診のみによつて飼育動物の診療業務を自ら行う獣医師を含む。以下同じ。）がその業務のため医薬品である覚せい剤原料を所持する場合
7 薬局開設者が医師、歯科医師又は獣医師の処方せんにより薬剤師が調剤した医薬品である覚せい剤原料及び当該調剤のために使用する医薬品である覚せい剤原料を所持する場合
8 薬局、病院若しくは診療所において調剤に従事する薬剤師、病院若しくは診療所の管理者、病院若しくは診療所において診療に従事する医師若しくは歯科医師又は獣医療法第5条第2項（同法第7条第2項において準用する場合を含む。）に規定する管理者（以下「獣医師管理者」という。）若しくは飼育動物（同法第2条第1項に規定する飼育動物をいう。以下同じ。）の診療に従事する獣医師（飼育動物診療施設の開設者である獣医師及び飼育動物診療施設の開設者に使用されている獣医師に限る。以下同じ。）がその業務のため医薬品である覚せい剤原料を所持する場合
9 前各号に規定する者の業務上の補助者がその業務のため覚せい剤原料を所持する場合
10 郵便若しくは信書便又は物の運送の業務に従事する者がその業務を行う必要上覚せい剤原料を所持する場合
11 病院若しくは診療所において診療に従事する医師若しくは歯科医師、往診医師等又は飼育動物の診療に従事する獣医師から施用のため医薬品である覚せい剤原料の交付を受けた者が当該覚せい剤原料を所持する場合及び当該交付を受ける者の看護に当たる者がその者のため当該覚せい剤原料を所持する場合
12 医師、歯科医師又は獣医師の処方せんの交付を受けた者が当該処方せんにより薬剤師が調剤した医薬品である覚せい剤原料を所持する場合及び当該交付を受ける者の看護に当たる者が、その者のため、当該処方せんにより薬剤師が調剤した医薬品である覚せい剤原料を所持する場合
13 法令に基いてする行為につき覚せい剤原料を所持する場合

第30条の8（製造の禁止） 次の各号に掲げる場合のほかは、何人も、覚せい剤原料を製造してはならない。
1 覚せい剤原料製造業者又は覚せい剤製造業者がその業務のため覚せい剤原料を製造する場合
2 覚せい剤原料研究者又は覚せい剤研究者が研究のため覚せい剤原料を製造する場合

第30条の9（譲渡及び譲受の制限及び禁止） 次の各号に掲げる場合のほかは、何人も、覚せい剤原料を譲り渡し、又は譲り受けてはならない。
1 第30条の7（所持の禁止）第1号から第5号までに規定する者が、その業務又は研究のため、その相互の間において、覚せい剤原料を譲り渡し、又は譲り受ける場合
2 第30条の7第6号又は第7号に規定する者が、その業務のため、同条第1号又は第3号から第5号までに規定する者から医薬品である覚せい剤原料を譲り受ける場合
3 病院若しくは診療所において診療に従事する医師若しくは歯科医師、往診医師等又は飼育動物の診療に従事する獣医師が施用のため医薬品である覚せい剤原料を交付する場合及び薬局開設者又は病院若しくは診療所の開設者が医師、歯科医師又は獣医師の処方せんにより薬剤師が調剤した医薬品である覚せい剤原料を当該処方せんを交付する者に譲り渡す場合
4 覚せい剤原料輸入業者又は覚せい剤原料輸出業者が、第30条の6（輸入及び輸出の制限及び禁止）第1項又は第2項の規定による厚生労働大臣の許可を受けて、その業務のため、覚せい剤原料を輸入し、又は輸出する場合
5 法令による職務の執行につき覚せい剤原料を譲り渡し、又は譲り受ける場合

第30条の10（譲渡証及び譲受証） ① 覚せい剤原料を譲り渡し、又は譲り受ける場合（前条第3号及び第4号の場合を除く。）には、譲渡人は厚生労働省令で定めるところにより作成した譲渡証を、譲受人は厚生労働省令で定めるところにより作成した譲受証を相手方に交付しなければならない。

② 前項の譲受人は、同項の規定による譲受証の交付に代えて、政令で定めるところにより、当該相手方の承諾を得て、当該譲受証に記載すべき事項を電子情報処理組織を使用する方法その他の情報通信の技術を利用する方法であつて厚生労働省令で定めるものにより提供することができる。この場合において、当該譲受人は、当該譲受証を交付したものとみなす。

③ 第1項の譲受証若しくは譲渡証又は前項前段に規定する方法による提供が行われた場合に当該方法において作られる電磁的記録は、当該交付又は提供を受けた者において、当該覚せい剤原料の譲受又は譲渡の日から2年間、保存しなければならない。

第30条の11（使用の禁止） 次の各号に掲げる場合のほかは、何人も、覚せい剤原料を使用してはならない。
1 第30条の7（所持の禁止）第3号から第5号ま

でに規定する者がその業務又は研究のため使用する場合
2 往診医師等及び第30条の7第8号に規定する者が、その業務のため、医薬品である覚せい剤原料を施用し、又は調剤のため使用する場合
3 病院若しくは診療所において診療に従事する医師若しくは歯科医師、往診医師等又は飼育動物診療施設に従事する獣医師から施用のため医薬品である覚せい剤原料の交付を受けた者が当該覚せい剤原料を施用する場合及び医師、歯科医師又は獣医師の処方せんの交付を受けた者が当該処方せんにより薬剤師が調剤した医薬品である覚せい剤原料を薬局開設者又は病院若しくは診療所の開設者から譲り受けて施用する場合
4 法令に基いてする行為につき使用する場合

第30条の12（保管） ① 第30条の7（所持の禁止）第1号から第7号までに規定する者（病院又は診療所にあつてはその管理者が、飼育動物診療施設にあつてはその獣医師管理者とする。以下第30条の14において同じ。）は、その所有し、又は所持する覚せい剤原料をそれぞれ次に掲げる場所において保管しなければならない。
1 覚せい剤原料輸入業者、覚せい剤原料輸出業者、覚せい剤原料製造業者又は覚せい剤製造業者にあつては、その製造所若しくは製造所又は厚生労働省の定めるところによりあらかじめ都道府県知事を経て厚生労働大臣に届け出た場所
2 覚せい剤原料取扱者にあつては、その業務所又は厚生労働省令の定めるところによりあらかじめ都道府県知事に届け出た場所
3 覚せい剤原料研究者又は覚せい剤研究者にあつては、その研究所
4 薬局開設者にあつては、その薬局
5 病院又は診療所の管理者にあつてはその病院又は診療所、往診医師等にあつてはその住所
6 飼育動物診療施設の獣医師管理者にあつてはその施設、往診のみによつて飼育動物の診療業務を自ら行う獣医師にあつてはその住所
② 前項の保管は、かぎをかけた場所において行なわなければならない。

第30条の13（廃棄） 第30条の7（所持の禁止）第1号から第7号までに規定する者は、その覚せい剤原料を廃棄しようとするときは、当該覚せい剤原料の保管場所の所在地の都道府県知事に届け出て当該職員の立会の下に行なわなければならない。

第30条の14（事故の届出） 第30条の7（所持の禁止）第1号から第7号までに規定する者は、その所有し、又は所持する覚せい剤原料を喪失し、盗み取られ、又はその所在が不明となつたときは、すみやかにその覚せい剤原料の品名及び数量その他事故の状況を明らかにするため必要な事項を、同条第1号から第3号までに規定する者にあつては当該覚せい剤原料の保管場所の所在地の都道府県知事を経て厚生労働大臣に、その他の者にあつては当該覚せい剤原料の保管場所の所在地の都道府県知事に届け出なければならない。

第30条の17（帳簿） ① 第30条の7（所持の禁止）第1号又は第2号に規定する者は、それぞれその業務所ごとに帳簿を備え、次に掲げる事項を記入しなければならない。
1 輸入し、輸出し、譲り渡し、又は譲り受けた覚せい剤原料の品名及び数量並びにその年月日
2 覚せい剤原料の輸入又は輸出の相手方の氏名又は名称及び住所
3 第30条の14（事故の届出）の規定により届出をした覚せい剤原料の品名及び数量
② 第30条の7第3号から第5号までに規定する者は、それぞれその業務所、製造所又は研究所ごとに帳簿を備え、次に掲げる事項を記入しなければならない。
1 製造し、譲り渡し、譲り受け、又は業務若しくは研究のため使用した覚せい剤原料の品名及び数量並びにその年月日
2 第30条の14の規定により届出をした覚せい剤原料の品名及び数量
③ 前2項に規定する者は、前2項の帳簿を最終の記入をした日から2年間保存しなければならない。

第6章 監督

第31条（報告の徴収） 厚生労働大臣又は都道府県知事は、覚せい剤又は覚せい剤原料の取締り上必要があるときは、覚せい剤製造業者、覚せい剤施用機関の開設者若しくは管理者若しくは覚せい剤研究者又は第30条の7（所持の禁止）第1号から第7号までに規定する者（病院又は診療所にあつてはその管理者を、飼育動物診療施設にあつてはその獣医師管理者を含む。）その他の関係者について必要な報告を徴することができる。

第32条（立入検査、収去及び質問） ① 厚生労働大臣又は都道府県知事は、覚せい剤の取締り上必要があるときは、当該職員をして覚せい剤製造業者の製造所若しくは覚せい剤保管営業所、覚せい剤施用機関である病院若しくは診療所、覚せい剤研究者の研究所その他覚せい剤に関係ある場所に立ち入らせ、帳簿その他の物件を検査させ、覚せい剤若しくは覚せい剤であることの疑いのある物を試験のため必要な最小分量に限り収去し、又は覚せい剤製造業者、覚せい剤施用機関の開設者若しくは管理者、覚せい剤施用機関で診療に従事する医師、覚せい剤研究者その他の関係者について質問をさせることができる。
② 厚生労働大臣又は都道府県知事は、覚せい剤原料の取締上必要があるときは、当該職員をして第30条の12（保管）各号に規定する者の当該各号に規定する場所（往診医師等及び往診のみによつて飼育動物の診療業務を自ら行う獣医師の住所を除く。）に立ち入らせ、帳簿その他の物件を検査させ、覚せい剤原料若しくは覚せい剤原料であることの疑いのある物を試験のため必要な最小分量に限り収去し、又は第30条の7（所持の禁止）第1号から第7号までに規定する者その他の関係者について質問をさせることができる。
③ 前2項の規定は、犯罪捜査のために認められたものと解してはならない。

第7章 雑則

第40条の3（権限の委任） ① この法律に規定する厚生労働大臣の権限は、厚生労働省令で定めるところにより、地方厚生局長に委任することができる。
② 前項の規定により地方厚生局長に委任された権限は、厚生労働省令で定めるところにより、地方厚生支局長又は地方麻薬取締支所の長に委任することができる。

第8章 罰則

第41条（刑罰） ① 覚せい剤を,みだりに,本邦若しくは外国に輸入し,本邦若しくは外国から輸出し,又は製造した者（第41条の5第1項第2号に該当する者を除く.）は,1年以上の有期懲役に処する.
② 営利の目的で前項の罪を犯した者は,無期若しくは3年以上の懲役に処し,又は情状により無期若しくは3年以上の懲役及び1000万円以下の罰金に処する.
③ 前2項の未遂罪は,罰する.

第41条の2 ① 覚せい剤を,みだりに,所持し,譲り渡し,又は譲り受けた者（第42条第5号に該当する者を除く.）は,10年以下の懲役に処する.
② 営利の目的で前項の罪を犯した者は,1年以上の有期懲役に処し,又は情状により1年以上の有期懲役及び500万円以下の罰金に処する.
③ 前2項の未遂罪は,罰する.

第41条の3 ① 次の各号の1に該当する者は,10年以下の懲役に処する.
1 第19条（使用の禁止）の規定に違反した者
2 第20条第2項又は第3項（他人の診療以外の目的でする施用等の制限又は中毒の緩和若しくは治療のための施用等の制限）の規定に違反した者
3 第30条の6（輸入及び輸出の制限及び禁止）の規定に違反した者
4 第30条の8（製造の禁止）の規定に違反した者
② 営利の目的で前項の違反行為をした者は,1年以上の有期懲役に処し,又は情状により1年以上の有期懲役及び500万円以下の罰金に処する.
③ 前2項の未遂罪は,罰する.

第41条の4 ① 次の各号の1に該当する者は,7年以下の懲役に処する.
1 第20条第1項（管理外覚せい剤の施用等の制限）の規定に違反した者
2 第20条第5項（覚せい剤研究者についての施用等の制限）の規定に違反した者
3 第30条の2（所持の禁止）の規定に違反した者
4 第30条の9（譲渡及び譲受の制限及び禁止）の規定に違反した者
5 第30条の11（使用の禁止）の規定に違反した者
② 営利の目的で前項第2号から第5号までの違反行為をした者は,10年以下の懲役に処し,又は情状により10年以下の懲役及び300万円以下の罰金に処する.
③ 第1項第2号から第5号まで及び前項（第1項第2号から第5号までに係る部分に限る.）の未遂罪は,罰する.

第41条の5 ① 次の各号の1に該当する者は,3年以下の懲役若しくは50万円以下の罰金に処し,又はこれを併科する.
1 第8条第1項（指定の取消及び業務等の停止）の規定による業務又は研究の停止の命令に違反した者
2 第15条第4項（製造の制限）の規定に違反した者
3 第20条の2（広告の制限）の規定に違反した者
4 第30条の3第1項（指定の取消及び業務等の停止）の規定による業務又は研究の停止の命令に違反した者
② 前項第2号の未遂罪は,罰する.

第41条の6 第41条の2第1項又は第2項の罪を犯す目的でその予備をした者は,5年以下の懲役に処する.

第41条の7 第41条の3第1項第3号若しくは第4号又は第2項（同条第1項第3号又は第4号に係る部分に限る.）の罪を犯す目的でその予備をした者は,5年以下の懲役に処する.

第41条の8 ① 第41条から前条までの罪に係る覚せい剤又は覚せい剤原料で,犯人が所有し,又は所持するものは,没収する.ただし,犯人以外の所有に係るときは,没収しないことができる.
② 前項に規定する罪（第41条の3から第41条の5まで及び前条の罪を除く.）の実行に関し,覚せい剤の運搬の用に供した艦船,航空機又は車両は,没収することができる.

第41条の9 情を知つて,第41条第1項又は第2項の罪に当たる行為に要する資金,土地,建物,艦船,航空機,車両,設備,機械,器具又は原材料（覚せい剤原料を除く.）を提供し,又は運搬した者は,5年以下の懲役に処する.

第41条の10 情を知つて,第41条の3第1項第3号若しくは第4号又は第2項（同条第1項第3号又は第4号に係る部分に限る.）の罪に当たる行為に要する資金,土地,建物,艦船,航空機,車両,設備,機械,器具又は原材料を提供し,又は運搬した者は,5年以下の懲役に処する.

第41条の11 第41条の2の罪に当たる覚せい剤の譲渡と譲受けとの周旋をした者は,3年以下の懲役に処する.

第41条の12 第41条,第41条の2,第41条の6,第41条の9及び前条の罪は,刑法第2条の例に従う.

第41条の13 第30条の9（譲渡及び譲受の制限及び禁止）の規定により禁止される覚せい剤原料の譲渡と譲受けとの周旋をした者は,3年以下の懲役に処する.

第42条 次の各号の1に該当する者は,1年以下の懲役若しくは20万円以下の罰金に処し,又はこれを併科する.
1 第5条第3項（指定証の譲渡及び貸与の禁止）の規定に違反した者
2 第16条（覚せい剤施用機関の管理者）の規定に違反した者
3 第18条第1項（譲渡証若しくは譲受証の交付）の規定に違反して譲渡証若しくは譲受証を交付せず,若しくはこれに虚偽の記載をし,若しくは同条第3項（譲渡証及び譲受証並びに電磁的記録の保存）に規定する電磁的記録に虚偽の記録をした者
4 第18条第4項（譲渡証及び譲受証並びに電磁的記録の譲渡の禁止）の規定に違反した者
5 第21条第1項（証紙による封入）又は第2項（証紙による封を施さない覚せい剤の譲渡及び譲受の禁止）の規定に違反した者
6 第22条（保管及び保管換）の規定に違反した者
7 第22条の2（廃棄）の規定に違反した者
8 第23条（事故の届出）の規定による届出をせず,又は虚偽の届出をした者
9 第24条（指定失効の際に所有していた覚せい剤の品名及び数量の報告）,第2項（指定失効の際に所有していた覚せい剤の譲渡及びその報告）若しくは第4項（死亡又は解散の場合における報告義務の転移）の規定は同条第1項及び第2項に関する第36条第1項（国又は地方公共団体の開設する覚せい剤施用機関における届出等の義務者の変更）の規定による報告をせず,又は虚偽の報告をした者
10 第24条第3項（指定失効の際に所有していた覚せい剤の処分）若しくは第4項（死亡若しくは解散の場合における譲渡及び処分義務の転移）の規定又

第1章 総則

は同条第3項に関する第36条第2項（国又は地方公共団体の開設する覚せい剤施用機関における処分の義務者の変更）の規定に違反した者
11 第28条第1項（帳簿の備付け及び記入）の規定による帳簿の備付けをせず，又は帳簿の記入をせず，若しくは虚偽の記入をした者
12 第29条（覚せい剤製造業者の報告）の規定による報告をせず，又は虚偽の報告をした者
13 第30条（覚せい剤施用機関の管理者及び覚せい剤研究者の報告）の規定による報告をせず，又は虚偽の報告をした者
14 第30条の5（指定及び届出に関する準用規定）において準用する第5条第3項の規定に違反した者
15 第30条の6の2（輸出の際の表示）の規定に違反した者
16 第30条の10第1項（譲渡証及び譲受証の交付）の規定に違反して譲渡証若しくは譲受証を交付せず，又はこれに虚偽の記載をし，若しくは同条第3項（譲渡証及び譲受証並びに電磁的記録の保存）に規定する電磁的記録に虚偽の記録をした者
17 第30条の12（保管）の規定に違反した者
18 第30条の13（廃棄）の規定に違反した者
19 第30条の14（事故の届出）の規定による届出をせず，又は虚偽の届出をした者
20 第30条の15第1項（指定失効等の際に所有又は所持していた覚せい剤原料の品名及び数量の報告）若しくは第2項（指定失効等の際に所有又は所持していた覚せい剤原料の譲渡及び廃棄の報告）又は同条第4項において準用する第24条第4項（死亡又は解散の場合における報告義務の転移）の規定による報告をせず，又は虚偽の報告をした者
21 第30条の15第3項（指定失効等の際に所有又は所持していた覚せい剤原料の廃棄その他の処分）の規定に違反して同条第4項において準用する第24条第4項（死亡又は解散の場合における処分義務の転移）の規定に違反した者
22 第30条の17第1項又は第2項（帳簿の備付け及び記入）の規定による帳簿の備付けをせず，又は帳簿の記入をせず，若しくは虚偽の記入をした者

第42条の2 次の各号の1に該当する者は，20万円以下の罰金に処する．
1 第9条（業務の廃止等の届出）又は同条第2項に関する第36条第1項（国又は地方公共団体の開設する覚せい剤施用機関における届出等の義務者の変更）の規定に違反した者
2 第18条第3項（譲渡証及び譲受証並びに電磁的記録の保存）の規定に違反した者
3 第28条第2項（帳簿の保存）の規定に違反した者
4 第30条の4（業務の廃止等の届出）の規定に違反した者
5 第30条の10第3項（譲渡証及び譲受証並びに電磁的記録の保存）の規定に違反した者
6 第30条の17第2項（帳簿の保存）の規定に違反した者
7 第31条（報告の徴収）の規定による報告をせず，又は虚偽の報告をした者
8 第32条第1項又は第2項（立入検査，収去及び質問）の規定による立入検査若しくは収去を拒み，妨げ，若しくは忌避し，又は質問に対して答弁をせず，若しくは虚偽の陳述をした者

第43条（行政罰） 次の各号の1に該当する者（法人であるときはその代表者）は，10万円以下の過料に処する．
1 第10条第1項（指定証の返納）若しくは第2項（指定証の提出）又は同条第1項に関する第36条第1項（国又は地方公共団体の開設する覚せい剤施用機関における届出等の義務者の変更）の規定に違反した者
2 第11条第2項（旧指定証の返納）又は同条同項に関する第36条第1項の規定に違反した者
3 第12条（氏名又は住所等の変更届）又は同条第2項に関する第36条第1項の規定に違反した者
4 第20条第4項（同条第6項で準用する場合を含む．）（施用のための交付の手続）の規定に違反した者
5 第30条の5（指定及び届出に関する準用規定）において準用する第10条第1項又は第2項の規定に違反した者
6 第30条の5において準用する第11条第2項の規定に違反した者
7 第30条の5において準用する第12条の規定に違反した者

第44条（両罰規定） 法人の代表者又は法人若しくは人の代理人，使用人その他の従業者がその法人又は人の業務に関して第41条第2項若しくは第3項，第41条の2第2項若しくは第3項の罪を犯し，又は第41条の3第2項若しくは第3項，第41条の4第2項若しくは第3項，第41条の5，第42条若しくは第42条の2の違反行為をしたときは，行為者を罰するほか，その法人又は人に対しても各本条の罰金刑を科する．

---

71 あへん法（抄）

（昭29・4・22 法律第71号，
最終改正：平13・6・29 法律第87号）

第1章　総則

第1条（目的） この法律は，医療及び学術研究の用に供するあへんの供給の適正を図るため，国があへんの輸入，輸出，収納及び売渡を行い，あわせて，けしの栽培並びにあへん及びけしがらの譲渡，譲受，所持等について必要な取締を行うことを目的とする．

第2条（国の独占権） あへんの輸入，輸出，けし耕作者及び甲種研究栽培者からの一手買取並びに麻薬製造業者及び麻薬研究施設の設置者への売渡の権能は，国に専属する．

第3条（定義） この法律において次の各号に掲げる用語の意義は，それぞれ当該各号に定めるところによる．
1 けし　パパヴェル・ソムニフェルム・エル，パパヴェル・セティゲルム・ディーシー及びその他のけし属の植物であつて，厚生労働大臣が指定するものをいう．
2 あへん　けしの液汁が凝固したもの及びこれに加工を施したもの（医薬品として加工を施したものを除く．）をいう．
3 けしがら　けしの麻薬を抽出することができる部分（種子を除く．）をいう．
4 けし栽培者　けし耕作者，甲種研究栽培者及び乙種研究栽培者をいう．
5 けし耕作者　採取したあへんを国に納付する目的で，第12条第1項の許可を受けてけしを栽培する

者をいう．
6 甲種研究栽培者 あへんの採取を伴う学術研究のため，第12条第1項の許可を受けてけしを栽培する者をいう．
7 乙種研究栽培者 あへんの採取を伴わない学術研究のため，第12条第2項の許可を受けてけしを栽培する者をいう．
8 麻薬製造業者 麻薬及び向精神薬取締法（昭和28年法律第14号）に規定する麻薬製造業者をいう．
9 麻薬研究者 麻薬及び向精神薬取締法に規定する麻薬研究者をいう．
10 麻薬研究施設 麻薬及び向精神薬取締法に規定する麻薬研究施設をいう．

第2章 禁 止

第4条（けしの栽培の禁止） けし栽培者でなければ，けしを栽培してはならない．

第5条（あへんの採取の禁止） けし耕作者又は甲種研究栽培者でなければ，あへんを採取してはならない．

第6条（輸入及び輸出の禁止） ① 何人も，あへんを輸入し，又は輸出してはならない．但し，国の委託を受けた者は，この限りでない．
② 何人も，厚生労働大臣の許可を受けなければ，けしがらを輸入し，又は輸出してはならない．
③ 前項の許可を申請するには，厚生労働省令で定めるところにより，栽培地又は麻薬及び向精神薬取締法に規定する麻薬業務所（以下「麻薬業務所」という．）の所在地（麻薬研究施設の設置者にあつては，麻薬研究施設の所在地とする．第10条第2項においても同じ．）の都道府県知事を経由して，申請書を厚生労働大臣に提出しなければならない．

第7条（譲渡及び譲受の禁止） ① 何人も，国以外の者にあへんを譲り渡し，又は国以外の者からあへんを譲り受けてはならない．
② けし栽培者，麻薬製造業者又は麻薬研究施設の設置者でなければ，けしがらを譲り渡し，又は譲り受けてはならない．
③ 前項に規定する者は，同項に規定する者以外の者にけしがらを譲り渡し，又は同項に規定する者以外の者からけしがらを譲り受けてはならない．

第8条（所持の禁止） ① けし耕作者，甲種研究栽培者，麻薬製造業者，麻薬研究者又は麻薬研究施設の設置者でなければ，あへんを所持してはならない．
② けし耕作者又は甲種研究栽培者は，その採取したあへん以外のあへんを所持してはならない．
③ けし耕作者又は甲種研究栽培者は，その採取したあへんを第30条の規定により厚生労働大臣が定めるその年の納付期限をこえて所持してはならない．
④ 麻薬製造業者，麻薬研究者又は麻薬研究施設の設置者は，国から売渡を受けたあへん以外のあへんを所持してはならない．
⑤ けし栽培者，麻薬製造業者，麻薬研究者又は麻薬研究施設の設置者でなければ，けしがらを所持してはならない．

第9条（吸食の禁止） 何人も，あへん又はけしがらを吸食してはならない．

第10条（廃棄の禁止） ① 何人も，厚生労働大臣の許可を受けなければ，あへんを廃棄してはならない．
② 前項の許可を申請するには，厚生労働省令で定めるところにより，栽培地又は麻薬業務所の所在地の都道府県知事を経由して，申請書を厚生労働大臣に提出しなければならない．

第7章 雑 則

第50条の3（権限の委任） ① この法律に規定する厚生労働大臣の権限は，厚生労働省令で定めるところにより，地方厚生局長に委任することができる．
② 前項の規定により地方厚生局長に委任された権限は，厚生労働省令で定めるところにより，地方厚生支局長又は地方麻薬取締支所の長に委任することができる．

第8章 罰 則

第51条 ① 次の各号の1に該当する者は，1年以上10年以下の懲役に処する．
1 けしをみだりに栽培した者（第55条第2号に該当する者を除く．）
2 あへんをみだりに採取した者
3 あへん又はけしがらを，みだりに，本邦若しくは外国に輸入し，又は本邦若しくは外国から輸出した者
② 営利の目的で前項の罪を犯した者は，1年以上の有期懲役に処し，又は情状により1年以上の有期懲役及び500万円以下の罰金に処する．
③ 前2項の未遂罪は，罰する．

第52条 ① あへん又はけしがらを，みだりに，譲り渡し，譲り受け，又は所持した者（第55条第1号に該当する者を除く．）は，7年以下の懲役に処する．
② 営利の目的で前項の罪を犯した者は，1年以上10年以下の懲役に処し，又は情状により1年以上10年以下の懲役及び300万円以下の罰金に処する．
③ 前2項の未遂罪は，罰する．

第52条の2 ① 第9条の規定に違反した者は，7年以下の懲役に処する．
② 前項の未遂罪は，罰する．

第53条 第51条第1項又は第2項の罪を犯す目的でその予備をした者は，5年以下の懲役に処する．

第54条 ① 第51条から前条までの罪に係るあへん又はけしがらで，犯人が所有し，又は所持するものは，没収する．ただし，犯人以外の者の所有に係るときは，没収しないことができる．
② 前項に規定する罪（第52条の2の罪を除く．）の実行に関し，あへん又はけしがらの運搬の用に供した艦船，航空機又は車両は，没収することができる．

第54条の2 情を知つて，第51条第1項又は第2項の罪に当たる行為に要する資金，土地，建物，艦船，航空機，車両，設備，機械，器具又は原材料（けしの種子を含む．）を提供し，又は運搬した者は，5年以下の懲役に処する．

第54条の3 第52条第1項又は第2項の罪に当たるあへん又はけしがらの譲渡しと譲受けとの周旋をした者は，3年以下の懲役に処する．

第54条の4 第51条，第52条，第53条，第54条の2及び前条の罪は，刑法第2条の例に従う．

VI 保健衛生

72 地域保健法

（昭 22・9・5 法律第 101 号，
最終改正：平 18・6・21 法律第 84 号）

第 1 章 総 則

第 1 条〔目的〕 この法律は，地域保健対策の推進に関する基本指針，保健所の設置その他地域保健対策の推進に関し基本となる事項を定めることにより，母子保健法（昭和 40 年法律第 141 号）その他の地域保健対策に関する法律による対策が地域において総合的に推進されることを確保し，もつて地域住民の健康の保持及び増進に寄与することを目的とする．

第 2 条〔基本理念〕 地域住民の健康の保持及び増進を目的として国及び地方公共団体が講ずる施策は，我が国における急速な高齢化の進展，保健医療を取り巻く環境の変化等に即応し，地域における公衆衛生の向上及び増進を図るとともに，地域住民の多様化し，かつ，高度化する保健，衛生，生活環境等に関する需要に適確に対応することができるように，地域の特性及び社会福祉等の関連施策との有機的な連携に配慮しつつ，総合的に推進されることを基本理念とする．

第 3 条〔責務〕 ① 市町村（特別区を含む．以下同じ．）は，当該市町村が行う地域保健対策が円滑に実施できるように，必要な施設の整備，人材の確保及び資質の向上に努めなければならない．
② 都道府県は，当該都道府県が行う地域保健対策が円滑に実施できるように，必要な施設の整備，人材の確保及び資質の向上，調査及び研究等に努めるとともに，市町村に対し，前項の責務が十分に果たされるように，その求めに応じ，必要な技術的援助を与えることに努めなければならない．
③ 国は，地域保健に関する情報の収集，整理及び活用並びに調査及び研究並びに地域保健対策に係る人材の養成及び資質の向上に努めるとともに，市町村及び都道府県に対し，前 2 項の責務が十分に果たされるように必要な技術的及び財政的援助を与えることに努めなければならない．

第 2 章 地域保健対策の推進に関する基本指針

第 4 条〔基本指針〕 ① 厚生労働大臣は，地域保健対策の円滑な実施及び総合的な推進を図るため，地域保健対策の推進に関する基本的な指針（以下「基本指針」という．）を定めなければならない．
② 基本指針は，次に掲げる事項について定めるものとする．
1 地域保健対策の推進の基本的な方向
2 保健所及び市町村保健センターの整備及び運営に関する基本的事項
3 地域保健対策に係る人材の確保及び資質の向上並びに第 21 条第 1 項の人材確保支援計画の策定に関する基本的事項
4 地域保健に関する調査及び研究に関する基本的事項
5 社会福祉等の関連施策との連携に関する基本的事項
6 その他地域保健対策の推進に関する重要事項
③ 厚生労働大臣は，基本指針を定め，又はこれを変更したときは，遅滞なく，これを公表しなければならない．

第 3 章 保健所

第 5 条〔設置〕 ① 保健所は，都道府県，地方自治法（昭和 22 年法律第 67 号）第 252 条の 19 第 1 項の指定都市，同法第 252 条の 22 第 1 項の中核市その他の政令で定める市又は特別区が，これを設置する．
② 都道府県は，前項の規定により保健所を設置する場合においては，保健医療に係る施策と社会福祉に係る施策との有機的な連携を図るため，医療法（昭和 23 年法律第 205 号）第 30 条の 4 第 2 項第 10 号に規定する区域及び介護保険法（平成 9 年法律第 123 号）第 118 条第 2 項第 1 号に規定する区域を参酌して，保健所の所管区域を設定しなければならない．

第 6 条〔事業〕 保健所は，次に掲げる事項につき，企画，調整，指導及びこれらに必要な事業を行う．
1 地域保健に関する思想の普及及び向上に関する事項
2 人口動態統計その他地域保健に係る統計に関する事項
3 栄養の改善及び食品衛生に関する事項
4 住宅，水道，下水道，廃棄物の処理，清掃その他の環境の衛生に関する事項
5 医事及び薬事に関する事項
6 保健師に関する事項

7 公共医療事業の向上及び増進に関する事項
8 母性及び乳幼児並びに老人の保健に関する事項
9 歯科保健に関する事項
10 精神保健に関する事項
11 治療方法が確立していない疾病その他の特殊の疾病により長期に療養を必要とする者の保健に関する事項
12 エイズ,結核,性病,伝染病その他の疾病の予防に関する事項
13 衛生上の試験及び検査に関する事項
14 その他地域住民の健康の保持及び増進に関する事項

第7条 保健所は,前条に定めるもののほか,地域住民の健康の保持及び増進を図るため必要があるときは,次に掲げる事業を行うことができる.
1 所管区域に係る地域保健に関する情報を収集し,整理し,及び活用すること.
2 所管区域に係る地域保健に関する調査及び研究を行うこと.
3 歯科疾患その他厚生労働大臣の指定する疾病の治療を行うこと.
4 試験及び検査を行い,並びに医師,歯科医師,薬剤師その他の者に試験及び検査に関する施設を利用させること.

第8条〔保健所の援助等〕都道府県の設置する保健所は,前2条に定めるもののほか,所管区域内の市町村の地域保健対策の実施に関し,市町村相互間の連絡調整を行い,及び市町村の求めに応じ,技術的助言,市町村職員の研修その他必要な援助を行うことができる.

第9条〔職権の委任〕第5条第1項に規定する地方公共団体の長は,その職権に属する第6条各号に掲げる事項に関する事務を保健所長に委任することができる.

第10条〔職員〕保健所に,政令の定めるところにより,所長その他所要の職員を置く.

第11条〔運営協議会〕第5条第1項に規定する地方公共団体は,保健所の所管区域内の地域保健及び保健所の運営に関する事項を審議させるため,当該地方公共団体の条例で定めるところにより,保健所に,運営協議会を置くことができる.

第12条〔支所〕第5条第1項に規定する地方公共団体は,保健所の事業の執行の便を図るため,その支所を設けることができる.

第13条〔名称の独占〕この法律による保健所でなければ,その名称中に,保健所たることを示すような文字を用いてはならない.

第14条〔無料の原則〕保健所の施設の利用又は保健所で行う業務については,政令で定める場合を除いては,使用料,手数料又は治療料を徴収してはならない.

第15条〔国の補助〕国は,保健所の施設又は設備に要する費用を支出する地方公共団体に対し,予算の範囲内において,政令で定めるところにより,その費用の全部又は一部を補助することができる.

第16条〔報告の徴収等〕① 厚生労働大臣は,政令の定めるところにより,第5条第1項に規定する地方公共団体の長に対し,保健所の運営に関し必要な報告を求めることができる.
② 厚生労働大臣は,第5条第1項に規定する地方公共団体に対し,保健所の設置及び運営に関し適切と認める技術的な助言又は勧告をすることができる.

第17条〔政令への委任〕この章に定めるもののほか,保健所及び保健所支所の設置,廃止及び運営に関して必要な事項は,政令でこれを定める.

第4章　市町村保健センター

第18条〔市町村保健センターの目的等〕① 市町村は,市町村保健センターを設置することができる.
② 市町村保健センターは,住民に対し,健康相談,保健指導及び健康診査その他地域保健に関し必要な事業を行うことを目的とする施設とする.

第19条〔市町村保健センターの設置に係る国の補助〕国は,予算の範囲内において,市町村に対し,市町村保健センターの設置に要する費用の一部を補助することができる.

第20条〔市町村保健センターの整備に係る国の配慮〕国は,次条第1項の町村が市町村保健センターを整備しようとするときは,その整備が円滑に実施されるように適切な配慮をするものとする.

第5章　地域保健対策に係る人材確保の支援に関する計画

第21条〔人材確保支援計画〕① 都道府県は,当分の間,基本指針に即して,政令で定めるところにより,地域保健対策の実施に当たりその人材の確保又は資質の向上を支援する必要がある町村について,町村の申出に基づき,地域保健対策を円滑に実施するための人材の確保又は資質の向上の支援に関する計画(以下「人材確保支援計画」という.)を定めることができる.
② 人材確保支援計画は,次に掲げる事項について定めるものとする.
1 人材確保支援計画の対象となる町村(以下「特定町村」という.)
2 特定町村の地域保健対策を円滑に実施するための人材の確保又は資質の向上の基本的方針に関する事項
3 都道府県が実施する特定町村の地域保健対策を円滑に実施するための人材の確保又は資質の向上に資する事業の内容に関する事項

4　その他特定町村の地域保健対策を円滑に実施するための人材の確保又は資質の向上に関し都道府県が必要と認める事項
③　都道府県は，人材確保支援計画を定め，又はこれを変更しようとするときは，あらかじめ，特定町村の意見を聴かなければならない．
④　都道府県は，人材確保支援計画を定め，又はこれを変更したときは，遅滞なく，厚生労働大臣にこれを通知しなければならない．
第22条〔人材確保支援計画に係る国の補助〕①　国は，政令で定めるところにより，予算の範囲内において，人材確保支援計画に定められた前条第2項第3号の事業を実施する都道府県に対し，当該事業に要する費用の一部を補助することができる．
②　国は，前項に規定するもののほか，人材確保支援計画を定めた都道府県が，当該人材確保支援計画に定められた事業を実施しようとするときは，当該事業が円滑に実施されるように必要な助言，指導その他の援助の実施に努めるものとする．

73　ハンセン病問題の解決の促進に関する法律
（平20・6・18法律第82号，最終改正：平20・12・19法律第93号）

「らい予防法」を中心とする国の隔離政策により，ハンセン病の患者であった者等が地域社会において平穏に生活することを妨げられ，身体及び財産に係る被害その他社会生活全般にわたる人権上の制限，差別等を受けたことについて，平成13年6月，我々は悔悟と反省の念を込めて深刻に受け止め，深くお詫びするとともに，「ハンセン病療養所入所者等に対する補償金の支給等に関する法律」を制定し，その精神的苦痛の慰謝並びに名誉の回復及び福祉の増進を図る，あわせて，死没者に対する追悼の意を表することとした．この法律に基づき，ハンセン病の患者であった者等の精神的苦痛に対する慰謝と補償の問題は解決しつつあり，名誉の回復及び福祉の増進等に関しても一定の施策が講ぜられているところである．

しかしながら，国の隔離政策に起因してハンセン病の患者であった者等が受けた身体及び財産に係る被害その他社会生活全般にわたる被害の回復には，未解決の問題が多く残されている．とりわけ，ハンセン病の患者であった者等が，地域社会から孤立することなく，良好かつ平穏な生活を営むことができるようにするための基盤整備は喫緊の課題であり，適切な対策を講ずることが急がれており，また，ハンセン病の患者であった者等に対する偏見と差別のない社会の実現に向けて，真摯に取り組んでいかなければならない．

ここに，ハンセン病の患者であった者等の福祉の増進，名誉の回復等のための措置を講ずることにより，ハンセン病問題の解決の促進を図るため，この法律を制定する．

第1章　総則

第1条（趣旨）　この法律は，国によるハンセン病の患者に対する隔離政策に起因して生じた問題であって，ハンセン病の患者であった者等の福祉の増進，名誉の回復等に関し現在もなお存在するもの（以下「ハンセン病問題」という．）の解決の促進に関し，基本理念を定め，並びに国及び地方公共団体の責務を明らかにするとともに，ハンセン病問題の解決の促進に関し必要な事項を定めるものとする．

第2条（定義）①　この法律において「国立ハンセン病療養所」とは，厚生労働省設置法（平成11年法律第97号）第16条第1項に規定する国立ハンセン病療養所をいう．
②　この法律において「国立ハンセン病療養所等」とは，国立ハンセン病療養所及び本邦に設置された厚生労働大臣が定めるハンセン病療養所をいう．
③　この法律において「入所者」とは，らい予防法の廃止に関する法律（平成8年法律第28号．以下本則において「廃止法」という．）によりらい予防法（昭和28年法律第214号．以下「予防法」という．）が廃止されるまでの間に，ハンセン病を発病した後も相当期間日本国内に住所を有していた者であって，現に国立ハンセン病療養所等に入所しているものをいう．

第3条（基本理念）①　ハンセン病問題に関する施策は，国によるハンセン病の患者に対する隔離政策によりハンセン病の患者であった者等が受けた身体及び財産に係る被害その他社会生活全般にわたる被害に照らし，その被害を可能な限り回復することを旨として行われなければならない．
②　ハンセン病問題に関する施策を講ずるに当たっては，入所者が，現に居住する国立ハンセン病療養所等において，その生活環境が地域社会から孤立することなく，安心して豊かな生活を営むことができるように配慮されなければならない．
③　何人も，ハンセン病の患者であった者等に対して，ハンセン病の患者であったこと又はハンセン病に罹患していることを理由として，差別することその他の権利利益を侵害する行為をしてはならない．

第4条（国及び地方公共団体の責務）　国は，前条に定める基本理念（以下「基本理念」という．）にのっとり，ハンセン病の患者であった者等の福祉の増進等を図るための施策を策定し，及び実施する責務を有する．

第5条　地方公共団体は，基本理念にのっとり，国と協力しつつ，その地域の実情を踏まえ，ハンセン病の患者であった者等の福祉の増進等を図るための施策を策定し，及び実施する責務を有する．

第6条（ハンセン病の患者であった者その他の関係者の意見の反映のための措置）　国は，ハンセン病問題に関する施策の策定及び実施に当たっては，ハンセン病の患者であった者その他の関係者との協議の場を設ける等これらの者の意見を反映させるために必要な措置を講ずるものとする．

第2章　国立ハンセン病療養所等における療養及び生活の保障

第7条（国立ハンセン病療養所における療養）　国は，国立ハンセン病療養所において，入所者（国立ハンセン病療養所に入所している者に限る．第9条及び第14条を除き，以下同じ．）に対して，必要な療養を行

うものとする．

第8条（国立ハンセン病療養所への再入所及び新規入所）① 国立ハンセン病療養所の長は，廃止法により予防法が廃止されるまでの間に，国立ハンセン病療養所等に入所していた者であって，現に国立ハンセン病療養所等を退所しており，かつ，日本国内に住所を有するもの（以下「退所者」という．）又は廃止法により予防法が廃止されるまでの間に，ハンセン病を発病した後も相当期間日本国内に住所を有したことがあり，かつ，国立ハンセン病療養所等に入所したことがない者であって，現に国立ハンセン病療養所等に入所しておらず，かつ，日本国内に住所を有するもののうち，厚生労働大臣が定める者（以下「非入所者」という．）が，必要な療養を受けるために国立ハンセン病療養所への入所を希望したときは，入所させないことについて正当な理由がある場合を除き，国立ハンセン病療養所に入所させるものとする．

② 国は，前項の規定により国立ハンセン病療養所に入所した者に対して，必要な療養を行うものとする．

第9条（国立ハンセン病療養所以外のハンセン病療養所における療養に係る措置） 国は，入所者（第二条第二項の厚生労働大臣が定める者に入所している者に限る．）に対する必要な療養が確保されるよう，必要な措置を講ずるものとする．

第10条（意思に反する退所及び転所の禁止） 国は，入所者の意思に反して，現に入所している国立ハンセン病療養所から当該入所者を退所させ，又は転所させてはならない．

第11条（国立ハンセン病療養所における医療及び介護に関する体制の整備のための措置）① 国は，医師，看護師及び介護員の確保等国立ハンセン病療養所における医療及び介護に関する体制の整備のために必要な措置を講ずるよう努めるものとする．

② 地方公共団体は，前項の国の施策に協力するよう努めるものとする．

第12条（良好な生活環境の確保のための措置等） 国は，入所者の生活環境が地域社会から孤立することのないようにする等入所者の良好な生活環境の確保を図るため，国立ハンセン病療養所の土地，建物，設備等を地方公共団体又は地域住民等の利用に供する等必要な措置を講ずることができる．

2 国は，前項の措置を講ずるに当たっては，入所者の意見を尊重しなければならない．

第13条（福利の増進） 国は，入所者の教養を高め，その福利を増進するよう努めるものとする．

第3章　社会復帰の支援並びに日常生活及び社会生活の援助

第14条（社会復帰の支援のための措置） 国は，国立ハンセン病療養所等からの退所を希望する入所者（廃止法により予防法が廃止されるまでの間に国立ハンセン病療養所等に入所していた者に限る．）の円滑な社会復帰に資するため，退所の準備に必要な資金の支給等必要な措置を講ずるものとする．

第15条（ハンセン病療養所退所者給与金及びハンセン病療養所非入所者給与金の支給）① 国は，退所者に対し，その者の生活の安定等を図るため，ハンセン病療養所退所者給与金を支給するものとする．

② 国は，非入所者に対し，その者の生活の安定等を図るため，ハンセン病療養所非入所者給与金を支給するものとする．

③ 前2項に定めるもののほか，第1項のハンセン病療養所退所者給与金及び前項のハンセン病療養所非入所者給与金（以下「給与金」という．）の支給に関し必要な事項は，厚生労働省令で定める．

④ 租税その他の公課は，給与金を標準として，課することができない．

第16条（ハンセン病等に係る医療体制の整備） 国及び地方公共団体は，退所者及び非入所者が，国立ハンセン病療養所等及びそれ以外の医療機関において，安心してハンセン病及びその後遺症その他の関連疾患の治療を受けることができるよう，医療体制の整備に努めるものとする．

第17条（相談及び情報の提供等） 国及び地方公共団体は，退所者及び非入所者が日常生活又は社会生活を円滑に営むことができるようにするため，これらの者からの相談に応じ，必要な情報の提供及び助言を行う等必要な措置を講ずるものとする．

第4章　名誉の回復及び死没者の追悼

第18条 国は，ハンセン病の患者であった者等の名誉の回復を図るため，国立ハンセン病資料館の設置，歴史的建造物の保存等ハンセン病及びハンセン病対策の歴史に関する正しい知識の普及啓発その他必要な措置を講ずるとともに，死没者に対する追悼の意を表するため，国立ハンセン病療養所等において収蔵している死没者の焼骨に係る改葬費の遺族への支給その他必要な措置を講ずるものとする．

第5章　親族に対する援護

第19条（親族に対する援護の実施）① 都道府県知事は，入所者の親族（婚姻の届出をしていないが，事実上婚姻関係と同様の事情にある者を含む．）のうち，当該入所者が入所していなかったならば，主としてその者の収入によって生計を維持し，又はその者と生計を共にしていると認められる者で，当該都道府県の区域内に居住地（居住地がないか，又は明らかでないときは，現在地）を有するものが，生計困難のため，援護を要する状態にあると認めるときは，これらの者に対し，この法律の定めるところにより，援護を行うことができる．ただし，これらの者が他の法律（生活保護法（昭和二十五年法律第百四十四号）を除く．）に定める扶助を受けることができる場合においては，その受けることができる扶助の限度においては，その法律の定めるところによる．

② 前項の規定による援護（以下「援護」という．）は，金銭を支給することによって行うものとする．ただし，これによることができないとき，これによることが適当でないとき，その他援護の目的を達するために必要があるときは，現物を支給することによって行うことができる．

③ 援護のための金品は，援護を受ける者又はその者が属する世帯の世帯主若しくはこれに準ずる者に交付するものとする．

④ 援護の種類，範囲，程度その他援護に関し必要な事項は，政令で定める．

第20条（都道府県の支弁） 都道府県は，援護に要する費用を支弁しなければならない．

第21条（費用の徴収）① 都道府県知事は，援護を行った場合において，その援護を受けた者に対して，民法（明治29年法律第89号）の規定により扶養をする

義務を履行しなければならない者（入所者を除く.）があるときは，その義務の範囲内において，その者からの援護の実施に要した費用の全部又は一部を徴収することができる．

② 生活保護法第77条第2項及び第3項の規定は，前項の場合に準用する．

第22条（国庫の負担） 国庫は，政令で定めるところにより，第20条の規定により都道府県が支弁する費用の全部を負担する．

第23条（公課及び差押えの禁止） ① 租税その他の公課は，援護として支給される金品を標準として，課することができない．

② 援護として支給された金品は，既に支給を受けたものであるとないとにかかわらず，差し押さえることができない．

第24条（事務の区分） 第19条第1項及び第21条第1項の規定により都道府県が処理することとされている事務は，地方自治法（昭和22年法律第67号）第2条第9項第1号に規定する第一号法定受託事務とする．

74 がん対策基本法

（平18・6・23法律第98号，
最終改正：平20・12・19法律第93号）

第1章 総則

第1条（目的） この法律は，我が国のがん対策がこれまでの取組により進展し，成果を収めてきたものの，なお，がんが国民の疾病による死亡の最大の原因となっている等がんが国民の生命及び健康にとって重大な問題となっている現状にかんがみ，がん対策の一層の充実を図るため，がん対策に関し，基本理念を定め，国，地方公共団体，医療保険者，国民及び医師等の責務を明らかにし，並びにがん対策の推進に関する計画の策定について定めるとともに，がん対策の基本となる事項を定めることにより，がん対策を総合的かつ計画的に推進することを目的とする．

第2条（基本理念） がん対策は，次に掲げる事項を基本理念として行われなければならない．
1 がんの克服を目指し，がんに関する専門的，学際的又は総合的な研究を推進するとともに，がんの予防，診断，治療等に係る技術の向上その他の研究等の成果を普及し，活用し，及び発展させること．
2 がん患者がその居住する地域にかかわらず等しく科学的知見に基づく適切ながんに係る医療（以下「がん医療」という．）を受けることができるようにすること．
3 がん患者の置かれている状況に応じ，本人の意向を十分尊重してがんの治療方法等が選択されるようがん医療を提供する体制の整備がなされること．

第3条（国の責務） 国は，前条の基本理念（次条において「基本理念」という．）にのっとり，がん対策を総合的に策定し，及び実施する責務を有する．

第4条（地方公共団体の責務） 地方公共団体は，基本理念にのっとり，がん対策に関し，国との連携を図りつつ，自主的かつ主体的に，その地域の特性に応じた施策を策定し，及び実施する責務を有する．

第5条（医療保険者の責務） 医療保険者（介護保険法（平成9年法律第123号）第7条第7項に規定する医療保険者をいう．）は，国又は地方公共団体が講ずるがんの予防に関する啓発及び知識の普及，がん検診に関する普及啓発等の施策に協力するよう努めなければならない．

第6条（国民の責務） 国民は，喫煙，食生活，運動その他の生活習慣が健康に及ぼす影響等がんに関する正しい知識を持ち，がんの予防に必要な注意を払うよう努めるとともに，必要に応じ，がん検診を受けるよう努めなければならない．

第7条（医師等の責務） 医師その他の医療関係者は，国及び地方公共団体が講ずるがん対策に協力し，がんの予防に寄与するよう努めるとともに，がん患者の置かれている状況を深く認識し，良質かつ適切ながん医療を行うよう努めなければならない．

第8条（法制上の措置等） 政府は，がん対策を実施するため必要な法制上又は財政上の措置その他の措置を講じなければならない．

第2章 がん対策推進基本計画等

第9条（がん対策推進基本計画） ① 政府は，がん対策の総合的かつ計画的な推進を図るため，がん対策の推進に関する基本的な計画（以下「がん対策推進基本計画」という．）を策定しなければならない．

② がん対策推進基本計画に定める施策については，原則として，当該施策の具体的な目標及びその達成の時期を定めるものとする．

③ 厚生労働大臣は，がん対策推進基本計画の案を作成し，閣議の決定を求めなければならない．

④ 厚生労働大臣は，がん対策推進基本計画の案を作成しようとするときは，関係行政機関の長と協議するとともに，がん対策推進協議会の意見を聴くものとする．

⑤ 政府は，がん対策推進基本計画を策定したときは，遅滞なく，これを国会に報告するとともに，インターネットの利用その他適切な方法により公表しなければならない．

⑥ 政府は，適時に，第二項の規定により定める目標の達成状況を調査し，その結果をインターネットの利用その他適切な方法により公表しなければならない．

⑦ 政府は，がん医療に関する状況の変化を勘案し，及びがん対策の効果に関する評価を踏まえ，少なくとも五年ごとに，がん対策推進基本計画に検討を加え，必要があると認めるときは，これを変更しなければならない．

⑧ 第三項から第五項までの規定は，がん対策推進基本計画の変更について準用する．

第10条（関係行政機関への要請） 厚生労働大臣は，必要があると認めるときは，関係行政機関の長に対してがん対策推進基本計画の策定のための資料の提出又はがん対策推進基本計画において定められた施策であって当該行政機関の所管に係るものの実施について，必要な要請をすることができる．

第11条（都道府県がん対策推進計画） ① 都道府県は，がん対策推進基本計画を基本とするとともに，当該都道府県におけるがん患者に対するがん医療の提供の状況等を踏まえ，当該都道府県におけるがん対策の推進に関する計画（以下「都道府県がん対策推進計画」という．）を策定しなければならない．

② 都道府県がん対策推進計画は，医療法（昭和23年法律第205号）第30条の4第1項に規定する医

計画，健康増進法（平成14年法律第103号）第8条第1項に規定する都道府県健康増進計画，介護保険法第118条第1項に規定する都道府県介護保険事業支援計画その他の法令の規定による計画であって保健，医療又は福祉に関する事項を定めるものと調和が保たれたものでなければならない．

③ 都道府県は，都道府県がん対策推進計画を策定したときは，遅滞なく，これを公表しなければならない．

④ 都道府県は，当該都道府県におけるがん医療に関する状況の変化を勘案し，及び当該都道府県におけるがん対策の効果に関する評価を踏まえ，少なくとも五年ごとに，都道府県がん対策推進計画に検討を加え，必要があると認めるときには，これを変更しなければならない．

⑤ 第3項の規定は，都道府県がん対策推進計画の変更について準用する．

第3章　基本的施策

第1節　がんの予防及び早期発見の推進

第12条（がんの予防の推進） 国及び地方公共団体は，喫煙，食生活，運動その他の生活習慣及び生活環境が健康に及ぼす影響に関する啓発及び知識の普及その他のがんの予防の推進のために必要な施策を講ずるものとする．

第13条（がん検診の質の向上等） 国及び地方公共団体は，がんの早期発見に資するよう，がん検診の方法等の検討，がん検診の事業評価の実施，がん検診に携わる医療従事者に対する研修の機会の確保その他のがん検診の質の向上等を図るために必要な施策を講ずるとともに，がん検診の受診率の向上に資するよう，がん検診に関する普及啓発その他の必要な施策を講ずるものとする．

第2節　がん医療の均てん化の促進等

第14条（専門的な知識及び技能を有する医師その他の医療従事者の育成） 国及び地方公共団体は，手術，放射線療法，化学療法その他のがん医療に携わる専門的な知識及び技能を有する医師その他の医療従事者の育成を図るために必要な施策を講ずるものとする．

第15条（医療機関の整備等） ① 国及び地方公共団体は，がん患者がその居住する地域にかかわらず等しくそのがんの状態に応じた適切ながん医療を受けることができるよう，専門的ながん医療の提供等を行う医療機関の整備を図るために必要な施策を講ずるものとする．

② 国及び地方公共団体は，がん患者に対し適切ながん医療が提供されるよう，独立行政法人国立がん研究センター，前項の医療機関その他の医療機関等の間における連携協力体制の整備を図るために必要な施策を講ずるものとする．

第16条（がん患者の療養生活の質の維持向上） 国及び地方公共団体は，がん患者の状況に応じて疼痛等の緩和を目的とする医療が早期から適切に行われるようにすること，居宅においてがん患者に対しがん医療を提供するための連携協力体制を確保すること，医療従事者に対するがん患者の療養生活の質の維持向上に関する研修の機会を確保することその他のがん患者の療養生活の質の維持向上のために必要な施策を講ずるものとする．

第17条（がん医療に関する情報の収集提供体制の整備等） ① 国及び地方公共団体は，がん医療に関する情報の収集及び提供を行う体制を整備するために必要な施策を講ずるとともに，がん患者及びその家族に対する相談支援等を推進するために必要な施策を講ずるものとする．

② 国及び地方公共団体は，がん患者のがんの罹患，転帰その他の状況を把握し，分析するための取組を支援するために必要な施策を講ずるものとする．

第3節　研究の推進等

第18条 ① 国及び地方公共団体は，がんの本態解明，革新的ながんの予防，診断及び治療に関する方法の開発そのがんの罹患率及びがんによる死亡率の低下に資する事項についての研究が促進され，並びにその成果が活用されるよう必要な施策を講ずるものとする．

② 国及び地方公共団体は，がん医療を行う上で特に必要性が高い医薬品及び医療機器の早期の薬事法（昭和35年法律第145号）の規定による製造販売の承認に資するようその治験が迅速かつ確実に行われ，並びにがん医療に係る標準的な治療方法の開発に係る臨床研究が円滑に行われる環境の整備のために必要な施策を講ずるものとする．

第4章　がん対策推進協議会

第19条 ① 厚生労働省に，がん対策推進基本計画に関し，第9条第4項（同条第8項において準用する場合を含む．）に規定する事項を処理するため，がん対策推進協議会（以下「協議会」という．）を置く．

第20条 協議会は，委員20人以内で組織する．

② 協議会の委員は，がん患者及びその家族又は遺族を代表する者，がん医療に従事する者並びに学識経験のある者のうちから，厚生労働大臣が任命する．

③ 協議会の委員は，非常勤とする．

④ 前三項に定めるもののほか，協議会の組織及び運営に関し必要な事項は，政令で定める．

75　肝炎対策基本法

（平21・12・4法律第97号）

今日，我が国には，肝炎ウイルスに感染し，あるいは肝炎に罹患した者が多数存在し，肝炎が国内最大の感染症となっている．

肝炎は，適切な治療を行わないまま放置すると慢性化し，肝硬変，肝がんといったより重篤な疾病に進行するおそれがあることから，これらの者にとって，将来への不安は計り知れないものがある．

戦後の医療の進歩，医学的知見の積重ね，科学技術の進展により，肝炎の克服に向けた道筋が開かれてきており，他方で，現在においても，早期発見や医療へのアクセスにはいまだ解決すべき課題が多く，さらには，肝炎ウイルスや肝炎に対する正しい理解が，国民すべてに定着しているとは言えない．

B型肝炎及びC型肝炎に係るウイルスへの感染については，国の責めに帰すべき事由によりもたらされ，又はその原因が解明されていなかったことによりもたらされたものがある．特定の血液凝固因子製剤にC型肝炎ウイルスが混入することによって不特定多数の者に感染被害を出した薬害肝炎事件では，感染被害者の

方々に甚大な被害が生じ，その被害の拡大を防止し得なかったことについて国が責任を認め，集団予防接種の際の注射器の連続使用によってB型肝炎ウイルスの感染被害を出した予防接種禍事件では，最終の司法判断において国の責任が確定している．

このような現状において，肝炎ウイルスの感染者及び肝炎患者の人権を尊重しつつ，これらの者に対する良質かつ適切な医療の提供を確保するなど，肝炎の克服に向けた取組を一層進めていくことが求められている．

ここに，肝炎対策に係る施策について，その基本理念を明らかにするとともに，これを総合的に推進するため，この法律を制定する．

第1章　総　則

第1条（目的）この法律は，肝炎対策に関し，基本理念を定め，国，地方公共団体，医療保険者，国民及び医師等の責務を明らかにし，並びに肝炎対策の推進に関する指針の策定について定めるとともに，肝炎対策の基本となる事項を定めることにより，肝炎対策を総合的に推進することを目的とする．

第2条（基本理念）肝炎対策は，次に掲げる事項を基本理念として行われなければならない．
1　研究機関の相互の有機的な連携の下に基礎研究及び臨床研究が総合的に推進されるとともに，肝炎の予防，診断，治療等に係る技術の向上その他の研究等の成果を普及し，活用し，及び発展させること．
2　何人もその居住する地域にかかわらず等しく肝炎に係る検査（以下「肝炎検査」という．）を受けることができるようにすること．
3　肝炎ウイルスの感染者及び肝炎患者（以下「肝炎患者等」という．）がその居住する地域にかかわらず等しく適切な肝炎に係る医療（以下「肝炎医療」という．）を受けることができるようにすること．
4　前三号に係る施策を実施するに当たっては，肝炎患者等の人権が尊重され，肝炎患者等であることを理由に差別されないように配慮するものとすること．

第3条（国の責務）国は，前条の基本理念（次条において「基本理念」という．）にのっとり，肝炎対策を総合的に策定し，及び実施する責務を有する．

第4条（地方公共団体の責務）地方公共団体は，基本理念にのっとり，肝炎対策に関し，国との連携を図りつつ，その地域の特性に応じた施策を策定し，及び実施する責務を有する．

第5条（医療保険者の責務）医療保険者（介護保険法（平成9年法律第123号）第7条第7項に規定する医療保険者をいう．）は，国及び地方公共団体が講ずる肝炎の予防に関する啓発及び知識の普及，肝炎検査に関する普及啓発等の施策に協力するよう努めなければならない．

第6条（国民の責務）国民は，肝炎に関する正しい知識を持ち，肝炎患者等が肝炎患者等であることを理由に差別されないように配慮するとともに，肝炎の予防に必要な注意を払うよう努め，必要に応じ，肝炎検査を受けるよう努めなければならない．

第7条（医師等の責務）医師その他の医療関係者は，国及び地方公共団体が講ずる肝炎対策に協力し，肝炎の予防に寄与するよう努めるとともに，肝炎患者等の置かれている状況を深く認識し，良質かつ適切な肝炎医療を行うよう努めなければならない．

第8条（法制上の措置等）政府は，肝炎対策を実施するため必要な法制上又は財政上の措置その他の措置を講じなければならない．

第2章　肝炎対策基本指針

第9条（肝炎対策基本指針の策定等）① 厚生労働大臣は，肝炎対策の総合的な推進を図るため，肝炎対策の推進に関する基本的な指針（以下「肝炎対策基本指針」という．）を策定しなければならない．
② 肝炎対策基本指針は，次に掲げる事項について定めるものとする．
1　肝炎の予防及び肝炎医療の推進の基本的な方向
2　肝炎の予防のための施策に関する事項
3　肝炎検査の実施体制及び検査能力の向上に関する事項
4　肝炎医療を提供する体制の確保に関する事項
5　肝炎の予防及び肝炎医療に関する人材の育成に関する事項
6　肝炎に関する調査及び研究に関する事項
7　肝炎医療のための医薬品の研究開発の推進に関する事項
8　肝炎に関する啓発及び知識の普及並びに肝炎患者等の人権の尊重に関する事項
9　その他肝炎対策の推進に関する重要事項
③ 厚生労働大臣は，肝炎対策基本指針を策定しようとするときは，あらかじめ，関係行政機関の長に協議するとともに，肝炎対策推進協議会の意見を聴くものとする．
④ 厚生労働大臣は，肝炎対策基本指針を策定したときは，遅滞なく，これをインターネットの利用その他適切な方法により公表しなければならない．
⑤ 厚生労働大臣は，肝炎医療に関する状況の変化を勘案し，及び肝炎対策の効果に関する評価を踏まえ，少なくとも5年ごとに，肝炎対策基本指針に検討を加え，必要があると認めるときには，これを変更しなければならない．
⑥ 第3項及び第4項の規定は，肝炎対策基本指針の変更について準用する．

第10条（関係行政機関への要請）厚生労働大臣は，必要があると認めるときは，関係行政機関の長に対して，肝炎対策基本指針の策定のための資料の提出又は肝炎対策基本指針において定められた施策であって当該行政機関の所管に係るものの実施について，必要な要請をすることができる．

第3章　基本的施策

第1節　肝炎の予防及び早期発見の推進

第11条（肝炎の予防の推進）国及び地方公共団体は，肝炎の予防に関する啓発及び知識の普及その他の肝炎の予防の推進のために必要な施策を講ずるものとする．

第12条（肝炎検査の質の向上等）国及び地方公共団体は，肝炎の早期発見に資するよう，肝炎検査の方法等の検討，肝炎検査の事業評価の実施，肝炎検査に携わる医療従事者に対する研修機会の確保その他の肝炎検査の質の向上等を図るために必要な施策を講ずるとともに，肝炎検査の受検率の向上に資するよう，肝炎検査に関する普及啓発その他必要な施策を講ずるものとする．

第2節　肝炎医療の均てん化の促進等

第13条（専門的な知識及び技能を有する医師その他の医療従事者の育成）国及び地方公共団体は，イン

ターフェロン治療等の抗ウイルス療法,肝庇護療法その他の肝炎医療に携わる専門的な知識及び技能を有する医師その他の医療従事者の育成を図るために必要な施策を講ずるものとする.

第14条(医療機関の整備等) ① 国及び地方公共団体は,肝炎患者等がその居住する地域にかかわらず等しくその状態に応じた適切な肝炎医療を受けることができるよう,専門的な肝炎医療の提供等を行う医療機関の整備を図るために必要な施策を講ずるものとする.

② 国及び地方公共団体は,肝炎患者等に対し適切な肝炎医療が提供されるよう,前項の医療機関その他の医療機関の間における連携協力体制の整備を図るために必要な施策を講ずるものとする.

第15条(肝炎患者の療養に係る経済的支援) 国及び地方公共団体は,肝炎患者が必要に応じ適切な肝炎医療を受けることができるよう,肝炎患者に係る経済的な負担を軽減するために必要な施策を講ずるものとする.

第16条(肝炎医療を受ける機会の確保等) 国及び地方公共団体は,肝炎患者が肝炎医療を受けるに当たって入院,通院等に支障がないよう医療機関,肝炎患者を雇用する者その他の関係する者間の連携協力体制を確保することその他の肝炎患者が肝炎医療を受ける機会の確保のために必要な施策を講ずるとともに,医療従事者に対する肝炎患者の療養生活の質の維持向上に関する研修の機会を確保することその他の肝炎患者の療養生活の質の維持向上のために必要な施策を講ずるものとする.

第17条(肝炎医療に関する情報の収集提供体制の整備等) 国及び地方公共団体は,肝炎医療に関する情報の収集及び提供を行う体制を整備するために必要な施策を講ずるとともに,肝炎患者等,その家族及びこれらの者の関係者に対する相談支援等を推進するために必要な施策を講ずるものとする.

第3節 研究の推進等

第18条 ① 国及び地方公共団体は,革新的な肝炎の予防,診断及び治療に関する方法の開発その他の肝炎の罹患率及び肝炎に起因する死亡率の低下に資する事項についての研究が促進され,並びにその成果が活用されるよう必要な施策を講ずるものとする.

② 国及び地方公共団体は,肝炎医療を行う上で特に必要性が高い医薬品及び医療機器の早期の薬事法(昭和35年法律第145号)の規定による製造販売の承認に資するようその治験が迅速かつ確実に行われ,並びに肝炎医療に係る標準的な治療方法の開発に係る臨床研究が円滑に行われる環境の整備のために必要な施策を講ずるものとする.

第4章 肝炎対策推進協議会

第19条 厚生労働省に,肝炎対策基本指針に関し,第9条第3項(同条第6項において準用する場合を含む.)に規定する事項を処理するため,肝炎対策推進協議会(以下「協議会」という.)を置く.

第20条 ① 協議会は,委員20人以内で組織する.
② 協議会の委員は,肝炎患者等及びその家族又は遺族を代表する者,肝炎医療に従事する者並びに学識経験のある者のうちから,厚生労働大臣が任命する.
③ 協議会の委員は,非常勤とする.
④ 前3項に定めるもののほか,協議会の組織及び運営に関し必要な事項は,政令で定める.

---

76 健康増進法

(平14・8・2法律第103号,
最終改正:平21・6・5法律第49号)

第1章 総則

第1条(目的) この法律は,我が国における急速な高齢化の進展及び疾病構造の変化に伴い,国民の健康の増進の重要性が著しく増大していることにかんがみ,国民の健康の増進の総合的な推進に関し基本的な事項を定めるとともに,国民の栄養の改善その他の国民の健康の増進を図るための措置を講じ,もって国民保健の向上を図ることを目的とする.

第2条(国民の責務) 国民は,健康な生活習慣の重要性に対する関心と理解を深め,生涯にわたって,自らの健康状態を自覚するとともに,健康の増進に努めなければならない.

第3条(国及び地方公共団体の責務) 国及び地方公共団体は,教育活動及び広報活動を通じた健康の増進に関する正しい知識の普及,健康の増進に関する情報の収集,整理,分析及び提供並びに研究の推進並びに健康の増進に係る人材の養成及び資質の向上を図るとともに,健康増進事業実施者その他の関係者に対し,必要な技術的援助を与えることに努めなければならない.

第4条(健康増進事業実施者の責務) 健康増進事業実施者は,健康教育,健康相談その他国民の健康の増進のために必要な事業(以下「健康増進事業」という.)を積極的に推進するよう努めなければならない.

第5条(関係者の協力) 国,都道府県,市町村(特別区を含む.以下同じ.),健康増進事業実施者,医療機関その他の関係者は,国民の健康の増進の総合的な推進を図るため,相互に連携を図りながら協力するよう努めなければならない.

第6条(定義) この法律において「健康増進事業実施者」とは,次に掲げる者をいう.
1 健康保険法(大正11年法律第70号)の規定により健康増進事業を行う全国健康保険協会,健康保険組合又は健康保険組合連合会
2 船員保険法(昭和14年法律第73号)の規定により健康増進事業を行う全国健康保険協会
3 国民健康保険法(昭和33年法律第192号)の規定により健康増進事業を行う市町村,国民健康保険組合又は国民健康保険団体連合会
4 国家公務員共済組合法(昭和33年法律第128号)の規定により健康増進事業を行う国家公務員共済組合又は国家公務員共済組合連合会
5 地方公務員等共済組合法(昭和37年法律第152号)の規定により健康増進事業を行う地方公務員共済組合又は全国市町村職員共済組合連合会
6 私立学校教職員共済法(昭和28年法律第245号)の規定により健康増進事業を行う日本私立学校振興・共済事業団
7 学校保健安全法(昭和33年法律第56号)の規定により健康増進事業を行う者
8 母子保健法(昭和40年法律第141号)の規定により健康増進事業を行う市町村
9 労働安全衛生法(昭和47年法律第57号)の規定により健康増進事業を行う事業者

10 高齢者の医療の確保に関する法律（昭和57年法律第80号）の規定により健康増進事業を行う全国健康保険協会，健康保険組合，市町村，国民健康保険組合，共済組合，日本私立学校振興・共済事業団又は後期高齢者医療広域連合
11 介護保険法（平成9年法律第123号）の規定により健康増進事業を行う市町村
12 この法律の規定により健康増進事業を行う市町村
13 その他健康増進事業を行う者であって，政令で定めるもの

第2章　基本方針等

第7条（基本方針）① 厚生労働大臣は，国民の健康の増進の総合的な推進を図るための基本的な方針（以下「基本方針」という．）を定めるものとする．
② 基本方針は，次に掲げる事項について定めるものとする．
1 国民の健康の増進の推進に関する基本的な方向
2 国民の健康の増進の目標に関する事項
3 次条第1項の都道府県健康増進計画及び同条第2項の市町村健康増進計画の策定に関する基本的な事項
4 第10条第1項の国民健康・栄養調査その他の健康の増進に関する調査及び研究に関する基本的な事項
5 健康増進事業実施者間における連携及び協力に関する基本的な事項
6 食生活，運動，休養，飲酒，喫煙，歯の健康の保持その他の生活習慣に関する正しい知識の普及に関する事項
7 その他国民の健康の増進の推進に関する重要事項
③ 厚生労働大臣は，基本方針を定め，又はこれを変更しようとするときは，あらかじめ，関係行政機関の長に協議するものとする．
④ 厚生労働大臣は，基本方針を定め，又はこれを変更したときは，遅滞なく，これを公表するものとする．

第8条（都道府県健康増進計画等）① 都道府県は，基本方針を勘案して，当該都道府県の住民の健康の増進の推進に関する施策についての基本的な計画（以下「都道府県健康増進計画」という．）を定めるものとする．
② 市町村は，基本方針及び都道府県健康増進計画を勘案して，当該市町村の住民の健康の増進の推進に関する施策についての計画（以下「市町村健康増進計画」という．）を定めるよう努めるものとする．
③ 都道府県及び市町村は，都道府県健康増進計画又は市町村健康増進計画を定め，又は変更したときは，遅滞なく，これを公表するものとする．
④ 国は，都道府県健康増進計画又は市町村健康増進計画に基づいて住民の健康増進のために必要な事業を行う都道府県又は市町村に対し，予算の範囲内において，当該事業に要する費用の一部を補助することができる．

第9条（健康診査の実施等に関する指針）① 厚生労働大臣は，生涯にわたる国民の健康の増進に向けた自主的な努力を促進するため，健康診査の実施及びその結果の通知，健康手帳（自らの健康管理のために必要な事項を記載する手帳をいう．）の交付その他の措置に関し，健康増進事業実施者に対する健康診査の実施等に関する指針（以下「健康診査等指針」という．）を定めるものとする．
② 厚生労働大臣は，健康診査等指針を定め，又はこれを変更しようとするときは，あらかじめ，総務大臣，財務大臣及び文部科学大臣に協議するものとする．
③ 厚生労働大臣は，健康診査等指針を定め，又はこれを変更したときは，遅滞なく，これを公表するものとする．

第3章　国民健康・栄養調査等

第10条（国民健康・栄養調査の実施）① 厚生労働大臣は，国民の健康の増進の総合的な推進を図るための基礎資料として，国民の身体の状況，栄養摂取量及び生活習慣の状況を明らかにするため，国民健康・栄養調査を行うものとする．
② 厚生労働大臣は，独立行政法人国立健康・栄養研究所（以下「研究所」という．）に，国民健康・栄養調査の実施に関する事務のうち集計その他の政令で定める事務の全部又は一部を行わせることができる．
③ 都道府県知事（保健所を設置する市又は特別区にあっては，市長又は区長．以下同じ．）は，その管轄区域内の国民健康・栄養調査の執行に関する事務を行う．

第11条（調査世帯）① 国民健康・栄養調査の対象の選定は，厚生労働省令で定めるところにより，毎年，厚生労働大臣が調査地区を定め，その地区内において都道府県知事が調査世帯を指定することによって行う．
② 前項の規定により指定された調査世帯に属する者は，国民健康・栄養調査の実施に協力しなければならない．

第12条（国民健康・栄養調査員）① 都道府県知事は，その行う国民健康・栄養調査の実施のために必要があるときは，国民健康・栄養調査員を置くことができる．
② 前項に定めるもののほか，国民健康・栄養調査員に関し必要な事項は，厚生労働省令でこれを定める．

第13条（国の負担）国は，国民健康・栄養調査に要する費用を負担する．

第14条（調査票の使用制限）国民健康・栄養調査のために集められた調査票は，第10条第1項に定める調査の目的以外の目的のために使用してはならない．

第15条（省令への委任）第10条から前条までに定めるもののほか，国民健康・栄養調査の方法及び調査項目その他国民健康・栄養調査の実施に関して必要な事項は，厚生労働省令で定める．

第16条（生活習慣病の発生の状況の把握）国及び地方公共団体は，国民の健康の増進の総合的な推進を図るための基礎資料として，国民の生活習慣とがん，循環器病その他の政令で定める生活習慣病（以下単に「生活習慣病」という．）との相関関係を明らかにするため，生活習慣病の発生の状況の把握に努めなければならない．

第4章　保健指導等

第17条（市町村による生活習慣相談等の実施）① 市町村は，住民の健康の増進を図るため，医師，歯科医師，薬剤師，保健師，助産師，看護師，准看護師，管理栄養士，栄養士，歯科衛生士その他の職員に，栄養の改善その他の生活習慣の改善に関する事項につき住民からの相談に応じさせ，及び必要な栄養指導その他の保健指導を行わせ，並びにこれらに付随する業務を行わせるものとする．
② 市町村は，前項に規定する業務の一部について，健康保険法第63条第3項各号に掲げる病院又は診療所その他の適当と認められるものに対し，その実施を委

託することができる．

第18条（都道府県による専門的な栄養指導その他の保健指導の実施） ① 都道府県，保健所を設置する市及び特別区は，次に掲げる業務を行うものとする．
1 住民の健康の増進を図るために必要な栄養指導その他の保健指導のうち，特に専門的な知識及び技術を必要とするものを行うこと．
2 特定かつ多数の者に対して継続的に食事を供給する施設に対し，栄養管理の実施について必要な指導及び助言を行うこと．
3 前2号の業務に付随する業務を行うこと．

② 都道府県は，前条第1項の規定により市町村が行う業務の実施に関し，市町村相互間の連絡調整を行い，及び市町村の求めに応じ，その設置する保健所による技術的事項についての協力その他当該市町村に対する必要な援助を行うものとする．

第19条（栄養指導員） 都道府県知事は，前条第1項に規定する業務（同項第1号及び第3号に掲げる業務については，栄養指導に係るものに限る．）を行う者として，医師又は管理栄養士の資格を有する都道府県，保健所を設置する市又は特別区の職員のうちから，栄養指導員を命ずるものとする．

第19条の2（市町村による健康増進事業の実施） 市町村は，第17条第1項に規定する業務に係る事業以外の健康増進事業であって厚生労働省令で定めるものの実施に努めるものとする．

第19条の3（都道府県による健康増進事業に対する技術的援助等の実施） 都道府県は，前条の規定により市町村が行う事業の実施に関し，市町村相互間の連絡調整を行い，及び市町村の求めに応じ，その設置する保健所による技術的事項についての協力その他当該市町村に対する必要な援助を行うものとする．

第19条の4（報告の徴収） 厚生労働大臣又は都道府県知事は，市町村に対し，必要があると認めるときは，第17条第1項に規定する業務及び第19条の2に規定する事業の実施の状況に関する報告を求めることができる．

第5章 特定給食施設等

第1節 特定給食施設における栄養管理

第20条（特定給食施設の届出） ① 特定給食施設（特定かつ多数の者に対して継続的に食事を供給する施設のうち栄養管理が必要なものとして厚生労働省令で定めるものをいう．以下同じ．）を設置した者は，その事業の開始の日から1月以内に，その施設の所在地の都道府県知事に，厚生労働省令で定める事項を届け出なければならない．

② 前項の規定による届出をした者は，同項の厚生労働省令で定める事項に変更を生じたときは，変更の日から1月以内に，その旨を当該都道府県知事に届け出なければならない．その事業を休止し，又は廃止したときも，同様とする．

第21条（特定給食施設における栄養管理） ① 特定給食施設であって特別の栄養管理が必要なものとして厚生労働省令で定めるところにより都道府県知事が指定するものの設置者は，当該特定給食施設に管理栄養士を置かなければならない．

② 前項に規定する特定給食施設以外の特定給食施設の設置者は，厚生労働省令で定めるところにより，当該特定給食施設に栄養士又は管理栄養士を置くように努めなければならない．

③ 特定給食施設の設置者は，前2項に定めるもののほか，厚生労働省令で定める基準に従って，適切な栄養管理を行わなければならない．

第22条（指導及び助言） 都道府県知事は，特定給食施設の設置者に対し，前条第1項又は第3項の規定による栄養管理の実施を確保するため必要があると認めるときは，当該栄養管理の実施に関し必要な指導及び助言をすることができる．

第23条（勧告及び命令） ① 都道府県知事は，第21条第1項の規定に違反して管理栄養士を置かず，若しくは同条第3項の規定に違反して適切な栄養管理を行わず，又は正当な理由がなくて前条の栄養管理をしない特定給食施設の設置者があるときは，当該特定給食施設の設置者に対し，管理栄養士を置き，又は適切な栄養管理を行うよう勧告することができる．

② 都道府県知事は，前項に規定する勧告を受けた特定給食施設の設置者が，正当な理由がなくてその勧告に係る措置をとらなかったときは，当該特定給食施設の設置者に対し，その勧告に係る措置をとるべきことを命ずることができる．

第24条（立入検査等） ① 都道府県知事は，第21条第1項又は第3項の規定による栄養管理の実施を確保するため必要があると認めるときは，特定給食施設の設置者若しくは管理者に対し，その業務に関し報告をさせ，又は栄養指導員に，当該施設に立ち入り，業務の状況若しくは帳簿，書類その他の物件を検査させ，若しくは関係者に質問させることができる．

② 前項の規定により立入検査又は質問をする栄養指導員は，その身分を示す証明書を携帯し，関係者に提示しなければならない．

③ 第1項の規定による権限は，犯罪捜査のために認められたものと解釈してはならない．

第2節 受動喫煙の防止

第25条 学校，体育館，病院，劇場，観覧場，集会場，展示場，百貨店，事務所，官公庁施設，飲食店その他の多数の者が利用する施設を管理する者は，これらを利用する者について，受動喫煙（室内又はこれに準ずる環境において，他人のたばこの煙を吸わされることをいう．）を防止するために必要な措置を講ずるように努めなければならない．

第6章 特別用途表示，栄養表示基準等

第26条（特別用途表示の許可） ① 販売に供する食品につき，乳児用，幼児用，妊産婦用，病者用その他内閣府令で定める特別の用途に適する旨の表示（以下「特別用途表示」という．）をしようとする者は，内閣総理大臣の許可を受けなければならない．

② 前項の許可を受けようとする者は，製品見本を添え，商品名，原材料の配合割合及び当該製品の製造方法，成分分析表，許可を受けようとする特別用途表示の内容その他内閣府令で定める事項を記載した申請書を，その営業所の所在地の都道府県知事を経由して内閣総理大臣に提出しなければならない．

③ 内閣総理大臣は，研究所又は内閣総理大臣の登録を受けた法人（以下「登録試験機関」という．）に，第1項の許可を行うについて必要な試験（以下「許可試験」という．）を行わせるものとする．

④ 第1項の許可を申請する者は，実費（許可試験に係る実費を除く．）を勘案して政令で定める額の手数料を国に，研究所の行う許可試験にあっては許可試験に係る実費を勘案して政令で定める額の手数料を研究

第6章 特別用途表示, 栄養表示基準等

所に, 登録試験機関の行う許可試験にあっては当該登録試験機関が内閣総理大臣の認可を受けて定める額の手数料を当該登録試験機関に納めなければならない.

⑤ 内閣総理大臣は, 第1項の許可をしようとするときは, あらかじめ, 厚生労働大臣の意見を聴かなければならない.

⑥ 第1項の許可を受けて特別用途表示をする者は, 当該許可に係る食品 (以下「特別用途食品」という.) につき, 内閣府令で定める事項を内閣府令で定めるところにより表示しなければならない.

⑦ 内閣総理大臣は, 第1項又は前項の内閣府令を制定し, 又は改廃しようとするときは, あらかじめ, 厚生労働大臣に協議しなければならない.

第26条の2 (登録試験機関の登録) 登録試験機関の登録を受けようとする者は, 内閣府令で定める手続に従い, 実費を勘案して政令で定める額の手数料を納めて, 内閣総理大臣に登録の申請をしなければならない.

第26条の3 (欠格条項) 次の各号のいずれかに該当する法人は, 第26条第3項の登録を受けることができない.

1 その法人又はその業務を行う役員がこの法律の規定に違反し, 罰金以上の刑に処せられ, その執行を終わり, 又はその執行を受けることのなくなった日から2年を経過しないもの

2 第26条の13の規定により登録を取り消され, その取消しの日から2年を経過しない法人

3 第26条の13の規定による登録の取り消しの日前30日以内にその取消しに係る法人の業務を行う役員であった者でその取消しの日から2年を経過しないものがその業務を行う役員となっている法人

第26条の4 (登録の基準) 第26条の2の規定により登録を申請した者 (以下この項において「登録申請者」という.) が次に掲げる要件のすべてに適合しているときは, その登録をしなければならない. この場合において, 登録に関して必要な手続は, 内閣府令で定める.

1 別表の上欄に掲げる機械器具その他の設備を有し, かつ, 許可試験を同表の中欄に掲げる条件に適合する知識経験を有する者が実施し, その人数が同表の下欄に掲げる数以上であること.

2 次に掲げる許可試験の信頼性の確保のための措置がとられていること.

イ 試験を行う部門に許可試験の種類ごとにそれぞれ専任の管理者を置くこと.

ロ 許可試験の業務の管理及び精度の確保に関する文書が作成されていること.

ハ ロに掲げる文書に記載されたところに従い許可試験の業務の管理及び精度の確保を行う専任の部門を置くこと.

3 登録申請者が, 第26条第1項若しくは第29条第1項の規定により許可若しくは承認を受けなければならないこととされる食品を製造し, 輸入し, 又は販売する食品衛生法 (昭和22年法律第233号) 第4条第8項に規定する営業者 (以下この号及び第26条の10第2項において「特別用途食品営業者」という.) に支配されるものとして次のいずれかに該当するものでないこと.

イ 登録申請者が株式会社である場合にあっては, 特別用途食品営業者がその親法人 (会社法 (平成17年法律第86号) 第879条第1項に規定する親法人をいう.) であること.

ロ 登録申請者の役員 (持分会社 (会社法第575条第1項に規定する持分会社をいう.) にあっては, 業務を執行する社員) 又は職員 (過去2年間に当該特別用途食品営業者の役員又は職員であった者を含む.) の割合が2分の1を超えていること.

ハ 登録申請者の代表権を有する役員が, 特別用途食品営業者の役員又は職員 (過去2年間に当該特別用途食品営業者の役員又は職員であった者を含む.) であること.

② 登録は, 次に掲げる事項を登録台帳に記帳して行う.

1 登録年月日及び登録番号

2 登録試験機関の名称, 代表者の氏名及び主たる事務所の所在地

3 登録試験機関が許可試験を行う事業所の名称及び所在地

第26条の5 (登録の更新) ① 登録試験機関の登録は, 5年以上10年以内において政令で定める期間ごとにその更新を受けなければ, その期間の経過によって, その効力を失う.

② 前3条の規定は, 前項の登録の更新について準用する.

第26条の6 (試験の義務) 登録試験機関は, 許可試験を行うことを求められたときは, 正当な理由がある場合を除き, 遅滞なく, 許可試験を行わなければならない.

第26条の7 (事業所の変更の届出) 登録試験機関は, 許可試験を行う事業所の所在地を変更しようとするときは, 変更しようとする日の2週間前までに, 内閣総理大臣に届け出なければならない.

第26条の8 (試験業務規程) ① 登録試験機関は, 許可試験の業務に関する規程 (以下「試験業務規程」という.) を定め, 許可試験の業務の開始前に, 内閣総理大臣の認可を受けなければならない. これを変更しようとするときも, 同様とする.

② 試験業務規程には, 許可試験の実施方法, 許可試験の手数料その他の内閣府令で定める事項を定めておかなければならない.

③ 内閣総理大臣は, 第1項の認可をした試験業務規程が許可試験の適正かつ確実な実施上不適当となったと認めるときは, 登録試験機関に対し, その試験業務規程を変更すべきことを命ずることができる.

第26条の9 (業務の休廃止) 登録試験機関は, 内閣総理大臣の許可を受けなければ, 許可試験の業務の全部又は一部を休止し, 又は廃止してはならない.

第26条の10 (財務諸表等の備付け及び閲覧等) ① 登録試験機関は, 毎事業年度経過後3月以内に, その事業年度の財産目録, 貸借対照表及び損益計算書又は収支計算書並びに事業報告書 (その作成に代えて電磁的記録 (電子的方式, 磁気的方式その他の人の知覚によっては認識することができない方式で作られる記録であって, 電子計算機による情報処理の用に供されるものをいう. 以下この条において同じ.) の作成がされている場合における当該電磁的記録を含む. 次項及び第40条において「財務諸表等」という.) を作成し, 5年間事業所に備えて置かなければならない.

② 登録試験機関及びその他の利害関係人は, 登録試験機関の業務時間内は, いつでも, 次に掲げる請求をすることができる. ただし, 第2号又は第4号の請求をするには, 登録試験機関の定めた費用を支払わなければならない.

1 財務諸表等が書面をもって作成されているときは, 当該書面の閲覧又は謄写の請求

2 前号の書面の謄本又は抄本の請求

3 財務諸表等が電磁的記録をもって作成されているときは、当該電磁的記録に記録された事項を内閣府令で定める方法により表示したものの閲覧又は謄写の請求

4 前号の電磁的記録に記録された事項を電磁的方法であって内閣府令で定めるものにより提供すること の請求又は当該事項を記載した書面の交付の請求

第26条の11（秘密保持義務等） ① 登録試験機関の役員若しくは職員又はこれらの職にあった者は、許可試験の業務に関して知り得た秘密を漏らしてはならない。

② 許可試験の業務に従事する登録試験機関の役員又は職員は、刑法（明治40年法律第45号）その他の罰則の適用については、法令により公務に従事する職員とみなす。

第26条の12（適合命令） 内閣総理大臣は、登録試験機関が第26条の4第1項各号のいずれかに適合しなくなったと認めるときは、その登録試験機関に対し、これらの規定に適合するため必要な措置をとるべきことを命ずることができる。

第26条の13（登録の取消し等） 内閣総理大臣は、登録試験機関が次の各号のいずれかに該当するときは、その登録を取り消し、又は期間を定めて許可試験の業務の全部若しくは一部の停止を命ずることができる。

1 第26条の3第1号又は第3号に該当するに至ったとき。

2 第26条の6、第26条の7、第26条の9、第26条の10第1項又は次条の規定に違反したとき。

3 正当な理由がないのに第26条の10第2項各号の規定による請求を拒んだとき。

4 第26条の8第1項の認可を受けた試験業務規程によらないで許可試験を行ったとき。

5 第26条の8第3項又は前条の規定による命令に違反したとき。

6 不正の手段により第26条第3項の登録（第26条の5第1項の登録の更新を含む。）を受けたとき。

第26条の14（帳簿の備付） 登録試験機関は、内閣府令で定めるところにより、帳簿を備え、許可試験に関する業務に関し内閣府令で定める事項を記載し、これを保存しなければならない。

第26条の15（登録試験機関以外の者による人を誤認させる行為の禁止） ① 登録試験機関以外の者は、その行う業務が許可試験であると人を誤認させるような表示その他の行為をしてはならない。

② 内閣総理大臣は、登録試験機関以外の者に対し、その行う業務が許可試験であると人を誤認させないようにするための措置をとるべきことを命ずることができる。

第26条の16（報告の徴収） 内閣総理大臣は、この法律の施行に必要な限度において、登録試験機関に対し、その業務又は経理の状況に関し報告をさせることができる。

第26条の17（立入検査） ① 内閣総理大臣は、この法律の施行に必要な限度において、その職員に、登録試験機関の事務所に立ち入り、業務の状況又は帳簿、書類その他の物件を検査させることができる。

② 前項の規定により立入検査をする職員は、その身分を示す証明書を携帯し、関係者に提示しなければならない。

③ 第1項の立入検査の権限は、犯罪捜査のために認められたものと解釈してはならない。

第26条の18（公示） 内閣総理大臣は、次の場合には、その旨を官報に公示しなければならない。

1 第26条第3項の登録をしたとき。

2 第26条の5第1項の規定により登録試験機関の登録がその効力を失ったとき。

3 第26条の7の規定による届出があったとき。

4 第26条の9の規定による許可をしたとき。

5 第26条の13の規定により登録試験機関の登録を取り消し、又は許可試験の業務の停止を命じたとき。

第27条（特別用途食品の検査及び収去） ① 内閣総理大臣は都道府県知事は、必要があると認めるときは、当該職員に特別用途食品の製造施設、貯蔵施設又は販売施設に立ち入らせ、販売の用に供する当該特別用途食品を検査させ、又は試験の用に供するのに必要な限度において当該特別用途食品を収去させることができる。

② 前項の規定により立入検査又は収去をする職員は、その身分を示す証明書を携帯し、関係者に提示しなければならない。

③ 第1項に規定する当該職員の権限は、食品衛生法第30条第1項に規定する食品衛生監視員が行うものとする。

④ 第1項の規定による権限は、犯罪捜査のために認められたものと解釈してはならない。

⑤ 内閣総理大臣は、研究所に、第1項の規定により収去された食品の試験を行わせるものとする。

第28条（特別用途表示の許可の取消し） 内閣総理大臣は、第26条第1項の許可を受けた者が次の各号のいずれかに該当するときは、当該許可を取り消すことができる。

1 第26条第6項の規定に違反したとき。

2 当該許可に係る食品につき虚偽の表示をしたとき。

3 当該許可を受けた日以降における科学的知見の充実により当該許可に係る食品について当該許可に係る特別用途表示をすることが適切でないことが判明するに至ったとき。

第29条（特別用途表示の承認） ① 本邦において販売に供する食品につき、外国において特別用途表示をしようとする者は、内閣総理大臣の承認を受けることができる。

② 第26条第2項から第7項まで及び前条の規定は前項の承認について、第27条の規定は同項の承認に係る食品について準用する。この場合において、第26条第2項中「その営業所の所在地の都道府県知事を経由して内閣総理大臣」とあるのは「内閣総理大臣」と、第27条第1項中「製造施設、貯蔵施設」とあるのは「貯蔵施設」と、前条第1号中「第26条第6項」とあるのは「次条第2項において準用する第26条第6項」と読み替えるものとする。

第30条（特別用途表示がされた食品の輸入の許可） 本邦において販売に供する食品であって、第26条第1項の規定による許可又は前条第1項の規定による承認を受けずに特別用途表示がされたものを輸入しようとする者については、その者を第26条第1項に規定する特別用途表示をしようとする者とみなして、第26条から第37条第2号の規定を適用する。

第30条の2（食事摂取基準） ① 厚生労働大臣は、生涯にわたる国民の栄養摂取の改善に向けた自主的な努力を促進するため、国民健康・栄養調査その他の健康の保持増進に関する調査及び研究の成果を分析し、その分析の結果を踏まえ、食事による栄養摂取量の基準（以下この条において「食事摂取基準」という。）を定めるものとする。

② 食事摂取基準においては、次に掲げる事項を定めるものとする.
1 国民がその健康の保持増進を図る上で摂取することが望ましい熱量に関する事項
2 国民がその健康の保持増進を図る上で摂取することが望ましい栄養素の量に関する事項
  イ 国民の栄養摂取の状況からみてその欠乏が国民の健康の保持増進に影響を与えているものとして厚生労働省令で定める栄養素
  ロ 国民の栄養摂取の状況からみてその過剰な摂取が国民の健康の保持増進に影響を与えているものとして厚生労働省令で定める栄養素
③ 厚生労働大臣は、食事摂取基準を定め、又は変更したときは、遅滞なく、これを公表するものとする.

第31条（栄養表示基準） ① 内閣総理大臣は、販売に供する食品（特別用途食品を除く.）につき、栄養表示（前条第2項第2号イ又はロの厚生労働省令で定める栄養素を含むものに限る. 次項第1号において同じ.）又は熱量に関する表示をいう. 以下同じ.）に関する基準（以下「栄養表示基準」という.）を定めるものとする.
② 栄養表示基準においては、次に掲げる事項を定めるものとする.
1 食品の栄養成分の量及び熱量に関し表示すべき事項並びにその表示の方法
2 前条第2項第2号イの厚生労働省令で定める栄養素を含む栄養成分であってその正確な情報を国民に伝達することが特に必要であるものとして内閣府令で定めるものにつき、その補給ができる旨を表示するに際し遵守すべき事項又はその旨が表示された栄養表示食品（本邦において販売に供する食品であって、栄養表示がされたもの（第29条第1項の承認を受けた食品を除く.）をいう. 次号及び次条において同じ.）で輸入されたものを販売するに際し遵守すべき事項
3 前条第2項第2号ロの厚生労働省令で定める栄養素を含む栄養成分であってその正確な情報を国民に伝達することが特に必要であるものとして内閣府令で定めるもの又は熱量につき、その適切な摂取ができる旨を表示するに際し遵守すべき事項又はその旨が表示された栄養表示食品で輸入されたものを販売するに際し遵守すべき事項
③ 内閣総理大臣は、栄養表示基準を定め、若しくは変更しようとするとき、又は前項第2号若しくは第3号の内閣府令を制定し、若しくは改廃しようとするときは、あらかじめ、厚生労働大臣に協議しなければならない.
④ 内閣総理大臣は、栄養表示基準を定め、又は変更したときは、遅滞なく、これを告示しなければならない.

第31条の2（栄養表示基準の遵守義務） 販売に供する食品（特別用途食品を除く.）につき、栄養表示をしようとする者及び栄養表示を輸入販売する者は、栄養表示基準に従い、必要な表示をしなければならない. ただし、販売に供する食品（特別用途食品を除く.）の容器包装及びこれに添付する文書以外のものに栄養表示をする場合その他政令で定める場合は、この限りでない.

第32条（勧告等） ① 内閣総理大臣は、栄養表示基準に従った表示がされていない者があるときは、その者に対し、栄養表示基準に従い必要な表示をすべき旨の勧告をすることができる.
② 内閣総理大臣は、前項に規定する勧告を受けた者が、正当な理由がなくてその勧告に係る措置をとらなかったときは、その者に対し、その勧告に係る措置をとるべきことを命ずることができる.
③ 第27条の規定は、販売に供する食品であって栄養表示がされたもの（特別用途食品及び第29条第1項の承認を受けた食品を除く.）について準用する.

第32条の2（誇大表示の禁止） ① 何人も、食品として販売に供する物に関して広告その他の表示をするときは、健康の保持増進の効果その他内閣府令で定める事項（次条第3項において「健康保持増進効果等」という.）について、著しく事実に相違する表示をし、又は著しく人を誤認させるような表示をしてはならない.
② 内閣総理大臣は、前項の内閣府令を制定し、又は改廃しようとするときは、あらかじめ、厚生労働大臣に協議しなければならない.

第32条の3（勧告等） ① 内閣総理大臣は、前条第1項の規定に違反して表示をした者がある場合において、国民の健康の保持増進及び国民に対する正確な情報の伝達に重大な影響を与えるおそれがあると認めるときは、その者に対し、当該表示に関し必要な措置をとるべき旨の勧告をすることができる.
② 内閣総理大臣は、前項に規定する勧告を受けた者が、正当な理由がなくてその勧告に係る措置をとらなかったときは、その者に対し、その勧告に係る措置をとるべきことを命ずることができる.
③ 第27条の規定は、食品として販売に供する物であって健康保持増進効果等についての表示がされたもの（特別用途食品、第29条第1項の承認を受けた食品及び販売に供する食品であって栄養表示がされたものを除く.）について準用する.

第33条（再審査請求） 第27条第1項（第29条第2項、第32条第3項及び前条第3項において準用する場合を含む.）の規定により保健所を設置する市又は特別区の長が行う処分についての審査請求の裁決に不服がある者は、内閣総理大臣に対して再審査請求をすることができる.

第7章　雑　則

第34条（事務の区分） 第10条第3項、第11条第1項、第26条第2項及び第27条第1項（第29条第2項及び第32条第3項において準用する場合を含む.）の規定により都道府県、保健所を設置する市又は特別区が処理することとされている事務は、地方自治法（昭和22年法律第67号）第2条第9項第1号に規定する第1号法定受託事務とする.

第35条（権限の委任） ① この法律に規定する厚生労働大臣の権限は、厚生労働省令で定めるところにより、地方厚生局長に委任することができる.
② 前項の規定により地方厚生局長に委任された権限は、厚生労働省令で定めるところにより、地方厚生支局長に委任することができる.
③ 内閣総理大臣は、この法律による権限（政令で定めるものを除く.）を消費者庁長官に委任する.
④ 消費者庁長官は、政令で定めるところにより、前項の規定により委任された権限の一部を地方厚生局長又は地方厚生支局長に委任することができる.
⑤ 地方厚生局長又は地方厚生支局長は、前項の規定により委任された権限を行使したときは、その結果について消費者庁長官に報告するものとする.

第8章 罰則

第36条 ① 国民健康・栄養調査に関する事務に従事した公務員,研究所の職員若しくは国民健康・栄養調査員又はこれらの職にあった者が,その職務の執行に関して知り得た人の秘密を正当な理由がなく漏らしたときは,1年以下の懲役又は100万円以下の罰金に処する.
② 職務上前項の秘密を知り得た他の公務員又は公務員であった者が,正当な理由がなくその秘密を漏らしたときも,同項と同様とする.
③ 第26条の11第1項の規定に違反してその職務に関して知り得た秘密を漏らした者は,1年以下の懲役又は100万円以下の罰金に処する.
④ 第26条の13の規定による業務の停止の命令に違反したときは,その違反行為をした登録試験機関の役員又は職員は,1年以下の懲役又は100万円以下の罰金に処する.
第36条の2 第32条の3第2項の規定に基づく命令に違反した者は,6月以下の懲役又は100万円以下の罰金に処する.
第37条 次の各号のいずれかに該当する者は,50万円以下の罰金に処する.
1 第23条第2項又は第32条第2項の規定に基づく命令に違反した者
2 第26条第1項の規定に違反した者
3 第26条の15第2項の規定による命令に違反した者
第37条の2 次に掲げる違反があった場合においては,その行為をした登録試験機関の代表者,代理人,使用人その他の従業者は,50万円以下の罰金に処する.
1 第26条の9の規定による許可を受けないで,許可試験の業務を廃止したとき.
2 第26条の14の規定による帳簿の記載をせず,虚偽の記載をし,又は帳簿を保存しなかったとき.
3 第26条の16の規定による報告をせず,又は虚偽の報告をしたとき.
4 第26条の17第1項の規定による検査を拒み,妨げ,又は忌避したとき.
第38条 次の各号のいずれかに該当する者は,30万円以下の罰金に処する.
1 第24条第1項の規定による報告をせず,若しくは虚偽の報告をし,又は同項の規定による検査を拒み,妨げ,若しくは忌避し,若しくは同項の規定による質問に対して答弁をせず,若しくは虚偽の答弁をした者
2 第27条第1項(第29条第2項及び第32条第3項において準用する場合を含む.)の規定による検査又は収去を拒み,妨げ,又は忌避した者
第39条 法人の代表者又は法人若しくは人の代理人,使用人その他の従業者が,その法人又は人の業務に関し,第37条又は前条の違反行為をしたときは,行為者を罰するほか,その法人又は人に対して各本条の刑を科する.
第40条 第26条の10第1項の規定に違反して財務諸表等を備えて置かず,財務諸表等に記載すべき事項を記載せず,若しくは虚偽の記載をし,又は正当な理由がないのに同条第2項各号の規定による請求を拒んだ者は,20万円以下の過料に処する.

77 学校保健安全法

(昭33・4・10法律第56号,
最終改正:平20・6・18法律第73号)

第1章 総則

第1条(目的) この法律は,学校における児童生徒等及び職員の健康の保持増進を図るため,学校における保健管理に関し必要な事項を定めるとともに,学校における教育活動が安全な環境において実施され,児童生徒等の安全の確保が図られるよう,学校における安全管理に関し必要な事項を定め,もつて学校教育の円滑な実施とその成果の確保に資することを目的とする.
第2条(定義) ① この法律において「学校」とは,学校教育法(昭和22年法律第26号)第1条に規定する学校をいう.
② この法律において「児童生徒等」とは,学校に在学する幼児,児童,生徒又は学生をいう.
第3条(国及び地方公共団体の責務) ① 国及び地方公共団体は,相互に連携を図り,各学校において保健及び安全に係る取組が確実かつ効果的に実施されるようにするため,学校における保健及び安全に関する最新の知見及び事例を踏まえつつ,財政上の措置その他の必要な施策を講ずるものとする.
② 国は,各学校における安全に係る取組を総合的かつ効果的に推進するため,学校安全の推進に関する計画の策定その他所要の措置を講ずるものとする.
③ 地方公共団体は,国が講ずる前項の措置に準じた措置を講ずるように努めなければならない.

第2章 学校保健

第1節 学校の管理運営等

第4条(学校保健に関する学校の設置者の責務) 学校の設置者は,その設置する学校の児童生徒等及び職員の心身の健康の保持増進を図るため,当該学校の施設及び設備並びに管理運営体制の整備充実その他の必要な措置を講ずるよう努めるものとする.
第5条(学校保健計画の策定等) 学校においては,児童生徒等及び職員の心身の健康の保持増進を図るため,児童生徒等の健康診断,環境衛生検査,児童生徒等に対する指導その他保健に関する事項について計画を策定し,これを実施しなければならない.
第6条(学校環境衛生基準) ① 文部科学大臣は,学校における換気,採光,照明,保温,清潔保持その他環境衛生に係る事項(学校給食法(昭和29年法律第160号)第9条第1項(夜間課程を置く高等学校における学校給食に関する法律(昭和31年法律第157号)第7条及び特別支援学校の幼稚部及び高等部における学校給食に関する法律(昭和32年法律第118号)第6条において準用する場合を含む.)に規定する事項を除く.)について,児童生徒等及び職員の健康を保護する上で維持されることが望ましい基準(以下この条において「学校環境衛生基準」という.)を定めるものとする.
② 学校の設置者は,学校環境衛生基準に照らしてその設置する学校の適切な環境の維持に努めなければならない.
③ 校長は,学校環境衛生基準に照らし,学校の環境衛

第2章 学校保健

生に関し適正を欠く事項があると認めた場合には、遅滞なく、その改善のために必要な措置を講じ、又は当該措置を講ずることができないときは、当該学校の設置者に対し、その旨を申し出るものとする。

第7条（保健室） 学校には、健康診断、健康相談、保健指導、救急処置その他の保健に関する措置を行うため、保健室を設けるものとする。

第2節 健康相談等

第8条（健康相談） 学校においては、児童生徒等の心身の健康に関し、健康相談を行うものとする。

第9条（保健指導） 養護教諭その他の職員は、相互に連携して、健康観察又は児童生徒等の健康状態の日常的な観察により、児童生徒等の心身の状況を把握し、健康上の問題があると認めるときは、遅滞なく、当該児童生徒等に対して必要な指導を行うとともに、必要に応じ、その保護者（学校教育法第16条に規定する保護者をいう。第24条及び第30条において同じ。）に対して必要な助言を行うものとする。

第10条（地域の医療機関等との連携） 学校においては、救急処置、健康相談又は保健指導を行うに当たつては、必要に応じ、当該学校の所在する地域の医療機関その他の関係機関との連携を図るよう努めるものとする。

第3節 健康診断

第11条（就学時の健康診断） 市（特別区を含む。以下同じ。）町村の教育委員会は、学校教育法第17条第1項の規定により翌学年の初めから同項に規定する学校に就学させるべき者で、当該市町村の区域内に住所を有するものの就学に当たつて、その健康診断を行わなければならない。

第12条 市町村の教育委員会は、前条の健康診断の結果に基づき、治療を勧告し、保健上必要な助言を行い、及び学校教育法第17条第1項に規定する義務の猶予若しくは免除又は特別支援学校への就学に関し指導を行う等適切な措置をとらなければならない。

第13条（児童生徒等の健康診断） ① 学校においては、毎学年定期に、児童生徒等（通信による教育を受ける学生を除く。）の健康診断を行わなければならない。
② 学校においては、必要があるときは、臨時に、幼児、児童、生徒又は学生の健康診断を行うものとする。

第14条 学校においては、前条の健康診断の結果に基づき、疾病の予防処置を行い、又は治療を指示し、並びに運動及び作業を軽減する等適切な措置をとらなければならない。

第15条（職員の健康診断） ① 学校の設置者は、毎学年定期に、学校の職員の健康診断を行わなければならない。
② 学校の設置者は、必要があるときは、臨時に、学校の職員の健康診断を行うものとする。

第16条 学校の設置者は、前条の健康診断の結果に基づき、治療を指示し、及び勤務を軽減する等適切な措置をとらなければならない。

第17条（健康診断の方法及び技術的基準等） ① 健康診断の方法及び技術的基準については、文部科学省令で定める。
② 第11条から前条までに定めるもののほか、健康診断の時期及び検査の項目その他健康診断に関し必要な事項は、前項に規定するものを除き、第11条の健康診断に関するものについては政令で、第13条及び第15条の健康診断に関するものについては文部科学省令で定める。
③ 前2項の文部科学省令は、健康増進法（平成14年法律第103号）第9条第1項に規定する健康診査等指針と調和が保たれたものでなければならない。

第18条（保健所との連絡） 学校の設置者は、この法律の規定による健康診断を行おうとする場合その他政令で定める場合においては、保健所と連絡するものとする。

第4節 感染症の予防

第19条（出席停止） 校長は、感染症にかかつており、かかつている疑いがあり、又はかかるおそれのある児童生徒等があるときは、政令で定めるところにより、出席を停止させることができる。

第20条（臨時休業） 学校の設置者は、感染症の予防上必要があるときは、臨時に、学校の全部又は一部の休業を行うことができる。

第21条（文部科学省令への委任） 前2条（第19条の規定に基づく政令を含む。）及び感染症の予防及び感染症の患者に対する医療に関する法律（平成10年法律第114号）その他感染症の予防に関して規定する法律（これらの法律に基づく命令を含む。）に定めるもののほか、学校における感染症の予防に関し必要な事項は、文部科学省令で定める。

第5節 学校保健技師並びに学校医、学校歯科医及び学校薬剤師

第22条（学校保健技師） ① 都道府県の教育委員会の事務局に、学校保健技師を置くことができる。
② 学校保健技師は、学校における保健管理に関する専門的事項について学識経験がある者でなければならない。
③ 学校保健技師は、上司の命を受け、学校における保健管理に関し、専門的技術的指導及び技術に従事する。

第23条（学校医、学校歯科医及び学校薬剤師） ① 学校には、学校医を置くものとする。
② 大学以外の学校には、学校歯科医及び学校薬剤師を置くものとする。
③ 学校医、学校歯科医及び学校薬剤師は、それぞれ医師、歯科医師又は薬剤師のうちから、任命し、又は委嘱する。
④ 学校医、学校歯科医及び学校薬剤師は、学校における保健管理に関する専門的事項に関し、技術及び指導に従事する。
⑤ 学校医、学校歯科医及び学校薬剤師の職務執行の準則は、文部科学省令で定める。

第6節 地方公共団体の援助及び国の補助

第24条（地方公共団体の援助） 地方公共団体は、その設置する小学校、中学校、中等教育学校の前期課程又は特別支援学校の小学部若しくは中学部の児童又は生徒が、感染性又は学習に支障を生ずるおそれのある疾病で政令で定めるものにかかり、学校において治療の指示を受けたときは、当該児童又は生徒の保護者で次の各号のいずれかに該当するものに対して、その疾病の治療のための医療に要する費用について必要な援助を行うものとする。
1 生活保護法（昭和25年法律第144号）第6条第2項に規定する要保護者
2 生活保護法第6条第2項に規定する要保護者に準ずる程度に困窮しているもので政令で定めるもの

第25条（国の補助） ① 国は、地方公共団体が前条の規定により同条第1号に掲げる者に対して援助を行う場合には、予算の範囲内において、その援助に要する経費の一部を補助することができる。
② 前項の規定により国が補助を行う場合の補助の基準については、政令で定める。

第3章　学校安全

第26条（学校安全に関する学校の設置者の責務） 学校の設置者は、児童生徒等の安全の確保を図るため、その設置する学校において、事故、加害行為、災害等（以下この条及び第29条第3項において「事故等」という。）により児童生徒等に生ずる危険を防止し、及び事故等により児童生徒等に危険又は危害が現に生じた場合（同条第1項及び第2項において「危険等発生時」という。）において適切に対処することができるよう、当該学校の施設及び設備並びに管理運営体制の整備充実その他の必要な措置を講ずるよう努めるものとする。

第27条（学校安全計画の策定等） 学校においては、児童生徒等の安全の確保を図るため、当該学校の施設及び設備の安全点検、児童生徒等に対する通学を含めた学校生活その他の日常生活における安全に関する指導、職員の研修その他学校における安全に関する事項について計画を策定し、これを実施しなければならない。

第28条（学校環境の安全の確保） 校長は、当該学校の施設又は設備について、児童生徒等の安全の確保を図る上で支障となる事項があると認めた場合には、遅滞なく、その改善を図るために必要な措置を講じ、又は当該措置を講ずることができないときは、当該学校の設置者に対し、その旨を申し出るものとする。

第29条（危険等発生時対処要領の作成等） ① 学校においては、児童生徒等の安全の確保を図るため、当該学校の実情に応じて、危険等発生時において当該学校の職員がとるべき措置の具体的内容及び手順を定めた対処要領（次項において「危険等発生時対処要領」という。）を作成するものとする。

② 校長は、危険等発生時対処要領の職員に対する周知、訓練の実施その他の危険等発生時において職員が適切に対処するために必要な措置を講ずるものとする。

③ 学校においては、事故等により児童生徒等に危害が生じた場合において、当該児童生徒等及び当該事故等により心理的外傷その他の心身の健康に対する影響を受けた児童生徒等その他の関係者の心身の健康を回復させるため、これらの者に対して必要な支援を行うものとする。この場合においては、第10条の規定を準用する。

第30条（地域の関係機関等との連携） 学校においては、児童生徒等の安全の確保を図るため、児童生徒等の保護者との連携を図るとともに、当該学校が所在する地域の実情に応じて、当該地域を管轄する警察署その他の関係機関、地域の安全を確保するための活動を行う団体その他の関係団体、当該地域の住民その他の関係者との連携を図るよう努めるものとする。

第4章　雑則

第31条（学校の設置者の事務の委任） 学校の設置者は、他の法律に特別の定めがある場合のほか、この法律に基づき処理すべき事務を校長に委任することができる。

第32条（専修学校の保健管理等） ① 専修学校には、保健管理に関する専門的事項に関し、技術及び指導を行う医師を置くように努めなければならない。

② 専修学校には、健康診断、健康相談、保健指導、救急処置等を行うため、保健室を設けるように努めなければならない。

③ 第3条から第6条まで、第8条から第10条まで、第13条から第21条まで及び第26条から前条までの規定は、専修学校に準用する。

78　母子保健法

（昭40・8・18法律第141号、
最終改正：平20・6・18法律第73号）

第1章　総則

第1条（目的） この法律は、母性並びに乳児及び幼児の健康の保持及び増進を図るため、母子保健に関する原理を明らかにするとともに、母性並びに乳児及び幼児に対する保健指導、健康診査、医療その他の措置を講じ、もつて国民保健の向上に寄与することを目的とする。

第2条（母性の尊重） 母性は、すべての児童がすこやかに生まれ、かつ、育てられる基盤であることにかんがみ、尊重され、かつ、保護されなければならない。

第3条（乳幼児の健康の保持増進） 乳児及び幼児は、心身ともに健全な人として成長してゆくために、その健康が保持され、かつ、増進されなければならない。

第4条（母性及び保護者の努力） ① 母性は、みずからすすんで、妊娠、出産又は育児についての正しい理解を深め、その健康の保持及び増進に努めなければならない。

② 乳児又は幼児の保護者は、みずからすすんで、育児についての正しい理解を深め、乳児又は幼児の健康の保持及び増進に努めなければならない。

第5条（国及び地方公共団体の責務） ① 国及び地方公共団体は、母性並びに乳児及び幼児の健康の保持及び増進に努めなければならない。

② 国及び地方公共団体は、母性並びに乳児及び幼児の健康の保持及び増進に関する施策を講ずるに当たつては、その施策を通じて、前3条に規定する母子保健の理念が具現されるように配慮しなければならない。

第6条（用語の定義） ① この法律において「妊産婦」とは、妊娠中又は出産後1年以内の女子をいう。

② この法律において「乳児」とは、1歳に満たない者をいう。

③ この法律において「幼児」とは、満1歳から小学校就学の始期に達するまでの者をいう。

④ この法律において「保護者」とは、親権を行う者、未成年後見人その他の者で、乳児又は幼児を現に監護する者をいう。

⑤ この法律において「新生児」とは、出生後28日を経過しない乳児をいう。

⑥ この法律において「未熟児」とは、身体の発育が未熟のまま出生した乳児であつて、正常児が出生時に有する諸機能を得るに至るまでのものをいう。

第7条（都道府県児童福祉審議会等の権限） 児童福祉法（昭和22年法律第164号）第8条第2項に規定する都道府県児童福祉審議会（同条第1項ただし書に規定する都道府県にあつては、地方社会福祉審議会。以下この条において同じ。）及び同条第4項に規定する市町村児童福祉審議会は、母子保健に関する事項につき、調査審議するほか、同条第2項に規定する都道

府県児童福祉審議会は都道府県知事の，同条第4項に規定する市町村児童福祉審議会は市町村長の諮問にそれぞれ答え，又は関係行政機関に意見を具申することができる．

第8条（都道府県の援助等） 都道府県は，この法律の規定により市町村が行う母子保健に関する事業の実施に関し，市町村相互間の連絡調整を行い，及び市町村の求めに応じ，その設置する保健所による技術的事項についての指導，助言その他当該市町村に対する必要な技術的援助を行うものとする．

第8条の2（実施の委託） 市町村は，この法律に基づく母子保健に関する事業の一部について，病院若しくは診療所又は医師，助産師その他適当と認められる者に対し，その実施を委託することができる．

第8条の3（連携及び調和の確保） 都道府県及び市町村は，この法律に基づく母子保健に関する事業の実施に当たつては，学校保健安全法（昭和33年法律第56号），児童福祉法その他の法令に基づく母性及び児童の保健及び福祉に関する事業との連携及び調和の確保に努めなければならない．

第2章 母子保健の向上に関する措置

第9条（知識の普及） 都道府県及び市町村は，母性又は乳児若しくは幼児の健康の保持及び増進のため，妊娠，出産又は育児に関し，相談に応じ，個別的又は集団的に，必要な指導及び助言を行い，並びに地域住民の活動を支援すること等により，母子保健に関する知識の普及に努めなければならない．

第10条（保健指導） 市町村は，妊産婦若しくはその配偶者又は乳児若しくは幼児の保護者に対して，妊娠，出産又は育児に関し，必要な保健指導を行い，又は医師，歯科医師，助産師若しくは保健師について保健指導を受けることを勧奨しなければならない．

第11条（新生児の訪問指導） ① 市町村長は，前条の場合において，当該乳児が新生児であつて，育児上必要があると認めるときは，医師，保健師，助産師又はその他の職員をして当該新生児の保護者を訪問させ，必要な指導を行わせるものとする．ただし，当該新生児につき，第19条の規定による指導が行われるときは，この限りでない．

② 前項の規定による新生児に対する訪問指導は，当該新生児が新生児でなくなつた後においても，継続することができる．

第12条（健康診査） ① 市町村は，次に掲げる者に対し，厚生労働省令の定めるところにより，健康診査を行わなければならない．
1 満1歳6か月を超え満2歳に達しない幼児
2 満3歳を超え満4歳に達しない幼児

② 前項の厚生労働省令は，健康増進法（平成14年法律第103）第9条第1項に規定する健康診査等指針（第16条第4項において単に「健康診査等指針」という．）と調和が保たれたものでなければならない．

第13条 前条の健康診査のほか，市町村は，必要に応じ，妊産婦又は乳児若しくは幼児に対して，健康診査を行い，又は健康診査を受けることを勧奨しなければならない．

第14条（栄養の摂取に関する援助） 市町村は，妊産婦又は乳児若しくは幼児に対して，栄養の摂取につき必要な援助をするように努めるものとする．

第15条（妊娠の届出） 妊娠した者は，厚生労働省令で定める事項につき，速やかに，保健所を設置する市

又は特別区においては保健所長を経て市長又は区長に，その他の市町村においては市町村長に妊娠の届出をするようにしなければならない．

第16条（母子健康手帳） ① 市町村は，妊娠の届出をした者に対して，母子健康手帳を交付しなければならない．

② 妊産婦は，医師，歯科医師，助産師又は保健師について，健康診査又は保健指導を受けたときは，その都度，母子健康手帳に必要な事項の記載を受けなければならない．乳児又は幼児の健康診査又は保健指導を受けた当該乳児又は幼児の保護者についても，同様とする．

③ 母子健康手帳の様式は，厚生労働省令で定める．

④ 前項の厚生労働省令は，健康診査等指針と調和が保たれたものでなければならない．

第17条（妊産婦の訪問指導等） ① 第13条の規定による健康診査を行つた市町村の長は，その結果に基づき，当該妊産婦の健康状態に応じ，保健指導を要する者については，医師，助産師，保健師又はその他の職員をして，その妊産婦を訪問させて必要な指導を行わせ，妊娠又は出産に支障を及ぼすおそれがある疾病にかかつている疑いのある者については，医師又は歯科医師の診療を受けることを勧奨するものとする．

② 市町村は，妊産婦が前項の勧奨に基づいて妊娠又は出産に支障を及ぼすおそれがある疾病につき医師又は歯科医師の診療を受けるために必要な援助を与えるように努めなければならない．

第18条（低体重児の届出） 体重が2500グラム未満の乳児が出生したときは，その保護者は，速やかに，その旨をその乳児の現在地の都道府県，保健所を設置する市又は特別区に届け出なければならない．

第19条（未熟児の訪問指導） ① 都道府県，保健所を設置する市又は特別区は，その区域内に現在地を有する未熟児について，養育上必要があると認めるときは，医師，保健師，助産師又はその他の職員をして，その未熟児の保護者を訪問させ，必要な指導を行わせるものとする．

② 第11条第2項の規定は，前項の規定による訪問指導に準用する．

③ 都道府県知事は，第1項の規定による訪問指導を行うときは，当該未熟児の現在地の市町村長（保健所を設置する市の市長及び特別区の区長を除く．）に，その旨を通知しなければならない．

第20条（養育医療） ① 都道府県，保健所を設置する市又は特別区は，養育のため病院又は診療所に入院することを必要とする未熟児に対し，その養育に必要な医療（以下「養育医療」という．）の給付を行い，又はこれに代えて養育医療に要する費用を支給することができる．

② 前項の規定による費用の支給は，養育医療の給付が困難であると認められる場合に限り，行なうことができる．

③ 養育医療の給付の範囲は，次のとおりとする．
1 診察
2 薬剤又は治療材料の支給
3 医学的処置，手術及びその他の治療
4 病院又は診療所への入院及びその療養に伴う世話その他の看護
5 移送

④ 養育医療の給付は，厚生労働大臣又は都道府県知事が次項の規定により指定する病院若しくは診療所又は薬局（以下「指定養育医療機関」という．）に委託して行なうものとする．

⑤ 厚生労働大臣は,国が開設した病院若しくは診療所又は薬局についてその主務大臣の同意を得て,都道府県知事は,その他の病院若しくは診療所若しくはついてその開設者の同意を得て,第1項の規定による養育医療を担当させる機関を指定する.
⑥ 第1項の規定により支給する費用の額は,次項の規定により準用する児童福祉法第21条の2の規定により指定養育医療機関が請求することができる診療報酬の例により算定した額のうち,本人及びその扶養義務者(民法(明治29年法律第89号)に定める扶養義務者をいう.第21条の4第1項において同じ.)が負担することができないと認められる額とする.
⑦ 児童福祉法第20条第7項及び第8項並びに第21条の規定は,指定養育医療機関について,同法第21条の2から第21条の4までの規定は,養育医療の給付について準用する.この場合において,同法第21条の3第4項及び第21条の4第2項中「都道府県」とあるのは,「都道府県,保健所を設置する市又は特別区」と読み替えるものとする.
第20条の2 (医療施設の整備) 国及び地方公共団体は,妊産婦並びに乳児及び幼児の心身の特性に応じた高度の医療が適切に提供されるよう,必要な医療施設の整備に努めなければならない.
第20条の3 (調査研究の推進) 国は,乳児及び幼児の障害の予防のための研究その他母性並びに乳児及び幼児の健康の保持及び増進のため必要な調査研究の推進に努めなければならない.
第21条 (費用の支弁) ① 市町村が行う第12条第1項の規定による健康診査に要する費用は,当該市町村の支弁とする.
② 都道府県,保健所を設置する市又は特別区が行う第20条の規定による措置に要する費用は,当該都道府県,当該市又は当該特別区の支弁とする.
第21条の2 削除
第21条の3 (国の負担) 国は,政令の定めるところにより,第21条第2項の規定により都道府県,保健所を設置する市及び特別区が支弁する費用については,その2分の1を負担するものとする.
第21条の4 (費用の徴収) ① 第20条の規定による養育医療の給付に要する費用を支弁した都道府県,保健所を設置する市又は特別区の長は,当該措置を受けた者又はその扶養義務者から,その負担能力に応じて,当該措置に要する費用の全部又は一部を徴収することができる.
② 前項の規定による費用の徴収は,徴収されるべき者の居住地又は財産所在地の都道府県又は市町村に嘱託することができる.
③ 第1項の規定により徴収される費用を,指定の期限内に納付しない者があるときは,地方税の滞納処分の例により処分することができる.この場合における徴収金の先取特権の順位は,国税及び地方税に次ぐものとする.

第3章 母子保健施設

第22条 ① 市町村は,必要に応じ,母子健康センターを設置するように努めなければならない.
② 母子健康センターは,母子保健に関する各種の相談に応ずるとともに,母性並びに乳児及び幼児の保健指導を行ない,又はこれらの事業にあわせて助産を行なうことを目的とする施設とする.

第4章 雑 則

第23条 (非課税) 第20条の規定により支給を受けた金品を標準として,租税その他の公課を課することができない.
第24条 (差押えの禁止) 第20条の規定により金品の支給を受けることとなつた者の当該支給を受ける権利は,差し押えることができない.
第25条 削除
第26条 (大都市等の特例) この法律中都道府県が処理することとされている事務で政令で定めるものは,地方自治法(昭和22年法律第67号)第252条の19第1項の指定都市(以下「指定都市」という.)及び同法第252条の22第1項の中核市(以下「中核市」という.)においては,政令の定めるところにより,指定都市又は中核市(以下「指定都市等」という.)が処理するものとする.この場合においては,この法律中都道府県に関する規定は,指定都市等に関する規定として,指定都市等に適用があるものとする.
第27条 (緊急時における厚生労働大臣の事務執行) ① 第20条第7項において準用する児童福祉法第21条の4第1項の規定により都道府県知事の権限に属するものとされている事務は,未熟児の利益を保護する緊急の必要があると厚生労働大臣が認める場合にあつては,厚生労働大臣又は都道府県知事が行うものとする.この場合においては,第20条第7項において準用する同法の規定中都道府県知事に関する規定(当該事務に係るものに限る.)は,厚生労働大臣に関する規定として厚生労働大臣に適用があるものとする.
② 前項の規定において,厚生労働大臣又は都道府県知事が当該事務を行うときは,相互に密接な連携の下に行うものとする.
第28条 (権限の委任) ① この法律に規定する厚生労働大臣の権限は,厚生労働省令で定めるところにより,地方厚生局長に委任することができる.
② 前項の規定により地方厚生局長に委任された権限は,厚生労働省令で定めるところにより,地方厚生支局長に委任することができる.

79 精神保健及び精神障害者福祉に関する法律(抄)

(昭25・5・1法律第123号,
最終改正:平18・6・23法律第94号)

第1章 総 則

第1条 (この法律の目的) この法律は,精神障害者の医療及び保護を行い,障害者自立支援法(平成17年法律第123号)と相まつてその社会復帰の促進及びその自立と社会経済活動への参加の促進のために必要な援助を行い,並びにその発生の予防その他国民の精神的健康の保持及び増進に努めることによつて,精神障害者の福祉の増進及び国民の精神保健の向上を図ることを目的とする.
第2条 (国及び地方公共団体の義務) 国及び地方公共団体は,障害者自立支援法の規定による自立支援給付及び地域生活支援事業と相まつて,医療施設及び教育

施設を充実する等精神障害者の医療及び保護並びに保健及び福祉に関する施策を総合的に実施することによつて精神障害者の社会復帰をし,自立と社会経済活動への参加をすることができるように努力するとともに,精神保健に関する調査研究の推進及び知識の普及を図る等精神障害者の発生の予防その他国民の精神的健康の向上のための施策を講じなければならない.

第3条(国民の義務) 国民は,精神的健康の保持及び増進に努めるとともに,精神障害者に対する理解を深め,及び精神障害者がその障害を克服して社会復帰をし,自立と社会経済活動への参加をしようとする努力に対し,協力するように努めなければならない.

第4条(精神障害者の社会復帰,自立及び社会参加への配慮) ① 医療施設の設置者又は社会適応訓練事業を行う者は,その施設を運営し,又はその事業を行うに当たつては,精神障害者の社会復帰の促進及び自立と社会経済活動への参加の促進を図るため,地域に即した創意と工夫を行い,及び地域住民等の理解と協力を得るように努めなければならない.

② 国,地方公共団体,医療施設の設置者及び社会適応訓練事業を行う者は,精神障害者の社会復帰及び自立と社会経済活動への参加の促進を図るため,相互に連携を図りながら協力するよう努めなければならない.

第5条(定義) この法律で「精神障害者」とは,統合失調症,精神作用物質による急性中毒又はその依存症,知的障害,精神病質その他の精神疾患を有する者をいう.

第2章 精神保健福祉センター

第6条(精神保健福祉センター) ① 都道府県は,精神保健の向上及び精神障害者の福祉の増進を図るための機関(以下「精神保健福祉センター」という.)を置くものとする.

② 精神保健福祉センターは,次に掲げる業務を行うものとする.
1 精神保健及び精神障害者の福祉に関する知識の普及を図り,及び調査研究を行うこと.
2 精神保健及び精神障害者の福祉に関する相談及び指導のうち複雑又は困難なものを行うこと.
3 精神医療審査会の事務を行うこと.
4 第45条第1項の申請に対する決定及び障害者自立支援法第52条第1項に規定する支給認定(精神障害者に係るものに限る.)に関する事務のうち専門的な知識及び技術を必要とするものを行うこと.
5 障害者自立支援法第22条第2項の規定により,市町村が同条第1項に規定する支給要否決定を行うに当たり意見を述べること.
6 障害者自立支援法第26条第1項の規定により,市町村に対し技術的事項についての協力その他必要な援助を行うこと.

第7条(国の補助) 国は,都道府県が前条の施設を設置したときは,政令の定めるところにより,その設置に要する経費については2分の1,その運営に要する経費については3分の1を補助する.

第8条(条例への委任) この法律で定めるもののほか,精神保健福祉センターに関して必要な事項は,条例で定める.

第3章 地方精神保健福祉審議会及び精神医療審査会

第9条(地方精神保健福祉審議会) ① 精神保健及び精神障害者の福祉に関する事項を調査審議させるため,都道府県は,条例で,精神保健福祉に関する審議会その他の合議制の機関(以下「地方精神保健福祉審議会」という.)を置くことができる.

② 地方精神保健福祉審議会は,都道府県知事の諮問に答えるほか,精神保健及び精神障害者の福祉に関する事項に関して都道府県知事に意見を具申することができる.

③ 前2項に定めるもののほか,地方精神保健福祉審議会の組織及び運営に関し必要な事項は,都道府県の条例で定める.

第12条(精神医療審査会) 第38条の3第2項(同条第6項において準用する場合を含む.)及び第38条の5第2項の規定による審査を行わせるため,都道府県に,精神医療審査会を置く.

第13条(委員) ① 精神医療審査会の委員は,精神障害者の医療に関し学識経験を有する者(第18条第1項に規定する精神保健指定医である者に限る.),法律に関し学識経験を有する者及びその他の学識経験を有する者のうちから,都道府県知事が任命する.

② 委員の任期は,2年とする.

第14条(審査の案件の取扱い) ① 精神医療審査会は,その指名する委員5人をもつて構成する合議体で,審査の案件を取り扱う.

② 合議体を構成する委員は,次の各号に掲げる者とし,その員数は,当該各号に定める員数以上とする.
1 精神障害者の医療に関し学識経験を有する者 2
2 法律に関し学識経験を有する者 1
3 その他の学識経験を有する者 1

第15条(政令への委任) この法律で定めるもののほか,精神医療審査会に関し必要な事項は,政令で定める.

第4章 精神保健指定医,登録研修機関及び精神科病院

第1節 精神保健指定医

第18条(精神保健指定医) ① 厚生労働大臣は,その申請に基づき,次に該当する医師のうち第19条の4に規定する職務を行うのに必要な知識及び技能を有すると認められる者を,精神保健指定医(以下「指定医」という.)に指定する.
1 5年以上診断又は治療に従事した経験を有すること.
2 3年以上精神障害の診断又は治療に従事した経験を有すること.
3 厚生労働大臣が定める精神障害につき厚生労働大臣が定める程度の診断又は治療に従事した経験を有すること.
4 厚生労働大臣の登録を受けた者が厚生労働省令で定めるところにより行う研修(申請前1年以内に行われたものに限る.)の課程を修了していること.

② 厚生労働大臣は,前項の規定にかかわらず,第19条の2第1項又は第2項の規定により指定医の指定を取り消された後5年を経過していない者その他指定医として著しく不適当と認められる者については,前項の指定をしないことができる.

③ 厚生労働大臣は,第1項第3号に規定する精神障

79 精神保健及び精神障害者福祉に関

及びその診断又は治療に従事した経験の程度を定めようとするとき,同項の規定により指定医の指定をしようとするとき又は前項の規定により指定医の指定をしないものとするときは,あらかじめ,医道審議会の意見を聴かなければならない.

第19条(指定後の研修) ① 指定医は,5の年度(毎年4月1日から翌年3月31日までをいう.以下この条において同じ.)ごとに厚生労働大臣が定める年度において,厚生労働大臣の登録を受けた者が厚生労働省令で定めるところにより行う研修を受けなければならない.

② 前条第1項の規定による指定は,当該指定を受けた者が前項に規定する研修を受けなかつたときは,当該研修を受けるべき年度の終了の日にその効力を失う.ただし,当該研修を受けなかつたことにつき厚生労働省令で定めるやむを得ない理由が存すると厚生労働大臣が認めたときは,この限りでない.

第19条の2(指定の取消し等) ① 指定医がその医師免許を取り消され,又は期間を定めて医業の停止を命ぜられたときは,厚生労働大臣は,その指定を取り消さなければならない.

② 指定医がこの法律若しくはこの法律に基づく命令に違反したとき又はその職務に関し著しく不当な行為を行つたときその指定医として著しく不適当と認められるときは,厚生労働大臣は,その指定を取り消し,又は期間を定めてその職務の停止を命ずることができる.

③ 厚生労働大臣は,前項の規定による処分をしようとするときは,あらかじめ,医道審議会の意見を聴かなければならない.

④ 都道府県知事は,指定医について第2項に該当すると思料するときは,その旨を厚生労働大臣に通知することができる.

第19条の4(職務) ① 指定医は,第22条の4第3項及び第29条の5の規定により入院を継続する必要があるかどうかの判定,第33条第1項及び第33条の4第1項の規定による入院を必要とするかどうか及び第22条の3の規定による入院に行われている状態にないかどうかの判定,第36条第3項に規定する行動の制限を必要とするかどうかの判定,第38条の2第1項(第38条の5第4項において準用する場合を含む.)に規定する報告事項に係る入院中の者の診察並びに第40条の規定により一時退院させて経過を見ることが適当かどうかの判定の職務を行う.

② 指定医は,前項に規定する職務のほか,公務員として,次に掲げる職務を行う.

1 第29条第1項及び第29条の2第1項の規定による入院を必要とするかどうかの判定
2 第29条の2の2第3項(第34条第4項において準用する場合を含む.)に規定する行動の制限を必要とするかどうかの判定
3 第29条第2項の規定により入院を継続する必要があるかどうかの判定
4 第34条第1項及び第3項の規定による移送を必要とするかどうかの判定
5 第38条の3第3項(同条第6項において準用する場合を含む.)及び第38条の5第4項の規定による診察
6 第38条の6第1項の規定による立入検査,質問及び診察
7 第38条の7第2項の規定により入院を継続する必要があるかどうかの判定
8 第45条の2第4項の規定による診察

第19条の4の2(診療録の記載義務) 指定医は,前条第1項に規定する職務を行つたときは,遅滞なく,当該指定医の氏名その他厚生労働省令で定める事項を診療録に記載しなければならない.

第19条の5(指定の必置) 第29条第1項,第29条の2第1項,第33条第1項若しくは第4項又は第33条の4第1項若しくは第2項の規定により精神障害者を入院させている精神科病院(精神科病院以外の病院で精神病室が設けられているものを含む.第19条の10を除き,以下同じ.)の管理者は,厚生労働省令で定めるところにより,その精神科病院に常時勤務する指定医(第19条の2第2項の規定によりその職務を停止されている者を除く.第53条第1項を除き,以下同じ.)を置かなければならない.

第19条の6(政令及び省令への委任) この法律に規定するもののほか,指定医の指定に関して必要な事項は政令で,第18条第1項第4号及び第19条第1項の規定による研修に関して必要な事項は厚生労働省令で定める.

第2節 登録研修機関

第19条の6の2(登録) 第18条第1項第4号又は第19条第1項の登録(以下この節において「登録」という.)は,厚生労働省令で定めるところにより,第18条第1項第4号又は第19条第1項の研修(以下この節において「研修」という.)を行おうとする者の申請により行う.

第19条の6の3(欠格条項) 次の各号のいずれかに該当する者は,登録を受けることができない.

1 この法律若しくはこの法律に基づく命令又は障害者自立支援法若しくは同法に基づく命令に違反し,罰金以上の刑に処せられ,その執行を終わり,又は執行を受けることがなくなつた日から2年を経過しない者
2 第19条の6の13の規定により登録を取り消され,その取消しの日から2年を経過しない者
3 法人であつて,その業務を行う役員のうちに前2号のいずれかに該当する者があるもの

第19条の6の4(登録基準) ① 厚生労働大臣は,第19条の6の2の規定により登録を申請した者が次に掲げる要件のすべてに適合しているときは,その登録をしなければならない.

1 別表の第1欄に掲げる科目を教授し,その時間数が同表の第3欄又は第4欄に掲げる時間数以上であること.
2 別表の第2欄で定める条件に適合する学識経験を有する者が前号に規定する科目を教授するものであること.

② 登録は,研修機関登録簿に登録を受ける者の氏名又は名称,住所,登録の年月日及び登録番号を記載してするものとする.

第19条の6の5(登録の更新) ① 登録は,5年ごとにその更新を受けなければ,その期間の経過によって,その効力を失う.

② 前3条の規定は,前項の登録の更新について準用する.

第19条の6の6(研修の実施義務) ① 登録を受けた者(以下「登録研修機関」という.)は,正当な理由がある場合を除き,毎事業年度,研修の実施に関する計画(以下「研修計画」という.)を作成し,研修計画に従つて研修を行わなければならない.

② 登録研修機関は,公正に,かつ,第18条第1項第4

号又は第19条第1項の厚生労働省令で定めるところにより研修を行わなければならない.
③ 登録研修機関は,毎事業年度の開始前に,第1項の規定により作成した研修計画を厚生労働大臣に届け出なければならない.これを変更しようとするときも,同様とする.

第19条の6の7（変更の届出） 登録研修機関は,その氏名若しくは名称又は住所を変更しようとするときは,変更しようとする日の2週間前までに,その旨を厚生労働大臣に届け出なければならない.

第19条の6の8（業務規程） ① 登録研修機関は,研修の業務に関する規程（以下「業務規程」という.）を定め,研修の業務の開始前に,厚生労働大臣に届け出なければならない.これを変更しようとするときも,同様とする.
② 業務規程には,研修の実施方法,研修に関する料金その他の厚生労働省令で定める事項を定めておかなければならない.

第19条の6の9（業務の休廃止） 登録研修機関は,研修の業務の全部又は一部を休止し,又は廃止しようとするときは,厚生労働省令で定めるところにより,あらかじめ,その旨を厚生労働大臣に届け出なければならない.

第3節 精神科病院

第19条の7（都道府県立精神科病院） ① 都道府県は,精神科病院を設置しなければならない.ただし,次条の規定による指定病院がある場合においては,その設置を延期することができる.
② 都道府県又は都道府県及び都道府県以外の地方公共団体が設立した地方独立行政法人（地方独立行政法人法（平成15年法律第118号）第2条第1項に規定する地方独立行政法人をいう.次条において同じ.）が精神科病院を設置している場合には,当該都道府県については,前項の規定は,適用しない.

第19条の8（指定病院） 都道府県知事は,国,都道府県並びに都道府県及び都道府県以外の地方公共団体が設立した地方独立行政法人（以下「国等」という.）以外の者が設置した精神科病院であつて厚生労働大臣の定める基準に適合するものの全部又は一部を,その設置者の同意を得て,都道府県が設置する精神科病院に代わる施設(以下「指定病院」という.）として指定することができる.

第19条の9（指定の取消し） ① 都道府県知事は,指定病院が,前条の基準に適合しなくなつたとき,又はその運営方法がその目的遂行のために不適当であると認めたときは,その指定を取り消すことができる.
② 都道府県知事は,前項の規定によりその指定を取り消そうとするときは,あらかじめ,地方精神保健福祉審議会（精神保健福祉審議会が置かれていない都道府県にあつては,医療法（昭和23年法律第205号）第71条の2第1項に規定する都道府県医療審議会）の意見を聴かなければならない.
③ 厚生労働大臣は,第1項に規定する都道府県知事の権限に属する事務について,指定病院に入院中の者の処遇を確保する緊急の必要があると認めるときは,都道府県知事に対し同項の事務を行うことを指示することができる.

第19条の10（国の補助） ① 国は,都道府県が設置する精神科病院及び精神科病院以外の病院に設ける精神病室の設置及び運営に要する経費（第30条第1項の規定により都道府県が負担する費用を除く.次項において同じ.）に対し,政令の定めるところにより,その2分の1を補助する.
② 国は,営利を目的としない法人が設置する精神科病院及び精神科病院以外の病院に設ける精神病室の設置及び運営に要する経費に対し,政令の定めるところにより,その2分の1以内を補助することができる.

第5章 医療及び保護

第1節 保護者

第20条（保護者） ① 精神障害者については,その後見人又は保佐人,配偶者,親権を行う者及び扶養義務者が保護者となる.ただし,次の各号のいずれかに該当する者は保護者とならない.
1 行方の知れない者
2 当該精神障害者に対して訴訟をしている者,又はした者並びにその配偶者及び直系血族
3 家庭裁判所で免ぜられた法定代理人,保佐人又は補助人
4 破産者
5 成年被後見人又は被保佐人
6 未成年者
② 保護者が数人ある場合において,その義務を行うべき順位は,次のとおりとする.ただし,本人の保護のため特に必要があると認める場合には,後見人又は保佐人以外の者について家庭裁判所は利害関係人の申立てによりその順位を変更することができる.
1 後見人又は保佐人
2 配偶者
3 親権を行う者
4 前2号の者以外の扶養義務者のうちから家庭裁判所が選任する者
③ 前項ただし書の規定による順位の変更及び同項第4号の規定による選任は家事審判法（昭和22年法律第152号）の適用については,同法第9条第1項甲類に掲げる事項とみなす.

第21条 前条第2項各号の保護者がないとき又はこれらの保護者がその義務を行うことができないときはその精神障害者の居住地を管轄する市町村長（特別区の長を含む.以下同じ.）,居住地がないか又は明らかでないときはその精神障害者の現在地を管轄する市町村長が保護者となる.

第22条 ① 保護者は,精神障害者（第22条の4第2項に規定する任意入院者及び病院又は診療所に入院しないで行われる精神障害の医療を継続して受けている者を除く.次の項及び第3項において同じ.）に治療を受けさせ,及び精神障害者の財産上の利益を保護しなければならない.
② 保護者は,精神障害者の診断が正しく行われるよう医師に協力しなければならない.
③ 保護者は,精神障害者に医療を受けさせるに当たつては,医師の指示に従わなければならない.

第22条の2 保護者は,第41条の規定による義務（第29条の3又は第29条の4第1項の規定により退院する者の引取りに係るものに限る.）を行うに当たり必要があるときは,当該精神科病院若しくは指定病院の管理者又は当該精神科病院若しくは指定病院と関連する障害者自立支援法第5条第1項に規定する障害福祉サービスに係る事業（以下「障害福祉サービス事業」という.）を行う者に対し,当該精神障害者の社会復帰の促進に関し,相談及び必要な援助を求めることができる.

第2節 任意入院

第22条の3（任意入院） 精神科病院の管理者は,精神障害者を入院させる場合においては,本人の同意に基づいて行われるよう努めなければならない.

第22条の4 ① 精神障害者が自ら入院する場合においては,精神科病院の管理者は,その入院に際し,当該精神障害者に対して第38条の4の規定による退院等の請求に関することその他厚生労働省令で定める事項を書面で知らせ,当該精神障害者から自ら入院する旨を記載した書面を受けなければならない.

② 精神科病院の管理者は,自ら入院した精神障害者（以下「任意入院者」という.）から退院の申出があつた場合においては,その者を退院させなければならない.

③ 前項に規定する場合において,精神科病院の管理者は,指定医による診察の結果,当該任意入院者の医療及び保護のため入院を継続する必要があると認めたときは,同項の規定にかかわらず,72時間を限り,その者を退院させないことができる.

④ 前項に規定する場合において,精神科病院（厚生労働省令で定める基準に適合すると都道府県知事が認めるものに限る.）の管理者は,緊急その他のやむを得ない理由があるときは,指定医に代えて指定医以外の医師（医師法（昭和23年法律第201号）第16条の4第1項の規定による登録を受けていることその他厚生労働省令で定める基準に該当する者に限る.以下「特定医師」という.）に任意入院者の診察を行わせることができる.この場合において,診察の結果,当該任意入院者の医療及び保護のため入院を継続する必要があると認めたときは,前2項の規定にかかわらず,12時間を限り,その者を退院させないことができる.

⑤ 第19条の4の2の規定は,前項の規定により診察を行つた場合について準用する.この場合において,同条中「指定医は,前条第1項」とあるのは「第22条の4第4項に規定する特定医師は,同項」と,「当該指定医」とあるのは「当該特定医師」と読み替えるものとする.

⑥ 精神科病院の管理者は,第4項後段の規定による措置を採つたときは,遅滞なく,厚生労働省令で定めるところにより,当該措置に関する記録を作成し,これを保存しなければならない.

⑦ 精神科病院の管理者は,第3項又は第4項後段の規定による措置を採る場合においては,当該任意入院者に対し,当該措置を採る旨,第38条の4の規定による退院等の請求に関することその他厚生労働省令で定める事項を書面で知らせなければならない.

第3節　指定医の診察及び措置入院

第23条（診察及び保護の申請） ① 精神障害者又はその疑いのある者を知つた者は,誰でも,その者について指定医の診察及び必要な保護を都道府県知事に申請することができる.

② 前項の申請をするには,左の事項を記載した申請書をもよりの保健所長を経て都道府県知事に提出しなければならない.
1 申請者の住所,氏名及び生年月日
2 本人の現在場所,居住地,氏名,性別及び生年月日
3 症状の概要
4 現に本人の保護の任に当つている者があるときはその者の住所及び氏名

第24条（警察官の通報） 警察官は,職務を執行するに当たり,異常な挙動その他周囲の事情から判断して,精神障害のために自身を傷つけ又は他人に害を及ぼすおそれがあると認められる者を発見したときは,直ちに,その旨を,もよりの保健所長を経て都道府県知事に通報しなければならない.

第25条（検察官の通報） ① 検察官は,精神障害者又はその疑いのある被疑者又は被告人について,不起訴処分をしたとき,又は裁判（懲役,禁錮又は拘留の刑を言い渡し執行猶予の言渡しをしない裁判を除く.）が確定したときは,速やかに,その旨を都道府県知事に通報しなければならない.ただし,当該不起訴処分をさせ,又は裁判を受けた者について,心神喪失等の状態で重大な他害行為を行った者の医療及び観察等に関する法律（平成15年法律第110号）第33条第1項の申立てをしたときは,この限りでない.

② 検察官は,前項本文に規定する場合のほか,精神障害者若しくはその疑いのある被疑者若しくは被告人又は心神喪失等の状態で重大な他害行為を行った者の医療及び観察等に関する法律の対象者（同法第2条第3項に規定する対象者をいう.第26条の3及び第44条第1項において同じ.）について,特に必要があると認めたときは,速やかに,都道府県知事に通報しなければならない.

第25条の2（保護観察所の長の通報） 保護観察所の長は,保護観察に付されている者が精神障害者又はその疑いのある者であることを知ったときは,すみやかに,その旨を都道府県知事に通報しなければならない.

第26条（矯正施設の長の通報） 矯正施設（拘置所,刑務所,少年刑務所,少年院,少年鑑別所及び婦人補導院をいう.以下同じ.）の長は,精神障害者又はその疑いのある収容者を釈放,退院又は退所させようとするときは,あらかじめ,左の事項を本人の帰住地（帰住地がない場合は当該矯正施設の所在地）の都道府県知事に通報しなければならない.
1 本人の帰住地,氏名,性別及び生年月日
2 症状の概要
3 釈放,退院又は退所の年月日
4 引取人の住所及び氏名

第26条の2（精神科病院の管理者の届出） 精神科病院の管理者は,入院中の精神障害者であつて,第29条第1項の要件に該当すると認められるものから退院の申出があつたときは,直ちに,その旨を,最寄りの保健所長を経て都道府県知事に届け出なければならない.

第26条の3（心神喪失等の状態で重大な他害行為を行つた者に係る通報） 心神喪失等の状態で重大な他害行為を行った者の医療及び観察等に関する法律第2条第6項に規定する指定通院医療機関の管理者及び保護観察所の長は,同法の対象者であつて同条第5項に規定する指定入院医療機関に入院していないものが精神障害のために自身を傷つけ又は他人に害を及ぼすおそれがあると認めたときは,直ちに,その旨を,最寄りの保健所長を経て都道府県知事に通報しなければならない.

第27条（申請等に基づき行われる指定医の診察等） ① 都道府県知事は,第23条から前条までの規定による申請,通報又は届出のあつた者について調査の上必要があると認めるときは,その指定する指定医をして診察をさせなければならない.

② 都道府県知事は,入院させなければ精神障害のために自身を傷つけ又は他人に害を及ぼすおそれがあることが明らかである者については,第23条から前条までの規定による申請,通報又は届出がない場合においても,その指定する指定医をして診察をさせること

ができる．
③ 都道府県知事は、前2項の規定により診察をさせる場合には、当該職員を立ち会わせなければならない．
④ 指定医及び前項の当該職員は、前3項の職務を行うに当たつて必要な限度においてその者の居住する場所へ立ち入ることができる．
⑤ 第19条の6の16第2項及び第3項の規定は、前項の規定による立入りについて準用する．この場合において、同条第2項中「前項」とあるのは「第27条第4項」と、「当該職員」とあるのは「指定医及び当該職員」と、同条第3項中「第1項」とあるのは「第27条第4項」と読み替えるものとする．

第28条（診察の通知） ① 都道府県知事は、前条第1項の規定により診察をさせるに当つて現に本人の保護の任に当つている者がある場合には、あらかじめ、診察の日時及び場所をその者に通知しなければならない．
② 後見人又は保佐人、親権を行う者、配偶者その他現に本人の保護の任に当つている者は、前条第1項の診察に立ち会うことができる．

第28条の2（判定の基準） 第27条第1項又は第2項の規定により診察をした指定医は、厚生労働大臣の定める基準に従い、当該診察をした者が精神障害者であり、かつ、医療及び保護のために入院させる必要があり、その精神障害のために自身を傷つけ又は他人に害を及ぼすおそれがあるかどうかの判定を行わなければならない．

第29条（都道府県知事による入院措置） ① 都道府県知事は、第27条の規定による診察の結果、その診察を受けた者が精神障害者であり、かつ、医療及び保護のために入院させなければその精神障害のために自身を傷つけ又は他人に害を及ぼすおそれがあると認めたときは、その者を国等の設置した精神科病院又は指定病院に入院させることができる．
② 前項の場合において都道府県知事がその者を入院させるには、その指定する2人以上の指定医の診察を経て、その者が精神障害者であり、かつ、医療及び保護のために入院させなければその精神障害のために自身を傷つけ又は他人に害を及ぼすおそれがあると認めることについて、各指定医の診察の結果が一致した場合でなければならない．
③ 都道府県知事は、第1項の規定による措置を採る場合においては、当該精神障害者に対し、当該入院措置を採る旨、第38条の4の規定による退院等の請求に関することその他厚生労働省令で定める事項を書面で知らせなければならない．
④ 国等の設置した精神科病院及び指定病院の管理者は、病床（病腟の一部について第19条の8の規定を受けている指定病院にあつては その指定に係る病床）に既に第1項又は次条第1項の規定により入院させた者がいるため余裕がない場合のほかは、第1項の規定による入院をさせなければならない．

第29条の2 ① 都道府県知事は、前条第1項の要件に該当すると認められる精神障害者又はその疑いのある者について、急速を要し、第27条、第28条及び前条の規定による手続を採ることができない場合において、その指定する指定医をして診察をさせた結果、その者が精神障害者であり、かつ、直ちに入院させなければその精神障害のために自身を傷つけ又は他人を害するおそれが著しいと認めたときは、その者を前条第1項に規定する精神科病院又は指定病院に入院させることができる．
② 都道府県知事は、前項の措置をとつたときは、すみやかに、その者につき、前条第1項の規定による入院措置をとるかどうかを決定しなければならない．
③ 第1項の規定による入院の期間は、72時間を超えることができない．
④ 前条第4項及び第5項並びに第28条の2の規定は第1項の規定による診察について、前条第3項の規定は第1項の規定による措置を採る場合について、同条第4項の規定は第1項の規定により入院する者の入院について準用する．

第29条の2の2 ① 都道府県知事は、第29条第1項又は前条第1項の規定による入院措置を採ろうとする精神障害者を、当該入院措置に係る病院に移送しなければならない．
② 都道府県知事は、前項の規定により移送を行う場合においては、当該精神障害者に対し、当該移送を行う旨その他厚生労働省令で定める事項を書面で知らせなければならない．
③ 都道府県知事は、第1項の規定による移送を行うに当たつては、当該精神障害者を診察した指定医が必要と認めたときは、その者の医療又は保護に欠くことのできない限度において、厚生労働大臣があらかじめ社会保障審議会の意見を聴いて定める行動の制限を行うことができる．

第29条の3 第29条第1項に規定する精神科病院又は指定病院の管理者は、第29条の2第1項の規定により入院した者について、都道府県知事から、第29条第1項の規定による入院措置を採らない旨の通知を受けたとき、又は第29条の2第3項の期間内に第29条第1項の規定による入院措置を採る旨の通知がないときは、直ちに、その者を退院させなければならない．

第29条の4（入院措置の解除） ① 都道府県知事は、第29条第1項の規定により入院した者（以下「措置入院者」という．）が、入院を継続しなくてもその精神障害のために自身を傷つけ又は他人に害を及ぼすおそれがないと認められるに至つたときは、直ちに、その者を退院させなければならない．この場合においては、都道府県知事は、あらかじめ、その者を入院させている精神科病院又は指定病院の管理者の意見を聞くものとする．
② 前項の場合において都道府県知事がその者を退院させるには、その者が入院を継続しなくてもその精神障害のために自身を傷つけ又は他人に害を及ぼすおそれがないと認められることについて、その指定する指定医による診察の結果又は次条の規定による診察の結果に基づく場合でなければならない．

第29条の5 措置入院者を入院させている精神科病院又は指定病院の管理者は、指定医による診察の結果、措置入院者が、入院を継続しなくてもその精神障害のために自身を傷つけ又は他人に害を及ぼすおそれがないと認められるに至つたときは、直ちに、その旨、その者の症状その他厚生労働省令で定める事項を最寄りの保健所長を経て都道府県知事に届け出なければならない．

第29条の6（入院措置の場合の診療方針及び医療に要する費用の額） ① 第29条第1項及び第29条の2第1項の規定により入院する者について国等の設置した精神科病院又は指定病院が行う医療に関する診療方針及びその医療に要する費用の額の算定方法は、健康保険の診療方針及び療養に要する費用の額の算定方法の例による．

② 前項に規定する診療方針及び療養に要する費用の額の算定方法の例によることができないとき,及びこれによることを適当としないときの診療方針及び診療に要する費用の額の算定方法は,厚生労働大臣の定めるところによる.

第29条の7 (社会保険診療報酬支払基金への事務の委託) 都道府県は,第29条第1項及び第29条の2第1項の規定により入院する者について国等の設置した精神病院又は指定病院が行つた医療が前条に規定する診療方針に適合するかどうかについての審査及びその医療に要する費用の額の算定並びに国等又は指定病院の設置者に対する診療報酬の支払に関する事務を社会保険診療報酬支払基金に委託することができる.

第30条 (費用の負担) ① 第29条第1項及び第29条の2第1項の規定により都道府県知事が入院させた精神障害者の入院に要する費用は,都道府県が負担する.

② 国は,都道府県が前項の規定により負担する費用を支弁したときは,政令の定めるところにより,その4分の3を負担する.

第30条の2 (他の法律による医療に関する給付との調整) 前条第1項の規定により医療に関する給付を受ける精神障害者が,健康保険法(大正11年法律第70号),国民健康保険法(昭和33年法律第192号),船員保険法(昭和14年法律第73号),労働者災害補償保険法(昭和22年法律第50号),国家公務員共済組合法(昭和33年法律第128号.他の法律において準用し,又は例による場合を含む.),地方公務員等共済組合法(昭和37年法律第152号),高齢者の医療の確保に関する法律(昭和57年法律第80号)又は介護保険法(平成9年法律第123号)の規定により医療に関する給付を受けることができる者であるときは,都道府県は,その限度において,同項の規定による負担をすることを要しない.

第31条 (費用の徴収) 都道府県知事は,第29条第1項及び第29条の2第1項の規定により入院させた精神障害者又はその扶養義務者が入院に要する費用を負担することができると認めたときは,その費用の全部又は一部を徴収することができる.

第4節 医療保護入院等

第33条 (医療保護入院) ① 精神科病院の管理者は,次に掲げる者について,保護者の同意があるときは,本人の同意がなくてもその者を入院させることができる.
1 指定医による診察の結果,精神障害者であり,かつ,医療及び保護のため入院の必要がある者であつて当該精神障害のために第22条の3の規定による入院が行われる状態にないと判定されたもの
2 第34条第1項の規定により移送された者

② 精神科病院の管理者は,前項第1号に規定する者の保護者について第20条第2項第4号の規定による家庭裁判所の選任を要し,かつ,当該選任がされていない場合又は第34条第2項の規定により移送された場合において,前項第1号に規定する者又は同条第2項の規定により移送された扶養義務者の同意があるときは,本人の同意がなくても,当該選任がされるまでの間,4週間を限り,その者を入院させることができる.

③ 前項の規定による入院が行われている間は,同項の同意をした扶養義務者は,第20条第2項第4号に掲げる者に該当するものとみなし,第1項の規定を適用する場合を除き,同条に規定する保護者とみなす.

④ 第1項又は第2項に規定する場合において,精神科病院(厚生労働省令で定める基準に適合するものに限る.)の管理者は,緊急その他やむを得ない理由があるときは,指定医に代えて特定医師に診察を行わせることができる.この場合において,診察の結果,精神障害者であり,かつ,医療及び保護のため入院の必要がある者であつて当該精神障害のために第22条の3の規定による入院が行われる状態にないと判定されたときは,第1項又は第2項の規定にかかわらず,本人の同意がなくても,12時間を限り,その者を入院させることができる.

⑤ 第19条の4の2の規定は,前項の規定により診察を行つた場合について準用する.この場合において,同条中「指定医は,前条第1項」とあるのは「第22条の4第4項に規定する特定医師は,第33条第4項」と,「当該指定医」とあるのは「当該特定医師」と読み替えるものとする.

⑥ 精神科病院の管理者は,第4項後段の規定による措置を採つたときは,遅滞なく,厚生労働省令で定めるところにより,当該措置に関する記録を作成し,これを保存しなければならない.

⑦ 精神科病院の管理者は,第1項,第2項又は第4項後段の規定による措置を採つたときは,10日以内に,その者の症状その他厚生労働省令で定める事項を当該入院について同意をした者の同意書を添え,最寄りの保健所長を経て都道府県知事に届け出なければならない.

第33条の2 精神科病院の管理者は,前条第1項の規定により入院した者(以下「医療保護入院者」という.)を退院させたときは,10日以内に,その旨及び厚生労働省令で定める事項を最寄りの保健所長を経て都道府県知事に届け出なければならない.

第33条の3 精神科病院の管理者は,第33条第1項,第2項又は第4項後段の規定による措置を採る場合においては,当該精神障害者に対し,当該入院措置を採る旨,第38条の4の規定による退院等の請求に関することその他厚生労働省令で定める事項を書面で知らせなければならない.ただし,当該入院措置を採つた日から4週間を経過する日までの間であつて,当該精神障害者の症状に照らし,その者の医療及び保護を図る上で支障があると認められる間においては,この限りでない.この場合において,精神科病院の管理者は,遅滞なく,厚生労働省令で定める事項を診療録に記載しなければならない.

第33条の4 (応急入院) ① 厚生労働大臣の定める基準に適合するものとして都道府県知事が指定する精神科病院の管理者は,医療及び保護の依頼があつた者について,急速を要し,保護者(第33条第2項に規定する場合にあつては,その者の扶養義務者)の同意を得ることができない場合において,その者が,次に該当する者であるときは,本人の同意がなくても,72時間を限り,その者を入院させることができる.
1 指定医の診察の結果,精神障害者であり,かつ,直ちに入院させなければその者の医療及び保護を図る上で著しく支障がある者であつて当該精神障害のために第22条の3の規定による入院が行われる状態にないと判定されたもの
2 第34条第3項の規定により移送された者

② 前項に規定する場合において,同項に規定する精神科病院の管理者は,緊急その他やむを得ない理由があるときは,指定医に代えて特定医師に同項の医療及び

保護の依頼があつた者の診察を行わせることができる．この場合において，診察の結果，その者が，精神障害者であり，かつ，直ちに入院させなければその者の医療及び保護を図る上で著しく支障がある者であつて当該精神障害のために第22条の3の規定による入院が行われる状態にないと判定されたときは，同項の規定にかかわらず，本人の同意がなくても，12時間を限り，その者を入院させることができる．

③ 第19条の4の2の規定は，前項の規定により診察を行つた場合について準用する．この場合において，同条中「指定医は，前条第1項」とあるのは「第22条の4第4項に規定する特定医師は，第33条の4第2項」と，「当該指定医」とあるのは「当該特定医師」と読み替えるものとする．

④ 第1項に規定する精神科病院の管理者は，第2項後段の規定による措置を採つたときは，遅滞なく，厚生労働省令で定めるところにより，当該措置に関する記録を作成し，これを保存しなければならない．

⑤ 第1項に規定する精神科病院の管理者は，同項又は第2項後段の規定による措置を採つたときは，直ちに，当該措置を採つた理由その他厚生労働省令で定める事項を最寄りの保健所長を経て都道府県知事に届け出なければならない．

⑥ 都道府県知事は，第1項の指定を受けた精神科病院が同項の基準に適合しなくなつたと認めたときは，その指定を取り消すことができる．

⑦ 厚生労働大臣は，前項に規定する都道府県知事の権限に属する事務について，第1項の指定を受けた精神科病院に入院中の者の処遇を確保する緊急の必要があると認めるときは，都道府県知事に対し前項の事務を行うことを指示することができる．

第33条の5 第19条の9第2項の規定は前条第6項の規定による処分をする場合について，第29条第3項の規定は精神科病院の管理者が前条第1項又は第2項後段の規定による措置を採る場合について準用する．

第34条（医療保護入院等のための移送） ① 都道府県知事は，その指定する指定医による診察の結果，精神障害者であり，かつ，直ちに入院させなければその者の医療及び保護を図る上で著しく支障がある者であつて当該精神障害のために第22条の3の規定による入院が行われる状態にないと判定されたものにつき，保護者の同意があるときは，本人の同意がなくてもその者を第33条第1項の規定による入院をさせるため第33条の4第1項に規定する精神科病院に移送することができる．

② 都道府県知事は，前項に規定する保護者について第20条第2項の規定による家庭裁判所の選任を要し，かつ，当該選任がされていない場合において，その者の扶養義務者の同意があるときは，本人の同意がなくてもその者を第33条第2項の規定による入院をさせるため第33条の4第1項に規定する精神科病院に移送することができる．

③ 都道府県知事は，急速を要し，保護者（前項に規定する場合にあつては，その者の扶養義務者）の同意を得ることができない場合において，その指定する指定医の診察の結果，その者が精神障害者であり，かつ，直ちに入院させなければその者の医療及び保護を図る上で著しく支障がある者であつて当該精神障害のために第22条の3の規定による入院が行われる状態にないと判定されたときは，本人の同意がなくてもその者を第33条の4第1項の規定による入院をさせ

るため同項に規定する精神科病院に移送することができる．

④ 第29条の2の2第2項及び第3項の規定は，前3項の規定による移送を行う場合について準用する．

第5節　精神科病院における処遇等

第36条（処遇） ① 精神科病院の管理者は，入院中の者につき，その医療又は保護に欠くことのできない限度において，その行動について必要な制限を行うことができる．

② 精神科病院の管理者は，前項の規定にかかわらず，信書の発受の制限，都道府県その他の行政機関の職員との面会の制限その他の行動の制限であつて，厚生労働大臣があらかじめ社会保障審議会の意見を聴いて定める行動の制限については，これを行うことができない．

③ 第1項の規定による行動の制限のうち，厚生労働大臣があらかじめ社会保障審議会の意見を聴いて定める患者の隔離その他の行動の制限は，指定医が必要と認める場合でなければ行うことができない．

第37条 ① 厚生労働大臣は，前条に定めるもののほか，精神科病院に入院中の者の処遇について必要な基準を定めることができる．

② 前項の基準が定められたときは，精神科病院の管理者は，その基準を遵守しなければならない．

③ 厚生労働大臣は，第1項の基準を定めようとするときは，あらかじめ，社会保障審議会の意見を聴かなければならない．

第37条の2（指定医の精神科病院の管理者への報告等） 指定医は，その勤務する精神科病院に入院中の者の処遇が第36条の規定に違反していると思料するとき又は前条第1項の基準に適合していないと認めるときその他精神科病院に入院中の者の処遇が著しく適当でないと認めるときは，当該精神科病院の管理者にその旨を報告すること等により，当該管理者において当該精神科病院に入院中の者の処遇の改善のために必要な措置が採られるよう努めなければならない．

第38条（相談，援助等） 精神科病院その他の精神障害の医療を提供する施設の管理者は，当該施設において医療を受ける精神障害者の社会復帰の促進を図るため，その者の相談に応じ，その者に必要な援助を行い，及びその保護者等との連絡調整を行うように努めなければならない．

第38条の2（定期の報告等） ① 措置入院者を入院させている精神科病院又は指定病院の管理者は，措置入院者の症状その他厚生労働省令で定める事項（以下この条において「報告事項」という．）を，厚生労働省令で定めるところにより，定期に，最寄りの保健所長を経て都道府県知事に報告しなければならない．この場合においては，報告事項のうち厚生労働省令で定める事項については，指定医による診察の結果に基づくものでなければならない．

② 前項の規定は，医療保護入院者を入院させている精神科病院の管理者について準用する．この場合において，同項中「措置入院者」とあるのは，「医療保護入院者」と読み替えるものとする．

③ 都道府県知事は，条例で定めるところにより，精神科病院の管理者（第38条の7第1項，第2項又は第4項の規定による命令を受けた者であつて，当該命令を受けた日から起算して厚生労働省令で定める期間を経過しないものその他これに準ずる者として厚生労働省令で定めるものに限る．）に対し，当該精神科病院に入院中の任意入院者（厚生労働省令で定める

基準に該当する者に限る.)の症状その他厚生労働省令で定める事項について報告を求めることができる.

第38条の3(定期の報告等による審査)① 都道府県知事は,前条第1項若しくは第2項の規定による報告又は第33条第7項の規定による届出(同条第1項の規定による措置に係るものに限る.)があつたときは,当該報告又は届出に係る入院中の者の症状その他厚生労働省令で定める事項を精神医療審査会に通知し,当該入院の必要があるかどうかに関し審査を求めなければならない.

② 精神医療審査会は,前項の規定により審査を求められたときは,当該審査に係る入院中の者についてその入院の必要があるかどうかに関し審査を行い,その結果を都道府県知事に通知しなければならない.

③ 精神医療審査会は,前項の審査をするに当たつて必要があると認めるときは,当該審査に係る入院中の者に対して意見を求め,若しくはその者の同意を得て委員(指定医である者に限る.第38条の5第4項において同じ.)に診察させ,又はその者が入院している精神科病院の管理者その他関係者に対して報告若しくは意見を求め,診療録その他の帳簿書類の提出を命じ,若しくは出頭を命じて審問することができる.

④ 都道府県知事は,第2項の規定により通知された精神医療審査会の審査の結果に基づき,その入院が必要でないと認められた者を退院させ,又は精神科病院の管理者に対しその者を退院させることを命じなければならない.

⑤ 都道府県知事は,第1項に定めるもののほか,前条第3項の規定による報告を受けたときは,当該報告に係る入院中の者の症状その他厚生労働省令で定める事項を精神医療審査会に通知し,当該入院中の者についてその入院の必要があるかどうかに関し審査を求めることができる.

⑥ 第2項及び第3項の規定は,前項の規定により都道府県知事が審査を求めた場合について準用する.

第38条の4(退院等の請求)精神科病院に入院中の者又はその保護者は,厚生労働省令で定めるところにより,都道府県知事に対し,当該入院中の者を退院させ,又は精神科病院の管理者に対し,その者を退院させることを命じ,若しくはその者の処遇の改善のために必要な措置を採ることを命じることを求めることができる.

第38条の5(退院等の請求による審査)① 都道府県知事は,前条の規定による請求を受けたときは,当該請求の内容を精神医療審査会に通知し,当該請求に係る入院中の者について,その入院の必要があるかどうか,又はその処遇が適当であるかどうかに関し審査を求めなければならない.

② 精神医療審査会は,前項の規定により審査を求められたときは,当該審査に係る者について,その入院の必要があるかどうか,又はその処遇が適当であるかどうかに関し審査を行い,その結果を都道府県知事に通知しなければならない.

③ 精神医療審査会は,前項の審査をするに当たつては,当該審査に係る前条の規定による請求をした者及び当該審査に係る入院中の者が入院している精神科病院の管理者の意見を聴かなければならない.ただし,精神医療審査会がこれらの者の意見を聴く必要がないと特に認めたときは,この限りでない.

④ 精神医療審査会は,前項に定めるもののほか,第2項の審査をするに当たつて必要があると認めるときは,当該審査に係る入院中の者の同意を得て委員に診察させ,又はその者が入院している精神科病院の管理者その他関係者に対して報告を求め,診療録その他の帳簿書類の提出を命じ,若しくは出頭を命じて審問することができる.

⑤ 都道府県知事は,第2項の規定により通知された精神医療審査会の審査の結果に基づき,その入院が必要でないと認められた者を退院させ,又は当該精神科病院の管理者に対しその者を退院させることを命じ若しくはその者の処遇の改善のために必要な措置を採ることを命じなければならない.

⑥ 都道府県知事は,前条の規定による請求をした者に対し,当該請求に係る精神医療審査会の審査の結果及びこれに基づき採つた措置を通知しなければならない.

第38条の6(報告徴収等)① 厚生労働大臣又は都道府県知事は,必要があると認めるときは,精神科病院の管理者に対し,当該精神科病院に入院中の者の症状若しくは処遇に関し,報告を求め,診療録その他の帳簿書類の提出若しくは提示を命じ,当該職員若しくはその指定する指定医に,精神科病院に立ち入り,これらの事項に関し,診療録その他の帳簿書類(その作成又は保存に代えて電磁的記録の作成又は保存がされている場合における当該電磁的記録を含む.)を検査させ,若しくは当該精神科病院に入院中の者その他の関係者に質問させ,又はその指定する指定医に,精神科病院に立ち入り,当該精神科病院に入院中の者を診察させることができる.

② 厚生労働大臣又は都道府県知事は,必要があると認めるときは,精神科病院の管理者,精神科病院に入院中の者又は第33条第1項,第2項若しくは第4項の規定による入院について同意をした者に対し,この法律による入院に必要な事項に関し,報告を求め,又は帳簿書類の提出若しくは提示を命じることができる.

③ 第19条の6の16第2項及び第3項の規定は,第1項の規定による立入検査,質問又は診察について準用する.この場合において,同条第2項中「前項」とあるのは「第38条の6第1項」と,「当該職員」とあるのは「当該職員及び指定医」と,同条第3項中「第1項」とあるのは「第38条の6第1項」と読み替えるものとする.

第38条の7(改善命令等)① 厚生労働大臣又は都道府県知事は,精神科病院に入院中の者の処遇が第36条の規定に違反していると認めるとき又は第37条第1項の基準に適合していないと認めるときその他精神科病院に入院中の者の処遇が著しく適当でないと認めるときは,当該精神科病院の管理者に対し,措置を講ずべき事項及び期限を示して,処遇を確保するための改善計画の提出を求め,若しくは提出された改善計画の変更を命じ,又はその処遇の改善のために必要な措置を採ることを命ずることができる.

② 厚生労働大臣又は都道府県知事は,必要があると認めるときは,第22条の4第3項の規定により入院している者又は第33条第1項,第2項若しくは第4項若しくは第33条の4第1項若しくは第2項の規定により入院した者について,その指定する2人以上の指定医に診察させ,各指定医の診察の結果がその入院を継続する必要があることに一致しない場合又はこれらの者の入院がこの法律若しくはこの法律に基づく命令に違反して行われた場合には,これらの者が入院している精神科病院の管理者に対し,その者を退院させることを命ずることができる.

③ 都道府県知事は,前2項の規定による命令をした場合において,その命令を受けた精神科病院の管理者が

これに従わなかつたときは、その旨を公表することができる。
④ 厚生労働大臣又は都道府県知事は、精神科病院の管理者が第1項又は第2項の規定による命令に従わないときは、当該精神科病院の管理者に対し、期間を定めて第22条の4第1項、第33条第1項、第2項及び第4項並びに第33条の4第1項及び第2項の規定による精神障害者の入院に係る医療の提供の全部又は一部を制限することを命ずることができる。
⑤ 都道府県知事は、前項の規定による命令をした場合においては、その旨を公示しなければならない。
第39条（無断退去者に対する措置） ① 精神科病院の管理者は、入院中の者で自身を傷つけ又は他人に害を及ぼすおそれのあるものが無断で退去しその行方が不明になつたときは、所轄の警察署長に次の事項を通知してその探索を求めなければならない。
1 退去者の氏所、氏名、性別及び生年月日
2 退去の年月日及び時刻
3 症状の概要
4 退去者を発見するために参考となるべき人相、服装その他の事項
5 入院年月日
6 保護者又はこれに準ずる者の住所及び氏名
② 警察官は、前項の規定で求められた者を発見したときは、直ちに、その旨を当該精神科病院の管理者に通知しなければならない。この場合において、警察官は、当該精神科病院の管理者がその者を引き取るまでの間、24時間を限り、その者を、警察署、病院、救護施設等の精神障害者を保護するのに適当な場所に、保護することができる。
第40条（仮退院） 第29条第1項に規定する精神科病院又は指定病院の管理者は、指定医による診察の結果、措置入院者の症状に照らしその者を一時退院させて経過を見ることが適当であると認めるときは、都道府県知事の許可を得て、6月を超えない期間を限り仮に退院させることができる。

第6節　雑則
第41条（保護者の引取義務等） 保護者は、第29条の3若しくは第29条の4第1項の規定により退院する者又は前条の規定により仮退院する者を引き取り、かつ、仮退院した者の保護に当たつては当該精神科病院又は指定病院の管理者の指示に従わなければならない。
第42条（医療及び保護の費用） 保護者が精神障害者の医療及び保護のために支出した費用は、当該精神障害者又はその扶養義務者が負担する。
第43条（刑事事件に関する手続等との関係） ① この章の規定は、精神障害者又はその疑いのある者について、刑事事件若しくは少年の保護事件の処理に関する法令の規定による手続を行ない、又は刑若しくは補導処分若しくは保護処分の執行のためこれらの者を矯正施設に収容することを妨げるものではない。
② 第25条、第26条及び第27条の規定を除く外、この章の規定は矯正施設に収容中の者には適用しない。
第44条（心神喪失等の状態で重大な他害行為を行つた者に係る手続等との関係） ① この章の規定は、心神喪失等の状態で重大な他害行為を行った者の医療及び観察等に関する法律の対象者について、同法又は同法に基づく命令の規定による手続又は処分をすることを妨げるものではない。
② この章第2節から前節までの規定は、心神喪失等の状態で重大な他害行為を行った者の医療及び観察等に関する法律の第34条第1項前段若しくは第60条第1項前段の命令若しくは第37条第5項前段若しくは第62条第2項前段の命令により入院している者又は同法第42条第1項第1号若しくは第61条第1項第1号の決定により指定入院医療機関に入院している者については、適用しない。

第6章　保健及び福祉

第1節　精神障害者保健福祉手帳
第45条（精神障害者保健福祉手帳） ① 精神障害者（知的障害者を除く。以下この章及び次章において同じ。）は、厚生労働省令で定める書類を添えて、その居住地（居住地を有しないときは、その現在地）の都道府県知事に精神障害者保健福祉手帳の交付を申請することができる。
② 都道府県知事は、前項の申請に基づいて審査し、申請者が政令で定める精神障害の状態にあると認めたときは、申請者に精神障害者保健福祉手帳を交付しなければならない。
③ 前項の規定による審査の結果、申請者が同項の政令で定める精神障害の状態にないと認めたときは、都道府県知事は、理由を付して、その旨を申請者に通知しなければならない。
④ 精神障害者保健福祉手帳の交付を受けた者は、厚生労働省令で定めるところにより、2年ごとに、第2項の政令で定める精神障害の状態にあることについて、都道府県知事の認定を受けなければならない。
⑤ 第3項の規定は、前項の認定について準用する。
⑥ 前各項に定めるもののほか、精神障害者保健福祉手帳に関し必要な事項は、政令で定める。
第45条の2（精神障害者保健福祉手帳の返還等） ① 精神障害者保健福祉手帳の交付を受けた者は、前条第2項の政令で定める精神障害の状態がなくなつたときは、速やかに精神障害者保健福祉手帳を都道府県に返還しなければならない。
② 精神障害者保健福祉手帳の交付を受けた者は、精神障害者保健福祉手帳を譲渡し、又は貸与してはならない。
③ 都道府県知事は、精神障害者保健福祉手帳の交付を受けた者について、前条第2項の政令で定める状態がなくなつたと認めるときは、その者に対し精神障害者保健福祉手帳の返還を命ずることができる。
④ 都道府県知事は、前項の規定により、精神障害者保健福祉手帳の返還を命じようとするときは、あらかじめその指定する指定医をして診察させなければならない。
⑤ 前条第3項の規定は、第3項の認定について準用する。

第2節　相談指導等
第46条（正しい知識の普及） 都道府県及び市町村は、精神障害についての正しい知識の普及のための広報活動等を通じて、精神障害者の社会復帰及びその自立と社会経済活動への参加に対する地域住民の関心と理解を深めるように努めなければならない。
第47条（相談指導等） ① 都道府県、保健所を設置する市又は特別区（以下「都道府県等」という。）は、必要に応じて、次条第1項に規定する精神保健福祉相談員その他の職員又は都道府県知事若しくは保健所を設置する市若しくは特別区の長（以下「都道府県知事等」という。）が指定した医師をして、精神保健及び精神障害者の福祉に関し、精神障害者及びその家族等からの相談に応じさせ、及びこれらの者を指導させなければならない。

② 都道府県等は，必要に応じて，医療を必要とする精神障害者に対し，その精神障害の状態に応じた適切な医療施設を紹介しなければならない．
③ 精神保健福祉センター及び保健所は，精神障害者の福祉に関する相談及び指導を行うに当つては，福祉事務所（社会福祉法（昭和26年法律第45号）に定める福祉に関する事務所をいう．）その他の関係行政機関との連携を図るように努めなければならない．
④ 市町村（保健所を設置する市及び特別区を除く．次項において同じ．）は，第1項及び第2項の規定により都道府県が行う精神障害者に関する事務に必要な協力をするとともに，必要に応じて，精神障害者の福祉に関し，精神障害者及びその家族等からの相談に応じ，及びこれらの者を指導しなければならない．
⑤ 市町村は，前項に定めるもののほか，必要に応じて，精神保健に関し，精神障害者及びその家族等からの相談に応じ，及びこれらの者を指導するように努めなければならない．

第48条（精神保健福祉相談員） ① 都道府県及び市町村は，精神保健福祉センター及び保健所その他これらに準ずる施設に，精神保健及び精神障害者の福祉に関する相談に応じ，並びに精神障害者及びその家族等を訪問して必要な指導を行うための職員（次項において「精神保健福祉相談員」という．）を置くことができる．
② 精神保健福祉相談員は，精神保健福祉士その他政令で定める資格を有する者のうちから，都道府県知事又は市町村長が任命する．

第49条（事業の利用の調整等） ① 市町村は，精神障害者保健福祉手帳の交付を受けた精神障害者から求めがあつたときは，当該精神障害者の希望，精神障害者の状態，社会復帰の促進及び自立と社会経済活動への参加の促進のために必要な指導及び訓練その他の援助の内容等を勘案し，当該精神障害者が最も適切な障害福祉サービス事業又は精神障害者社会適応訓練事業（以下「障害福祉サービス事業等」という．）の利用ができるよう，相談に応じ，必要な助言を行うものとする．この場合において，市町村は，当該事務を障害者自立支援法第5条第17項に規定する相談支援事業を行う者に委託することができる．
② 市町村は，前項の助言を受けた精神障害者から求めがあつた場合には，必要に応じて，障害福祉サービス事業等の利用についてあつせん又は調整を行うとともに，必要に応じて，障害福祉サービス事業等を行う者に対し，当該精神障害者の利用についての要請を行うものとする．
③ 都道府県は，前項の規定により市町村が行うあつせん，調整及び要請に関し，その設置する保健所による技術的事項についての協力その他市町村に対する必要な援助及び市町村相互間の連絡調整を行う．
④ 障害福祉サービス事業等を行う者は，第2項のあつせん，調整及び要請に対し，できる限り協力しなければならない．

第50条（精神障害者社会適応訓練事業） 都道府県は，精神障害者の社会復帰の促進及び社会経済活動への参加の促進を図るため，精神障害者社会適応訓練事業（通常の事業所に雇用されることが困難な精神障害者を委託して，職業を与えるとともに，社会生活への適応のために必要な訓練を行う事業をいう．以下同じ．）を行うことができる．

第51条（国の補助） 国は，予算の範囲内において，都道府県に対し，都道府県が行う精神障害者社会適応訓練事業に要する費用の一部を補助することができる．

第7章 精神障害者社会復帰促進センター

第51条の2（指定等） ① 厚生労働大臣は，精神障害者の社会復帰の促進を図るための訓練及び指導等に関する研究開発を行うこと等により精神障害者の社会復帰を促進することを目的とする一般社団法人又は一般財団法人であつて，次条に規定する業務を適正かつ確実に行うことができると認められるものを，その申請により，全国を通じて1個に限り，精神障害者社会復帰促進センター（以下「センター」という．）として指定することができる．
② 厚生労働大臣は，前項の規定による指定をしたときは，センターの名称，住所及び事務所の所在地を公示しなければならない．
③ センターは，その名称，住所又は事務所の所在地を変更しようとするときは，あらかじめ，その旨を厚生労働大臣に届け出なければならない．
④ 厚生労働大臣は，前項の規定による届出があつたときは，当該届出に係る事項を公示しなければならない．

第51条の3（業務） センターは，次に掲げる業務を行うものとする．
1 精神障害者の社会復帰の促進に資するための啓発活動及び広報活動を行うこと．
2 精神障害者の社会復帰の促進の実例に即して，精神障害者の社会復帰の促進を図るための訓練及び指導等に関する研究開発を行うこと．
3 前号に掲げるもののほか，精神障害者の社会復帰の促進に関する研究を行うこと．
4 精神障害者の社会復帰の促進を図るため，第2号の規定による研究開発の成果又は前号の規定による研究の成果を，定期的に又は時宜に応じて提供すること．
5 精神障害者の社会復帰の促進を図るための事業の業務に関し，当該事業に従事する者及び当該事業に従事しようとする者に対して研修を行うこと．
6 前各号に掲げるもののほか，精神障害者の社会復帰を促進するために必要な業務を行うこと．

第51条の4（センターへの協力） 精神科病院その他の精神障害の医療を提供する施設の設置者及び障害福祉サービス事業等を行う者は，センターの求めに応じ，センターが前条第2号及び第3号に掲げる業務を行うために必要な限度において，センターに対し，精神障害者の社会復帰の促進を図るための訓練及び指導に関する情報又は資料その他の必要な情報又は資料で厚生労働省令で定めるものを提供することができる．

第51条の5（特定情報管理規程） ① センターは，第51条の3第2号及び第3号に掲げる業務に係る情報及び資料（以下この条及び第51条の7において「特定情報」という．）の管理並びに使用に関する規程（以下この条及び第51条の7において「特定情報管理規程」という．）を作成し，厚生労働大臣の認可を受けなければならない．これを変更しようとするときも，同様とする．
② 厚生労働大臣は，前項の認可をした特定情報管理規程が特定情報の適正な管理又は使用を図る上に不適当となつたと認めるときは，センターに対し，当該特定情報管理規程を変更すべきことを命ずることができる．

③ 特定情報管理規程に記載すべき事項は、厚生労働省令で定める．
第51条の6（秘密保持義務） センターの役員若しくは職員又はこれらの職にあった者は、第51条の3第2号又は第3号に掲げる業務に関して知り得た秘密を漏らしてはならない．
第51条の7（解任命令） 厚生労働大臣は、センターの役員又は職員が第51条の5第1項の認可を受けた特定情報管理規程によらないで特定情報の管理若しくは使用を行ったとき、又は前条の規定に違反したときは、センターに対し、当該役員又は職員を解任すべきことを命ずることができる．
第51条の8（事業計画等） ① センターは、毎事業年度の事業計画書及び収支予算書を作成し、当該事業年度の開始前に厚生労働大臣に提出しなければならない．これを変更しようとするときも、同様とする．
② センターは、毎事業年度の事業報告書及び収支決算書を作成し、当該事業年度経過後3月以内に厚生労働大臣に提出しなければならない．
第51条の9（報告及び検査） ① 厚生労働大臣は、第51条の3に規定する業務の適正な運営を確保するために必要な限度において、センターに対し、必要と認める事項の報告を求め、又は当該職員に、その事務所に立ち入り、業務の状況若しくは帳簿書類その他の物件を検査させることができる．
② 第19条の6の16第2項及び第3項の規定は、前項の規定による立入検査について準用する．この場合において、同条第2項中「前項」とあるのは「第51条の9第1項」と、同条第3項中「第1項」とあるのは「第51条の9第1項」と読み替えるものとする．
第51条の10（監督命令） 厚生労働大臣は、この章の規定を施行するため必要な限度において、センターに対し、第51条の3に規定する業務に関し、監督上必要な命令をすることができる．
第51条の11（指定の取消し等） ① 厚生労働大臣は、センターが次の各号のいずれかに該当するときは、第51条の2第1項の規定による指定を取り消すことができる．
1 第51条の3に規定する業務を適正かつ確実に実施することができないと認められるとき．
2 指定に関し不正な行為があったとき．
3 この章の規定又は当該規定による命令若しくは処分に違反したとき．
② 厚生労働大臣は、前項の規定により指定を取り消したときは、その旨を公示しなければならない．

第8章 雑 則（略）

第9章 罰 則

第52条 次の各号のいずれかに該当する者は、3年以下の懲役又は100万円以下の罰金に処する．
1 第38条の3第4項の規定による命令に違反した者
2 第38条の5第2項の規定による退院の命令に違反した者
3 第38条の7第2項の規定による命令に違反した者
4 第38条の7第4項の規定による命令に違反した者
第53条 ① 精神科病院の管理者、指定医、地方精神保健福祉審議会の委員、精神医療審査会の委員、第22条の4第4項、第33条第4項若しくは第33条の4第2項の規定により診察を行った特定医師若しくは第47条第1項の規定により都道府県知事等が指定した医師又はこれらの職にあった者が、この法律の規定に基づく職務の執行に関して知り得た人の秘密を正当な理由がなく漏らしたときは、1年以下の懲役又は100万円以下の罰金に処する．
② 精神科病院の職員又はその職にあった者が、この法律の規定に基づく精神科病院の管理者の職務の執行を補助するに際して知り得た人の秘密を正当な理由がなく漏らしたときも、前項と同様とする．
第53条の2 第51条の6の規定に違反した者は、1年以下の懲役又は100万円以下の罰金に処する．
第54条 次の各号のいずれかに該当する者は、6月以下の懲役又は50万円以下の罰金に処する．
1 第19条の6の13の規定による停止の命令に違反した者
2 虚偽の事実を記載して第23条第1項の申請をした者
第55条 次の各号のいずれかに該当する者は、30万円以下の罰金に処する．
1 第19条の6の16第1項の規定による報告をせず、若しくは虚偽の報告をし、又は同項の規定による検査を拒み、妨げ、若しくは忌避した者
2 第27条第1項又は第2項の規定による診察を拒み、妨げ、若しくは忌避した者又は同条第4項の規定による立入りを拒み、若しくは妨げた者
3 第29条の2第1項の規定による診察を拒み、妨げ、若しくは忌避した者又は同条第4項において準用する第27条第4項の規定による立入りを拒み、若しくは妨げた者
4 第38条の3第3項（同条第6項において準用する場合を含む．以下この号において同じ．）の規定による報告若しくは提出をせず、若しくは虚偽の報告をし、同条第3項の規定による診察を妨げ、又は同項の規定による出頭をせず、若しくは同項の規定による審問に対して、正当な理由がなく答弁せず、若しくは虚偽の答弁をした者
5 第38条の5第4項の規定による報告若しくは提出をせず、若しくは虚偽の報告をし、同項の規定による診察を妨げ、又は同項の規定による出頭をせず、若しくは同項の規定による審問に対して、正当な理由がなく答弁せず、若しくは虚偽の答弁をした者
6 第38条の6第1項の規定による報告若しくは提示をせず、若しくは虚偽の報告をし、同項の規定による検査若しくは診察を拒み、妨げ、若しくは忌避し、又は同項の規定による質問に対して、正当な理由がなく答弁せず、若しくは虚偽の答弁をした者
7 第38条の6第2項の規定による報告若しくは提出若しくは提示をせず、又は虚偽の報告をした精神科病院の管理者
8 第51条の9第1項の規定による報告をせず、若しくは虚偽の報告をし、又は同項の規定による検査を拒み、妨げ、若しくは忌避した者
第56条 法人の代表者又は法人若しくは人の代理人、使用人その他の従業者が、その法人又は人の業務に関して第52条、第54条第1号又は前条の違反行為をしたときは、行為者を罰するほか、その法人又は人に対しても各本条の罰金刑を科する．
第57条 次の各号のいずれかに該当する者は、10万円以下の過料に処する．
1 第19条の4の2（第22条の4第5項、第33条

第5項及び第33条の4第3項において準用する場合を含む.)の規定に違反した者
2 第19条の6の9の規定による届出をせず,又は虚偽の届出をした者
3 第19条の6の10第1項の規定に違反して財務諸表等を備えて置かず,財務諸表等に記載すべき事項を記載せず,若しくは虚偽の記載をし,又は正当な理由がないのに同条第2項各号の規定による請求を拒んだ者
4 第19条の6の14の規定に違反して同条に規定する事項の記載をせず,若しくは虚偽の記載をし,又は帳簿を保存しなかつた者
5 第22条の4第7項の規定に違反した者
6 第33条第7項の規定に違反した者
7 第33条の4第5項の規定に違反した者
8 第38条の2第1項又は同条第2項において準用する同条第1項の規定に違反した者

80 心神喪失等の状態で重大な他害行為を行った者の医療及び観察等に関する法律

(平15・7・16法律第110号,
最終改正:平17・11・7法律第123号)

第1章 総則

第1節 目的及び定義

第1条(目的等) ① この法律は,心神喪失等の状態で重大な他害行為(他人に害を及ぼす行為をいう.以下同じ.)を行った者に対し,その適切な処遇を決定するための手続等を定めることにより,継続的かつ適切な医療並びにその確保のために必要な観察及び指導を行うことによって,その病状の改善及びこれに伴う同様の行為の再発の防止を図り,もってその社会復帰を促進することを目的とする.
② この法律による処遇に携わる者は,前項に規定する目的を踏まえ,心神喪失等の状態で重大な他害行為を行った者が円滑に社会復帰をすることができるようにしなければならない.

第2条(定義) ① この法律において「保護者」とは,精神保健及び精神障害者福祉に関する法律(昭和25年法律第123号)第20条第1項又は第21条の規定により保護者となる者をいう.
② この法律において「対象行為」とは,次の各号に掲げるいずれかの行為に当たるものをいう.
1 刑法(明治40年法律第45号)第108条から第110条まで又は第112条に規定する行為
2 刑法第176条から第179条までに規定する行為
3 刑法第199条,第202条又は第203条に規定する行為
4 刑法第204条に規定する行為
5 刑法第236条,第238条又は第243条(第236条又は第238条に係るものに限る.)に規定する行為
③ この法律において「対象者」とは,次の各号のいずれかに該当する者をいう.
1 公訴を提起しない処分において,対象行為を行ったこと及び刑法第39条第1項に規定する者(以下「心神喪失者」という.)又は同条第2項に規定する者(以下「心神耗弱者」という.)であることが認められた者
2 対象行為について,刑法第39条第1項の規定により無罪の確定裁判を受けた者又は同条第2項の規定により刑を減軽する旨の確定裁判(懲役又は禁錮の刑を言い渡し執行猶予の言渡しをしない裁判であって,執行すべき刑期があるものを除く.)を受けた者
④ この法律において「指定医療機関」とは,指定入院医療機関及び指定通院医療機関をいう.
⑤ この法律において「指定入院医療機関」とは,第42条第1項第1号又は第61条第1項第1号の決定を受けた者の入院による医療を担当させる医療機関として厚生労働大臣が指定した病院(その一部を指定した病院を含む.)をいう.
⑥ この法律において「指定通院医療機関」とは,第42条第1項第2号又は第51条第1項第2号の決定を受けた者の入院によらない医療を担当させる医療機関として厚生労働大臣が指定した病院若しくは診療所(これらに準ずるものとして政令で定めるものを含む.第16条第2項において同じ.)又は薬局をいう.

第2節 裁判所

第3条(管轄) ① 処遇事件(第33条第1項,第49条第1項若しくは第2項,第50条,第54条第1項若しくは第2項,第55条又は第59条第1項若しくは第2項の規定による申立てに係る事件をいう.以下同じ.)は,対象者の住所,居所若しくは現在地又は行為地を管轄する地方裁判所の管轄に属する.
② 同一の対象者に対する数個の処遇事件が土地管轄を異にする場合において,1個の処遇事件を管轄する地方裁判所は,併せて他の処遇事件についても管轄権を有する.

第4条(移送) ① 裁判所は,対象者の処遇の適正を期するため必要があると認めるときは,決定をもって,その管轄に属する処遇事件を他の管轄地方裁判所に移送することができる.
② 裁判所は,処遇事件がその管轄に属さないと認めるときは,決定をもって,これを管轄地方裁判所に移送しなければならない.

第5条(手続の併合) 同一の対象者に対する数個の処遇事件は,特に必要がないと認める場合を除き,決定をもって,併合して審判しなければならない.

第6条(精神保健審判員) ① 精神保健審判員は,次項に規定する名簿に記載された者のうち,最高裁判所規則で定めるところにより地方裁判所が毎年あらかじめ選任したものの中から,処遇事件ごとに地方裁判所が任命する.
② 厚生労働大臣は,精神保健審判員として任命すべき者の選任に資するため,毎年,政令で定めるところにより,この法律に定める精神保健審判員の職務を行うのに必要な学識経験を有する医師(以下「精神保健判定医」という.)の名簿を最高裁判所に送付しなければならない.
③ 精神保健審判員には,別に法律で定めるところにより手当を支給し,並びに最高裁判所規則で定めるところにより旅費,日当及び宿泊料を支給する.

第7条(欠格事由) 次の各号のいずれかに掲げる者は,精神保健審判員として任命すべき者に選任することができない.
1 禁錮以上の刑に処せられた者
2 前号に該当する者を除くほか,医事に関し罪を犯し刑に処せられた者

3 公務員で懲戒免職の処分を受け,当該処分の日から2年を経過しない者
4 次条第2号の規定により精神保健審判員を解任された者
第8条（解任）地方裁判所は,精神保健審判員が次の各号のいずれかに該当するときは,当該精神保健審判員を解任しなければならない.
1 前条第1号から第3号までのいずれかに該当するに至ったとき.
2 職務上の義務違反その他精神保健審判員たるに適しない非行があると認めるとき.
第9条（職権の独立）① 精神保健審判員は,独立してその職権を行う.
② 精神保健審判員は,最高裁判所規則で定めるところにより,法令に従い公平誠実にその職務を行うべきことを誓う旨の宣誓をしなければならない.
第10条（除斥）刑事訴訟法（昭和23年法律第131号）第20条の規定はこの法律により職務を執行する裁判官及び精神保健審判員について,刑事訴訟法第26条第1項の規定によりこの法律の規定により職務を執行する裁判所書記官について準用する.この場合において,刑事訴訟法第20条第2号中「被告人」とあるのは「対象者（心神喪失等の状態で重大な他害行為を行った者の医療及び観察等に関する法律第2条第3項に規定する対象者をいう．以下同じ．)」と,同条第3号中「被告人」とあるのは「対象者」と,同条第4号中「事件」とあるのは「処遇事件（心神喪失等の状態で重大な他害行為を行った者の医療及び観察等に関する法律第3条第1項に規定する処遇事件をいう．以下同じ．）」と,同条第5号から第7号までの規定中「事件」とあるのは「処遇事件」と,同条第5号中「被告人の代理人,弁護人又は補佐人」とあるのは「対象者の付添人」と,同条第6号中「検察官又は司法警察員の職務を行つた」とあるのは「審判の申立てをし,又は審判の申立てをした者としての職務を行つた」と,同条第7号中「第266条第2号の決定,略式命令,前審の裁判」とあるのは「前審の審判」と,「第398条乃至第400条,第402条若しくは第413条」とあるのは「心神喪失等の状態で重大な他害行為を行った者の医療及び観察等に関する法律第68条第2項若しくは第71条第2項」と,「原判決」とあるのは「原決定」と,「裁判の基礎」とあるのは「審判の基礎」と読み替えるものとする.
第11条（合議制）① 裁判所法（昭和22年法律第59号）第26条の規定にかかわらず,地方裁判所は,1人の裁判官及び1人の精神保健審判員の合議体で処遇事件を取り扱う．ただし,この法律で特別の定めをした事項については,この限りでない.
② 第4条第1項若しくは第2項,第5条,第40条第1項若しくは第2項前段,第41条第1項,第42条第2項,第51条第2項,第56条第2項又は第61条第2項に規定する裁判は,前項の合議体の構成員である裁判官のみでする．呼出状若しくは同行状を発し,対象者に出頭を命じ,若しくは付添人を付し,同行状の執行を嘱託し,若しくはこれを執行させ,出頭命令を受けた者の護送を嘱託し,又は第24条第5項前段の規定により対象者の所在の調査を求める処分についても,同様とする.
③ 裁判員補は,第1項の合議体に加わることができない.
第12条（裁判官の権限）① 前条第1項の合議体がこの法律の定めるところにより職務を行う場合における裁判所法第72条第1項及び第2項並びに第73条の規定の適用については,その合議体の構成員である裁判官は,裁判長とみなす.
② 前条第1項の合議体による裁判の評議は,裁判官が開き,かつ,整理する.
第13条（意見を述べる義務）① 裁判官は,前条第2項の評議において,法律に関する学識経験に基づき,その意見を述べなければならない.
② 精神保健審判員は,前条第2項の評議において,精神障害者の医療に関する学識経験に基づき,その意見を述べなければならない.
第14条（評決）第11条第1項の合議体による裁判は,裁判官及び精神保健審判員の意見の一致したところによる.
第15条（精神保健参与員）① 精神保健参与員は,次に規定する名簿に記載された者のうち,地方裁判所が毎年あらかじめ選任したものの中から,処遇事件ごとに裁判所が指定する.
② 厚生労働大臣は,政令で定めるところにより,毎年,各地方裁判所ごとに,精神保健福祉士その他の精神障害者の保健及び福祉に関する専門的知識及び技術を有する者の名簿を作成し,当該地方裁判所に送付しなければならない.
③ 精神保健参与員の員数は,各事件について1人以上とする.
④ 第6条第3項の規定は,精神保健参与員について準用する.

第3節 指定医療機関

第16条（指定医療機関の指定）① 指定入院医療機関の指定は,国,都道府県,特定独立行政法人（独立行政法人通則法（平成11年法律第103号）第2条第2項に規定する特定独立行政法人をいう．）又は都道府県若しくは都道府県及び都道府県以外の地方公共団体が設立した特定地方独立行政法人（地方独立行政法人法（平成15年法律第118号）第2条第2項に規定する特定地方独立行政法人をいう．）が開設する病院であって厚生労働省令で定める基準に適合するものの全部又は一部について,その開設者の同意を得て,厚生労働大臣が行う.
② 指定通院医療機関の指定は,厚生労働省令で定める基準に適合する病院若しくは診療所又は薬局について,その開設者の同意を得て,厚生労働大臣が行う.
第17条（指定の辞退）指定医療機関は,指定を辞退しようとするときは,辞退の日の1年前までに,厚生労働大臣にその旨を届け出なければならない.
第18条（指定の取消し）指定医療機関が,第82条第1項若しくは第2項又は第86条の規定に違反したときその他第81条第1項に規定する医療を行うについて不適当であると認められるに至ったときは,厚生労働大臣は,その指定を取り消すことができる.

第4節 保護観察所

第19条（事務）保護観察所は,次に掲げる事務をつかさどる.
1 第38条（第53条,第58条及び第63条において準用する場合を含む．）に規定する生活環境の調査に関すること.
2 第101条に規定する生活環境の調整に関すること.
3 第106条に規定する精神保健観察の実施に関すること.
4 第108条に規定する関係機関相互間の連携の確保に関すること.
5 その他この法律により保護観察所の所掌に属せしめられた事務

80 心神喪失等の状態で重大な他害行

第20条（社会復帰調整官） ① 保護観察所に、社会復帰調整官を置く。
② 社会復帰調整官は、精神障害者の保健及び福祉その他のこの法律に基づく対象者の処遇に関する専門的知識に基づき、前条各号に掲げる事務に従事する。
③ 社会復帰調整官は、精神保健福祉士その他の精神障害者の保健及び福祉に関する専門的知識を有する者として政令で定めるものでなければならない。

第21条（管轄） 第19条各号に掲げる事務は、次の各号に掲げる事務の区分に従い、当該各号に定める保護観察所がつかさどる。
1 第19条第1号に掲げる事務　当該処遇事件を管轄する地方裁判所の所在地を管轄する保護観察所
2 第19条第2号から第5号までに掲げる事務　当該対象者の居住地（定まった住居を有しないときは、現在地又は最後の居住地若しくは所在地とする。）を管轄する保護観察所

第22条（照会） 保護観察所の長は、第19条各号に掲げる事務を行うため必要があると認めるときは、官公署、医療施設その他の公私の団体に照会して、必要な事項の報告を求めることができる。

第23条（資料提供の求め） 保護観察所の長は、第19条各号に掲げる事務を行うため必要があると認めるときは、その必要な限度で、裁判所に対し、当該対象者の身上に関する事項を記載した書面、第37条第1項に規定する鑑定の経過及び結果を記載した書面その他の必要な資料の提供を求めることができる。

第2章 審　判

第1節 通　則

第24条（事実の取調べ） ① 決定又は命令をするについて必要がある場合は、事実の取調べをすることができる。
② 前項の事実の取調べは、合議体の構成員（精神保健審判員を除く。）にこれをさせ、又は地方裁判所若しくは簡易裁判所の裁判官にこれを嘱託することができる。
③ 第1項の事実の取調べのため必要があると認めるときは、証人尋問、鑑定、検証、押収、捜索、通訳及び翻訳を行い、並びに官公署、医療施設その他の公私の団体に対し、必要な事項の報告、資料の提出その他の協力を求めることができる。ただし、差押えについては、あらかじめ所有者、所持者又は保管者に差し押さえるべき物の提出を命じた後でなければ、これをすることができない。
④ 刑事訴訟法中裁判所の行う証人尋問、鑑定、検証、押収、捜索、通訳及び翻訳に関する規定は、処遇事件の性質に反しない限り、前項の規定による証人尋問、鑑定、検証、押収、捜索、通訳及び翻訳について準用する。
⑤ 裁判所は、対象者の行方が不明になったときは、所轄の警察署長にその所在の調査を求めることができる。この場合において、警察官は、当該対象者を発見したときは、直ちに、その旨を裁判所に通知しなければならない。

第25条（意見の陳述及び資料の提出） ① 検察官、指定入院医療機関の管理者又は保護観察所の長は、第33条第1項、第49条第1項若しくは第2項、第54条第1項若しくは第2項又は第59条第1項若しくは第2項の規定による申立てをした場合は、意見を述べ、及び必要な資料を提出しなければならない。
② 対象者、保護者及び付添人は、意見を述べ、及び資料を提出することができる。

第26条（呼出し及び同行） ① 裁判所は、対象者に対し、呼出状を発することができる。
② 裁判所は、対象者が正当な理由がなく前項の呼出しに応じないときは、当該対象者に対し、同行状を発することができる。
③ 裁判所は、対象者が正当な理由がなく第1項の呼出しに応じないおそれがあるとき、定まった住居を有しないとき、又は医療のため緊急を要する状態にあって必要があると認めるときは、前項の規定にかかわらず、当該対象者に対し、同行状を発することができる。

第27条（同行状の効力） 前条第2項又は第3項の同行状により同行された者については、裁判所に到着した時から24時間以内にその身体の拘束を解かなければならない。ただし、当該時間内に、第34条第1項前段若しくは第60条第1項前段の命令又は第37条第5項前段、第42条第1項第1号、第61条第1項第1号若しくは第62条第2項前段の決定があったときは、この限りでない。

第28条（同行状の執行） ① 第26条第2項又は第3項の同行状は、裁判所書記官が執行する。ただし、裁判所は、必要があると認めるときは、検察官にその執行を嘱託し、又は保護観察所の職員にこれを執行させることができる。
② 検察官が前項の嘱託を受けたときは、その指揮により、検察事務官が同行状を執行する。
③ 検察事務官は、必要があるときは、管轄区域外で同行状を執行することができる。
④ 同行状を執行するには、これを当該対象者に示した上、できる限り速やかにかつ直接、指定された裁判所その他の場所に引致しなければならない。ただし、やむを得ない事由があるときは、病院、救護施設、警察署その他の精神障害者を保護するのに適当な場所に、保護することができる。
⑤ 同行状を所持しないためこれを示すことができない場合において、急速を要するときは、前項の規定にかかわらず、当該対象者に対し同行状が発せられている旨を告げて、その執行をすることができる。ただし、同行状はできる限り速やかに示さなければならない。
⑥ 同行状を執行する場合には、必要な限度において、人の住居又は人の看守する邸宅、建造物若しくは船舶内に入ることができる。

第29条（出頭命令） ① 裁判所は、第34条第1項前段若しくは第60条第1項前段の命令又は第37条第5項前段、第42条第1項第1号、第61条第1項第1号若しくは第62条第2項前段の決定により入院している者に対し、裁判所に出頭することを命ずることができる。
② 裁判所は、前項に規定する者が裁判所に出頭するときは、検察官にその護送を嘱託するものとする。
③ 前項の護送をする場合において、護送される者が逃走し、又は自身を傷つけ、若しくは他人に害を及ぼすおそれがあると認めるときは、これを防止するため合理的に必要と判断される限度において、必要な措置を採ることができる。
④ 前条第2項及び第3項の規定は、第2項の護送について準用する。

第30条（付添人） ① 対象者及び保護者は、弁護士を付添人に選任することができる。
② 裁判所は、特別の事情があるときは、最高裁判所規則で定めるところにより、付添人の数を制限することができる。

③ 裁判所は、対象者に付添人がない場合であって、その精神障害の状態その他の事情を考慮し、必要があると認めるときは、職権で、弁護士である付添人を付することができる。
④ 前項の規定により裁判所が付すべき付添人は、最高裁判所規則で定めるところにより、選任するものとする。
⑤ 前項の規定により選任された付添人は、旅費、日当、宿泊料及び報酬を請求することができる。
第 31 条（審判期日） ① 審判のため必要があると認めるときは、審判期日を開くことができる。
② 審判期日における審判の指揮は、裁判官が行う。
③ 審判期日における審判は、公開しない。
④ 審判期日における審判においては、精神障害者の精神障害の状態に応じ、必要な配慮をしなければならない。
⑤ 審判期日には、検察官、指定医療機関（病院又は診療所に限る。）の管理者又はその指定する医師及び保護観察所の長又はその指定する社会復帰調整官に対し、審判期日に出席することを求めることができる。
⑥ 保護者（精神保健及び精神障害者福祉に関する法律第 21 条の規定により保護者となる市町村長（特別区の長を含む。以下同じ。）については、その指定する職員を含む。）及び付添人は、審判期日に出席することができる。
⑦ 審判期日には、対象者を呼び出し、又はその出頭を命じなければならない。
⑧ 対象者が審判期日に出席しないときは、審判を行うことができない。ただし、対象者が心身の障害のため、若しくは正当な理由がなく審判期日に出席しない場合、又は許可を受けないで退廷し、若しくは秩序維持のために退席を命ぜられた場合において、付添人が出席しているときは、この限りでない。
⑨ 審判期日は、裁判所外においても開くことができる。
第 32 条（記録等の閲覧又は謄写） ① 処遇事件の記録又は証拠物は、裁判所の許可を受けた場合を除き、閲覧又は謄写をすることができない。
② 前項の規定にかかわらず、検察官、指定入院医療機関の管理者若しくはその指定する医師、保護観察所の長若しくはその指定する社会復帰調整官又は付添人は、次条第 1 項、第 49 条第 1 項若しくは第 2 項、第 50 条、第 54 条第 1 項若しくは第 2 項、第 55 条又は第 59 条第 1 項若しくは第 2 項の規定による申立てがあった後当該申立てに対する決定が確定するまでの間、処遇事件の記録又は証拠物を閲覧することができる。

第 2 節　入院又は通院

第 33 条（検察官による申立て） ① 検察官は、被疑者が対象行為を行ったこと及び心神喪失者若しくは心神耗弱者であることを認めて公訴を提起しない処分をしたとき、又は第 2 条第 3 項第 2 号に規定する確定裁判があったときは、当該処分をされ、又は当該確定裁判を受けた対象者について、対象行為を行った際の精神障害を改善し、これに伴って同様の行為を行うことなく、社会に復帰することを促進するためにこの法律による医療を受けさせる必要が明らかにないと認める場合を除き、地方裁判所に対し、第 42 条第 1 項の決定をすることを申し立てなければならない。ただし、当該対象者について刑事事件若しくは少年の保護事件の処理又は外国人の退去強制に関する法令の規定による手続が行われている場合は、当該手続が終了するまで、申立てをしないことができる。
② 前項本文の規定にかかわらず、検察官は、当該対象者が刑若しくは保護処分の執行のため刑務所、少年刑務所、拘置所若しくは少年院に収容されており引き続き収容されることとなるとき、又は新たに収容されるときは、同項の申立てをすることができない。当該対象者が外国人であって出国したときも、同様とする。
③ 検察官は、刑法第 204 条に規定する行為を行った対象者については、傷害が軽い場合であって、当該行為の内容、当該対象者による過去の他害行為の有無及び内容並びに当該対象者の現在の病状、性格及び生活環境を考慮し、その必要がないと認めるときは、第 1 項の申立てをしないことができる。ただし、他の対象行為を行ったときは、この限りでない。
第 34 条（鑑定入院命令） ① 前条第 1 項の申立てを受けた地方裁判所の裁判所は、対象者について、対象行為を行った際の精神障害を改善し、これに伴って同様の行為を行うことなく、社会に復帰することを促進するためにこの法律による医療を受けさせる必要が明らかにないと認める場合を除き、鑑定その他医療的観察のため、当該対象者を入院させ 40 条第 1 項又は第 42 条の決定があるまでの間在院させる旨を命じなければならない。この場合において、裁判官は、呼出し及び同行に関し、裁判所と同一の権限を有する。
② 前項の命令を発するには、裁判官は当該対象者に対し、あらかじめ、供述を強いられることはないこと及び弁護士である付添人を選任することができることを説明した上、当該対象者が第 2 条第 3 項に該当するとされる理由の要旨及び同条第 1 項の申立てがあったことを告げ、陳述する機会を与えなければならない。ただし、当該対象者の心身の障害により又は正当な理由がなく裁判官の面前に出頭しないため、これらを行うことができないときは、この限りでない。
③ 第 1 項の命令による入院の期間は、当該命令が執行された日から起算して 2 月を超えることができない。ただし、裁判所は、必要があるときは、通じて 1 月を超えない範囲で、決定をもって、この期間を延長することができる。
④ 前項の命令は、検察官に第 1 項の命令の執行を嘱託するものとする。
⑤ 第 28 条第 2 項、第 3 項及び第 6 項並びに第 29 条第 3 項の規定は、前項の命令の執行について準用する。
⑥ 第 1 項の命令は、判事補が 1 人で発することができない。
第 35 条（必要的付添人） 裁判所は、第 33 条第 1 項の申立てがあった場合において、対象者に付添人がないときは、付添人を付さなければならない。
第 36 条（精神保健参与員の関与） 裁判所は、処遇の要否及びその内容につき、精神保健参与員の意見を聴くため、これを審判に関与させるものとする。ただし、特に必要がないと認める場合は、この限りでない。
第 37 条（対象者の鑑定） ① 裁判所は、対象者に関し、精神障害者であるか否か及び対象行為を行った際の精神障害を改善し、これに伴って同様の行為を行うことなく、社会に復帰することを促進するためにこの法律による医療を受けさせる必要があるか否かについて、精神保健判定医又はこれと同等以上の学識経験を有する者に鑑定を命じなければならない。ただし、当該必要が明らかにないと認める場合は、この限りでない。
② 前項の鑑定を行うに当たっては、精神障害の類型、過去の病歴、現在及び対象行為を行った当時の病状、治療状況、病状及び治療状況から予測される将来の症状、対象行為の内容、過去の他害行為の有無及び内容並びに当該対象者の性格を考慮するものとする。
③ 第 1 項の規定により鑑定を命ぜられた医師は、当該鑑定の結果に、当該対象者の病状に基づき、この法律

による入院による医療の必要性に関する意見を付さなければならない．
④ 裁判所は，第1項の鑑定を命じた医師に対し，当該鑑定の実施に当たって留意すべき事項を示すことができる．
⑤ 裁判所は，第34条第1項前段の命令が発せられていない対象者について第1項の鑑定を命ずる場合において，必要があると認めるときは，決定をもって，鑑定その他医療的観察のため，当該対象者を入院させ第40条第1項又は第42条の決定があるまでの間在院させる旨を命ずることができる．第34条第2項から第5項までの規定は，この場合について準用する．

第38条（保護観察所による生活環境の調査） 裁判所は，保護観察所の長に対し，対象者の生活環境の調査を行い，その結果を報告することを求めることができる．

第39条（審判期日の開催） ① 裁判所は，第33条第1項の申立てがあったときは，審判期日を開かなければならない．ただし，検察官及び付添人に異議がないときは，この限りでない．
② 検察官は，審判期日に出席しなければならない．
③ 裁判所は，審判期日において，対象者に対し，供述を強いられることはないことを説明した上，当該対象者が第2条第3項に該当するとされる理由の要旨及び第33条第1項の申立てがあったことを告げ，当該対象者及び付添人から，意見を聴かなければならない．ただし，第31条第8項ただし書に規定する場合における対象者については，この限りでない．

第40条（申立ての却下等） ① 裁判所は，第2条第3項第1号に規定する対象者について第33条第1項の申立てがあった場合において，次の各号のいずれかに掲げる事由に該当するときは，決定をもって，申立てを却下しなければならない．
1　対象行為を行ったと認められない場合
2　心神喪失者及び心神耗弱者のいずれでもないと認める場合
② 裁判所は，検察官が心神喪失者と認めて公訴を提起しない処分をした対象者について，心神耗弱者と認めた場合には，その旨の決定をしなければならない．この場合において，検察官は，当該決定の告知を受けた日から2週間以内に，裁判所に対し，当該申立てを取り下げるか否かを通知しなければならない．

第41条（対象行為の存否についての審理の特則） ① 裁判所は，第2条第3項第1号に規定する対象者について第33条第1項の申立てがあった場合において，必要があると認めるときは，検察官及び付添人の意見を聴いて，前条第1項第1号の事由に該当するか否かについての審理及び裁判を別の合議体による裁判所で行う旨の決定をすることができる．
② 前項の合議体は，裁判所法第26条第2項に規定する裁判官の合議体とする．この場合において，当該合議体には，処遇事件の係属する裁判所の合議体の構成員である裁判官が加わることができる．
③ 第1項の合議体による裁判所は，対象者の呼出し及び同行並びに対象者に対する出頭命令に関し，処遇事件の係属する裁判所と同一の権限を有する．
④ 処遇事件の係属する裁判所は，第1項の合議体による裁判所の審理が行われている間においても，審判を行うことができる．ただし，処遇事件を終局させる決定（次条第2項の決定を除く．）を行うことができない．
⑤ 第1項の合議体による裁判所が同項の審理を行うときは，審判期日を開かなければならない．この場合において，審判期日における審判の指揮は，裁判長が行う．
⑥ 第39条第2項及び第3項の規定は，前項の審判期日について準用する．
⑦ 処遇事件の係属する裁判所の合議体の構成員である精神保健審判員は，第5項の審判期日に出席することができる．
⑧ 第1項の合議体による裁判所は，前条第1項第1号に規定する事由に該当する旨の決定又は当該事由に該当しない旨の決定をしなければならない．
⑨ 前項の決定は，処遇事件の係属する裁判所を拘束する．

第42条（入院等の決定） ① 裁判所は，第33条第1項の申立てがあった場合は，第37条第1項に規定する鑑定を基礎とし，かつ，同条第3項に規定する意見及び対象者の生活環境を考慮し，次の各号に掲げる区分に従い，当該各号に定める決定をしなければならない．
1　対象行為を行った際の精神障害を改善し，これに伴って同様の行為を行うことなく，社会に復帰することを促進するため，入院をさせてこの法律による医療を受けさせる必要があると認める場合　医療を受けさせるために入院をさせる旨の決定
2　前号の場合を除き，対象行為を行った際の精神障害を改善し，これに伴って同様の行為を行うことなく，社会に復帰することを促進するため，この法律による医療を受けさせる必要があると認める場合　入院によらない医療を受けさせる旨の決定
3　前2号の場合に当たらないとき　この法律による医療を行わない旨の決定
② 裁判所は，申立てが不適法であると認める場合は，決定をもって，当該申立てを却下しなければならない．

第43条（入院） ① 前条第1項第1号の決定を受けた者は，厚生労働大臣が定める指定入院医療機関において，入院による医療を受けなければならない．
② 前条第1項第2号の決定を受けた者は，厚生労働大臣が定める指定通院医療機関による入院によらない医療を受けなければならない．
③ 厚生労働大臣は，前条第1項第1号又は第2号の決定があったときは，当該決定を受けた者が入院による医療を受けるべき指定入院医療機関又は入院によらない医療を受けるべき指定通院医療機関（病院又は診療所に限る．次項並びに第54条第1項及び第2項，第56条，第59条，第61条並びに第110条において同じ．）を定め，その名称及び所在地を，当該決定を受けた者及びその保護者並びに当該決定をした地方裁判所の所在地を管轄する保護観察所の長に通知しなければならない．
④ 厚生労働大臣は，前項の規定により定めた指定入院医療機関又は指定通院医療機関を変更した場合は，変更後の指定入院医療機関又は指定通院医療機関の名称及び所在地を，当該変更後の指定入院医療機関又は指定通院医療機関において医療を受けるべき者及びその保護者並びに当該医療を受けるべき者の当該変更前の居住地を管轄する保護観察所の長に通知しなければならない．

第44条（通院期間） 第42条第1項第2号の決定による入院によらない医療を行う期間は，当該決定があった日から起算して3年間とする．ただし，裁判所は，通じて2年を超えない範囲で，当該期間を延長することができる．

第45条（決定の執行） ① 裁判所は，厚生労働省の職員に第42条第1項第1号の決定を執行させるものとする．

② 第28条第6項及び第29条第3項の規定は,前項の決定の執行について準用する.
③ 裁判所は,第42条第1項第1号の決定を執行するため必要があると認めるときは,対象者に対し,呼出状を発することができる.
④ 裁判所は,対象者が正当な理由がなく前項の呼出しに応じないときは,当該対象者に対し,同行状を発することができる.
⑤ 裁判所は,対象者が正当な理由がなく第3項の呼出しに応じないおそれがあるとき,定まった住居を有しないとき,又は医療のため緊急を要する状態にあって必要があると認めるときは,前項の規定にかかわらず,当該対象者に対し,同行状を発することができる.
⑥ 第28条の規定は,前2項の同行状の執行について準用する.この場合において,同条第1項中「検察官にその執行を嘱託し,又は保護観察所の職員にこれを執行させることができる」とあるのは,「検察官にその執行を嘱託することができる」と読み替えるものとする.

第46条(決定の効力) ① 第40条第1項の規定により申立てを却下する決定(同項第1号に該当する場合に限る.)又は第42条第1項の決定が確定したときは,当該決定に係る対象行為について公訴を提起し,又は当該決定に係る対象行為に関し再び第33条第1項の申立てをすることができない.
② 第40条第1項の規定により申立てを却下する決定(同項第2号に該当する場合に限る.)が確定したときは,当該決定に係る対象行為に関し,再び第33条第1項の申立てをすることができない.ただし,当該対象行為について,第2条第3項第2号に規定する裁判が確定するに至った場合は,この限りでない.

第47条(被害者等の傍聴) ① 裁判所(第41条第1項の合議体による裁判所を含む.)は,この節に規定する審判について,最高裁判所規則で定めるところにより当該対象行為の被害者等(被害者又はその法定代理人若しくは被害者が死亡した場合若しくはその心身に重大な故障がある場合におけるその配偶者,直系の親族若しくは兄弟姉妹をいう.以下同じ.)から申出があるときは,その申出をした者に対し,審判期日において審判を傍聴することを許すことができる.
② 前項の規定により審判を傍聴した者は,正当な理由がないのに当該傍聴により知り得た対象者の氏名その他当該対象者の身上に関する事項を漏らしてはならず,かつ,当該傍聴により知り得た事項をみだりに用いて,当該対象者に対する医療の実施若しくはその社会復帰を妨げ,又は関係人の名誉若しくは生活の平穏を害する行為をしてはならない.

第48条(被害者等に対する通知) ① 裁判所は,第40条第1項又は第42条の決定をした場合において,最高裁判所規則で定めるところにより当該対象行為の被害者等から申出があるときは,その申出をした者に対し,次に掲げる事項を通知するものとする.ただし,その通知をすることが対象者に対する医療の実施又はその社会復帰を妨げるおそれがあり相当でないと認められるものについては,この限りでない.
1 対象者の氏名及び住居
2 決定の年月日,主文及び理由の要旨
② 前項の申出は,同項に規定する決定が確定した後3年を経過したときは,することができない.
③ 第32条第2項の規定は,第1項の規定により通知を受けた者について準用する.

第3節 退院又は入院継続

第49条(指定入院医療機関の管理者による申立て)
① 指定入院医療機関の管理者は,当該指定入院医療機関に勤務する精神保健指定医(精神保健及び精神障害者福祉に関する法律第19条の2第2項の規定によりその職務を停止されている者を除く.第117条第2項を除き,以下同じ.)による診察の結果,第42条第1項第1号又は第61条第1項第1号の決定により入院している者について,第37条第2項に規定する事項を考慮し,対象行為を行った際の精神障害を改善し,これに伴って同様の行為を行うことなく,社会に復帰することを促進するためにこの法律による医療を行う必要があると認めることができなくなった場合は,保護観察所の長の意見を付して,直ちに,地方裁判所に対し,退院の許可の申立てをしなければならない.
② 指定入院医療機関の管理者は,当該指定入院医療機関に勤務する精神保健指定医による診察の結果,第42条第1項第1号又は第61条第1項第1号の決定により入院している者について,第37条第2項に規定する事項を考慮し,対象行為を行った際の精神障害を改善し,これに伴って同様の行為を行うことなく,社会に復帰することを促進するために入院を継続させてこの法律による医療を行う必要があると認める場合は,保護観察所の長の意見を付して,第42条第1項第1号,第51条第1項第1号又は第61条第1項第1号の決定(これらが複数あるときは,その最後のもの.次項において同じ.)があった日から起算して6月が経過する日までに,地方裁判所に対し,入院継続の確認の申立てをしなければならない.ただし,その者が指定入院医療機関から無断で退去した日(第100条第1項又は第2項の規定により外出又は外泊している時が同条第1項に規定する医学的管理の下から無断で離れた場合における当該離れた日を含む.)の翌日から連れ戻される日の前日までの間及び刑事事件又は少年の保護事件に関する法令の規定によりその身体を拘束された日の翌日からその拘束を解かれる日の前日までの間並びに第百条第3項後段の規定によりその者に対する医療を行わない間は,当該期間の進行は停止するものとする.
③ 指定入院医療機関は,前2項の申立てをした場合は,第42条第1項第1号,第51条第1項第1号又は第61条第1項第1号の決定があった日から起算して6月が経過した後も,前2項の申立てに対する決定があるまでの間,その者の入院を継続してこの法律による医療を行うことができる.

第50条(退院の許可等の申立て) 第42条第1項1号又は第61条第1項第1号の決定により入院している者,その保護者又は付添人は,地方裁判所に対し,退院の許可又はこの法律による医療の終了の申立てをすることができる.

第51条(退院の許可又は入院継続の確認の決定) 裁判所は,第49条第1項若しくは第2項又は前条の申立てがあった場合は,指定入院医療機関の管理者の意見(次条の規定により鑑定を命じた場合は,指定入院医療機関の管理者の意見及び当該鑑定)を基礎とし,かつ,対象者の生活環境(次条の規定により鑑定を命じた場合は,対象者の生活環境及び同条後段において準用する第37条第3項に規定する意見)を考慮し,次の各号に掲げる区分に従い,当該各号に定める決定をしなければならない.
1 対象行為を行った際の精神障害を改善し,これに伴って同様の行為を行うことなく,社会に復帰する

ことを促進するため,入院を継続させてこの法律による医療を受けさせる必要があると認める場合 退院の許可の申立て若しくはこの法律による医療の終了の申立てを棄却し,又は入院を継続すべきことを確認する旨の決定
2 前号の場合を除き,対象行為を行った際の精神障害を改善し,これに伴って同様の行為を行うことなく,社会に復帰することを促進するため,この法律による医療を受けさせる必要があると認める場合 退院を許可するとともに入院によらない医療を受けさせる旨の決定
3 前2号の場合に当たらないとき この法律による医療を終了する旨の決定
② 裁判所は,申立てが不適法であると認める場合は,決定をもって,当該申立てを却下しなければならない.
③ 第43条第2項から第4項までの規定は,第1項第2号の決定を受けた者について準用する.
④ 第44条の規定は,第1項第2号の決定について準用する.
第52条(対象者の鑑定)裁判所は,この節に規定する審判のため必要があると認めるときは,対象者に関し,精神障害者であるか否か及び対象行為を行った際の精神障害を改善し,これに伴って同様の行為を行うことなく,社会に復帰することを促進するためにこの法律による医療を受けさせる必要があるか否かについて,精神保健判定医又はこれと同等以上の学識経験を有すると認める医師に鑑定を命ずることができる.第37条第2項から第4項までの規定は,この場合について準用する.
第53条(準用)第36条及び第38条の規定は,この節に規定する審判について準用する.

第4節 処遇の終了又は通院期間の延長

第54条(保護観察所の長による申立て)① 保護観察所の長は,第42条第1項第2号又は第51条第1項第2号の決定を受けた者について,対象行為を行った際の精神障害を改善し,これに伴って同様の行為を行うことなく,社会に復帰することを促進するためにこの法律による医療を受けさせる必要があると認めることができなくなった場合は,当該決定を受けた者に対して入院によらない医療を行う指定通院医療機関の管理者と協議の上,直ちに,地方裁判所に対し,この法律による医療の終了の申立てをしなければならない.この場合において,保護観察所の長は,当該指定通院医療機関の管理者の意見を付さなければならない.
② 保護観察所の長は,第42条第1項第2号又は第51条第1項第2号の決定を受けた者について,対象行為を行った際の精神障害を改善し,これに伴って同様の行為を行うことなく,社会に復帰することを促進するために当該決定による入院によらない医療を行う期間を延長してこの法律による医療を受けさせる必要があると認める場合は,当該決定を受けた者に対して入院によらない医療を行う指定通院医療機関の管理者と協議の上,当該期間が満了する日までに,地方裁判所に対し,当該期間の延長の申立てをしなければならない.この場合において,保護観察所の長は,当該指定通院医療機関の管理者の意見を付さなければならない.
③ 指定通院医療機関及び保護観察所の長は,前2項の申立てがあった後に指定通院医療機関により入院によらない医療を行う期間が満了した後も,前2項の申立てに対する決定があるまでの間,当該決定を受けた者に対して医療及び精神保健観察を行うことができる.
第55条(処遇の終了の申立て)第42条第1項第2号又は第51条第1項第2号の決定を受けた者,その保護者又は付添人は,地方裁判所に対し,この法律による医療の終了の申立てをすることができる.
第56条(処遇の終了又は通院期間の延長の決定)① 裁判所は,第54条第1項若しくは第2項又は前条の申立てがあった場合は,指定通院医療機関の管理者の意見(次条の規定により鑑定を命じた場合は,指定通院医療機関の管理者の意見及び当該鑑定)を基礎とし,かつ,対象者の生活環境を考慮し,次の各号に掲げる区分に従い,当該各号に定める決定をしなければならない.
1 対象行為を行った際の精神障害を改善し,これに伴って同様の行為を行うことなく,社会に復帰することを促進するため,この法律による医療を受けさせる必要があると認める場合 この法律による医療の終了の申立てを棄却し,第42条第1項第2号若しくは第51条第1項第2号の決定による入院によらない医療を行う期間を延長する旨の決定
2 前号の場合に当たらないとき この法律による医療を終了する旨の決定
② 裁判所は,申立てが不適法であると認める場合は,決定をもって,当該申立てを却下しなければならない.
③ 裁判所は,第1項第1号に規定する期間を延長する旨の決定をするときは,延長する期間を定めなければならない.
第57条(対象者の鑑定)裁判所は,この節に規定する審判のため必要があると認めるときは,対象者に関し,精神障害者であるか否か及び対象行為を行った際の精神障害を改善し,これに伴って同様の行為を行うことなく,社会に復帰することを促進するためにこの法律による医療を受けさせる必要があるか否かについて,精神保健判定医又はこれと同等以上の学識経験を有すると認める医師に鑑定を命ずることができる.第37条第2項及び第4項の規定は,この場合について準用する.
第58条(準用)第36条及び第38条の規定は,この節に規定する審判について準用する.

第5節 再入院等

第59条(保護観察所の長による申立て)① 保護観察所の長は,第42条第1項第2号又は第51条第1項第2号の決定を受けた者について,対象行為を行った際の精神障害を改善し,これに伴って同様の行為を行うことなく,社会に復帰することを促進するために入院をさせてこの法律による医療を受けさせる必要があると認めるに至った場合は,当該決定を受けた者に対して入院によらない医療を行う指定通院医療機関の管理者と協議の上,地方裁判所に対し,入院の申立てをしなければならない.この場合において,保護観察所の長は,当該指定通院医療機関の管理者の意見を付さなければならない.
② 第42条第1項第2号又は第51条第1項第2号の決定を受けた者が,第43条第2項(第51条第3項において準用する場合を含む.)の規定に違反し又は第107条各号に掲げる事項を守らず,そのため継続的な医療を行うことが確保できないと認める場合も,前項と同様とする.ただし,緊急を要するときは,同項の協議を行わず,又は同項の意見を付さないことができる.
③ 第54条第3項の規定は,前2項の規定による申立てがあった場合について準用する.

第60条（鑑定入院命令） ① 前条第1項又は第2項の規定による申立てを受けた地方裁判所の裁判官は、必要があると認めるときは、鑑定その他医療的観察のため、当該対象者を入院させ次条第1項又は第3項の決定があるまでの間在院させる旨を命ずることができる。この場合において、裁判官は、呼出し及び同行に関し、裁判所と同一の権限を有する。

② 前項の命令を発するには、裁判官は、当該対象者に対し、あらかじめ、供述を強いられることはないこと及び弁護士である付添人を選任することができることを説明した上、前条第1項又は第2項の規定による申立ての理由の要旨を告げ、陳述する機会を与えなければならない。ただし、当該対象者の心身の障害により又は正当な理由がなく裁判官の面前に出頭しないため、これらを行うことができないときは、この限りでない。

③ 第1項の命令による入院の期間は、当該命令が執行された日から起算して1月を超えることができない。ただし、裁判所は、必要があると認めるときは、通じて1月を超えない範囲で、決定をもって、この期間を延長することができる。

④ 第28条第6項、第29条第3項及び第34条第4項の規定は、第1項の命令の執行について準用する。この場合において、第34条第4項中「検察官」とあるのは「保護観察所の職員」と、「執行を嘱託するものとする」とあるのは「執行をさせるものとする」と読み替えるものとする。

⑤ 第34条第6項の規定は、第1項の命令について準用する。

第61条（入院等の決定） ① 裁判所は、第59条第1項又は第2項の規定による申立てがあった場合は、指定通院医療機関の管理者の意見（次条第1項の規定により鑑定を命じた場合は、指定通院医療機関の管理者の意見及び当該鑑定）を基礎とし、かつ、対象者の生活環境（次条第1項の規定により鑑定を命じた場合は、対象者の生活環境及び同条第1項後段において準用する第37条第3項に規定する意見）を考慮して、次の各号に掲げる区分に従い、当該各号に定める決定をしなければならない。

1 対象行為を行った際の精神障害を改善し、これに伴って同様の行為を行うことなく、社会に復帰することを促進するため、入院をさせてこの法律による医療を受けさせる必要があると認める場合　医療を受けさせるために入院をさせる旨の決定

2 前号の場合を除き、対象行為を行った際の精神障害を改善し、これに伴って同様の行為を行うことなく、社会に復帰することを促進するため、この法律による医療を受けさせる必要があると認める場合　申立てを棄却する旨の決定

3 前2号の場合に当たらないとき　この法律による医療を終了する旨の決定

② 裁判所は、申立てが不適法であると認める場合は、決定をもって、当該申立てを却下しなければならない。

③ 裁判所は、第1項第2号の決定をする場合において、第42条第1項第2号又は第51条第1項第2号の決定による入院による医療を行う期間を延長する必要があると認めるときは、当該期間を延長する旨の決定をすることができる。第56条第3項の規定は、この場合について準用する。

④ 第43条第1項、第3項及び第4項の規定は、第1項第1号の決定を受けた者について準用する。

⑤ 第45条第1項から第5項までの規定は、第1項第1号の決定の執行について準用する。

⑥ 第28条第1項及び第4項から第6項までの規定は、前項において準用する第45条第4項及び第5項に規定する同行状の執行について準用する。この場合において、第28条第1項中「検察官にその執行を嘱託し、又は保護観察所の職員にこれを執行させることができる」とあるのは、「保護観察所の職員にこれを執行させることができる」と読み替えるものとする。

第62条（対象者の鑑定） ① 裁判所は、この節に規定する審判のため必要があると認めるときは、対象者に関し、精神障害者であるか否か及び対象行為を行った際の精神障害を改善し、これに伴って同様の行為を行うことなく、社会に復帰することを促進するためにこの法律による医療を受けさせる必要があるか否かについて、精神保健判定医又はこれと同等以上の学識経験を有すると認める医師に鑑定を命ずることができる。第37条第2項から第4項までの規定は、この場合について準用する。

② 裁判所は、第60条第1項前段の命令が発せられていない対象者について前項の鑑定を命ずる場合において、必要があると認めるときは、決定をもって、鑑定その他医療的観察のため、当該対象者を入院させ鑑定第1項又は第2項の決定があるまでの間在院させる旨を命ずることができる。第60条第2項から第4項までの規定は、この場合について準用する。

第63条（準用） 第36条及び第38条の規定は、この節に規定する審判について準用する。

第6節　抗告

第64条（抗告） ① 検察官は第40条第1項又は第42条の決定に対し、指定入院医療機関の管理者は第51条第1項又は第2項の決定に対し、保護観察所の長は第56条第1項若しくは第2項又は第61条第1項から第3項までの決定に対し、それぞれ、決定に影響を及ぼす法令の違反、重大な事実の誤認又は処分の著しい不当を理由とする場合に限り、2週間以内に、抗告をすることができる。

② 対象者、保護者又は付添人は、決定に影響を及ぼす法令の違反、重大な事実の誤認又は処分の著しい不当を理由とする場合に限り、第42条第1項、第51条第1項若しくは第2項、第56条第1項若しくは第2項又は第61条第1項若しくは第3項の決定に対し、2週間以内に、抗告をすることができる。ただし、付添人は、選任者である保護者の明示した意思に反して、抗告をすることができない。

③ 第41条第1項の合議体による裁判所の裁判は、当該裁判所の同条第8項の決定に基づく第40条第1項又は第42条第1項の決定に対する抗告があったときは、抗告裁判所の判断を受ける。

第65条（抗告の取下げ） 抗告は、抗告審の終局決定があるまで、取り下げることができる。ただし、付添人は、選任者である保護者の明示した意思に反して、取り下げることができない。

第66条（抗告裁判所の調査の範囲） ① 抗告裁判所は、抗告の趣意に含まれている事項に限り、調査をするものとする。

② 抗告裁判所は、抗告の趣意に含まれていない事項であっても、抗告の理由となる事由に関しては、職権で調査をすることができる。

第67条（必要的付添人） 抗告裁判所は、第42条の決定に対して抗告があった場合において、対象者に付添人がないときは、付添人を付さなければならない。ただし、当該抗告が第64条第1項又は第2項に規定す

る期間の経過後にあったものであることが明らかなときは、この限りでない。

第68条（抗告審の裁判） ① 抗告の手続がその規定に違反したとき、又は抗告が理由のないときは、決定をもって、抗告を棄却しなければならない。
② 抗告が理由のあるときは、決定をもって、原決定を取り消して、事件を原裁判所に差し戻し、又は他の地方裁判所に移送しなければならない。ただし、第40条第1項各号のいずれかに掲げる事由に該当するときは、原決定を取り消して、更に決定をすることができる。

第69条（執行の停止） 抗告は、執行を停止する効力を有しない。ただし、原裁判所又は抗告裁判所は、決定をもって、執行を停止することができる。

第70条（再抗告） ① 検察官、指定入院医療機関の管理者若しくは保護観察所の長又は対象者、保護者若しくは付添人は、憲法に違反し、若しくは憲法の解釈に誤りがあること、又は最高裁判所若しくは上訴裁判所である高等裁判所の判例と相反する判断をしたことを理由とする場合に限り、抗告裁判所のした第68条の決定に対し、2週間以内に、最高裁判所に特に抗告をすることができる。ただし、付添人は、選任者である保護者の明示した意思に反して、抗告をすることができない。
② 第65条から第67条まで及び前条の規定は、前項の抗告に関する手続について準用する。

第71条（再抗告の裁判） ① 前条第1項の抗告がその規定に違反したとき、又は抗告が理由のないときは、決定をもって、抗告を棄却しなければならない。
② 前条第1項の抗告が理由のあるときは、決定をもって、原決定を取り消さなければならない。この場合には、地方裁判所の決定を取り消して、事件を地方裁判所に差し戻し、又は他の地方裁判所に移送することができる。

第72条（裁判官の処分に対する不服申立て） ① 裁判官が第34条第1項前段又は第60条第1項前段の命令をした場合において、不服がある対象者、保護者又は付添人は、当該裁判官が所属する地方裁判所に当該命令の取消しを請求することができる。ただし、付添人は、選任者である保護者の明示した意思に反して、この請求をすることができない。
② 前項の請求は、対象者が対象行為を行わなかったこと、心神喪失者及び心神耗弱者のいずれでもないこと又は対象行為を行った際の精神障害を改善し、これに伴って同様の行為を行うことなく、社会に復帰することを促進するためにこの法律による医療を受けさせる必要がないことを理由としてすることができない。
③ 第1項の規定による不服申立てに関する手続については、刑事訴訟法第429条第1項に規定する裁判官の裁判の取消し又は変更の請求に係る手続の例による。

第73条（裁判所の処分に対する異議） ① 対象者、保護者又は付添人は、第34条第3項ただし書、第37条第5項前段、第60条第3項ただし書及び第62条第2項前段の決定に対し、処遇事件の係属する地方裁判所に異議の申立てをすることができる。ただし、付添人は、選任者である保護者の明示した意思に反して、この申立てをすることができない。
② 前条第2項及び第3項の規定は、前項の場合について準用する。

第7節 雑則

第74条（申立ての取下げ） ① 第50条、第55条並びに第59条第1項及び第2項の規定による申立ては、第一審の終局決定があるまで、取り下げることができる。
② 検察官は、第33条第1項の申立てをした後において、当該対象行為について公訴を提起したとき、又は当該対象者に対して当該対象行為以外の行為について有罪の裁判（懲役又は禁錮の刑を言い渡し執行猶予の言渡しをしない裁判であって、執行すべき刑期があるものに限る。）が確定し、その裁判において言い渡された刑の執行をしようとするときは、当該申立てを取り下げなければならない。

第75条（警察官の援助等） ① 第26条第2項若しくは第3項若しくは第45条第4項若しくは第5項（第61条第5項において準用する場合を含む。）の同行状、第34条第1項前段若しくは第60条第1項前段の命令又は第37条第5項前段、第42条第1項第1号、第61条第1項第1号若しくは第62条第2項前段の決定を執行する場合において、必要があるときは、裁判所又は当該執行を嘱託された者は、警察官の援助又は医師その他の医療関係者の協力を求めることができる。第29条第2項の嘱託を受けた検察官も、同様とする。
② 警察官は、第24条第5項前段の規定により所在の調査を求められた対象者を発見した場合において、当該対象者に対して同行状が発せられているときは、同行状が執行されるまでの間、24時間を限り、当該対象者を警察署、病院、救護施設その他の精神障害者を保護するのに適当な場所に保護することができる。

第76条（競合する処分の調整） ① 裁判所は、第42条第1項第1号若しくは第2号、第51条第1項第2号若しくは第61条第1項第1号の決定を受けた者について、当該対象行為以外の行為について有罪の裁判（懲役又は禁錮の刑を言い渡し執行猶予の言渡しをしない裁判であって、執行すべき刑期があるものに限る。）が確定し、その裁判において言い渡された刑の執行が開始された場合であって相当と認めるときその他のこの法律による医療を行う必要がないと認めるに至ったときは、指定入院医療機関の管理者又は保護観察所の長の申立てにより、この法律による医療を終了する旨の決定をすることができる。
② 裁判所は、対象者について、2以上の第42条第1項第1号若しくは第2号、第51条第1項第2号又は第61条第1項第1号の決定があった場合において、相当と認めるときは、指定入院医療機関の管理者又は保護観察所の長の申立てにより、決定をもって、これらの決定のうちいずれかを取り消すことができる。

第77条（証人等の費用） ① 証人、鑑定人、翻訳人及び通訳人に支給する旅費、日当、宿泊料その他の費用の額については、刑事訴訟費用に関する法令の規定を準用する。
② 参考人は、旅費、日当及び宿泊料を請求することができる。
③ 参考人に支給する費用は、これを証人に支給する費用とみなして、第1項の規定を適用する。
④ 第30条第5項の規定により付添人に支給すべき旅費、日当、宿泊料及び報酬の額については、刑事訴訟法第38条第2項の規定により弁護人に支給すべき旅費、日当、宿泊料及び報酬の例による。

第78条（費用の徴収） ① 裁判所は、対象者又は保護者から、証人、鑑定人、翻訳人、通訳人、参考人及び第30条第4項の規定により選任された付添人に支給した旅費、日当、宿泊料その他の費用の全部又は一部を

徴収することができる.
② 前項の費用の徴収については, 非訟事件手続法（明治31年法律第14号）第163条の規定を準用する.
第79条（精神保健判定医以外の医師に鑑定を命じた場合の通知） 地方裁判所は, 第37条第1項, 第52条, 第57条又は第62条第1項に規定する鑑定を精神保健判定医以外の医師に命じたときは, その旨を厚生労働大臣に通知するものとする.
第80条（最高裁判所規則） この章に定めるもののほか, 審判について必要な事項は, 最高裁判所規則で定める.

第3章 医療

第1節 医療の実施

第81条（医療の実施） ① 厚生労働大臣は, 第42条第1項第1号若しくは第2号, 第51条第1項第2号又は第61条第1項第1号の決定を受けた者に対し, その精神障害の特性に応じ, 円滑な社会復帰を促進するために必要な医療を行わなければならない.
② 前項に規定する医療の範囲は, 次のとおりとする.
1 診察
2 薬剤又は治療材料の支給
3 医学的処置及びその治療
4 居宅における療養上の管理及びその療養に伴う世話その他の看護
5 病院への入院及びその療養に伴う世話その他の看護
6 移送
③ 第1項に規定する医療は, 指定医療機関に委託して行う.

第82条（指定医療機関の義務） ① 指定医療機関は, 厚生労働大臣の定めるところにより, 前条第1項に規定する医療を担当しなければならない.
② 指定医療機関は, 前条第1項に規定する医療を行うについて, 厚生労働大臣の行う指導に従わなければならない.

第83条（診療方針及び診療報酬） ① 指定医療機関の診療方針及び診療報酬は, 健康保険の診療方針及び診療報酬の例による.
② 前項に規定する診療方針及び診療報酬の例によることができないとき, 又はこれによることを適当としないときの診療方針及び診療報酬は, 厚生労働大臣の定めるところによる.

第84条（診療報酬の審査及び支払） ① 厚生労働大臣は, 指定医療機関の診療内容及び診療報酬の請求を随時審査し, かつ, 指定医療機関が前条の規定により請求することができる診療報酬の額を決定することができる.
② 指定医療機関は, 厚生労働大臣が行う前項の規定による診療報酬の額の決定に従わなければならない.
③ 厚生労働大臣は, 第1項の規定による診療報酬の額の決定に当たっては, 社会保険診療報酬支払基金法（昭和23年法律第129号）第16条第1項に規定する審査委員会, 国民健康保険法（昭和33年法律第192号）第87条に規定する国民健康保険診療報酬審査委員会その他政令で定める医療に関する審査機関の意見を聴かなければならない.
④ 国は, 指定医療機関に対する診療報酬の支払に関する事務を社会保険診療報酬支払基金, 国民健康保険団体連合会その他厚生労働省令で定める者に委託することができる.
⑤ 第1項の規定による診療報酬の額の決定については, 行政不服審査法（昭和37年法律第160号）による不服申立てをすることができない.

第85条（報告の請求及び検査） ① 厚生労働大臣は, 前条第1項の規定による審査のため必要があるときは, 指定医療機関の管理者に対して必要な報告を求め, 又は当該職員に, 指定医療機関についてその管理者の同意を得て, 実地に診療録その他の帳簿書類（その作成又は保存に代えて電磁的記録（電子的方式, 磁気的方式その他人の知覚によっては認識することができない方式で作られる記録であって, 電子計算機による情報処理の用に供されるものをいう.）の作成又は保存がされている場合における当該電磁的記録を含む.）を検査させることができる.
② 指定医療機関の管理者が, 正当な理由がなく前項の規定による報告の求めに応ぜず, 若しくは虚偽の報告をし, 又は同項の同意を拒んだときは, 厚生労働大臣は, 当該指定医療機関に対する診療報酬の支払を一時差し止めることができる.

第2節 精神保健指定医の必置等

第86条（精神保健指定医の必置） 指定医療機関（病院又は診療所に限る. 次条において同じ.）の管理者は, 厚生労働省令で定めるところにより, その指定医療機関に常時勤務する精神保健指定医を置かなければならない.

第87条（精神保健指定医の職務） ① 指定医療機関に勤務する精神保健指定医は, 第49条第1項又は第2項の規定により入院を継続させてこの法律による医療を行う必要があるかどうかの判定, 第92条第3項に規定する行動の制限を行う必要があるかどうかの判定, 第100条第1項第1号の規定により外出させて経過を見ることが適当かどうかの判定, 同条第2項第1号の規定により外泊させて経過を見ることが適当かどうかの判定, 第110条第1項第1号の規定によりこの法律による医療を行う必要があるかどうかの判定, 同項第2号の規定により入院をさせてこの法律による医療を行う必要があるかどうかの判定及び同条第2項の規定により入院によらない医療を行う期間を延長してこの法律による医療を行う必要があるかどうかの判定の職務を行う.
② 精神保健指定医は, 前項に規定する職務のほか, 公務員として, 第96条第4項の規定による診察並びに第97条第1項の規定による立入検査, 質問及び診察を行う.

第88条（診療録の記載義務） 精神保健指定医は, 前条第1項に規定する職務を行ったときは, 遅滞なく, 当該精神保健指定医の氏名その他厚生労働省令で定める事項を診療録に記載しなければならない.

第3節 指定医療機関の管理者の講ずる措置

第89条（指定医療機関への入院等） ① 指定入院医療機関の管理者は, 病床（病院の一部について第16条第1項の指定を受けている指定入院医療機関にあっては, その指定に係る病床）に既に第42条第1項第1号又は第61条第1項第1号の決定を受けた者が入院しているため余裕がない場合のほか, 第42条第1項第1号又は第61条第1項第1号の決定を受けた者を入院させなければならない.
② 指定通院医療機関の管理者は, 正当な事由がなければ, 第42条第1項第2号又は第51条第1項第2号の決定を受けた者に対する入院によらない医療の提供を拒んではならない.

第90条（資料提供の求め） ① 指定医療機関の管理

80 心神喪失等の状態で重大な他害行

者は、適切な医療を行うため必要があると認めるときは、その必要な限度において、裁判所に対し、第37条第1項に規定する鑑定の経過及び結果を記載した書面その他の必要な資料の提供を求めることができる。
② 指定医療機関の管理者は、適切な医療を行うため必要があると認めるときは、その必要な限度において、他の医療施設に対し、対象者の診療又は調剤に関する情報その他の必要な資料の提供を求めることができる。

第91条（相談、援助等） 指定医療機関の管理者は、第42条第1項第1号若しくは第2号、第51条第1項第2号又は第61条第1項第1号の決定により当該指定医療機関において医療を受ける者の社会復帰の促進を図るため、その者の相談に応じ、その者に必要な援助を行い、並びにその者の保護者及び精神障害者の医療、保健又は福祉に関する機関との連絡調整を行うように努めなければならない。この場合において、指定医療機関の管理者は、保護観察所の長と連携を図らなければならない。

第4節　入院者に関する措置

第92条（行動制限等） ① 指定入院医療機関の管理者は、第42条第1項第1号又は第61条第1項第1号の決定により入院している者につき、その医療又は保護に欠くことのできない限度において、その行動について必要な制限を行うことができる。
② 前項の規定にかかわらず、指定入院医療機関の管理者は、信書の発受の制限、弁護士及び行政機関の職員との面会の制限その他の行動の制限であって、厚生労働大臣があらかじめ社会保障審議会の意見を聴いて定める行動の制限については、これを行うことができない。
③ 第1項の規定による行動の制限のうち、厚生労働大臣があらかじめ社会保障審議会の意見を聴いて定める患者の隔離その他の行動の制限は、当該指定入院医療機関に勤務する精神保健指定医が必要と認める場合でなければ行うことができない。

第93条 ① 前条に定めるものほか、厚生労働大臣は、第42条第1項第1号又は第61条第1項第1号の決定により指定入院医療機関に入院している者の処遇について必要な基準を定めることができる。
② 前項の基準が定められたときは、指定入院医療機関の管理者は、その基準を遵守しなければならない。
③ 厚生労働大臣は、第1項の基準を定めようとするときは、あらかじめ、社会保障審議会の意見を聴かなければならない。

第94条（精神保健指定医の指定入院医療機関の管理者への報告） 精神保健指定医は、その勤務する指定入院医療機関に第42条第1項第1号又は第61条第1項第1号の決定により入院している者の処遇が第92条の規定に違反していると思料するとき、同条第1項の基準に適合していないと認めるときその他当該入院している者の処遇が著しく適当でないと認めるときは、当該指定入院医療機関の管理者にその旨を報告することにより、当該管理者において当該入院している者の処遇の改善のために必要な措置が採られるよう努めなければならない。

第95条（処遇改善の請求） 第42条第1項第1号又は第61条第1項第1号の決定により指定医療機関に入院している者又はその保護者は、厚生労働省令で定めるところにより、厚生労働大臣に対し、指定入院医療機関の管理者に対して当該入院している者の処遇の改善のために必要な措置を採ることを命ずることを求めることができる。

第96条（処遇改善の請求による審査） ① 厚生労働大臣は、前条の規定による請求を受けたときは、当該請求の内容を社会保障審議会に通知し、当該請求に係る入院中の者について、その処遇が適当であるかどうかに関し審査を求めなければならない。
② 社会保障審議会は、前項の規定により審査を求められたときは、当該請求に係る入院中の者について、その処遇が適当であるかどうかに関し審査を行い、その結果を厚生労働大臣に通知しなければならない。
③ 社会保障審議会は、前項の審査をするに当たっては、当該審査に係る前条の規定による請求をした者及び当該審査に係る入院中の者が入院している指定入院医療機関の管理者の意見を聴かなければならない。ただし、社会保障審議会がこれらの者の意見を聴く必要がないと特に認めたときは、この限りでない。
④ 社会保障審議会は、前項に定めるもののほか、第2項の審査をするに当たって必要があると認めるときは、当該審査に係る入院中の者の同意を得て、社会保障審議会が指名する精神保健指定医に診察させ、又はその者が入院している指定入院医療機関の管理者その他関係者に対して報告を求め、診療録その他の帳簿書類の提出を命じ、若しくは出頭を命じて審問することができる。
⑤ 厚生労働大臣は、第2項の規定により通知された社会保障審議会の審査の結果に基づき、必要があると認めるときは、当該指定入院医療機関の管理者に対し、その者の処遇の改善のための措置を採ることを命じなければならない。
⑥ 厚生労働大臣は、前条の規定による請求をした者に対し、当該請求に係る社会保障審議会の審査の結果及びこれに基づき採った措置を通知しなければならない。

第97条（報告徴収等） ① 厚生労働大臣は、必要があると認めるときは、指定入院医療機関の管理者に対し、第42条第1項第1号若しくは第61条第1項第1号の決定により当該指定入院医療機関に入院している者の症状若しくは処遇に関し、報告を求め、若しくは診療録その他の帳簿書類の提出若しくは提示を命じ、当該職員若しくはその指定する精神保健指定医に、指定入院医療機関に立ち入り、これらの事項に関し、診療録その他の帳簿書類を検査させ、若しくは第42条第1項第1号若しくは第61条第1項第1号の決定により入院している者若しくはその保護者その他の関係者に質問させ、又はその指定する精神保健指定医に、指定入院医療機関に立ち入り、第42条第1項第1号若しくは第61条第1項第1号の決定により当該指定入院医療機関に入院している者を診察させることができる。
② 前項の規定により立入検査、質問又は診察を行う精神保健指定医又は当該職員は、その身分を示す証明書を携帯し、関係者に提示しなければならない。
③ 第1項に規定する立入検査又は質問の権限は、犯罪捜査のために認められたものと解釈してはならない。

第98条（改善命令） 厚生労働大臣は、第42条第1項第1号又は第61条第1項第1号の決定により指定入院医療機関に入院している者の処遇が第92条の規定に違反していると認めるとき、第93条第1項の基準に適合していないと認めるときその他第42条第1項第1号又は第61条第1項第1号の決定により指定入院医療機関に入院している者の処遇が著しく適当でないと認めるときは、当該指定入院医療機関の管理者に対し、措置を講ずべき事項及び期限を示して、処遇を確保するための改善計画の提出を求め、若

第99条（無断退去者に対する措置） ① 第42条第1項第1号又は第61条第1項第1号の決定により指定入院医療機関に入院している者が無断で退去した場合（第100条第1項又は第2項の規定により外出又は外泊している者が同条第1項に規定する医学的管理の下から無断で離れた場合を含む．）には，当該指定入院医療機関の職員は，これを連れ戻すことができる．

② 前項の場合において，当該指定入院医療機関の職員による連戻しが困難であるときは，当該指定入院医療機関の管理者は，警察官に対し，連戻しについて必要な援助を求めることができる．

③ 第1項の場合において，当該無断で退去し，又は離れた者の行方が不明になったときは，当該指定入院医療機関の管理者は，所轄の警察署長に対し，次の事項を通知してその所在の調査を求めなければならない．
1 退去者の住所，氏名，性別及び生年月日
2 退去の年月日及び時刻
3 症状の概要
4 退去者を発見するために参考となるべき人相，服装その他の事項
5 入院年月日
6 退去者が行った対象行為の内容
7 保護者又はこれに準ずる者の住所及び氏名

④ 警察官は，前項の所在の調査を求められた者を発見したときは，直ちに，その旨を当該指定入院医療機関の管理者に通知しなければならない．この場合において，警察官は，当該指定入院医療機関の管理者がその者を引き取るまでの間，24時間を限り，その者を，警察署，病院，救護施設その他の精神障害者を保護するのに適当な場所に，保護することができる．

⑤ 指定入院医療機関の職員は，第1項に規定する者が無断で退去した時（第100条第1項又は第2項の規定により外出又は外泊している者が同条第1項に規定する医学的管理の下から無断で離れた場合においては，当該無断で離れた時）から48時間を経過した後は，裁判官のあらかじめ発する連戻状によらなければ，第1項に規定する連戻しに着手することができない．

⑥ 前項の連戻状は，指定入院医療機関の管理者の請求により，当該指定入院医療機関の所在地を管轄する地方裁判所の裁判官が発する．

⑦ 第28条第4項から第6項まで及び第34条第6項の規定は，第5項の連戻状について準用する．この場合において，第28条第4項中「指定された裁判所その他の場所」とあるのは，「指定入院医療機関」と読み替えるものとする．

⑧ 第3項に規定するもののほか，連戻状について必要な事項は，最高裁判所規則で定める．

第100条（外出等） ① 指定入院医療機関の管理者は，次の各号のいずれかに該当する場合は，第42条第1項第1号又は第61条第1項第1号の決定により当該指定入院医療機関に入院している者を，当該指定入院医療機関に勤務する医師又は看護師若しくは付添いその他の方法による医学的管理の下に，当該指定入院医療機関の敷地外に外出させることができる．
1 指定入院医療機関の管理者が，当該指定入院医療機関に勤務する精神保健指定医による診察の結果，その者の症状に照らし当該指定入院医療機関の敷地外に外出させて経過を見ることが適当であると認める場合
2 その者が精神障害の医療以外の医療を受けるために他の医療施設に通院する必要がある場合
3 前2号に掲げる場合のほか，政令で定める場合において，指定入院医療機関の管理者が必要と認めるとき．

② 指定入院医療機関の管理者は，次の各号のいずれかに該当する場合には，第42条第1項第1号又は第61条第1項第1号の決定により当該指定入院医療機関に入院している者を，前項に規定する医学的管理の下に，1週間を超えない期間を限り，当該指定入院医療機関の敷地外に外泊させることができる．
1 指定入院医療機関の管理者が，当該指定入院医療機関に勤務する精神保健指定医による診察の結果，その者の症状に照らし当該指定入院医療機関の敷地外に外泊させて経過を見ることが適当であると認める場合
2 前号に掲げる場合のほか，政令で定める場合において，指定入院医療機関の管理者が必要と認めるとき．

③ 指定入院医療機関の管理者は，第42条第1項第1号又は第61条第1項第1号の決定により当該指定入院医療機関に入院している者が精神障害以外の医療を受けるために他の医療施設に入院する必要がある場合には，その者を他の医療施設に入院させることができる．この場合において，厚生労働大臣は，第81条第1項の規定にかかわらず，当該入院に係る医療が開始された日の翌日から当該入院に係る医療が終了した日の前日までの間に限り，その者に対する同項に規定する医療を行わないことができる．

④ 前項の規定の適用に関し必要な事項は，政令で定める．

第101条（生活環境の調整） ① 保護観察所の長は，第42条第1項第1号又は第61条第1項第1号の決定があったときは，当該決定を受けた者の社会復帰の促進を図るため，当該決定を受けた者及びその家族等の相談に応じ，当該決定を受けた者の精神障害者福祉に関する法律第47条又は第49条，障害者自立支援法（平成17年法律第123号）第29条その他の精神障害者の保健又は福祉に関する法令の規定に基づく援助を受けることができるようあっせんする等の方法により，退院後の生活環境の調整を行わなければならない．

② 保護観察所の長は，前項の援助が円滑かつ効果的に行われるよう，当該指定入院医療機関の管理者並びに当該決定を受けた者の居住地を管轄する都道府県知事及び市町村長に対し，必要な協力を求めることができる．

第5節 雑則

第102条（国の負担） 国は，指定入院医療機関の設置者に対し，政令で定めるところにより，指定入院医療機関の設置及び運営に要する費用を負担する．

第103条（権限の委任） ① この法律に規定する厚生労働大臣の権限は，厚生労働省令で定めるところにより，地方厚生局長に委任することができる．

② 前項の規定により地方厚生局長に委任された権限は，厚生労働省令で定めるところにより，地方厚生支局長に委任することができる．

第4章 地域社会における処遇

第1節 処遇の実施計画

第104条（処遇の実施計画） ① 保護観察所の長は，第42条第1項第2号又は第51条第1項第2号の決定があったときは，当該決定を受けた者に対して入院によらない医療を行う指定通院医療機関の管理者並びに当該決定を受けた者の居住地を管轄する都道府県知事及び市町村長と協議の上，その処遇に関する実施計画を定めなければならない．

② 前項の実施計画には，政令で定めるところにより，指定通院医療機関の管理者である医師，社会復帰調整官が実施する精神保健観察並びに指定通院医療機関の管理者による第91条の規定に基づく援助，都道府県及び市町村による精神保健及び精神障害者福祉に関する法律第47条又は第49条，障害者自立支援法第29条その他の精神障害者の保健又は福祉に関する法令の規定に基づく援助その他当該決定を受けた者に対してなされる援助について，その内容及び方法を記載するものとする．

③ 保護観察所の長は，当該決定を受けた者の処遇の状況等に応じ，当該決定を受けた者に対して入院によらない医療を行う指定通院医療機関の管理者並びに当該決定を受けた者の居住地を管轄する都道府県知事及び市町村長と協議の上，第1項の実施計画について必要な見直しを行わなければならない．

第105条（処遇の実施） 前条第1項に掲げる決定があった場合における医療，精神保健観察及び援助は，同項に規定する実施計画に基づいて行われなければならない．

第2節 精神保健観察

第106条（精神保健観察） ① 第42条第1項第2号又は第51条第1項第2号の決定を受けた者は，当該決定による入院によらない医療を行う期間中，精神保健観察に付する．

② 精神保健観察は，次に掲げる方法によって実施する．
1　精神保健観察に付されている者と適当な接触を保ち，指定通院医療機関の管理者並びに都道府県知事及び市町村長から報告を求めるなどして，当該決定を受けた者が必要な医療を受けているか否か及びその生活の状況を見守ること．
2　継続的な医療を受けさせるために必要な指導その他の措置を講ずること．

第107条（守るべき事項） 精神保健観察に付された者は，速やかに，その居住地を管轄する保護観察所の長に当該居住地を届け出るほか，次に掲げる事項を守らなければならない．
1　一定の住居に居住すること．
2　住居を移転し，又は長期の旅行をするときは，あらかじめ，保護観察所の長に届け出ること．
3　保護観察所の長から出頭又は面接を求められたときは，これに応ずること．

第3節 連携等

第108条（関係機関相互間の連携の確保） ① 保護観察所の長は，医療，精神保健観察，第91条の規定に基づく援助及び精神保健及び精神障害者福祉に関する法律第47条又は第49条，障害者自立支援法第29条その他の精神障害者の保健又は福祉に関する法令の規定に基づく援助が，第104条の規定により定められた実施計画に基づいて適正かつ円滑に実施されるよう，あらかじめ指定通院医療機関の管理者並びに都道府県知事及び市町村長との間において必要な情報交換を行うなどして協力体制を整備するとともに，処遇の実施状況を常に把握し，当該実施計画に関する関係機関相互間の緊密な連携の確保に努めなければならない．

② 保護観察所の長は，実施計画に基づく適正かつ円滑な処遇を確保するため必要があるときは，指定通院医療機関の管理者並びに都道府県知事及び市町村長に対し，必要な協力を求めることができる．

第109条（民間団体等との連携協力） 保護観察所の長は，個人又は民間の団体が第42条第1項第2号又は第51条第1項第2号の決定を受けた者の処遇の円滑な実施のため自発的に行う活動を促進するとともに，これらの個人又は民間の団体との連携協力の下，当該決定を受けた者の円滑な社会復帰に対する地域住民等の理解と協力を得るよう努めなければならない．

第4節 報告等

第110条（保護観察所の長に対する通知等） ① 指定通院医療機関の管理者は，当該指定通院医療機関に勤務する精神保健指定医による診察の結果，第42条第1項第2号又は第51条第1項第2号の決定を受けた者について，第37条第2項に規定する事項を考慮し，次の各号のいずれかに該当すると認める場合は，直ちに，保護観察所の長に対し，その旨を通知しなければならない．
1　対象行為を行った際の精神障害を改善し，これに伴って同様の行為を行うことなく，社会に復帰することを促進するため，この法律による医療を行う必要があると認めることができなくなったとき．
2　対象行為を行った際の精神障害を改善し，これに伴って同様の行為を行うことなく，社会に復帰することを促進するため，入院をさせてこの法律による医療を行う必要があると認めるに至ったとき．

② 指定通院医療機関の管理者は，当該指定通院医療機関に勤務する精神保健指定医による診察の結果，第42条第1項第2号又は第51条第1項第2号の決定を受けた者について，第37条第2項に規定する事項を考慮し，対象行為を行った際の精神障害を改善し，これに伴って同様の行為を行うことなく，社会に復帰することを促進するために当該決定による入院によらない医療を行う期間を延長してこの法律による医療を行う必要があると認めるときは，保護観察所の長に対し，その旨を通知しなければならない．

第111条 指定通院医療機関の管理者並びに都道府県知事及び市町村長は，第42条第1項第2号又は第51条第1項第2号の決定を受けた者について，第43条第2項（第51条第3項において準用する場合を含む．）の規定に違反する事実又は第107条各号に掲げる事項を守らない事実があると認めるときは，速やかに，保護観察所の長に通報しなければならない．

第5節 雑則

第112条（保護観察所の長による緊急の保護） ① 保護観察所の長は，第42条第1項第2号又は第51条第1項第2号の決定を受けた者が，親族又は公共の衛生福祉その他の施設から必要な保護を受けることができないため，其の生活の維持に著しい支障を生じている場合には，当該決定を受けた者に対し，金品を給与し，又は貸与する等の緊急の保護を行うことができる．

② 保護観察所の長は，前項の規定により支払った費用を，期限を指定して，当該決定を受けた者又はその扶養義務者から徴収しなければならない．ただし，当該

決定を受けた者及びその扶養義務者が，その費用を負担することができないと認めるときは，この限りでない．
第113条（人材の確保等） 国は，心神喪失等の状態で重大な他害行為を行った者に対し専門的知識に基づくより適切な処遇を行うことができるようにするため，保護観察所等関係機関の職員に専門的知識を有する人材を確保し，その資質を向上させるように努めなければならない．

第5章 雑則

第114条（刑事事件に関する手続等との関係） ① この法律の規定は，対象者について，刑事事件若しくは少年の保護事件の処理に関する法令の規定による手続を行い，又は刑若しくは保護処分の執行のため刑務所，少年刑務所，拘置所若しくは少年院に収容することを妨げない．
② 第43条第1項（第61条第4項において準用する場合を含む．）及び第2項（第51条第3項において準用する場合を含む．）並びに第81条第1項の規定は，同項に規定する者が，刑事事件又は少年の保護事件に関する法令の規定によりその身体を拘束されている間は，適用しない．
第115条（精神保健及び精神障害者福祉に関する法律との関係） この法律の規定は，第42条第1項第2号又は第51条第1項第2号の決定により入院によらない医療を受けている者について，精神障害者福祉に関する法律の規定による入院が行われることを妨げない．
第116条 この法律に定めるもののほか，この法律の実施のため必要な事項は，政令で定める．

第6章 罰則

第117条 ① 次の各号のいずれかに掲げる者が，この法律の規定に基づく職務の執行に関して知り得た人の秘密を正当な理由がなく漏らしたときは，1年以下の懲役又は50万円以下の罰金に処する．
1 精神保健審判員若しくは精神保健参与員又はこれらの職にあった者
2 指定医療機関の管理者若しくは社会保障審議会の委員又はこれらの職にあった者
3 第37条第1項，第52条，第57条又は第62条第1項の規定により鑑定を命ぜられた医師
② 精神保健指定医又は精神保健指定医であった者が，第87条に規定する職務の執行に関して知り得た人の秘密を正当な理由がなく漏らしたときも，前項と同様とする．
③ 指定医療機関の職員又はその職にあった者が，この法律の規定に基づく指定医療機関の管理者の職務の執行を補助するに際して知り得た人の秘密を正当な理由がなく漏らしたときも，第1項と同様とする．
第118条 精神保健審判員若しくは精神保健参与員又はこれらの職にあった者が，正当な理由がなく評議の経過又は裁判官，精神保健審判員若しくは精神保健参与員の意見を漏らしたときは，30万円以下の罰金に処する．
第119条 次の各号のいずれかに該当する者は，30万円以下の罰金に処する．
1 第96条第4項の規定による報告若しくは提出をせず，若しくは虚偽の報告をし，同項の規定による診察を妨げ，又は同項の規定による出頭をせず，若しく

は同項の規定による審問に対して，正当な理由がなく答弁せず，若しくは虚偽の答弁をした者
2 第97条第1項の規定による報告若しくは提出若しくは提示をせず，若しくは虚偽の報告をし，同項の規定による検査若しくは診察を拒み，妨げ，若しくは忌避し，又は同項の規定による質問に対して，正当な理由がなく答弁せず，若しくは虚偽の答弁をした者
第120条 法人の代表者又は法人若しくは人の代理人，使用人その他の従業者が，その法人又は人の業務に関して前条の違反行為をしたときは，行為者を罰するほか，その法人又は人に対しても同条の刑を科する．
第121条 第88条の規定に違反した者は，10万円以下の過料に処する．

81 母体保護法（抄）

(昭23・7・13法律第156号，
最終改正：平18・6・2法律第50号)

第1章 総則

第1条（この法律の目的） この法律は，不妊手術及び人工妊娠中絶に関する事項を定めること等により，母性の生命健康を保護することを目的とする．
第2条（定義） ① この法律で不妊手術とは，生殖腺を除去することなしに，生殖を不能にする手術で厚生労働省令をもって定めるものをいう．
② この法律で人工妊娠中絶とは，胎児が，母体外において，生命を保続することのできない時期に，人工的に，胎児及びその附属物を母体外に排出することをいう．

第2章 不妊手術

第3条 ① 医師は，次の各号の1に該当する者に対して，本人の同意及び配偶者（届出をしていないが，事実上婚姻関係と同様の事情にある者を含む．以下同じ．）があるときはその同意を得て，不妊手術を行うことができる．ただし，未成年者については，この限りでない．
1 妊娠又は分娩が，母体の生命に危険を及ぼすおそれのあるもの
2 現に数人の子を有し，かつ，分娩ごとに，母体の健康度を著しく低下するおそれのあるもの
② 前項各号に掲げる場合には，その配偶者についても同項の規定による不妊手術を行うことができる．
③ 第1項の同意は，配偶者が知れないとき又はその意思を表示することができないときは本人の同意だけで足りる．

第3章 母性保護

第14条（医師の認定による人工妊娠中絶） ① 都道府県の区域を単位として設立された公益社団法人たる医師会の指定する医師（以下「指定医師」という．）は，次の各号の1に該当する者に対して，本人及び配偶者の同意を得て，人工妊娠中絶を行うことができる．
1 妊娠の継続又は分娩が身体的又は経済的理由により母体の健康を著しく害するおそれのあるもの

2 暴行若しくは脅迫によつて又は抵抗若しくは拒絶することができない間に姦淫されて妊娠したもの
② 前項の同意は、配偶者が知れないとき若しくはその意思を表示することができないとき又は妊娠後に配偶者がなくなつたときには本人の同意だけで足りる．

第15条（受胎調節の実地指導） ① 女子に対して厚生労働大臣が指定する避妊用の器具を使用する受胎調節の実地指導は、医師のほかは、都道府県知事の指定を受けた者でなければ業として行つてはならない．ただし、子宮腔内に避妊用の器具を挿入する行為は、医師でなければ業として行つてはならない．
② 前項の都道府県知事の指定を受けることができる者は、厚生労働大臣の定める基準に従つて都道府県知事の認定する講習を終了した助産師、保健師又は看護師とする．
③ 前2項に定めるものの外、都道府県知事の指定又は認定に関して必要な事項は、政令でこれを定める．

第6章 届出，禁止その他

第25条（届出） 医師又は指定医師は、第3条第1項又は第14条第1項の規定によつて不妊手術又は人工妊娠中絶を行つた場合は、その月中の手術の結果を取りまとめて翌月10日までに、理由を記して、都道府県知事に届け出なければならない．

第26条（通知） 不妊手術を受けた者は、婚姻しようとするときは、その相手方に対して、不妊手術を受けた旨を通知しなければならない．

第27条（秘密の保持） 不妊手術又は人工妊娠中絶の施行の事務に従事した者は、職務上知り得た人の秘密を、漏らしてはならない．その職を退いた後においても同様とする．

第28条（禁止） 何人も、この法律の規定による場合の外、故なく、生殖を不能にすることを目的として手術又はレントゲン照射を行つてはならない．

第7章 罰則

第29条（第15条第1項違反） 第15条第1項の規定に違反した者は、50万円以下の罰金に処する．

第32条（第25条違反） 第25条の規定に違反して、届出をせず又は虚偽の届出をした者は、これを10万円以下の罰金に処する．

第33条（第27条違反） 第27条の規定に違反して、故なく、人の秘密を漏らした者は、これを6月以下の懲役又は30万円以下の罰金に処する．

第34条（第28条違反） 第28条の規定に違反した者は、これを1年以下の懲役又は50万円以下の罰金に処する．そのために、人を死に至らしめたときは、3年以下の懲役に処する．

附 則

第35条（施行期日） この法律は、公布の日から起算して60日を経過した日から、これを施行する．

第36条（関係法律の廃止） 国民優生法（昭和15年法律第107号）は、これを廃止する．

第37条（罰則規定の効力の存続） この法律施行前になした違反行為に対する罰則の適用については、前条の法律は、この法律施行後も、なおその効力を有する．

第38条（届出の特例） 第25条の規定は、昭和21年厚生省令第42号（死産の届出に関する規程）の規定による届出をした場合は、その範囲内で、これを適用しない．

第39条（受胎調節指導のために必要な医薬品） ① 第15条第1項の規定により都道府県知事の指定を受けた者は、平成22年7月31日までを限り、その実地指導を受ける者に対しては、受胎調節のために必要な医薬品で厚生労働大臣が指定するものに限り、薬事法（昭和35年法律第145号）第24条第1項の規定にかかわらず、販売することができる．
② 都道府県知事は、第15条第1項の規定により都道府県知事の指定を受けた者が次の各号の1に該当したときは、同条同項の指定を取り消すことができる．
1 前項の規定により厚生労働大臣が指定する医薬品につき薬事法第43条第1項の規定の適用がある場合において、同項の規定による検定に合格しない当該医薬品を販売したとき
2 前項の規定により厚生労働大臣が指定する医薬品以外の医薬品を業として販売したとき
3 前各号の外、受胎調節の実地指導を受ける者以外の者に対して、医薬品を業として販売したとき
③ 前項の規定による処分に係る行政手続法（平成5年法律第88号）第15条第1項の通知は、聴聞の期日の1週間前までにしなければならない．

82 労働安全衛生法（抄）

（昭47・6・8法律第57号，
最終改正：平18・6・2法律第50号）

第1章 総則

第1条（目的） この法律は、労働基準法（昭和22年法律第49号）と相まつて、労働災害の防止のための危害防止基準の確立、責任体制の明確化及び自主的活動の促進の措置を講ずる等その防止に関する総合的計画的な対策を推進することにより職場における労働者の安全と健康を確保するとともに、快適な職場環境の形成を促進することを目的とする．

第2条（定義） この法律において、次の各号に掲げる用語の意義は、それぞれ当該各号に定めるところによる．
1 労働災害 労働者の就業に係る建設物、設備、原材料、ガス、蒸気、粉じん等により、又は作業行動その他業務に起因して、労働者が負傷し、疾病にかかり、又は死亡することをいう．
2 労働者 労働基準法第9条に規定する労働者（同居の親族のみを使用する事業又は事務所に使用される者及びて家事使用人を除く．）をいう．
3 事業者 事業を行う者で、労働者を使用するものをいう．
3の2 化学物質 元素及び化合物をいう．
4 作業環境測定 作業環境の実態を把握するため空気環境その他の作業環境について行うデザイン、サンプリング及び分析（解析を含む．）をいう．

第3条（事業者等の責務） ① 事業者は、単にこの法律で定める労働災害の防止のための最低基準を守るだけでなく、快適な職場環境の実現と労働条件の改善を通じて職場における労働者の安全と健康を確保するようにしなければならない．また、事業者は、国が実施する労働災害の防止に関する施策に協力するようにしなければならない．
② 機械、器具その他の設備を設計し、製造し、若しくは

輸入する者，原材料を製造し，若しくは輸入する者又は建設物を建設し，若しくは設計する者は，これらの物の設計，製造，建設又は設計に際して，これらの物が使用されることによる労働災害の発生の防止に資するように努めなければならない．

③ 建設工事の注文者等仕事を他人に請け負わせる者は，施工方法，工期等について，安全で衛生的な作業の遂行をそこなうおそれのある条件を附さないように配慮しなければならない．

第4条 ① 労働者は，労働災害を防止するため必要な事項を守るほか，事業者その他の関係者が実施する労働災害の防止に関する措置に協力するように努めなければならない．

第5条（事業者に関する規定の適用） ① 2以上の建設業に属する事業の事業者が，1の場所において行われる当該事業の仕事を共同連帯して請け負つた場合においては，厚生労働省令で定めるところにより，そのうちの1人を代表者として定め，これを都道府県労働局長に届け出なければならない．

② 前項の規定による届出がないときは，都道府県労働局長が代表者を指名する．

③ 前2項の代表者の変更は，都道府県労働局長に届け出なければ，その効力を生じない．

④ 第1項に規定する場合においては，当該事業を同項又は第2項の代表者のみの事業と，当該代表者のみを当該事業の事業者と，当該事業の仕事に従事する労働者を当該代表者のみが使用する労働者とそれぞれみなして，この法律を適用する．

第3章　安全衛生管理体制

第10条（総括安全衛生管理者） ① 事業者は，政令で定める規模の事業場ごとに，厚生労働省令で定めるところにより，総括安全衛生管理者を選任し，その者に安全管理者，衛生管理者又は第25条の2第2項の規定により技術的事項を管理する者の指揮をさせるとともに，次の業務を統括管理させなければならない．

1　労働者の危険又は健康障害を防止するための措置に関すること．

2　労働者の安全又は衛生のための教育の実施に関すること．

3　健康診断の実施その他健康の保持増進のための措置に関すること．

4　労働災害の原因の調査及び再発防止対策に関すること．

5　前各号に掲げるもののほか，労働災害を防止するため必要な業務で，厚生労働省令で定めるもの

② 総括安全衛生管理者は，当該事業場においてその事業の実施を統括管理する者をもつて充てなければならない．

③ 都道府県労働局長は，労働災害を防止するため必要があると認めるときは，総括安全衛生管理者の業務の執行について事業者に勧告することができる．

第11条（安全管理者） ① 事業者は，政令で定める業種及び規模の事業場ごとに，厚生労働省令で定める資格を有する者のうちから，厚生労働省令で定めるところにより，安全管理者を選任し，その者に前条第1項各号の業務（第25条の2第2項の規定により技術的事項を管理する者を選任した場合においては，同条第1項各号の措置に該当するものを除く．）のうち安全に係る技術的事項を管理させなければならない．

② 労働基準監督署長は，労働災害を防止するため必要があると認めるときは，事業者に対し，安全管理者の増員又は解任を命ずることができる．

第12条（衛生管理者） ① 事業者は，政令で定める規模の事業場ごとに，都道府県労働局長の免許を受けた者その他厚生労働省令で定める資格を有する者のうちから，厚生労働省令で定めるところにより，当該事業場の業務の区分に応じて，衛生管理者を選任し，その者に第10条第1項各号の業務（第25条の2第2項の規定により技術的事項を管理する者を選任した場合においては，同条第1項各号の措置に該当するものを除く．）のうち衛生に係る技術的事項を管理させなければならない．

② 前条第2項の規定は，衛生管理者について準用する．

第12条の2（安全衛生推進者等） 事業者は，第11条第1項の事業場及び前条第1項の事業場以外の事業場で，厚生労働省令で定める規模のものごとに，厚生労働省令で定めるところにより，安全衛生推進者（第11条第1項の政令で定める業種以外の業種の事業場にあつては，衛生推進者）を選任し，その者に第10条第1項各号の業務（第25条の2第2項の規定により技術的事項を管理する者を選任した場合においては，同条第1項各号の措置に該当するものを除くものとし，第11条第1項の政令で定める業種以外の業種の事業場にあつては，衛生に係る業務に限る．）を担当させなければならない．

第13条（産業医等） ① 事業者は，政令で定める規模の事業場ごとに，厚生労働省令で定めるところにより，医師のうちから産業医を選任し，その者に労働者の健康管理その他の厚生労働省令で定める事項（以下「労働者の健康管理等」という．）を行わせなければならない．

② 産業医は，労働者の健康管理等を行うのに必要な医学に関する知識について厚生労働省令で定める要件を備えた者でなければならない．

③ 産業医は，労働者の健康を確保するため必要があると認めるときは，事業者に対し，労働者の健康管理等について必要な勧告をすることができる．

④ 事業者は，前項の勧告を受けたときは，これを尊重しなければならない．

第13条の2 事業者は，前条第1項の事業場以外の事業場については，労働者の健康管理を行うのに必要な医学に関する知識を有する医師その他厚生労働省令で定める者に労働者の健康管理等の全部又は一部を行わせるように努めなければならない．

第14条（作業主任者） 事業者は，高圧室内作業その他の労働災害を防止するための管理を必要とする作業で，政令で定めるものについては，都道府県労働局長の免許を受けた者又は都道府県労働局長の登録を受けた者が行う技能講習を修了した者のうちから，厚生労働省令で定めるところにより，当該作業の区分に応じて，作業主任者を選任し，その者に当該作業に従事する労働者の指揮その他の厚生労働省令で定める事項を行わせなければならない．

第15条（統括安全衛生責任者） ① 事業者で，1の場所において行う事業の仕事の一部を請負人に請け負わせているもの（当該事業の仕事の一部を請け負わせる契約が2以上あるため，その者が2以上あることとなるときは，当該請負契約のうちの最も先次の請負契約における注文者をいう．以下「元方事業者」という．）のうち，建設業その他政令で定める業種に属する事業（以下「特定事業」という．）を行う者（以下「特定元方事業者」という．）は，その労働者及び

その請負人（元方事業者の当該事業の仕事が数次の請負契約によつて行われるときは，当該請負人を含み，当該請負契約の後次のすべての請負契約の当事者である請負人を含む．以下「関係請負人」という．）の労働者が当該場所において作業を行うときは，これらの労働者の作業が同一の場所において行われることによつて生ずる労働災害を防止するため，統括安全衛生責任者を選任し，その者に元方安全衛生管理者の指揮をさせるとともに，第30条第1項各号の事項を統括管理させなければならない．ただし，これらの労働者の数が政令で定める数未満であるときは，この限りでない．

② 統括安全衛生責任者は，当該場所においてその事業の実施を統括管理する者をもつて充てなければならない．

③ 第30条第4項の場合において，同項のすべての労働者の数が政令で定める数以上であるときは，これらの労働者に関し，これらの労働者の作業が同一の場所において行われることによつて生ずる労働災害を防止するため，統括安全衛生責任者を選任し，その者に元方安全衛生管理者の指揮をさせるとともに，同条第1項各号の事項を統括管理させなければならない．この場合においては，当該指名された事業者及び当該指名された事業者以外の事業者については，第1項の規定は，適用しない．

④ 第1項又は前項に定めるもののほか，第25条の2第1項に規定する仕事が数次の請負契約によつて行われる場合において，第1項又は前項の規定により統括安全衛生責任者を選任した事業者は，統括安全衛生責任者に第30条の3第5項において準用する第25条の2第2項の規定により技術的事項を管理する者の指揮をさせるとともに，同条第1項各号の措置を統括管理させなければならない．

⑤ 第10条第3項の規定は，統括安全衛生責任者の業務の執行について準用する．この場合において，同項中「事業者」とあるのは，「当該統括安全衛生責任者を選任した事業者」と読み替えるものとする．

第15条の2（元方安全衛生管理者） ① 前条第1項又は第3項の規定により統括安全衛生責任者を選任した事業者で，建設業その他政令で定める業種に属する事業を行うものは，厚生労働省令で定める資格を有する者のうちから，厚生労働省令で定めるところにより，元方安全衛生管理者を選任し，その者に第30条第1項各号の事項のうち技術的事項を管理させなければならない．

② 第11条第2項の規定は，元方安全衛生管理者について準用する．この場合において，同項中「事業者」とあるのは，「当該元方安全衛生管理者を選任した事業者」と読み替えるものとする．

第15条の3（店社安全衛生管理者） ① 建設業に属する事業の元方事業者は，その労働者及び関係請負人の労働者が1の場所（これらの労働者の数が厚生労働省令で定める数未満である場所及び第15条第1項又は第3項の規定により統括安全衛生責任者を選任しなければならない場所を除く．）において作業を行うときは，当該場所において行われる仕事に係る請負契約を締結している事業場ごとに，これらの労働者の作業が同一の場所で行われることによつて生ずる労働災害を防止するため，厚生労働省令で定める資格を有する者のうちから，厚生労働省令で定めるところにより，店社安全衛生管理者を選任し，その者に，当該事業場で締結している当該請負契約に係る仕事を行う場所における第30条第1項各号の事項を担当する者に対する指導その他厚生労働省令で定める事項を行わせなければならない．

② 第30条第4項の場合において，同項のすべての労働者の数が厚生労働省令で定める数以上であるとき（第15条第1項又は第3項の規定により統括安全衛生責任者を選任しなければならないときを除く．）は，当該指名された事業者で建設業に属する事業の仕事を行うものは，当該場所において行われる仕事に係る請負契約を締結している事業場ごとに，これらの労働者に関し，これらの労働者の作業が同一の場所で行われることによつて生ずる労働災害を防止するため，厚生労働省令で定める資格を有する者のうちから，厚生労働省令で定めるところにより，店社安全衛生管理者を選任し，その者に，当該事業場で締結している当該請負契約に係る仕事を行う場所における第30条第1項各号の事項を担当する者に対する指導その他厚生労働省令で定める事項を行わせなければならない．この場合においては，当該指名された事業者及び当該指名された事業者以外の事業者については，前項の規定は，適用しない．

第16条（安全衛生責任者） ① 第15条第1項又は第3項の場合において，これらの規定により統括安全衛生責任者を選任すべき事業者以外の請負人で，当該仕事を自ら行うものは，安全衛生責任者を選任し，その者に統括安全衛生責任者との連絡その他の厚生労働省令で定める事項を行わせなければならない．

② 前項の規定により安全衛生責任者を選任した請負人は，同項の事業者に対し，遅滞なく，その旨を通報しなければならない．

第17条（安全委員会） ① 事業者は，政令で定める業種及び規模の事業場ごとに，次の事項を調査審議させ，事業者に対し意見を述べさせるため，安全委員会を設けなければならない．

1 労働者の危険を防止するための基本となるべき対策に関すること．
2 労働災害の原因及び再発防止対策で，安全に係るものに関すること．
3 前2号に掲げるもののほか，労働者の危険の防止に関する重要事項

② 安全委員会の委員は，次の者をもつて構成する．ただし，第1号の者である委員（以下「第1号の委員」という．）は，1人とする．

1 総括安全衛生管理者又は総括安全衛生管理者以外の者で当該事業場においてその事業の実施を統括管理する者若しくはこれに準ずる者のうちから事業者が指名した者
2 安全管理者のうちから事業者が指名した者
3 当該事業場の労働者で，安全に関し経験を有するもののうちから事業者が指名した者

③ 安全委員会の議長は，第1号の委員がなるものとする．

④ 事業者は，第1号の委員以外の委員の半数については，当該事業場に労働者の過半数で組織する労働組合があるときにおいては その労働組合，労働者の過半数で組織する労働組合がないときにおいては労働者の過半数を代表する者の推薦に基づき指名しなければならない．

⑤ 前2項の規定は，当該事業場の労働者の過半数で組織する労働組合との間における労働協約に別段の定めがあるときは，その限度において適用しない．

第18条（衛生委員会） ① 事業者は，政令で定める規模の事業場ごとに，次の事項を調査審議させ，事業者に対し意見を述べさせるため，衛生委員会を設けなければ

ればならない．
1 労働者の健康障害を防止するための基本となるべき対策に関すること．
2 労働者の健康の保持増進を図るための基本となるべき対策に関すること．
3 労働災害の原因及び再発防止対策で，衛生に係るものに関すること．
4 前3号に掲げるもののほか，労働者の健康障害の防止及び健康の保持増進に関する重要事項
② 衛生委員会の委員は，次の者をもつて構成する．ただし，第1号の者である委員は，1人とする．
1 総括安全衛生管理者又は総括安全衛生管理者以外の者で当該事業場においてその事業の実施を統括管理するもの若しくはこれに準ずる者のうちから事業者が指名した者
2 衛生管理者のうちから事業者が指名した者
3 産業医のうちから事業者が指名した者
4 当該事業場の労働者で，衛生に関し経験を有するもののうちから事業者が指名した者
③ 事業者は，当該事業場の労働者で，作業環境測定を実施しているものを衛生委員会の委員として指名することができる．
④ 前条第3項から第5項までの規定は，衛生委員会について準用する．この場合において，同条第3項及び第4項中「第1号の委員」とあるのは，「第18条第2項第1号の者である委員」と読み替えるものとする．

第19条（安全衛生委員会） ① 事業者は，第17条及び前条の規定により安全委員会及び衛生委員会を設けなければならないときは，それぞれの委員会の設置に代えて，安全衛生委員会を設置することができる．
② 安全衛生委員会の委員は，次の者をもつて構成する．ただし，第1号の者である委員は，1人とする．
1 総括安全衛生管理者又は総括安全衛生管理者以外の者で当該事業場においてその事業の実施を統括管理するもの若しくはこれに準ずる者のうちから事業者が指名した者
2 安全管理者及び衛生管理者のうちから事業者が指名した者
3 産業医のうちから事業者が指名した者
4 当該事業場の労働者で，安全に関し経験を有するもののうちから事業者が指名した者
5 当該事業場の労働者で，衛生に関し経験を有するもののうちから事業者が指名した者
③ 事業者は，当該事業場の労働者で，作業環境測定を実施している作業環境測定士であるものを安全衛生委員会の委員として指名することができる．
④ 第17条第3項から第5項までの規定は，安全衛生委員会について準用する．この場合において，同条第3項及び第4項中「第1号の委員」とあるのは，「第19条第2項第1号の者である委員」と読み替えるものとする．

第19条の2（安全管理者等に対する教育等） ① 事業者は，事業場における安全衛生の水準の向上を図るため，安全管理者，衛生管理者，安全衛生推進者，衛生推進者その他労働災害の防止のための業務に従事する者に対し，これらの者が従事する業務に関する能力の向上を図るための教育，講習等を行い，又はこれらを受ける機会を与えるように努めなければならない．
② 厚生労働大臣は，前項の教育，講習等の適切かつ有効な実施を図るため必要な指針を公表するものとする．
③ 厚生労働大臣は，前項の指針に従い，事業者又はその団体に対し，必要な指導等を行うことができる．

第19条の3（国の援助） 国は，第13条の2の事業場の労働者の健康の確保に資するため，労働者の健康管理等に関する相談，情報の提供その他の必要な援助を行うように努めるものとする．

第4章 労働者の危険又は健康障害を防止するための措置

第20条（事業者の講ずべき措置等） 事業者は，次の危険を防止するため必要な措置を講じなければならない．
1 機械，器具その他の設備（以下「機械等」という．）による危険
2 爆発性の物，発火性の物，引火性の物等による危険
3 電気，熱その他のエネルギーによる危険

第21条 ① 事業者は，掘削，採石，荷役，伐木等の業務における作業方法から生ずる危険を防止するため必要な措置を講じなければならない．
② 事業者は，労働者が墜落するおそれのある場所，土砂等が崩壊するおそれのある場所等に係る危険を防止するため必要な措置を講じなければならない．

第22条 事業者は，次の健康障害を防止するため必要な措置を講じなければならない．
1 原材料，ガス，蒸気，粉じん，酸素欠乏空気，病原体等による健康障害
2 放射線，高温，低温，超音波，騒音，振動，異常気圧等による健康障害
3 計器監視，精密工作等の作業による健康障害
4 排気，排液又は残さい物による健康障害

第23条 事業者は，労働者を就業させる建設物その他の作業場について，通路，床面，階段等の保全並びに換気，採光，照明，保温，防湿，休養，避難及び清潔に必要な措置その他労働者の健康，風紀及び生命の保持のため必要な措置を講じなければならない．

第24条 事業者は，労働者の作業行動から生ずる労働災害を防止するため必要な措置を講じなければならない．

第25条 事業者は，労働災害発生の急迫した危険があるときは，直ちに作業を中止し，労働者を作業場から退避させる等必要な措置を講じなければならない．

第25条の2 ① 建設業その他政令で定める業種に属する事業の仕事で，政令で定めるものを行う事業者は，爆発，火災等が生じたことに伴い労働者の救護に関する措置がとられる場合における労働災害の発生を防止するため，次の措置を講じなければならない．
1 労働者の救護に関し必要な機械等の備付け及び管理を行うこと．
2 労働者の救護に関し必要な事項についての訓練を行うこと．
3 前2号に掲げるもののほか，爆発，火災等に備えて，労働者の救護に関し必要な事項を行うこと．
② 前項に規定する事業者は，厚生労働省令で定める資格を有する者のうちから，厚生労働省令で定めるところにより，同項各号の措置のうち技術的事項を管理する者を選任し，その者に当該技術的事項を管理させなければならない．

第26条 労働者は，事業者が第20条から第25条まで及び前条第1項の規定に基づき講ずる措置に応じて，必要な事項を守らなければならない．

第27条 ① 第20条から第25条まで及び第25条の2第1項の規定により事業者が講ずべき措置及び前条の規定により労働者が守らなければならない事項

は，厚生労働省令で定める．
② 前項の厚生労働省令を定めるに当たつては，公害（環境基本法（平成5年法律第91号）第2条第3項に規定する公害をいう．）その他一般公衆の災害で，労働災害と密接に関連するものの防止に関する法令の趣旨に反しないように配慮しなければならない．

第28条（技術上の指針等の公表等） ① 厚生労働大臣は，第20条から第25条まで及び第25条の2第1項の規定により事業者が講ずべき措置の適切かつ有効な実施を図るため必要な業種又は作業ごとの技術上の指針を公表するものとする．
② 厚生労働大臣は，前項の技術上の指針を定めるに当たつては，中高年齢者に関して，特に配慮するものとする．
③ 厚生労働大臣は，次の化学物質で厚生労働大臣が定めるものを製造し，又は取り扱う事業者が当該化学物質による労働者の健康障害を防止するための指針を公表するものとする．
1 第57条の3第4項の規定による勧告又は第57条の4第1項の規定による指示に係る化学物質
2 前号に掲げる化学物質以外の化学物質で，がんその他の重度の健康障害を労働者に生ずるおそれのあるもの
④ 厚生労働大臣は，第1項又は前項の規定により，技術上の指針又は労働者の健康障害を防止するための指針を公表した場合において必要があると認めるときは，事業者又はその団体に対し，当該技術上の指針又は労働者の健康障害を防止するための指針に関し必要な指導等を行うことができる．

第28条の2（事業者の行うべき調査等） ① 事業者は，厚生労働省令で定めるところにより，建設物，設備，原材料，ガス，蒸気，粉じん等による，又は作業行動その他業務に起因する危険性又は有害性等を調査し，その結果に基づいて，この法律又はこれに基づく命令の規定による措置を講ずるほか，労働者の危険又は健康障害を防止するため必要な措置を講ずるように努めなければならない．ただし，当該調査のうち，化学物質，化学物質を含有する製剤その他の物で労働者の危険又は健康障害を生ずるおそれのあるものに係るもの以外のものについては，製造業その他厚生労働省令で定める業種に属する事業者に限る．
② 厚生労働大臣は，前条第1項及び第3項に定めるもののほか，前項の措置に関して，その適切かつ有効な実施を図るため必要な指針を公表するものとする．
③ 厚生労働大臣は，前項の指針に従い，事業者又はその団体に対し，必要な指導，援助等を行うことができる．

第6章 労働者の就業に当たつての措置

第59条（安全衛生教育） ① 事業者は，労働者を雇い入れたときは，当該労働者に対し，厚生労働省令で定めるところにより，その従事する業務に関する安全又は衛生のための教育を行なわなければならない．
② 前項の規定は，労働者の作業内容を変更したときについて準用する．
③ 事業者は，危険又は有害な業務で，厚生労働省令で定めるものに労働者をつかせるときは，厚生労働省令で定めるところにより，当該業務に関する安全又は衛生のための特別の教育を行なわなければならない．

第60条 事業者は，その事業場の業種が政令で定めるものに該当するときは，新たに職務につくこととなつた職長その他の作業中の労働者を直接指導又は監督する者（作業主任者を除く．）に対し，次の事項について，厚生労働省令で定めるところにより，安全又は衛生のための教育を行なわなければならない．
1 作業方法の決定及び労働者の配置に関すること．
2 労働者に対する指導又は監督の方法に関すること．
3 前2号に掲げるもののほか，労働災害を防止するため必要な事項で，厚生労働省令で定めるもの．

第60条の2 ① 事業者は，前2条に定めるもののほか，その事業場における安全衛生の水準の向上を図るため，危険又は有害な業務に現に就いている者に対し，その従事する業務に関する安全又は衛生のための教育を行うように努めなければならない．
② 厚生労働大臣は，前項の教育の適切かつ有効な実施を図るため必要な指針を公表するものとする．
③ 厚生労働大臣は，前項の指針に従い，事業者又はその団体に対し，必要な指導等を行うことができる．

第61条（就業制限） ① 事業者は，クレーンの運転その他の業務で，政令で定めるものについては，都道府県労働局長の当該業務に係る免許を受けた者又は都道府県労働局長の登録を受けた者が行う当該業務に係る技能講習を修了した者その他厚生労働省令で定める資格を有する者でなければ，当該業務に就かせてはならない．
② 前項の規定により当該業務につくことができる者以外の者は，当該業務を行なつてはならない．
③ 第1項の規定により当該業務につくことができる者は，当該業務に従事するときは，これに係る免許証その他その資格を証する書面を携帯していなければならない．
④ 職業能力開発促進法（昭和44年法律第64号）第24条第1項（同法第27条の2第2項において準用する場合を含む．）の認定に係る職業訓練を受ける労働者について必要がある場合においては，その必要の限度で，前3項の規定について，厚生労働省令で別段の定めをすることができる．

第62条（中高年齢者等についての配慮） 事業者は，中高年齢者その他労働災害の防止上その就業に当たつて特に配慮を必要とする者については，これらの者の心身の条件に応じて適正な配置を行なうように努めなければならない．

第63条（国の援助） 国は，事業者が行なう安全又は衛生のための教育の効果的実施を図るため，指導員の養成及び資質の向上のための措置，教育指導方法の整備及び普及，教育資料の提供その他必要な施策の充実に努めるものとする．

第7章 健康の保持増進のための措置

第65条（作業環境測定） ① 事業者は，有害な業務を行う屋内作業場その他の作業場で，政令で定めるものについて，厚生労働省令で定めるところにより，必要な作業環境測定を行い，及びその結果を記録しておかなければならない．
② 前項の規定による作業環境測定は，厚生労働大臣の定める作業環境測定基準に従つて行わなければならない．
③ 厚生労働大臣は，第1項の規定による作業環境測定の適切かつ有効な実施を図るため必要な作業環境測定指針を公表するものとする．
④ 厚生労働大臣は，前項の作業環境測定指針を公表した場合において必要があると認めるときは，事業者若しくは作業環境測定機関又はこれらの団体に対し，当

該作業環境測定指針に関し必要な指導等を行うことができる。

⑤ 都道府県労働局長は、作業環境の改善により労働者の健康を保持することが必要であると認めるときは、労働衛生指導医の意見に基づき、厚生労働省令で定めるところにより、事業者に対し、作業環境測定の実施その他必要な事項を指示することができる。

第 65 条の 2（作業環境測定の結果の評価等） ① 事業者は、前条第 1 項又は第 5 項の規定による作業環境測定の結果の評価に基づいて、労働者の健康を保持するため必要があると認められるときは、厚生労働省令で定めるところにより、施設又は設備の設置等を整備、健康診断の実施その他の適切な措置を講じなければならない。

② 事業者は、前項の評価を行うに当たつては、厚生労働省令で定めるところにより、厚生労働大臣の定める作業環境評価基準に従つて行わなければならない。

③ 事業者は、前二項の規定による作業環境測定の結果の評価を行つたときは、厚生労働省令で定めるところにより、その結果を記録しておかなければならない。

第 65 条の 3（作業の管理） 事業者は、労働者の健康に配慮して、労働者の従事する作業を適切に管理するように努めなければならない。

第 65 条の 4（作業時間の制限） 事業者は、潜水業務その他の健康障害を生ずるおそれのある業務で、厚生労働省令で定めるものに従事させる労働者については、厚生労働省令で定める作業時間についての基準に違反して、当該業務に従事させてはならない。

第 66 条（健康診断） ① 事業者は、労働者に対し、厚生労働省令で定めるところにより、医師による健康診断を行なわなければならない。

② 事業者は、有害な業務で、政令で定めるものに従事する労働者に対し、厚生労働省令で定めるところにより、医師による特別の項目についての健康診断を行なわなければならない。有害な業務で、政令で定めるものに従事させたことのある労働者で、現に使用しているものについても、同様とする。

③ 事業者は、有害な業務で、政令で定めるものに従事する労働者に対し、厚生労働省令で定めるところにより、歯科医師による健康診断を行なわなければならない。

④ 都道府県労働局長は、労働者の健康を保持するため必要があると認めるときは、労働衛生指導医の意見に基づき、厚生労働省令で定めるところにより、事業者に対し、臨時の健康診断の実施その他必要な事項を指示することができる。

⑤ 労働者は、前各項の規定により事業者が行なう健康診断を受けなければならない。ただし、事業者の指定した医師又は歯科医師が行なう健康診断を受けることを希望しない場合において、他の医師又は歯科医師の行なうこれらの規定による健康診断に相当する健康診断を受け、その結果を証明する書面を事業者に提出したときは、この限りでない。

第 66 条の 2（自発的健康診断の結果の提出） 午後 10 時から午前 5 時まで（厚生労働大臣が必要であると認める場合においては、その定める地域又は期間については午後 11 時から午前 6 時まで）の間における業務（以下「深夜業」という。）に従事する労働者であつて、その深夜業の回数その他の事項が深夜業に従事する労働者の健康の保持を考慮して厚生労働省令で定める要件に該当するものは、厚生労働省令で定めるところにより、自ら受けた健康診断（前条第 5 項ただし書の規定による健康診断を除く。）の結果を証明する書面を事業者に提出することができる。

第 66 条の 3（健康診断の結果の記録） 事業者は、厚生労働省令で定めるところにより、第 66 条第 1 項から第 4 項まで及び第 5 項ただし書並びに前条の規定による健康診断の結果を記録しておかなければならない。

第 66 条の 4（健康診断の結果についての医師等からの意見聴取） 事業者は、第 66 条第 1 項から第 4 項まで若しくは第 5 項ただし書又は第 66 条の 2 の規定による健康診断の結果（当該健康診断の項目に異常の所見があると診断された労働者に係るものに限る。）に基づき、当該労働者の健康を保持するために必要な措置について、厚生労働省令で定めるところにより、医師又は歯科医師の意見を聴かなければならない。

第 66 条の 5（健康診断実施後の措置） ① 事業者は、前条の規定による医師又は歯科医師の意見を勘案し、その必要があると認めるときは、当該労働者の実情を考慮して、就業場所の変更、作業の転換、労働時間の短縮、深夜業の回数の減少等の措置を講ずるほか、作業環境測定の実施、施設又は設備の設置又は整備、当該医師又は歯科医師の意見の衛生委員会若しくは安全衛生委員会又は労働時間等設定改善委員会（労働時間等の設定の改善に関する特別措置法（平成 4 年法律第 90 号）第 7 条第 1 項に規定する労働時間等設定改善委員会をいう。以下同じ。）への報告その他の適切な措置を講じなければならない。

② 厚生労働大臣は、前項の規定により事業者が講ずべき措置の適切かつ有効な実施を図るため必要な指針を公表するものとする。

③ 厚生労働大臣は、前項の指針を公表した場合において必要があると認めるときは、事業者又はその団体に対し、当該指針に関し必要な指導等を行うことができる。

第 66 条の 6（健康診断の結果の通知） 事業者は、第 66 条第 1 項から第 4 項までの規定により行う健康診断を受けた労働者に対し、厚生労働省令で定めるところにより、当該健康診断の結果を通知しなければならない。

第 66 条の 7（保健指導等） ① 事業者は、第 66 条第 1 項の規定による健康診断若しくは当該健康診断に係る同条第 5 項ただし書の規定による健康診断又は第 66 条の 2 の規定による健康診断の結果、特に健康の保持に努める必要があると認める労働者に対し、医師又は保健師による保健指導を行うように努めなければならない。

② 労働者は、前条の規定により通知された健康診断の結果及び前項の規定による保健指導を利用して、その健康の保持に努めるものとする。

第 66 条の 8（面接指導等） ① 事業者は、その労働時間の状況その他の事項が労働者の健康の保持を考慮して厚生労働省令で定める要件に該当する労働者に対し、厚生労働省令で定めるところにより、医師による面接指導（問診その他の方法により心身の状況を把握し、これに応じて面接により必要な指導を行うことをいう。以下同じ。）を行わなければならない。

② 労働者は、前項の規定により事業者が行う面接指導を受けなければならない。ただし、事業者の指定した医師が行う面接指導を受けることを希望しない場合において、他の医師の行う同項の規定による面接指導に相当する面接指導を受け、その結果を証明する書面を事業者に提出したときは、この限りでない。

③ 事業者は、厚生労働省令で定めるところにより、第 1 項及び前項ただし書の規定による面接指導の結果

a を記録しておかなければならない.
④ 事業者は,第1項又は第2項ただし書の規定による面接指導の結果に基づき,当該労働者の健康を保持するために必要な措置について,厚生労働省令で定めるところにより,医師の意見を聴かなければならない.
⑤ 事業者は,前項の規定による医師の意見を勘案し,b その必要があると認めるときは,当該労働者の実情を考慮して,就業場所の変更,作業の転換,労働時間の短縮,深夜業の回数の減少等の措置を講ずるほか,当該医師の意見の衛生委員会若しくは安全衛生委員会又は労働時間等設定改善委員会への報告その他の適切な措置を講じなければならない.
第66条の9 事業者は,前条第1項の規定により面接c 指導を行う労働者以外の労働者であつて健康への配慮が必要なものについては,厚生労働省令で定めるところにより,必要な措置を講ずるよう努めなければならない.
第67条(健康管理手帳) ① 都道府県労働局長は,がd んその他の重度の健康障害を生ずるおそれのある業務で,政令で定めるものに従事していた者のうち,厚生労働省令で定める要件に該当する者に対し,離職の際に又は離職の後に,当該業務に係る健康管理手帳を交付するものとする.ただし,現に当該業務に係る健康管理手帳を所持している者については,この限りでない.
② 政府は,健康管理手帳を所持している者に対する健e 康診断に関し,厚生労働省令で定めるところにより,必要な措置を行なう.
③ 健康管理手帳の交付を受けた者は,当該健康管理手帳を他人に譲渡し,又は貸与してはならない.
④ 健康管理手帳の様式その他健康管理手帳についてf 必要な事項は,厚生労働省令で定める.
第68条(病者の就業禁止) 事業者は,伝染性の疾病その他の疾病で,厚生労働省令で定めるものにかかつた労働者については,厚生労働省令で定めるところにより,その就業を禁止しなければならない.
第69条(健康教育等) ① 事業者は,労働者に対するg 健康教育及び健康相談その他の労働者の健康の保持増進を図るため必要な措置を継続的かつ計画的に講ずるように努めなければならない.
② 労働者は,前項の事業者が講ずる措置を利用して,その健康の保持増進に努めるものとする.
第70条(体育活動等についての便宜供与等) 事業者h は,前条第1項に定めるもののほか,労働者の健康の保持増進を図るため,体育活動,レクリエーションその他の活動についての便宜を供与する等必要な措置を講ずるように努めなければならない.
第70条の2(健康の保持増進のための指針の公表等) ① 厚生労働大臣は,第69条第1項の事業者がi 講ずべき健康の保持増進のための措置に関して,その適切かつ有効な実施を図るため必要な指針を公表するものとする.
② 厚生労働大臣は,前項の指針に従い,事業者又はその団体に対し,必要な指導等を行うことができる.
第70条の3(健康診査等指針との調和) 第66条第j 1項の厚生労働省令,第66条の5第2項の指針,第66条の6の厚生労働省令及び前条第1項の指針は,健康増進法(平成14年法律第103号)第9条第1項に規定する健康診査等指針と調和が保たれたものでなければならない.
第71条(国の援助) ① 国は,労働者の健康の保持増k 進に関する措置の適切かつ有効な実施を図るため,必

要な資料の提供,作業環境測定及び健康診断の実施の促進,事業場における健康教育等に関する指導員の確保及び資質の向上の促進その他の必要な援助に努めるものとする.
② 国は,前項の援助を行うに当たつては,中小企業者に対し,特別の配慮をするものとする.

第7章の2 快適な職場環境の形成のための措置

第71条の2(事業者の講ずる措置) 事業者は,事業場における安全衛生の水準の向上を図るため,次の措置を継続的かつ計画的に講ずることにより,快適な職場環境を形成するように努めなければならない.
1 作業環境を快適な状態に維持管理するための措置
2 労働者の従事する作業について,その方法を改善するための措置
3 作業に従事することによる労働者の疲労を回復するための施設又は設備の設置又は整備
4 前3号に掲げるもののほか,快適な職場環境を形成するため必要な措置
第71条の3(快適な職場環境の形成のための指針の公表等) ① 厚生労働大臣は,前条の事業者が講ずべき快適な職場環境の形成のための措置に関して,その適切かつ有効な実施を図るため必要な指針を公表するものとする.
② 厚生労働大臣は,前項の指針に従い,事業者又はその団体に対し,必要な指導等を行うことができる.
第71条の4(国の援助) 国は,事業者が講ずる快適な職場環境を形成するための措置の適切かつ有効な実施に資するため,金融上の措置,技術上の助言,資料の提供その他の必要な援助に努めるものとする.

第9章 安全衛生改善計画等

第1節 安全衛生改善計画

第78条(安全衛生改善計画の作成の指示等) ① 都道府県労働局長は,事業場の施設その他の事項について,労働災害の防止を図るため総合的な改善措置を講ずる必要があると認めるときは,厚生労働省令で定めるところにより,当該事業場の安全又は衛生に関する改善計画(以下「安全衛生改善計画」という.)を作成すべきことを指示することができる.
② 事業者は,安全衛生改善計画を作成しようとする場合には,当該事業場に労働者の過半数で組織する労働組合があるときにおいてはその労働組合,労働者の過半数で組織する労働組合がないときにおいては労働者の過半数を代表する者の意見をきかなければならない.
第79条(安全衛生改善計画の遵守) 前条第1項の事業者及びその労働者は,安全衛生改善計画を守らなければならない.
第80条(安全衛生診断) 都道府県労働局長は,第78条第1項の規定による指示をした場合において,専門的な助言を必要と認めるときは,当該事業者に対し,労働安全コンサルタント又は労働衛生コンサルタントによる安全又は衛生に係る診断を受け,かつ,安全衛生改善計画の作成について,これらの者の意見を聴くべきことを勧奨することができる.

第2節 労働安全コンサルタント及び労働衛生コンサルタント

第81条(業務) ① 労働安全コンサルタントは,労働

安全コンサルタントの名称を用いて,他人の求めに応じ報酬を得て,労働者の安全の水準の向上を図るため,事業場の安全についての診断及びこれに基づく指導を行なうことを業とする.
② 労働衛生コンサルタントは,労働衛生コンサルタントの名称を用いて,他人の求めに応じ報酬を得て,労働者の衛生の水準の向上を図るため,事業場の衛生についての診断及びこれに基づく指導を行なうことを業とする.

第82条(労働安全コンサルタント試験) ① 労働安全コンサルタント試験は,厚生労働大臣が行なう.
② 労働安全コンサルタント試験は,厚生労働省令で定める区分ごとに,筆記試験及び口述試験によつて行なう.
③ 次の各号のいずれかに該当する者でなければ,労働安全コンサルタント試験を受けることができない.
　1 学校教育法(昭和22年法律第26号)による大学(短期大学を除く.)若しくは旧大学令(大正7年勅令第388号)による大学又は旧専門学校令(明治36年勅令第61号)による専門学校において理科系統の正規の課程を修めて卒業した者で,その後5年以上安全の実務に従事した経験を有するもの
　2 学校教育法による短期大学又は高等専門学校において理科系統の正規の課程を修めて卒業した者で,その後7年以上安全の実務に従事した経験を有するもの
　3 前2号に掲げる者と同等以上の能力を有すると認められる者で,厚生労働省令で定めるもの
④ 厚生労働大臣は,厚生労働省令で定める資格を有する者に対し,第2項の筆記試験又は口述試験の全部又は一部を免除することができる.

第83条(労働衛生コンサルタント試験) ① 労働衛生コンサルタント試験は,厚生労働大臣が行なう.
② 前条第2項から第4項までの規定は,労働衛生コンサルタント試験について準用する.この場合において,同条第3項第1号及び第2号中「安全」とあるのは,「衛生」と読み替えるものとする.

第83条の2(指定コンサルタント試験機関) 厚生労働大臣は,厚生労働省令で定めるところにより,厚生労働大臣の指定する者(以下「指定コンサルタント試験機関」という.)に労働安全コンサルタント試験又は労働衛生コンサルタント試験の実施に関する事務(合格の決定に関する事務を除く.以下「コンサルタント試験事務」という.)の全部又は一部を行わせることができる.

第83条の3(指定コンサルタント試験機関の指定についての準用) 第75条の2第2項及び第3項並びに第75条の3から第75条の12までの規定は,前条の規定による指定,指定コンサルタント試験機関及びコンサルタント試験事務について準用する.この場合において,第75条の2第3項及び第75条の12中「都道府県労働局長」とあるのは「厚生労働大臣」と,第75条の2第3項中「第1項」とあるのは「第83条の2」と,第75条の4第2項中「第75条の6第1項に規定する試験事務規程」とあるのは「コンサルタント試験事務の実施に関する規程」と,第75条の5第1項中「免許を受ける者として必要な知識及び能力を有するかどうかの判定」とあるのは「労働安全コンサルタント試験又は労働衛生コンサルタント試験の問題の作成及び採点」と,同条第2項中「第75条の8中「免許試験員」とあるのは「コンサルタント試験員」と,第75条の5第4項中「次条第1項に規定する試験事務規程」とあるのは「コンサルタント試験事務の実施に関する規程」と,第75条の6第1項中「規程(以下この条及び第75条の11第2項第4号において「試験事務規程」という.)」とあるのは「規程」と,同条第2項及び第3項並びに第75条の11第2項第4号中「試験事務規程」とあるのは「コンサルタント試験事務の実施に関する規程」と読み替えるものとする.

第84条(登録) ① 労働安全コンサルタント試験又は労働衛生コンサルタント試験に合格した者は,厚生労働省に備える労働安全コンサルタント名簿又は労働衛生コンサルタント名簿に,氏名,事務所の所在地その他厚生労働省令で定める事項の登録を受けて,労働安全コンサルタント又は労働衛生コンサルタントとなることができる.
② 次の各号のいずれかに該当する者は,前項の登録を受けることができない.
　1 成年被後見人又は被保佐人
　2 この法律又はこれに基づく命令の規定に違反して,罰金以上の刑に処せられ,その執行を終わり,又は執行を受けることがなくなつた日から起算して2年を経過しない者
　3 この法律及びこれに基づく命令以外の法令の規定に違反して,禁錮以上の刑に処せられ,その執行を終わり,又は執行を受けることがなくなつた日から起算して2年を経過しない者
　4 次条第2項の規定により登録を取り消され,その取消しの日から起算して2年を経過しない者

第85条(登録の取消し) ① 厚生労働大臣は,労働安全コンサルタント又は労働衛生コンサルタント(以下「コンサルタント」という.)が前条第2項第1号から第3号までのいずれかに該当するに至つたときは,その登録を取り消さなければならない.
② 厚生労働大臣は,コンサルタントが第86条の規定に違反したときは,その登録を取り消すことができる.

第85条の2(指定登録機関) ① 厚生労働大臣は,厚生労働大臣の指定する者(以下「指定登録機関」という.)に,コンサルタントの登録の実施に関する事務(前条の規定による登録の取消しに関する事務を除く.以下「登録事務」という.)を行わせることができる.
② 指定登録機関が登録事務を行う場合における第84条第1項の規定の適用については,同項中「厚生労働省に」とあるのは「指定登録機関に」とする.

第85条の3(指定登録機関の指定等についての準用) 第75条の2第2項及び第3項,第75条の4並びに第75条の6から第75条の12までの規定は,前条第1項の規定による指定,指定登録機関及び登録事務について準用する.この場合において,第75条の2第3項及び第75条の12中「都道府県労働局長」とあるのは「厚生労働大臣」と,第75条の2第3項中「第1項」とあるのは「第85条の2第1項」と,第75条の4第2項中「第75条の6第1項に規定する試験事務規程」とあるのは「登録事務の実施に関する規程」と,第75条の6第1項中「規程(以下この条及び第75条の11第2項第4号において「試験事務規程」という.)」とあるのは「規程」と,同条第2項及び第3項並びに第75条の11第2項第4号中「試験事務規程」とあるのは「登録事務の実施に関する規程」と,第75条の8中「職員(免許試験員を含む.)」とあるのは「職員」と,第75条の10中「試験事務の全部又は一部」とあるのは「登録事務」と,第75条の11第2項及び第75条

a の 12 中「試験事務の全部若しくは一部」とあるのは「登録事務」と読み替えるものとする．

第86条（義務） ① コンサルタントは，コンサルタントの信用を傷つけ，又はコンサルタント全体の不名誉となるような行為をしてはならない．

② コンサルタントは，その業務に関して知り得た秘密を漏らし，又は盗用してはならない．コンサルタントでなくなつた後においても，同様とする．

第87条（日本労働安全衛生コンサルタント会） ① その名称中に日本労働安全衛生コンサルタント会という文字を用いる一般社団法人は，コンサルタントを社員とする旨の定款の定めがあり，かつ，全国のコンサルタントの品位の保持及び連絡に関する事務を全国的に行うことを目的とするものに限り，設立することができる．

② 前項に規定する定款の定めは，これを変更することができない．

③ 第1項の一般社団法人（以下「コンサルタント会」という．）は，成立したときは，成立の日から2週間以内に，登記事項証明書及び定款の写しを添えて，その旨を厚生労働大臣に届け出なければならない．

④ コンサルタント会の業務は，厚生労働大臣の監督に属する．

⑤ 厚生労働大臣は，コンサルタント会の業務の適正な実施を確保するため必要があると認めるときは，いつでも，当該業務及びコンサルタント会の財産の状況を検査し，又はコンサルタント会に対し，当該業務に関し監督上必要な命令をすることができる．

⑥ コンサルタント会以外の者は，その名称中に日本労働安全衛生コンサルタント会という文字を用いてはならない．

第10章 監督等

第90条（労働基準監督署長及び労働基準監督官） 労働基準監督署長及び労働基準監督官は，労働省令で定めるところにより，この法律の施行に関する事務をつかさどる．

第91条（労働基準監督官の権限） ① 労働基準監督官は，この法律を施行するため必要があると認めるときは，事業場に立ち入り，関係者に質問し，帳簿，書類その他の物件を検査し，若しくは作業環境測定を行い，又は検査に必要な限度において無償で製品，原材料若しくは器具を収去することができる．

② 医師である労働基準監督官は，第68条の疾病にかかつた疑いのある労働者の検診を行なうことができる．

③ 前2項の場合において，労働基準監督官は，その身分を示す証票を携帯し，関係者に提示しなければならない．

④ 第1項の規定による立入検査の権限は，犯罪捜査のために認められたものと解釈してはならない．

第92条 労働基準監督官は，この法律の規定に違反する罪について，刑事訴訟法（昭和23年法律第131号）の規定による司法警察員の職務を行う．

第93条（産業安全専門官及び労働衛生専門官） ① 厚生労働省，都道府県労働局及び労働基準監督署に，産業安全専門官及び労働衛生専門官を置く．

② 産業安全専門官は，第37条第1項の許可，安全衛生改善計画及び届出に関する事務並びに労働災害の原因の調査その他特に専門的知識を必要とする事務で，安全に係るものをつかさどるほか，事業者，労働者その他の関係者に対し，労働者の危険を防止するため必要な事項について指導及び援助を行なう．

③ 労働衛生専門官は，第56条第1項の許可，第57条の3第4項の規定による勧告，第57条の4第1項の規定による指示，第65条の規定による作業環境測定についての専門技術的事項，安全衛生改善計画及び届出に関する事務並びに労働災害の原因の調査その他特に専門的知識を必要とする事務で，衛生に係るものをつかさどるほか，事業者，労働者その他の関係者に対し，労働者の健康障害を防止するため必要な事項及び労働者の健康の保持増進を図るため必要な事項について指導及び援助を行う．

④ 前3項に定めるもののほか，産業安全専門官及び労働衛生専門官について必要な事項は，厚生労働省令で定める．

第94条（産業安全専門官及び労働衛生専門官の権限） ① 産業安全専門官又は労働衛生専門官は，前条第2項又は第3項の規定による事務を行うため必要があると認めるときは，事業場に立ち入り，関係者に質問し，帳簿，書類その他の物件を検査し，若しくは作業環境測定を行い，又は検査に必要な限度において無償で製品，原材料若しくは器具を収去することができる．

② 第91条第3項及び第4項の規定は，前項の規定による立入検査について準用する．

第95条（労働衛生指導医） ① 都道府県労働局に，労働衛生指導医を置く．

② 労働衛生指導医は，第65条第5項又は第66条第4項の規定による指示に関する事務その他労働者の衛生に関する事務に参画する．

③ 労働衛生指導医は，労働衛生に関し学識経験を有する医師のうちから，厚生労働大臣が任命する．

④ 労働衛生指導医は，非常勤とする．

第11章 雑則

第101条（法令等の周知） ① 事業者は，この法律及びこれに基づく命令の要旨を常時各作業場の見やすい場所に掲示し，又は備え付けることその他の厚生労働省令で定める方法により，労働者に周知させなければならない．

② 事業者は，第57条の2第1項又は第2項の規定により通知された事項を，化学物質，化学物質を含有する製剤その他の物で当該通知された事項に係るものを取り扱う各作業場の見やすい場所に常時掲示し，又は備え付けることその他の厚生労働省令で定める方法により，当該物を取り扱う労働者に周知させなければならない．

---

83 じん肺法（抄）

（昭35・3・31法律第30号，
最終改正：平16・12・1法律第150号）

第1章 総則

第1条（目的） この法律は，じん肺に関し，適正な予防及び健康管理その他必要な措置を講ずることにより，労働者の健康の保持その他福祉の増進に寄与することを目的とする．

第2条（定義） ① この法律において，次の各号に掲げる用語の意義は，それぞれ当該各号に定めるところによる．
1 じん肺　粉じんを吸入することによつて肺に生じた線維増殖性変化を主体とする疾病をいう．
2 合併症　じん肺と合併した肺結核その他のじん肺の進展経過に応じてじん肺と密接な関係があると認められる疾病をいう．
3 粉じん作業　当該作業に従事する労働者がじん肺にかかるおそれがあると認められる作業をいう．
4 労働者　労働基準法（昭和22年法律第49号）第9条に規定する労働者（同居の親族のみを使用する事業又は事務所に使用される者及び家事使用人を除く．）をいう．
5 事業者　労働安全衛生法（昭和47年法律第57号）第2条第3号に規定する事業者で，粉じん作業を行う事業に係るものをいう．
② 合併症の範囲については，厚生労働省令で定める．
③ 粉じん作業の範囲は，厚生労働省令で定める．

第3条（じん肺健康診断） ① この法律の規定によるじん肺健康診断は，次の方法によつて行うものとする．
1 粉じん作業についての職歴の調査及びエックス線写真（直接撮影による胸部全域のエックス線写真をいう．以下同じ．）による検査
2 厚生労働省令で定める方法による胸部に関する臨床検査及び肺機能検査
3 厚生労働省令で定める方法による結核精密検査その他厚生労働省令で定める検査
② 前項第2号の検査は，同項第1号の調査及び検査の結果，じん肺の所見がないと診断された者以外の者について行う．ただし，肺機能検査については，エックス線写真による一側の肺野の3分の1を超える大きさの大陰影（じん肺によるものに限る．次項及び次条において同じ．）があると認められる者その他厚生労働省令で定める者を除く．
③ 第1項第3号の結核精密検査は同項第1号及び第2号の調査及び検査（肺機能検査を除く．）の結果，じん肺の所見があると診断された者のうち肺結核にかかつており，又はかかつている疑いがあると診断された者について，同項第3号の厚生労働省令で定める検査は同項第1号及び第2号の調査及び検査の結果，じん肺の所見があると診断された者のうち肺結核以外の合併症にかかつている疑いがあると診断された者（同項第3号の厚生労働省令で定める検査を受けることが必要であると認められた者に限る．）について行う．ただし，エックス線写真による一側の肺野の3分の1を超える大きさの大陰影があると認められる者を除く．

第4条（エックス線写真の像及びじん肺管理区分） じん肺のエックス線写真の像は，次の表の下欄に掲げるところにより，第一型から第四型までに区分するものとする．

型	エックス線写真の像
第一型	両肺野にじん肺による粒状影又は不整形陰影が少数あり，かつ，大陰影がないと認められるもの
第二型	両肺野にじん肺による粒状影又は不整形陰影が多数あり，かつ，大陰影がないと認められるもの
第三型	両肺野にじん肺による粒状影又は不整形陰影が極めて多数あり，かつ，大陰影がないと認められるもの
第四型	大陰影があると認められるもの

② 粉じん作業に従事する労働者及び粉じん作業に従事する労働者であつた者は，じん肺健康診断の結果に基づき，次の表の下欄に掲げるところにより，管理1から管理4までに区分して，この法律の規定により，健康管理を行うものとする．

じん肺管理区分		じん肺健康診断の結果
管理1		じん肺の所見がないと認められるもの
管理2		エックス線写真の像が第一型で，じん肺による著しい肺機能の障害がないと認められるもの
管理3	イ	エックス線写真の像が第二型で，じん肺による著しい肺機能の障害がないと認められるもの
	ロ	エックス線写真の像が第三型又は第四型（大陰影の大きさが1側の肺野の3分の1以下のものに限る．）で，じん肺による著しい肺機能の障害がないと認められるもの
管理4		（1）エックス線写真の像が第四型（大陰影の大きさが1側の肺野の3分の1を超えるものに限る．）と認められるもの
		（2）エックス線写真の像が第一型，第二型，第三型又は第四型（大陰影の大きさが1側の肺野の3分の1以下のものに限る．）で，じん肺による著しい肺機能の障害があると認められるもの

第5条（予防） 事業者及び粉じん作業に従事する労働者は，じん肺の予防に関し，労働安全衛生法及び鉱山保安法（昭和24年法律第70号）の規定によるほか，粉じんの発散の防止及び抑制，保護具の使用その他について適切な措置を講ずるように努めなければならない．

第6条（教育） 事業者は，労働安全衛生法及び鉱山保安法の規定によるほか，常時粉じん作業に従事する労働者に対してじん肺に関する予防及び健康管理のために必要な教育を行わなければならない．

第2章　健康管理

第1節　じん肺健康診断の実施

第7条（就業時健康診断） 事業者は，新たに常時粉じん作業に従事することとなつた労働者（当該作業に従事することとなつた日前1年以内にじん肺健康診断を受けて，じん肺管理区分が管理2又は管理3イと決定された労働者その他厚生労働省令で定める労働者を除く．）に対して，その就業の際，じん肺健康診断

83 じん肺法

を行わなければならない．この場合において，当該じん肺健康診断は，厚生労働省令で定めるところにより，その一部を省略することができる．

第8条（定期健康診断） ① 事業者は，次の各号に掲げる労働者に対して，それぞれ当該各号に掲げる期間以内ごとに1回，定期的に，じん肺健康診断を行わなければならない．

1 常時粉じん作業に従事する労働者（次号に掲げる者を除く．）　3年
2 常時粉じん作業に従事する労働者でじん肺管理区分が管理2又は管理3であるもの　1年
3 常時粉じん作業に従事させたことのある労働者で，現に粉じん作業以外の作業に常時従事しているもののうち，じん肺管理区分が管理2である労働者（厚生労働省令で定める労働者を除く．）　3年
4 常時粉じん作業に従事させたことのある労働者で，現に粉じん作業以外の作業に常時従事しているもののうち，じん肺管理区分が管理3である労働者（厚生労働省令で定める労働者を除く．）　1年

② 前条後段の規定は，前項の規定によるじん肺健康診断を行う場合に準用する．

第9条（定期外健康診断） ① 事業者は，次の各号の場合には，当該労働者に対して，遅滞なく，じん肺健康診断を行わなければならない．

1 常時粉じん作業に従事する労働者（じん肺管理区分が管理2，管理3又は管理4と決定された労働者を除く．）が，労働安全衛生法第66条第1項又は第2項の健康診断において，じん肺の所見があるか，又はじん肺にかかっている疑いがあると診断されたとき．
2 合併症により1年を超えて療養のため休業した労働者が，医師により療養のため休業を要しなくなったと診断されたとき．
3 前2号に掲げる場合のほか，厚生労働省令で定めるとき．

② 第7条後段の規定は，前項の規定によるじん肺健康診断を行う場合に準用する．

第9条の2（離職時健康診断） ① 事業者は，次の各号に掲げる労働者で，離職の日まで引き続き当該各号の厚生労働省令で定める期間を超えて使用していたものが，当該離職の際にじん肺健康診断を行うように求めたときは，当該労働者に対して，じん肺健康診断を行わなければならない．ただし，当該労働者が直前にじん肺健康診断を受けた日から当該離職の日までの期間が，次の各号に掲げる労働者ごとに，それぞれ当該各号に掲げる期間に満たないときは，この限りでない．

1 常時粉じん作業に従事する労働者（次号に掲げる者を除く．）　1年6月
2 常時粉じん作業に従事する労働者でじん肺管理区分が管理2又は管理3であるもの　6月
3 常時粉じん作業に従事させたことのある労働者で，現に粉じん作業以外の作業に常時従事しているもののうち，じん肺管理区分が管理2又は管理3である労働者（厚生労働省令で定める労働者を除く．）　6月

② 第7条後段の規定は，前項の規定によるじん肺健康診断を行う場合に準用する．

第10条（労働安全衛生法の健康診断との関係） 事業者は，じん肺健康診断を行つた場合においては，その限度において，労働安全衛生法第66条第1項又は第2項の健康診断を行わなくてもよい．

第11条（受診義務） 関係労働者は，正当な理由がある場合を除き，第7条から第9条までの規定により事業者が行うじん肺健康診断を受けなければならない．ただし，事業者が指定した医師の行うじん肺健康診断を受けることを希望しない場合において，他の医師の行うじん肺健康診断を受け，当該エックス線写真及びじん肺健康診断の結果を証明する書面その他厚生労働省令で定める書面を事業者に提出したときは，この限りでない．

第2節 じん肺管理区分の決定等

第12条（事業者によるエックス線写真等の提出） 事業者は，第7条から第9条の2までの規定によりじん肺健康診断を行つたとき又は第11条ただし書の規定によりエックス線写真及びじん肺健康診断の結果を証明する書面その他の書面が提出されたときは，遅滞なく，厚生労働省令で定めるところにより，じん肺の所見があると診断された労働者について，当該エックス線写真及びじん肺健康診断の結果を証明する書面その他厚生労働省令で定める書面を都道府県労働局長に提出しなければならない．

第13条（じん肺管理区分の決定手続等） ① 第7条から第9条の2まで又は第11条ただし書の規定によるじん肺健康診断の結果，じん肺の所見がないと診断された者のじん肺管理区分は，管理1とする．
② 都道府県労働局長は，前条の規定により，エックス線写真及びじん肺健康診断の結果を証明する書面その他厚生労働省令で定める書面が提出されたときは，これらを基礎として，地方じん肺診査医の診断又は審査により，当該労働者についてじん肺管理区分の決定をするものとする．
③ 都道府県労働局長は，地方じん肺診査医の意見により，前項の決定を行うため必要があると認めるときは，事業者に対し，期日若しくは方法を指定してエックス線写真の撮影若しくは厚生労働省令で定める範囲内の検査を行うべきこと又はその指定する物件を提出すべきことを命ずることができる．
④ 事業者は，前項の規定による命令を受けてエックス線写真の撮影又は検査を行つたときは，遅滞なく，都道府県労働局長に，当該エックス線写真又は検査の結果を証明する書面その他の指定する当該検査に係る物件を提出しなければならない．
⑤ 第11条本文の規定は，第3項の規定による命令を受けてエックス線写真の撮影又は検査を行なう場合に準用する．

第14条（通知） ① 都道府県労働局長は，前条第2項の決定をしたときは，厚生労働省令で定めるところにより，その旨を当該事業者に通知するとともに，遅滞なく，第12条又は前条第3項若しくは第4項の規定により提出されたエックス線写真その他の物件を返還しなければならない．
② 事業者は，前項の規定による通知を受けたときは，遅滞なく，厚生労働省令で定めるところにより，当該労働者（厚生労働省令で定める労働者であつた者を含む．）に対して，その者について決定されたじん肺管理区分及びその者が留意すべき事項を通知しなければならない．
③ 事業者は，前項の規定による通知をしたときは，厚生労働省令で定めるところにより，その旨を記載した書面を作成し，これを3年間保存しなければならない．

第15条（随時申請） ① 常時粉じん作業に従事する労働者又は常時粉じん作業に従事する労働者であつた者は，いつでも，厚生労働省令で定めるところにより，都道府県労働局長にじん肺管理区分を決定すべきことを申請することができる．

② 前項の規定による申請は,エックス線写真及びじん肺健康診断の結果を証明する書面その他厚生労働省令で定める書面を添えてしなければならない.
③ 第13条第2項から第4項まで及び前条第1項の規定は,第1項の規定による申請があつた場合に準用する.この場合において,第13条第2項中「前条」とあるのは「第15条第2項」と,同条第3項及び第4項中「事業者」とあるのは「申請者」と,前条第1項中「当該事業者」とあるのは「申請者及び申請者を使用する事業者」と,「第12条又は前条第3項若しくは第4項」とあるのは「前条第3項若しくは第4項又は次条第2項」と読み替えるものとする.

第16条 ① 事業者は,いつでも,常時粉じん作業に従事する労働者又は常時粉じん作業に従事する労働者であつた者について,じん肺健康診断を行い,厚生労働省令で定めるところにより,都道府県労働局長にじん肺管理区分を決定すべきことを申請することができる.
② 前条第2項の規定は前項の規定による申請に,第13条第2項から第4項まで及び前条第1項の規定は同項の規定による申請があつた場合に準用する.この場合において,第13条第2項中「前条」とあるのは「第16条第2項の規定により準用する第15条第2項」と,同条第3項及び第4項中「事業者」とあるのは「第12条又は前条第3項若しくは第4項」とあるのは「前条第3項若しくは第4項又は第16条第2項の規定により準用する次条第2項」と読み替えるものとする.

第16条の2(エックス線写真等の提出命令) ① 都道府県労働局長は,常時粉じん作業に従事する労働者又は常時粉じん作業に従事する労働者であつた者について,適正なじん肺管理区分を決定するため必要があると認めるときは,厚生労働省令で定めるところにより,事業者に対して,エックス線写真及びじん肺健康診断の結果を証明する書面その他厚生労働省令で定める書面(次項において「エックス線写真等」という.)を提出すべきことを命ずることができる.
② 第13条第2項から第4項まで及び第14条の規定は,前項の規定によりエックス線写真等の提出について準用する.この場合において,第14条第1項中「第12条又は前条第3項若しくは第4項」とあるのは「前条第3項若しくは第4項又は第16条の2第1項」と読み替えるものとする.

第17条(記録の作成及び保存等) ① 事業者は,厚生労働省令で定めるところにより,その行つたじん肺健康診断及び第11条ただし書の規定によるじん肺健康診断に関する記録を作成しなければならない.
② 事業者は,厚生労働省令で定めるところにより,前項の記録及びじん肺健康診断に係るエックス線写真を7年間保存しなければならない.

第18条(不服申立て) ① 第13条第2項(第15条第3項,第16条第2項及び第16条の2第2項において準用する場合を含む.)の決定についての審査請求における審査請求書には,行政不服審査法(昭和37年法律第160号)第15条に規定する事項のほか,厚生労働省令で定める事項を記載しなければならない.
② 前項の審査請求書には,厚生労働省令で定めるところにより,当該決定に係るエックス線写真その他の物件及び証拠となる物件を添附しなければならない.

第19条 ① 前条第1項の審査請求の裁決は,中央じん肺診査医の診断又は審査に基づいてするものとする.
② 厚生労働大臣は,前条第1項の審査請求について,当該決定を取り消す旨の裁決をするときは,裁決で,労働者又は労働者であつた者についてじん肺管理区分を決定するものとする.
③ 第13条第3項及び第4項の規定は,前条第1項の審査請求があつた場合に準用する.この場合において,これらの規定中「都道府県労働局長」とあるのは「厚生労働大臣」と,「地方じん肺診査医」とあるのは「中央じん肺診査医」と,「前項の決定」とあるのは「裁決」と,「事業者」とあるのは「審査請求人」と読み替えるものとする.
④ 厚生労働大臣は,裁決をしたときは,前条第2項の規定又は前項において準用する第13条第3項若しくは第4項の規定により提出されたエックス線写真その他の物件をその提出者に返還しなければならない.
⑤ 厚生労働大臣は,裁決をしたときは,行政不服審査法第42条第4項の規定によるほか,裁決書の謄本を厚生労働省令で定める利害関係者に送付するものとする.

第20条(審査請求と訴訟との関係) 第18条第1項に規定する処分の取消しの訴えは,当該処分についての審査請求に対する裁決を経た後でなければ,提起することができない.

第3節 健康管理のための措置

第20条の2(事業者の責務) 事業者は,じん肺健康診断の結果,労働者の健康を保持するため必要があると認めるときは,当該労働者の実情を考慮して,就業上適切な措置を講ずるように努めるとともに,適切な保健指導を受けることができるための配慮をするように努めなければならない.

第20条の3(粉じんにさらされる程度を低減させるための措置) 事業者は,じん肺管理区分が管理2又は管理3である労働者について,粉じんにさらされる程度を低減させるため,就業場所の変更,粉じん作業に従事する作業時間の短縮その他の適切な措置を講ずるように努めなければならない.

第21条(作業の転換) ① 都道府県労働局長は,じん肺管理区分が管理3イである労働者が現に常時粉じん作業に従事しているときは,事業者に対して,その者を粉じん作業以外の作業に常時従事させるべきことを勧奨することができる.
② 事業者は,前項の規定による勧奨を受けたとき,又はじん肺管理区分が管理3ロである労働者が現に常時粉じん作業に従事しているときは,当該労働者を粉じん作業以外の作業に常時従事させることとするように努めなければならない.
③ 事業者は,前項の規定により,労働者を粉じん作業以外の作業に常時従事させることとなつたときは,厚生労働省令で定めるところにより,その旨を都道府県労働局長に通知しなければならない.
④ 都道府県労働局長は,じん肺管理区分が管理3ロである労働者が現に常時粉じん作業に従事している場合において,地方じん肺診査医の意見により,当該労働者の健康を保持するため必要があると認めるときは,厚生労働省令で定めるところにより,事業者に対して,その者を粉じん作業以外の作業に常時従事させるべきことを指示することができる.

第22条(転換手当) 事業者は,次の各号に掲げる労働者が常時粉じん作業に従事しなくなつたとき(労働契約の期間が満了したことにより離職したときその他厚生労働省令で定める場合を除く.)は,その日から7日以内に,その者に対して,次の各号に掲げる労働者ごとに,それぞれ労働基準法第12条に規定する平均賃金の当該各号に掲げる日数分に相当する額

の転換手当を支払わなければならない. ただし, 厚生労働大臣が必要があると認めるときは, 転換手当の額について, 厚生労働省令で別段の定めをすることができる.

1 前条第1項の規定による勧奨を受けた労働者又はじん肺管理区分が管理3ロである労働者(次号に掲げる労働者を除く.) 30日分
2 前条第4項の規定による指示を受けた労働者 60日分

第22条の2 (作業転換のための教育訓練) 事業者は, じん肺管理区分が管理3である労働者を粉じん作業以外の作業に常時従事させるために必要があるときは, その者に対して, 作業の転換のための教育訓練を行うように努めなければならない.

第23条 (療養) じん肺管理区分が管理4と決定された者及び合併症にかかつていると認められる者は, 療養を要するものとする.

第4章 政府の援助等

第32条 (技術的援助等) ① 政府は, 事業者に対して, 粉じんの測定, 粉じんの発散の防止及び抑制, じん肺健康診断その他じん肺に関する予防及び健康管理に関し, 必要な技術的援助を行うように努めなければならない.

② 政府は, じん肺の予防に関する技術的研究及び前項の技術的援助を行なうため必要な施設の整備を図らなければならない.

第33条 (粉じん対策指導委員) ① 都道府県労働局及び産業保安監督部に, 事業者が行うじん肺の予防に関する措置について必要な技術的援助を行わせるため, 粉じん対策指導委員を置くことができる.

② 粉じん対策指導委員は, 衛生工学に関し学識経験のある者のうちから, 厚生労働大臣又は経済産業大臣が任命する.

③ 粉じん対策指導委員は, 非常勤とする.

第34条 (職業紹介及び職業訓練) 政府は, じん肺管理区分が管理3である労働者が当該事業場において粉じん作業以外の作業に常時従事することができないときは, 当該労働者のために, 職業紹介及び職業訓練に関し適切な措置を講ずるように努めなければならない.

第35条 (就労施設等) 政府は, じん肺にかかつた労働者であつた者の生活の安定を図るため, 就労の機会を与えるための施設及び労働能力の回復を図るための施設の整備その他に関し適切な措置を講ずるように努めなければならない.

第5章 雑則

第35条の2 (法令の周知) 事業者は, この法律及びこれに基づく命令の要旨を粉じん作業を行う作業場の見やすい場所に常時掲示し, 又は備え付ける等の方法により, 労働者に周知させなければならない.

第35条の3 (じん肺健康診断に関する秘密の保持) 第7条から第9条の2まで及び第16条第1項のじん肺健康診断の実施の事務に従事した者は, その実施に関して知り得た労働者の心身の欠陥その他の秘密を漏らしてはならない.

第36条 (公課の禁止) 租税その他の公課は, 転換手当を標準として課することができない.

第37条 (譲渡等の禁止) 転換手当の支払を受ける権利は, 譲り渡し, 担保に供し, 又は差し押えることができない.

第38条 (時効) 転換手当の支払を受ける権利は, 2年を経過したときは, 時効によつて消滅する.

第39条 (じん肺診査医) ① 厚生労働省に中央じん肺診査医を, 都道府県労働局に地方じん肺診査医を置く.

② 中央じん肺診査医は, この法律の規定によるじん肺の診断又は審査及びこれらに関する事務を行うものとする.

③ 地方じん肺診査医は, この法律の規定によるじん肺の診断又は審査及びこれらに関する事務を行うほか, 第21条第4項の規定による指示に関する事務に参画するものとする.

④ 中央じん肺診査医及び地方じん肺診査医 (以下この条及び次条において「じん肺診査医」という.) は, じん肺に関し相当の学識経験を有する医師のうちから, 厚生労働大臣が任命する.

⑤ じん肺診査医は, 非常勤とすることができる.

第40条 (じん肺診査医の権限) ① じん肺診査医は, 前条第2項又は第3項の規定による職務を行うため必要があるときは, その必要の限度において, 粉じん作業を行う事業場に立ち入り, 労働者その他の関係者に質問し, 又はエックス線写真若しくは診療録その他の物件を検査することができる.

② 前項の規定により立入検査をするじん肺診査医は, その身分を示す証票を携帯し, 関係者に提示しなければならない.

③ 第1項の規定による立入検査の権限は, 犯罪捜査のために認められたものと解釈してはならない.

第41条 (労働基準監督署長及び労働基準監督官) 労働基準監督署長及び労働基準監督官は, 厚生労働省令で定めるところにより, この法律の施行に関する事務をつかさどる.

第42条 (労働基準監督官の権限) ① 労働基準監督官は, この法律を施行するため必要な限度において, 粉じん作業を行う事業場に立ち入り, 関係者に質問し, 帳簿書類 (その作成又は保存に代えて電磁的記録 (電子的方式, 磁気的方式その他の人の知覚によつては認識することができない方式で作られる記録であつて, 電子計算機による情報処理の用に供されるものをいう.) の作成又は保存がされている場合における当該電磁的記録を含む.) を検査し, 又は粉じんの測定若しくは分析を行うことができる.

② 前項の規定により立入検査をする労働基準監督官は, その身分を示す証票を携帯し, 関係者に提示しなければならない.

③ 第1項の規定による立入検査の権限は, 犯罪捜査のために認められたものと解釈してはならない.

第43条 労働基準監督官は, この法律の規定に違反する罪について, 刑事訴訟法 (昭和23年法律第131号) の規定による司法警察員の職務を行なう.

第43条の2 (労働者の申告) ① 労働者は, 事業場にこの法律又はこれに基づく命令の規定に違反する事実があるときは, その事実を都道府県労働局長, 労働基準監督署長又は労働基準監督官に申告して是正のため適当な措置をとることを求めることができる.

② 事業者は, 前項の申告をしたことを理由として, 労働者に対して, 解雇その他不利益な取扱いをしてはならない.

第44条 (報告) 厚生労働大臣, 都道府県労働局長及び労働基準監督署長は, この法律の目的を達成するため必要な限度において, 厚生労働省令で定めるところ

により、事業者に、じん肺に関する予防及び健康管理に関する事項を報告させることができる。

第44条の2〔経過措置〕 この法律の規定に基づき命令を制定し、又は改廃するときは、その命令で、その制定又は改廃に伴い合理的に必要と判断される範囲内において、所要の経過措置（罰則に関する経過措置を含む。）を定めることができる。

第6章　罰　則

第45条 次の各号の1に該当する者は、30万円以下の罰金に処する。

1　第6条、第7条、第8条第1項、第9条第1項、第12条、第13条第4項（第16条の2第2項において準用する場合を含む。）、第14条第2項（第16条の2第2項及び第16条の2第2項において準用する場合を含む。）、第14条第3項（第16条第2項及び第16条の2第2項において準用する場合を含む。）、第17条、第22条、第35条の2、第35条の3又は第43条の2第2項の規定に違反した者

2　第13条第3項（第16条の2第2項において準用する場合を含む。）、第16条の2第1項又は第21条第4項の規定による命令又は指示に違反した者

3　第40条第1項の規定による質問に対して虚偽の陳述をし、又は検査を拒み、妨げ、若しくは忌避した者

4　第42条第1項の規定による質問に対して虚偽の陳述をし、又は検査、測定若しくは分析を拒み、妨げ、若しくは忌避した者

5　第44条の規定による報告をせず、若しくは虚偽の報告をした者

第46条 法人の代表者又は法人若しくは人の代理人、使用人その他の従業者が、その法人又は人の業務に関して、前条の違反行為をしたときは、行為者を罰するほか、その法人又は人に対しても同条の刑を科する。

84　食品衛生法（抄）

（昭22・12・24法律第233号、
最終改正：平21・6・5法律第49号）

第1章　総　則

第1条〔目的〕 この法律は、食品の安全性の確保のために公衆衛生の見地から必要な規制その他の措置を講ずることにより、飲食に起因する衛生上の危害の発生を防止し、もつて国民の健康の保護を図ることを目的とする。

第2条〔国・都道府県等の責務〕① 国、都道府県、地域保健法（昭和22年法律第101号）第5条第1項の規定に基づく政令で定める市（以下「保健所を設置する市」という。）及び特別区は、教育活動及び広報活動を通じた食品衛生に関する正しい知識の普及、食品衛生に関する情報の収集、整理、分析及び提供、食品衛生に関する研究の推進、食品衛生に関する検査の能力の向上並びに食品衛生の向上にかかわる人材の養成及び資質の向上を図るために必要な措置を講じなければならない。

② 国、都道府県、保健所を設置する市及び特別区は、食品衛生に関する施策が総合的かつ迅速に実施されるよう、相互に連携を図らなければならない。

③ 国は、食品衛生に関する情報の収集、整理、分析及び提供並びに研究並びに輸入される食品、添加物、器具及び容器包装についての食品衛生に関する検査の実施を図るための体制を整備し、国際的な連携を確保するために必要な措置を講ずるとともに、都道府県、保健所を設置する市及び特別区（以下「都道府県等」という。）に対し前2項の責務が十分に果たされるように必要な技術的援助を与えるものとする。

第3条〔食品等事業者の責務〕① 食品等事業者（食品若しくは添加物を採取し、製造し、輸入し、加工し、調理し、貯蔵し、運搬し、若しくは販売することそしくは器具若しくは容器包装を製造し、輸入し、若しくは販売することを営む人若しくは法人又は学校、病院その他の施設において継続的に不特定若しくは多数の者に食品を供与する人若しくは法人をいう。以下同じ。）は、その採取し、製造し、輸入し、加工し、調理し、貯蔵し、運搬し、販売し、不特定若しくは多数の者に授与し、又は営業上使用する食品、添加物、器具又は容器包装（以下「販売食品等」という。）について、自らの責任においてそれらの安全性を確保するため、販売食品等の安全性の確保に係る知識及び技術の習得、販売食品等の原材料の安全性の確保、販売食品等の自主検査の実施その他の必要な措置を講ずるよう努めなければならない。

② 食品等事業者は、販売食品等に起因する食品衛生上の危害の発生の防止に必要な限度において、当該食品等事業者に対して販売食品等又はその原材料の販売を行つた者の名称その他必要な情報に関する記録を作成し、これを保存するよう努めなければならない。

③ 食品等事業者は、販売食品等に起因する食品衛生上の危害の発生を防止するため、前項に規定する記録の国、都道府県等への提供、食品衛生上の危害の原因となつた販売食品等の廃棄その他の必要な措置を適確かつ迅速に講ずるよう努めなければならない。

第4条〔定義〕① この法律で食品とは、すべての飲食物をいう。ただし、薬事法（昭和35年法律第145号）に規定する医薬品及び医薬部外品は、これを含まない。

② この法律で添加物とは、食品の製造の過程において又は食品の加工若しくは保存の目的で、食品に添加、混和、浸潤その他の方法によつて使用する物をいう。

③ この法律で天然香料とは、動植物から得られた物又はその混合物で、食品の着香の目的で使用される添加物をいう。

④ この法律で器具とは、飲食器、割ぽう具その他食品又は添加物の採取、製造、加工、調理、貯蔵、運搬、陳列、授受又は摂取の用に供され、かつ、食品又は添加物に直接接触する機械、器具その他の物をいう。ただし、農業及び水産業における食品の採取の用に供される機械、器具その他の物は、これを含まない。

⑤ この法律で容器包装とは、食品又は添加物を入れ、又は包んでいる物で、食品又は添加物を授受する場合そのままで引き渡すものをいう。

⑥ この法律で食品衛生とは、食品、添加物、器具及び容器包装を対象とする飲食に関する衛生をいう。

⑦ この法律で営業とは、業として、食品若しくは添加物を採取し、製造し、輸入し、加工し、調理し、貯蔵し、運搬し、若しくは販売すること又は器具若しくは容器包装を製造し、輸入し、若しくは販売することをいう。ただし、農業及び水産業における食品の採取業は、これを含まない。

⑧ この法律で営業者とは、営業を営む人又は法人をいう．
⑨ この法律で登録検査機関とは、第33条第1項の規定により厚生労働大臣の登録を受けた法人をいう．

第2章 食品及び添加物

第5条〔清潔衛生の原則〕 販売（不特定又は多数の者に対する食品以外の授与を含む．以下同じ．）の用に供する食品又は添加物の採取、製造、加工、使用、調理、貯蔵、運搬、陳列及び授受は、清潔で衛生的に行われなければならない．

第6条〔不衛生食品等の販売等の禁止〕 次に掲げる食品又は添加物は、これを販売し（不特定又は多数の者に授与する販売以外の場合を含む．以下同じ．）、又は販売の用に供するために、採取し、製造し、輸入し、加工し、使用し、調理し、貯蔵し、若しくは陳列してはならない．
1 腐敗し、若しくは変敗したもの又は未熟であるもの．ただし、一般に人の健康を損なうおそれがなく飲食に適すると認められているものは、この限りでない．
2 有毒な、若しくは有害な物質が含まれ、若しくは付着し、又はこれらの疑いがあるもの．ただし、人の健康を損なうおそれがない場合として厚生労働大臣が定める場合においては、この限りでない．
3 病原微生物により汚染され、又はその疑いがあり、人の健康を損なうおそれがあるもの．
4 不潔、異物の混入又は添加その他の事由により、人の健康を損なうおそれがあるもの．

第7条〔健康に無害であることの確証のない新食品の販売の禁止〕 ① 厚生労働大臣は、一般に飲食に供されることがなかつた物であつて人の健康を損なうおそれがない旨の確証がないものこれを含む物件が新たに食品として販売され、又は販売されることとなつた場合において、食品衛生上の危害の発生を防止するため必要があると認めるときは、薬事・食品衛生審議会の意見を聴いて、それらの物を食品として販売することを禁止することができる．

② 厚生労働大臣は、一般に食品として飲食に供されている物であつて当該物の通常の方法と著しく異なる方法により飲食に供されているものについて、人の健康を損なうおそれがない旨の確証がなく、食品衛生上の危害の発生を防止するため必要があると認めるときは、薬事・食品衛生審議会の意見を聴いて、その物を食品として販売することを禁止することができる．

③ 厚生労働大臣は、食品によるものと疑われる人の健康に係る重大な被害が生じた場合において、当該被害の態様からみて当該食品に当該被害を生ずるおそれのある一般に飲食に供されることがなかつた物が含まれていることが疑われる場合において、食品衛生上の危害の発生を防止するため必要があると認めるときは、薬事・食品衛生審議会の意見を聴いて、その食品を販売することを禁止することができる．

④ 厚生労働大臣は、前3項の規定による販売の禁止をした場合において、厚生労働省令で定めるところにより、当該禁止に関し利害関係を有する者の申請に基づき、又は必要に応じ、当該禁止に係る物又は食品に起因する食品衛生上の危害が発生するおそれがないと認めるときは、薬事・食品衛生審議会の意見を聴いて、当該禁止の全部又は一部を解除するものとする．

⑤ 厚生労働大臣は、第1項から第3項までの規定による販売の禁止をしたとき、又は前項の規定による禁止の全部若しくは一部の解除をしたときは、官報で告示するものとする．

第8条〔検査の結果に基づく特定食品等の販売等の禁止〕 ① 厚生労働大臣は、特定の国若しくは地域において採取され、製造され、加工され、調理され、若しくは貯蔵され、又は特定の者により採取され、製造され、加工され、調理され、若しくは貯蔵される特定の食品又は添加物について、第26条第1項から第3項まで又は第28条第1項の規定による検査の結果次に掲げる食品又は添加物に該当するものが相当数発見されたこと、生産地における食品衛生上の管理の状況その他の厚生労働省令で定める事由からみて次に掲げる食品又は添加物に該当するものが相当程度含まれるおそれがあると認められる場合において、人の健康を損なうおそれの程度その他の厚生労働省令で定める事項を勘案して、当該特定の食品又は添加物に起因する食品衛生上の危害の発生を防止するため必要があると認めるときは、薬事・食品衛生審議会の意見を聴いて、当該特定の食品又は添加物を販売し、又は販売の用に供するために、採取し、製造し、輸入し、加工し、使用し、若しくは調理することを禁止することができる．
1 第6条各号に掲げる食品又は添加物
2 第10条に規定する食品
3 第11条第1項の規定により定められた規格に合わない食品又は添加物
4 第11条第1項の規定により定められた基準に合わない方法により添加物を使用した食品
5 第11条第3項に規定する食品

② 厚生労働大臣は、前項の規定による禁止をしようとするときは、あらかじめ、関係行政機関の長に協議しなければならない．

③ 厚生労働大臣は、第1項の規定による禁止をした場合において、当該禁止に関し利害関係を有する者の申請に基づき、又は必要に応じ、厚生労働省令で定めるところにより、当該禁止に係る特定の食品又は添加物に起因する食品衛生上の危害が発生するおそれがないと認めるときは、薬事・食品衛生審議会の意見を聴いて、当該禁止の全部又は一部を解除するものとする．

④ 厚生労働大臣は、第1項の規定による禁止をしたとき、又は前項の規定による禁止の全部若しくは一部の解除をしたときは、官報で告示するものとする．

第9条〔病肉等の販売等の禁止〕 ① 第1号若しくは第3号に掲げる疾病にかかり、若しくはその疑いがあり、若しくは第3号に掲げる異常があり、又はへい死した獣畜（と畜場法（昭和28年法律第114号）第3条第1項に規定する獣畜及び厚生労働省令で定めるその他の物をいう．以下同じ．）の肉、骨、乳、臓器及び血液又は第2号若しくは第3号に掲げる疾病にかかり、若しくはその疑いがあり、第2号若しくは第3号に掲げる異常があり、又はへい死した家きん（食鳥処理の事業の規制及び食鳥検査に関する法律（平成2年法律第70号）第2条第1号に規定する食鳥及び厚生労働省令で定めるその他の物をいう．以下同じ．）の肉、骨及び臓器は、厚生労働省令で定める場合を除き、これを食品として販売し、又は食品として販売の用に供するために、採取し、加工し、使用し、調理し、貯蔵し、若しくは陳列してはならない．ただし、当該獣畜又は家きんの肉、骨及び臓器であつて、当該職員が、人の健康を損なうおそれがなく飲食に適すると認めたものは、この限りでない．
1 と畜場法第14条第6項各号に掲げる疾病又は異常

2 食鳥処理の事業の規制及び食鳥検査に関する法律第15条第4項各号に掲げる疾病又は異常
3 前2号に掲げる疾病又は異常以外の疾病又は異常であつて厚生労働省令で定めるもの
② 獣畜及び家きんの肉及び臓器並びに厚生労働省令で定めるこれらの製品(以下この項において「獣畜の肉等」という.)は,輸出国の政府機関によつて発行され,かつ,前項各号に掲げる疾病にかかり,若しくはその疑いがあり,同項各号に掲げる異常があり,又はいい死した獣畜又は家きんの肉若しくは臓器又はこれらの製品でない旨の他厚生労働省令で定める事項(以下この項において「衛生事項」という.)を記載した証明書又はその写しを添付したものでなければ,これを食品として販売の用に供し,又は販売してはならない.ただし,厚生労働省令で定める国から輸入する獣畜の肉等であつて,当該獣畜の肉等に係る衛生事項が当該国の政府機関から電気通信回線を通じて,厚生労働省の使用に係る電子計算機(入出力装置を含む.)に送信され,当該電子計算機に備えられたファイルに記録されたものについては,この限りでない.

第10条〔添加物等の販売等の禁止〕人の健康を損なうおそれのない場合として厚生労働大臣が薬事・食品衛生審議会の意見を聴いて定める場合を除いては,添加物(天然香料及び一般に食品として飲食に供されている物であつて添加物として使用されるものを除く.)並びにこれを含む製剤及び食品は,これを販売し,又は販売の用に供するために,製造し,輸入し,加工し,使用し,貯蔵し,若しくは陳列してはならない.

第11条〔基準・規格の設定〕① 厚生労働大臣は,公衆衛生の見地から,薬事・食品衛生審議会の意見を聴いて,販売の用に供する食品若しくは添加物の製造,加工,使用,調理若しくは保存の方法につき基準を定め,又は販売の用に供する食品若しくは添加物の成分につき規格を定めることができる.

② 前項の規定により基準又は規格が定められたときは,その基準に合わない方法により食品若しくは添加物を製造し,加工し,使用し,調理し,若しくは保存し,その基準に合わない方法による食品若しくは添加物を販売し,若しくは輸入し,又はその規格に合わない食品若しくは添加物を製造し,輸入し,加工し,使用し,調理し,保存し,又は販売してはならない.

③ 農薬(農薬取締法(昭和23年法律第82号)第1条の2第1項に規定する農薬をいう.次条において同じ.),飼料の安全性の確保及び品質の改善に関する法律(昭和28年法律第35号)第2条第3項の規定に基づく農林水産省令で定める用途に供することを目的として飼料(同条第2項に規定する飼料をいう.)に添加,混和,浸潤その他の方法によつて用いられる物及び薬事法第2条第1項に規定する医薬品であつて動物のために使用されることが目的とされているものの成分である物質(その物質が化学的に変化して生成した物質を含み,人の健康を損なうおそれのないことが明らかであるものとして厚生労働大臣が定める物質を除く.)が,人の健康を損なうおそれのない量として厚生労働大臣が薬事・食品衛生審議会の意見を聴いて定める量を超えて残留する食品は,これを販売の用に供するために製造し,輸入し,加工し,使用し,調理し,保存し,又は販売してはならない.ただし,当該物質の当該食品に残留する量の限度について第1項の食品の成分に係る規格が定められている場合については,この限りでない.

第12条〔農薬等の成分に関する資料提供〕厚生労働大臣は,前条第1項の食品の成分に係る規格として,食品に残留する農薬,飼料の安全性の確保及び品質の改善に関する法律第2条第3項に規定する飼料添加物又は薬事法第2条第1項に規定する医薬品であつて専ら動物のために使用されることが目的とされているもの(この条において「農薬等」という.)の成分である物質(その物質が化学的に変化して生成した物質を含む.)の量の限度を定めるときその他必要があると認めるときは,農林水産大臣に対し,農薬等の成分に関する資料の提供その他必要な協力を求めることができる.

第3章 器具及び容器包装

第15条〔清潔衛生の原則〕営業上使用する器具及び容器包装は,清潔で衛生的でなければならない.

第16条〔有毒器具等の販売使用等の禁止〕有毒,若しくは有害な物質が含まれ,若しくは付着して人の健康を損なうおそれがある器具若しくは容器包装又は食品若しくは添加物に接触してこれらに有害な影響を与えることにより人の健康を損なうおそれがある器具若しくは容器包装は,これを販売し,販売の用に供するために製造し,若しくは輸入し,又は営業上使用してはならない.

第17条〔検査の結果に基づく特定器具等の販売等の禁止〕① 厚生労働大臣は,特定の国若しくは地域において製造され,又は特定の者により製造される特定の器具又は容器包装について,第26条第1項から第3項まで又は第28条第1項の規定による検査の結果次に掲げる器具又は容器包装に該当するものが相当数発見されたこと,製造地における食品衛生上の管理の状況その他の厚生労働省令で定める事由からみて次に掲げる器具又は容器包装に該当するものが相当程度含まれるおそれがあると認められる場合において,人の健康を損なうおそれの程度その他の厚生労働省令で定める事項を勘案して,当該特定の器具又は容器包装に起因する食品衛生上の危害の発生を防止するため特に必要があると認めるときは,薬事・食品衛生審議会の意見を聴いて,当該特定の器具又は容器包装を販売し,販売の用に供するために製造し,若しくは輸入し,又は営業上使用することを禁止することができる.

1 前条に規定する器具又は容器包装
2 次条第1項の規定により定められた規格に合わない器具又は容器包装

② 厚生労働大臣は,前項の規定による禁止をしようとするときは,あらかじめ,関係行政機関の長に協議しなければならない.

③ 第8条第3項及び第4項の規定は,第1項の規定による禁止が行われた場合について準用する.この場合において,同条第3項中「食品又は添加物」とあるのは,「器具又は容器包装」と読み替えるものとする.

第18条〔規格・基準の設定〕① 厚生労働大臣は,公衆衛生の見地から,薬事・食品衛生審議会の意見を聴いて,販売の用に供し,若しくは営業上使用する器具若しくは容器包装若しくはこれらの原材料につき規格を定め,又はこれらの製造方法につき基準を定めることができる.

② 前項の規定により規格又は基準が定められたときは,その規格に合わない器具若しくは容器包装を販売し,販売の用に供するために製造し,若しくは輸入し,

若しくは営業上使用し,その規格に合わない原材料を使用し,又はその基準に合わない方法により器具若しくは容器包装を製造してはならない.

第4章　表示及び広告

第19条〔表示の基準〕① 内閣総理大臣は,一般消費者に対する食品,添加物,器具又は容器包装に関する公衆衛生上必要な情報の正確な伝達の見地から,消費者委員会の意見を聴いて,販売の用に供する食品若しくは添加物又は前条第1項の規定により規格若しくは基準が定められた器具若しくは容器包装に関する表示につき,必要な基準を定めることができる.
② 前項の規定により表示につき基準が定められた食品,添加物,器具又は容器包装は,その基準に合う表示がなければ,これを販売し,販売の用に供するために陳列し,又は営業上使用してはならない.

第20条〔虚偽表示等の禁止〕食品,添加物,器具又は容器包装に関しては,公衆衛生に危害を及ぼすおそれがある虚偽の又は誇大な表示又は広告をしてはならない.

第5章　食品添加物公定書

第21条〔食品添加物公定書〕厚生労働大臣及び内閣総理大臣は,食品添加物公定書を作成し,第11条第1項の規定により基準又は規格が定められた添加物及び第19条第1項の規定により基準が定められた添加物につき当該基準及び規格を収載するものとする.

第7章　検　査

第25条〔検査・合格の表示〕① 第11条第1項の規定により規格が定められた食品若しくは添加物又は第18条第1項の規定により規格が定められた器具若しくは容器包装であつて政令で定めるものは,政令で定める区分に従い厚生労働大臣若しくは都道府県知事又は登録検査機関の行う検査を受け,これに合格したものとして厚生労働省令で定める表示が付されたものでなければ,これを販売し,販売の用に供するために陳列し,又は営業上使用してはならない.
② 前項の規定による厚生労働大臣又は登録検査機関の行う検査を受けようとする者は,検査に要する実費の額を考慮して,厚生労働大臣の行う検査にあつては厚生労働大臣が定める額の,登録検査機関の行う検査にあつては当該登録検査機関が厚生労働大臣の認可を受けて定める額の手数料を納めなければならない.
③ 前項の手数料は,厚生労働大臣の行う検査を受けようとする者の納付するものについては国庫の,登録検査機関の行う検査を受けようとする者の納付するものについては当該登録検査機関の収入とする.
④ 前3項に定めるものほか,第1項の検査及び当該検査に合格した場合の措置に関し必要な事項は,政令で定める.
⑤ 第1項の検査の結果については,行政不服審査法(昭和37年法律第160号)による不服申立てをすることができない.

第26条〔検査命令〕① 都道府県知事は,次の各号に掲げる食品,添加物,器具又は容器包装を発見した場合において,これらを製造し,又は加工した者の検査の能力等からみて,その者が製造し,又は加工する食品,添加物,器具又は容器包装がその後引き続き当該各号に掲げる食品,添加物,器具又は容器包装に該当するおそれがあり,食品衛生上の危害の発生を防止するため必要があると認めるときは,政令で定める要件及び手続に従い,その者に対し,当該食品,添加物,器具又は容器包装について,当該都道府県知事又は登録検査機関の行う検査を受けるべきことを命ずることができる.
　1　第6条第2号又は第3号に掲げる食品又は添加物
　2　第11条第1項の規定により定められた規格に合わない食品又は添加物
　3　第11条第1項の規定により定められた基準に合わない方法により添加物を使用した食品
　4　第11条第3項に規定する食品
　5　第16条に規定する器具又は容器包装
　6　第18条第1項の規定により定められた規格に合わない器具又は容器包装
② 厚生労働大臣は,食品衛生上の危害の発生を防止するため必要があると認めるときは,前項各号に掲げる食品,添加物,器具若しくは容器包装又は第10条に規定する食品を製造し,又は加工した者が製造し,又は加工した同種の食品,添加物,器具若しくは容器包装を輸入する者に対し,当該食品,添加物,器具又は容器包装について,厚生労働大臣又は登録検査機関の行う検査を受けるべきことを命ずることができる.
③ 厚生労働大臣は,食品衛生上の危害の発生を防止するため必要があると認めるときは,生産地の事情その他の事情からみて第1項各号に掲げる食品,添加物,器具若しくは容器包装又は第10条に規定する食品に該当するおそれがあると認められる食品,器具又は容器包装を輸入する者に対し,当該食品,添加物,器具又は容器包装について,厚生労働大臣又は登録検査機関の行う検査を受けるべきことを命ずることができる.
④ 前3項の命令を受けた者は,当該検査を受け,その結果についての通知を受けた後でなければ,当該食品,添加物,器具又は容器包装を販売し,販売の用に供するために陳列し,又は営業上使用してはならない.
⑤ 前項の通知であつて登録検査機関がするものは,当該検査を受けるべきことを命じた都道府県知事は厚生労働大臣を経由してするものとする.
⑥ 第1項から第3項までの規定による厚生労働大臣又は登録検査機関の行う検査を受けようとする者は,検査に要する実費の額を考慮して,厚生労働大臣の行う検査にあつては厚生労働大臣が定める額の,登録検査機関の行う検査にあつては当該登録検査機関が厚生労働大臣の認可を受けて定める額の手数料を納めなければならない.
⑦ 前条第3項から第5項までの規定は,第1項から第3項までの検査について準用する.

第27条〔食品等の輸入の届出〕販売の用に供し,又は営業上使用する食品,添加物,器具又は容器包装を輸入しようとする者は,厚生労働省令で定めるところにより,その都度厚生労働大臣に届け出なければならない.

第28条〔報告・臨検・検査・試験用の収去〕① 厚生労働大臣,内閣総理大臣又は都道府県知事は,必要があると認めるときは,営業者その他の関係者から必要な報告を求め,当該職員に営業の場所,事務所,倉庫その他の場所に臨検し,販売の用に供し,若しくは営業上使用する食品,添加物,器具若しくは容器包装,営業の施設,帳簿書類その他の物件を検査させ,又は試験の用に供するのに必要な限度において,販売の用

に供し,若しくは営業上使用する食品,添加物,器具若しくは容器包装を無償で収去させることができる.
② 前項の規定により当該職員に臨検検査又は収去をさせる場合においては,これにその身分を示す証票を携帯させ,かつ,関係者の請求があるときは,これを提示させなければならない.
③ 第1項の規定による権限は,犯罪捜査のために認められたものと解釈してはならない.
④ 厚生労働大臣,内閣総理大臣又は都道府県知事等は,第1項の規定により収去した食品,添加物,器具又は容器包装の試験に関する事務を登録検査機関に委託することができる.

第29条〔検査施設〕① 国及び都道府県は,第25条第1項又は第26条第1項から第3項までの検査(以下「製品検査」という.)及び前条第1項の規定により収去した食品,添加物,器具又は容器包装の試験に関する事務を行わせるために,必要な検査施設を設けなければならない.
② 保健所を設置する市及び特別区は,前条第1項の規定により収去した食品,添加物,器具又は容器包装の試験に関する事務を行わせるために,必要な検査施設を設けなければならない.
③ 都道府県等の食品衛生検査施設に関し必要な事項は,政令で定める.

第30条〔食品衛生監視員〕① 第28条第1項に規定する当該職員の職権及び食品衛生に関する指導の職務を行わせるために,厚生労働大臣,内閣総理大臣又は都道府県知事等は,その職員のうちから食品衛生監視員を命ずるものとする.
② 都道府県知事等は,都道府県等食品衛生監視指導計画の定めるところにより,その命じた食品衛生監視員に監視指導を行わせなければならない.
③ 内閣総理大臣は,指針に従い,その命じた食品衛生監視員に食品,添加物,器具及び容器包装の表示又は広告に係る監視指導を行わせるものとする.
④ 厚生労働大臣は,輸入食品監視指導計画の定めるところにより,その命じた食品衛生監視員に食品,添加物,器具及び容器包装の輸入に係る監視指導を行わせるものとする.
⑤ 前各項に定めるものほか,食品衛生監視員の資格その他食品衛生監視員に関し必要な事項は,政令で定める.

第9章 営 業

第48条〔食品衛生管理者〕① 乳製品,第10条の規定により厚生労働大臣が定めた添加物その他製造又は加工の過程において特に衛生上の考慮を必要とする食品又は添加物であつて政令で定めるものの製造又は加工を行う営業者は,その製造又は加工を衛生的に管理させるため,その施設ごとに,専任の食品衛生管理者を置かなければならない.ただし,営業者が自ら食品衛生管理者となつて管理する施設については,この限りでない.
② 営業者が,前項の規定により食品衛生管理者を置かなければならない製造業又は加工業を2以上の施設で行う場合において,その施設が隣接しているときは,食品衛生管理者は,同項の規定にかかわらず,その2以上の施設を通じて1人で足りる.
③ 食品衛生管理者は,当該施設においてその管理に係る食品又は添加物に関してこの法律又はこの法律に基づく命令若しくは処分に係る違反が行われないように,その食品又は添加物の製造又は加工に従事する者を監督しなければならない.
④ 食品衛生管理者は,前項に定めるもののほか,当該施設においてその管理に係る食品又は添加物に関してこの法律又はこの法律に基づく命令若しくは処分に係る違反の防止及び食品衛生上の危害の発生の防止のため,当該施設における衛生管理の方法その他の食品衛生に関する事項につき,必要な注意をするとともに,営業者に対し必要な意見を述べなければならない.
⑤ 営業者は,その施設に食品衛生管理者を置いたときは,前項の規定による食品衛生管理者の意見を尊重しなければならない.
⑥ 次の各号のいずれかに該当する者でなければ,食品衛生管理者となることができない.
1 医師,歯科医師,薬剤師又は獣医師
2 学校教育法(昭和22年法律第26号)に基づく大学,旧大学令(大正7年勅令第388号)に基づく大学又は旧専門学校令(明治36年勅令第61号)に基づく専門学校において医学,歯学,薬学,獣医学,畜産学,水産学又は農芸化学の課程を修めて卒業した者
3 厚生労働大臣の登録を受けた食品衛生管理者の養成施設において所定の課程を修了した者
4 学校教育法に基づく高等学校若しくは中等教育学校若しくは旧中等学校令(昭和18年勅令第36号)に基づく中等学校を卒業した者又は厚生労働省令で定めるところによりこれらと同等以上の学力があると認められる者で,第1項の規定により食品衛生管理者を置かなければならない製造業又は加工業において食品又は添加物の製造又は加工の衛生管理の業務に3年以上従事し,かつ,厚生労働大臣の登録を受けた講習会の課程を修了した者
⑦ 前項第4号に該当することにより食品衛生管理者たる資格を有する者は,衛生管理の業務に3年以上従事した製造業又は加工業と同種の製造業又は加工業の施設においてのみ,食品衛生管理者となることができる.
⑧ 第1項に規定する営業者は,食品衛生管理者を置き,又は自ら食品衛生管理者となつたときは,15日以内に,その施設の所在地の都道府県知事に,その食品衛生管理者の氏名又は自ら食品衛生管理者となつた旨その他厚生労働省令で定める事項を届け出なければならない.食品衛生管理者を変更したときも,同様とする.

第49条〔政省令への委任〕 前条第6項第3号の養成施設及び同項第4号の講習会の登録に関して必要な事項は政令で,受講科目その他同項第3号の養成施設又は同項第4号の講習会の課程に関して必要な事項は厚生労働省令で定める.

第50条〔製造・加工の際の必要措置の基準〕① 厚生労働大臣は,食品又は添加物の製造又は加工の過程において有害な又は有害な物質が当該食品又は添加物に混入することを防止するための措置に関し必要な基準を定めることができる.
② 都道府県は,営業(食鳥処理の事業の規制及び食鳥検査に関する法律第2条第5号に規定する食鳥処理の事業を除く.)の施設の内外の清潔保持,ねずみ,昆虫等の駆除その他公衆衛生上講ずべき措置に関し,条例で,必要な基準を定めることができる.
③ 営業者(食鳥処理の事業の規制及び食鳥検査に関する法律第6条第1項に規定する食鳥処理業者を除く.)は,前2項の基準が定められたときは,これを遵

守しなければならない.

第51条〔営業の基準の設定〕 都道府県は,飲食店営業その他公衆衛生に与える影響が著しい営業(鳥獣処理の事業の規制及び食鳥検査に関する法律第2条第5号に規定する食鳥処理の事業を除く.)であつて,政令で定めるものの施設につき,条例で,業種別に,公衆衛生の見地から必要な基準を定めなければならない.

第52条〔営業の許可〕 ① 前条に規定する営業を営もうとする者は,厚生労働省令で定めるところにより,都道府県知事の許可を受けなければならない.

② 前項の場合において,都道府県知事は,その営業の施設が前条の規定による基準に合うと認めるときは,許可をしなければならない.ただし,同条に規定する営業を営もうとする者が次の各号のいずれかに該当するときは,同項の許可を与えないことができる.

1 この法律又はこの法律に基づく処分に違反して刑に処せられ,その執行を終り,又は執行を受けることがなくなつた日から起算して2年を経過しない者

2 第54条から第56条までの規定により許可を取り消され,その取消しの日から起算して2年を経過しない者

3 法人であつて,その業務を行う役員のうちに前2号のいずれかに該当する者があるもの

③ 都道府県知事は,第1項の許可に5年を下らない有効期間その他の必要な条件を付けることができる.

第53条〔許可営業業者の地位の承継〕 ① 前条第1項の許可を受けた者(以下この条において「許可営業者」という.)について相続,合併又は分割(当該営業を承継させるものに限る.)があつたときは,相続人(相続人が2人以上ある場合において,その全員の同意により当該営業を承継すべき相続人を選定したときは,その者),合併後存続する法人若しくは合併により設立された法人又は分割により当該営業を承継した法人は,許可営業者の地位を承継する.

② 前項の規定により許可営業者の地位を承継した者は,遅滞なく,その事実を証する書面を添えて,その旨を都道府県知事に届け出なければならない.

第54条〔廃棄・除去命令〕 ① 厚生労働大臣又は都道府県知事は,営業者が第6条,第9条,第10条,第11条第2項若しくは第3項,第16条若しくは第18条第2項の規定に違反した場合又は第8条第1項若しくは第17条第1項の規定による禁止に違反した場合においては,営業者若しくは当該職員にその食品,添加物,器具若しくは容器包装を廃棄させ,又はその他営業者に対し食品衛生上の危害を除去するために必要な処置をとることを命ずることができる.

② 内閣総理大臣又は都道府県知事は,営業者が第20条の規定に違反した場合においては,営業者に対し当該製造した食品,添加物,器具若しくは容器包装を廃棄させ,又はその他営業者に対し虚偽の若しくは誇大な表示若しくは広告による食品衛生上の危害を除去するために必要な処置をとることを命ずることができる.

第55条〔許可の取消し・営業の禁止停止〕 ① 都道府県知事は,営業者が第6条,第9条,第10条,第11条第2項若しくは第3項,第16条,第18条第2項,第19条第2項,第20条,第25条第1項,第26条第4項,第48条第1項若しくは第50条第3項の規定に違反した場合,第7条第1項から第3項まで,第8条第1項若しくは第17条第1項の規定による禁止に違反した場合,第52条第2項第1号若しくは第3号に該当するに至つた場合又は同条第3項の規定による条件に違反した場合においては,同条第1項の許可を取り消し,又は営業の全部若しくは一部を禁止し,若しくは期間を定めて停止することができる.

② 厚生労働大臣は,営業者(食品,添加物,器具若しくは容器包装を輸入することを営む人又は法人に限る.)が第6条,第9条第2項,第10条,第11条第2項若しくは第3項,第16条,第18条第2項,第26条第4項若しくは第50条第3項の規定に違反した場合又は第7条第1項から第3項まで,第8条第1項若しくは第17条第1項の規定による禁止に違反した場合においては,営業の全部若しくは一部を禁止し,又は期間を定めて停止することができる.

第56条〔同前〕 都道府県知事は,営業者がその営業の施設につき第51条の規定による基準に違反した場合においては,その施設の整備改善を命じ,又は第52条第1項の許可を取り消し,若しくはその営業の全部若しくは一部を禁止し,若しくは期間を定めて停止することができる.

第10章 雑則

第58条〔食中毒患者等の届出〕 ① 食品,添加物,器具若しくは容器包装に起因して中毒した患者若しくはその疑いのある者(以下「食中毒患者等」という.)を診断し,又はその死体を検案した医師は,直ちに最寄りの保健所長にその旨を届け出なければならない.

② 保健所長は,前項の届出を受けたときその他食中毒患者等が発生していると認めるときは,速やかに都道府県知事等に報告するとともに,政令で定めるところにより,調査しなければならない.

③ 都道府県知事等は,前項の規定により保健所長より報告を受けた場合であつて,食中毒患者等が厚生労働省令で定める数以上発生し,又は発生するおそれがあると認めるときその他厚生労働省令で定めるときは,直ちに,厚生労働大臣に報告しなければならない.

④ 保健所長は,第2項の規定による調査を行つたときは,政令で定めるところにより,都道府県知事等に報告しなければならない.

⑤ 都道府県知事等は,前項の規定による報告を受けたときは,政令で定めるところにより,厚生労働大臣に報告しなければならない.

第59条〔死体の解剖〕 ① 都道府県知事等は,原因調査上必要があると認めるときは,食品,添加物,器具又は容器包装に起因し,又は起因すると疑われる疾病で死亡した者の死体を遺族の同意を得て解剖に付することができる.

② 前項の場合において,その死体を解剖しなければ原因が判明せず,その結果公衆衛生に重大な危害を及ぼすおそれがあると認めるときは,遺族の同意を得ないでも,これに通知した上で,その死体を解剖に付することができる.

③ 前2項の規定は,刑事訴訟に関する規定による強制の処分を妨げない.

④ 第1項又は第2項の規定により死体を解剖する場合においては,礼意を失わないように注意しなければならない.

第60条〔大規模・広域な食中毒の発生等の場合の調査の要請等〕 厚生労働大臣は,食中毒患者等が厚生労働省令で定める数以上発生し,若しくは発生するおそれがある場合又は食中毒患者等が広域にわたり発生し,若しくは発生するおそれがある場合であつて,食

品衛生上の危害の発生を防止するため緊急を要するときは,都道府県知事等に対し,期限を定めて,食中毒の原因を調査し,調査の結果を報告するように求めることができる.

第61条〔食品等事業者への助言・指導.食品衛生推進員〕 ① 都道府県等は,食中毒の発生を防止するとともに,地域における食品衛生の向上を図るため,食品等事業者に対し,必要な助言,指導その他の援助を行うように努めるものとする.

② 都道府県等は,食品等事業者の食品衛生の向上に関する自主的な活動を促進するため,社会的信望があり,かつ,食品衛生の向上に熱意と識見を有する者のうちから,食品衛生推進員を委嘱することができる.

③ 食品衛生推進員は,飲食店営業の施設の衛生管理の方法その他の食品衛生に関する事項につき,都道府県等の施策に協力して,食品等事業者からの相談に応じ,及びこれらの者に対する助言その他の活動を行う.

第62条〔おもちゃ等への準用〕 ① 第6条,第8条,第10条,第11条第1項及び第2項,第16条から第20条まで,第25条から第56条まで並びに第58条から第60条までの規定は,乳幼児が接触することにより健康を損なうおそれがあるものとして厚生労働大臣の指定するおもちゃについて,これを準用する.この場合において,第10条中「添加物(天然香料及び一般に食品として飲食に供されている物であつて添加物として使用されるものを除く.)」とあるのは,「おもちゃの添加物として用いることを目的とする化学的合成品(化学的手段により元素又は化合物に分解反応以外の化学的反応を起こさせて得られた物質をいう.)」と読み替えるものとする.

② 第6条並びに第11条第1項及び第2項の規定は,洗浄剤であつて野菜若しくは果実又は飲食器の洗浄の用に供されるものについて準用する.

③ 第15条から第18条まで,第25条第1項,第28条から第30条まで,第51条及び第54条から第56条までの規定は,営業以外の場合で学校,病院その他の施設において継続的に不特定又は多数の者に食品を供与する場合に,これを準用する.

第63条〔違反者の名称等の公表〕 厚生労働大臣,内閣総理大臣及び都道府県知事は,食品衛生上の危害の発生を防止するため,この法律又はこの法律に基づく処分に違反した者の名称等を公表し,食品衛生上の危害の状況を明らかにするよう努めるものとする.

第64条〔国民等の意見の聴取〕 ① 厚生労働大臣は,第6条第2号ただし書(第62条第1項において準用する場合を含む.)に規定する人の健康を損なうおそれがない場合を定めようとするとき,第7条第1項から第3項までの規定による販売の禁止をしようとし,若しくは同条第4項の規定による禁止の全部若しくは一部の解除をしようとするとき,第9条第1項の厚生労働省令を制定し,若しくは改廃しようとするとき,第10条に規定する人の健康を損なうおそれのない場合を定めようとするとき,第11条第1項(第62条第1項及び第2項において準用する場合を含む.)に規定する基準若しくは規格を定めようとするとき,第11条第3項に規定する人の健康を損なうおそれのないことが明らかである物質若しくは人の健康を損なうおそれのない量を定めようとするとき,第18条第1項(第62条第1項及び第2項において準用する場合を含む.)に規定する基準若しくは規格を定めようとするとき,第23条第1項に規定する輸入食品監視指導計画を定め,若しくは変更し

ようとするとき,又は第50条第1項に規定する基準を定めようとするときは,その趣旨,内容その他の必要な事項を公表し,広く国民の意見を求めるものとする.ただし,食品衛生上の危害の発生を防止するため緊急を要する場合で,あらかじめ広く国民の意見を求めるいとまがないときは,この限りでない.

② 都道府県知事等は,第24条第1項に規定する都道府県等食品衛生監視指導計画を定め,又は変更しようとするときは,その趣旨,内容その他の必要な事項を公表し,広く住民の意見を求めるものとする.

③ 厚生労働大臣は,第1項ただし書の場合においては,事後において,遅滞なく,広く国民の意見を求めるものとする.

④ 第1項及び前項の規定は,内閣総理大臣が第19条第1項(第62条第1項において準用する場合を含む.)に規定する表示についての基準を定めようとするとき,変更しようとするとき及び内閣総理大臣が指針を定め,又は変更しようとするときについて準用する.

第70条〔権限の委任〕 ① この法律に規定する厚生労働大臣の権限は,厚生労働省令で定めるところにより,地方厚生局長に委任することができる.

② 前項の規定により地方厚生局長に委任された権限は,厚生労働省令で定めるところにより,地方厚生支局長に委任することができる.

③ 内閣総理大臣は,この法律による権限(政令で定めるものを除く.)を消費者庁長官に委任する.

第11章 罰則

第71条〔不衛生食品等の販売等の処罰〕 ① 次の各号のいずれかに該当する者は,これを3年以下の懲役又は300万円以下の罰金に処する.

1 第6条(第62条第1項及び第2項において準用する場合を含む.),第9条第1項又は第10条(第62条第1項において準用する場合を含む.)の規定に違反した者

2 第7条第1項から第3項までの規定による禁止に違反した者

3 第54条第1項(第62条第1項及び第3項において準用する場合を含む.)の規定による厚生労働大臣若しくは都道府県知事(第66条の規定により読み替えられる場合は,市長又は区長.以下この号において同じ.)の命令若しくは第54条第2項(第62条第1項及び第3項において準用する場合を含む.)の規定による内閣総理大臣若しくは都道府県知事の命令に従わない営業者(第62条第3項に規定する食品を供与する者を含む.)又は第55条(第62条第1項及び第3項において準用する場合を含む.)の規定による処分に違反して営業を行つた者

② 前項の罪を犯した者には,情状により懲役及び罰金を併科することができる.

第72条〔基準・規格の違反等の処罰〕 ① 第11条第2項(第62条第1項及び第2項において準用する場合を含む.)若しくは第16条(第66条の規定により第1項及び第3項において準用する場合を含む.),第19条第2項(第62条第1項において準用する場合を含む.),第20条(第62条第1項において準用する場合を含む.)又は第52条第1項(第62条第1項において準用する場合を含む.)の規定に違反した者は,2年以下の懲役又は200万円以下の罰金に処する.

② 前項の罪を犯した者には,情状により懲役及び罰金を併科することができる.

第 73 条〔義務違反〕 次の各号のいずれかに該当する者は,これを 1 年以下の懲役又は 100 万円以下の罰金に処する.

1　第 9 条第 2 項,第 18 条第 2 項（第 62 条第 1 項及び第 3 項において準用する場合を含む.）,第 25 条第 1 項（第 62 条第 1 項及び第 3 項において準用する場合を含む.）,第 26 条第 4 項（第 62 条第 1 項において準用する場合を含む.）又は第 58 条第 1 項（第 62 条第 1 項において準用する場合を含む.）の規定に違反した者

2　第 8 条第 1 項（第 62 条第 1 項において準用する場合を含む.）又は第 17 条第 1 項（第 62 条第 1 項及び第 3 項において準用する場合を含む.）の規定による禁止に違反した者

3　第 40 条第 1 項の規定に違反して,その職務に関して知り得た秘密を漏らした者

4　第 51 条（第 62 条第 1 項及び第 3 項において準用する場合を含む.）の規定による基準又は第 52 条第 3 項（第 62 条第 1 項において準用する場合を含む.）の規定による条件に違反した者

5　第 56 条（第 62 条第 1 項及び第 3 項において準用する場合を含む.）の規定による都道府県知事（第 66 条の規定により読み替えられる場合は,市長又は区長）の命令に従わない営業者（同項に規定する食品を供与する者を含む.）又は第 56 条（第 62 条第 1 項及び第 3 項において準用する場合を含む.）の規定による処分に違反して営業を行つた者

第 75 条〔義務違反〕 次の各号のいずれかに該当する者は,これを 50 万円以下の罰金に処する.

1　第 28 条第 1 項（第 62 条第 1 項及び第 3 項において準用する場合を含む.）の規定による当該職員の臨検検査又は収去を拒み,妨げ,又は忌避した者

2　第 28 条第 1 項（第 62 条第 1 項及び第 3 項において準用する場合を含む.）の規定による報告をせず,又は虚偽の報告をした者

3　第 27 条又は第 48 条第 8 項（それぞれ第 62 条第 1 項において準用する場合を含む.）の規定による届出をせず,又は虚偽の届出をした者

4　第 46 条第 2 項の規定による命令に違反した者

第 77 条〔食品衛生管理者の職務義務違反〕 食品衛生管理者が第 48 条第 3 項に規定する職務を怠つたときは,当該施設においてその管理に係る食品又は添加物に関し第 71 条から第 73 条までの違反に該当する行為があつた場合において,その行為の態様に応じ各本条の罰金刑を科する.ただし,その食品衛生管理者がその行為を行つた者であるときは,この限りでない.

第 78 条〔両罰規定〕 法人の代表者又は法人若しくは人の代理人,使用人その他の従業者が,その法人又は人の業務に関し,次の各号に掲げる規定の違反行為をしたときは,行為者を罰するほか,その法人に対して当該各号に定める罰金刑を,その人に対して各本条の罰金刑を科する.ただし,その人が食品衛生管理者として,前条の規定により罰金刑を科せられるべきときは,その人については,この限りでない.

1　第 71 条又は第 72 条（第 11 条第 2 項（第 62 条第 1 項及び第 2 項において準用する場合を含む.）若しくは第 3 項,第 19 条第 2 項（第 62 条第 1 項において準用する場合を含む.）及び第 20 条（第 62 条第 1 項において準用する場合を含む.）の規定に係る部分に限る.）　1 億円以下の罰金刑

2　第 72 条（第 11 条第 2 項（第 62 条第 1 項及び第 2 項において準用する場合を含む.）若しくは第 3 項,第 19 条第 2 項（第 62 条第 1 項において準用する場合を含む.）及び第 20 条（第 62 条第 1 項において準用する場合を含む.）の規定に係る部分を除く.）,第 73 条又は第 75 条　各本条の罰金刑

VII 健康被害の予防と環境

85 感染症の予防及び感染症の患者に対する医療に関する法律（抄）

（平 10・10・2 法律第 114 号，
最終改正：平 20・6・18 法律第 73 号）

第1章 総則

第1条（目的） この法律は，感染症の予防及び感染症の患者に対する医療に関し必要な措置を定めることにより，感染症の発生を予防し，及びそのまん延の防止を図り，もって公衆衛生の向上及び増進を図ることを目的とする．

第2条（基本理念） 感染症の発生の予防及びそのまん延の防止を目的として国及び地方公共団体が講ずる施策は，これらを目的とする施策に関する国際的動向を踏まえつつ，保健医療を取り巻く環境の変化，国際交流の進展等に即応し，新感染症その他の感染症に迅速かつ適確に対応することができるよう，感染症の患者等が置かれている状況を深く認識し，これらの者の人権を尊重しつつ，総合的かつ計画的に推進されることを基本理念とする．

第3条（国及び地方公共団体の責務） ① 国及び地方公共団体は，教育活動，広報活動等を通じた感染症に関する正しい知識の普及，感染症に関する情報の収集，整理，分析及び提供，感染症に関する研究の推進，病原体等の検査能力の向上並びに感染症の予防に係る人材の養成及び資質の向上を図るとともに，社会福祉等の関連施策との有機的な連携に配慮しつつ感染症の患者が良質かつ適切な医療を受けられるように必要な措置を講ずるよう努めなければならない．この場合において，国及び地方公共団体は，感染症の患者等の人権を尊重しなければならない．

② 国及び地方公共団体は，地域の特性に配慮しつつ，感染症の予防に関する施策が総合的かつ迅速に実施されるよう，相互に連携を図らなければならない．

③ 国は，感染症及び病原体等に関する情報の収集及び研究並びに感染症に係る医療のための医薬品の研究開発の推進，病原体等の検査の実施等を図るための体制を整備し，国際的な連携を確保するよう努めるとともに，地方公共団体に対し前2項の責務が十分に果たされるように必要な技術的及び財政的援助を与えることに努めなければならない．

第4条（国民の責務） 国民は，感染症に関する正しい知識を持ち，その予防に必要な注意を払うよう努めるとともに，感染症の患者等の人権が損なわれることがないようにしなければならない．

第5条（医師等の責務） ① 医師その他の医療関係者は，感染症の予防に関し国及び地方公共団体が講ずる施策に協力し，その予防に寄与するよう努めるとともに，感染症の患者等が置かれている状況を深く認識し，良質かつ適切な医療を行うとともに，当該医療について適切な説明を行い，当該患者等の理解を得るよう努めなければならない．

② 病院，診療所，病原体等の検査を行っている機関，老人福祉施設等の施設の開設者及び管理者は，当該施設において感染症が発生し，又はまん延しないように必要な措置を講ずるよう努めなければならない．

第5条の2（獣医師等の責務） ① 獣医師その他の獣医療関係者は，感染症の予防に関し国及び地方公共団体が講ずる施策に協力するとともに，その予防に寄与するよう努めなければならない．

② 動物等取扱業者（動物又はその死体の輸入，保管，貸出し，販売又は遊園地，動物園，博覧会の会場その他不特定かつ多数の者が入場する施設若しくは場所における展示を業として行う者をいう.）は，その輸入し，保管し，貸出しを行い，販売し，又は展示する動物又はその死体が感染症を人に感染させることがないように，感染症の予防に関する知識及び技術の習得，動物又はその死体の適切な管理その他の必要な措置を講ずるよう努めなければならない．

第6条（定義） ① この法律において「感染症」とは，一類感染症，二類感染症，三類感染症，四類感染症，五類感染症，新型インフルエンザ等感染症，指定感染症及び新感染症をいう．

② この法律において「一類感染症」とは，次に掲げる感染性の疾病をいう．

1　エボラ出血熱
2　クリミア・コンゴ出血熱
3　痘そう
4　南米出血熱
5　ペスト
6　マールブルグ病
7　ラッサ熱

③ この法律において「二類感染症」とは，次に掲

げる感染性の疾病をいう．
1 急性灰白髄炎
2 結核
3 ジフテリア
4 重症急性呼吸器症候群（病原体がコロナウイルス属SARSコロナウイルスであるものに限る．）
5 鳥インフルエンザ（病原体がインフルエンザウイルスA属インフルエンザAウイルスであってその血清亜型がH5N1であるものに限る．第5項第7号において「鳥インフルエンザ（H5N1）」という．）

④ この法律において「三類感染症」とは，次に掲げる感染性の疾病をいう．
1 コレラ
2 細菌性赤痢
3 腸管出血性大腸菌感染症
4 腸チフス
5 パラチフス

⑤ この法律において「四類感染症」とは，次に掲げる感染性の疾病をいう．
1 E型肝炎
2 A型肝炎
3 黄熱
4 Q熱
5 狂犬病
6 炭疽
7 鳥インフルエンザ（鳥インフルエンザ（H5N1）を除く．）
8 ボツリヌス症
9 マラリア
10 野兎病
11 前各号に掲げるもののほか，既に知られている感染性の疾病であって，動物又はその死体，飲食物，衣類，寝具その他の物件を介して人に感染し，前各号に掲げるものと同程度に国民の健康に影響を与えるおそれがあるものとして政令で定めるもの

⑥ この法律において「五類感染症」とは，次に掲げる感染性の疾病をいう．
1 インフルエンザ（鳥インフルエンザ及び新型インフルエンザ等感染症を除く．）
2 ウイルス性肝炎（E型肝炎及びA型肝炎を除く．）
3 クリプトスポリジウム症
4 後天性免疫不全症候群
5 性器クラミジア感染症
6 梅毒
7 麻しん
8 メチシリン耐性黄色ブドウ球菌感染症
9 前各号に掲げるもののほか，既に知られている感染性の疾病（四類感染症を除く．）であって，前各号に掲げるものと同程度に国民の健康に影響を与えるおそれがあるものとして厚生労働省令で定めるもの

⑦ この法律において「新型インフルエンザ等感染症」とは，次に掲げる感染性の疾病をいう．
1 新型インフルエンザ（新たに人から人に伝染する能力を有することとなったウイルスを病原体とするインフルエンザであって，一般に国民が当該感染症に対する免疫を獲得していないことから，当該感染症の全国的かつ急速なまん延により国民の生命及び健康に重大な影響を与えるおそれがあると認められるものをいう．）
2 再興型インフルエンザ（かつて世界的規模で流行したインフルエンザであってその後流行することなく長期間が経過しているものとして厚生労働大臣が定めるものが再興したものであって，一般に現在の国民の大部分が当該感染症に対する免疫を獲得していないことから，当該感染症の全国的かつ急速なまん延により国民の生命及び健康に重大な影響を与えるおそれがあると認められるものをいう．）

⑧ この法律において「指定感染症」とは，既に知られている感染性の疾病（一類感染症，二類感染症，三類感染症及び新型インフルエンザ等感染症を除く．）であって，第3章から第7章までの規定の全部又は一部を準用しなければ，当該疾病のまん延により国民の生命及び健康に重大な影響を与えるおそれがあるものとして政令で定めるものをいう．

⑨ この法律において「新感染症」とは，人から人に伝染すると認められる疾病であって，既に知られている感染性の疾病とその病状又は治療の結果が明らかに異なるもので，当該疾病にかかった場合の病状の程度が重篤であり，かつ，当該疾病のまん延により国民の生命及び健康に重大な影響を与えるおそれがあると認められるものをいう．

⑩ この法律において「疑似症患者」とは，感染症の疑似症を呈している者をいう．

⑪ この法律において「無症状病原体保有者」とは，感染症の病原体を保有している者であって当該感染症の症状を呈していないものをいう．

⑫ この法律において「感染症指定医療機関」とは，特定感染症指定医療機関，第一種感染症指定医療機関，第二種感染症指定医療機関及び結核指定医療機関をいう．

⑬ この法律において「特定感染症指定医療機関」とは，新感染症の所見がある者又は一類感染症，二類感染症若しくは新型インフルエンザ等感染症の患者の入院を担当させる医療機関として厚生労働大臣が指定した病院をいう．

⑭ この法律において「第一種感染症指定医療機関」とは、一類感染症、二類感染症又は新型インフルエンザ等感染症の患者の入院を担当させる医療機関として都道府県知事が指定した病院をいう．

⑮ この法律において「第二種感染症指定医療機関」とは、二類感染症又は新型インフルエンザ等感染症の患者の入院を担当させる医療機関として都道府県知事が指定した病院をいう．

⑯ この法律において「結核指定医療機関」とは、結核患者に対する適正な医療を担当させる医療機関として都道府県知事が指定した病院若しくは診療所（これらに準ずるものとして政令で定めるものを含む．）又は薬局をいう．

⑰ この法律において「病原体等」とは、感染症の病原体及び毒素をいう．

⑱ この法律において「毒素」とは、感染症の病原体によって産生される物質であって、人の生体内に入った場合に人を発病させ、又は死亡させるもの（人工的に合成された物質で、その構造式がいずれかの毒素の構造式と同一であるもの（以下「人工合成毒素」という．）を含む．）をいう．

⑲ この法律において「特定病原体等」とは、一種病原体等、二種病原体等、三種病原体等及び四種病原体等をいう．

⑳ この法律において「一種病原体等」とは、次に掲げる病原体等（薬事法（昭和35年法律第145号）第14条第1項の規定による承認を受けた医薬品に含有されるものその他これに準ずる病原体等（以下「医薬品等」という．）であって、人を発病させるおそれがほとんどないものとして厚生労働大臣が指定するものを除く．）をいう．
1 アレナウイルス属ガナリトウイルス、サビアウイルス、フニンウイルス、マチュポウイルス及びラッサウイルス
2 エボラウイルス属アイボリーコーストエボラウイルス、ザイールエボラウイルス、スーダンエボラウイルス及びレストンエボラウイルス
3 オルソポックスウイルス属バリオラウイルス（別名痘そうウイルス）
4 ナイロウイルス属クリミア・コンゴヘモラジックフィーバーウイルス（別名クリミア・コンゴ出血熱ウイルス）
5 マールブルグウイルス属レイクビクトリアマールブルグウイルス
6 前各号に掲げるもののほか、前各号に掲げるものと同程度に病原性を有し、国民の生命及び健康に極めて重大な影響を与えるおそれがある病原体等として政令で定めるもの

㉑ この法律において「二種病原体等」とは、次に掲げる病原体等（医薬品等であって、人を発病させるおそれがほとんどないものとして厚生労働大臣が指定するものを除く．）をいう．
1 エルシニア属ペスティス（別名ペスト菌）
2 クロストリジウム属ボツリヌス（別名ボツリヌス菌）
3 コロナウイルス属 SARS コロナウイルス
4 バシラス属アントラシス（別名炭疽菌）
5 フランシセラ属ツラレンシス種（別名野兎病菌）亜種ツラレンシス及びホラークティカ
6 ボツリヌス毒素（人工合成毒素であって、その構造式がボツリヌス毒素の構造式と同一であるものを含む．）
7 前各号に掲げるもののほか、前各号に掲げるものと同程度に病原性を有し、国民の生命及び健康に重大な影響を与えるおそれがある病原体等として政令で定めるもの

㉒ この法律において「三種病原体等」とは、次に掲げる病原体等（医薬品等であって、人を発病させるおそれがほとんどないものとして厚生労働大臣が指定するものを除く．）をいう．
1 コクシエラ属バーネッティイ
2 マイコバクテリウム属ツベルクローシス（別名結核菌）（イソニコチン酸ヒドラジド及びリファンピシンに対し耐性を有するものに限る．）
3 リッサウイルス属レイビーズウイルス（別名狂犬病ウイルス）
4 前3号に掲げるもののほか、前3号に掲げるものと同程度に病原性を有し、国民の生命及び健康に影響を与えるおそれがある病原体等として政令で定めるもの

㉓ この法律において「四種病原体等」とは、次に掲げる病原体等（医薬品等であって、人を発病させるおそれがほとんどないものとして厚生労働大臣が指定するものを除く．）をいう．
1 インフルエンザウイルスA属インフルエンザAウイルス（血清亜型が H2N2, H5N1 若しくは H7N7 であるもの（新型インフルエンザ等感染症の病原体を除く．）又は新型インフルエンザ等感染症の病原体に限る．）
2 エシェリヒア属コリー（別名大腸菌）（腸管出血性大腸菌に限る．）
3 エンテロウイルス属ポリオウイルス
4 クリプトスポリジウム属パルバム（遺伝子型が1型又は2型であるものに限る．）
5 サルモネラ属エンテリカ（血清亜型がタイフィ又はパラタイフィAであるものに限る．）
6 志賀毒素（人工合成毒素であって、その構造式が志賀毒素の構造式と同一であるものを含む．）
7 シゲラ属（別名赤痢菌）ソンネイ、デイゼンテリエ、フレキシネリー及びボイディ

8 ビブリオ属コレラ（別名コレラ菌）（血清型が O1 又は O139 であるものに限る.）
9 フラビウイルス属イエローフィーバーウイルス（別名黄熱ウイルス）
10 マイコバクテリウム属ツベルクローシス（前項第 2 号に掲げる病原体を除く.）
11 前各号に掲げるもののほか, 前各号に掲げるものと同程度に病原性を有し, 国民の健康に影響を与えるおそれがある病原体等として政令で定めるもの

第 7 条（指定感染症に対するこの法律の準用） ① 指定感染症については, 1 年以内の政令で定める期間に限り, 政令で定めるところにより次条, 第 3 章から第 7 章まで, 第 10 章, 第 12 章及び第 13 章の規定の全部又は一部を準用する.

② 前項の政令で定められた期間は, 当該政令で定められた疾病について同項の政令により準用することとされた規定を当該期間の経過後なお準用することが特に必要であると認められる場合は, 1 年以内の政令で定める期間に限り延長することができる.

③ 厚生労働大臣は, 前 2 項の政令の制定又は改廃の立案をしようとするときは, あらかじめ, 厚生科学審議会の意見を聴かなければならない.

第 8 条（疑似症患者及び無症状病原体保有者に対するこの法律の適用） ① 一類感染症の疑似症患者又は二類感染症のうち政令で定めるものの疑似症患者については, それぞれ一類感染症の患者又は二類感染症の患者とみなして, この法律の規定を適用する.

② 新型インフルエンザ等感染症の疑似症患者であって当該感染症にかかっていると疑うに足りる正当な理由のあるものについては, 新型インフルエンザ等感染症の患者とみなして, この法律の規定を適用する.

③ 一類感染症の無症状病原体保有者又は新型インフルエンザ等感染症の無症状病原体保有者については, それぞれ一類感染症の患者又は新型インフルエンザ等感染症の患者とみなして, この法律の規定を適用する.

第 2 章　基本指針等

第 9 条（基本指針） ① 厚生労働大臣は, 感染症の予防の総合的な推進を図るための基本的な指針（以下「基本指針」という.）を定めなければならない.

② 基本指針は, 次に掲げる事項について定めるものとする.
1 感染症の予防の推進の基本的な方向
2 感染症の発生の予防のための施策に関する事項
3 感染症のまん延の防止のための施策に関する事項
4 感染症に係る医療を提供する体制の確保に関する事項
5 感染症及び病原体等に関する調査及び研究に関する事項
6 感染症に係る医療のための医薬品の研究開発の推進に関する事項
7 病原体等の検査の実施体制及び検査能力の向上に関する事項
8 感染症の予防に関する人材の養成に関する事項
9 感染症に関する啓発及び知識の普及並びに感染症の患者等の人権の尊重に関する事項
10 特定病原体等を適正に取り扱う体制の確保に関する事項
11 緊急時における感染症の発生の予防及びまん延の防止並びに医療の提供のための施策（国と地方公共団体及び地方公共団体相互間の連絡体制の確保を含む.）に関する事項
12 その他感染症の予防の推進に関する重要事項

③ 厚生労働大臣は, 感染症に関する施策の効果に関する評価を踏まえ, 少なくとも 5 年ごとに基本指針に再検討を加え, 必要があると認めるときは, これを変更するものとする.

④ 厚生労働大臣は, 基本指針を定め, 又はこれを変更しようとするときは, あらかじめ, 関係行政機関の長に協議するとともに, 厚生科学審議会の意見を聴かなければならない.

⑤ 厚生労働大臣は, 基本指針を定め, 又はこれを変更したときは, 遅滞なく, これを公表しなければならない.

第 10 条（予防計画） ① 都道府県は, 基本指針に即して, 感染症の予防のための施策の実施に関する計画（以下この条において「予防計画」という.）を定めなければならない.

② 予防計画は, 次に掲げる事項について定めるものとする.
1 地域の実情に即した感染症の発生の予防及びまん延の防止のための施策に関する事項
2 地域における感染症に係る医療を提供する体制の確保に関する事項
3 緊急時における感染症の発生の予防及びまん延の防止並びに医療の提供のための施策（国との連携及び地方公共団体相互間の連絡体制の確保を含む.）に関する事項
4 感染症に関する研究の推進, 人材の養成, 知識の普及その他地域の実情に即した感染症の予防のための施策に関する重要事項

③ 都道府県は, 基本指針が変更された場合には, 予防計画に再検討を加え, 必要があると認めると

きは、これを変更するものとする。都道府県が予防計画の実施状況に関する調査、分析及び評価を行い、必要があると認めるときも、同様とする。

④ 都道府県は、予防計画を定め、又はこれを変更しようとするときは、あらかじめ、市町村及び診療に関する学識経験者の団体の意見を聴かなければならない。

⑤ 都道府県は、予防計画を定め、又はこれを変更したときは、遅滞なく、これを厚生労働大臣に提出するとともに、公表しなければならない。

第11条（特定感染症予防指針） ① 厚生労働大臣は、感染症のうち、特に総合的に予防のための施策を推進する必要があるものとして厚生労働省令で定めるものについて、当該感染症に係る原因の究明、発生の予防及びまん延の防止、医療の提供、研究開発の推進、国際的な連携その他当該感染症に応じた予防の総合的な推進を図るための指針（次項において「特定感染症予防指針」という。）を作成し、公表するものとする。

② 厚生労働大臣は、特定感染症予防指針を作成し、又はこれを変更しようとするときは、あらかじめ、厚生科学審議会の意見を聴かなければならない。

第3章 感染症に関する情報の収集及び公表

第12条（医師の届出） ① 医師は、次に掲げる者を診断したときは、厚生労働省令で定める場合を除き、第1号に掲げる者については直ちにその者の氏名、年齢、性別その他厚生労働省令で定める事項を、第2号に掲げる者については7日以内にその者の年齢、性別その他厚生労働省令で定める事項を最寄りの保健所長を経由して都道府県知事に届け出なければならない。

　1　一類感染症の患者、二類感染症、三類感染症、四類感染症又は新型インフルエンザ等感染症の患者又は無症状病原体保有者及び新感染症にかかっていると疑われる者
　2　厚生労働省令で定める五類感染症の患者（厚生労働省令で定める五類感染症の無症状病原体保有者を含む。）

② 前項の規定による届出を受けた都道府県知事は、同項第1号に掲げる者に係るものについては直ちに、同項第2号に掲げる者に係るものについては厚生労働省令で定める期間内に当該届出の内容を厚生労働大臣に報告しなければならない。

③ 都道府県知事は、その管轄する区域外に居住する者について第1項の規定による届出を受けたときは、当該届出の内容を、その者の居住地を管轄する都道府県知事に通報しなければならない。

④ 厚生労働省令で定める慢性の感染症の患者を治療する医師は、毎年度、厚生労働省令で定めるところにより、その患者の年齢、性別その他厚生労働省令で定める事項を最寄りの保健所長を経由して都道府県知事に届け出なければならない。

⑤ 第2項及び第3項の規定は、前項の規定による届出について準用する。この場合において、第2項中「同項第1号に掲げる者に係るものについては直ちに、同項第2号に掲げる者に係るものについては厚生労働省令で定める期間内」とあるのは、「厚生労働省令で定める期間内」と読み替えるものとする。

⑥ 第1項から第3項までの規定は、医師が第1項各号に規定する感染症により死亡した者（当該感染症により死亡したと疑われる者を含む。）の死体を検案した場合について準用する。

第13条（獣医師の届出） ① 獣医師は、一類感染症、二類感染症、三類感染症、四類感染症又は新型インフルエンザ等感染症のうちエボラ出血熱、マールブルグ病その他の政令で定める感染症ごとに当該感染症を人に感染させるおそれが高いものとして政令で定めるサルその他の動物について、当該動物が当該感染症にかかり、又はかかっている疑いがあると診断したときは、直ちに、当該動物の所有者（所有者以外の者が管理する場合においては、その者。以下この条において同じ。）の氏名その他厚生労働省令で定める事項を最寄りの保健所長を経由して都道府県知事に届け出なければならない。

② 前項の政令で定める動物の所有者は、獣医師の診断を受けない場合において、当該動物が同項の政令で定める感染症にかかり、又はかかっている疑いがあると認めたときは、同項の規定による届出を行わなければならない。

③ 前2項の規定による届出を受けた都道府県知事は、直ちに、当該届出の内容を厚生労働大臣に報告しなければならない。

④ 都道府県知事は、その管轄する区域外において飼育されていた動物について第1項又は第2項の規定による届出を受けたときは、当該届出の内容を、当該動物が飼育されていた場所を管轄する都道府県知事に通報しなければならない。

⑤ 第1項及び前2項の規定は獣医師が第1項の政令で定める動物の死体について当該動物が同項の政令で定める感染症にかかり、又はかかっていた疑いがあると検案した場合について、前3項の規定は所有者が第1項の政令で定める動物の死体について当該動物が同項の政令で定める感染症にかかり、又はかかっていた疑いがあると認めた場合について準用する。

第14条（感染症の発生の状況及び動向の把握）

① 都道府県知事は、厚生労働省令で定めるところにより、開設者の同意を得て、五類感染症のうち

a 厚生労働省令で定めるもの又は二類感染症,三類感染症,四類感染症若しくは五類感染症の疑似症のうち厚生労働省令で定めるものの発生の状況の届出を担当させる病院又は診療所(以下この条において「指定届出機関」という.)を指定する.

b ② 指定届出機関の管理者は,当該指定届出機関の医師が前項の厚生労働省令で定める五類感染症の患者(厚生労働省令で定める五類感染症の無症状病原体保有者を含む.以下この項において同じ.)若しくは前項の二類感染症,三類感染症,

c 四類感染症若しくは五類感染症の疑似症のうち厚生労働省令で定めるものの患者を診断し,又は同項の厚生労働省令で定める五類感染症により

d 死亡した者の死体を検案したときは,厚生労働省令で定めるところにより,当該患者又は当該死亡した者の年齢,性別その他厚生労働省令で定める事項を当該指定届出機関の所在地を管轄する都道府県知事に届け出なければならない.

③ 前項の規定による届出を受けた都道府県知事は,厚生労働省令で定めるところにより,当該届出の内容を厚生労働大臣に報告しなければならない.

④ 指定届出機関は,30日以上の予告期間を設けて,その指定を辞退することができる.

f ⑤ 都道府県知事は,指定届出機関の管理者が第2項の規定に違反したとき,又は指定届出機関が同項の規定による届出を担当するについて不適当であると認められるに至ったときは,その指定を取り消すことができる.

g **第15条(感染症の発生の状況,動向及び原因の調査)** ① 都道府県知事は,感染症の発生を予防し,又は感染症の発生の状況,動向及び原因を明らかにするため必要があると認めるときは,当該職員に一類感染症,二類感染症,三類感染症,四類感染症,五類感染症若しくは新型インフルエンザ等感

h 染症の患者,疑似症患者及び無症状病原体保有者,新感染症の所見がある者又は感染症を人に感染させるおそれがある動物若しくはその死体の所有者若しくは管理者その他の関係者に質問させ,又は必要な調査をさせることができる.

i ② 厚生労働大臣は,感染症の発生を予防し,又はそのまん延を防止するため緊急の必要があると認めるときは,当該職員に一類感染症,二類感染症,三類感染症,四類感染症,五類感染症若しくは新型インフルエンザ等感染症の患者,疑似症患者

j 及び無症状病原体保有者,新感染症の所見がある者又は感染症を人に感染させるおそれがある動物若しくはその死体の所有者若しくは管理者その他の関係者に質問させ,又は必要な調査をさせることができる.

k ③ 一類感染症,二類感染症,三類感染症,四類感染症,五類感染症若しくは新型インフルエンザ等感染症の患者,疑似症患者及び無症状病原体保有者,新感染症の所見がある者又は感染症を人に感染させるおそれがある動物若しくはその死体の所有者若しくは管理者その他の関係者は,前2項の規定による質問又は必要な調査に協力するよう努めなければならない.

④ 第1項及び第2項の職員は,その身分を示す証明書を携帯し,かつ,関係者の請求があるときは,これを提示しなければならない.

⑤ 都道府県知事は,厚生労働省令で定めるところにより,第1項の規定により実施された質問又は必要な調査の結果を厚生労働大臣に報告しなければならない.

⑥ 都道府県知事は,第1項の規定を実施するため特に必要があると認めるときは,他の都道府県知事又は厚生労働大臣に感染症の治療の方法の研究,病原体等の検査その他の感染症に関する試験研究又は検査を行っている機関の職員の派遣その他同項の規定による質問又は必要な調査を実施するため必要な協力を求めることができる.

⑦ 第4項の規定は,前項の規定により派遣された職員について準用する.

⑧ 第4項の証明書に関し必要な事項は,厚生労働省令で定める.

第15条の2(検疫所長との連携) ① 都道府県知事は,検疫法(昭和26年法律第201号)第18条第3項(同法第34条の規定に基づく政令によって準用される場合を含む.)の規定により検疫所長から健康状態に異状を生じた者に対し指示した事項その他の厚生労働省令で定める事項の通知(同法第34条の2第3項の規定により実施される場合を含む.)を受けたときは,当該都道府県の職員に,当該健康状態に異状を生じた者その他の関係者に質問させ,又は必要な調査をさせることができる.

② 都道府県知事は,厚生労働省令で定めるところにより,前項の規定により実施された質問又は必要な調査の結果を厚生労働大臣に報告しなければならない.

③ 前条第4項の規定は,都道府県知事が当該職員に第1項に規定する措置を実施させる場合について準用する.

第15条の3 ① 都道府県知事は,検疫法第18条第5項(同法第34条の規定に基づく政令によって準用される場合を含む.)の規定により検疫所長から同法第18条第4項に規定する者について同項の規定により報告された事項の通知(同法第34条の2第3項の規定により実施される場合を含む.)を受けたときは,当該者に対し,同法第18条第1項の規定により検疫所長が定めた期間

内において当該者の体温その他の健康状態について報告を求め,又は当該都道府県の職員に質問させることができる.

② 都道府県知事は,前項の規定による報告又は質問の結果,健康状態に異状を生じた者を確認したときは,厚生労働省令で定めるところにより,直ちにその旨を厚生労働大臣に報告するとともに,当該職員に当該者その他の関係者に質問させ,又は必要な調査をさせることができる.

③ 都道府県知事は,厚生労働省令で定めるところにより,前項の規定により実施された質問又は必要な調査の結果を厚生労働大臣に報告しなければならない.

④ 第15条第4項の規定は,都道府県知事が当該職員に第1項及び第2項に規定する措置を実施させる場合について準用する.

第16条(情報の公表) ① 厚生労働大臣及び都道府県知事は,第12条から前条までの規定により収集した感染症に関する情報について分析を行い,感染症の発生の状況,動向及び原因に関する情報並びに当該感染症の予防及び治療に必要な情報を新聞,放送,インターネットその他適切な方法により積極的に公表しなければならない.

② 前項の情報を公表するに当たっては,個人情報の保護に留意しなければならない.

第16条の2(協力の要請) 厚生労働大臣及び都道府県知事は,感染症の発生を予防し,又はそのまん延を防止するため緊急の必要があると認めるときは,感染症の患者の病状,数その他感染症の発生及びまん延の状況を勘案して,当該感染症の発生を予防し,又はそのまん延を防止するために必要な措置を定め,医師その他の医療関係者に対し,当該措置の実施に対する必要な協力を求めることができる.

第4章 健康診断,就業制限及び入院

第17条(健康診断) ① 都道府県知事は,一類感染症,二類感染症,三類感染症又は新型インフルエンザ等感染症のまん延を防止するため必要があると認めるときは,当該感染症にかかっていると疑うに足りる正当な理由のある者に対し当該感染症にかかっているかどうかに関する医師の健康診断を受け,又はその保護者(親権を行う者又は後見人をいう.以下同じ.)に対し当該感染症にかかっていると疑うに足りる正当な理由のある者に健康診断を受けさせるべきことを勧告することができる.

② 都道府県知事は,前項の規定による勧告を受けた者が当該勧告に従わないときは,当該勧告に係る感染症にかかっていると疑うに足りる正当な理由のある者について,当該職員に健康診断を行わせることができる.

③ 都道府県知事は,第1項に規定する健康診断の勧告をし,又は前項に規定する健康診断の措置を実施する場合には,同時に,当該勧告をし又は当該措置を実施する理由その他の厚生労働省令で定める事項を書面により通知しなければならない.ただし,当該事項を書面により通知しないで健康診断の勧告をし,又は健康診断の措置を実施すべき差し迫った必要がある場合は,この限りでない.

④ 都道府県知事は,前項ただし書の場合においては,当該健康診断の勧告又は措置の後相当の期間内に,同項の理由その他の厚生労働省令で定める事項を記載した書面を交付しなければならない.

第18条(就業制限) ① 都道府県知事は,一類感染症の患者及び二類感染症,三類感染症又は新型インフルエンザ等感染症の患者又は無症状病原体保有者に係る第12条第1項の規定による届出を受けた場合において,当該感染症のまん延を防止するため必要があると認めるときは,当該患者又はその保護者に対し,当該届出の内容その他の厚生労働省令で定める事項を書面により通知することができる.

② 前項に規定する患者及び無症状病原体保有者は,当該者又はその保護者が同項の規定による通知を受けた場合には,感染症を公衆にまん延させるおそれがある業務として感染症ごとに厚生労働省令で定める業務に,そのおそれがなくなるまでの期間として感染症ごとに厚生労働省令で定める期間従事してはならない.

③ 前項の規定の適用を受けている者又はその保護者は,都道府県知事に対し,同項の規定の適用を受けている者について,同項の対象者ではなくなったことの確認を求めることができる.

④ 都道府県知事は,前項の規定による確認の求めがあったときは,当該請求に係る第2項の規定の適用を受けている者について,同項の規定の適用に係る感染症の患者若しくは無症状病原体保有者でないかどうか,又は同項に規定する期間を経過しているかどうかの確認をしなければならない.

⑤ 都道府県知事は,第1項の規定による通知をしようとするときは,あらかじめ,当該患者又は無症状病原体保有者の居住地を管轄する保健所について置かれた第24条第1項に規定する協議会の意見を聴かなければならない.ただし,緊急を要する場合で,あらかじめ,当該協議会の意見を聴くいとまがないときは,この限りでない.

⑥ 前項ただし書に規定する場合において,都道府県知事は,速やかに,その通知をした内容について当該協議会に報告しなければならない.

第19条(入院) ① 都道府県知事は,一類感染症

のまん延を防止するため必要があると認めるときは,当該感染症の患者に対し特定感染症指定医療機関若しくは第一種感染症指定医療機関に入院し,又はその保護者に対し当該患者を入院させるべきことを勧告することができる.ただし,緊急その他やむを得ない理由があるときは,特定感染症指定医療機関若しくは第一種感染症指定医療機関以外の病院若しくは診療所であって当該都道府県知事が適当と認めるものに入院し,又は当該患者を入院させるべきことを勧告することができる.

② 都道府県知事は,前項の規定による勧告をする場合には,当該勧告に係る患者又はその保護者に対し適切な説明を行い,その理解を得るよう努めなければならない.

③ 都道府県知事は,第1項の規定による勧告を受けた者が当該勧告に従わないときは,当該勧告に係る患者を特定感染症指定医療機関又は第一種感染症指定医療機関(同項ただし書の規定による勧告に従わないときは,特定感染症指定医療機関若しくは第一種感染症指定医療機関以外の病院又は診療所であって当該都道府県知事が適当と認めるもの)に入院させることができる.

④ 第1項及び前項の規定に係る入院の期間は,72時間を超えてはならない.

⑤ 都道府県知事は,緊急その他やむを得ない理由があるときは,第1項又は第3項の規定により入院している患者を,当該患者が入院している病院又は診療所以外の病院又は診療所であって当該都道府県知事が適当と認めるものに入院させることができる.

⑥ 第1項又は第3項の規定に係る入院の期間と前項の規定に係る入院の期間とを合算した期間は,72時間を超えてはならない.

⑦ 都道府県知事は,第1項の規定による勧告又は第3項の規定による入院の措置をしたときは,遅滞なく,当該患者が入院している病院又は診療所の所在地を管轄する保健所について置かれた第24条第1項に規定する協議会に報告しなければならない.

第20条 ① 都道府県知事は,一類感染症のまん延を防止するため必要があると認めるときは,当該感染症の患者であって前条の規定により入院しているものに対し10日以内の期間を定めて特定感染症指定医療機関若しくは第一種感染症指定医療機関に入院し,又はその保護者に対し当該入院に係る患者を入院させるべきことを勧告することができる.ただし,緊急その他やむを得ない理由があるときは,10日以内の期間を定めて,特定感染症指定医療機関若しくは第一種感染症指定医療機関以外の病院若しくは診療所であって当該都道府県知事が適当と認めるものに入院し,又は当該患者を入院させるべきことを勧告することができる.

② 都道府県知事は,前項の規定による勧告を受けた者が当該勧告に従わないときは,10日以内の期間を定めて,当該勧告に係る患者を特定感染症指定医療機関又は第一種感染症指定医療機関(同項ただし書の規定による勧告に従わないときは,特定感染症指定医療機関若しくは第一種感染症指定医療機関以外の病院又は診療所であって当該都道府県知事が適当と認めるもの)に入院させることができる.

③ 都道府県知事は,緊急その他やむを得ない理由があるときは,前2項の規定により入院している患者を,前2項の規定により入院したときから起算して10日以内の期間を定めて,当該患者が入院している病院又は診療所以外の病院又は診療所であって当該都道府県知事が適当と認めるものに入院させることができる.

④ 都道府県知事は,前3項の規定に係る入院の期間の経過後,当該入院に係る患者について入院を継続する必要があると認めるときは,10日以内の期間を定めて,入院の期間を延長することができる.当該延長に係る入院の期間の経過後,これを更に延長しようとするときも,同様とする.

⑤ 都道府県知事は,第1項の規定による勧告又は前項の規定による入院の期間を延長しようとするときは,あらかじめ,当該患者が入院している病院又は診療所の所在地を管轄する保健所について置かれた第24条第1項に規定する協議会の意見を聴かなければならない.

⑥ 都道府県知事は,第1項の規定による勧告をしようとする場合には,当該患者又はその保護者に,適切な説明を行い,その理解を得るよう努めるとともに,都道府県知事が指定する職員に対して意見を述べる機会を与えなければならない.この場合においては,当該患者又はその保護者に対し,あらかじめ,意見を述べるべき日時,場所及びその勧告の原因となる事実を通知しなければならない.

⑦ 前項の規定による通知を受けた当該患者又はその保護者は,代理人を出頭させ,かつ,自己に有利な証拠を提出することができる.

⑧ 第6項の規定による意見を聴取した者は,聴取書を作成し,これを都道府県知事に提出しなければならない.

第21条 (移送) 都道府県知事は,厚生労働省令で定めるところにより,前2条の規定により入院する患者を,当該入院に係る病院又は診療所に移送しなければならない.

第22条 (退院) ① 都道府県知事は,第19条又は

第20条の規定により入院している患者について，当該入院に係る一類感染症の病原体を保有していないことが確認されたときは，当該入院している患者を退院させなければならない．
② 病院又は診療所の管理者は，第19条又は第20条の規定により入院している患者について，当該入院に係る一類感染症の病原体を保有していないことを確認したときは，都道府県知事に，その旨を通知しなければならない．
③ 第19条若しくは第20条の規定により入院している患者又はその保護者は，都道府県知事に対し，当該患者の退院を求めることができる．
④ 都道府県知事は，前項の規定による退院の求めがあったときは，当該患者について，当該入院に係る一類感染症の病原体を保有しているかどうかの確認をしなければならない．

第22条の2（最小限度の措置） 第17条から第21条までの規定により実施される措置は，感染症を公衆にまん延させるおそれ，感染症にかかった場合の病状の程度その他の事情に照らして，感染症の発生を予防し，又はそのまん延を防止するため必要な最小限度のものでなければならない．

第23条（書面による通知） 第17条第3項及び第4項の規定は，都道府県知事が第19条第1項及び第20条第1項に規定する入院の勧告，第19条第3項及び第5項並びに第20条第2項及び第3項に規定する入院の措置並びに同条第4項に規定する入院の期間の延長をする場合について準用する．

第24条（感染症の診査に関する協議会） ① 各保健所に感染症の診査に関する協議会（以下この条において「協議会」という．）を置く．
② 前項の規定にかかわらず，2以上の保健所を設置する都道府県において，特に必要があると認めるときは，2以上の保健所について1の協議会を置くことができる．
③ 協議会は，次に掲げる事務をつかさどる．
1 都道府県知事の諮問に応じ，第18条第1項の規定による通知，第20条第1項（第26条において準用する場合を含む．）の規定による勧告及び第20条第4項（第26条において準用する場合を含む．）の規定による入院の期間の延長並びに第37条の2第1項の規定による申請に基づく費用の負担に関し必要な事項を審議すること．
2 第18条第6項及び第19条第7項（第26条において準用する場合を含む．）の規定による報告に関し，意見を述べること．
④ 協議会は，委員3人以上で組織する．
⑤ 委員は，感染症指定医療機関の医師，感染症の患者の医療に関し学識経験を有する者（感染症指定医療機関の医師を除く．），法律に関し学識経験を有する者並びに医療及び法律以外の学識経験を有する者のうちから，都道府県知事が任命する．ただし，その過半数は，医師のうちから任命しなければならない．
⑥ この法律に規定するもののほか，協議会に関し必要な事項は，条例で定める．

第24条の2（都道府県知事に対する苦情の申出）
① 第19条若しくは第20条の規定により入院している患者又はその保護者は，当該患者が受けた処遇について，文書又は口頭により，都道府県知事に対し，苦情の申出をすることができる．
② 前項に規定する患者又はその保護者が口頭で同項の苦情の申出をしようとするときは，都道府県知事は，その指定する職員にその内容を聴取させることができる．
③ 都道府県知事は，苦情の申出を受けたときは，これを誠実に処理し，処理の結果を苦情の申出をした者に通知しなければならない．

第25条（審査請求の特例） ① 第20条第2項若しくは第3項の規定により入院している患者であって当該入院の期間が30日を超えるもの又はその保護者は，同条第2項又は第3項に規定する入院の措置について文書又は口頭により，厚生労働大臣に審査請求（再審査請求を含む．以下この条において同じ．）をすることができる．
② 厚生労働大臣は，前項の審査請求があったときは，当該審査請求があった日から起算して5日以内に，当該審査請求に対する裁決をしなければならない．
③ 第20条第2項若しくは第3項の規定により入院している患者であって当該入院の期間が30日を超えないもの又はその保護者が，行政不服審査法（昭和37年法律第160号）に基づき厚生労働大臣に審査請求をしたときは，厚生労働大臣は，当該審査請求に係る入院している患者が同条第2項又は第3項により入院した日から起算して35日以内に，当該審査請求に対する裁決をしなければならない．
④ 第20条第2項若しくは第3項の規定により入院している患者であって当該入院の期間が30日を超えないもの又はその保護者が，行政不服審査法に基づき都道府県知事に審査請求をし，かつ，当該入院している患者の入院の期間が30日を超えたときは，都道府県知事は，直ちに，事件を厚生労働大臣に移送し，かつ，その旨を審査請求人に通知しなければならない．
⑤ 前項の規定により事件が移送されたときは，はじめから，厚生労働大臣に審査請求があったものとみなして，第3項の規定を適用する．
⑥ 厚生労働大臣は，第2項の裁決又は第3項の裁

決(入院の期間が30日を超える患者に係るものに限る.)をしようとするときは,あらかじめ,審議会等(国家行政組織法(昭和23年法律第120号)第8条に規定する機関をいう.)で政令で定めるものの意見を聴かなければならない.

第26条(準用) 第19条から第23条まで,第24条の2及び前条の規定は,二類感染症及び新型インフルエンザ等感染症の患者について準用する.この場合において,第19条第1項及び第3項並びに第20条第1項及び第2項中「特定感染症指定医療機関若しくは第一種感染症指定医療機関」とあるのは「特定感染症指定医療機関,第一種感染症指定医療機関若しくは第二種感染症指定医療機関」と,第19条第3項及び第20条第2項中「特定感染症指定医療機関又は第一種感染症指定医療機関」とあるのは「特定感染症指定医療機関,第一種感染症指定医療機関又は第二種感染症指定医療機関」と,第21条中「移送しなければならない」とあるのは「移送することができる」と,第22条第1項及び第2項中「一類感染症の病原体を保有していないこと」とあるのは「二類感染症の病原体を保有していないこと若しくは当該感染症の症状が消失したこと又は新型インフルエンザ等感染症の病原体を保有していないこと」と,同条第4項中「一類感染症の病原体を保有しているかどうか」とあるのは「二類感染症の病原体を保有しているかどうか,若しくは当該感染症の症状が消失したかどうか又は新型インフルエンザ等感染症の病原体を保有しているかどうか」と読み替えるほか,これらの規定に関し必要な技術的読替えは,政令で定める.

第26条の2(結核患者に係る入院に関する特例) 結核患者に対する前条において読み替えて準用する第19条及び第20条の規定の適用については,第19条第7項中「当該患者が入院している病院又は診療所の所在地」とあるのは「当該患者の居住地」と,第20条第1項本文中「10日以内」とあるのは「30日以内」と,同条第4項中「10日以内」とあるのは「10日以内(第1項本文の規定に係る入院にあっては,30日以内)」と,同条第5項中「当該患者が入院している病院又は診療所の所在地」とあるのは「当該患者の居住地」とする.

第5章 消毒その他の措置

第27条(感染症の病原体に汚染された場所の消毒) ① 都道府県知事は,一類感染症,二類感染症,三類感染症,四類感染症又は新型インフルエンザ等感染症の発生を予防し,又はそのまん延を防止するため必要があると認めるときは,厚生労働省令で定めるところにより,当該感染症の患者がいる場所又はいた場所,当該感染症により死亡した者の死体がある場所又はあった場所その他当該感染症の病原体に汚染された場所又は汚染された疑いがある場所について,当該患者若しくはその保護者又はその場所の管理をする者若しくはその代理をする者に対し,消毒すべきことを命ずることができる.

② 都道府県知事は,前項に規定する命令によっては一類感染症,二類感染症,三類感染症,四類感染症又は新型インフルエンザ等感染症の発生を予防し,又はそのまん延を防止することが困難であると認めるときは,厚生労働省令で定めるところにより,当該感染症の患者がいる場所又はいた場所,当該感染症により死亡した者の死体がある場所又はあった場所その他当該感染症の病原体に汚染された場所又は汚染された疑いがある場所について,市町村に消毒するよう指示し,又は当該都道府県の職員に消毒させることができる.

第28条(ねずみ族,昆虫等の駆除) ① 都道府県知事は,一類感染症,二類感染症,三類感染症又は四類感染症の発生を予防し,又はそのまん延を防止するため必要があると認めるときは,厚生労働省令で定めるところにより,当該感染症の病原体に汚染され,又は汚染された疑いがあるねずみ族,昆虫等が存在する区域を指定し,当該区域の管理をする者又はその代理をする者に対し,当該ねずみ族,昆虫等を駆除すべきことを命ずることができる.

② 都道府県知事は,前項に規定する命令によっては一類感染症,二類感染症,三類感染症又は四類感染症の発生を予防し,又はそのまん延を防止することが困難であると認めるときは,厚生労働省令で定めるところにより,当該感染症の病原体に汚染され,又は汚染された疑いがあるねずみ族,昆虫等が存在する区域を指定し,当該区域を管轄する市町村に当該ねずみ族,昆虫等を駆除するよう指示し,又は当該都道府県の職員に当該ねずみ族,昆虫等を駆除させることができる.

第29条(物件に係る措置) ① 都道府県知事は,一類感染症,二類感染症,三類感染症,四類感染症又は新型インフルエンザ等感染症の発生を予防し,又はそのまん延を防止するため必要があると認めるときは,厚生労働省令で定めるところにより,当該感染症の病原体に汚染され,又は汚染された疑いがある飲食物,衣類,寝具その他の物件について,その所持者に対し,当該物件の移動を制限し,若しくは禁止し,消毒,廃棄その他当該感染症の発生を予防し,又はそのまん延を防止するために必要な措置をとるべきことを命ずることができる.

② 都道府県知事は,前項に規定する命令によって

は一類感染症、二類感染症、三類感染症、四類感染症又は新型インフルエンザ等感染症の発生を予防し、又はそのまん延を防止することが困難であると認めるときは、厚生労働省令で定めるところにより、当該感染症の病原体に汚染され、又は汚染された疑いがある飲食物、衣類、寝具その他の物件について、市町村に消毒するよう指示し、又は当該都道府県の職員に消毒、廃棄その他当該感染症の発生を予防し、若しくはそのまん延を防止するために必要な措置をとらせることができる。

第30条（死体の移動制限等）① 都道府県知事は、一類感染症、二類感染症、三類感染症又は新型インフルエンザ等感染症の発生を予防し、又はそのまん延を防止するため必要があると認めるときは、当該感染症の病原体に汚染され、又は汚染された疑いがある死体の移動を制限し、又は禁止することができる。

② 一類感染症、二類感染症、三類感染症又は新型インフルエンザ等感染症の病原体に汚染され、又は汚染された疑いがある死体は、火葬しなければならない。ただし、十分な消毒を行い、都道府県知事の許可を受けたときは、埋葬することができる。

③ 一類感染症、二類感染症、三類感染症又は新型インフルエンザ等感染症の病原体に汚染され、又は汚染された疑いがある死体は、24時間以内に火葬し、又は埋葬することができる。

第31条（生活の用に供される水の使用制限等）
① 都道府県知事は、一類感染症、二類感染症又は三類感染症の発生を予防し、又はそのまん延を防止するため必要があると認めるときは、当該感染症の病原体に汚染され、又は汚染された疑いがある生活の用に供される水について、その管理者に対し、期間を定めて、その使用又は給水を制限し、又は禁止すべきことを命ずることができる。

② 市町村は、都道府県知事が前項の規定により生活の用に供される水の使用又は給水を制限し、又は禁止すべきことを命じたときは、同項に規定する期間中、都道府県知事の指示に従い、当該生活の用に供される水の使用者に対し、生活の用に供される水を供給しなければならない。

第32条（建物に係る措置）① 都道府県知事は、一類感染症の病原体に汚染され、又は汚染された疑いがある建物について、当該感染症のまん延を防止するため必要があると認める場合であって、消毒により難いときは、厚生労働省令で定めるところにより、期間を定めて、当該建物への立入りを制限し、又は禁止することができる。

② 都道府県知事は、前項に規定する措置によっても一類感染症のまん延を防止できない場合であって、緊急の必要があると認められるときに限り、政令で定める基準に従い、当該感染症の病原体に汚染され、又は汚染された疑いがある建物について封鎖その他当該感染症のまん延の防止のために必要な措置を講ずることができる。

第33条（交通の制限又は遮断）都道府県知事は、一類感染症のまん延を防止するため緊急の必要があると認める場合であって、消毒により難いときは、政令で定める基準に従い、72時間以内の期間を定めて、当該感染症の患者がいる場所その他当該感染症の病原体に汚染され、又は汚染された疑いがある場所の交通を制限し、又は遮断することができる。

第34条（必要な最小限度の措置）第27条から前条までの規定により実施される措置は、感染症の発生を予防し、又はそのまん延を防止するため必要な最小限度のものでなければならない。

第6章　医　療

第37条（入院患者の医療）① 都道府県は、都道府県知事が第19条若しくは第20条（これらの規定を第26条において準用する場合を含む。）又は第46条の規定により入院の勧告又は入院の措置を実施した場合において、当該入院に係る患者（新感染症の所見がある者を含む。以下この条において同じ。）又はその保護者から申請があったときは、当該患者が感染症指定医療機関において受ける次に掲げる医療に要する費用を負担する。

1　診察
2　薬剤又は治療材料の支給
3　医学的処置、手術及びその他の治療
4　病院への入院及びその療養に伴う世話その他の看護

② 都道府県は、前項に規定する患者若しくはその配偶者又は民法（明治29年法律第89号）第877条第1項に定める扶養義務者が前項の費用の全部又は一部を負担することができると認められるときは、同項の規定にかかわらず、その限度において、同項の規定による負担をすることを要しない。

③ 第1項の申請は、当該患者の居住地を管轄する保健所長を経由して都道府県知事に対してしなければならない。

第37条の2（結核患者の医療）① 都道府県は、結核の適正な医療を普及するため、その区域内に居住する結核患者又はその保護者から申請があったときは、当該結核患者が結核指定医療機関において厚生労働省令で定める医療を受けるために必要な費用の100分の95に相当する額を負担することができる。

② 前項の申請は、当該結核患者の居住地を管轄する保健所長を経由して都道府県知事に対してし

なければならない．
③ 都道府県知事は，前項の申請に対して決定をするには，当該保健所について置かれた第24条第1項に規定する協議会の意見を聴かなければならない．
④ 第1項の申請があってから6月を経過したときは，当該申請に基づく費用の負担は，打ち切られるものとする．

第38条（感染症指定医療機関） ① 特定感染症指定医療機関の指定は，その開設者の同意を得て，当該病院の所在地を管轄する都道府県知事と協議した上，厚生労働大臣が行うものとする．
② 第一種感染症指定医療機関，第二種感染症指定医療機関及び結核指定医療機関の指定は，厚生労働大臣の定める基準に適合する病院（結核指定医療機関にあっては，病院若しくは診療所（第6条第16項の政令で定めるものを含む．）又は薬局）について，その開設者の同意を得て，都道府県知事が行うものとする．
③ 感染症指定医療機関は，厚生労働大臣の定めるところにより，前2条の規定により都道府県が費用を負担する感染症の患者及び新感染症の所見がある者の医療を担当しなければならない．
④ 特定感染症指定医療機関は，第37条第1項各号に掲げる医療のうち新感染症の所見がある者並びに一類感染症，二類感染症及び新型インフルエンザ等感染症の患者に係る医療について，厚生労働大臣が行う指導に従わなければならない．
⑤ 第一種感染症指定医療機関は，第37条第1項各号に掲げる医療のうち一類感染症，二類感染症及び新型インフルエンザ等感染症の患者に係る医療について，厚生労働省令で定めるところにより都道府県知事が行う指導に従わなければならない．
⑥ 第二種感染症指定医療機関は，第37条第1項各号に掲げる医療のうち二類感染症及び新型インフルエンザ等感染症の患者に係る医療について，厚生労働省令で定めるところにより都道府県知事が行う指導に従わなければならない．
⑦ 結核指定医療機関は，前条第1項に規定する医療について，厚生労働省令で定めるところにより都道府県知事が行う指導に従わなければならない．
⑧ 感染症指定医療機関は，その指定を辞退しようとするときは，辞退の日の1年前（結核指定医療機関にあっては，30日前）までに，特定感染症指定医療機関については厚生労働大臣に，第一種感染症指定医療機関，第二種感染症指定医療機関及び結核指定医療機関については都道府県知事にその旨を届け出なければならない．
⑨ 感染症指定医療機関が，第3項から第7項までの規定に違反したとき，その他前2条に規定する医療を行うについて不適当であると認められるに至ったときは，特定感染症指定医療機関については厚生労働大臣，第一種感染症指定医療機関，第二種感染症指定医療機関及び結核指定医療機関については都道府県知事は，その指定を取り消すことができる．

第40条（診療報酬の請求，審査及び支払） ① 感染症指定医療機関は，診療報酬のうち，第37条第1項又は第37条の2第1項の規定により都道府県が負担する費用を，都道府県に請求するものとする．
② 都道府県は，前項の費用を当該感染症指定医療機関に支払わなければならない．
③ 都道府県知事は，感染症指定医療機関の診療内容及び診療報酬の請求を随時審査し，かつ，感染症指定医療機関が第1項の規定によって請求することができる診療報酬の額を決定することができる．
④ 感染症指定医療機関は，都道府県知事が行う前項の規定による決定に従わなければならない．
⑤ 都道府県知事は，第3項の規定により診療報酬の額を決定するに当たっては，社会保険診療報酬支払基金法（昭和23年法律第129号）に定める審査委員会，国民健康保険法に定める国民健康保険診療報酬審査委員会その他政令で定める医療に関する審査機関の意見を聴かなければならない．
⑥ 都道府県は，感染症指定医療機関に対する診療報酬の支払に関する事務を，社会保険診療報酬支払基金，国民健康保険団体連合会その他厚生労働省令で定める者に委託することができる．
⑦ 第3項の規定による診療報酬の額の決定については，行政不服審査法による不服申立てをすることができない．

第41条（診療報酬の基準） ① 感染症指定医療機関が行う第37条第1項各号に掲げる医療又は第37条の2第1項に規定する厚生労働省令で定める医療に関する診療報酬は，健康保険の診療報酬の例によるものとする．
② 前項に規定する診療報酬の例によることができないとき，及びこれによることを適当としないときの診療報酬は，厚生労働大臣の定めるところによる．

第44条（厚生労働省令への委任） この法律に規定するもののほか，第37条第1項及び第37条の2第1項の申請の手続，第40条の診療報酬の請求並びに支払及びその事務の委託の手続その他この章で規定する費用の負担に関して必要な事項は，厚生労働省令で定める．

第7章　新型インフルエンザ等感染症

**第44条の2（新型インフルエンザ等感染症の発

生及び実施する措置等に関する情報の公表） ① 厚生労働大臣は、新型インフルエンザ等感染症が発生したと認めたときは、速やかに、その旨及び発生した地域を公表するとともに、当該感染症について、第16条の規定による情報の公表を行うほか、病原体であるウイルスの血清亜型及び検査方法、症状、診断及び治療並びに感染の防止の方法、この法律の規定により実施する措置その他の当該感染症の発生の予防又はそのまん延の防止に必要な情報を新聞、放送、インターネットその他適切な方法により逐次公表しなければならない。
② 前項の情報を公表するに当たっては、個人情報の保護に留意しなければならない。
③ 厚生労働大臣は、第1項の規定により情報を公表した感染症について、国民の大部分が当該感染症に対する免疫を獲得したこと等により新型インフルエンザ等感染症と認められなくなったときは、速やかに、その旨を公表しなければならない。

第44条の3（感染を防止するための協力） ① 都道府県知事は、新型インフルエンザ等感染症のまん延を防止するため必要があると認めるときは、厚生労働省令で定めるところにより、当該感染症にかかっていると疑うに足りる正当な理由のある者に対し、当該感染症の潜伏期間を考慮して定めた期間内において、当該者の体温その他の健康状態について報告を求めることができる。
② 都道府県知事は、新型インフルエンザ等感染症のまん延を防止するため必要があると認めるときは、厚生労働省令で定めるところにより、前項の規定により報告を求めた者に対し、同項の規定により定めた期間内において、当該者の居宅又はこれに相当する場所から外出しないことその他の当該感染症の感染の防止に必要な協力を求めることができる。
③ 前2項の規定により報告又は協力を求められた者は、これに応ずるよう努めなければならない。
④ 都道府県知事は、第2項の規定により協力を求めるときは、必要に応じ、食事の提供、日用品の支給その他日常生活を営むために必要なサービスの提供又は物品の支給（次項において「食事の提供等」という。）に努めなければならない。
⑤ 都道府県知事は、前項の規定により、必要な食事の提供等を行った場合は、当該食事の提供等を受けた者又はその保護者から、当該食事の提供等に要した実費を徴収することができる。

第44条の4（建物に係る措置等の規定の適用） ① 国は、新型インフルエンザ等感染症の発生を予防し、又はそのまん延を防止するため、特に必要があると認められる場合は、2年以内の政令で定める期間に限り、政令で定めるところにより、当該感染症を一類感染症とみなして、第28条及び第31条から第33条までの規定並びに第34条から第36条まで、第12章及び第13章の規定（第28条又は第31条から第33条までの規定により実施された措置に係る部分に限る。）の全部又は一部を適用することができる。
② 前項の政令で定められた期間は、について同項の政令により適用することとされた規定を当該期間の経過後なお適用することが特に必要であると認められる場合は、1年以内の政令で定める期間に限り延長することができる。当該延長に係る政令で定める期間の経過後、これを更に延長しようとするときも、同様とする。
③ 厚生労働大臣は、前2項の政令の制定又は改廃の立案をしようとするときは、あらかじめ、厚生科学審議会の意見を聴かなければならない。ただし、第1項の政令の制定又は改廃につき緊急を要する場合で、あらかじめ、厚生科学審議会の意見を聴くいとまがないときは、この限りでない。
④ 前項ただし書に規定する場合において、厚生労働大臣は、速やかに、立案した政令の内容について厚生科学審議会に報告しなければならない。

第44条の5（新型インフルエンザ等感染症に係る経過の報告） ① 都道府県知事は、新型インフルエンザ等感染症に関し、この法律又はこの法律に基づく政令の規定による事務を行った場合は、厚生労働省令で定めるところにより、その内容を厚生労働大臣に報告しなければならない。
② 前項の規定は、市町村長が、新型インフルエンザ等感染症に関し、第35条第4項において準用する同条第1項に規定する措置を当該職員に実施させた場合について準用する。

第8章　新感染症

第44条の6（新感染症の発生及び実施する措置等に関する情報の公表） ① 厚生労働大臣は、新感染症が発生したと認めたときは、速やかに、その旨及び発生した地域を公表するとともに、当該新感染症について、第16条の規定による情報の公表を行うほか、病原体の検査方法、症状、診断及び治療並びに感染の防止の方法、この法律の規定により実施する措置その他の当該新感染症の発生の予防又はそのまん延の防止に必要な情報を新聞、放送、インターネットその他適切な方法により逐次公表しなければならない。
② 前項の情報を公表するに当たっては、個人情報の保護に留意しなければならない。

第45条（新感染症に係る健康診断） ① 都道府県知事は、新感染症のまん延を防止するため必要があると認めるときは、当該新感染症にかかっていると疑うに足りる正当な理由のある者に対し当該新感染症にかかっているかどうかに関する医

師の健康診断を受け、又はその保護者に対し当該新感染症にかかっていると疑うに足りる正当な理由のある者に健康診断を受けさせるべきことを勧告することができる。

② 都道府県知事は、前項の規定による勧告を受けた者が当該勧告に従わないときは、当該勧告に係る新感染症にかかっていると疑うに足りる正当な理由のある者について、当該職員に健康診断を行わせることができる。

③ 第17条第3項及び第4項の規定は、都道府県知事が第1項に規定する健康診断の勧告又は前項に規定する健康診断の措置を実施する場合について準用する。

第46条（新感染症の所見がある者の入院） ① 都道府県知事は、新感染症のまん延を防止するため必要があると認めるときは、新感染症の所見がある者に対し10日以内の期間を定めて特定感染症指定医療機関に入院し、又はその保護者に対し当該新感染症の所見がある者を入院させるべきことを勧告することができる。ただし、緊急その他やむを得ない理由があるときは、特定感染症指定医療機関以外の病院であって当該都道府県知事が適当と認めるものに入院し、又は当該新感染症の所見がある者を入院させるべきことを勧告することができる。

② 都道府県知事は、前項の規定による勧告を受けた者が当該勧告に従わないときは、10日以内の期間を定めて、当該勧告に係る新感染症の所見がある者を特定感染症指定医療機関（同項ただし書の規定による勧告に従わないときは、特定感染症指定医療機関以外の病院であって当該都道府県知事が適当と認めるもの）に入院させることができる。

③ 都道府県知事は、緊急その他やむを得ない理由があるときは、前2項の規定により入院している新感染症の所見がある者を、前2項の規定により入院したときから起算して10日以内の期間を定めて、当該新感染症の所見がある者が入院している病院以外の病院であって当該都道府県知事が適当と認めるものに入院させることができる。

④ 都道府県知事は、前3項の規定に係る入院の期間の経過後、当該入院に係る新感染症の所見がある者について入院を継続する必要があると認めるときは、10日以内の期間を定めて入院の期間を延長することができる。当該延長に係る入院の期間の経過後、これを更に延長しようとするときも、同様とする。

⑤ 都道府県知事は、第1項の規定による勧告をしようとする場合には、当該新感染症の所見がある者又はその保護者に、適切な説明を行い、その理解を得るよう努めるとともに、都道府県知事が指定する職員に対して意見を述べる機会を与えなければならない。この場合においては、当該新感染症の所見がある者又はその保護者に対し、あらかじめ、意見を述べるべき日時、場所及びその勧告の原因となる事実を通知しなければならない。

⑥ 前項の規定による通知を受けた当該新感染症の所見がある者又はその保護者は、代理人を出頭させ、かつ、自己に有利な証拠を提出することができる。

⑦ 第5項の規定による意見を聴取した者は、聴取書を作成し、これを都道府県知事に提出しなければならない。

第47条（新感染症の所見がある者の移送） 都道府県知事は、前条の規定により入院する新感染症の所見がある者を当該入院に係る病院に移送しなければならない。

第48条（新感染症の所見がある者の退院） ① 都道府県知事は、第46条の規定により入院している者について、当該入院に係る新感染症を公衆にまん延させるおそれがないことが確認されたときは、当該入院している者を退院させなければならない。

② 病院の管理者は、都道府県知事に対し、第46条の規定により入院している者について、当該入院に係る新感染症を公衆にまん延させるおそれがない旨の意見を述べることができる。

③ 第46条の規定により入院している者又はその保護者は、都道府県知事に対し、当該入院している者の退院を求めることができる。

④ 都道府県知事は、前項の規定による退院の求めがあったときは、当該入院している者について、当該入院に係る新感染症を公衆にまん延させるおそれがないかどうかの確認をしなければならない。

第48条の2（最小限度の措置） 第45条から第47条までの規定により実施される措置は、新感染症を公衆にまん延させるおそれ、新感染症にかかった場合の病状の程度その他の事情に照らして、新感染症の発生を予防し、又はそのまん延を防止するため必要な最小限度のものでなければならない。

第49条（新感染症の所見がある者の入院に係る書面による通知） 第17条第3項及び第4項の規定は、都道府県知事が第46条第1項に規定する入院の勧告、同条第2項及び第3項に規定する入院の措置並びに同条第4項に規定する入院の期間の延長をする場合について準用する。

第49条の2（都道府県知事に対する苦情の申出） 第24条の2の規定は、第46条の規定により入院している新感染症の所見がある者について準用する。

第8章 新感染症

第50条（新感染症に係る消毒その他の措置）
① 都道府県知事は，新感染症の発生を予防し，又はそのまん延を防止するため必要があると認めるときは，当該新感染症を1類感染症とみなして，第27条から第33条まで及び第35条第1項に規定する措置の全部又は一部を実施し，又は当該職員に実施させることができる．

② 第35条第2項及び第3項の規定は，前項の規定により都道府県知事が当該職員に同条第1項に規定する措置を実施させる場合について準用する．

③ 第36条第1項及び第2項の規定は，第1項の規定により都道府県知事が第27条第1項若しくは第2項，第28条第1項若しくは第2項，第29条第1項若しくは第2項，第30条第1項又は第31条第1項に規定する措置を実施し，又は当該職員に実施させる場合について準用する．

④ 第36条第3項の規定は，第1項の規定により都道府県知事が第32条又は第33条に規定する措置を実施し，又は当該職員に実施させる場合について準用する．

⑤ 市町村長は，新感染症の発生を予防し，又はそのまん延を防止するため必要があると認めるときは，当該新感染症を一類感染症とみなして，第35条第4項において準用する同条第1項に規定する措置を当該職員に実施させることができる．

⑥ 第35条第4項において準用する同条第2項及び第3項の規定は，前項の規定により当該職員に同条第4項において準用する同条第1項に規定する措置を実施させる場合について準用する．

⑦ 第36条第4項において準用する同条第1項及び第2項の規定は，第1項の規定により実施される第27条第2項，第28条第2項又は第29条第2項の規定による都道府県知事の指示に従い，市町村長が当該職員に第27条第2項，第28条第2項又は第29条第2項に規定する措置を実施させる場合について準用する．

⑧ 第1項又は第5項の規定により実施される措置は，新感染症の発生を予防し，又はそのまん延を防止するため必要な最小限度のものでなければならない．

第50条の2（感染を防止するための協力）
① 都道府県知事は，新感染症のまん延を防止するため必要があると認めるときは，厚生労働省令で定めるところにより，当該新感染症にかかっていると疑うに足りる正当な理由のある者に対し，当該新感染症の潜伏期間と想定される期間を考慮して定めた期間内において，当該者の体温その他の健康状態について報告を求めることができる．

② 都道府県知事は，新感染症のまん延を防止するため必要があると認めるときは，厚生労働省令で定めるところにより，前項の規定により報告を求めた者に対し，同項の規定により定めた期間内において，当該者の居宅又はこれに相当する場所から外出しないことその他の当該新感染症の感染の防止に必要な協力を求めることができる．

③ 前2項の規定により報告又は協力を求められた者は，これに応ずるよう努めなければならない．

④ 第44条の3第4項及び第5項の規定は，都道府県知事が第2項の規定により協力を求める場合について準用する．

第51条（厚生労働大臣の技術的指導及び助言）
① 都道府県知事は，第45条第1項，第46条第1項，第46条第3項若しくは第4項，第47条第1項若しくは第4項，第48条第1項若しくは第4項に規定する措置又は第50条第1項の規定により第27条から第33条まで若しくは第35条第1項に規定する措置を実施し，又は当該職員に実施させようとする場合には，あらかじめ，当該措置の内容及び当該措置を実施する時期その他厚生労働省令で定める事項を厚生労働大臣に通報し，厚生労働大臣と密接な連携を図った上で当該措置を講じなければならない．

② 厚生労働大臣は，前項の規定による通報を受けたときは，第45条から第48条まで及び第50条第1項に規定する措置を適正なものとするため，当該都道府県知事に対して技術的な指導及び助言をしなければならない．

③ 厚生労働大臣は，前項の規定により都道府県知事に対して技術的な指導及び助言をしようとするときは，あらかじめ，厚生科学審議会の意見を聴かなければならない．

④ 前3項の規定は，市町村長が第50条第5項の規定により第35条第4項において準用する同条第1項に規定する措置を当該職員に実施させる場合について準用する．

第51条の2（厚生労働大臣の指示）
① 厚生労働大臣は，新感染症の発生を予防し，又はそのまん延を防止するため緊急の必要があると認めるときは，都道府県知事に対し，第45条第1項，第46条第1項，第3項若しくは第4項，第47条，第48条第1項若しくは第4項，第50条第1項又は第50条の2第1項若しくは第2項の規定により都道府県知事が行う事務に関し必要な指示をすることができる．

② 厚生労働大臣は，前項の規定により都道府県知事に対して指示をしようとするときは，厚生科学審議会の意見を聴かなければならない．ただし，緊急を要する場合で，あらかじめ，厚生科学審議会の意見を聴くいとまがないときは，この限りでない．

③ 前項ただし書に規定する場合において，厚生労

大臣は、速やかに、その指示した措置について厚生科学審議会に報告しなければならない．

第52条（新感染症に係る経過の報告） ① 都道府県知事は、第45条から第48条まで又は第50条第1項に規定する措置を実施し、若しくは当該職員に実施させた場合又は第50条の2第1項若しくは第2項の規定による事務を行った場合は、その内容及びその後の経過を逐次厚生労働大臣に報告しなければならない．

② 前項の規定は、市町村長が、第50条第5項に規定する措置を当該職員に実施させた場合について準用する．

第53条（新感染症の政令による指定） ① 国は、新感染症に係る情報の収集及び分析により、当該新感染症の固有の病状及びまん延の防止のために講ずべき措置を示すことができるようになったときは、速やかに、政令で定めるところにより、新感染症及び新感染症の所見がある者を1年以内の政令で定める期間に限り、それぞれ、一類感染症及び一類感染症の患者とみなして第3章から第6章まで、第10章、第12章及び第13章の規定の全部又は一部を適用する措置を講じなければならない．

② 前項の政令で定められた期間は、当該政令で定められた新感染症について同項の政令により適用することとされた規定を当該期間の経過後もなお適用することが特に必要であると認められる場合は、1年以内の政令で定める期間に限り延長することができる．当該延長に係る政令で定める期間の経過後、これを更に延長しようとするときも、同様とする．

③ 厚生労働大臣は、前2項の政令の制定又は改廃の立案をしようとするときは、あらかじめ、厚生科学審議会の意見を聴かなければならない．

第9章 結核

第53条の2（定期の健康診断） ① 労働安全衛生法（昭和47年法律第57号）第2条第3号に規定する事業者（以下この章及び第12章において「事業者」という．）、学校（専修学校及び各種学校を含み、修業年限が1年未満のものを除く．以下同じ．）の長又は矯正施設その他の施設で政令で定めるもの（以下この章及び第12章において「施設」という．）の長は、それぞれ当該事業者の行う事業において業務に従事する者、当該学校の学生、生徒若しくは児童又は当該施設に収容されている者（小学校就学の始期に達しない者を除く．）であって政令で定めるものに対して、政令で定める定期において、期日又は期間を指定して、結核に係る定期の健康診断を行わなければならない．

② 保健所長は、事業者（国、都道府県、保健所を設置する市及び特別区を除く．）又は学校若しくは施設（国、都道府県、保健所を設置する市又は特別区の設置する学校又は施設を除く．）の長に対し、前項の規定による定期の健康診断の期日又は期間の指定に関して指示することができる．

③ 市町村長は、その管轄する区域内に居住する者（小学校就学の始期に達しない者を除く．）のうち、第1項の健康診断の対象者以外の者であって政令で定めるものに対して、政令で定める定期において、保健所長（特別区及び保健所を設置する市にあっては、都道府県知事）の指示を受け期日又は期間を指定して、結核に係る定期の健康診断を行わなければならない．

④ 第1項の健康診断の対象者に対して労働安全衛生法、学校保健安全法（昭和33年法律第56号）その他の法律又はこれらに基づく命令若しくは規則の規定によって健康診断が行われた場合において、その健康診断が第53条の9の技術的基準に適合するものであるときは、当該対象者に対してそれぞれ事業者又は学校若しくは施設の長が、同項の規定による定期の健康診断を行ったものとみなす．

⑤ 第1項及び第3項の規定による健康診断の回数は、政令で定める．

第53条の3（受診義務） ① 前条第1項又は第3項の健康診断の対象者は、それぞれ指定された期日又は期間内に、事業者、学校若しくは施設の長又は市町村長の行う健康診断を受けなければならない．

② 前項の規定により健康診断を受けるべき者が16歳未満の者又は成年被後見人であるときは、その保護者において、その者に健康診断を受けさせるために必要な措置を講じなければならない．

第53条の4（他で受けた健康診断） 定期の健康診断を受けるべき者が、健康診断を受けるべき期日又は期間満了前3月以内に第53条の9の技術的基準に適合する健康診断を受け、かつ、当該期日又は期間満了の日までに医師の診断書その他その健康診断の内容を証明する文書を当該健康診断の実施者に提出したときは、定期の健康診断を受けたものとみなす．

第53条の5（定期の健康診断を受けなかった者） 疾病その他やむを得ない事故のため定期の健康診断を受けることができなかった者は、その事故が2月以内に消滅したときは、その事故の消滅後1月以内に、健康診断を受け、かつ、その健康診断の内容を記載した医師の診断書その他その健康診断の内容を証明する文書を当該健康診断の実施者に提出しなければならない．

第53条の6（定期の健康診断に関する記録） ①

定期の健康診断の実施者（以下この章において「健康診断実施者」という。）は、定期の健康診断を行い、又は前２条の規定による診断書その他の文書の提出を受けたときは、遅滞なく、健康診断に関する記録を作成し、かつ、これを保存しなければならない。

② 健康診断実施者は、定期の健康診断を受けた者から前項の規定により作成された記録の開示を求められたときは、正当な理由がなければ、これを拒んではならない。

第53条の7（通報又は報告） ① 健康診断実施者は、定期の健康診断を行ったときは、その健康診断（第53条の4又は第53条の5の規定による診断書その他の文書の提出を受けた健康診断を含む。）につき、受診者の数その他厚生労働省令で定める事項を当該健康診断を行った場所を管轄する保健所長（その場所が保健所を設置する市又は特別区の区域内であるときは、保健所長及び市長又は区長）を経由して、都道府県知事に通報又は報告しなければならない。

② 前項の規定は、他の法律又はこれに基づく命令若しくは規則の規定による健康診断実施者が、第53条の2第4項の規定により同条第1項の規定による健康診断とみなされる健康診断を行った場合について準用する。

第53条の8（他の行政機関との協議） ① 保健所長は、第53条の2第2項の規定により、事業者の行う事業において業務に従事する者で労働安全衛生法の適用を受けるものに関し、当該事業者に対して指示をするに当たっては、あらかじめ、当該事業の所在地を管轄する労働基準監督署長と協議しなければならない。

② 保健所長は、教育委員会の所管に属する学校については、第53条の2第2項の指示に代えて、その指示すべき事項を当該教育委員会に通知するものとする。

③ 教育委員会は、前項の通知があったときは、必要な事項を当該学校に指示するものとする。

第53条の9（厚生労働省令への委任） 定期の健康診断の方法及び技術的基準、第53条の4又は第53条の5に規定する診断書その他の文書の記載事項並びに健康診断に関する記録の様式及び保存期間は、厚生労働省令で定める。

第53条の10（結核患者の届出の通知） 都道府県知事は、第12条第1項の規定による結核患者に係る届出を受けた場合において、当該届出がその者の居住地を管轄する保健所長以外の保健所長を経由して行われたときは、直ちに当該届出の内容をその者の居住地を管轄する保健所長に通知しなければならない。

第53条の11（病院管理者の届出） ① 病院の管理者は、結核患者が入院したとき、又は入院している結核患者が退院したときは、7日以内に、当該患者について厚生労働省令で定める事項を、最寄りの保健所長に届け出なければならない。

② 保健所長は、その管轄する区域内に居住する者以外の者について前項の届出を受けたときは、その届出の内容を、当該患者の居住地を管轄する保健所長に通知しなければならない。

第53条の12（結核登録票） ① 保健所長は、結核登録票を備え、これに、その管轄する区域内に居住する結核患者及び厚生労働省令で定める結核回復者に関する事項を記録しなければならない。

② 前項の記録は、第12条第1項の規定による届出又は第53条の10の規定による通知があった者について行うものとする。

③ 結核登録票に記載すべき事項、その移管及び保存期間その他登録票に関し必要な事項は、厚生労働省令で定める。

第53条の13（精密検査） 保健所長は、結核登録票に登録されている者に対して、結核の予防又は医療上必要があると認めるときは、エックス線検査その他厚生労働省令で定める方法による精密検査を行うものとする。

第53条の14（家庭訪問指導） 保健所長は、結核登録票に登録されている者について、結核の予防又は医療上必要があると認めるときは、保健師又はその他の職員をして、その者の家庭を訪問させ、処方された薬剤を確実に服用することその他必要な指導を行わせるものとする。

第53条の15（医師の指示） 医師は、結核患者を診療したときは、本人又はその保護者若しくは現にその患者を看護する者に対して、処方した薬剤を確実に服用することその他厚生労働省令で定める患者の治療に必要な事項及び消毒その他厚生労働省令で定める感染の防止に必要な事項を指示しなければならない。

第10章　感染症の病原体を媒介するおそれのある動物の輸入に関する措置

第54条（輸入禁止） 何人も、感染症を人に感染させるおそれが高いものとして政令で定める動物（以下「指定動物」という。）であって次に掲げるものを輸入してはならない。ただし、第1号の厚生労働省令、農林水産省令で定める地域から輸入しなければならない特別の理由がある場合において、厚生労働大臣及び農林水産大臣の許可を受けたときは、この限りでない。

1　感染症の発生の状況その他の事情を考慮して指定動物ごとに厚生労働省令、農林水産省令で定める地域から発送されたもの

2　前号の厚生労働省令、農林水産省令で定める

地域を経由したもの

第55条（輸入検疫） ① 指定動物を輸入しようとする者（以下「輸入者」という。）は、輸出国における検査の結果、指定動物ごとに政令で定める感染症にかかっていない旨又はかかっている疑いがない旨その他厚生労働省令、農林水産省令で定める事項を記載した輸出国の政府機関により発行された証明書又はその写しを添付しなければならない。

② 指定動物は、農林水産省令で定める港又は飛行場以外の場所で輸入してはならない。

③ 輸入者は、農林水産省令で定めるところにより、当該指定動物の種類及び数量、輸入の時期及び場所その他農林水産省令で定める事項を動物検疫所に届け出なければならない。この場合において、動物検疫所長は、次項の検査を円滑に実施するため特に必要があると認めるときは、当該届出をした者に対し、当該届出に係る輸入の時期又は場所を変更すべきことを指示することができる。

④ 輸入者は、動物検疫所又は第2項の規定により定められた港若しくは飛行場内の家畜防疫官が指定した場所において、指定動物について、第1項の政令で定める感染症にかかっているかどうか、又はその疑いがあるかどうかについての家畜防疫官による検査を受けなければならない。ただし、特別の理由があるときは、農林水産大臣の指定するその他の場所で検査を行うことができる。

⑤ 家畜防疫官は、前項の検査を実施するため必要があると認めるときは、当該検査を受ける者に対し、必要な指示をすることができる。

⑥ 前各項に規定するもののほか、指定動物の検疫に関し必要な事項は、農林水産省令で定める。

第56条（検査に基づく措置） ① 家畜防疫官が、前条第4項の検査において、同条第1項の政令で定める感染症にかかり、又はかかっている疑いがある指定動物を発見した場合については、第13条の規定は、適用しない。この場合において、動物検疫所長は、直ちに、当該指定動物の輸入者の氏名その他同条第1項の厚生労働省令で定める事項を最寄りの保健所長を経由して都道府県知事に通知するものとする。

② 前項の規定による通知を受けた都道府県知事は、直ちに、当該通知の内容を厚生労働大臣に報告しなければならない。

③ 動物検疫所長は、第1項に規定する指定動物について、農林水産省令で定めるところにより、家畜防疫官に隔離、消毒、殺処分その他必要な措置をとらせることができる。

第56条の2（輸入届出） 動物（指定動物を除く。）① のうち感染症を人に感染させるおそれがあるものとして厚生労働省令で定めるもの又は動物の死体のうち感染症を人に感染させるおそれがあるものとして厚生労働省令で定めるもの（以下この条及び第77条第9号において「届出動物等」という。）を輸入しようとする者は、厚生労働省令で定めるところにより、当該届出動物等の種類、数量その他厚生労働省令で定める事項を記載した届出書を厚生労働大臣に提出しなければならない。この場合において、当該届出書には、輸出国における検査の結果、届出動物等ごとに厚生労働省令で定める感染症にかかっていない旨又はかかっている疑いがない旨その他厚生労働省令で定める事項を記載した輸出国の政府機関により発行された証明書又はその写しを添付しなければならない。

② 前項に規定するもののほか、届出動物等の輸入の届出に関し必要な事項は、厚生労働省令で定める。

第11章　特定病原体等

第1節　一種病原体等

第56条の3（一種病原体等の所持の禁止） ① 何人も、一種病原体等を所持してはならない。ただし、次に掲げる場合は、この限りでない。

1　特定一種病原体等所持者が、試験研究が必要な一種病原体等として政令で定めるもの（以下「特定一種病原体等」という。）を、厚生労働大臣が指定する施設における試験研究のために所持する場合

2　第56条の22第1項の規定により一種病原体等の滅菌若しくは無害化（以下「滅菌等」という。）をし、又は譲渡しをしなければならない者（以下「一種滅菌譲渡義務者」という。）が、厚生労働省令で定めるところにより、滅菌等又は譲渡し（以下「滅菌譲渡」という。）をするまでの間一種病原体等を所持する場合

3　前2号に規定する者から運搬を委託された者が、その委託に係る一種病原体等を当該運搬のために所持する場合

4　前3号に規定する者の従業者が、その職務上一種病原体等を所持する場合

② 前項第1号の特定一種病原体等所持者とは、国又は独立行政法人（独立行政法人通則法（平成11年法律第103号）第2条第1項に規定する独立行政法人をいう。）その他の政令で定める法人であって特定一種病原体等の種類ごとに当該特定一種病原体等を適切に所持できるものとして厚生労働大臣が指定した者をいう。

第56条の4（一種病原体等の輸入の禁止） 何人も、一種病原体等を輸入してはならない。ただし、特定一種病原体等所持者（前条第2項に規定する特定一種病原体等所持者をいう。以下同じ。）が、特定一種病原体等であって外国から調達する

必要があるものとして厚生労働大臣が指定するものを輸入する場合は、この限りでない。

第56条の5（一種病原体等の譲渡し及び譲受けの禁止） 何人も、一種病原体等を譲り渡し、又は譲り受けてはならない。ただし、次に掲げる場合は、この限りでない。

1 特定一種病原体等所持者が、特定一種病原体等を、厚生労働大臣の承認を得て、他の特定一種病原体等所持者に譲り渡し、又は他の特定一種病原体等所持者若しくは一種滅菌譲渡義務者から譲り受ける場合
2 一種滅菌譲渡義務者が、特定一種病原体等を、厚生労働省令で定めるところにより、特定一種病原体等所持者に譲り渡す場合

第2節　二種病原体等

第56条の6（二種病原体等の所持の許可） ① 二種病原体等を所持しようとする者は、政令で定めるところにより、厚生労働大臣の許可を受けなければならない。ただし、次に掲げる場合は、この限りでない。

1 第56条の22第1項の規定により二種病原体等の滅菌譲渡をしなければならない者（以下「二種滅菌譲渡義務者」という。）が、厚生労働省令で定めるところにより、滅菌譲渡をするまでの間二種病原体等を所持しようとする場合
2 この項本文の許可を受けた者（以下「二種病原体等許可所持者」という。）又は二種滅菌譲渡義務者から運搬を委託された者が、その委託に係る二種病原体等を当該運搬のために所持しようとする場合
3 二種病原体等許可所持者又は前2号に規定する者の従業者が、その職務上二種病原体等を所持しようとする場合

② 前項本文の許可を受けようとする者は、厚生労働省令で定めるところにより、次の事項を記載した申請書を厚生労働大臣に提出しなければならない。

1 氏名又は名称及び住所並びに法人にあっては、その代表者の氏名
2 二種病原体等の種類（毒素にあっては、種類及び数量）
3 所持の目的及び方法
4 二種病原体等の保管、使用及び滅菌等をする施設（以下「二種病原体等取扱施設」という。）の位置、構造及び設備

第3節　三種病原体等

第56条の16（三種病原体等の所持の届出） ① 三種病原体等を所持する者は、政令で定めるところにより、当該三種病原体等の所持の開始の日から7日以内に、当該三種病原体等の種類その他厚生労働省令で定める事項を厚生労働大臣に届け出なければならない。ただし、次に掲げる場合は、この限りでない。

1 病院若しくは診療所又は病原体等の検査を行っている機関が、業務に伴い三種病原体等を所持することとなった場合において、厚生労働省令で定めるところにより、滅菌譲渡をするまでの間三種病原体等を所持するとき。
2 三種病原体等を所持する者から運搬を委託された者が、その委託に係る三種病原体等を当該運搬のために所持する場合
3 三種病原体等を所持する者の従業者が、その職務上三種病原体等を所持する場合

② 前項本文の規定による届出をした三種病原体等を所持する者は、その届出に係る事項を変更したときは、厚生労働省令で定めるところにより、変更の日から7日以内に、その旨を厚生労働大臣に届け出なければならない。その届出に係る三種病原体等を所持しないこととなったときも、同様とする。

第4節　所持者等の義務

第56条の18（感染症発生予防規程の作成等） ① 特定一種病原体等所持者及び二種病原体等許可所持者は、当該病原体等による感染症の発生を予防し、及びそのまん延を防止するため、厚生労働省令で定めるところにより、当該病原体等の所持を開始する前に、感染症発生予防規程を作成し、厚生労働大臣に届け出なければならない。

② 特定一種病原体等所持者及び二種病原体等許可所持者は、感染症発生予防規程を変更したときは、変更の日から30日以内に、厚生労働大臣に届け出なければならない。

第56条の19（病原体等取扱主任者の選任等） ① 特定一種病原体等所持者及び二種病原体等許可所持者は、当該病原体等による感染症の発生の予防及びまん延の防止について監督を行わせるため、当該病原体等の取扱いの知識経験に関する要件として厚生労働省令で定めるものを備える者のうちから、病原体等取扱主任者を選任しなければならない。

② 特定一種病原体等所持者及び二種病原体等許可所持者は、病原体等取扱主任者を選任したときは、厚生労働省令で定めるところにより、選任した日から30日以内に、その旨を厚生労働大臣に届け出なければならない。これを解任したときも、同様とする。

第56条の20（病原体等取扱主任者の責務等） ① 病原体等取扱主任者は、誠実にその職務を遂行しなければならない。

② 特定一種病原体等の保管、使用及び滅菌等をする施設（以下「一種病原体等取扱施設」という。）又は二種病原体等取扱施設に立ち入る者は、

病原体等取扱主任者がこの法律又はこの法律に基づく命令若しくは感染症発生予防規程の実施を確保するためにする指示に従わなければならない．

③ 特定一種病原体等所持者及び二種病原体等許可所持者は，当該病原体等による感染症の発生の予防及びまん延の防止に関し，病原体等取扱主任者の意見を尊重しなければならない．

第56条の25（保管等の基準） 特定一種病原体等所持者及び二種病原体等許可所持者並びにこれらの者から運搬を委託された者，三種病原体等所持者並びに四種病原体等所持者（以下「特定病原体等所持者」という．）は，特定病原体等の保管，使用，運搬（船舶又は航空機による運搬を除く．次条第4項を除き，以下同じ．）又は滅菌等をする場合においては，厚生労働省令で定める技術上の基準に従って特定病原体等による感染症の発生の予防及びまん延の防止のために必要な措置を講じなければならない．

第56条の26（適用除外） ① 前3条及び第56条の32の規定は，第56条の16第1項第1号に掲げる場合には，適用しない．

② 第56条の23，第56条の24及び第56条の32第1項の規定は，第56条の16第1項第2号に掲げる場合には，適用しない．

③ 前2条及び第56条の32の規定は，病院若しくは診療所又は病原体等の検査を行っている機関が，業務に伴い四種病原体等を所持することとなった場合において，厚生労働省令で定めるところにより，滅菌譲渡をするまでの間四種病原体等を所持するときは，適用しない．

④ 第56条の24及び第56条の32第1項の規定は，四種病原体等所持者から運搬を委託された者が，その委託に係る四種病原体等を当該運搬のために所持する場合には，適用しない．

第56条の27（運搬の届出等） ① 特定一種病原体等所持者，一種滅菌譲渡義務者，二種病原体等許可所持者及び二種滅菌譲渡義務者並びにこれらの者から運搬を委託された者並びに三種病原体等所持者は，その一種病原体等，二種病原体等又は三種病原体等を事業所の外において運搬する場合（船舶又は航空機により運搬する場合を除く．）においては，国家公安委員会規則で定めるところにより，その旨を都道府県公安委員会に届け出て，届出を証明する文書（以下「運搬証明書」という．）の交付を受けなければならない．

② 都道府県公安委員会は，前項の規定による届出があった場合において，その運搬する一種病原体等，二種病原体等又は三種病原体等について盗取，所在不明その他の事故の発生を防止するため必要があると認めるときは，国家公安委員会規則で定めるところにより，運搬の日時，経路その他国家公安委員会規則で定める事項について，必要な指示をすることができる．

③ 都道府県公安委員会は，前項の指示をしたときは，その指示の内容を運搬証明書に記載しなければならない．

④ 第1項に規定する場合において，運搬証明書の交付を受けたときは，特定一種病原体等所持者，一種滅菌譲渡義務者，二種病原体等許可所持者及び二種滅菌譲渡義務者並びにこれらの者から運搬を委託された者並びに三種病原体等所持者は，当該運搬証明書を携帯し，かつ，当該運搬証明書に記載された内容に従って運搬しなければならない．

⑤ 警察官は，自動車又は軽車両により運搬される一種病原体等，二種病原体等又は三種病原体等について盗取，所在不明その他の事故の発生を防止するため，特に必要があると認めるときは，当該自動車又は軽車両を停止させ，これらを運搬する者に対し，運搬証明書の提示を求め，若しくは，国家公安委員会規則で定めるところにより，運搬証明書に記載された内容に従って運搬しているかどうかについて検査し，又は当該病原体等について盗取，所在不明その他の事故の発生を防止するため，第1項，第2項及び前項の規定の実施に必要な限度で経路の変更その他の適切な措置を講ずることを命ずることができる．

⑥ 前項に規定する権限は，犯罪捜査のために認められたものと解してはならない．

第56条の28（事故届） 特定病原体等所持者，一種滅菌譲渡義務者及び二種滅菌譲渡義務者は，その所持する特定病原体等について盗取，所在不明その他の事故が生じたときは，遅滞なく，その旨を警察官又は海上保安官に届け出なければならない．

第56条の29（災害時の応急措置） ① 特定病原体等所持者，一種滅菌譲渡義務者及び二種滅菌譲渡義務者は，その所持する特定病原体等に関し，地震，火災その他の災害が起こったことにより，当該特定病原体等による感染症が発生し，若しくはまん延した場合又は当該特定病原体等による感染症が発生し，若しくはまん延するおそれがある場合においては，直ちに，厚生労働省令で定めるところにより，応急の措置を講じなければならない．

② 前項の事態を発見した者は，直ちに，その旨を警察官又は海上保安官に通報しなければならない．

③ 特定病原体等所持者，一種滅菌譲渡義務者及び二種滅菌譲渡義務者は，第1項の事態が生じた場合においては，厚生労働省令で定めるところにより，遅滞なく，その旨を厚生労働大臣に届け出な

第5節 監督

第56条の30（報告徴収） 厚生労働大臣又は都道府県公安委員会は、この章の規定（都道府県公安委員会にあっては、第56条の27第2項の規定）の施行に必要な限度で、特定病原体等所持者、三種病原体等を輸入した者、四種病原体等を輸入した者、一種滅菌譲渡義務者及び二種滅菌譲渡義務者（以下「特定病原体等所持者等」という。）に対し、報告をさせることができる。

第56条の31（立入検査） ① 厚生労働大臣又は都道府県公安委員会は、この章の規定（都道府県公安委員会にあっては、第56条の27第2項の規定）の施行に必要な限度で、当該職員（都道府県公安委員会にあっては、警察職員）に、特定病原体等所持者等の事務所又は事業所に立ち入り、その者の帳簿、書類その他必要な物件を検査させ、関係者に質問させ、又は検査のため必要な最小限度において、特定病原体等若しくは特定病原体等によって汚染された物を無償で収去させることができる。

② 前項の職員は、その身分を示す証明書を携帯し、かつ、関係者の請求があるときは、これを提示しなければならない。

③ 第1項の権限は、犯罪捜査のために認められたものと解してはならない。

第56条の32（改善命令） ① 厚生労働大臣は、特定病原体等の保管、使用又は滅菌等をする施設の位置、構造又は設備が第56条の24の技術上の基準に適合していないと認めるときは、特定一種病原体等所持者、二種病原体等許可所持者、三種病原体等所持者又は四種病原体等所持者に対し、当該施設の修理又は改造その他特定病原体等による感染症の発生の予防又はまん延の防止のために必要な措置を命ずることができる。

② 厚生労働大臣は、特定病原体等の保管、使用、運搬又は滅菌等に関する措置が第56条の25の技術上の基準に適合していないと認めるときは、特定病原体等所持者に対し、保管、使用、運搬又は滅菌等の方法の変更その他特定病原体等による感染症の発生の予防又はまん延の防止のために必要な措置を命ずることができる。

第56条の33（感染症発生予防規程の変更命令） 厚生労働大臣は、特定一種病原体等又は二種病原体等による感染症の発生を予防し、又はそのまん延を防止するために必要があると認めるときは、特定一種病原体等所持者又は二種病原体等許可所持者に対し、感染症発生予防規程の変更を命ずることができる。

第56条の34（解任命令） 厚生労働大臣は、病原体等取扱主任者が、この法律又はこの法律に基づく命令の規定に違反したときは、特定一種病原体等所持者又は二種病原体等許可所持者に対し、病原体等取扱主任者の解任を命ずることができる。

第56条の37（災害時の措置命令） 厚生労働大臣は、第56条の29第1項の場合において、特定病原体等による感染症の発生を予防し、又はそのまん延を防止するため緊急の必要があると認めるときは、特定病原体等所持者、一種滅菌譲渡義務者又は二種滅菌譲渡義務者に対し、特定病原体等の保管場所の変更、特定病原体等の滅菌等その他特定病原体等による感染症の発生の予防又はまん延の防止のために必要な措置を講ずることを命ずることができる。

第12章 費用負担

第57条（市町村の支弁すべき費用） 市町村は、次に掲げる費用を支弁しなければならない。

1 第27条第2項の規定により市町村が行う消毒（第50条第1項の規定により実施される場合を含む。）に要する費用

2 第28条第2項の規定により市町村が行うねずみ族、昆虫等の駆除（第50条第1項の規定により実施される場合を含む。）に要する費用

3 第29条第2項の規定により市町村が行う消毒（第50条第1項の規定により実施される場合を含む。）に要する費用

4 第31条第2項の規定により市町村が行う生活の用に供される水の供給（第50条第1項の規定により実施される場合を含む。）に要する費用

5 第53条の2第1項の規定により、事業者である市町村又は市町村の設置する学校若しくは施設の長が行う定期の健康診断に要する費用

6 第53条の2第3項の規定により市町村長が行う定期の健康診断に要する費用

第58条（都道府県の支弁すべき費用） 都道府県は、次に掲げる費用を支弁しなければならない。

1 第14条から第16条までの規定（第15条第2項を除く。）により実施される事務に要する費用

2 第17条又は第45条の規定による健康診断に要する費用

3 第18条第4項、第22条第4項（第26条において準用する場合を含む。）又は第48条第4項の規定による確認に要する費用

4 第21条（第26条において準用する場合を含む。）又は第47条の規定による移送に要する費用

5 第27条第2項の規定による消毒（第50条第1項の規定により実施される場合を含む。）に要する費用

6 第28条第2項の規定によるねずみ族、昆虫等

の駆除(第50条第1項の規定により実施される場合を含む.)に要する費用
7 第29条第2項の規定による措置(第50条第1項の規定により実施される場合を含む.)に要する費用
8 第32条第2項の規定による建物に係る措置(第50条第1項の規定により実施される場合を含む.)に要する費用
9 第33条の規定による交通の制限又は遮断(第50条第1項の規定により実施される場合を含む.)に要する費用
10 第37条第1項の規定により負担する費用
11 第37条の2第1項の規定により負担する費用
12 第42条の規定による療養費の支給に要する費用
13 第53条の2第1項の規定により,事業者である都道府県又は都道府県の設置する学校若しくは施設の長が行う定期の健康診断に要する費用
14 第53条の13の規定により保健所長が行う精密検査に要する費用

第58条の2(事業者の支弁すべき費用) 事業者(国,都道府県及び市町村を除く.)は,第53条の2第1項の規定による定期の健康診断に要する費用を支弁しなければならない.

第58条の3(学校又は施設の設置者の支弁すべき費用) 学校又は施設(国,都道府県又は市町村の設置する学校又は施設を除く.)の設置者は,第53条の2第1項の規定により,学校又は施設の長が行う定期の健康診断に要する費用を支弁しなければならない.

第59条(都道府県の負担) 都道府県は,第57条第1号から第4号までの費用に対して,政令で定めるところにより,その3分の2を負担する.

第60条(都道府県の補助) ① 都道府県は,第58条の3の費用に対して,政令で定めるところにより,その2分の1を補助するものとする.
② 都道府県は,第一種感染症指定医療機関又は第二種感染症指定医療機関の設置者に対し,政令で定めるところにより,第一種感染症指定医療機関又は第二種感染症指定医療機関の設置及び運営に要する費用の全部又は一部を補助することができる.

第61条(国の負担) ① 国は,第55条の規定による輸入検疫に要する費用(輸入検疫中の指定動物の飼育管理費を除く.)を負担しなければならない.
② 国は,第58条第10号の費用及び同条第12号の費用(第37条の2第1項に規定する厚生労働省令で定める医療に係るものを除く.)に対して,政令で定めるところにより,その4分の3を負担する.

③ 国は,第58条第1号から第9号まで及び第14号並びに第59条の費用に対して,政令で定めるところにより,その2分の1を負担する.

第62条(国の補助) ① 国は,第58条第11号の費用及び同条第12号の費用(第37条の2第1項に規定する厚生労働省令で定める医療に係るものに限る.)に対して,政令で定めるところにより,その2分の1を補助するものとする.
② 国は,第60条第2項の費用に対して,政令で定めるところにより,その2分の1以内を補助することができる.
③ 国は,特定感染症指定医療機関の設置者に対し,政令で定めるところにより,予算の範囲内で,特定感染症指定医療機関の設置及び運営に要する費用の一部を補助することができる.

第63条(費用の徴収) ① 市町村長は,第27条第2項の規定により,当該職員に一類感染症,二類感染症,三類感染症,四類感染症若しくは新型インフルエンザ等感染症の患者がいる場所又はいた場所,当該感染症に係る死体がある場所又はあった場所その他当該感染症の病原体に汚染された場所又は汚染された疑いがある場所を消毒させた場合(第50条第1項の規定により実施された場合を含む.)は,当該患者若しくはその保護者又はその場所の管理をする者若しくはその代理をする者から消毒に要した実費を徴収することができる.
② 市町村長は,第28条第2項の規定により,当該職員に一類感染症,二類感染症,三類感染症又は四類感染症の病原体に汚染され,又は汚染された疑いがあるねずみ族,昆虫等を駆除させた場合(第50条第1項の規定により実施された場合を含む.)は,当該ねずみ族,昆虫等が存在する区域の管理をする者又はその代理をする者からねずみ族,昆虫等の駆除に要した実費を徴収することができる.
③ 市町村長は,第29条第2項の規定により,当該職員に一類感染症,二類感染症,三類感染症,四類感染症又は新型インフルエンザ等感染症の病原体に汚染され,又は汚染された疑いがある飲食物,衣類,寝具その他の物件を消毒させた場合(第50条第1項の規定により実施された場合を含む.)は,当該飲食物,衣類,寝具その他の物件の所持者から消毒に要した実費を徴収することができる.
④ 前3項の規定は,都道府県知事が,第27条第2項に規定する消毒,第28条第2項に規定するねずみ族,昆虫等の駆除又は第29条第2項に規定する消毒の措置を当該職員に実施させた場合について準用する.

第13章 雑則

第63条の2（厚生労働大臣の指示） 厚生労働大臣は，感染症の発生を予防し，又はそのまん延を防止するため緊急の必要があると認めるときは，都道府県知事に対し，この法律（第8章を除く．）又はこの法律に基づく政令の規定により都道府県知事が行う事務に関し必要な指示をすることができる．

第64条（保健所を設置する市又は特別区） ① 保健所を設置する市又は特別区にあっては，第3章から前章までの規定（第14条第1項及び第5項，第38条第1項，第2項及び第5項から第9項まで，第40条第3項から第5項まで，第43条，第53条の2第3項，第53条の7第1項，第56条の27第7項並びに第60条を除く．）及び前条中「都道府県知事」とあるのは「市長」又は「区長」と，「都道府県」とあるのは「市」又は「区」とする．

② 特別区にあっては，第31条第2項及び第57条（第4号の規定に係る部分に限る．）中「市町村」とあるのは，「都」とする．

第64条の2（大都市等の特例） 前条に規定するもののほか，この法律中都道府県が処理することとされている事務（結核の予防に係るものに限る．）で政令で定めるものは，地方自治法（昭和22年法律第67号）第252条の19第1項の指定都市（以下「指定都市」という．）及び同法第252条の22第1項の中核市（以下「中核市」という．）においては，政令で定めるところにより，指定都市又は中核市（以下「指定都市等」という．）が処理するものとする．この場合においては，この法律中都道府県に関する規定は，指定都市等に関する規定として指定都市等に適用があるものとする．

第65条の3（権限の委任） ① この法律に規定する厚生労働大臣の権限は，厚生労働省令で定めるところにより，地方厚生局長に委任することができる．

② 前項の規定により地方厚生局長に委任された権限は，厚生労働省令で定めるところにより，地方厚生支局長に委任することができる．

第14章 罰則

第67条 ① 一種病原体等をみだりに発散させて公共の危険を生じさせた者は，無期若しくは2年以上の懲役又は1000万円以下の罰金に処する．

② 前項の未遂罪は，罰する．

③ 第1項の罪を犯す目的でその予備をした者は，5年以下の懲役又は250万円以下の罰金に処する．ただし，同項の罪の実行の着手前に自首した者は，その刑を減軽し，又は免除する．

第68条 ① 第56条の4の規定に違反した者は，10年以下の懲役又は500万円以下の罰金に処する．

② 前条第1項の犯罪の用に供する目的で前項の罪を犯した者は，15年以下の懲役又は700万円以下の罰金に処する．

③ 前2項の未遂罪は，罰する．

④ 第1項又は第2項の罪を犯す目的でその予備をした者は，3年以下の懲役又は200万円以下の罰金に処する．

第69条 ① 次の各号のいずれかに該当する者は，7年以下の懲役又は300万円以下の罰金に処する．

1　第56条の3の規定に違反して一種病原体等を所持した者

2　第56条の5の規定に違反して，一種病原体等を譲り渡し，又は譲り受けた者

② 第67条第1項の犯罪の用に供する目的で前項の罪を犯した者は，10年以下の懲役又は500万円以下の罰金に処する．

③ 前2項の未遂罪は，罰する．

第70条 第56条の12第1項の許可を受けないで二種病原体等を輸入した者は，5年以下の懲役又は250万円以下の罰金に処する．

第71条 次の各号のいずれかに該当する者は，3年以下の懲役又は200万円以下の罰金に処する．

1　第56条の6第1項本文の許可を受けないで二種病原体等を所持した者

2　第56条の15の規定に違反して，二種病原体等を譲り渡し，又は譲り受けた者

第72条 次の各号のいずれかに該当する者は，1年以下の懲役又は100万円以下の罰金に処する．

1　第56条の11第1項本文の許可を受けないで第56条の6第2項第2号から第4号までに掲げる事項を変更した者

2　第56条の14において読み替えて準用する第56条の11第1項の規定に違反して同項本文の許可を受けないで第56条の12第2項第2号から第7号までに掲げる事項を変更した者

3　第56条の19第1項の規定に違反した者

4　第56条の22第1項の規定に違反した者

5　第56条の29第1項の規定に違反し，又は第56条の37の規定による命令に違反した者

6　第56条の30の規定による報告をせず，又は虚偽の報告をした者

7　第56条の31第1項の規定による立入り，検査若しくは収去を拒み，妨げ，若しくは忌避し，又は質問に対して陳述をせず，若しくは虚偽の陳述をした者

8　第56条の38第2項の規定による立入り若しくは検査を拒み，妨げ，若しくは忌避し，又は質問に対して陳述をせず，若しくは虚偽の陳述を

した者

第73条 ① 医師が,感染症の患者(疑似症患者及び無症状病原体保有者並びに新感染症の所見がある者を含む.次条第1項において同じ.)であるかどうかに関する健康診断又は当該感染症の治療に際して知り得た人の秘密を正当な理由がなく漏らしたときは,1年以下の懲役又は100万円以下の罰金に処する.

③ 職務上前項の秘密を知り得た他の公務員又は公務員であった者が,正当な理由がなくその秘密を漏らしたときも,第1項と同様とする.

第74条 ① 感染症の患者であるとの人の秘密を業務上知り得た者が,正当な理由がなくその秘密を漏らしたときは,6月以下の懲役又は50万円以下の罰金に処する.

② 第15条の3第1項の規定による報告をせず,若しくは虚偽の報告をし,又は同項の規定による当該職員の質問に対して答弁をせず,若しくは虚偽の答弁をした者は,6月以下の懲役又は50万円以下の罰金に処する.

第77条

7 第35条第1項(第7条第1項の規定に基づく政令によって準用される場合,第44条の4第1項の規定に基づく政令によって適用される場合及び第53条第1項の規定に基づく政令によって適用される場合を含む.)若しくは第50条第1項若しくは第5項の規定により実施される第35条第1項の規定による当該職員の質問に対して答弁をせず,若しくは虚偽の答弁をし,又は同項(第7条第1項の規定に基づく政令によって準用される場合,第44条の4第1項の規定に基づく政令によって適用される場合及び第53条第1項の規定に基づく政令によって適用される場合を含む.)若しくは第50条第1項若しくは第5項の規定により実施される第35条第1項の規定による当該職員の調査を拒み,妨げ若しくは忌避した者

8 第54条又は第55条第1項,第2項若しくは第4項の規定(これらの規定が第7条第1項の規定に基づく政令によって準用される場合及び第53条第1項の規定に基づく政令によって適用される場合を含む.)に違反して指定動物を輸入した者

9 第56条の2第1項の規定に違反して届出動物等を輸入した者

第78条 第67条の罪は,刑法(明治40年法律第45号)第4条の2の例に従う.

第79条 法人の代表者又は法人若しくは人の代理人,使用人その他の従業者が,その法人又は人の業務に関し,第67条の罪を犯し,又は第68条から第72条まで,第75条,第76条若しくは第77条第8号若しくは第9号の違反行為をしたときは,行為者を罰するほか,その法人又は人に対しても,各本条の罰金刑を科する.

第80条 次の各号のいずれかに該当する者は,10万円以下の過料に処する.
1 第56条の18第1項の規定に違反した者
2 第56条の19第2項の規定による届出をしなかった者
3 第56条の33の規定による命令に違反した者

第81条 次の各号のいずれかに該当する者は,5万円以下の過料に処する.
1 第56条の11第3項(第56条の14において読み替えて準用する場合を含む.)の規定による届出をしなかった者
2 第56条の18第2項の規定による届出をしなかった者

---

86 予防接種法(抄)

(昭23・6・30法律第68号,
最終改正:平18・12・8法律第106号)

第1章 総則

第1条〔目的〕 この法律は,伝染のおそれがある疾病の発生及びまん延を予防するために,予防接種を行い,公衆衛生の向上及び増進に寄与するとともに,予防接種による健康被害の迅速な救済を図ることを目的とする.

第2条〔定義及び予防接種を行う疾病〕 ① この法律において「予防接種」とは,疾病に対して免疫の効果を得させるため,疾病の予防に有効であることが確認されているワクチンを,人体に注射し,又は接種することをいう.

② その発生及びまん延を予防することを目的として,この法律の定めるところにより予防接種を行う疾病(以下「一類疾病」という.)は,次に掲げるものとする.
1 ジフテリア
2 百日せき
3 急性灰白髄炎
4 麻しん
5 風しん
6 日本脳炎
7 破傷風
8 結核
9 前各号に掲げる疾病のほか,その発生及びまん延を予防するため特に予防接種を行う必要があると認められる疾病として政令で定める疾病

③ 個人の発病又はその重症化を防止し,併せてこれによりそのまん延の予防に資することを目的として,この法律の定めるところにより予防接種を行う疾病(以下「二類疾病」という.)は,インフルエンザとする.

④ この法律において「保護者」とは,親権を行う者又は後見人をいう.

第2章 予防接種の実施

第3条〔定期の予防接種〕① 市町村長は、一類疾病及び二類疾病のうち政令で定めるものについて、当該市町村の区域内に居住する者であつて政令で定めるものに対し、保健所長〔特別区及び地域保健法（昭和22年法律第101号）第5条第1項の規定に基づく政令で定める市（第9条において「保健所を設置する市」という。）にあつては、都道府県知事とする。〕の指示を受け期日又は期間を指定して、予防接種を行わなければならない.

② 都道府県知事は、前項に規定する疾病のうち政令で定めるものについて、当該疾病の発生状況等を勘案して、当該都道府県の区域のうち当該疾病に係る予防接種を行う必要がないと認められる区域を指定することができる.

③ 前項の規定による指定があつたときは、その区域の全部が当該指定に係る区域に含まれる市町村の長は、第1項の規定にかかわらず、当該指定に係る疾病について予防接種を行うことを要しない.

第6条〔緊急時の予防接種〕① 都道府県知事は、一類疾病及び二類疾病のうち厚生労働大臣が定めるもののまん延予防上緊急の必要があると認めるときは、その対象者及びその期日又は期間を指定して、臨時に予防接種を行い、又は市町村長に行うよう指示することができる.

② 厚生労働大臣は、前項に規定する疾病のまん延予防上緊急の必要があると認めるときは、政令の定めるところにより、同項の予防接種を都道府県知事に行うよう指示することができる.

第7条〔予防接種を行つてはならない者〕市町村長又は都道府県知事は、第3条第1項又は前条第1項に規定する予防接種を行うに当たつては、当該予防接種を受けようとする者について、厚生労働省令で定める方法により健康状態を調べ、当該予防接種を受けることが適当でない者として厚生労働省令で定めるものに該当すると認めるときは、その者に対して当該予防接種を行つてはならない.

第8条〔被接種者等の責務〕① 第3条第1項に規定する予防接種であつて一類疾病に係るもの及び第6条第1項に規定する予防接種の対象者は、第3条第1項に規定する予防接種（当該予防接種に相当する予防接種であつて、市町村長以外の者により行われるものを含む。以下「定期の予防接種」という。）であつて一類疾病に係るもの又は第6条第1項に規定する予防接種（当該予防接種に相当する予防接種であつて、同項の規定による指示があつた日以後当該指示に係る期日又は期間の満了の日までの間に都道府県知事及び市町村長以外の者により行われるものを含む。以下「臨時の予防接種」という。）を受けるよう努めなければならない.

② 第3条第1項に規定する予防接種であつて一類疾病に係るもの又は第6条第1項に規定する予防接種の対象者が16歳未満の者又は成年被後見人であるときは、その保護者は、その者に定期の予防接種であつて一類疾病に係るもの又は臨時の予防接種を受けさせるため必要な措置を講ずるよう努めなければならない.

第9条〔保健所長への委任〕都道府県知事又は保健所を設置する市若しくは特別区の長は、第3条第1項又は第6条第1項に規定する予防接種の実施事務を保健所長に委任することができる.

第10条〔委任〕この章に規定するもののほか、予防接種の実施に係る公告、周知、記録及び報告に関して必要な事項は政令で、その他予防接種の実施に関して必要な事項は厚生労働省令で定める.

第3章 予防接種による健康被害の救済措置

第11条〔予防接種による健康被害の認定及び給付〕
① 市町村長は、当該市町村の区域内に居住する間に定期の予防接種又は臨時の予防接種を受けた者が、疾病にかかり、障害の状態となり、又は死亡した場合において、当該疾病、障害又は死亡が当該予防接種を受けたことによるものであると厚生労働大臣が認定したときは、次条及び第13条に定めるところにより、給付を行う.

② 厚生労働大臣は、前項の認定を行うに当たつては、審議会等（国家行政組織法（昭和23年法律第120号）第8条に規定する機関をいう。）で政令で定めるものの意見を聴かなければならない.

第12条〔健康被害に対する給付〕① 一類疾病に係る定期の予防接種若しくは臨時の予防接種又は二類疾病に係る臨時の予防接種を受けたことによる疾病、障害又は死亡について行う前条第1項の規定による給付は、次の各号に掲げるとおりとし、それぞれ当該各号に定める者に対して行う.

1 医療費及び医療手当 予防接種を受けたことによる疾病について医療を受ける者
2 障害児養育年金 予防接種を受けたことにより政令で定める程度の障害の状態にある18歳未満の者を養育する者
3 障害年金 予防接種を受けたことにより政令で定める程度の障害の状態にある18歳以上の者
4 死亡一時金 予防接種を受けたことにより死亡した者の政令で定める遺族
5 葬祭料 予防接種を受けたことにより死亡した者の葬祭を行う者

② 二類疾病に係る定期の予防接種を受けたことによる疾病、障害又は死亡について行う前条第1項の規定による給付は、次の各号に掲げるとおりとし、それぞれ当該各号に定める者に対して行う.

1 医療費及び医療手当 予防接種を受けたことによる疾病について政令で定める程度の医療を受ける者
2 障害児養育年金 予防接種を受けたことにより政令で定める程度の障害の状態にある18歳未満の者を養育する者
3 障害年金 予防接種を受けたことにより政令で定める程度の障害の状態にある18歳以上の者
4 遺族年金又は遺族一時金 予防接種を受けたことにより死亡した者の政令で定める遺族
5 葬祭料 予防接種を受けたことにより死亡した者の葬祭を行う者

第14条〔給付の制限〕① 市町村長は、給付を受けるべき者が同一の事由について損害賠償を受けたときは、その価額の限度において、給付を行わないことができる.

② 市町村長は、給付を受けた者が同一の事由について損害賠償を受けたときは、その価額の限度において、その受けた給付の額に相当する金額を返還させることができる.

第18条〔保健福祉事業〕国は、第12条第1項第1号

から第3号まで又は同条第2項第1号から第3号までに掲げる給付の支給に係る者であつて居宅において介護を受けるものの医療,介護等に関し,その家庭からの相談に応ずる事業その他の保健福祉事業の推進を図るものとする.

第4章 雑則

第19条〔有効かつ安全な予防接種の実施のための措置〕 ① 国は,国民が正しい理解の下に予防接種を受けるよう,予防接種に関する知識の普及を図るものとする.
② 国は,予防接種による健康被害の発生を予防するため,予防接種事業に従事する者に対する研修の実施等必要な措置を講ずるものとする.
③ 国は,予防接種による健康被害の発生状況に関する調査その他予防接種の有効性及び安全性の向上を図るために必要な調査及び研究を行うものとする.

第20条〔予防接種の推進を図るための指針〕 ① 厚生労働大臣は,一類疾病及び二類疾病のうち,特に総合的に予防接種を推進する必要があるものとして厚生労働省令で定めるものについて,当該疾病に応じた予防接種の推進を図るための指針(以下この条において「指針」という.)を定めなければならない.
② 指針は,次に掲げる事項について定めるものとする.
 1 当該疾病に係る予防接種の意義,有効性及び安全性に関する事項
 2 当該疾病に係る予防接種に関する啓発及び知識の普及に関する事項
 3 当該疾病に係る予防接種の適正な実施のための方策に関する事項
 4 当該疾病に係る予防接種の研究開発の推進及びワクチンの供給の確保に関する事項
 5 当該疾病に係る予防接種に関する国際的な連携に関する事項
 6 その他当該疾病に係る予防接種の推進に関する重要事項
③ 当該疾病について感染症の予防及び感染症の患者に対する医療に関する法律(平成10年法律第114号)第11条第1項の規定により同項に規定する特定感染症予防指針が作成されるときは,指針は,当該特定感染症予防指針と一体のものとして定められなければならない.
④ 厚生労働大臣は,指針を定め,又はこれを変更したときは,遅滞なく,これを公表しなければならない.

第21条〔市町村又は都道府県の費用支弁〕 ① この法律の定めるところにより予防接種を行うために要する費用は,市町村(第6条第1項の規定による予防接種については,都道府県又は市町村)の支弁とする.
② 給付に要する費用は,市町村の支弁とする.

第22条〔都道府県の負担〕 ① 都道府県は,政令の定めるところにより,前条第1項の規定により市町村の支弁する額(第6条第1項の規定による予防接種に係るものに限る.)の3分の2を負担する.
② 都道府県は,政令の定めるところにより,前条第2項の規定により市町村の支弁する額の4分の3を負担する.

第23条〔国庫の負担〕 ① 国庫は,政令の定めるところにより,第21条第1項の規定により都道府県の支弁する額及び前条第1項の規定により都道府県の負担する額の2分の1を負担する.
② 国庫は,前条第2項の規定により都道府県の負担す

る額の3分の2を負担する.

第24条〔実費の徴収〕 第3条第1項の規定による予防接種を行つた者は,予防接種を受けた者又はその保護者から,政令の定めるところにより,実費を徴収することができる.ただし,これらの者が,経済的理由により,その費用を負担することができないと認めるときはこの限りでない.

87 検 疫 法

(昭26・6・6法律第201号,
最終改正:平20・5・2法律第30号)

第1章 総則

第1条(目的) この法律は,国内に常在しない感染症の病原体が船舶又は航空機を介して国内に侵入することを防止するとともに,船舶及び航空機に関してその他の感染症の予防に必要な措置を講ずることを目的とする.

第2条(検疫感染症) この法律において「検疫感染症」とは,次に掲げる感染症をいう.
 1 感染症の予防及び感染症の患者に対する医療に関する法律(平成10年法律第114号)に規定する一類感染症
 2 感染症の予防及び感染症の患者に対する医療に関する法律に規定する新型インフルエンザ等感染症
 3 前2号に掲げるもののほか,国内に常在しない感染症のうちその病原体が国内に侵入することを防止するためその病原体の有無に関する検査が必要なものとして政令で定めるもの

第2条の2(疑似症及び無症状病原体保有者に対するこの法律の適用) ① 前条第1号に掲げる感染症の疑似症を呈している者については,同号に掲げる感染症の患者とみなして,この法律を適用する.
② 前条第2号に掲げる感染症の疑似症を呈している者であつて当該感染症の病原体に感染したおそれのあるものについては,前項に掲げる感染症の患者とみなして,この法律を適用する.
③ 前条第1号に掲げる感染症の病原体を保有している者であつて当該感染症の症状を呈していないものについては,同号に掲げる感染症の患者とみなして,この法律を適用する.

第3条(検疫港等) この法律において「検疫港」又は「検疫飛行場」とは,それぞれ政令で定める港又は飛行場をいう.

第2章 検疫

第4条(入港等の禁止) 次に掲げる船舶又は航空機(以下それぞれ「外国から来航した船舶」又は「外国から来航した航空機」という.)の長(長に代つてその職務を行う者を含む.以下同じ.)は,検疫済証又は仮検疫済証の交付(第17条第2項の通知を含む.第9条を除き,以下同じ.)を受けた後でなければ,当該船舶を国内(本州,北海道,四国及び九州並びに厚生労働省令で定めるこれらに附属する島の区域内をいう.以下同じ.)の港に入れ,又は当該航空機を検疫飛行場以外の国内の場所(港の水面を含む.)に着

陸させ,若しくは着水させてはならない.ただし,外国から来航した船舶の長が,検疫を受けるため当該船舶を第8条第1項に規定する検疫区域若しくは同条第3項の規定により指示された場所に入れる場合若しくは次条ただし書第1号の確認を受けた者の上陸若しくは同号の確認を受けた物若しくは第13条の2の指示に係る貨物の陸揚のため当該船舶を港(第8条第1項に規定する検疫区域又は同条第3項の規定により指示された場所を除く.)に入れる場合又は外国から来航した航空機の長が,検疫所長(検疫所の支所又は出張所の長を含む.以下同じ.)の許可を受けて当該航空機を着陸させ,若しくは着水させる場合は,この限りでない.

1 外国を発航し,又は外国に寄航して来航した船舶又は航空機
2 航行中に,外国を発航し又は外国に寄航した他の船舶又は航空機(検疫済証又は仮検疫済証の交付を受けている船舶又は航空機を除く.)から人を乗り移らせ,又は物を運び込んだ船舶又は航空機

第5条(交通等の制限) 外国から来航した船舶又は外国から来航した航空機(以下「船舶等」という.)については,その長が検疫済証又は仮検疫済証の交付を受けた後でなければ,何人も,当該船舶から上陸し,若しくは物を陸揚げし,又は当該航空機及び検疫飛行場ごとに検疫所長が指定する場所から離れ,若しくは物を運び出してはならない.ただし,次の各号のいずれかに該当するときは,この限りでない.

1 検疫感染症の病原体に汚染していないことが明らかである旨の検疫所長の確認を受けて,当該船舶から上陸し,若しくは物を陸揚げし,又は当該航空機及び検疫飛行場ごとに検疫所長が指定する場所から離れ,若しくは物を運び出すとき.
2 第13条の2の指示に従つて,当該貨物を陸揚げし,又は運び出すとき.
3 緊急やむを得ないと認められる場合において,検疫所長の許可を受けたとき.

第6条(検疫前の通報) 検疫を受けようとする船舶等の長は,当該船舶等が検疫港又は検疫飛行場に近づいたときは,適宜の方法で,当該検疫港又は検疫飛行場に置かれている検疫所(検疫所の支所及び出張所を含む.以下同じ.)の長に,検疫感染症の患者又は死者の有無その他厚生労働省令で定める事項を通報しなければならない.

第7条 削除

第8条(検疫区域) ① 船舶の長は,第17条第2項の通知を受けた場合を除くほか,検疫を受けようとするときは,当該船舶を検疫区域に入れなければならない.
② 外国から来航した航空機の長は,当該航空機を最初に検疫飛行場に着陸させ又は着水させたときは,直ちに,当該航空機を検疫区域に入れなければならない.
③ 前2項の場合において,天候その他の理由により,検疫所長が,当該船舶等を検疫区域以外の場所に入れるべきことを指示したときは,船舶等の長は,その指示に従わなければならない.
④ 第1項及び第2項の検疫区域は,厚生労働大臣が,国土交通大臣と協議して,検疫港又は検疫飛行場ごとに1以上を定め,告示する.

第9条(検疫信号) 船舶の長は,検疫を受けるため当該船舶を検疫区域又は前条第3項の規定により指示された場所に入れた時から,検疫済証又は仮検疫済証の交付を受けるまでの間,厚生労働省令の定めるところにより,当該船舶に検疫信号を掲げなければならない.船舶が港内に停泊中に,第19条第1項の規定により仮検疫済証が失効し,又は同条第2項の規定により仮検疫済証が失効した旨の通知を受けた場合において,その失効が失効の通知の時から,当該船舶を港外に退去させ,又は更に検疫済証若しくは仮検疫済証の交付を受けるまでの間も,同様とする.

第10条(検疫の開始) 船舶等が検疫区域又は第8条第3項の規定により指示された場所に入つたときは,検疫所長は,荒天の場合その他やむを得ない事由がある場合を除き,すみやかに,検疫を開始しなければならない.但し,日没後に入つた船舶については,日出まで検疫を開始しないことができる.

第11条(書類の提出及び呈示) ① 検疫を受けるに当つては,船舶等の長は検疫所長に船舶等の名称又は登録番号,発航地名,寄航地名その他厚生労働省令で定める事項を記載した明告書を提出しなければならない.但し,仮検疫済証の失効後に受ける検疫にあつては,検疫所長から求められた場合に限る.
② 検疫所長は,船舶等の長に対して,第1号から第3号までに掲げる書類の提出並びに第4号及び第5号に掲げる書類の呈示を求めることができる.
1 乗組員名簿
2 乗客名簿
3 積荷目録
4 航海日誌又は航空日誌
5 その他検疫のために必要な書類

第12条(質問) 検疫所長は,船舶等に乗つて来た者及び水先人その他船舶等が来航した後これに乗り込んだ者に対して,必要な質問を行い,又は検疫官をしてこれを行わせることができる.

第13条(診察及び検査) 検疫所長は,検疫感染症につき,前条に規定する者に対する診察及び船舶等に対する病原体の有無に関する検査を行い,又は検疫官をしてこれを行わせることができる.
② 検疫所長は,前項の検査について必要があると認めるときは,死体の解剖を行い,又は検疫官をしてこれを行わせることができる.この場合において,その死因を明らかにするため解剖を行う必要があり,かつ,その遺族の所在が不明であるか,又は遺族が遠隔の地に居住する等の理由により遺族の諾否が判明するのを待つていてはその解剖の目的がほとんど達せられないときは,遺族の承諾を受けることを要しない.

第13条の2(陸揚等の指示) 検疫所長は,船舶等に積載された貨物について当該船舶等において前条第1項の検査を行なうことが困難であると認めるときは,同項の検査を行なうため,当該船舶等の長に対して,当該貨物を陸揚げし又は運び出すべき旨の指示をする場所に陸揚し,又は運び出すべき旨を指示することができる.

第14条(汚染し,又は汚染したおそれのある船舶等についての措置) ① 検疫所長は,検疫感染症が流行している地域を発航し,又はその地域に寄航して来航した船舶等,航行中に検疫感染症の患者又は死者があつた船舶等,検疫感染症の患者若しくはその死体,又はペスト菌に感染し,若しくは感染したおそれのあるねずみ族が発見された船舶等,その他検疫感染症の病原体に汚染し,又は汚染したおそれのある船舶等について,合理的に必要と判断される限度において,次に掲げる措置の全部又は一部をとることができる.
1 第2条第1号又は第2号に掲げる感染症の患者を隔離し,又は検疫官をして隔離させること.
2 第2条第1号又は第2号に掲げる感染症の病原体

に感染したおそれのある者を停留し、又は検疫官をして停留させること（外国に当該各号に掲げる感染症が発生し、その病原体が国内に侵入し、国民の生命及び健康に重大な影響を与えるおそれがあると認めるときに限る．）．
3　検疫感染症の病原体に汚染し、若しくは汚染したおそれのある物若しくは場所を消毒し、若しくは検疫官をして消毒させ、又はこれらの物であつて消毒により難いものの廃棄を命ずること．
4　墓地、埋葬等に関する法律（昭和23年法律第48号）の定めるところに従い、検疫感染症の病原体に汚染し、又は汚染したおそれのある死体（死胎を含む．）の火葬を行わせること．
5　検疫感染症の病原体に汚染し、若しくは汚染したおそれのある物若しくは場所の使用を禁止し、若しくは制限し、又はこれらの物の移動を禁止すること．
6　検疫感染症のその他適当と認める者をして、ねずみ族又は虫類の駆除を行わせること．
7　必要と認める者に対して予防接種を行い、又は検疫官をして予防接種を行わせること．
② 検疫所長は、前項第1号から第3号まで又は第6号に掲げる措置をとる必要がある場合において、当該検疫所の設備の不足等のため、これに応ずることができないと認めるときは、当該船舶又は航空機の長に対し、その理由を示して他の検疫港又は検疫飛行場に回航すべき旨を指示することができる．

第15条（隔離） ① 前条第1項第1号に規定する隔離は、次の各号に掲げる感染症ごとに、それぞれ当該各号に掲げる医療機関に入院を委託して行う．ただし、緊急その他やむを得ない理由があるときは、当該各号に掲げる医療機関以外の病院又は診療所であつて検疫所長が適当と認めるものにその入院を委託して行うことができる．
1　第1号に掲げる感染症　特定感染症指定医療機関（感染症の予防及び感染症の患者に対する医療に関する法律に規定する特定感染症指定医療機関をいう．以下同じ．）又は第一種感染症指定医療機関（同法に規定する第一種感染症指定医療機関をいう．以下同じ．）
2　第2条第2号に掲げる感染症　特定感染症指定医療機関、第一種感染症指定医療機関又は第二種感染症指定医療機関（感染症の予防及び感染症の患者に対する医療に関する法律に規定する第二種感染症指定医療機関をいう．以下同じ．）
② 検疫所長は、前項の措置をとつた場合において、第2条第1号又は第2号に掲げる感染症の患者について、当該感染症の病原体を保有していないことが確認されたときは、直ちに、当該隔離されている者の隔離を解かなければならない．
③ 第1項の委託を受けた病院又は診療所の管理者は、前条第1項第1号の規定により隔離されている第2条第1号又は第2号に掲げる感染症の患者について、当該感染症の病原体を保有していないことを確認したときは、検疫所長にその旨を通知しなければならない．
④ 前条第1項第1号の規定により隔離されている者又はその保護者（親権を行う者又は後見人をいう．以下同じ．）は、検疫所長に対し、当該隔離されている者の隔離を解くことを求めることができる．
⑤ 検疫所長は、前項の規定による求めがあつたときは、当該隔離されている第2条第1号又は第2号に掲げる感染症の患者について、当該感染症の病原体を保有しているかどうかの確認をしなければならない．

第16条（停留） ① 第14条第1項第2号に規定する停留は、第2条第1号に掲げる感染症の病原体に感染したおそれのある者については、期間を定めて、特定感染症指定医療機関又は第一種感染症指定医療機関に入院を委託して行う．ただし、緊急その他やむを得ない理由があるときは、特定感染症指定医療機関若しくは第一種感染症指定医療機関以外の病院若しくは診療所であつて検疫所長が適当と認めるものにその入院を委託し、又は船舶の長の同意を得て、船舶内に収容して行うことができる．
② 第14条第1項第2号に規定する停留は、第2条第2号に掲げる感染症の病原体に感染したおそれのある者については、期間を定めて、特定感染症指定医療機関、第一種感染症指定医療機関若しくは第二種感染症指定医療機関若しくはこれら以外の病院若しくは診療所であつて検疫所長が適当と認めるものに入院を委託し、又は宿泊施設の管理者の同意を得て宿泊施設内に収容し、若しくは船舶の長の同意を得て船舶内に収容して行うことができる．
③ 前二項の期間は、第2条第1号に掲げる感染症のうちペストについては144時間を超えてはならず、ペスト以外の同号又は同条第2号に掲げる感染症については504時間を超えない期間であつて当該感染症ごとにそれぞれの潜伏期間を考慮して政令で定める期間を超えてはならない．
④ 検疫所長は、第1項又は第2項の措置をとつた場合において、当該停留されている者について、当該停留に係る感染症の病原体を保有していないことが確認されたときは、直ちに、当該停留されている者の停留を解かなければならない．
⑤ 第1項又は第2項の委託を受けた病院又は診療所の管理者は、第14条第1項第2号の規定により停留されている者について、当該停留に係る感染症の病原体を保有していないことを確認したときは、検疫所長にその旨を通知しなければならない．
⑥ 第14条第1項第2号の規定により停留されている者又はその保護者は、検疫所長に対し、当該停留されている者の停留を解くことを求めることができる．
⑦ 検疫所長は、前項の規定による求めがあつたときは、当該停留されている者について、当該停留に係る感染症の病原体を保有しているかどうかの確認をしなければならない．

第16条の2（審査請求の特例） ① 第14条第1項第1号の規定により隔離されている者であつて当該隔離の期間が30日を超えないもの又はその保護者は、当該隔離について文書又は口頭により、厚生労働大臣に審査請求（再審査請求を含む．次項及び第3項において同じ．）をすることができる．
② 厚生労働大臣は、前項の審査請求があつたときは、当該審査請求があつた日から起算して5日以内に、当該審査請求に対する裁決をしなければならない．
③ 第14条第1項第1号の規定により隔離されている者であつて当該隔離の期間が30日を超えないもの又はその保護者が、行政不服審査法（昭和37年法律第160号）に基づき厚生労働大臣に審査請求をしたときは、厚生労働大臣は、当該隔離されている者が同号の規定により隔離された日から起算して35日以内に、当該審査請求に対する裁決をしなければならない．
④ 第14条第1項第1号の規定により隔離されている者であつて当該隔離の期間が30日を超えないもの又はその保護者が、行政不服審査法に基づき検疫所

長に審査請求をし，かつ，当該隔離の期間が30日を超えたときは，検疫所長は，直ちに，事件を厚生労働大臣に移送し，かつ，その旨を審査請求人に通知しなければならない．
⑤ 前項の規定により事件が移送されたときは，はじめから，厚生労働大臣に審査請求があつたものとみなして，第3項の規定を適用する．
⑥ 厚生労働大臣は，第2項の裁決又は第3項の裁決（隔離の期間が30日を超える者に係るものに限る．）をしようとするときは，あらかじめ，審議会等（国家行政組織法（昭和23年法律第120号）第8条に規定する機関をいう．）で政令で定めるものの意見を聴かなければならない．

第17条（検疫済証の交付） ① 検疫所長は，当該船舶等を介して，検疫感染症の病原体が国内に侵入するおそれがないと認めたときは，当該船舶等の長に対して，検疫済証を交付しなければならない．
② 検疫所長は，船舶の長が第6条の通報をした上厚生労働省令で定めるところにより厚生労働省令で定める事項を通報した場合において，これらの通報により，当該船舶等を介して，検疫感染症の病原体が国内に侵入するおそれがないと認めたときは，あらかじめ，当該船舶の長に対して，検疫済証を交付する旨の通知をしなければならない．

第18条（仮検疫済証の交付） ① 検疫所長は，検疫済証を交付することができない場合においても，当該船舶等を介して検疫感染症の病原体が国内に侵入するおそれがほとんどないと認めたときは，当該船舶等の長に対して，一定の期間を定めて，仮検疫済証を交付することができる．
② 前項の場合において，検疫所長は，検疫感染症（第2条第2号に掲げる感染症を除く．）の病原体に感染したおそれのある者で停留されないものに対し，出入国管理及び難民認定法（昭和26年政令第319号）第2条第5号に規定する旅券を求め，当該者の国内における居所，連絡先及び氏名並びに旅行の日程その他の厚生労働省令で定める事項について報告を求め，同項の規定により定めた期間内において当該者の体温その他の健康状態について報告を求め，若しくは質問を行い，又は検疫官をしてこれらを行わせることができる．
③ 検疫所長は，前項の規定による報告又は質問の結果，健康状態に異状を生じた者を確認したときは，当該者に対し，保健所その他の医療機関において診察を受けるべき旨その他検疫感染症の予防上必要な事項を指示するとともに，当該者の居所の所在地を管轄する都道府県知事（保健所を設置する市又は特別区にあつては，市長又は区長とする．第5項及び第26条の3において同じ．）に当該指示した事項その他の厚生労働省令で定める事項を通知しなければならない．
④ 第1項の場合において，検疫所長は，第2条第2号に掲げる感染症の病原体に感染したおそれのある者で停留されないものに対し，第2項に規定する旅券の提示を求め，若しくは当該者の国内における居所，連絡先及び氏名並びに旅行の日程その他の厚生労働省令で定める事項について報告を求め，又は検疫官をしてこれらを求めさせることができる．
⑤ 検疫所長は，前項の規定により報告された事項を同項に規定する者の居所の所在地を管轄する都道府県知事に通知しなければならない．

第19条（仮検疫済証の失効） ① 仮検疫済証の交付を受けた船舶等に，前条第1項の規定により定められ

た期間内に，検疫感染症の患者又は検疫感染症による死者が発生したときは，当該仮検疫済証は，その効力を失う．この場合においては，当該船舶等の長は，直ちに，その旨を最寄りの検疫所長に通報しなければならない．
② 仮検疫済証を交付した検疫所長は，当該船舶等について更に第14条第1項各号に掲げる措置をとる必要があると認めたときは，前条第1項の規定により定めた期間内に限り，当該仮検疫済証の効力を失わしめることができる．この場合においては，当該検疫所長は，直ちに，その旨を当該船舶等の長に通知しなければならない．
③ 前2項の規定により仮検疫済証が失効した場合において，当該船舶が港内に停泊中であり，又は当該航空機が国内の場所（港の水面を含む．）に停止中であるときは，第1項の通報を受けた検疫所長又は当該仮検疫済証を交付した検疫所長は，当該船舶等の長に対し，当該船舶等を検疫区域若しくはその指示する場所に入れ，又は当該船舶を港外に退去させ，若しくは当該航空機をその場所から離陸させ，若しくは離水させるべき旨を命ずることができる．

第20条（証明書の交付） 検疫所長は，第14条第1項各号の1に掲げる措置又は同条第2項の指示をした場合において，当該船舶等の長その他の関係者から求められたときは，その旨の証明書を交付しなければならない．

第21条（検疫港以外の港における検疫） ① 次に掲げる要件のすべてを満たしている船舶の長は，第4条の規定にかかわらず，検疫を受けるため，当該船舶を検疫港以外の港に入れることができる．ただし，あらかじめその港の最寄りの検疫所の長の許可を受けた場合に限る．
1 検疫感染症が現に流行し，又は流行するおそれのある地域として厚生労働省令で指定する外国の地域を発航し，又はその地域に寄航して来航したものでないこと．
2 航行中に，前号に規定する外国の地域を発航し又はその地域に寄航した他の船舶又は航空機（検疫済証又は仮検疫済証の交付を受けている船舶又は航空機を除く．）から人を乗り移らせ，又は物を運び込んだものでないこと．
3 航行中に検疫感染症の患者が発生しなかつたこと．
4 医師又は外国の法令によりこれに相当する資格を有する者が船医として乗り組んでいること．
5 ねずみ族の駆除が十分に行われた旨又はねずみ族の駆除を行う必要がない状態にあることを証する旨を証する証明書（検疫所長又は外国のこれに相当する機関が6箇月内に発行したものに限る．）を有すること．
② 船舶の長は，前項ただし書の許可を受けようとするときは，厚生労働省令で定めるところにより，同項各号に掲げる事項その他厚生労働省令で定める事項を通報して申請しなければならない．
③ 検疫所長は，第1項ただし書の許可の申請を受けたときは，すみやかに，許可するかどうかを決定し，これを当該船舶の長に通知しなければならない．
④ 第1項の船舶の長は，当該船舶を検疫港以外の港に入れたときは，直ちに，当該船舶をその港の区域内の検疫所長が指示する場所に入れなければならない．
⑤ 第9条及び第10条の規定は，第1項の船舶が前項の規定により指示された場所に入つた場合に準用する．
⑥ 検疫所長は，第1項の船舶が検疫感染症の病原体に

汚染し、若しくは汚染したおそれがあると認めるとき、又は当該船舶を検疫港に回航させた上更に第13条に規定する診察若しくは検査を行う必要があると認めるときは、当該船舶の長に対し、その理由を示して、その港における検疫を打ち切ることができる。

⑦ 前項の規定により検疫港以外の港における検疫が打ち切られたときは、当該船舶の長は、直ちに、当該船舶を港外に退去させなければならない。

⑧ 第20条の規定は、検疫所長が第6項の規定により検疫を打ち切つた場合に準用する。

第22条（第4条第2号に該当する船舶等に関する特例）① 第4条第2号に該当する船舶又は航空機（同時に同条第1号にも該当する船舶又は航空機を除く。）の長は、当該船舶又は航空機の性能が長距離の航行に堪えないため、又はその他の理由により、検疫港又は検疫飛行場に至ることが困難であるときは、第4条の規定にかかわらず、検疫を受けるため、当該船舶を検疫港以外の港に入れ、又は当該航空機を検疫飛行場以外の国内の場所（港の水面を含む。）に着陸させ、若しくは着水させることができる。

② 前項の規定により当該船舶を検疫港以外の港に入れ、又は当該航空機を検疫飛行場以外の国内の場所（港の水面を含む。）に着陸させ、若しくは着水させたときは、直ちに、最寄りの保健所長に、検疫感染症の患者の有無、当該船舶又は航空機に該当する第2号に該当する事実、当該した日時及び場所その他厚生労働省令で定める事項を通報しなければならない。ただし、当該船舶又は航空機の長が、あらかじめ、最寄りの検疫所長にこれらの事項を通報した場合は、この限りでない。

③ 前項の通報を受けた保健所長は、当該船舶又は航空機について、検査、消毒その他検疫感染症の予防上必要な措置をとることができる。

④ 第1項の船舶又は航空機については、第5条ただし書第3号に規定する許可は、保健所長もすることができる。

⑤ 第1項の船舶又は航空機であつて、当該船舶又は航空機を介して検疫感染症の病原体が国内に侵入するおそれがない旨の保健所長の確認を受けたものについては、第4条及び第5条の規定を適用しない。

⑥ 第9条及び第10条の規定は第1項の船舶の長が第2項ただし書の通報をした後当該船舶を検疫港以外の港に入れた場合に、第1項の船舶の長が第2項ただし書の通報をした後当該航空機を検疫飛行場以外の国内の場所（港の水面を含む。）に着陸させ、又は着水させた場合に準用する。

第23条（緊急避難）① 検疫済証又は仮検疫済証の交付を受けていない船舶等の長は、急迫した危難を避けるため、やむを得ず当該船舶等を国内の港に入れ、又は検疫飛行場以外の国内の場所（港の水面を含む。）に着陸させ、若しくは着水させた場合において、その急迫した危難が去つたときは、直ちに、検疫を検疫区域若しくは検疫所長の指示する場所に入れ、若しくは港外に退去させ、又は当該航空機を検疫飛行場から離陸させ、若しくは離水させなければならない。

② 前項の場合において、やむを得ない理由により当該船舶を検疫区域等に入れ、若しくは港外に退去させ、又は当該航空機をその場所から離陸させ、若しくは離水させることができないときは、船舶等の長は、最寄りの検疫所長、検疫所がないときは保健所長に、検疫感染症の患者の有無、発航地名その他厚生労働省令で定める事項を通報しなければならない。

③ 前項の通報を受けた検疫所長又は保健所長は、当該船舶等について、検査、消毒その他検疫感染症の予防上必要な措置をとることができる。

④ 第2項の船舶等については、第5条ただし書第3号に規定する許可は、保健所長もすることができる。

⑤ 第2項の船舶等であつて、当該船舶等を介して検疫感染症の病原体が国内に侵入するおそれがほとんどない旨の検疫所長又は保健所長の確認を受けたものについては、当該船舶等がその場所にとどまつている限り、第5条の規定を適用しない。

⑥ 前4項の規定は、国内の港以外の海岸において航行不能となつた船舶等について準用する。

⑦ 検疫済証又は仮検疫済証の交付を受けていない船舶等の長は、急迫した危難を避けるため、やむを得ず当該船舶から上陸し、若しくは物を陸揚げし、又は当該航空機から離れ、若しくは物を運び出したときがあるときは、直ちに、最寄りの保健所長又は市町村長に、検疫感染症の患者の有無その他厚生労働省令で定める事項を届け出なければならない。

第23条の2（協力の要請）検疫所長は、当該検疫所における検疫業務を円滑に行うため必要があると認めるときは、検疫港の所有者または長又は検疫港若しくは検疫飛行場の管理者に対し、第12条の規定による質問に関する書類の配付、検疫の手続に関する情報の提供その他必要な協力を求めることができる。

第3章 検疫所長の行うその他の衛生業務

第24条（応急措置）検疫所長は、検疫を行うに当たり、当該船舶等内に、感染症の予防及び感染症の患者に対する医療に関する法律第6条第3項から第5項まで及び第8項に規定する感染症で検疫感染症以外のものの患者若しくは死者を発見した場合又は当該船舶等がこれらの感染症の病原体に汚染し、若しくは汚染したおそれがあると認めた場合において、緊急の必要があるときは、診察、消毒等その予防に必要な応急措置を行い、又は検疫官をしてこれを行わせなければならない。

第25条（ねずみ族の駆除）検疫所長は、検疫を行うに当り、当該船舶においてねずみ族の駆除が十分に行われていないと認めたときは、当該船舶の長に対し、ねずみ族を駆除すべき旨を命ずることができる。ただし、当該船舶の長が、ねずみ族の駆除が十分に行われた旨又はねずみ族の駆除を行う必要がない状態にあることを確認した旨を証する証明書（検疫所長又は外国のこれに相当する機関が6箇月以内に発行したものに限る。）を呈示したときは、この限りでない。

第26条（申請による検査等）① 検疫所長は、船舶又は航空機の所有者又は長が、実費を勘案して政令で定める額の手数料を納めて、当該船舶若しくは航空機に対する検疫感染症の病原体の有無に関する検査、消毒、若しくはねずみ族若しくは虫類の駆除、その乗員員等に対する診察若しくは予防接種、又はこれらの事項に関する証明書の交付を求めたときは、当該検疫所における検疫業務に支障のない限り、これに応ずることができる。

検疫所長は、外国に行こうとする者が、実費を勘案して政令で定める額の手数料を納めて、検疫感染症に関する診察、病原体の有無に関する検査若しくは予防接種又はこれらの事項に関する証明書の交付を求めたときは、当該検疫所における検疫業務に支障のない限り、これに応ずることができる。

③ 検疫所長は、貨物を輸出しようとする者が、実費を

勘案して政令で定める額の手数料を納めて、輸出しようとする貨物に対する検疫感染症の病原体の有無に関する検査、消毒若しくは虫類の駆除を行ったときは、これらの事項に関する証明書の交付を求められたときは、当該検疫所における検疫業務に支障のない限り、これに応ずることができる。

第26条の2（検疫感染症以外の感染症に関する診察等） 検疫所長は、外国に行こうとする者又は第12条に規定する者が、実費を勘案して政令で定める額の手数料を納めて、感染症の予防及び感染症の患者に対する医療に関する法律第6条第3項から第6項まで及び第8項に規定する感染症で検疫感染症以外のもののうち政令で定める感染症に関する診察、病原体の有無に関する検査若しくは予防接種又はこれらの事項に関する証明書の交付を求められたときは、当該検疫所における検疫業務に支障のない限り、これに応ずることができる。

第26条の3（都道府県知事等との連携） 検疫所長は、第13条第1項、第24条、第26条第1項又は前条に規定する診察の結果に基づき、当該診察を受けた者が感染症の予防及び感染症の患者に対する医療に関する法律第6条第2項から第5項まで、第7項又は第8項に規定する感染症の病原体を保有していることが明らかになったとき（厚生労働省令で定める場合を除き、当該者の居住地（居住地がないか、又は明らかでないときは、現在地）を管轄する都道府県知事に厚生労働省令で定める事項を通知しなければならない。

第27条（検疫所長の行う調査及び衛生措置） ① 検疫所長は、検疫感染症及びこれに準ずる感染症で政令で定めるものの病原体を媒介する虫類の有無その他これらの感染症に関する当該検疫又は飛行場の衛生状態を明らかにするため、検疫港又は検疫飛行場ごとに政令で定める区域内に限り、当該区域内にある船舶若しくは航空機について、食品、飲料水、汚物、汚水、ねずみ族及び虫類の調査を行い、又は当該区域内に設けられている施設、建築物その他の場所について、海水、汚物、汚水、ねずみ族及び虫類の調査を行い、又は検疫官をしてこれを行わせることができる。

② 検疫所長は、前項に規定する感染症が流行し、又は流行するおそれがあると認めるときは、同項の規定に基づく政令で定める区域内に限り、当該区域内にある船舶若しくは航空機若しくは当該区域内に設けられている施設、建築物その他の場所について、ねずみ族若しくは虫類の駆除、清掃若しくは消毒を行い、若しくは当該区域内で労働に従事する者について、虫類の駆除を行い、又は検疫官その他適当と認める者をしてこれを行わせることができる。

③ 検疫所長は、前項の措置をとったときは、すみやかに、その旨を関係行政機関の長に通報しなければならない。

第27条の2（情報の収集及び提供） ① 検疫所長は、外国に行こうとする者又は外国から来た者に対し、検疫感染症の外国における発生の状況及びその予防の方法についての情報の提供を行い、その周知を図らなければならない。

② 検疫所長は、前項に規定する情報の提供を適確に行うために検疫感染症に関する情報の収集、整理及び分析に努めなければならない。

第4章 雑 則

第28条（検疫官） この法律に規定する事務に従事させるため、厚生労働省に検疫官を置く。

第29条（立入権） 検疫所長及び検疫官は、この法律の規定による職務を行うため必要があるときは、船舶、航空機又は第27条第1項及び第2項に規定する施設、建築物その他の場所に立ち入ることができる。

第30条（権限の解釈） この法律の規定による検疫所長及び検疫官の権限は、犯罪捜査のために認められたものと解釈してはならない。

第31条（制服の着用及び証票の携帯） ① 検疫所長及び検疫官は、この法律の規定による職務を行うときは、制服を着用し、且つ、その身分を示す証票を携帯し、関係者の要求があるときは、これを呈示しなければならない。

② 検疫所長及び検疫官の服制は、厚生労働大臣が定める。

第32条（実費の徴収） ① 検疫所長は、左に掲げる場合においては、船舶等の所有者又は長から、政令の定めるところにより、その実費を徴収しなければならない。

1 第14条第1項第3号、第4号又は第6号に規定する措置をとったとき。

2 船舶等の乗組員に対して第14条第1項第1号又は第2号に規定する措置をとったとき。

② 検疫所長は、前項の規定により実費を負担しなければならない者が、経済的事情により、その実費の全部又は一部を負担することが困難であると認められる場合においては、同項の規定にかかわらず、その全部又は一部を徴収しないことができる。

③ 前2項の規定は、第22条第3項又は第23条第3項（同条第6項において準用する場合を含む。）の規定により、検疫所長又は保健所長が必要な措置をとった場合に準用する。

第33条（費用の支弁及び負担） 第22条第3項又は第23条第3項（同条第6項において準用する場合を含む。）の規定により保健所長がとる措置に要する費用は、当該保健所を設置する都道府県、市又は特別区が支弁し、国庫は、政令の定めるところにより、これを負担しなければならない。

第33条の2（再審査請求） この法律の規定により検疫所の次長は出張所の長がした処分についての審査請求の裁決に不服がある者は、厚生労働大臣に対して再審査請求をすることができる。

第34条（検疫感染症以外の感染症についてのこの法律の準用） 外国に検疫感染症以外の感染症（次条第1項に規定する新感染症を除く。）が発生して、これについて検疫を行わなければ、その病原体が国内に侵入し、国民の生命及び健康に重大な影響を与えるおそれがあるときは、政令で、感染症の種類を指定し、1年以内の期間を限り、当該感染症について、第2条の2、第2章及びこの章（次条から第40条までを除く。）の規定の全部又は一部を準用することができる。この場合において、停留の期間については、当該感染症の潜伏期間を考慮して、当該政令で特別の規定を設けることができる。

第34条の2（新感染症に係る措置） ① 厚生労働大臣は、外国に新感染症（感染症の予防及び感染症の患者に対する医療に関する法律に規定する新感染症であつて同法第53条の規定により政令で定められる新感染症以外のものをいう。以下この条において同じ。）が発生した場合において、当該新感染症の発生を予防し、又はそのまん延を防止するため緊急の必要があると認めるときは、検疫所長に、当該新感染症にかかっていると疑われる者に対する診察を行わせることができる。この場合において、検疫所長は、検疫

官をして当該診察を行わせることができる.

② 検疫所長は,第13条第1項,第24条,第26条第1項,第26条の2又は前項に規定する診察において,新感染症の所見がある者を診断したときは,直ちに,厚生労働大臣に当該所見がある者の氏名,年齢,性別その他厚生労働省令で定める事項を報告しなければならない.

③ 検疫所長は,前項の報告をした場合には,厚生労働大臣の指示に従い,当該新感染症を第2条第1号(第18条第4項及び第5項に規定する事務にあつては,第2条第2号)に掲げる感染症とみなして,第13条,第13条の2,第14条第1項第1号から第6号まで,第17条,第18条,第19条第2項及び第3項並びに第20条に規定する事務の全部又は一部を実施することができる.

④ 前項の規定により仮検疫済証を交付した船舶等については,当該新感染症について第19条第1項の規定を準用する.

⑤ 厚生労働大臣は,第3項の規定により検疫所長に指示を行おうとするときは,あらかじめ,厚生科学審議会の意見を聴かなければならない.

第34条の3 (新感染症に係る隔離) ① 前条第1項の規定により検疫所長が実施する第14条第1項第1号に規定する隔離は,特定感染症指定医療機関に入院を委託して行う.ただし,緊急その他やむを得ない理由があるときは,特定感染症指定医療機関以外の病院であつて当該検疫所長が適当と認めるものにその入院を委託して行うことができる.

② 検疫所長は,前項の措置をとつた場合において,厚生労働大臣の指示に従い,当該隔離に係る新感染症を公衆にまん延させるおそれがないことが確認されたときは,直ちに,当該隔離されている者の隔離を解かなければならない.

③ 第1項の委託を受けた病院の管理者は,第3項の規定により隔離されている者について,検疫所長に当該隔離に係る新感染症を公衆にまん延させるおそれがない旨の意見を述べることができる.

④ 第3項の規定により隔離されている者又はその保護者は,検疫所長に対し,当該隔離されている者の隔離を解くことを求めることができる.

⑤ 検疫所長は,前項の規定による求めがあつたときは,当該隔離されている者について,厚生労働大臣の指示に従い,当該隔離に係る新感染症を公衆にまん延させるおそれがないかどうかの確認をしなければならない.

⑥ 厚生労働大臣は,第2項又は前項の規定により検疫所長に指示を行おうとするときは,あらかじめ,厚生科学審議会の意見を聴かなければならない.

第34条の4 (新感染症に係る停留) ① 第34条の2第3項の規定により検疫所長が実施する第14条第1項第2号に規定する停留は,特定感染症指定医療機関に入院を委託して行う.ただし,緊急その他やむを得ない理由があるときは,特定感染症指定医療機関以外の病院であつて当該検疫所長が適当と認めるものにその入院を委託して行うことができる.

② 検疫所長は,前項の措置をとつた場合において,厚生労働大臣の指示に従い,当該停留に係る新感染症を公衆にまん延させるおそれがないことが確認されたときは,直ちに,当該停留されている者の停留を解かなければならない.

③ 第1項の委託を受けた病院の管理者は,第34条の2第3項の規定により停留されている者について,検疫所長に当該停留に係る新感染症を公衆にまん延さ

せるおそれがない旨の意見を述べることができる.

④ 第34条の2第3項の規定により停留されている者又はその保護者は,検疫所長に対し,当該停留されている者の停留を解くことを求めることができる.

⑤ 検疫所長は,前項の規定による求めがあつたときは,当該停留されている者について,厚生労働大臣の指示に従い,当該停留に係る新感染症を公衆にまん延させるおそれがないかどうかの確認をしなければならない.

⑥ 厚生労働大臣は,第2項又は前項の規定により検疫所長に指示を行おうとするときは,あらかじめ,厚生科学審議会の意見を聴かなければならない.

第34条の5 (事務の区分) ① 第22条第2項から第5項まで,第23条第2項から第5項まで(同条第6項においてこれらの規定を準用する場合を含む.)及び第7項並びに第26条の3の規定により都道府県,保健所を設置する市又は特別区が処理することとされている事務は,地方自治法(昭和22年法律第67号)第2条第9項第1号に規定する第1号法定受託事務とする.

② 第23条第7項の規定により市町村が処理することとされている事務は,地方自治法第2条第9項第1号に規定する第1号法定受託事務とする.

第34条の6 (経過措置) この法律の規定に基づき命令を制定し,又は改廃する場合においては,その命令で,その制定又は改廃に伴い合理的に必要と判断される範囲内において,所要の経過措置(罰則に関する経過措置を含む.)を定めることができる.

第35条 (罰則) 次の各号の1に該当する者は,1年以下の懲役又は100万円以下の罰金に処する.
1 第5条の規定に違反した者
2 隔離又は停留の処分を受け,その処分の継続中に逃げた者

第36条 次の各号の1に該当する者は,6月以下の懲役又は50万円以下の罰金に処する.
1 第11条第1項の規定に違反して明告書を提出せず,又は虚偽の事実を記載した明告書を提出した者
2 第11条第2項の規定により,書類の提出又は呈示を求められて,これを提出せず,若しくは呈示せず,又は虚偽の事実を記載したこれらの書類を提出し,若しくは呈示した者
3 第12条の規定による質問に対し,答弁をせず,又は虚偽の答弁をした者
4 第13条の規定により検疫所長又は検疫官が行う診察(第34条の2第3項の規定により実施される場合を含む.)又は検査(同項の規定により実施される場合を含む.)を拒み,妨げ,又は忌避した者
5 第14条第1項第1号から第3号まで,第6号又は第7号の規定により検疫所長又は検疫官が行う措置(第34条の2第3項の規定により実施される場合を含む.)を拒み,妨げ,又は忌避した者
6 第14条第1項第5号の処分(第34条の2第3項の規定により実施される場合を含む.)に違反した者
7 第18条第2項の規定による旅券の提示(第34条の2第3項の規定により実施される場合を含む.)をせず,又は報告(同項の規定により実施される場合を含む.)をせず,若しくは虚偽の報告をし,若しくは質問(同項の規定により実施される場合を含む.)に対し,答弁をせず,若しくは虚偽の答弁をした者
8 第18条第4項の規定による旅券の提示(第34条の2第3項の規定により実施される場合を含む.)

をせず、又は報告（同項の規定により実施される場合を含む。）をせず、若しくは虚偽の報告をした者
9　第24条の規定による検査所長又は検査官が行う措置を拒み、妨げ、又は忌避した者
10　第29条の規定による検査所長又は検査官の立入りを拒み、妨げ、又は忌避した者
11　第34条の2第1項の規定により検査所長又は検疫官が行う診察を拒み、妨げ、又は忌避した者
第37条　次の各号の1に該当する者は、50万円以下の罰金に処する。
1　第4条の規定に違反した者
2　第19条第1項（第34条の2第4項において準用する場合を含む。）の規定に違反した者
3　第19条第3項の規定に基づく命令（第34条の2第3項の規定により実施される場合を含む。）に違反した者
4　第21条第1項ただし書の許可を申請するに際し、同項各号に掲げる事項に関し虚偽の通報をしてその許可を受けた者
5　第21条第7項の規定に違反した者
6　第22条第2項の規定に違反した者
7　第23条第1項若しくは第2項（同条第6項において準用する場合を含む。）又は同条第7項の規定に違反した者
第38条　次の各号の1に該当する者は、20万円以下の罰金に処する。
1　第9条（第21条第5項及び第22条第6項において準用する場合を含む。）の規定に違反した者
2　第25条の規定に基づく命令に違反した者
第39条　法人の代表者又は法人若しくは人の代理人、使用人その他の従業者が、その法人又は人の業務に関して、第35条から前条までの違反行為をしたときは、行為者を罰するほか、その法人又は人に対して、各本条の罰金刑を科する。
第40条　第34条の場合においては、当該政令で準用する規定に係る前5条の罰則の規定もまた、準用されるものとする。
第41条（省令委任）この法律で政令に委任するものを除く外、この法律の実施のための手続その他その執行について必要な事項は、厚生労働省令で定める。

88　環境基本法（抄）

（平5・11・19法律第91号、
最終改正：平20・6・18法律第83号）

第1章　総則

第1条（目的）この法律は、環境の保全について、基本理念を定め、並びに国、地方公共団体、事業者及び国民の責務を明らかにするとともに、環境の保全に関する施策の基本となる事項を定めることにより、環境の保全に関する施策を総合的かつ計画的に推進し、もって現在及び将来の国民の健康で文化的な生活の確保に寄与するとともに人類の福祉に貢献することを目的とする。
第2条（定義）①　この法律において「環境への負荷」とは、人の活動により環境に加えられる影響であって、環境の保全上の支障の原因となるおそれのあるものをいう。
②　この法律において「地球環境保全」とは、人の活動による地球全体の温暖化又はオゾン層の破壊の進行、海洋の汚染、野生生物の種の減少その他の地球の全体又はその広範な部分の環境に影響を及ぼす事態に係る環境の保全であって、人類の福祉に貢献するとともに国民の健康で文化的な生活の確保に寄与するものをいう。
③　この法律において「公害」とは、環境の保全上の支障のうち、事業活動その他の人の活動に伴って生ずる相当範囲にわたる大気の汚染、水質の汚濁（水質以外の水の状態又は水底の底質が悪化することを含む。第16条、第21条第1項第1号において同じ。）、土壌の汚染、騒音、振動、地盤の沈下（鉱物の掘採のための土地の掘削によるものを除く。以下同じ。）及び悪臭によって、人の健康又は生活環境（人の生活に密接な関係のある財産並びに人の生活に密接な関係のある動植物及びその生育環境を含む。以下同じ。）に係る被害が生ずることをいう。
第3条（環境の恵沢の享受と継承等）環境の保全は、環境を健全で恵み豊かなものとして維持することが人間の健康で文化的な生活に欠くことのできないものであること及び生態系が微妙な均衡を保つことによって成り立っており人類の存続の基盤である限りある環境が、人間の活動による環境への負荷によって損なわれるおそれが生じてきていることにかんがみ、現在及び将来の世代の人間が健全で恵み豊かな環境の恵沢を享受するとともに人類の存続の基盤である環境が将来にわたって維持されるように適切に行われなければならない。
第4条（環境への負荷の少ない持続的発展が可能な社会の構築等）環境の保全は、社会経済活動その他の活動による環境への負荷をできる限り低減することその他の環境の保全に関する行動がすべての者の公平な役割分担の下に自主的かつ積極的に行われるようになることによって、健全で恵み豊かな環境を維持しつつ、環境への負荷の少ない健全な経済の発展を図りながら持続的に発展することができる社会が構築されることを旨とし、及び科学的知見の充実の下に環境の保全上の支障が未然に防がれることを旨として、行われなければならない。
第5条（国際的協調による地球環境保全の積極的推進）地球環境保全が人類共通の課題であるとともに国民の健康で文化的な生活を将来にわたって確保する上での課題であること及び我が国の経済社会が国際的な密接な相互依存関係の中で営まれていることにかんがみ、地球環境保全は、我が国の能力を生かして、及び国際社会において我が国の占める地位に応じて、国際的協調の下に積極的に推進されなければならない。
第6条（国の責務）国は、前3条に定める環境の保全についての基本理念（以下「基本理念」という。）にのっとり、環境の保全に関する基本的かつ総合的な施策を策定し、及び実施する責務を有する。
第7条（地方公共団体の責務）地方公共団体は、基本理念にのっとり、環境の保全に関し、国の施策に準じた施策及びその他のその地方公共団体の区域の自然的社会的条件に応じた施策を策定し、及び実施する責務を有する。
第8条（事業者の責務）①　事業者は、基本理念にのっとり、その事業活動を行うに当たっては、これに伴っ

88 環境基本法

て生ずるばい煙,汚水,廃棄物等の処理その他の公害を防止し,又は自然環境を適正に保全するために必要な措置を講ずる責務を有する.

② 事業者は,基本理念にのっとり,環境の保全上の支障を防止するため,物の製造,加工又は販売その他の事業活動を行うに当たって,その事業活動に係る製品その他の物が廃棄物となった場合にその適正な処理が図られることとなるように必要な措置を講ずる責務を有する.

③ 前2項に定めるもののほか,事業者は,基本理念にのっとり,環境の保全上の支障を防止するため,物の製造,加工又は販売その他の事業活動を行うに当たって,その事業活動に係る製品その他の物が使用され又は廃棄されることによる環境への負荷の低減に資するように努めるとともに,その事業活動において,再生資源その他の環境への負荷の低減に資する原材料,役務等を利用するように努めなければならない.

④ 前3項に定めるもののほか,事業者は,基本理念にのっとり,その事業活動に関し,これに伴う環境への負荷の低減その他環境の保全に自ら努めるとともに,国又は地方公共団体が実施する環境の保全に関する施策に協力する責務を有する.

第9条(国民の責務) ① 国民は,基本理念にのっとり,環境の保全上の支障を防止するため,その日常生活に伴う環境への負荷の低減に努めなければならない.

② 前項に定めるもののほか,国民は,基本理念にのっとり,環境の保全に自ら努めるとともに,国又は地方公共団体が実施する環境の保全に関する施策に協力する責務を有する.

第10条(環境の日) ① 事業者及び国民の間に広く環境の保全についての関心と理解を深めるとともに,積極的に環境の保全に関する活動を行う意欲を高めるため,環境の日を設ける.

② 環境の日は,6月5日とする.

③ 国及び地方公共団体は,環境の日の趣旨にふさわしい事業を実施するように努めなければならない.

第11条(法制上の措置等) 政府は,環境の保全に関する施策を実施するため必要な法制上又は財政上の措置その他の措置を講じなければならない.

第12条(年次報告等) ① 政府は,毎年,国会に,環境の状況及び政府が環境の保全に関して講じた施策に関する報告を提出しなければならない.

② 政府は,毎年,前項の報告に係る環境の状況を考慮して講じようとする施策を明らかにした文書を作成し,これを国会に提出しなければならない.

第13条(放射性物質による大気の汚染等の防止) 放射性物質による大気の汚染,水質の汚濁及び土壌の汚染の防止のための措置については,原子力基本法(昭和30年法律第186号)その他の関係法律で定めるところによる.

第2章 環境の保全に関する基本的施策

第1節 施策の策定等に係る指針

第14条 この章に定める環境の保全に関する施策の策定及び実施は,基本理念にのっとり,次に掲げる事項の確保を旨として,各種の施策相互の有機的な連携を図りつつ総合的かつ計画的に行わなければならない.

1 人の健康が保護され,及び生活環境が保全され,並びに自然環境が適正に保全されるよう,大気,水,土壌その他の環境の自然的構成要素が良好な状態に保持されること.

2 生態系の多様性の確保,野生生物の種の保存その他の生物の多様性の確保が図られるとともに,森林,農地,水辺地等における多様な自然環境が地域の自然的社会的条件に応じて体系的に保全されること.

3 人と自然との豊かな触れ合いが保たれること.

第2節 環境基本計画

第15条 ① 政府は,環境の保全に関する施策の総合的かつ計画的な推進を図るため,環境の保全に関する基本的な計画(以下「環境基本計画」という.)を定めなければならない.

② 環境基本計画は,次に掲げる事項について定めるものとする.

1 環境の保全に関する総合的かつ長期的な施策の大綱

2 前号に掲げるもののほか,環境の保全に関する施策を総合的かつ計画的に推進するために必要な事項

3 環境大臣は,中央環境審議会の意見を聴いて,環境基本計画の案を作成し,閣議の決定を求めなければならない.

4 環境大臣は,前項の規定による閣議の決定があったときは,遅滞なく,環境基本計画を公表しなければならない.

5 前2項の規定は,環境基本計画の変更について準用する.

第3節 環境基準

第16条 ① 政府は,大気の汚染,水質の汚濁,土壌の汚染及び騒音に係る環境上の条件について,それぞれ,人の健康を保護し,及び生活環境を保全する上で維持されることが望ましい基準を定めるものとする.

② 前項の基準が,2以上の類型を設け,かつ,それぞれの類型を当てはめる地域又は水域を指定すべきものとして定められる場合には,その地域又は水域の指定に関する事務は,2以上の都道府県の区域にわたる地域又は水域であって政令で定めるものにあっては政府が,その他の地域又は水域にあってはその地域又は水域が属する都道府県の知事が,それぞれ行うものとする.

③ 第1項の基準については,常に適切な科学的判断が加えられ,必要な改定がなされなければならない.

④ 政府は,この章に定める施策であって公害の防止に関係するもの(以下「公害の防止に関する施策」という.)を総合的かつ有効適切に講ずることにより,第1項の基準が確保されるように努めなければならない.

第4節 特定地域における公害の防止

第17条(公害防止計画の作成) ① 環境大臣は,次のいずれかに該当する地域について,関係都道府県知事に対し,その地域において実施されるべき公害の防止に関する施策に係る基本方針を示して,当該施策を総合的に講ずるための計画(以下「公害防止計画」という.)の策定を指示するものとする.

1 現に公害が著しく,かつ,公害の防止に関する施策を総合的に講じなければ公害の防止を図ることが著しく困難であると認められる地域

2 人口及び産業の急速な集中その他の事情により公害が著しくなるおそれがあり,かつ,公害の防止に関する施策を総合的に講じなければ公害の防止を図ることが著しく困難になると認められる地域

② 前項の基本方針は,環境基本計画を基本として策定するものとする.

③ 関係都道府県知事は,第1項の規定による指示を受けたときは,同項の基本方針に基づき公害防止計画を

作成し,環境大臣に協議し,その同意を得なければならない.
④ 環境大臣は,第1項の規定による指示及び前項の同意をするに当たっては,あらかじめ,公害対策会議の議を経なければならない.
⑤ 環境大臣は,第1項の規定による指示をするに当たっては,あらかじめ,関係都道府県知事の意見を聴かなければならない.

第18条(公害防止計画の達成の推進) 国及び地方公共団体は,公害防止計画の達成に必要な措置を講ずるように努めるものとする.

第5節 国が講ずる環境の保全のための施策等

第19条(国の施策の策定等に当たっての配慮) 国は,環境に影響を及ぼすと認められる施策を策定し,及び実施するに当たっては,環境の保全について配慮しなければならない.

第20条(環境影響評価の推進) 国は,土地の形状の変更,工作物の新設その他これらに類する事業を行う事業者が,その事業の実施に当たりあらかじめその事業に係る環境への影響について自ら適正に調査,予測又は評価を行い,その結果に基づき,その事業に係る環境の保全について適正に配慮することを推進するため,必要な措置を講ずるものとする.

第21条(環境の保全上の支障を防止するための規制) ① 国は,環境の保全上の支障を防止するため,次に掲げる規制の措置を講じなければならない.
1 大気の汚染,水質の汚濁,土壌の汚染又は悪臭の原因となる物質の排出,騒音又は振動の発生,地盤の沈下の原因となる地下水の採取その他の行為に関し,事業者等の遵守すべき基準を定めること等により行う公害を防止するために必要な規制の措置
2 土地利用に関し公害を防止するために必要な規制の措置及び公害が著しく,又は著しくなるおそれがある地域における公害の原因となる施設の設置等に関し公害を防止するために必要な規制の措置
3 自然環境を保全することが特に必要な区域における土地の形状の変更,工作物の新設,木竹の伐採その他の自然環境の適正な保全に支障を及ぼすおそれがある行為に関し,その支障を防止するために必要な規制の措置
4 採捕,損傷その他の行為であって,保護することが必要な野生生物,地形若しくは地質又は温泉源その他の自然環境の適正な保全に支障を及ぼすおそれがあるものに関し,その支障を防止するために必要な規制の措置
5 公害及び自然環境の保全上の支障が共に生ずるか又は生ずるおそれがある場合にこれらを共に防止するために必要な規制の措置
② 前項に定めるもののほか,国は,人の健康又は生活環境に係る環境の保全上の支障を防止するため,同項第1号又は第2号に掲げる措置に準じて必要な規制の措置を講ずるように努めなければならない.

第22条(環境の保全上の支障を防止するための経済的措置) ① 国は,環境への負荷を生じさせる活動又は生じさせる原因となる活動(以下この条において「負荷活動」という.)を行う者がその負荷活動に係る環境への負荷の低減のための施設の整備その他の適切な措置をとることを助長することにより環境の保全上の支障を防止するため,その負荷活動を行う者にその経済的な状況等を勘案しつつ必要かつ適正な経済的な助成を行うために必要な措置を講ずるように努めるものとする.
② 国は,負荷活動を行う者に対し適正かつ公平な経済的な負担を課すことによりその者が自らその負荷活動に係る環境への負荷の低減に努めることとなるように誘導することを目的とする施策が,環境の保全上の支障を防止するための有効性を期待され,国際的にも推奨されていることにかんがみ,その施策に関し,これに係る措置を講じた場合における環境の保全上の支障の防止に係る効果,我が国の経済に与える影響等を適切に調査し及び研究するとともに,その措置を講ずる必要がある場合には,その措置に係る施策を活用して環境の保全上の支障を防止することについて国民の理解と協力を得るように努めるものとする.この場合において,その措置が地球環境保全のための施策に係るものであるときは,その効果が適切に確保されるようにするため,国際的な連携に配慮するものとする.

第23条(環境の保全に関する施設の整備その他の事業の推進) ① 国は,緩衝地帯その他の環境の保全上の支障を防止するための公共的施設の整備及び汚泥のしゅんせつ,絶滅のおそれのある野生動植物の保護増殖その他の環境の保全上の支障を防止するための事業を推進するため,必要な措置を講ずるものとする.
② 国は,下水道,廃棄物の公共的な処理施設,環境への負荷の低減に資する交通施設(移動施設を含む.)その他の環境の保全上の支障の防止に資する公共的施設の整備及び森林の整備その他の環境の保全上の支障の防止に資する事業を推進するため,必要な措置を講ずるものとする.
③ 国は,公園,緑地その他の公共的施設の整備その他の自然環境の適正な整備及び健全な利用のための事業を推進するため,必要な措置を講ずるものとする.
④ 国は,前2項に定める公共的施設の適切な利用を促進するための措置その他のこれらの施設に係る環境の保全上の効果が増進されるために必要な措置を講ずるものとする.

第24条(環境への負荷の低減に資する製品等の利用の促進) ① 国は,事業者に対し,物の製造,加工又は販売その他の事業活動に際して,あらかじめ,その事業活動に係る製品その他の物が使用され又は廃棄されることによる環境への負荷について事業者が自ら評価することにより,その物に係る環境への負荷の低減について適正に配慮することができるように技術的支援等を行うため,必要な措置を講ずるものとする.
② 国は,再生資源その他の環境への負荷の低減に資する原材料,製品,役務等の利用が促進されるように,必要な措置を講ずるものとする.

第25条(環境の保全に関する教育,学習等) 国は,環境の保全に関する教育及び学習の振興並びに環境の保全に関する広報活動の充実により事業者及び国民が環境の保全についての理解を深めるとともにこれらの者の環境の保全に関する活動を行う意欲が増進されるようにするため,必要な措置を講ずるものとする.

第26条(民間団体等の自発的な活動を促進するための措置) 国は,事業者,国民又はこれらの者の組織する民間の団体(以下「民間団体等」という.)が自発的に行う緑化活動,再生資源に係る回収活動その他の環境の保全に関する活動が促進されるように,必要な措置を講ずるものとする.

第27条(情報の提供) 国は,第25条の環境の保全に関する教育及び学習の振興並びに前条の民間団体等が自発的に行う環境の保全に関する活動の促進に資するため,個人及び法人の権利利益の保護に配慮しつ

つ環境の状況その他の環境の保全に関する必要な情報を適切に提供するように努めるものとする．

第28条（調査の実施） 国は，環境の状況の把握，環境の変化の予測又は環境の変化による影響の予測に必要な調査その他の環境の保全のための施策の策定に必要な調査を実施するものとする．

第29条（監視等の体制の整備） 国は，環境の状況を把握し，及び環境の保全に関する施策を適正に実施するために必要な監視，巡視，観測，測定，試験及び検査の体制の整備に努めるものとする．

第30条（科学技術の振興） ① 国は，環境の変化の機構の解明，環境への負荷の低減並びに環境が経済から受ける影響及び経済に与える恵沢を総合的に評価するための方法の開発に関する科学技術その他の環境の保全に関する科学技術の振興を図るものとする．
② 国は，環境の保全に関する科学技術の振興を図るため，試験研究の体制の整備，研究開発の推進及びその成果の普及，研究者の養成その他の必要な措置を講ずるものとする．

第31条（公害に係る紛争の処理及び被害の救済） ① 国は，公害に係る紛争に関するあっせん，調停その他の措置を効果的に実施し，その他公害に係る紛争の円滑な処理を図るため，必要な措置を講じなければならない．
② 国は，公害に係る被害の救済のための措置の円滑な実施を図るよう，必要な措置を講じなければならない．

第6節　地球環境保全等に関する国際協力等

第32条（地球環境保全等に関する国際協力等） ① 国は，地球環境保全に関する国際的な連携を確保することその他の地球環境保全に関する国際協力を推進するために必要な措置を講ずるように努めるほか，開発途上にある海外の地域の環境の保全及び国際的に高い価値があると認められている環境の保全であって人類の福祉に貢献するとともに国民の健康で文化的な生活の確保に寄与するもの（以下この条において「開発途上地域の環境の保全等」という．）に資する支援を行うことその他の開発途上地域の環境の保全等に関する国際協力を推進するために必要な措置を講ずるように努めるものとする．
② 国は，地球環境保全及び開発途上地域の環境の保全等（以下「地球環境保全等」という．）に関する国際協力について専門的な知見を有する者の育成，本邦以外の地域の環境の保全に関する地球環境保全等に関する情報の収集，整理及び分析その他の地球環境保全等に関する国際協力の円滑な推進を図るために必要な措置を講ずるように努めるものとする．

第33条（監視，観測等に係る国際的な連携の確保等） 国は，地球環境保全等に関する環境の状況の監視，観測及び測定の効果的な推進を図るための国際的な連携を確保するように努めるとともに，地球環境保全等に関する調査及び試験研究の推進を図るための国際協力を推進するように努めるものとする．

第34条（地方公共団体又は民間団体等による活動を促進するための措置） ① 国は，地球環境保全等に関する国際協力を推進する上で地方公共団体が果たす役割の重要性にかんがみ，地方公共団体による地球環境保全等に関する国際協力のための活動の促進を図るため，情報の提供その他の必要な措置を講ずるように努めるものとする．
② 国は，地球環境保全等に関する国際協力を推進する上で民間団体等によって本邦以外の地域において地球環境保全等に関する国際協力のための自発的な活動が行われることの重要性にかんがみ，その活動の促進を図るため，情報の提供その他の必要な措置を講ずるように努めるものとする．

第35条（国際協力の実施等に当たっての配慮） ① 国は，国際協力の実施に当たっては，その国際協力の実施に関する地域に係る地球環境保全等について配慮するように努めなければならない．
② 国は，本邦以外の地域において行われる事業活動に関し，その事業活動に係る事業者がその事業活動が行われる地域に係る地球環境保全等について適正に配慮することができるようにするため，その事業者に対する情報の提供その他の必要な措置を講ずるように努めるものとする．

第7節　地方公共団体の施策

第36条 地方公共団体は，第5節に定める国の施策に準じた施策及びその他のその地方公共団体の区域の自然社会的条件に応じた環境の保全のために必要な施策を，これらの総合的かつ計画的な推進を図りつつ実施するものとする．この場合において，都道府県は，主として，広域にわたる施策の実施及び市町村が行う施策の総合調整を行うものとする．

第8節　費用負担等

第37条（原因者負担） 国及び地方公共団体は，公害又は自然環境の保全上の支障（以下この条において「公害等に係る支障」という．）を防止するために国若しくは地方公共団体又はこれらに準ずる者（以下この条において「公的事業主体」という．）により実施されることが公害等に係る支障の迅速な防止の必要性，事業の規模その他の事情を勘案して必要かつ適切であると認められる事業が公的事業主体により実施される場合において，その事業の必要を生じさせた者の活動により生ずる公害等に係る支障の程度及びその活動がその公害等に係る支障の原因となると認められる程度を勘案してその事業の必要を生じさせた者にその事業の実施に要する費用を負担させることが適当であると認められるものについて，その事業の必要を生じさせた者がその事業の必要を生じさせた限度においてその事業の実施に要する費用の全部又は一部を適正かつ公平に負担させるために必要な措置を講ずるものとする．

第38条（受益者負担） 国及び地方公共団体は，自然環境を保全することが特に必要な区域における自然環境の保全のための事業の実施により著しく利益を受ける者がある場合において，その者にその受益の限度においてその事業の実施に要する費用の全部又は一部を適正かつ公平に負担させるために必要な措置を講ずるものとする．

第39条（地方公共団体に対する財政措置等） 国は，地方公共団体が環境の保全に関する施策を策定し，及び実施するための費用について，必要な財政上の措置その他の措置を講ずるように努めるものとする．

第40条（国及び地方公共団体の協力） 国及び地方公共団体は，環境の保全に関する施策を講ずるにつき，相協力するものとする．

第40条の2（事務の区分） 第16条第2項の規定により都道府県が処理することとされている事務（政令で定めるものを除く．）は，地方自治法（昭和22年法律第67号）第2条第9項第1号に規定する第1号法定受託事務とする．

第3章 環境の保全に関する審議会その他の合議制の機関等

第1節 環境の保全に関する審議会その他の合議制の機関

第41条（中央環境審議会） ① 環境省に，中央環境審議会を置く．

② 中央環境審議会は，次に掲げる事務をつかさどる．
1 環境基本計画に関し，第15条第3項に規定する事項を処理すること．
2 環境大臣又は関係大臣の諮問に応じ，環境の保全に関する重要事項を調査審議すること．
3 自然公園法（昭和32年法律第161号），農用地の土壌の汚染防止等に関する法律（昭和45年法律第139号），自然環境保全法（昭和47年法律第85号），動物の愛護及び管理に関する法律（昭和48年法律第105号），瀬戸内海環境保全特別措置法（昭和48年法律第110号），公害健康被害の補償等に関する法律（昭和48年法律第111号），絶滅のおそれのある野生動植物の種の保存に関する法律（平成4年法律第75号），ダイオキシン類対策特別措置法（平成11年法律第105号），循環型社会形成推進基本法（平成12年法律第110号），食品循環資源の再生利用等の促進に関する法律（平成12年法律第116号），使用済自動車の再資源化等に関する法律（平成14年法律第87号），鳥獣の保護及び狩猟の適正化に関する法律（平成14年法律第88号），特定外来生物による生態系等に係る被害の防止に関する法律（平成16年法律第78号），石綿による健康被害の救済に関する法律（平成18年法律第4号），生物多様性基本法（平成20年法律第58号）及び愛がん動物用飼料の安全性の確保に関する法律（平成20年法律第83号）によりその権限に属させられた事務を処理すること．

③ 中央環境審議会は，前項に規定する事項に関し，環境大臣又は関係大臣に意見を述べることができる．

④ 前2項に定めるもののほか，中央環境審議会の組織，所掌事務及び委員その他の職員その他中央環境審議会に関し必要な事項については，政令で定める．

第42条 削除

第43条（都道府県の環境の保全に関する審議会その他の合議制の機関） ① 都道府県は，その都道府県の区域における環境の保全に関して，基本的事項を調査審議させるため，環境の保全に関し学識経験のある者を含む者で構成される審議会その他の合議制の機関を置く．

② 前項の審議会その他の合議制の機関の組織及び運営に関し必要な事項は，その都道府県の条例で定める．

第44条（市町村の環境の保全に関する審議会その他の合議制の機関） 市町村は，その市町村の区域における環境の保全に関して，基本的事項を調査審議させる等のため，その市町村の条例で定めるところにより，環境の保全に関し学識経験のある者を含む者で構成される審議会その他の合議制の機関を置くことができる．

第2節 公害対策会議

第45条（設置及び所掌事務） ① 環境省に，特別の機関として，公害対策会議（以下「会議」という．）を置く．

② 会議は，次に掲げる事務をつかさどる．
1 公害防止計画に関し，第17条第4項に規定する事項を処理すること．
2 前号に掲げるもののほか，公害の防止に関する施策であって基本的かつ総合的なものの企画に関して審議し，及びその施策の実施を推進すること．
3 前2号に掲げるもののほか，他の法令の規定によりその権限に属させられた事務

第46条（組織等） ① 会議は，会長及び委員をもって組織する．

② 会長は，環境大臣をもって充てる．

③ 委員は，内閣官房長官，関係行政機関の長及び内閣府設置法（平成11年法律第89号）第9条第1項に規定する特命担当大臣のうちから，環境大臣の申出により，内閣総理大臣が任命する．

④ 会議に，幹事を置く．

⑤ 幹事は，関係行政機関の職員のうちから，環境大臣が任命する．

⑥ 幹事は，会議の所掌事務について，会長及び委員を助ける．

⑦ 前各項に定めるもののほか，会議の組織及び運営に関し必要な事項は，政令で定める．

附　則（平11・7・16法律第87号）（抄）
第252条 政府は，医療保険制度，年金制度等の改革に伴い，社会保険の事務処理の体制，これに従事する職員の在り方等について，被保険者等の利便性の確保，事務処理の効率化等の視点に立って，検討し，必要があると認めるときは，その結果に基づいて所要の措置を講ずるものとする．

89　公害健康被害の補償等に関する法律（抄）

（昭48・10・5法律第111号，
最終改正：平20・4・16日法律第13号）

第1章　総　則

第1条（目的） この法律は，事業活動その他の人の活動に伴って生ずる相当範囲にわたる著しい大気の汚染又は水質の汚濁（水底の底質が悪化することを含む．以下同じ．）の影響による健康被害に係る損害を填補するための補償並びに被害者の福祉に必要な事業及び大気の汚染の影響による健康被害を予防するために必要な事業を行うことにより，健康被害に係る被害者等の迅速かつ公正な保護及び健康の確保を図ることを目的とする．

第2条（地域及び疾病の指定） ① この法律において「第一種地域」とは，事業活動その他の人の活動に伴って相当範囲にわたる著しい大気の汚染が生じ，その影響による疾病（次項に規定する疾病を除く．）が多発している地域として政令で定める地域をいう．

② この法律において「第二種地域」とは，事業活動その他の人の活動に伴って相当範囲にわたる著しい大気の汚染又は水質の汚濁が生じ，その影響により，当該大気の汚染又は水質の汚濁の原因である物質との関係が一般的に明らかであり，かつ，当該物質によらなければかかることがない疾病が多発している地域として政令で定める地域をいう．

③ 前2項の政令においては，あわせて前2項の疾病を定めなければならない．

④ 環境大臣は、前三項の規定に基づく政令の制定又は改廃の立案をしようとするときは、中央環境審議会並びに関係都道府県知事及び関係市町村長の意見を聴かなければならない。

第2章　補償給付

第1節　通則

第3条　① 第1条に規定する健康被害に対する補償のため支給されるこの法律による給付（以下「補償給付」という。）は、次のとおりとする。
1　療養の給付及び療養費
2　障害補償費
3　遺族補償費
4　遺族補償一時金
5　児童補償手当
6　療養手当
7　葬祭料

② 前項第2号、第3号及び第5号に掲げる補償給付は、月を単位として支給するものとし、その支払は、定期的に行なう。

第4条（認定等）　① 第一種地域の全部又は一部を管轄する都道府県知事は、当該第一種地域につき第2条第3項の規定により定められた疾病にかかっていると認められる者で次の各号の1に該当するものの申請に基づき、当該疾病が当該第一種地域における大気の汚染の影響によるものである旨の認定を行なう。この場合においては、当該疾病にかかっていると認められるかどうかについては、公害健康被害認定審査会の意見をきかなければならない。

1　申請の当時当該第一種地域の区域内に住所を有しており、かつ、申請の時まで引き続き当該第一種地域の区域内に住所を有した期間（当該第一種地域につき第2条第3項の規定により定められた疾病と同一の疾病が同項の規定により定められた他の第一種地域の区域内に住所を有した期間を含む。以下この項において同じ。）が疾病の種類に応じて政令で定める期間以上であり、又は申請の時まで引き続く疾病の種類に応じて政令で定める期間内において当該第一種地域の区域内に住所を有した期間が疾病の種類に応じて政令で定める期間以上である者

2　申請の当時1日のうち政令で定める時間（以下この条において「指定時間」という。）以上の時間を当該第一種地域の区域内で過ごすことが常態であり、かつ、申請の時まで引き続き1日のうち指定時間以上の時間を当該第一種地域の区域内で過ごすことが常態であつた期間（1日のうち指定時間以上の時間を当該第一種地域につき第2条第3項の規定により定められた疾病と同一の疾病が同項の規定により定められた他の第一種地域の区域内で過ごすことが常態であつた期間を含む。以下この項において同じ。）が疾病の種類に応じて政令で定める期間以上であり、又は申請の時まで引き続く疾病の種類に応じて政令で定める期間内において1日のうち指定時間以上の時間を当該第一種地域の区域内で過ごすことが常態であつた期間が疾病の種類に応じて政令で定める期間以上である者

3　前2号に該当する者を除き、申請の当時、当該第一種地域の区域内に住所を有しており、又は指定時間以上の時間を当該第一種地域の区域内で過ごすことが常態であり、かつ、当該第一種地域の区域内に住所を有した期間と指定時間以上の時間を当該第一種地域の区域内で過ごすことが常態であつた期間とが、政令で定めるところにより、疾病の種類に応じて算定した期間以上である者

② 第二地域の全部又は一部を管轄する都道府県知事は、当該第二地域につき第2条第3項の規定により定められた疾病にかかっていると認められる者の申請に基づき、当該疾病が当該第二地域に係る大気の汚染又は水質の汚濁の影響によるものである旨の認定を行なう。前項後段の規定は、この場合について準用する。

③ 第一種地域又は第二地域の全部又は一部が政令で定める市（特別区を含む。以下同じ。）の区域内にある場合には、その区域については、第1項又は前項の規定による都道府県知事の権限は、当該市の長が行なう。

④ 都道府県知事（前項の政令で定める市にあつては、当該市の長とする。第45条から第48条まで及び第143条を除き、以下同じ。）は、第1項又は第2項の認定（第6項、第13条第2項、第49条第1項及び第2項、第52条第1項、第62条第1項及び第119条第5項を除き、以下本則において単に「認定」という。）を行なつたときは、当該認定を受けた者（第6条の規定による申請に基づいて認定を受けた者を除き、以下「被認定者」という。）に対し、公害医療手帳を交付する。

⑤ 認定は、その申請のあつた日にさかのぼつてその効力を生ずる。

⑥ 第一種地域に係る被認定者は、同一の疾病については、重ねて第1項の認定を受けることができない。ただし、同一の疾病が第2条第3項の規定により定められた他の都道府県知事の管轄に属する第一種地域の区域内に住所を移し、又は指定時間以上の時間をその区域内で過ごすことが常態となつた場合において、当該他の都道府県知事に対しその旨の届出をしたときは、当該疾病について現に受けている第1項の認定は、当該他の都道府県知事がした同項の認定とみなす。

第5条　① 認定の申請をした者が認定を受けないで死亡した場合において、その死亡した者が前条第1項又は第2項の規定により認定を受けることができる者であるときは、都道府県知事は、その死亡した者の第30条第1項に規定する遺族若しくは第35条第1項各号に掲げる者又はその死亡した者について葬祭を行なう者の申請に基づき、その死亡した者が認定を受けることができる者であつた旨の決定を行なう。

② 前項の申請は、同項に規定する死亡した者の死亡の日から6月以内に限り、することができる。

③ 第1項の決定があつたときは、同項に規定する死亡した者は、認定を受けたものとみなす。

第6条　第2条第3項の規定により定められた疾病（以下「指定疾病」という。）にかかっていると認められる者が当該指定疾病に関し認定の申請をしないで死亡した場合においては、第4条第1項中「かかっている」とあるのは「かかっていた」と、「ものの申請」とあるのは「ものの第30条第1項に規定する遺族若しくは第35条第1項各号に掲げる者又はその死亡した者について葬祭を行なう者の申請」と、同項各号中「申請」とあるのは「死亡」と、同条第2項中「かかっている」とあるのは「かかっていた」と、「者の申請」とあるのは「者の第30条第1項に規定する遺族若しくは第35条第1項各号に掲げる者又はその死亡した者について葬祭を行なう者の申請」と読み替えて、これらの規定を適用する。この場合に

おいて，これらの規定による認定の申請は，当該第一種地域又は第二種地域の指定の日から1年以内でその死亡の日から6月以内に限り，することができる．
第7条（認定の有効期間） ① 認定は，指定疾病の種類に応じて政令で定める期間内に限り，その効力を有する．ただし，政令で定める指定疾病に係る認定については，この限りでない．

② 都道府県知事は，認定にあたり，有効期間が定められた指定疾病に係る被認定者の当該指定疾病が有効期間の満了前になおる見込みが少ないと認めるときは，公害健康被害認定審査会の意見をきいて，前項の規定にかかわらず，別に当該認定の有効期間を定めることができる．

第8条（認定の更新） ① 前条第1項又は第2項の規定により有効期間が定められた被認定者の当該指定疾病に係る有効期間が有効期間の満了前になおる見込みがないときは，当該被認定者は，都道府県知事に対し，認定の更新を申請することができる．

② 都道府県知事は，前項の規定による申請があつた場合において，公害健康被害認定審査会の意見をきき当該指定疾病が有効期間の満了後においても継続すると認めるときは，当該指定疾病に係る認定を更新する．

③ 前条の規定は，前項の規定により更新される認定について準用する．

第8条の2 ① 前条第1項の規定による申請をすることができる者が，災害その他やむを得ない理由により当該申請に係る認定の有効期間の満了前に当該申請をすることができなかつたときは，その者は，その理由のやんだ日から2月以内に限り，当該認定の更新を申請することができる．

② 都道府県知事は，前項の規定による申請があつた場合において，公害健康被害認定審査会の意見を聴き当該申請に係る指定疾病がその後においても継続すると認めるときは，当該申請に係る認定を更新する．この場合において，更新された認定は，前項に規定する有効期間の満了日の翌日にさかのぼつてその効力を生ずる．

③ 第7条の規定は，前項の規定により更新される認定について準用する．この場合において，同条第1項中「政令で定める期間内」とあるのは，「第8条の2第1項に規定する有効期間の満了日の翌日から政令で定める期間内」と読み替えるものとする．

第9条（認定の取消し） 都道府県知事は，公害健康被害認定審査会の意見をききその認定に係る者の指定疾病がなおつたと認めるときは，認定を取り消すものとする．

第10条（補償給付の請求） ① 補償給付の請求は，認定の申請がされた後は，認定前であつても，することができる．

② 補償給付を支給する旨の処分は，その請求のあつた日にさかのぼつてその効力を生ずる．

第11条（支給期間及び支払期月） ① 定期的に行なう補償給付の支給は，その請求のあつた日の属する月の翌月から始め，支給すべき事由が消滅した日の属する月で終わる．

② 定期的に行なう補償給付は，毎年2月，4月，6月，8月，10月及び12月の6期に，それぞれの前月及び前前月の分を支払う．ただし，前支払期月に支払うべきであつた補償給付又は支給すべき事由が消滅した場合におけるその期の補償給付は，その支払期月でない月であつても，支払うものとする．

第12条（未支給の補償給付） ① 補償給付を受けることができる者が死亡した場合において，その死亡した者に支給すべき補償給付でまだその者に支給していなかつたものがあるときは，その者の配偶者（届出をしていないが，事実上婚姻関係と同様の事情にあつた者を含む．以下この章において同じ．），子，父母，孫，祖父母又は兄弟姉妹であつて，その者の死亡の当時その者と生計を同じくしていたものは，自己の名で，その支給を請求することができる．

② 未支給の補償給付を受けることができる者の順位は，前項に規定する順序による．

③ 未支給の補償給付を受けることができる同順位者が2人以上あるときは，その1人がした請求は，全員のためその全額につきしたものとみなし，その1人に対してした支給は，全員に対してしたものとみなす．

第13条（補償給付の免責等） ① 補償給付を受けることができる者に対し，同一の事由について，損害の填補がされた場合（次条第2項に規定する場合に該当する場合を除く．）においては，都道府県知事は，その価額の限度で補償給付を支給する義務を免れる．

② 前項の規定により都道府県知事がその支給の義務を免れることとなつた補償給付が第4条第1項の認定に係るものであるときは，独立行政法人環境再生保全機構（以下「機構」という．）は，政令で定めるところにより，当該補償給付の支給の原因となつた行為に基づく損害を填補した第52条第1項に規定するばい煙発生施設等設置者の請求に基づき，その者に対し，その免れることとなつた補償給付の価額に相当する金額の全部又は一部を支払うことができる．

第14条（他の法律による給付等との調整） ① 補償給付の支給がされた場合においては，政令で定める法令の規定により同一の事由について当該補償給付に相当する給付等を支給すべき者は，その支給された補償給付の価額の限度で当該給付等を支給する義務を免れる．

② 前項の政令で定める法令の規定により同一の事由について補償給付に相当する給付等の支給がされた場合においては，都道府県知事は，政令で定めるところにより，その価額の限度で補償給付を支給する義務を免れる．ただし，当該給付等を支給した者は，当該都道府県知事が補償給付を支給する義務を免れた価額の限度で，当該都道府県知事に対し，当該給付等の価額に相当する金額を求償することができる．

第15条（不正利得の徴収） ① 偽りその他不正の手段により補償給付の支給を受けた者があるときは，都道府県知事は，国税徴収の例により，その者からその補償給付の支給に要した費用に相当する金額の全部又は一部を徴収することができる．

② 前項の規定による徴収金の先取特権の順位は，国税及び地方税に次ぐものとする．

第16条（受給権の保護） 補償給付の支給を受ける権利は，譲り渡し，担保に供し，又は差し押えることができない．

第17条（公課の禁止） 租税その他の公課は，補償給付として支給を受けた金品を標準として，課することができない．

第18条（環境省令への委任） この章に定めるもののほか，補償給付の請求その他補償給付に関する手続に関し必要な事項は，環境省令で定める．

第2節 療養の給付及び療養費

第19条（療養の給付） 都道府県知事は，その認定に係る被認定者の指定疾病について，次に掲げる療養の給付を行なう．

1 診察
2 薬剤又は治療材料の支給
3 医学的処置,手術及びその他の治療
4 居宅における療養上の管理及びその療養に伴う世話その他の看護
5 病院又は診療所への入院及びその療養に伴う世話その他の看護
6 移送

② 被認定者が前項第1号から第5号までに掲げる療養の給付を受けようとするときは,自己の選定する次条に規定する公害医療機関に公害医療手帳を提示して,当該機関から受けるものとする.

第20条(公害医療機関) 療養の給付を取り扱う者(以下「公害医療機関」という.)は,次に掲げるもの(都道府県知事に対し公害医療機関とならない旨を申し出たものを除く.)とする.
1 健康保険法(大正11年法律第70号)第63条第3項第1号に規定する保険医療機関及び保険薬局
2 生活保護法(昭和25年法律第144号)第50条第1項に規定する指定医療機関
3 前2号に掲げるもののほか,病院若しくは診療所(これらに準ずるものを含む.)又は薬局であつて環境省令で定めるもの

第21条(公害医療機関の義務) ① 公害医療機関は,環境大臣の定めるところにより,療養の給付を担当しなければならない.
② 公害医療機関は,被認定者の指定疾病についての療養の給付に関し,環境大臣又は都道府県知事の行なう指導に従わなければならない.

第22条(診療方針及び診療報酬) 公害医療機関の診療方針及び診療報酬は,環境大臣が中央環境審議会の意見を聴いて定めるところによる.

第23条(診療報酬の審査及び支払) ① 公害医療機関から診療報酬の請求があつたときは,都道府県又は第4条第3項の政令で定める市は,当該請求に係る診療内容及び診療報酬を審査し,診療報酬の額を決定し,これを支払うものとする.
② 都道府県又は第4条第3項の政令で定める市は,前項の規定による審査又は支払に関する事務を政令で定める者に委託することができる.
③ 第1項の規定による審査をした者は,その職務上知ることのできた秘密を漏らしてはならない.

第24条(療養費の支給) ① 都道府県知事は,療養の給付を行なうことが困難であると認めるとき,又は被認定者が緊急その他やむを得ない理由により公害医療機関以外の病院,診療所若しくは薬局その他の者から診療,薬剤の支給若しくは手当を受けた場合において,その必要があると認めるときは,当該被認定者の請求に基づき,療養の給付に代えて,療養費を支給する.
② 都道府県知事は,被認定者が公害医療手帳を提示しないで公害医療機関から診療又は薬剤の支給を受けた場合において,公害医療手帳を提示しなかつたことが緊急その他やむを得ない理由によるものと認めるときは,当該被認定者の請求に基づき,療養の給付に代えて,療養費を支給する.
③ 前2項の療養費の額は,第22条の規定に基づき定められた診療報酬の例により算定する.ただし,現に要した費用の額をこえることができない.
④ 療養費の支給の請求は,その請求をすることができる時から2年を経過したときは,することができない.

第3節 障害補償費

第25条(障害補償費の支給) ① 都道府県知事は,その認定に係る被認定者(政令で定める年齢に達しない者を除く.)の指定疾病による障害の程度が政令で定める障害の程度に該当するものであるときは,当該被認定者の請求に基づき,公害健康被害認定審査会の意見をきいて,その障害の程度に応じた障害補償費を支給する.
② 環境大臣は,前項の障害の程度を定める政令の制定又は改廃の立案をしようとするときは,中央環境審議会の意見を聴かなければならない.

第26条(障害補償費の額) ① 障害補償費の額は,被認定者の障害補償標準給付基礎月額に相当する額にその者の障害の程度に応じた政令で定める率を乗じて得た額(指定疾病による障害の程度が前条第1項の政令で定める障害の程度のうち最も重度である障害の程度に該当するものである場合にはその額と政令で定める介護加算額とを合算した額)とする.
② 障害補償標準給付基礎月額は,労働者の賃金水準その他の事情を考慮して,政令で定めるところにより,環境大臣が,中央環境審議会の意見を聴いて定める.

第27条(併給の調整) 2以上の指定疾病に係る2以上の障害補償費を受けることができる1の被認定者に支給する当該2以上の障害補償費の額を合算した額が,当該被認定者の障害補償標準給付基礎月額(1又は2以上の指定疾病につき前条第1項の規定により介護加算額が合算された障害補償費を受けることができる者にあつては,障害補償標準給付基礎月額と同項の政令で定める介護加算額とを合算した額)をこえるときは,政令で定めるところにより,そのこえる部分に相当する額の障害補償費は,支給しない.

第28条(障害補償費の額の改定等) ① 障害補償費の支給を受けている者は,当該指定疾病による障害の程度につき,指定疾病の種類に応じて政令で定める期間ごとに,都道府県知事の診査を受けなければならない.都道府県知事が,障害補償費の支給に関し特に必要があると認めて診査を受けるべき旨を命じたときも,同様とする.
② 都道府県知事は,前項の診査の結果,その者の指定疾病による障害の程度が従前の障害の程度と異なると認める場合においては,公害健康被害認定審査会の意見をきいて,新たな障害の程度が第25条第1項の政令で定める他の障害の程度に該当するときは新たに該当するに至つた同項の政令で定める障害の程度に応じて障害補償費の額を改定し,新たな障害の程度が同項の政令で定める障害の程度に該当しないときは障害補償費の支給を打ち切るものとする.
③ 障害補償費の支給を受けている者は,都道府県知事に対し,当該指定疾病による障害の程度が増進したことを理由として,障害補償費の額の改定を請求することができる.
④ 前項の規定による請求があつた場合においては,都道府県知事は,その者の指定疾病による障害の程度を診査しなければならない.第2項の規定は,この場合について準用する.
⑤ 障害補償費の額の算定の基礎となる障害補償標準給付基礎月額に変更があつたときは,障害補償費の額は,改定されるものとする.
⑥ 第2項(第4項において準用する場合を含む.)又は前項の規定により障害補償費の額が改定されたときは,改定後の額による障害補償費の支給は,改定された日の属する月の翌月から始めるものとする.
⑦ 障害補償費の支給を受けている者が,正当な理由がなく第1項の診査を受けなかつたときは,都道府県知

第2章　補償給付

事は、障害補償費の支給を一時差し止めることができる．

第4節　遺族補償費及び遺族補償一時金

第29条（遺族補償費の支給） ① 都道府県知事は、その認定に係る被認定者が当該認定に係る指定疾病に起因して死亡したときは、死亡した被認定者の遺族の請求に基づき、公害健康被害認定審査会の意見をきいて、遺族補償費を支給する．

② 指定疾病にかかつている者が認定を申請しないで当該指定疾病に起因して死亡し、第6条の規定による申請に基づいて認定がされた場合において、その遺族の請求があつたときも、前項と同様とする．

③ 遺族補償費の支給は、政令で定める期間を限度として行なう．

④ 被認定者又は第6条の規定による申請に基づいて行なわれた認定に係る死亡者（以下「認定死亡者」という．）が2以上の指定疾病に起因して死亡したときは、当該指定疾病に係る認定を行なつた1の都道府県知事に対してのみ、遺族補償費を請求することができる．

⑤ 2以上の指定疾病に起因して死亡した者に係る遺族補償費の支給に要する費用の支弁の方法は、政令で定める．

第30条（遺族補償費を受けることができる遺族の範囲及び順位） ① 遺族補償費を受けることができる遺族は、被認定者又は認定死亡者の配偶者、子、父母、孫、祖父母及び兄弟姉妹であつて、被認定者又は認定死亡者の死亡の当時その者によつて生計を維持していたもの（死亡の当時その者によつて生計を維持していたものときは、認定の申請の当時その者によつて生計を維持していたもの）とする．ただし、妻（届出をしていないが、事実上婚姻関係と同様の事情にあつた者を含む．）以外の者にあつては、被認定者又は認定死亡者の死亡の時に次に掲げる要件に該当した場合に限るものとする．

1　夫（届出をしていないが、事実上婚姻関係と同様の事情にあつた者を含む．）、父母又は祖父母については、60歳以上であること．

2　子、孫又は兄弟姉妹については、18歳に達する日以後の最初の3月31日までの間にあること又は60歳以上であること．

② 被認定者又は認定死亡者の死亡の時に胎児であつた子が出生したときは、前項の規定の適用については、将来に向かつて、その子は、被認定者又は認定死亡者の死亡の当時その者によつて生計を維持していた子とみなす．

③ 遺族補償費を受けることができる遺族の順位は、配偶者、子、父母、孫、祖父母及び兄弟姉妹の順序とする．

第31条（遺族補償費の額） ① 遺族補償費の額は、当該死亡した被認定者又は認定死亡者の遺族補償標準給付基礎月額に相当する額とする．

② 遺族補償標準給付基礎月額は、労働者の賃金水準、被認定者又は認定死亡者が死亡しなかつたとすれば通常支出すると見込まれる経費その他の事情を考慮して、政令で定めるところにより、環境大臣が、中央環境審議会の意見を聴いて定める．

③ 遺族補償費を受けることができる同順位の遺族が2人以上ある場合における各人の遺族補償費の額は、第1項の額をその人数で除して得た額とする．

第32条（遺族補償費の額の改定） ① 遺族補償費を受けることができる同順位の遺族の数に増減を生じたときは、遺族補償費の額を改定する．

② 第28条第5項及び第6項の規定は遺族補償標準給付基礎月額に変更があつた場合について、同項の規定は前項の規定により遺族補償費の額が改定された場合について準用する．

第33条（遺族補償費が支給されない場合） 遺族補償費を受けることができる者が次の各号の1に該当するに至つたときは、その者に対する遺族補償費は、支給しない．

1　死亡したとき．

2　婚姻（届出をしていないが、事実上婚姻関係と同様の事情にある場合を含む．）をしたとき．

3　直系血族又は直系姻族以外の者の養子（届出をしていないが、事実上養子縁組関係と同様の事情にある者を含む．）となつたとき．

4　離縁によつて、死亡した被認定者又は認定死亡者との親族関係が終了したとき．

5　子、孫又は兄弟姉妹にあつては、18歳に達した日以後の最初の3月31日が終了したとき．

第34条（後順位者からの遺族補償費の請求） 遺族補償費を受けることができる先順位者がその請求をしないで死亡した場合においては、次順位者が遺族補償費を請求することができる．前条の規定により遺族補償費が支給されないこととなる場合において、同順位者がなくて後順位者があるときも、同様とする．

第35条（遺族補償一時金の支給） ① 都道府県知事は、その認定に係る被認定者が当該認定に係る指定疾病に起因して死亡した場合において、その死亡の時に遺族補償費を受けることができる遺族がないときは、次に掲げる者の請求に基づき、公害健康被害認定審査会の意見をきいて、遺族補償一時金を支給する．

1　配偶者

2　被認定者の死亡の当時その者によつて生計を維持していた子、父母、孫及び祖父母

3　被認定者の認定の申請の当時その者によつて生計を維持していた子、父母、孫及び祖父母

4　前2号に該当しない子、父母、孫及び祖父母並びに兄弟姉妹

② 第29条第2項、第4項及び第5項の規定は、遺族補償一時金の支給について準用する．

③ 遺族補償費を受けていた者が、第33条各号の1に該当することにより遺族補償費を支給されないこととなつた場合において、他に遺族補償費を受けることのできる遺族がなく、かつ、当該認定に係る被認定者の死亡により支給された遺族補償費の額の合計額がその死亡した者について次条第1項の規定により算定した額に満たないときは、第1項各号に掲げる者の請求に基づき、遺族補償一時金を支給する．

④ 遺族補償一時金を受けることができる者の順位は、第1項各号の順序により、同項第2号から第4号までに掲げる者のうちにあつては、それぞれ当該各号に掲げる順序による．

第36条（遺族補償一時金の額） ① 前条第1項の規定により支給する遺族補償一時金の額は、当該死亡した被認定者又は認定死亡者の遺族補償標準給付基礎月額に相当する額に政令で定める月数を乗じて得た額に相当する額とする．

② 前条第3項の規定により支給する遺族補償一時金の額は、当該死亡した被認定者又は認定死亡者について前項の規定により算定した額から当該被認定者又は認定死亡者の死亡により支給された遺族補償費の額の合計額を控除した額に相当する額とする．

③ 第31条第3項の規定は、前2項の遺族補償一時金の額について準用する．

第37条（遺族補償費等の請求の期限） 遺族補償費又は遺族補償一時金の支給の請求は，被認定者又は認定死亡者が第19条各号の1に該当するに至った時（第34条後段の規定による請求により支給する遺族補償費及び第35条第3項の規定により支給する遺族補償一時金にあつては，従前の遺族補償費を受けることができる者が第33条各号の1に該当するに至った時）から2年を経過したときは，することができない．

第38条（遺族補償費等の支給の制限） ① 遺族補償費又は遺族補償一時金は，被認定者又は認定死亡者を故意に死亡させた者には，支給しない．被認定者又は認定死亡者の死亡前に，その者の死亡によつて遺族補償費又は遺族補償一時金を受けることができる先順位又は同順位となるべき者を故意に死亡させた者についても，同様とする．

② 遺族補償費は，遺族補償費を受けることができる先順位又は同順位の者を故意に死亡させた者には，以後支給しない．

第5節　児童補償手当，療養手当及び葬祭料

第39条（児童補償手当の支給） ① 都道府県知事は，その認定に係る被認定者で第25条第1項の政令で定める年齢に達しないものの指定疾病による障害の程度が政令で定める障害の程度に該当するものであるときは，当該被認定者を養育している者の請求に基づき，公害健康被害認定審査会の意見をきいて，その障害の程度に応じた政令で定める額（指定疾病による障害の程度が当該政令で定める障害の程度のうち最も重度である障害の程度に該当するものである場合にあつては，その額と第26条第1項の政令で定める介護加算額とを合算した額）の児童補償手当を支給する．

② 環境大臣は，前項の障害の程度を定める政令の制定又は改廃の立案をしようとするときは，中央環境審議会の意見を聴かなければならない．

③ 第27条及び第28条（第5項を除く．）の規定は，児童補償手当の支給について準用する．

第40条（療養手当の支給） ① 都道府県知事は，その認定に係る被認定者が当該認定に係る指定疾病について第19条第1項各号に掲げる療養を受ける場合で，かつ，その病状の程度が政令で定める病状の程度に該当するものであるときは，当該被認定者の請求に基づき，その病状の程度に応じた政令で定める額の療養手当を支給する．

② 第24条第4項の規定は，療養手当の支給の請求について準用する．

第41条（葬祭料の支給） ① 都道府県知事は，その認定に係る被認定者が当該認定に係る指定疾病に起因して死亡したときは，葬祭を行なう者の請求に基づき，政令で定める額の葬祭料を支給する．

② 第29条第2項，第4項及び第5項並びに第37条の規定は，葬祭料の支給及びその請求について準用する．

第6節　補償給付の制限等

第42条（補償給付の制限） 被認定者又は被認定者で第25条第1項の政令で定める年齢に達しないものを養育している者が，正当な理由がなく療養に関する指示に従わなかつたときは，都道府県知事は，補償給付の全部又は一部を支給しないことができる．

第43条（補償給付の額についての他原因の参酌） 都道府県知事は，第3条第1項第2号から第7号までに掲げる補償給付の額を定め，又はその額を改定するにあたり，被認定者又は認定死亡者に係る指定疾病による障害が発生し，若しくはその程度が増進したこと，指定疾病がなおらないこと又は指定疾病に起因して死亡したことにつき他の原因があると認めるときは，公害健康被害認定審査会の意見をきいて，当該他の原因を参酌することができる．

第7節　公害健康被害認定審査会

第44条（設置） この法律によりその権限に属させられた事項を行なわせるため，第一種地域又は第二種地域の全部又は一部をその区域に含む都道府県又は第4条第3項の政令で定める市に，公害健康被害認定審査会を置く．

第45条（組織等） ① 公害健康被害認定審査会は，委員15人以内で組織する．

② 委員は，医学，法律学その他公害に係る健康被害の補償に関し学識経験を有する者のうちから，都道府県知事又は第4条第3項の政令で定める市の長が任命する．

③ 委員は，職務上知ることのできた秘密を漏らしてはならない．その職を退いた後も，同様とする．

④ 第1項及び第2項に定めるもののほか，公害健康被害認定審査会の組織，運営その他公害健康被害認定審査会に関し必要な事項は，都道府県又は第4条第3項の政令で定める市の条例で定める．

第3章　公害保健福祉事業

第46条 ① 都道府県知事又は第4条第3項の政令で定める市の長は，指定疾病によりそこなわれた被認定者の健康を回復させ，その回復した健康を保持させ，及び増進させる等被認定者の福祉を増進し，並びに第一種地域又は第二種地域における当該地域に係る指定疾病による被害を予防するために必要なリハビリテーションに関する事業，転地療養に関する事業その他の政令で定める公害保健福祉事業を行なうものとする．

② 都道府県知事又は第4条第3項の政令で定める市の長は，前項の公害保健福祉事業を行なおうとするときは，環境大臣の承認を受けなければならない．

第4章　費用

第1節　費用の支弁及び財源

第47条（費用の支弁） 都道府県又は第4条第3項の政令で定める市は，次に掲げる費用を支弁する．

1　当該都道府県知事又は当該市の長が行なう補償給付の支給（第14条第2項の規定による求償に対する支払を含む．以下この章において同じ．）に要する費用

2　この法律又はこの法律に基づく命令の規定により当該都道府県知事又は当該市の長が行なう事務の処理に要する費用

第48条（納付金） ① 前条の規定により都道府県又は第4条第3項の政令で定める市が支弁する前条第1号に掲げる費用は，政令で定めるところにより，機構が当該都道府県又は第4条第3項の政令で定める市に対して納付する納付金をもつて充てる．

② 都道府県知事又は第4条第3項の政令で定める市の長が第46条の規定に基づいて行なう公害保健福祉事業に要する費用の額のうちその4分の3に相当する額については，政令で定めるところにより，機構が当該都道府県又は第4条第3項の政令で定める市に対して納付する納付金をもつて充てる．

第2節　汚染負荷量賦課金

第52条（汚染負荷量賦課金の徴収及び納付義務）① 機構は，第48条の規定による納付金のうち，第第1項の認定に係る被認定者及び認定死亡者に関する補償給付の支給に要する費用並びに第一種地域に係る指定疾病による被害に関して行う公害保健福祉事業に要する費用に充てるためのもの，第13条第2項の規定による支払に要する費用並びに機構が行う事務の処理に要する費用（以下「補償給付支給費用等」という．）の一部に充てるため，大気汚染防止法（昭和43年法律第97号）第2条第2項に規定するばい煙発生施設が設置される工場又は事業場を設置し，又は設置していた事業者で，次に掲げるもの（以下「ばい煙発生施設等設置者」という．）から，毎年度，汚染負荷量賦課金を徴収する．
1 第一種地域に係る指定疾病に影響を与える大気の汚染の原因である政令で定める物質を排出するばい煙発生施設が設置され，かつ，最大排出ガス量が政令で定める地域の区分に応じて政令で定める量以上である工場又は事業場を，各年度（毎年4月1日から翌年3月31日までをいう．以下この章において同じ．）の初日において設置している事業者
2 第一種地域の指定がすべて解除された場合にあつては，その解除があつた日（以下「基準日」という．）の前日の属する年度（以下「基準年度」という．）の初日において前号の政令で定められていた物質（以下「対象物質」という．）を排出するばい煙発生施設が設置され，かつ，最大排出ガス量が基準年度の初日において同号の政令で定められていた地域の区分に応じて同号の政令で定められていた量以上であつた工場又は事業場を基準年度の初日において設置していた事業者．ただし，基準日以後も基準日前にされた第4条第1項の認定に係る被認定者及び認定死亡者（以下「既被認定者」という．）に関する補償給付支給費用等が生ずる場合に限る．
② 第一種地域の指定がすべて解除された場合において，基準日がその属する年度の初日の翌日以後の日であるときは，前項第2号に掲げるばい煙発生施設等設置者に対する同項の規定の適用については，同項中「毎年度」とあるのは，「基準日の属する年度の翌年度から毎年度」とする．
③ ばい煙発生施設等設置者は，汚染負荷量賦課金を納付する義務を負う．
第61条（環境省令への委任）この節に定めるもののほか，汚染負荷量賦課金その他この節の規定による徴収金に関し必要な事項は，環境省令で定める．

第3節　特定賦課金

第62条（特定賦課金の徴収及び納付義務）① 機構は，第48条の規定による納付金のうち，第2項の認定に係る被認定者及び認定死亡者に関する補償給付の支給に要する費用並びに第二種地域に係る指定疾病による被害に関して行なう公害保健福祉事業に要する費用に充てるためのもの並びに機構が行なう事務の処理に要する費用の一部に充てるため，第二種地域に係る指定疾病に影響を与える大気の汚染又は水質の汚濁の原因である物質を排出した大気汚染防止法第2条第2項に規定するばい煙発生施設，同法第17条第1項に規定する特定施設又は水質汚濁防止法（昭和45年法律第138号）第2条第2項に規定する特定施設の設置者（過去の設置者を含む．以下「特定施設等設置者」という．）から，毎年度，特定賦課金を徴収する．
② 特定施設等設置者は，特定賦課金を納付する義務を負う．
第67条（環境省令への委任）この節に定めるもののほか，特定賦課金その他この節の規定による徴収金に関し必要な事項は，環境省令で定める．

第6章　不服申立て

第1節　認定又は補償給付の支給に関する処分に対する不服申立て

第106条（異議申立て及び審査請求）① 認定又は補償給付の支給に関する処分に不服がある者は，その処分をした都道府県知事に対し，異議申立てをすることができる．
② 認定又は補償給付の支給に関する処分に不服がある者のする審査請求は，公害健康被害補償不服審査会に対してしなければならない．
③ 第1項の異議申立て及び前項の審査請求は，時効の中断に関しては，裁判上の請求とみなす．
第107条（行政不服審査法の適用関係）① 前条第2項の審査請求については，行政不服審査法（昭和37年法律第160号）第25条の規定は，適用しない．
② 前条第2項の審査請求についての行政不服審査法第20条及び第31条の規定の適用に関しては，同法第20条第2号中「3箇月」とあるのは「2箇月」と，同法第31条中「その庁の職員」とあるのは「審査員」とする．
第108条（不服申立てと訴訟との関係）認定又は補償給付の支給に関する処分の取消しの訴えは，当該処分についての審査請求に対する公害健康被害補償不服審査会の裁決を経た後でなければ，提起することができない．

第2節　賦課徴収に関する処分等に対する審査請求

第109条（審査請求）この法律に基づいてした機構の処分に不服がある者は，環境大臣に対し，行政不服審査法による審査請求をすることができる．
第110条（不服申立てと訴訟との関係）この法律に基づいて機構がした処分の取消しの訴えは，当該処分についての審査請求に対する環境大臣の裁決を経た後でなければ，提起することができない．

第3節　公害健康被害補償不服審査会
第1款　設置及び組織

第111条（設置）第106条第2項及び石綿による健康被害の救済に関する法律（平成18年法律第4号）第75条第1項第1号の規定による審査請求の事件を取り扱わせるため，環境大臣の所轄の下に，公害健康被害補償不服審査会（以下この章において「審査会」という．）を置く．

第7章　雑則

第136条（認定を受けた者等に対する報告の徴収等）都道府県知事は，この法律を施行するため必要があると認めるときは，認定又は補償給付を受け，又は受けようとする者に対し，報告又は文書その他の物件の提出を求めることができる．
第137条（受診命令）都道府県知事は，認定又は補償給付の支給に関し必要があると認めるときは，認定又は補償給付を受け，又は受けようとする者に対し，その認定又は補償給付の支給に係る者について，当該都道府県知事の指定する医師の診断を受けるべきことを命ずることができる．

第138条(補償給付の一時差止め) 補償給付を受けることができる者が, 第136条の規定により報告又は文書その他の物件の提出を求められて, 正当な理由がなくこれに従わず, 若しくは虚偽の報告をし, 若しくは虚偽の記載をした文書を提出し, 又は正当な理由がなく前条の規定による命令に従わないときは, 都道府県知事は, その者に対する補償給付を一時差し止めることができる.

第139条(公害医療機関に対する報告の徴収等) ① 都道府県知事は, 療養の給付に関し必要があると認めるときは, 公害医療機関に対し報告若しくは診療録その他の帳簿書類の提出若しくは提示を求め, 公害医療機関の開設者若しくは管理者, 医師, 薬剤師その他の従業者に対して出頭を求め, 又はその職員に, 公害医療機関の施設に立ち入り, 関係者に質問させ, 若しくはその設備若しくは診療録, 帳簿書類その他の物件を検査させることができる.

② 前項の規定により検査をする職員は, その身分を示す証明書を携帯し, 関係人に提示しなければならない.

③ 第1項の規定による検査の権限は, 犯罪捜査のために認められたものと解してはならない.

④ 公害医療機関が, 第1項の規定により報告若しくは診療録その他の帳簿書類の提出若しくは提示を求められて, 正当な理由がなくこれに従わず, 若しくは虚偽の報告をし, 又は公害医療機関の開設者若しくは管理者, 医師, 薬剤師その他の従業者が, 同項の規定により出頭を求められて, 正当な理由がなくこれに従わず, 同項の規定による質問に対して, 正当な理由がなく答弁せず, 若しくは虚偽の答弁をし, 若しくは同項の規定による検査を拒み, 妨げ, 若しくは忌避したときは, 都道府県知事は, 当該公害医療機関に対する診療報酬の支払を一時差し止めることができる.

第140条(診療を行なつた者等に対する報告の徴収等) ① 都道府県知事は, 認定又は補償給付(療養の給付を除く. 以下この項において同じ.)の支給に関し必要があると認めるときは, 当該認定の申請に係る診断又は補償給付に関する診療, 薬剤の支給若しくは手当を行なつた者又はこれを使用する者に対し, その行なつた診断又は診療, 薬剤の支給若しくは手当につき, 報告若しくは診療録, 帳簿書類その他の物件の提出を求め, 又はその職員に質問させることができる.

② 前条第2項の規定は前項の規定による質問について, 同条第3項の規定は前項の規定による権限について準用する.

第141条(ばい煙発生施設等設置者等に対する報告の徴収等) ① 環境大臣は, この法律を施行するため必要があると認めるときは, 政令で定めるところにより, ばい煙発生施設等設置者又は特定施設等設置者に対し, その業務に関し報告を求め, 又はその職員に, ばい煙発生施設等設置者若しくは特定施設等設置者の工場若しくは事業場に立ち入り, 帳簿書類その他の物件を検査させることができる.

② 第139条第2項の規定は前項の規定による検査について, 同条第3項の規定は前項の規定による権限について準用する.

第142条(期間の計算) この法律又はこの法律に基づく命令に規定する期間の計算については, 別段の定めがある場合を除き, 民法の期間に関する規定を準用する.

第8章 罰則

第145条 第23条第3項, 第45条第3項又は第123条第1項の規定に違反した者は, 1年以下の懲役又は10万円以下の罰金に処する.

第146条 次の各号の1に該当する者は, 20万円以下の罰金に処する.
1 第60条の2(第66条において準用する場合を含む.)の規定により文書その他の物件の提出を求められて, これに従わず, 又は虚偽の記載をした文書を提出した者
2 第136条の規定により報告又は文書その他の物件の提出を求められて, これに従わず, 又は虚偽の報告をし, 若しくは虚偽の記載をした文書を提出した者
3 第140条第1項の規定により報告若しくは診療録, 帳簿書類その他の物件の提示を求められて, これに従わず, 若しくは虚偽の報告をし, 又は同項の規定による質問に対して, 答弁せず, 若しくは虚偽の答弁をした者

第147条 第141条第1項の規定により報告を求められて, これに従わず, 若しくは虚偽の報告をし, 又は同項の規定による検査を拒み, 妨げ, 若しくは忌避した者は, 10万円以下の罰金に処する.

90 廃棄物の処理及び清掃に関する法律(抄)

(昭45・12・25法律第137号, 最終改正:平20・5・2法律第28号)

第1章 総則

第1条(目的) この法律は, 廃棄物の排出を抑制し, 及び廃棄物の適正な分別, 保管, 収集, 運搬, 再生, 処分等の処理をし, 並びに生活環境を清潔にすることにより, 生活環境の保全及び公衆衛生の向上を図ることを目的とする.

第2条(定義) ① この法律において「廃棄物」とは, ごみ, 粗大ごみ, 燃え殻, 汚泥, ふん尿, 廃油, 廃酸, 廃アルカリ, 動物の死体その他の汚物又は不要物であつて, 固形状又は液状のもの(放射性物質及びこれによつて汚染された物を除く.)をいう.

② この法律において「一般廃棄物」とは, 産業廃棄物以外の廃棄物をいう.

③ この法律において「特別管理一般廃棄物」とは, 一般廃棄物のうち, 爆発性, 毒性, 感染性その他の人の健康又は生活環境に係る被害を生ずるおそれがある性状を有するものとして政令で定めるものをいう.

④ この法律において「産業廃棄物」とは, 次に掲げる廃棄物をいう.
1 事業活動に伴つて生じた廃棄物のうち, 燃え殻, 汚泥, 廃油, 廃酸, 廃アルカリ, 廃プラスチック類その他政令で定める廃棄物
2 輸入された廃棄物(前号に掲げる廃棄物, 船舶及び航空機の航行に伴い生ずる廃棄物(政令で定めるものに限る. 第15条の4の5第1項において「航行廃棄物」という.)並びに本邦に入国する者が携帯する廃棄物(政令で定めるものに限る. 同項において「携帯廃棄物」という.)を除く.)

⑤ この法律において「特別管理産業廃棄物」とは，産業廃棄物のうち，爆発性，毒性，感染性その他の人の健康又は生活環境に係る被害を生ずるおそれがある性状を有するものとして政令で定めるものをいう．

⑥ この法律において「電子情報処理組織」とは，第13条の2第1項に規定する情報処理センターの使用に係る電子計算機（入出力装置を含む．以下同じ．）と，第12条の3第1項に規定する事業者，同条第2項に規定する運搬受託者及び同条第3項に規定する処分受託者の使用に係る入出力装置とを電気通信回線で接続した電子情報処理組織をいう．

第2条の2（国内の処理等の原則） ① 国内において生じた廃棄物は，なるべく国内において適正に処理されなければならない．

② 国外において生じた廃棄物は，その輸入により国内における廃棄物の適正な処理に支障が生じないよう，その輸入が抑制されなければならない．

第2条の3（国民の責務） 国民は，廃棄物の排出を抑制し，再生品の使用等により廃棄物の再生利用を図り，廃棄物を分別して排出し，その生じた廃棄物をなるべく自ら処分すること等により，廃棄物の減量その他その適正な処理に関し国及び地方公共団体の施策に協力しなければならない．

第3条（事業者の責務） ① 事業者は，その事業活動に伴つて生じた廃棄物を自らの責任において適正に処理しなければならない．

② 事業者は，その事業活動に伴つて生じた廃棄物の再生利用等を行うことによりその減量に努めるとともに，物の製造，加工，販売等に際して，その製品，容器等が廃棄物となつた場合における処理の困難性についてあらかじめ自ら評価し，適正な処理が困難にならないような製品，容器等の開発を行うこと，その製品，容器等に係る廃棄物の適正な処理の方法についての情報を提供すること等により，その製品，容器等が廃棄物となつた場合においてその適正な処理が困難になることのないようにしなければならない．

③ 事業者は，前2項に定めるもののほか，廃棄物の減量その他その適正な処理の確保等に関し国及び地方公共団体の施策に協力しなければならない．

第4条（国及び地方公共団体の責務） ① 市町村は，その区域内における一般廃棄物の減量に関し住民の自主的な活動の促進を図り，及び一般廃棄物の適正な処理に必要な措置を講ずるよう努めるとともに，一般廃棄物の処理に関する事業の実施に当たつては，職員の資質の向上，施設の整備及び作業方法の改善を図る等その能率的な運営に努めなければならない．

② 都道府県は，市町村に対し，前項の責務が十分に果たされるように必要な技術的援助を与えることに努めるとともに，当該都道府県の区域内における産業廃棄物の状況をはあくし，産業廃棄物の適正な処理が行なわれるように必要な措置を講ずることに努めなければならない．

③ 国は，廃棄物に関する情報の収集，整理及び活用並びに廃棄物の処理に関する技術開発の推進を図り，並びに国内における廃棄物の適正な処理に支障が生じないよう適切な措置を講ずるとともに，市町村及び都道府県に対し，前2項の責務が十分に果たされるよう必要な技術的及び財政的援助を与えること並びに広域的な見地からの調整を行うことに努めなければならない．

④ 国，都道府県及び市町村は，廃棄物の排出を抑制し，及びその適正な処理を確保するため，これらに関する国民及び事業者の意識の啓発を図るよう努めなければならない．

第5条（清潔の保持） ① 土地又は建物の占有者（占有者がない場合には，管理者とする．以下同じ．）は，その占有し，又は管理する土地又は建物の清潔を保つよう努めなければならない．

② 建物の占有者は，建物内を全般にわたつて清潔にするため，市町村長が定める計画に従い，大掃除を実施しなければならない．

③ 何人も，公園，広場，キャンプ場，スキー場，海水浴場，道路，河川，港湾その他の公共の場所を汚さないようにしなければならない．

④ 前項に規定する場所の管理者は，当該管理する場所の清潔を保つように努めなければならない．

⑤ 市町村は，必要と認める場所に，公衆便所及び公衆用ごみ容器を設け，これを衛生的に維持管理しなければならない．

⑥ 便所が設けられている車両，船舶又は航空機を運行する者は，当該便所に係るし尿を生活環境の保全上支障が生じないように処理することに努めなければならない．

第5条の2（基本方針） ① 環境大臣は，廃棄物の排出の抑制，再生利用等による廃棄物の減量その他その適正な処理に関する施策の総合的かつ計画的な推進を図るための基本的な方針（以下「基本方針」という．）を定めなければならない．

② 基本方針には，次に掲げる事項を定めるものとする．
1 廃棄物の減量その他その適正な処理の基本的な方向
2 廃棄物の減量その他その適正な処理に関する目標の設定に関する事項
3 廃棄物の減量その他その適正な処理に関する施策を推進するための基本的事項
4 廃棄物の処理施設の整備に関する基本的事項
5 前各号に掲げるもののほか，廃棄物の減量その他その適正な処理に関し必要な事項

③ 環境大臣は，基本方針を定め，又はこれを変更しようとするときは，あらかじめ，関係行政機関の長に協議するとともに，都道府県知事の意見を聴かなければならない．

④ 環境大臣は，基本方針を定め，又はこれを変更したときは，遅滞なく，これを公表しなければならない．

第2章 一般廃棄物

第1節 一般廃棄物の処理

第6条（一般廃棄物処理計画） ① 市町村は，当該市町村の区域内の一般廃棄物の処理に関する計画（以下「一般廃棄物処理計画」という．）を定めなければならない．

② 一般廃棄物処理計画には，環境省令で定めるところにより，当該市町村の区域内の一般廃棄物の処理に関し，次に掲げる事項を定めるものとする．
1 一般廃棄物の発生量及び処理量の見込み
2 一般廃棄物の排出の抑制のための方策に関する事項
3 分別して収集するものとした一般廃棄物の種類及び分別の区分
4 一般廃棄物の適正な処理及びこれを実施する者に関する基本的事項
5 一般廃棄物の処理施設の整備に関する事項
6 その他一般廃棄物の処理に関し必要な事項

③ 市町村は, 地方自治法 (昭和22年法律第67号) 第2条第4項の基本構想に即して, 一般廃棄物処理計画を定めるものとする.

④ 市町村は, その一般廃棄物処理計画を定めるに当つては, 当該市町村の区域内の一般廃棄物の処理に関し関係を有する他の市町村の一般廃棄物処理計画と調和を保つよう努めなければならない.

⑤ 市町村は, 一般廃棄物処理計画を定め, 又はこれを変更したときは, 遅滞なく, これを公表しなければならない.

第6条の2 (市町村の処理等) ① 市町村は, 一般廃棄物処理計画に従つて, その区域内における一般廃棄物を生活環境の保全上支障が生じないうちに収集し, これを運搬し, 及び処分 (再生することを含む. 第7条第3項, 第5項第4号ハからホまで及び第8項, 第7条の5第1号, 第7条の4第1項第2号, 第8条の2の2第1号, 第9条第1項第2号及び第3項, 第9条の3第11項, 第13条の11第1項第3号, 第14条第3項及び第8項, 第14条の3の2第1号, 第14条の4第3項及び第8項, 第15条の3第1項第2号, 第15条の12, 第15条の15第1項第3号, 第16条の2第2号, 第16条の2第2号, 第23条の3第2項, 第24条の2第2項並びに附則第2条第2項を除き, 以下同じ.) しなければならない.

② 市町村が行うべき一般廃棄物 (特別管理一般廃棄物を除く. 以下この項において同じ.) の収集, 運搬及び処分に関する基準 (当該基準において海洋を投入処分の場所とすることができる一般廃棄物を定めた場合における当該一般廃棄物にあつては, その投入の場所及び方法が海洋汚染等及び海上災害の防止に関する法律 (昭和45年法律第136号) に基づき定められた場合におけるその投入の場所及び方法に関する基準を除く. 以下「一般廃棄物処理基準」という.) 並びに市町村が一般廃棄物の収集, 運搬又は処分を市町村以外の者に委託する場合の基準は, 政令で定める.

③ 市町村が行うべき特別管理一般廃棄物の収集, 運搬及び処分に関する基準 (当該基準において海洋を投入処分の場所とすることができる特別管理一般廃棄物を定めた場合における当該特別管理一般廃棄物にあつては, その投入の場所及び方法が海洋汚染等及び海上災害の防止に関する法律に基づき定められた場合におけるその投入の場所及び方法に関する基準を除く. 以下「特別管理一般廃棄物処理基準」という.) 並びに市町村が特別管理一般廃棄物の収集, 運搬又は処分を市町村以外の者に委託する場合の基準は, 政令で定める.

④ 土地又は建物の占有者は, その土地又は建物内の一般廃棄物のうち, 生活環境の保全上支障のない方法で容易に処分することができる一般廃棄物については, なるべく自ら処分するように努めるとともに, 自ら処分しない一般廃棄物については, その市町村の一般廃棄物処理計画に従い当該一般廃棄物を適正に分別し, 保管する等市町村が行う一般廃棄物の収集, 運搬及び処分に協力しなければならない.

⑤ 市町村長は, その区域内において事業活動に伴い多量の一般廃棄物を生ずる土地又は建物の占有者に対し, 当該一般廃棄物の減量に関する計画の作成, 当該一般廃棄物を運搬すべき場所及びその運搬の方法その他必要な事項を指示することができる.

⑥ 事業者は, 一般廃棄物処理計画に従つてその一般廃棄物の運搬又は処分を他人に委託する場合その他その一般廃棄物の運搬又は処分を他人に委託する場合には, その運搬については第7条第12項に規定する一般廃棄物収集運搬業者その他環境省令で定める者に, その処分については同項に規定する一般廃棄物処分業者その他環境省令で定める者にそれぞれ委託しなければならない.

⑦ 事業者は, 前項の規定によりその一般廃棄物の運搬又は処分を委託する場合には, 政令で定める基準に従わなければならない.

第6条の3 (事業者の協力) ① 環境大臣は, 市町村における一般廃棄物の処理の状況を調査し, 一般廃棄物のうちから, 現に市町村がその処理を行つているものであつて, 市町村の一般廃棄物の処理に関する設備及び技術に照らしその適正な処理が全国各地で困難となつていると認められるものを指定することができる.

② 市町村長は, 前項の規定による指定に係る一般廃棄物になる前の製品, 容器等の製造, 加工, 販売等を行う事業者に対し, 環境省令で定めるところにより, 当該市町村において当該一般廃棄物の処理が適正に行われることを補完するために必要な協力を求めることができる.

③ 環境大臣は, 第1項の規定による指定に係る一般廃棄物になる前の製品, 容器等の製造, 加工, 販売等の事業を所管する大臣に対し, 当該一般廃棄物の処理について市町村が当該製品, 容器等の製造, 加工, 販売等を行う事業者の協力を得ることができるよう, 必要な措置を講ずることを要請することができる.

④ 環境大臣は, 第1項の規定による指定を行うに当つては, 当該指定に係る一般廃棄物になる前の製品, 容器等の製造, 加工, 販売等の事業を所管する大臣の意見を聴かなければならない.

第2節 一般廃棄物処理業

第7条 (一般廃棄物処理業) ① 一般廃棄物の収集又は運搬を業として行おうとする者は, 当該業を行おうとする区域 (運搬のみを業として行う場合にあつては, 一般廃棄物の積卸しを行う区域に限る.) を管轄する市町村長の許可を受けなければならない. ただし, 事業者 (自らその一般廃棄物を運搬する場合に限る.), 専ら再生利用の目的となる一般廃棄物のみの収集又は運搬を業として行う者その他環境省令で定める者については, この限りでない.

② 前項の許可は, 1年を下らない政令で定める期間ごとにその更新を受けなければ, その期間の経過によつて, その効力を失う.

③ 前項の更新の申請があつた場合において, 同項の期間 (以下この項及び次項において「許可の有効期間」という.) の満了の日までにその申請に対する処分がされないときは, 従前の許可は, 許可の有効期間の満了後もその処分がされるまでの間は, なおその効力を有する.

④ 前項の場合において, 許可の更新がされたときは, その許可の有効期間は, 従前の許可の有効期間の満了の日の翌日から起算するものとする.

⑤ 市町村長は, 第1項の許可の申請が次の各号に適合していると認めるときでなければ, 同項の許可をしてはならない.

1 当該市町村による一般廃棄物の収集又は運搬が困難であること.

2 その申請の内容が一般廃棄物処理計画に適合するものであること.

3 その事業の用に供する施設及び申請者の能力がそ

の事業を的確に,かつ,継続して行うに足りるものとして環境省令で定める基準に適合するものであること.
4 申請者が次のいずれにも該当しないこと.
イ 成年被後見人若しくは被保佐人又は破産者で復権を得ないもの
ロ 禁錮以上の刑に処せられ,その執行を終わり,又は執行を受けることがなくなつた日から5年を経過しない者
ハ この法律,浄化槽法(昭和58年法律第43号)その他生活環境の保全を目的とする法令で政令で定めるもの若しくはこれらの法令に基づく処分若しくは暴力団員による不当な行為の防止等に関する法律(平成3年法律第77号.第32条の2第7項を除く.)の規定に違反し,又は刑法(明治40年法律第45号)第204条,第206条,第208条,第208条の3,第222条若しくは第247条の罪若しくは暴力行為等処罰ニ関スル法律(大正15年法律第60号)の罪を犯し,罰金の刑に処せられ,その執行を終わり,又は執行を受けることがなくなつた日から5年を経過しない者
ニ 第7条の4若しくは第14条の3の2(第14条の6において読み替えて準用する場合を含む.以下この号において同じ.)又は浄化槽法第41条第2項の規定により許可を取り消され,その取消しの日から5年を経過しない者(当該許可を取り消された者が法人である場合においては,当該取消しの処分に係る行政手続法(平成5年法律第88号)第15条の規定による通知があつた日前60日以内に当該法人の役員(業務を執行する社員,取締役,執行役又はこれらに準ずる者をいい,相談役,顧問その他いかなる名称を有する者であるかを問わず,法人に対し業務を執行する社員,取締役,執行役又はこれらに準ずる者と同等以上の支配力を有するものと認められる者を含む.以下この号及び第14条第5項第2号ニにおいて同じ.)であつた者で当該取消しの日から5年を経過しないものを含む.)
ホ 第7条の4若しくは第14条の3の2又は浄化槽法第41条第2項の規定による許可の取消しの処分に係る行政手続法第15条の規定による通知があつた日から当該処分をする日又は処分をしないことを決定する日までの間に第7条の2第3項(第14条の2第3項及び第14条の5第3項において読み替えて準用する場合を含む.以下この号において同じ.)の規定による一般廃棄物若しくは産業廃棄物の収集若しくは運搬若しくは処分(再生することを含む.)の事業のいずれかの事業の全部の廃止の届出又は浄化槽法第38条第5号に該当する旨の同条の規定による届出をした者(当該事業の廃止について相当の理由がある者を除く.)で,当該届出の日から5年を経過しないもの
ヘ ホに規定する期間内に第7条の2第3項の規定による一般廃棄物若しくは産業廃棄物の収集若しくは運搬若しくは処分のいずれかの事業の全部の廃止の届出又は浄化槽法第38条第5号に該当する旨の同条の規定による届出があつた場合において,ホの通知の日前60日以内に当該届出に係る法人(当該事業の廃止について相当の理由がある法人を除く.)の役員若しくは政令で定める使用人であつた者又は当該届出に係る個人(当該事業の廃止について相当の理由がある者を除く.)の政令で定める使用人であつた者で,当該届出の日から5年を経過しないもの

ト その業務に関し不正又は不誠実な行為をするおそれがあると認めるに足りる相当の理由がある者
チ 営業に関し成年者と同一の行為能力を有しない未成年者でその法定代理人がイからトまでのいずれかに該当するもの
リ 法人でその役員又は政令で定める使用人のうちにイからトまでのいずれかに該当する者のあるもの
ヌ 個人で政令で定める使用人のうちにイからトまでのいずれかに該当する者のあるもの

⑥ 一般廃棄物の処分を業として行おうとする者は,当該業を行おうとする区域を管轄する市町村長の許可を受けなければならない.ただし,事業者(自らその一般廃棄物を処分する場合に限る.),専ら再生利用の目的となる一般廃棄物のみの処分を業として行う者その他環境省令で定める者については,この限りでない.
⑦ 前項の許可は,1年を下らない政令で定める期間ごとにその更新を受けなければ,その期間の経過によつて,その効力を失う.
⑧ 前項の更新の申請があつた場合において,同項の期間(以下この項及び次項において「許可の有効期間」という.)の満了の日までにその申請に対する処分がされないときは,従前の許可は,許可の有効期間の満了後もその処分がされるまでの間は,なおその効力を有する.
⑨ 前項の場合において,許可の更新がされたときは,その許可の有効期間は,従前の許可の有効期間の満了の日の翌日から起算するものとする.
⑩ 市町村長は,第6項の許可の申請が次の各号に適合していると認めるときでなければ,同項の許可をしてはならない.
1 当該市町村による一般廃棄物の処分が困難であること.
2 その申請の内容が一般廃棄物処理計画に適合するものであること.
3 その事業の用に供する施設及び申請者の能力がその事業を的確に,かつ,継続して行うに足りるものとして環境省令で定める基準に適合するものであること.
4 申請者が第5項第4号イからヌまでのいずれにも該当しないこと.
⑪ 第1項又は第6項の許可には,一般廃棄物の収集を行うことができる区域を定め,又は生活環境の保全上必要な条件を付することができる.
⑫ 第1項の許可を受けた者(以下「一般廃棄物収集運搬業者」という.)及び第6項の許可を受けた者(以下「一般廃棄物処分業者」という.)は,一般廃棄物の収集及び運搬並びに処分につき,当該市町村が地方自治法第228条第1項の規定により条例で定める収集及び運搬並びに処分に関する手数料の額に相当する額を超える料金を受けてはならない.
⑬ 一般廃棄物収集運搬業者又は一般廃棄物処分業者は,一般廃棄物処理基準(特別管理一般廃棄物にあつては,特別管理一般廃棄物処理基準)に従い,一般廃棄物の収集若しくは運搬又は処分を行わなければならない.
⑭ 一般廃棄物収集運搬業者は,一般廃棄物の収集若しくは運搬又は処分を,一般廃棄物処分業者は,一般廃棄物の処分を,それぞれ他人に委託してはならない.
⑮ 一般廃棄物収集運搬業者及び一般廃棄物処分業者は,帳簿を備え,一般廃棄物の処理について環境省令で定める事項を記載しなければならない.
⑯ 前項の帳簿は,環境省令で定めるところにより,保存しなければならない.

第3章　産業廃棄物

第1節　産業廃棄物の処理

第11条（事業者及び地方公共団体の処理） ① 事業者は、その産業廃棄物を自ら処理しなければならない.
② 市町村は、単独に又は共同して、一般廃棄物とあわせて処理することができる産業廃棄物その他市町村が処理することが必要であると認める産業廃棄物の処理をその事務として行なうことができる.
③ 都道府県は、産業廃棄物の適正な処理を確保するために都道府県が処理することが必要であると認める産業廃棄物の処理をその事務として行うことができる.

第12条（事業者の処理） ① 事業者は、自らその産業廃棄物（特別管理産業廃棄物を除く。第3項から第5項までを除き、以下この条において同じ。）の運搬又は処分を行う場合には、政令で定める産業廃棄物の収集、運搬及び処分に関する基準（当該基準において海洋を投入処分の場所とすることができる産業廃棄物を定めた場合における当該産業廃棄物にあつては、その投入の場所及び方法が海洋汚染等及び海上災害の防止に関する法律に基づき定められた場合におけるその投入の場所及び方法に関する基準を除く。以下「産業廃棄物処理基準」という。）に従わなければならない.
② 事業者は、その産業廃棄物が運搬されるまでの間、環境省令で定める技術上の基準（以下「産業廃棄物保管基準」という。）に従い、生活環境の保全上支障のないようにこれを保管しなければならない.
③ 事業者（中間処理業者（発生から最終処分（埋立処分、海洋投入処分（海洋汚染等の防止に関する法律に基づき定められた海洋への投入の場所及び方法に関する基準に従つて行う処分をいう。以下同じ。）又は再生をいう。以下同じ。）が終了するまでの一連の処理の行程の中途において産業廃棄物を処分する者をいう。以下同じ。）を含む。次項及び第5項並びに次条第3項から第5項までにおいて同じ。）は、その産業廃棄物（特別管理産業廃棄物を除くものとし、中間処理産業廃棄物（発生から最終処分が終了するまでの一連の処理の行程の中途において処分した後の産業廃棄物をいう。以下同じ。）を含む。次項及び第5項において同じ。）の運搬又は処分を他人に委託する場合には、その運搬については第14条第12項に規定する産業廃棄物収集運搬業者その他環境省令で定める者に、その処分については同項に規定する産業廃棄物処分業者その他環境省令で定める者にそれぞれ委託しなければならない.
④ 事業者は、前項の規定によりその産業廃棄物の運搬又は処分を委託する場合には、政令で定める基準に従わなければならない.
⑤ 事業者は、前2項の規定によりその産業廃棄物の運搬又は処分を委託する場合には、当該産業廃棄物の運搬又は処分を委託する場合には、当該産業廃棄物について発生から最終処分が終了するまでの一連の処理の行程における処理が適正に行われるために必要な措置を講ずるように努めなければならない.
⑥ その事業活動に伴つて生ずる産業廃棄物を処理するために第15条第1項に規定する産業廃棄物処理施設が設置されている事業場を設置している事業者は、当該事業場ごとに、当該事業場に係る産業廃棄物の処理に関する業務を適切に行わせるため、産業廃棄物処理責任者を置かなければならない. ただし、自ら産業廃棄物処理責任者となる事業場については、この限りでない.
⑦ その事業活動に伴い多量の産業廃棄物を生ずる事業場を設置している事業者として政令で定めるもの（次項において「多量排出事業者」という。）は、環境省令で定める基準に従い、当該事業場に係る産業廃棄物の減量その他その処理に関する計画を作成し、都道府県知事に提出しなければならない.
⑧ 多量排出事業者は、前項の計画の実施の状況について、環境省令で定めるところにより、都道府県知事に報告しなければならない.
⑨ 都道府県知事は、第7項の計画及び前項の実施の状況について、環境省令で定めるところにより、公表するものとする.
⑩ 環境大臣は、第7項の環境省令を定め、又はこれを変更しようとするときは、あらかじめ、関係行政機関の長に協議しなければならない.
⑪ 第7条第15項及び第16項の規定は、その事業活動に伴い産業廃棄物を生ずる事業者で政令で定めるものについて準用する. この場合において、同条第15項中「一般廃棄物の」とあるのは、「その産業廃棄物の」と読み替えるものとする.

第12条の2（事業者の特別管理産業廃棄物に係る処理） ① 事業者は、自らその特別管理産業廃棄物の運搬又は処分を行う場合には、政令で定める特別管理産業廃棄物の収集、運搬及び処分に関する基準（当該基準において海洋を投入処分の場所とすることができる特別管理産業廃棄物を定めた場合における当該特別管理産業廃棄物にあつては、その投入の場所及び方法が海洋汚染等及び海上災害の防止に関する法律に基づき定められた場合におけるその投入の場所及び方法に関する基準を除く。以下「特別管理産業廃棄物処理基準」という。）に従わなければならない.
② 事業者は、その特別管理産業廃棄物が運搬されるまでの間、環境省令で定める技術上の基準（以下「特別管理産業廃棄物保管基準」という。）に従い、生活環境の保全上支障のないようにこれを保管しなければならない.
③ 事業者は、その特別管理産業廃棄物（中間処理産業廃棄物を含む。第5項において同じ。）の運搬又は処分を他人に委託する場合には、その運搬については第14条の4第12項に規定する特別管理産業廃棄物収集運搬業者その他環境省令で定める者に、その処分については同項に規定する特別管理産業廃棄物処分業者その他環境省令で定める者にそれぞれ委託しなければならない.
④ 事業者は、前項の規定により特別管理産業廃棄物の運搬又は処分を委託する場合には、政令で定める基準に従わなければならない.
⑤ 事業者は、前2項の規定により特別管理産業廃棄物の運搬又は処分を委託する場合には、当該特別管理産業廃棄物について発生から最終処分が終了するまでの一連の処理の行程における処理が適正に行われるために必要な措置を講ずるように努めなければならない.
⑥ その事業活動に伴い特別管理産業廃棄物を生ずる事業場を設置している事業者は、当該事業場ごとに、当該事業場に係る当該特別管理産業廃棄物に関する業務を適切に行わせるため、特別管理産業廃棄物管理責任者を置かなければならない. ただし、自ら特別管理産業廃棄物管理責任者となる事業場については、この限りでない.
⑦ 前項の特別管理産業廃棄物管理責任者は、環境省

⑧ その事業活動に伴い多量の特別管理産業廃棄物を生ずる事業場を設置している事業者として政令で定めるもの（次項において「多量排出事業者」という．）は，環境省令で定める基準に従い，当該事業場に係る特別管理産業廃棄物の減量その他の処理に関する計画を作成し，都道府県知事に提出しなければならない．
⑨ 多量排出事業者は，前項の計画の実施の状況について，環境省令で定めるところにより，都道府県知事に報告しなければならない．
⑩ 都道府県知事は，第8項の計画及び前項の実施の状況について，環境省令で定めるところにより，公表するものとする．
⑪ 環境大臣は，第8項の環境省令を定め，又はこれを変更しようとするときは，あらかじめ，関係行政機関の長に協議しなければならない．
⑫ 第7条第15項及び第16項の規定は，その事業活動に伴い特別管理産業廃棄物を生ずる事業者について準用する．この場合において，同条第15項中「一般廃棄物の」とあるのは，「その特別管理産業廃棄物の」と読み替えるものとする．

第12条の3（産業廃棄物管理票） ① その事業活動に伴い産業廃棄物を生ずる事業者（中間処理業者を含む．）は，その産業廃棄物（中間処理産業廃棄物を含む．第12条の5第1項において同じ．）の運搬又は処分を他人に委託する場合（環境省令で定める場合を除く．）には，環境省令で定めるところにより，当該委託に係る産業廃棄物の引渡しと同時に当該産業廃棄物の運搬を受託した者（当該委託が処分のみに係るものである場合にあつては，その処分を受託した者）に対し，当該委託に係る産業廃棄物の種類及び数量，運搬又は処分を受託した者の氏名又は名称その他環境省令で定める事項を記載した産業廃棄物管理票（以下単に「管理票」という．）を交付しなければならない．
② 産業廃棄物の運搬を受託した者（以下「運搬受託者」という．）は，当該運搬を終了したときは，前項の規定により交付された管理票に環境省令で定める事項を記載し，環境省令で定める期間内に，同項の規定により管理票を交付した者（以下「管理票交付者」という．）に当該管理票の写しを送付しなければならない．この場合において，当該産業廃棄物について処分を委託された者があるときは，当該処分を委託された者に管理票を回付しなければならない．
③ 産業廃棄物の処分を受託した者（以下「処分受託者」という．）は，当該処分を終了したときは，第1項の規定により交付された管理票又は前項後段の規定により回付された管理票に環境省令で定める事項（当該処分が最終処分である場合にあつては，当該環境省令で定める事項及び最終処分が終了した旨）を記載し，環境省令で定める期間内に，当該処分を委託した管理票交付者に当該管理票の写しを送付しなければならない．この場合において，当該管理票が同項後段の規定により回付されたものであるときは，当該回付をした者にも当該管理票の写しを送付しなければならない．
④ 処分受託者は，前項前段，この項又は第12条の5第5項の規定により当該処分に係る中間処理産業廃棄物について最終処分が終了した旨の記載のある管理票の写しの送付を受けたときは，環境省令で定めるところにより，第1項の規定により交付された管理票又は第2項後段の規定により回付された管理票に最終処分が終了した旨を記載し，環境省令で定める期間内に，当該処分を委託した管理票交付者に当該管理票の写しを送付しなければならない．
⑤ 管理票交付者は，前3項又は第12条の5第5項の規定による管理票の写しの送付を受けたときは，当該運搬又は処分が終了したことを当該管理票の写しにより確認し，かつ，当該管理票の写しを当該送付を受けた日から環境省令で定める期間保存しなければならない．
⑥ 管理票交付者は，環境省令で定めるところにより，当該管理票に関する報告書を作成し，これを都道府県知事に提出しなければならない．
⑦ 管理票交付者は，環境省令で定める期間内に，第2項から第4項まで又は第12条の5第5項の規定による管理票の写しの送付を受けないとき，又はこれらの規定に規定する事項が記載されていない管理票の写し若しくは虚偽の記載のある管理票の写しの送付を受けたときは，速やかに当該委託に係る産業廃棄物の運搬又は処分の状況を把握するとともに，環境省令で定めるところにより，適切な措置を講じなければならない．
⑧ 運搬受託者は，第2項前段の規定により管理票の写しを送付したとき（同項後段の規定により管理票を回付したときを除く．）は当該管理票を当該送付が行われた日から，第3項後段の規定による管理票の写しの送付を受けたときは当該管理票の写しを当該送付を受けた日から，それぞれ環境省令で定める期間保存しなければならない．
⑨ 処分受託者は，第3項前段，第4項又は第12条の5第5項の規定により管理票の写しを送付したときは，当該管理票の写しを当該送付の日から環境省令で定める期間保存しなければならない．
⑩ 前各項に定めるもののほか，管理票に関し必要な事項は，環境省令で定める．

第13条（地方公共団体の処理） ① 第11条第2項又は第3項の規定により市町村又は都道府県がその事務として行う産業廃棄物の収集，運搬及び処分に関する基準は，産業廃棄物処理基準（特別管理産業廃棄物にあつては，特別管理産業廃棄物処理基準）とする．
② 都道府県又は市町村は，産業廃棄物の処理施設の設置その他当該都道府県又は市町村が行なう産業廃棄物の収集，運搬及び処分に要する費用を，条例で定めるところにより，徴収するものとする．

第3節 産業廃棄物処理業

第14条（産業廃棄物処理業） ① 産業廃棄物（特別管理産業廃棄物を除く．以下この条から第14条の3の3まで，第15条の4の2，第15条の4の3第3項及び第15条の4の4第3項において同じ．）の収集又は運搬を業として行おうとする者は，当該業を行おうとする区域（運搬のみを業として行う場合にあつては，産業廃棄物の積卸しを行う区域に限る．）を管轄する都道府県知事の許可を受けなければならない．ただし，事業者（自らその産業廃棄物を運搬する場合に限る．），専ら再生利用の目的となる産業廃棄物のみの収集又は運搬を業として行う者その他環境省令で定める者については，この限りでない．
② 前項の許可は，5年を下らない政令で定める期間ごとにその更新を受けなければ，その期間の経過によつて，その効力を失う．
③ 前項の更新の申請があつた場合において，同項の期間（以下この項及び次項において「許可の有効期間」

という．）の満了の日までにその申請に対する処分がされないときは，従前の許可は，許可の有効期間の満了後もその処分がされるまでの間は，なおその効力を有する．
④ 前項の場合において，許可の更新がされたときは，その許可の有効期間は，従前の許可の有効期間の満了の日の翌日から起算するものとする．
⑤ 都道府県知事は，第1項の許可の申請が次の各号に適合していると認めるときでなければ，同項の許可をしてはならない．
　1　その事業の用に供する施設及び申請者の能力がその事業を的確に，かつ，継続して行うに足りるものとして環境省令で定める基準に適合するものであること．
　2　申請者が次のいずれにも該当しないこと．
　　イ　第7条第5項第4号イからトまでのいずれにも該当する者
　　ロ　暴力団員による不当な行為の防止等に関する法律第2条第6号に規定する暴力団員（以下この号において「暴力団員」という．）又は暴力団員でなくなつた日から5年を経過しない者（以下この号において「暴力団員等」という．）
　　ハ　営業に関し成年者と同一の行為能力を有しない未成年者でその法定代理人がイ又はロのいずれかに該当するもの
　　ニ　法人でその役員又は政令で定める使用人のうちにイ又はロのいずれかに該当する者のあるもの
　　ホ　個人で政令で定める使用人のうちにイ又はロのいずれかに該当する者のあるもの
　　ヘ　暴力団員等がその事業活動を支配する者
⑥ 産業廃棄物の処分を業として行おうとする者は，当該業を行おうとする区域を管轄する都道府県知事の許可を受けなければならない．ただし，事業者（自らその産業廃棄物を処分する場合に限る．），専ら再生利用の目的となる産業廃棄物のみの処分を業として行う者その他環境省令で定める者については，この限りでない．
⑦ 前項の許可は，5年を下らない政令で定める期間ごとにその更新を受けなければ，その期間の経過によつて，その効力を失う．
⑧ 前項の更新の申請があつた場合において，同項の期間（以下この項及び次項において「許可の有効期間」という．）の満了の日までにその申請に対する処分がされないときは，従前の許可は，許可の有効期間の満了後もその処分がされるまでの間は，なおその効力を有する．
⑨ 前項の場合において，許可の更新がされたときは，その許可の有効期間は，従前の許可の有効期間の満了の日の翌日から起算するものとする．
⑩ 都道府県知事は，第6項の許可の申請が次の各号に適合していると認めるときでなければ，同項の許可をしてはならない．
　1　その事業の用に供する施設及び申請者の能力がその事業を的確に，かつ，継続して行うに足りるものとして環境省令で定める基準に適合するものであること．
　2　申請者が第5項第2号イからヘまでのいずれにも該当しないこと．
⑪ 第1項又は第6項の許可には，生活環境の保全上必要な条件を付することができる．
⑫ 第1項の許可を受けた者（以下「産業廃棄物収集運搬業者」という．）及び第6項の許可を受けた者（以下「産業廃棄物処分業者」という．）は，産業廃棄物処理基準に従い，産業廃棄物の収集若しくは運搬又は処分を行わなければならない．
⑬ 産業廃棄物収集運搬業者その他環境省令で定める者以外の者は，産業廃棄物の収集又は運搬を，産業廃棄物処分業者その他環境省令で定める者以外の者は，産業廃棄物の処分を，それぞれ受託してはならない．
⑭ 産業廃棄物収集運搬業者は，産業廃棄物の収集若しくは運搬又は処分を，産業廃棄物処分業者は，産業廃棄物の処分を，それぞれ他人に委託してはならない．ただし，事業者から委託を受けた産業廃棄物の収集若しくは運搬又は処分を政令で定める基準に従つて委託する場合その他環境省令で定める場合は，この限りでない．
⑮ 第7条第15項及び第16項の規定は，産業廃棄物収集運搬業者及び産業廃棄物処分業者について準用する．この場合において，同条第15項中「一般廃棄物の」とあるのは，「産業廃棄物の」と読み替えるものとする．

第4節　特別管理産業廃棄物処理業

第14条の4（特別管理産業廃棄物処理業） ① 特別管理産業廃棄物の収集又は運搬を業として行おうとする者は，当該業を行おうとする区域（運搬のみを業として行う場合にあつては，特別管理産業廃棄物の積卸しを行う区域に限る．）を管轄する都道府県知事の許可を受けなければならない．ただし，事業者（自らその特別管理産業廃棄物を運搬する場合に限る．）その他環境省令で定める者については，この限りでない．
② 前項の許可は，5年を下らない政令で定める期間ごとにその更新を受けなければ，その期間の経過によつて，その効力を失う．
③ 前項の更新の申請があつた場合において，同項の期間（以下この項及び次項において「許可の有効期間」という．）の満了の日までにその申請に対する処分がされないときは，従前の許可は，許可の有効期間の満了後もその処分がされるまでの間は，なおその効力を有する．
④ 前項の場合において，許可の更新がされたときは，その許可の有効期間は，従前の許可の有効期間の満了の日の翌日から起算するものとする．
⑤ 都道府県知事は，第1項の許可の申請が次の各号に適合していると認めるときでなければ，同項の許可をしてはならない．
　1　その事業の用に供する施設及び申請者の能力がその事業を的確に，かつ，継続して行うに足りるものとして環境省令で定める基準に適合するものであること．
　2　申請者が第14条第5項第2号イからヘまでのいずれにも該当しないこと．
⑥ 特別管理産業廃棄物の処分を業として行おうとする者は，当該業を行おうとする区域を管轄する都道府県知事の許可を受けなければならない．ただし，事業者（自らその特別管理産業廃棄物を処分する場合に限る．）その他環境省令で定める者については，この限りでない．
⑦ 前項の許可は，5年を下らない政令で定める期間ごとにその更新を受けなければ，その期間の経過によつて，その効力を失う．
⑧ 前項の更新の申請があつた場合において，同項の期間（以下この項及び次項において「許可の有効期間」という．）の満了の日までにその申請に対する処分がされないときは，従前の許可は，許可の有効期間の満了後もその処分がされるまでの間は，なおその効力を有する．
⑨ 前項の場合において，許可の更新がされたときは，

⑩ 都道府県知事は、第6項の許可の申請が次の各号に適合していると認めるときでなければ、同項の許可をしてはならない。
  1 その事業の用に供する施設及び申請者の能力がその事業を的確に、かつ、継続して行うに足りるものとして環境省令で定める基準に適合するものであること。
  2 申請者が第14条第5項第2号イからヘまでのいずれにも該当しないこと。
⑪ 第1項又は第6項の許可には、生活環境の保全上必要な条件を付することができる。
⑫ 第1項の許可を受けた者（以下「特別管理産業廃棄物収集運搬業者」という。）又は第6項の許可を受けた者（以下「特別管理産業廃棄物処分業者」という。）は、特別管理産業廃棄物処理基準に従い、特別管理産業廃棄物の収集若しくは運搬又は処分を行わなければならない。
⑬ 特別管理産業廃棄物収集運搬業者その他環境省令で定める者以外の者は、特別管理産業廃棄物の収集又は運搬を、特別管理産業廃棄物処分業者その他環境省令で定める者以外の者は、特別管理産業廃棄物の処分を、それぞれ受託してはならない。
⑭ 特別管理産業廃棄物収集運搬業者は、特別管理産業廃棄物の収集若しくは運搬又は処分を、特別管理産業廃棄物処分業者は、特別管理産業廃棄物の処分を、それぞれ他人に委託してはならない。ただし、事業者から委託を受けた特別管理産業廃棄物の収集若しくは運搬又は処分を政令で定める基準に従つて委託する場合その他環境省令で定める場合は、この限りでない。
⑮ 特別管理産業廃棄物収集運搬業者、特別管理産業廃棄物処分業者その他環境省令で定める者は、第7条第1項又は第6項の規定にかかわらず、環境省令で定めるところにより、特別管理一般廃棄物の収集若しくは運搬又は処分の業を行うことができる。この場合において、これらの者は、特別管理一般廃棄物処理基準に従い、特別管理一般廃棄物の収集若しくは運搬又は処分を行わなければならない。
⑯ 第7条第15項及び第16項の規定は、特別管理産業廃棄物収集運搬業者及び特別管理産業廃棄物処分業者について準用する。この場合において、同条第15項中「一般廃棄物の」とあるのは、「特別管理産業廃棄物の（第14条の4第15項の規定により特別管理一般廃棄物の収集若しくは運搬又は処分の業を行う場合にあつては、特別管理一般廃棄物を含む。）の」と読み替えるものとする。

第4章 雑 則

第16条（投棄禁止） 何人も、みだりに廃棄物を捨ててはならない。

第16条の2（焼却禁止） 何人も、次に掲げる方法による場合を除き、廃棄物を焼却してはならない。
  1 一般廃棄物処理基準、特別管理一般廃棄物処理基準、産業廃棄物処理基準又は特別管理産業廃棄物処理基準に従つて行う廃棄物の焼却
  2 他の法令又はこれに基づく処分により行う廃棄物の焼却
  3 公益上若しくは社会の慣習上やむを得ない廃棄物の焼却又は周辺地域の生活環境に与える影響が軽微である廃棄物の焼却として政令で定めるもの

第16条の3（指定有害廃棄物の処理の禁止） 何人も、次に掲げる方法による場合を除き、人の健康又は生活環境に係る重大な被害を生ずるおそれがある性状を有する廃棄物として政令で定めるもの（以下「指定有害廃棄物」という。）の保管、収集、運搬又は処分をしてはならない。
  1 政令で定める指定有害廃棄物の保管、収集、運搬及び処分に関する基準に従つて行う指定有害廃棄物の保管、収集、運搬又は処分
  2 他の法令又はこれに基づく処分により行う指定有害廃棄物の保管、収集、運搬又は処分（再生することを含む。）

第17条（ふん尿の使用方法の制限） ふん尿は、環境省令で定める基準に適合した方法によるのでなければ、肥料として使用してはならない。

第5章 罰 則（略）

VIII 生命倫理

91 ヒトに関するクローン技術等の規制に関する法律

（平 12・12・6 法律第 146 号）

第1条（目的） この法律は、ヒト又は動物の胚又は生殖細胞を操作する技術のうちクローン技術ほか一定の技術（以下「クローン技術等」という。）が、その用いられ方のいかんによっては特定の人と同一の遺伝子構造を有する人（以下「人クローン個体」という。）若しくは人と動物のいずれであるかが明らかでない個体（以下「交雑個体」という。）を作り出し、又はこれらに類する個体の人為による生成をもたらすおそれがあり、これにより人の尊厳の保持、人の生命及び身体の安全の確保並びに社会秩序の維持（以下「人の尊厳の保持等」という。）に重大な影響を与える可能性があることにかんがみ、クローン技術等のうちクローン技術又は特定融合・集合技術により作成される胚を人又は動物の胎内に移植することを禁止するとともに、クローン技術等による胚の作成、譲受及び使用を規制し、その他当該胚の適正な取扱いを確保するための措置を講ずることにより、人クローン個体及び交雑個体の生成の防止並びにこれらに類する個体の人為による生成の規制を図り、もって社会及び国民生活と調和のとれた科学技術の発展を期することを目的とする。

第2条（定義） ① この法律において、次の各号に掲げる用語の意義は、それぞれ当該各号に定めるところによる。

1　胚　1の細胞（生殖細胞を除く。）又は細胞群であって、そのまま人又は動物の胎内において発生の過程を経ることにより1の個体に成長する可能性のあるもののうち、胎盤の形成を開始する前のものをいう。

2　生殖細胞　精子（精細胞及びその染色体の数が精母細胞の染色体の数に等しい精母細胞を含む。以下同じ。）及び未受精卵をいう。

3　未受精卵　未受精の卵細胞及び卵母細胞（その染色体の数が卵細胞の染色体の数に等しいものに限る。）をいう。

4　体細胞　哺乳綱に属する種の個体（死体を含む。）若しくは胎児（死胎を含む。）から採取された細胞（生殖細胞を除く。）又は当該細胞の分裂により生ずる細胞であって、胚又は胚を構成する細胞でないものをいう。

5　胚性細胞　胚から採取された細胞又は当該細胞の分裂により生ずる細胞であって、胚でないものをいう。

6　ヒト受精胚　ヒトの精子とヒトの未受精卵との受精により生ずる胚（当該胚が1回以上分割されることにより順次生ずるそれぞれの胚であって、ヒト胚分割胚でないものを含む。）をいう。

7　胎児　人又は動物の胎内にある細胞群であって、そのまま胎内において発生の過程を経ることにより1の個体に成長する可能性のあるもののうち、胎盤の形成の開始以後のものをいい、胎盤その他のその附属物を含むものとする。

8　ヒト胚分割胚　ヒト受精胚又はヒト胚核移植胚が人の胎外において分割されることにより生ずる胚をいう。

9　ヒト胚核移植胚　1の細胞であるヒト受精胚若しくはヒト胚分割胚又はヒト受精胚、ヒト胚分割胚若しくはヒト集合胚の胚性細胞であって核を有するものがヒト除核卵と融合することにより生ずる胚をいう。

10　人クローン胚　ヒトの体細胞であって核を有するものがヒト除核卵と融合することにより生ずる胚（当該胚が1回以上分割されることにより順次生ずるそれぞれの胚を含む。）をいう。

11　クローン技術　人クローン胚を作成する技術をいう。

12　ヒト集合胚　次のいずれかに掲げる胚（当該胚が1回以上分割されることにより順次生ずるそれぞれの胚を含む。）をいう。

イ　2以上のヒト受精胚、ヒト胚分割胚、ヒト胚核移植胚又は人クローン胚が集合して一体となった胚（当該胚とヒトの体細胞又はヒト受精胚、ヒト胚分割胚、ヒト胚核移植胚若しくは人クローン胚の胚性細胞とが集合して一体となった胚を含む。）

ロ　ヒト受精胚、ヒト胚分割胚、ヒト胚核移植胚又は人クローン胚とヒトの体細胞又はヒト受精胚、ヒト胚分割胚、ヒト胚核移植胚若しくは人クローン胚の胚性細胞とが集合して一体となった胚

13　ヒト動物交雑胚　次のいずれかに掲げる胚（当該胚が1回以上分割されることにより順次生ずるそれぞれの胚を含む。）をいう。

イ ヒトの生殖細胞と動物の生殖細胞とを受精させることにより生ずる胚
ロ 1の細胞であるイに掲げる胚又はイに掲げる胚の胚性細胞であって核を有するものがヒト除核卵又は動物除核卵と融合することにより生ずる胚
14 ヒト性融合胚 次のいずれかに掲げる胚(当該胚が1回以上分割されることにより順次生ずるそれぞれの胚を含む.)をいう.
イ ヒトの体細胞,一の細胞であるヒト受精胚,ヒト胚分割胚,ヒト胚核移植胚若しくは人クローン胚又はヒト受精胚,ヒト胚分割胚,ヒト胚核移植胚,人クローン胚若しくはヒト集合胚の胚性細胞であって核を有するものが動物除核卵と融合することにより生ずる胚
ロ 1の細胞であるイに掲げる胚又はイに掲げる胚の胚性細胞であって核を有するものがヒト除核卵と融合することにより生ずる胚
15 ヒト性集合胚 次のいずれかに掲げる胚であって,ヒト集合胚,動物胚又は動物性集合胚に該当しないもの(当該胚が1回以上分割されることにより順次生ずるそれぞれの胚を含む.)をいう.
イ 2以上の胚が集合して一体となった胚(当該胚と体細胞又は胚性細胞とが集合して一体となった胚を含む.)
ロ 1の胚と体細胞又は胚性細胞とが集合して一体となった胚
ハ イ又はロに掲げる胚の胚性細胞であって核を有するものがヒト除核卵又は動物除核卵と融合することにより生ずる胚
16 特定融合・集合技術 ヒト動物交雑胚,ヒト性融合胚及びヒト性集合胚を作成する技術をいう.
17 動物 哺乳綱に属する種の個体(ヒトを除く.)をいう.
18 動物胚 次のいずれかに掲げる胚(当該胚が一回以上分割されることにより順次生ずるそれぞれの胚を含む.)をいう.
イ 動物の精子と動物の未受精卵との受精により生ずる胚
ロ 動物の体細胞,1の細胞であるイに掲げる胚又はイに掲げる胚の胚性細胞であって核を有するものが動物除核卵と融合することにより生ずる胚
ハ 2以上のイ又はロに掲げる胚が集合して一体となった胚(当該胚と動物の体細胞又はイ若しくはロに掲げる胚の胚性細胞とが集合して一体となった胚を含む.)
ニ 1のイ又はロに掲げる胚と動物の体細胞又はイ若しくはロに掲げる胚の胚性細胞とが集合して一体となった胚

19 動物性融合胚 次のいずれかに掲げる胚(当該胚が1回以上分割されることにより順次生ずるそれぞれの胚を含む.)をいう.
イ 動物の体細胞,1の細胞である動物胚又は動物胚の胚性細胞であって核を有するものがヒト除核卵と融合することにより生ずる胚
ロ 1の細胞であるイに掲げる胚又はイに掲げる胚の胚性細胞であって核を有するものが動物除核卵と融合することにより生ずる胚
20 動物性集合胚 次のいずれかに掲げる胚(当該胚が1回以上分割されることにより順次生ずるそれぞれの胚を含む.)をいう.
イ 2以上の動物性融合胚が集合して一体となった胚(当該胚と体細胞又は胚性細胞とが集合して一体となった胚を含む.)
ロ 1以上の動物性融合胚と1以上の動物胚又は体細胞若しくは胚性細胞とが集合して一体となった胚
ハ 1以上の動物胚とヒトの体細胞又はヒト受精胚,ヒト胚分割胚,ヒト胚核移植胚,人クローン胚,ヒト集合胚,ヒト動物交雑胚,ヒト性融合胚,ヒト性集合胚若しくは動物性融合胚の胚性細胞とが集合して一体となった胚(当該胚と動物の体細胞又は動物胚の胚性細胞とが集合して一体となった胚を含む.)
ニ イからハまでに掲げる胚の胚性細胞であって核を有するものがヒト除核卵又は動物除核卵と融合することにより生ずる胚
21 融合 受精以外の方法により複数の細胞が合体して一の細胞を生ずることをいい,1の細胞の核が他の除核された細胞に移植されることを含む.
22 除核 細胞から核を取り除き,又は細胞の核を破壊することをいう.
23 ヒト除核卵 ヒトの未受精卵又は一の細胞であるヒト受精胚若しくはヒト胚分割胚であって,除核されたものをいう.
24 動物除核卵 動物の未受精卵又は一の細胞である動物胚であって,除核されたものをいう.

② 次の表の上欄に掲げる規定の適用については,同表の中欄に掲げる胚又は細胞は,当該規定中の同表の下欄に掲げる胚又は細胞に含まれるものとする.

	上欄	中欄	下欄
1	前項第8号	ヒト胚分割胚	ヒト受精胚
2	前項第9号	ヒト胚核移植胚	ヒト受精胚
3	前項第10号	1の細胞である人クローン胚又は人クローン胚の胚性細胞	ヒトの体細胞

4	前項第12号イ及びロ	ヒト集合胚の胚性細胞	人クローン胚の胚性細胞
5	前項第13号ロ	ヒト動物交雑胚	イに掲げる胚
6	前項第14号イ	ヒト性融合胚	人クローン胚
7	前項第14号ロ	ヒト性融合胚	イに掲げる胚
8	前項第18号ロ	動物胚	イに掲げる胚
9	前項第18号ハ及びニ	動物胚の胚性細胞	イに掲げる胚の胚性細胞
10	前項第19号イ	動物性融合胚	動物胚
11	前項第19号ロ	動物性融合胚	イに掲げる胚
12	前項第20号ハ	動物性集合胚の胚性細胞	動物胚の胚性細胞
13	前項第23号	ヒト胚核移植胚又は人クローン胚	ヒト受精胚
14	前項第24号	ヒト動物交雑胚, ヒト性融合胚又は動物性融合胚	動物胚

第3条（禁止行為） 何人も, 人クローン胚, ヒト動物交雑胚, ヒト性融合胚又はヒト性集合胚を人又は動物の胎内に移植してはならない.

第4条（指針） ① 文部科学大臣は, ヒト胚分割胚, ヒト胚核移植胚, 人クローン胚, ヒト集合胚, ヒト動物交雑胚, ヒト性融合胚, ヒト性集合胚, 動物性融合胚又は動物性集合胚（以下「特定胚」という.）が, 人又は動物の胎内に移植された場合に人クローン個体若しくは交雑個体又は人の尊厳の保持等に与える影響がこれらに準ずる個体となるおそれがあることにかんがみ, 特定胚の作成, 譲受又は輸入及びこれらの行為後の取扱い（以下「特定胚の取扱い」という.）の適正を確保するため, 生命現象の解明に関する科学的知見を勘案し, 特定胚の取扱いに関する指針（以下「指針」という.）を定めなければならない.

② 指針においては, 次に掲げる事項について定めるものとする.

1 特定胚の作成に必要な胚又は細胞の提供者の同意が得られていることその他の許容される特定胚の作成の要件に関する事項
2 前号に掲げるもののほか, 許容される特定胚の取扱いの要件に関する事項
3 前2号に掲げるもののほか, 特定胚の取扱いに関して配慮すべき手続その他の事項

③ 文部科学大臣は, 指針を定め, 又はこれを変更しようとするときは, あらかじめ, 関係行政機関の長に協議するとともに, 総合科学技術会議の意見を聴かなければならない.

④ 文部科学大臣は, 指針を定め, 又はこれを変更したときは, 遅滞なく, これを公表しなければならない.

第5条（遵守義務） 特定胚の取扱いは, 指針に従って行わなければならない.

第6条（特定胚の作成, 譲受又は輸入の届出） ① 特定胚を作成し, 譲り受け, 又は輸入しようとする者は, 文部科学省令で定めるところにより, 次に掲げる事項を文部科学大臣に届け出なければならない.

1 氏名又は名称及び住所並びに法人にあっては, その代表者の氏名
2 作成し, 譲り受け, 又は輸入しようとする胚の種類
3 作成, 譲受又は輸入の目的及び作成の場合にあっては, その方法
4 作成, 譲受又は輸入の予定日
5 作成, 譲受又は輸入後の取扱いの方法
6 前各号に掲げるもののほか, 文部科学省令で定める事項

② 前項の規定による届出をした者は, その届出に係る事項を変更しようとするときは, 文部科学省令で定めるところにより, 文部科学大臣に届け出なければならない.

第7条（計画変更命令等） ① 文部科学大臣は, 前条第1項又は第2項の規定による届出があった場合において, その届出に係る特定胚の取扱いが指針に適合しないと認めるときは, その届出を受理した日から60日以内に限り, その届出をした者に対し, 当該特定胚の取扱いの方法に関する計画の変更又は廃止その他必要な措置をとるべきことを命ずることができる.

② 文部科学大臣は, 前条第1項又は第2項の規定による届出に係る事項の内容が相当であると認めるときは, 前項に規定する期間を短縮することができる. この場合において, 文部科学大臣は, その届出をした者に対し, 遅滞なく, 当該短縮後の期間を通知しなければならない.

第8条（実施の制限） 第6条第1項又は第2項の規定による届出をした者は, その届出が受理された日から60日（前条第2項後段の規定による通知があったときは, その通知に係る期間）を経過した後でなければ, それぞれ, その届出に係る特定胚を作成し, 譲り受け, 若しくは輸入し, 又はその届出に係る事項を変更してはならない.

第9条（偶然の事由による特定胚の生成の届出） 第6条第1項の規定による届出をした者は, 偶然の事由によりその届出に係る特定胚から別の特定胚が生じたときは, 文部科学省令で定めるとこ

ろにより，速やかに，次に掲げる事項を文部科学大臣に届け出なければならない．ただし，当該生じた特定胚を直ちに廃棄する場合は，この限りでない．
1 氏名又は名称及び住所並びに法人にあっては，その代表者の氏名
2 生じた胚の種類
3 生成の期日
4 前3号に掲げるもののほか，文部科学省令で定める事項

第10条（記録） ① 第6条第1項又は前条の規定による届出をした者は，文部科学省令で定めるところにより，その届出に係る特定胚について，次に掲げる事項に関する記録を作成しなければならない．
1 作成し，譲り受け，又は輸入した胚の種類
2 作成，譲受又は輸入の期日
3 作成，譲受又は輸入後の取扱いの経過
4 前3号に掲げるもののほか，文部科学省令で定める事項

② 前項の記録は，文部科学省令で定めるところにより，保存しなければならない．

第11条（特定胚の譲渡等の届出） 第6条第1項又は第9条の規定による届出をした者は，その届出に係る特定胚を譲り渡し，輸出し，滅失し，又は廃棄したときは，文部科学省令で定めるところにより，遅滞なく，次に掲げる事項を文部科学大臣に届け出なければならない．
1 氏名又は名称及び住所並びに法人にあっては，その代表者の氏名
2 譲り渡し，輸出し，滅失し，又は廃棄した胚の種類
3 譲渡，輸出，滅失又は廃棄の期日及び滅失又は廃棄の場合にあっては，その態様
4 前3号に掲げるもののほか，文部科学省令で定める事項

第12条（特定胚の取扱いに対する措置命令） 文部科学大臣は，第6条第1項又は第9条の規定による届出をした者の特定胚の取扱いが指針に適合しないものであると認めるときは，その届出をした者に対し，特定胚の取扱いの中止又はその方法の改善その他必要な措置をとるべきことを命ずることができる．

第13条（個人情報の保護） 第6条第1項又は第9条の規定による届出をした者は，その届出に係る特定胚の作成に用いられた胚又は細胞の提供者の個人情報（個人に関する情報であって，当該情報に含まれる氏名，生年月日その他の記述等により特定の個人を識別することができるもの（他の情報と照合することにより，特定の個人を識別することができることとなるものを含む．）

をいう．以下この条において同じ．）の漏えいの防止その他の個人情報の適切な管理のために必要な措置を講ずるよう努めなければならない．

第14条（報告徴収） 文部科学大臣は，この法律の施行に必要な限度において，第六条第一項又は第九条の規定による届出をした者に対し，その届出に係る特定胚の取扱いの状況その他必要な事項について報告を求めることができる．

第15条（立入検査） ① 文部科学大臣は，この法律の施行に必要な限度において，その職員に，第6条第1項若しくは第9条の規定による届出をした者の事務所若しくは研究施設に立ち入り，その者の書類その他必要な物件を検査させ，又は関係者に質問させることができる．

② 前項の規定により職員が事務所又は研究施設に立ち入るときは，その身分を示す証明書を携帯し，かつ，関係者の請求があるときは，これを提示しなければならない．

③ 第1項の規定による権限は，犯罪捜査のために認められたものと解してはならない．

第16条（罰則） 第3条の規定に違反した者は，10年以下の懲役若しくは千万円以下の罰金に処し，又はこれを併科する．

第17条 次の各号のいずれかに該当する者は，1年以下の懲役又は100万円以下の罰金に処する．
1 第6条第1項の規定による届出をせず，又は虚偽の届出をして特定胚を作成し，譲り受け，又は輸入した者
2 第6条第2項の規定による届出をせず，又は虚偽の届出をして同項に規定する事項を変更した者
3 第7条第1項の規定による命令に違反した者
4 第12条の規定による命令に違反した者

第18条 第8条の規定に違反した者は，6月以下の懲役又は50万円以下の罰金に処する．

第19条 次の各号のいずれかに該当する者は，50万円以下の罰金に処する．
1 第9条の規定による届出をせず，又は虚偽の届出をした者
2 第10条第1項の規定による記録を作成せず，又は虚偽の記録を作成した者
3 第10条第2項の規定に違反した者
4 第11条の規定による届出をせず，又は虚偽の届出をした者
5 第14条の規定による報告をせず，又は虚偽の報告をした者
6 第15条第1項の規定による立入り若しくは検査を拒み，妨げ，若しくは忌避し，又は質問に対して陳述せず，若しくは虚偽の陳述をした者

第20条 法人の代表者又は法人若しくは人の代理人，使用人その他の従業者が，その法人又は人

の業務に関し、第16条から前条までの違反行為をしたときは、行為者を罰するほか、その法人又は人に対しても、各本条の罰金刑を科する。

92 特定胚の取扱いに関する指針

（平21・5・20　文部科学省告示第83号）

第1章　総則

第1条（定義） ヒトに関するクローン技術等の規制に関する法律（以下「法」という。）に定めるもののほか、この指針において、次の各号に掲げる用語の意義は、それぞれ当該各号に定めるところによる。
1　ES細胞　胚から採取された細胞又は当該細胞の分裂により生ずる細胞であって、胚でないもののうち、多能性（内胚葉、中胚葉及び外胚葉の細胞に分化する性質をいう。）を有し、かつ、自己複製能力を維持しているもの又はそれに類する能力を有することが推定されるものをいう。
2　動物クローン胚　動物の体細胞であって核を有するものが動物除核卵と融合することにより生ずる胚（当該胚が1回以上分割されることにより順次生ずるそれぞれの胚を含む。）をいう。
3　提供者　特定胚の作成に必要な細胞の提供者をいう。
4　提供医療機関　特定胚の作成に用いるヒトの未受精卵又はヒト受精胚（以下「未受精卵等」という。）の提供を受け、特定胚を作成しようとする者に当該未受精卵等を移送する医療機関をいう。
5　体細胞提供機関　特定胚の作成に用いるヒトの体細胞（以下単に「体細胞」という。）の提供を受け、特定胚を作成しようとする者に当該体細胞を移送する機関をいう。

第2条（作成できる胚の種類の限定） 特定胚のうち作成することができる胚の種類は、当分の間、人クローン胚及び動物性集合胚に限るものとする。

第3条（ヒトの細胞の無償提供） 特定胚の作成に用いられるヒトの細胞の提供は、輸送費その他必要な経費を除き、無償で行われるものとする。

第4条（特定胚の輸入） 特定胚の輸入は、当分の間、行わないものとする。

第5条（特定胚の取扱期間） ① 特定胚の作成又は譲受後の取扱いは、当該特定胚の作成から原始線条（胚の発生の過程で胚の中央部に現れる線状のくぼみであって、内胚葉及び中胚葉が発生する部分となるものをいう。以下この項において同じ。）が現れるまでの期間に限り、行うことができるものとする。ただし、特定胚を作成した日から起算して14日を経過する日（以下この項において「経過日」という。）までの期間（次項において「経過期間」という。）内に原始線条が現れない特定胚については、経過日以後は、その取扱いを行わないものとする。
② 前項ただし書に規定する特定胚に凍結保存されている期間がある場合には、その凍結保存期間は、経過期間に算入しない。

第6条（特定胚の輸出） 特定胚の輸出は、当分の間、行わないものとする。

第7条（特定胚の胎内移植の禁止） 法第3条に規定する胚以外の特定胚は、当分の間、人又は動物の胎内に移植してはならないものとする。

第8条（情報の公開） 特定胚を作成し、又は譲り受け、及びこれらの行為後に特定胚を取り扱おうとする者は、その特定胚の取扱いの内容及び成果の公開に努めるものとする。

第2章　人クローン胚の取扱い

第1節　人クローン胚の作成の要件に関する事項
第9条（人クローン胚の作成に関する要件） ① 人クローン胚の作成は、動物の胚又は細胞のみを用いた研究その他の人クローン胚を用いない研究によっては得ることができない科学的知見が得られる場合に限り、行うことができるものとする。
② 人クローン胚の作成の目的は、次の各号のいずれかに該当する疾患（第6項第3号に掲げる体細胞を用いる場合には、遺伝性疾患（遺伝によって発現し、又はその可能性があるものをいう。）に限る。）の患者に対する再生医療に関する基礎的研究のうち、ヒトのES細胞を作成して行う研究であって、新たに人クローン胚を作成することの科学的合理性及び必要性を有するものに限るものとする。
1　人の生命に危険を及ぼすおそれのある疾患であって、その治療方法が確立しておらず、又は治療の実施が困難な疾患
2　不可逆的かつ著しい身体機能の障害をもたらす疾患であって、その治療方法が確立しておらず、又は治療の実施が困難な慢性の疾患
③ 人クローン胚の作成をしようとする者（以下「人クローン胚作成者」という。）は、次に掲げる要件のすべてを満たすものとする。
1　霊長目に属する動物の動物クローン胚を作成した実績を有するとともに、当該動物クローン胚を用いたES細胞の作成に係る研究に関与した経験を有する者が参画すること。
2　動物クローン胚を作成し、当該動物クローン胚を用いてES細胞を作成した実績を有すること。
3　人クローン胚を取り扱う研究を行うに足りる管理的能力を有すること。
4　人クローン胚を遅滞なくヒトのES細胞の作成に用いる体制が整備されていること。
5　第6項第3号に掲げる体細胞を用いて人クローン胚を作成しようとする場合には、同項第1号又は第2号に掲げる体細胞を用いて人クローン胚を作成し、当該人クローン胚からヒトのES細胞を作成した実績を有すること。
④ 人クローン胚は、人又は動物の胎内に移植することのできる設備を有する建物内において作成してはならないものとする。
⑤ 人クローン胚の作成に用いることのできる未受精卵等は、当分の間、次の各号のいずれかに掲げるものであって、提供する者による当該未受精卵等を廃棄することについての意思が確認されているものに限るものとする。
1　疾患の治療のため摘出された卵巣（その切片を含む。）から採取された未受精卵（提供者の生殖補助医療（生殖を補助することを目的とした医療をいう。以下この項において同じ。）に用いる予定がないものに限る。）
2　生殖補助医療に用いる目的で採取された未受精卵

であって,生殖補助医療に用いる予定がないもの又は生殖補助医療に用いたもののうち受精しなかったもの
3 生殖補助医療に用いる目的で作成された一の細胞であるヒト受精胚であって,生殖補助医療に用いる予定がないものであり,かつ,前核(受精の直後のヒト受精胚に存在する精子又は未受精卵に由来する核であって,これらが融合する前のものをいう.)を3個以上有する,又は有していたもの
⑥ 人クローン胚の作成に用いることのできる体細胞は,当分の間,次の各号のいずれかに掲げるものに限るものとする.
1 手術又は生検(生体から組織を採取し,疾患の診断を行うことをいう.)により摘出又は採取されたもの
2 研究に利用することを目的として採取され,保存されていたもの(次号に掲げるものを除く.)
3 人クローン胚の作成に用いるために新たに採取したもの(提供者の身体への影響を最小限にとどめて採取したものに限る.)

第10条(未受精卵等の提供者等の同意) ① 人クローン胚作成者は,人クローン胚の作成に未受精卵等を用いることについて,提供者その他提供の意思を確認すべき者(以下「提供者等」という.)から提供医療機関が書面により同意を得ることを確認するものとする.
② 人クローン胚作成者は,提供医療機関が前項の同意を得る場合には,あらかじめ,提供者等に対し,次に掲げる事項を記載した書面を交付し,説明を行うものとする.
1 人クローン胚の作成の目的及び方法
2 提供を受ける未受精卵等の取扱い
3 予想される研究の成果
4 人クローン胚の作成の届出をし,当該届出の内容がこの指針に適合していることが文部科学大臣に認められていること.
5 提供者の個人情報が人クローン胚作成者に移送されないことその他の個人情報の保護の方法
6 提供者等が将来にわたり報酬を受けることがないこと.
7 未受精卵等,当該未受精卵等から作成される人クローン胚及び当該人クローン胚から作成されるES細胞について遺伝子の解析が行われる可能性があること並びにその遺伝子の解析が特定の個人を識別するものではないこと.
8 研究成果その他の人クローン胚及びES細胞に関する情報が提供者に示されないこと.
9 研究の成果を公開する可能性があること.
10 ES細胞が長期間維持管理されるとともに,当該ES細胞を使用する機関に無償で交付されること.
11 研究の成果から特許権,著作権その他の無体財産権又は経済的利益が生ずる可能性があること及びこれらが提供者に帰属しないこと.
12 未受精卵等の提供又は不提供の意思表示が,提供者に対して,何らの利益又は不利益をもたらすものではないこと.
13 同意を得た後少なくとも30日間は未受精卵等を人クローン胚作成者に移送しないこと並びに同意の撤回が可能であること及びその方法
③ 提供者等は,未受精卵等が保存されている間は,第一項の同意を撤回することができるものとする.
第11条(体細胞の提供者等の同意) ① 前条の規定は,体細胞の提供者等の同意について準用する.この場合において,前条中「未受精卵等」とあるのは「体細胞」と,「提供医療機関」とあるのは「体細胞提供機関」と,「確認するものとする.」とあるのは「確認するものとする.ただし,第9条第6項第2号に掲げる体細胞であって,当該体細胞の提供者に係る情報がないものの提供を受ける場合には,この限りでない.」と,「提供者等に対し」とあるのは「当該体細胞提供機関が提供者等に対し」と,「説明を行うものとする」とあるのは「説明を行うことを確認するものとする」と読み替えるものとする.
② 前項の規定により読み替えて準用する前条第2項各号に掲げるもののほか,人クローン胚作成者は,体細胞提供機関が体細胞の提供者等の同意を得る場合には,あらかじめ,当該体細胞提供機関が提供者等に対し,次に掲げる事項について書面を交付し,説明を行うことを確認するものとする.
1 ES細胞が提供者と同一の遺伝情報を有するとともに,内胚葉,中胚葉及び外胚葉の細胞に分化する性質並びに当該細胞を複製する能力を有すること.
2 第9条第6項第3号に掲げる体細胞の提供を受ける場合には,体細胞の採取の方法,並びに採取に伴い提供者が受ける可能性がある身体的影響及び当該身体的影響が生じた場合の補償
③ 体細胞の提供者等が,当該体細胞を用いた研究の内容について詳細な説明を求める場合には,人クローン胚作成者が,その説明を行うものとする.

第2節 人クローン胚の譲受その他の取扱いの要件に関する事項

第12条(人クローン胚の譲受の要件) 人クローン胚の譲受は,次に掲げる要件のすべてを満たす場合に限り,行うことができるものとする.
1 譲り受けようとする人クローン胚がこの指針の規定に適合して作成されたものであること.
2 人クローン胚の譲受後の取扱いが第9条第1項に規定する要件を満たし,かつ,同条第2項に規定する研究を目的とすること.
3 霊長目に属する動物の動物クローン胚を用いたES細胞の作成に係る研究に関与した経験を有する者が参画すること.
4 人クローン胚を譲り受けようとする者(以下「人クローン胚譲受者」という.)が,動物クローン胚を用いてES細胞を作成した実績を有すること.
5 人クローン胚譲受者が,人クローン胚を取り扱う研究を行うに足りる管理的能力を有すること.
6 人クローン胚を遅滞なくヒトのES細胞の作成に用いる体制が整備されていること.
7 第9条第6項第3号に掲げる体細胞を用いて作成した人クローン胚を譲り受けようとする場合には,同条同項第1号又は第2号に掲げる体細胞を用いて作成した人クローン胚からヒトのES細胞を作成した実績を有すること.
8 人クローン胚の譲受が無償で行われること.
9 人クローン胚の譲受が当該人クローン胚を作成した建物内で行われること.
第13条(人クローン胚の作成後又は譲受後の取扱いに関する要件) ① 人クローン胚は,当該胚を作成し,又は譲り受けた建物内において取り扱うものとする.
② 作成し,又は譲り受けた人クローン胚は,遅滞なくヒトES細胞の作成に用いるものとする.
③ 人クローン胚は貸与してはならないものとする.

第3節 人クローン胚の取扱いに関して配慮すべき

手続に関する事項
第14条（倫理審査委員会への意見の聴取）人クローン胚を作成し，又は譲り受け，及びこれらの行為後に人クローン胚を取り扱おうとする者（以下「人クローン胚取扱者」という．）は，当該人クローン胚の取扱いについて，法第6条に規定する文部科学大臣への届出を行う前に，機関内倫理審査委員会（倫理審査委員会（特定胚の取扱いが，この指針の規定に適合しているかについて，倫理的観点及び科学的観点から調査審議を行うとともに，当該特定胚の取扱いの進捗状況及び結果について，当該特定胚の取扱いを行う者から報告を受け，当該特定胚の取扱いを行う者に意見を述べる組織をいう．第18条において同じ．）であって，人クローン胚取扱者の所属する機関（人クローン胚取扱者が法人である場合には，当該法人）によって設置されるものをいう．）の意見を聴くものとする．

第3章　動物性集合胚の取扱い

第1節　動物性集合胚の作成の要件に関する事項
第15条（動物性集合胚の作成の要件）① 動物性集合胚の作成は，次に掲げる要件を満たす場合に限り，行うことができるものとする．
1　動物の胚又は細胞のみを用いた研究その他の動物性集合胚を用いない研究によっては得ることができない科学的知見が得られること．
2　動物性集合胚を作成しようとする者（以下この条及び次条において「動物性集合胚作成者」という．）が動物性集合胚を取り扱う研究を行うに足りる技術的能力を有すること．
② 動物性集合胚の作成の目的は，ヒトに移植することが可能なヒトの細胞からなる臓器の作成に関する基礎的研究に限るものとする．
③ 動物性集合胚作成者は，動物性集合胚の作成に未受精卵等を用いてはならないものとする．
第16条（動物性集合胚の作成に必要な細胞の提供者の同意）① 動物性集合胚作成者は，動物性集合胚の作成にヒトの細胞を用いることについて，その提供者から書面により同意を得るものとする．
② 動物性集合胚作成者は，第1項の同意を得るに当たり，次に掲げる事項に配慮するものとする．
1　提供者が同意をしないことを理由として，不利益な取扱いをしないこと．
2　提供者の意向を尊重するとともに，提供者の立場に立って公正かつ適切に次項の説明を行うこと．
3　提供者が同意をするかどうかを判断するために必要な時間的余裕を有すること．
③ 動物性集合胚作成者は，第1項の同意を得ようとするときは，あらかじめ，提供者に対し，次に掲げる事項を記載した書面を交付し，その内容について説明を行うものとする．
1　動物性集合胚の作成の目的及び方法
2　提供を受ける細胞の種類
3　動物性集合胚の作成後の取扱い
4　提供者の個人情報の保護の方法
5　提供者が将来にわたり報酬を受けることのないこと．
6　同意をしないことによって不利益な取扱いを受けないこと．
7　提供者が同意を撤回することができること．
④ 提供者は，第1項の同意を撤回することができるものとする．

第2節　動物性集合胚の譲受の要件に関する事項
第17条（動物性集合胚の譲受の要件）動物性集合胚の譲受は，次に掲げる要件のすべてを満たす場合に限り，行うことができるものとする．
1　譲り受けようとする動物性集合胚がこの指針の規定に適合して作成されたものであること．
2　動物性集合胚の譲受後の取扱いが第15条第1項第1号に規定する要件を満たし，かつ，同条第2項に規定する研究を目的とすること．
3　動物性集合胚を譲り受けようとする者が動物性集合胚を取り扱う研究を行うに足りる技術的能力を有すること．
4　動物性集合胚の譲受が輸送費その他必要な経費を除き，無償で行われること．

第3節　動物性集合胚の取扱いに関して配慮すべき手続に関する事項
第18条（倫理審査委員会への意見の聴取）① 動物性集合胚を作成し，又は譲り受け，及びこれらの行為後に特定胚を取り扱おうとする者（以下この条において「動物性集合胚取扱者」という．）は，当該動物性集合胚の取扱いについて，法第6条に規定する文部科学大臣への届出を行う前に，機関内倫理審査委員会（倫理審査委員会であって，動物性集合胚取扱者の所属する機関（動物性集合胚取扱者が法人である場合には，当該法人．以下この条において同じ．）によって設置されるものをいう．以下この条において同じ．）の意見を聴くものとする．
② 前項の場合において，動物性集合胚取扱者が機関に所属しないとき又はその所属する機関に機関内倫理審査委員会が設置されていないときは，当該動物性集合胚取扱者が，次のいずれかの機関によって設置された倫理審査委員会の意見を聴くことをもって，同項の規定による意見の聴取に代えることができるものとする．
1　国又は地方公共団体の試験研究機関
2　大学（学校教育法（昭和22年法律第26号）第1条に規定する大学をいう．）又は大学共同利用機関（国立大学法人法（平成15年法律第112号）第2条第4号に規定する大学共同利用機関をいう．）
3　独立行政法人（独立行政法人通則法（平成11年法律第103号）第2条第1項に規定する独立行政法人をいう．）
4　特殊法人（法律により直接に設立された法人又は特別の法律により特別の設立行為をもって設立された法人であって，総務省設置法（平成11年法律第91号）第4条第15号の規定の適用を受けるものをいう．）
5　認可法人（特別の法律により設立され，かつ，その設立に関し行政官庁の認可を要する法人をいう．）
6　一般社団法人又は一般財団法人

93　臨床研究に関する倫理指針（抄）

（全部改正：平15・7・30施行通知，平16・12・28厚労告第459号，平20・7・31厚労告第415号，平21・4・1施行）

前　文

近年の科学技術の進展に伴い，臨床研究の重要性は

一段と増している．臨床研究の主な目的は，医療における疾病の予防方法，診断方法及び治療方法の改善，疾病原因及び病態の理解並びに患者の生活の質の向上にあり，最善であると認められた予防方法，診断方法及び治療方法であっても，その有効性，効率性，利便性及び質に関する臨床研究を通じて，絶えず再検証されなければならない．

また，医療の進歩は，最終的には臨床研究に依存せざるを得ない場合が多いが，臨床研究においては，被験者の福利に対する配慮が科学的及び社会的利益よりも優先されなければならない．

こうした点を踏まえ，被験者の人間の尊厳及び人権を守るとともに，研究者等がより円滑に臨床研究を行うことができるよう，ここに指針指針を定める．

この指針は，世界医師会によるヘルシンキ宣言に示された倫理規範や我が国の個人情報の保護に係る議論等を踏まえ，また，個人情報の保護に関する法律（平成15年法律第57号）第8条の規定に基づき，臨床研究の実施に当たり，研究者等が遵守すべき事項を定めたものである．しかしながら，臨床研究には極めて多様な形態があることに配慮して，この指針においては基本的な原則を示すにとどめており，研究責任者が臨床研究計画を立案し，その適否について倫理審査委員会が判断するに当たっては，この原則を踏まえつつ，個々の臨床研究計画の内容等に応じて適切に行うことが求められる．

臨床研究が，社会の理解と協力を得て，一層社会に貢献するために，すべての臨床研究の関係者が，この指針に従って臨床研究に携わることが求められている．

なお，個人情報の保護に関する法律，行政機関の保有する個人情報の保護に関する法律（平成15年法律第58号），独立行政法人等の保有する個人情報の保護に関する法律（平成15年法律第59号）及び地方公共団体等において個人情報の保護に関する法律第11条の趣旨を踏まえて制定される条例等が適用されるそれぞれの臨床研究機関は，個人情報の取扱いに当たっては，それぞれに適用される法令，条例等を遵守する必要がある．

第1 基本的考え方

1 目 的
この指針は，医学系研究の推進を図る上での臨床研究の重要性を踏まえつつ，人間の尊厳，人権の尊重その他の倫理的観点及び科学的観点から臨床研究に携わるすべての関係者が遵守すべき事項を定めることにより，社会の理解と協力を得て，臨床研究の適正な推進が図られることを目的とする．

2 適用範囲
(1) この指針は，社会の理解と協力を得つつ，医療の進歩のために実施される臨床研究を対象とし，これに携わるすべての関係者に遵守を求めるものである．

ただし，次のいずれかに該当するものは，この指針の対象としない．
① 診断及び治療のみを目的とした医療行為
② 他の法令及び指針の適用範囲に含まれる研究
③ 試料等のうち連結不可能匿名化された診療情報（死者に係るものを含む．）のみを用いる研究

(2) この指針は，日本国内において実施される臨床研究を対象とするが，日本国外において実施される臨床研究も対象とし，これに携わるすべての関係者は，当該実施地の法令，指針等を遵守しつつ，原則としてこの指針の基準に従わなければならない．

ただし，この指針と比較して当該実施地の法令，指針等の基準が厳格な場合には，当該基準に従って臨床研究を実施しなければならない．

3 用語の定義
(1) 臨床研究
医療における疾病の予防方法，診断方法及び治療方法の改善，疾病原因及び病態の理解並びに患者の生活の質の向上を目的として実施される次に掲げる医学系研究であって，人を対象とするものをいう．
① 介入を伴う研究であって，医薬品又は医療機器を用いた予防，診断又は治療方法に関するもの
② 介入を伴う研究（①に該当するものを除く．）
③ 介入を伴わず，試料等を用いた研究であって，疫学研究（明確に特定された人間集団の中で出現する健康に関する様々な事象の頻度及び分布並びにそれらに影響を与える要因を明らかにする科学研究をいう．）を含まないもの（以下「観察研究」という．）

(2) 介 入
予防，診断，治療，看護ケア及びリハビリテーション等について，次の行為を行うことをいう．
① 通常の診療を超えた医療行為であって，研究目的で実施するもの
② 通常の診療と同等の医療行為であっても，被験者の集団を原則として2群以上のグループに分け，それぞれに異なる治療方法，診断方法，予防方法その他の健康に影響を与えると考えられる要因に関する作為又は無作為の割付けを行ってその効果等をグループ間で比較するもの

(3) 被験者
次のいずれかに該当する者をいう．
① 臨床研究を実施される者
② 臨床研究を実施されることを求められた者
③ 臨床研究に用いようとする血液，組織，細胞，体液，排泄物及びこれらから抽出したDNA等の人の体の一部（死者に係るものを含む．）を提供する者
④ 診療情報（死者に係るものを含む．）を提供する者

(4) 試料等
臨床研究に用いようとする血液，組織，細胞，体液，排泄物及びこれらから抽出したDNA等の人の体の一部並びに被験者の診療情報（死者に係るものを含む．）をいう．ただし，学術的な価値が定まり，研究実績として十分認められ，研究用に広く一般に利用され，かつ，一般に入手可能な組織，細胞，体液及び排泄物並びにこれらから抽出したDNA等は，含まれない．

なお，診療情報とは，診断及び治療を通じて得られた疾病名，投薬名，検査結果等の情報をいう．

(5) 既存試料等
次のいずれかに該当する試料等をいう．
① 臨床研究計画書の作成時までに既に存在する試料等
② 臨床研究計画書の作成時以降に収集した試料等であって，収集の時点においては当該臨床研究に用いることを目的としていなかったもの

(6) 個人情報
生存する個人に関する情報であって，当該情報に含まれる氏名，生年月日その他の記述等により特定の個人を識別することができるもの（他の情報と容易に照合することができ，それにより特定の個人を識別することができることとなるものを含む．）をいう．

なお，死者に係る情報が同時に，遺族等の生存する個人に関する情報である場合には，当該生存する個人の個人情報となる．

(7) 保有する個人情報
　臨床研究機関に属する研究者等が実施する研究に係る個人情報であって、当該研究者等が、開示、内容の訂正、追加又は削除、利用の停止、消去及び第三者への提供の停止を行うことのできる権限を有するものをいう。
(8) 匿名化
　個人情報から個人を識別することができる情報の全部又は一部を取り除き、代わりにその人と関わりのない符号又は番号を付すことをいう。試料等に付随する情報のうち、ある情報だけでは特定の人を識別できない情報であっても、各種の名簿等の他で入手できる情報と組み合わせることにより、その人を識別できる場合には、組合せに必要な情報の全部又は一部を取り除いて、その人が識別できないようにすることをいう。
(9) 連結可能匿名化
　必要な場合に個人を識別できるように、その人と新たに付された符号又は番号の対応表を残す方法による匿名化をいう。
(10) 連結不可能匿名化
　個人を識別できないように、その人と新たに付された符号又は番号の対応表を残さない方法による匿名化をいう。
(11) 研究者等
　研究責任者、臨床研究機関の長その他の臨床研究に携わる者をいう。
(12) 研究責任者
　個々の臨床研究機関において、臨床研究を実施するとともに、臨床研究に係る業務を統括する者をいう。
(13) 組織の代表者等
　臨床研究機関を有する法人の代表者及び行政機関の長その他の事業者及び組織の代表者をいう。
(14) 臨床研究機関
　臨床研究を実施する機関（試料等の提供を行う機関を含む。）をいう。
(15) 共同臨床研究機関
　臨床研究計画書に記載された臨床研究を共同して行う臨床研究機関（試料等の提供を行う機関を含む。）をいう。
(16) 倫理審査委員会
　臨床研究の実施又は継続の適否その他臨床研究に関し必要な事項について、被験者の人間の尊厳、人権の尊重その他の倫理的観点及び科学的観点から調査審議するために、次に掲げる者が設置した合議制の機関（次に掲げる者が合同で設置した場合を含む。）をいう。
① 臨床研究機関の長
② 一般社団法人又は一般財団法人
③ 特定非営利活動促進法（平成10年法律第7号）第2条第2項に規定する特定非営利活動法人
④ 医療関係者により構成された学術団体
⑤ 私立学校法（昭和24年法律第270号）第3条に規定する学校法人（医療機関を有するものに限る。）
⑥ 独立行政法人通則法（平成11年法律第103号）第2条第1項に規定する独立行政法人（医療の提供等を主な業務とするものに限る。）
⑦ 国立大学法人法（平成15年法律第112号）第2条第1項に規定する国立大学法人（医療機関を有するものに限る。）
⑧ 地方独立行政法人法（平成15年法律第118号）第2条第1項に規定する地方独立行政法人（医療機関を有するものに限る。）
(17) インフォームド・コンセント
　被験者となることを求められた者が、研究者等から事前に臨床研究に関する十分な説明を受け、その臨床研究の意義、目的、方法等を理解し、自由意思に基づいて与える、被験者となること及び試料等の取扱いに関する同意をいう。
(18) 代諾者
　被験者の意思及び利益を代弁できると考えられる者であって、インフォームド・コンセントを与える能力のない場合に、当該被験者の代わりに、研究者等に対してインフォームド・コンセントを与える者をいう。
(19) 未成年者
　満20歳未満の者であって、婚姻をしたことがないものをいう。
(20) 代理人
　未成年者若しくは成年被後見人の法定代理人又は保有する個人情報の利用目的の通知、開示、訂正等、利用停止等若しくは第三者提供の停止の求め（以下「開示等の求め」という。）をすることにつき本人が委任した代理人をいう。

第2　研究者等の責務等

1　研究者等の責務等

(1) 被験者の生命、健康、プライバシー及び尊厳を守ることは、臨床研究に携わる研究者等の責務である。
(2) 研究者等は、臨床研究を実施するに当たっては、一般的に受け入れられた科学的原則に従い、科学的文献その他科学に関連する情報源及び十分な実験に基づかなければならない。
(3) 研究者等は、臨床研究を実施するに当たっては、第4に規定する手続によって、インフォームド・コンセントを受けなければならない。
(4) 研究者等は、第1の3(1)①に規定する研究（体外診断を目的とした研究を除く。）を実施する場合には、あらかじめ、当該臨床研究の実施に伴い被験者に生じた健康被害の補償のために、保険その他の必要な措置を講じておかなければならない。
(5) 研究者等は、環境に影響を及ぼすおそれのある臨床研究を実施する場合又は臨床研究の実施に当たり動物を使用する場合には、十分な配慮をしなければならない。
(6) 研究者等は、臨床研究の実施に先立ち、臨床研究に関する倫理その他臨床研究の実施に必要な知識についての講習その他必要な教育を受けなければならない。
(7) 研究者等の個人情報の保護に係る責務等は、次のとおりとする。
① 研究者等は、臨床研究の結果を公表する場合には、被験者を特定できないように行わなければならない。
② あらかじめ被験者の同意を得ないで、インフォームド・コンセントで特定された利用目的の達成に必要な範囲を超えて、個人情報を取り扱ってはならない。
③ 当該研究に係る個人情報について、利用目的を変更する場合（④に規定する場合を除く。）には、あらためて被験者に当該変更の内容を説明し、同意を得なければならない（ただし、細則で規定する場合を除く。）。
④ 当該研究に係る個人情報について、変更前の利用目的と相当の関連性を有すると合理的に認められる範囲において利用目的を変更する場合は、原則として当該変更の内容について被験者に通知又は公表しなければならない。
⑤ 他の研究者等から研究を承継することに伴い個人

情報を取得した場合は,あらかじめ被験者の同意を得ないで,承継前における当該個人情報の利用目的の達成に必要な範囲を超えて,当該個人情報を取り扱ってはならない.
⑥ 偽りその他不正の手段により個人情報を取得してはならない.
⑦ 利用目的の達成に必要な範囲内において,当該研究に係る個人情報を正確かつ最新の内容に保つよう努めなければならない.
⑧ その取り扱う個人情報の漏えい,滅失又はき損の防止その他の個人情報の安全管理のために必要かつ適切な措置を講じなければならない.
　また,死者の人としての尊厳及び遺族の感情にかんがみ,死者に係る情報についても個人情報と同様に,情報の漏えい,滅失又はき損の防止その他の死者に係る情報の安全管理のために必要かつ適切な措置を講じなければならない.
⑨ あらかじめ被験者の同意を得ないで,当該研究に係る個人情報を第三者に提供してはならない(ただし,細則で規定する場合を除く.).
⑩ 当該研究に係る個人情報の取扱いに関する被験者等からの苦情・問い合わせの適切かつ迅速な対応に努めなければならない.

2　研究責任者の責務等

(1) 研究責任者は,被験者に対する説明の内容,同意の確認方法,その他のインフォームド・コンセントの手続に必要な事項を臨床研究計画に記載しなければならない.
　この場合において,第1の3(1)①に規定する研究(体外診断を目的とした研究を除く.)にあっては,当該臨床研究の実施に伴い被験者に生じた健康被害の補償のための保険その他の必要な措置を,第1の3(1)①に規定する研究のうち体外診断を目的とした研究及び第1の3(1)②に規定する研究にあっては,当該臨床研究の実施に伴い被験者に生じた健康被害の補償の有無を臨床研究計画に記載しなければならない.
(2) 研究責任者は,臨床研究に伴う危険が予測され,安全性を十分に確保できると判断できない場合には,原則として当該臨床研究を実施してはならない.
(3) 研究責任者は,臨床研究を実施し,又は継続するに当たり,臨床研究機関の長の許可を受けなければならない.
(4) 研究責任者は,臨床研究計画において,臨床研究の実施計画及び作業内容を明示しなければならない.
(5) 研究責任者は,第1の3(1)①及び②に規定する研究であって,侵襲性を有するものを実施する場合には,あらかじめ,登録された臨床研究計画の内容が公開されているデータベース(国立大学附属病院長会議,財団法人日本医業情報センター及び社団法人日本医師会が設置したものに限る.)に当該臨床研究に係る臨床研究計画を登録しなければならない.ただし,知的財産等の問題により臨床研究の実施に著しく支障が生じるものとして,倫理審査委員会が承認し,臨床研究機関の長が許可した登録内容については,この限りではない.
(6) 研究責任者は,臨床研究を適正に実行するために必要な専門的知識及び臨床経験が十分にある者でなければならない.
(7) 研究責任者は,臨床研究の適正性及び信頼性を確保するために必要な情報を収集し,検討するとともに,臨床研究機関の長に対してこれを報告しなければならない.また,必要に応じ,臨床研究計画一を変更しなければならない.
(8) 研究責任者は,臨床研究に関連する重篤な有害事象及び不具合等の発生を知ったときは,直ちにその旨を臨床研究機関の長に通知しなければならない.
(9) 研究責任者は,毎年1回,臨床研究の進捗状況並びに有害事象及び不具合等の発生状況を臨床研究機関の長に報告しなければならない.また,臨床研究を終了したときは,臨床研究機関の長にその旨及び結果の概要を文書により報告しなければならない.
(10) 研究責任者は,他の臨床研究機関と共同で臨床研究を実施する場合には,当該他の臨床研究機関の研究責任者に対し,臨床研究に関連する重篤な有害事象及び不具合等を報告しなければならない.
(11) 研究責任者は,臨床研究により期待される利益よりも起こり得る危険が高いと判断される場合又は臨床研究により十分な成果が得られた場合には,当該臨床研究を中止し,又は終了しなければならない.
(12) 研究責任者の個人情報の保護に係る責務等は,次のとおりとする.
① 当該研究に係る個人情報の安全管理が図られるよう,その個人情報を取り扱う研究者等(当該研究責任者を除く.)に対し必要かつ適切な監督を行わなければならない.
② 個人情報の取扱いの全部又は一部を委託する場合は,その取扱いを委託された個人情報の安全管理が図られるよう,委託を受けた者に対する必要かつ適切な監督を行わなければならない.
③ 保有する個人情報に関し,次に掲げる事項について,被験者の知り得る状態(被験者の求めに応じて遅滞なく回答する場合を含む.)に置かなければならない.
一　当該研究に係る研究者等の氏名又は研究チームの名称
二　すべての個人情報の利用目的(ただし,細則で規定する場合を除く.)
三　開示等の求めに応じる手続
四　苦情の申出先及び問い合わせ先
④ 被験者又は代理人から,当該被験者が識別される保有する個人情報の開示を求められたときは,原則として被験者に対し,遅滞なく,書面の交付又は開示の求めを行った者が同意した方法により当該保有する個人情報を開示しなければならない.
　また,当該被験者が識別される保有する個人情報が存在しないときには,その旨を知らせなければならない.
　ただし,開示することにより,次の各号のいずれかに該当する場合は,その全部又は一部を開示しないことができる.
一　被験者又は第三者の生命,身体,財産その他の権利利益を害するおそれがある場合
二　当該研究に係る研究者等の業務の適正な実施に著しい支障を及ぼすおそれがある場合
三　他の法令に違反することとなる場合
　また,開示を求められた保有する個人情報の全部又は一部について開示しない旨を決定したときは,原則として被験者に対し,遅滞なく,その旨を通知しなければならない.その際,原則として被験者に対し,その理由を説明するよう努めなければならない.
　なお,他の法令の規定により,保有する個人情報の開示について定めがある場合には,当該法令の規定によるものとする.
⑤ 保有する個人情報のうち,診療情報を含むものを

開示する場合には,原則として別途厚生労働省医政局長が示す指針に従って行うものとする.

⑥ 被験者又は代理人から,保有する個人情報の訂正等,利用停止等,又は第三者への提供の停止を求められた場合で,それらの求めが適正であると認められるときは,これらの措置を行わなければならない.

ただし,利用停止等及び第三者への提供の停止については,多額の費用を要する場合など当該措置を行うことが困難な場合であって,被験者の権利利益を保護するため必要なこれに代わるべき措置をとるときは,この限りでない.

⑦ 被験者又は代理人からの開示等の求めの全部又は一部について,その措置をとらない旨又はその措置と異なる措置をとる旨を通知する場合には,原則として被験者に対し,その理由を説明するよう努めなければならない.

⑧ 被験者又は代理人に対し,開示等の求めに関して,その対象となる保有する個人情報を特定するに足りる事項の提示を求めることができる.この場合において,被験者又は代理人が容易かつ的確に開示等の求めをすることができるよう,当該保有する個人情報の特定に資する情報の提供その他被験者又は代理人の利便を考慮した措置をとらなければならない.

⒀ 臨床研究責任者は,臨床研究終了後においても,被験者が当該臨床研究の結果により得られた最善の予防,診断及び治療を受けることができるよう努めなければならない.

3 臨床研究機関の長の責務等

(1) 倫理的配慮の周知

臨床研究機関の長は,当該臨床研究機関における臨床研究が,倫理的,法的又は社会的問題を引き起こすことがないよう,研究者等(当該臨床研究機関の長を除く.)に対し,臨床研究を実施するに当たり,被験者の人間の尊厳及び人権を尊重し,個人情報を保護しなければならないことを周知徹底しなければならない.

(2) 被験者の健康被害等に対する補償等の確保

臨床研究機関の長は,いかなる臨床研究も,臨床研究機関の長の責任の下で計画され,実施されること及び臨床研究に起因する被験者の健康被害等に対する補償その他の必要な措置が適切に講じられることを確保しなければならない.

(3) 臨床研究の適正な実施の確保

臨床研究機関の長は,臨床研究に係る業務並びに重篤な有害事象及び不具合等に対して研究者等が実施すべき事項に関する手順書を作成し,臨床研究が当該手順書に従って適正かつ円滑に行われるよう必要な措置を講じなければならない.

(4) 臨床研究計画の審査

臨床研究機関の長は,臨床研究計画がこの指針に適合しているか否かその他臨床研究の適正な実施に関し必要な事項について,あらかじめ,倫理審査委員会に審査を行わせなければならない.

ただし,次のいずれかに該当する臨床研究計画については,この限りでない.

① 倫理審査委員会に属する者その他の者のうちから倫理審査委員会があらかじめ指名する者(②において「あらかじめ指名する者」という.)が,当該臨床研究計画が次に掲げるすべての要件を満たしており,倫理審査委員会への付議を必要としないと判断した場合

ア 他の機関において既に連結可能匿名化された情報を収集するもの,無記名調査を行うものその他の個人情報を取り扱わないものであること.

イ 人体から採取された試料等を用いないものであること.

ウ 観察研究であって,人体への負荷を伴わないものであること.

エ 被験者の意思に回答が委ねられている調査であって,その質問内容により被験者の心理的苦痛をもたらすことが想定されないものであること.

② あらかじめ指名する者が,研究者等が所属する医療機関内の患者の診療録等の診療情報を用いて,専ら集計,単純な統計処理等を行う研究であり,倫理審査委員会への付議を必要としないと判断した場合

③ 次に掲げる事項についての規定を含む契約に基づき,データの集積又は統計処理のみを受託する場合
ア データの安全管理
イ 守秘義務

(5) 他の倫理審査委員会への審査依頼

臨床研究機関の長は,当該臨床研究機関の長が設置した倫理審査委員会以外の倫理審査委員会に審査を行わせようとする場合には,あらかじめ,文書により,当該倫理審査委員会の設置者に当該審査を依頼しなければならない.

(6) 倫理審査委員会への付議

臨床研究機関の長は,2(7)の規定により,研究責任者から臨床研究の適正性や信頼性を確保するために必要な情報が報告された場合には,倫理審査委員会に報告しなければならない.また,2(3)の規定により,研究責任者から臨床研究の実施又は継続について許可を求められた場合(2(7)の規定により,臨床研究計画を変更した場合を含む.)には,臨床研究の実施又は継続の適否,臨床研究計画の変更その他臨床研究の実施に関し必要な事項について,速やかに倫理審査委員会の意見を聴かなければならない.ただし,2(3)の規定による場合であって,(4)①,②又は③に該当する場合は,この限りでない.

(7) 臨床研究機関の長による許可

臨床研究機関の長は,倫理審査委員会の意見を尊重し,臨床研究の実施又は継続の許可又は不許可その他の臨床研究に関し必要な事項を決定しなければならない.この場合において,臨床研究機関の長は,倫理審査委員会が実施又は継続が適当でない旨の意見を述べた臨床研究については,その実施又は継続を許可してはならない.

(8) 有害事象等への対応

臨床研究機関の長は,2(8)の規定により研究責任者から臨床研究に関連する重篤な有害事象及び不具合等の発生について通知がなされた場合には,速やかに必要な対応を行うとともに,当該有害事象及び不具合等について倫理審査委員会に報告し,その意見を聴き,当該臨床研究機関内における必要な措置を講じなければならない.

また,当該臨床研究を共同して行っている場合には,当該有害事象及び不具合等について,共同臨床研究機関への周知等を行わなければならない.

(9) 厚生労働大臣等への報告

① 臨床研究機関の長は,第1の3(1)①及び②に規定する研究であって,侵襲性を有するものにおいて,臨床研究に関連する予期しない重篤な有害事象及び不具合等が発生した場合には,(8)の対応の状況・結果を公表し,厚生労働大臣又はその委託を受けた者(以下「厚生労働大臣等」という.)に逐次報告しなければならない.

② 臨床研究機関の長は、当該臨床研究機関において現在実施している又は過去に実施された臨床研究について、この指針に適合していないこと（適合していない程度が重大である場合に限る.）を知った場合には、速やかに倫理審査委員会の意見を聴き、必要な対応をした上で、その対応の状況・結果を厚生労働大臣等に報告し、公表しなければならない.

⑽ 自己点検
　臨床研究機関の長は、必要に応じ、当該臨床研究機関における臨床研究がこの指針に適合しているか否かについて、自ら点検及び評価を行わなければならない.

⑾ 厚生労働大臣等の調査への協力
　臨床研究機関の長は、当該臨床研究機関がこの指針に適合しているか否かについて、厚生労働大臣等が実施する実地又は書面による調査に協力しなければならない.

⑿ 研究者等の教育の機会の確保
　臨床研究機関の長は、臨床研究の実施に先立ち、研究者等が臨床研究の倫理に関する講習その他必要な教育を受けることを確保するために必要な措置を講じなければならない.

⒀ 臨床研究計画等の公開
　臨床研究機関の長は、2⑸の登録がなされ、臨床研究計画及び臨床研究の成果の公開が確保されるよう努めるものとする.

4　組織の代表者等の責務等
⑴ 個人情報の保護に関する責務等
　① 組織の代表者等は、当該臨床研究機関における臨床研究の実施に際し、個人情報の保護が図られるようにしなければならない.
　② 組織の代表者等は、個人情報の保護に関する措置に関し、適正な実施を確保するため必要があると認めるときは、臨床研究機関の長等に対し、監督上必要な命令をすることができる.
　③ 組織の代表者等は、組織の代表者等の責務として以下に規定する事項並びに第5の1⑵並びに第5の2⑴及び⑵に規定する事項に係る権限又は事務を、当該臨床研究機関が定めるところにより当該臨床研究機関の長等当該臨床研究機関の適当な者に委任することができる.

⑵ 個人情報に係る安全管理措置
　組織の代表者等は、個人情報の安全管理のために必要かつ適切な組織的、人的、物理的及び技術的安全管理措置を講じなければならない.
　また、組織の代表者等は、死者の人としての尊厳及び遺族の感情にかんがみ、死者に係る情報についても個人情報と同様に、必要かつ適切な組織的、人的、物理的及び技術的安全管理措置を講じなければならない.

⑶ 苦情・問い合わせ等に対応するための体制整備
　組織の代表者等は、苦情・問い合わせ等に適切かつ迅速に対応するため、苦情・問い合わせ等を受け付けるための窓口の設置や苦情・問い合わせ等の対応の手順を定めるなど被験者等からの苦情・問い合わせ等に対応するために必要な体制の整備に努めなければならない.

⑷ 手数料の徴収等
　組織の代表者等は、保有する個人情報の利用目的の通知又は保有する個人情報の開示を求められたときは、当該措置の実施に関し、手数料を徴収することができる. また、その場合には実費を勘案して合理的であると認められる範囲内において、その手数料の額を定めなければならない.

第3　倫理審査委員会

⑴ 倫理審査委員会は、臨床研究機関の長から臨床研究計画がこの指針に適合しているか否かその他臨床研究の適正な実施に関し必要な事項について意見を求められた場合には、倫理的観点及び科学的観点から審査し、文書により意見を述べなければならない.
⑵ 倫理審査委員会の設置者は、委員会の手順書、委員名簿並びに会議の記録及びその概要を作成し、当該手順書に従って倫理審査委員会の業務を行わせなければならない.
⑶ 倫理審査委員会の設置者は、⑵に規定する当該倫理審査委員会の手順書、委員名簿及び会議の記録の概要を公表しなければならない.
⑷ 倫理審査委員会の設置者は、⑵に規定する当該倫理審査委員会の委員名簿、開催状況その他必要な事項を毎年1回厚生労働大臣等に報告しなければならない.
⑸ 倫理審査委員会は、学際的かつ多元的な視点から、様々な立場からの委員によって、公正かつ中立的な審査を行えるよう、適切に構成され、かつ、運営されなければならない.
⑹ 倫理審査委員会の委員は、職務上知り得た情報を正当な理由なく漏らしてはならない. その職を退いた後も同様とする.
⑺ 倫理審査委員会の設置者は、当該倫理審査委員会がこの指針に適合しているか否かについて、厚生労働大臣等が実施する実地又は書面による調査に協力しなければならない.
⑻ 倫理審査委員会の設置者は、倫理審査委員会委員の教育及び研修に努めなければならない.
⑼ 倫理審査委員会は、軽微な事項の審査について、委員長が指名する委員による迅速審査に付すことその他必要な事項を定めることができる. 迅速審査の結果については、その審査を行った委員以外のすべての委員に報告されなければならない.
⑽ 倫理審査委員会は、実施されている、又は終了した臨床研究について、その適正性及び信頼性を確保するための調査を行うことができる.

第4　インフォームド・コンセント

1　被験者からインフォームド・コンセントを受ける手続
⑴ 研究者等は、臨床研究を実施する場合には、被験者に対し、当該臨床研究の目的、方法及び資金源、起こりうる利害の衝突、研究者等の関連組織との関わり、当該臨床研究に参加することにより期待される利益及び起こりうる危険、必然的に伴う不快な状態、当該臨床研究終了後の対応、臨床研究に伴う補償の有無その他必要な事項について十分な説明を行わなければならない.
⑵ インフォームド・コンセントを受ける手続については、臨床研究の多様な形態に配慮し、以下の方法によることとする.
　① 介入を伴う研究の場合
　　研究者等は、被験者が⑴の規定により文書により説明した内容を理解していることを確認した上で、自由意思によるインフォームド・コンセントを文書で受けなければならない.
　② 観察研究の場合
　　ア　人体から採取された試料等を用いる場合

研究者等は，文書により説明し，文書により同意を受ける方法により，被験者からインフォームド・コンセントを受けなければならない．ただし，試料等の採取が侵襲性を有しない場合には，文書による説明及び文書による同意に代えて，説明の内容及び被験者から受けた同意に関する記録を作成することができる．

イ 人体から採取された試料等を用いない場合

研究者等は，被験者からインフォームド・コンセントを受けることを必ずしも要しない．この場合において，研究者等は，当該臨床研究の目的を含む研究の実施についての情報を公開しなければならない．

(3) 第2の3(1)①に規定する研究（体外診断を目的とした研究を除く．）を実施する場合には，当該臨床研究の実施に伴い被験者に生じた健康被害の補償のための保険その他の必要な措置の内容について，事前に十分な説明を行い，被験者の同意を受けなければならない．

(4) 研究者等は，被験者が経済上又は医学上の理由等により不利な立場にある場合には，特に当該被験者の自由意思の確保に十分配慮しなければならない．

(5) 研究者等は，被験者に対し，当該被験者が与えたインフォームド・コンセントについて，いつでも不利益を受けることなく撤回する権利を有することを説明しなければならない．

2 代諾者等からインフォームド・コンセントを受ける手続

(1) 研究者等は，被験者からインフォームド・コンセントを受けることが困難な場合には，当該被験者について臨床研究を実施することが必要不可欠であることについて，倫理審査委員会の承認を得て，臨床研究機関の長の許可を受けたときに限り，代諾者等からインフォームド・コンセントを受けることができる．

(2) 研究者等は，未成年者その他の行為能力がないとみられる被験者が臨床研究への参加についての決定を理解できる場合には，代諾者等からインフォームド・コンセントを受けるとともに，当該被験者の理解を得なければならない．

第5 試料等の保存及び他の機関等の試料等の利用

1 試料等の保存等

(1) 試料等の保存等

① 研究責任者は，臨床研究に関する試料等を保存する場合には，臨床研究計画書にその方法等を記載するとともに，個人情報の漏えい，混交，盗難，紛失等が起こらないよう適切に，かつ，研究結果の確認に資するよう整然と管理しなければならない．

② 研究責任者は，試料等の保存については，被験者等との同意事項を遵守し，試料等を廃棄する際には，必ず匿名化しなければならない．

③ 研究責任者は，保存期間が定められていない試料等を保存する場合には，臨床研究の終了後遅滞なく，臨床研究機関の長に対して，次に掲げる事項について報告しなければならない．これらの内容に変更が生じた場合も同様とする．

ア 試料等の名称
イ 試料等の保管場所
ウ 試料等の管理責任者
エ 被験者等から得た同意の内容

(2) 人体から採取された試料等の利用

研究者等は，研究開始前に人体から採取された試料等を利用する場合には，研究開始時までに被験者等から試料等の利用に係る同意を受け，及び当該同意に関する記録を作成することを原則とする．ただし，当該同意を受けることができない場合には，次のいずれかに該当することについて，倫理審査委員会の承認を得て，組織の代表者等の許可を受けたときに限り，当該試料等を利用することができる．

① 当該試料等が匿名化（連結不可能匿名化又は連結可能匿名化であって対応表を有していない場合をいう．）されていること．

② 当該試料等が①に該当しない場合において，試料等の提供時には当該臨床研究における利用が明示されていない研究についての同意のみが与えられている場合は，次に掲げる要件を満たしていること．

ア 当該臨床研究の実施について試料等の利用目的を含む情報を公開していること．

イ その同意が当該臨床研究の目的と相当の関連性があると合理的に認められること．

③ 当該試料等が①及び②に該当しない場合において，次に掲げる要件を満たしていること．

ア 当該臨床研究の実施について試料等の利用目的を含む情報を公開していること．

イ 被験者となる者が被験者となることを拒否できるようにすること．

ウ 公衆衛生の向上のために特に必要がある場合であって，被験者の同意を得ることが困難であること．

2 他の機関等の試料等の利用

(1) 研究実施に当たっての措置

研究責任者は，所属機関外の者から既存試料等の提供を受けて研究を実施しようとするときは，提供を受ける試料等の内容及び提供を受ける必要性を臨床研究計画書に記載して倫理審査委員会の承認を得て，組織の代表者等の許可を得なければならない．

(2) 既存試料等の提供に当たっての措置

既存試料等の提供を行う者は，所属機関外の者に臨床研究に用いるための試料等を提供する場合には，試料等提供時までに被験者等から試料等の提供及び当該臨床研究における利用に係る同意を受け，並びに当該同意に関する記録を作成することを原則とする．ただし，当該同意を受けることができない場合には，次のいずれかに該当するときに限り，試料等を所属機関外の者に提供することができる．

① 当該試料等が匿名化（連結不可能匿名化又は連結可能匿名化であって対応表を提供しない場合をいう．）されていること．ただし，当該試料等の全部又は一部が人体から採取された試料等である場合には，所属する組織の代表者等に対し，その旨を報告しなければならない．

② 当該試料等が①に該当しない場合において，次に掲げる要件を満たしていることについて倫理審査委員会の承認を得て，所属する組織の代表者等の許可を得ていること．

ア 当該臨床研究の実施及び試料等の提供について以下の情報をあらかじめ被験者等に通知し，又は公開していること．

・所属機関外の者への提供を利用目的としていること
・所属機関外の者に提供される個人情報の項目
・所属機関外の者への提供の手段又は方法
・被験者等の求めに応じて当該被験者が識別され

第1 基本的考え方

る個人情報の臨床研究機関外の者への提供を停止すること
イ 被験者となる者が被験者となることを拒否できるようにすること.
③ 社会的に重要性の高い臨床研究に用いるために人の健康に関わる情報が提供される場合において, 当該臨床研究の方法及び内容, 当該情報の内容その他の理由により①及び②によることができないときには, 必要な範囲で他の適切な措置を講じることについて, 倫理審査委員会の承認を得て, 所属する組織の代表者等の許可を受けていること.

第6 細則

この指針に定めるもののほか, この指針の施行に関し必要な事項は, 別に定める.

第7 見直し

この指針は, 必要に応じ, 又は平成25年7月30日を目途としてその全般に関して検討を加えた上で, 見直しを行うものとする.

94 疫学研究に関する倫理指針(抄)

（平14・6・17 文部科学省, 厚生労働省,
最終改正：平20・12・1）

前文

疫学研究は, 疾病のり患を始め健康に関する事象の頻度や分布を調査し, その要因を明らかにする科学研究である. 疾病の成因を探り, 疾病の予防法や治療法の有効性を検証し, 又は環境や生活習慣と健康とのかかわりを明らかにするために, 疫学研究は欠くことができず, 医学の発展や国民の健康の保持増進に多大な役割を果たしている.

疫学研究では, 多数の研究対象者の心身の状態や周囲の環境, 生活習慣等について具体的な情報を取り扱う. また, 疫学研究は医師以外にも多くの関係者が研究に携わるという特色を有する.

そこで, 研究対象者の個人の尊厳と人権を守るとともに, 研究者等がより円滑に研究を行うことができるよう, ここに倫理指針を定める.

この指針は, 世界医師会によるヘルシンキ宣言や, 我が国の個人情報の保護に関する法律等を踏まえ, 疫学研究の実施に当たり, 研究対象者に対して説明し, 同意を得るなど個人情報の保護を原則とする. また, 疫学研究に極めて多様な形態があることに配慮して, この指針においては基本的な原則を示すにとどめており, 研究者等が研究計画を立案し, その適否について倫理審査委員会が判断するに当たっては, この原則を踏まえつつ, 個々の研究計画の内容等に応じて適切に判断することが求められる.

また, 個人情報の保護に関しては, 研究を行う機関においては, 民間企業, 行政機関, 独立行政法人等の区分に応じて適用される個人情報の保護に関する法律（平成15年法律第57号), 行政機関の保有する個人情報の保護に関する法律（平成15年法律第58号), 独立行政法人等の保有する個人情報の保護に関する法律（平成15年法律第59号) 及び地方公共団体において個人情報の保護に関する法律第11条第1項の趣旨を踏まえて制定される条例を遵守する必要があることに留意しなければならない.

疫学研究が, 社会の理解と信頼を得て, 一層社会に貢献するために, すべての疫学研究の関係者が, この指針に従って研究に携わることが求められている. 同時に, 健康の保持増進のために必要な疫学研究の実施について, 広く一般社会の理解が得られることを期待する.

第1 基本的考え方

1 目的

この指針は, 国民の健康の保持増進を図る上での疫学研究の重要性と学問の自由を踏まえつつ, 個人の尊厳及び人権の尊重, 個人情報の保護その他の倫理的観点並びに科学的観点から, 疫学研究に携わるすべての関係者が遵守すべき事項を定めることにより, 社会の理解と協力を得て, 疫学研究の適正な推進が図られることを目的とする.

2 適用範囲

この指針は, 人の疾病の成因及び病態の解明並びに予防及び治療の方法の確立を目的とする疫学研究を対象とし, これに携わるすべての関係者に遵守を求めるものである.

ただし, 次のいずれかに該当する疫学研究は, この指針の対象としない.
① 法律の規定に基づき実施される調査
② ヒトゲノム・遺伝子解析研究に関する倫理指針（平成16年文部科学省・厚生労働省・経済産業省告示第1号) に基づき実施される研究
③ 資料として既に連結不可能匿名化されている情報のみを用いる研究
④ 手術, 投薬等の医療行為を伴う介入研究

3 研究者等が遵守すべき基本原則

(1) 疫学研究の科学的合理性及び倫理的妥当性の確保
① 研究者等は, 研究対象者の個人の尊厳及び人権を尊重して疫学研究を実施しなければならない.
② 研究者等は, 科学的合理性及び倫理的妥当性が認められない疫学研究を実施してはならず, 疫学研究の実施に当たっては, この点を踏まえた明確かつ具体的な研究計画書を作成しなければならない.
③ 研究者等は, 疫学研究を実施しようとするときは, 研究計画について, 研究機関の長の許可を受けなければならない. これを変更しようとするときも同様とする.
④ 研究者等は, 法令, この指針及び研究計画に従って適切に疫学研究を実施しなければならない.
⑤ 研究者等は, 研究対象者を不合理又は不当な方法で選んではならない.

(2) 個人情報の保護
① 研究者等は, 研究対象者に係る情報を適切に取り扱い, その個人情報を保護しなければならない.
② 研究者等は, 職務上知り得た個人情報を正当な理由なく漏らしてはならない. その職を退いた後も同様とする.

(3) インフォームド・コンセントの受領
① 研究者等は, 疫学研究を実施する場合には, 事前に, 研究対象者からインフォームド・コンセントを受けることを原則とする.
② 研究者等は, 研究対象者に対する説明の内容, 同意の確認方法その他のインフォームド・コンセントの手続に関する事項を研究計画書に記載しなければな

らない．
(4) 研究成果の公表
　研究責任者は，研究対象者の個人情報の保護のために必要な措置を講じた上で，疫学研究の成果を公表しなければならない．
(5) 指導者の責務
　大学その他の教育機関において，学生等に対し疫学研究の指導を行う者は，(1)から(4)までに掲げる事項その他必要な事項を遵守の上，疫学研究を実施するよう，学生等に対し指導及び監督しなければならない．

4　研究機関の長の責務
(1) 倫理的配慮の周知
　研究機関の長は，当該研究機関における疫学研究が，倫理的，法的又は社会的問題を引き起こすことがないよう，研究者等に対し，疫学研究の実施に当たり，研究対象者の個人の尊厳及び人権を尊重し，個人情報の保護のために必要な措置を講じなければならないことを周知徹底しなければならない．
(2) 倫理審査委員会の設置
　研究機関の長は，研究計画がこの指針に適合しているか否かその他疫学研究に関し必要な事項の審査を行うため，倫理審査委員会を設置しなければならない．ただし，研究機関内が小規模であること等により当該研究機関内に倫理審査委員会を設置できない場合その他の必要がある場合には，共同研究機関，一般社団法人，一般財団法人又は学会等に設置された倫理審査委員会に審査を依頼することをもってこれに代えることができる．
(3) 倫理審査委員会への付議
　研究機関の長は，研究者等から3(1)③の許可を求められたときは，倫理審査委員会の意見を聴かなければならない．ただし，次のいずれかに該当する研究計画については，この限りでない．
①　倫理審査委員会に属する者その他の者のうちから倫理審査委員会があらかじめ指名する者（②において「あらかじめ指名する者」という．）が，当該研究計画が次に掲げるすべての要件を満たしており，倫理審査委員会への付議を必要としないと判断した場合
　ア　他の機関において既に連結不可能匿名化された情報を収集するもの，無記名調査を行うものその他の個人情報を取り扱わないものであること．
　イ　人体から採取された試料を用いないものであること．
　ウ　観察研究であって，人体への負荷又は介入を伴わないものであること．
　エ　研究対象者の意思に回答が委ねられている調査であって，その質問内容により研究対象者の心理的苦痛をもたらすことが想定されないものであること．
②　あらかじめ指名する者が，研究者等が所属する医療機関内の患者の診療録等の診療情報を用いて，専ら集計，単純な統計処理等を行う研究であり，倫理審査委員会への付議を必要としないと判断した場合
③　次に掲げる事項についての規定を含む契約に基づき，データの集積又は統計処理のみを委託する場合
　ア　データの安全管理措置
　イ　守秘義務
(4) 研究機関の長による許可
　研究機関の長は，倫理審査委員会の意見を尊重し，研究計画の許可又は不許可その他疫学研究に関し必要な事項を決定しなければならない．この場合において，研究機関の長は，倫理審査委員会が不承認の意見を述べた疫学研究については，その実施を許可してはならない．
(5) 有害事象発生時の対応手順の作成
　研究機関の長は，当該研究機関において実施される疫学研究の内容を踏まえ，必要に応じ，あらかじめ，有害事象が発生した場合の対応手順に関する規程を定めなければならない．

第2　倫理審査委員会等

5　倫理審査委員会
(1) 倫理審査委員会の責務及び構成
①　倫理審査委員会は，研究機関の長から研究計画がこの指針に適合しているか否かその他疫学研究に関し必要な事項について意見を求められた場合には，倫理的観点及び科学的観点から審査し，文書により意見を述べなければならない．
②　倫理審査委員会は，学際的かつ多元的な視点から，様々な立場からの委員によって，公正かつ中立的な審査を行えるよう，適切に構成されなければならない．
③　倫理審査委員会の委員は，職務上知り得た情報を正当な理由なく漏らしてはならない．その職を退いた後も同様とする．
(2) 倫理審査委員会の運営
①　審査対象となる研究計画に関係する委員は，当該研究計画の審査に関与してはならない．ただし，倫理審査委員会の求めに応じて，その会議に出席し，説明することを妨げない．
②　倫理審査委員会の運営に関する規則，委員の氏名，委員の構成及び議事要旨は公開されなければならない．ただし，議事要旨のうち研究対象者の人権，研究の独創性，知的財産権の保護又は競争上の地位の保全のため非公開とすることが必要な部分については，この限りでない．
③　倫理審査委員会は，研究機関の長が学会等に設置された他の倫理審査委員会に対し，研究計画がこの指針に適合しているか否かその他疫学研究に関し必要な事項について付議することができる旨を定めることができる．
④　倫理審査委員会は，軽微な事項の審査について，委員長が指名する委員による迅速審査に付すことその他必要な事項を定めることができる．迅速審査の結果については，その審査を行った委員以外のすべての委員に報告されなければならない．

6　疫学研究に係る報告
①　研究責任者は，研究期間が数年にわたる場合には，研究計画書の定めるところにより，研究機関の長を通じて研究実施状況報告書を倫理審査委員会に提出しなければならない．
②　研究責任者は，研究対象者に危険又は不利益が生じたときは，直ちに研究機関の長を通じ倫理審査委員会に報告しなければならない．
③　倫理審査委員会は，研究責任者から①又は②の規定により研究実施状況報告書の提出又は報告を受けたときは，研究機関の長に対し，当該研究計画の変更，中止その他疫学研究に関し必要な意見を述べることができる．
④　研究機関の長は，必要に応じ，当該研究機関における研究のこの指針への適合性について，自ら点検及び評価を実施するものとする．
⑤　研究機関の長は，③の倫理審査委員会の意見を尊重し，かつ，④の点検及び評価の結果に基づき，必要に応じて，当該研究計画の変更，中止その他疫学研究

に関し必要な事項を決定しなければならない.
⑥ 研究責任者は,研究機関の長が⑤の規定により当該研究計画の変更,中止その他疫学研究に関し必要な事項を決定したときは,これに従わなければならない.
⑦ 研究責任者は,疫学研究の終了後遅滞なく,研究機関の長を通じ倫理審査委員会に研究結果の概要を報告しなければならない.

第3 インフォームド・コンセント等

7 研究対象者からインフォームド・コンセントを受ける手続等

研究対象者からインフォームド・コンセントを受ける手続等は,原則として次に定めるところによる.ただし,疫学研究の方法及び内容,研究対象者の事情その他の理由により,これによることができない場合には,倫理審査委員会の承認を得て,研究機関の長の許可を受けたときに限り,必要な範囲で,研究対象者からインフォームド・コンセントを受ける手続を簡略化すること若しくは免除すること又は他の適切なインフォームド・コンセント等の方法を選択することができる.

(1) 介入研究を行う場合
① 人体から採取された試料を用いる場合
  ア 試料の採取が侵襲性を有する場合(採血の場合等をいう,以下同じ.)
    文書により説明し文書により同意を受ける方法により,研究対象者からインフォームド・コンセントを受けることを原則とする.
  イ 試料の採取が侵襲性を有しない場合
    研究対象者からインフォームド・コンセントを受けることを原則とする.この場合において,文書により説明し文書により同意を受ける必要はないが,研究者等は,説明の内容及び受けた同意に関する記録を作成しなければならない.
② 人体から採取された試料を用いない場合
  ア 個人単位で行う介入研究の場合
    研究対象者からインフォームド・コンセントを受けることを原則とする.この場合において,文書により説明し文書により同意を受ける必要はないが,研究者等は,説明の内容及び受けた同意に関する記録を作成しなければならない.
  イ 集団単位で行う介入研究の場合
    研究対象者からインフォームド・コンセントを受けることを必ずしも要しない.この場合において,研究者等は,当該研究の目的を含む研究の実施についての情報を公開し,及び研究対象者となる者が研究対象者となることを拒否できるようにしなければならない.

(2) 観察研究を行う場合
① 人体から採取された試料を用いる場合
  ア 試料の採取が侵襲性を有する場合
    文書により説明し文書により同意を受ける方法により,研究対象者からインフォームド・コンセントを受けることを原則とする.
  イ 試料の採取が侵襲性を有しない場合
    研究対象者からインフォームド・コンセントを受けることを原則とする.この場合において,文書により説明し文書により同意を受ける必要はないが,研究者等は,説明の内容及び受けた同意に関する記録を作成しなければならない.

② 人体から採取された試料を用いない場合
  ア 既存資料等以外の情報に係る資料を用いる観察研究の場合
    研究対象者からインフォームド・コンセントを受けることを必ずしも要しない.この場合において,研究者等は,当該研究の目的を含む研究の実施についての情報を公開し,及び研究対象者となる者が研究対象者となることを拒否できるようにしなければならない.
  イ 既存資料等のみを用いる観察研究の場合
    研究対象者からインフォームド・コンセントを受けることを必ずしも要しない.この場合において,研究者等は,当該研究の目的を含む研究の実施についての情報を公開しなければならない.

8 代諾者等からインフォームド・コンセントを受ける手続

研究対象者からインフォームド・コンセントを受けることが困難な場合には,公衆衛生の向上のために特に必要がある場合であって,当該研究対象者について疫学研究を実施することが必要不可欠であることについて,倫理審査委員会の承認を得て,研究機関の長の許可を受けたときに限り,代諾者等(当該研究対象者の法定代理人等研究対象者の意思及び利益を代弁できると考えられる者をいう.)からインフォームド・コンセントを受けることができる.

第4 個人情報の保護等

9 個人情報の保護に関する措置

(1) 研究を行う機関の長の責務
① 研究を行う機関の長は,疫学研究の実施に当たり個人情報の保護に必要な体制を整備しなければならない.また,研究従事者に個人情報を取り扱わせるに当たっては,個人情報の安全管理が図られるよう,当該研究従事者に対する必要かつ適切な監督を行わなければならない.
② 研究を行う機関の長は,当該機関により定められる規程により,この章に定める権限又は事務を当該機関内の適当な者に委任することができる.

(2) 利用目的の特定
① 研究を行う機関の長は,個人情報を取り扱うに当たっては,その利用の目的(以下「利用目的」という.)をできる限り特定しなければならない.
② 研究を行う機関の長は,個人情報の利用目的を変更する場合には,変更前の利用目的と相当の関連性を有すると合理的に認められる範囲を超えて行ってはならない.

(3) 利用目的による制限
① 研究を行う機関の長は,あらかじめ研究対象者又は代諾者等(以下「研究対象者等」という.)の同意を得ないで,(2)の規定により特定された利用目的の達成に必要な範囲を超えて個人情報を取り扱ってはならない.
② 研究を行う機関の長は,合併その他の事由により他の研究を行う機関から研究を承継することに伴って個人情報を取得した場合に,あらかじめ研究対象者等の同意を得ないで,承継前における当該個人情報の利用目的の達成に必要な範囲を超えて,当該個人情報を取り扱ってはならない.
③ ①及び②の規定は,次に掲げる場合については,適用しない.
  ア 法令に基づく場合

イ 人の生命, 身体又は財産の保護のために必要がある場合であって, 研究対象者等の同意を得ることが困難であるとき.
ウ 公衆衛生の向上のために特に必要がある場合であって, 研究対象者等の同意を得ることが困難であるとき.
エ 国の機関若しくは地方公共団体又はその委託を受けた者が法令の定める事務を遂行することに対して協力する必要がある場合であって, 研究対象者等の同意を得ることにより当該事務の遂行に支障を及ぼすおそれがあるとき.
(4) 適正な取得
研究を行う機関の長は, 偽りその他不正の手段により個人情報を取得してはならない.
(5) 取得に際しての利用目的の通知等
① 研究を行う機関の長は, 個人情報を取得した場合は, ②から④までに掲げる事項を遵守しなければならない. ただし, 次に掲げる場合において, 倫理審査委員会が承認した場合は, この限りでない.
ア 利用目的を研究対象者等に通知し, 又は公表することにより, 研究対象者又は第三者の生命, 身体, 財産その他の権利利益を害するおそれがある場合
イ 利用目的を研究対象者等に通知し, 又は公表することにより, 当該研究を行う機関の権利又は正当な利益を害するおそれがある場合
ウ 国の機関又は地方公共団体が法令の定める事務を遂行することに対して協力する必要がある場合であって, 利用目的を研究対象者等に通知し, 又は公表することにより当該事務の遂行に支障を及ぼすおそれがある場合
エ 取得の状況からみて利用目的が明らかであると認められる場合
② あらかじめその利用目的を公表している場合を除き, 速やかに, その利用目的を, 研究対象者等に通知し, 又は公表すること.
③ ②の規定にかかわらず, 研究対象者等との間で契約を締結することに伴って契約書その他の書面 (電子的方式, 磁気的方式その他人の知覚によっては認識することができない方式で作られる記録を含む. 以下この項において同じ.) に記載された当該研究対象者の個人情報を取得する場合その他研究対象者等から直接書面に記載された当該研究対象者の個人情報を取得する場合において, あらかじめ, 研究対象者等に対し, その利用目的を明示すること. ただし, 人の生命, 身体又は財産の保護のために緊急に必要がある場合は, この限りでない.
④ ②の利用目的と相当の関連性を有すると合理的に認められる範囲において, 利用目的を変更した場合は, 変更された利用目的について, 研究対象者等に通知し, 又は公表すること.
(6) 内容の正確性の確保
研究を行う機関の長は, 利用目的の達成に必要な範囲内において, 個人情報を正確かつ最新の内容に保つよう努めなければならない.
(7) 安全管理措置
① 研究を行う機関の長は, その取り扱う個人情報の漏えい, 滅失又はき損の防止その他個人情報の安全管理のため, 組織的, 人的, 物理的及び技術的安全管理措置を講じなければならない.
② 個人情報は, 死者に関する情報 (第5の(5)の個人情報と同様の内容を含むものをいう. 以下同じ.) が死者の人としての尊厳や遺族の感情及び遺伝情報が血縁者と共通していることにかんがみ, 生存する個人に関する情報と同様に死者に関する情報についても安全管理のため, 組織的, 人的, 物理的及び技術的安全管理措置を講じなければならない.

95 ヒトゲノム・遺伝子解析研究に関する倫理指針 (抄)

(平 13・3・29 文部科学省, 厚生労働省, 経済産業省, 平 16・12・28 全部改正)

前 文

科学研究の推進は, 人々が健やかで心豊かに生活できる社会を実現するための重要な課題である. その中で, 20 世紀後半に開始されたヒトゲノム・遺伝子解析研究は, 生命科学及び保健医療科学の進歩に大きく貢献し, 人類の健康や福祉の発展, 新しい産業の育成等に重要な役割を果たそうとしている.

一方, ヒトゲノム・遺伝子解析研究は, 個人を対象とした研究に大きく依存し, また, 研究の過程で得られた遺伝情報は, 提供者 (ヒトゲノム・遺伝子解析研究のための試料等を提供する人) 及びその血縁者の遺伝的素因を明らかにし, その取扱いによっては, 様々な倫理的, 法的又は社会的問題を招く可能性があるという側面がある. そこで, 人間の尊厳及び人権を尊重し, 社会の理解と協力を得て, 適正に研究を実施することが不可欠である. そのため, 世界医師会によるヘルシンキ宣言等に示された倫理規範を踏まえ, 提供者個人の人権の保障が, 科学的又は社会的な利益に優先されなければならないことに加えて, この側面について, 社会に十分な説明を行い, その理解に基づいて研究を実施することが求められている.

本指針は, 国際連合教育科学文化機関 (ユネスコ) の「ヒトゲノムと人権に関する世界宣言」を踏まえて策定された「ヒトゲノム研究に関する基本原則」(平成 12 年 6 月 14 日科学技術会議生命倫理委員会取りまとめ) に示された原則に基づき, また,「遺伝子解析研究に付随する倫理問題等に対応するための指針」(平成 12 年 4 月 28 日厚生科学審議会先端医療技術評価部会取りまとめ), ユネスコの「ヒト遺伝情報に関する国際宣言」, 個人情報の保護に関する法律 (平成 15 年法律第 57 号) 等を踏まえ, ヒトゲノム・遺伝子解析研究一般に適用されるべき倫理指針として, 文部科学省, 厚生労働省及び経済産業省において共同で作成し, 社会に提示するものである.

ヒトゲノム・遺伝子解析研究に関わるすべての関係者においてこの指針を遵守することが求められる.

なお, 個人情報保護に関し, ヒトゲノム・遺伝子解析研究を行う機関においては, 民間企業, 行政機関, 独立行政法人等の区分に応じて適用される個人情報の保護に関する法律, 行政機関の保有する個人情報の保護に関する法律 (平成 15 年法律第 58 号), 独立行政法人等の保有する個人情報の保護に関する法律 (平成 15 年法律第 59 号) 及び個人情報の保護に関する法律第 11 条第 1 項の趣旨を踏まえて地方公共団体において制定される条例を遵守する必要があることに留意しなければならない.

第1 基本的考え方

1 基本方針

本指針は、遺伝情報が得られる等のヒトゲノム・遺伝子解析の特色を踏まえ、すべてのヒトゲノム・遺伝子解析研究に適用され、研究現場で遵守されるべき倫理指針として策定されたものである。本指針は、人間の尊厳及び人権が尊重され、社会の理解と協力を得て、研究の適正な推進が図られることを目的とし、次に掲げる事項を基本方針としている。

(1) 人間の尊厳の尊重
(2) 事前の十分な説明と自由意思による同意（インフォームド・コンセント）
(3) 個人情報の保護の徹底
(4) 人類の知的基盤、健康及び福祉に貢献する社会的に有益な研究の実施
(5) 個人の人権の保障の科学的又は社会的利益に対する優先
(6) 本指針に基づく研究計画の作成及び遵守並びに独立の立場に立った倫理審査委員会による事前の審査及び承認による研究の適正の確保
(7) 研究の実施状況の第三者による実地調査及び研究結果の公表を通じた研究の透明性の確保
(8) ヒトゲノム・遺伝子解析研究に関する啓発活動等による国民及び社会の理解の増進並びに研究内容を踏まえての国民との対話

2 本指針の適用範囲

(1) 本指針は、ヒトゲノム・遺伝子解析研究を対象とし、その研究に携わる研究者等に遵守を求めるものである。適正な研究の実施のためには、研究者等一人ひとりの努力が重要であるほか、研究を行う機関において個人情報の保護や倫理面での対応を適切に行うために必要な組織体制や環境の整備を図ることが重要である。

なお、診療において実施され、解析結果が提供者及びその血縁者の診療に直接生かされることが医学的に確立されている臨床検査及びそれに準ずるヒトゲノム・遺伝子解析は、医療に関する事項として、今後、慎重に検討されるべき課題であり、本指針の対象としない。

ただし、これらのヒトゲノム・遺伝子解析についても、診療を行う医師の責任において、個人情報の保護に関する法律に基づく医療・介護関係事業者における個人情報の適切な取扱いのための指針に従うとともに、関係学会等において作成される指針等を参考に、本指針の趣旨を踏まえた適切な対応が望まれる。

(2) ヒトゲノム・遺伝子解析研究に関する倫理指針（平成13年文部科学省・厚生労働省・経済産業省告示第1号。以下「旧指針」という。）の施行前に既に着手され、現在実施中のヒトゲノム・遺伝子解析研究に対しては、本指針は適用しない。

3 保護すべき個人情報

(1) 「個人情報」とは、生存する個人に関する情報であって、当該情報に含まれる氏名、生年月日その他の記述等により特定の個人を識別することができるもの（他の情報と照合することができて、それにより特定の個人を識別することができることとなるものを含む。）をいう。

(2) 個人情報を連結不可能匿名化した情報は、個人情報に該当しない。個人情報を連結可能匿名化した情報は、研究を行う機関において、当該個人情報に係る個人と当該情報を連結し得るよう新たに付された符号又は番号等の対応表を保有していない場合は、個人情報に該当しない。

(3) ヒトゲノム・遺伝子解析研究において扱う情報が、個人情報に該当しない場合であっても、遺伝情報、診療情報等個人の特徴や体質を示す情報は、本指針に基づき適切に取り扱われなければならない。

4 海外との共同研究

(1) 我が国の研究を行う機関が海外の研究機関と共同研究を実施する際は、共同研究を行う相手国においても試料等の提供及びヒトゲノム・遺伝子解析研究に際して人間の尊厳及び人権が尊重されていることに十分留意しつつ、共同研究を行わなければならない。

(2) 我が国の研究を行う機関が海外の研究機関と共同研究を実施する際は、共同研究を行う相手国で定める法令及び指針等を遵守しつつ、原則として本指針に従って研究を行うものとする。

ただし、次に掲げる場合には、相手国における試料等の提供及び試料等の取扱いについて、相手国の定める法令、指針等の基準に従って行うことができる。

ア 本指針が相手国における基準より厳格な場合であって、かつ、次に掲げる要件のすべてを満たす場合
　(ア) 相手国において本指針の適用が困難であること。
　(イ) 細則に定める事項が適切に措置されることについて、我が国の研究を行う機関の倫理審査委員会の承認を受け、当該機関の長が適当と判断していること。
イ 相手国における基準が本指針よりも厳格な場合

第2 研究者等の責務

5 すべての研究者等の基本的な責務

(1) すべての研究者等は、生命現象の解明、疾病の予防、診断及び治療の方法の改善、健康の増進等を目的として、ヒトゲノム・遺伝子解析研究を実施しなければならない。

(2) すべての研究者等は、ヒトゲノム・遺伝子解析研究の社会的有益性を確認するとともに、個人の人権の保障を科学的又は社会的利益に優先して配慮しなければならない。

(3) すべての研究者等は、提供者又は代諾者等のインフォームド・コンセントを受けて、ヒトゲノム・遺伝子解析研究を実施することを基本としなければならない。

(4) すべての研究者等は、職務上知り得た個人情報を正当な理由なく漏らしてはならない。その職を辞した後も、同様とする。

(5) すべての研究者等は、個人情報の保護を図るとともに、個人情報の取扱いに関する苦情等に誠実に対応しなければならない。

(6) すべての研究者等は、個人情報の予期せぬ漏えい等、提供者等の人権の保障の観点から重大な懸念が生じた場合には、速やかに研究を行う機関の長及び研究責任者に報告しなければならない。

(7) すべての研究者等は、倫理審査委員会の承認を得て、研究を行う機関の長により許可された研究計画書に従って研究を実施する等、本指針を遵守し、人間の尊厳及び人権を尊重して、適正にヒトゲノム・遺伝子解析研究を実施しなければならない。

(8) すべての研究者等は、研究の実施に当たっての適正な手続の確保、外部の有識者による実地調査、提供者等からの研究の進捗状況の問い合わせへの的確な対応、研究結果の公表等、研究の透明性の確保を図らなけれ

ばならない．
(9) すべての研究者等は，試料等の提供が善意に基づくものであることに留意し，既に提供されている試料等を適切に保存し，及び活用すること等により，人からの試料等の提供を必要最低限とするよう努めなければならない．
(10) すべての研究者等は，ヒトゲノム・遺伝子解析研究の実施に当たっては，偽りその他不正の手段により個人情報及び試料等を取得してはならない．

6 研究を行う機関の長の責務

(1) 研究を行う機関の長は，その機関におけるヒトゲノム・遺伝子解析研究の実施に関する最終的な責任を有し，研究責任者及び研究担当者が研究計画に従って適正に研究を実施するよう監督しなければならない．その際，研究を行う機関の長は，提供者等の人権を最大限保障すべきこと及び本指針，研究計画等に反した場合に懲戒処分等の不利益処分がなされ得ることについて，その機関の研究者等に対する周知徹底を図らなければならない．

(2) 研究を行う機関の長は，当該機関の定める規程により，本指針に定める権限又は事務を当該機関内の適当な者に委任することができる．

(3) 研究を行う機関の長は，その取り扱う個人情報の漏えい，滅失又はき損，その他個人情報の安全管理のため，組織的，人的，物理的及び技術的安全管理措置を講じなければならない．
また，研究者等に個人情報を取り扱わせるに当たっては，当該個人情報の安全管理が図られるよう，当該研究者等に対する必要かつ適切な監督を行わなければならない．

(4) 研究を行う機関の長は，死者に関する個人情報が死者の人としての尊厳や遺族の感情及び遺伝情報が血縁者と共通していることに鑑み，生存する個人に関する情報と同様に，死者に関する個人情報についても安全管理のため，組織的，人的，物理的及び技術的安全管理措置を講じなければならない．

(5) 研究を行う機関の長は，個人情報に該当しない匿名化された情報を取り扱う場合には，当該情報を適切に管理することの重要性の研究者等への周知徹底，当該情報の管理（事故等の対応を含む．），責任の明確化，研究者等以外の者による当該情報の取扱いの防止等，適切な措置を講じなければならない．

(6) 研究を行う機関の長は，ヒトゲノム・遺伝子解析研究の業務に係る情報の取扱いの全部又は一部を委託する場合は，その取扱いを委託された個人情報の安全管理及び個人情報に該当しない匿名化された情報の適切な取扱いが図られるよう，委託を受けた者に対する必要かつ適切な監督を行わなければならない．

(7) 研究を行う機関の長は，ヒトゲノム・遺伝子解析研究において個人情報を取り扱う場合，個人情報の保護を図るため，個人情報管理者を置かなければならない．また，必要に応じ，責任，権限及び指揮命令系統を明確にした上で，個人情報管理者の業務を分担して行う者（以下「分担管理者」という．）又は個人情報管理者若しくは分担管理者の監督の下に実際の業務を行う補助者を置くことができる．

(8) 研究を行う機関の長は，ヒトゲノム・遺伝子解析研究実施の可否等を審査するため，その諮問機関として，倫理審査委員会を設置しなければならない．
ただし，試料等の提供が行われる機関が小規模であること等により，倫理審査委員会の設置が困難である場合には，共同研究機関，公益法人又は学会によって設置された倫理審査委員会をもってこれに代えることができる．

(9) 研究を行う機関の長は，すべての研究計画又はその変更について，倫理審査委員会の意見を尊重し，許可するか否かを決定しなければならない．この場合において，倫理審査委員会が不承認の意見を提出した研究については，その実施を許可してはならない．

(10) 研究を行う機関の長は，国内において共同研究を実施する場合は，それぞれの研究を行う機関に設置された倫理審査委員会において，他の共同研究機関における研究計画の承認の状況，インフォームド・コンセントの状況，匿名化の状況等を示した上で研究計画の承認を得なければならない．
ただし，複数の機関が参画する共同研究において，主たる研究を行う機関が研究全体の推進及び管理を担う場合は，当該主たる研究を行う機関においては，当該機関に設置された倫理審査委員会が研究計画全体について審査を行い，他の共同研究機関においては，第2の9(5)に従い，研究計画の実施について迅速審査を行うことができる．

(11) 研究を行う機関の長は，研究責任者から研究の実施状況について1年に1回以上定期的な報告を受けるほか，外部の有識者による定期的な実地調査を1年に1回以上実施する等，ヒトゲノム・遺伝子解析研究の実施状況を把握し，必要に応じ，及び倫理審査委員会が研究の変更若しくは中止の意見を述べた場合にはその意見を踏まえ，その変更又は中止を命じなければならない．

(12) 研究を行う機関の長は，許可した研究計画書の写し，研究の実施状況に関する定期的な報告書の写し及び外部の有識者による実地調査結果の写しを個人情報管理者に送付しなければならない．

(13) 研究を行う機関の長は，倫理審査委員会に，研究の実施状況に関する定期的な報告書の写し及び外部の有識者による実地調査結果の写しを送付しなければならない．

(14) 研究を行う機関の長は，個人情報を取り扱うに当たっては，その利用の目的（以下「利用目的」という．）をできる限り特定しなければならない．また，研究を行う機関の長は，利用目的を変更する場合には，変更前の利用目的と相当の関連性を有すると合理的に認められる範囲を超えて行ってはならない．

(15) 研究を行う機関の長は，あらかじめ提供者の同意を得ないで，第2の6(14)により特定された利用目的の達成に必要な範囲を超えて，個人情報を取り扱ってはならない．

(16) 研究を行う機関の長は，合併その他の事由により他の研究を行う機関から研究を承継することに伴って個人情報を取得した場合には，あらかじめ提供者の同意を得ないで，承継前における当該個人情報の利用目的の達成に必要な範囲を超えて，当該個人情報を取り扱ってはならない．

(17) 研究を行う機関の長は，個人情報を取得した場合は，あらかじめその利用目的を公表している場合を除き，速やかに，その利用目的を，提供者に通知し，又は公表しなければならない．

(18) 研究を行う機関の長は，利用目的を変更した場合は，変更された利用目的について，提供者に通知し，又は公表しなければならない．

(19) 研究を行う機関の長は，利用目的の達成に必要な範囲内において，個人情報を正確かつ最新の内容に保つよう努めなければならない．

第2 研究者等の責務

⒇ 研究を行う機関の長は,次に掲げる場合を除くほか,あらかじめ提供者の同意を得ないで,個人情報を第三者に提供してはならない.
　ア 法令に基づく場合
　イ 公衆衛生の向上のために特に必要がある場合であって,提供者の同意を得ることが困難である場合
　ウ 国の機関若しくは地方公共団体又はその委託を受けた者が法令の定める事務を遂行することに対して協力する必要がある場合であって,提供者の同意を得ることにより当該事務の遂行に支障を及ぼすおそれがある場合
　　また,次に掲げる場合において,当該個人情報の提供を受ける者は第三者に該当しないものとする.
　ア 利用目的の達成に必要な範囲内において個人情報の取扱いの全部又は一部を委託する場合
　イ 合併その他の事由による研究の承継に伴って個人情報が提供される場合
　ウ 個人情報を特定の者との間で共同して利用する場合であって,その旨並びに共同して利用される個人情報の項目,共同して利用する者の範囲,利用する者の利用目的及び当該個人情報の管理について責任を有する者の氏名又は名称について,あらかじめ,提供者に通知し,又は提供者が容易に知り得る状態に置いている場合
　　なお,ウに規定する利用する者の利用目的又は個人情報の管理について責任を有する者の氏名若しくは名称を変更する場合は,変更する内容について,あらかじめ提供者に通知し,又は提供者が容易に知り得る状態に置かなければならない.

(21) 研究を行う機関の長は,保有する個人情報に関し,次に掲げる事項について,提供者の知り得る状態(提供者の求めに応じて遅滞なく回答する場合を含む.)に置かなければならない.
　ア 当該研究を行う機関の名称
　イ すべての保有する個人情報の利用目的(第2の6(22)アからウまでに該当する場合を除く.)
　ウ 第2の6(22),(23),(24),(25)又は(26)の求めに応じる手続(手数料の額を定めたときは,その手数料の額を含む.)
　エ 保有する個人情報の取扱いに関する苦情の申出先

(22) 研究を行う機関の長は,提供者又は代諾者等から,当該提供者が識別される保有する個人情報の利用目的の通知を求められたときは,提供者又は代諾者等に対し,遅滞なく,これを通知しなければならない.
　ただし,次のいずれかに該当する場合は,この限りでない.
　ア 利用目的を提供者若しくは代諾者等に通知し,又は公表することにより提供者又は第三者の生命,身体,財産その他の権利利益を害するおそれがある場合
　イ 利用目的を提供者若しくは代諾者等に通知し,又は公表することにより研究を行う機関の権利又は正当な利益を害するおそれがある場合
　ウ 国の機関又は地方公共団体が法令の定める事務を遂行することに対して協力する必要がある場合であって,利用目的を提供者若しくは代諾者等に通知し,又は公表することにより当該事務の遂行に支障を及ぼすおそれがあるとき
　　なお,利用目的を通知しない旨の決定をしたときは,提供者又は代諾者等に対し,遅滞なく,その旨を通知しなければならない.

(23) 研究を行う機関の長は,提供者又は代諾者等から,当該提供者が識別される保有する個人情報の開示(当該提供者が識別される保有する個人情報が存在しないときにその旨を知らせることを含む.以下同じ.)を求められたときは,提供者又は代諾者等に対し,文書により,遅滞なく,当該保有する個人情報を開示しなければならない.
　ただし,開示することにより次のいずれかに該当する場合は,その全部又は一部を開示しないことができる.
　ア 提供者又は第三者の生命,身体,財産その他の権利利益を害するおそれがある場合
　イ 法令に違反することとなる場合
　　なお,保有する個人情報の全部又は一部について開示しない旨の決定をしたときは,提供者又は代諾者等に対し,遅滞なく,その旨を通知しなければならない.

(24) 研究を行う機関の長は,提供者又は代諾者等から,当該提供者が識別される保有する個人情報の内容が事実でないという理由によって当該保有する個人情報の内容の訂正,追加又は削除(以下「訂正等」という.)を求められた場合には,その内容の訂正等に関して他の法令の規定により特別の手続が定められている場合を除き,利用目的の達成に必要な範囲内において,遅滞なく必要な調査を行い,その結果に基づき,当該保有する個人情報の内容の訂正等を行わなければならない.
　また,保有する個人情報の内容の全部若しくは一部について訂正等を行ったとき,又は訂正等を行わない旨の決定をしたときは,提供者又は代諾者等に対し,遅滞なく,その旨(訂正等を行ったときは,その内容を含む.)を通知しなければならない.

(25) 研究を行う機関の長は,提供者又は代諾者等から,当該保有する個人情報が第2の6(15)若しくは(16)に違反して取り扱われているという理由又は第2の5(10)に違反して取得されたものであるという理由によって,当該保有する個人情報の利用の停止又は消去(以下この項及び第2の6(27)において「利用停止等」という.)を求められた場合であって,その求めに理由があることが判明したときは,違反を是正するために必要な限度で,遅滞なく,当該保有する個人情報の利用停止等を行わなければならない.
　ただし,当該保有する個人情報の利用停止等に多額の費用を要する場合その他の利用停止等を行うことが困難な場合であって,提供者の権利利益を保護するために必要なこれに代わるべき措置をとるときは,この限りでない.

(26) 研究を行う機関の長は,提供者又は代諾者等から,当該提供者が識別される保有する個人情報が第2の6(20)に違反して第三者に提供されているという理由によって,当該保有する個人情報の第三者への提供の停止を求められた場合であって,その求めに理由があることが判明したときは,遅滞なく,当該保有する個人情報の第三者への提供を停止しなければならない.
　ただし,当該保有する個人情報の第三者への提供の停止に多額の費用を要する場合その他の第三者への提供を停止することが困難な場合であって,提供者の権利利益を保護するため必要なこれに代わるべき措置をとるときは,この限りでない.

(27) 研究を行う機関の長は,第2の6(25)に基づき求められた保有する個人情報の全部若しくは一部について利用停止等を行ったとき若しくは利用停止等を行わない旨の決定をしたとき,又は第2の6(26)に基づき求められた保有する個人情報の全部若しくは一部について第三者への提供を停止したとき若しくは第三者

a への提供を停止しない旨の決定をしたときは、提供者又は代諾者等に対し、遅滞なく、その旨を通知しなければならない。

(28) 研究を行う機関の長は、第2の6(22),(23),(24)又は(27)により、提供者又は代諾者等から求められた措置の全部又は一部について、その措置をとらない旨を通知する場合は、提供者又は代諾者等に対し、その理由を説明するよう努めなければならない。

(29) 研究を行う機関の長は、第2の6(22),(23),(24),(25)又は(26)による求め(以下「開示等の求め」という。)を受け付ける方法として、次に掲げる事項を定めることができる。この場合において、提供者又は代諾者等は、当該方法に従って、開示等の求めを行わなければならない。
　ア 開示等の求めの申出先
　イ 開示等の求めに際して提出すべき書面(電子的方式、磁気的方式その他の人の知覚によっては認識することができない方式で作られる記録を含む。)の様式その他の開示等の求めの方式
　ウ 開示等の求めをする者が提供者又は代諾者等であることの確認の方法
　エ 手数料の徴収方法

(30) 研究を行う機関の長は、第2の6(23)により、開示等の求めに関し、その対象となる保有する個人情報を特定するに足りる事項の提示を求めることができる。この場合において、研究を行う機関の長は、提供者又は代諾者等が容易かつ的確に開示等の求めをすることができるよう、当該保有する個人情報の特定に資する情報の提供その他提供者又は代諾者等の利便を考慮した適切な措置をとらなければならない。

(31) 研究を行う機関の長は、第2の6(29)及び(30)に基づき開示等の求めに応じる手続を定めるに当たっては、提供者又は代諾者等に過重な負担を課するものとならないよう配慮しなければならない。

(32) 研究を行う機関の長は、第2の6(22)による利用目的の通知又は第2の6(23)による開示を求められたときは、当該措置の実施に当たり、手数料を徴収することができる。その場合は、実費を勘案して合理的であると認められる範囲内において、その手数料の額を定めなければならない。

(33) 研究を行う機関の長は、苦情等の窓口を設置する等、提供者等からの苦情や問い合わせに適切かつ迅速に対応しなければならない。
　なお、研究を行う機関の長は、苦情等の窓口が、提供者等にとって利用しやすいものとなるよう、担当者の配置、利用手続等について配慮しなければならない。

(34) 試料等の提供が行われる機関の長は、試料等を外部の機関に提供する際には、原則として試料等を匿名化しなければならない。
　また、試料等の提供が行われる機関内のヒトゲノム・遺伝子解析研究を行う研究部門(以下「試料等の提供が行われる機関における研究部門」という。)に試料等を提供する際にも、原則として匿名化しなければならない。
　ただし、次に掲げる要件のすべてを満たしている場合には匿名化せずに試料等を提供することができる。
　ア 提供者又は代諾者等が、匿名化を行わずに外部の機関又は試料等の提供が行われる機関における研究部門へ提供することに同意していること。
　イ 倫理審査委員会の承認を受け、研究を行う機関の長が許可した研究計画書において、匿名化を行わずに、外部の機関又は試料等の提供が行われる機関における研究部門に提供することが認められていること。

(35) 試料等の提供が行われる機関の長は、必要に応じ、適切な遺伝カウンセリング体制の整備又は遺伝カウンセリングについての説明及びその適切な施設の紹介等により、提供者及びその家族又は血縁者が遺伝カウンセリングを受けられるよう配慮しなければならない。

(36) 試料等の提供が行われる機関の長は、提供者又は代諾者等から得たインフォームド・コンセントの同意書について、試料等の提供が行われる機関の研究責任者や個人情報管理者等、厳格な管理が可能な者に管理を行わせなければならない。

7 研究責任者の責務

(1) 研究責任者の責務 研究責任者は、ヒトゲノム・遺伝子解析研究の実施に当たって、あらかじめ研究計画書を作成し、研究を行う機関の長に許可を求めなければならない。研究計画書を変更しようとする場合も同様とする。

(2) 研究責任者は、研究計画書の作成に当たり、実施しようとしているヒトゲノム・遺伝子解析研究に伴い提供者等に予想される様々な影響等を踏まえ、研究の必要性、提供者等の不利益を防止するための研究方法等を十分考慮しなければならない。

(3) 研究責任者は、ヒトゲノム・遺伝子解析研究の特色に十分配慮して研究計画書を作成しなければならない。特に、インフォームド・コンセントの手続及び方法、個人情報の保護の方法、研究により予測される結果及びその開示の考え方、試料等の保存及び使用の方法並びに遺伝カウンセリングの考え方については、明確に記載しなければならない。

(4) 研究責任者は、許可された研究計画書に盛りこまれた事項を、すべての研究担当者に遵守させる等、研究担当者が適正にヒトゲノム・遺伝子解析研究を実施するよう監督しなければならない。

(5) 研究責任者は、ヒトゲノム・遺伝子解析研究の実施状況について、研究を行う機関の長に1年に1回以上、定期的に文書で報告しなければならない。

(6) 研究責任者は、地域住民等一定の特徴を有する集団を対象に、地域住民等の遺伝的特質を明らかにする可能性がある研究を実施する場合には、研究実施前に地域住民等を対象とする説明会を行うこと等により、研究の内容及び意義について説明し、研究に対する理解を得るよう努めるとともに、研究実施中においても、研究に関する情報提供を行うこと等により地域住民等との継続的な対話に努めなければならない。

(7) 研究責任者は、原則として、匿名化された試料等又は遺伝情報を用いて、ヒトゲノム・遺伝子解析研究を実施しなければならない。
　ただし、提供者又は代諾者等が同意し、かつ、倫理審査委員会の承認を受け、研究を行う機関の長が許可した研究計画書において認められている場合には、試料等又は遺伝情報の匿名化を行わないことができる。

(8) 研究責任者は、匿名化されていない試料等又は遺伝情報を原則として外部の機関に提供してはならない。
　ただし、提供者又は代諾者等が匿名化を行わずに外部の機関へ提供することに同意し、かつ、倫理審査委員会の承認を受け、研究を行う機関の長が許可した研究計画書において認められている場合には、匿名化されていない試料等又は遺伝情報を外部の機関へ提供することができる。

(9) 研究責任者は、ヒトゲノム・遺伝子解析研究の業務の一部を委託する場合は、倫理審査委員会の承認を受け、研究を行う機関の長の許可を受けた上で行うものとし、その旨を文書により、受託者に示すものとする.
(10) 研究責任者は、ヒトゲノム・遺伝子解析研究の業務の一部を委託する場合において、試料等又は遺伝情報を受託者に提供する際は、原則として試料等又は遺伝情報を匿名化しなければならない.
ただし、提供者又は代諾者等が同意し、かつ、倫理審査委員会の承認を受け、研究を行う機関の長が許可した研究計画書において認められている場合には、匿名化せずに試料等又は遺伝情報を提供することができる.
(11) 研究責任者は、ヒトゲノム・遺伝子解析研究の進捗状況及びその結果を、定期的に又は提供者等の求めに応じて説明し、又は公表しなければならない.
ただし、提供者等の人権の保障や知的財産権の保護に必要な部分については、この限りでない.

8 個人情報管理者の責務

(1) 個人情報管理者（分担管理者を含む。以下第2の8において同じ。）は、原則として、研究計画書に基づき、研究責任者からの依頼により、ヒトゲノム・遺伝子解析研究の実施前に試料等又は遺伝情報を匿名化しなければならない.
ただし、提供者又は代諾者等が同意し、かつ、倫理審査委員会の承認を受け、研究を行う機関の長が許可した研究計画書において認められている場合には、試料等又は遺伝情報の匿名化を行わないことができる.
(2) 個人情報管理者は、匿名化の際に取り除かれた個人情報を、原則として外部の機関及び試料等の提供が行われる機関における研究部門に提供してはならない.
ただし、提供者又は代諾者等が同意し、かつ、倫理審査委員会の承認を受け、研究を行う機関の長が許可した研究計画書において認められている場合には、個人情報を外部の機関及び試料等の提供が行われる機関における研究部門に提供することができる.
(3) 個人情報管理者は、匿名化作業の実施のほか、匿名化作業に当たって作成した対応表等の管理、廃棄を適切に行い、個人情報が含まれている情報が漏えいしないよう厳重に管理しなければならない.

9 倫理審査委員会の責務及び構成

(1) 倫理審査委員会は、本指針に基づき、研究計画の実施の適否を、倫理的観点とともに科学的観点も含めて審査し、研究を行う機関の長に対して文書により意見を述べなければならない.
(2) 倫理審査委員会は、研究を行う機関の長に対して、実施中の研究に関して、その研究計画の変更、中止その他必要と認める意見を述べることができる.
(3) 倫理審査委員会の委員は、職務上知り得た情報を正当な理由なく漏らしてはならない。その職を辞した後も、同様とする.

第3 提供者に対する基本姿勢

10 インフォームド・コンセント

(1) 研究責任者（外部の機関又は研究を行う機関内の他部門から試料等の提供を受けて研究を実施する者を除く。以下、第3の10（(9)及び(12)を除く.）において同じ.）は、試料等の提供の依頼を受ける人を、不合理、不当又は不公平な方法で選んではならない.
(2) 試料等の提供の依頼を受ける人が、疾病や薬剤反応性異常を有する場合及びそれらの可能性のある場合には、その者が病名又はそれに相当する状態像等の告知を受けていなければならない.
(3) 研究責任者は、提供者に対して、事前に、その研究の意義、目的、方法、予測される利益及び提供者が被るおそれのある不利益、試料等の保存及び使用方法等について十分な説明を行った上で、自由意思に基づく文書による同意（インフォームド・コンセント）を受けて、試料等の提供を受けなければならない.
ただし、人の生命又は身体の保護のために、緊急に個人情報又は試料等の提供を受ける必要がある場合は、インフォームド・コンセントを得ることを要しない.
(4) 研究責任者は、インフォームド・コンセントを受ける際には、偽りその他不正な手段を用いてはならない。また、試料等の提供を受ける際には、提供者に不安を覚えさせることがないよう配慮しなければならない.

11 遺伝情報の開示

(1) 研究責任者は、個々の提供者の遺伝情報が明らかとなるヒトゲノム・遺伝子解析研究に関して、提供者が自らの遺伝情報の開示を希望している場合には、原則として開示しなければならない.
ただし、遺伝情報を提供することにより、提供者又は第三者の生命、身体、財産その他の権利利益を害するおそれがあり、開示しないことについて提供者のインフォームド・コンセントを受けている場合には、その全部又は一部を開示しないことができる.
なお、開示しない場合には、当該提供者に遺伝情報を開示しない理由を説明しなければならない.
(2) 研究責任者は、個々の提供者の遺伝情報が明らかとなるヒトゲノム・遺伝子解析研究に関して、提供者が自らの遺伝情報の開示を希望していない場合には、開示してはならない.
(3) 研究責任者は、提供者の同意がない場合には、提供者の遺伝情報を、提供者以外の人に対し、原則として開示してはならない.
(4) 研究責任者は、単一遺伝子疾患等に関する遺伝情報を開示しようとする場合には、医学的又は精神的な影響等を十分考慮し、診療を担当する医師との緊密な連携の下に開示するほか、必要に応じ、遺伝カウンセリングの機会を提供しなければならない.

12 遺伝カウンセリング

(1) 目 的
ヒトゲノム・遺伝子解析研究における遺伝カウンセリングは、対話を通じて、提供者及びその家族又は血縁者に正確な情報を提供し、疑問に適切に答え、その者の遺伝性疾患等に関する理解を深め、ヒトゲノム・遺伝子解析研究や遺伝性疾患等を受ける不安や悩みにこたえることによって、今後の生活に向けて自らの意思で選択し、行動できるよう支援し、又は援助することを目的とする.
(2) 実施方法
遺伝カウンセリングは、遺伝医学に関する十分な知識を有し、遺伝カウンセリングに習熟した医師、医療従事者等が協力して実施しなければならない.

第4 試料等の取扱い

13 研究実施前提供試料等の利用

(1) 研究を行う機関において、ヒトゲノム・遺伝子解析研究の実施前に採取され、かつ、保存されている試料等の利用の可否は、提供者又は代諾者等の同意の有無又はその内容及び試料等が提供された時期を踏まえ、以下、(2)から(5)までに定めるところにより、倫理審査委員会の承認を得た上で、研究を行う機関の長が決定

する.
(2) 旧指針の施行後に提供された研究実施前提供試料等については,本指針の理念を踏まえて,研究を行う機関の長及び研究責任者は,その利用について慎重に判断し,また,倫理審査委員会は,研究における利用の可否を慎重に審査しなければならない.

96 ヒトES細胞の樹立及び分配に関する指針

(平 21・8・21 文部科学省告示第 156 号)

ヒトES細胞の樹立及び使用は,医学及び生物学の発展に大きく貢献する可能性がある一方で,人の生命の萌芽であるヒト胚を使用すること,ヒトES細胞がヒト胚を滅失させて樹立されたものであること,また,すべての細胞に分化する可能性があること等の生命倫理上の問題を有することにかんがみ,慎重な配慮が必要とされる.

文部科学大臣は,「ヒト胚性幹細胞を中心としたヒト胚研究に関する基本的考え方」(平成 12 年 3 月 6 日科学技術会議生命倫理委員会ヒト胚研究小委員会),「ヒト胚の取扱いに関する基本的考え方」(平成 16 年 7 月 23 日総合科学技術会議)及び「人クローン胚の研究目的の作成・利用のあり方について(第1次報告)」(平成 20 年 2 月 1 日科学技術・学術審議会生命倫理・安全部会)の考え方を踏まえ,ヒトES細胞の樹立及び分配において,人の尊厳を侵すことのないよう,生命倫理上の観点から遵守すべき基本的な事項を定め,もってその適正な実施の確保を図るため,ここにこの指針を定める.

第1章 総則

第1条(定義) この指針において,次の各号に掲げる用語の意義は,それぞれ当該各号に定めるところによる.
1 法律 ヒトに関するクローン技術等の規制に関する法律(平成 12 年法律第 146 号.以下「法」という.)第2条第1項第1号に規定する胚をいう.
2 ヒト胚 ヒトの胚(ヒトとしての遺伝情報を有する胚を含む.)をいう.
3 ヒト受精胚 法第2条第1項第6号に規定するヒト受精胚をいう.
4 人クローン胚 法第2条第1項第10号に規定する人クローン胚をいう.
5 ヒトES細胞 ヒト胚から採取された細胞又は当該細胞の分裂により生ずる細胞であって,胚でないもののうち,多能性(内胚葉,中胚葉及び外胚葉の細胞に分化する性質をいう.)を有し,かつ,自己複製能力を維持しているもの又はそれに類する能力を有することが推定されるものをいう.
6 分化細胞 ヒトES細胞が分化することにより,その性質を有しなくなった細胞をいう.
7 樹立 特定の性質を有する細胞を作成することをいう.
8 第一種樹立 ヒト受精胚を用いてヒトES細胞を樹立すること(次号に掲げるものを除く.)をいう.
9 第二種樹立 人クローン胚を作成し,作成した人クローン胚を用いてヒトES細胞を樹立することを

いう.
10 樹立機関 ヒトES細胞を樹立する機関をいう.
11 第一種樹立機関 第一種樹立を行う機関をいう.
12 第二種樹立機関 第二種樹立を行う機関をいう.
13 第一種提供医療機関 第一種樹立の用に供されるヒト受精胚の提供を受け,これを第一種樹立機関に移送する医療機関をいう.
14 第二種提供医療機関 第二種樹立の用に供される人クローン胚を作成するために必要なヒトの未受精卵又はヒト受精胚(以下「未受精卵等」という.)の提供を受け,これを第二種樹立機関に移送する医療機関をいう.
15 第二種提供機関 第二種樹立の用に供される人クローン胚を作成するために必要なヒトの体細胞(以下単に「体細胞」という.)の提供を受け,これを第二種樹立機関に移送する機関をいう.
16 分配機関 第三者に分配することを目的として樹立機関から寄託されたヒトES細胞の分配をし,及び維持管理をする機関をいう.
17 使用機関 ヒトES細胞を使用する機関(日本国外にある事業所においてヒトES細胞を使用する機関(以下「海外使用機関」という.)を除く.)をいう.
18 樹立計画 樹立機関が行うヒトES細胞の樹立及び分配(海外使用機関に対する分配を除く.)に関する計画をいう.
19 海外分配計画 樹立機関又は分配機関が行うヒトES細胞の海外使用機関に対する分配に関する計画をいう.
20 使用計画 使用機関が行うヒトES細胞の使用に関する計画をいう.
21 樹立責任者 樹立機関において,ヒトES細胞の樹立及び分配を総括する立場にある者をいう.
22 分配責任者 分配機関において,ヒトES細胞の分配を総括する立場にある者をいう.
23 使用責任者 使用機関において,ヒトES細胞の使用を総括する立場にある者をいう.
24 インフォームド・コンセント 十分な説明に基づく自由な意思による同意をいう.

第2条(適用の範囲) ヒトES細胞の樹立及び分配(基礎的研究に係るものに限る.)は,この指針に定めるところにより適切に実施されるものとする.

第3条(ヒト胚及びヒトES細胞に対する配慮) ヒト胚及びヒトES細胞を取り扱う者は,ヒト胚が人の生命の萌芽であること並びにヒトES細胞がヒト胚を滅失させて樹立されたものであること及びすべての細胞に分化する可能性があることに配慮し,人の尊厳を侵すことのないよう,誠実かつ慎重にヒト胚及びヒトES細胞の取扱いを行うものとする.

第4条(ヒト胚の無償提供) ヒトES細胞の樹立の用に供されるヒト胚は,必要な経費を除き,無償で提供されるものとする.

第2章 ヒトES細胞の樹立等

第1節 樹立の要件等

第5条(ヒトES細胞の樹立の要件) ヒトES細胞の樹立は,次に掲げる要件を満たす場合に限り,行うことができるものとする.
1 ヒトES細胞の使用に関する指針(平成 21 年文部科学省告示第 157 号)に規定する使用の要件を満たしたヒトES細胞の使用の方針が示されていること.
2 新たにヒトES細胞を樹立することが,前号に定め

る使用の方針に照らして科学的合理性及び必要性を有すること．

第6条（樹立の用に供されるヒト胚に関する要件） ① 第一種樹立の用に供されるヒト受精胚は，次に掲げる要件を満たすものとする．

1 生殖補助医療に用いる目的で作成されたヒト受精胚であって，当該目的に用いる予定がないものうち，提供する者による当該ヒト受精胚を滅失させることについての意思が確認されているものであること．

2 ヒトES細胞の樹立の用に供されることについて，適切なインフォームド・コンセントを受けたものであること．

3 凍結保存されているものであること．

4 受精後14日以内（凍結保存されている期間を除く．）のものであること．

② 第一種提供医療機関によるヒト受精胚の第一種樹立機関への提供は，ヒトES細胞の樹立に必要不可欠な数に限るものとする．

③ 第一種樹立機関は，提供されたヒト受精胚を遅滞なくヒトES細胞の樹立の用に供するものとする．

④ 第二種樹立の用に供される人クローン胚は，特定胚の取扱いに関する指針（平成21年文部科学省告示第83号．以下「特定胚指針」という．）に基づいて作成されたものとする．

第7条（樹立機関内のヒト胚等の取扱い） 樹立機関におけるヒト胚及び未受精卵の取扱いは，医師又は医師の指導により適切に行われるものとする．

第2節　樹立の体制

第8条（樹立機関の基準） 樹立機関は，次に掲げる要件を満たすものとする．

1 ヒトES細胞の樹立及び分配をするに足りる十分な施設，人員，財政的基礎及び技術的な能力を有すること．

2 ヒトES細胞の樹立及び分配について遵守すべき技術的及び倫理的な事項に関する規則が定められていること．

3 倫理審査委員会が設置されていること．

4 ヒトES細胞の樹立及び分配に関する技術的能力及び倫理的な認識を向上させるために必要な教育及び研修（以下「教育研修」という．）を実施するための計画（以下「教育研修計画」という．）が定められていること．

第9条（樹立機関の業務等） ① 樹立機関は，ヒトES細胞を樹立することのほか，次に掲げる業務を行うものとする．

1 当該樹立機関で樹立したヒトES細胞の分配をし，及び維持管理をすること（分配機関に寄託をして分配をさせ，及び維持管理をさせる場合を含む．）．

2 一度分配をしたヒトES細胞のうち使用機関において加工されたものを譲り受け，その分配をし，及び維持管理をすること（ヒトES細胞を使用する研究の進展のために合理的である場合に限る．）．

3 使用計画（当該樹立機関で樹立したヒトES細胞を，当該樹立機関から分配を受けて用いるものに限る．）を実施する研究者にヒトES細胞の取扱いに関する技術的研修を行うこと．

② 樹立機関は，ヒトES細胞の樹立，維持管理，分配，返還及び寄託に関する記録を作成し，これを保存するものとする．

③ 樹立機関は，ヒトES細胞の樹立，維持管理，分配，返還及び寄託に関する資料の提出，調査の受入れその他文部科学大臣が必要と認める措置に協力するものとする．

第10条（樹立機関の長） ① 樹立機関の長は，次に掲げる業務を行うものとする．

1 樹立計画及びその変更の妥当性を確認し，第13条から第16条までの規定に基づき，その実施を了承すること．

2 海外分配計画の妥当性を確認し，第53条の規定に基づき，その実施を了承すること．

3 ヒトES細胞の樹立の進行状況及び結果並びにヒトES細胞の分配，返還及び寄託の状況を把握し，必要に応じ樹立責任者に対しその留意事項，改善事項等に関して指示を与えること．

4 ヒトES細胞の樹立，分配及び寄託を監督すること．

5 樹立機関においてこの指針を周知徹底し，これを遵守させること．

6 ヒトES細胞の樹立及び分配に関する教育研修計画を策定し，これに基づく教育研修を実施すること．

7 前条第1項第3号に規定する技術的研修について，その実施体制を整備すること．

② 樹立機関の長は，樹立責任者を兼ねることができない．ただし，第8条第2号に規定する規則により前項の業務を代行する者が選任されている場合はこの限りでない．

③ 前項ただし書の場合においては，第1項，第12条第1項，第13条第1項，第14条第2号，第14条第1項，第2項及び第4項，第15条第1項及び第2項，第16条第1項から第3項まで及び第5項から第7項まで，第17条，第18条第1項及び第2項，第24条第2項及び第3項，第25条第3項，第30条第2項及び第3項，第36条第2項及び第3項，第37条第3項，第44条第1項第6号並びに第53条第2項第2号及び第4項から第8項までの規定中「樹立機関の長」とあるのは「樹立機関の長の業務を代行する者」，第53条第1項中「当該機関の長」とあるのは「当該機関の長（樹立機関の長の業務を代行する者を含む．）」と，それぞれ読み替えるものとする．

第11条（樹立責任者） ① 樹立責任者は，次に掲げる業務を行うものとする．

1 ヒトES細胞の樹立に関して，内外の入手し得る資料及び情報に基づき，樹立計画又はその変更の科学的妥当性及び倫理的妥当性について検討すること．

2 前号の検討の結果に基づき，樹立計画を記載した書類（以下「樹立計画書」という．）又は樹立計画の変更の内容及び理由を記載した書類（第16条第1項，第3項及び第6項において「樹立変更計画書」という．）を作成すること．

3 海外分配計画を記載した書類（第45条第1項第6号並びに第53条第1項から第3項まで及び第8項第1号において「海外分配計画書」という．）を作成すること．

4 ヒトES細胞の樹立，分配及び寄託を総括し，並びに研究者に対し必要な指示をすること．

5 ヒトES細胞の樹立が樹立計画書に従い適切に実施されていることを随時確認すること．

6 ヒトES細胞の分配及び寄託が適切に実施されていることを随時確認すること．

7 第17条第1項，第2項並びに第18条第1項に規定する手続を行うこと．

8 当該樹立計画又は海外分配計画を実施する研究者に対し，ヒトES細胞の樹立及び分配に関する教育研修計画に基づく教育研修に参加するよう命ずるとともに，必要に応じ，その他のヒトES細胞の樹立及び分配に関する教育研修を実施すること．

9 第9条第1項第3号に規定する技術の研修を実施すること．
10 前各号に定めるもののほか，樹立，分配及び寄託を総括するに当たって必要となる措置を講ずること．
② 樹立責任者は，1の樹立計画ごとに1名とし，ヒトES細胞の倫理的な認識並びに動物胚を用いたES細胞の樹立の経験その他のヒトES細胞の樹立に関する十分な専門的知識及び技術的能力を有するとともに，前項各号に掲げる業務を的確に実施できる者とする．

第12条（樹立機関の倫理審査委員会） ① 樹立機関の倫理審査委員会は，次に掲げる業務を行うものとする．
1 この指針に即して，樹立計画又はその変更の科学的妥当性及び倫理的妥当性について総合的に審査を行い，その適否，留意事項，改善事項等に関して樹立機関の長に対し意見を提出すること．
2 この指針に即して，海外分配計画の妥当性について総合的に審査を行い，その適否，留意事項，改善事項等に関して樹立機関の長に対し意見を提出すること．
3 樹立の進行状況及び結果並びに分配，返還及び寄託の状況について報告を受け，必要に応じて調査を行い，その留意事項，改善事項等に関して樹立機関の長に対し意見を提出すること．
② 樹立機関の倫理審査委員会は，前項第1号及び第2号の審査の過程の記録を作成し，これを保管するものとする．
③ 樹立機関の倫理審査委員会は，次に掲げる要件を満たすものとする．
1 樹立計画の科学的妥当性及び倫理的妥当性並びに海外分配計画の妥当性を総合的に審査できるよう，生物学，医学及び法律に関する専門家，生命倫理に関する意見を述べるにふさわしい識見を有する者並びに一般の立場に立って意見を述べられる者から構成されていること．
2 当該樹立機関が属する法人に所属する者以外の者が2名以上含まれていること．
3 男性及び女性がそれぞれ2名以上含まれていること．
4 当該樹立計画又は海外分配計画を実施する研究者，樹立責任者との間に利害関係を有する者及び樹立責任者の三親等以内の親族が審査に参画しないこと．
5 倫理審査委員会の活動の自由及び独立が保障されるよう適切な運営手続が定められていること．
6 倫理審査委員会の構成，組織及び運営並びにその議事の内容の公開その他樹立計画及び海外分配計画の審査に必要な手続に関する規則が定められ，かつ，当該規則が公開されていること．
④ 前項に掲げるもののほか，第二種樹立機関の倫理審査委員会は，次に掲げる要件を満たすものとする．
1 前項第1号の趣旨である専門家に，再生医療に関して識見を有する者及び未受精卵等の提供者の受ける医療に関して優れた識見を有する医師が含まれていること．
2 委員の過半数が第二種樹立機関に所属していない者であること．
⑤ 倫理審査委員会の運営に当たっては，第3項第6号に規定する規則により非公開とすることが定められている事項を除き，議事の内容について公開するものとする．

第3節 樹立の手続

第13条（樹立機関の長の了承） ① 樹立責任者は，ヒトES細胞の樹立に当たっては，あらかじめ，樹立計画書を作成し，樹立計画の実施について樹立機関の長の了承を求めるものとする．
② 前項の樹立計画書には，次に掲げる事項を記載するものとする．
1 樹立計画の名称
2 樹立機関の名称及びその所在地並びに樹立機関の長の氏名
3 樹立責任者及び研究者の氏名，略歴，研究業績，教育研修の受講歴及び樹立計画において果たす役割
4 樹立の用に供されるヒト胚に関する説明
5 樹立後のヒトES細胞の使用の方針
6 樹立の目的及び必要性
7 樹立の方法及び期間
8 分配に関する説明
9 樹立の基準に関する説明
10 インフォームド・コンセントに関する説明
11 細胞提供機関（第一種樹立を行う場合には，第一種提供医療機関をいい，第二種樹立を行う場合には，第二種提供医療機関及び体細胞提供機関をいう．以下同じ．）に関する説明
12 細胞提供機関の倫理審査委員会に関する説明
13 その他必要な事項
③ 第1項の樹立計画書には，第一種樹立を行う場合には第24条第3項の説明書を，第二種樹立を行う場合には第30条第3項及び第36条第3項の説明書を，それぞれ添付するものとする．

第14条（樹立機関の倫理審査委員会の意見聴取） ① 樹立機関の長は，前条第1項の規定に基づき，樹立責任者から樹立計画の実施の了承を求められたときは，その妥当性について樹立機関の倫理審査委員会の意見を求めるとともに，当該意見に基づき樹立計画のこの指針に対する適合性を確認するものとする．
② 樹立機関の長は，前項の規定によりこの指針に対する適合性を確認した樹立計画について，当該樹立計画に係るすべての細胞提供機関の長の了解を得るものとする．
③ 細胞提供機関の長は，樹立計画を了解するに当たっては，当該機関の倫理審査委員会の意見を聴くものとする．
④ 細胞提供機関の長は，樹立計画を了解する場合には，当該機関の倫理審査委員会における審査の過程及び結果を示す書類を添付して，樹立機関の長に通知するものとする．

第15条（文部科学大臣の確認） ① 樹立機関の長は，樹立計画の実施を了承するに当たっては，前条の手続の終了後，樹立計画のこの指針に対する適合性について，文部科学大臣の確認を受けるものとする．
② 前項の場合には，樹立機関の長は，次に掲げる書類を文部科学大臣に提出するものとする．
1 第13条第3項の説明書を添付した樹立計画書
2 樹立機関及び当該樹立計画に係るすべての細胞提供機関の倫理審査委員会における審査の過程及び結果を示す書類，これらの機関の倫理審査委員会に関する事項を記載した書類並びにこれらの機関の倫理審査委員会の構成，組織及び運営並びにその議事の内容の公開その他樹立計画の審査に必要な手続に関する規則の写し
3 ヒトES細胞の樹立及び分配について遵守すべき技術的及び倫理的な事項に関する規則の写し
③ 文部科学大臣は，第1項の確認を求められたときは，樹立計画のこの指針に対する適合性について，科学技術・学術審議会生命倫理・安全部会の意見を求めるとともに，当該意見に基づき確認を行うものとする．

第3章 ヒトES細胞の樹立に必要な ヒト受精胚等の提供

第1節 第一種樹立に必要なヒト受精胚の提供

第21条(第一種提供医療機関の基準) 第一種提供医療機関は、次に掲げる要件を満たすものとする。
1 ヒト受精胚の取扱いに関して十分な実績及び能力を有すること。
2 倫理審査委員会が設置されていること。
3 ヒト受精胚を提供する者の個人情報の保護のための十分な措置が講じられていること。
4 ヒト受精胚を滅失させることについての意思の確認の方法その他ヒト受精胚の取扱いに関する手続が明確に定められていること。

第22条(第一種提供医療機関の倫理審査委員会) ① 第一種提供医療機関の倫理審査委員会は、この指針に即して、樹立計画又はその変更の科学的妥当性及び倫理的妥当性について総合的に審査を行い、その適否、留意事項、改善事項等に関して第一種提供医療機関の長に対し意見を提出する業務を行うものとする。
② 第一種提供医療機関の倫理審査委員会は、前項の審査の過程の記録を作成し、これを保管するものとする。
③ 第一種提供医療機関の倫理審査委員会は、次に掲げる要件を満たすものとする。
1 樹立計画の科学的妥当性及び倫理的妥当性を総合的に審査できるよう、生物学、医学及び法律に関する専門家、生命倫理に関する意見を述べるにふさわしい識見を有する者並びに一般の立場に立って意見を述べられる者から構成されていること。
2 当該第一種提供医療機関が属する法人に所属する者以外の者が2名以上含まれていること。
3 男性及び女性がそれぞれ2名以上含まれていること。
4 当該樹立計画を実施する研究者、樹立責任者との間に利害関係を有する者及び樹立責任者の三親等以内の親族が審査に参画しないこと。
5 倫理審査委員会の活動の自由及び独立が保障されるよう適切な運営手続が定められていること。
6 倫理審査委員会の構成、組織及び運営並びにその議事の内容の公開その他樹立計画の審査に必要な手続に関する規則が定められ、かつ、当該規則が公開されていること。
④ 倫理審査委員会の運営に当たっては、前項第6号に規定する規則により非公開とすることが定められている事項を除き、議事の内容について公開するものとする。

第23条(インフォームド・コンセントの手続) ① 第一種提供医療機関は第一種樹立に用いていることについて、当該第一種樹立に必要なヒト受精胚の提供者(当該ヒト受精胚の作成に必要な生殖細胞を供した夫婦(婚姻の届出をしていないが事実上夫婦と同様の関係にある者を除く。)をいう。以下この節において同じ。)のインフォームド・コンセントを受けるものとする。
② 前項のインフォームド・コンセントは、書面により表示されるものとする。
③ 第一種提供医療機関は、第1項のインフォームド・コンセントを受けるに当たり、ヒト受精胚の提供者の心情に十分配慮するとともに、次に掲げる要件を満たすものとする。
1 ヒト受精胚の提供者が置かれている立場を不当に利用しないこと。

2 同意の能力を欠く者にヒト受精胚の提供を依頼しないこと。
3 ヒト受精胚の提供者によるヒト受精胚を滅失させることについての意思が事前に確認されていること。
4 ヒト受精胚の提供者が提供するかどうか判断するために必要な時間的余裕を有すること。
5 インフォームド・コンセントの受取後少なくとも30日間は、当該ヒト受精胚を保存すること。
④ ヒト受精胚の提供者は、当該ヒト受精胚が保存されている間は、インフォームド・コンセントを撤回することができるものとする。

第24条(インフォームド・コンセントの説明) ① 前条第1項に規定するインフォームド・コンセントに係る説明は、第一種樹立機関が行うものとする。
② 第一種樹立機関は、当該第一種樹立機関に所属する者(樹立責任者を除く。)のうちから、当該第一種樹立機関の長が指名する者に前項の説明を実施させるものとする。
③ 前項の規定により第一種樹立機関の長の指名を受けた者は、第1項の説明を実施するに当たり、ヒト受精胚の提供者に対し、次に掲げる事項を記載した説明書を提示し、分かりやすく、これを行うものとする。
1 ヒトES細胞の樹立の目的及び方法
2 ヒト受精胚の樹立過程で滅失することその他提供されるヒト受精胚の取扱い
3 予想されるヒトES細胞の使用方法及び成果
4 樹立計画のこの指針に対する適合性が第一種樹立機関、第一種提供医療機関及び国により確認されていること。
5 ヒト受精胚の提供者の個人情報が第一種樹立機関に移送されないことその他個人情報の保護の具体的な方法
6 ヒト受精胚の提供が無償で行われるため、提供者が将来にわたり報酬を受けることのないこと。
7 ヒトES細胞について遺伝子の解析が行われる可能性のあること及び遺伝子の解析が特定の個人を識別するものではないこと。
8 ヒト受精胚からヒトES細胞の提供者が特定されないため、研究成果その他の当該ヒトES細胞に関する情報がヒト受精胚の提供者に開示できないこと。
9 ヒトES細胞の樹立の過程及びヒトES細胞を使用する研究から得られた研究成果が学会等で公開される可能性のあること。
10 ヒトES細胞が第一種樹立機関において長期間維持管理されるとともに、使用機関に無償で分配をされること。
11 ヒトES細胞(分化細胞を含む。)から有用な成果が得られた場合には、その成果から特許権、著作権その他の無体財産権又は経済的利益が生ずる可能性があること及びこれらがヒト受精胚の提供者に帰属しないこと。
12 提供又は不提供の意思表示がヒト受精胚の提供者に対して何らの利益又は不利益をもたらすものではないこと。
13 同意を得た後少なくとも30日間はヒト受精胚が第一種提供医療機関において保存されること及びその方法、並びに当該ヒト受精胚が保存されている間は、同意の撤回が可能であること及びその方法
14 その他必要な事項
④ 第一種樹立機関は、第1項の説明を実施するときは、ヒト受精胚の提供者の個人情報を保護するため適切な措置を講ずるとともに、前項の説明書及び当該説明

を実施したことを示す文書（次条第1項において「説明実施書」という．）をヒト受精胚の提供者に，その写しを第一種提供医療機関にそれぞれ交付するものとする．
⑤ 第一種樹立機関は，最新の科学的知見を踏まえ，正確に第1項の説明を行うものとする．

第25条（インフォームド・コンセントの確認） ① 第一種提供医療機関の長は，樹立計画に基づくインフォームド・コンセントの受取の適切な実施に関して，第23条第2項の書面，前条第3項の説明書及び説明実施書を確認するとともに，当該第一種提供医療機関の倫理審査委員会の意見を聴くものとする．
② 第一種提供医療機関の長は，ヒト受精胚を第一種樹立機関に移送するときには，前項の確認を行ったことを文書で第一種樹立機関に通知するものとする．
③ 前項の通知を受けた場合には，第一種樹立機関の長は，当該通知の写しを文部科学大臣に提出するものとする．

第26条（ヒト受精胚の提供者の個人情報の保護） ① 第一種樹立に携わる者は，ヒト受精胚の提供者の個人情報の保護に最大限努めるものとする．
② 前項の趣旨にかんがみ，第一種提供医療機関は，ヒト受精胚を第一種樹立機関に移送するときには，当該ヒト受精胚とその他個人に関する個人情報が照合できないよう必要な措置を講ずるものとする．

第2節 第二種樹立に必要な未受精卵等の提供

第27条（第二種提供医療機関の基準） ① 第二種提供医療機関は，次に掲げる要件を満たすものとする．
1 未受精卵等の取扱いに関して十分な実績及び能力を有すること．
2 倫理審査委員会が設置されていること．
3 未受精卵等を提供する者の個人情報の保護のための十分な措置が講じられていること．
4 未受精卵等を提供することについての意思の確認の方法その他ヒト受精胚の取扱いに関する手続が明確に定められていること．
② 未受精卵等の提供者が第二種提供医療機関において医療を受けている場合には，第二種提供医療機関は，説明担当医師（未受精卵等の提供者に対し，当該提供の方法及び提供後の取扱いに関する説明を行う医師であって，産科及び婦人科の診療に優れた識見を有する医師をいう．）及びコーディネータ（未受精卵等の提供者に対し，当該提供に係る情報提供，相談及び関係者間の調整を行う者であって，提供者と利害関係がなく，第二種樹立並びに産科及び婦人科の診療に優れた識見を有する者をいう．）を配置するものとする．

第28条（第二種提供医療機関の倫理審査委員会） ① 第二種提供医療機関の倫理審査委員会は，この指針に即して，樹立計画又はその変更の科学的妥当性及び倫理的妥当性について総合的に審査を行い，その適否，留意事項，改善事項等に関して第二種提供医療機関の長に対し意見を提出するものとする．
② 第二種提供医療機関の倫理審査委員会は，前項の審査の過程の記録を作成し，これを保管するものとする．
③ 第二種提供医療機関の倫理審査委員会は，次に掲げる要件を満たすものとする．
1 樹立計画の科学的妥当性及び倫理的妥当性を総合的に審査できるよう，生物学，医学及び法律に関する専門家，生命倫理に関する意見を述べるにふさわしい識見を有する者並びに一般の立場に立って意見を述べられる者から構成されていること．
2 当該第二種提供医療機関が属する法人に所属する者以外の者が2名以上含まれていること．
3 男性及び女性がそれぞれ2名以上含まれていること．
4 当該樹立計画を実施する研究者，樹立責任者及び樹立責任者との間に利害関係を有する者及び樹立責任者の三親等以内の親族が審査に参画しないこと．
5 倫理審査委員会の活動の自由及び独立が保障されるよう適切な運営手続が定められていること．
6 倫理審査委員会の構成，組織及び運営並びにその議事の内容の公開その他樹立計画の審査に必要な手続に関する規則が定められ，かつ，当該規則が公開されていること．
7 第1号の医学に関する専門家に，再生医療に関して識見を有する者及び未受精卵等の提供者の受ける医療に関して優れた識見を有する医師が含まれていること．
8 委員の過半数が第二種樹立機関に所属していない者であること．
④ 倫理審査委員会の運営に当たっては，前項第6号に規定する規則により非公開とすることが定められている事項を除き，議事の内容について公開するものとする．

第29条（インフォームド・コンセントの手続） ① 第二種提供医療機関は，未受精卵等を第二種樹立に用いることについて，当該未受精卵等に必要な未受精卵等の提供者その他の者の意思を確認すべき者（以下この節において「提供者等」という．）のインフォームド・コンセントを受けるものとする．
② 前項のインフォームド・コンセントは書面により表示されるものとする．
③ 第二種提供医療機関は，第1項のインフォームド・コンセントを受けるに当たっては，提供者等の心情に十分配慮するとともに，次に掲げる要件を満たすものとする．
1 提供者等が置かれている立場を不当に利用しないこと．
2 同意の能力を欠く者及び第二種樹立を実施する者による未受精卵等を廃棄することについての意思が事前に確認されていること．
3 提供者等による未受精卵等を廃棄することについての意思が事前に確認されていること．
4 提供者等が提供するかどうか判断するために必要な時間的余裕を有すること．
5 インフォームド・コンセントの受取後少なくとも30日間は，当該未受精卵等を第二種樹立機関に移送しないこと．
6 特定胚指針第9条第5項第2号又は第3号に掲げる未受精卵等（凍結されたものを除く．）の提供を受ける場合には，未受精卵等の提供者が過去に生殖補助医療を受けた経験のある者であること及び未受精卵等の提供者から事前に提供の申し出があったことを確認すること．
7 倫理審査委員会の委員又は倫理審査委員会が指定する者（当該第二種樹立に関与する者でなく，かつ，未受精卵等の提供者と利害関係を有しない者に限る．）が，未受精卵等の提供者に面接してその提供の同意に係る手続の適切性を確認していること（凍結された未受精卵等の提供を受ける場合及び未受精卵等の提供者の生殖補助医療が終了した後にヒト受精胚の提供を受ける場合を除く．）．

第30条（インフォームド・コンセントの説明） ① 第26条第1項のインフォームド・コンセントに係る説明は，特定胚指針第10条第2項の規定に基づき行うものとする．

② 第二種樹立機関は，当該第二種樹立機関に所属する者（樹立責任者を除く．）のうちから，当該第二種樹立機関の長が指名する者に前項の説明を実施させるものとする．
③ 前項の規定により第二種樹立機関の長の指名を受けた者は，第1項の説明を実施するに当たり，提供者等に対し，特定胚指針第10条第2項各号に掲げる事項を記載した説明書を提示し，分かりやすく，これを行うものとする．
④ 第二種樹立機関は，第1項の説明を実施するときは，未受精卵等の提供者の個人情報を保護するため適切な措置を講ずるとともに，前項の説明書及び当該説明を実施したことを示す文書（次条第1項において「説明実施書」という．）を提供者等に，その写しを第二種提供医療機関にそれぞれ交付するものとする．
⑤ 第二種樹立機関は，最新の科学的知見を踏まえ，正確に第1項の説明を行うものとする．

第31条（インフォームド・コンセントの確認）① 第二種提供医療機関の長は，樹立計画に基づくインフォームド・コンセントの受取の適切な実施に関して，第29条第2項の書面，前条第3項の説明書及び説明実施書を確認するとともに，当該第二種提供医療機関の倫理審査委員会の意見を聴くものとする．
② 第二種提供医療機関の長は，未受精卵等を第2種樹立機関に移送するときには，前項の確認を行ったことを文書で第二種樹立機関に通知するものとする．
③ 前項の通知を受けた場合には，第二種樹立機関の長は，当該通知の写しを文部科学大臣に提出するものとする．

第32条（未受精卵等の提供者の個人情報の保護）① 第二種樹立に携わる者は，未受精卵等の提供者の個人情報の保護に最大限努めるものとする．
② 前項の趣旨にかんがみ，第二種提供医療機関は，未受精卵等を第二種樹立機関に移送するときには，当該未受精卵等とその提供者に関する個人情報が照合できないよう必要な措置を講ずるものとする．

第3節　第二種樹立に必要なヒトの体細胞の提供

第33条（体細胞提供機関の基準）体細胞提供機関は，次に掲げる要件を満たすものとする．
1 倫理審査委員会が設置されていること．
2 体細胞を提供する者の個人情報の保護のための十分な措置が講じられていること．
3 特定胚指針第9条第6項第1号又は第3号に掲げる体細胞の提供を受ける場合には，医療機関であること．
4 特定胚指針第9条第6項第3号に掲げる体細胞の提供を受ける場合には，体細胞の採取に相当の経験を有し，かつ，提供者と利害関係を有しない医師を有すること．

第34条（体細胞提供機関の倫理審査委員会）① 体細胞提供機関の倫理審査委員会は，この指針に即して，樹立計画又はその変更の科学的妥当性及び倫理的妥当性について総合的に審査を行い，その適否，留意事項，改善事項等に関して体細胞提供機関の長に対し意見を提出する業務を行うものとする．
② 体細胞提供機関の倫理審査委員会は，前項の審査の過程の記録を作成し，これを保管するものとする．
③ 体細胞提供機関の倫理審査委員会は，次に掲げる要件を満たすものとする．
1 樹立計画の科学的妥当性及び倫理的妥当性を総合的に審査できるよう，医学及び法律に関する専門家，生命倫理に関する意見を述べるにふさわしい識見を有する者並びに一般の立場に立って意見を述べられる者から構成されていること．
2 男性及び女性がそれぞれ1名以上含まれていること．
3 当該樹立計画を実施する研究者が審査に参画しないこと．
4 倫理審査委員会の活動の自由及び独立が保障されるよう適切な運営手続が定められていること．
5 倫理審査委員会の構成，組織及び運営並びにその議事の内容の公開その他樹立計画の審査に必要な手続に関する規則が定められ，かつ，当該規則が公開されていること．
④ 倫理審査委員会の運営に当たっては，前項第五号に規定する規則により非公開とすることが定められている事項を除き，議事の内容について公開するものとする．

第35条（インフォームド・コンセントの手続）① 体細胞提供機関の長は，第二種樹立に用いることについて，当該第二種樹立に必要な体細胞の提供者その他当該体細胞の提供の意思を確認すべき者（以下この節において「提供者等」という．）のインフォームド・コンセントを受けるものとする．ただし，特定胚指針第9条第6項第2号に掲げる体細胞であって，当該体細胞の提供者に係る情報がないものの提供を受ける場合には，この限りでない．
② 前項のインフォームド・コンセントは，書面により表示されるものとする．
③ 体細胞提供機関は，第1項のインフォームド・コンセントを受けるに当たり，提供者の心情に十分配慮するとともに，次に掲げる要件を満たすものとする．
1 同意の能力を欠く者及び第二種樹立を実施する者その他の関係者に提供を依頼しないこと．
2 提供者等が提供するかどうかを判断するために必要な時間的余裕を有すること．
3 インフォームド・コンセントの受取後少なくとも30日間は，当該体細胞を第二種樹立機関に移送しないこと．
4 特定胚指針第9条第6項第3号に掲げる体細胞の提供を受ける場合には，次に掲げる要件のすべてを満たしていることを確認すること．
イ 体細胞の提供者から事前に提供の申し出があること．
ロ 体細胞提供機関の倫理審査委員会の委員又は当該倫理審査委員会が指定する者（当該第二種樹立に関与する者でなく，かつ，体細胞の提供者と利害関係を有しない者に限る．）が，体細胞の提供者に面接してその提供の同意に係る手続の適切性を確認していること．

第36条（インフォームド・コンセントの説明）① 前条第1項のインフォームド・コンセントに係る説明は，特定胚指針第11条第1項の規定により読み替えて準用する特定胚指針第10条第2項並びに特定胚指針第11条第2項及び第3項の規定に基づき行うものとする．
② 第二種樹立機関が前項の説明を行う場合には，当該第二種樹立機関に所属する者（樹立責任者を除く．）のうちから，第二種樹立機関の長が指名する者に前項の説明を実施させるものとする．
③ 体細胞提供機関の説明者及び前項の規定により第二種樹立機関の長の指名を受けた者は，第1項の説明を実施するに当たり，提供者等に対し，特定胚指針第11条第1項の規定により読み替えて準用する特定胚指針第10条第2項各号及び第11条第2項各号に掲

げる事項を記載した説明書を提示し，分かりやすく，これを行うものとする．

④ 第二種樹立機関は，第1項の説明を実施するときは，体細胞の提供者の個人情報を保護するため適切な措置を講ずるとともに，前項の説明書及び当該説明を実施したことを示す文書（次条第1項において「説明実施書」という．）を提供者等に，その写しを体細胞提供機関にそれぞれ交付するものとする．

⑤ 体細胞提供機関及び第二種樹立機関は，最新の科学的知見を踏まえ，正確に第1項の説明を行うものとする．

第37条（インフォームド・コンセントの確認） ① 体細胞提供機関の長は，樹立計画に基づくインフォームド・コンセントの受取の適切な実施に関して，第35条第2項の書面，前条第3項の説明書及び説明実施書を確認するとともに，当該体細胞提供機関の倫理審査委員会の意見を聴くものとする．

② 体細胞提供機関の長は，体細胞を第二種樹立機関に移送するときには，前項の確認を行ったことを文書で第二種樹立機関に通知するものとする．

③ 前項の通知を受けた場合には，第二種樹立機関の長は，当該通知の写しを文部科学大臣に提出するものとする．

第38条（体細胞の提供者の個人情報の保護） ① 第二種樹立に携わる者は，体細胞の提供者の個人情報の保護に最大限努めるものとする．

② 前項の趣旨にかんがみ，体細胞提供機関は，体細胞を第二種樹立機関に移送するときには，当該体細胞とその提供者に関する個人情報が照合できないよう必要な措置を講ずるものとする．ただし，第二種樹立機関が体細胞の提供者の疾患に係る情報を必要とする場合であって，体細胞提供機関が，提供者等の同意及び体細胞提供機関の倫理審査委員会の承認を受けたときは，この限りでない．

第4章　ヒトES細胞の分配

第1節　分配の要件

第39条（分配に供されるヒトES細胞の要件） 分配に供されるヒトES細胞は，次に掲げる要件を満たすものに限るものとする．

1　この指針に基づき樹立されたヒトES細胞又はヒトES細胞の使用に関する指針に基づき海外から分配を受けたヒトES細胞であること．

2　必要な経費を除き，無償で寄託又は譲渡されたものであること．

第40条（使用機関に対する分配の要件） ① 使用機関に対するヒトES細胞の分配は，次に掲げる要件を満たす場合に限り，行うことができるものとする．

1　ヒトES細胞の使用に関する指針に基づき使用計画を実施する使用機関に対してのみ分配をすること．

2　必要な経費を除き，無償で分配をすること．

② 樹立機関又は分配機関は，ヒトES細胞の使用に関する指針に基づく使用計画を実施する使用機関がヒトES細胞の分配を要求した場合には，やむを得ない場合を除き，分配をするものとする．

第41条（海外使用機関に対する分配の要件） 海外使用機関に対するヒトES細胞の分配は，次に掲げる要件を満たす場合に限り，行うことができるものとする．

1　第53条第7項に規定する文部科学大臣の確認を受けた海外分配計画に基づき契約を締結した海外使用機関に対してのみ分配をすること．

2　必要な経費を除き，無償で分配をすること．

第2節　分配機関

第42条（分配機関の基準） 分配機関は，次に掲げる要件を満たすものとする．

1　ヒトES細胞の分配等（分配をすること，寄託を受けること及び維持管理をすることをいう．以下同じ．）をするに足りる十分な施設，人員，技術的及び管理的能力並びに財政的基盤を有すること．

2　ヒトES細胞の分配等について遵守すべき技術的及び倫理的な事項並びにヒトES細胞の管理に関する事項に関する規則が定められていること．

3　倫理審査委員会が設置されていること．

4　動物又はヒトの細胞の分配の実績を有すること．

5　ヒトES細胞の分配等に関する教育研修計画が定められていること．

Ⅸ 社会保障と福祉

97 社会福祉法（抄）

（昭 26・3・29 法律第 45 号，
最終改正：平 20・12・3 法律第 85 号）

＊下線は平 24・3・11 までに施行（平 17 法 123）

第 1 章 総 則

第 1 条（目的） この法律は，社会福祉を目的とする事業の全分野における共通的基本事項を定め，社会福祉を目的とする他の法律と相まつて，福祉サービスの利用者の利益の保護及び地域における社会福祉（以下「地域福祉」という．）の推進を図るとともに，社会福祉事業の公明かつ適正な実施の確保及び社会福祉を目的とする事業の健全な発達を図り，もつて社会福祉の増進に資することを目的とする．

第 2 条（定義） ① この法律において「社会福祉事業」とは，第一種社会福祉事業及び第二種社会福祉事業をいう．

② 次に掲げる事業を第一種社会福祉事業とする．
1 生活保護法（昭和 25 年法律第 144 号）に規定する救護施設，更生施設その他生計困難者を無料又は低額な料金で入所させて生活の扶助を行うことを目的とする施設を経営する事業及び生計困難者に対して助葬を行う事業
2 児童福祉法（昭和 22 年法律第 164 号）に規定する乳児院，母子生活支援施設，児童養護施設，知的障害児施設，知的障害児通園施設，盲ろうあ児施設，肢体不自由児施設，重症心身障害児施設，情緒障害児短期治療施設又は児童自立支援施設を経営する事業
3 老人福祉法（昭和 38 年法律第 133 号）に規定する養護老人ホーム，特別養護老人ホーム又は軽費老人ホームを経営する事業
4 障害者自立支援法（平成 17 年法律第 123 号）に規定する障害者支援施設を経営する事業
<u>4 障害者自立支援法附則第 41 条第 1 項の規定によりなお従前の例により運営をすることができることとされた同項に規定する身体障害者更生援護施設を経営する事業</u>　〔下線部削除〕
5 削除

> 5 障害者自立支援法附則第 58 条第 1 項の規定によりなお従前の例により運営をすることができることとされた同項に規定する知的障害者援護施設を経営する事業

6 売春防止法（昭和 31 年法律第 118 号）に規定する婦人保護施設を経営する事業
7 授産施設を経営する事業及び生計困難者に対して無利子又は低利で資金を融通する事業

③ 次に掲げる事業を第二種社会福祉事業とする．
1 生計困難者に対して，その住居で衣食その他日常の生活必需品若しくはこれに要する金銭を与え，又は生活に関する相談に応ずる事業
2 児童福祉法に規定する児童自立生活援助事業，放課後児童健全育成事業，子育て短期支援事業，乳児家庭全戸訪問事業，養育支援訪問事業，地域子育て支援拠点事業，一時預かり事業又は小規模住居型児童養育事業，同法に規定する助産施設，保育所，児童厚生施設又は児童家庭支援センターを経営する事業及び児童の福祉の増進について相談に応ずる事業
3 母子及び寡婦福祉法（昭和 39 年法律第 129 号）に規定する母子家庭等日常生活支援事業又は寡婦日常生活支援事業及び同法に規定する母子福祉施設を経営する事業
4 老人福祉法に規定する老人居宅介護等事業，老人デイサービス事業，老人短期入所事業，小規模多機能型居宅介護事業又は認知症対応型老人共同生活援助事業及び同法に規定する老人デイサービスセンター，老人短期入所施設，老人福祉センター又は老人介護支援センターを経営する事業
4 の 2 障害者自立支援法に規定する障害福祉サービス事業，相談支援事業又は移動支援事業及び同法に規定する地域活動支援センター又は福祉ホームを経営する事業
5 身体障害者福祉法（昭和 24 年法律第 283 号）に規定する身体障害者生活訓練等事業，手話通訳事業又は介助犬訓練事業若しくは聴導犬訓練事業，同法に規定する身体障害者福祉センター，補装具製作施設，盲導犬訓練施設又は視聴覚障害者情報提供施設を経営する事業及び身体障害者の更生相談に応ずる事業
6 知的障害者福祉法（昭和 35 年法律第 37 号）に規定する知的障害者の更生相談に応ずる事業
<u>7 削除</u>

> 障害者自立支援法附則第 48 条の規定によりなお従前の例により運営をすることができることとされた同条に規定する精神障害者社会復帰施設を経営する事業

8 生計困難者のために，無料又は低額な料金で，簡易住宅を貸し付け，又は宿泊所その他の施設を利用させる事業
9 生計困難者のために，無料又は低額な料金で診療を行う事業
10 生計困難者に対して，無料又は低額な費用で介護保険法（平成9年法律第123号）に規定する介護老人保健施設を利用させる事業
11 隣保事業（隣保館等の施設を設け，無料又は低額な料金でこれを利用させることその他その近隣地域における住民の生活の改善及び向上を図るための各種の事業を行うものをいう．）
12 福祉サービス利用援助事業（精神上の理由により日常生活を営むのに支障がある者に対して，無料又は低額な料金で，福祉サービス（前項各号及び前各号の事業において提供されるものに限る．以下この号において同じ．）の利用に関し相談に応じ，及び助言を行い，並びに福祉サービスの提供を受けるために必要な手続又は福祉サービスの利用に要する費用の支払に関する便宜を供与することその他の福祉サービスの適切な利用のための一連の援助を一体的に行う事業をいう．）
13 前項各号及び前各号の事業に関する連絡又は助成を行う事業

④ この法律における「社会福祉事業」には，次に掲げる事業は，含まれないものとする．
1 更生保護事業法（平成7年法律第86号）に規定する更生保護事業（以下「更生保護事業」という．）
2 実施期間が6月（前項第13号に掲げる事業にあつては，3月）を超えない事業
3 社団又は組合の行う事業であつて，社員又は組合員のためにするもの
4 第2項各号及び前項第1号から第9号までに掲げる事業であつて，常時保護を受ける者が，入所させて保護を行うものにあつては5人，その他のものにあつては20人（政令で定めるものにあつては，10人）に満たないもの
5 前項第13号に掲げる事業のうち，社会福祉事業の助成を行うものであつて，助成の金額が毎年度500万円に満たないもの又は助成を受ける社会福祉事業の数が毎年度50に満たないもの

第3条（福祉サービスの基本的理念） 福祉サービスは，個人の尊厳の保持を旨とし，その内容は，福祉サービスの利用者が心身ともに健やかに育成され，又はその有する能力に応じ自立した日常生活を営むことができるように支援するものとして，良質かつ適切なものでなければならない．

第4条（地域福祉の推進） 地域住民，社会福祉を目的とする事業を経営する者及び社会福祉に関する活動を行う者は，相互に協力し，福祉サービスを必要とする地域住民が地域社会を構成する一員として日常生活を営み，社会，経済，文化その他あらゆる分野の活動に参加する機会が与えられるように，地域福祉の推進に努めなければならない．

第5条（福祉サービスの提供の原則） 社会福祉を目的とする事業を経営する者は，その提供する多様な福祉サービスについて，利用者の意向を十分に尊重し，かつ，保健医療サービスその他の関連するサービスとの有機的な連携を図るよう創意工夫を行いつつ，これを総合的に提供することができるようにその事業の実施に努めなければならない．

第6条（福祉サービスの提供体制の確保等に関する国及び地方公共団体の責務） 国及び地方公共団体は，社会福祉を目的とする事業を経営する者と協力して，社会福祉を目的とする事業の広範かつ計画的な実施が図られるよう，福祉サービスを提供する体制の確保に関する施策，福祉サービスの適切な利用の推進に関する施策その他の必要な各般の措置を講じなければならない．

第2章 地方社会福祉審議会

第7条（地方社会福祉審議会） ① 社会福祉に関する事項（児童福祉及び精神障害者福祉に関する事項を除く．）を調査審議するため，都道府県並びに地方自治法（昭和22年法律第67号）第252条の19第1項の指定都市（以下「指定都市」という．）及び同法第252条の22第1項の中核市（以下「中核市」という．）に社会福祉に関する審議会その他の合議制の機関（以下「地方社会福祉審議会」という．）を置くものとする．
② 地方社会福祉審議会は，都道府県知事又は指定都市若しくは中核市の長の監督に属し，その諮問に答え，又は関係行政庁に意見を具申するものとする．

第8条（組織） ① 地方社会福祉審議会は，委員35人以内で組織する．
② 特別の事項を調査審議するため必要があるときは，地方社会福祉審議会に臨時委員を置くことができる．

第9条（委員） 地方社会福祉審議会の委員及び臨時委員は，都道府県又は指定都市若しくは中核市の議会の議員，社会福祉事業に従事する者及び学識経験のある者のうちから，都道府県知事又は指定都市若しくは中核市の長が任命する．

第10条（委員長） 地方社会福祉審議会に委員の互選による委員長1人を置く．委員長は，会務を総理する．

第11条（専門分科会） ① 地方社会福祉審議会に，

民生委員の適否の審査に関する事項を調査審議するため、民生委員審査専門分科会を、身体障害者の福祉に関する事項を調査審議するため、身体障害者福祉専門分科会を置く．
② 地方社会福祉審議会は、前項の事項以外の事項を調査審議するため、必要に応じ、老人福祉専門分科会その他の専門分科会を置くことができる．

第12条（地方社会福祉審議会に関する特例） ① 第7条第1項の規定にかかわらず、都道府県又は指定都市若しくは中核市は、条例で定めるところにより、地方社会福祉審議会に児童福祉に関する事項を調査審議させることができる．
② 前項の規定により地方社会福祉審議会に児童福祉に関する事項を調査審議させる場合においては、第8条第1項中「35人以内」とあるのは「50人以内」と、前条第1項中「置く」とあるのは「、児童福祉に関する事項を調査審議するため、児童福祉専門分科会を置く」と読み替えるものとする．

第13条（政令への委任） この法律で定めるもののほか、地方社会福祉審議会に関し必要な事項は、政令で定める．

第3章　福祉に関する事務所

第14条（設置） ① 都道府県及び市（特別区を含む．以下同じ．）は、条例で、福祉に関する事務所を設置しなければならない．
② 都道府県及び市は、その区域（都道府県にあつては、市及び福祉に関する事務所を設ける町村の区域を除く．）をいずれかの福祉に関する事務所の所管区域としなければならない．
③ 町村は、条例で、その区域を所管区域とする福祉に関する事務所を設置することができる．
④ 町村は、必要がある場合には、地方自治法の規定により一部事務組合又は広域連合を設けて、前項の事務所を設置することができる．この場合には、当該一部事務組合又は広域連合内の町村の区域をもつて、事務所の所管区域とする．
⑤ 都道府県の設置する福祉に関する事務所は、生活保護法、児童福祉法及び母子及び寡婦福祉法に定める援護又は育成の措置に関する事務のうち都道府県が処理することとされているものをつかさどるところとする．
⑥ 市町村（特別区を含む．以下同じ．）の設置する福祉に関する事務所は、生活保護法、児童福祉法、母子及び寡婦福祉法、老人福祉法、身体障害者福祉法及び知的障害者福祉法に定める援護、育成又は更生の措置に関する事務のうち市町村が処理することとされているもの（政令で定めるものを除く．）をつかさどるところとする．
⑦ 町村の福祉に関する事務所の設置又は廃止の時期は、会計年度の始期又は終期でなければならない．
⑧ 町村は、福祉に関する事務所を設置し、又は廃止するには、その6月前までに、都道府県知事に協議し、その同意を得なければならない．

第15条（組織） ① 福祉に関する事務所には、長及び少なくとも次の所員を置かなければならない．ただし、所の長が、その職務の遂行に支障がない場合において、自ら現業事務の指導監督を行うときは、第1号の所員を置くことを要しない．
1　指導監督を行う所員
2　現業を行う所員
3　事務を行う所員
② 所の長は、都道府県知事又は市町村長（特別区の区長を含む．以下同じ．）の指揮監督を受けて、所務を掌理する．
③ 指導監督を行う所員は、所の長の指揮監督を受けて、現業事務の指導監督をつかさどる．
④ 現業を行う所員は、所の長の指揮監督を受けて、援護、育成又は更生の措置を要する者等の家庭を訪問し、又は訪問しないで、これらの者に面接し、本人の資産、環境等を調査し、保護その他の措置の必要の有無及びその種類を判断し、本人に対し生活指導を行う等の事務をつかさどる．
⑤ 事務を行う所員は、所の長の指揮監督を受けて、所の庶務をつかさどる．
⑥ 第1項第1号及び第2号の所員は、社会福祉主事でなければならない．

第16条（所員の定数） 所員の定数は、条例で定める．ただし、現業を行う所員の数は、各事務所につき、それぞれ次の各号に掲げる数を標準として定めるものとする．
1　都道府県の設置する事務所にあつては、生活保護法の適用を受ける被保護世帯（以下「被保護世帯」という．）の数が390以下であるときは、6とし、被保護世帯の数が65を増すごとに、これに1を加えた数
2　市の設置する事務所にあつては、被保護世帯の数が240以下であるときは、3とし、被保護世帯数が80を増すごとに、これに1を加えた数
3　町村の設置する事務所にあつては、被保護世帯の数が160以下であるときは、2とし、被保護世帯数が80を増すごとに、これに1を加えた数

第17条（服務） 第15条第1項第1号及び第2号の所員は、それぞれ同条第3項又は第4項に規定する職務にのみ従事しなければならない．ただし、その職務の遂行に支障がない場合に、これらの所員が、他の社会福祉又は保健医療に関する事務を行うことを妨げない．

第4章 社会福祉主事

第18条（設置） ① 都道府県,市及び福祉に関する事務所を設置する町村に,社会福祉主事を置く.
② 前項に規定する町村以外の町村は,社会福祉主事を置くことができる.
③ 都道府県の社会福祉主事は,都道府県の設置する福祉に関する事務所において,生活保護法,児童福祉法及び母子及び寡婦福祉法に定める援護又は育成の措置に関する事務を行うことを職務とする.
④ 市及び第1項に規定する町村の社会福祉主事は,市及び同項に規定する町村に設置する福祉に関する事務所において,生活保護法,児童福祉法,母子及び寡婦福祉法,老人福祉法,身体障害者福祉法及び知的障害者福祉法に定める援護,育成又は更生の措置に関する事務を行うことを職務とする.
⑤ 第2項の規定により置かれる社会福祉主事は,老人福祉法,身体障害者福祉法及び知的障害者福祉法に定める援護又は更生の措置に関する事務を行うことを職務とする.

第19条（資格等） ① 社会福祉主事は,都道府県知事又は市町村長の補助機関である職員とし,年齢20年以上の者であつて,人格が高潔で,思慮が円熟し,社会福祉の増進に熱意があり,かつ,次の各号のいずれかに該当するもののうちから任用しなければならない.
1 学校教育法（昭和22年法律第26号）に基づく大学,旧大学令（大正7年勅令第388号）に基づく大学,旧高等学校令（大正7年勅令第389号）に基づく高等学校又は旧専門学校令（明治36年勅令第61号）に基づく専門学校において,厚生労働大臣の指定する社会福祉に関する科目を修めて卒業した者
2 厚生労働大臣の指定する養成機関又は講習会の課程を修了した者
3 社会福祉士
4 厚生労働大臣の指定する社会福祉事業従事者試験に合格した者
5 前各号に掲げる者と同等以上の能力を有すると認められる者として厚生労働省令で定めるもの
② 前項第2号の養成機関の指定に関し必要な事項は,政令で定める.

第5章 指導監督及び訓練

第20条（指導監督） 都道府県知事並びに指定都市及び中核市の長は,この法律,生活保護法,児童福祉法,母子及び寡婦福祉法,老人福祉法,身体障害者福祉法及び知的障害者福祉法の施行に関しそれぞれその所部の職員の行う事務について,その指導監督を行うために必要な計画を樹立し,これを実施しなければならない.

第21条（訓練） この法律,生活保護法,児童福祉法,母子及び寡婦福祉法,老人福祉法,身体障害者福祉法及び知的障害者福祉法の施行に関する事務に従事する職員の素質を向上するため,都道府県知事はその所部の職員及び市町村の職員に対し,指定都市及び中核市の長はその所部の職員に対し,それぞれ必要な訓練を行わなければならない.

第6章 社会福祉法人（略）

第7章 社会福祉事業（略）

第8章 福祉サービスの適切な利用

第1節 情報の提供等

第75条（情報の提供） ① 社会福祉事業の経営者は,福祉サービス（社会福祉事業において提供されるものに限る.以下この節及び次節において同じ.）を利用しようとする者が,適切かつ円滑にこれを利用することができるように,その経営する社会福祉事業に関し情報の提供を行うよう努めなければならない.
② 国及び地方公共団体は,福祉サービスを利用しようとする者が必要な情報を容易に得られるように,必要な措置を講ずるよう努めなければならない.

第76条（利用契約の申込み時の説明） 社会福祉事業の経営者は,その提供する福祉サービスの利用を希望する者からの申込みがあつた場合には,その者に対し,当該福祉サービスを利用するための契約の内容及びその履行に関する事項について説明するよう努めなければならない.

第77条（利用契約の成立時の書面の交付） ① 社会福祉事業の経営者は,福祉サービスを利用するための契約（厚生労働省令で定めるものを除く.）が成立したときは,その利用者に対し,遅滞なく,次に掲げる事項を記載した書面を交付しなければならない.
1 当該社会福祉事業の経営者の名称及び主たる事務所の所在地
2 当該社会福祉事業の経営者が提供する福祉サービスの内容
3 当該福祉サービスの提供につき利用者が支払うべき額に関する事項
4 その他厚生労働省令で定める事項
② 社会福祉事業の経営者は,前項の規定による書面の交付に代えて,政令の定めるところにより,当該利用者の承諾を得て,当該書面に記載すべき事項を電子情報処理組織を使用する方法その他の情報通信の技術を利用する方法であつて厚生

労働省令で定めるものにより提供することができる。この場合において、当該社会福祉事業の経営者は、当該書面を交付したものとみなす。

第78条（福祉サービスの質の向上のための措置等） ① 社会福祉事業の経営者は、自らその提供する福祉サービスの質の評価を行うことその他の措置を講ずることにより、常に福祉サービスを受ける者の立場に立つて良質かつ適切な福祉サービスを提供するよう努めなければならない。

② 国は、社会福祉事業の経営者が行う福祉サービスの質の向上のための措置を援助するために、福祉サービスの質の公正かつ適切な評価の実施に資するための措置を講ずるよう努めなければならない。

第79条（誇大広告の禁止） 社会福祉事業の経営者は、その提供する福祉サービスについて広告をするときは、広告された福祉サービスの内容その他の厚生労働省令で定める事項について、著しく事実に相違する表示をし、又は実際のものよりも著しく優良であり、若しくは有利であると人を誤認させるような表示をしてはならない。

第2節 福祉サービスの利用の援助等

第80条（福祉サービス利用援助事業の実施に当たつての配慮） 福祉サービス利用援助事業を行う者は、当該事業を行うに当たつては、利用者の意向を十分に尊重するとともに、利用者の立場に立つて公正かつ適切な方法により行わなければならない。

第81条（都道府県社会福祉協議会の行う福祉サービス利用援助事業等） 都道府県社会福祉協議会は、第110条第1項第8号に掲げる事業を行うほか、福祉サービス利用援助事業を行う市町村社会福祉協議会その他の者と協力して都道府県の区域内においてあまねく福祉サービス利用援助事業が実施されるために必要な事業を行うとともに、これと併せて、当該事業に従事する者の資質の向上のための事業並びに福祉サービス利用援助事業に関する普及及び啓発を行うものとする。

第82条（社会福祉事業の経営者による苦情の解決） 社会福祉事業の経営者は、常に、その提供する福祉サービスについて、利用者等からの苦情の適切な解決に努めなければならない。

第83条（運営適正化委員会） 都道府県の区域内において、福祉サービス利用援助事業の適正な運営を確保するとともに、福祉サービスに関する利用者等からの苦情を適切に解決するため、都道府県社会福祉協議会に、人格が高潔であつて、社会福祉に関する識見を有し、かつ、社会福祉、法律又は医療に関し学識経験を有する者で構成される運営適正化委員会を置くものとする。

第84条（運営適正化委員会の行う福祉サービス利用援助事業に関する助言等） ① 運営適正化委員会は、第81条の規定により行われる福祉サービス利用援助事業の適正な運営を確保するために必要があると認めるときは、当該福祉サービス利用援助事業を行う者に対して必要な助言又は勧告をすることができる。

② 福祉サービス利用援助事業を行う者は、前項の勧告を受けたときは、これを尊重しなければならない。

第85条（運営適正化委員会の行う苦情の解決のための相談等） ① 運営適正化委員会は、福祉サービスに関する苦情について解決の申出があつたときは、その相談に応じ、申出人に必要な助言をし、当該苦情に係る事情を調査するものとする。

② 運営適正化委員会は、前項の申出人及び当該申出人に対し福祉サービスを提供した者の同意を得て、苦情の解決のあつせんを行うことができる。

第86条（運営適正化委員会から都道府県知事への通知） 運営適正化委員会は、苦情の解決に当たり、当該苦情に係る福祉サービスの利用者の処遇につき不当な行為が行われているおそれがあると認めるときは、都道府県知事に対し、速やかに、その旨を通知しなければならない。

第87条（政令への委任） この節に規定するもののほか、運営適正化委員会に関し必要な事項は、政令で定める。

第3節 社会福祉を目的とする事業を経営する者への支援

第88条 都道府県社会福祉協議会は、第110条第1項各号に掲げる事業を行うほか、社会福祉を目的とする事業の健全な発達に資するため、必要に応じ、社会福祉を目的とする事業を経営する者がその行つた福祉サービスの提供に要した費用に関して地方公共団体に対して行う請求の事務の代行その他の社会福祉を目的とする事業を経営する者が当該事業を円滑に実施することができるよう支援するための事業を実施するよう努めなければならない。ただし、他に当該事業を実施する適切な者がある場合には、この限りでない。

第9章 社会福祉事業に従事する者の確保の促進

第1節 基本指針等

第89条（基本指針） ① 厚生労働大臣は、社会福祉事業が適正に行われることを確保するため、社会福祉事業に従事する者（以下この章において「社会福祉事業従事者」という。）の確保及び国民の社会福祉に関する活動への参加の促進を図るための措置に関する基本的な指針（以下「基本指針」という。）を定めなければならない。

② 基本指針に定める事項は、次のとおりとする。

1 社会福祉事業従事者の就業の動向に関する事項
2 社会福祉事業を経営する者が行う,社会福祉事業従事者に係る処遇の改善(国家公務員及び地方公務員である者に係るものを除く.)及び資質の向上並びに新規の社会福祉事業従事者の確保に資する措置その他の社会福祉事業従事者の確保に資する措置の内容に関する事項
3 前号に規定する措置の内容に関して,その適正かつ有効な実施を図るために必要な措置の内容に関する事項
4 国民の社会福祉事業に対する理解を深め,国民の社会福祉に関する活動への参加を促進するために必要な措置の内容に関する事項
③ 厚生労働大臣は,基本指針を定め,又はこれを変更しようとするときは,あらかじめ,総務大臣に協議するとともに,社会保障審議会及び都道府県の意見を聴かなければならない.
④ 厚生労働大臣は,基本指針を定め,又はこれを変更したときは,遅滞なく,これを公表しなければならない.

第90条(社会福祉事業を経営する者の講ずべき措置) ① 社会福祉事業を経営する者は,前条第1項第2号に規定する措置の内容に即した措置を講ずるように努めなければならない.

② 社会福祉事業を経営する者は,前条第2項第4号に規定する措置の内容に即した措置を講ずる者に対し,必要な協力を行うように努めなければならない.

第91条(指導及び助言) 国及び都道府県は,社会福祉事業を経営する者に対し,第89条第2項第2号に規定する措置の内容に即した措置の的確な実施に必要な指導及び助言を行うものとする.

第92条(国及び地方公共団体の措置) ① 国は,社会福祉事業従事者の確保及び国民の社会福祉に関する活動への参加を促進するために必要な財政上及び金融上の措置その他の措置を講ずるよう努めなければならない.

② 地方公共団体は,社会福祉事業従事者の確保及び国民の社会福祉に関する活動への参加を促進するために必要な措置を講ずるよう努めなければならない.

第2節 福祉人材センター
第1款 都道府県福祉人材センター

第93条(指定等) ① 都道府県知事は,社会福祉事業に関する連絡及び援助を行うこと等により社会福祉事業従事者の確保を図ることを目的として設立された社会福祉法人であつて,次条に規定する業務を適正かつ確実に行うことができると認められるものを,その申請により,都道府県ごとに1個に限り,都道府県福祉人材センター(以下「都道府県センター」という.)として指定することができる.

② 都道府県知事は,前項の規定による指定をしたときは,当該都道府県センターの名称,住所及び事務所の所在地を公示しなければならない.

③ 都道府県センターは,その名称,住所又は事務所の所在地を変更しようとするときは,あらかじめ,その旨を都道府県知事に届け出なければならない.

④ 都道府県知事は,前項の規定による届出があつたときは,当該届出に係る事項を公示しなければならない.

第94条(業務) 都道府県センターは,当該都道府県の区域内において,次に掲げる業務を行うものとする.

1 社会福祉事業に関する啓発活動を行うこと.
2 社会福祉事業従事者の確保に関する調査研究を行うこと.
3 社会福祉事業を経営する者に対し,第89条第2項第2号に規定する措置の内容に即した措置の実施に関する技術的事項について相談その他の援助を行うこと.
4 社会福祉事業の業務に関し,社会福祉事業従事者及び社会福祉事業に従事しようとする者に対して研修を行うこと.
5 社会福祉事業従事者の確保に関する連絡を行うこと.
6 社会福祉事業に従事しようとする者に対し,就業の援助を行うこと.
7 前各号に掲げるもののほか,社会福祉事業従事者の確保を図るために必要な業務を行うこと.

第95条(他の社会福祉事業従事者の確保に関する業務を行う団体との連携) 都道府県センターは,前条に規定する業務を行うに当たつては,他の社会福祉事業従事者の確保に関する業務を行う団体との連携に努めなければならない.

第96条(事業計画等) ① 都道府県センターは,毎事業年度,厚生労働省令の定めるところにより,事業計画書及び収支予算書を作成し,都道府県知事に提出しなければならない.これを変更しようとするときも,同様とする.

② 都道府県センターは,厚生労働省令の定めるところにより,毎事業年度終了後,事業報告書及び収支決算書を作成し,都道府県知事に提出しなければならない.

第97条(監督命令) 都道府県知事は,この款の規定を施行するために必要な限度において,都道府県センターに対し,第94条に規定する業務に関し監督上必要な命令をすることができる.

第98条(指定の取消し等) ① 都道府県知事は,都道府県センターが,次の各号のいずれかに該当するときは,第93条第1項の規定による指定

（以下この条において「指定」という．）を取り消すことができる．

1 第94条に規定する業務を適正かつ確実に実施することができないと認められるとき．
2 指定に関し不正の行為があつたとき．
3 この款の規定又は当該規定に基づく命令若しくは処分に違反したとき．

② 都道府県知事は，前項の規定により指定を取り消したときは，その旨を公示しなければならない．

第2款　中央福祉人材センター

第99条（指定） 厚生労働大臣は，都道府県センターの業務に関する連絡及び援助を行うこと等により，都道府県センターの健全な発展を図るとともに，社会福祉事業従事者の確保を図ることを目的として設立された社会福祉法人であつて，次条に規定する業務を適正かつ確実に行うことができると認められるものを，その申請により，全国を通じて1個に限り，中央福祉人材センター（以下「中央センター」という．）として指定することができる．

第100条（業務） 中央センターは，次に掲げる業務を行うものとする．

1 都道府県センターの業務に関する啓発活動を行うこと．
2 2以上の都道府県の区域における社会福祉事業従事者の確保に関する調査研究を行うこと．
3 社会福祉事業の業務に関し，都道府県センターの業務に従事する者に対して研修を行うこと．
4 社会福祉事業の業務に関し，社会福祉事業従事者に対して研修を行うこと．
5 都道府県センターの業務について，連絡調整を図り，及び指導その他の援助を行うこと．
6 都道府県センターの業務に関する情報及び資料を収集し，並びにこれを都道府県センターその他の関係者に対し提供すること．
7 前各号に掲げるもののほか，都道府県センターの健全な発展及び社会福祉事業従事者の確保を図るために必要な業務を行うこと．

第101条（準用） 第93条第2項から第4項まで及び第96条から第98条までの規定は，中央センターについて準用する．この場合において，これらの規定中「都道府県知事」とあるのは「厚生労働大臣」と，第93条第2項中「前項」とあるのは「第99条」と，第97条中「この款」とあるのは「次款」と，「第94条」とあるのは「第100条」と，第98条第1項中「第93条第1項」とあるのは「第99条」と，「第94条」とあるのは「第100条」と，「この款」とあるのは「次款」と読み替えるものとする．

第3節　福利厚生センター

第102条（指定） 厚生労働大臣は，社会福祉事業に関する連絡及び助成を行うこと等により社会福祉事業従事者の福利厚生の増進を図ることを目的として設立された社会福祉法人であつて，次条に規定する業務を適正かつ確実に行うことができると認められるものを，その申請により，全国を通じて1個に限り，福利厚生センターとして指定することができる．

第103条（業務） 福利厚生センターは，次に掲げる業務を行うものとする．

1 社会福祉事業を経営する者に対し，社会福祉事業従事者の福利厚生に関する啓発活動を行うこと．
2 社会福祉事業従事者の福利厚生に関する調査研究を行うこと．
3 福利厚生契約（福利厚生センターが社会福祉事業を経営する者に対してその者に使用される社会福祉事業従事者の福利厚生の増進を図るための事業を行うことを約する契約をいう．以下同じ．）に基づき，社会福祉事業従事者の福利厚生の増進を図る事業を実施すること．
4 社会福祉事業従事者の福利厚生に関し，社会福祉事業を経営する者との連絡を行い，及び社会福祉事業を経営する者に対し助成を行うこと．
5 前各号に掲げるもののほか，社会福祉事業従事者の福利厚生の増進を図るために必要な業務を行うこと．

第104条（約款の認可等） ① 福利厚生センターは，前条第3号に掲げる業務の開始前に，福利厚生契約に基づき実施する事業に関する約款（以下この条において「約款」という．）を定め，厚生労働大臣に提出してその認可を受けなければならない．これを変更しようとするときも，同様とする．

② 厚生労働大臣は，前項の認可をした約款が前条第3号に掲げる業務の適正かつ確実な実施上不適当となつたと認めるときは，その約款を変更すべきことを命ずることができる．

③ 約款に記載すべき事項は，厚生労働省令で定める．

第105条（契約の締結及び解除） ① 福利厚生センターは，福利厚生契約の申込者が第62条第1項若しくは第2項，第67条第1項若しくは第2項又は第69条第1項の規定に違反して社会福祉事業を経営する者であるとき，その他厚生労働省令で定める正当な理由があるときを除いては，福利厚生契約の締結を拒絶してはならない．

② 福利厚生センターは，社会福祉事業を経営する者がその事業を廃止したとき，その他厚生労働省令で定める正当な理由があるときを除いては，福利厚生契約を解除してはならない．

第106条（準用） 第93条第2項から第4項まで及び第96条から第98条までの規定は，福利厚生

センターについて準用する．この場合において，これらの規定中「都道府県知事」とあるのは「厚生労働大臣」と，第93条第2項中「前項」とあるのは「第102条」と，第96条第1項中「に提出しなければ」とあるのは「の認可を受けなければ」と，第97条中「この款」とあるのは「次節」と，「第94条」とあるのは「第103条」と，第98条第1項中「第93条第1項」とあるのは「第102条」と，「第94条」とあるのは「第103条」と，「この款」とあるのは「次節」と，「違反した」とあるのは「違反したとき，又は第104条第1項の認可を受けた同項に規定する約款によらないで第103条第3号に掲げる業務を行つた」と読み替えるものとする．

第10章 地域福祉の推進

第1節 地域福祉計画

第107条（市町村地域福祉計画）市町村は，地方自治法第2条第4項の基本構想に即し，地域福祉の推進に関する事項として次に掲げる事項を一体的に定める計画（以下「市町村地域福祉計画」という．）を策定し，又は変更しようとするときは，あらかじめ，住民，社会福祉を目的とする事業を経営する者その他社会福祉に関する活動を行う者の意見を反映させるために必要な措置を講ずるとともに，その内容を公表するものとする．
1 地域における福祉サービスの適切な利用の推進に関する事項
2 地域における社会福祉を目的とする事業の健全な発達に関する事項
3 地域福祉に関する活動への住民の参加の促進に関する事項

第108条（都道府県地域福祉支援計画）都道府県は，市町村地域福祉計画の達成に資するために，各市町村を通ずる広域的な見地から，市町村の地域福祉の支援に関する事項として次に掲げる事項を一体的に定める計画（以下「都道府県地域福祉支援計画」という．）を策定し，又は変更しようとするときは，あらかじめ，公聴会の開催等住民その他の者の意見を反映させるために必要な措置を講ずるとともに，その内容を公表するものとする．
1 市町村の地域福祉の推進を支援するための基本的方針に関する事項
2 社会福祉を目的とする事業に従事する者の確保又は資質の向上に関する事項
3 福祉サービスの適切な利用の推進及び社会福祉を目的とする事業の健全な発達のための基盤整備に関する事項

第2節 社会福祉協議会

第109条（市町村社会福祉協議会及び地区社会福祉協議会）① 市町村社会福祉協議会は，1又は同一都道府県内の2以上の市町村の区域内において次に掲げる事業を行うことにより地域福祉の推進を図ることを目的とする団体であつて，その区域内における社会福祉を目的とする事業を経営する者及び社会福祉に関する活動を行う者が参加し，かつ，指定都市にあつてはその区域内における地区社会福祉協議会の過半数及び社会福祉事業又は更生保護事業を経営する者の過半数が，指定都市以外の市及び町村にあつてはその区域内における社会福祉事業又は更生保護事業を経営する者の過半数が参加するものとする．
1 社会福祉を目的とする事業の企画及び実施
2 社会福祉に関する活動への住民の参加のための援助
3 社会福祉を目的とする事業に関する調査，普及，宣伝，連絡，調整及び助成
4 前3号に掲げる事業のほか，社会福祉を目的とする事業の健全な発達を図るために必要な事業
② 地区社会福祉協議会は，1又は2以上の区（地方自治法第252条の20に規定する区をいう．）の区域内において前項各号に掲げる事業を行うことにより地域福祉の推進を図ることを目的とする団体であつて，その区域内における社会福祉を目的とする事業を経営する者及び社会福祉に関する活動を行う者が参加し，かつ，その区域内において社会福祉事業又は更生保護事業を経営する者の過半数が参加するものとする．
③ 市町村社会福祉協議会のうち，指定都市の区域を単位とするものは，第1項各号に掲げる事業のほか，その区域内における地区社会福祉協議会の相互の連絡及び事業の調整の事業を行うものとする．
④ 市町村社会福祉協議会及び地区社会福祉協議会は，広域的に事業を実施することにより効果的な運営が見込まれる場合には，その区域を越えて第1項各号に掲げる事業を実施することができる．
⑤ 関係行政庁の職員は，市町村社会福祉協議会及び地区社会福祉協議会の役員となることができる．ただし，役員の総数の5分の1を超えてはならない．
⑥ 市町村社会福祉協議会及び地区社会福祉協議会は，社会福祉を目的とする事業を経営する者又は社会福祉に関する活動を行う者から参加の申出があつたときは，正当な理由がなければ，これを拒んではならない．

第110条（都道府県社会福祉協議会）① 都道府県社会福祉協議会は，都道府県の区域内において次に掲げる事業を行うことにより地域福祉の推進を図ることを目的とする団体であつて，その区域内における市町村社会福祉協議会の過半数及び

び社会福祉事業又は更生保護事業を経営する者の過半数が参加するものとする．
1　前条第1項各号に掲げる事業であつて各市町村を通ずる広域的な見地から行うことが適切なもの
2　社会福祉を目的とする事業に従事する者の養成及び研修
3　社会福祉を目的とする事業の経営に関する指導及び助言
4　市町村社会福祉協議会の相互の連絡及び事業の調整

② 前条第5項及び第6項の規定は，都道府県社会福祉協議会について準用する．

第111条（社会福祉協議会連合会）① 都道府県社会福祉協議会は，相互の連絡及び事業の調整を行うため，全国を単位として，社会福祉協議会連合会を設立することができる．
② 第109条第5項の規定は，社会福祉協議会連合会について準用する．

第3節　共同募金

第112条（共同募金）この法律において「共同募金」とは，都道府県の区域を単位として，毎年1回，厚生労働大臣の定める期間内に限つてあまねく行う寄附金の募集であつて，その区域内における地域福祉の推進を図るため，その寄附金をその区域内において社会福祉事業，更生保護事業その他の社会福祉を目的とする事業を経営する者（国及び地方公共団体を除く．以下この節において同じ．）に配分することを目的とするものをいう．

第113条（共同募金会）① 共同募金を行う事業は，第2条の規定にかかわらず，第一種社会福祉事業とする．
② 共同募金事業を行うことを目的として設立される社会福祉法人を共同募金会と称する．
③ 共同募金会以外の者は，共同募金事業を行つてはならない．
④ 共同募金会及びその連合会以外の者は，その名称中に，「共同募金会」又はこれと紛らわしい文字を用いてはならない．

第114条（共同募金会の認可）第30条第1項の所轄庁は，共同募金会の設立の認可に当たつては，第32条に規定する事項のほか，次に掲げる事項をも審査しなければならない．
1　当該共同募金の区域内に都道府県社会福祉協議会が存すること．
2　特定人の意思によつて事業の経営が左右されるおそれがないものであること．
3　当該共同募金の配分を受ける者が役員，評議員又は配分委員会の委員に含まれないこと．
4　役員，評議員又は配分委員会の委員が，当該共同募金の区域内における民意を公正に代表するものであること．

第115条（配分委員会）① 寄附金の公正な配分に資するため，共同募金会に配分委員会を置く．
② 第36条第4項各号のいずれかに該当する者は，配分委員会の委員となることができない．
③ 共同募金会の役員は，配分委員会の委員となることができる．ただし，委員の総数の3分の1を超えてはならない．
④ この節に規定するもののほか，配分委員会に関し必要な事項は，政令で定める．

第116条（共同募金の性格）共同募金は，寄附者の自発的な協力を基礎とするものでなければならない．

第117条（共同募金の配分）① 共同募金は，社会福祉を目的とする事業を経営する者以外の者に配分してはならない．
② 共同募金会は，寄附金の配分を行うに当たつては，配分委員会の承認を得なければならない．
③ 共同募金会は，第112条に規定する期間が満了した日の属する会計年度の翌年度の末日までに，その配分を終了しなければならない．
④ 国及び地方公共団体は，寄附金の配分について干渉してはならない．

第118条（準備金）① 共同募金会は，前条第3項の規定にかかわらず，災害救助法（昭和22年法律第118号）第2条に規定する災害の発生その他厚生労働省令で定める特別の事情がある場合に備えるため，共同募金の寄附金の額に厚生労働省令で定める割合を乗じて得た額を限度として，準備金を積み立てることができる．
② 共同募金会は，前項の災害の発生その他特別の事情があつた場合には，第112条の規定にかかわらず，当該共同募金会が行う共同募金の区域以外の区域において社会福祉を目的とする事業を経営する者に配分することを目的として，拠出の趣旨を定め，同項の準備金の全部又は一部を他の共同募金会に拠出することができる．
③ 前項の規定による拠出を受けた共同募金会は，拠出された金額を，同項の拠出の趣旨に従い，当該共同募金会の区域において社会福祉を目的とする事業を経営する者に配分しなければならない．
④ 共同募金会は，第1項に規定する準備金の積立て，第2項に規定する準備金の拠出及び前項の規定に基づく配分を行うに当たつては，配分委員会の承認を得なければならない．

第119条（計画の公告）共同募金会は，共同募金を行うには，あらかじめ，都道府県社会福祉協議会の意見を聴き，及び配分委員会の承認を得て，共同募金の目標額，受配者の範囲及び配分の方法を定め，これを公告しなければならない．

第120条（結果の公告）① 共同募金会は，寄附金

の配分を終了したときは、1月以内に、募金の総額、配分を受けた者の氏名又は名称及び配分した額並びに第118条第1項の規定により新たに積み立てられた準備金の額及び準備金の総額を公告しなければならない。

② 共同募金会は、第118条第2項の規定により準備金を拠出した場合には、速やかに、同項の拠出の趣旨、拠出先の共同募金会及び拠出した額を公告しなければならない。

③ 共同募金会は、第118条第3項の規定により配分を行つた場合には、配分を終了した後3月以内に、拠出を受けた総額及び拠出された金額の配分を受けた者の氏名又は名称を公告するとともに、当該拠出を行つた共同募金会に対し、拠出された金額の配分を受けた者の氏名又は名称を通知しなければならない。

第121条（共同募金会に対する解散命令） 第30条第1項の所轄庁は、共同募金会については、第56条第4項の事由が生じた場合のほか、第114条各号に規定する基準に適合しないと認められるに至つた場合においても、解散を命ずることができる。ただし、他の方法により監督の目的を達することができない場合に限る。

第122条（受配者の寄附金募集の禁止） 共同募金の配分を受けた者は、その配分を受けた後1年間は、その事業の経営に必要な資金を得るために寄附金を募集してはならない。

第123条（適用除外） 第73条の規定は、共同募金会が行う共同募金については、適用しない。

第124条（共同募金会連合会） ① 共同募金会は、相互の連絡及び事業の調整を行うため、全国を単位として、共同募金会連合会を設立することができる。

② 共同募金会連合会は、第73条の許可を受けて寄附金の募集をしようとするときは、あらかじめ、その募集をしようとする地域の属する都道府県に係る共同募金会の意見を聴かなければならない。

第11章 雑　則

第125条（芸能、出版物等の推薦等） 社会保障審議会は、社会福祉の増進を図るため、芸能、出版物等を推薦し、又はそれらを製作し、興行し、若しくは販売する者等に対し、必要な勧告をすることができる。

第126条（大都市等の特例） 第7章及び第8章の規定により都道府県が処理することとされている事務のうち政令で定めるものは、指定都市及び中核市において、政令の定めるところにより、指定都市又は中核市（以下「指定都市等」という。）が処理するものとする。この場合においては、これらの章中都道府県に関する規定は、指定都市等に関する規定として、指定都市等に適用があるものとする。

第127条（事務の区分） 別表の上欄に掲げる地方公共団体がそれぞれ同表の下欄に掲げる規定により処理することとされている事務は、地方自治法第2条第9項第1号に規定する第1号法定受託事務とする。

第128条（権限の委任） ① この法律に規定する厚生労働大臣の権限は、厚生労働省令で定めるところにより、地方厚生局長に委任することができる。

② 前項の規定により地方厚生局長に委任された権限は、厚生労働省令で定めるところにより、地方厚生支局長に委任することができる。

第129条（経過措置） この法律の規定に基づき政令を制定し、又は改廃する場合においては、その政令で、その制定又は改廃に伴い合理的に必要と判断される範囲内において、所要の経過措置（罰則に関する経過措置を含む。）を定めることができる。

第130条（厚生労働省令への委任） この法律に規定するもののほか、この法律の実施のため必要な手続その他の事項は、厚生労働省令で定める。

第12章 罰　則

第131条 次の各号のいずれかに該当する者は、6月以下の懲役又は50万円以下の罰金に処する。

1　第57条に規定する停止命令に違反して引き続きその事業を行つた者

2　第62条第2項又は第67条第2項の規定に違反して社会福祉事業を経営した者

3　第72条第1項から第3項までに規定する制限若しくは停止の命令に違反した者又は同条第1項若しくは第2項の規定により許可を取り消されたにもかかわらず、引き続きその社会福祉事業を経営した者

4　第73条第1項の規定による許可を受けないで、又は同条第2項の許可条件に違反して寄附金を募集した者

5　第73条第2項の規定による条件に違反して寄附金を使用し、又はこれによつて取得した財産を処分した者

第132条 第73条第3項の規定による報告をせず、又は虚偽の報告をした者は、20万円以下の罰金に処する。

第133条 法人の代表者又は法人若しくは人の代理人、使用人その他の従業者が、その法人又は人の事業に関し、前2条の違反行為をしたときは、行為者を罰するほか、その法人又はその人に対しても各本条の罰金刑を科する。

第134条 次の各号のいずれかに該当する場合においては、社会福祉法人の理事、監事又は清算人

は，20万円以下の過料に処する．
1 この法律に基づく政令の規定による登記をすることを怠つたとき．
2 第34条の2の規定による財産目録の備付けを怠り，又はこれに記載すべき事項を記載せず，若しくは虚偽の記載をしたとき．
3 第43条第3項の規定に違反して，届出をせず，又は虚偽の届出をしたとき．
4 第44条第4項の規定による同条第2項の書類及びこれに関する監事の意見を記載した書面の備付けを怠り，その書類に記載すべき事項を記載せず，又は虚偽の記載をしたとき．
5 第46条第2項又は第46条の11第1項の規定による破産手続開始の申立てを怠つたとき．
6 第46条の9第1項又は第46条の11第1項の規定による公告を怠り，又は不正の公告をしたとき．
7 第50条又は第51条第2項の規定に違反したとき．
第135条 第23条又は第113条第4項の規定に違反した者は，10万円以下の過料に処する．

98 生活保護法（抄）

（昭25・5・4法律第144号，
最終改正：平20・5・28法律第42号）

＊下線は平24・4・1施行（平18法83）

第1章 総 則

第1条（この法律の目的）この法律は，日本国憲法第25条に規定する理念に基き，国が生活に困窮するすべての国民に対し，その困窮の程度に応じ，必要な保護を行い，その最低限度の生活を保障するとともに，その自立を助長することを目的とする．
第2条（無差別平等）すべて国民は，この法律の定める要件を満たす限り，この法律による保護（以下「保護」という．）を，無差別平等に受けることができる．
第3条（最低生活）この法律により保障される最低限度の生活は，健康で文化的な生活水準を維持することができるものでなければならない．
第4条（保護の補足性）① 保護は，生活に困窮する者が，その利用し得る資産，能力その他あらゆるものを，その最低限度の生活の維持のために活用することを要件として行われる．
② 民法（明治29年法律第89号）に定める扶養義務者の扶養及び他の法律に定める扶助は，すべてこの法律による保護に優先して行われるものとする．
③ 前2項の規定は，急迫した事由がある場合に，必要な保護を行うことを妨げるものではない．
第5条（この法律の解釈及び運用）前4条に規定するところは，この法律の基本原理であつて，この法律の解釈及び運用は，すべてこの原理に基いてされなければならない．

第6条（用語の定義）① この法律において「被保護者」とは，現に保護を受けている者をいう．
② この法律において「要保護者」とは，現に保護を受けているといないとにかかわらず，保護を必要とする状態にある者をいう．
③ この法律において「保護金品」とは，保護として給与し，又は貸与される金銭及び物品をいう．
④ この法律において「金銭給付」とは，金銭の給与又は貸与によつて，保護を行うことをいう．
⑤ この法律において「現物給付」とは，物品の給与又は貸与，医療の給付，役務の提供その他金銭給付以外の方法で保護を行うことをいう．

第2章 保護の原則

第7条（申請保護の原則）保護は，要保護者，その扶養義務者又はその他の同居の親族の申請に基いて開始するものとする．但し，要保護者が急迫した状況にあるときは，保護の申請がなくても，必要な保護を行うことができる．
第8条（基準及び程度の原則）① 保護は，厚生労働大臣の定める基準により測定した要保護者の需要を基とし，そのうち，その者の金銭又は物品でみたすことのできない不足分を補う程度において行うものとする．
② 前項の基準は，要保護者の年齢別，性別，世帯構成別，所在地域別その他保護の種類に応じて必要な事情を考慮した最低限度の生活の需要を満たすに十分なものであつて，且つ，これをこえないものでなければならない．
第9条（必要即応の原則）保護は，要保護者の年齢別，性別，健康状態等その個人又は世帯の実際の必要の相違を考慮して，有効且つ適切に行うものとする．
第10条（世帯単位の原則）保護は，世帯を単位としてその要否及び程度を定めるものとする．但し，これによりがたいときは，個人を単位として定めることができる．

第3章 保護の種類及び範囲

第11条（種類）① 保護の種類は，次のとおりとする．
1 生活扶助
2 教育扶助
3 住宅扶助
4 医療扶助
5 介護扶助
6 出産扶助
7 生業扶助
8 葬祭扶助
② 前項各号の扶助は，要保護者の必要に応じ，単給又は併給として行われる．
第12条（生活扶助）生活扶助は，困窮のため最低限度の生活を維持することのできない者に対して，左に掲げる事項の範囲内において行われる．
1 衣食その他日常生活の需要を満たすために必要なもの
2 移送
第13条（教育扶助）教育扶助は，困窮のため最低限度の生活を維持することのできない者に対して，左に掲げる事項の範囲内において行われる．
1 義務教育に伴つて必要な教科書その他の学用品
2 義務教育に伴つて必要な通学用品
3 学校給食その他義務教育に伴つて必要なもの

第14条（住宅扶助） 住宅扶助は，困窮のため最低限度の生活を維持することのできない者に対して，左に掲げる事項の範囲内において行われる．
1　住居
2　補修その他住宅の維持のために必要なもの

第15条（医療扶助） 医療扶助は，困窮のため最低限度の生活を維持することのできない者に対して，左に掲げる事項の範囲内において行われる．
1　診察
2　薬剤又は治療材料
3　医学的処置，手術及びその他の治療並びに施術
4　居宅における療養上の管理及びその療養に伴う世話その他の看護
5　病院又は診療所への入院及びその療養に伴う世話その他の看護
6　移送

第15条の2（介護扶助） ① 介護扶助は，困窮のため最低限度の生活を維持することのできない要介護者（介護保険法（平成9年法律第123号）第7条第3項に規定する要介護者をいう．第3項において同じ．）に対して，第1号から第4号まで及び第8号に掲げる事項の範囲内において行われ，困窮のため最低限度の生活を維持することのできない要支援者（同条第4項に規定する要支援者をいう．第6項において同じ．）に対して，第5号から第8号までに掲げる事項の範囲内において行われる．
1　居宅介護（居宅介護支援計画に基づき行うものに限る．）
2　福祉用具
3　住宅改修
4　施設介護
5　介護予防（介護予防支援計画に基づき行うものに限る．）
6　介護予防福祉用具
7　介護予防住宅改修
8　移送

② 前項第1号に規定する居宅介護とは，介護保険法第8条第2項に規定する訪問介護，同条第3項に規定する訪問入浴介護，同条第4項に規定する訪問看護，同条第5項に規定する訪問リハビリテーション，同条第6項に規定する居宅療養管理指導，同条第7項に規定する通所介護，同条第8項に規定する通所リハビリテーション，同条第9項に規定する短期入所生活介護，同条第10項に規定する短期入所療養介護，同条第11項に規定する特定施設入居者生活介護，同条第12項に規定する福祉用具貸与，同条第15項に規定する夜間対応型訪問介護，同条第16項に規定する認知症対応型通所介護，同条第17項に規定する小規模多機能型居宅介護，同条第18項に規定する認知症対応型共同生活介護及び同条第19項に規定する地域密着型特定施設入居者生活介護並びにこれらに相当するサービスをいう．

③ 第1項第1号に規定する居宅介護支援計画とは，居宅において生活を営む要介護者が居宅介護その他居宅において日常生活を営むために必要な保健医療サービス及び福祉サービス（以下この項において「居宅介護等」という．）の適切な利用等をすることができるようにするための当該要介護者が利用する居宅介護等の種類，内容等を定める計画をいう．

④ 第1項第4号に規定する施設介護とは，介護保険法第8条第20項に規定する地域密着型介護老人福祉施設入所者生活介護，同条第24項に規定する介護福祉施設サービス，同条第25項に規定する介護保健施設サービス及び同条第26項に規定する介護療養施設サービスをいう．〔下線部を「及び同条第25項に規定する介護保健サービス」に改める〕

⑤ 第1項第5号に規定する介護予防とは，介護保険法第8条の2第2項に規定する介護予防訪問介護，同条第3項に規定する介護予防訪問入浴介護，同条第4項に規定する介護予防訪問看護，同条第5項に規定する介護予防訪問リハビリテーション，同条第6項に規定する介護予防居宅療養管理指導，同条第7項に規定する介護予防通所介護，同条第8項に規定する介護予防通所リハビリテーション，同条第9項に規定する介護予防短期入所生活介護，同条第10項に規定する介護予防短期入所療養介護，同条第11項に規定する介護予防特定施設入居者生活介護，同条第12項に規定する介護予防福祉用具貸与，同条第15項に規定する介護予防認知症対応型通所介護，同条第16項に規定する介護予防小規模多機能型居宅介護及び同条第17項に規定する介護予防認知症対応型共同生活介護並びにこれらに相当するサービスをいう．

⑥ 第1項第5号に規定する介護予防支援計画とは，居宅において生活を営む要支援者が介護予防その他身体上又は精神上の障害があるために入浴，排せつ，食事等の日常生活における基本的な動作の全部若しくは一部について常時介護を要し，又は日常生活を営むのに支障がある状態の軽減又は悪化の防止に資する保健医療サービス及び福祉サービス（以下この項において「介護予防等」という．）の適切な利用等をすることができるようにするための当該要支援者が利用する介護予防等の種類，内容等を定める計画であつて，介護保険法第115条の45第1項に規定する地域包括支援センター（第34条の2第2項及び第54条の2第1項において「地域包括支援センター」という．）の職員のうち同法第8条の2第18項の厚生労働省令で定める者が作成したものをいう．

第16条（出産扶助） 出産扶助は，困窮のため最低限度の生活を維持することのできない者に対して，左に掲げる事項の範囲内において行われる．
1　分べんの介助
2　分べん前及び分べん後の処置
3　脱脂綿，ガーゼその他の衛生材料

第17条（生業扶助） 生業扶助は，困窮のため最低限度の生活を維持することのできない者又はそのおそれのある者に対して，左に掲げる事項の範囲内において行われる．但し，これによつて，その者の収入を増加させ，又はその自立を助長することのできる見込のある場合に限る．
1　生業に必要な資金，器具又は資料
2　生業に必要な技能の修得
3　就労のために必要なもの

第18条（葬祭扶助） ① 葬祭扶助は，困窮のため最低限度の生活を維持することのできない者に対して，左に掲げる事項の範囲内において行われる．
1　検案
2　死体の運搬
3　火葬又は埋葬
4　納骨その他葬祭のために必要なもの

② 左に掲げる場合において，その葬祭を行う者があるときは，その者に対して，前項各号の葬祭扶助を行うことができる．
1　被保護者が死亡した場合において，その者の葬祭を行う扶養義務者がないとき．

2 死者に対しその葬祭を行う扶養義務者がない場合において、その遺留した金品で、葬祭を行うに必要な費用を満たすことのできないとき．

第4章　保護の機関及び実施

第19条（実施機関）① 都道府県知事，市長及び社会福祉法（昭和26年法律第45号）に規定する福祉に関する事務所（以下「福祉事務所」という．）を管理する町村長は，次に掲げる者に対して，この法律の定めるところにより，保護を決定し，かつ，実施しなければならない．
1　その管理に属する福祉事務所の所管区域内に居住地を有する要保護者
2　居住地がないか，又は明らかでない要保護者であつて，その管理に属する福祉事務所の所管区域内に現在地を有するもの
② 居住地が明らかである要保護者であつても，その者が急迫した状況にあるときは，その急迫した事由が止むまでは，その者に対する保護は，前項の規定にかかわらず，その者の現在地を所管する福祉事務所を管理する都道府県知事又は市町村長が行うものとする．
③ 第30条第1項ただし書の規定により被保護者を救護施設，更生施設若しくはその他の適当な施設に入所させ，若しくはこれらの施設に入所を委託し，若しくは私人の家庭に養護を委託した場合又は第34条の2第2項の規定により被保護者に対して保護を行うべき者は，その者に係る入所又は委託前の居住地又は現在地によつて定めるものとする．
④ 前3項の規定により保護を行うべき者（以下「保護の実施機関」という．）は，保護の決定及び実施に関する事務の全部又は一部を，その管理に属する行政庁に限り，委任することができる．
⑤ 保護の実施機関は，保護の決定及び実施に関する事務の一部を，政令の定めるところにより，他の保護の実施機関に委託して行うことを妨げない．
⑥ 福祉事務所を設置しない町村の長（以下「町村長」という．）は，その町村の区域内において特に急迫した事由により放置することができない状況にある要保護者に対して，応急的処置として，必要な保護を行うものとする．
⑦ 町村長は，保護の実施機関又は福祉事務所の長（以下「福祉事務所長」という．）が行う保護事務の執行を適切ならしめるため，左に掲げる事項を行うものとする．
1　要保護者を発見し，又は被保護者の生計その他の状況の変動を発見した場合において，すみやかに，保護の実施機関又は福祉事務所長にその旨を通報すること．
2　第24条第6項の規定により保護の開始又は変更の申請を受け取つた場合において，これを保護の実施機関に送付すること．
3　保護の実施機関又は福祉事務所長から求められた場合において，被保護者等に対して，保護金品を交付すること．
4　保護の実施機関又は福祉事務所長から求められた場合において，要保護者に関する調査を行うこと．

第20条（職権の委任）都道府県知事は，この法律に定めるその職権の一部を，その管理に属する行政庁に委任することができる．

第21条（補助機関）社会福祉法に定める社会福祉主事は，この法律の施行について，都道府県知事又は市町村長の事務の執行を補助するものとする．

第22条（民生委員の協力）民生委員法（昭和23年法律第198号）に定める民生委員は，この法律の施行について，市町村長，福祉事務所長又は社会福祉主事の事務の執行に協力するものとする．

第23条（事務監査）① 厚生労働大臣は都道府県知事及び市町村長の行うこの法律の施行に関する事務について，都道府県知事は市町村長の行うこの法律の施行に関する事務について，その指定する職員に，その監査を行わせなければならない．
② 前項の規定により指定された職員は，都道府県知事又は市町村長に対し，必要と認める資料の提出若しくは説明を求め，又は必要と認める指示をすることができる．
③ 第1項の規定により指定すべき職員の資格については，政令で定める．

第24条（申請による保護の開始及び変更）① 保護の実施機関は，保護の開始の申請があつたときは，保護の要否，種類，程度及び方法を決定し，申請者に対して書面をもつて，これを通知しなければならない．
② 前項の書面には，決定の理由を附さなければならない．
③ 第1項の通知は，申請のあつた日から14日以内にしなければならない．但し，扶養義務者の資産状況の調査に日時を要する等特別な理由がある場合には，これを30日まで延ばすことができる．この場合には，同項の書面にその理由を明示しなければならない．
④ 保護の申請をしてから30日以内に第1項の通知がないときは，申請者は，保護の実施機関が申請を却下したものとみなすことができる．
⑤ 前4項の規定は，第7条に規定する者から保護の変更の申請があつた場合に準用する．
⑥ 保護の開始又は変更の申請は，町村長を経由してすることもできる．町村長は，申請を受け取つたときは，5日以内に，その申請に，要保護者に対する扶養義務者の有無，資産状況その他保護に関する決定をするについて参考となるべき事項を記載した書面を添えて，これを保護の実施機関に送付しなければならない．

第25条（職権による保護の開始及び変更）① 保護の実施機関は，要保護者が急迫した状況にあるときは，すみやかに，職権をもつて保護の種類，程度及び方法を決定し，保護を開始しなければならない．
② 保護の実施機関は，常に，被保護者の生活状態を調査し，保護の変更を必要とすると認めるときは，すみやかに，職権をもつてその決定を行い，書面をもつて，これを被保護者に通知しなければならない．前条第2項の規定は，この場合に準用する．
③ 町村長は，要保護者が特に急迫した事由により放置することができない状況にあるときは，すみやかに，職権をもつて第19条第6項に規定する保護を行わなければならない．

第26条（保護の停止及び廃止）保護の実施機関は，被保護者が保護を必要としなくなつたときは，すみやかに，保護の停止又は廃止を決定し，書面をもつて，これを被保護者に通知しなければならない．第28条第4項又は第62条第3項の規定により保護の停止又は廃止をする場合も，同様とする．

第27条（指導及び指示）① 保護の実施機関は，被保護者に対して，生活の維持，向上その他保護の目的達

成に必要な指導又は指示をすることができる.
② 前項の指導又は指示は,被保護者の自由を尊重し,必要の最少限度に止めなければならない.
③ 第1項の規定は,被保護者の意に反して,指導又は指示を強制し得るものと解釈してはならない.

第27条の2（相談及び助言） 保護の実施機関は,要保護者から求めがあつたときは,要保護者の自立を助長するために,要保護者からの相談に応じ,必要な助言をすることができる.

第28条（調査及び検診） ① 保護の実施機関は,保護の決定又は実施のため必要があるときは,要保護者の資産状況,健康状態その他の事項を調査するために,要保護者について,当該職員に,その居住の場所に立ち入り,これらの事項を調査させ,又は当該要保護者に対して,保護の実施機関の指定する医師若しくは歯科医師の検診を受けるべき旨を命ずることができる.
② 前項の規定によつて立入調査を行う当該職員は,厚生労働省の定めるところにより,その身分を示す証票を携帯し,且つ,関係人の請求があるときは,これを呈示しなければならない.
③ 第1項の規定による立入調査の権限は,犯罪捜査のために認められたものと解してはならない.
④ 保護の実施機関は,要保護者が第1項の規定による立入調査を拒み,妨げ,若しくは忌避し,又は医師若しくは歯科医師の検診を受けるべき旨の命令に従わないときは,保護の開始若しくは変更の申請を却下し,又は保護の変更,停止若しくは廃止をすることができる.

第29条（嘱託及び報告の請求） 保護の実施機関及び福祉事務所長は,保護の決定又は実施のために必要があるときは,要保護者又はその扶養義務者の資産及び収入の状況につき,官公署に調査を嘱託し,又は銀行,信託会社,要保護者若しくはその扶養義務者の雇主その他の関係人に,報告を求めることができる.

第29条の2（行政手続法の適用除外） この章の規定による処分については,行政手続法（平成5年法律第88号）第3章（第12条及び第14条を除く.）の規定は,適用しない.

第5章 保護の方法

第34条（医療扶助の方法） ① 医療扶助は,現物給付によつて行うものとする.但し,これによることができないとき,これによることが適当でないとき,その他保護の目的を達するために必要があるときは,金銭給付によつて行うことができる.
② 前項に規定する現物給付のうち,医療の給付は,医療保護施設を利用させ,又は医療保護施設若しくは第49条の規定により指定を受けた医療機関にこれを委託して行うものとする.
③ 前項に規定する医療の給付のうち,あん摩マツサージ指圧師,はり師,きゆう師等に関する法律（昭和22年法律第217号）又は柔道整復師法（昭和45年法律第19号）の規定によりあん摩マツサージ指圧師又は柔道整復師（以下「施術者」という.）が行うことのできる範囲の施術については,第55条の規定により準用される第49条の規定により指定を受けた施術者に委託してその給付を行うことを妨げない.
④ 急迫した事情がある場合においては,被保護者は,前項の規定にかかわらず,指定を受けない医療機関について医療の給付を受け,又は指定を受けない施術者について施術の給付を受けることができる.
⑤ 医療扶助のための保護金品は,被保護者に対して交付するものとする.

第34条の2（介護扶助の方法） ① 介護扶助は,現物給付によつて行うものとする.ただし,これによることができないとき,これによることが適当でないとき,その他保護の目的を達するために必要があるときは,金銭給付によつて行うことができる.
② 前項に規定する現物給付のうち,居宅介護,福祉用具の給付,施設介護,介護予防及び介護予防福祉用具の給付は,介護機関（その事業として居宅介護を行う者及びその事業として居宅介護支援計画を作成する者,その事業として介護保険法第8条第13項に規定する特定福祉用具販売を行う者（第54条の2第1項において「特定福祉用具販売事業者」という.）,地域密着型介護老人福祉施設及び介護老人福祉施設,介護老人保健施設及び介護療養型医療施設,その事業として介護予防を行う者及び地域包括支援センター並びにその事業として同法第8条の2第13項に規定する特定介護予防福祉用具販売を行う者（第54条の2第1項において「特定介護予防福祉用具販売事業者」という.）をいう.以下同じ.）であつて,第54条の2第1項の規定による指定を受けたもの（同条第2項の規定により同条第1項の指定を受けたものとみなされた地域密着型介護老人福祉施設及び介護老人福祉施設を含む.）にこれを委託して行うものとする.〔下線部を「及び介護老人保健施設」に改める〕
③ 前条第4項及び第5項の規定は,介護扶助について準用する.この場合において,同条第4項中「急迫した事情」とあるのは,「急迫した事情その他やむを得ない事情」と読み替えるものとする.

第35条（出産扶助の方法） ① 出産扶助は,金銭給付によつて行うものとする.但し,これによることができないとき,これによることが適当でないとき,その他保護の目的を達するために必要があるときは,現物給付によつて行うことができる.
② 前項但書に規定する現物給付のうち,助産の給付は,第55条の規定により準用される第49条の規定により指定を受けた助産師に委託して行うものとする.
③ 第34条第4項及び第5項の規定は,出産扶助について準用する.

第6章 保護施設

第38条（種類） ① 保護施設の種類は,左の通りとする.
1 救護施設
2 更生施設
3 医療保護施設
4 授産施設
5 宿所提供施設

② 救護施設は,身体上又は精神上著しい障害があるために日常生活を営むことが困難な要保護者を入所させて,生活扶助を行うことを目的とする施設とする.
③ 更生施設は,身体上又は精神上の理由により養護及び生活指導を必要とする要保護者を入所させて,生活扶助を行うことを目的とする施設とする.
④ 医療保護施設は,医療を必要とする要保護者に対して,医療の給付を行うことを目的とする施設とする.
⑤ 授産施設は,身体上若しくは精神上の理由又は世帯の事情により就業能力の限られている要保護者に対して,就労又は技能の修得のために必要な機会及び便宜を与えて,その自立を助長することを目的とする施設とする.
⑥ 宿所提供施設は,住居のない要保護者の世帯に対し

て、住宅扶助を行うことを目的とする施設とする.

第39条（保護施設の基準） 保護施設は、その施設の設備及び運営並びにその施設における被保護者の数及びこれとその施設における利用者の総数との割合が厚生労働大臣の定める最低の基準以上のものでなければならない.

第40条（都道府県，市町村及び地方独立行政法人の保護施設） ① 都道府県は、保護施設を設置することができる.

② 市町村及び地方独立行政法人（地方独立行政法人法（平成15年法律第118号）第2条第1項に規定する地方独立行政法人をいう．以下同じ.）は、保護施設を設置しようとするときは、あらかじめ、厚生労働省令で定める事項を都道府県知事に届け出なければならない.

③ 保護施設を設置した都道府県、市町村及び地方独立行政法人は、現に所内中の被保護者の保護に支障のない限り、その保護施設を廃止し、又はその事業を縮少し、若しくは休止することができる.

④ 都道府県及び市町村の行う保護施設の設置及び廃止は、条例で定めなければならない.

第41条（社会福祉法人及び日本赤十字社の保護施設の設置） ① 都道府県，市町村及び地方独立行政法人のほか、保護施設は、社会福祉法人及び日本赤十字社でなければ設置することができない.

② 社会福祉法人又は日本赤十字社は、保護施設を設置しようとするときは、あらかじめ、左に掲げる事項を記載した申請書を都道府県知事に提出して、その認可を受けなければならない.
1 保護施設の名称及び種類
2 設置者たる法人の名称並びに代表者の氏名，住所及び資産状況
3 寄附行為，定款その他の基本約款
4 建物その他の設備の規模及び構造
5 取扱定員
6 事業開始の予定年月日
7 経営の責任者及び保護の実務に当る幹部職員の氏名及び経歴
8 経理の方針

③ 都道府県知事は、前項の認可の申請があつた場合に、その施設が第39条に規定する基準の外、左の各号の基準に適合するものであるときは、これを認可しなければならない.
1 設置しようとする者の経済的基礎が確実であること.
2 その保護施設の主として利用される地域における要保護者の分布状況からみて、当該保護施設の設置が必要であること.
3 保護の実務に当る幹部職員が厚生労働大臣の定める資格を有するものであること.

④ 第1項の認可をするに当つて、都道府県知事は、その保護施設の存続期間を限り、又は保護の目的を達するために必要と認める条件を附することができる.

⑤ 第2項の認可を受けた社会福祉法人又は日本赤十字社は、同項第1号又は第3号から第8号までに掲げる事項を変更しようとするときは、あらかじめ、都道府県知事の認可を受けなければならない．この認可の申請があつた場合には、第3項の規定を準用する.

第7章　医療機関，介護機関及び助産機関

第49条（医療機関の指定） 厚生労働大臣は、国の開設した病院若しくは診療所又は薬局についてその主務大臣の同意を得て、都道府県知事は、その他の病院、診療所（これらに準ずるものとして政令で定めるものを含む.）若しくは薬局又は医師若しくは歯科医師について開設者又は本人の同意を得て、この法律による医療扶助のための医療を担当させる機関を指定する.

第50条（指定医療機関の義務） ① 前条の規定により指定を受けた医療機関（以下「指定医療機関」という.）は、厚生労働大臣の定めるところにより、懇切丁寧に被保護者の医療を担当しなければならない.

② 指定医療機関は、被保護者の医療について、都道府県知事の行う指導に従わなければならない.

第50条の2（変更の届出等） 指定医療機関は、当該指定医療機関の名称その他厚生労働省令で定める事項に変更があつたとき、又は当該指定医療機関の事業を廃止し、休止し、若しくは再開したときは、厚生労働省令で定めるところにより、10日以内に、その旨を第49条の指定をした厚生労働大臣又は都道府県知事に届け出なければならない.

第51条（指定の辞退及び取消し） ① 指定医療機関は、30日以上の予告期間を設けて、その指定を辞退することができる.

② 指定医療機関が、第50条の規定に違反したときは、厚生労働大臣の指定した医療機関については厚生労働大臣が、都道府県知事の指定した医療機関については都道府県知事が、その指定を取り消すことができる.

第52条（診療方針及び診療報酬） ① 指定医療機関の診療方針及び診療報酬は、国民健康保険の診療方針及び診療報酬の例による.

② 前項に規定する診療方針及び診療報酬によることのできないとき、及びこれによることを適当としないときの診療方針及び診療報酬は、厚生労働大臣の定めるところによる.

第53条（医療費の審査及び支払） ① 都道府県知事は、指定医療機関の診療内容及び診療報酬の請求を随時審査し、且つ、指定医療機関が前条の規定によつて請求することのできる診療報酬の額を決定することができる.

② 指定医療機関は、都道府県知事の行う前項の決定に従わなければならない.

③ 都道府県知事は、第1項の規定により指定医療機関の請求することのできる診療報酬の額を決定するに当つては、社会保険診療報酬支払基金法（昭和23年法律第129号）に定める審査委員会又は医療に関する審査機関で政令で定めるものの意見を聴かなければならない.

④ 都道府県、市及び福祉事務所を設置する町村は、指定医療機関に対する診療報酬の支払に関する事務を、社会保険診療報酬支払基金又は厚生労働省令で定める者に委託することができる.

⑤ 第1項の規定による診療報酬の額の決定については、行政不服審査法（昭和37年法律第160号）による不服申立てをすることができない.

第54条（報告の徴収及び立入検査） ① 厚生労働大臣又は都道府県知事は、診療内容及び診療報酬請求の適否を調査するため必要があるときは、指定医療機関の管理者に対して、必要と認める事項の報告を命じ、又は当該職員に、当該医療機関について実地に、その設備若しくは診療録その他の帳簿書類を検査させることができる.

② 第28条第2項及び第3項の規定は、前項の規定による検査について準用する.

第54条の2（介護機関の指定等） ① 厚生労働大

は、国の開設した地域密着型介護老人福祉施設、介護老人福祉施設、介護老人保健施設又は介護療養型医療施設についてその主務大臣の同意を得て、都道府県知事は、その他の地域密着型介護老人福祉施設、介護老人福祉施設、介護老人保健施設若しくは介護療養型医療施設、その事業として居宅介護を行う者若しくはその事業として居宅介護支援のための居宅介護支援計画を作成する者、特定福祉用具販売事業者、その事業として介護予防を行う者若しくは地域包括支援センター又は特定介護予防福祉用具販売事業者について開設者、本人又は設置者の同意を得て、この法律による介護扶助のための居宅介護若しくは居宅介護支援計画の作成、福祉用具の給付、施設介護、介護予防若しくは介護予防支援計画の作成又は介護予防福祉用具の給付を担当させる機関を指定する。〔下線部をそれぞれ「又は介護老人保健施設」、「若しくは介護老人保健施設」に改める〕

② 老人福祉法（昭和38年法律第133号）第20条の5に規定する特別養護老人ホームについて、介護保険法第42条の2第1項本文の指定があつたときは、その地域密着型介護老人福祉施設は、その指定の時に、前項の規定による指定を受けたものとみなし、同法第48条第1項第1号の指定があつたときは、その介護老人福祉施設は、その指定の時に、前項の規定による指定を受けたものとみなす。

③ 前項の規定により第1項の指定を受けたものとみなされた地域密着型介護老人福祉施設に係る同項の指定は、当該地域密着型介護老人福祉施設について、介護保険法第78条の8の規定による同法第42条の2第1項本文の指定の辞退があつたとき、同法第78条の10の規定による同法第42条の2第1項本文の指定の取消しがあつたとき、又は同法第78条の12において準用する第70条の2第1項の規定により同法第42条の2第1項本文の指定の効力が失われたときは、その効力を失い、前項の規定により第1項の指定を受けたものとみなされた介護老人福祉施設に係る同項の指定は、当該介護老人福祉施設について、同法第91条の規定による同法第48条第1項第1号の指定の辞退があつたとき、同法第92条第1項若しくは第115条の35第6項の規定による同法第48条第1項第1号の指定の取消しがあつたとき、又は同法第86条の2第1項の規定により同法第48条第1項第1号の指定の効力が失われたときは、その効力を失う。

④ 第50条から前条までの規定は、第1項の規定により指定を受けた介護機関（第2項の規定により第1項の指定を受けたものとみなされた地域密着型介護老人福祉施設及び介護老人福祉施設を含む。）について準用する。この場合において、第51条第1項中「指定医療機関」とあるのは「指定介護機関（地域密着型介護老人福祉施設及び介護老人福祉施設に係るものを除く。）」と、第53条第3項中「社会保険診療報酬支払基金法（昭和23年法律第129号）に定める審査委員会又は医療に関する審査機関で政令で定めるもの」とあるのは「介護保険法に定める介護給付費審査委員会」と、同条第4項中「社会保険診療報酬支払基金又は厚生労働省令で定める者」とあるのは「国民健康保険団体連合会」と読み替えるほか、これらの規定に関し必要な技術的読替えは、政令で定める。

第55条（助産機関等への準用） 第49条から第51条までの規定は、この法律による出産扶助のための助産を担当する助産師並びにこの法律による医療扶助のための施術を担当するあん摩マツサージ指圧師及び柔道整復師について、第52条及び第53条の規定は、医療保護施設について準用する。

第8章 被保護者の権利及び義務

第56条（不利益変更の禁止） 被保護者は、正当な理由がなければ、既に決定された保護を、不利益に変更されることがない。

第57条（公課禁止） 被保護者は、保護金品を標準として租税その他の公課を課せられることがない。

第58条（差押禁止） 被保護者は、既に給与を受けた保護金品又はこれを受ける権利を差し押えられることがない。

第59条（譲渡禁止） 被保護者は、保護を受ける権利を譲り渡すことができない。

第60条（生活上の義務） 被保護者は、常に、能力に応じて勤労に励み、支出の節約を図り、その他生活の維持、向上に努めなければならない。

第61条（届出の義務） 被保護者は、収入、支出その他生計の状況について変動があつたとき、又は居住地若しくは世帯の構成に異動があつたときは、すみやかに、保護の実施機関又は福祉事務所長にその旨を届け出なければならない。

第62条（指示等に従う義務） ① 被保護者は、保護の実施機関が、第30条第1項ただし書の規定により、被保護者を救護施設、更生施設若しくはその他の適当な施設に入所させ、若しくはこれらの施設に入所を委託し、若しくは私人の家庭に養護を委託して保護を行うことを決定したとき、又は第27条の規定により、被保護者に対し、必要な指導又は指示をしたときは、これに従わなければならない。

② 保護施設を利用する被保護者は、第46条の規定により定められたその保護施設の管理規程に従わなければならない。

③ 保護の実施機関は、被保護者が前2項の規定による義務に違反したときは、保護の変更、停止又は廃止をすることができる。

④ 保護の実施機関は、前項の規定により保護の変更、停止又は廃止の処分をする場合には、当該被保護者に対して弁明の機会を与えなければならない。この場合においては、あらかじめ、当該処分をしようとする理由、弁明をすべき日時及び場所を通知しなければならない。

⑤ 第3項の規定による処分については、行政手続法第3条中（第12条及び第14条を除く。）の規定は、適用しない。

第63条（費用返還義務） 被保護者が、急迫の場合等において資力があるにもかかわらず、保護を受けたときは、保護に要する費用を支弁した都道府県又は市町村に対して、すみやかに、その受けた保護金品に相当する金額の範囲内において保護の実施機関の定める額を返還しなければならない。

第9章 不服申立て

第64条（審査庁） 第19条第4項の規定により市町村長が保護の決定及び実施に関する事務の全部又は一部をその管理に属する行政庁に委任した場合における当該事務に関する処分についての審査請求は、都道府県知事に対してするものとする。

第65条（裁決をすべき期間） ① 厚生労働大臣又は都道府県知事は、保護の決定及び実施に関する処分に

ついての審査請求があつたときは、50日以内に、当該審査請求に対する裁決をしなければならない。
② 審査請求人は、前項の期間内に裁決がないときは、厚生労働大臣又は都道府県知事が審査請求を棄却したものとみなすことができる。

第66条（再審査請求） ① 市町村長がした保護の決定及び実施に関する処分又は市町村長の管理に属する行政庁が第19条第4項の規定による委任に基づいてした処分に係る審査請求についての都道府県知事の裁決に不服がある者は、厚生労働大臣に対して再審査請求をすることができる。
② 前条第1項の規定は、再審査請求の裁決について準用する。この場合において、同項中「50日」とあるのは、「70日」と読み替えるものとする。

第10章 費用

第70条（市町村の支弁） 市町村は、次に掲げる費用を支弁しなければならない。
1 その長が第19条第1項の規定により行う保護（同条第5項の規定により委託を受けて行う保護を含む。）に関する次に掲げる費用
 イ 保護の実施に要する費用（以下「保護費」という。）
 ロ 第30条第1項ただし書、第33条第2項又は第36条第2項の規定により被保護者を保護施設に入所させ、若しくは入所を委託し、又は保護施設を利用させ、若しくはこれを委託する場合において、これに伴い必要な保護施設の事務費（以下「保護施設事務費」という。）
 ハ 第30条第1項ただし書の規定により被保護者を適当な施設に入所させ、若しくはその入所を適当な施設に委託し、又は私人の家庭に養護を委託する場合に、これに伴い必要な事務費（以下「委託事務費」という。）
2 その長の管理に属する福祉事務所の所管区域内に居住地を有する者に対して、都道府県知事又は他の市町村長が第19条第2項の規定により行う保護（同条第5項の規定により委託を受けて行う保護を含む。）に関する保護費、保護施設事務費及び委託事務費
3 その長の管理に属する福祉事務所の所管区域内に居住地を有する者に対して、他の町村長が第19条第6項の規定により行う保護に関する保護費、保護施設事務費及び委託事務費
4 その設置する保護施設の設備に要する費用（以下「設備費」という。）
5 この法律の施行に伴い必要なその人件費
6 この法律の施行に伴い必要なその事務費（以下「行政事務費」という。）

第71条（都道府県の支弁） 都道府県は、左に掲げる費用を支弁しなければならない。
1 その長が第19条第1項の規定により行う保護（同条第5項の規定により委託を受けて行う保護を含む。）に関する保護費、保護施設事務費及び委託事務費
2 その長の管理に属する福祉事務所の所管区域内に居住地を有する者に対して、他の都道府県知事又は市町村長が第19条第2項の規定により行う保護（同条第5項の規定により委託を受けて行う保護を含む。）に関する保護費、保護施設事務費及び委託事務費
3 その長の管理に属する福祉事務所の所管区域内に現在地を有する者（その所管区域外に居住地を有する者を除く。）に対して、町村長が第19条第6項の規定により行う保護に関する保護費、保護施設事務費及び委託事務費
4 その設置する保護施設の設備費
5 この法律の施行に伴い必要なその人件費
6 この法律の施行に伴い必要なその行政事務費

第72条（繰替支弁） ① 都道府県、市及び福祉事務所を設置する町村は、政令の定めるところにより、その長の管理に属する福祉事務所の所管区域内の施設、指定医療機関その他これらに準ずる施設で厚生労働大臣の指定するものにある被保護者につき他の都道府県又は市町村が支弁すべき保護費及び保護施設事務費を一時繰替支弁しなければならない。
② 都道府県、市及び福祉事務所を設置する町村は、その長が第19条第2項の規定により行う保護（同条第5項の規定により委託を受けて行う保護を含む。）に関する保護費、保護施設事務費及び委託事務費を一時繰替支弁しなければならない。
③ 町村は、その長が第19条第6項の規定により行う保護に関する保護費、保護施設事務費及び委託事務費を一時繰替支弁しなければならない。

第73条（都道府県の負担） 都道府県は、政令の定めるところにより、次に掲げる費用を負担しなければならない。
1 居住地がないか、又は明らかでない被保護者につき市町村が支弁した保護費、保護施設事務費及び委託事務費の4分の1
2 宿所提供施設又は児童福祉法（昭和22年法律第164号）第38条に規定する母子生活支援施設にある被保護者（これらの施設を利用するに至る前からその施設の所在する市町村の区域内に居住地を有していた被保護者を除く。）につきこれらの施設の所在する市町村が支弁した保護費、保護施設事務費及び委託事務費の4分の1

第74条（都道府県の補助） ① 都道府県は、左に掲げる場合においては、第41条の規定により設置した保護施設の修理、改造、拡張又は整備に要する費用の4分の3以内を補助することができる。
1 その保護施設を利用することがその地域における被保護者の保護のため極めて効果的であるとき。
2 その地域に都道府県又は市町村の設置する同種の保護施設がないか、又はあつてもこれに収容若しくは供用の余力がないとき。
② 第43条から第45条までに規定するものの外、前項の規定により補助を受けた保護施設に対する監督については、左の各号による。
1 厚生労働大臣は、その保護施設に対して、その業務又は会計の状況について必要と認める事項の報告を命ずることができる。
2 厚生労働大臣及び都道府県知事は、その保護施設の予算が、補助の効果を上げるために不適当であると認めるときは、その予算について、必要な変更をすべき旨を指示することができる。
3 厚生労働大臣及び都道府県知事は、その保護施設の職員が、この法律若しくはこれに基く命令又はこれらに基いてする処分に違反したときは、当該職員を解職すべき旨を指示することができる。

第74条の2（準用規定） 社会福祉法第58条第2項から第4項までの規定は、国有財産特別措置法（昭和27年法律第219号）第2条第2項第1号の規定又は

a 同法第3条第1項第4号及び同条第2項の規定により普通財産の譲渡又は貸付を受けた保護施設に準用する．
第75条（国の負担及び補助） ① 国は，政令の定めるところにより，市町村及び都道府県が支弁した保護費，保護施設事務費及び委託事務費の4分の3を負担しなければならない．
② 国は，政令の定めるところにより，都道府県が第74条第1項の規定により保護施設の設置者に対して補助した金額の3分の2以内を補助することができる．
第76条（遺留金品の処分） ① 第18条第2項の規定により葬祭扶助を行う場合においては，保護の実施機関は，その死者の遺留の金銭及び有価証券を保護費に充て，なお足りないときは，遺留の物品を売却してその代金をこれに充てることができる．
② 都道府県又は市町村は，前項の費用について，その遺留の物品の上に他の債権者の先取特権に対して優先権を有する．
第77条（費用の徴収） ① 被保護者に対して民法の規定により扶養の義務を履行しなければならない者があるときは，その扶養の範囲内において，保護費を支弁した都道府県又は市町村の長は，その費用の全部又は一部を，その者から徴収することができる．
② 前項の場合において，扶養義務者の負担すべき額について，保護の実施機関と扶養義務者との間に協議が調わないとき，又は協議をすることができないときは，保護の実施機関の申立により家庭裁判所が，これを定める．
③ 前項の処分は，家事審判法の適用については，同法第9条第1項乙類に掲げる事項とみなす．
f **第78条** 不実の申請その他不正な手段により保護を受け，又は他人をして受けさせた者があるときは，保護費を支弁した都道府県又は市町村の長は，その費用の全部又は一部を，その者から徴収することができる．
第79条（返還命令） 国又は都道府県は，左に掲げる場合においては，補助金又は負担金の交付を受けた保護施設の設置者に対して，既に交付した補助金又は負担金の全部又は一部の返還を命ずることができる．
g 　1 補助金又は負担金の交付条件に違反したとき．
　2 詐偽その他不正な手段をもって，補助金又は負担金の交付を受けたとき．
　3 保護施設の経営について，営利を図る行為があつたとき．
h 　4 保護施設が，この法律若しくはこれに基く命令又はこれらに基いてする処分に違反したとき．
第80条（返還の免除） 保護の実施機関は，保護の変更，廃止又は停止に伴い，前渡した保護金品の全部又は一部を返還させるべき場合において，これを消費し，又は喪失した被保護者に，やむを得ない事由があると認めるときは，これを返還させないことができる．

第11章 雑 則

第81条（後見人選任の請求） 被保護者が未成年者又は成年被後見人である場合において，親権者及び後見人の職務を行う者がないときは，保護の実施機関は，すみやかに，後見人の選任を家庭裁判所に請求しなければならない．
第85条（罰則） 不実の申請その他不正な手段により保護を受け，又は他人をして受けさせた者は，3年以下の懲役又は30万円以下の罰金に処する．ただし，k 刑法（明治40年法律第45号）に正条があるときは，

刑法による．

99 障害者基本法（抄）

（昭45・5・21法律第84号，最終改正：平16・6・4法律第80号）

第1章 総 則

第1条（目的） この法律は，障害者の自立及び社会参加の支援等のための施策に関し，基本的理念を定め，及び国，地方公共団体等の責務を明らかにするとともに，障害者の自立及び社会参加の支援等のための施策の基本となる事項を定めること等により，障害者の自立及び社会参加の支援等のための施策を総合的かつ計画的に推進し，もつて障害者の福祉を増進することを目的とする．
第2条（定義） この法律において「障害者」とは，身体障害，知的障害又は精神障害（以下「障害」と総称する．）があるため，継続的に日常生活又は社会生活に相当な制限を受ける者をいう．
第3条（基本的理念） ① すべて障害者は，個人の尊厳が重んぜられ，その尊厳にふさわしい生活を保障される権利を有する．
② すべて障害者は，社会を構成する一員として社会，経済，文化その他あらゆる分野の活動に参加する機会が与えられる．
③ 何人も，障害者に対して，障害を理由として，差別することその他の権利利益を侵害する行為をしてはならない．
第4条（国及び地方公共団体の責務） 国及び地方公共団体は，障害者の権利の擁護及び障害者に対する差別の防止を図りつつ障害者の自立及び社会参加を支援すること等により，障害者の福祉を増進する責務を有する．
第5条（国民の理解） 国及び地方公共団体は，国民が障害者について正しい理解を深めるよう必要な施策を講じなければならない．
第6条（国民の責務） ① 国民は，社会連帯の理念に基づき，障害者の福祉の増進に協力するよう努めなければならない．
② 国民は，社会連帯の理念に基づき，障害者の人権が尊重され，障害者が差別されることなく，社会，経済，文化その他あらゆる分野の活動に参加することができる社会の実現に寄与するよう努めなければならない．
第7条（障害者週間） ① 国民の間に広く障害者の福祉についての関心と理解を深めるとともに，障害者が社会，経済，文化その他あらゆる分野の活動に積極的に参加する意欲を高めるため，障害者週間を設ける．
② 障害者週間は，12月3日から12月9日までの1週間とする．
③ 国及び地方公共団体は，障害者週間の趣旨にふさわしい事業を実施するよう努めなければならない．
第8条（施策の基本方針） ① 障害者の福祉に関する施策は，障害者の年齢及び障害の状態に応じて，かつ，有機的連携の下に総合的に，策定され，及び実施されなければならない．
② 障害者の福祉に関する施策を講ずるに当たつては，障害者の自主性が十分に尊重され，かつ，障害者が，可

能な限り, 地域において自立した日常生活を営むことができるよう配慮されなければならない.

第9条（障害者基本計画等） ① 政府は, 障害者の福祉に関する施策及び障害者の予防に関する施策の総合的かつ計画的な推進を図るため, 障害者のための施策に関する基本的な計画（以下「障害者基本計画」という.）を策定しなければならない.

② 都道府県は, 障害者基本計画を基本とするとともに, 当該都道府県における障害者の状況等を踏まえ, 当該都道府県における障害者のための施策に関する基本的な計画（以下「都道府県障害者計画」という.）を策定しなければならない.

③ 市町村は, 障害者基本計画及び都道府県障害者計画を基本とするとともに, 地方自治法（昭和22年法律第67号）第2条第4項の基本構想に即し, かつ, 当該市町村における障害者の状況等を踏まえ, 当該市町村における障害者のための施策に関する基本的な計画（以下「市町村障害者計画」という.）を策定しなければならない.

④ 内閣総理大臣は, 関係行政機関の長に協議するとともに, 中央障害者施策推進協議会の意見を聴いて, 障害者基本計画の案を作成し, 閣議の決定を求めなければならない.

⑤ 都道府県は, 都道府県障害者計画を策定するに当たつては, 地方障害者施策推進協議会の意見を聴かなければならない.

⑥ 市町村は, 市町村障害者計画を策定するに当たつては, 地方障害者施策推進協議会を設置している場合にあつてはその意見を, その他の場合にあつては障害者その他の関係者の意見を聴かなければならない.

⑦ 政府は, 障害者基本計画を策定したときは, これを国会に報告するとともに, その要旨を公表しなければならない.

⑧ 第2項又は第3項の規定により都道府県障害者計画又は市町村障害者計画が策定されたときは, 都道府県知事又は市町村長は, これを当該都道府県の議会又は当該市町村の議会に報告するとともに, その要旨を公表しなければならない.

⑨ 第4項及び第7項の規定は障害者基本計画の変更について, 第5項及び前項の規定は都道府県障害者計画の変更について, 第6項及び前項の規定は市町村障害者計画の変更について準用する.

第10条（法制上の措置等） 政府は, この法律の目的を達成するため, 必要な法制上及び財政上の措置を講じなければならない.

第11条（年次報告） 政府は, 毎年, 国会に, 障害者のために講じた施策の概況に関する報告書を提出しなければならない.

第2章 障害者の福祉に関する基本的施策

第12条（医療, 介護等） ① 国及び地方公共団体は, 障害者が生活機能を回復し, 取得し, 又は維持するために必要な医療の給付及びリハビリテーションの提供を行うよう必要な施策を講じなければならない.

② 国及び地方公共団体は, 前項に規定する医療及びリハビリテーションの研究, 開発及び普及を促進しなければならない.

③ 国及び地方公共団体は, 障害者がその年齢及び障害の状態に応じ, 医療, 介護, 生活支援その他自立のための適切な支援を受けられるよう必要な施策を講じなければならない.

④ 国及び地方公共団体は, 第1項及び前項に規定する施策を講ずるために必要な専門的技術職員その他の専門的知識又は技能を有する職員を育成するよう努めなければならない.

⑤ 国及び地方公共団体は, 福祉用具及び身体障害者補助犬の給付又は貸与その他障害者が日常生活を営むのに必要な施策を講じなければならない.

⑥ 国及び地方公共団体は, 前項に規定する施策を講ずるために必要な福祉用具の研究及び開発, 身体障害者補助犬の育成等を促進しなければならない.

第13条（年金等） 国及び地方公共団体は, 障害者の自立及び生活の安定に資するため, 年金, 手当等の制度に関し必要な施策を講じなければならない.

第14条（教育） ① 国及び地方公共団体は, 障害者が, その年齢, 能力及び障害の状態に応じ, 十分な教育が受けられるようにするため, 教育の内容及び方法の改善及び充実を図る等必要な施策を講じなければならない.

② 国及び地方公共団体は, 障害者の教育に関する調査及び研究並びに学校施設の整備を促進しなければならない.

③ 国及び地方公共団体は, 障害のある児童及び生徒と障害のない児童及び生徒との交流及び共同学習を積極的に進めることによつて, その相互理解を促進しなければならない.

第15条（職業相談等） ① 国及び地方公共団体は, 障害者の職業選択の自由を尊重しつつ, 障害者がその能力に応じて適切な職業に従事することができるようにするため, その障害者の状態に配慮した職業相談, 職業指導, 職業訓練及び職業紹介の実施その他必要な施策を講じなければならない.

② 国及び地方公共団体は, 障害者に適した職種及び職域に関する調査及び研究を促進しなければならない.

③ 国及び地方公共団体は, 障害者の地域における作業活動の場及び障害者の職業訓練のための施設の拡充を図るため, これに必要な費用の助成その他必要な施策を講じなければならない.

第16条（雇用の促進等） ① 国及び地方公共団体は, 障害者の雇用を促進するため, 障害者に適した職種又は職域について障害者の優先雇用の施策を講じなければならない.

② 事業主は, 社会連帯の理念に基づき, 障害者の雇用に関し, その有する能力を正当に評価し, 適切な雇用の場を与えるとともに適正な雇用管理を行うことによりその雇用の安定を図るよう努めなければならない.

③ 国及び地方公共団体は, 障害者を雇用する事業主に対して, 障害者の雇用のための経済的負担を軽減し, もつてその雇用の促進及び継続を図るため, 障害者が雇用されるのに伴い必要となる施設又は設備の整備等に要する費用の助成その他必要な施策を講じなければならない.

第17条（住宅の確保） 国及び地方公共団体は, 障害者の生活の安定を図るため, 障害者のための住宅を確保し, 及び障害者の日常生活に適するような住宅の整備を促進するよう必要な施策を講じなければならない.

第18条（公共的施設のバリアフリー化） ① 国及び地方公共団体は, 障害者の利用の便宜を図ることによつて障害者の自立及び社会参加を支援するため, 自ら設置する官公庁施設, 交通施設その他の公共的施設について, 障害者が円滑に利用できるような施設の構造及び設備の整備等の計画的推進を図らなければならない.

② 交通施設その他の公共的施設を設置する事業者は，障害者の利用の便宜を図ることによつて障害者の自立及び社会参加を支援するため，社会連帯の理念に基づき，当該公共的施設について，障害者が円滑に利用できるような施設の構造及び設備の整備等の計画的な推進に努めなければならない．
③ 国及び地方公共団体は，前２項の規定により行われる公共的施設の構造及び設備の整備等が総合的かつ計画的に推進されるようにするため，必要な施策を講じなければならない．
④ 国，地方公共団体及び公共的施設を設置する事業者は，自ら設置する公共的施設を利用する障害者の補助を行う身体障害者補助犬の同伴について障害者の利用の便宜を図らなければならない．
第19条（情報の利用におけるバリアフリー化） ① 国及び地方公共団体は，障害者が円滑に情報を利用し，及びその意思を表示できるようにするため，障害者が利用しやすい電子計算機及びその関連装置その他の情報通信機器の普及，電気通信及び放送の役務の利用に関する障害者の利便の増進，障害者に対して情報を提供する施設の整備等が図られるよう必要な施策を講じなければならない．
② 国及び地方公共団体は，行政の情報化及び公共分野における情報通信技術の活用の推進に当たつては，障害者の利用の便宜が図られるよう特に配慮しなければならない．
③ 電気通信及び放送その他の情報の提供に係る役務の提供並びに電子計算機及びその関連装置その他の情報通信機器の製造等を行う事業者は，社会連帯の理念に基づき，当該役務の提供又は当該機器の製造等に当たつては，障害者の利用の便宜を図るよう努めなければならない．
第20条（相談等） 国及び地方公共団体は，障害者に関する相談業務，成年後見制度その他の障害者の権利利益の保護等のための施策又は制度が，適切に行われ又は広く利用されるようにしなければならない．
第21条（経済的負担の軽減） 国及び地方公共団体は，障害者及び障害者を扶養する者の経済的負担の軽減を図り，又は障害者の自立の促進を図るため，税制上の措置，公共的施設の利用料等の減免その他必要な施策を講じなければならない．
第22条（文化的諸条件の整備等） 国及び地方公共団体は，障害者の文化的意欲を満たし，若しくは障害者に文化的意欲を起こさせ，又は障害者が主体的かつ積極的にレクリエーションの活動をし，若しくはスポーツを行うことができるようにするため，施設，設備その他の諸条件の整備，文化，スポーツ等に関する活動の助成その他必要な施策を講じなければならない．

第3章　障害の予防に関する基本的施策

第23条 ① 国及び地方公共団体は，障害の原因の予防に関する調査及び研究を促進しなければならない．
② 国及び地方公共団体は，障害の予防のため，必要な知識の普及，母子保健等の保健対策の強化，障害の原因となる傷病の早期発見及び早期治療の推進その他必要な施策を講じなければならない．
③ 国及び地方公共団体は，障害の原因となる難病等の予防及び治療が困難であることにかんがみ，障害の原因となる難病等の調査及び研究を推進するとともに，難病等に起因する障害があるため継続的に日常生活又は社会生活に相当な制限を受ける者に対する施策をきめ細かく推進するよう努めなければならない．

100　障害者自立支援法（抄）

（平17・11・7法律第123号，
最終改正：平18・6・23法律第94号）

第1章　総　則

第1条（目的） この法律は，障害者基本法（昭和45年法律第84号）の基本的理念にのっとり，身体障害者福祉法（昭和24年法律第283号），知的障害者福祉法（昭和35年法律第37号），精神保健及び精神障害者福祉に関する法律（昭和25年法律第123号），児童福祉法（昭和22年法律第164号）その他障害者及び障害児の福祉に関する法律と相まって，障害者及び障害児がその有する能力及び適性に応じ，自立した日常生活又は社会生活を営むことができるよう，必要な障害福祉サービスに係る給付その他の支援を行い，もって障害者及び障害児の福祉の増進を図るとともに，障害の有無にかかわらず国民が相互に人格と個性を尊重し安心して暮らすことのできる地域社会の実現に寄与することを目的とする．
第2条（市町村等の責務） ① 市町村（特別区を含む．以下同じ．）は，この法律の実施に関し，次に掲げる責務を有する．
1 障害者が自ら選択した場所に居住し，又は障害者若しくは障害児（以下「障害者等」という．）がその有する能力及び適性に応じ，自立した日常生活又は社会生活を営むことができるよう，当該市町村の区域における障害者等の生活の実態を把握した上で，公共職業安定所その他の職業リハビリテーション（障害者の雇用の促進等に関する法律（昭和35年法律第123号）第2条第7号に規定する職業リハビリテーションをいう．第42条第1項において同じ．）の措置を実施する機関，教育機関その他の関係機関との緊密な連携を図りつつ，必要な自立支援給付及び地域生活支援事業を総合的かつ計画的に行うこと．
2 障害者等の福祉に関し，必要な情報の提供を行い，並びに相談に応じ，必要な調査及び指導を行い，並びにこれらに付随する業務を行うこと．
3 意思疎通について支援が必要な障害者等が障害福祉サービスを円滑に利用することができるよう必要な便宜を供与すること，障害者等に対する虐待の防止及びその早期発見のために関係機関と連絡調整を行うことその他障害者等の権利の擁護のために必要な援助を行うこと．
② 都道府県は，この法律の実施に関し，次に掲げる責務を有する．
1 市町村が行う自立支援給付及び地域生活支援事業が適正かつ円滑に行われるよう，市町村に対する必要な助言，情報の提供その他の援助を行うこと．
2 市町村と連携を図りつつ，必要な自立支援医療費の支給及び地域生活支援事業を総合的に行うこと．
3 障害者等に関する相談及び指導のうち，専門的な知識及び技術を必要とするものを行うこと．
4 市町村と協力して障害者等の権利の擁護のために必要な援助を行うとともに，市町村が行う障害者等

の権利の擁護のために必要な援助が適正かつ円滑に行われるよう，市町村に対する必要な助言，情報の提供その他の援助を行うこと．

③ 国は，市町村及び都道府県が行う自立支援給付，地域生活支援事業その他この法律に基づく業務が適正かつ円滑に行われるよう，市町村及び都道府県に対する必要な助言，情報の提供その他の援助を行わなければならない．

第3条（国民の責務） すべての国民は，その障害の有無にかかわらず，障害者等がその有する能力及び適性に応じ，自立した日常生活又は社会生活を営めるような地域社会の実現に協力するよう努めなければならない．

第4条（定義） ① この法律において「障害者」とは，身体障害者福祉法第4条に規定する身体障害者，知的障害者福祉法にいう知的障害者のうち18歳以上である者及び精神保健及び精神障害者福祉に関する法律第5条に規定する精神障害者（知的障害者福祉法にいう知的障害者を除く．以下「精神障害者」という．）のうち18歳以上である者をいう．

② この法律において「障害児」とは，児童福祉法第4条2項に規定する障害児及び精神障害者のうち18歳未満である者をいう．

③ この法律において「保護者」とは，児童福祉法第6条に規定する保護者をいう．

④ この法律において「障害程度区分」とは，障害者等に対する障害福祉サービスの必要性を明らかにするため当該障害者等の心身の状態を総合的に示すものとして厚生労働省令で定める区分をいう．

第5条 ① この法律において「障害福祉サービス」とは，居宅介護，重度訪問介護，行動援護，療養介護，生活介護，児童デイサービス，短期入所，重度障害者等包括支援，共同生活介護，施設入所支援，自立訓練，就労移行支援，就労継続支援及び共同生活援助をいい，「障害福祉サービス事業」とは，障害福祉サービス（障害者支援施設，独立行政法人国立重度知的障害者総合施設のぞみの園法（平成14年法律第167号）第11条第1号の規定により独立行政法人国立重度知的障害者総合施設のぞみの園が設置する施設（以下「のぞみの園」という．）その他厚生労働省令で定める施設において行われる施設障害福祉サービス（施設入所支援及び厚生労働省令で定める障害福祉サービスをいう．以下同じ．）を除く．）を行う事業をいう．

② この法律において「居宅介護」とは，障害者等につき，居宅において入浴，排せつ又は食事の介護その他の厚生労働省令で定める便宜を供与することをいう．

③ この法律において「重度訪問介護」とは，重度の肢体不自由者であって常時介護を要する障害者につき，居宅における入浴，排せつ又は食事の介護その他の厚生労働省令で定める便宜及び外出時における移動中の介護を総合的に供与することをいう．

④ この法律において「行動援護」とは，知的障害又は精神障害により行動上著しい困難を有する障害者等であって常時介護を要するものにつき，当該障害者等が行動する際に生じ得る危険を回避するために必要な援護，外出時における移動中の介護その他の厚生労働省令で定める便宜を供与することをいう．

⑤ この法律において「療養介護」とは，医療を要する障害者であって常時介護を要するものとして厚生労働省令で定めるものにつき，主として昼間において，病院その他の厚生労働省令で定める施設において行われる機能訓練，療養上の管理，看護，医学的管理の下における介護及び日常生活上の世話の供与をいい，「療養介護医療」とは，療養介護のうち医療に係るものをいう．

⑥ この法律において「生活介護」とは，常時介護を要する障害者として厚生労働省令で定める者につき，主として昼間において，障害者支援施設その他の厚生労働省令で定める施設において行われる入浴，排せつ又は食事の介護，創作的活動又は生産活動の機会の提供その他の厚生労働省令で定める便宜を供与することをいう．

⑦ この法律において「児童デイサービス」とは，障害児につき，児童福祉法第43条の3に規定する肢体不自由児施設その他の厚生労働省令で定める施設に通わせ，日常生活における基本的な動作の指導，集団生活への適応訓練その他の厚生労働省令で定める便宜を供与することをいう．

⑧ この法律において「短期入所」とは，居宅においてその介護を行う者の疾病その他の理由により，障害者支援施設その他の厚生労働省令で定める施設への短期間の入所を必要とする障害者等につき，当該施設に短期間の入所をさせ，入浴，排せつ又は食事の介護その他の厚生労働省令で定める便宜を供与することをいう．

⑨ この法律において「重度障害者等包括支援」とは，常時介護を要する障害者等であって，その介護の必要の程度が著しく高いものとして厚生労働省令で定めるものにつき，居宅介護その他の厚生労働省令で定める障害福祉サービスを包括的に提供することをいう．

⑩ この法律において「共同生活介護」とは，障害者につき，主として夜間において，共同生活を営むべき住居において入浴，排せつ又は食事の介護その他の厚生労働省令で定める便宜を供与することをいう．

⑪ この法律において「施設入所支援」とは，その施設に入所する障害者につき，主として夜間において，入浴，排せつ又は食事の介護その他の厚生労働省令で定める便宜を供与することをいう．

⑫ この法律において「障害者支援施設」とは，障害者につき，施設入所支援を行うとともに，施設入所支援以外の施設障害福祉サービスを行う施設（のぞみの園及び第1項の厚生労働省令で定める施設を除く．）をいう．

⑬ この法律において「自立訓練」とは，障害者につき，自立した日常生活又は社会生活を営むことができるよう，厚生労働省令で定める期間にわたり，身体機能又は生活能力の向上のために必要な訓練その他の厚生労働省令で定める便宜を供与することをいう．

⑭ この法律において「就労移行支援」とは，就労を希望する障害者につき，厚生労働省令で定める期間にわたり，生産活動その他の活動の機会の提供を通じて，就労に必要な知識及び能力の向上のために必要な訓練その他の厚生労働省令で定める便宜を供与することをいう．

⑮ この法律において「就労継続支援」とは，通常の事業所に雇用されることが困難な障害者につき，就労の機会を提供するとともに，生産活動その他の活動の機会の提供その他の知識及び能力の向上のために必要な訓練その他の厚生労働省令で定める便宜を供与することをいう．

⑯ この法律において「共同生活援助」とは，地域において共同生活を営むのに支障のない障害者につき，主として夜間において，共同生活を営むべき住居において相談その他の日常生活上の援助を行うことをいう．

⑰ この法律において「相談支援」とは、次に掲げる便宜の供与のすべてを行うことをいい、「相談支援事業」とは、相談支援を行う事業をいう。
  1 地域の障害者等の福祉に関する各般の問題につき、障害者等、障害児の保護者又は障害者等の介護を行う者からの相談に応じ、必要な情報の提供及び助言を行い、併せてこれらの者と市町村及び第29条第2項に規定する指定障害福祉サービス事業者等との連絡調整その他の厚生労働省令で定める便宜を総合的に供与すること。
  2 第19条第1項の規定により同項に規定する支給決定を受けた障害者又は障害児の保護者(以下「支給決定障害者等」という。)が障害福祉サービスを適切に利用することができるよう、当該支給決定障害者等の依頼を受けて、当該支給決定に係る障害者等の心身の状況、その置かれている環境、障害福祉サービスの利用に関する意向その他の事情を勘案し、利用する障害福祉サービスの種類及び内容、これを担当する者その他の厚生労働省令で定める事項を定めた計画(以下この号において「サービス利用計画」という。)を作成するとともに、当該サービス利用計画に基づく障害福祉サービスの提供が確保されるよう、第29条第2項に規定する指定障害福祉サービス事業者等その他の者との連絡調整その他の便宜を供与すること。
⑱ この法律において「自立支援医療」とは、障害者等につき、その心身の障害の状態の軽減を図り、自立した日常生活又は社会生活を営むために必要な医療であって政令で定めるものをいう。
⑲ この法律において「補装具」とは、障害者等の身体機能を補完し、又は代替し、かつ、長期間にわたり継続して使用されるものその他の厚生労働省令で定める基準に該当するものとして、義肢、装具、車いすその他の厚生労働大臣が定めるものをいう。
⑳ この法律において「移動支援事業」とは、障害者等が円滑に外出することができるよう、障害者等の移動を支援する事業をいう。
㉑ この法律において「地域活動支援センター」とは、障害者等を通わせ、創作的活動又は生産活動の機会の提供、社会との交流の促進その他の厚生労働省令で定める便宜を供与する施設をいう。
㉒ この法律において「福祉ホーム」とは、現に住居を求めている障害者につき、低額な料金で、居室その他の設備を利用させるとともに、日常生活に必要な便宜を供与する施設をいう。

第2章 自立支援給付

第1節 通則

第6条(自立支援給付) 自立支援給付は、介護給付費、特例介護給付費、訓練等給付費、特例訓練等給付費、サービス利用計画作成費、高額障害福祉サービス費、特定障害者特別給付費、特例特定障害者特別給付費、自立支援医療費、療養介護医療費、基準該当療養介護医療費及び補装具費の支給とする。

第7条(他の法令による給付との調整) 自立支援給付は、当該障害の状態につき、介護保険法(平成9年法律第123号)の規定による介護給付、健康保険法(大正11年法律第70号)の規定による療養の給付その他の法令に基づく給付であって政令で定めるもののうち自立支援給付に相当するものを受けることができるときは政令で定める限度において、当該政令で定める給付以外の給付であって国又は地方公共団体の負担において自立支援給付に相当するものが行われたときはその限度において、行わない。

第8条(不正利得の徴収) ① 市町村(政令で定める医療に係る自立支援医療費の支給に関しては、都道府県とする。以下「市町村等」という。)は、偽りその他不正の手段により自立支援給付を受けた者があるときは、その者から、その自立支援給付の額に相当する金額の全部又は一部を徴収することができる。
② 市町村等は、第29条第2項に規定する指定障害福祉サービス事業者等、第32条第1項に規定する指定相談支援事業者又は第54条第2項に規定する指定自立支援医療機関(以下この項において「事業者等」という。)が、偽りその他不正の行為により介護給付費、訓練等給付費、サービス利用計画作成費、特定障害者特別給付費、自立支援医療費又は療養介護医療費の支給を受けたときは、当該事業者等に対し、その支払った額につき返還させるほか、その返還させる額に100分の40を乗じて得た額を支払わせることができる。
③ 前2項の規定による徴収金は、地方自治法(昭和22年法律第67号)第231条の3第3項に規定する法律で定める歳入とする。

第9条(報告等) ① 市町村等は、自立支援給付に関して必要があると認めるときは、障害者等、障害児の保護者、障害者等の配偶者又は障害者等の属する世帯の世帯主その他その世帯に属する者又はこれらの者であった者に対し、報告若しくは文書その他の物件の提出若しくは提示を命じ、又は当該職員に質問させることができる。
② 前項の規定による質問を行う場合においては、当該職員は、その身分を示す証明書を携帯し、かつ、関係人の請求があるときは、これを提示しなければならない。
③ 第1項の規定による権限は、犯罪捜査のために認められたものと解釈してはならない。

第10条 ① 市町村等は、自立支援給付に関して必要があると認めるときは、当該自立支援給付に係る障害福祉サービス、相談支援、自立支援医療、療養介護医療若しくは補装具の販売若しくは修理(以下「自立支援給付対象サービス等」という。)を行った者若しくはこれらを使用する者若しくはこれらの者であった者に対し、報告若しくは文書その他の物件の提出若しくは提示を命じ、若しくは出頭を求め、又は当該職員に関係者に対して質問させ、若しくは当該自立支援給付対象サービス等の事業を行う事業所若しくは施設に立ち入り、その設備若しくは帳簿書類その他の物件を検査させることができる。
② 前条第2項の規定は前項の規定による質問又は検査について、同条第3項の規定は前項の規定による権限について準用する。

第2節 介護給付費、特例介護給付費、訓練等給付費、特例訓練等給付費、サービス利用計画作成費、高額障害福祉サービス費、特定障害者特別給付費及び特例特定障害者特別給付費の支給

第1款 市町村審査会

第15条(市町村審査会) 第26条第2項に規定する審査判定業務を行わせるため、市町村に第19条第1項に規定する支給要否の決定に関する審査会(以下「市町村審査会」という。)を置く。

第2款 支給決定等

第19条(介護給付費等の支給決定) ① 介護給付費、特例介護給付費、訓練等給付費又は特例訓練等給付費(以下「介護給付費等」という。)の支給を受けようとする障害者又は障害児の保護者は、市町村の介護給

付等を支給する旨の決定（以下「支給決定」という．）を受けなければならない．
② 支給決定は，障害者又は障害児の保護者の居住地の市町村が行うものとする．ただし，障害者又は障害児の保護者が居住地を有しないとき，又は明らかでないときは，その障害者又は障害児の保護者の現在地の市町村が行うものとする．
③ 前項の規定にかかわらず，第29条第1項若しくは第30条第1項の規定により介護給付費等の支給を受けて又は身体障害者福祉法第18条第2項若しくは知的障害者福祉法第16条第1項の規定により入所措置が採られて障害者支援施設，のぞみの園若しくは第5条第1項若しくは第5項の厚生労働省令で定める施設に入所している障害者及び生活保護法（昭和25年法律第144号）第30条第1項ただし書の規定により入所している障害者（以下この項において「特定施設入所障害者」と総称する．）については，その者が障害者支援施設，のぞみの園，第5条第1項若しくは第5項の厚生労働省令で定める施設又は同法第30条第1項ただし書に規定する施設（以下「特定施設」という．）への入所前に有した居住地（継続して2以上の特定施設に入所している特定施設入所障害者（以下この項において「継続入所障害者」という．）については，最初に入所した特定施設への入所前に有した居住地）の市町村が，支給決定を行うものとする．ただし，特定施設への入所前に居住地を有しないか，又は明らかでなかった特定施設入所障害者については，入所前におけるその者の所在地（継続入所障害者については，最初に入所した特定施設の入所前に有した所在地）の市町村が，支給決定を行うものとする．
④ 前項の規定の適用を受ける障害者が入所している特定施設は，当該特定施設の所在する市町村及び当該障害者に対し支給決定を行う市町村に，必要な協力をしなければならない．

第20条（申請） ① 支給決定を受けようとする障害者又は障害児の保護者は，厚生労働省令で定めるところにより，市町村に申請をしなければならない．
② 市町村は，前項の申請があったときは，次条第1項及び第22条第1項の規定により障害程度区分の認定及び同項に規定する支給要否決定を行うため，厚生労働省令で定めるところにより，当該職員をして，当該申請に係る障害者等又は障害児の保護者に面接をさせ，その心身の状況，その置かれている環境その他厚生労働省令で定める事項について調査をさせるものとする．この場合において，市町村は，当該調査を第32条第1項に規定する指定相談支援事業者その他の厚生労働省令で定める者（以下この条において「指定相談支援事業者等」という．）に委託することができる．
③ 前項後段の規定により委託を受けた指定相談支援事業者等は，障害者等の保健又は福祉に関する専門的知識及び技術を有する者として厚生労働省令で定める者に当該委託に係る調査を行わせるものとする．
④ 第2項後段の規定により委託を受けた指定相談支援事業者等の役員（業務を執行する社員，取締役，執行役又はこれらに準ずる者をいい，相談役，顧問その他のいかなる名称を有する者であるかを問わず，法人に対し業務を執行する社員，取締役，執行役又はこれらに準ずる者と同等以上の支配力を有するものと認められる者を含む．以下同じ．）若しくは前項の厚生労働省令で定める者又はこれらの職にあった者は，正当な理由なしに，当該委託業務に関して知り得た個人の秘密を漏らしてはならない．
⑤ 第2項後段の規定により委託を受けた指定相談支援事業者等の役員又は第3項の厚生労働省令で定める者で，当該委託業務に従事するものは，刑法（明治40年法律第45号）その他の罰則の適用については，法令により公務に従事する職員とみなす．
⑥ 第2項の場合において，市町村は，当該障害者等又は障害児の保護者が遠隔の地に居住地又は現在地を有するときは，当該調査を他の市町村に嘱託することができる．

第21条（障害程度区分の認定） ① 市町村は，前条第1項の申請があったときは，政令で定めるところにより，市町村審査会が行う当該申請に係る障害者の障害程度区分に関する審査及び判定の結果に基づき，障害程度区分の認定を行うものとする．
② 市町村審査会は，前項の審査及び判定を行うに当たって必要があると認めるときは，当該審査及び判定に係る障害者等，その家族，医師その他の関係者の意見を聴くことができる．

第22条（支給要否決定等） ① 市町村は，第20条第1項の申請に係る障害者等の障害程度区分，当該障害者等の介護を行う者の状況，当該申請に係る障害者等又は障害児の保護者の障害福祉サービスの利用に関する意向その他の厚生労働省令で定める事項を勘案して介護給付費等の支給の要否の決定（以下この条及び第27条において「支給要否決定」という．）を行うものとする．
② 市町村は，支給要否決定を行うに当たって必要があると認めるときは，厚生労働省令で定めるところにより，市町村審査会又は身体障害者福祉法第9条第6項に規定する身体障害者更生相談所（第74条及び第76条第3項において「身体障害者更生相談所」という．），知的障害者福祉法第9条第5項に規定する知的障害者更生相談所，精神保健及び精神障害者福祉に関する法律第6条第1項に規定する精神保健福祉センター若しくは児童相談所（以下「身体障害者更生相談所等」と総称する．）その他厚生労働省令で定める機関の意見を聴くことができる．
③ 市町村審査会，身体障害者更生相談所等又は前項の厚生労働省令で定める機関は，同項の意見を述べるに当たって必要があると認めるときは，当該支給要否決定に係る障害者等，その家族，医師その他の関係者の意見を聴くことができる．
④ 市町村は，支給決定を行う場合には，障害福祉サービスの種類ごとに月を単位として厚生労働省令で定める期間において介護給付費等を支給する障害福祉サービスの量（以下「支給量」という．）を定めなければならない．
⑤ 市町村は，支給決定を行ったときは，当該支給決定障害者等に対し，厚生労働省令で定めるところにより，支給量その他の厚生労働省令で定める事項を記載した障害福祉サービス受給者証（以下「受給者証」という．）を交付しなければならない．

第3款　介護給付費，特例介護給付費，訓練等給付費及び特例訓練等給付費の支給

第28条（介護給付費，特例介護給付費，訓練等給付費及び特例訓練等給付費の支給） ① 介護給付費及び特例介護給付費の支給は，次に掲げる障害福祉サービスに関して次条及び第30条の規定により支給する給付とする．
1　居宅介護

2 重度訪問介護
3 行動援護
4 療養介護(医療に係るものを除く.)
5 生活介護
6 児童デイサービス
7 短期入所
8 重度障害者等包括支援
9 共同生活介護
10 施設入所支援

② 訓練等給付費及び特例訓練等給付費の支給は、次に掲げる障害福祉サービスに関して次条及び第30条の規定により支給する給付とする.

1 自立訓練
2 就労移行支援
3 就労継続支援
4 共同生活援助

第29条(介護給付費又は訓練等給付費)① 市町村は、支給決定障害者等が、支給決定の有効期間内において、都道府県知事が指定する障害福祉サービス事業を行う者(以下「指定障害福祉サービス事業者」という.)若しくは指定障害者支援施設(以下「指定障害者支援施設」という.)から当該指定に係る障害福祉サービス(以下「指定障害福祉サービス」という.)を受けたとき、又はのぞみの園から施設障害福祉サービスを受けたときは、厚生労働省令で定めるところにより、当該支給決定障害者等に対し、当該指定障害福祉サービス又は施設障害福祉サービス(支給量の範囲内のものに限る.以下「指定障害福祉サービス等」という.)に要した費用(食事の提供に要する費用、居住若しくは滞在に要する費用その他の日常生活に要する費用又は創作的活動若しくは生産活動に要する費用のうち厚生労働省令で定める費用(以下「特定費用」という.)を除く.)について、介護給付費又は訓練等給付費を支給する.

② 指定障害福祉サービス等を受けようとする支給決定障害者等は、厚生労働省令で定めるところにより、指定障害福祉サービス事業者、指定障害者支援施設又はのぞみの園(以下「指定障害福祉サービス事業者等」という.)に受給者証を提示して当該指定障害福祉サービス等を受けるものとする.ただし、緊急の場合その他やむを得ない事由のある場合については、この限りでない.

③ 介護給付費又は訓練等給付費の額は、障害福祉サービスの種類ごとに指定障害福祉サービス等に通常要する費用(特定費用を除く.)につき、厚生労働大臣が定める基準により算定した費用の額(その額が現に当該指定障害福祉サービス等に要した費用(特定費用を除く.)の額を超えるときは、当該現に指定障害福祉サービス等に要した費用の額)の100分の90に相当する額とする.

④ 支給決定障害者等が同一の月に受けた指定障害福祉サービス等に要した費用(特定費用を除く.)の額の合計額から、前項の規定により算定された当該同一の月における介護給付費及び訓練等給付費の合計額を控除して得た額が、当該支給決定障害者等の家計に与える影響その他の事情をしん酌して政令で定める額を超えるときは、同項の規定にかかわらず、当該同一の月における介護給付費又は訓練等給付費の額は、同項の規定により算定した費用の額の100分の90に相当する額を超え100分の100に相当する額以下の範囲内において政令で定める額とする.

⑤ 支給決定障害者等が指定障害福祉サービス事業者等から指定障害福祉サービス等を受けたときは、市町村は、当該支給決定障害者等が当該指定障害福祉サービス事業者等に支払うべき当該指定障害福祉サービス等に要した費用(特定費用を除く.)について、介護給付費又は訓練等給付費として当該支給決定障害者等に支給すべき額の限度において、当該支給決定障害者等に代わり、当該指定障害福祉サービス事業者等に支払うことができる.

⑥ 前項の規定による支払があったときは、支給決定障害者等に対し介護給付費又は訓練等給付費の支給があったものとみなす.

⑦ 市町村は、指定障害福祉サービス事業者等から介護給付費又は訓練等給付費の請求があったときは、第3項の厚生労働大臣が定める基準及び第43条第2項の厚生労働省令で定める指定障害福祉サービスの事業の設備及び運営に関する基準(指定障害福祉サービスの取扱いに関する部分に限る.)又は第44条第2項の厚生労働省令で定める指定障害者支援施設等の設備及び運営に関する基準(施設障害福祉サービスの取扱いに関する部分に限る.)に照らして審査の上、支払うものとする.

⑧ 市町村は、前項の規定による支払に関する事務を国民健康保険法(昭和33年法律第192号)第45条第5項に規定する国民健康保険団体連合会(以下「連合会」という.)に委託することができる.

⑨ 前各項に定めるもののほか、介護給付費及び訓練等給付費の支給並びに指定障害福祉サービス事業者等の介護給付費及び訓練等給付費の請求に関し必要な事項は、厚生労働省令で定める.

第30条(特例介護給付費又は特例訓練等給付費)① 市町村は、次に掲げる場合において、必要があると認めるときは、厚生労働省令で定めるところにより、当該指定障害福祉サービス等又は第2号に規定する基準該当障害福祉サービス(支給量の範囲内のものに限る.)に要した費用(特定費用を除く.)について、特例介護給付費又は特例訓練等給付費を支給することができる.

1 支給決定障害者等が、第20条第1項の申請をした日から当該支給決定の効力が生じた日前までの間に、緊急その他やむを得ない理由により指定障害福祉サービス等を受けたとき.

2 支給決定障害者等が、指定障害福祉サービス等以外の障害福祉サービス(次に掲げる事業所又は施設により行われるものに限る.以下「基準該当障害福祉サービス」という.)を受けたとき.

イ 第43条第1項の厚生労働省令で定める基準又は同条第2項の厚生労働省令で定める指定障害福祉サービスの事業の設備及び運営に関する基準に定める事項のうち厚生労働省令で定めるものを満たすと認められる事業を行う事業所(以下「基準該当事業所」という.)

ロ 第44条第1項の厚生労働省令で定める基準又は同条第2項の厚生労働省令で定める指定障害者支援施設等の設備及び運営に関する基準に定める事項のうち厚生労働省令で定めるものを満たすと認められる施設(以下「基準該当施設」という.)

3 その他政令で定めるとき.

② 特例介護給付費又は特例訓練等給付費の額は、当該指定障害福祉サービス等については前条第3項の厚生労働大臣が定める基準により算定した費用の額(その額が現に当該指定障害福祉サービス等に要した費用(特定費用を除く.)の額を超えるときは、当該

現に指定障害福祉サービス等に要した費用の額)の100分の90に相当する額を,当該基準該当障害福祉サービスについては障害福祉サービスの種類ごとに基準該当障害福祉サービスに通常要する費用(特定費用を除く.)につき厚生労働大臣が定める基準により算定した費用の額(その額が現に当該基準該当障害福祉サービスに要した費用の額を超えるときは,当該現に基準該当障害福祉サービスに要した費用の額)の100分の90に相当する額をそれぞれ基準として,市町村が定める.

③ 前2項に定めるもののほか,特例介護給付費及び特例訓練等給付費の支給に関し必要な事項は,厚生労働省令で定める.

第31条(介護給付費等の額の特例) 市町村が,災害その他の厚生労働省令で定める特別の事情があることにより,障害福祉サービスに要する費用を負担することが困難であると認めた支給決定障害者等が受ける次の各号に掲げる介護給付費等の支給については,これらの規定中「100分の90」とあるのは,「100分の90を超え100分の100以下の範囲内において市町村が定めた割合」とする.

1 介護給付費又は訓練等給付費の支給　第29条第3項
2 特例介護給付費又は特例訓練等給付費の支給　前条第2項

第4款　サービス利用計画作成費,高額障害福祉サービス費,特定障害者特別給付費及び特例特定障害者特別給付費の支給

第32条(サービス利用計画作成費の支給) ① 市町村は,支給決定障害者等であって,厚生労働省令で定める数以上の種類の障害福祉サービス(施設入所支援を除く.)を利用するものその他厚生労働省令で定めるもののうち市町村が必要と認めたもの(以下この条において「計画作成対象障害者等」という.)が,都道府県知事が指定する相談支援事業を行う者(以下「指定相談支援事業者」という.)から当該指定に係る相談支援(第5条第17項第2号に掲げる便宜の供与に限る.)を受けたときは,当該計画作成対象障害者等に対し,当該指定相談支援に要した費用について,サービス利用計画作成費を支給する.

② サービス利用計画作成費の額は,指定相談支援に通常要する費用につき,厚生労働大臣が定める基準により算定した費用の額(その額が現に当該指定相談支援に要した費用の額を超えるときは,当該現に指定相談支援に要した費用の額)とする.

③ 計画作成対象障害者等が指定相談支援事業者から指定相談支援を受けたときは,市町村は,当該計画作成対象障害者等が当該指定相談支援事業者に支払うべき当該指定相談支援に要した費用について,サービス利用計画作成費として当該計画作成対象障害者等に対し支給すべき額の限度において,当該計画作成対象障害者等に代わり,当該指定相談支援事業者に支払うことができる.

④ 前項の規定による支払があったときは,計画作成対象障害者等に対しサービス利用計画作成費の支給があったものとみなす.

⑤ 市町村は,指定相談支援事業者からサービス利用計画作成費の請求があったときは,第2項の厚生労働大臣が定める基準及び第45条第2項の厚生労働省令で定める指定相談支援の事業の運営に関する基準(指定相談支援の取扱いに関する部分に限る.)に照らして審査の上,支払うものとする.

⑥ 市町村は,前項の規定による支払に関する事務を連合会に委託することができる.

⑦ 各各項に定めるもののほか,サービス利用計画作成費の支給及び指定相談支援事業者のサービス利用計画作成費の請求に関し必要な事項は,厚生労働省令で定める.

第33条(高額障害福祉サービス費の支給) ① 市町村は,支給決定障害者等が受けた障害福祉サービス及び介護保険法第24条第2項に規定する介護給付等対象サービスのうち政令で定めるものに要した費用の合計額から当該費用につき支給された介護給付費等及び同法第20条に規定する介護給付等のうち政令で定めるものの合計額を控除して得た額が,著しく高額であるときは,当該支給決定障害者等に対し,高額障害福祉サービス費を支給する.

② 前項に定めるもののほか,高額障害福祉サービス費の支給要件,支給額その他高額障害福祉サービス費の支給に関し必要な事項は,障害福祉サービスに要する費用の負担の家計に与える影響を考慮して,政令で定める.

第34条(特定障害者特別給付費の支給) ① 市町村は,施設入所支援その他の政令で定める障害福祉サービス(以下この項において「特定入所サービス」という.)に係る支給決定を受けた障害者のうち所得の状況その他の事情をしん酌して厚生労働省令で定めるもの(以下この項及び次条第1項において「特定障害者」という.)が,支給決定の有効期間内において,指定障害者支援施設又はのぞみの園(以下「指定障害者支援施設等」という.)に入所し,当該指定障害者支援施設等から特定入所サービスを受けたときは,当該特定障害者に対し,当該指定障害者支援施設等における食事の提供に要した費用及び居住に要した費用(次条第1項において「特定入所費用」という.)について,政令で定めるところにより,特定障害者特別給付費を支給する.

② 第29条第2項及び第5項から第8項までの規定は,特定障害者特別給付費の支給について準用する.この場合において,必要な技術的読替えは,政令で定める.

③ 前2項に定めるもののほか,特定障害者特別給付費の支給及び指定障害者支援施設等の特定障害者特別給付費の請求に関し必要な事項は,厚生労働省令で定める.

第35条(特例特定障害者特別給付費の支給) ① 市町村は,次に掲げる場合において,必要があると認めるときは,特定障害者に対し,当該指定障害者支援施設等又は基準該当施設における特定入所費用について,政令で定めるところにより,特例特定障害者特別給付費を支給することができる.

1 特定障害者が,第20条第1項の申請をした日から当該支給決定の効力が生じた日の前日までの間に,緊急その他やむを得ない理由により指定障害福祉サービス等を受けたとき.
2 特定障害者が,基準該当障害福祉サービスを受けたとき.

② 前項に定めるもののほか,特例特定障害者特別給付費の支給に関し必要な事項は,厚生労働省令で定める.

第5款　指定障害福祉サービス事業者,指定障害者支援施設等及び指定相談支援事業者

第36条(指定障害福祉サービス事業者の指定) ①

第29条第1項の指定障害福祉サービス事業者の指定は、厚生労働省令で定めるところにより、障害福祉サービス事業を行う者の申請により、障害福祉サービスの種類及び障害福祉サービス事業を行う事業所(以下この款において「サービス事業所」という。)ごとに行う。

② 就労継続支援その他の厚生労働省令で定める障害福祉サービス(以下この条及び次条第1項において「特定障害福祉サービス」という。)に係る前項の申請は、当該特定障害福祉サービスの量を定めてするものとする。

③ 都道府県知事は、第1項の申請があった場合において、第1号から第3号まで、第7号から第9号又は第10号(療養介護に係る指定の申請にあっては、第2号から第11号まで)のいずれにも該当するときは、指定障害福祉サービス事業者の指定をしてはならない。

1 申請者が法人でないとき。
2 当該申請に係るサービス事業所の従業者の知識及び技能並びに人員が、第43条第1項の厚生労働省令で定める基準を満たしていないとき。
3 申請者が、第43条第2項の厚生労働省令で定める指定障害福祉サービスの事業の設備及び運営に関する基準に従って適正な障害福祉サービス事業の運営をすることができないと認められるとき。
4 申請者が、禁錮以上の刑に処せられ、その執行を終わり、又は執行を受けることがなくなるまでの者であるとき。
5 申請者が、この法律その他国民の保健医療若しくは福祉に関する法律で政令で定めるものの規定により罰金の刑に処せられ、その執行を終わり、又は執行を受けることがなくなるまでの者であるとき。
6 申請者が、第50条第1項(同条第3項及び第4項において準用する場合を含む。以下この項において同じ。)の規定により指定を取り消され、その取消しの日から起算して5年を経過しない者(当該指定を取り消された者が法人である場合においては、当該取消しの処分に係る行政手続法(平成5年法律第88号)第15条の規定による通知があった日前60日以内に当該法人の役員又はそのサービス事業所を管理する者その他の政令で定める使用人(以下「役員等」という。)であった者で当該取消しの日から起算して5年を経過しないものを含み、当該指定を取り消された者が法人でない場合においては、当該通知があった日前60日以内に当該事業所の管理者であった者で当該取消しの日から起算して5年を経過しないものを含む。)であるとき。
7 申請者が、第50条第1項の規定による指定の取消しの処分に係る行政手続法第15条の規定による通知があった日から当該処分をする日又は処分をしないことを決定する日までの間に第46条第1項の規定による事業の廃止の届出をした者(当該事業の廃止について相当の理由がある者を除く。)で、当該届出の日から起算して5年を経過しないものであるとき。
8 前号に規定する期間内に第46条第1項の規定による事業の廃止の届出があった場合において、申請者が、同号の通知の日前60日以内に当該届出に係る法人(当該事業の廃止について相当の理由がある法人を除く。)の役員等又は当該届出に係る法人でない者(当該事業の廃止について相当の理由がある者を除く。)の管理者であった者で、当該届出の日か

ら起算して5年を経過しないものであるとき。
9 申請者が、指定の申請前5年以内に障害福祉サービスに関し不正又は著しく不当な行為をした者であるとき。
10 申請者が、法人で、その役員等のうちに第4号から前号までのいずれかに該当する者のあるものであるとき。
11 申請者が、法人でない者で、その管理者が第4号から第9号までのいずれかに該当する者であるとき。

④ 都道府県知事は、特定障害福祉サービスにつき第1項の申請があった場合において、当該申請に係るサービス事業所の所在地を含む区域(第89条第2項第1号の規定により都道府県が定める区域とする。)における当該申請に係る指定障害福祉サービスの量が、同条第1項の規定により当該都道府県が定める都道府県障害福祉計画において定める当該都道府県若しくは当該区域の当該指定障害福祉サービスの必要な量に既に達しているか、又は当該申請に係る事業者の指定によってこれを超えることになると認めるとき、その他の当該都道府県障害福祉計画の達成に支障を生ずるおそれがあると認めるときは、第29条第1項の指定をしないことができる。

第37条(指定障害福祉サービス事業者の指定の変更) ① 指定障害福祉サービス事業者(特定障害福祉サービスに係るものに限る。)は、第29条第1項の指定に係る障害福祉サービスの量を増加しようとするときは、あらかじめ、厚生労働省令で定めるところにより、当該指定障害福祉サービス事業者に係る同項の指定の変更を申請することができる。

② 前条第3項及び第4項の規定は、前項の指定の変更の申請があった場合について準用する。この場合において、必要な技術的読替えは、政令で定める。

第38条(指定障害者支援施設の指定) ① 第29条第1項の指定障害者支援施設の指定は、厚生労働省令で定めるところにより、障害者支援施設の設置者の申請により、施設障害福祉サービスの種類及び当該障害者支援施設の入所定員を定めて、行う。

② 都道府県知事は、前項の申請があった場合において、当該都道府県における当該申請に係る指定障害者支援施設の入所定員の総数が、第89条第1項の規定により当該都道府県が定める都道府県障害福祉計画において定める当該都道府県の当該指定障害者支援施設の必要入所定員総数に既に達しているか、又は当該申請に係る施設の指定によってこれを超えることになると認めるとき、その他の当該都道府県障害福祉計画の達成に支障を生ずるおそれがあると認めるときは、第29条第1項の指定をしないことができる。

③ 第36条第3項(第4号、第8号及び第11号を除く。)の規定は、第29条第1項の指定障害者支援施設の指定について準用する。この場合において、必要な技術的読替えは、政令で定める。

第3節 自立支援医療費、療養介護医療費及び基準該当療養介護医療費の支給

第52条(自立支援医療費の支給認定) ① 自立支援医療費の支給を受けようとする障害者又は障害児の保護者は、市町村等の自立支援医療費を支給する旨の認定(以下「支給認定」という。)を受けなければならない。

② 第19条第2項の規定は市町村等が行う支給認定について、同条第3項及び第4項の規定は市町村が行う支給認定について準用する。この場合において、必要な技術的読替えは、政令で定める。

第53条（申請） ① 支給認定を受けようとする障害者又は障害児の保護者は，厚生労働省令で定めるところにより，市町村等に申請をしなければならない．
② 前項の申請は，都道府県が支給認定を行う場合には，政令で定めるところにより，当該障害者又は障害児の保護者の居住地の市町村（障害者又は障害児の保護者が居住地を有しないとき，又はその居住地が明らかでないときは，その障害者又は障害児の保護者の現在地の市町村）を経由して行うことができる．

第54条（支給認定等） ① 市町村等は，前条第1項の申請に係る障害者等が，その心身の障害の状態からみて自立支援医療を受ける必要があり，かつ，当該障害者等又はその属する世帯の他の世帯員の所得の状況，治療状況その他の事情を勘案して政令で定める基準に該当する場合には，厚生労働省令で定める自立支援医療の種類ごとに支給認定を行うものとする．ただし，当該障害者等が，自立支援医療のうち厚生労働省令で定める種類の医療を，戦傷病者特別援護法（昭和38年法律第168号）又は心神喪失等の状態で重大な他害行為を行った者の医療及び観察等に関する法律（平成15年法律第110号）の規定により受けることができるときは，この限りでない．
② 市町村等は，支給認定をしたときは，厚生労働省令で定めるところにより，都道府県知事が指定する医療機関（以下「指定自立支援医療機関」という．）の中から，当該支給認定に係る障害者等が自立支援医療を受けるものを定めるものとする．
③ 市町村等は，支給認定をしたときは，支給認定を受けた障害者又は障害児の保護者（以下「支給認定障害者等」という．）に対し，厚生労働省令で定めるところにより，次条に規定する支給認定の有効期間，前項の規定により定められた指定自立支援医療機関の名称その他の厚生労働省令で定める事項を記載した自立支援医療受給者証（以下「医療受給者証」という．）を交付しなければならない．

第55条（支給認定の有効期間） 支給認定は，厚生労働省令で定める期間（以下「支給認定の有効期間」という．）内に限り，その効力を有する．

第56条（支給認定の変更） ① 支給認定障害者等は，現に受けている支給認定に係る第54条第2項の規定により定められた指定自立支援医療機関その他の厚生労働省令で定める事項について変更の必要があるときは，厚生労働省令で定めるところにより，市町村等に対し，支給認定の変更の申請をすることができる．
② 市町村等は，前項の申請又は職権により，支給認定障害者等につき，同項の厚生労働省令で定める事項について変更の必要があると認めるときは，厚生労働省令で定めるところにより，支給認定の変更の認定を行うことができる．この場合において，市町村等は，当該支給認定障害者等に対し医療受給者証の提出を求めるものとする．
③ 第19条第2項の規定は市町村等が行う前項の支給認定の変更の認定について，同条第3項及び第4項の規定は市町村が行う前項の支給認定の変更の認定について準用する．この場合において，必要な技術的読替えは，政令で定める．
④ 市町村等は，第2項の支給認定の変更の認定を行った場合には，医療受給者証に当該認定に係る事項を記載し，これを返還するものとする．

第57条（支給認定の取消し） ① 支給認定を行った市町村等は，次に掲げる場合には，当該支給認定を取り消すことができる．
 1 支給認定に係る障害者等が，その心身の障害の状態からみて自立支援医療を受ける必要がなくなったと認めるとき．
 2 支給認定障害者等が，支給認定の有効期間内に，当該市町村等以外の市町村の区域内に居住地を有するに至ったと認めるとき（支給認定に係る障害者が特定施設に入所することにより当該市町村以外の市町村の区域内に居住地を有するに至ったと認めるときを除く．）．
 3 支給認定に係る障害者等が，正当な理由なしに第9条第1項の規定による命令に応じないとき．
 4 その他政令で定めるとき．
② 前項の規定により支給認定の取消しを行った市町村等は，厚生労働省令で定めるところにより，当該取消しに係る支給認定障害者等に対し医療受給者証の返還を求めるものとする．

第58条（自立支援医療費の支給） ① 市町村等は，支給認定に係る障害者等が，支給認定の有効期間内において，第54条第2項の規定により定められた指定自立支援医療機関から当該指定に係る自立支援医療（以下「指定自立支援医療」という．）を受けたときは，厚生労働省令で定めるところにより，当該支給認定障害者等に対し，当該指定自立支援医療に要した費用について，自立支援医療費を支給する．
② 指定自立支援医療を受けようとする支給認定障害者等は，厚生労働省令で定めるところにより，指定自立支援医療機関に医療受給者証を提示して当該指定自立支援医療を受けるものとする．ただし，緊急の場合その他やむを得ない事由のある場合については，この限りでない．
③ 自立支援医療費の額は，第1号に掲げる額（当該指定自立支援医療に食事療養（健康保険法第63条第2項第1号に規定する食事療養をいう．以下この項において同じ．）が含まれるときは，当該額及び第2号に掲げる額の合算額，当該指定自立支援医療に生活療養（同条第2項第2号に規定する生活療養をいう．以下この項において同じ．）が含まれるときは，当該額及び第3号に掲げる額の合算額）とする．
 1 当該指定自立支援医療（食事療養及び生活療養を除く．以下この号において同じ．）につき健康保険の療養に要する費用の額の算定方法の例により算定した額の100分の90に相当する額．ただし，当該支給認定障害者等が同一の月における指定自立支援医療に要した費用の額の合計額の100分の10に相当する額が，当該支給認定障害者等の家計に与える影響，障害の状態その他の事情をしん酌して政令で定める額を超えるときは，当該指定自立支援医療につき健康保険の療養に要する費用の額の算定方法の例により算定した額の範囲内において政令で定めるところにより算定した額
 2 当該指定自立支援医療（食事療養に限る．）につき健康保険の療養に要する費用の額の算定方法の例により算定した額から，健康保険法第85条第2項に規定する食事療養標準負担額，支給認定障害者等の所得の状況その他の事情を勘案して厚生労働大臣が定める額を控除した額
 3 当該指定自立支援医療（生活療養に限る．）につき健康保険の療養に要する費用の額の算定方法の例により算定した額から，健康保険法第85条の2第2項に規定する生活療養標準負担額，支給認定障害者等の所得の状況その他の事情を勘案して厚生労働大臣が定める額を控除した額

④ 前項に規定する療養に要する費用の額の算定方法の例によることができないとき、及びこれによることを適当としないときの自立支援医療に要する費用の額の算定方法は、厚生労働大臣の定めるところによる。
⑤ 支給認定に係る障害者等が指定自立支援医療機関から指定自立支援医療を受けたときは、市町村等は、当該支給認定障害者等が当該指定自立支援医療機関に支払うべき当該指定自立支援医療に要した費用について、自立支援医療費として当該支給認定障害者等に支給すべき額の限度において、当該支給認定障害者等に代わり、当該指定自立支援医療機関に支払うことができる。
⑥ 前項の規定による支払があったときは、支給認定障害者等に対し自立支援医療費の支給があったものとみなす。

第59条（指定自立支援医療機関の指定） ① 第54条第2項の指定は、厚生労働省令で定めるところにより、病院若しくは診療所（これらに準ずるものとして政令で定めるものを含む。以下同じ。）又は薬局の開設者の申請により、厚生労働省令で定める自立支援医療の種類ごとに行う。
② 都道府県知事は、前項の申請があった場合において、次の各号のいずれかに該当するときは、指定自立支援医療機関の指定をしないことができる。
1 当該申請に係る病院若しくは診療所又は薬局が、健康保険法第63条第3項第1号に規定する保険医療機関若しくは保険薬局又は厚生労働省令で定める事業所若しくは施設でないとき。
2 当該申請に係る病院若しくは診療所若しくは薬局又は申請者が、自立支援医療費の支給に関し診療又は調剤の内容の適切さを欠くおそれがあるとして重ねて第63条の規定による指導又は第67条第1項の規定による勧告を受けたものであるとき。
3 申請者が、第67条第3項の規定による命令に従わないものであるとき。
4 前3号のほか、当該申請に係る病院若しくは診療所又は薬局が、指定自立支援医療機関として著しく不適当と認めるものであるとき。
③ 第36条第3項（第1号から第3号までを除く。）の規定は、指定自立支援医療機関の指定について準用する。この場合において、必要な技術的読替えは、政令で定める。

第60条（指定の更新） ① 第54条第2項の指定は、6年ごとにその更新を受けなければ、その期間の経過によって、その効力を失う。
② 健康保険法第68条第2項の規定は、前項の指定の更新について準用する。この場合において、必要な技術的読替えは、政令で定める。

第61条（指定自立支援医療機関の責務） 指定自立支援医療機関は、厚生労働省令で定めるところにより、良質かつ適切な自立支援医療を行わなければならない。

第62条（診療方針） ① 指定自立支援医療機関の診療方針は、健康保険の診療方針の例による。
② 前項に規定する診療方針によることができないとき、及びこれによることを適当としないときの診療方針は、厚生労働大臣の定めるところによる。

第63条（都道府県知事の指導） 指定自立支援医療機関は、自立支援医療の実施に関し、都道府県知事の指導を受けなければならない。

第64条（変更の届出） 指定自立支援医療機関は、当該指定に係る医療機関の名称及び所在地その他厚生労働省令で定める事項に変更があったときは、厚生労働省令で定めるところにより、その旨を都道府県知事に届け出なければならない。

第65条（指定の辞退） 指定自立支援医療機関は、1月以上の予告期間を設けて、その指定を辞退することができる。

第66条（報告等） ① 都道府県知事は、自立支援医療の実施に関して必要があると認めるときは、指定自立支援医療機関若しくは指定自立支援医療機関の開設者若しくは管理者、医師、薬剤師その他の従業者であった者（以下この項において「開設者であった者等」という。）に対し報告若しくは診療録、帳簿書類その他の物件の提出若しくは提示を命じ、指定自立支援医療機関の開設者若しくは管理者、医師、薬剤師その他の従業者（開設者であった者等を除く。）に対し出頭を求め、又は当該職員に関係者に対して質問させ、若しくは指定自立支援医療機関について設備若しくは診療録、帳簿書類その他の物件を検査させることができる。
② 第9条第2項の規定は前項の規定による質問又は検査について、同条第3項の規定は前項の規定による権限について準用する。
③ 指定自立支援医療機関が、正当な理由がなく、第1項の規定による報告若しくは提出若しくは提示をせず、若しくは虚偽の報告をし、又は同項の規定による検査を拒み、妨げ、若しくは忌避したときは、都道府県知事は、当該指定自立支援医療機関に対する市町村等の自立支援医療費の支払を一時差し止めることを指示し、又は差し止めることができる。

第67条（勧告、命令等） ① 都道府県知事は、指定自立支援医療機関が、第61条又は第62条の規定に従って良質かつ適切な自立支援医療を行っていないと認めるときは、当該指定自立支援医療機関の開設者に対し、期限を定めて、第61条又は第62条の規定を遵守すべきことを勧告することができる。
② 都道府県知事は、前項の規定による勧告をした場合において、その勧告を受けた指定自立支援医療機関の開設者が、同項の期限内にこれに従わなかったときは、その旨を公表することができる。
③ 都道府県知事は、第1項の規定による勧告を受けた指定自立支援医療機関の開設者が、正当な理由がなくてその勧告に係る措置をとらなかったときは、当該指定自立支援医療機関の開設者に対し、期限を定めて、その勧告に係る措置をとるべきことを命ずることができる。
④ 都道府県知事は、前項の規定による命令をしたときは、その旨を公示しなければならない。
⑤ 市町村は、指定自立支援医療を行った指定自立支援医療機関の開設者について、第61条又は第62条の規定に従って良質かつ適切な自立支援医療を行っていないと認めるときは、その旨を当該指定に係る医療機関の所在地の都道府県知事に通知しなければならない。

第68条（指定の取消し等） ① 都道府県知事は、次の各号のいずれかに該当する場合においては、当該指定自立支援医療機関に係る第54条第2項の指定を取り消し、又は期間を定めてその指定の全部若しくは一部の効力を停止することができる。
1 指定自立支援医療機関が、第59条第2項各号のいずれかに該当するに至ったとき。
2 指定自立支援医療機関が、第59条第3項の規定により準用する第36条第3項第4号、第5号、第10号又は第11号のいずれかに該当するに至ったとき。

3 指定自立支援医療機関が,第61条又は第62条の規定に違反したとき.
4 自立支援医療費の請求に関し不正があったとき.
5 指定自立支援医療機関が,第66条第1項の規定により報告若しくは診療録,帳簿書類その他の物件の提出若しくは提示を命ぜられてこれに従わず,又は虚偽の報告をしたとき.
6 指定自立支援医療機関の開設者又は従業者が,第66条第1項の規定により出頭を求められてこれに応ぜず,同項の規定による質問に対して答弁せず,若しくは虚偽の答弁をし,又は同項の規定による検査を拒み,妨げ,若しくは忌避したとき.ただし,当該指定自立支援医療機関の従業者がその行為をした場合において,その行為を防止するため,当該指定自立支援医療機関の開設者が相当の注意及び監督を尽くしたときを除く.

② 第50条第1項第8号から第12号まで及び第2項の規定は,前項の指定自立支援医療機関の指定の取消し又は効力の停止について準用する.この場合において,必要な技術的読替えは,政令で定める.

第69条(公示) 都道府県知事は,次に掲げる場合には,その旨を公示しなければならない.
1 第54条第2項の指定自立支援医療機関の指定をしたとき.
2 第64条の規定による届出(同条の厚生労働省令で定める事項の変更に係るものを除く.)があったとき.
3 第65条の規定による指定自立支援医療機関の指定の辞退があったとき.
4 前条の規定により指定自立支援医療機関の指定を取り消したとき.

第70条(療養介護医療費の支給) ① 市町村は,介護給付費(療養介護に係るものに限る.)に係る支給決定を受けた障害者が,支給決定の有効期間内において,指定障害福祉サービス事業者等から当該指定に係る療養介護医療を受けたときは,厚生労働省令で定めるところにより,当該支給決定に係る障害者に対し,当該療養介護医療に要した費用について,療養介護医療費を支給する.
② 第58条第3項から第6項までの規定は,療養介護医療費について準用する.この場合において,必要な技術的読替えは,政令で定める.

第71条(基準該当療養介護医療費の支給) ① 市町村は,特例介護給付費(療養介護に係るものに限る.)に係る支給決定を受けた障害者が,基準該当事業所若しくは基準該当施設から当該療養介護医療(以下「基準該当療養介護医療」という.)を受けたときは,厚生労働省令で定めるところにより,当該支給決定に係る障害者に対し,当該基準該当療養介護医療に要した費用について,基準該当療養介護医療費を支給する.
② 第58条第3項及び第4項の規定は,基準該当療養介護医療費について準用する.この場合において,必要な技術的読替えは,政令で定める.

第72条(準用) 第61条及び第62条の規定は,療養介護医療を行う指定障害福祉サービス事業者等又は基準該当療養介護医療を行う基準該当事業所若しくは基準該当施設について準用する.

第73条(自立支援医療費等の審査及び支払) ① 都道府県知事は,指定自立支援医療機関,療養介護医療を行う指定障害福祉サービス事業者等又は基準該当療養介護医療を行う基準該当事業所若しくは基準該当施設(以下この条において「公費負担医療機関」という.)の診療内容並びに自立支援医療費,療養介護医療費及び基準該当療養介護医療費(以下この条及び第75条において「自立支援医療費等」という.)の請求を随時審査し,かつ,公費負担医療機関が第58条第5項(第70条第2項において準用する場合を含む.)の規定によって請求することができる自立支援医療費等の額を決定することができる.
② 公費負担医療機関は,都道府県知事が行う前項の決定に従わなければならない.
③ 都道府県知事は,第1項の規定により公費負担医療機関が請求することができる自立支援医療費等の額を決定するに当たっては,社会保険診療報酬支払基金法(昭和23年法律第129号)に定める審査委員会,国民健康保険法に定める国民健康保険診療報酬審査委員会その他政令で定める医療に関する審査機関の意見を聴かなければならない.
④ 市町村等は,公費負担医療機関に対する自立支援医療費等の支払に関する事務を社会保険診療報酬支払基金,連合会その他厚生労働省令で定める者に委託することができる.
⑤ 前各項に定めるもののほか,自立支援医療費等の請求に関し必要な事項は,厚生労働省令で定める.
⑥ 第1項の規定による自立支援医療費等の額の決定については,行政不服審査法(昭和37年法律第160号)による不服申立てをすることができない.

第74条(都道府県による援助等) ① 市町村は,支給認定又は自立支援医療費を支給しない旨の認定を行うに当たって必要があると認めるときは,厚生労働省令で定めるところにより,身体障害者更生相談所その他厚生労働省令で定める機関の意見を聴くことができる.
② 都道府県は,市町村の求めに応じ,市町村が行うこの節の規定による業務に関し,その設置する身体障害者更生相談所その他厚生労働省令で定める機関による技術的事項についての協力その他市町村に対する必要な援助を行うものとする.

第75条(政令への委任) この節に定めるもののほか,支給認定,医療受給者証,支給認定の変更の認定及び支給認定の取消しその他自立支援医療費等に関し必要な事項は,政令で定める.

第4節 補装具費の支給

第76条 ① 市町村は,障害者又は障害児の保護者から申請があった場合において,当該申請に係る障害者等の障害の状態からみて,当該障害者等が補装具の購入又は修理を必要とする者であると認めるときは,当該障害者又は障害児の保護者(以下この条において「補装具費支給対象障害者等」という.)に対し,当該補装具の購入又は修理に要した費用について,補装具費を支給する.ただし,当該補装具費支給対象障害者等がその属する世帯の他の世帯員のうち政令で定める者の所得が政令で定める基準以上であるときは,この限りでない.
② 補装具費の額は,補装具の購入又は修理に通常要する費用の額を勘案して厚生労働大臣が定める基準により算定した費用の額(その額が現に当該補装具の購入又は修理に要した費用の額を超えるときは,当該現に補装具の購入又は修理に要した費用の額とする.以下この項において「基準額」という.)の100分の90に相当する額とする.ただし,当該基準額の100分の10に相当する額が,当該補装具費支給対象障害者等の家計に与える影響その他の事情をしん酌して政令で定める額を超えるときは,当該基準額から

当該政令で定める額を控除して得た額とする．
③ 市町村は，補装具費の支給に当たって必要があると認めるときは，厚生労働省令で定めるところにより，身体障害者更生相談所その他厚生労働省令で定める機関の意見を聴くことができる．
④ 第19条第2項から第4項までの規定は，補装具費の支給に係る市町村の認定について準用する．この場合において，必要な技術的読替えは，政令で定める．
⑤ 厚生労働大臣は，第2項の規定により厚生労働大臣の定める基準を適正なものとするため，必要な調査を行うことができる．
⑥ 前各項に定めるもののほか，補装具費の支給に関し必要な事項は，厚生労働省令で定める．

第5章 障害福祉計画

第87条（基本指針） ① 厚生労働大臣は，障害福祉サービス及び相談支援並びに市町村及び都道府県の地域生活支援事業の提供体制を整備し，自立支援給付及び地域生活支援事業の円滑な実施を確保するための基本的な指針（以下「基本指針」という．）を定めるものとする．
② 基本指針においては，次に掲げる事項を定めるものとする．
1 障害福祉サービス及び相談支援の提供体制の確保に関する基本的事項
2 次条第1項に規定する市町村障害福祉計画及び第89条第1項に規定する都道府県障害福祉計画の作成に関する事項
3 その他自立支援給付及び地域生活支援事業の円滑な実施を確保するために必要な事項
③ 厚生労働大臣は，基本指針を定め，又はこれを変更したときは，遅滞なく，これを公表しなければならない．

第88条（市町村障害福祉計画） ① 市町村は，基本指針に即して，障害福祉サービス，相談支援及び地域生活支援事業の提供体制の確保に関する計画（以下「市町村障害福祉計画」という．）を定めるものとする．
② 市町村障害福祉計画においては，次に掲げる事項を定めるものとする．
1 各年度における指定障害福祉サービス又は指定相談支援の種類ごとの必要な量の見込み
2 前号の指定障害福祉サービス又は指定相談支援の種類ごとの必要な見込量の確保のための方策
3 地域生活支援事業の種類ごとの実施に関する事項
4 その他障害福祉サービス，相談支援及び市町村の地域生活支援事業の提供体制の確保に関し必要な事項
③ 市町村障害福祉計画は，当該市町村の区域における障害者等の数，その障害の状況その他の事情を勘案して作成されなければならない．
④ 市町村障害福祉計画は，障害者基本法第9条第3項に規定する市町村障害者計画，社会福祉法第107条に規定する市町村地域福祉計画その他の法律の規定による計画であって障害者等の福祉に関する事項を定めるものと調和が保たれたものでなければならない．
⑤ 市町村は，市町村障害福祉計画を定め，又は変更しようとするときは，あらかじめ，住民の意見を反映させるために必要な措置を講ずるものとする．
⑥ 障害者基本法第26条第4項の地方障害者施策推進協議会を設置する市町村は，市町村障害福祉計画を定め，又は変更しようとするときは，あらかじめ，当該地方障害者施策推進協議会の意見を聴かなければならない．
⑦ 市町村は，市町村障害福祉計画を定め，又は変更しようとするときは，あらかじめ，都道府県の意見を聴かなければならない．
⑧ 市町村は，市町村障害福祉計画を定め，又は変更したときは，遅滞なく，これを都道府県知事に提出しなければならない．

第89条（都道府県障害福祉計画） ① 都道府県は，基本指針に即して，市町村障害福祉計画の達成に資するため，各市町村を通ずる広域的な見地から，障害福祉サービス，相談支援及び地域生活支援事業の提供体制の確保に関する計画（以下「都道府県障害福祉計画」という．）を定めるものとする．
② 都道府県障害福祉計画においては，次に掲げる事項を定めるものとする．
1 当該都道府県が定める区域ごとに当該区域における各年度の指定障害福祉サービス又は指定相談支援の種類ごとの必要な量の見込み
2 前号の区域ごとの指定障害福祉サービス又は指定相談支援の種類ごとの必要な見込量の確保のための方策
3 第1号の区域ごとの指定障害福祉サービス又は指定相談支援に従事する者の確保又は資質の向上のために講ずる措置に関する事項
4 各年度の指定障害者支援施設の必要入所定員総数
5 指定障害者支援施設の施設障害福祉サービスの質の向上のために講ずる措置に関する事項
6 地域生活支援事業の種類ごとの実施に関する事項
7 その他障害福祉サービス，相談支援及び都道府県の地域生活支援事業の提供体制の確保に関し必要な事項
③ 都道府県障害福祉計画は，障害者基本法第9条第2項に規定する都道府県障害者計画，社会福祉法第108条に規定する都道府県地域福祉支援計画その他の法律の規定による計画であって障害者等の福祉に関する事項を定めるものと調和が保たれたものでなければならない．
④ 都道府県障害福祉計画は，医療法（昭和23年法律第205号）第30条の4第1項に規定する医療計画と相まって，精神科病院（精神病床以外の病床で精神病室が設けられているものを含む．）に入院している精神障害者の退院の促進に資するものでなければならない．
⑤ 都道府県は，都道府県障害福祉計画を定め，又は変更しようとするときは，あらかじめ，障害者基本法第26条第1項の地方障害者施策推進協議会の意見を聴かなければならない．
⑥ 都道府県は，都道府県障害福祉計画を定め，又は変更したときは，遅滞なく，これを厚生労働大臣に提出しなければならない．

第90条（都道府県知事の助言等） ① 都道府県知事は，市町村に対し，市町村障害福祉計画の作成上の技術的事項について必要な助言をすることができる．
② 厚生労働大臣は，市町村に対し，都道府県障害福祉計画の作成の手法その他都道府県障害福祉計画の作成上重要な技術的事項について必要な助言をすることができる．

第91条（国の援助） 国は，市町村又は都道府県が，市町村障害福祉計画又は都道府県障害福祉計画に定められた事業を実施しようとするときは，当該事業が円滑に実施されるように必要な助言その他の援助の実施に努めるものとする．

第6章 費用

第92条(市町村の支弁) 次に掲げる費用は,市町村の支弁とする.
1 介護給付費等,サービス利用計画作成費,高額障害福祉サービス費,特定障害者特別給付費及び特例特定障害者特別給付費(以下「障害福祉サービス費等」という.)の支給に要する費用
2 自立支援医療費(第8条第1項の政令で定める医療に係るものを除く.),療養介護医療費及び基準該当療養介護医療費の支給に要する費用
3 補装具費の支給に要する費用
4 市町村が行う地域生活支援事業に要する費用

第93条(都道府県の支弁) 次に掲げる費用は,都道府県の支弁とする.
1 自立支援医療費(第8条第1項の政令で定める医療に係るものに限る.)の支給に要する費用
2 都道府県が行う地域生活支援事業に要する費用

第94条(都道府県の負担及び補助) ① 都道府県は,政令で定めるところにより,第92条の規定により市町村が支弁する費用について,次に掲げるものを負担する.
1 第92条第1号に掲げる費用のうち,国及び都道府県が負担すべきものとして当該市町村における障害福祉サービス費等の支給に係る障害者等の障害程度区分ごとの人数その他の事情を勘案して政令で定めるところにより算定した額(以下「障害福祉サービス費等負担対象額」という.)の100分の25
2 第92条第2号及び第3号に掲げる費用のうち,その100分の25
② 都道府県は,当該都道府県の予算の範囲内において,政令で定めるところにより,第92条の規定により市町村が支弁する費用のうち,同条第4号に掲げる費用の100分の25以内を補助することができる.

第95条(国の負担及び補助) ① 国は,政令で定めるところにより,次に掲げるものを負担する.
1 第92条の規定により市町村が支弁する費用のうち,障害福祉サービス費等負担対象額の100分の50
2 第92条の規定により市町村が支弁する費用のうち,同条第2号及び第3号に掲げる費用の100分の50
3 第93条の規定により都道府県が支弁する費用のうち,同条第1号に掲げる費用の100分の50
② 国は,予算の範囲内において,政令で定めるところにより,次に掲げるものを補助することができる.
1 第19条から第22条まで,第24条及び第25条の規定により市町村が行う支給決定に係る事務の処理に要する費用(地方自治法第252条の14第1項の規定により市町村が審査判定業務を都道府県審査会に委託している場合にあっては,当該委託に係る費用を含む.)の100分の50以内
2 第92条及び第93条の規定により市町村及び都道府県が支弁する費用のうち,第92条第4号及び第93条第2号に掲げる費用の100分の50以内

第7章 審査請求

第97条(審査請求) ① 市町村の介護給付費等に係る処分に不服がある障害者又は障害児の保護者は,都道府県知事に対して審査請求をすることができる.
② 前項の審査請求は,時効の中断に関しては,裁判上の請求とみなす.

第98条(不服審査会) ① 都道府県知事は,条例で定めるところにより,前条第1項の審査請求の事件を取り扱わせるため,障害者介護給付費等不服審査会(以下「不服審査会」という.)を置くことができる.
② 不服審査会の委員の定数は,政令で定める基準に従い,条例で定める員数とする.
③ 委員は,人格が高潔であって,介護給付費等に関する処分の審理に関し公正かつ中立な判断をすることができ,かつ,障害者等の保護又は福祉に関する学識経験を有する者のうちから,都道府県知事が任命する.

101 身体障害者福祉法(抄)

(昭24・12・26 法律第283号,
最終改正:平20・12・19 法律第93号)

第1章 総則

第1条(法の目的) この法律は,障害者自立支援法(平成17年法律第123号)と相まって,身体障害者の自立と社会経済活動への参加を促進するため,身体障害者を援助し,及び必要に応じて保護し,もって身体障害者の福祉の増進を図ることを目的とする.

第2条(自立への努力及び機会の確保) ① すべて身体障害者は,自ら進んでその障害を克服し,その有する能力を活用することにより,社会経済活動に参加することができるように努めなければならない.
② すべて身体障害者は,社会を構成する一員として社会,経済,文化その他あらゆる分野の活動に参加する機会を与えられるものとする.

第3条(国,地方公共団体及び国民の責務) ① 国及び地方公共団体は,前条に規定する理念が実現されるように配慮して,身体障害者の自立と社会経済活動への参加を促進するための援助と必要な保護(以下「更生援護」という.)を総合的に実施するように努めなければならない.
② 国民は,社会連帯の理念に基づき,身体障害者がその障害を克服し,社会経済活動に参加しようとする努力に対し,協力するように努めなければならない.

第1節 定義

第4条(身体障害者) この法律において,「身体障害者」とは,別表に掲げる身体上の障害がある18歳以上の者であって,都道府県知事から身体障害者手帳の交付を受けたものをいう.

第4条の2(事業) ① この法律において,「身体障害者生活訓練等事業」とは,身体障害者に対する点字又は手話の訓練その他の身体障害者が日常生活又は社会生活を営むために必要な厚生労働省令で定める訓練その他の援助を提供する事業をいう.
② この法律において,「手話通訳事業」とは,聴覚,言語機能又は音声機能の障害のため,音声言語により意思疎通を図ることに支障がある身体障害者(以下この項において「聴覚障害者等」という.)につき,手話通訳等(手話その他厚生労働省令で定める方法により聴覚障害者等とその他の者の意思疎通を仲介することをいう.第34条において同じ.)に関する便宜を供与する事業をいう.
③ この法律において,「介助犬訓練事業」とは,介助犬(身体障害者補助犬法(平成14年法律第49号)

第2条第3項に規定する介助犬をいう。以下同じ．）の訓練を行うとともに，肢体の不自由な身体障害者に対し，介助犬の利用に必要な訓練を行う事業をいい，「聴導犬訓練事業」とは，聴導犬（同条第4項に規定する聴導犬をいう．以下同じ．）の訓練を行うとともに，聴覚障害のある身体障害者に対し，聴導犬の利用に必要な訓練を行う事業をいう．

第5条（施設） ① この法律において，「身体障害者社会参加支援施設」とは，身体障害者福祉センター，補装具製作施設，盲導犬訓練施設及び視聴覚障害者情報提供施設をいう．

② この法律において，「医療保健施設」とは，地域保健法（昭和22年法律第101号）に基づく保健所並びに医療法（昭和23年法律第205号）に規定する病院及び診療所をいう．

第3節 実施機関等

第9条（援護の実施者） ① この法律に定める身体障害者又はその介護を行う者に対する援護は，その身体障害者の居住地の市町村（特別区を含む．以下同じ．）が行うものとする．ただし，身体障害者が居住地を有しないか，又は明らかでないときは，その身体障害者の現在地の市町村が行うものとする．

② 前項の規定にかかわらず，第18条第2項の規定により入所措置が採られた又は障害者自立支援法第29条第1項若しくは第30条第1項の規定により同法第19条第1項に規定する介護給付費（第18条において「介護給付費等」という．）の支給を受けて同法第5条第11項若しくは第6項の厚生労働省令で定める施設又は同条第12項に規定する障害者支援施設（以下「障害者支援施設」という．）に入所している身体障害者及び生活保護法（昭和25年法律第144号）第30条第1項ただし書の規定により入所している身体障害者（以下この項において「特定施設入所身体障害者」という．）については，その者が障害者自立支援法第5条第17項の厚生労働省令で定める施設，障害者支援施設又は生活保護法第30条第1項ただし書に規定する施設（以下この項及び次項において「特定施設」という．）への入所前に有した居住地（継続して2以上の特定施設に入所している特定施設入所身体障害者（以下この項において「継続入所身体障害者」という．）については，最初に入所した特定施設への入所前に有した居住地）の市町村が，この法律に定める援護を行うものとする．ただし，特定施設への入所前に居住地を有しないか，又は明らかでなかった特定施設入所身体障害者については，入所前におけるその者の所在地（継続入所身体障害者については，最初に入所した特定施設への入所前に有した所在地）の市町村が，この法律に定める援護を行うものとする．

③ 前項の規定の適用を受ける身体障害者が入所している特定施設の設置者は，当該特定施設の所在する市町村及び当該身体障害者に対しこの法律に定める援護を行う市町村に必要な協力をしなければならない．

④ 市町村は，この法律の施行に関し，次に掲げる業務を行わなければならない．

1 身体に障害のある者を発見して，又はその相談に応じて，その福祉の増進を図るために必要な指導を行うこと．

2 身体障害者の福祉に関し，必要な情報の提供を行うこと．

3 身体障害者の相談に応じ，その生活の実情，環境等を調査し，更生援護の必要の有無及びその種類を判断し，本人に対して，直接に，又は間接に，社会の更生の方途を指導すること並びにこれに付随する業務を行うこと．

⑤ 市町村は，前項第2号の規定による情報の提供並びに同項第3号の規定による相談及び指導のうち主として居宅において日常生活を営む身体障害者及びその介護を行う者に係るものについては，これを障害者自立支援法第5条第17項に規定する相談支援事業を行う当該市町村以外の者に委託することができる．

⑥ その設置する福祉事務所（社会福祉法（昭和26年法律第45号）に定める福祉に関する事務所をいう．以下同じ．）に身体障害者の福祉に関する事務をつかさどる職員（以下「身体障害者福祉司」という．）を置いていない市町村の長及び福祉事務所を設置していない町村の長は，第4項第3号に掲げる業務のうち専門的な知識及び技術を必要とするもの（次条第2項及び第3項において「専門的相談指導」という．）については，身体障害者の更生援護に関する相談所（以下「身体障害者更生相談所」という．）の技術的援助及び助言を求めなければならない．

⑦ 市町村長（特別区の区長を含む．以下同じ．）は，第4項第3号に掲げる業務を行うに当たつて，特に医学的，心理学的及び職能的判定を必要とする場合には，身体障害者更生相談所の判定を求めなければならない．

⑧ 市町村長は，この法律の規定による市町村の事務の全部又は一部をその管理に属する行政庁に委任することができる．

第9条の2（市町村の福祉事務所） ① 市町村の設置する福祉事務所又はその長は，この法律の施行に関し，主として前条第4項各号に掲げる業務又は同条第6項及び第7項の規定による市町村長の業務を行うものとする．

② 市の設置する福祉事務所に身体障害者福祉司を置いている福祉事務所があるときは，当該市の身体障害者福祉司を置いていない福祉事務所の長は，専門的相談指導については，当該市の身体障害者福祉司の技術的援助及び助言を求めなければならない．

③ 市町村の設置する福祉事務所のうち身体障害者福祉司を置いている福祉事務所の長は，専門的相談指導を行うに当たつて，特に専門的な知識及び技術を必要とする場合には，身体障害者更生相談所の技術的援助及び助言を求めなければならない．

第10条（連絡調整等の実施者） ① 都道府県は，この法律の施行に関し，次に掲げる業務を行わなければならない．

1 市町村の援護の実施に関し，市町村相互間の連絡調整，市町村に対する情報の提供その他必要な援助を行うこと及びこれらに付随する業務を行うこと．

2 身体障害者の福祉に関し，主として次に掲げる業務を行うこと．

  イ 各市町村の区域を超えた広域的な見地から，実情の把握に努めること．

  ロ 身体障害者に関する相談及び指導のうち，専門的な知識及び技術を必要とするものを行うこと．

  ハ 身体障害者の医学的，心理学的及び職能的判定を行うこと．

  ニ 必要に応じ，障害者自立支援法第5条第19項に規定する補装具の処方及び適合判定を行うこと．

② 都道府県知事は，市町村の援護の適切な実施を確保するため必要があると認めるときは，市町村に対し，必要な助言を行うことができる．

③ 都道府県知事は，第1項又は前項の規定による都道

府県の事務の全部又は一部を，その管理に属する行政庁に限り，委任することができる．

第 11 条（更生相談所） ① 都道府県は，身体障害者の更生援護の利便のため，及び市町村の援護の適切な実施の支援のため，必要な地に身体障害者更生相談所を設けなければならない．

② 身体障害者更生相談所は，身体障害者の福祉に関し，主として前条第1項第1号に掲げる業務（第18条第2項の措置に係るものに限る．）及び前条第1項第2号ロからニまでに掲げる業務並びに障害者自立支援法第22条第2項及び第3項，第26条第1項，第74条並びに第76条第3項に規定する業務を行うものとする．

③ 身体障害者更生相談所は，必要に応じ，巡回して，前項に規定する業務を行うことができる．

④ 前各項に定めるもののほか，身体障害者更生相談所に関し必要な事項は，政令で定める．

第 11 条の 2 （身体障害者福祉司） ① 都道府県は，その設置する身体障害者更生相談所に，身体障害者福祉司を置かなければならない．

② 市及び町村は，その設置する福祉事務所に，身体障害者福祉司を置くことができる．

③ 都道府県の身体障害者福祉司は，身体障害者更生相談所の長の命を受けて，次に掲げる業務を行うものとする．

1 第 10 条第1項第1号に掲げる業務のうち，専門的な知識及び技術を必要とするものを行うこと．
2 身体障害者の福祉に関し，第 10 条第1項第2号ロに掲げる業務を行うこと．

④ 市町村の身体障害者福祉司は，当該市町村の福祉事務所の長の命を受けて，身体障害者の福祉に関し，次に掲げる業務を行うものとする．

1 福祉事務所の所員に対し，技術的指導を行うこと．
2 第九条第4項第3号に掲げる業務のうち，専門的な知識及び技術を必要とするものを行うこと．

⑤ 市の身体障害者福祉司は，第9条の2第2項の規定により技術的援助及び助言を求められたときは，これに協力しなければならない．この場合において，特に専門的な知識及び技術が必要であると認めるときは，身体障害者更生相談所に当該技術的援助及び助言を求めるよう助言しなければならない．

第 12 条 身体障害者福祉司は，都道府県知事又は市町村長の補助機関である職員とし，次の各号のいずれかに該当するもののうちから，任用しなければならない．

1 社会福祉法に定める社会福祉主事たる資格を有する者であつて，身体障害者の更生援護その他その福祉に関する事業に2年以上従事した経験を有するもの
2 学校教育法（昭和 22 年法律第 26 号）に基づく大学又は旧大学令（大正 7 年勅令第 388 号）に基づく大学において，厚生労働大臣の指定する社会福祉に関する科目を修めて卒業した者
3 医師
4 社会福祉士
5 身体障害者の更生援護の事業に従事する職員を養成する学校その他の施設で厚生労働大臣の指定するものを卒業した者
6 前各号に準ずる者であつて，身体障害者福祉司として必要な学識経験を有するもの

第 12 条の 2 （民生委員の協力） 民生委員法（昭和 23 年法律第 198 号）に定める民生委員は，この法律の施行について，市町村長，福祉事務所の長，身体障害者福祉司又は社会福祉主事の事務の執行に協力するものとする．

第 12 条の 3 （身体障害者相談員） ① 都道府県は，身体に障害のある者の福祉の増進を図るため，身体に障害のある者の相談に応じ，及び身体に障害のある者の更生のために必要な援助を行うことを，社会的信望があり，かつ，身体に障害のある者の更生援護に熱意と識見を持つている者に委託することができる．

② 前項の規定により委託を受けた者は，身体障害者相談員と称する．

③ 身体障害者相談員は，その委託を受けた業務を行なうに当たつては，個人の人格を尊重し，その身上に関する秘密を守らなければならない．

第2章　更生援護

第1節　総則

第 13 条（指導啓発） 国及び地方公共団体は，疾病又は事故により身体障害の発生の予防及び身体に障害のある者の早期治療等について国民の関心を高め，かつ，身体に障害のある者の福祉に関する思想を普及するため，広く国民の指導啓発に努めなければならない．

第 14 条（調査） 厚生労働大臣は，身体に障害のある者の状況について，自ら調査を実施し，又は都道府県知事その他関係行政機関から調査報告を求め，その研究調査の結果に基づいて身体に障害のある者に対し十分な福祉サービスの提供が行われる体制が整備されるように努めなければならない．

第 14 条の 2 （支援体制の整備等） ① 市町村は，この章に規定する更生援護，障害者自立支援法の規定による自立支援給付及び地域生活支援事業その他地域の実情に応じたきめ細かな福祉サービスが積極的に提供され，身体障害者が，心身の状況，その置かれている環境等に応じて，自立した日常生活及び社会生活を営むために最も適切な支援が総合的に受けられるように，福祉サービスを提供する者又はこれらに参画する者の活動の連携及び調整を図る等地域の実情に応じた体制の整備に努めなければならない．

② 前項の規定は，前項の体制の整備及びこの章に規定する更生援護の実施に当たつては，身体障害者が引き続き居宅において日常生活を営むことができるよう配慮しなければならない．

第 15 条（身体障害者手帳） ① 身体に障害のある者は，都道府県知事の定める医師の診断書を添えて，その居住地（居住地を有しないときは，その現在地）の都道府県知事に身体障害者手帳の交付を申請することができる．ただし，本人が 15 歳に満たないときは，その保護者（親権を行う者及び後見人をいう．ただし，児童福祉法（昭和 22 年法律第 164 号）第 27 条第1項第3号又は第 27 条の2の規定により里親に委託され，又は児童福祉施設に入所した児童については，当該里親又は児童福祉施設の長とする．以下同じ．）が代わつて申請するものとする．

② 前項の規定により都道府県知事が医師を定めるときは，厚生労働大臣の定めるところに従い，かつ，その指定に当たつては，社会福祉法第7条第1項に規定する社会福祉に関する審議会その他の合議制の機関（以下「地方社会福祉審議会」という．）の意見を聴かなければならない．

③ 第1項に規定する医師が，その身体に障害のある者に診断書を交付するときは，その者の障害が別表に掲げる障害に該当するか否かについて意見書をつけなければならない．

身体障害者福祉法

④ 都道府県知事は，第1項の申請に基いて審査し，その障害が別表に掲げるものに該当すると認めたときは，申請者に身体障害者手帳を交付しなければならない．
⑤ 前項に規定する審査の結果，その障害が別表に掲げるものに該当しないと認めたときは，都道府県知事は，理由を附して，その旨を申請者に通知しなければならない．
⑥ 身体障害者手帳の交付を受けた者は，身体障害者手帳を譲渡し又は貸与してはならない．
⑦ 身体障害のある15歳未満の者につき，その保護者が身体障害者手帳の交付を受けた場合において，本人が満15歳に達したとき，又は本人が満15歳に達する以前にその保護者が保護者でなくなつたときは，身体障害者手帳の交付を受けた保護者は，すみやかにこれを本人又は新たな保護者に引き渡さなければならない．
⑧ 前項の場合において，本人が満15歳に達する以前に，身体障害者手帳の交付を受けたその保護者が死亡したときは，その者の親族又は同居の縁故者でその身体障害者手帳を所持するものは，すみやかにこれを新たな保護者に引き渡さなければならない．
⑨ 前2項の規定により本人又は新たな保護者が身体障害者手帳の引渡を受けたときは，その身体障害者手帳は，本人又は新たな保護者が交付を受けたものとみなす．
⑩ 前各項に定めるものの外，身体障害者手帳に関し必要な事項は，政令で定める．

第16条（身体障害者手帳の返還） ① 身体障害者手帳の交付を受けた者又はその者の親族若しくは同居の縁故者でその身体障害者手帳を所持するものは，本人が別表に掲げる障害を有しなくなつたとき，又は死亡したときは，すみやかに身体障害者手帳を都道府県知事に返還しなければならない．
② 都道府県知事は，次に掲げる場合には，身体障害者手帳の交付を受けた者に対し身体障害者手帳の返還を命ずることができる．
　1 本人の障害が別表に掲げるものに該当しないと認めたとき．
　2 身体障害者手帳の交付を受けた者が正当な理由がなく，第17条の2第1項の規定による診査又は児童福祉法第19条第1項の規定による診査を拒み，又は忌避したとき．
　3 身体障害者手帳の交付を受けた者がその身体障害者手帳を他人に譲渡し又は貸与したとき．
③ 都道府県知事は，前項の規定による処分をするには，文書をもつて，その理由を示さなければならない．
④ 市町村長は，身体障害者につき，第2項各号に掲げる事由があると認めるときは，その旨を都道府県知事に通知しなければならない．

第17条 前条第2項の規定による処分に係る行政手続法（平成5年法律第88号）第15条第1項の通知は，聴聞の期日の10日前までにしなければならない．

第17条の2（診査及び更生相談） ① 市町村は，身体障害者の診査及び更生相談を行い，必要に応じ，次に掲げる措置を採らなければならない．
　1 医療又は保健指導を必要とする者に対しては，医療保健施設に紹介すること．
　2 公共職業能力開発施設の行う職業訓練（職業能力開発総合大学校の行うものを含む．）又は就職あつせんを必要とする者に対しては，公共職業安定所に紹介すること．
　3 前2号に規定するもののほか，その更生に必要な事項につき指導すること．
② 医療保健施設又は公共職業安定所は，前項第1号又は第2号の規定により市町村から身体障害者の紹介があつたときは，その更生のために協力しなければならない．

第2節　障害福祉サービス，障害者支援施設等への入所等の措置

第18条（障害福祉サービス，障害者支援施設等への入所等の措置） ① 市町村は，障害者自立支援法第5条第1項に規定する障害福祉サービス（同条第5項に規定する療養介護及び同条第11項に規定する施設入所支援（以下この条において「療養介護等」という．）を除く．以下「障害福祉サービス」という．）を必要とする身体障害者が，やむを得ない事由により介護給付費等（療養介護等に係るものを除く．）の支給を受けることが著しく困難であると認めるときは，その身体障害者につき，政令で定める基準に従い，障害福祉サービスを提供し，又は当該市町村以外の者に障害福祉サービスの提供を委託することができる．
② 市町村は，障害者支援施設又は障害者自立支援法第5条第5項の厚生労働省令で定める施設（以下「障害者支援施設等」という．）への入所を必要とする身体障害者が，やむを得ない事由により介護給付費等（療養介護等に係るものに限る．）の支給を受けることが著しく困難であると認めるときは，その身体障害者を当該市町村の設置する障害者支援施設等に入所させ，又は国，都道府県若しくは他の市町村若しくは社会福祉法人の設置する障害者支援施設若しくは独立行政法人国立病院機構若しくは高度専門医療に関する研究等を行う独立行政法人に関する法律（平成20年法律第93号）第4条第1項に規定する国立高度専門医療研究センターの設置する医療機関であつて厚生労働大臣の指定するもの（以下「指定医療機関」という．）にその身体障害者の入所若しくは入院を委託しなければならない．

第18条の2（措置の受託義務） 障害者自立支援法第5条第1項に規定する障害福祉サービス事業を行う者又は障害者支援施設等若しくは指定医療機関の設置者は，前条の規定による委託を受けたときは，正当な理由がない限り，これを拒んではならない．

第18条の3（措置の解除に係る説明等） 市町村長は，第17条の2第1項第3号，第18条又は第50条の措置を解除する場合には，あらかじめ，当該措置に係る者に対し，当該措置の解除の理由について説明するとともに，その意見を聴かなければならない．ただし，当該措置に係る者から当該措置の解除の申出があつた場合その他厚生労働省令で定める場合においては，この限りでない．

第19条（行政手続法の適用除外） 第17条の2第1項第3号，第18条又は第50条の措置を解除する処分については，行政手続法第3章（第12条及び第14条を除く．）の規定は，適用しない．

第4節　社会参加の促進等

第21条（社会参加を促進する事業の実施） 地方公共団体は，視覚障害のある身体障害者及び聴覚障害のある身体障害者の意思疎通を支援する事業，身体障害者の盲導犬，介助犬又は聴導犬の使用を支援する事業，身体障害者のスポーツ活動への参加を促進する事業その他の身体障害者の社会，経済，文化その他あらゆる分野の活動への参加を促進する事業を実施するよう努めなければならない．

第3章 事業及び施設

第26条（事業の開始等） ① 国及び都道府県以外の者は，厚生労働省令の定めるところにより，あらかじめ，厚生労働省令で定める事項を都道府県知事に届け出て，身体障害者生活訓練等事業又は介助犬訓練事業若しくは聴導犬訓練事業（以下「身体障害者生活訓練等事業等」という．）を行うことができる．

② 国及び都道府県以外の者は，前項の規定により届け出た事項に変更を生じたときは，変更の日から1月以内に，その旨を都道府県知事に届け出なければならない．

③ 国及び都道府県以外の者は，身体障害者生活訓練等事業等を廃止し，又は休止しようとするときは，あらかじめ，厚生労働省令で定める事項を都道府県知事に届け出なければならない．

第27条 国及び国都道府県以外の者は，社会福祉法の定めるところにより，手話通訳事業を行うことができる．

第28条（施設の設置等） ① 都道府県は，身体障害者社会参加支援施設を設置することができる．

② 市町村は，あらかじめ厚生労働省令で定める事項を都道府県知事に届け出て，身体障害者社会参加支援施設を設置することができる．

③ 社会福祉法人その他の者は，社会福祉法の定めるところにより，身体障害者社会参加支援施設を設置することができる．

④ 身体障害者社会参加支援施設には，身体障害者の社会参加の支援の事務に従事する者の養成施設（以下「養成施設」という．）を附置することができる．ただし，市町村がこれを附置する場合には，あらかじめ，厚生労働省令で定める事項を都道府県知事に届け出なければならない．

⑤ 前各項に定めるもののほか，身体障害者社会参加支援施設の設置，廃止又は休止に関し必要な事項は，政令で定める．

第31条（身体障害者福祉センター） 身体障害者福祉センターは，無料又は低額な料金で，身体障害者に関する各種の相談に応じ，身体障害者に対し，機能訓練，教養の向上，社会との交流の促進及びレクリエーションのための便宜を総合的に供与する施設とする．

第32条（補装具製作施設） 補装具製作施設は，無料又は低額な料金で，補装具の製作又は修理を行う施設とする．

第33条（盲導犬訓練施設） 盲導犬訓練施設は，無料又は低額な料金で，盲導犬を使用するとともに，視覚障害のある身体障害者に対し，盲導犬の利用に必要な訓練を行う施設とする．

第34条（視聴覚障害者情報提供施設） 視聴覚障害者情報提供施設は，無料又は低額な料金で，点字刊行物，視覚障害者用の録音物，聴覚障害者用の録画物その他各種情報を記録した物であつて専ら視聴覚障害者が利用するものを製作し，若しくはこれらを視聴覚障害者の利用に供し，又は点訳（文字を点字に訳することをいう．）若しくは手話通訳等を行う者の養成若しくは派遣その他の厚生労働省令で定める便宜を供与する施設とする．

第4章 費用

第35条（市町村の支弁） 身体障害者の更生援護について，この法律において規定する事項に要する費用のうち，次に掲げるものは，市町村の支弁とする．

1 第11条の2の規定により市町村が設置する身体障害者福祉司の設置及び運営に要する費用

2 第13条，第14条，第17条の2及び第18条の規定により市町村が行う行政措置に要する費用（国の設置する障害者支援施設等に対し第18条第2項の規定による委託をした場合において，その委託後に要する費用を除く．）

3 第28条第2項及び第4項の規定により，市町村が設置する身体障害者社会参加支援施設及び養成施設の設置及び運営に要する費用

第36条（都道府県の支弁） 身体障害者の更生援護について，この法律において規定する事項に要する費用のうち，次に掲げるものは，都道府県の支弁とする．

1 第11条の2の規定により都道府県が設置する身体障害者福祉司の設置及び運営に要する費用

2 第11条の規定により都道府県が設置する身体障害者更生相談所の設置及び運営に要する費用

2の2 第12条の3の規定により都道府県が行う委託に要する費用

3 第13条，第14条，第15条及び第20条の規定により都道府県が行う行政措置に要する費用

4 第28条第1項及び第4項の規定により都道府県が設置する身体障害者社会参加支援施設及び養成施設の設置及び運営に要する費用

第36条の2（国の支弁） 国は，第18条第2項の規定により，国の設置する障害者支援施設等に入所した身体障害者の入所後に要する費用を支弁する．

第5章 雑則

第46条（罰則） 次の各号の1に該当する者は，10万円以下の罰金に処する．

1 第15条第6項の規定に違反した者

2 第16条第1項の規定に違反した者

第47条 偽りその他不正な手段により，身体障害者手帳の交付を受けた者又は受けさせた者は，6月以下の懲役又は20万円以下の罰金に処する．

第48条 第16条第2項の規定に基づく都道府県知事の命令に違反した者は，3月以下の懲役又は10万円以下の罰金に処する．

102 児童福祉法（抄）

（昭22・12・12法律第164号，
最終改正：平20・12・19法律第93号）

第1章 総則

第1条〔児童福祉の理念〕 ① すべて国民は，児童が心身ともに健やかに生まれ，且つ，育成されるよう努めなければならない．

② すべて児童は，ひとしくその生活を保障され，愛護されなければならない．

第2条〔児童育成の責任〕 国及び地方公共団体は，児童の保護者とともに，児童を心身ともに健やかに育成する責任を負う．

第3条〔原理の尊重〕 前2条に規定するところは，児童の福祉を保障するための原理であり，この原理は，すべて児童に関する法令の施行にあたつて，常に尊重

されなければならない．

第1節 定 義

第4条〔児童〕① この法律で，児童とは，満18歳に満たない者をいい，児童を左のように分ける．
 1 乳児 満1歳に満たない者
 2 幼児 満1歳から，小学校就学の始期に達するまでの者
 3 少年 小学校就学の始期から，満18歳に達するまでの者
② この法律で，障害児とは，身体に障害のある児童又は知的障害のある児童をいう．

第5条〔妊産婦〕 この法律で，妊産婦とは，妊娠中又は出産後1年以内の女子をいう．

第6条〔保護者〕 この法律で，保護者とは，親権を行う者，未成年後見人その他の者で，児童を現に監護する者をいう．

第2章 福祉の保障

第1節 療育の指導等

第19条〔療育の指導等〕① 保健所長は，身体に障害のある児童につき，診査を行ない，又は相談に応じ，必要な療育の指導を行なわなければならない．
② 保健所長は，疾病により長期にわたり療養を必要とする児童につき，診査を行い，又は相談に応じ，必要な療育の指導を行うことができる．
③ 保健所長は，身体障害者福祉法（昭和24年法律第283号）第15条第4項の規定により身体障害者手帳の交付を受けた児童（身体に障害のある15歳未満の児童については，身体障害者手帳の交付を受けたその保護者とする．以下同じ．）につき，同法第16条第2項第1号又は第2号に掲げる事由があると認めるときは，その旨を都道府県知事に報告しなければならない．

第20条〔療育の給付〕① 都道府県は，骨関節結核その他の結核にかかつている児童に対し，療養に併せて学習の援助を行うため，これを病院に入院させて療育の給付を行うことができる．
② 療育の給付は，医療並びに学習及び療養生活に必要な物品の支給とする．
③ 前項の医療は，次に掲げる給付とする．
 1 診察
 2 薬剤又は治療材料の支給
 3 医学的処置，手術及びその他の治療並びに施術
 4 病院又は診療所への入院及びその療養に伴う世話その他の看護
 5 移送
④ 第2項の医療に係る療育の給付は，厚生労働大臣又は都道府県知事が次項の規定により指定する病院（以下「指定療育機関」という．）に委託して行うものとする．
⑤ 厚生労働大臣は，国が開設した病院についてその主務大臣の同意を得て，都道府県知事は，その他の病院についてその開設者の同意を得て，第2項の医療を担当させる指定をするものとする．
⑥ 前項の指定は，政令で定める基準に適合する病院について行うものとする．
⑦ 指定療育機関は，30日以上の予告期間を設けて，その指定を辞退することができる．
⑧ 指定療育機関が第6項の規定に基づく政令で定める基準に適合しなくなつたとき，次条の規定に違反したとき，その他指定療育機関に第2項の医療を担当させるについて著しく不適当であると認められる理由があるときは，厚生労働大臣が指定した指定療育機関については厚生労働大臣が，都道府県知事が指定した指定療育機関については都道府県知事が，その指定を取り消すことができる．

第21条〔医療の担当〕 指定療育機関は，厚生労働大臣の定めるところにより，前条第2項の医療を担当しなければならない．

第21条の2〔診療方針・診療報酬〕① 指定療育機関の診療方針及び診療報酬は，健康保険の診療方針及び診療報酬の例による．
② 前項に規定する診療方針及び診療報酬によることができないとき，及びこれによることを適当としないときの診療方針及び診療報酬は，厚生労働大臣が定めるところによる．

第21条の3〔医療費の審査・支払〕① 都道府県知事は，指定療育機関の診療内容及び診療報酬の請求を随時審査し，かつ，指定療育機関が前条の規定によつて請求することができる診療報酬の額を決定することができる．
② 指定療育機関は，都道府県知事が行う前項の決定に従わなければならない．
③ 都道府県知事は，第1項の規定により指定療育機関が請求することができる診療報酬の額を決定するに当たつては，社会保険診療報酬支払基金法（昭和23年法律第129号）に定める審査委員会，国民健康保険法（昭和33年法律第192号）に定める国民健康保険診療報酬審査委員会その他政令で定める医療に関する審査機関の意見を聴かなければならない．
④ 都道府県は，指定療育機関に対する診療報酬の支払に関する事務を社会保険診療報酬支払基金，国民健康保険団体連合会その他厚生労働省令で定める者に委託することができる．
⑤ 第1項の規定による診療報酬の額の決定については，行政不服審査法による不服申立てをすることができない．

第21条の4〔報告の請求・検査〕① 都道府県知事（厚生労働大臣が指定した指定療育機関にあつては，厚生労働大臣又は都道府県知事とする．次項において同じ．）は，指定療育機関の診療報酬の請求が適正であるかどうかを調査するため必要があると認めるときは，指定療育機関の管理者に対して必要な報告を求め，又は当該職員をして，指定療育機関について，その管理者の同意を得て，実地に診療録，帳簿書類その他の物件を検査させることができる．
② 指定療育機関の管理者が，正当な理由がなく，前項の報告の求めに応ぜず，若しくは虚偽の報告をし，又は同項の同意を拒んだときは，都道府県知事は，当該指定療育機関に対する都道府県の診療報酬の支払を一時差し止めることを指示し，又は差し止めることができる．
③ 厚生労働大臣は，前項に規定する都道府県知事の権限に属する事務（都道府県知事が指定した指定療育機関に係るものに限る．）について，児童の利益を保護する緊急の必要があると認めるときは，都道府県知事に対し同項の事務を行うことを指示することができる．

第21条の5〔小児慢性特定疾患治療研究事業〕 都道府県は，厚生労働大臣が定める慢性疾患にかかつていることにより長期にわたり療養を必要とする児童又は児童以外の満20歳に満たない者（政令で定めるものに限る．）であつて，当該疾患の状態が当該疾患

ごとに厚生労働大臣が定める程度であるものの健全な育成を図るため，当該疾患の治療方法に関する研究その他必要な研究に資する医療の給付その他の政令で定める事業を行うことができる．

第2節 居宅生活の支援

第1款 障害福祉サービスの措置

第21条の6〔障害福祉サービス〕 市町村は，障害者自立支援法第5条第1項に規定する障害福祉サービス（以下「障害福祉サービス」という．）を必要とする障害児につき，やむを得ない事由により同法に規定する介護給付費又は特例介護給付費（第56条の6第1項において「介護給付費等」という．）の支給を受けることが著しく困難であると認めるときは，当該障害児につき，政令で定める基準に従い，障害福祉サービスを提供し，又は当該市町村以外の者に障害福祉サービスの提供を委託することができる．

第21条の7〔障害福祉サービス事業者の義務〕 障害者自立支援法第5条第1項に規定する障害福祉サービス事業を行う者は，前条の規定による委託を受けたときは，正当な理由がない限り，これを拒んではならない．

第3節 助産施設, 母子生活支援施設及び保育所への入所

第22条〔助産施設への入所〕 ① 都道府県, 市及び福祉事務所を設置する町村（以下「都道府県等」という．）は，それぞれその設置する福祉事務所の所管区域内における妊産婦が，保健上必要があるにもかかわらず，経済的理由により，入院助産を受けることができない場合において，その妊産婦から申込みがあつたときは，その妊産婦に対し助産施設において助産を行わなければならない．ただし，付近に助産施設がない等やむを得ない事由があるときは，この限りでない．

② 前項に規定する妊産婦であつて助産施設における助産の実施（以下「助産の実施」という．）を希望する者は，厚生労働省令の定めるところにより，入所を希望する助産施設その他厚生労働省令の定める事項を記載した申込書を都道府県等に提出しなければならない．この場合において，助産施設は，厚生労働省令の定めるところにより，当該妊産婦の依頼を受けて，当該申込書の提出を代わつて行うことができる．

③ 都道府県等は，第25条の7第2項第3号，第25条の8第3号又は第26条第1項第4号の規定による報告又は通知を受けた妊産婦について，必要があると認めるときは，当該妊産婦に対し，助産の実施の申込みを勧奨しなければならない．

④ 都道府県等は，第1項に規定する妊産婦の助産施設の選択及び助産施設の適正な運営の確保に資するため，厚生労働省令の定めるところにより，当該都道府県等の設置する福祉事務所の所管区域内における助産施設の設置者, 設備及び運営の状況その他の厚生労働省令の定める事項に関し情報の提供を行わなければならない．

103 老人福祉法（抄）

（昭38・7・11 法律第133号，
最終改正：平20・5・28 法律第42号）

第1章 総則

第1条（目的） この法律は，老人の福祉に関する原理を明らかにするとともに，老人に対し，その心身の健康の保持及び生活の安定のために必要な措置を講じ，もつて老人の福祉を図ることを目的とする．

第2条（基本的理念） 老人は，多年にわたり社会の進展に寄与してきた者として，かつ，豊富な知識と経験を有する者として敬愛されるとともに，生きがいを持てる健全で安らかな生活を保障されるものとする．

第3条 ① 老人は，老齢に伴つて生ずる心身の変化を自覚して，常に心身の健康を保持し，又は，その知識と経験を活用して，社会的活動に参加するように努めるものとする．

② 老人は，その希望と能力とに応じ，適当な仕事に従事する機会その他社会的活動に参加する機会を与えられるものとする．

第4条（老人福祉増進の責務） ① 国及び地方公共団体は，老人の福祉を増進する責務を有する．

② 国及び地方公共団体は，老人の福祉に関係のある施策を講ずるに当たつては，その施策を通じて，前2条に規定する基本的理念が具現されるように配慮しなければならない．

③ 老人の生活に直接影響を及ぼす事業を営む者は，その事業の運営に当たつては，老人の福祉が増進されるように努めなければならない．

第5条 ① 国民の間に広く老人の福祉についての関心と理解を深めるとともに，老人に対し自らの生活の向上に努める意欲を促すため，老人の日及び老人週間を設ける．

② 老人の日は9月15日とし，老人週間は同日から同月21日までとする．

③ 国は，老人の日においてその趣旨にふさわしい事業を実施するよう努めるものとし，国及び地方公共団体は，老人週間において老人の団体その他の者によつてその趣旨にふさわしい行事が実施されるよう奨励しなければならない．

第5条の2（定義） ① この法律において，「老人居宅生活支援事業」とは，老人居宅介護等事業, 老人デイサービス事業, 老人短期入所事業, 小規模多機能型居宅介護事業及び認知症対応型老人共同生活援助事業をいう．

② この法律において，「老人居宅介護等事業」とは，第10条の4第1項第1号の措置に係る者又は介護保険法（平成9年法律第123号）の規定による訪問介護に係る居宅介護サービス費, 夜間対応型訪問介護に係る地域密着型介護サービス費若しくは介護予防訪問介護に係る介護予防サービス費の支給に係る者その他の政令で定める者につき，これらの者の居宅において入浴, 排せつ, 食事等の介護その他の日常生活を営むのに必要な便宜であつて厚生労働省令で定めるものを供与する事業をいう．

③ この法律において，「老人デイサービス事業」とは，第10条の4第1項第2号の措置に係る者又は介護保険法の規定による通所介護に係る居宅介護サービ

ス費,認知症対応型通所介護に係る地域密着型介護サービス費,介護予防通所介護に係る介護予防サービス費及びける認知症対応型通所介護に係る地域密着型介護予防サービス費の支給に係る者その他の政令で定める者(その者を現に養護する者を含む.)を特別養護老人ホームその他の厚生労働省令で定める施設に通わせ,これらの者につき入浴,排せつ,食事等の介護,機能訓練,介護方法の指導その他の厚生労働省令で定める便宜を供与する事業をいう.

④ この法律において,「老人短期入所事業」とは,第10条の4第1項第3号の措置に係る者又は介護保険法の規定による短期入所生活介護に係る居宅介護サービス費若しくは介護予防短期入所生活介護に係る介護予防サービス費の支給に係る者その他の政令で定める者を特別養護老人ホームその他の厚生労働省令で定める施設に短期間入所させ,養護する事業をいう.

⑤ この法律において,「小規模多機能型居宅介護事業」とは,第10条の4第1項第4号の措置に係る者又は介護保険法の規定による小規模多機能型居宅介護に係る地域密着型介護サービス費若しくは介護予防小規模多機能型居宅介護に係る地域密着型介護予防サービス費の支給に係る者その他の政令で定める者につき,これらの者の心身の状況,置かれている環境等に応じて,それらの者の選択に基づき,それらの者の居宅において,又は厚生労働省令で定めるサービスの拠点に通わせ,若しくは短期間宿泊させ,当該拠点において,入浴,排せつ,食事等の介護その他の日常生活上必要な便宜であつて厚生労働省令で定めるもの及び機能訓練を供与する事業をいう.

⑥ この法律において,「認知症対応型老人共同生活援助事業」とは,第10条の4第1項第5号の措置に係る者又は介護保険法の規定による認知症対応型共同生活介護に係る地域密着型介護サービス費若しくは介護予防認知症対応型共同生活介護に係る地域密着型介護予防サービス費の支給に係る者その他の政令で定める者につき,これらの者が共同生活を営むべき住居において入浴,排せつ,食事等の介護その他の日常生活上の援助を行う事業をいう.

第5条の3 この法律において,「老人福祉施設」とは,老人デイサービスセンター,老人短期入所施設,養護老人ホーム,特別養護老人ホーム,軽費老人ホーム,老人福祉センター及び老人介護支援センターをいう.

第5条の4(福祉の措置の実施者) ① 65歳以上の者(65歳未満の者であつて特に必要があると認められるものを含む.以下同じ.)又はその者を現に養護する者(以下「養護者」という.)に対する第10条の4及び第11条の規定による福祉の措置は,その65歳以上の者が居住地を有するときは,その居住地の市町村が,居住地を有しないか,又はその居住地が明らかでないときは,その現在地の市町村が行うものとする.ただし,同条第1項第1号若しくは第2号又は生活保護法(昭和25年法律第144号)第30条第1項ただし書の規定により入所している65歳以上の者については,その65歳以上の者が入所前に居住地を有した者であるときは,その居住地の市町村が,その65歳以上の者が入所前に居住地を有しないか,又はその居住地が明らかでなかつた者であるときは,入所前におけるその65歳以上の者の所在地の市町村が行うものとする.

② 市町村は,この法律の施行に関し,次に掲げる業務を行わなければならない.

1 老人の福祉に関し,必要な実情の把握に努めること.
2 老人の福祉に関し,必要な情報の提供を行い,並びに相談に応じ,必要な調査及び指導を行い,並びにこれらに付随する業務を行うこと.

第5条の5(市町村の福祉事務所) 市町村の設置する福祉事務所(社会福祉法(昭和26年法律第45号))は,この法律の施行に関し,主として前条第2項各号に掲げる業務を行うものとする.

第6条(市町村の福祉事務所の社会福祉主事) 市及び福祉事務所を設置する町村は,その設置する福祉事務所に,福祉事務所の長(以下「福祉事務所長」という.)の指揮監督を受けて,主として次に掲げる業務を行う所員として,社会福祉主事を置かなければならない.

1 福祉事務所の所員に対し,老人の福祉に関する技術的指導を行うこと.
2 第5条の4第2項第2号に規定する業務のうち,専門的技術を必要とする業務を行うこと.

第6条の2(連絡調整等の実施者) ① 都道府県は,この法律の施行に関し,次に掲げる業務を行わなければならない.

1 この法律に基づく福祉の措置の実施に関し,市町村相互間の連絡調整,市町村に対する情報の提供その他必要な援助を行うこと及びこれらに付随する業務を行うこと.
2 老人の福祉に関し,各市町村の区域を超えた広域的な見地から,実情の把握に努めること.

② 都道府県知事は,この法律に基づく福祉の措置の適切な実施を確保するため必要があると認めるときは,市町村に対し,必要な指導を行うことができる.

③ 都道府県知事は,この法律の規定による都道府県の事務の全部又は一部を,その管理する福祉事務所長に委任することができる.

第7条(都道府県の福祉事務所の社会福祉主事) 都道府県は,その設置する福祉事務所に,福祉事務所長の指揮監督を受けて,主として前条第1項第1号に掲げる業務のうち専門的技術を必要とするものを行う所員として,社会福祉主事を置くことができる.

第8条(保健所の協力) 保健所は,老人の福祉に関し,老人福祉施設等に対し,栄養の改善その他衛生に関する事項について必要な協力を行うものとする.

第9条(民生委員の協力) 民生委員法(昭和23年法律第198号)に定める民生委員は,この法律の施行について,市町村長,福祉事務所長又は社会福祉主事の事務の執行に協力するものとする.

第10条(介護等に関する措置) 身体上又は精神上の障害があるために日常生活を営むのに支障がある老人の介護等に関する措置については,この法律に定めるもののほか,介護保険法の定めるところによる.

第10条の2(連携及び調整) この法律に基づく福祉の措置の実施に当たつては,前条に規定する介護保険法に基づく措置との連携及び調整に努めなければならない.

第2章 福祉の措置

第10条の3(支援体制の整備等) ① 市町村は,65歳以上の者であつて,身体上又は精神上の障害があるために日常生活を営むのに支障があるものが,心身の状況,その置かれている環境等に応じて,自立した日常生活を営むために最も適切な支援が総合的に受けら

れるように、次条及び第11条の措置その他地域の実情に応じたきめ細かな措置の積極的な実施に努めるとともに、これらの措置、介護保険法に規定する居宅サービス、地域密着型サービス、居宅介護支援、施設サービス、介護予防サービス、地域密着型介護予防サービス及び介護予防支援並びに老人クラブその他老人の福祉を増進することを目的とする事業を行う者の活動の連携及び調整を図る等地域の実情に応じた体制の整備に努めなければならない。

② 市町村は、前項の体制の整備に当たつては、65歳以上の者が身体上又は精神上の障害があるために日常生活を営むのに支障が生じた場合においても、引き続き居宅において日常生活を営むことができるよう配慮しなければならない。

第10条の4（居宅における介護等） ① 市町村は、必要に応じて、次の措置を採ることができる。

1　65歳以上の者であつて、身体上又は精神上の障害があるために日常生活を営むのに支障があるものが、やむを得ない事由により介護保険法に規定する訪問介護、夜間対応型訪問介護又は介護予防訪問介護を利用することが著しく困難であると認めるときは、その者につき、政令で定める基準に従い、その者の居宅において第5条の2第2項の厚生労働省令で定める便宜を供与し、又は当該市町村以外の者に当該便宜を供与することを委託すること。

2　65歳以上の者であつて、身体上又は精神上の障害があるために日常生活を営むのに支障があるものが、やむを得ない事由により介護保険法に規定する通所介護、認知症対応型通所介護、介護予防通所介護又は介護予防認知症対応型通所介護を利用することが著しく困難であると認めるときは、その者（養護者を含む。）を、政令で定める基準に従い、当該市町村の設置する老人デイサービスセンター若しくは第5条の2第3項の厚生労働省令で定める施設（以下「老人デイサービスセンター等」という。）に通わせ、同項の厚生労働省令で定める便宜を供与し、又は当該市町村以外の者の設置する老人デイサービスセンター等に通わせ、当該便宜を供与することを委託すること。

3　65歳以上の者であつて、養護者の疾病その他の理由により、居宅において介護を受けることが一時的に困難となつたものが、やむを得ない事由により介護保険法に規定する短期入所生活介護又は介護予防短期入所生活介護を利用することが著しく困難であると認めるときは、その者を、政令で定める基準に従い、当該市町村の設置する老人短期入所施設若しくは第5条の2第4項の厚生労働省令で定める施設（以下「老人短期入所施設等」という。）に短期間入所させ、養護を行い、又は当該市町村以外の者の設置する老人短期入所施設等に短期間入所させ、養護することを委託すること。

4　65歳以上の者であつて、身体上又は精神上の障害があるために日常生活を営むのに支障があるものが、やむを得ない事由により介護保険法に規定する小規模多機能型居宅介護又は介護予防小規模多機能型居宅介護を利用することが著しく困難であると認めるときは、その者につき、政令で定める基準に従い、その者の居宅において、又は第5条の2第5項の厚生労働省令で定めるサービスの拠点に通わせ、若しくは短期間宿泊させ、当該拠点において、同項の厚生労働省令で定める便宜及び機能訓練を供与し、又は当該市町村以外の者に当該便宜及び機能訓練を供与することを委託すること。

5　65歳以上の者であつて、認知症（介護保険法第8条第16項に規定する認知症をいう。以下同じ。）であるために日常生活を営むのに支障があるもの（その者の認知症の原因となる疾患が急性の状態にある者を除く。）が、やむを得ない事由により同法に規定する認知症対応型共同生活介護又は介護予防認知症対応型共同生活介護を利用することが著しく困難であると認めるときは、その者につき、政令で定める基準に従い、第5条の2第6項に規定する住居において入浴、排せつ、食事等の介護その他の日常生活上の援助を行い、又は当該市町村以外の者に当該住居において入浴、排せつ、食事等の介護その他の日常生活上の援助を行うことを委託すること。

6　市町村は、65歳以上の者であつて、身体上又は精神上の障害があるために日常生活を営むのに支障があるものにつき、前項各号の措置を採るほか、その福祉を図るため、必要に応じて、日常生活上の便宜を図るための用具であつて厚生労働大臣が定めるものを給付し、若しくは貸与し、又は当該市町村以外の者にこれを給付し、若しくは貸与することを委託する措置を採ることができる。

第11条（老人ホームへの入所等） ① 市町村は、必要に応じて、次の措置を採らなければならない。

1　65歳以上の者であつて、環境上の理由及び経済的理由（政令で定めるものに限る。）により居宅において養護を受けることが困難なものを当該市町村の設置する養護老人ホームに入所させ、又は当該市町村以外の者の設置する養護老人ホームに入所を委託すること。

2　65歳以上の者であつて、身体上又は精神上著しい障害があるために常時の介護を必要とし、かつ、居宅においてこれを受けることが困難なものが、やむを得ない事由により介護保険法に規定する地域密着型介護老人福祉施設又は介護老人福祉施設に入所することが著しく困難であると認めるときは、その者を当該市町村の設置する特別養護老人ホームに入所させ、又は当該市町村以外の者の設置する特別養護老人ホームに入所を委託すること。

3　65歳以上の者であつて、養護者がないか、又は養護者があつてもこれに養護させることが不適当であると認められるものの養護を養護受託者（老人を自己の下に預つて養護することを希望する者であつて、市町村長が適当と認めるものをいう。以下同じ。）のうち政令で定めるものに委託すること。

② 市町村は、前項の規定により養護老人ホーム若しくは特別養護老人ホームに入所させ、若しくは入所を委託し、又はその養護を養護受託者に委託した者が死亡した場合において、その葬祭（葬祭のために必要な処理を含む。以下同じ。）を行う者がないときは、その葬祭を行い、又はその者を入所させ、若しくは養護していた養護老人ホーム、特別養護老人ホーム若しくは養護受託者にその葬祭を行うことを委託する措置を採ることができる。

第12条（措置の解除に係る説明等） 市町村長は、第10条の4又は前条第1項の措置を解除しようとするときは、あらかじめ、当該措置に係る者に対し、当該措置の解除の理由について説明するとともに、その意見を聴かなければならない。ただし、当該措置に係る者から当該措置の解除の申出があつた場合その他厚生労働省令で定める場合においては、この限りでない。

第12条の2（行政手続法の適用除外） 第10条の4

又は第11条第1項の措置を解除する処分については，行政手続法（平成5年法律第88号）第3章（第12条及び第14条を除く．）の規定は，適用しない．

第13条（老人福祉の増進のための事業） ① 地方公共団体は，老人の心身の健康の保持に資するための教養講座，レクリエーションその他広く老人が自主的かつ積極的に参加することができる事業（以下「老人健康保持事業」という．）を実施するように努めなければならない．

② 地方公共団体は，老人の福祉を増進することを目的とする事業の振興を図るとともに，老人クラブその他当該事業を行う者に対して，適当な援助をするように努めなければならない．

第13条の2（研究開発の推進） 国は，老人の心身の特性に応じた介護方法の研究開発並びに老人の日常生活上の便宜を図るための用具及び機能訓練のための用具であつて身体上又は精神上の障害があるために日常生活を営むのに支障がある者に使用させることを目的とするものの研究開発の推進に努めなければならない．

104 高齢者の医療の確保に関する法律（抄）
（昭57・8・17法律第80号，最終改正：平21・7・15法律第77号）

＊下線は平24・4・1施行（平18法83）

第1章 総則

第1条（目的） この法律は，国民の高齢期における適切な医療の確保を図るため，医療費の適正化を推進するための計画の作成及び保険者による健康診査等の実施に関する措置を講ずるとともに，高齢者の医療について，国民の共同連帯の理念等に基づき，前期高齢者に係る保険者間の費用負担の調整，後期高齢者に対する適切な医療の給付等を行うために必要な制度を設け，もつて国民保健の向上及び高齢者の福祉の増進を図ることを目的とする．

第2条（基本的理念） ① 国民は，自助と連帯の精神に基づき，自ら加齢に伴つて生ずる心身の変化を自覚して常に健康の保持増進に努めるとともに，高齢者の医療に要する費用を公平に負担するものとする．

② 国民は，年齢，心身の状況等に応じ，職域若しくは地域又は家庭において，高齢期における健康の保持を図るための適切な保健サービスを受ける機会を与えられるものとする．

第3条（国の責務） 国は，国民の高齢期における医療に要する費用の適正化を図るための取組が円滑に実施され，高齢者医療制度（第3章に規定する前期高齢者に係る保険者間の費用負担の調整及び第4章に規定する後期高齢者医療制度をいう．以下同じ．）の運営が健全かつ円滑に行われるよう必要な各般の措置を講ずるとともに，第1条に規定する目的の達成に資するため，医療，公衆衛生，社会福祉その他の関連施策を積極的に推進しなければならない．

第4条（地方公共団体の責務） 地方公共団体は，この法律の趣旨を尊重し，住民の高齢期における医療に要する費用の適正化を図るための取組及び高齢者医療制度の運営が適切かつ円滑に行われるよう所要の施策を実施しなければならない．

第5条（保険者の責務） 保険者は，加入者の高齢期における健康の保持のために必要な事業を積極的に推進するよう努めるとともに，高齢者医療制度の運営が健全かつ円滑に実施されるよう協力しなければならない．

第6条（医療の担い手等の責務） 医師，歯科医師，薬剤師，看護師その他の医療の担い手並びに医療法（昭和23年法律第205号）第1条の2第2項に規定する医療提供施設の開設者及び管理者は，前3条に規定する各般の措置，施策及び事業に協力しなければならない．

第7条（定義） ① この法律において「医療保険各法」とは，次に掲げる法律をいう．
1 健康保険法（大正11年法律第70号）
2 船員保険法（昭和14年法律第73号）
3 国民健康保険法（昭和33年法律第192号）
4 国家公務員共済組合法（昭和33年法律第128号）
5 地方公務員等共済組合法（昭和37年法律第152号）
6 私立学校教職員共済法（昭和28年法律第245号）

② この法律において「保険者」とは，医療保険各法の規定により医療に関する給付を行う全国健康保険協会，健康保険組合，政府，市町村（特別区を含む．），国民健康保険組合，共済組合又は日本私立学校振興・共済事業団をいう．

③ この法律において「加入者」とは，次に掲げる者をいう．
1 健康保険法の規定による被保険者．ただし，同法第3条第2項の規定による日雇特例被保険者を除く．
2 船員保険法の規定による被保険者
3 国民健康保険法の規定による被保険者
4 国家公務員共済組合法又は地方公務員等共済組合法に基づく共済組合の組合員
5 私立学校教職員共済法の規定による私立学校教職員共済制度の加入者
6 健康保険法，船員保険法，国家公務員共済組合法（他の法律において準用する場合を含む．）又は地方公務員等共済組合法の規定による被扶養者．ただし，健康保険法第3条第2項の規定による日雇特例被保険者の同法の規定による被扶養者を除く．
7 健康保険法第126条の規定により日雇特例被保険者手帳の交付を受け，その手帳に健康保険印紙をはり付けるべき余白がなくなるに至るまでの間にある者及び同法の規定によるその者の被扶養者．ただし，同法第3条第2項ただし書の規定による承認を受けて同法の規定による日雇特例被保険者とならない期間内にある者及び同法第126条第3項の規定により当該日雇特例被保険者手帳を返納した者並びに同法の規定によるその者の被扶養者を除く．

第2章 医療費適正化の推進

第1節 医療費適正化計画等

第8条（医療費適正化基本方針及び全国医療費適正化計画） ① 厚生労働大臣は，国民の高齢期における適切な医療の確保を図る観点から，医療に要する費用の適正化（以下「医療費適正化」という．）を総合的かつ計画的に推進するため，医療費適正化に関する施策についての基本的な方針（以下「医療費適正化基本方針」という．）を定めるとともに，5年ごとに，5年を1期として，医療費適正化を推進するための計画（以下「全国医療費適正化計画」という．）を定めるものとする．

② 医療費適正化基本方針においては、次に掲げる事項を定めるものとする。
1 次条第1項に規定する都道府県医療費適正化計画において定めるべき目標に係る参酌すべき標準その他の当該計画の作成に当たつて指針となるべき基本的な事項
2 次条第1項に規定する都道府県医療費適正化計画の達成状況の評価に関する基本的な事項
3 医療に要する費用の調査及び分析に関する基本的な事項
4 前3号に掲げるもののほか、医療費適正化の推進に関する重要事項
③ 医療費適正化基本方針は、医療法第30条の3第1項に規定する基本方針、介護保険法(平成9年法律第123号)第116条第1項に規定する基本指針及び健康増進法(平成14年法律第103号)第7条第1項に規定する基本方針と調和が保たれたものでなければならない。
④ 全国医療費適正化計画においては、次に掲げる事項を定めるものとする。
1 国民の健康の保持の推進に関し、国が達成すべき目標に関する事項
2 医療の効率的な提供の推進に関し、国が達成すべき目標に関する事項
3 前2号に掲げる目標を達成するために国が取り組むべき施策に関する事項
4 第1号及び第2号に掲げる目標を達成するための保険者、医療機関その他の関係者の連携及び協力に関する事項
5 計画期間における医療に要する費用の見通しに関する事項
6 計画の達成状況の評価に関する事項
7 前各号に掲げるもののほか、医療費適正化の推進のために必要な事項
⑤ 厚生労働大臣は、医療費適正化基本方針及び全国医療費適正化計画を定め、又はこれを変更しようとするときは、あらかじめ、関係行政機関の長に協議するものとする。
⑥ 厚生労働大臣は、医療費適正化基本方針及び全国医療費適正化計画を定め、又はこれを変更したときは、遅滞なく、これを公表するものとする。
⑦ 厚生労働大臣は、全国医療費適正化計画の作成及び全国医療費適正化計画に基づく施策の実施に関して必要があると認めるときは、保険者、医療機関その他の関係者に対して必要な協力を求めることができる。

第9条(都道府県医療費適正化計画) ① 都道府県は、医療費適正化基本方針に即して、5年ごとに、5年を1期として、当該都道府県における医療費適正化を推進するための計画(以下「都道府県医療費適正化計画」という。)を定めるものとする。
② 都道府県医療費適正化計画においては、次に掲げる事項を定めるものとする。
1 住民の健康の保持の推進に関し、当該都道府県において達成すべき目標に関する事項
2 医療の効率的な提供の推進に関し、当該都道府県において達成すべき目標に関する事項
3 前2号に掲げる目標を達成するために都道府県が取り組むべき施策に関する事項
4 第1号及び第2号に掲げる目標を達成するための保険者、医療機関その他の関係者の連携及び協力に関する事項
5 当該都道府県における医療に要する費用の調査及び分析に関する事項
6 計画期間における医療に要する費用の見通しに関する事項
7 計画の達成状況の評価に関する事項
8 前各号に掲げるもののほか、医療費適正化の推進のために必要と認める事項
③ 都道府県医療費適正化計画は、医療法第30条の4第1項に規定する医療計画、介護保険法第118条第1項に規定する都道府県介護保険事業支援計画及び健康増進法第8条第1項に規定する都道府県健康増進計画と調和が保たれたものでなければならない。
④ 都道府県は、都道府県医療費適正化計画を定め、又はこれを変更しようとするときは、あらかじめ、関係市町村に協議しなければならない。
⑤ 都道府県は、都道府県医療費適正化計画を定め、又はこれを変更したときは、遅滞なく、これを厚生労働大臣に提出するとともに、公表するものとする。
⑥ 都道府県は、都道府県医療費適正化計画の作成及び都道府県医療費適正化計画に基づく施策の実施に関して必要があると認めるときは、保険者、医療機関その他の関係者に対して必要な協力を求めることができる。

第10条(厚生労働大臣の助言) 厚生労働大臣は、都道府県に対し、都道府県医療費適正化計画の作成の手法その他都道府県医療費適正化計画の作成上重要な技術的事項について必要な助言をすることができる。

第11条(計画の進捗状況に関する評価) ① 都道府県は、厚生労働省令で定めるところにより、都道府県医療費適正化計画を作成した年度(毎年4月1日から翌年3月31日までをいう。以下同じ。)の翌々年度において、当該計画の進捗状況に関する評価を行うとともに、その結果を公表するものとする。
② 厚生労働大臣は、厚生労働省令で定めるところにより、全国医療費適正化計画の作成年度の翌々年度において、当該計画の進捗状況に関する評価を行うとともに、その結果を公表するものとする。

第12条(計画の実績に関する評価) ① 都道府県は、厚生労働省令で定めるところにより、都道府県医療費適正化計画の期間の終了の日の属する年度の翌年度において、当該計画に掲げる目標の達成状況及び施策の実施状況に関する調査及び分析を行い、当該計画の実績に関する評価を行うものとする。
② 都道府県は、前項の評価を行つたときは、厚生労働省令で定めるところにより、その内容を厚生労働大臣に報告するとともに、これを公表するものとする。
③ 厚生労働大臣は、厚生労働省令で定めるところにより、全国医療費適正化計画の期間の終了の日の属する年度の翌年度において、当該計画に掲げる目標の達成状況及び施策の実施状況に関する調査及び分析を行い、全国医療費適正化計画の実績に関する評価を行うとともに、前項の報告を踏まえ、関係都道府県の意見を聴いて、各都道府県における都道府県医療費適正化計画の実績に関する評価を行うものとする。
④ 厚生労働大臣は、前項の評価を行つたときは、これを公表するものとする。

第13条(診療報酬に係る意見の提出等) ① 都道府県は、第11条第1項又は前条第1項の評価の結果、第9条第2項第2号に掲げる目標の達成のために必要があると認めるときは、厚生労働大臣に対し、健康保険法第76条第2項の規定による定め及び同法第88条第4項の規定による定め並びに第71条第1項に規定する療養の給付に要する費用の額の算定に関

する基準及び第78条第4項に規定する厚生労働大臣が定める基準(次項及び次条第1項において「診療報酬」という.)に関する意見を提出することができる.
② 厚生労働大臣は、前項の規定により都道府県から意見が出されたときは、当該意見に配慮して、診療報酬を定めるように努めなければならない.

第14条(診療報酬の特例) ① 厚生労働大臣は、第12条第3項の評価の結果、第8条第4項第2号及び各都道府県における第9条第2項第2号に掲げる目標を達成し、医療費適正化を推進するために必要があると認めるときは、1の都道府県の区域内における診療報酬について、地域の実情を踏まえつつ、適切な医療を各都道府県間において公平に提供する観点から見て合理的であると認められる範囲内において、他の都道府県の区域内における診療報酬と異なる定めをすることができる.
② 厚生労働大臣は、前項の定めをするに当たつては、あらかじめ、関係都道府県知事に協議するものとする.

第15条(資料提出の協力及び助言等) ① 厚生労働大臣又は都道府県知事は、第11条第1項若しくは第2項の評価又は第12条第1項若しくは第3項の評価を行うために必要があると認めるときは、保険者、医療機関その他の関係者に対し、必要な資料の提出に関し、協力を求めることができる.
② 厚生労働大臣及び都道府県知事は、第11条第1項若しくは第2項の評価又は第12条第1項若しくは第3項の評価に基づき、保険者又は医療機関に対し、必要な助言又は援助をすることができる.

第16条(医療費適正化計画の作成等のための調査及び分析等) ① 厚生労働大臣は、全国医療費適正化計画及び都道府県医療費適正化計画の作成、実施及び評価に資するため、次に掲げる事項に関する情報について調査及び分析を行い、その結果を公表するものとする.
1 医療に要する費用に関する地域別、年齢別又は疾病別の状況その他の厚生労働省令で定める事項
2 医療の提供に関する地域別の病床数の推移の状況その他の厚生労働省令で定める事項
② 保険者及び第48条に規定する後期高齢者医療広域連合は、厚生労働大臣に対し、前項に規定する調査及び分析に必要な情報を、厚生労働省令で定める方法により提供しなければならない.

第17条(支払基金等への委託) 厚生労働大臣は、前条第1項に規定する調査及び分析に係る事務の一部を社会保険診療報酬支払基金法(昭和23年法律第129号)による社会保険診療報酬支払基金(以下「支払基金」という.)又は国民健康保険法第45条第5項に規定する国民健康保険団体連合会(以下「国保連合会」という.)その他厚生労働省令で定めるものに委託することができる.

第2節 特定健康診査等基本指針等

第18条(特定健康診査等基本指針) ① 厚生労働大臣は、特定健康診査(糖尿病その他の政令で定める生活習慣病に関する健康診査をいう.以下同じ.)及び特定保健指導(特定健康診査の結果により健康の保持に努める必要がある者として厚生労働省令で定めるものに対し、保健指導に関する専門的知識及び技術を有する者として厚生労働省令で定めるものが行う保健指導をいう.以下同じ.)の適切かつ有効な実施を図るための基本的な指針(以下「特定健康診査等基本指針」という.)を定めるものとする.
② 特定健康診査等基本指針においては、次に掲げる事項を定めるものとする.
1 特定健康診査及び特定保健指導(以下「特定健康診査等」という.)の実施方法に関する基本的な事項
2 特定健康診査等の実施及びその成果に係る目標に関する基本的な事項
3 前2号に掲げるもののほか、次条第1項に規定する特定健康診査等実施計画の作成に関する重要事項
③ 特定健康診査等基本指針は、健康増進法第9条第1項に規定する健康診査等指針と調和が保たれたものでなければならない.
④ 厚生労働大臣は、特定健康診査等基本指針を定め、又はこれを変更しようとするときは、あらかじめ、関係行政機関の長に協議するものとする.
⑤ 厚生労働大臣は、特定健康診査等基本指針を定め、又はこれを変更したときは、遅滞なく、これを公表するものとする.

第19条(特定健康診査等実施計画) ① 保険者は、特定健康診査等基本指針に即して、5年ごとに、5年を1期として、特定健康診査等の実施に関する計画(以下「特定健康診査等実施計画」という.)を定めるものとする.
② 特定健康診査等実施計画においては、次に掲げる事項を定めるものとする.
1 特定健康診査等の具体的な実施方法に関する事項
2 特定健康診査等の実施及びその成果に関する具体的な目標
3 前2号に掲げるもののほか、特定健康診査等の適切かつ有効な実施のために必要な事項
③ 保険者は、特定健康診査等実施計画を定め、又はこれを変更したときは、遅滞なく、これを公表しなければならない.

第20条(特定健康診査) 保険者は、特定健康診査等実施計画に基づき、厚生労働省令で定めるところにより、40歳以上の加入者に対し、特定健康診査を行うものとする.ただし、加入者が特定健康診査に相当する健康診査を受け、その結果を証明する書面の提出を受けたとき、又は第26条第2項の規定により特定健康診査に関する記録の送付を受けたときは、この限りでない.

第21条(他の法令に基づく健康診断との関係) ① 保険者は、加入者が、労働安全衛生法(昭和47年法律第57号)その他の法令に基づき行われる特定健康診査に相当する健康診断を受けた場合又は受けることができる場合は、厚生労働省令で定めるところにより、前条の特定健康診査の全部又は一部を行つたものとする.
② 労働安全衛生法第2条第3号に規定する事業者その他の法令に基づき特定健康診査に相当する健康診断を実施する責務を有する者(以下「事業者等」という.)は、当該健康診断の実施を保険者に対し委託することができる.この場合において、委託をしようとする事業者等は、その健康診断の実施に必要な費用を保険者に支払わなければならない.

第22条(特定健康診査に関する記録の保存) 保険者は、第20条の規定により特定健康診査を行つたときは、厚生労働省令で定めるところにより、当該特定健康診査に関する記録を保存しなければならない.同条ただし書の規定により特定健康診査の結果を証明する書面の提出を受けた場合又は第27条第3項の規定により特定健康診査若しくは健康診断に関する記録の写しの提供を受けた場合においても、同様とする.

第23条（特定健康診査の結果の通知） 保険者は，厚生労働省令で定めるところにより，特定健康診査を受けた加入者に対し，当該特定健康診査の結果を通知しなければならない．第26条第2項の規定により，特定健康診査に関する記録の送付を受けた場合においても，同様とする．

第24条（特定保健指導） 保険者は，特定健康診査等実施計画に基づき，厚生労働省令で定めるところにより，特定保健指導を行うものとする．

第25条（記録の保存） 保険者は，前条の規定により特定保健指導を行ったときは，厚生労働省令で定めるところにより，当該特定保健指導に関する記録を保存しなければならない．次条第2項の規定により特定保健指導に関する記録の送付を受けた場合又は第27条第3項の規定により特定保健指導に関する記録の写しの提供を受けた場合においても，同様とする．

第26条（他の保険者の加入者への特定健康診査等）
① 保険者は，その加入者の特定健康診査等の実施に支障がない場合には，他の保険者の加入者に係る特定健康診査又は特定保健指導を行うことができる．この場合において，保険者は，当該特定健康診査又は特定保健指導を受けた者に対し，厚生労働省令で定めるところにより，当該特定健康診査又は特定保健指導に要する費用を請求することができる．
② 保険者は，前項の規定により，他の保険者の加入者に対し特定健康診査又は特定保健指導を行ったときは，厚生労働省令で定めるところにより，当該特定健康診査又は特定保健指導に関する記録を，速やかに，その者が現に加入する当該他の保険者に送付しなければならない．
③ 保険者は，その加入者が，第1項の規定により，他の保険者が実施する特定健康診査又は特定保健指導を受け，その費用を当該他の保険者に支払った場合には，当該加入者に対して，厚生労働省令で定めるところにより，当該特定健康診査又は特定保健指導に要する費用として相当な額を支給する．
④ 第1項又は前項の規定にかかわらず，保険者は他の保険者と協議して，当該他の保険者の加入者に係る特定健康診査又は特定保健指導の費用の請求及び支給の取扱いに関し，別段の定めをすることができる．

第27条（特定健康診査等に関する記録の提供）
① 保険者は，加入者の資格を取得した者があるときは，当該加入者が加入していた他の保険者に対し，当該他の保険者が保存している当該加入者に係る特定健康診査又は特定保健指導に関する記録の写しを提供するよう求めることができる．
② 保険者は，加入者を使用している事業者等又は使用していた事業者等に対し，厚生労働省令で定めるところにより，労働安全衛生法その他の法令に基づき当該事業者等が保存している当該加入者に係る健康診断に関する記録の写しを提供するよう求めることができる．
③ 前2項の規定により，特定健康診査若しくは特定保健指導に関する記録又は健康診断に関する記録の写しの提供を求められた他の保険者又は事業者等は，厚生労働省令で定めるところにより，当該記録の写しを提供しなければならない．

第28条（実施の委託） 保険者は，特定健康診査等について，健康保険法第63条第3項各号に掲げる病院又は診療所その他適当と認められるものに対し，その実施を委託することができる．この場合において，保険者は，受託者に対し，委託する特定健康診査等の実施に必要な範囲内において，厚生労働省令で定めるところにより，自らが保存する特定健康診査又は特定保健指導に関する記録の写しその他必要な情報を提供することができる．

第29条（関係者との連携） ① 保険者は，第32条第1項に規定する前期高齢者である加入者に対して特定健康診査等を実施するに当たつては，前期高齢者である加入者の心身の特性を踏まえつつ，介護保険法第115条の44第1項の規定により地域支援事業を実施する市町村との適切な連携を図るよう留意するとともに，当該特定健康診査等が効率的に実施されるよう努めるものとする．
② 保険者は，前項に規定するもののほか，特定健康診査の効率的な実施のために，他の保険者，医療機関その他の関係者との連携に努めなければならない．

第30条（秘密保持義務） 第28条の規定により保険者から特定健康診査等の実施の委託を受けた者（その者が法人である場合にあつては，その役員）若しくはその職員又はこれらの者であつた者は，その実施に関して知り得た個人の秘密を正当な理由がなく漏らしてはならない．

第31条（健康診査等指針との調和） 第18条第1項，第20条，第21条第1項，第22条から第25条まで，第26条第1項，第27条第2項及び第3項並びに第28条に規定する厚生労働省令は，健康増進法第9条第1項に規定する健康診査等指針と調和が保たれたものでなければならない．

第3章　前期高齢者に係る保険者間の費用負担の調整

第32条（前期高齢者交付金） ① 支払基金は，各保険者に係る加入者の数に占める前期高齢者である加入者（65歳に達する日の属する月の翌月（その日が月の初日であるときは，その日の属する月）以後である加入者であつて，75歳に達する日の属する月以前であるものその他厚生労働省令で定めるものをいう．以下同じ．）の数の割合に係る負担の不均衡を調整するため，政令で定めるところにより，保険者に対して，前期高齢者交付金を交付する．
② 前項の前期高齢者交付金は，第36条第1項の規定により支払基金が徴収する前期高齢者納付金をもつて充てる．

第33条（前期高齢者交付金の額） ① 前条第1項の規定により各保険者に対して交付される前期高齢者交付金の額は，当該年度の概算前期高齢者交付金の額とする．ただし，前々年度の概算前期高齢者交付金の額が前々年度の確定前期高齢者交付金の額を超えるときは，当該年度の概算前期高齢者交付金の額からその超える額及びその超える額に係る前期高齢者交付調整金額との合計額を控除して得た額とするものとし，前々年度の概算前期高齢者交付金の額が前々年度の確定前期高齢者交付金の額に満たないときは，当該年度の概算前期高齢者交付金の額にその満たない額及びその満たない額に係る前期高齢者交付調整金額との合計額を加算して得た額とする．
② 前項に規定する前期高齢者交付調整金額は，前々年度におけるすべての保険者に係る概算前期高齢者交付金の額と確定前期高齢者交付金の額との過不足額につき生ずる利子その他の事情を勘案して厚生労働省令で定めるところにより各保険者ごとに算定され

る額とする．

第34条（概算前期高齢者交付金） ① 前条第1項の概算前期高齢者交付金の額は，第1号及び第2号に掲げる額の合計額から第3号に掲げる額を控除して得た額（当該額が零を下回る場合には，零とする．）とする．

1　当該年度における当該保険者に係る調整対象給付費見込額
2　当該年度における当該保険者に係る第119条の規定により算定される後期高齢者支援金の額に当該年度における当該保険者に係る加入者の見込数に対する前期高齢者である加入者の見込数の割合を基礎として保険者ごとに算定される率を乗じて得た額（第3項及び第38条第2項において「前期高齢者に係る後期高齢者支援金の概算額」という．）
3　当該年度における概算調整対象基準額

② 前項第1号の調整対象給付費見込額は，第1号に掲げる額から第2号に掲げる額を控除して得た額とする．

1　当該年度における当該保険者の給付であつて医療保険各法の規定による医療に関する給付（健康保険法第53条に規定するその他の給付及びこれに相当する給付を除く．）のうち厚生労働省令で定めるものに該当するものに要する費用（以下「保険者の給付に要する費用」という．）の見込額のうち前期高齢者である加入者に係るものとして厚生労働省令で定めるところにより算定される額（次号及び第5項において「前期高齢者給付費見込額」という．）
2　当該保険者が概算基準超過保険者（イに掲げる額をロに掲げる額で除して得た率が，すべての保険者に係る前期高齢者である加入者1人当たりの前期高齢者給付費見込額の分布状況等を勘案して政令で定める率を超える保険者をいう．）である場合における当該保険者に係る前期高齢者給付費見込額のうち，ロに掲げる額に政令で定める率を乗じて得た額を超える部分として厚生労働省令で定めるところにより算定される額
　イ　1の保険者に係る前期高齢者である加入者1人当たりの前期高齢者給付費見込額として厚生労働省令で定めるところにより算定される額
　ロ　1人平均前期高齢者給付費見込額

③ 第1項第3号の概算調整対象基準額は，当該保険者に係る同項第1号の調整対象給付費見込額及び前期高齢者に係る後期高齢者支援金の概算額の合計額に概算加入者調整率を乗じて得た額とする．

④ 前項の概算加入者調整率は，厚生労働省令で定めるところにより，当該年度におけるすべての保険者に係る加入者の見込総数に対する前期高齢者である加入者の見込総数の割合を当該年度における当該保険者に係る加入者の見込数に対する前期高齢者である加入者の見込数の割合（その割合が当該年度における下限割合（当該年度におけるすべての保険者に係る加入者の見込総数に対する前期高齢者である加入者の見込総数の割合の動向を勘案して政令で定める割合をいう．以下この項及び次条第4項において同じ．）に満たないときは，下限割合とする．）で除して得た率を基礎として保険者ごとに算定される率とする．

⑤ 第2項第2号ロの1人平均前期高齢者給付費見込額は，すべての保険者に係る前期高齢者である加入者1人当たりの前期高齢者給付費見込額の平均額として厚生労働省令で定めるところにより算定される額とする．

第35条（確定前期高齢者交付金） ① 第33条第1項の確定前期高齢者交付金の額は，第1号及び第2号に掲げる額の合計額から第3号に掲げる額を控除して得た額（当該額が零を下回る場合には，零とする．）とする．

1　前々年度における当該保険者に係る調整対象給付費額
2　前々年度における当該保険者に係る第119条の規定により算定される後期高齢者支援金の額に前々年度における当該保険者に係る加入者の数に対する前期高齢者である加入者の数の割合を基礎として保険者ごとに算定される率を乗じて得た額（第3項及び第39条第2項において「前期高齢者に係る後期高齢者支援金の確定額」という．）
3　前々年度における確定調整対象基準額

② 前項第1号の調整対象給付費額は，第1号に掲げる額から第2号に掲げる額を控除して得た額とする．

1　前々年度における当該保険者の給付に要する費用の額のうち前期高齢者である加入者に係るものとして厚生労働省令で定めるところにより算定される額（次号及び第5項において「前期高齢者給付費額」という．）
2　当該保険者が確定基準超過保険者（イに掲げる額をロに掲げる額で除して得た率が，前条第2項第2号の政令で定める率を超える保険者をいう．）である場合における当該保険者に係る前期高齢者給付費額のうち，ロに掲げる額に当該政令で定める率を乗じて得た額を超える部分として厚生労働省令で定めるところにより算定される額
　イ　1の保険者に係る前期高齢者である加入者1人当たりの前期高齢者給付費額として厚生労働省令で定めるところにより算定される額
　ロ　1人平均前期高齢者給付費額

③ 第1項第3号の確定調整対象基準額は，当該保険者に係る同項第1号の調整対象給付費額及び前期高齢者に係る後期高齢者支援金の合計額に確定加入者調整率を乗じて得た額とする．

④ 前項の確定加入者調整率は，厚生労働省令で定めるところにより，前々年度におけるすべての保険者に係る加入者の総数に対する前期高齢者である加入者の総数の割合を前々年度における当該保険者に係る加入者の数に対する前期高齢者である加入者の数の割合（その割合が前々年度における下限割合に満たないときは，下限割合とする．）で除して得た率を基礎として保険者ごとに算定される率とする．

⑤ 第2項第2号ロの1人平均前期高齢者給付費額は，すべての保険者に係る前期高齢者である加入者1人当たりの前期高齢者給付費額の平均額として厚生労働省令で定めるところにより算定される額とする．

第36条（前期高齢者納付金等の徴収及び納付義務） ① 支払基金は，第139条第1項第1号に掲げる業務及び当該業務に関する事務の処理に要する費用に充てるため，年度ごとに，各保険者から，前期高齢者納付金及び前期高齢者関係事務費拠出金（以下「前期高齢者納付金等」という．）を徴収する．

② 保険者は，前期高齢者納付金等を納付する義務を負う．

第37条（前期高齢者納付金の額） ① 前条第1項の規定により各保険者から徴収する前期高齢者納付金の額は，当該年度の概算前期高齢者納付金の額とする．ただし，前々年度の確定前期高齢者納付金の額が前々年度の概算前期高齢者納付金の額を超えるときは，当該年度の概算前期高齢者納付金の額からその超える額とその超える額に係る前期高齢者納付調整金額と

の合計額を控除して得た額とするものとし、前々年度の概算前期高齢者納付金の額が前々年度の確定前期高齢者納付金の額に満たないときは、当該年度の概算前期高齢者納付金の額にその満たない額とその満たない額に係る前期高齢者納付調整金額との合計額を加算して得た額とする。

② 前項に規定する前期高齢者納付調整金額は、前々年度におけるすべての保険者に係る概算前期高齢者納付金の額と確定前期高齢者納付金の額との過不足額につき生ずる利子その他の事情を勘案して厚生労働省令で定めるところにより各保険者ごとに算定される額とする。

第38条（概算前期高齢者納付金） ① 前条第1項の概算前期高齢者納付金の額は、次の各号に掲げる保険者の区分に応じ、当該各号に掲げる額とする。

1 概算負担調整基準超過保険者（負担調整前概算前期高齢者納付金相当額が零を超える保険者のうち、イに掲げる合計額がロに掲げる額を超えるものをいう。以下この条において同じ。） 負担調整前概算前期高齢者納付金相当額から負担調整対象見込額（イに掲げる合計額からロに掲げる額を控除して得た額（当該額が負担調整前概算前期高齢者納付金相当額を上回るときは、負担調整前概算前期高齢者納付金相当額とする。）をいう。第3項において同じ。）を控除して得た額と負担調整見込額との合計額
イ 次に掲げる額の合計額
(1) 当該年度における負担調整前概算前期高齢者納付金相当額
(2) 当該年度における当該保険者に係る第119条の規定により算定される後期高齢者支援金の額
ロ 次に掲げる額の合計額に負担調整基準率を乗じて得た額
(1) イに掲げる合計額
(2) 当該保険者の給付に要する費用（健康保険法第173条第2項に規定する日雇拠出金の納付に要する費用を含む。第4項及び次条第1項第1号ロ(2)において「保険者の給付に要する費用等」という。）の当該年度における見込額として厚生労働省令で定めるところにより算定される額

2 概算負担調整基準超過保険者以外の保険者 負担調整前概算前期高齢者納付金相当額と負担調整見込額との合計額

② 前項第1号の負担調整前概算前期高齢者納付金相当額は、第34条第1項第3号の概算調整対象基準額から、当該保険者に係る同項第1号の調整対象給付費見込額及び前期高齢者に係る後期高齢者支援金の概算額の合計額を控除して得た額（当該額が零を下回る場合には、零とする。）とする。

③ 第1項第1号の負担調整見込額は、当該年度におけるすべての概算負担調整基準超過保険者に係る同号の負担調整対象見込額の総額を、厚生労働省令で定めるところにより算定した当該年度におけるすべての保険者に係る加入者の見込総数で除して得た額に、厚生労働省令で定めるところにより算定した当該年度における当該保険者に係る加入者の見込数を乗じて得た額とする。

④ 第1項第1号の負担調整基準率は、すべての保険者に係る前期高齢者である加入者の増加の状況、保険者の給付に要する費用等の動向及び概算負担調整基準超過保険者の数の動向を勘案して、各年度ごとに政令で定める率とする。

第39条（確定前期高齢者納付金） ① 第37条第1項の確定前期高齢者納付金の額は、次の各号に掲げる保険者の区分に応じ、当該各号に掲げる額とする。

1 確定負担調整基準超過保険者（負担調整前確定前期高齢者納付金相当額が零を超える保険者のうち、イに掲げる合計額がロに掲げる額を超えるものをいう。以下この条において同じ。） 負担調整前確定前期高齢者納付金相当額から負担調整対象額（イに掲げる合計額からロに掲げる額を控除して得た額（当該額が負担調整前確定前期高齢者納付金相当額を上回るときは、負担調整前確定前期高齢者納付金相当額とする。）をいう。第3項において同じ。）を控除して得た額と負担調整額との合計額
イ 次に掲げる額の合計額
(1) 前々年度における負担調整前確定前期高齢者納付金相当額
(2) 前々年度における当該保険者に係る第119条の規定により算定される後期高齢者支援金の額
ロ 次に掲げる額の合計額に前々年度の前条第4項の規定により定められた負担調整基準率を乗じて得た額
(1) イに掲げる合計額
(2) 当該保険者の給付に要する費用等の前々年度における額

2 確定負担調整基準超過保険者以外の保険者 負担調整前確定前期高齢者納付金相当額と負担調整額との合計額

② 前項第1号の負担調整前確定前期高齢者納付金相当額は、第35条第1項第3号の確定調整対象基準額から、当該保険者に係る同項第1号の調整対象給付費額及び前期高齢者に係る後期高齢者支援金の確定額の合計額を控除して得た額（当該額が零を下回る場合には、零とする。）とする。

③ 第1項第1号の負担調整額は、前々年度におけるすべての確定負担調整基準超過保険者に係る同号の負担調整対象額の総額を、厚生労働省令で定めるところにより算定した前々年度におけるすべての保険者に係る加入者の総数で除して得た額に、厚生労働省令で定めるところにより算定した前々年度における当該保険者に係る加入者の数を乗じて得た額とする。

第40条（前期高齢者関係事務費拠出金の額） 第36条第1項の規定により各保険者から徴収する前期高齢者関係事務費拠出金の額は、厚生労働省令で定めるところにより、当該年度における第139条第1項第1号に掲げる支払基金の業務に関する事務の処理に要する費用の見込額を基礎として、各保険者に係る加入者の見込数に応じ、厚生労働省令で定めるところにより算定した額とする。

第41条（保険者の合併等の場合における前期高齢者交付金等の額の特例） 合併又は分割により成立した保険者、合併又は分割後存続する保険者及び解散をした保険者の権利義務を承継した保険者に係る前期高齢者交付金及び前期高齢者納付金等の額の算定の特例については、政令で定める。

第42条（前期高齢者交付金の額の決定、通知等） ① 支払基金は、各年度につき、各保険者に対し交付すべき前期高齢者交付金の額を決定し、当該各保険者に対し、その者に対し交付すべき前期高齢者交付金の額、交付の方法その他必要な事項を通知しなければならない。

② 前項の規定により前期高齢者交付金の額が定められた後、前期高齢者交付金の額を変更する必要が生じたときは、支払基金は、当該各保険者に対し交付すべ

き前期高齢者交付金の額を変更し，当該各保険者に対し，変更後の前期高齢者交付金の額を通知しなければならない．

③ 支払基金は，保険者に対し交付した前期高齢者交付金の額が，前項の規定による変更後の前期高齢者交付金の額に満たない場合には，その不足する額について，同項の規定による通知とともに交付の方法その他必要な事項を通知し，同項の規定による変更後の前期高齢者交付金の額を超える場合には，その超える額について，未払の前期高齢者交付金があるときはこれに充当し，なお残余があれば返還させ，未払の交付金がないときはこれを返還させなければならない．

第43条（前期高齢者納付金等の額の決定，通知等） ① 支払基金は，各年度につき，各保険者が納付すべき前期高齢者納付金等の額を決定し，当該各保険者に対し，その者が納付すべき前期高齢者納付金等の額，納付の方法及び納付すべき期限その他必要な事項を通知しなければならない．

② 前項の規定により前期高齢者納付金等の額が定められた後，前期高齢者納付金等の額を変更する必要が生じたときは，支払基金は，当該各保険者が納付すべき前期高齢者納付金等の額を変更し，当該各保険者に対し，変更後の前期高齢者納付金等の額を通知しなければならない．

③ 支払基金は，保険者が納付した前期高齢者納付金等の額が，前項の規定による変更後の前期高齢者納付金等の額に満たない場合には，その不足する額について，同項の規定による通知とともに納付の方法及び納付すべき期限その他必要な事項を通知し，同項の規定による変更後の前期高齢者納付金等の額を超える場合には，その超える額について，未納の前期高齢者納付金その他この章の規定による支払基金の徴収金があるときはこれに充当し，なお残余があれば還付し，未納の徴収金がないときはこれを還付しなければならない．

第44条（督促及び滞納処分） ① 支払基金は，保険者が，納付すべき期限までに前期高齢者納付金等を納付しないときは，期限を指定してこれを督促しなければならない．

② 支払基金は，前項の規定により督促をするときは，当該保険者に対し，督促状を発する．この場合において，督促状により指定すべき期限は，督促状を発する日から起算して10日以上経過した日でなければならない．

③ 支払基金は，第1項の規定による督促を受けた保険者がその指定期限までにその督促状に係る前期高齢者納付金等及び次条の規定による延滞金を完納しないときは，政令で定めるところにより，その徴収を，厚生労働大臣又は都道府県知事に請求するものとする．

④ 前項の規定による徴収の請求を受けたときは，厚生労働大臣又は都道府県知事は，国税滞納処分の例により処分することができる．

第45条（延滞金） ① 前条第1項の規定により前期高齢者納付金等の納付を督促したときは，支払基金は，その督促に係る前期高齢者納付金等の額につき年14.5パーセントの割合で，納付期日の翌日から完納又は財産差押えの日の前日までの日数により計算した延滞金を徴収する．ただし，督促に係る前期高齢者納付金等の額が1,000円未満であるときは，この限りでない．

② 前項の場合において，前期高齢者納付金等の額の一部につき納付があつたときは，その納付の日以降の期間に係る延滞金の額の計算の基礎となる前期高齢者納付金等の額は，その納付のあつた前期高齢者納付金等の額を控除した額とする．

③ 延滞金の計算において，前2項の前期高齢者納付金等の額に1,000円未満の端数があるときは，その端数は，切り捨てる．

④ 前3項の規定によつて計算した延滞金の額に100円未満の端数があるときは，その端数は，切り捨てる．

⑤ 延滞金は，次の各号のいずれかに該当する場合には，徴収しない．ただし，第3号の場合には，その執行を停止し，又は猶予した期間に対応する部分の金額に限る．

1 督促状に指定した期限までに前期高齢者納付金等を完納したとき．

2 延滞金の額が100円未満であるとき．

3 前期高齢者納付金等について滞納処分の執行を停止し，又は猶予したとき．

4 前期高齢者納付金等を納付しないことについてやむを得ない理由があると認められるとき．

第46条（納付の猶予） ① 支払基金は，やむを得ない事情により，保険者が前期高齢者納付金等を納付することが著しく困難であると認められるときは，厚生労働省令で定めるところにより，当該保険者の申請に基づき，厚生労働大臣の承認を受けて，その納付すべき期限から1年以内の期間を限り，その一部の納付を猶予することができる．

② 支払基金は，前項の規定による猶予をしたときは，その旨，猶予に係る前期高齢者納付金等の額，猶予期間その他必要な事項を保険者に通知しなければならない．

③ 支払基金は，第1項の規定による猶予をしたときは，その猶予期間内は，その猶予に係る前期高齢者納付金等につき新たに第44条第1項の規定による督促及び同条第3項の規定による徴収の請求をすることができない．

第4章　後期高齢者医療制度

第1節　総則

第47条（後期高齢者医療） 後期高齢者医療は，高齢者の疾病，負傷又は死亡に関して必要な給付を行うものとする．

第48条（広域連合の設立） 市町村は，後期高齢者医療の事務（保険料の徴収の事務及び被保険者の便益の増進に寄与する事務として政令で定める事務を除く．）を処理するため，都道府県の区域ごとに当該区域内のすべての市町村が加入する広域連合（以下「後期高齢者医療広域連合」という．）を設けるものとする．

第49条（特別会計） 後期高齢者医療広域連合及び市町村は，後期高齢者医療に関する収入及び支出について，政令で定めるところにより，特別会計を設けなければならない．

第2節　被保険者

第50条（被保険者） 次の各号のいずれかに該当する者は，後期高齢者医療広域連合が行う後期高齢者医療の被保険者とする．

1 後期高齢者医療広域連合の区域内に住所を有する75歳以上の者

2 後期高齢者医療広域連合の区域内に住所を有する65歳以上75歳未満の者であつて，厚生労働省令で定めるところにより，政令で定める程度の障害の状態にある旨の当該後期高齢者医療広域連合の認定を

受けたもの
第51条(適用除外) 前条の規定にかかわらず,次の各号のいずれかに該当する者は,後期高齢者医療広域連合が行う後期高齢者医療の被保険者としない.
1 生活保護法(昭和25年法律第144号)による保護を受けている世帯(その保護を停止されている世帯を除く.)に属する者
2 前号に掲げるもののほか,後期高齢者医療の適用除外とすべき特別の理由がある者で厚生労働省令で定めるもの

第52条(資格取得の時期) 後期高齢者医療広域連合が行う後期高齢者医療の被保険者は,次の各号のいずれかに該当するに至つた日又は前条各号のいずれにも該当しなくなつた日から,その資格を取得する.
1 当該後期高齢者医療広域連合の区域内に住所を有する者(第50条第2号の認定を受けた者を除く.)が75歳に達したとき.
2 75歳以上の者が当該後期高齢者医療広域連合の区域内に住所を有するに至つたとき.
3 当該後期高齢者医療広域連合の区域内に住所を有する65歳以上75歳未満の者が,第50条第2号の認定を受けたとき.

第53条(資格喪失の時期) ① 後期高齢者医療広域連合が行う後期高齢者医療の被保険者は,当該後期高齢者医療広域連合の区域内に住所を有しなくなつた日若しくは第50条第2号の状態に該当しなくなつた日又は第51条第2号に掲げる者に該当するに至つた日の翌日から,その資格を喪失する.ただし,当該後期高齢者医療広域連合の区域内に住所を有しなくなつた日に他の後期高齢者医療広域連合の区域内に住所を有するに至つたときは,その日から,その資格を喪失する.
② 後期高齢者医療広域連合が行う後期高齢者医療の被保険者は,第51条第1号に規定する者に該当するに至つた日から,その資格を喪失する.

第54条(届出等) ① 被保険者は,厚生労働省令で定めるところにより,被保険者の資格の取得及び喪失に関する事項その他必要な事項を後期高齢者医療広域連合に届け出なければならない.
② 被保険者の属する世帯の世帯主は,その世帯に属する当該被保険者に代わつて,当該被保険者に係る前項の規定による届出をすることができる.
③ 被保険者は,後期高齢者医療広域連合に対し,当該被保険者に係る被保険者証の交付を求めることができる.
④ 後期高齢者医療広域連合は,保険料を滞納している被保険者(原子爆弾被爆者に対する援護に関する法律(平成6年法律第117号)による一般疾病医療費の支給その他厚生労働省令で定める医療に関する給付を受けることができる被保険者を除く.)が,当該保険料の納期限から厚生労働省令で定める期間が経過するまでの間に当該保険料を納付しない場合においては,当該保険料の滞納につき災害その他の政令で定める特別の事情があると認められる場合を除き,厚生労働省令で定めるところにより,当該被保険者に対し被保険者証の返還を求めるものとする.
⑤ 後期高齢者医療広域連合は,前項に規定する厚生労働省令で定める期間が経過しない場合においても,同項に規定する被保険者に対し被保険者証の返還を求めることができる.ただし,同項に規定する政令で定める特別の事情があると認められるときは,この限りでない.
⑥ 前2項の規定により被保険者証の返還を求められた被保険者は,後期高齢者医療広域連合に当該被保険者証を返還しなければならない.
⑦ 前項の規定により被保険者が被保険者証を返還したときは,後期高齢者医療広域連合は,当該被保険者に対し,被保険者資格証明書を交付する.
⑧ 後期高齢者医療広域連合は,被保険者資格証明書の交付を受けている被保険者が滞納している保険料を完納したとき,又はその者に係る滞納額の著しい減少,災害その他の政令で定める特別の事情があると認めるときは,当該被保険者に対し,被保険者証を交付する.
⑨ 被保険者は,その資格を喪失したときは,厚生労働省令で定めるところにより,速やかに,後期高齢者医療広域連合に被保険者証を返還しなければならない.
⑩ 住民基本台帳法(昭和42年法律第81号)第22条から第24条まで又は第25条の規定による届出があつたとき(当該届出に係る書面に同法第28条の2の規定による付記がされたときに限る.)は,その届出と同一の事由に基づく第1項の規定による届出があつたものとみなす.
⑪ 前各項に規定するもののほか,被保険者に関する届出並びに被保険者証及び被保険者資格証明書に関して必要な事項は,厚生労働省令で定める.

第55条(病院等に入院,入所又は入居中の被保険者の特例) ① 次の各号に掲げる入院,入所又は入居(以下この条において「入院等」という.)をしたことにより,当該各号に規定する病院,診療所又は施設(以下この条において「病院等」という.)の所在する場所に住所を変更したと認められる被保険者であつて,当該病院等に入院等をした際他の後期高齢者医療広域連合(当該病院等が所在する後期高齢者医療広域連合以外の後期高齢者医療広域連合をいう.)の区域内に住所を有していたと認められるものは,第50条の規定にかかわらず,当該他の後期高齢者医療広域連合が行う後期高齢者医療の被保険者とする.ただし,2以上の病院等に継続して入院等をしている被保険者であつて,現に入院等をしている病院等(以下この条において「現入院病院等」という.)に入院等をする直前に入院等をしていた病院等(以下この項において「直前入院病院等」という.)及び現入院病院等のそれぞれに入院等をしたことにより直前入院病院等及び現入院病院等のそれぞれの所在する場所に順次住所を変更したと認められるもの(次項において「特定継続入院等被保険者」という.)については,この限りでない.
1 病院又は診療所への入院
2 障害者自立支援法(平成17年法律第123号)第5条第12項に規定する障害者支援施設又は同条第1項の指定障害者支援施設への入所
3 独立行政法人国立重度知的障害者総合施設のぞみの園法(平成14年法律第167号)第11条第1号の規定により独立行政法人国立重度知的障害者総合施設のぞみの園の設置する施設への入所
4 老人福祉法(昭和38年法律第133号)第20条の4又は第20条の5に規定する養護老人ホーム又は特別養護老人ホームへの入所(同法第11条第1項第1号又は第2号の規定による入所措置が採られた場合に限る.)
5 介護保険法第8条第11項に規定する特定施設への入居又は同条第22項に規定する介護保険施設への入所
② 特定継続入院等被保険者のうち,次の各号に掲げる

ものは、第50条の規定にかかわらず、当該各号に定める後期高齢者医療広域連合が行う後期高齢者医療の被保険者とする。
1 継続して入院等をしている2以上の病院等のそれぞれに入院等をすることによりそれぞれの病院等の所在する場所に順次住所を変更したと認められる被保険者 2以上の病院等のうち最初の病院等に入院等をした際他の後期高齢者医療広域連合（現入院病院等が所在する後期高齢者医療広域連合以外の後期高齢者医療広域連合をいう。）の区域内に住所を有していたと認められるもの 当該他の後期高齢者医療広域連合
2 継続して入院等をしている2以上の病院等のうち1の病院等に入院等をして他の病院等に入院等をすること（以下この号において「継続入院等」という。）により当該1の病院等の所在する場所以外の場所から当該他の病院等の所在する場所への住所の変更（以下この号において「特定住所変更」という。）を行ったと認められる被保険者であつて、最後に行った特定住所変更に係る継続入院等の際他の後期高齢者医療広域連合（現入院病院等が所在する後期高齢者医療広域連合以外の後期高齢者医療広域連合をいう。）の区域内に住所を有していたと認められるもの 当該他の後期高齢者医療広域連合
③ 前2項の規定の適用を受ける被保険者が入院等をしている病院等は、当該病院等の所在する後期高齢者医療広域連合及び当該被保険者に対し後期高齢者医療を行う後期高齢者医療広域連合に、必要な協力をしなければならない。

第3節 後期高齢者医療給付

第1款 通則

第56条（後期高齢者医療給付の種類） 被保険者に係るこの法律による給付（以下「後期高齢者医療給付」という。）は、次のとおりとする。
1 療養の給付並びに入院時食事療養費、入院時生活療養費、保険外併用療養費、療養費、訪問看護療養費、特別療養費及び移送費の支給
2 高額療養費及び高額介護合算療養費の支給
3 前2号に掲げるもののほか、後期高齢者医療広域連合の条例で定めるところにより行う給付

第57条（他の法令による医療に関する給付との調整） 療養の給付又は入院時食事療養費、入院時生活療養費、保険外併用療養費、療養費、訪問看護療養費、特別療養費若しくは移送費の支給は、被保険者の当該疾病又は負傷につき、労働者災害補償保険法（昭和22年法律第50号）の規定による療養補償給付若しくは療養給付、国家公務員災害補償法（昭和26年法律第191号。他の法律において準用する場合を含む。）の規定による療養補償、地方公務員災害補償法（昭和42年法律第121号）若しくは同法に基づく条例の規定による療養補償その他政令で定める法令に基づく医療に関する給付を受けることができる場合又は介護保険法の規定によつて、それぞれの給付に相当する給付を受けることができる場合又はこれらの法令以外の法令により国若しくは地方公共団体の負担において医療に関する給付が行われた場合には、行わない。
② 後期高齢者医療広域連合は、前項に規定する法令による給付が医療に関する現物給付である場合においても、その給付に関し一部負担金の支払若しくは実費徴収が行われ、かつ、その一部負担金若しくは実費徴収の額が、その給付がこの法律による療養の給付として行われたものとした場合におけるこの法律による一部負担金の額を超えるとき、又は同項に規定する法令（介護保険法を除く。）による給付が医療費の支給である場合において、その支給額が、当該療養をこの法律による入院時食事療養費、入院時生活療養費、保険外併用療養費、療養費、訪問看護療養費、特別療養費又は移送費の支給をすべきものとした場合における入院時食事療養費、入院時生活療養費、保険外併用療養費、療養費、訪問看護療養費、特別療養費又は移送費の額に満たないときは、それぞれその差額を当該被保険者に支払しなければならない。
③ 前項の場合において、被保険者が保険医療機関等（健康保険法第63条第3項第1号に規定する保険医療機関又は保険薬局をいう。以下同じ。）について当該療養を受けたときは、後期高齢者医療広域連合は、前項の規定により被保険者に支給すべき額の限度において、当該被保険者が保険医療機関等に支払うべき当該療養に要した費用を、当該被保険者に代わつて保険医療機関等に支払うことができる。
④ 前項の規定により保険医療機関等に対して費用が支払われたときは、その限度において、被保険者に対し第2項の規定による支給が行われたものとみなす。

第58条（損害賠償請求権） ① 後期高齢者医療広域連合は、給付事由が第三者の行為によつて生じた場合において、後期高齢者医療給付（前条第2項の規定による差額の支給を含む。以下同じ。）を行つたときは、その後期高齢者医療給付の価額（当該後期高齢者医療給付が療養の給付であるときは、当該給付に要する費用の額から当該療養を受けた者が負担しなければならない一部負担金に相当する額を控除した額。次条第1項において同じ。）の限度において、被保険者が第三者に対して有する損害賠償の請求権を取得する。
② 前項の場合において、後期高齢者医療給付を受けるべき者が第三者から同一の事由について損害賠償を受けたときは、後期高齢者医療広域連合は、その価額の限度において、後期高齢者医療給付を行う責めを免れる。
③ 後期高齢者医療広域連合は、第1項の規定により取得した請求権に係る損害賠償金の徴収又は収納の事務を国保連合会であつて厚生労働省令で定めるものに委託することができる。

第59条（不正利得の徴収等） ① 偽りその他不正の行為によつて後期高齢者医療給付を受けた者があるときは、後期高齢者医療広域連合は、その者からその後期高齢者医療給付の価額の全部又は一部を徴収することができる。
② 前項の場合において、保険医療機関において診療に従事する保険医又は第78条第1項に規定する主治の医師が、その行つた診断又は提出されるべき診断書に虚偽の記載をしたため、その後期高齢者医療給付が行われたものであるときは、後期高齢者医療広域連合は、当該保険医又は主治の医師に対し、後期高齢者医療給付を受けた者に連帯して前項の徴収金を納付すべきことを命ずることができる。
③ 後期高齢者医療広域連合は、保険医療機関等又は指定訪問看護事業者（健康保険法第88条第1項に規定する指定訪問看護事業者をいう。以下同じ。）が偽りその他不正の行為によつて療養の給付に関する費用の支払（第74条第5項（第75条第7項、第76条第6項及び第78条第8項において準用する場合を含む。）の規定による支払）を受けたときは、当該保険医療機関等又は指定訪問看護事業者に対し、その支

払つた額につき返還させるほか、その返還させる額に100分の40を乗じて得た額を支払わせることができる。

第60条（文書の提出等） 後期高齢者医療広域連合は、後期高齢者医療給付に関して必要があると認めるときは、当該保険者若しくは被保険者であつた者又は後期高齢者医療給付を受ける者に対し、文書その他の物件の提出若しくは提示を命じ、又は当該職員に質問若しくは診断をさせることができる。

第61条（診療録の提示等） ① 厚生労働大臣又は都道府県知事は、後期高齢者医療給付に関して必要があると認めるときは、医師、歯科医師、薬剤師若しくは手当を行つた者又はこれを使用する者に対し、その行つた診療、薬剤の支給又は手当に関し、報告若しくは診療録、帳簿書類その他の物件の提示を命じ、又は当該職員に質問させることができる。

② 厚生労働大臣又は都道府県知事は、必要があると認めるときは、療養の給付若しくは入院時食事療養費、入院時生活療養費、保険外併用療養費、療養費、訪問看護療養費若しくは特別療養費の支給を受けた被保険者又は被保険者であつた者に対し、当該療養の給付若しくは入院時食事療養費、入院時生活療養費、保険外併用療養費、療養費、訪問看護療養費若しくは特別療養費の支給に係る診療、調剤又は指定訪問看護の内容に関し、報告を命じ、又は当該職員に質問させることができる。

③ 前2項の規定による質問を行う場合においては、当該職員は、その身分を示す証明書を携帯し、かつ、関係人の請求があるときは、これを提示しなければならない。

④ 第1項及び第2項の規定による権限は、犯罪捜査のために認められたものと解釈してはならない。

第62条（受給権の保護） 後期高齢者医療給付を受ける権利は、譲り渡し、担保に供し、又は差し押さえることができない。

第63条（租税その他の公課の禁止） 租税その他の公課は、後期高齢者医療給付として支給を受けた金品を標準として、課することができない。

　　第2款　療養の給付及び入院時食事療養費等の支給
　　　第1目　療養の給付並びに入院時食事療養費、入院時生活療養費、保険外併用療養費及び療養費の支給

第64条（療養の給付） ① 後期高齢者医療広域連合は、被保険者の疾病又は負傷に関して、次に掲げる療養の給付を行う。ただし、当該被保険者が被保険者資格証明書の交付を受けている間は、この限りでない。
1　診察
2　薬剤又は治療材料の支給
3　処置、手術その他の治療
4　居宅における療養上の管理及びその療養に伴う世話その他の看護
5　病院又は診療所への入院及びその療養に伴う世話その他の看護

② 次に掲げる療養に係る給付は、前項の給付に含まれないものとする。
1　食事の提供である療養であつて前項第5号に掲げる療養（医療法第7条第2項第4号に規定する療養病床への入院及びその療養に伴う世話その他の看護（以下「長期入院療養」という。）を除く。）と併せて行うもの（以下「食事療養」という。）
2　次に掲げる療養であつて前項第5号に掲げる療養（長期入院療養に限る。）と併せて行うもの（以下「生活療養」という。）
　イ　食事の提供である療養
　ロ　温度、照明及び給水に関する適切な療養環境の形成である療養

3　厚生労働大臣が定める高度の医療技術を用いた療養その他の療養であつて、前項の給付の対象とすべきものであるか否かについて、適正な医療の効率的な提供を図る観点から評価を行うことが必要な療養として厚生労働大臣が定めるもの（以下「評価療養」という。）

4　被保険者の選定に係る特別の病室の提供その他の厚生労働大臣が定める療養（以下「選定療養」という。）

③ 被保険者が第1項の給付を受けようとするときは、自己の選定する保険医療機関等に被保険者証を提出して受けるものとする。ただし、厚生労働省令で定める場合に該当するときは、被保険者証を提出することを要しない。

④ 第1項の給付（健康保険法第63条第4項に規定する厚生労働大臣が定める療養に係るものを除く。）は、介護保険法第48条第1項第3号に規定する指定介護療養施設サービスを行う同法第8条第26項に規定する療養病床等に入院している者については、行わない。　　　　　　　　　　　　　　　［下線部除外］

第65条（保険医療機関等の責務） 保険医療機関等又は保険医等（健康保険法第64条に規定する保険医又は保険薬剤師をいう。以下同じ。）は、第71条第1項の療養の給付の取扱い及び担当に関する基準に従い、後期高齢者医療の療養の給付を取り扱い、又は担当しなければならない。

第66条（保険医療機関等又は都道府県知事の指導） ① 保険医療機関等は療養の給付に関し、保険医等は後期高齢者医療の診療又は調剤に関し、厚生労働大臣又は都道府県知事の指導を受けるものとする。

② 厚生労働大臣又は都道府県知事は、前項の指導をする場合において、必要があると認めるときは、診療又は調剤に関する学識経験者をその関係団体の指定により立ち会わせるものとする。ただし、関係団体が指定を行わない場合又は指定された者が立ち会わない場合は、この限りでない。

第67条（一部負担金） ① 第64条第3項の規定により保険医療機関等について療養の給付を受ける者は、その給付を受ける際、次の各号に掲げる場合の区分に応じ、当該給付につき第70条第2項又は第71条第1項の療養の給付に要する費用の額の算定に関する基準により算定した額に当該各号に定める割合を乗じて得た額を、一部負担金として、当該保険医療機関等に支払わなければならない。
1　次号に掲げる場合以外の場合　100分の10
2　当該療養の給付を受ける者又はその属する世帯の他の世帯員である被保険者その他政令で定める者について政令で定めるところにより算定した所得の額が政令で定める額以上である場合　100分の30

② 保険医療機関等は、前項の一部負担金（第69条第1項第1号の措置が採られたときは、当該減額された一部負担金とする。）の支払を受けるべきものとし、保険医療機関等が善良な管理者と同一の注意をもつてその支払を受けることに努めたにもかかわらず、なお被保険者が当該一部負担金の全部又は一部を支払わないときは、後期高齢者医療広域連合は、当該保険医療機関等の請求に基づき、この法律の規定による徴収金の例によりこれを処分することができる。

第68条 前条第1項の規定により一部負担金を支払う場合においては、当該一部負担金の額に5円未満の端数があるときは、これを切り捨て、5円以上10円

未満の端数があるときは，これを 10 円に切り上げるものとする．

第 69 条 ① 後期高齢者医療広域連合は，災害その他の厚生労働省令で定める特別の事情がある被保険者であつて，保険医療機関等に第 67 条第 1 項の規定による一部負担金を支払うことが困難であると認められるものに対し，次の措置を採ることができる．
1 一部負担金を減額すること．
2 一部負担金の支払を免除すること．
3 保険医療機関等に対する支払に代えて，一部負担金を直接に徴収することとし，その徴収を猶予すること．

② 前項の措置を受けた被保険者は，第 67 条第 1 項の規定にかかわらず，前項第 1 号の措置を受けた被保険者にあつてはその減額された一部負担金を保険医療機関等に支払うことをもつて足り，同項第 2 号又は第 3 号の措置を受けた被保険者にあつては一部負担金を保険医療機関等に支払うことを要しない．

③ 前条の規定は，前項の場合における一部負担金の支払について準用する．

第 70 条（保険医療機関等の診療報酬） ① 後期高齢者医療広域連合は，療養の給付に関する費用を保険医療機関等に支払うものとし，保険医療機関等が療養の給付に関し後期高齢者医療広域連合に請求することができる費用の額は，次条第 1 項の療養の給付に要する費用の額の算定に関する基準により算定した療養の給付に要する費用の額から，当該療養の給付に関して当該保険医療機関等に支払われるべき一部負担金に相当する額を控除した額とする．

② 後期高齢者医療広域連合は，都道府県知事の認可を受け，保険医療機関等との契約により，当該保険医療機関等において行われる療養の給付に関する前項の療養の給付に要する費用につき，同項の規定により算定される額の範囲内において，別段の定めをすることができる．

③ 後期高齢者医療広域連合は，保険医療機関等から療養の給付に関する費用の請求があつたときは，次条第 1 項の療養の給付の取扱い及び担当に関する基準並びに療養の給付に要する費用の額の算定に関する基準及び前項の定めに照らして審査した上，支払うものとする．

④ 後期高齢者医療広域連合は，前項の規定による審査及び支払に関する事務を支払基金又は国保連合会に委託することができる．

⑤ 前項の規定による委託を受けた国保連合会は，当該委託を受けた審査に関する事務のうち厚生労働大臣の定める診療報酬請求書の審査に係るものを，国民健康保険法第 45 条第 6 項に規定する厚生労働大臣が指定する法人（以下「指定法人」という．）に委託することができる．

⑥ 前項の規定により厚生労働大臣の定める診療報酬請求書の審査に係る事務の委託を受けた指定法人は，当該診療報酬請求書の審査を厚生労働省令で定める要件に該当する者に行わせなければならない．

⑦ 前各項に規定するもののほか，保険医療機関等の療養の給付に要する費用の請求に関して必要な事項は，厚生労働省令で定める．

第 71 条（療養の給付に関する基準） ① 療養の給付の取扱い及び担当に関する基準並びに療養の給付に要する費用の額の算定に関する基準については，厚生労働大臣が中央社会保険医療協議会の意見を聴いて定めるものとする．

② 中央社会保険医療協議会は，社会保険医療協議会法（昭和 25 年法律第 47 号）第 2 条第 1 項の規定にかかわらず，前項の規定により意見を求められた事項について審議し，及び文書をもつて答申するほか，同項に規定する事項について，自ら厚生労働大臣に文書をもつて建議することができる．

第 72 条（保険医療機関等の報告等） ① 厚生労働大臣又は都道府県知事は，療養の給付に関して必要があると認めるときは，保険医療機関等若しくは保険医療機関等の開設者若しくは管理者，保険医等その他の従業員であつた者（以下この項において「開設者であつた者等」という．）に対し報告若しくは診療録その他の帳簿書類の提出若しくは提示を命じ，保険医療機関等の開設者若しくは管理者，保険医等その他の従業者（開設者であつた者等を含む．）に対し出頭を求め，又は当該職員に関係者に対して質問させ，若しくは保険医療機関等について設備若しくは診療録，帳簿書類その他の物件を検査させることができる．

② 第 61 条第 3 項及び第 66 条第 2 項の規定は前項の規定による質問又は検査について，第 61 条第 4 項の規定は前項の規定による権限について，準用する．

③ 都道府県知事は，保険医療機関等につきこの法律の規定による療養の給付に関し健康保険法第 80 条の規定による処分が行われる必要があると認めるとき，又は保険医につきこの法律の規定による診療若しくは調剤に関し健康保険法第 81 条の規定による処分が行われる必要があると認めるときは，理由を付して，その旨を厚生労働大臣に通知しなければならない．

第 73 条（健康保険法の準用） 健康保険法第 64 条の規定は，この法律の規定による療養の給付について準用する．

第 74 条（入院時食事療養費） ① 後期高齢者医療広域連合は，被保険者（長期入院療養を受ける被保険者（次条第 1 項において「長期入院被保険者」という．）を除く．以下この条において同じ．）が，保険医療機関等（保険薬局を除く．以下この条及び次条において同じ．）のうち自己の選定するものについて第 64 条第 1 項第 5 号に掲げる療養の給付と併せて受けた食事療養に要した費用について，当該被保険者に対し，入院時食事療養費を支給する．ただし，当該被保険者が被保険者資格証明書の交付を受けている間は，この限りでない．

② 入院時食事療養費の額は，当該食事療養につき食事療養に要する平均的な費用の額を勘案して厚生労働大臣が定める基準により算定した費用の額（その額が現に当該食事療養に要した費用の額を超えるときは，当該現に食事療養に要した費用の額）から，平均的な家計における食費の状況を勘案して厚生労働大臣が定める額（所得の状況その他の事情をしん酌して厚生労働省令で定めるものについては，別に定める額，以下「食事療養標準負担額」という．）を控除した額とする．

③ 厚生労働大臣は，食事療養標準負担額を定めた後に食費の状況その他の事情が著しく変動したときは，速やかにその額を改定しなければならない．

④ 保険医療機関等及び保険医等（保険薬剤師を除く．次条第 4 項において同じ．）は，厚生労働大臣が定める入院時食事療養費に係る療養の取扱い及び担当に関する基準に従い，入院時食事療養費に係る療養を取り扱い，又は担当しなければならない．

⑤ 被保険者が保険医療機関等について食事療養を受けたときは，後期高齢者医療広域連合は，その被保険

者が当該保険医療機関等に支払うべき食事療養に要した費用について、入院時食事療養費として被保険者に対し支給すべき額の限度において、被保険者に代わり、当該保険医療機関等に支払うことができる。
⑥ 前項の規定による支払があつたときは、被保険者に対し入院時食事療養費の支給があつたものとみなす。
⑦ 保険医療機関等は、食事療養に要した費用につき、その支払を受ける際、当該支払をした被保険者に対し、厚生労働省令で定めるところにより、領収書を交付しなければならない。
⑧ 厚生労働大臣は、第2項の規定による基準及び第4項に規定する入院時食事療養費に係る療養の取扱い及び担当に関する基準を定めようとするときは、あらかじめ中央社会保険医療協議会の意見を聴かなければならない。
⑨ 第71条第2項の規定は、前項に規定する事項に関する中央社会保険医療協議会の権限について準用する。
⑩ 健康保険法第64条並びに本法第64条第3項及び第4項、第66条、第70条第2項から第7項まで並びに第72条の規定は、保険医療機関等について受けた食事療養及びこれに伴う入院時食事療養費の支給について準用する。この場合において、これらの規定に関し必要な技術的読替えは、政令で定める。

〔下線部（削除）、「及び」に改める〕

第75条（入院時生活療養費） ① 後期高齢者医療広域連合は、長期入院被保険者が、保険医療機関等のうち自己の選定するものについて第64条第1項第5号に掲げる療養の給付と併せて受けた生活療養に要した費用について、当該長期入院被保険者に対し、入院時生活療養費を支給する。ただし、当該長期入院被保険者が被保険者資格証明書の交付を受けている間は、この限りでない。
② 入院時生活療養費の額は、当該生活療養につき生活療養に要する平均的な費用の額を勘案して厚生労働大臣が定める基準により算定した費用の額（その額が現に当該生活療養に要した費用の額を超えるときは、当該現に生活療養に要した費用の額）から、平均的な家計における食費及び光熱水費の状況並びに病院及び診療所における生活療養に要する費用について介護保険法第51条の3第2項第1号に規定する食費の基準費用額及び同項第2号に規定する居住費の基準費用額に相当する費用の額を勘案して厚生労働大臣が定める額（所得の状況、病状の程度、治療の内容その他の事情をしん酌して厚生労働省令で定める者については、別に定める額。以下「生活療養標準負担額」という。）を控除した額とする。
③ 厚生労働大臣は、生活療養標準負担額を定めた後に勘案又はしん酌すべき事項に係る事情が著しく変動したときは、速やかにその額を改定しなければならない。
④ 保険医療機関等及び保険医等は、厚生労働大臣が定める入院時生活療養費に係る療養の取扱い及び担当に関する基準に従い、入院時生活療養費に係る療養を取り扱い、又は担当しなければならない。
⑤ 厚生労働大臣は、第2項の規定による基準及び前項に規定する入院時生活療養費に係る療養の取扱い及び担当に関する基準を定めようとするときは、あらかじめ中央社会保険医療協議会の意見を聴かなければならない。
⑥ 第71条第2項の規定は、前項に規定する事項に関する中央社会保険医療協議会の権限について準用する。
⑦ 健康保険法第64条並びに本法第64条第3項及び第4項、第66条、第70条第2項から第7項まで、第72条並びに前条第5項から第7項までの規定は、保険医療機関等について受けた生活療養及びこれに伴う入院時生活療養費の支給について準用する。この場合において、これらの規定に関し必要な技術的読替えは、政令で定める。

〔下線部（削除）、「及び」に改める〕

第76条（保険外併用療養費） ① 後期高齢者医療広域連合は、被保険者が、自己の選定する保険医療機関等について評価療養又は選定療養を受けたときは、当該被保険者に対し、その療養に要した費用について、保険外併用療養費を支給する。ただし、当該被保険者が被保険者資格証明書の交付を受けている間は、この限りでない。
② 保険外併用療養費の額は、第1号に掲げる額（当該療養に食事療養が含まれるときは当該額及び第2号に掲げる額の合計額、当該療養に生活療養が含まれるときは当該額及び第3号に掲げる額の合計額）とする。
1 当該療養（食事療養及び生活療養を除く。）につき第71条第1項に規定する療養の給付に要する費用の額の算定に関する基準を勘案して厚生労働大臣が定める基準により算定した費用の額（その額が現に当該療養に要した費用の額を超えるときは、当該現に療養に要した費用の額）から、その額に第67条第1項各号に掲げる場合の区分に応じ、同項各号に定める割合を乗じて得た額（療養の給付に係る同項の一部負担金について第69条第1項各号の措置が採られるべきときは、当該措置が採られたものとした場合の額）を控除した額
2 当該食事療養につき第74条第2項に規定する厚生労働大臣が定める基準により算定した費用の額（その額が現に当該食事療養に要した費用の額を超えるときは、当該現に食事療養に要した費用の額）から食事療養標準負担額を控除した額
3 当該生活療養につき前条第2項に規定する厚生労働大臣が定める基準により算定した費用の額（その額が現に当該生活療養に要した費用の額を超えるときは、当該現に生活療養に要した費用の額）から生活療養標準負担額を控除した額
③ 保険医療機関等及び保険医等は、厚生労働大臣が定める保険外併用療養費に係る療養の取扱い及び担当に関する基準に従い、保険外併用療養費に係る療養を取り扱い、又は担当しなければならない。
④ 厚生労働大臣は、評価療養（第64条第2項第3号に規定する高度の医療技術に係るものを除く。）、選定療養、第2項第1号の規定による基準並びに前項に規定する保険外併用療養費に係る療養の取扱い及び担当に関する基準を定めようとするときは、あらかじめ中央社会保険医療協議会の意見を聴かなければならない。
⑤ 第71条第2項の規定は、前項に規定する事項に関する中央社会保険医療協議会の権限について準用する。
⑥ 健康保険法第64条並びに本法第64条第3項及び第4項、第66条、第70条第2項から第7項まで、第72条並びに第74条第5項から第7項までの規定は、保険医療機関等について受けた評価療養及び選定療養並びにこれらに伴う保険外併用療養費の支給について準用する。この場合において、これらの規定に関し必要な技術的読替えは、政令で定める。

〔下線部（削除）、「及び」に改める〕

⑦ 第68条の規定は、前項において準用する第74条第5項の場合において当該療養につき第2項の規定により算定した費用の額（その額が現に療養に要

した費用の額を超えるときは、当該現に療養に要した費用の額）から当該療養に要した費用について保険外併用療養費として支給される額に相当する額を控除した額の支払について準用する．

第77条（療養費） ① 後期高齢者医療広域連合は、療養の給付若しくは入院時食事療養費、入院時生活療養費若しくは保険外併用療養費の支給（以下この項及び次項において「療養の給付等」という．）を行うことが困難であると認めるとき、又は被保険者が保険医療機関等以外の病院、診療所若しくは薬局その他の者について診療、薬剤の支給若しくは手当を受けた場合において、後期高齢者医療広域連合がやむを得ないものと認めるときは、療養の給付等に代えて、療養費を支給することができる．ただし、当該被保険者が被保険者資格証明書の交付を受けている間は、この限りでない．

② 後期高齢者医療広域連合は、被保険者が被保険者証を提出しないで保険医療機関等について診療又は薬剤の支給を受けた場合において、被保険者証を提出しなかつたことが、緊急その他やむを得ない理由によるものと認めるときは、療養の給付等に代えて、療養費を支給するものとする．ただし、当該被保険者が被保険者資格証明書の交付を受けている間は、この限りでない．

③ 療養費の額は、当該療養（食事療養及び生活療養を除く．）について算定した費用の額から、その額に第67条第1項各号に掲げる場合の区分に応じ、同項各号に定める割合を乗じて得た額を控除した額及び当該食事療養又は生活療養について算定した費用の額から食事療養標準負担額又は生活療養標準負担額を控除した額を基準として、後期高齢者医療広域連合が定める．

④ 前項の費用の額の算定については、療養の給付を受けるべき場合においては第71条第1項の規定を、入院時食事療養費の支給を受けるべき場合においては第74条第2項の規定を、入院時生活療養費の支給を受けるべき場合においては第75条第2項の規定を、保険外併用療養費の支給を受けるべき場合においては前条第2項の規定を準用する．ただし、その額は、現に療養に要した費用の額を超えることができない．

第2目　訪問看護療養費の支給

第78条（訪問看護療養費） ① 後期高齢者医療広域連合は、被保険者が指定訪問看護事業者から当該指定に係る訪問看護事業（健康保険法第88条第1項に規定する訪問看護事業をいう．）として行われる訪問看護（疾病又は負傷により、居宅において継続して療養を受ける状態にある被保険者（主治の医師がその治療の必要の程度につき厚生労働省令で定める基準に適合していると認められたものに限る．）に対し、その者の居宅において看護師その他厚生労働省令で定める者が行う療養上の世話又は必要な診療の補助をいう．以下「指定訪問看護」という．）を受けたときは、当該被保険者に対し、当該指定訪問看護に要した費用について、訪問看護療養費を支給する．ただし、当該被保険者が被保険者資格証明書の交付を受けている間は、この限りでない．

② 前項の訪問看護療養費は、厚生労働省令で定めるところにより、後期高齢者医療広域連合が必要と認める場合に限り、支給するものとする．

③ 被保険者が指定訪問看護を受けようとするときは、自己の選定する指定訪問看護事業者に被保険者証を提出して受けるものとする．

④ 訪問看護療養費の額は、当該指定訪問看護につき平均訪問看護費用額（指定訪問看護に要する平均的な費用の額をいう．）を勘案して厚生労働大臣が定める基準により算定した費用の額から、その額に第67条第1項各号に掲げる場合の区分に応じ、同項各号に定める割合を乗じて得た額（療養の給付について第69条第1項各号の措置が採られるべきときは、当該措置が採られたものとした場合の額）を控除した額とする．

⑤ 厚生労働大臣は、前項の基準を定めようとするときは、あらかじめ中央社会保険医療協議会の意見を聴かなければならない．

⑥ 第71条第2項の規定は、前項に規定する事項に関する中央社会保険医療協議会の権限について準用する．

⑦ 後期高齢者医療広域連合は、指定訪問看護事業者から訪問看護療養費の請求があつたときは、第4項の厚生労働大臣が定める基準及び次条第1項に規定する指定訪問看護の事業の運営に関する基準（指定訪問看護の取扱いに関する部分に限る．）に照らして審査した上、支払うものとする．

⑧ 第70条第4項から第7項まで及び第74条第5項から第7項までの規定は、指定訪問看護事業者について受けた指定訪問看護及びこれに伴う訪問看護療養費の支給について準用する．この場合において、これらの規定に関し必要な技術的読替えは、政令で定める．

⑨ 第68条の規定は、前項において準用する第74条第5項の場合において第4項の規定により算定した費用の額から当該指定訪問看護に要した費用について訪問看護療養費として支給される額に相当する額を控除した額の支払について準用する．

⑩ 指定訪問看護は、第64条第1項各号に掲げる療養に含まれないものとする．

⑪ 各号に規定するもののほか、第4項の厚生労働大臣が定める算定方法の適用及び指定訪問看護事業者の訪問看護療養費の請求に関して必要な事項は、政令で定める．

第79条（指定訪問看護の事業の運営に関する基準） ① 指定訪問看護の事業の運営に関する基準については、厚生労働大臣が定める．

② 指定訪問看護事業者は、前項に規定する指定訪問看護の事業の運営に関する基準に従い、高齢者の心身の状況等に応じて適切な指定訪問看護を提供するとともに、自らその提供する指定訪問看護の質の評価を行うことその他の措置を講ずることにより常に指定訪問看護を受ける者の立場に立つてこれを提供するよう努めなければならない．

③ 厚生労働大臣は、第1項に規定する指定訪問看護の事業の運営に関する基準（指定訪問看護の取扱いに関する部分に限る．）を定めようとするときは、あらかじめ中央社会保険医療協議会の意見を聴かなければならない．

④ 第71条第2項の規定は、前項に規定する事項に関する中央社会保険医療協議会の権限について準用する．

第80条（厚生労働大臣又は都道府県知事の指導） 指定訪問看護事業者及び当該指定に係る事業所の看護師その他の従業者は、指定訪問看護に関し、厚生労働大臣又は都道府県知事の指導を受けなければならない．

第81条（報告等） ① 厚生労働大臣又は都道府県知事は、訪問看護療養費の支給に関して必要があると認めるときは、指定訪問看護事業者若しくは当該指定に係る事業所の看護師その他の従業者であつた者（以下この項において「指定訪問看護事業者であつた者等」という．）に

し、報告若しくは帳簿書類の提出若しくは提示を命じ、指定訪問看護事業者若しくは当該指定に係る事業所の看護師その他の従業者若しくは指定訪問看護事業者であつた者等に対し出頭を求め、又は当該職員に関係者に対して質問させ、若しくは当該指定訪問看護事業者の当該指定に係る事業所について帳簿書類その他の物件を検査させることができる。

② 第61条第3項の規定は前項の規定による質問又は検査について、同条第4項の規定は前項の規定による権限について、準用する。

③ 都道府県知事は、指定訪問看護事業者につきこの法律の規定による指定訪問看護に関し健康保険法第95条の規定による処分が行われる必要があると認めるときは、理由を付して、その旨を厚生労働大臣に通知しなければならない。

第3目 特別療養費の支給

第82条 ① 後期高齢者医療広域連合は、被保険者が被保険者資格証明書の交付を受けている場合において、当該被保険者が保険医療機関等又は指定訪問看護事業者について療養を受けたときは、当該被保険者に対し、療養に要した費用について、特別療養費を支給する。

② 健康保険法第64条並びに本法第64条第3項及び第4項、第65条、第66条、第70条第2項、第72条、第74条第7項（第78条第8項において準用する場合を含む。）、第76条第2項、第78条第3項、第79条第2項、第80条並びに前条の規定は、保険医療機関等又は指定訪問看護事業者について受けた特別療養費に係る療養及びこれに伴う特別療養費の支給について準用する。この場合において必要な技術的読替えは、政令で定める。

〔前下線部削除、後下線部「及び」に改める〕

③ 第1項に規定する場合において、当該被保険者に対し被保険者証が交付されているならば第77条第1項の規定が適用されることとなるならば、後期高齢者医療広域連合は、療養費を支給することができる。

④ 第1項に規定する場合において、被保険者が被保険者資格証明書を提出しないで保険医療機関等について診療又は薬剤の支給を受け、被保険者資格証明書を提出しなかつたことが、緊急その他やむを得ない理由によるものと認めるときは、後期高齢者医療広域連合は、療養費を支給するものとする。

⑤ 第77条第3項及び第4項の規定は、前2項の規定による療養費について準用する。この場合において、同条第4項中「療養の給付を受けるべき場合」とあるのは「被保険者証が交付されているならば療養の給付を受けることができる場合」と、「入院時食事療養費の支給を受けるべき場合」とあるのは「被保険者証が交付されているならば入院時食事療養費の支給を受けることができる場合」と、「入院時生活療養費の支給を受けるべき場合」とあるのは「被保険者証が交付されているならば入院時生活療養費の支給を受けることができる場合」と、「保険外併用療養費の支給を受けるべき場合」とあるのは「被保険者証が交付されているならば保険外併用療養費の支給を受けることができる場合」と読み替えるものとする。

第4目 移送費の支給

第83条 ① 後期高齢者医療広域連合は、被保険者が療養の給付（保険外併用療養費に係る療養及び特別療養費に係る療養を含む。）を受けるため病院又は診療所に移送されたときは、当該被保険者に対し、移送費として、厚生労働省令で定めるところにより算定した額を支給する。

② 前項の移送費は、厚生労働省令で定めるところにより、後期高齢者医療広域連合が必要であると認める場合に限り、支給するものとする。

第3款 高額療養費及び高額介護合算療養費の支給

第84条（高額療養費） ① 後期高齢者医療広域連合は、療養の給付につき支払われた第67条に規定する一部負担金の額又は療養（食事療養及び生活療養を除く。以下この条において同じ。）に要した費用の額からその療養に要した費用につき保険外併用療養費、療養費、訪問看護療養費若しくは特別療養費として支給される額若しくは第57条第2項の規定により支給される差額に相当する額を控除した額（次条第1項において「一部負担金等の額」という。）が著しく高額であるときは、その療養の給付に係る保険外併用療養費、療養費、訪問看護療養費若しくは特別療養費の支給を受けた被保険者に対し、高額療養費を支給する。

② 高額療養費の支給要件、支給額その他高額療養費の支給に関して必要な事項は、療養に必要な費用の負担の家計に与える影響及び療養に要した費用の額を考慮して、政令で定める。

第85条（高額介護合算療養費） ① 後期高齢者医療広域連合は、一部負担金等の額（前条第1項の高額療養費が支給される場合にあつては、当該支給額に相当する額を控除して得た額）並びに介護保険法第51条第1項に規定する介護サービス利用者負担額（同項の高額介護サービス費が支給される場合にあつては、当該支給額を控除して得た額）及び同法第61条第1項に規定する介護予防サービス利用者負担額（同項の高額介護予防サービス費が支給される場合にあつては、当該支給額を控除して得た額）の合計額が著しく高額であるときは、当該一部負担金等の額に係る療養の給付又は保険外併用療養費、療養費、訪問看護療養費若しくは特別療養費の支給を受けた被保険者に対し、高額介護合算療養費を支給する。

② 前条第2項の規定は、高額介護合算療養費の支給について準用する。

第4款 その他の後期高齢者医療給付

第86条 ① 後期高齢者医療広域連合は、被保険者の死亡に関しては、条例の定めるところにより、葬祭費の支給又は葬祭の給付を行うものとする。ただし、特別の理由があるときは、その全部又は一部を行わないことができる。

② 後期高齢者医療広域連合は、前項の給付のほか、後期高齢者医療広域連合の条例の定めるところにより、傷病手当金の支給その他の後期高齢者医療給付を行うことができる。

第5款 後期高齢者医療給付の制限

第87条 被保険者又は被保険者であつた者が、自己の故意の犯罪行為により、又は故意に疾病にかかり、若しくは負傷したときは、当該疾病又は負傷に係る療養の給付又は入院時食事療養費、入院時生活療養費、保険外併用療養費、療養費、訪問看護療養費、特別療養費若しくは移送費の支給（以下この款において「療養の給付等」という。）は、行わない。

第88条 被保険者が闘争、泥酔又は著しい不行跡によつて疾病にかかり、又は負傷したときは、当該疾病又は負傷に係る療養の給付等は、その全部又は一部を行わないことができる。

第89条 被保険者又は被保険者であつた者が、刑事施

設，労役場その他これらに準ずる施設に拘禁された場合には，療養の給付に係る療養の給付等は，行わない．
第90条 後期高齢者医療広域連合は，被保険者又は被保険者であつた者が，正当な理由がなく療養に関する指示に従わないときは，療養の給付等の一部を行わないことができる．

第91条 後期高齢者医療広域連合は，被保険者若しくは被保険者であつた者又は後期高齢者医療給付を受ける者が，正当な理由がなく第60条の規定による命令に従わず，又は答弁若しくは受診を拒んだときは，療養の給付等の全部又は一部を行わないことができる．

第92条 ① 後期高齢者医療広域連合は，後期高齢者医療給付を受けることができる被保険者が保険料を滞納しており，かつ，当該保険料の納期限から厚生労働省令で定める期間が経過するまでの間に当該保険料を納付しない場合においては，当該保険料の滞納につき災害その他の政令で定める特別の事情があると認められる場合を除き，厚生労働省令で定めるところにより，後期高齢者医療給付の全部又は一部の支払を一時差し止めるものとする．
② 後期高齢者医療広域連合は，前項に規定する厚生労働省令で定める期間が経過しない場合においても，後期高齢者医療給付を受けることができる被保険者が保険料を滞納している場合においては，当該保険料の滞納につき災害その他の政令で定める特別の事情があると認められる場合を除き，厚生労働省令で定めるところにより，後期高齢者医療給付の全部又は一部の支払を一時差し止めることができる．
③ 後期高齢者医療広域連合は，第54条第7項の規定により被保険者資格証明書の交付を受けている被保険者であつて，前2項の規定による後期高齢者医療給付の全部又は一部の支払の一時差止がなされているものが，なお滞納している保険料を納付しない場合においては，厚生労働省令で定めるところにより，あらかじめ，当該被保険者に通知して，当該一時差止に係る後期高齢者医療給付の額から当該被保険者が滞納している保険料額を控除することができる．

第4節 費用等
第1款 費用の負担

第93条（国の負担） ① 国は，政令で定めるところにより，後期高齢者医療広域連合に対し，被保険者に係る療養の給付に要する費用の額から当該給付に係る一部負担金に相当する額を控除した額並びに入院時食事療養費，入院時生活療養費，保険外併用療養費，療養費，訪問看護療養費，特別療養費，移送費，高額療養費及び高額介護合算療養費の支給に要する費用の額の合計額（以下「療養の給付等に要する費用の額」という．）から第67条第1項第2号に掲げる場合に該当する者に係る療養の給付等に要する費用の額（以下「特定費用の額」という．）を控除した額（以下「負担対象額」という．）の12分の3に相当する額を負担する．
② 国は，前項に掲げるもののほか，政令で定めるところにより，後期高齢者医療広域連合に対し，後期高齢者医療の財政の安定化を図るため，被保険者に係るすべての医療に関する給付に要する費用の額に対する高額な医療に関する給付の割合等を勘案して，高額な医療に関する給付の発生が後期高齢者医療の財政に与える影響が著しいものとして政令で定めるところにより算定する額以上の高額な医療に関する給付に要する費用の合計額に次に掲げる率の合計を乗じて得た額（第96条第2項において「高額医療費負担対象額」という．）の4分の1に相当する額を負担する．
1 負担対象額の12分の1に相当する額を療養の給付等に要する費用の額で除して得た率
2 第100条第1項の後期高齢者負担率

第94条（国庫負担金の減額） ① 後期高齢者医療広域連合が確保すべき収入を不当に確保しなかつた場合においては，国は，政令で定めるところにより，前条の規定により当該後期高齢者医療広域連合に対して負担すべき額を減額することができる．
② 前項の規定により減額する額は，不当に確保しなかつた額を超えることができない．

第95条（調整交付金） ① 国は，後期高齢者医療の財政を調整するため，政令で定めるところにより，後期高齢者医療広域連合に対して調整交付金を交付する．
② 前項の規定による調整交付金の総額は，負担対象額の見込額の総額の12分の1に相当する額とする．

第96条（都道府県の負担） ① 都道府県は，政令で定めるところにより，後期高齢者医療広域連合に対し，負担対象額の12分の1に相当する額を負担する．
② 都道府県は，前項に掲げるもののほか，政令で定めるところにより，後期高齢者医療広域連合に対し，高額医療費負担対象額の4分の1に相当する額を負担する．

第97条（都道府県の負担金の減額） ① 後期高齢者医療広域連合が確保すべき収入を不当に確保しなかつた場合において，国が第94条の規定により負担すべき額を減額したときは，都道府県は，政令で定めるところにより，前条の規定により当該後期高齢者医療広域連合に対して負担すべき額を減額することができる．
② 前項の規定により減額する額は，不当に確保しなかつた額を超えることができない．

第98条（市町村の一般会計における負担） 市町村は，政令で定めるところにより，後期高齢者医療広域連合に対し，その一般会計において，負担対象額の12分の1に相当する額を負担する．

第99条（市町村の特別会計への繰入れ等） ① 市町村は，政令で定めるところにより，一般会計から，所得の少ない者について後期高齢者医療広域連合の条例の定めるところにより行う保険料の減額賦課に基づき被保険者に係る保険料につき減額した額の総額を基礎とし，後期高齢者医療の財政の状況その他の事情を勘案して政令で定めるところにより算定した額を市町村の後期高齢者医療に関する特別会計に繰り入れなければならない．
② 市町村は，政令で定めるところにより，一般会計から，第52条各号のいずれかに該当するに至つた日の前日において健康保険法，船員保険法，国家公務員共済組合法（他の法律において準用する場合を含む．）又は地方公務員等共済組合法の規定による被扶養者であつた被保険者について，同条各号に掲げる場合のいずれかに該当するに至つた日の属する月以後2年を経過する月までの間に限り，条例の定めるところにより行う保険料賦課に基づき保険料を減額した場合における当該減額した額の総額を基礎とし，後期高齢者医療の財政の状況その他の事情を勘案して政令で定めるところにより算定した額を，市町村の後期高齢者医療に関する特別会計に繰り入れなければならない．
③ 都道府県は，政令で定めるところにより，前2項の規定による繰入金の4分の3に相当する額を負担する．

第100条（後期高齢者交付金）① 後期高齢者医療広域連合の後期高齢者医療に関する特別会計において負担する費用のうち、負担対象額に1から後期高齢者負担率及び100分の50を控除して得た率を乗じて得た額並びに特定費用の額に1から後期高齢者負担率を控除して得た率を乗じて得た額の合計額（以下この節において「保険納付対象額」という。）については、政令で定めるところにより、支払基金が後期高齢者医療広域連合に対して交付する後期高齢者交付金をもつて充てる。
② 平成20年度及び平成21年度における前項の後期高齢者負担率は、100分の10とする。
③ 平成22年度以降の年度における第1項の後期高齢者負担率は、100分の10に、第1号に掲げる率に第2号に掲げる率を乗じて得た率の2分の1に相当する率を加えて得た数を基礎として、2年ごとに政令で定める。
1 平成20年度における保険納付対象額を同年度における療養の給付等に要する費用の額で除して得た率
2 平成20年度におけるすべての保険者に係る加入者の総数から当該年度におけるすべての保険者に係る加入者の見込総数を控除して得た数（その数が零を下回る場合には、零とする。）を、平成20年度におけるすべての保険者に係る加入者の総数で除して得た率
④ 第1項の後期高齢者交付金は、第118条第1項の規定により支払基金が徴収する後期高齢者支援金をもつて充てる。
第101条（後期高齢者交付金の減額）① 厚生労働大臣は、後期高齢者医療広域連合が確保すべき収入を不当に確保しなかつた場合又は後期高齢者医療広域連合が支出すべきでない経費を不当に支出した場合においては、政令で定めるところにより、支払基金に対し、前条第1項の規定により当該後期高齢者医療広域連合に対して交付する同項の後期高齢者交付金の額を減額することを命ずることができる。
② 前項の規定により減額する額は、不当に確保しなかつた額又は不当に支出した額を超えることができない。
第102条（国の補助）国は、第93条、第95条及び第116条第6項に規定するもののほか、予算の範囲内において、後期高齢者医療に要する費用の一部を補助することができる。
第103条（都道府県、市町村及び後期高齢者医療広域連合の補助及び貸付け）都道府県、市町村及び後期高齢者医療広域連合は、第96条、第98条、第99条及び第116条第5項に規定するもののほか、後期高齢者医療に要する費用に対し、補助金を交付し、又は貸付金を貸し付けることができる。
第104条（保険料）① 市町村は、後期高齢者医療に要する費用（財政安定化基金拠出金及び第117条第2項の規定による拠出金の納付に要する費用を含む。）に充てるため、保険料を徴収しなければならない。
② 前項の保険料は、後期高齢者医療広域連合が被保険者に対し、後期高齢者医療広域連合の全区域にわたつて均一の保険料率であることその他の政令で定める基準に従い後期高齢者医療広域連合の条例で定めるところにより算定された保険料率によつて算定された保険料額によつて課する。ただし、当該後期高齢者医療広域連合の区域のうち、離島その他の医療の確保が著しく困難である地域であつて厚生労働大臣が定める基準に該当するものに住所を有する被保険者の保険料については、政令で定める基準に従い別に後期

高齢者医療広域連合の条例で定めるところにより算定された保険料率によつて算定された保険料額によつて課することができる。
③ 前項の保険料率は、療養の給付等に要する費用の額の予想額、財政安定化基金拠出金及び第117条第2項の規定による拠出金の納付に要する費用の予想額、第116条第1項第2号の規定による都道府県からの借入金の償還に要する費用の予定額、保健事業に要する費用の予定額、被保険者の所得の分布状況その他の見通し、国庫負担並びに第100条第1項の後期高齢者交付金等の額等に照らし、おおむね2年を通じ財政の均衡を保つことができるものでなければならない。

第7章 雑　則 （略）

第8章 罰　則

第167条 ① 第30条の規定に違反して秘密を漏らした者は、1年以下の懲役又は100万円以下の罰金に処する。
② 次の各号のいずれかに掲げる者が、この法律の規定に基づく職務の執行に関して知り得た秘密を正当な理由がなく漏らしたときは、1年以下の懲役又は100万円以下の罰金に処する。
1 後期高齢者医療広域連合の職員又はその職にあつた者
2 後期高齢者医療診療報酬審査委員会若しくは後期高齢者医療審査会の委員、国保連合会の役員若しくは職員又はこれらの職にあつた者
3 第70条第5項（第74条第10項、第75条第7項、第76条第6項及び第78条第8項において準用する場合を含む。）の規定により厚生労働大臣の定める診療報酬請求書の審査を行う指定法人の役員、職員又はこれらの職にあつた者
4 第70条第6項（第74条第10項、第75条第7項、第76条第6項及び第78条第8項において準用する場合を含む。）の規定により厚生労働大臣の定める診療報酬請求書の審査を行う者又はこれを行つていた者

105 母子及び寡婦福祉法（抄）

（昭39・7・1法律第129号、
最終改正：平18・6・2法律第50号）

第1章 総　則

第1条（目的）この法律は、母子家庭等及び寡婦の福祉に関する原理を明らかにするとともに、母子家庭等及び寡婦に対し、その生活の安定と向上のために必要な措置を講じ、もつて母子家庭等及び寡婦の福祉を図ることを目的とする。
第2条（基本理念）① すべて母子家庭等には、児童が、その置かれている環境にかかわらず、心身ともに健やかに育成されるために必要な諸条件と、その母等の健康で文化的な生活とが保障されるものとする。
② 寡婦には、母子家庭等の母等に準じて健康で文化的な生活が保障されるものとする。
第3条（国及び地方公共団体の責務）① 国及び地方

公共団体は、母子家庭等及び寡婦の福祉を増進する責務を有する。

② 国及び地方公共団体は、母子家庭等又は寡婦の福祉に関係のある施策を講ずるに当たつては、その施策を通じて、前条に規定する理念が具現されるように配慮しなければならない。

第4条（自立への努力） 母子家庭の母及び寡婦は、自ら進んでその自立を図り、家庭生活及び職業生活の安定と向上に努めなければならない。

第5条（扶養義務の履行） ① 母子家庭等の児童の親は、当該児童が心身ともに健やかに育成されるよう、当該児童の養育に必要な費用の負担その他当該児童についての扶養義務を履行するように努めなければならない。

② 母子家庭等の児童の親は、当該児童が心身ともに健やかに育成されるよう、当該児童を監護しない親の当該児童についての扶養義務の履行を確保するように努めなければならない。

③ 国及び地方公共団体は、母子家庭等の児童が心身ともに健やかに育成されるよう、当該児童を監護しない親の当該児童についての扶養義務の履行を確保するために広報その他適切な措置を講ずるように努めなければならない。

第6条（定義） ① この法律において「配偶者のない女子」とは、配偶者（婚姻の届出をしていないが、事実上婚姻関係と同様の事情にある者を含む。以下同じ。）と死別した女子であつて、現に婚姻（婚姻の届出をしていないが、事実上婚姻関係と同様の事情にある場合を含む。以下同じ。）をしていないもの及びこれに準ずる次に掲げる女子をいう。

1 離婚した女子であつて現に婚姻をしていないもの
2 配偶者の生死が明らかでない女子
3 配偶者から遺棄されている女子
4 配偶者が海外にあるためその扶養を受けることができない女子
5 配偶者が精神又は身体の障害により長期にわたつて労働能力を失つている女子
6 前各号に掲げる者に準ずる者であつて政令で定めるもの

② この法律において「児童」とは、20歳に満たない者をいう。

③ この法律において「寡婦」とは、配偶者のない女子であつて、かつて配偶者のない女子として民法（明治29年法律第89号）第877条の規定により児童を扶養していたことのあるものをいう。

④ この法律において「母子家庭等」とは、母子家庭及び父子家庭をいう。

⑤ この法律において「母等」とは、母子家庭の母及び父子家庭の父をいう。

⑥ この法律において「母子福祉団体」とは、配偶者のない女子であつて民法第877条の規定により現に児童を扶養しているもの（以下「配偶者のない女子で現に児童を扶養しているもの」という。）の福祉若しくはこれに併せて寡婦の福祉を増進することを主たる目的とする社会福祉法人又は一般社団法人若しくは一般財団法人であつて、その理事の過半数が配偶者のない女子であるものをいう。

第7条（都道府県児童福祉審議会等の権限） 児童福祉法（昭和22年法律第164号）第8条第2項に規定する都道府県児童福祉審議会（同条第1項ただし書に規定する都道府県にあつては、地方社会福祉審議会。以下この条において同じ。）及び同条第4項に規定す

る市町村児童福祉審議会は、母子家庭の福祉に関する事項につき、調査審議するほか、同条第2項に規定する都道府県児童福祉審議会は都道府県知事の、同条第4項に規定する市町村児童福祉審議会は市町村長（特別区の区長を含む。以下同じ。）の諮問にそれぞれ答え、又は関係行政機関に意見を具申することができる。

第8条（母子自立支援員） ① 都道府県知事、市長（特別区の区長を含む。）及び福祉事務所（社会福祉法（昭和26年法律第45号）に定める福祉事務所をいう。以下同じ。）を管理する町村長（以下「都道府県知事等」という。）は、社会的信望があり、かつ、次項に規定する職務を行うに必要な熱意と識見を持つている者のうちから、母子自立支援員を委嘱するものとする。

② 母子自立支援員は、この法律の施行に関し、主として次の業務を行うものとする。
1 配偶者のない女子で現に児童を扶養しているもの及び寡婦に対し、相談に応じ、その自立に必要な情報提供及び指導を行うこと。
2 配偶者のない女子で現に児童を扶養しているもの及び寡婦に対し、職業能力の向上及び求職活動に関する支援を行うこと。

③ 母子自立支援員は、非常勤とする。ただし、前項に規定する職務につき政令で定める相当の知識経験を有する者については、常勤とすることができる。

第9条（福祉事務所） 福祉事務所は、この法律の施行に関し、主として次の業務を行うものとする。
1 母子家庭及び寡婦の福祉に関し、必要な実情の把握に努めること。
2 母子家庭及び寡婦の福祉に関する相談に応じ、必要な調査及び指導を行うこと、並びにこれらに付随する業務を行うこと。

第10条（児童委員の協力） 児童福祉法に定める児童委員は、この法律の施行について、福祉事務所の長又は母子自立支援員の行う職務に協力するものとする。

第2章 基本方針等

第11条（基本方針） ① 厚生労働大臣は、母子家庭及び寡婦の生活の安定と向上のための措置に関する基本的な方針（以下「基本方針」という。）を定めるものとする。

② 基本方針に定める事項は、次のとおりとする。
1 母子家庭及び寡婦の家庭生活及び職業生活の動向に関する事項
2 母子家庭及び寡婦の生活の安定と向上のため講じようとする施策の基本となるべき事項
3 都道府県、市（特別区を含む。）及び福祉事務所を設置する町村（以下「都道府県等」という。）が、次条第1項の規定に基づき策定する母子家庭及び寡婦の生活の安定と向上のための措置に関する計画（以下「母子家庭及び寡婦自立促進計画」という。）の指針となるべき基本的な事項
4 前3号に掲げるもののほか、母子家庭及び寡婦の生活の安定と向上のための措置に関する重要事項

③ 厚生労働大臣は、基本方針を定め、又はこれを変更しようとするときは、あらかじめ、関係行政機関の長に協議するものとする。

④ 厚生労働大臣は、基本方針を定め、又はこれを変更したときは、遅滞なく、これを公表するものとする。

第12条（母子家庭及び寡婦自立促進計画） 都道府県

第3章 母子家庭等に対する福祉の措置

等は、基本方針に即し、次に掲げる事項を定める母子家庭及び寡婦自立促進計画を策定し、又は変更しようとするときは、あらかじめ、母子福祉団体その他の関係者の意見を反映させるために必要な措置を講ずるとともに、その内容を公表するものとする。

1 当該都道府県等の区域における母子家庭及び寡婦の家庭生活及び職業生活の動向に関する事項
2 当該都道府県等の区域において母子家庭及び寡婦の生活の安定と向上のため講じようとする施策の基本となるべき事項
3 福祉サービスの提供、職業能力の向上の支援その他母子家庭及び寡婦の生活の安定と向上のために講ずべき具体的な措置に関する事項
4 前3号に掲げるもののほか、母子家庭及び寡婦の生活の安定と向上のための措置に関する重要事項

第3章 母子家庭等に対する福祉の措置

第13条（母子福祉資金の貸付け） ① 都道府県は、配偶者のない女子で現に児童を扶養しているもの又はその扶養している児童に対し、配偶者のない女子の経済的自立の助成と生活意欲の助長を図り、あわせてその扶養している児童の福祉を増進するため、次に掲げる資金を貸し付けることができる。

1 事業を開始し、又は継続するのに必要な資金
2 配偶者のない女子が扶養している児童の修学に必要な資金
3 配偶者のない女子又はその者が扶養している児童が事業を開始し、又は就職するために必要な知識技能を習得するのに必要な資金
4 前3号に掲げるもののほか、配偶者のない女子及びその者が扶養している児童の福祉のために必要な資金であつて政令で定めるもの

② 都道府県は、前項に規定する資金のうち、その貸付けの目的を達成するために一定の期間継続して貸し付ける必要がある資金で政令で定めるものについては、その貸付けの期間中に当該児童が20歳に達した後でも、政令で定めるところにより、なお継続してその貸付けを行うことができる。

③ 都道府県は、第1項に規定する資金のうち、その貸付けの目的が修学、知識技能の習得等に係る資金であつて政令で定めるものを配偶者のない女子で現に児童を扶養しているものに貸し付けている場合において、その修学、知識技能の習得等の中途において当該配偶者のない女子が死亡したときは、政令で定めるところにより、当該児童（20歳以上である者を含む。）がその修学、知識技能の習得等を終了するまでの間、当該児童に対して、当該資金の貸付けを行うことができる。

第14条（母子福祉団体に対する貸付け） 都道府県は、政令で定める事業を行う母子福祉団体であつてその事業に使用される者が主として配偶者のない女子で現に児童を扶養しているものであるもの又はその者の自立の促進を図るための事業として政令で定めるものを行う母子福祉団体に対し、これらの事業につき、前条第1項第1号に掲げる資金を貸し付けることができる。

第15条（償還の免除） ① 都道府県は、第13条の規定による貸付金の貸付けを受けた者が死亡したとき、又は精神若しくは身体に著しい障害を受けたため、当該貸付金を償還することができなくなつたと認められるときは、議会の議決を経て、当該貸付金の償還未済額の全部又は一部の償還を免除することができる。ただし、政令で定める場合は、この限りでない。

② 都道府県は、第13条第1項第4号に掲げる資金のうち政令で定めるものの貸付けを受けた者が、所得の状況その他政令で定める事由により当該貸付金を償還することができなくなつたと認められるときは、条例で定めるところにより、当該貸付金の償還未済額の一部の償還を免除することができる。

第16条（政令への委任） 前3条に定めるもののほか、第13条及び第14条の規定による貸付金（以下「母子福祉資金貸付金」という。）の貸付金額の限度、貸付方法、償還その他母子福祉資金貸付金の貸付けに関して必要な事項は、政令で定める。

第17条（居宅等における日常生活支援） 都道府県又は市町村（特別区を含む。以下同じ。）は、配偶者のない女子で現に児童を扶養しているもの又は配偶者と死別した男子で現に婚姻をしていないもの及びこれに準ずる者として政令で定めるものであつて民法第877条の規定により現に児童を扶養しているもの（以下「配偶者のない者で現に児童を扶養しているもの」と総称する。）がそれらの者の疾病その他の理由により日常生活等に支障を生じたと認められるときは、政令で定める基準に従い、それらの者につき、それらの者の居宅その他厚生労働省令で定める場所において、乳幼児の保育若しくは食事の世話若しくは専門的知識をもつて行う生活及び生業に関する助言、指導その他の日常生活等を営むのに必要な便宜であつて厚生労働省令で定めるものを供与し、又は当該都道府県若しくは市町村以外の者に当該便宜を供与することを委託する措置を採ることができる。

第18条（措置の解除に係る説明等） 都道府県知事又は市町村長は、前条の措置を解除する場合には、あらかじめ、当該措置に係る者に対し、当該措置の解除の理由について説明するとともに、その意見を聴かなければならない。ただし、当該措置に係る者から当該措置の解除の申出があつた場合その他厚生労働省令で定める場合においては、この限りでない。

第19条（行政手続法の適用除外） 第17条の措置を解除する処分については、行政手続法（平成5年法律第88号）第3章（第12条及び第17条を除く。）の規定は、適用しない。

第20条（事業の開始） 国及び都道府県以外の者は、厚生労働省令で定めるところにより、あらかじめ、厚生労働省令で定める事項を都道府県知事に届け出て、母子家庭等日常生活支援事業（第17条の措置に係る者につき同条の厚生労働省令で定める便宜を供与する事業をいう。以下同じ。）を行うことができる。

第21条（廃止又は休止） 母子家庭等日常生活支援事業を行う者は、その事業を廃止し、又は休止しようとするときは、あらかじめ、厚生労働省令で定める事項を都道府県知事に届け出なければならない。

第22条（報告の徴収等） ① 都道府県知事は、母子家庭等の福祉のために必要があると認めるときは、母子家庭等日常生活支援事業を行う者に対し、必要と認める事項の報告を求め、又は当該職員に、関係者に対して質問させ、若しくはその事務所に立ち入り、帳簿書類その他の物件を検査させることができる。

② 前項の規定による質問又は立入検査を行う場合においては、当該職員は、その身分を示す証明書を携帯し、関係者の請求があるときは、これを提示しなければならない。

③ 第1項の規定による権限は、犯罪捜査のために認め

られたものと解釈してはならない.

第23条(事業の停止等) 都道府県知事は,母子家庭等日常生活支援事業を行う者が,この法律若しくはこれに基づく命令若しくはこれらに基づいてする処分に違反したとき,又はその事業に関し不当に営利を図り,若しくは第17条の措置に係る配偶者のない女子で現に児童を扶養しているもの等の処遇につき不当な行為をしたときは,その事業を行う者に対し,その事業の制限又は停止を命ずることができる.

第24条(受託義務) 母子家庭等日常生活支援事業を行う者は,第17条の規定による委託を受けたときは,正当な理由がない限り,これを拒んではならない.

第25条(売店等の設置の許可) ① 国又は地方公共団体の設置した事務所その他の公共的施設の管理者は,配偶者のない女子で現に児童を扶養しているもの又は母子福祉団体からの申請があつたときは,その公共的施設内において,新聞,雑誌,たばこ,事務用品,食料品その他の物品を販売し,又は理容業,美容業等の業務を行うために,売店又は理容所,美容所等の施設を設置することを許すように努めなければならない.
② 前項の規定により売店その他の施設を設置することを許された者は,病気その他正当な理由がある場合のほかは,自らその業務に従事し,又は当該母子福祉団体が使用する配偶者のない女子で現に児童を扶養しているものをその業務に従事させなければならない.
③ 都道府県知事は,第1項に規定する売店その他の施設の設置及びその運営を円滑にするため,当該都道府県の区域内の公共的施設の管理者と協議を行い,かつ,公共的施設内における売店等の設置の可能な場所,販売物品の種類等を調査し,その結果を配偶者のない女子で現に児童を扶養しているもの及び母子福祉団体に知らせる措置を講じなければならない.

第26条(製造たばこの小売販売業の許可) ① 配偶者のない女子で現に児童を扶養しているものがたばこ事業法(昭和59年法律第68号)第22条第1項の規定による小売販売業の許可を申請した場合において同法第23条各号の規定に該当しないときは,財務大臣は,その者に当該許可を与えるように努めなければならない.
② 前条第2項の規定は,前項の規定によりたばこ事業法第22条第1項の許可を受けた者について準用する.

第27条(公営住宅の供給に関する特別の配慮) 地方公共団体は,公営住宅法(昭和26年法律第193号)による公営住宅の供給を行う場合には,母子家庭の福祉が増進されるように特別の配慮をしなければならない.

第28条(保育所への入所に関する特別の配慮) 市町村は,児童福祉法第24条第3項の規定により保育所に入所する児童を選考する場合には,母子家庭の福祉が増進されるように特別の配慮をしなければならない.

第29条(雇用の促進) ① 国及び地方公共団体は,就職を希望する母子家庭の母及び児童の雇用の促進を図るため,事業主その他国民一般の理解を高めるとともに,職業訓練の実施,就職のあつせん,公共的施設における雇入れの促進等必要な措置を講ずるように努めるものとする.
② 公共職業安定所は,母子家庭の母の雇用の促進を図るため,求人に関する情報の収集及び提供,母子家庭の母を雇用する事業主に対する援助その他必要な措置を講ずるように努めるものとする.
③ 母子自立支援員その他母子家庭の福祉に関する機関並びに児童福祉法第44条の2に規定する児童家庭支援センター,同法第38条に規定する母子生活支援施設及び母子福祉団体並びに公共職業安定所は,就職を希望する母子家庭の母及び児童の雇用の促進を図るため,相互に協力しなければならない.

第30条 ① 国は,前条第2項の規定に基づき公共職業安定所が講ずる措置のほか,次に掲げる業務を行うものとする.
1 母子家庭の母及び児童の雇用の促進に関する調査及び研究を行うこと.
2 母子家庭の母及び児童の雇用の促進に関する業務に従事する者その他の関係者に対する研修を行うこと.
3 都道府県が行う次項に掲げる業務(以下「母子家庭就業支援事業」という.)について,都道府県に対し,情報の提供その他の援助を行うこと.
② 都道府県は,就職を希望する母子家庭の母及び児童の雇用の促進を図るため,母子福祉団体と緊密な連携を図りつつ,次に掲げる業務を総合的かつ一体的に行うことができる.
1 母子家庭の母及び児童に対し,就職に関する相談に応じること.
2 母子家庭の母及び児童に対し,職業能力の向上のために必要な措置を講ずること.
3 母子家庭の母及び児童並びに事業主に対し,雇用情報の提供その他母子家庭の母及び児童の就職に関し必要な支援を行うこと.

第31条(母子家庭自立支援給付金) 都道府県等は,配偶者のない女子で現に児童を扶養しているものの雇用の安定及び就職の促進を図るため,政令で定めるところにより,配偶者のない女子で現に児童を扶養しているもの及び事業主に対し,次に掲げる給付金(以下「母子家庭自立支援給付金」という.)を支給することができる.
1 配偶者のない女子で現に児童を扶養しているものの求職活動の促進とその職業生活の安定を図るための給付金
2 配偶者のない女子で現に児童を扶養しているものの知識及び技能の習得を容易にするための給付金
3 前2号に掲げる給付金以外の給付金であつて,政令で定めるもの

第4章 寡婦に対する福祉の措置

第32条(寡婦福祉資金の貸付け) ① 第13条第1項及び第3項の規定は,寡婦(配偶者のない女子で現に児童を扶養しているものが同時に民法第877条の規定により20歳以上である子その他これに準ずる者を扶養している場合において,その20歳以上である子その他これに準ずる者の福祉を増進するための資金の貸付けに関しては,当該配偶者のない女子で現に児童を扶養しているものを含む.この項及び附則第7条第2項において同じ.)について準用する.この場合において,第13条第1項中「配偶者のない女子で現に児童を扶養しているもの」及び「配偶者のない女子」とあるのは「寡婦」と,「扶養している児童」とあるのは「民法第877条の規定により扶養している20歳以上である子その他これに準ずる者」と,同条第3項中「児童」とあるのは「20歳以上である子その他これに準ずる者」と,「配偶者のない女子で現に児童を扶養しているもの」とあり,及び「配偶者のない女子」とあるのは「寡婦」と,「児童(20歳以上である者を含む.)」とあるのは「20歳以

のものとする．
② 民法第877条の規定により現に扶養する子その他これに準ずる者のない寡婦については，当該寡婦の収入が政令で定める基準を超えるときは，前項において準用する第13条第1項の規定による貸付金の貸付けは，行わない．ただし，政令で定める特別の事情がある者については，この限りでない．
③ 第14条の規定は，同条に規定する政令で定める事業を行う母子福祉団体であつてその事業に使用される者が主として配偶者のない女子で現に児童を扶養しているもの及び寡婦であるもの並びに寡婦の自立の促進を図るための事業として政令で定めるものを行う母子福祉団体について準用する．この場合において，同条中「前条第1項第1号に掲げる資金」とあるのは，「第32条第1項において準用する第13条第1項第1号に掲げる資金」と読み替えるものとする．
④ 第15条第1項の規定は，第1項において準用する第13条第1項及び第3項の規定による貸付金の貸付けを受けた者について準用する．この場合において，第15条第1項中「第13条」とあるのは，「第32条第1項において準用する第13条第1項及び第3項」と読み替えるものとする．
⑤ 第16条の規定は，第1項において準用する第13条第1項及び第3項並びに第3項において準用する第14条に規定する貸付金（以下「寡婦福祉資金貸付金」という．）について準用する．この場合において，第16条中「前3条」とあるのは「第32条において準用する第13条第1項及び第3項，第14条並びに第15条第1項」と，「第13条及び第14条の規定による貸付金（以下「母子福祉資金貸付金」という．）」とあるのは「寡婦福祉資金貸付金」と，「母子福祉資金貸付金の」とあるのは「寡婦福祉資金貸付金の」と読み替えるものとする．
⑥ 都道府県は，母子福祉資金貸付金の貸付けを受けることができるものについては，寡婦福祉資金貸付金の貸付けを行わないことができる．

第33条（寡婦日常生活支援事業） ① 都道府県又は市町村は，寡婦がその者の疾病その他の理由により日常生活等に支障を生じたと認められるときは，政令で定める基準に従い，その者につき，その者の居宅その他厚生労働省令で定める場所において，食事の世話若しくは専門的知識をもつて行う生活及び生業に関する助言，指導その他の日常生活等を営むのに必要な便宜をあつて厚生労働省令で定めるものを供与し，又は当該都道府県若しくは市町村以外の者に当該便宜を供与することを委託する措置を採ることができる．
② 第18条及び第19条の規定は，前項の措置について準用する．
③ 母子家庭等日常生活支援事業を行う者は，厚生労働省令で定めるところにより，あらかじめ，厚生労働省令で定める事項を都道府県知事に届け出て，寡婦日常生活支援事業（第1項の措置に係る寡婦につき同項の厚生労働省令で定める便宜を供与する事業をいう．以下同じ．）を行うことができる．
④ 第21条から第24条までの規定は，寡婦日常生活支援事業を行う者について準用する．この場合において，第22条第2項中「前項」とあり，及び同条第3項中「第1項」とあるのは「第33条第3項及び第4項において準用する第22条第1項」と，第23条中「第17条」とあるのは「第33条第1項」と，「配偶者のない者で現に児童を扶養しているもの」とあるのは

「寡婦」と，第24条中「第17条」とあるのは「第33条第1項」と読み替えるものとする．
第34条（売店等の設置の許可等） ① 第25条，第26条及び第29条の規定は，寡婦について準用する．この場合において，第25条第1項中「配偶者のない女子で現に児童を扶養しているもの又は母子福祉団体」とあるのは「寡婦」と，同条第3項中「配偶者のない女子で現に児童を扶養しているもの及び母子福祉団体」とあるのは「寡婦」と，第26条中「配偶者のない女子で現に児童を扶養しているもの」とあるのは「寡婦」と読み替えるものとする．
② 第25条第1項の規定により売店その他の施設を設置することを許された母子福祉団体は，同条第2項の規定にかかわらず，当該母子福祉団体が使用する寡婦をその業務に従事させることができる．
第35条（寡婦就業支援事業等） ① 国は，前条において準用する第29条第1項に基づき公共職業安定所が講ずる措置のほか，次に掲げる業務を行うものとする．
1 寡婦の雇用の促進に関する調査及び研究を行うこと．
2 寡婦の雇用の促進に関する業務に従事する者その他の関係者に対する研修を行うこと．
3 都道府県が行う次項に規定する業務（以下「寡婦就業支援事業」という．）について，都道府県に対し，情報の提供その他の援助を行うこと．
② 都道府県は，就職を希望する寡婦の雇用の促進を図るため，母子福祉団体と緊密な連携を図りつつ，次に掲げる業務を総合的かつ一体的に行うことができる．
1 寡婦に対し，就職に関する相談に応じること．
2 寡婦に対し，職業能力の向上のために必要な措置を講ずること．
3 寡婦及び事業主に対し，雇用情報の提供その他寡婦の就職に関し必要な支援を行うこと．

第6章　母子福祉施設

第38条（母子福祉施設） 都道府県，市町村，社会福祉法人その他の者は，母子家庭の母及び児童が，その心身の健康を保持し，生活の向上を図るために利用する母子福祉施設を設置することができる．
第39条（施設の種類） ① 母子福祉施設の種類は，次のとおりとする．
1 母子福祉センター
2 母子休養ホーム
② 母子福祉センターは，無料又は低額な料金で，母子家庭に対して，各種の相談に応ずるとともに，生活指導及び生業の指導を行う等母子家庭の福祉のための便宜を総合的に供与することを目的とする施設とする．
③ 母子休養ホームは，無料又は低額な料金で，母子家庭に対して，レクリエーションその他休養のための便宜を供与することを目的とする施設とする．
第40条（施設の設置） 市町村，社会福祉法人その他の者が母子福祉施設を設置する場合には，社会福祉法の定めるところによらなければならない．
第41条（施設の施設の利用） 母子福祉施設の設置者は，寡婦に，母子家庭に準じて母子福祉施設を利用させることができる．

106 原子爆弾被爆者に対する援護に関する法律（抄）

（平6・12・16法律第117号，
最終改正：平20・6・18法律第78号）

昭和20年8月，広島市及び長崎市に投下された原子爆弾という比類のない破壊兵器は，幾多の尊い生命を一瞬にして奪ったのみならず，たとい一命をとりとめた被爆者にも，生涯いやすことのできない傷跡と後遺症を残し，不安の中での生活をもたらした．

このような原子爆弾の放射能に起因する健康被害に苦しむ被爆者の健康の保持及び増進並びに福祉を図るため，原子爆弾被爆者の医療等に関する法律及び原子爆弾被爆者に対する特別措置に関する法律を制定し，医療の給付，医療特別手当等の支給をはじめとする各般の施策を講じてきた．また，我らは，再びこのような惨禍が繰り返されることがないようにとの固い決意の下，世界唯一の原子爆弾の被爆国として，核兵器の究極的廃絶と世界の恒久平和の確立を全世界に訴え続けてきた．

ここに，被爆後50年のときを迎えるに当たり，我らは，核兵器の究極的廃絶に向けての決意を新たにし，原子爆弾の惨禍が繰り返されることのないよう，恒久の平和を念願するとともに，国の責任において，原子爆弾の投下の結果として生じた放射能に起因する健康被害が他の戦争被害とは異なる特殊の被害であることにかんがみ，高齢化の進行している被爆者に対する保健，医療及び福祉にわたる総合的な援護対策を講じ，あわせて，国として原子爆弾による死没者の尊い犠牲を銘記するため，この法律を制定する．

第1章　総　則

第1条（被爆者） この法律において「被爆者」とは，次の各号のいずれかに該当する者であって，被爆者健康手帳の交付を受けたものをいう．
1　原子爆弾が投下された際当時の広島市若しくは長崎市の区域内又は政令で定めるこれらに隣接する区域内に在った者
2　原子爆弾が投下された時から起算して政令で定める期間内に前号に規定する区域のうちで政令で定める区域内に在った者
3　前2号に掲げる者のほか，原子爆弾が投下された際又はその後において，身体に原子爆弾の放射能の影響を受けるような事情の下にあった者
4　前3号に掲げる者が当該各号に規定する事由に該当した当時その者の胎児であった者

第2条（被爆者健康手帳） ① 被爆者健康手帳の交付を受けようとする者は，その居住地（居住地を有しないときは，その現在地とする．）の都道府県知事に申請しなければならない．
② 被爆者健康手帳の交付を受けようとする者であって，国内に居住地及び現在地を有しないものは，前項の規定にかかわらず，政令で定めるところにより，その者が前条各号に規定する事由のいずれかに該当したとする当時現に所在していた場所を管轄する都道府県知事に申請することができる．
③ 都道府県知事は，前2項の規定による申請に基づいて審査し，申請者が前条各号のいずれかに該当すると認めるときは，その者に被爆者健康手帳を交付するものとする．
④ 前3項に定めるもののほか，被爆者健康手帳に関し必要な事項は，政令で定める．

第3章　援　護

第1節　通　則

第6条（援護の総合的実施） 国は，被爆者の健康の保持及び増進並びに福祉の向上を図るため，都道府県並びに広島市及び長崎市と連携を図りながら，被爆者に対する援護を総合的に実施するものとする．

第2節　健康管理

第7条（健康診断） 都道府県知事は，被爆者に対し，毎年，厚生労働省令で定めるところにより，健康診断を行うものとする．

第8条（健康診断に関する記録） 都道府県知事は，前条の規定により健康診断を行ったときは，健康診断に関する記録を作成し，かつ，厚生労働省令で定める期間，これを保存するものとする．

第9条（指導） 都道府県知事は，第7条の規定による健康診断の結果必要があると認めるときは，当該健康診断を受けた者に対し，必要な指導を行うものとする．

第3節　医　療

第10条（医療の給付） ① 厚生労働大臣は，原子爆弾の傷害作用に起因して負傷し，又は疾病にかかり，現に医療を要する状態にある被爆者に対し，必要な医療の給付を行う．ただし，当該負傷又は疾病が原子爆弾の放射能に起因するものでないときは，その者の治癒能力が原子爆弾の放射能の影響を受けているため現に医療を要する状態にある場合に限る．
② 前項に規定する医療の給付の範囲は，次のとおりとする．
1　診察
2　薬剤又は治療材料の支給
3　医学的処置，手術及びその他の治療並びに施術
4　居宅における療養上の管理及びその療養に伴う世話その他の看護
5　病院又は診療所への入院及びその療養に伴う世話その他の看護
6　移送
③ 第1項に規定する医療の給付は，厚生労働大臣が第12条第1項の規定により指定する医療機関（以下「指定医療機関」という．）に委託して行うものとする．

第11条（認定） ① 前条第1項に規定する医療の給付を受けようとする者は，あらかじめ，当該負傷又は疾病が原子爆弾の傷害作用に起因する旨の厚生労働大臣の認定を受けなければならない．
② 厚生労働大臣は，前項の認定を行うに当たっては，審議会等（国家行政組織法（昭和23年法律第120号）第8条に規定する機関をいう．）で政令で定めるものの意見を聴かなければならない．ただし，当該負傷又は疾病が原子爆弾の傷害作用に起因すること又は起因しないことが明らかであるときは，この限りでない．

第12条（医療機関の指定） ① 厚生労働大臣は，その開設者の同意を得て，第10条第1項に規定する医療を担当させる病院若しくは診療所（これらに準ずるものとして政令で定めるものを含む．）又は薬局を指定する．
② 指定医療機関は，30日以上の予告期間を設けて，その指定を辞退することができる．
③ 指定医療機関が次条第1項の規定に違反したとき，

担当医師に変更があったとき，その他指定医療機関に第 10 条第 1 項に規定する医療を担当させるについて著しく不適当であると認められる理由があるときは，厚生労働大臣は，その指定を取り消すことができる．

第 13 条（指定医療機関の義務） ① 指定医療機関は，厚生労働大臣の定めるところにより，第 10 条第 1 項に規定する医療を担当しなければならない．

② 指定医療機関は，第 10 条第 1 項に規定する医療を行うについて，厚生労働大臣の行う指導に従わなければならない．

第 14 条（診療方針及び診療報酬） ① 指定医療機関の診療方針及び診療報酬は，健康保険の診療方針及び診療報酬の例による．

② 前項の規定する診療方針及び診療報酬の例によることができないとき又はこれによることを適当としないときの診療方針及び診療報酬は，厚生労働大臣の定めるところによる．

第 15 条（診療報酬の審査及び支払） ① 厚生労働大臣は，指定医療機関の診療内容及び診療報酬の請求を随時審査し，かつ，指定医療機関が前条の規定により請求することができる診療報酬の額を決定することができる．

② 指定医療機関は，厚生労働大臣が行う前項の規定による診療報酬の額の決定に従わなければならない．

③ 厚生労働大臣は，第 1 項の規定による診療報酬の額の決定に当たっては，社会保険診療報酬支払基金法（昭和 23 年法律第 129 号）に定める審査委員会，国民健康保険法（昭和 33 年法律第 192 号）に定める国民健康保険診療報酬審査委員会その他政令で定める医療に関する審査機関の意見を聴かなければならない．

④ 国は，指定医療機関に対する診療報酬の支払に関する事務を社会保険診療報酬支払基金，国民健康保険団体連合会その他厚生労働省令で定める者に委託することができる．

⑤ 第 1 項の規定による診療報酬の額の決定については，行政不服審査法（昭和 37 年法律第 160 号）による不服申立てをすることができない．

第 16 条（報告の請求及び検査） ① 厚生労働大臣は，前条第 1 項の規定による審査のため必要があるときは，指定医療機関の管理者に対して必要な報告を求め，又は当該職員をして指定医療機関についてその管理者の同意を得て，実地に診療録その他の帳簿書類（その作成又は保存に代えて電磁的記録（電子的方式，磁気的方式その他の人の知覚によっては認識することができない方式で作られる記録であって，電子計算機による情報処理の用に供されるものをいう．）の作成又は保存がされている場合における当該電磁的記録を含む．）を検査させることができる．

② 指定医療機関の管理者が，正当な理由がなく前項の規定による報告の求めに応ぜず，若しくは虚偽の報告をし，又は同項の同意を拒んだときは，厚生労働大臣は，当該指定医療機関に対する診療報酬の支払を一時差し止めることができる．

第 17 条（医療費の支給） ① 厚生労働大臣は，被爆者が，緊急その他やむを得ない理由により，指定医療機関以外の者から第 10 条第 2 項各号に掲げる医療を受けた場合において，必要があると認めるときは，同条第 1 項に規定する医療の給付に代えて，医療費を支給することができる．被爆者が指定医療機関から同条第 2 項各号に掲げる医療を受けた場合において，当該医療が緊急その他やむを得ない理由により同条第 1 項の規定によらないで行われたものであるときも，同様とする．

② 前項の規定により支給する医療費の額は，第 14 条の規定により指定医療機関が請求することができる診療報酬の例により算定した額とする．ただし，現に要した費用の額を超えることができない．

③ 厚生労働大臣は，第 1 項の規定により医療費を支給するため必要があるときは，当該医療を行った者又はこれを使用する者に対し，その行った医療に関し，報告若しくは診療録その他の物件の提示を命じ，又は当該職員をして質問させることができる．

第 18 条（一般疾病医療費の支給） ① 厚生労働大臣は，被爆者が，負傷又は疾病（第 10 条第 1 項に規定する医療の給付を受けることができる負傷又は疾病，遺伝性疾病，先天性疾病及び厚生労働大臣の定めるその他の負傷又は疾病を除く．）につき，都道府県知事が次条第 1 項の規定により指定する医療機関（以下「被爆者一般疾病医療機関」という．）から第 10 条第 2 項各号に掲げる医療を受け，又は緊急その他やむを得ない理由により被爆者一般疾病医療機関以外の者からこれらの医療を受けたときは，その者に対し，当該医療に要した費用の額を限度として，一般疾病医療費を支給することができる．ただし，当該負傷若しくは疾病につき，健康保険法（大正 11 年法律第 70 号），船員保険法（昭和 14 年法律第 73 号），国民健康保険法，国家公務員共済組合法（昭和 33 年法律第 128 号．他の法律において準用し，又は例による場合を含む．）若しくは地方公務員等共済組合法（昭和 37 年法律第 152 号）（以下この条において「社会保険各法」という．），高齢者の医療の確保に関する法律（昭和 57 年法律第 80 号），介護保険法（平成 9 年法律第 123 号），労働基準法（昭和 22 年法律第 49 号），労働者災害補償保険法（昭和 22 年法律第 50 号），船員法（昭和 22 年法律第 100 号）若しくは独立行政法人日本スポーツ振興センター法（平成 14 年法律第 162 号）の規定により医療に関する給付を受け，若しくは受けることができるときは，当該医療が法令の規定により国若しくは地方公共団体の負担による医療に関する給付として行われたときは，当該医療に要した費用の額から当該医療に関する給付の額を控除した額（その者が社会保険各法若しくは高齢者の医療の確保に関する法律による療養の給付を受け，又は受けることができたときは，当該療養の給付に関する当該社会保険各法若しくは高齢者の医療の確保に関する法律の規定による一部負担金に相当する額とし，当該医療が法令の規定により国又は地方公共団体の負担による医療の現物給付として行われたときは当該医療に関する給付について行われた実費徴収の額とする．）の限度において支給するものとする．

② 前条第 2 項の規定は，前項の医療に要した費用の額の算定について準用する．

③ 被爆者が被爆者一般疾病医療機関から医療を受けた場合においては，厚生労働大臣は，一般疾病医療費としてその被爆者に支給すべき額の限度において，その者が当該医療に関し当該医療機関に支払うべき費用を，当該被爆者に代わり，当該医療機関に支払うことができる．

④ 前項の規定による支払があったときは，当該被爆者に対し，一般疾病医療費の支給があったものとみなす．

⑤ 社会保険各法若しくは高齢者の医療の確保に関す

る法律の規定による被保険者又は組合員である被爆者が、第1項に規定する負傷又は疾病について被爆者一般疾病医療機関から療養を受ける場合には、当該社会保険各法又は高齢者の医療の確保に関する法律の規定により当該医療機関に支払うべき一部負担金は、当該社会保険各法又は高齢者の医療の確保に関する法律の規定にかかわらず、当該医療に関し厚生労働大臣が第3項の規定による支払をしない旨の決定をするまでは、支払うことを要しない。

第19条（被爆者一般疾病医療機関）① 都道府県知事は、その開設者の同意を得て、前条第3項の規定による支払を受けることができる病院若しくは診療所（これらに準ずるものとして政令で定めるものを含む。）又は薬局を指定する。

② 被爆者一般疾病医療機関は、30日以上の予告期間を設けて、その指定を辞退することができる。

③ 都道府県知事は、被爆者一般疾病医療機関に前条第3項の規定による支払を受けるについて著しく不適当であると認められる理由があるときは、その指定を取り消すことができる。

第20条 ① 厚生労働大臣は、第18条第3項の規定による支払をなすべき額を決定するに当たっては、社会保険診療報酬支払基金法に定める審査委員会、国民健康保険法に定める国民健康保険診療報酬審査委員会その他政令で定める医療に関する審査機関の意見を聴かなければならない。

② 国は、第18条第3項の規定による支払に関する事務を社会保険診療報酬支払基金、国民健康保険団体連合会その他厚生労働省令で定める者に委託することができる。

第21条（報告の請求等）第16条の規定は、第18条第3項の規定による支払のため必要がある場合に、第17条第3項の規定は、一般疾病医療費を支給する場合について必要があるときに、それぞれ準用する。

第22条（一般疾病医療費の支給の制限）被爆者が、自己の故意の犯罪行為により、又は故意に負傷し、又は疾病にかかったときは、当該負傷又は疾病に係る一般疾病医療費の支給は、行わない。

第23条 被爆者が、闘争、泥酔又は著しい不行跡によって負傷し、又は疾病にかかったときは、当該負傷又は疾病に係る一般疾病医療費の支給は、その全部又は一部を行わないことができる。被爆者が、重大な過失により、負傷し、若しくは疾病にかかったとき、又は正当な理由がなく療養に関する指示に従わなかったときも、同様とする。

第23条の2（政令への委任）この節に定めるもののほか、第11条の規定による認定、指定医療機関及び被爆者一般疾病医療機関について必要な事項は、政令で定める。

第4節 手当等の支給

第24条（医療特別手当の支給）① 都道府県知事は、第11条第1項の認定を受けた者であって、当該認定に係る負傷又は疾病の状態にあるものに対し、医療特別手当を支給する。

② 前項に規定する者は、医療特別手当の支給を受けようとするときは、同項に規定する要件に該当することについて、都道府県知事の認定を受けなければならない。

③ 医療特別手当は、月を単位として支給するものとし、その額は、1月につき、135,400円とする。

④ 医療特別手当の支給は、第2項の認定を受けた者が同項の認定の申請をした日の属する月の翌月から始め、第1項に規定する要件に該当しなくなった日の属する月で終わる。

第25条（特別手当の支給）① 都道府県知事は、第11条第1項の認定を受けた者に対し、特別手当を支給する。ただし、その者が医療特別手当の支給を受けている場合は、この限りでない。

② 前項に規定する者は、特別手当の支給を受けようとするときは、同項に規定する要件に該当することについて、都道府県知事の認定を受けなければならない。

③ 特別手当は、月を単位として支給するものとし、その額は、1月につき、5万円とする。

④ 特別手当の支給は、第2項の認定を受けた者が同項の認定の申請をした日の属する月の翌月から始め、第1項に規定する要件に該当しなくなった日の属する月で終わる。

第26条（原子爆弾小頭症手当の支給）① 都道府県知事は、被爆者であって、原子爆弾の放射能の影響による小頭症の患者であるもの（小頭症による厚生労働省令で定める範囲の精神上又は身体上の障害を伴わない者を除く。）に対し、原子爆弾小頭症手当を支給する。

② 前項に規定する者は、原子爆弾小頭症手当の支給を受けようとするときは、同項に規定する要件に該当することについて、都道府県知事の認定を受けなければならない。

③ 原子爆弾小頭症手当は、月を単位として支給するものとし、その額は、1月につき、46,600円とする。

④ 原子爆弾小頭症手当の支給は、第2項の認定を受けた者が同項の認定の申請をした日の属する月の翌月から始め、その者が死亡した日の属する月で終わる。

第27条（健康管理手当の支給）① 都道府県知事は、被爆者であって、造血機能障害、肝臓機能障害その他の厚生労働省令で定める障害を伴う疾病（原子爆弾の放射能の影響によるものでないことが明らかであるものを除く。）にかかっているものに対し、健康管理手当を支給する。ただし、その者が医療特別手当、特別手当又は原子爆弾小頭症手当の支給を受けている場合は、この限りでない。

② 前項に規定する者は、健康管理手当の支給を受けようとするときは、同項に規定する要件に該当することについて、都道府県知事の認定を受けなければならない。

③ 都道府県知事は、前項の認定を行う場合には、併せて当該疾病が継続すると認められる期間を定めるものとする。この場合においては、その期間は、第1項に規定する疾病の種類ごとに厚生労働大臣が定める期間内において定めるものとする。

④ 健康管理手当は、月を単位として支給するものとし、その額は、1月につき、33,300円とする。

⑤ 健康管理手当の支給は、第2項の認定を受けた者が同項の認定の申請をした日の属する月の翌月から始め、その日から起算してその者が第3項の規定により定められた期間が満了する日（その期間が満了する日前に第1項に規定する要件に該当しなくなった場合にあっては、その該当しなくなった日）の属する月で終わる。

第28条（保健手当の支給）① 都道府県知事は、被爆者のうち、原子爆弾が投下された際爆心地から2キロメートルの区域内に在った者又はその当時その者の胎児であった者に対し、保健手当を支給する。ただし、その者が医療特別手当、特別手当、原子爆弾小頭症手当又は健康管理手当の支給を受けている場合は、この限りでない。

② 前項に規定する者は、保健手当の支給を受けようとするときは、同項に規定する要件に該当することについ

いて、都道府県知事の認定を受けなければならない.
③ 保健手当は、月を単位として支給するものとし、その額は、1月につき、16,700円とする. ただし、次の各号のいずれかに該当する旨の都道府県知事の認定を受けた者であって、現に当該各号のいずれかに該当するものに支給する保健手当の額は、1月につき、33,300円とする.
 1 厚生労働省令で定める範囲の身体上の障害（原子爆弾の傷害作用の影響によるものでないことが明らかであるものを除く.）がある者
 2 配偶者（婚姻の届出をしていないが、事実上婚姻関係と同様の事情にある者を含む. 第33条第2項において同じ.）、子及び孫のいずれもいない70歳以上の者であって、その者と同居している者がいないもの
④ 保健手当の支給は、第2項の認定を受けた者が同項の認定の申請をした日の属する月の翌月から始め、第1項に規定する要件に該当しなくなった日の属する月で終わる.
⑤ 第2項の認定を受けた者が新たに第3項ただし書に規定する都道府県知事の認定を受けた場合における保健手当の額の改定は、その認定の申請をした日の属する月の翌月から行う.
⑥ 第3項ただし書に規定する者に該当しなくなった場合における保健手当の額の改定は、その該当しなくなった日の属する月の翌月から行う.
第29条（手当額の自動改定）① 医療特別手当、特別手当、原子爆弾小頭症手当、健康管理手当及び保健手当（以下この条において単に「手当」という.）については、総務省において作成する年平均の全国消費者物価指数（以下「物価指数」という.）が平成5年（この項の規定による手当の額の改定の措置が講じられたときは、直近の当該措置が講じられた年の前年）の物価指数を超え、又は下るに至った場合においては、その上昇し、又は低下した比率を基準として、その翌年の4月以降の当該手当の額を改定する.
② 前項の規定による手当の額の改定の措置は、政令で定める.
第30条（届出）① 第24条第2項、第25条第2項、第26条第2項、第27条第2項又は第28条第2項の認定を受けた者は、厚生労働省令で定めるところにより、都道府県知事に対し、厚生労働省令で定める事項を届け出なければならない.
② 都道府県知事は、医療特別手当、特別手当、原子爆弾小頭症手当、健康管理手当又は保健手当の支給を受けている者が、正当な理由がなく前項の規定による届出をしないときは、その支払を一時差し止めることができる.
第31条（介護手当の支給） 都道府県知事は、被爆者であって、厚生労働省令で定める範囲の精神上又は身体上の障害（原子爆弾の傷害作用の影響によるものでないことが明らかであるものを除く. 以下この条において同じ.）により介護を要する状態にあり、かつ、介護を受けているものに対し、その介護を受けている期間について、政令で定めるところにより、介護手当を支給する. ただし、その者（その精神上又は身体上の障害が重度の障害として厚生労働省令で定めるものに該当する者を除く.）が介護者に対し介護を要する費用を支出しないで介護を受けている期間については、この限りでない.
第32条（葬祭料の支給） 都道府県知事は、被爆者が

死亡したときは、葬祭を行う者に対し、政令で定めるところにより、葬祭料を支給する. ただし、その死亡が原子爆弾の傷害作用の影響によるものでないことが明らかである場合は、この限りでない.
第33条（特別葬祭給付金）① 被爆者であって、次の各号のいずれかに該当する者（次項において「死亡者」という.）の遺族であるものには、特別葬祭給付金を支給する.
 1 昭和44年3月31日以前に死亡した第1条各号に掲げる者
 2 昭和44年4月1日から昭和49年9月30日までの間に死亡した第1条各号に掲げる者（当該死亡した者の葬祭を行う者が、附則第3条の規定による廃止前の原子爆弾被爆者に対する特別措置に関する法律（昭和43年法律第53号. 以下「旧原爆特別措置法」という.）による葬祭料の支給を受け、又は受けることができる場合における当該死亡した者を除く.）
② 前項の遺族の範囲は、死亡者の死亡の当時における配偶者、子、父母、孫、祖父母及び兄弟姉妹とする.
③ 特別葬祭給付金の支給を受ける権利の認定は、これを受けようとする者の請求に基づいて、厚生労働大臣が行う.
④ 前項の請求は、厚生労働省令で定めるところにより、平成9年6月30日までに行わなければならない.
⑤ 前項の期間内に第3項の請求をしなかった者には、特別葬祭給付金は、これを支給しない.
第34条（特別葬祭給付金の額及び記名国債の交付）
① 特別葬祭給付金の額は、10万円とし、2年以内に償還すべき記名国債をもって交付する.
② 前項の規定により交付するため、政府は、必要な金額を限度として国債を発行することができる.
③ 前項の規定により発行する国債は、無利子とする.
④ 第2項の規定により発行する国債については、政令で定める場合を除き、譲渡、担保権の設定その他の処分をすることができない.
⑤ 前各項に定めるもののほか、第2項の規定により発行する国債に関し必要な事項は、財務省令で定める.
第35条（国債の償還を受ける権利の承継） 前条第1項に規定する国債の記名者が死亡した場合において、同順位の相続人が2人以上あるときは、その1人のした当該死亡した者の死亡前に支払うべきであった同項に規定する国債の償還金の請求又は同項に規定する国債の記名変更の請求は、全員のためにその全額につきしたものとみなし、その1人に対してした同項に規定する国債の償還金の支払又は同項に規定する国債の記名変更は、全員に対してしたものとみなす.
第5節 福祉事業
第37条（相談事業） 都道府県は、被爆者の心身の健康に関する相談、被爆者の居宅における日常生活に関する相談その他被爆者の援護に関する相談に応ずる事業を行うことができる.
第38条（居宅生活支援事業） 都道府県は、被爆者の居宅における日常生活を支援するため、次に掲げる事業を行うことができる.
 1 被爆者であって、精神上又は身体上の障害があるために日常生活を営むのに支障があるものに、その者の居宅において入浴、排せつ、食事等の介護その他の日常生活を営むのに必要な便宜を供与する事業
 2 被爆者であって、精神上又は身体上の障害があるために日常生活を営むのに支障があるものを、都道府県知事が適当と認める施設に通わせ、入浴、食事の提供、機能訓練その他の便宜を供与する事業

3 被爆者であって,その介護を行う者の疾病その他の理由により,居宅において介護を受けることが一時的に困難となったものを,都道府県知事が適当と認める施設に短期間入所させ,必要な養護を行う事業

第39条(養護事業) 都道府県は,精神上若しくは身体上又は環境上の理由により養護を必要とする被爆者であって,居宅においてこれを受けることが困難なものを,当該被爆者又はその者を現に養護する者の申出により,都道府県知事が適当と認める施設に入所させ,必要な養護を行う事業を行うことができる.

第4章 調査及び研究

第40条(調査及び研究) ① 国は,原子爆弾の放射能に起因する身体的影響及びこれによる疾病の治療に係る調査研究(次項において「原爆放射能影響調査研究」という.)の推進に努めなければならない.

② 国は,原爆放射能影響調査研究の促進を図るため,公益社団法人又は公益財団法人であって,原爆放射能影響調査研究を主たる目的とするものに対し,予算の範囲内において,当該法人が行う原爆放射能影響調査研究に要する費用の一部を補助することができる.

第6章 費用

第42条(都道府県の支弁) 次に掲げる費用は,都道府県の支弁とする.

1 医療特別手当,特別手当,原子爆弾小頭症手当,健康管理手当,保健手当,介護手当及び葬祭料の支給並びにこの法律又はこの法律に基づく命令の規定により都道府県知事が行う事務の処理に要する費用

2 第37条から第39条までの規定により都道府県が行う事業に要する費用

第43条(国の負担等) ① 国は,政令で定めるところにより,前条の規定により都道府県が支弁する同条第1号に掲げる費用(介護手当に係るものを除く.)を当該都道府県に交付する.

② 国は,政令で定めるところにより,前条の規定により都道府県が支弁する同条第1号に掲げる費用のうち,介護手当の支給に要する費用についてはその10分の8を,介護手当に係る事務の処理に要する費用についてはその2分の1を負担する.

③ 国は,予算の範囲内において,都道府県に対し,前条の規定により都道府県が支弁する同条第2号に掲げる費用の一部を補助することができる.

第7章 雑則

第44条(譲渡又は担保の禁止) この法律に基づく給付を受ける権利は,譲り渡し,又は担保に供することができない.

第45条(差押えの禁止) この法律に基づく給付を受ける権利及び第34条第1項に規定する国債は,差し押さえることができない.

第46条(非課税) ① 租税その他の公課は,この法律に基づく給付として支給を受けた金品を標準として,課することができない.

② 特別葬祭給付金に関する書類及び第34条第1項に規定する国債を担保とする金銭の貸借に関する書類には,印紙税を課さない.

第47条(不正利得の徴収) ① 偽りその他不正の手段によりこの法律に基づく給付を受けた者がある場合は,厚生労働大臣(当該給付が都道府県知事により行われた場合にあっては,都道府県知事)は,国税徴収の例により,その者から,当該給付の価額の全部又は一部を徴収することができる.

② 前項の規定による徴収金の先取特権の順位は,国税及び地方税に次ぐものとする.

第48条(戸籍事項の無料証明) 市町村長(地方自治法(昭和22年法律第67号)第252条の19第1項の指定都市においては,区長とする.)は,第24条第1項,第25条第1項,第26条第1項,第27条第1項若しくは第28条第1項に規定する者又は第33条第1項に規定する遺族である者に対して,当該市町村の条例で定めるところにより,これらの者の戸籍に関し,無料で証明を行うことができる.

第49条(広島市及び長崎市に関する特例) この法律の規定(第6条,第51条及び第51条の2を除く.)中「都道府県知事」又は「都道府県」とあるのは,広島市又は長崎市については,「市長」又は「市」と読み替えるものとする.

第50条(再審査請求) 広島市又は長崎市の長が行う被爆者健康手帳の交付又は医療特別手当,特別手当,原子爆弾小頭症手当,健康管理手当,保健手当,介護手当若しくは葬祭料の支給に関する処分についての審査請求の裁決に不服がある者は,厚生労働大臣に対して再審査請求をすることができる.

第51条(都道府県等が処理する事務) この法律に規定する厚生労働大臣の権限に属する事務の一部は,政令で定めるところにより,都道府県知事並びに広島市長及び長崎市長が行うこととすることができる.

第53条(罰則) 第7条に規定する健康診断,第9条に規定する指導又は第37条に規定する事業の実施の事務に従事した者が,その職務に関して知り得た人の秘密を正当な理由がなく漏らしたときは,1年以下の懲役又は30万円以下の罰金に処する.

第54条 第10条第2項各号に掲げる医療を行った者又はこれを使用する者が,第17条第3項(第21条において準用する場合を含む.)の規定により報告若しくは診療録若しくは帳簿書類その他の物件の提示を命ぜられて,正当な理由がなくこれに従わず,若しくは虚偽の報告をし,又は第17条第3項の規定による当該職員の質問に対して正当な理由がなく答弁せず,若しくは虚偽の答弁をしたときは,10万円以下の過料に処する.

---

107 健康保険法(抄)

(大11・4・22法律第70号,
最終改正:平22・3・31法律第19号)

＊下線は平24・4・1施行(平18法83)

第1章 総則

第1条(目的) この法律は,労働者の業務外の事由による疾病,負傷若しくは死亡又は出産及びその被扶養者の疾病,負傷,死亡又は出産に関して保険給付を行い,もって国民の生活の安定と福祉の向上に寄与することを目的とする.

第2条(基本的理念) 健康保険制度については,これ

が医療保険制度の基本をなすものであることにかんがみ,高齢化の進展,疾病構造の変化,社会経済情勢の変化等に対応し,その他の医療保険制度及び後期高齢者医療制度並びにこれらに密接に関連する制度と併せてその在り方に関して常に検討が加えられ,その結果に基づき,医療保険の運営の効率化,給付の内容及び費用の負担の適正化並びに国民が受ける医療の質の向上を総合的に図りつつ,実施されなければならない.

第3条(定義) ① この法律において「被保険者」とは,適用事業所に使用される者及び任意継続被保険者をいう.ただし,次の各号のいずれかに該当する者は,日雇特例被保険者となる場合を除き,被保険者となることができない.

1 船員保険の被保険者(船員保険法(昭和14年法律第73号)第2条第2項に規定する疾病任意継続被保険者を除く.)
2 臨時に使用される者であって,次に掲げるもの(イに掲げる者にあっては1月を超え,ロに掲げる者にあってはロに掲げる所定の期間を超え,引き続き使用されるに至った場合を除く.)
  イ 日々雇い入れられる者
  ロ 2月以内の期間を定めて使用される者
3 事業所又は事務所(第88条第1項及び第89条第1項を除き,以下単に「事業所」という.)で所在地が一定しないものに使用される者
4 季節的業務に使用される者(継続して4月を超えて使用されるべき場合を除く.)
5 臨時的事業の事業所に使用される者(継続して6月を超えて使用されるべき場合を除く.)
6 国民健康保険組合の事業所に使用される者
7 後期高齢者医療の被保険者(高齢者の医療の確保に関する法律(昭和57年法律第80号)第50条の規定による被保険者をいう.)及び同条各号のいずれかに該当する者で同法第51条の規定により後期高齢者医療の被保険者とならないもの(以下「後期高齢者医療の被保険者等」という.)
8 厚生労働大臣,健康保険組合又は共済組合の承認を受けた者(健康保険法の被保険者でないことにより国民健康保険の被保険者であるべき期間に限る.)

② この法律において「日雇特例被保険者」とは,適用事業所に使用される日雇労働者をいう.ただし,後期高齢者医療の被保険者である者又は次の各号のいずれかに該当する者として厚生労働大臣の承認を受けたものは,この限りでない.

1 適用事業所において,引き続く2月間に通算して26日以上使用される見込みのないことが明らかであるとき.
2 任意継続被保険者であるとき.
3 その他特別の理由があるとき.

③ この法律において「適用事業所」とは,次の各号のいずれかに該当する事業所をいう.

1 次に掲げる事業の事業所であって,常時5人以上の従業員を使用するもの
  イ 物の製造,加工,選別,包装,修理又は解体の事業
  ロ 土木,建築その他工作物の建設,改造,保存,修理,変更,破壊,解体又はその準備の事業
  ハ 鉱物の採掘又は採取の事業
  ニ 電気又は動力の発生,伝導又は供給の事業
  ホ 貨物又は旅客の運送の事業
  ヘ 貨物積卸しの事業
  ト 焼却,清掃又はとさつの事業
  チ 物の販売又は配給の事業
  リ 金融又は保険の事業
  ヌ 物の保管又は賃貸の事業
  ル 媒介周旋の事業
  ヲ 集金,案内又は広告の事業
  ワ 教育,研究又は調査の事業
  カ 疾病の治療,助産その他医療の事業
  ヨ 通信又は報道の事業
  タ 社会福祉法(昭和26年法律第45号)に定める社会福祉事業及び更生保護事業法(平成7年法律第86号)に定める更生保護事業
2 前号に掲げるもののほか,国,地方公共団体又は法人の事業所であって,常時従業員を使用するもの

④ この法律において「任意継続被保険者」とは,適用事業所に使用されなくなったため,又は第1項ただし書に該当するに至ったため被保険者(日雇特例被保険者を除く.)の資格を喪失した者であって,喪失の日の前日まで継続して2月以上被保険者(日雇特例被保険者,任意継続被保険者又は共済組合の組合員である被保険者を除く.)であったもののうち,保険者に申し出て,継続して当該保険者の被保険者となった者をいう.ただし,船員保険の被保険者又は後期高齢者医療の被保険者等である者は,この限りでない.

⑤ この法律において「報酬」とは,賃金,給料,俸給,手当,賞与その他いかなる名称であるかを問わず,労働者が,労働の対償として受けるすべてのものをいう.ただし,臨時に受けるもの及び3月を超える期間ごとに受けるものは,この限りでない.

⑥ この法律において「賞与」とは,賃金,給料,俸給,手当,賞与その他いかなる名称であるかを問わず,労働者が,労働の対償として受けるすべてのもののうち,3月を超える期間ごとに受けるものをいう.

⑦ この法律において「被扶養者」とは,次に掲げる者をいう.ただし,後期高齢者医療の被保険者等である者は,この限りでない.

1 被保険者(日雇特例被保険者であった者を含む.以下この項において同じ.)の直系尊属,配偶者(届出をしていないが,事実上婚姻関係と同様の事情にある者を含む.以下この項において同じ.),子,孫及び弟妹であって,主としてその被保険者により生計を維持するもの
2 被保険者の3親等内の親族で前号に掲げる者以外のものであって,その被保険者と同一の世帯に属し,主としてその被保険者により生計を維持するもの
3 被保険者の配偶者で届出をしていないが事実上婚姻関係と同様の事情にあるものの父母及び子であって,その被保険者と同一の世帯に属し,主としてその被保険者により生計を維持するもの
4 前号の配偶者の死亡後におけるその父母及び子であって,引き続きその被保険者と同一の世帯に属し,主としてその被保険者により生計を維持するもの

⑧ この法律において「日雇労働者」とは,次の各号のいずれかに該当する者をいう.

1 臨時に使用される者であって,次に掲げるもの(同一の事業所において,イに掲げる者にあっては1月を超え,ロに掲げる者にあってはロに掲げる所定の期間を超え,引き続き使用されるに至った場合(所在地の一定しない事業所において引き続き使用されるに至った場合を除く.)を除く.)
  イ 日々雇い入れられる者
  ロ 2月以内の期間を定めて使用される者
2 季節的業務に使用される者(継続して4月を超えて使用されるべき場合を除く.)

3 臨時的事業の事業所に使用される者（継続して6月を超えて使用されるべき場合を除く．）

⑨ この法律において「賃金」とは，賃金，給料，手当，賞与その他いかなる名称であるかを問わず，日雇労働者が，労働の対償として受けるすべてのものをいう．ただし，3月を超える期間ごとに受けるものは，この限りでない．

⑩ この法律において「共済組合」とは，法律によって組織された共済組合をいう．

第2章 保険者

第1節 通則

第4条（保険者） 健康保険（日雇特例被保険者の保険を除く．）の保険者は，全国健康保険協会及び健康保険組合とする．

第5条（全国健康保険協会管掌健康保険） ① 全国健康保険協会は，健康保険組合の組合員でない被保険者（日雇特例被保険者を除く．次節，第51条の2，第63条第3項第2号，第150条第1項，第172条第3号，第10章及び第11章を除き，以下本則において同じ．）の保険を管掌する．

② 前項の規定により全国健康保険協会が管掌する健康保険の事業に関する業務のうち，被保険者の資格の取得及び喪失の確認，標準報酬月額及び標準賞与額の決定並びに保険料の徴収（任意継続被保険者に係るものを除く．）並びにこれらに附帯する業務は，厚生労働大臣が行う．

第6条（組合管掌健康保険） 健康保険組合は，その組合員である被保険者の保険を管掌する．

第7条（2以上の事業所に使用される者の保険者） 同時に2以上の事業所に使用される被保険者の保険を管掌する者は，第5条第1項及び前条の規定にかかわらず，厚生労働省令で定めるところによる．

第2節 全国健康保険協会

第7条の2（設立及び業務） ① 健康保険組合の組合員でない被保険者（以下この節において「被保険者」という．）に係る健康保険事業を行うため，全国健康保険協会（以下「協会」という．）を設ける．

② 協会は，次に掲げる業務を行う．

1 第4条の規定による保険給付及び第5条第3項の規定による日雇特例被保険者に係る保険給付に関する業務

2 第6章の規定による保健事業及び福祉事業に関する業務

3 前2号に掲げる業務のほか，協会が管掌する健康保険の事業に関する業務であって第5条第2項の規定により厚生労働大臣が行う業務以外のもの

4 第1号及び第2号に掲げる業務のほか，日雇特例被保険者の保険の事業に関する業務であって第123条第2項の規定により厚生労働大臣が行う業務以外のもの

5 前各号に掲げる業務に附帯する業務

③ 協会は，前項各号に掲げる業務のほか，船員保険法の規定による船員保険事業に関する業務（同法の規定により社会保険庁長官が行うものを除く．）高齢者の医療の確保に関する法律の規定による前期高齢者納付金等（以下「前期高齢者納付金等」という．）及び同法の規定による後期高齢者支援金等（以下「後期高齢者支援金等」という．）並びに介護保険法（平成9年法律第123号）の規定による納付金（以下「介護納付金」という．）の納付に関する業務を行う．

第7条の3（法人格） 協会は，法人とする．

第7条の4（事務所） ① 協会は，主たる事務所を東京都に，従たる事務所（以下「支部」という．）を各都道府県に設置する．

② 協会の住所は，その主たる事務所の所在地にあるものとする．

第3節 健康保険組合

第8条（組織） 健康保険組合は，適用事業所の事業主，その適用事業所に使用される被保険者及び任意継続被保険者をもって組織する．

第9条（法人格） ① 健康保険組合は，法人とする．

② 健康保険組合の住所は，その主たる事務所の所在地にあるものとする．

第10条（名称） ① 健康保険組合は，その名称中に健康保険組合という文字を用いなければならない．

② 健康保険組合でない者は，健康保険組合という名称を用いてはならない．

第11条（設立） ① 1又は2以上の適用事業所について常時政令で定める数以上の被保険者を使用する事業主は，当該1又は2以上の適用事業所について，健康保険組合を設立することができる．

② 適用事業所の事業主は，共同して健康保険組合を設立することができる．この場合において，被保険者の数は，合算して常時政令で定める数以上でなければならない．

第12条 ① 適用事業所の事業主は，健康保険組合を設立しようとするときは，健康保険組合を設立しようとする適用事業所に使用される被保険者の2分の1以上の同意を得て，規約を作り，厚生労働大臣の認可を受けなければならない．

② 2以上の適用事業所について健康保険組合を設立しようとする場合においては，前項の同意は，各適用事業所について得なければならない．

第13条 第31条第1項の規定による認可の申請と同時に健康保険組合の設立の認可の申請を行う場合にあっては，前2条中「適用事業所」とあるのは「適用事業所となるべき事業所」と，「被保険者」とあるのは「被保険者となるべき者」とする．

第14条 ① 厚生労働大臣は，1又は2以上の適用事業所（第31条第1項の規定によるものを除く．）について常時政令で定める数以上の被保険者を使用する事業主に対し，健康保険組合の設立を命ずることができる．

② 前項の規定により健康保険組合の設立を命ぜられた事業主は，規約を作り，その設立について厚生労働大臣の認可を受けなければならない．

第15条（成立の時期） 健康保険組合は，設立の認可を受けた時に成立する．

第3章 被保険者

第1節 資格

第31条（適用事業所） ① 適用事業所以外の事業所の事業主は，厚生労働大臣の認可を受けて，当該事業所を適用事業所とすることができる．

② 前項の認可を受けようとするときは，当該事業所の事業主は，当該事業所に使用される者（被保険者となる者に限る．）の2分の1以上の同意を得て，厚生労働大臣に申請しなければならない．

第32条 適用事業所が，第3条第3項各号に該当しなくなったときは，その事業所について前条第1項の認可があったものとみなす．

第33条 ① 第31条第1項の事業所の事業主は，厚生労働大臣の認可を受けて，当該事業所を適用事業所でなくすることができる．
② 前項の認可を受けようとするときは，当該事業所の事業主は，当該事業所に使用される者（被保険者である者に限る．）の4分の3以上の同意を得て，厚生労働大臣に申請しなければならない．

第34条 ① 2以上の適用事業所の事業主が同一である場合には，当該事業主は，厚生労働大臣の承認を受けて，当該2以上の事業所を1の適用事業所とすることができる．
② 前項の承認があったときは，当該2以上の適用事業所は，適用事業所でなくなったものとみなす．

第35条（資格取得の時期）被保険者（任意継続被保険者を除く．以下この条から第38条までにおいて同じ．）は，適用事業所に使用されるに至った日若しくはその使用される事業所が適用事業所となった日又は第3条第1項ただし書の規定に該当しなくなった日から，被保険者の資格を取得する．

第36条（資格喪失の時期）被保険者は，次の各号のいずれかに該当するに至った日の翌日（その事実があった日に更に前条に該当するに至ったときは，その日）から，被保険者の資格を喪失する．
1 死亡したとき．
2 その事業所に使用されなくなったとき．
3 第3条第1項ただし書の規定に該当するに至ったとき．
4 第33条第1項の認可があったとき．

第37条（任意継続被保険者）① 第3条第4項の申出は，被保険者の資格を喪失した日から20日以内にしなければならない．ただし，保険者は，正当な理由があると認めるときは，この期間を経過した後の申出であっても，受理することができる．
② 第3条第4項の申出をした者が，初めて納付すべき保険料をその納付期日までに納付しなかったときは，同項の規定にかかわらず，その者は，任意継続被保険者とならなかったものとみなす．ただし，その納付の遅延について正当な理由があると保険者が認めたときは，この限りでない．

第38条（任意継続被保険者の資格喪失）任意継続被保険者は，次の各号のいずれかに該当するに至った日の翌日（第4号から第6号までのいずれかに該当するに至ったときは，その日）から，その資格を喪失する．
1 任意継続被保険者となった日から起算して2年を経過したとき．
2 死亡したとき．
3 保険料(初めて納付すべき保険料を除く．)を納付期日までに納付しなかったとき(納付の遅延について正当な理由があると保険者が認めたときを除く．)．
4 被保険者となったとき．
5 船員保険の被保険者となったとき．
6 後期高齢者医療の被保険者等となったとき．

第39条（資格の得喪の確認）① 被保険者の資格の取得及び喪失は，保険者等（被保険者が協会が管掌する健康保険の被保険者である場合にあっては社会保険庁長官，被保険者が健康保険組合が管掌する健康保険の被保険者である場合にあっては当該健康保険組合をいう．第164条第2項及び第3項，第180条第1項，第2項及び第4項並びに第181条第1項を除き，以下同じ．）の確認によって，その効力を生ずる．ただし，第36条第4号に該当したことによる被保険者の資格の喪失並びに任意継続被保険者の資格の取得及び喪失は，この限りでない．
② 前項の確認は，第48条の規定による届出若しくは第51条第1項の規定による請求により，又は職権で行うものとする．
③ 第1項の確認については，行政手続法（平成5年法律第88号）第3章（第12条及び第14条を除く．）の規定は，適用しない．

第2節　標準報酬月額及び標準賞与額

第40条（標準報酬月額）① 標準報酬月額は，被保険者の報酬月額に基づき，次の等級区分（次項の規定により等級区分の改定が行われたときは，改定後の等級区分）によって定める．

標準報酬月額等級	標準報酬月額	報酬月額
第1級	58,000円	63,000円未満
第2級	68,000円	63,000円以上 73,000円未満
第3級	78,000円	73,000円以上 83,000円未満
第4級	88,000円	83,000円以上 93,000円未満
第5級	98,000円	93,000円以上 101,000円未満
第6級	104,000円	101,000円以上 107,000円未満
第7級	110,000円	107,000円以上 114,000円未満
第8級	118,000円	114,000円以上 122,000円未満
第9級	126,000円	122,000円以上 130,000円未満
第10級	134,000円	130,000円以上 138,000円未満
第11級	142,000円	138,000円以上 146,000円未満
第12級	150,000円	146,000円以上 155,000円未満
第13級	160,000円	155,000円以上 165,000円未満
第14級	170,000円	165,000円以上 175,000円未満
第15級	180,000円	175,000円以上 185,000円未満
第16級	190,000円	185,000円以上 195,000円未満
第17級	200,000円	195,000円以上 210,000円未満
第18級	220,000円	210,000円以上 230,000円未満
第19級	240,000円	230,000円以上 250,000円未満
第20級	260,000円	250,000円以上 270,000円未満
第21級	280,000円	270,000円以上 290,000円未満
第22級	300,000円	290,000円以上 310,000円未満
第23級	320,000円	310,000円以上 330,000円未満
第24級	340,000円	330,000円以上 350,000円未満
第25級	360,000円	350,000円以上 370,000円未満
第26級	380,000円	370,000円以上 395,000円未満
第27級	410,000円	395,000円以上 425,000円未満
第28級	440,000円	425,000円以上 455,000円未満

第29級	470,000円	455,000円以上 485,000円未満
第30級	500,000円	485,000円以上 515,000円未満
第31級	530,000円	515,000円以上 545,000円未満
第32級	560,000円	545,000円以上 575,000円未満
第33級	590,000円	575,000円以上 605,000円未満
第34級	620,000円	605,000円以上 635,000円未満
第35級	650,000円	635,000円以上 665,000円未満
第36級	680,000円	665,000円以上 695,000円未満
第37級	710,000円	695,000円以上 730,000円未満
第38級	750,000円	730,000円以上 770,000円未満
第39級	790,000円	770,000円以上 810,000円未満
第40級	830,000円	810,000円以上 855,000円未満
第41級	880,000円	855,000円以上 905,000円未満
第42級	930,000円	905,000円以上 955,000円未満
第43級	980,000円	955,000円以上 1,005,000円未満
第44級	1,030,000円	1,005,000円以上 1,055,000円未満
第45級	1,090,000円	1,055,000円以上 1,115,000円未満
第46級	1,150,000円	1,115,000円以上 1,175,000円未満
第47級	1,210,000円	1,175,000円以上

② 毎年3月31日における標準報酬月額等級の最高等級に該当する被保険者数の被保険者総数に占める割合が100分の1.5を超える場合において,その状態が継続すると認められるときは,その年の9月1日から,政令で,当該最高等級の上に更に等級を加える標準報酬月額の等級区分の改定を行うことができる.ただし,その年の3月31日において,改定後の標準報酬月額等級の最高等級に該当する被保険者数の同日における被保険者総数に占める割合が100分の1を下回ってはならない.

③ 厚生労働大臣は,前項の政令の制定又は改正について立案を行う場合には,社会保障審議会の意見を聴くものとする.

第41条(定時決定) ① 保険者等は,被保険者が毎年7月1日現に使用される事業所において同日前3月間(その事業所で継続して使用された期間に限るものとし,かつ,報酬支払の基礎となった日数が17日未満である月があるときは,その月を除く.)に受けた報酬の総額をその期間の月数で除して得た額を報酬月額として,標準報酬月額を決定する.

② 前項の規定によって決定された標準報酬月額は,その年の9月から翌年の8月までの各月の標準報酬月額とする.

③ 第1項の規定は,6月1日から7月1日までの間に被保険者の資格を取得した者及び第43条又は第43条の2の規定により7月から9月までのいずれかの月から標準報酬月額を改定され,又は改定されるべき被保険者については,その年に限り適用しない.

第42条(被保険者の資格を取得した際の決定) ① 保険者等は,被保険者の資格を取得した者があるときは,次に掲げる額を報酬月額として,標準報酬月額を決定する.

1 月,週その他一定期間によって報酬が定められる場合には,被保険者の資格を取得した日の現在の報酬の額をその期間の総日数で除して得た額の30倍に相当する額

2 日,時間,出来高又は請負によって報酬が定められる場合には,被保険者の資格を取得した月前1月間に当該事業所で,同様の業務に従事し,かつ,同様の報酬を受ける者が受けた報酬の額を平均した額

3 前2号の規定によって算定することが困難であるものについては,被保険者の資格を取得した月前1月間に,その地方で,同様の業務に従事し,かつ,同様の報酬を受ける者が受けた報酬の額

4 前3号のうち2以上に該当する報酬を受ける場合には,それぞれについて,前3号の規定によって算定した額の合算額

② 前項の規定によって決定された標準報酬月額は,被保険者の資格を取得した月からその年の8月(6月1日から12月31日までの間に被保険者の資格を取得した者については,翌年の8月)までの各月の標準報酬月額とする.

第43条(改定) ① 保険者等は,被保険者が現に使用される事業所において継続した3月間(各月とも,報酬支払の基礎となった日数が,17日以上でなければならない.)に受けた報酬の総額を3で除して得た額が,その者の標準報酬月額の基礎となった報酬月額に比べて,著しく高低を生じた場合において,必要があると認めるときは,その額を報酬月額として,その著しく高低を生じた月の翌月から,標準報酬月額を改定することができる.

② 前項の規定によって改定された標準報酬月額は,その年の8月(7月から12月までのいずれかの月から改定されたものについては,翌年の8月)までの各月の標準報酬月額とする.

第43条の2(育児休業等を終了した際の改定) ① 保険者等は,育児休業,介護休業等育児又は家族介護を行う労働者の福祉に関する法律(平成3年法律第76号)第2条第1号に規定する育児休業,同法第23条第1項の育児休業の制度に準ずる措置による休業又は政令で定める法令に基づく育児休業(以下「育児休業等」という.)を終了した被保険者が,当該育児休業等を終了した日(以下この条において「育児休業等終了日」という.)において当該育児休業等に係る3歳に満たない子を養育する場合において,その使用される事業所の事業主を経由して厚生労働省令で定めるところにより保険者等に申出をしたときは,第41条の規定にかかわらず,育児休業等終了日の翌日が属する月以後3月間(育児休業等終了日の翌日において使用される事業所で継続して使用された期間に限るものとし,かつ,報酬支払の基礎となった日数が17日未満である月があるときは,その月を除く.)に受けた報酬の総額をその期間の月数で除して得た額を報酬月額として,標準報酬月額を改定する.

② 前項の規定によって改定された標準報酬月額は,育児休業等終了日の翌日から起算して2月を経過した日の属する月の翌月からその年の8月(当該翌月が7月から12月までのいずれかの月である場合は,翌年の8月)までの各月の標準報酬月額とする.

第44条(報酬月額の算定の特例) ① 保険者等は,被保険者の報酬月額が,第41条第1項,第42条第1項若しくは前条第1項の規定によって算定することが

困難であるとき,又は第41条第1項,第42条第1項,第43条第1項若しくは前条第1項の規定によって算定した額が著しく不当であると認めるときは,これらの規定にかかわらず,その算定する額を当該被保険者の報酬月額とする.
② 前項の場合において,保険者が健康保険組合であるときは,同項の算定方法は,規約で定めなければならない.
③ 同時に2以上の事業所で報酬を受ける被保険者について報酬月額を算定する場合においては,各事業所について,第41条第1項,第42条第1項,第43条第1項若しくは前条第1項又は第1項の規定によって算定した額の合算額をその者の報酬月額とする.

第45条(標準賞与額の決定) 保険者等は,被保険者が賞与を受けた月において,その月に当該被保険者が受けた賞与額に基づき,これに1,000円未満の端数を生じたときは,これを切り捨てて,その月における標準賞与額を決定する.ただし,その月に当該被保険者が受けた賞与によりその年度(毎年4月1日から翌年3月31日までをいう.以下同じ.)における標準賞与額の累計額が540万円(第40条第2項の規定による標準報酬月額の等級区分の改定が行われたときは,政令で定める額.以下この項において同じ.)を超えることとなる場合には,当該累計額が540万円となるようその月の標準賞与額を決定し,その年度においてその月の翌月以降に受ける賞与の標準賞与額は零とする.
② 第40条第3項の規定は前項の政令の制定又は改正について,前条の規定は標準賞与額の算定について準用する.

第46条(現物給与の価額) ① 報酬又は賞与の全部又は一部が,通貨以外のもので支払われる場合においては,その価額は,その地方の時価によって,厚生労働大臣が定める.
② 健康保険組合は,前項の規定にかかわらず,規約で別段の定めをすることができる.

第47条(任意継続被保険者の標準報酬月額) 任意継続被保険者の標準報酬月額については,第41条から第44条までの規定にかかわらず,次の各号に掲げる額のうちいずれか少ない額をもって,その者の標準報酬月額とする.
1 当該任意継続被保険者が被保険者の資格を喪失したときの標準報酬月額
2 前年(1月から3月までの標準報酬月額については,前々年)の9月30日における当該任意継続被保険者の属する保険者が管掌する全被保険者の標準報酬月額を平均した額(健康保険組合が当該平均した額の範囲内においてその規約で定めた額があるときは,当該規約で定めた額)を標準報酬月額の基礎となる報酬月額とみなしたときの標準報酬月額

第3節 届出等

第48条(届出) 適用事業所の事業主は,厚生労働省令で定めるところにより,被保険者の資格の取得及び喪失並びに報酬月額及び賞与額に関する事項を保険者等に届け出なければならない.

第49条(通知) ① 厚生労働大臣は,第33条第1項の規定による認可を行ったときは,その旨を当該事業主に通知するものとし,保険者等は,第39条第1項の規定による確認又は標準報酬月額及び標準賞与額(標準報酬月額及び標準賞与額をいう.以下同じ.)の決定若しくは改定を行ったときは,その旨を当該事業主に通知しなければならない.

② 事業主は,前項の通知があったときは,速やかに,これを被保険者又は被保険者であった者に通知しなければならない.
③ 被保険者が被保険者の資格を喪失した場合において,その者の所在が明らかでないため前項の通知をすることができないときは,事業主は,厚生労働大臣又は保険者等にその旨を届け出なければならない.
④ 厚生労働大臣は,前項の届出があったときは,所在が明らかでない者について第1項の規定により事業主に通知した事項を公告するものとし,保険者等は,前項の届出があったときは,所在が明らかでない者について第1項の規定により事業主に通知した事項を公告しなければならない.
⑤ 厚生労働大臣は,事業所が廃止された場合その他やむを得ない事情のため第1項の通知をすることができない場合においては,同項の通知に代えて,その通知すべき事項を公告するものとし,保険者等は,事業所が廃止された場合その他やむを得ない事情のため同項の通知をすることができない場合においては,同項の通知に代えて,その通知すべき事項を公告しなければならない.

第50条 ① 保険者等は,第48条の規定による届出があった場合において,その届出に係る事実がないと認めるときは,その旨をその届出をした事業主に通知しなければならない.
② 前条第2項から第5項までの規定は,前項の通知について準用する.

第51条(確認の請求) ① 被保険者又は被保険者であった者は,いつでも,第39条第1項の規定による確認を請求することができる.
② 保険者等は,前項の規定による請求があった場合において,その請求に係る事実がないと認めるときは,その請求を却下しなければならない.

第51条の2(情報の提供等) 社会保険庁長官は,協会に対し,厚生労働省令で定めるところにより,被保険者の資格に関する事項,標準報酬に関する事項その他協会の業務の実施に関して必要な情報の提供を行うものとする.

第4章 保険給付

第1節 通則

第52条(保険給付の種類) 被保険者に係るこの法律による保険給付は,次のとおりとする.
1 療養の給付並びに入院時食事療養費,入院時生活療養費,保険外併用療養費,療養費,訪問看護療養費及び移送費の支給
2 傷病手当金の支給
3 埋葬料の支給
4 出産育児一時金の支給
5 出産手当金の支給
6 家族療養費,家族訪問看護療養費及び家族移送費の支給
7 家族埋葬料の支給
8 家族出産育児一時金の支給
9 高額療養費及び高額介護合算療養費の支給

第53条(健康保険組合の付加給付) 保険者が健康保険組合である場合においては,前条各号に掲げる給付に併せて,規約で定めるところにより,保険給付としてその他の給付を行うことができる.

第54条(日雇特例被保険者に係る保険給付との調整) 被保険者に係る家族療養費(第110条第7項

107 健康保険法

IX 社会保障と福祉
107 健康保険法（55条～63条）

a　おいて準用する第87条第1項の規定により支給される療養費を含む。），家族訪問看護療養費，家族移送費，家族埋葬料又は家族出産育児一時金の支給は，同一の疾病，負傷，死亡又は出産について，次章の規定により療養の給付又は入院時食事療養費，入院時生活療養費，保険外併用療養費，療養費，訪問看護療養費，移送費，埋葬料若しくは出産育児一時金の支給を受けたときは，その限度において，行わない．

b　**第55条（他の法令による保険給付との調整）**① 被保険者に係る療養の給付又は入院時食事療養費，入院時生活療養費，保険外併用療養費，訪問看護療養費，移送費，傷病手当金，埋葬料，家族療養費，家族訪問看護療養費若しくは家族埋葬料の支給は，同一の疾病，負傷又は死亡について，労働者災害補償保険法（昭和22年法律第50号），国家公務員災害補償法（昭和26年法律第191号．他の法律において準用し，又は例による場合を含む．）又は地方公務員災害補償法（昭和42年法律第121号）若しくは同法に基づく条例の規定によりこれらに相当する給付を受けることができる場合には，行わない．

② 被保険者に係る療養の給付又は入院時食事療養費，入院時生活療養費，保険外併用療養費，療養費，訪問看護療養費，家族療養費若しくは家族訪問看護療養費の支給は，同一の疾病又は負傷について，介護保険法の規定によりこれらに相当する給付を受けることができる場合には，行わない．

③ 被保険者に係る療養の給付又は入院時食事療養費，入院時生活療養費，保険外併用療養費，療養費，訪問看護療養費，移送費，家族療養費，家族訪問看護療養費若しくは家族移送費の支給は，同一の疾病又は負傷について，他の法令の規定により又は地方公共団体の負担で療養又は療養費の支給を受けたときは，その限度において，行わない．

第56条（保険給付の方法）① 入院時食事療養費，入院時生活療養費，保険外併用療養費，療養費，訪問看護療養費，移送費，傷病手当金，埋葬料，出産育児一時金，出産手当金，家族療養費，家族訪問看護療養費，家族移送費，家族埋葬料及び家族出産育児一時金の支給は，その都度，行わなければならない．第100条第2項（第105条第2項において準用する場合を含む．）の規定による埋葬に要した費用に相当する金額の支給についても，同様とする．

② 傷病手当金及び出産手当金の支給は，前項の規定にかかわらず，毎月一定の期日に行うことができる．

第57条（損害賠償請求権） 保険者は，給付事由が第三者の行為によって生じた場合において，保険給付を行ったときは，その給付の価額（当該保険給付が療養の給付である場合には，当該療養の給付に要する費用の額から当該療養の給付に関し被保険者が負担しなければならない一部負担金に相当する額を控除した額．次条第1項において同じ．）の限度において，保険給付を受ける権利を有する者（当該保険給付が被保険者の被扶養者について生じたときは，当該被扶養者を含む．次項において同じ．）が第三者に対して有する損害賠償の請求権を取得する．

② 前項の場合において，保険給付を受ける権利を有する者が第三者から同一の事由について損害賠償を受けたときは，保険者は，その価額の限度において，保険給付を行う責めを免れる．

第58条（不正利得の徴収等）① 偽りその他不正の行為によって保険給付を受けた者があるときは，保険者は，その者からその給付の価額の全部又は一部を徴収することができる．

② 前項の場合において，事業主が虚偽の報告若しくは証明をし，又は第63条第3項第1号に規定する保険医療機関において診療に従事する第64条に規定する保険医若しくは第88条第1項に規定する主治の医師が，保険者に提出されるべき診断書に虚偽の記載をしたため，その保険給付が行われたものであるときは，保険者は，当該事業主，保険医又は主治の医師に対し，保険給付を受けた者に連帯して前項の徴収金を納付すべきことを命ずることができる．

③ 保険者は，第63条第3項第1号に規定する保険医療機関若しくは保険薬局又は第88条第1項に規定する指定訪問看護事業者が偽りその他不正の行為によって療養の給付に要する費用の支払又は第85条第5項（第85条の2第5項及び第86条第4項において準用する場合を含む．），第88条第6項（第111条第3項において準用する場合を含む．）若しくは第110条第4項の規定による支払を受けたときは，当該保険医療機関若しくは保険薬局又は指定訪問看護事業者に対し，その支払った額につき返還させるほか，その返還させる額に100分の40を乗じて得た額を支払わせることができる．

第59条（文書の提出等） 保険者は，保険給付に関して必要があると認めるときは，保険給付を受ける者（当該保険給付が被扶養者に係るものである場合には，当該被扶養者を含む．第121条において同じ．）に対し，文書その他の物件の提出若しくは提示を命じ，又は当該職員に質問若しくは診断をさせることができる．

第60条（診療録の提示等）① 厚生労働大臣は，保険給付を行うにつき必要があると認めるときは，医師，歯科医師，薬剤師若しくは手当を行った者又はこれを使用する者に対し，その行った診療，薬剤の支給又は手当に関し，報告若しくは診療録，帳簿書類その他の物件の提示を命じ，又は当該職員に質問させることができる．

② 厚生労働大臣は，必要があると認めるときは，療養の給付又は入院時食事療養費，入院時生活療養費，保険外併用療養費，療養費，訪問看護療養費，家族療養費若しくは家族訪問看護療養費の支給を受けた被保険者又は被保険者であった者に対し，当該保険給付に係る診療，調剤又は第88条第1項に規定する指定訪問看護の内容に関し，報告を命じ，又は当該職員に質問させることができる．

③ 第7条の38第2項の規定は前2項の規定による質問について，同条第3項の規定は前項の規定による権限について準用する．

第61条（受給権の保護） 保険給付を受ける権利は，譲り渡し，担保に供し，又は差し押さえることができない．

第62条（租税その他の公課の禁止） 租税その他の公課は，保険給付として支給を受けた金品を標準として，課することができない．

第2節 療養の給付及び入院時食事療養費等の支給
第1款 療養の給付並びに入院時食事療養費，入院時生活療養費，保険外併用療養費及び療養費の支給

第63条（療養の給付）① 被保険者の疾病又は負傷に関しては，次に掲げる療養の給付を行う．

1 診察
2 薬剤又は治療材料の支給
3 処置，手術その他の治療

第4章 保険給付　107 健康保険法

4　居宅における療養上の管理及びその療養に伴う世話その他の看護
5　病院又は診療所への入院及びその療養に伴う世話その他の看護

② 次に掲げる療養に係る給付は、前項の給付に含まれないものとする。
1　食事の提供である療養であって前項第5号に掲げる療養と併せて行うもの（医療法（昭和23年法律第205号）第7条第2項第4号に規定する療養病床（以下「療養病床」という。）への入院及びその療養に伴う世話その他の看護であって、当該療養を受ける際、65歳に達する日の属する月の翌月以後である被保険者（以下「特定長期入院被保険者」という。）に係るものを除く。以下「食事療養」という。）
2　次に掲げる療養であって前項第5号に掲げる療養と併せて行うもの（特定長期入院被保険者に係るものに限る。以下「生活療養」という。）
イ　食事の提供である療養
ロ　温度、照明及び給水に関する適切な療養環境の形成である療養
3　厚生労働大臣が定める高度の医療技術を用いた療養その他の療養であって、前項の給付の対象とすべきものであるか否かについて、適正な医療の効率的な提供を図る観点から評価を行うことが必要な療養として厚生労働大臣が定めるもの（以下「評価療養」という。）
4　被保険者の選定に係る特別の病室の提供その他の厚生労働大臣が定める療養（以下「選定療養」という。）

③ 第1項の給付を受けようとする者は、厚生労働省令で定めるところにより、次に掲げる病院若しくは診療所又は薬局のうち、自己の選定するものから受けるものとする。
1　厚生労働大臣の指定を受けた病院若しくは診療所（第65条の規定により病床の全部若しくは一部を除いて指定を受けたときは、その除外された病床を除く。以下「保険医療機関」という。）又は薬局（以下「保険薬局」という。）
2　特定の保険者が管掌する被保険者に対して診療又は調剤を行う病院若しくは診療所又は薬局であって、当該保険者が指定したもの
3　健康保険組合である保険者が開設する病院若しくは診療所又は薬局

④ 第1項の給付（厚生労働大臣が定める療養に係るものを除く。）は、介護保険法第48条第1項第3号に規定する指定介護療養施設サービスを行う同法第8条第26項に規定する療養病床に入院している者については、行わない。　　　　　　〔下線部削除〕

第64条（保険医又は保険薬剤師） 保険医療機関において健康保険の診療に従事する医師若しくは歯科医師又は保険薬局において健康保険の調剤に従事する薬剤師は、厚生労働大臣の登録を受けた医師若しくは歯科医師（以下「保険医」と総称する。）又は薬剤師（以下「保険薬剤師」という。）でなければならない。

第65条（保険医療機関又は保険薬局の指定） ① 第63条第3項第1号の指定は、政令で定めるところにより、病院若しくは診療所又は薬局の開設者の申請により行う。

② 前項の場合において、その申請が病院又は病床を有する診療所に係るものであるときは、当該申請は、医療法第7条第2項に規定する病床の種別（第4項第2号及び次条第1項において単に「病床の種別」という。）ごとにその数を定めて行うものとする。

③ 厚生労働大臣は、第1項の申請があった場合において、次の各号のいずれかに該当するときは、第63条第3項第1号の指定をしないことができる。
1　当該申請に係る病院若しくは診療所又は薬局が、この法律の規定により保険医療機関又は保険薬局に係る第63条第3項第1号の指定を取り消され、その取消しの日から5年を経過しないものであるとき。
2　当該申請に係る病院若しくは診療所又は薬局が、保険給付に関し診療又は調剤の内容の適切さを欠くおそれがあるとして重ねて第73条第1項（第85条第9項、第85条の2第5項、第86条第4項、第110条第7項及び第149条において準用する場合を含む。）の規定による指導を受けたものであるとき。
3　当該申請に係る病院若しくは診療所又は薬局の開設者又は管理者が、この法律その他国民の保健医療に関する法律で政令で定めるものの規定により罰金の刑に処せられ、その執行を終わり、又は執行を受けることがなくなるまでの者であるとき。
4　当該申請に係る病院若しくは診療所又は薬局の開設者又は管理者が、禁錮以上の刑に処せられ、その執行を終わり、又は執行を受けることがなくなるまでの者であるとき。
5　当該申請に係る病院若しくは診療所又は薬局の開設者又は管理者が、この法律、船員保険法、国民健康保険法（昭和33年法律第192号）、高齢者の医療の確保に関する法律、地方公務員等共済組合法（昭和37年法律第152号）、私立学校教職員共済法（昭和28年法律第245号）、厚生年金保険法（昭和29年法律第115号）又は国民年金法（昭和34年法律第141号）（第89条第4項第7号において「社会保険各法」という。）の定めるところにより納付義務を負う保険料、負担金又は掛金（地方税法（昭和25年法律第226号）の規定による国民健康保険税を含む。以下この号、第89条第4項第7号及び第199条第2項において「社会保険料」という。）について、当該申請をした日の前日までに、これらの法律の規定に基づく滞納処分を受け、かつ、当該処分を受けた日から正当な理由なく3月以上の期間にわたり、当該処分を受けた日以降に納期限の到来した社会保険料のすべて（当該処分を受けた者が、当該処分に係る社会保険料の納付義務を定める法律によって納付義務を負う社会保険料に限る。第89条第4項第7号において同じ。）を引き続き滞納している者であるとき。
6　前各号のほか、当該申請に係る病院若しくは診療所又は薬局が、保険医療機関又は保険薬局として著しく不適当と認められるものであるとき。

④ 厚生労働大臣は、第2項の病床に係る第1項の申請があった場合において、次の各号のいずれかに該当するときは、その申請に係る病床の全部又は一部を除いて、第63条第3項第1号の指定を行うことができる。
1　当該病院又は診療所の医師、歯科医師、看護師その他の従業者の人員が、医療法第21条第1項第1号又は第23条第1項の厚生労働省令で定める員数を勘案して厚生労働大臣が定める基準により算定した員数を満たしていないとき。
2　当該申請に係る病床の種別に応じ、医療法第7条の2第1項に規定する地域における同法第30条の4第1項に規定する医療計画において定める基準病床数を勘案して厚生労働大臣が定めるところにより算定した

a　数を超えることになると認める場合（その数を既に超えている場合を含む．）であって，当該病院又は診療所の開設者又は管理者が同法第30条の11の規定による都道府県知事の勧告を受け，これに従わないとき．

3　その他適正な医療の効率的な提供を図る観点から，当該病院又は診療所の病床の利用に関し，保険医療機関として著しく不適当なところがあると認められるとき．

第66条（保険医療機関の指定の変更） ① 前条第2項の病院又は診療所の開設者は，第63条第3項第1号の指定に係る病床数の増加又は病床の種別の変更をしようとするときは，厚生労働省令で定めるところにより，当該病院又は診療所に係る同号の指定の変更を申請しなければならない．

② 前条第4項の規定は，前項の指定の変更の申請について準用する．

第67条（地方社会保険医療協議会への諮問） 厚生労働大臣は，保険医療機関に係る第63条第3項第1号の指定をしないこととするとき，若しくはその申請に係る病床の全部若しくは一部を除いて指定（指定の変更を含む．）を行おうとするとき，又は保険薬局に係る同号の指定をしないこととするときは，地方社会保険医療協議会の議を経なければならない．

第68条（保険医療機関又は保険薬局の指定の更新） ① 第63条第3項第1号の指定は，指定の日から起算して6年を経過したときは，その効力を失う．

② 保険医療機関（第65条第2項の病院及び診療所を除く．）又は保険薬局であって厚生労働省令で定めるものについては，前項の規定によりその指定の効力を失う日前6月から同日前3月までの間に，別段の申出がないときは，同条第1項の申請があったものとみなす．

第69条（保険医療機関又は保険薬局のみなし指定） 診療所又は薬局が医師若しくは歯科医師又は薬剤師の開設したものであり，かつ，当該開設者である医師若しくは歯科医師又は薬剤師のみが診療又は調剤に従事している場合において，当該医師若しくは歯科医師又は薬剤師について第64条の登録があったときは，当該診療所又は薬局について，第63条第3項第1号の指定があったものとみなす．ただし，当該診療所又は薬局が，第65条第3項又は第4項に規定する要件に該当する場合であって厚生労働大臣が同号の指定があったものとみなすことが不適当と認められるときは，この限りでない．

第70条（保険医療機関又は保険薬局の責務） ① 保険医療機関又は保険薬局は，当該保険医療機関において診療に従事する保険医又は当該保険薬局において調剤に従事する保険薬剤師に，第72条第1項の厚生労働省令で定めるところにより，診療又は調剤に当たらせるほか，厚生労働省令で定めるところにより，療養の給付を担当しなければならない．

② 保険医療機関又は保険薬局は，前項（第85条第9項，第85条の2第5項，第86条第4項，第110条第7項及び第149条において準用する場合を含む．）の規定によるほか，船員保険法，国民健康保険法，国家公務員共済組合法（昭和33年法律第128号．他の法律において準用し，又は例による場合を含む．）又は地方公務員等共済組合法（以下「この法律以外の医療保険各法」という．）による療養の給付並びに被保険者及び被扶養者の療養並びに高齢者の医療の確保に関する法律による療養の給付，入院時食事療養費に係る療養，入院時生活療養費に係る療養及び保険外併用療養費に係る療養を担当するものとする．

第71条（保険医又は保険薬剤師の登録） ① 第64条の登録は，医師若しくは歯科医師又は薬剤師の申請により行う．

② 厚生労働大臣は，前項の申請があった場合において，次の各号のいずれかに該当するときは，第64条の登録をしないことができる．

1　申請者が，この法律の規定により保険医又は保険薬剤師に係る第64条の登録を取り消され，その取消しの日から5年を経過しない者であるとき．

2　申請者が，この法律その他国民の保健医療に関する法律で政令で定めるものの規定により罰金の刑に処せられ，その執行を終わり，又は執行を受けることがなくなるまでの者であるとき．

3　申請者が，禁錮以上の刑に処せられ，その執行を終わり，又は執行を受けることがなくなるまでの者であるとき．

4　前3号のほか，申請者が，保険医又は保険薬剤師として著しく不適当と認められる者であるとき．

③ 厚生労働大臣は，保険医又は保険薬剤師に係る第64条の登録をしないこととするときは，地方社会保険医療協議会の議を経なければならない．

④ 第1項及び第2項に規定するもののほか，保険医及び保険薬剤師に係る第64条の登録に関して必要な事項は，政令で定める．

第72条（保険医又は保険薬剤師の責務） ① 保険医療機関において診療に従事する保険医又は保険薬局において調剤に従事する保険薬剤師は，厚生労働省令で定めるところにより，健康保険の診療又は調剤に当たらなければならない．

② 保険医療機関において診療に従事する保険医又は保険薬局において調剤に従事する保険薬剤師は，前項（第85条第9項，第85条の2第5項，第86条第4項，第110条第7項及び第149条において準用する場合を含む．）の規定によるほか，この法律以外の医療保険各法又は高齢者の医療の確保に関する法律による診療又は調剤に当たるものとする．

第73条（厚生労働大臣の指導） ① 保険医療機関及び保険薬局は療養の給付に関し，保険医及び保険薬剤師は健康保険の診療又は調剤に関し，厚生労働大臣の指導を受けなければならない．

② 厚生労働大臣は，前項の指導をする場合において，必要があると認めるときは，診療又は調剤に関する学識経験者をその関係団体の指定により指名して立ち会わせるものとする．ただし，関係団体が指定を行わない場合又は指定された者が立ち会わない場合は，この限りでない．

第74条（一部負担金） ① 第63条第3項の規定により保険医療機関又は保険薬局から療養の給付を受ける者は，その給付を受ける際，次の各号に掲げる場合の区分に応じ，当該療養につき第76条第2項第3項の規定により算定した額に当該各号に定める割合を乗じて得た額を，一部負担金として，当該保険医療機関又は保険薬局に支払わなければならない．

1　70歳に達する日の属する月以前である場合　100分の30

2　70歳に達する日の属する月の翌月以後である場合（次号に掲げる場合を除く．）　100分の20

3　70歳に達する日の属する月の翌月以後である場合であって，政令で定めるところにより算定した報酬の額が政令で定める額以上であるとき　100分の30

② 保険医療機関又は保険薬局は,前項の一部負担金(第75条の2第1項第1号の措置が採られたときは,当該減額された一部負担金)の支払を受けるべきものとし,保険医療機関又は保険薬局が善良な管理者と同一の注意をもってその支払を受けることに努めたにもかかわらず,なお療養の給付を受けた者が当該一部負担金の全部又は一部を支払わないときは,保険者は,当該保険医療機関又は保険薬局の請求に基づき,この法律の規定による徴収金の例によりこれを処分することができる.

第75条 前条第1項の規定により一部負担金を支払う場合においては,同項の一部負担金の額に5円未満の端数があるときは,これを切り捨て,5円以上10円未満の端数があるときは,これを10円に切り上げるものとする.

第75条の2(一部負担金の額の特例) ① 保険者は,災害その他の厚生労働省令で定める特別の事情がある被保険者であって,保険医療機関又は保険薬局に第74条第1項の規定による一部負担金を支払うことが困難であると認められるものに対し,次の措置を採ることができる.

1 一部負担金を減額すること.
2 一部負担金の支払を免除すること.
3 保険医療機関又は保険薬局に対する支払に代えて,一部負担金を直接に徴収することとし,その徴収を猶予すること.

② 前項の措置を受けた被保険者は,第74条第1項の規定にかかわらず,前項第1号の措置を受けた被保険者にあってはその減額された一部負担金を保険医療機関又は保険薬局に支払うをもって足り,同項第2号又は第3号の措置を受けた被保険者にあっては一部負担金を保険医療機関又は保険薬局に支払うことを要しない.

③ 前条の規定は,前項の場合における一部負担金の支払について準用する.

第76条(療養の給付に関する費用) ① 保険者は,療養の給付に関する費用を保険医療機関又は保険薬局に支払うものとし,保険医療機関又は保険薬局が療養の給付に関し保険者に請求することができる費用の額は,療養の給付に要する費用の額から,当該療養の給付に関し被保険者が当該保険医療機関又は保険薬局に対して支払わなければならない一部負担金に相当する額を控除した額とする.

② 前項の療養の給付に要する費用の額は,厚生労働大臣が定めるところにより,算定するものとする.

③ 保険者は,厚生労働大臣の認可を受けて,保険医療機関又は保険薬局との契約により,当該保険医療機関又は保険薬局において行われる療養の給付に関する第1項の療養の給付に要する費用の額につき,前項の規定により算定される額の範囲内において,別段の定めをすることができる.

④ 保険者は,保険医療機関又は保険薬局から療養の給付に関する費用の請求があったときは,第70条第1項及び第72条第1項の厚生労働省令並びに前2項の定めに照らして審査の上,支払うものとする.

⑤ 保険者は,前項の規定による審査及び支払に関する事務を社会保険診療報酬支払基金法(昭和23年法律第129号)による社会保険診療報酬支払基金(第88条第11項において単に「基金」という.)又は国民健康保険法第45条第5項に規定する国民健康保険団体連合会(第88条第11項において「国保連会」という.)に委託することができる.

⑥ 前各項に定めるもののほか,保険医療機関又は保険薬局の療養の給付に関する費用の請求に関して必要な事項は,厚生労働省令で定める.

第77条(薬価調査等についての厚生労働大臣の権限) 厚生労働大臣は,前条第2項の定めのうち薬剤に関する定めその他厚生労働大臣の定めを適正なものとするため,必要な調査を行うことができる.

第78条(保険医療機関又は保険薬局の報告等) ① 厚生労働大臣は,療養の給付に関して必要があると認めるときは,保険医療機関若しくは保険薬局若しくは保険医療機関若しくは保険薬局の開設者若しくは管理者,保険医,保険薬剤師その他の従業者であった者(以下この項において「開設者等であった者」という.)に対し報告若しくは診療録その他の帳簿書類の提出若しくは提示を命じ,保険医療機関若しくは保険薬局の開設者若しくは管理者,保険医,保険薬剤師その他の従業者(開設者であった者を含む.)に対し出頭を求め,又は当該職員に関係者に対して質問させ,若しくは保険医療機関若しくは保険薬局について設備若しくは診療録,帳簿書類その他の物件を検査させることができる.

② 第7条の38第2項及び第73条第2項の規定は前項の規定による質問又は検査について,第7条の38第3項の規定は前項の規定による権限について準用する.

第79条(保険医療機関等の指定の辞退又は保険医等の登録の抹消) ① 保険医療機関又は保険薬局は,1月以上の予告期間を設けて,その指定を辞退することができる.

② 保険医又は保険薬剤師は,1月以上の予告期間を設けて,その登録の抹消を求めることができる.

第80条(保険医療機関又は保険薬局の指定の取消し) 厚生労働大臣は,次の各号のいずれかに該当する場合においては,当該保険医療機関又は保険薬局に係る第63条第3項第1号の指定を取り消すことができる.

1 保険医療機関において診療に従事する保険医又は保険薬局において調剤に従事する保険薬剤師が,第72条第1項(第85条第9項,第85条の2第5項,第86条第4項,第110条第7項及び第149条において準用する場合を含む.)の規定に違反したとき(当該違反を防止するため,当該保険医療機関又は保険薬局が相当の注意及び監督を尽くしたときを除く.).

2 前号のほか,保険医療機関又は保険薬局が,第70条第1項(第85条第9項,第85条の2第5項,第86条第4項,第110条第7項及び第149条において準用する場合を含む.)の規定に違反したとき.

3 療養の給付に関する費用の請求又は第85条第5項(第85条の2第5項及び第86条第4項において準用する場合を含む.)若しくは第110条第4項(これらの規定を第149条において準用する場合を含む.)の規定による支払に関する請求について不正があったとき.

4 保険医療機関又は保険薬局が,第78条第1項(第85条第9項,第85条の2第5項,第86条第4項,第110条第7項及び第149条において準用する場合を含む.次号において同じ.)の規定により報告若しくは診療録その他の帳簿書類の提出若しくは提示を命ぜられてこれに従わず,又は虚偽の報告をしたとき.

5 保険医療機関又は保険薬局の開設者又は従業者が,

a に応ぜず,同項の規定による質問に対して答弁せず,若しくは虚偽の答弁をし,又は同項の規定による検査を拒み,妨げ,若しくは忌避したとき(当該保険医療機関又は保険薬局の従業者がその行為をした場合において,その行為を防止するため,当該保険医療機関又は保険薬局が相当の注意及び監督を尽くしたときを除く.).

6 この法律以外の医療保険各法による療養の給付若しくは被保険者若しくは被扶養者の療養又は高齢者の医療の確保に関する法律による療養の給付,入院時食事療養費に係る療養,入院時生活療養費に係る療養若しくは保険外併用療養費に係る療養に関し,前各号のいずれかに相当する事由があったとき.

7 保険医療機関又は保険薬局の開設者又は管理者が,この法律その他国民の保健医療に関する法律で政令で定めるものの規定により罰金の刑に処せられ,その執行を終わり,又は執行を受けることがなくなるまでの者に該当するに至ったとき.

d 8 保険医療機関又は保険薬局の開設者又は管理者が,禁錮以上の刑に処せられ,その執行を終わり,又は執行を受けることがなくなるまでの者に該当するに至ったとき.

9 前各号に掲げる場合のほか,保険医療機関又は保険薬局の開設者が,この法律その他国民の保健医療に関する法律で政令で定めるもの又はこれらの法律に基づく命令若しくは処分に違反したとき.

第81条(保険医又は保険薬剤師の登録の取消し) 厚生労働大臣は,次の各号のいずれかに該当する場合においては,当該保険医又は保険薬剤師に係る第64条の登録を取り消すことができる.

f 1 保険医又は保険薬剤師が,第72条第1項(第85条第9項,第85条の2第5項,第86条第4項,第110条第7項及び第149条において準用する場合を含む.)の規定に違反したとき.

g 2 保険医又は保険薬剤師が,第78条第1項(第85条第9項,第85条の2第5項,第86条第4項,第110条第7項及び第149条において準用する場合を含む.以下この号において同じ.)の規定により出頭を求められてこれに応ぜず,第78条第1項の規定に対して答弁せず,若しくは虚偽の答弁をし,又は同項の規定による検査を拒み,妨げ,若しくは忌避したとき.

h 3 この法律以外の医療保険各法又は高齢者の医療の確保に関する法律による診療又は調剤に関し,前2号のいずれかに相当する事由があったとき.

4 保険医又は保険薬剤師が,この法律その他国民の保健医療に関する法律で政令で定めるものの規定により罰金の刑に処せられ,その執行を終わり,又は執行を受けることがなくなるまでの者に該当するに至ったとき.

5 保険医又は保険薬剤師が,禁錮以上の刑に処せられ,その執行を終わり,又は執行を受けることがなくなるまでの者に該当するに至ったとき.

j 6 前各号に掲げる場合のほか,保険医又は保険薬剤師が,この法律その他国民の保健医療に関する法律で政令で定めるもの又はこれらの法律に基づく命令若しくは処分に違反したとき.

第82条(社会保険医療協議会への諮問) ① 厚生労働大臣は,第70条第1項若しくは第72条第1項(これらの規定を第85条第9項,第85条の2第5項,
k 第86条第4項,第110条第7項及び第149条におい準用する場合を含む.)の厚生労働省令を定めようとするとき,又は第63条第2項第3号若しくは第4号若しくは第76条第2項(これらの規定を第149条において準用する場合を含む.)の定めをしようとするときは,中央社会保険医療協議会に諮問するものとする.ただし,第63条第2項第3号の定めのうち高度の医療技術に係るものについては,この限りでない.

② 厚生労働大臣は,保険医療機関若しくは保険薬局に係る第63条第3項第1号の指定を行おうとするとき,若しくはその指定を取り消そうとするとき,又は保険医若しくは保険薬剤師に係る第64条の登録を取り消そうとするときは,政令で定めるところにより,地方社会保険医療協議会に諮問するものとする.

第83条(処分に対する弁明の機会の付与) 厚生労働大臣は,保険医療機関に係る第63条第3項第1号の指定をしないこととするとき,若しくはその申請に係る病床の全部若しくは一部を除いて指定(指定の変更を含む.)を行おうとするとき,若しくは保険薬局に係る同号の指定をしないこととするとき,又は保険医若しくは保険薬剤師に係る第64条の登録をしないこととするときは,当該医療機関若しくは薬局の開設者又は当該保険医若しくは保険薬剤師に対し,弁明の機会を与えなければならない.この場合においては,あらかじめ,書面で,弁明をすべき日時,場所及びその事由を通知しなければならない.

第84条(保険者が指定する病院等における療養の給付) ① 第63条第3項第2号及び第3号に掲げる病院若しくは診療所又は薬局において行われる療養の給付及び健康保険の診療又は調剤に関する準則については,第70条第1項及び第72条第1項の厚生労働省令の例による.

② 第63条第3項第2号に掲げる病院若しくは診療所又は薬局から療養の給付を受ける者は,その給付を受ける際,第74条の規定の例により算定した額を,一部負担金として当該病院若しくは診療所又は薬局に支払わなければならない.ただし,保険者が健康保険組合である場合においては,規約で定めるところにより,当該一部負担金を減額し,又はその支払を要しないものとすることができる.

③ 健康保険組合は,規約で定めるところにより,第63条第3項第3号に掲げる病院若しくは診療所又は薬局から療養の給付を受ける者に,第74条の規定の例により算定した額の範囲内において一部負担金を支払わせることができる.

第85条(入院時食事療養費) ① 被保険者(特定長期入院被保険者を除く.以下この条において同じ.)が,厚生労働省令で定めるところにより,第63条第3項第2号に掲げる病院又は診療所のうち自己の選定するものから同条第1項第5号に掲げる療養と併せて受けた食事療養に要した費用について,入院時食事療養費を支給する.

② 入院時食事療養費の額は,当該食事療養につき食事療養に要する平均的な費用の額を勘案して厚生労働大臣が定める基準により算定した費用の額(その額が現に当該食事療養に要した費用の額を超えるときは,当該現に食事療養に要した費用の額)から,平均的な家計における食費の状況を勘案して厚生労働大臣が定める額(所得の状況その他の事情をしん酌して厚生労働省令で定める者については,別に定める額.以下「食事療養標準負担額」という.)を控除した額とする.

③ 厚生労働大臣は,前項の基準を定めようとするとき

は,中央社会保険医療協議会に諮問するものとする.
④ 厚生労働大臣は,食事療養標準負担額を定めた後に食費の状況が著しく変動したときは,連やかにその額を改定しなければならない.
⑤ 被保険者が第63条第3項第1号又は第2号に掲げる病院又は診療所から食事療養を受けたときは,保険者は,その被保険者が当該病院又は診療所に支払うべき食事療養に要した費用について,入院時食事療養費として被保険者に対し支給すべき額の限度において,被保険者に代わり,当該病院又は診療所に支払うことができる.
⑥ 前項の規定による支払があったときは,被保険者に対し入院時食事療養費の支給があったものとみなす.
⑦ 被保険者が第63条第3項第3号に掲げる病院又は診療所から食事療養を受けた場合において,保険者がその被保険者の支払うべき食事療養に要した費用のうち入院時食事療養費として被保険者に支給すべき額に相当する額の支払を免除したときは,入院時食事療養費の支給があったものとみなす.
⑧ 第63条第3項第3号に掲げる病院又は診療所は,食事療養に要した費用につき,その支払を受ける際,当該支払をした被保険者に対し,厚生労働省令で定めるところにより,領収証を交付しなければならない.
⑨ 第63条第4項,第64条,第70条第1項,第72条第1項,第73条,第76条第3項から第6項まで,第78条及び前条第1項の規定は,第63条第3項各号に掲げる病院又は診療所から受けた食事療養及びこれに伴う入院時食事療養費の支給について準用する. 〔下線部削除〕

第85条の2(入院時生活療養費) ① 特定長期入院被保険者が,厚生労働省令で定めるところにより,第63条第3項各号に掲げる病院又は診療所のうち自己の選定するものから同条第1項第5号に掲げる療養の給付と併せて受けた生活療養に要した費用について,入院時生活療養費を支給する.
② 入院時生活療養費の額は,当該生活療養につき生活療養に要する平均的な費用の額を勘案して厚生労働大臣が定める基準により算定した費用の額(その額が現に当該生活療養に要した費用の額を超えるときは,当該現に生活療養に要した費用の額)から,平均的な家計における食費及び光熱水費の状況並びに病院又は診療所における生活療養に要する費用について介護保険法第51条の3第2項第1号に規定する食費の基準費用額及び同項第2号に規定する居住費の基準費用額に相当する費用の額を勘案して厚生労働大臣が定める額(所得の状況,病状の程度,治療の内容その他の事情をしん酌して厚生労働省令で定める者については,別に定める額.以下「生活療養標準負担額」という.)を控除した額とする.
③ 厚生労働大臣は,前項の基準を定めようとするときは,中央社会保険医療協議会に諮問するものとする.
④ 厚生労働大臣は,生活療養標準負担額を定めた後に勘案又はしん酌すべき事項に係る事情が著しく変動したときは,速やかにその額を改定しなければならない.
⑤ 第63条第4項,第64条,第70条第1項,第72条第1項,第73条,第76条第3項から第6項まで,第78条,第84条第1項及び前条第5項から第8項までの規定は,第63条第3項各号に掲げる病院又は診療所から受けた生活療養及びこれに伴う入院時生活療養費の支給について準用する. 〔下線部削除〕

第86条(保険外併用療養費) ① 被保険者が,厚生労働省令で定めるところにより,第63条第3項各号に掲げる病院若しくは診療所又は薬局(以下「保険医療機関等」と総称する.)のうち自己の選定するものから,評価療養又は選定療養を受けたときは,その療養に要した費用について,保険外併用療養費を支給する.
② 保険外併用療養費の額は,第1号に掲げる額(当該療養に生活療養が含まれるときは当該額及び第2号に掲げる額の合算額,当該療養に生活療養が含まれるときは当該額及び第3号に掲げる額の合算額)とする.
 1 当該療養(食事療養及び生活療養を除く.)につき第76条第2項の規定を勘案して厚生労働大臣が定めるところにより算定した費用の額(その額が現に当該療養に要した費用の額を超えるときは,当該現に療養に要した費用の額)から,その者が第74条第1項各号に掲げる場合の区分に応じ,同項各号に定める割合を乗じて得た額(療養の給付に係る同項の一部負担金について第75条の2第1項各号の措置が採られるべきときは,当該措置が採られたものとした場合の額)を控除した額
 2 当該食事療養につき第85条第2項に規定する厚生労働大臣が定める基準により算定した費用の額(その額が現に当該食事療養に要した費用の額を超えるときは,当該現に食事療養に要した費用の額)から食事療養標準負担額を控除した額
 3 当該生活療養につき第85条の2第2項に規定する厚生労働大臣が定める基準により算定した費用の額(その額が現に当該生活療養に要した費用の額を超えるときは,当該現に生活療養に要した費用の額)から生活療養標準負担額を控除した額
③ 厚生労働大臣は,前項第1号の定めをしようとするときは,中央社会保険医療協議会に諮問するものとする.
④ 第63条第4項,第64条,第70条第1項,第72条第1項,第73条,第76条第3項から第6項まで,第77条,第78条,第84条第1項及び第85条第5項から第8項までの規定は,保険医療機関等から受けた評価療養及び選定療養並びにこれらに伴う保険外併用療養費の支給について準用する. 〔下線部削除〕
⑤ 第75条の規定は,前項の規定により準用する第85条第5項の場合において第2項の規定により算定した費用の額(その額が現に療養に要した費用の額を超えるときは,当該現に療養に要した費用の額)から当該療養に要した費用について保険外併用療養費として支給される額に相当する額を控除した額の支払について準用する.

第87条(療養費) ① 保険者は,療養の給付若しくは入院時食事療養費,入院時生活療養費若しくは保険外併用療養費の支給(以下この項において「療養の給付等」という.)を行うことが困難であると認めるとき,又は被保険者が保険医療機関等以外の病院,診療所,薬局その他の者から診療,薬剤の支給若しくは手当を受けた場合において,保険者がやむを得ないものと認めるときは,療養の給付等に代えて,療養費を支給することができる.
② 療養費の額は,当該療養(食事療養及び生活療養を除く.)について算定した費用の額から,その額に第74条第1項各号に掲げる場合の区分に応じ,同項各号に定める割合を乗じて得た額を控除した額及び当該食事療養又は生活療養について算定した費用の額から食事療養標準負担額又は生活療養標準負担額を控除した額を基準として,保険者が定める.
③ 前項の費用の額の算定については,療養の給付を受けるべき場合においては第76条第2項の費用の額の算定,入院時食事療養費の支給を受けるべき場合に

おいては第85条第2項の費用の額の算定,入院時生活療養費の支給を受けるべき場合においては第85条の2第2項の費用の額の算定,保険外併用療養費の支給を受けるべき場合においては前条第2項の費用の額の算定の例による.ただし,その額は,現に療養に要した費用の額を超えることができない.

第2款 訪問看護療養費の支給

第88条(訪問看護療養費) ① 被保険者が,厚生労働大臣が指定する者(以下「指定訪問看護事業者」という.)から当該指定に係る訪問看護事業(疾病又は負傷により,居宅において継続して療養を受ける状態にある者(主治の医師がその治療の必要の程度につき厚生労働省令で定める基準に適合していると認めたものに限る.)に対し,その者の居宅において看護師その他厚生労働省令で定める者が行う療養上の世話又は必要な診療の補助(保険医療機関等又は介護保険法第8条第25項に規定する介護老人保健施設若しくは同条第26項に規定する介護医療院施設によるものを除く.以下「訪問看護」という.)を行う事業をいう.)を行う事業所により行われる訪問看護(以下「指定訪問看護」という.)を受けたときは,その指定訪問看護に要した費用について,訪問看護療養費を支給する.〔下線部削除〕

② 前項の訪問看護療養費は,厚生労働省令で定めるところにより,保険者が必要と認める場合に限り,支給するものとする.

③ 指定訪問看護を受けようとする者は,厚生労働省令で定めるところにより,自己の選定する指定訪問看護事業者から受けるものとする.

④ 訪問看護療養費の額は,当該指定訪問看護につき厚生労働大臣が定めるところにより算定した費用の額から,その額に第74条第1項各号に掲げる場合の区分に応じ,同項各号に定める割合を乗じて得た額(療養の給付に係る同項の一部負担金について第75条の2第1項各号の措置が採られるべきときは,当該措置が採られたものとした場合の額)を控除した額とする.

⑤ 厚生労働大臣は,前項の定めをしようとするときは,中央社会保険医療協議会に諮問するものとする.

⑥ 被保険者が指定訪問看護事業者から指定訪問看護を受けたときは,保険者は,その被保険者が当該指定訪問看護事業者に支払うべき当該指定訪問看護に要した費用について,訪問看護療養費として当該被保険者に対し支給すべき額の限度において,当該被保険者に代わり,当該指定訪問看護事業者に支払うことができる.

⑦ 前項の規定による支払があったときは,被保険者に対し訪問看護療養費の支給があったものとみなす.

⑧ 第75条の規定は,第6項の場合において第4項の規定により算定した費用の額から当該指定訪問看護に要した費用について訪問看護療養費として支給される額に相当する額を控除した額の支払について準用する.

⑨ 指定訪問看護事業者は,指定訪問看護に要した費用につき,その支払を受ける際,当該支払をした被保険者に対し,厚生労働省令で定めるところにより,領収証を交付しなければならない.

⑩ 保険者は,指定訪問看護事業者から訪問看護療養費の請求があったときは,第4項の定め及び第92条第2項に規定する指定訪問看護の事業の運営に関する基準(指定訪問看護の取扱いに関する部分に限る.)に照らして審査の上,支払うものとする.

⑪ 保険者は,前項の規定による審査及び支払に関する事務を基金又は国保連合会に委託することができる.

⑫ 指定訪問看護は,第63条第1項各号に掲げる療養に含まれないものとする.

⑬ 前各項に定めるもののほか,指定訪問看護事業者の訪問看護療養費の請求に関して必要な事項は,厚生労働省令で定める.

第89条(指定訪問看護事業者の指定) ① 前条第1項の指定は,厚生労働省令で定めるところにより,訪問看護事業を行う者の申請により,訪問看護事業を行う事業所(以下「訪問看護事業所」という.)ごとに行う.

② 指定訪問看護事業者以外の訪問看護事業を行う者について,介護保険法第41条第1項本文の規定による指定居宅サービス事業者(訪問看護事業を行う者に限る.次項において同じ.)又は同法第53条第1項本文の規定による指定介護予防サービス事業者(訪問看護事業を行う者に限る.次項において同じ.)の指定があったときは,その指定の際,当該訪問看護事業を行う者について,前条第1項の指定があったものとみなす.ただし,当該訪問看護事業を行う者が,厚生労働省令で定めるところにより,別段の申出をしたときは,この限りでない.

③ 介護保険法第70条の2第1項の規定による指定居宅サービス事業者の指定の失効若しくは同法第77条第1項若しくは第115条の35第6項の規定による指定居宅サービス事業者の指定の取消し若しくは効力の停止又は同法第115条の9第1項若しくは第115条の35第6項の規定による指定介護予防サービス事業者の指定の取消し若しくは効力の停止若しくは同法第115条の11において準用する第70条の2第1項の規定による指定介護予防サービス事業者の指定の失効は,前項本文の規定により受けたものとみなされた前条第1項の指定の効力に影響を及ぼさないものとする.

④ 厚生労働大臣は,第1項の申請があった場合において,次の各号のいずれかに該当するときは,前条第1項の指定をしてはならない.

1 申請者が地方公共団体,医療法人,社会福祉法人その他厚生労働大臣が定める者でないとき.

2 当該申請に係る訪問看護事業所の看護師その他の従業者の知識及び技能並びに人員が,第92条第1項の厚生労働省令で定める基準及び同項の厚生労働省令で定める員数を満たしていないとき.

3 申請者が,第92条第2項(第111条第3項及び第149条において準用する場合を含む.)に規定する指定訪問看護の事業の運営に関する基準に従って適正な訪問看護事業の運営をすることができないと認められるとき.

4 申請者が,この法律の規定により指定訪問看護事業者に係る前条第1項の指定を取り消され,その取消しの日から5年を経過しない者であるとき.

5 申請者が,この法律その他国民の保健医療に関する法律で政令で定めるものの規定により罰金の刑に処せられ,その執行を終わり,又は執行を受けることがなくなるまでの者であるとき.

6 申請者が,禁錮以上の刑に処せられ,その執行を終わり,又は執行を受けることがなくなるまでの者であるとき.

7 申請者が,社会保険料について,当該申請をした日の前日までに,社会保険各法又は地方税法の規定に基づく滞納処分を受け,かつ,当該処分を受けた日か

ら正当な理由なく3月以上の期間にわたり,当該処分を受けた日以降に納期限の到来した社会保険料のすべてを引き続き滞納している者であるとき.
8 前各号のほか,申請者が,指定訪問看護事業者として著しく不適当と認められる者であるとき.

第90条(指定訪問看護事業者の責務) ① 指定訪問看護事業者は,第92条第2項に規定する指定訪問看護の事業の運営に関する基準に従い,訪問看護を受ける者の心身の状況等に応じて自ら適切な指定訪問看護を提供するものとする.
② 指定訪問看護事業者は,前項(第111条第3項及び第149条において準用する場合を含む.)の規定によるほか,この法律以外の医療保険各法による被保険者及び被扶養者の指定訪問看護並びに高齢者の医療の確保に関する法律による療養の給付を受けることができる者の指定訪問看護を提供するものとする.

第91条(厚生労働大臣の指導) 指定訪問看護事業者及び当該指定に係る訪問看護事業所の看護師その他の従業者は,指定訪問看護に関し,厚生労働大臣の指導を受けなければならない.

第92条(指定訪問看護の事業の運営に関する基準) ① 指定訪問看護事業者は,当該指定に係る訪問看護事業所ごとに,厚生労働省令で定める基準に従い厚生労働省令で定める員数の看護師その他の従業者を有しなければならない.
② 前項に規定するもののほか,指定訪問看護の事業の運営に関する基準は,厚生労働大臣が定める.
③ 厚生労働大臣は,前項に規定する指定訪問看護の事業の運営に関する基準(指定訪問看護の取扱いに関する部分に限る.)を定めようとするときは,中央社会保険医療協議会に諮問するものとする.

第93条(変更の届出等) 指定訪問看護事業者は,当該指定に係る訪問看護事業所の名称及び所在地その他厚生労働省令で定める事項に変更があったとき,又は当該指定訪問看護の事業を廃止し,休止し,若しくは再開したときは,厚生労働省令で定めるところにより,10日以内に,その旨を厚生労働大臣に届け出なければならない.

第94条(指定訪問看護事業者等の報告等) ① 厚生労働大臣は,訪問看護療養費の支給に関して必要があると認めるときは,指定訪問看護事業者又は指定訪問看護事業所の看護師その他の従業者であった者(以下この項において「指定訪問看護事業者であった者等」という.)に対し報告若しくは帳簿書類の提出若しくは提示を命じ,指定訪問看護事業者若しくは当該指定に係る訪問看護事業所の看護師その他の従業者(指定訪問看護事業者であった者等を含む.)に対し出頭を求め,又は当該職員に関係者に対して質問させ,若しくは当該指定訪問看護事業者の当該指定に係る訪問看護事業所について帳簿書類その他の物件を検査させることができる.
② 第7条の38第2項の規定は前項の規定による質問又は検査について,同条第3項の規定は前項の規定による権限について準用する.

第95条(指定訪問看護事業者の指定の取消し) 厚生労働大臣は,次の各号のいずれかに該当する場合においては,当該指定訪問看護事業者に係る第88条第1項の指定を取り消すことができる.
1 指定訪問看護事業者が,当該指定に係る訪問看護事業所の看護師その他の従業者について,第92条第1項の厚生労働省令で定める基準又は同項の厚生労働省令で定める員数を満たすことができなくなったとき.
2 指定訪問看護事業者が,第92条第2項(第111条第3項及び第149条において準用する場合を含む.)に規定する指定訪問看護の事業の運営に関する基準に従って適正な指定訪問看護の事業の運営をすることができなくなったとき.
3 第88条第6項(第111条第3項及び第149条において準用する場合を含む.)の規定による支払に関する請求について不正があったとき.
4 指定訪問看護事業者が,前条第1項(第111条第3項及び第149条において準用する場合を含む.以下この条において同じ.)の規定により報告若しくは帳簿書類の提出若しくは提示を命ぜられてこれに従わず,又は虚偽の報告をしたとき.
5 指定訪問看護事業者又は当該指定に係る訪問看護事業所の看護師その他の従業者が,前条第1項の規定により出頭を求められてこれに応ぜず,同項の規定による質問に対して答弁せず,若しくは虚偽の答弁をし,又は同項の規定による検査を拒み,妨げ,若しくは忌避したとき(当該指定に係る訪問看護事業所の看護師その他の従業者がその行為をした場合において,その行為を防止するため,当該指定訪問看護事業者が相当の注意及び監督を尽くしたときを除く.).
6 この法律以外の医療保険各法による被保険者若しくは被扶養者の指定訪問看護又は高齢者の医療の確保に関する法律による療養の給付を受けることができる者の指定訪問看護に関し,第2号から前号までのいずれかに相当する事由があったとき.
7 指定訪問看護事業者が,不正の手段により指定訪問看護事業者の指定を受けたとき.
8 指定訪問看護事業者が,この法律その他国民の保健医療に関する法律で政令で定めるものの規定により罰金の刑に処せられ,その執行を終わり,又は執行を受けることがなくなるまでの者に該当するに至ったとき.
9 指定訪問看護事業者が,禁錮以上の刑に処せられ,その執行を終わり,又は執行を受けることがなくなるまでの者に該当するに至ったとき.
10 前各号に掲げる場合のほか,指定訪問看護事業者が,この法律その他国民の保健医療に関する法律で政令で定めるもの又はこれらの法律に基づく命令若しくは処分に違反したとき.

第96条(公示) 厚生労働大臣は,次に掲げる場合には,その旨を公示しなければならない.
1 指定訪問看護事業者の指定をしたとき.
2 第93条の規定による届出(同条の厚生労働省令で定める事項の変更並びに同条に規定する事業の休止及び再開に係るものを除く.)があったとき.
3 前条の規定により指定訪問看護事業者の指定を取り消したとき.

第3款 移送費の支給

第97条 ① 被保険者が療養の給付(保険外併用療養費を含む.)を受けるため,病院又は診療所に移送されたときは,移送費として,厚生労働省令で定めるところにより算定した金額を支給する.
② 前項の移送費は,厚生労働省令で定めるところにより,保険者が必要であると認める場合に限り,支給するものとする.

第4款 補則

**第98条(被保険者が日雇労働者又はその被扶養者と

なった場合)① 被保険者が資格を喪失し、かつ、日雇特例被保険者又はその被扶養者となった場合において、資格を喪失した日前の被保険者の給付、入院時食事療養費に係る療養、入院時生活療養費に係る療養、保険外併用療養費に係る療養、療養費に係る療養若しくは訪問看護療養費に係る療養又は介護保険法の規定による居宅介護サービス費に係る指定居宅サービス(同法第41条第1項に規定する指定居宅サービスをいう。第129条第2項第2号において同じ。)、特例居宅介護サービス費に係る居宅サービス(同法第8条第1項に規定する居宅サービスをいう。第129条第2項第2号及び第135条第1項において同じ。)若しくはこれらに相当するサービス、施設介護サービス費に係る指定施設サービス等(同法第48条第1項に規定する指定施設サービス等をいう。第129条第2項第2号において同じ。)、特例施設介護サービス費に係る施設サービス(同法第8条第23項に規定する施設サービスをいう。第129条第2項第2号及び第135条第1項において同じ。)、介護予防サービス費に係る指定介護予防サービス(同法第53条第1項に規定する指定介護予防サービスをいう。第129条第2項第2号において同じ。)若しくは特例介護予防サービス費に係る介護予防サービス(同法第8条の2第1項に規定する介護予防サービスをいう。第129条第2項第2号及び第135条第1項において同じ。)若しくはこれに相当するサービスのうち、療養に相当するものを受けている者が、当該疾病又は負傷及びこれにより発した疾病につき、当該保険者から療養の給付又は入院時食事療養費、入院時生活療養費、保険外併用療養費、療養費、訪問看護療養費若しくは移送費の支給を受けることができるとき。

② 前項の規定による療養の給付又は入院時食事療養費、入院時生活療養費、保険外併用療養費、療養費、訪問看護療養費若しくは移送費の支給は、次の各号のいずれかに該当するに至ったときは、行わない。
1 当該疾病又は負傷について、次章の規定により療養の給付又は入院時食事療養費、入院時生活療養費、保険外併用療養費、療養費、訪問看護療養費、移送費、家族療養費、家族訪問看護療養費若しくは家族移送費の支給を受けることができるに至ったとき。
2 その者が、被保険者若しくは船員保険法の被保険者若しくはこれらの者の被扶養者、国民健康保険の被保険者又は後期高齢者医療の被保険者等となったとき。
3 被保険者の資格を喪失した日から起算して6月を経過したとき。

③ 第1項の規定による療養の給付又は入院時食事療養費、入院時生活療養費、保険外併用療養費、療養費、訪問看護療養費若しくは移送費の支給は、当該疾病又は負傷について、次章の規定により特別療養費(第145条第6項において準用する第132条の規定により支給される療養費を含む。)又は移送費若しくは家族移送費の支給を受けることができる間は、行わない。

④ 第1項の規定による療養の給付又は入院時食事療養費、入院時生活療養費、保険外併用療養費、療養費若しくは訪問看護療養費若しくは移送費の支給は、当該疾病又は負傷について、介護保険法の規定によりそれぞれの給付に相当する給付を受けることができる場合には、行わない。

第3節 傷病手当金、埋葬料、出産育児一時金及び出産手当金の支給

第99条(傷病手当金) ① 被保険者(任意継続被保険者を除く。第102条において同じ。)が療養のため労務に服することができないときは、その労務に服することができなくなった日から起算して3日を経過した日から労務に服することができない期間、傷病手当金として、1日につき、標準報酬日額(標準報酬月額の30分の1に相当する額(その額に、5円未満の端数があるときはこれを切り捨てるものとし、5円以上10円未満の端数があるときはこれを10円に切り上げるものとする。)をいう。第102条において同じ。)の3分の2に相当する金額(その金額に、50銭未満の端数があるときはこれを切り捨てるものとし、50銭以上1円未満の端数があるときはこれを1円に切り上げるものとする。)を支給する。

② 傷病手当金の支給期間は、同一の疾病又は負傷及びこれにより発した疾病に関しては、その支給を始めた日から起算して1年6月を超えないものとする。

第100条(埋葬料) ① 被保険者が死亡したときは、その者により生計を維持していた者であって、埋葬を行うものに対し、埋葬料として、政令で定める金額を支給する。

② 前項の規定により埋葬料の支給を受けるべき者がない場合においては、埋葬を行った者に対し、同項の金額の範囲内においてその埋葬に要した費用に相当する金額を支給する。

第101条(出産育児一時金) 被保険者が出産したときは、出産育児一時金として、政令で定める金額を支給する。

第102条(出産手当金) 被保険者が出産したときは、出産の日(出産の日が出産の予定日後であるときは、出産の予定日)以前42日(多胎妊娠の場合においては、98日)から出産の日後56日までの間において労務に服さなかった期間、出産手当金として、1日につき、標準報酬日額の3分の2に相当する金額(その金額に、50銭未満の端数があるときはこれを切り捨てるものとし、50銭以上1円未満の端数があるときはこれを1円に切り上げるものとする。)を支給する。

第103条(出産手当金と傷病手当金との調整) ① 出産手当金を支給する場合においては、その期間、傷病手当金は、支給しない。

② 出産手当金を支給すべき場合において傷病手当金が支払われたときは、その支払われた傷病手当金は、出産手当金の内払とみなす。

第104条(傷病手当金又は出産手当金の継続給付) 被保険者の資格を喪失した日(任意継続被保険者の資格を喪失した者にあっては、その資格を取得した日)の前日まで引き続き1年以上被保険者(任意継続被保険者又は共済組合の組合員である被保険者を除く。)であった者(第106条において「1年以上被保険者であった者」という。)であって、その資格を喪失した際に傷病手当金又は出産手当金の支給を受けているものは、被保険者として受けることができるはずであった期間、継続して同一の保険者からその給付を受けることができる。

第105条(資格喪失後の死亡に関する給付) ① 前条の規定により保険給付を受ける者が死亡したとき、同条の規定により保険給付を受けていた者がその給付を受けなくなった日後3月以内に死亡したとき、又はその他の被保険者であった者が被保険者の資格を喪失した日後3月以内に死亡したときは、被保険者であった者により生計を維持していた者であって、埋葬を行うものは、その被保険者の最後の保険者から埋葬料の支給を受けることができる。

② 第100条の規定は、前項の規定により埋葬料の支給を受けるべき者がない場合及び同項の埋葬の金

第106条（資格喪失後の出産育児一時金の給付） 1年以上被保険者であった者が被保険者の資格を喪失した日後6月以内に出産したときは、被保険者として受けることができるはずであった出産育児一時金の支給を最後の保険者から受けることができる。

第107条（船員保険の被保険者となった場合） 前3条の規定にかかわらず、被保険者であった者が船員保険の被保険者となったときは、保険給付は、行わない。

第108条（傷病手当金又は出産手当金と報酬等との調整） ① 疾病にかかり、負傷し、又は出産した場合において報酬の全部又は一部を受けることができる者に対しては、これを受けることができる期間は、傷病手当金又は出産手当金を支給しない。ただし、その受けることができる報酬の額が、傷病手当金又は出産手当金の額より少ないときは、その差額を支給する。

② 傷病手当金の支給を受けるべき者が、その疾病又は負傷及びこれにより発した疾病につき厚生年金保険法による障害厚生年金の支給を受けることができるときは、傷病手当金は、支給しない。ただし、その受けることができる障害厚生年金の額（当該障害厚生年金と同一の支給事由に基づき国民年金法による障害基礎年金の支給を受けることができるときは、当該障害厚生年金及び障害基礎年金の額との合算額）につき厚生労働省令で定めるところにより算定した額が、傷病手当金の額（前項ただし書の場合においては、同項ただし書に規定する報酬の額と同項ただし書に規定する差額との合算額）より少ないときは、その差額（その差額が同項ただし書に規定する差額より多いときは、同項ただし書に規定する差額）を支給する。

③ 傷病手当金の支給を受けるべき者が、同一の疾病又は負傷及びこれにより発した疾病につき厚生年金保険法による障害手当金の支給を受けることができるときは、当該障害手当金の支給を受けることとなった日からその者がその日以後に傷病手当金の支給を受けるとする場合の当該傷病手当金の額（第1項ただし書の場合においては、同項ただし書に規定する報酬の額と同項ただし書に規定する差額との合算額）の合計額が当該障害手当金の額に達するに至る日までの間、傷病手当金は、支給しない。ただし、当該合計額が当該障害手当金の額に達した日において当該合計額が当該障害手当金の額を超えるときは、その差額（その差額が同項ただし書に規定する差額より多いときは、同項ただし書に規定する差額）については、この限りでない。

④ 傷病手当金の支給を受けるべき者（第104条の規定により受けるべき者であって、政令で定める要件に該当しない者に限る。）が、国民年金法、厚生年金保険法、国家公務員共済組合法、地方公務員等共済組合法又は私立学校教職員共済法に基づく老齢又は退職を支給事由とする年金である給付その他の老齢又は退職を支給事由とする年金である給付であって政令で定めるもの（以下この項及び次項において「老齢退職年金給付」という。）の支給を受けることができるときは、傷病手当金は、支給しない。ただし、その受けることができる老齢退職年金給付の額（当該老齢退職年金給付が2以上あるときは、当該2以上の老齢退職年金給付の額）につき厚生労働省令で定めるところにより算定した額が、傷病手当金の額より少ないときは、その差額を支給する。

⑤ 保険者は、前3項の規定により傷病手当金の支給を行うにつき必要があると認めるときは、老齢退職年金給付の支払をする者（次項において「年金保険者」という。）に対し、第2項の障害厚生年金若しくは障害基礎年金、第3項の障害手当金又は前項の老齢退職年金給付の支給状況につき、必要な資料の提供を求めることができる。

⑥ 年金保険者（厚生労働大臣を除く。）は、厚生労働大臣の同意を得て、前項の規定による資料の提供の事務を社会保険庁長官に委託して行わせることができる。

第109条 ① 前条第1項に規定する者が、疾病にかかり、負傷し、又は出産した場合において、その受けることができるはずであった報酬の全部又は一部につき、その全部を受けることができなかったときは傷病手当金又は出産手当金の全額、その一部を受けることができなかった場合においてその受けた額が傷病手当金又は出産手当金の額より少ないときはその額と傷病手当金又は出産手当金との差額を支給する。ただし、同項ただし書の規定により傷病手当金又は出産手当金の一部を受けたときは、その額を支給額から控除する。

② 前項の規定により保険者が支給した金額は、事業主から徴収する。

第4節 家族療養費、家族訪問看護療養費、家族移送費、家族埋葬料及び家族出産育児一時金の支給

第110条（家族療養費） ① 被保険者の被扶養者が保険医療機関等のうち自己の選定するものから療養を受けたときは、被保険者に対し、家族療養費を支給する。

② 家族療養費の額は、第1号に掲げる額（当該療養に食事療養が含まれるときは当該額及び第2号に掲げる額の合算額、当該療養に生活療養が含まれるときは当該額及び第3号に掲げる額の合算額）とする。

1 当該療養（食事療養及び生活療養を除く。）につき算定した費用の額（その額が現に当該療養に要した費用の額を超えるときは、当該現に療養に要した費用の額）に次のイからニまでに掲げる場合の区分に応じ、当該イからニまでに定める割合を乗じて得た額

  イ 被扶養者が6歳に達する日以後の最初の3月31日の翌日以後であって70歳に達する日の属する月以前である場合 100分の70

  ロ 被扶養者が6歳に達する日以後の最初の3月31日以前である場合 100分の80

  ハ 被扶養者（ニに規定する被扶養者を除く。）が70歳に達する日の属する月の翌月以後である場合 100分の80

  ニ 第74条第1項第3号に掲げる場合に該当する被扶養者その他政令で定める被保険者の被扶養者が70歳に達する日の属する月の翌月以後である場合 100分の70

2 当該食事療養につき算定した費用の額（その額が現に当該食事療養に要した費用の額を超えるときは、当該現に食事療養に要した費用の額）から食事療養標準負担額を控除した額

3 当該生活療養につき算定した費用の額（その額が現に当該生活療養に要した費用の額を超えるときは、当該現に生活療養に要した費用の額）から生活療養標準負担額を控除した額

③ 前項第1号の療養についての費用の額の算定に関しては、保険医療機関等から療養（評価療養及び選定療養を除く。）を受ける場合にあっては第76条第2

項の費用の額の算定,保険医療機関等から評価療養又は選定療養を受ける場合にあっては第86条第2項第1号の費用の額の算定,前項第2号の食事療養についての費用の額の算定に関しては,第85条第2項の費用の額の算定,前項第3号の生活療養についての費用の額の算定に関しては,第85条の2第2項の費用の額の算定の例による.

④ 被扶養者が第63条第3項第1号又は第2号に掲げる病院若しくは診療所又は薬局から療養を受けたときは,保険者は,その被扶養者が当該病院若しくは診療所又は薬局に支払うべき療養に要した費用について,家族療養費として被保険者に対し支払うべき額の限度において,被保険者に代わり,当該病院若しくは診療所又は薬局に支払うことができる.

⑤ 前項の規定による支払があったときは,被保険者に対し家族療養費の支給があったものとみなす.

⑥ 被扶養者が第63条第3項第3号に掲げる病院若しくは診療所又は薬局から療養を受けた場合において,保険者がその被扶養者の支払うべき療養に要した費用のうち家族療養費として被保険者に支払うべき額に相当する額の支払を免除したときは,被保険者に対し家族療養費の支給があったものとみなす.

⑦ 第63条,第64条,第70条第1項,第72条第1項,第73条,第76条第3項から第6項まで,第78条,第84条第1項,第85条第8項,第87条及び第98条の規定は,家族療養費の支給及び被扶養者の療養について準用する.

⑧ 第75条の規定は,第4項の場合において療養につき第3項の規定により算定した費用の額(その額が現に療養に要した費用の額を超えるときは,当該現に療養に要した費用の額)から当該療養に要した費用について家族療養費として支給される額に相当する額を控除した額の支払について準用する.

第110条の2(家族療養費の額の特例) ① 保険者は,第75条の2第1項に規定する被扶養者に係る家族療養費の支給について,前条第2項第1号イからニまでに定める割合を,それぞれの割合を超え100分の100以下の範囲内において保険者が定めた割合とする措置を採ることができる.

② 前項に規定する被扶養者に係る前条第4項の規定の適用については,同項中「家族療養費として被保険者に対し支払うべき額」とあるのは,「当該療養につき算定した費用の額(その額が現に当該療養に要した費用の額を超えるときは,当該現に療養に要した費用の額)」とする.この場合において,保険者は,当該支払らた額から家族療養費として被保険者に対し支払うべき額を控除した額を当該被扶養者に係る被保険者から直接に徴収することとし,その徴収を猶予することができる.

第111条(家族訪問看護療養費) ① 被保険者の被扶養者が指定訪問看護事業者から指定訪問看護を受けたときは,被保険者に対し,その指定訪問看護に要した費用について,家族訪問看護療養費を支給する.

② 家族訪問看護療養費の額は,当該指定訪問看護につき第88条第4項の厚生労働大臣の定めの例により算定した費用の額に第110条第2項第1号イからニまでに掲げる場合の区分に応じ,同号イからニまでに定める割合を乗じて得た額(家族療養費の支給について前条第1項又は第2項の規定が適用されるべきときは,当該規定が適用されたものとした場合の額)とする.

③ 第88条第2項,第3項,第6項から第11項まで及び第13項,第90条第1項,第91条,第92条第2項及び第3項,第94条並びに第98条の規定は,家族訪問看護療養費の支給及び被扶養者の指定訪問看護について準用する.

第112条(家族移送費) ① 被保険者の被扶養者が家族療養費に係る療養を受けるため,病院又は診療所に移送されたときは,家族移送費として,被保険者に対し,第97条第1項の厚生労働省令で定めるところにより算定した金額を支給する.

② 第97条第2項及び第98条の規定は,家族移送費の支給について準用する.

第113条(家族埋葬料) 被保険者の被扶養者が死亡したときは,家族埋葬料として,被保険者に対し,第100条第1項の政令で定める金額を支給する.

第114条(家族出産育児一時金) 被保険者の被扶養者が出産したときは,家族出産育児一時金として,被保険者に対し,第101条の政令で定める金額を支給する.

第5節 高額療養費及び高額介護合算療養費の支給

第115条(高額療養費) ① 療養の給付について支払われた一部負担金の額又は療養(食事療養及び生活療養を除く.次項において同じ.)に要した費用の額からその療養に要した費用につき保険外併用療養費,療養費,訪問看護療養費,家族訪問看護療養費として支給される額に相当する額を控除した額(次条第1項において「一部負担金等の額」という.)が著しく高額であるときは,その療養の給付又はその保険外併用療養費,療養費,訪問看護療養費,家族療養費若しくは家族訪問看護療養費の支給を受けた者に対し,高額療養費を支給する.

② 高額療養費の支給要件,支給額その他高額療養費の支給に関して必要な事項は,療養に必要な費用の負担の家計に与える影響及び療養に要した費用の額を考慮して,政令で定める.

第115条の2(高額介護合算療養費) ① 一部負担金等の額(前条第1項の高額療養費が支給される場合にあっては,当該支給額に相当する額を控除して得た額)並びに介護保険法第51条第1項に規定する介護サービス利用者負担額(同項の高額介護サービス費が支給される場合にあっては,当該支給額を控除して得た額)及び同法第61条第1項に規定する介護予防サービス利用者負担額(同項の高額介護予防サービス費が支給される場合にあっては,当該支給額を控除して得た額)の合計額が著しく高額であるときは,当該一部負担金等に係る療養の給付又は保険外併用療養費,療養費,訪問看護療養費,家族療養費若しくは家族訪問看護療養費の支給を受けた者に対し,高額介護合算療養費を支給する.

② 前条第2項の規定は,高額介護合算療養費の支給について準用する.

第6節 保険給付の制限

第116条 被保険者又は被保険者であった者が,自己の故意の犯罪行為により,又は故意に給付事由を生じさせたときは,当該給付事由に係る保険給付は,行わない.

第117条 被保険者が闘争,泥酔又は著しい不行跡によって給付事由を生じさせたときは,当該給付事由に係る保険給付は,その全部又は一部を行わないことができる.

第118条 ① 被保険者又は被保険者であった者が,次の各号のいずれかに該当する場合には,疾病,負傷又は出産につき,その期間に係る保険給付(傷病手当金

及び出産手当金の支給にあっては,厚生労働省令で定める場合に限る.)は,行わない.
1 少年院その他これに準ずる施設に収容されたとき.
2 刑事施設,労役場その他これらに準ずる施設に拘禁されたとき.
② 保険者は,被保険者又は被保険者であった者が前項各号のいずれかに該当する場合であっても,被扶養者に係る保険給付を行うことを妨げない.

第119条 保険者は,被保険者又は被保険者であった者が,正当な理由なしに療養に関する指示に従わないときは,保険給付の一部を行わないことができる.

第120条 保険者は,偽りその他不正の行為により保険給付を受け,又は受けようとした者に対して,6月以内の期間を定め,その者に支給すべき傷病手当金又は出産手当金の全部又は一部を支給しない旨の決定をすることができる.ただし,偽りその他不正の行為があった日から1年を経過したときは,この限りでない.

第121条 保険者は,保険給付を受ける者が,正当な理由なしに,第59条の規定による命令に従わず,又は答弁若しくは受診を拒んだときは,保険給付の全部又は一部を行わないことができる.

第122条 第116条,第117条,第118条第1項及び第119条の規定は,被保険者の被扶養者について準用する.この場合において,これらの規定中「保険給付」とあるのは,「当該被扶養者に係る保険給付」と読み替えるものとする.

第5章 日雇特例被保険者に関する特例

第1節 日雇特例被保険者の保険の保険者

第123条 ① 日雇特例被保険者の保険の保険者は,協会とする.
② 日雇特例被保険者の保険の保険者の業務のうち,日雇特例被保険者手帳の交付,日雇特例被保険者に係る保険料の徴収及び日雇拠出金の徴収並びにこれらに附帯する業務は,厚生労働大臣が行う.

第2節 標準賃金日額等

第124条(標準賃金日額) ① 標準賃金日額は,日雇特例被保険者の賃金日額に基づき,次の等級区分(次項の規定により等級区分の改定が行われたときは,改定後の等級区分)による.

標準賃金日額等級	標準賃金日額	賃金日額
第1級	3,000円	3,500円未満
第2級	4,400円	3,500円以上 5,000円未満
第3級	5,750円	5,000円以上 6,500円未満
第4級	7,250円	6,500円以上 8,000円未満
第5級	8,750円	8,000円以上 9,500円未満
第6級	10,750円	9,500円以上 12,000円未満
第7級	13,250円	12,000円以上 14,500円未満
第8級	15,750円	14,500円以上 17,000円未満
第9級	18,250円	17,000円以上 19,500円未満
第10級	21,250円	419,500円以上 23,000円未満
第11級	24,750円	23,000円以上

② 1の年度における標準賃金日額等級の最高等級に対応する標準賃金日額に係る保険料の延べ納付日数の当該年度における日雇特例被保険者に関する保険料の総延べ納付日数に占める割合が100分の3を超える場合において,その状態が継続すると認められるときは,翌年度の9月1日から,政令で,当該最高等級の上に更に等級を加える標準賃金日額の等級区分の改定を行うことができる.ただし,当該1の年度において,改定後の標準賃金日額等級の最高等級に対応する標準賃金日額に係る保険料の延べ納付日数の日雇特例被保険者に関する保険料の総延べ納付日数に占める割合が100分の1を下回ってはならない.
③ 第40条第3項の規定は,前項の政令の制定又は改正について準用する.

第125条(賃金日額) ① 賃金日額は,次の各号によって算定する.
1 賃金が日又は時間によって定められる場合,1日における出来高によって定められる場合その他日雇特例被保険者が使用された日の賃金を算出することができる場合には,その額
2 賃金が2日以上の期間における出来高によって定められる場合その他日雇特例被保険者が使用された日の賃金を算出することができない場合(次号に該当する場合を除く.)には,当該事業所において同様の業務に従事し同様の賃金を受ける者のその前日(その前日において同様の業務に従事し同様の賃金を受ける者がなかったときは,これに該当する者のあったその日に限る)における賃金日額の平均額
3 賃金が2日以上の期間によって定められる場合には,その額をその期間の総日数(月の場合は,1月を30日として計算する.)で除して得た額
4 前3号の規定により算定することができないものについては,その地方において同様の業務に従事し同様の賃金を受ける者が1日において受ける賃金の額
5 前各号のうち2以上に該当する賃金を受ける場合には,それぞれの賃金につき,前各号によって算定した額の合算額
6 1日において2以上の事業所に使用される場合には,初めに使用される事業所から受ける賃金につき,前各号によって算定した額
② 前項の場合において,賃金のうち通貨以外のもので支払われるものについては,その価額は,その地方の時価により,厚生労働大臣が定める.

第126条(日雇特例被保険者手帳) ① 日雇労働者は,日雇特例被保険者となったときは,日雇特例被保険者となった日から起算して5日以内に,社会保険庁長官に日雇特例被保険者手帳の交付を申請しなければならない.ただし,既に日雇特例被保険者手帳の交付を受け,これを所持している場合において,その日雇特例被保険者手帳に健康保険印紙をはり付けるべき余白があるときは,この限りでない.
② 厚生労働大臣は,前項の申請があったときは,日雇特例被保険者手帳を交付しなければならない.
③ 日雇特例被保険者手帳の交付を受けた者は,その日雇特例被保険者手帳に健康保険印紙をはり付けるべき余白の残存する期間内に日雇特例被保険者となる見込みがないことが明らかになったとき,又は第3条第2項ただし書の規定による承認を受けたときは,厚生労働大臣に日雇特例被保険者手帳を返納し

なければならない．
④ 日雇特例被保険者手帳の様式，交付及び返納その他日雇特例被保険者手帳に関して必要な事項は，厚生労働省令で定める．

第3節　日雇特例被保険者に係る保険給付

第127条（保険給付の種類） 日雇特例被保険者（日雇特例被保険者であった者を含む．以下この節において同じ．）に係るこの法律による保険給付は，次のとおりとする．
1　療養の給付並びに入院時食事療養費，入院時生活療養費，保険外併用療養費，療養費，訪問看護療養費及び移送費の支給
2　傷病手当金の支給
3　埋葬料の支給
4　出産育児一時金の支給
5　出産手当金の支給
6　家族療養費，家族訪問看護療養費及び家族移送費の支給
7　家族埋葬料の支給
8　家族出産育児一時金の支給
9　特別療養費の支給
10　高額療養費及び高額介護合算療養費の支給

第128条（他の医療保険による給付等との調整） ① 日雇特例被保険者に係る療養の給付又は入院時食事療養費，入院時生活療養費，保険外併用療養費，訪問看護療養費，移送費，傷病手当金，埋葬料，出産育児一時金若しくは出産手当金の支給は，同一の疾病，負傷，死亡又は出産について，前章の規定，この法律以外の医療保険各法（国民健康保険法を除く．以下この条において同じ．）の規定若しくは第55条第1項に規定する法令の規定又は介護保険法の規定によりこれらに相当する給付を受けることができる場合には，行わない．

② 日雇特例被保険者に係る療養の給付又は入院時食事療養費，入院時生活療養費，保険外併用療養費，療養費，訪問看護療養費，移送費，埋葬料若しくは出産育児一時金の支給は，同一の疾病，負傷，死亡又は出産について，前章の規定又はこの法律以外の医療保険各法の規定によりこの章の規定による家族療養費（第140条第2項において準用する第132条の規定により支給される療養費を含む．次項において同じ．），家族訪問看護療養費，家族移送費，家族埋葬料又は家族出産育児一時金の支給に相当する給付を受けたときは，その限度において，行わない．

③ 日雇特例被保険者に係る家族療養費，家族訪問看護療養費，家族移送費，家族埋葬料又は家族出産育児一時金の支給は，同一の疾病，負傷，死亡又は出産について，前章の規定若しくはこの法律以外の医療保険各法の規定又は介護保険法の規定によりこれらに相当する給付又はこの章の規定による療養の給付若しくは入院時食事療養費，入院時生活療養費，保険外併用療養費，療養費，訪問看護療養費，移送費，埋葬料若しくは出産育児一時金の支給に相当する給付を受けることができる場合には，行わない．

④ 特別療養費（第145条第6項において準用する第132条の規定により支給される療養費を含む．）の支給は，同一の疾病又は負傷について，前章の規定，この法律以外の医療保険各法の規定若しくは第55条第1項に規定する法令の規定又は介護保険法の規定によりこの章の規定による療養の給付若しくは入院時食事療養費，入院時生活療養費，保険外併用療養費，療養費，訪問看護療養費，家族療養費若しくは家族訪問看護療養費の支給に相当する給付を受けることができる場合には，行わない．

⑤ 日雇特例被保険者に係る療養の給付又は入院時食事療養費，入院時生活療養費，保険外併用療養費，療養費，訪問看護療養費，移送費，家族療養費，家族訪問看護療養費，家族移送費若しくは特別療養費の支給は，同一の疾病又は負傷について，他の法令の規定により国又は地方公共団体の負担で療養又は療養費の支給を受けたときは，その限度において，行わない．

第129条（療養の給付） ① 日雇特例被保険者の疾病又は負傷に関しては，第63条第1項各号に掲げる療養の給付を行う．

② 日雇特例被保険者が療養の給付を受けるには，これを受ける日において次の各号のいずれかに該当していなければならない．ただし，第2号に該当する場合においては，第1号に該当したことにより療養の給付を受けた疾病又は負傷及びこれにより発した疾病以外の疾病又は負傷については，療養の給付を行わない．
1　当該日の属する月の前2月間に通算して26日分以上又は当該日の属する月の前6月間に通算して78日分以上の保険料が，その日雇特例被保険者について，納付されていること．
2　前号に該当することにより当該疾病（その原因となった疾病又は負傷を含む．以下この項において同じ．）又は負傷につき受けた療養の給付の開始の日（その開始の日前に当該疾病又は負傷につき特別療養費（第145条第6項において準用する第132条の規定により支給される療養費を含む．以下この号において同じ．）の支給又は介護保険法の規定による居宅介護サービス費の支給（その支給のうち療養に相当する指定居宅サービスに係るものに限る．以下この号，第135条第4項及び第145条第1項において同じ．），特例居宅介護サービス費の支給（その支給のうち療養に相当する居宅サービス又はこれに相当するサービスに係るものに限る．以下この号，第135条第4項及び第145条第1項において同じ．），施設介護サービス費の支給（その支給のうち療養に相当する指定施設サービス等に係るものに限る．以下この号，第135条第4項及び第145条第1項において同じ．），特例施設介護サービス費の支給（その支給のうち療養に相当する施設サービスに係るものに限る．以下この号，第135条第4項及び第145条第1項において同じ．），介護予防サービス費の支給（その支給のうち療養に相当する指定介護予防サービスに係るものに限る．以下この号，第135条第4項及び第145条第1項において同じ．）若しくは特例介護予防サービス費の支給（その支給のうち療養に相当する介護予防サービス又はこれに相当するサービスに係るものに限る．以下この号，第135条第4項及び第145条第1項において同じ．）が行われたときは，特別療養費の支給又は介護保険法の規定による居宅介護サービス費の支給，特例居宅介護サービス費の支給，施設介護サービス費の支給，特例施設介護サービス費の支給，介護予防サービス費の支給若しくは特例介護予防サービス費の支給の開始の日）から1年（厚生労働大臣が指定する疾病に関しては，5年）を経過していないこと（前号に該当する場合を除く．）．

3　保険者は，日雇特例被保険者が，前項第1号に該当することを，日雇特例被保険者手帳によって証明して申請したときは，これを確認したことを表示した受給資格者票を発行し，又は既に発行した受給資格

者票にこれを確認したことを表示しなければならない.

4 日雇特例被保険者が第63条第1項各号に掲げる療養の給付を受けようとするときは,受給資格者票を同条第3項第1号又は第2号に掲げるもののうち自己の選定するものに提出して,そのものから受けるものとする.

5 前項の受給資格者票は,第3項の規定による確認を受けたものでなければならず,かつ,その確認によって,当該疾病又は負傷につき第2項に規定する受給要件が満たされていることが証明されるものでなければならない.

6 受給資格者票の様式,第3項の規定による確認その他受給資格者票に関して必要な事項は,厚生労働省令で定める.

第130条(入院時食事療養費)① 日雇特例被保険者(療養病床への入院及びその療養に伴う世話その他の看護である療養を受ける際,65歳に達する日の属する月の翌月以後である者(次条第1項において「特定長期入院日雇特例被保険者」という.)を除く.)が第63条第3項第1号又は第2号に掲げる病院又は診療所のうち自己の選定するものに受給資格者票を提出して,そのものから同条第1項第5号に掲げる療養の給付と併せて受けた食事療養に要した費用について,入院時食事療養費を支給する.

② 前条第2項,第4項及び第5項の規定は,入院時食事療養費の支給について準用する.

第130条の2(入院時生活療養費)① 特定長期入院日雇特例被保険者が第63条第3項第1号又は第2号に掲げる病院又は診療所のうち自己の選定するものに受給資格者票を提出して,そのものから同条第1項第5号に掲げる療養の給付と併せて受けた生活療養に要した費用について,入院時生活療養費を支給する.

② 第129条第2項,第4項及び第5項の規定は,入院時生活療養費の支給について準用する.

第131条(保険外併用療養費)① 日雇特例被保険者が受給資格者票を提出して,第63条第3項第1号又は第2号に掲げる病院若しくは診療所又は薬局のうち自己の選定するものから,評価療養又は選定療養を受けたときは,その療養に要した費用について,保険外併用療養費を支給する.

② 第129条第2項,第4項及び第5項の規定は,保険外併用療養費の支給について準用する.

第132条(療養費)① 保険者は,療養の給付若しくは入院時食事療養費,入院時生活療養費若しくは保険外併用療養費の支給(以下この項において「療養の給付等」という.)を行うことが困難であると認めるとき,又は日雇特例被保険者が第63条第3項第1号若しくは第2号に掲げる病院若しくは診療所若しくは薬局以外の病院,診療所,薬局その他の者から診療,薬剤の支給若しくは手当を受けた場合において,保険者がやむを得ないものと認めるときは,療養の給付等に代えて,療養費を支給することができる.

② 日雇特例被保険者が,第129条第3項に規定する確認を受けないで,第63条第3項第1号又は第2号に掲げる病院若しくは診療所又は薬局から診療又は薬剤の支給を受けた場合において,その確認を受けなかったことを緊急やむを得ない理由によるものと認めるときも,前項と同様とする.

第133条(訪問看護療養費)① 日雇特例被保険者が指定訪問看護事業者のうち自己の選定するものに受給資格者票を提出して,指定訪問看護を受けたときは,その指定訪問看護に要した費用について,訪問看護療養費を支給する.

② 第129条第2項及び第5項の規定は,訪問看護療養費の支給について準用する.

第134条(移送費)日雇特例被保険者が療養の給付(保険外併用療養費に係る療養及び特別療養費に係る療養を含む.)を受けるため,病院又は診療所に移送されたときは,移送費として,第97条第1項の厚生労働省令で定めるところにより算定した金額を支給する.

第135条(傷病手当金)① 日雇特例被保険者が療養の給付(保険外併用療養費,療養費及び訪問看護療養費の支給並びに介護保険法の規定による居宅介護サービス費,特例居宅介護サービス費,施設介護サービス費及び特例介護予防サービス費の支給(これらの支給のうち療養に相当する居宅サービス若しくはこれに相当するサービス,施設サービス又は介護予防サービス若しくはこれに相当するサービスに係るものに限る.)であって,第129条第3項の受給資格者票(同条第5項の規定に該当するものに限る.)を有する者に対して行われるものを含む.次項及び次条において同じ.)を受けている場合において,その療養(居宅サービス及びこれに相当するサービス並びに施設サービス並びに介護予防サービス及びこれに相当するサービスのうち,療養に相当するものを含む.)のため労務に服することができないときは,その労務に服することができなくなった日から起算して3日を経過した日から労務に服することができない期間,傷病手当金を支給する.

② 傷病手当金の額は,次の各号に掲げる場合の区分に応じ,1日につき,当該各号に定める金額とする.ただし,次の各号のいずれにも該当するときは,いずれか高い金額とする.

1 当該日雇特例被保険者について,その者が初めて当該療養の給付を受けた日の属する月の前2月間に通算して26日分以上の保険料が納付されている場合 当該期間において保険料が納付された日に係るその者の標準賃金日額の各月ごとの合算額のうち最大のものの45分の1に相当する金額

2 当該日雇特例被保険者について,その者が初めて当該療養の給付を受けた日の属する月の前6月間に通算して78日分以上の保険料が納付されている場合 当該期間において保険料が納付された日に係るその者の標準賃金日額の各月ごとの合算額のうち最大のものの45分の1に相当する金額

3 日雇特例被保険者に係る傷病手当金の支給期間は,同一の疾病又は負傷及びこれにより発した疾病に関しては,その支給を始めた日から起算して6月(厚生労働大臣が指定する疾病に関しては,1年6月)を超えないものとする.

4 日雇特例被保険者が,その疾病又は負傷について,第128条の規定により療養の給付若しくは保険外併用療養費,療養費若しくは訪問看護療養費の支給の全部を受けることができない場合又は介護保険法第20条の規定により同法の規定による居宅介護サービス費の支給,特例居宅介護サービス費の支給,施設介護サービス費の支給,特例施設介護サービス費の支給,介護予防サービス費の支給若しくは特例介護予防サービス費の支給(これらの給付のうち第129条第3項の受給資格者票(同条第5項の規定に該当するものに限る.)を有する者に対して行われるものに限る.以下この項において同じ.)の全部

を受けることができない場合においては、療養の給付若しくは保険外併用療養費、療養費若しくは訪問看護療養費の支給又は介護保険法の規定による居宅介護サービス費の支給、特例居宅介護サービス費の支給、施設介護サービス費の支給、特例施設介護サービス費の支給、介護予防サービス費の支給若しくは特例介護予防サービス費の支給に相当する当該給付又は当該療養若しくは療養費の支給をこの章の規定による療養の給付若しくは保険外併用療養費、療養費若しくは訪問看護療養費の支給又は介護保険法の規定による居宅介護サービス費の支給、特例居宅介護サービス費の支給、施設介護サービス費の支給、特例施設介護サービス費の支給、介護予防サービス費の支給若しくは特例介護予防サービス費の支給とみなして、第1項及び第2項の規定を適用する.

第136条（埋葬料） ① 日雇特例被保険者が死亡した場合において、その死亡の日の属する月の前2月間に通算して26日分以上若しくは当該月の前6月間に通算して78日分以上の保険料がその者について納付されているとき、その死亡の際その者が療養の給付若しくは保険外併用療養費、療養費若しくは訪問看護療養費の支給を受けていたとき、又はその死亡が療養の給付若しくは保険外併用療養費、療養費若しくは訪問看護療養費の支給を受けなくなった日後3月以内であったときは、その者により生計を維持していた者であって、埋葬を行うものに対し、第100条第1項の政令で定める金額の埋葬料を支給する.

② 前項の規定により埋葬料の支給を受けるべき者がない場合においては、埋葬を行った者に対し、同項の埋葬料の金額の範囲内においてその埋葬に要した費用に相当する金額を支給する.

第137条（出産育児一時金） 日雇特例被保険者が出産した場合において、その出産の日の属する月の前4月間に通算して26日分以上の保険料がその者について納付されているときは、出産育児一時金として、第101条の政令で定める金額を支給する.

第138条（出産手当金） ① 出産育児一時金の支給を受けることができる日雇特例被保険者には、出産の日（出産の日が出産の予定日後であるときは、出産の予定日）以前42日（多胎妊娠の場合においては、98日）から出産の日後56日までの間において労務に服さなかった期間、出産手当金を支給する.

② 出産手当金の額は、1日につき、出産の日の属する月の前4月間の保険料が納付された日に係る当該日雇特例被保険者の標準賃金日額の各月ごとの合算額のうち最大のものの45分の1に相当する金額とする.

第139条（出産手当金と傷病手当金との調整） 日雇特例被保険者に対し出産手当金を支給する場合においては、その期間、その者に対し、傷病手当金は支給しない。ただし、傷病手当金の額が出産手当金の額を超えるときは、その超える部分については、この限りでない.

第140条（家族療養費） ① 日雇特例被保険者の被扶養者が受給資格者票を第63条第3項第1号又は第2号に掲げる病院若しくは診療所又は薬局のうち自己の選定するものに提出して、そのものから療養を受けたときは、日雇特例被保険者に対し、その療養に要した費用について、家族療養費を支給する.

② 第129条第2項、第4項及び第5項並びに第132条の規定は、家族療養費の支給について準用する.

③ 第87条第2項及び第3項の規定は、前項において準用する第132条第1項又は第2項の規定により支給する療養費の額の算定について準用する.

第141条（家族訪問看護療養費） ① 日雇特例被保険者の被扶養者が指定訪問看護事業者のうち自己の選定するものに受給資格者票を提出して、指定訪問看護を受けたときは、日雇特例被保険者に対し、その指定訪問看護に要した費用について、家族訪問看護療養費を支給する.

② 第129条第2項及び第5項の規定は、家族訪問看護療養費の支給について準用する.

第142条（家族移送費） 日雇特例被保険者の被扶養者が家族療養費に係る療養（特別療養費に係る療養を含む。）を受けるため、病院又は診療所に移送されたときは、家族移送費として、日雇特例被保険者に対し、第97条第1項の厚生労働省令で定めるところにより算定した金額を支給する.

第143条（家族埋葬料） ① 日雇特例被保険者の被扶養者が死亡したときは、日雇特例被保険者に対し、家族埋葬料を支給する.

② 日雇特例被保険者が家族埋葬料の支給を受けるには、死亡の日の属する月の前2月間に通算して26日分以上又は当該月の前6月間に通算して78日分以上の保険料が、その日雇特例被保険者について、納付されていなければならない.

③ 家族埋葬料の額は、第113条の政令で定める金額とする.

第144条（家族出産育児一時金） ① 日雇特例被保険者の被扶養者が出産したときは、日雇特例被保険者に対し、家族出産育児一時金を支給する.

② 日雇特例被保険者が家族出産育児一時金の支給を受けるには、出産の日の属する月の前2月間に通算して26日分以上又は当該月の前6月間に通算して78日分以上の保険料が、その日雇特例被保険者について、納付されていなければならない.

③ 家族出産育児一時金の額は、第101条の政令で定める金額とする.

第145条（特別療養費） ① 次の各号のいずれかに該当する日雇特例被保険者でその該当するに至った日の属する月の初日から起算して3月（月の初日に該当するに至った者については、2月。第5項において同じ。）を経過しないもの又はその被扶養者が、特別療養費受領票を第63条第3項第1号若しくは第2号に掲げる病院若しくは診療所若しくは薬局のうち自己の選定するものに提出して、そのものから療養を受けたとき、又は特別療養費受領票を指定訪問看護事業者のうち自己の選定するものに提出して、そのものから指定訪問看護を受けたときは、日雇特例被保険者に対し、その療養又は指定訪問看護に要した費用について、特別療養費を支給する。ただし、当該疾病又は負傷につき、療養の給付若しくは入院時食事療養費、入院時生活療養費、保険外併用療養費、療養費、訪問看護療養費、家族療養費若しくは家族訪問看護療養費の支給又は介護保険法の規定による居宅介護サービス費の支給、特例居宅介護サービス費の支給、施設介護サービス費の支給、特例施設介護サービス費の支給、介護予防サービス費の支給若しくは特例介護予防サービス費の支給を受けることができるときは、この限りでない.

1 初めて日雇特例被保険者手帳の交付を受けた者
2 1月間若しくは継続する2月間に通算して26日分以上又は継続する3月若しくは6月間に通算して78日分以上の保険料が納付されるに至った月において日雇特例被保険者手帳に健康保険印紙をはり付

けるべき余白がなくなり,又はその月の翌月中に第126条第3項の規定により日雇特例被保険者手帳を返納した後,初めて日雇特例被保険者手帳の交付を受けた者

3 前に交付を受けた日雇特例被保険者手帳(前に2回以上にわたり日雇特例被保険者手帳の交付を受けたことがある場合においては,最後に交付を受けた日雇特例被保険者手帳)に健康保険印紙をはり付けるべき余白がなくなった日又は第126条第3項の規定によりその日雇特例被保険者手帳を返納した日から起算して1年以上を経過した後に日雇特例被保険者手帳の交付を受けた者

② 特別療養費の額は,第63条第3項第1号又は第2号に掲げる病院若しくは診療所又は薬局から受けた療養については第1号に掲げる額(当該療養に食事療養が含まれるときは当該額及び第2号に掲げる額の合算額,当該療養に生活療養が含まれるときは当該額及び第3号に掲げる額の合算額)とし,指定訪問看護事業者から受けた指定訪問看護については第4号に掲げる額とする.

1 当該療養(食事療養及び生活療養を除く.)につき算定された費用の額(その額が,現に当該療養に要した費用の額を超えるときは,当該現に療養に要した費用の額)の100分の70に相当する額

2 当該食事療養につき算定された費用の額(その額が,現に当該食事療養に要した費用の額を超えるときは,当該現に食事療養に要した費用の額)から食事療養標準負担額を控除した額

3 当該生活療養につき算定された費用の額(その額が,現に当該生活療養に要した費用の額を超えるときは,当該現に生活療養に要した費用の額)から生活療養標準負担額を控除した額

4 当該指定訪問看護につき算定された費用の額の100分の70に相当する額

③ 第1項の療養又は指定訪問看護を受ける者が6歳に達する日以後の最初の3月31日以前である場合における前項の規定の適用については,同項第1号及び第4号中「100分の70」とあるのは,「100分の80」とする.

④ 第1項の療養又は指定訪問看護を受ける者(第149条において準用する第74条第1項第3号に掲げる場合に該当する被保険者又は政令で定める被保険者の被扶養者を除く.)が70歳に達する日の属する月の翌月以後である場合における第2項の規定の適用については,同項第1号及び第4号中「100分の70」とあるのは,「100分の80」とする.

⑤ 特別療養費受給票は,第1項各号のいずれかに該当する日雇特例被保険者でその該当するに至った日の属する月の初日から起算して3月を経過していないものの申請により,保険者が交付する.

⑥ 第132条の規定は,特別療養費の支給について準用する.この場合において,同条第2項中「第129条第3項に規定する確認」及び「その確認」とあるのは,「特別療養費受給票の交付」と読み替えるものとする.

⑦ 第87条第2項及び第3項の規定は,前項において準用する第132条第1項又は第2項の規定により支給する療養費の額の算定について準用する.

⑧ 特別療養費受給票の様式及び交付その他特別療養費受給票に関して必要な事項は,厚生労働省令で定める.

第146条 特別療養費の支給は,日雇特例被保険者が第3条第2項ただし書の承認を受けたときは,その承認により日雇特例被保険者とならないこととなった日以後,又は第126条第3項の規定により日雇特例被保険者手帳を返納したときは,返納の日の翌日以後は,行わない.

第147条(高額療養費) 日雇特例被保険者に係る療養の給付について支払われた一部負担金の額又は日雇特例被保険者若しくはその被扶養者の療養(食事療養及び生活療養を除く.)に要した費用の額からその療養に要した費用につき保険外併用療養費,療養費,訪問看護療養費,家族療養費,家族訪問看護療養費若しくは特別療養費として支給される額に相当する額を控除した額(次条において「日雇特例被保険者に係る一部負担金等の額」という.)が著しく高額であるときは,その療養の給付又は保険外併用療養費,療養費,訪問看護療養費,家族療養費,家族訪問看護療養費若しくは特別療養費の支給を受けた日雇特例被保険者に対し,高額療養費を支給する.

第147条の2(高額介護合算療養費) 日雇特例被保険者に係る一部負担金等の額(前条の高額療養費が支給される場合にあっては,当該支給額に相当する額を控除して得た額)並びに介護保険法第51条第1項に規定する介護サービス利用者負担額(同項の高額介護サービス費が支給される場合にあっては,当該支給額を控除して得た額)及び同法第61条第1項に規定する介護予防サービス利用者負担額(同項の高額介護予防サービス費が支給される場合にあっては,当該支給額を控除して得た額)の合計額が著しく高額であるときは,当該一部負担金等の額に係る療養の給付又は保険外併用療養費,療養費,訪問看護療養費,家族療養費,家族訪問看護療養費若しくは特別療養費の支給を受けた日雇特例被保険者に対し,高額介護合算療養費を支給する.

第148条(受給方法) 日雇特例被保険者に係る入院時食事療養費,入院時生活療養費,保険外併用療養費,療養費,訪問看護療養費,移送費,傷病手当金,埋葬料,出産育児一時金,出産手当金,家族療養費,家族訪問看護療養費,家族移送費,家族埋葬料,家族出産育児一時金又は特別療養費の支給を受けようとする者は,厚生労働省令で定めるところにより,受給要件を備えることを証明できる日雇特例被保険者手帳又は受給資格者票及びその他の書類を添えて,申請しなければならない.

第149条(準用) 次の表の上欄に掲げる規定は,それぞれ同表の下欄に掲げる日雇特例被保険者に係る事項について準用する.

第56条から第62条まで	保険給付
第63条第2項及び第4項,第64条,第70条第1項,第72条第1項,第73条,第76条第3項から第6項まで,第78条並びに第84条第1項[下線部(削除),「及び」に改める]	療養の給付並びに入院時食事療養費,入院時生活療養費,保険外併用療養費,家族療養費及び特別療養費の支給
第74条,第75条,第75条の2,第76条第1項及び第2項並びに第84条第2項	療養の給付
第77条	療養の給付及び保険外併用療養費の支給
第85条第2項及び第4	入院時食事療養費の支

項	給
第85条第5項及び第6項	入院時食事療養費, 入院時生活療養費, 保険外併用療養費の支給
第85条第8項	入院時食事療養費, 入院時生活療養費, 保険外併用療養費, 家族療養費及び特別療養費の支給
第85条の2第2項及び第4項	入院時生活療養費の支給
第86条第2項及び第5項	保険外併用療養費の支給
第87条第2項及び第3項	療養費の支給
第88条第2項, 第6項から第11項まで及び第13項, 第90条第1項, 第91条, 第92条第2項及び第3項並びに第94条	訪問看護療養費, 家族訪問看護療養費及び特別療養費の支給
第88条第4項及び第12項	訪問看護療養費の支給
第97条第2項	移送費及び家族移送費の支給
第103条第2項, 第108条第1項から第3項まで及び第5項並びに第109条	傷病手当金及び出産手当金の支給
第110条第2項	家族療養費の支給
第110条第3項から第5項まで及び第8項並びに第110条の2	家族療養費及び特別療養費の支給
第111条第2項	家族訪問看護療養費の支給
第115条第2項	高額療養費及び高額介護合算療養費の支給
第116条から第121条まで	日雇特例被保険者又はその被扶養者

第6章 保健事業及び福祉事業

第150条 ① 保険者は, 高齢者の医療の確保に関する法律第20条の規定による特定健康診査及び同法第24条の規定による特定保健指導 (以下この項及び第154条の2において「特定健康診査等」という.) を行うものとするほか, 特定健康診査等以外の事業であって, 健康教育, 健康相談, 健康診査その他の被保険者及びその被扶養者 (以下この項において「被保険者等」という.) の健康の保持増進のために必要な事業を行うように努めなければならない.

② 保険者は, 被保険者等の療養のために必要な費用に係る資金若しくは用具の貸付けその他の被保険者等の療養若しくは療養環境の向上又は被保険者等の出産のために必要な費用に係る資金の貸付けその他の被保険者等の福祉の増進のために必要な事業を行うことができる.

③ 保険者は, 前2項の事業に支障がない場合に限り, 被保険者等でない者に当該事業を利用させることができる. この場合において, 保険者は, 当該事業の利用者に対し, 厚生労働省令で定めるところにより, 利用料を請求することができる.

④ 厚生労働大臣は, 健康保険組合に対し, 厚生労働省令で定めるところにより, 第1項又は第2項の事業を行うことを命ずることができる.

⑤ 厚生労働大臣は, 第1項の規定により保険者が行う健康の保持増進のために必要な事業に関して, その適切かつ有効な実施を図るため必要な指針を公表するものとする.

⑥ 前項の指針は, 健康増進法 (平成14年法律第103号) 第9条第1項に規定する健康診査等指針と調和が保たれたものでなければならない.

第7章 費用の負担

第151条 (国庫負担) 国庫は, 毎年度, 予算の範囲内において, 健康保険事業の事務 (前期高齢者納付金等, 後期高齢者支援金等及び第173条の規定による拠出金並びに介護納付金の納付に関する事務を含む.) の執行に要する費用を負担する.

第152条 ① 健康保険組合に対して交付する国庫負担金は, 各健康保険組合における被保険者数を基準として, 厚生労働大臣が算定する.

② 前項の国庫負担金については, 概算払をすることができる.

第155条 (保険料) ① 保険者等は, 健康保険事業に要する費用 (前期高齢者納付金等及び後期高齢者支援金等並びに介護納付金並びに健康保険組合においては, 第173条の規定による拠出金の納付に要する費用を含む.) に充てるため, 保険料を徴収する.

② 前項の規定にかかわらず, 協会が管掌する健康保険の任意継続被保険者に関する保険料は, 協会が徴収する.

第155条の2 (保険料等の交付) 政府は, 協会が行う健康保険事業に要する費用に充てるため, 協会に対し, 政令で定めるところにより, 社会保険庁長官が徴収した保険料その他この法律の規定による徴収金の額及び印紙をもつてする歳入金納付に関する法律 (昭和23年法律第142号) の規定による納付金に相当する額から社会保険庁長官に係る健康保険事業の事務の執行に要する費用に相当する額 (第151条の規定による当該費用に係る国庫負担金の額を除く.) を控除した額を交付する.

第156条 (被保険者の保険料額) ① 被保険者に関する保険料額は, 各月につき, 次の各号に掲げる被保険者の区分に応じ, 当該各号に定める額とする.

1 介護保険法第9条第2号に規定する被保険者 (以下「介護保険第2号被保険者」という.) である被保険者 一般保険料額 (各被保険者の標準報酬月額及び標準賞与額にそれぞれ一般保険料率 (基本保険料率と特定保険料率とを合算した率をいう.) を乗じて得た額をいう. 以下同じ.) と介護保険料額 (各被保険者の標準報酬月額及び標準賞与額にそれぞれ介護保険料率を乗じて得た額をいう. 以下同じ.) との合算額

2 介護保険第2号被保険者である被保険者以外の被保険者 一般保険料額

② 前項第1号の規定にかかわらず, 介護保険第2号被保険者である被保険者が介護保険第2号被保険者に該当しなくなった場合においては, その月分の保険料額は, 一般保険料額とする. ただし, その月に再び介護保険第2号被保険者となった場合その他政令で定める場合は, この限りでない.

③ 前2項の規定にかかわらず, 前月から引き続き被保

険者である者がその資格を喪失した場合においては,その月分の保険料は,算定しない.
第157条(任意継続被保険者の保険料) ① 任意継続被保険者に関する保険料は,任意継続被保険者となった月から算定する.
② 前項の場合において,各月の保険料の算定方法は,前条の例による.
第158条(保険料の徴収の特例) 前月から引き続き被保険者(任意継続被保険者を除く.以下この条及び次条において同じ.)である者が第118条第1項各号のいずれかに該当するに至った場合はその月以後,被保険者がその資格を取得した月に同項各号のいずれかに該当するに至った場合はその翌月以後,同項各号のいずれかに該当しなくなった月の前月までの期間,保険料を徴収しない.ただし,被保険者が同項各号のいずれかに該当するに至った月に同項各号のいずれかに該当しなくなったときは,この限りでない.
第159条 育児休業等をしている被保険者が使用される事業所の事業主が,厚生労働省令で定めるところにより保険者等に申出をしたときは,その育児休業等を開始した月から育児休業等が終了する日の翌日が属する月の前月までの期間,当該被保険者に関する保険料を徴収しない.
第159条の2 社会保険庁長官が保険料を徴収する場合において,適用事業所の事業主から保険料,厚生年金保険法第81条に規定する保険料(以下「厚生年金保険料」という.)及び児童手当法(昭和46年法律第73号)第20条に規定する拠出金(以下「児童手当拠出金」という.)の一部の納付があったときは,当該事業主が納付すべき保険料,厚生年金保険料及び児童手当拠出金の額を基準として按分した額に相当する保険料の額が納付されたものとする.

第8章 健康保険組合連合会

第184条(設立,人格及び名称) ① 健康保険組合は,共同してその目的を達成するため,健康保険組合連合会(以下「連合会」という.)を設立することができる.
② 連合会は,法人とする.
③ 連合会は,その名称中に健康保険組合連合会という文字を用いなければならない.
④ 連合会でない者は,健康保険組合連合会という名称を用いてはならない.
第185条(設立の認可等) ① 連合会を設立しようとするときは,規約を作り,厚生労働大臣の認可を受けなければならない.
② 連合会は,設立の認可を受けた時に成立する.
③ 厚生労働大臣は,健康保険組合に対し,組合員である被保険者の共同の福祉を増進する必要があると認めるときは,連合会に加入することを命ずることができる.
第186条(規約の記載事項) 連合会は,規約において,次に掲げる事項を定めなければならない.
1 目的及び事業
2 名称
3 事務所の所在地
4 総会に関する事項
5 役員に関する事項
6 会員の加入及び脱退に関する事項
7 資産及び会計に関する事項
8 公告に関する事項
9 前各号に掲げる事項のほか,厚生労働省令で定める事項

第9章 不服申立て

第189条(審査請求及び再審査請求) ① 被保険者の資格,標準報酬又は保険給付に関する処分に不服がある者は,社会保険審査官に対して審査請求をし,その決定に不服がある者は,社会保険審査会に対して再審査請求をすることができる.
② 審査請求をした日から60日以内に決定がないときは,審査請求人は,社会保険審査官が審査請求を棄却したものとみなして,社会保険審査会に対して再審査請求をすることができる.
③ 第1項の審査請求及び前2項の再審査請求は,時効の中断に関しては,裁判上の請求とみなす.
④ 被保険者の資格又は標準報酬に関する処分が確定したときは,その処分についての不服を当該処分に基づく保険給付に関する処分についての不服の理由とすることができない.

第10章 雑則

第193条(時効) ① 保険料等を徴収し,又はその還付を受ける権利及び保険給付を受ける権利は,2年を経過したときは,時効によって消滅する.
② 保険料等の納入の告知又は督促は,民法(明治29年法律第89号)第153条の規定にかかわらず,時効中断の効力を有する.
第194条(期間の計算) この法律又はこの法律に基づく命令に規定する期間の計算については,民法の期間に関する規定を準用する.
第198条(立入検査等) ① 厚生労働大臣は,被保険者の資格,標準報酬,保険給付に関して必要があると認めるときは,事業主に対し,文書その他の物件の提出若しくは提示を命じ,又は当該職員をして事業所に立ち入って関係者に質問し,若しくは帳簿書類その他の物件を検査させることができる.
② 第7条の38第2項の規定は前項の規定による質問又は検査について,同条第3項の規定は前項の規定による権限について準用する.

第11章 罰則

第207条の2 第7条の37第1項(同条第2項及び第22条の2において準用する場合を含む.)の規定に違反して秘密を漏らした者は,1年以下の懲役又は100万円以下の罰金に処する.
第208条 事業主が,正当な理由がなくて次の各号のいずれかに該当するときは,6月以下の懲役又は50万円以下の罰金に処する.
1 第48条(第168条第2項において準用する場合を含む.)の規定に違反して,届出をせず,又は虚偽の届出をしたとき.
2 第49条第2項(第50条第2項において準用する場合を含む.)の規定に違反して,通知をしないとき.
第209条 事業主以外の者が,正当な理由がなくて第198条第1項の規定による当該職員の質問に対して,答弁せず,若しくは虚偽の答弁をし,又は同項の規定による検査を拒み,妨げ,若しくは忌避したときは,6月以下の懲役又は30万円以下の罰金に処する.
第210条 被保険者又は被保険者であった者が,第60条第2項(第149条において準用する場合を含む.)

の規定により，報告を命ぜられ，正当な理由がなくてこれに従わず，又は同項の規定による当該職員の質問に対して，正当な理由がなくて答弁せず，若しくは虚偽の答弁をしたときは，30万円以下の罰金に処する．
第211条 第126条第1項の規定による申請に関し虚偽の申請をした者は，6月以下の懲役又は30万円以下の罰金に処する．
第212条 第126条第1項の規定に違反して，申請をせず，又は第169条第4項の規定に違反して，日雇特例被保険者手帳を提出しなかった者は，30万円以下の罰金に処する．
第215条 医師，歯科医師，薬剤師若しくは手当を行った者又はこれを使用する者が，第60条第1項（第149条において準用する場合を含む．）の規定により，報告若しくは診療録，帳簿書類その他の物件の提示を命ぜられ，正当な理由がなくてこれに従わず，又は同項の規定による当該職員の質問に対して，正当な理由がなくて答弁せず，若しくは虚偽の答弁をしたときは，10万円以下の過料に処する．

108 国民健康保険法（抄）

（昭33・12・27法律第192号，
最終改正：平22・3・31法律第10号）

＊下線は平24・4・1施行（平18法83）

第1章 総則

第1条（この法律の目的） この法律は，国民健康保険事業の健全な運営を確保し，もって社会保障及び国民健康の向上に寄与することを目的とする．
第2条（国民健康保険） 国民健康保険は，被保険者の疾病，負傷，出産又は死亡に関して必要な保険給付を行うものとする．
第3条（保険者） ① 市町村及び特別区は，この法律の定めるところにより，国民健康保険を行うものとする．
② 国民健康保険組合は，この法律の定めるところにより，国民健康保険を行うことができる．
第4条（国及び都道府県の義務） ① 国は，国民健康保険事業の運営が健全に行われるようにつとめなければならない．
② 都道府県は，国民健康保険事業の運営が健全に行われるように，必要な指導をしなければならない．

第2章 市町村

第5条（被保険者） 市町村又は特別区（以下単に「市町村」という．）の区域内に住所を有する者は，当該市町村が行う国民健康保険の被保険者とする．
第6条（適用除外） 前条の規定にかかわらず，次の各号のいずれかに該当する者は，市町村が行う国民健康保険の被保険者としない．
1 健康保険法（大正11年法律第70号）の規定による被保険者．ただし，同法第3条第2項の規定による日雇特例被保険者を除く．
2 船員保険法（昭和14年法律第73号）の規定による被保険者
3 国家公務員共済組合法（昭和33年法律第128号）又は地方公務員等共済組合法（昭和37年法律第152号）に基づく共済組合の組合員
4 私立学校教職員共済法（昭和28年法律第245号）の規定による私立学校教職員共済制度の加入者
5 健康保険法の規定による被扶養者．ただし，同法第3条第2項の規定による日雇特例被保険者の同法の規定による被扶養者を除く．
6 船員保険法，国家公務員共済組合法（他の法律において準用する場合を含む．）又は地方公務員等共済組合法の規定による被扶養者．ただし，高齢者の医療の確保に関する法律（昭和57年法律第80号）の規定による被保険者の被扶養者を除く．
7 健康保険法第126条の規定により日雇特例被保険者手帳の交付を受け，その手帳に健康保険印紙をはり付けるべき余白がなくなるに至るまでの間にある者及びその規定によるその者の被扶養者．ただし，同法第3条第2項ただし書の規定による承認を受けて同項の規定による日雇特例被保険者とならない期間内にある者及び同法第126条第3項の規定により当該日雇特例被保険者手帳を返納した者並びに同法の規定によるその者の被扶養者を除く．
8 高齢者の医療の確保に関する法律の規定による被保険者
9 生活保護法（昭和25年法律第144号）による保護を受けている世帯（その保護を停止されている世帯を除く．）に属する者
10 国民健康保険組合の被保険者
11 その他特別の理由がある者で厚生労働省令で定めるもの

第7条（資格取得の時期） 市町村が行う国民健康保険の被保険者は，当該市町村の区域内に住所を有するに至つた日又は前条各号のいずれにも該当しなくなつた日から，その資格を取得する．
第8条（資格喪失の時期） ① 市町村が行う国民健康保険の被保険者は，当該市町村の区域内に住所を有しなくなつた日の翌日又は第6条各号（第9号及び第10号を除く．）のいずれかに該当するに至つた日の翌日から，その資格を喪失する．ただし，当該市町村の区域内に住所を有しなくなつた日に他の市町村の区域内に住所を有するに至つたときは，その日から，その資格を喪失する．
② 市町村が行う国民健康保険の被保険者は，第6条第9号又は第10号に該当するに至つた日から，その資格を喪失する．

第9条（届出等） ① 被保険者の属する世帯の世帯主（以下単に「世帯主」という．）は，厚生労働省令で定めるところにより，その世帯に属する被保険者の資格の取得及び喪失に関する事項その他必要な事項を市町村に届け出なければならない．
② 世帯主は，市町村に対し，その世帯に属するすべての被保険者に係る被保険者証の交付を求めることができる．
③ 市町村は，保険料（地方税法（昭和25年法律第226号）の規定による国民健康保険税を含む．以下この項，第7項，第63条の2，附則第7条第1項第3号並びに附則第21条第3項第3号及び第4項第3号において同じ．）を滞納している世帯主（その世帯に属するすべての被保険者が原子爆弾被爆者に対する援護に関する法律（平成6年法律第117号）による一般疾病医療費の支給その他厚生労働省令で定める医療に関する給付（第6項及び第8項において「原爆一般疾病医療費の支給等」という．）を受けることができる世帯主を除く．）が，当該保険料の納期

限から厚生労働省で定める期間が経過するまでの間に当該保険料を納付しない場合においては,当該保険料の滞納につき災害その他の政令で定める特別の事情があると認められる場合を除き,厚生労働省令で定めるところにより,当該世帯主に対し被保険者証の返還を求めるものとする.

④ 市町村は,前項に規定する厚生労働省令で定める期間が経過しない場合においても,同項に規定する世帯主に対し被保険者証の返還を求めることができる.ただし,同項に規定する政令で定める特別の事情があると認められるときは,この限りでない.

⑤ 前2項の規定により被保険者証の返還を求められた世帯主は,市町村に当該被保険者証を返還しなければならない.

⑥ 前項の規定により世帯主が被保険者証を返還したときは,市町村は,当該世帯主に対し,その世帯に属する被保険者(原爆一般疾病医療費の支給等を受けることができる者及び15歳に達する日以後の最初の3月31日までの間にある者を除く.)に係る被保険者資格証明書(その世帯に属する被保険者の一部が原爆一般疾病医療費の支給等を受けることができる者又は15歳に達する日以後の最初の3月31日までの間にある者であるときは当該被保険者資格証明書及びそれらの者に係る被保険者証(15歳に達する日以後の最初の3月31日までの間にある者(原爆一般疾病医療費の支給等を受けることができる者を除く.)にあつては,有効期間を6月とする被保険者証.以下この項において同じ.),その世帯に属するすべての被保険者が原爆一般疾病医療費の支給等を受けることができる者又は15歳に達する日以後の最初の3月31日までの間にある者であるときはそれらの者に係る被保険者証)を交付する.

⑦ 市町村は,被保険者資格証明書の交付を受けている世帯主が滞納している保険料を完納したとき又はその者に係る滞納額の著しい減少,災害その他の政令で定める特別の事情があると認めるときは,当該世帯主に対し,その世帯に属するすべての被保険者に係る被保険者証を交付する.

⑧ 世帯主が被保険者資格証明書の交付を受けている場合において,その世帯に属する被保険者が原爆一般疾病医療費の支給等を受けることができる者となつたときは,市町村は,当該世帯主に対し,当該被保険者に係る被保険者証を交付する.

⑨ 世帯主は,その世帯に属するすべての被保険者がその資格を喪失したときは,厚生労働省令で定めるところにより,速やかに,市町村にその旨を届け出るとともに,被保険者証又は被保険者資格証明書を返還しなければならない.

⑩ 市町村は,被保険者証及び被保険者資格証明書の有効期間を定めることができる.この場合において,この法律の規定による保険料(地方税法の規定による国民健康保険税を含む.)を滞納している世帯主(第3項の規定により市町村が被保険者証の返還を求めるものとされる者を除く.),国民年金法(昭和34年法律第141号)の規定による保険料を滞納している世帯主(同法第88条第2項の規定により保険料を納付する義務を負う者を含み,社会保障庁長官が厚生労働省令で定める要件に該当するものと認め,その旨を市町村に通知したときに限る.)その他厚生労働省令で定める者の被保険者証については,特別の有効期間を定めることができる.

⑪ 市町村は,前項の規定により被保険者証又は被保険者資格証明書の有効期間を定める場合(被保険者証につき特別の有効期間を定める場合を含む.)には,同一の世帯に属するすべての被保険者(厚生労働省令で定める者を除く.)について同一の有効期間を定めなければならない.

⑫ 住民基本台帳法(昭和42年法律第81号)第22条から第24条まで又は第25条の規定による届出があつたとき(当該届出に係る書面に同法第28条の規定による付記がされたときに限る.)は,その届出と同一の事由に基づく第1項又は第9項の規定による届出があつたものとみなす.

⑬ 前各項に規定するもののほか,被保険者に関する届出並びに被保険者証及び被保険者資格証明書に関して必要な事項は,厚生労働省令で定める.

第4章 保険給付

第1節 療養の給付等

第36条(療養の給付) ① 市町村及び組合(以下「保険者」という.)は,被保険者の疾病及び負傷に関しては,次の各号に掲げる療養の給付を行う.ただし,当該被保険者の属する世帯の世帯主又は組合員が当該被保険者に係る被保険者資格証明書の交付を受けている間は,この限りでない.

1 診察
2 薬剤又は治療材料の支給
3 処置,手術その他の治療
4 居宅における療養上の管理及びその療養に伴う世話その他の看護
5 病院又は診療所への入院及びその療養に伴う世話その他の看護

② 次に掲げる療養に係る給付は,前項の給付に含まれないものとする.

1 食事の提供たる療養であつて前項第5号に掲げる療養と併せて行うもの(医療法(昭和23年法律第205号)第7条第2項第4号に規定する療養病床への入院及びその療養に伴う皿品その他の看護であつて,当該療養を受ける際,65歳に達する日の属する月の翌月以後である被保険者(以下「特定長期入院被保険者」という.)に係るものを除く.以下「食事療養」という.)

2 次に掲げる療養であつて前項第5号に掲げる療養と併せて行うもの(特定長期入院被保険者に係るものに限る.以下「生活療養」という.)

イ 食事の提供たる療養
ロ 温度,照明及び給水に関する適切な療養環境の形成たる療養

3 評価療養(健康保険法第63条第2項第3号に規定する評価療養をいう.以下同じ.)
4 選定療養(健康保険法第63条第2項第4号に規定する選定療養をいう.)

③ 被保険者が第1項の給付を受けようとするときは,自己の選定する保険医療機関又は保険薬局(健康保険法第63条第3項第1号に規定する保険医療機関又は保険薬局をいう.)に被保険者証を提出して,そのものについて受けるものとする.ただし,厚生労働省令で定める場合に該当するときは,被保険者証を提出することを要しない.

④ 第1項の給付(健康保険法第63条第4項に規定する厚生労働大臣が定める療養に係るものを除く.)は,介護保険法(平成9年法律第123号)第48条第1項第3号に規定する指定介護療養施設サービスを

行う同法第8条第26項に規定する療養病床等に入院している者については,行わない.　［下線部削除］

第40条(保険医療機関等の責務)
① 保険医療機関若しくは保険薬局(以下「保険医療機関等」という.)又は保険医若しくは保険薬剤師(健康保険法第64条に規定する保険医又は保険薬剤師をいう.以下同じ.)が,国民健康保険の療養の給付を担当し,又は国民健康保険の診療若しくは調剤に当たる場合の準則については,同法第70条第1項及び第72条第1項の規定による厚生労働省令の例による.
② 前項の場合において,同項に規定する厚生労働省令の例により難いとき又はよることが適当と認められないときの準則については,厚生労働省令で定める.

第41条(厚生労働大臣又は都道府県知事の指導)
① 保険医療機関等は療養の給付に関し,保険医及び保険薬剤師は国民健康保険の診療又は調剤に関し,厚生労働大臣又は都道府県知事の指導を受けなければならない.
② 厚生労働大臣又は都道府県知事は,前項の指導をする場合において,必要があると認めるときは,診療又は調剤に関する学識経験者その他の関係団体の指定により指導に立ち会わせるものとする.ただし,関係団体が指定を行わない場合又は指定された者が立ち会わない場合は,この限りでない.

第42条(療養の給付を受ける場合の一部負担金)
① 第36条第3項の規定により保険医療機関等について療養の給付を受ける者は,その給付を受ける際,次の各号の区分に従い,当該給付につき第45条第1項又は第3項の規定により算定した額に当該各号に掲げる割合を乗じて得た額を,一部負担金として,当該保険医療機関等に支払わなければならない.
1　6歳に達する日以後の最初の3月31日の翌日以後であつて70歳に達する日の属する月以前である場合　10分の3
2　6歳に達する日以後の最初の3月31日以前である場合　10分の2
3　70歳に達する日の属する月の翌月以後である場合(次号に掲げる場合を除く.)　10分の2
4　70歳に達する日の属する月の翌月以後である場合であつて,当該療養の給付を受ける者の属する世帯に属する被保険者(70歳に達する日の属する月の翌月以後である場合に該当する者その他政令で定める者に限る.)について政令の定めるところにより算定した所得の額が政令で定める額以上であるとき　10分の3
② 保険医療機関等は,前項の一部負担金(第43条前項の規定により一部負担金の割合が減ぜられたときは,同条第2項に規定する保険医療機関等については,当該減ぜられた割合による一部負担金とし,第44条第1項第1号の措置が採られたときは,当該減額された一部負担金とする.)の支払を受けるべきものとし,保険医療機関等が善良な管理者と同一の注意をもつてその支払を受けることに努めたにもかかわらず,なお被保険者が当該一部負担金の全部又は一部を支払わないときは,保険者は,当該保険医療機関等の請求に基づき,この法律の規定による徴収金の例によりこれを処分することができる.

第42条の2
前条第1項の規定により一部負担金を支払う場合においては,同項の一部負担金の額に5円未満の端数があるときは,これを切り捨て,5円以上10円未満の端数があるときは,これを10円に切り上げるものとする.

第43条
① 保険者は,政令の定めるところにより,条例又は規約で,第42条第1項に規定する一部負担金の割合を減ずることができる.
② 前項の規定により一部負担金の割合が減ぜられたときは,保険者が開設者の同意を得て定める保険医療機関等について療養の給付を受ける保険者は,第42条第1項の規定にかかわらず,その減ぜられた割合による一部負担金を当該保険医療機関等に支払うをもつて足りる.
③ 第1項の規定により一部負担金の割合が減ぜられた場合において,被保険者が前項に規定する保険医療機関等以外の保険医療機関等について療養の給付を受けたときは,保険者は,第42条第1項の規定により当該保険医療機関等に支払つた一部負担金と第1項の規定により減ぜられた割合による一部負担金との差額を当該被保険者に支給しなければならない.
④ 前条の規定は,第2項の場合における一部負担金の支払について準用する.

第44条
① 保険者は,特別の理由がある被保険者で,保険医療機関等に第42条又は前条の規定による一部負担金を支払うことが困難であると認められるものに対し,次の各号の措置を採ることができる.
1　一部負担金を減額すること.
2　一部負担金の支払を免除すること.
3　保険医療機関等に対する支払に代えて,一部負担金を直接に徴収することとし,その徴収を猶予すること.
② 前項の措置を受けた被保険者は,第42条第1項及び前条第2項の規定にかかわらず,前項第1号の措置を受けた保険医療機関等にあつては,その減額された一部負担金を保険医療機関等に支払うをもつて足り,同項第2号又は第3号の措置を受けた被保険者にあつては,一部負担金を保険医療機関等に支払うことを要しない.
③ 第42条の2の規定は,前項の場合における一部負担金の支払について準用する.

第45条(保険医療機関等の診療報酬)
① 保険者は,療養の給付に要する費用を保険医療機関等に支払うものとし,保険医療機関等が療養の給付に関し保険者に請求することができる費用の額は,療養の給付に要する費用の額から,当該療養の給付に関し被保険者(第57条に規定する場合にあつては,世帯主又は組合員)が当該保険医療機関等に対して支払わなければならない一部負担金に相当する額を控除した額とする.
② 前項の療養の給付に要する費用の額の算定については,健康保険法第76条第2項の規定による厚生労働大臣の定めの例による.
③ 保険者は,都道府県知事の認可を受け,保険医療機関等との契約により,当該保険医療機関等において行われる療養の給付に関する第1項の療養の給付に要する費用の額につき,前項の規定により算定される額の範囲内において,別段の定めをすることができる.
④ 保険者は,保険医療機関等から療養の給付に関する費用の請求があつたときは,第40条に規定する準則並びに第2項に規定する額の算定方法及び前項の定めに照らして審査した上,支払うものとする.
⑤ 保険者は,前項の規定による審査及び支払に関する事務を都道府県知事の区域を区域とする国民健康保険団体連合会(加入している保険者の数がその区域内の保険者の総数の3分の2に達しないものを除く.)又は社会保険診療報酬支払基金法(昭和23年法律第

129号）による社会保険診療報酬支払基金に委託することができる．

⑥ 国民健康保険団体連合会は，前項の規定及び健康保険法第76条第5項の規定による委託を受けて行う診療報酬請求書の審査に関する事務のうち厚生労働大臣の定める診療報酬請求書の審査に係るものを，一般社団法人又は一般財団法人であつて，審査に関する組織その他の事項につき厚生労働省令で定める要件に該当し，当該事務を適正かつ確実に実施することができると認められるものとして厚生労働大臣が指定するものに委託することができる．

⑦ 前項の規定により厚生労働大臣の定める診療報酬請求書の審査に係る事務の委託を受けた者は，当該診療報酬請求書の審査を厚生労働省令で定める要件に該当する者に行わせなければならない．

⑧ 前各項に規定するもののほか，保険医療機関等の療養の給付に関する費用の請求に関して必要な事項は，厚生労働省令で定める．

第45条の2（保険医療機関等の報告等） ① 厚生労働大臣又は都道府県知事は，療養の給付に関して必要があると認めるときは，保険医療機関等若しくは保険医療機関等の開設者若しくは管理者，保険医，保険薬剤師その他の従業者であつた者（以下この項において「開設者であつた者等」という．）に対し報告若しくは診療録その他の帳簿書類の提出若しくは提示を命じ，保険医療機関等の開設者若しくは管理者，保険医，保険薬剤師若しくはその他の従業者（開設者であつた者等を含む．）に対し出頭を求め，又は当該職員に関係者に対して質問させ，若しくは保険医療機関等について設備若しくは診療録，帳簿書類その他の物件を検査させることができる．

② 前項の規定による質問又は検査を行う場合においては，当該職員は，その身分を示す証明書を携帯し，かつ，関係人の請求があるときは，これを提示しなければならない．

③ 第1項の規定による権限は，犯罪捜査のために認められたものと解釈してはならない．

④ 第41条第2項の規定は，第1項の規定による質問又は検査について準用する．

⑤ 都道府県知事は，保険医療機関等につきこの法律による療養の給付に関し健康保険法第80条の規定による処分が行われる必要があると認めるとき，又は保険医若しくは保険薬剤師につきこの法律による診療若しくは調剤に関し健康保険法第81条の規定による処分が行われる必要があると認めるときは，理由を付して，その旨を厚生労働大臣に通知しなければならない．

第46条（健康保険法の準用） 健康保険法第64条及び第82条第1項の規定は，本法による療養の給付について準用する．この場合において，これらの規定に関し必要な技術的読替えは，政令で定める．

第52条（入院時食事療養費） ① 保険者は，被保険者（特定長期入院被保険者を除く．）が，自己の選定する保険医療機関について第36条第1項第5号に掲げる療養の給付と併せて受けた食事療養に要した費用について，世帯主又は組合員に対し，入院時食事療養費を支給する．ただし，当該被保険者の属する世帯の世帯主又は組合員が当該被保険者に係る被保険者資格証明書の交付を受けている間は，この限りでない．

② 入院時食事療養費の額は，当該食事療養につき健康保険法第85条第2項の規定による厚生労働大臣の定める基準の例により算定した費用の額（その額が現に当該食事療養に要した費用の額を超えるときは，当該現に食事療養に要した費用の額とする．）から，同項に規定する食事療養標準負担額（以下単に「食事療養標準負担額」という．）を控除した額とする．

③ 被保険者が保険医療機関について食事療養を受けたときは，保険者は，その者及び当該保険医療機関に支払うべき食事療養に要した費用について，入院時食事療養費として世帯主又は組合員に対し支給すべき額の限度において，世帯主又は組合員に代わり，当該保険医療機関に支払うことができる．

④ 前項の規定による支払があつたときは，世帯主又は組合員に対し入院時食事療養費の支給があつたものとみなす．

⑤ 保険医療機関は，食事療養に要した費用につき，その支払を受ける際，当該支払をした世帯主又は組合員に対し，厚生労働省令の定めるところにより，領収証を交付しなければならない．

⑥ 健康保険法第64条並びに本法第36条第3項及び第4項，第40条，第41条，第45条第3項から第8項まで並びに第45条の2の規定は，保険医療機関について受けた食事療養及びこれに伴う入院時食事療養費の支給について準用する．この場合において，これらの規定に関し必要な技術的読替えは，政令で定める．

〔前下線部削除，後下線部「及び」に改める〕

第52条の2（入院時生活療養費） ① 保険者は，特定長期入院被保険者が，自己の選定する保険医療機関について第36条第1項第5号に掲げる療養の給付と併せて受けた生活療養に要した費用について，世帯主又は組合員に対し，入院時生活療養費を支給する．ただし，当該特定長期入院被保険者の属する世帯の世帯主又は組合員が当該特定長期入院被保険者に係る被保険者資格証明書の交付を受けている間は，この限りでない．

② 入院時生活療養費の額は，当該生活療養につき健康保険法第85条の2第2項の規定による厚生労働大臣の定める基準の例により算定した費用の額（その額が現に当該生活療養に要した費用の額を超えるときは，当該現に生活療養に要した費用の額とする．）から，同項に規定する生活療養標準負担額（以下「生活療養標準負担額」という．）を控除した額とする．

③ 健康保険法第64条並びに本法第36条第3項及び第4項，第40条，第41条，第45条第3項から第8項まで，第45条の2並びに前条第3項から第5項までの規定は，保険医療機関について受けた生活療養及びこれに伴う入院時生活療養費の支給について準用する．この場合において，これらの規定に関し必要な技術的読替えは，政令で定める．

〔前下線部削除，後下線部「及び」に改める〕

第53条（保険外併用療養費） ① 保険者は，被保険者が自己の選定する保険医療機関等について評価療養又は選定療養を受けたときは，世帯主又は組合員に対し，その療養に要した費用について，保険外併用療養費を支給する．ただし，当該被保険者の属する世帯の世帯主又は組合員が当該被保険者に係る被保険者資格証明書の交付を受けている間は，この限りでない．

② 保険外併用療養費の額は，第1号に規定する額（当該療養に食事療養が含まれるときは，当該額及び第2号に規定する額の合算額，当該療養に生活療養が含まれるときは，当該額及び第3号に規定する額の合算額）とする．

1　当該療養（食事療養及び生活療養を除く．）につき健康保険法第86条第2項第1号の規定による厚

生労働大臣の定めの例により算定した費用の額（その額が現に当該療養に要した費用の額を超えるときは，当該現に療養に要した費用の額とする．）から，その額に第42条第1項各号の区分に応じ，同項各号に掲げる割合（第43条第1項の規定により一部負担金の割合が減ぜられたときは，当該減ぜられた割合とする．）を乗じて得た額（療養の給付に係る第42条第1項の一部負担金について第44条第1項各号の措置が採られるときは，当該措置が採られたものとした場合の額とする．）を控除した額
2　当該食事療養につき健康保険法第85条第2項の規定による厚生労働大臣の定める基準の例により算定した費用の額（その額が現に当該食事療養に要した費用の額を超えるときは，当該現に食事療養に要した費用の額とする．）から，食事療養標準負担額を控除した額
3　当該生活療養につき健康保険法第85条の2第2項の規定による厚生労働大臣の定める基準の例により算定した費用の額（その額が現に当該生活療養に要した費用の額を超えるときは，当該現に生活療養に要した費用の額とする．）から，生活療養標準負担額を控除した額
③　健康保険法第64条並びに本法第36条第3項及び第4項，第40条，第41条，第45条第3項から第8項まで，第45条の2並びに第52条第3項から第5項までの規定は，保険医療機関等について受けた評価療養及び選定療養並びにこれらに伴う保険外併用療養費の支給について準用する．この場合において，これらの規定に関し必要な技術的読替えは，政令で定める．
〔前下線部削除，後下線部「及び」に改める〕
④　第42条の2の規定は，前項において準用する第52条第3項の場合において当該療養につき第2項の規定により算定した費用の額（その額が現に療養に要した費用の額を超えるときは，当該現に療養に要した費用の額とする．）から当該療養に要した費用について保険外併用療養費として支給される額に相当する額を控除した額の支払について準用する．

第54条（療養費）　①　保険者は，療養の給付若しくは入院時食事療養費，入院時生活療養費若しくは保険外併用療養費の支給（以下この項及び次項において「療養の給付等」という．）を行うことが困難であると認めるとき，又は被保険者が保険医療機関等以外の病院，診療所若しくは薬局その他の者について診療，薬剤の支給若しくは手当を受けた場合において，保険者がやむを得ないと認めるときは，療養の給付等に代えて，療養費を支給することができる．ただし，当該被保険者の属する世帯の世帯主又は組合員が当該被保険者に係る被保険者資格証明書の交付を受けている間は，この限りでない．
②　保険者は，被保険者が被保険者証を提出しないで保険医療機関等について診療又は薬剤の支給を受けた場合において，被保険者証を提出しなかつたことが，緊急その他やむを得ない理由によるものと認めるときは，療養の給付等に代えて，療養費を支給するものとする．ただし，当該被保険者の属する世帯の世帯主又は組合員が当該被保険者に係る被保険者資格証明書の交付を受けている間は，この限りでない．
③　療養費の額は，当該療養（食事療養及び生活療養を除く．）について算定した費用の額から，その額に第42条第1項各号の区分に応じ，同項各号に掲げる割合を乗じて得た額を控除した額及び当該食事療養又は生活療養について算定した費用の額から食事療養標準負担額又は生活療養標準負担額を控除した額を基準として，保険者が定める．
④　前項の費用の額の算定については，療養の給付を受けるべき場合においては第45条第2項の規定を，入院時食事療養費の支給を受けるべき場合においては第52条第2項の規定を，入院時生活療養費の支給を受けるべき場合においては第52条の2第2項の規定を，保険外併用療養費の支給を受けるべき場合においては第52条第2項の規定を準用する．ただし，その額は，現に療養に要した費用の額を超えることができない．

第54条の2（訪問看護療養費）　①　保険者は，被保険者が指定訪問看護事業者（健康保険法第88条第1項に規定する指定訪問看護事業者をいう．以下同じ．）について指定訪問看護（同項に規定する指定訪問看護をいう．以下同じ．）を受けたときは，世帯主又は組合員に対し，その指定訪問看護に要した費用について，訪問看護療養費を支給する．ただし，当該被保険者の属する世帯の世帯主又は組合員が当該被保険者に係る被保険者資格証明書の交付を受けている間は，この限りでない．
②　前項の訪問看護療養費は，厚生労働省令の定めるところにより保険者が必要と認める場合に限り，支給するものとする．
③　被保険者が指定訪問看護を受けようとするときは，自己の選定する指定訪問看護事業者に被保険者証を提出して，そのものについて受けるものとする．
④　訪問看護療養費の額は，当該指定訪問看護につき健康保険法第88条第4項の規定による厚生労働大臣の定めの例により算定した費用の額から，その額に第42条第1項各号の区分に応じ，同項各号に掲げる割合（第43条第1項の規定により一部負担金の割合が減ぜられたときは，当該減ぜられた割合とする．）を乗じて得た額（療養の給付について第44条第1項各号の措置が採られるべきときは，当該措置が採られたものとした場合の額とする．）を控除した額とする．
⑤　被保険者が指定訪問看護事業者について指定訪問看護を受けたときは，保険者は，その世帯主又は組合員が当該指定訪問看護事業者に支払うべき当該指定訪問看護に要した費用について，訪問看護療養費として世帯主又は組合員に対し支給すべき額の限度において，世帯主又は組合員に代わり，当該指定訪問看護事業者に支払うことができる．
⑥　前項の規定による支払があつたときは，世帯主又は組合員に対し訪問看護療養費の支給があつたものとみなす．
⑦　第42条の2の規定は，第5項の場合において第4項の規定により算定した費用の額から当該指定訪問看護に要した費用について訪問看護療養費として支給される額に相当する額を控除した額の支払について準用する．
⑧　指定訪問看護事業者は，指定訪問看護に要した費用につき，その支払を受ける際，当該支払をした世帯主又は組合員に対し，厚生労働省令の定めるところにより，領収証を交付しなければならない．
⑨　保険者は，指定訪問看護事業者から訪問看護療養費の請求があつたときは，第4項に規定する額の算定方法及び次項に規定する準則に照らして審査した上，支払うものとする．
⑩　指定訪問看護事業者が，国民健康保険の指定訪問看護を提供する場合の準則については，健康保険法第92条第2項に規定する指定訪問看護の事業の運営に関する基準（指定訪問看護の取扱いに関する部分に

限る.)の例によるものとし,これにより難いとき又はよることが適当と認められないときの準則については,厚生労働省令で定める.
⑪ 指定訪問看護は,第36条第1項各号に掲げる療養に含まれないものとする.
⑫ 健康保険法第92条第3項及び本法第45条第5項から第8項までの規定は,指定訪問看護事業者について受けた指定訪問看護及びこれに伴う訪問看護療養費の支給について準用する.この場合において,これらの規定に関し必要な技術的読替えは,政令で定める.

第54条の2の2(厚生労働大臣又は都道府県知事の指導) 指定訪問看護事業者及び当該指定に係る事業所の看護師その他の従業者は,指定訪問看護に関し,厚生労働大臣又は都道府県知事の指導を受けなければならない.

第54条の2の3(報告等) ① 厚生労働大臣又は都道府県知事は,訪問看護療養費の支給に関して必要があると認めるときは,指定訪問看護事業者又は指定訪問看護事業者であつた者若しくは当該指定に係る事業所の看護師その他の従業者であつた者(以下この項において「指定訪問看護事業者であつた者等」という.)に対し報告若しくは帳簿書類の提出若しくは提示を命じ,指定訪問看護事業者若しくは当該指定に係る事業所の看護師その他の従業者(指定訪問看護事業者であつた者等を含む.)に対し出頭を求め,又は当該職員に関係者に対して質問させ,若しくは当該指定訪問看護事業者の当該指定に係る事業所について帳簿書類その他の物件を検査させることができる.
② 第45条の2第2項の規定は,前項の規定による質問又は検査について,同条第3項の規定は,前項の規定による権限について準用する.
③ 都道府県知事は,指定訪問看護事業者につきこの法律による指定訪問看護に関し健康保険法第95条の規定による処分が行われる必要があると認めるときは,理由を付して,その旨を厚生労働大臣に通知しなければならない.

第54条の3(特別療養費) ① 保険者は,世帯主又は組合員がその世帯に属する被保険者に係る被保険者資格証明書の交付を受けている場合において,当該被保険者が保険医療機関等又は指定訪問看護事業者について療養を受けたときは,世帯主又は組合員に対し,その療養に要した費用について,特別療養費を支給する.
② 健康保険法第64条並びに本法第36条第3項及び第4項,第40条,第41条,第45条第3項,第45条の2,第52条第5項,第53条第2項,第54条第3項,第8項及び第10項,第54条の2の2並びに前条の規定は,保険医療機関等又は指定訪問看護事業者について受けた特別療養費に係る療養及びこれに伴う特別療養費の支給について準用する.この場合において,第53条第2項中「保険外併用療養費の額」とあるのは「特別療養費の額」と,「健康保険法第86条第2項第1号」とあるのは「,被保険者証が交付されているならば療養の給付を受けることができる場合は健康保険法第76条第2項の規定による厚生労働大臣の定めの例により,被保険者証が交付されているならば保険外併用療養費の支給を受けることができる場合は同法第86条第2項第1号の規定による厚生労働大臣の定めの例により,被保険者証が交付されているならば療養費の支給を受けることができる場合は同法第88条第4項」と読み替えるほか,その他の規定に関し必要な技術的読替えは,政令で定める. 〔下線部削除〕

③ 第1項に規定する場合において,当該世帯主又は組合員に対し当該被保険者に係る被保険者証が交付されているとすれば第1項の規定が適用されることとなるときは,保険者は,療養費を支給することができる.
④ 第1項に規定する場合において,被保険者が被保険者資格証明書を提出しないで保険医療機関等について診療又は薬剤の支給を受け,被保険者資格証明書を提出しなかつたことが,緊急その他やむを得ない理由によるものと認めるときは,保険者は,療養費を支給するものとする.
⑤ 第54条第3項及び第4項の規定は,前2項の規定による療養費について準用する.この場合において,同条第4項中「療養の給付を受けるべき場合」とあるのは「被保険者証が交付されているならば療養の給付を受けることができる場合」と,「入院時食事療養費の支給を受けるべき場合」とあるのは「被保険者証が交付されているならば入院時食事療養費の支給を受けることができる場合」と,「入院時生活療養費の支給を受けるべき場合」とあるのは「被保険者証が交付されているならば入院時生活療養費の支給を受けることができる場合」と,「保険外併用療養費の支給を受けるべき場合」とあるのは「被保険者証が交付されているならば保険外併用療養費の支給を受けることができる場合」と読み替えるものとする.

第54条の4(移送費) ① 保険者は,被保険者が療養の給付(保険外併用療養費に係る療養及び特別療養費に係る療養を含む.)を受けるため病院又は診療所に移送されたときは,世帯主又は組合員に対し,移送費として,厚生労働省令の定めるところにより算定した額を支給する.
② 前項の移送費は,厚生労働省令の定めるところにより保険者が必要であると認める場合に限り,支給するものとする.

第55条(被保険者が日雇労働者又はその被扶養者となつた場合) ① 被保険者が第6条第7号に該当するに至つたためその資格を喪失した場合において,その資格を喪失した際現に療養の給付,入院時食事療養費に係る療養,入院時生活療養費に係る療養,保険外併用療養費に係る療養,訪問看護療養費に係る療養若しくは特別療養費に係る療養又は介護保険法(平成9年法律第123号)の規定による居宅介護サービス費に係る指定居宅サービス(同法第41条第1項に規定する指定居宅サービスをいう.)(療養に相当するものに限る.),特例居宅介護サービス費に係る居宅サービス(同法第8条第1項に規定する居宅サービスをいう.)若しくはこれに相当するサービス(これらのサービスのうち療養に相当するものに限る.),施設介護サービス費に係る指定施設サービス等(同法第48条第1項に規定する指定施設サービス等をいう.)(療養に相当するものに限る.),特例施設介護サービス費に係る施設サービス(同法第8条第23項に規定する施設サービスをいう.)(療養に相当するものに限る.),介護予防サービス費に係る指定介護予防サービス(同法第53条第1項に規定する指定介護予防サービスをいう.)(療養に相当するものに限る.)若しくは特例介護予防サービス費に係る介護予防サービス(同法第8条の2第1項に規定する介護予防サービスをいう.)若しくはこれに相当するサービス(これらのサービスのうち療養に相当するものに限る.)を受けていたときは,その者は,当該疾病又は負傷及びこれによつて発した疾病について当

該保険者から療養の給付，入院時食事療養費の支給，入院時生活療養費の支給，保険外併用療養費の支給，訪問看護療養費の支給，特別療養費の支給又は移送費の支給を受けることができる．

② 前項の規定による療養の給付，入院時食事療養費の支給，入院時生活療養費の支給，保険外併用療養費の支給，訪問看護療養費の支給，移送費の支給，特別療養費の支給又は移送費の支給は，次の各号のいずれかに該当するに至つたときは，行わない．

1 当該疾病又は負傷につき，健康保険法第5章の規定による療養の給付，入院時食事療養費の支給，入院時生活療養費の支給，保険外併用療養費の支給，訪問看護療養費の支給，移送費の支給，特別療養費の支給，家族訪問看護療養費の支給又は家族移送費の支給を受けることができるに至つたとき．

2 その者が，第6条第1号から第6号まで，第8号，第9号又は第11号のいずれかに該当するに至つたとき．

3 その者が，他の保険者の被保険者となつたとき．

4 被保険者の資格を喪失した日から起算して6箇月を経過したとき．

③ 第1項の規定による療養の給付，入院時食事療養費の支給，入院時生活療養費の支給，保険外併用療養費の支給，訪問看護療養費の支給，特別療養費の支給又は移送費の支給は，当該疾病又は負傷につき，健康保険法第5章の規定による特別療養費の支給若しくは家族移送費の支給を受けることができる間は，行わない．

④ 第1項の規定による療養の給付，入院時食事療養費の支給，入院時生活療養費の支給，保険外併用療養費の支給，訪問看護療養費の支給，特別療養費の支給は，当該疾病又は負傷につき，介護保険法の規定によりそれぞれの給付に相当する給付を受けることができる場合には，行わない．

第56条（他の法令による医療に関する給付との調整） ① 療養の給付又は入院時食事療養費，入院時生活療養費，保険外併用療養費，訪問看護療養費，特別療養費若しくは移送費の支給は，被保険者の当該疾病又は負傷につき，健康保険法，船員保険法，国家公務員共済組合法（他の法律において準用し，又は例による場合を含む．），地方公務員等共済組合法若しくは高齢者の医療の確保に関する法律の規定によつて，医療に関する給付を受けることができる場合には介護保険法の規定によつて，それぞれの給付に相当する給付を受けることができる場合には，行わない．労働基準法（昭和22年法律第49号）の規定による療養補償，労働者災害補償保険法（昭和22年法律第50号）の規定による療養補償給付若しくは療養給付，国家公務員災害補償法（昭和26年法律第191号 他の法律において準用する場合を含む．）の規定による療養補償，地方公務員災害補償法（昭和42年法律第121号）若しくは同法に基づく条例の規定による療養補償その他政令で定める法令による医療に関する給付を受けることができるとき，又はこれらの法令以外の法令により国若しくは地方公共団体の負担において医療に関する給付が行われたときも，同様とする．

② 保険者は，前項に規定する法令による給付が医療に関する現物給付である場合において，その給付に関し一部負担金の支払若しくは実費徴収が行われ，かつ，その一部負担金若しくは実費徴収の額が，その給付がこの法律による療養の給付として行われたものとした場合におけるこの法律による一部負担金の額（第43条第1項の規定により第42条第1項の一部負担金の割合が減ぜられているときは，その減ぜられた割合による一部負担金の額）を超えるときは，前項に規定する法令（介護保険法を除く．）による給付が医療費の支給である場合において，その支給額が，当該療養につきこの法律による入院時食事療養費，入院時生活療養費，保険外併用療養費，療養費，訪問看護療養費，特別療養費又は移送費の支給をすべきものとした場合における入院時食事療養費，入院時生活療養費，保険外併用療養費，療養費，訪問看護療養費，特別療養費又は移送費の額に満たないときは，それぞれその差額を当該被保険者に支給しなければならない．

③ 前項の場合において，被保険者が保険医療機関等について当該療養を受けたときは，保険者は，同項の規定により被保険者に支給すべき額の限度において，当該被保険者が保険医療機関等に支払うべき当該療養に要した費用を，当該被保険者に代わつて保険医療機関等に支払うことができる．ただし，当該保険者が第43条第1項の規定により一部負担金の割合を減じているときは前条第2項に規定する保険医療機関等について当該療養を受けた場合に限る．

④ 前項の規定により保険医療機関等に対して費用が支払われたときは，その限度において，被保険者に対し第2項の規定による支給があつたものとみなす．

第57条（世帯主又は組合員でない被保険者に係る一部負担金等） 一部負担金の支払又は納付，第43条第3項又は前条第2項の規定による差額の支給又は療養費の支給に関しては，当該疾病又は負傷が世帯主又は組合員でない被保険者に係るものであるときは，これらの事項に関する各本条の規定にかかわらず，当該被保険者の属する世帯の世帯主又は組合員が一部負担金を支払い，又は納付すべき義務を負い，及び当該世帯主又は組合員に対して第43条第3項若しくは前条第2項の規定による差額又は療養費を支給するものとする．

第57条の2（高額療養費） ① 保険者は，療養の給付について支払われた一部負担金の額又は療養（食事療養及び生活療養を除く．次項において同じ．）に要した費用の額からその療養に要した費用につき保険外併用療養費，療養費，訪問看護療養費若しくは特別療養費として支給される額若しくは第56条第2項の規定により支給される差額に相当する額を控除した額（次条第1項において「一部負担金等の額」という．）が著しく高額であるときは，世帯主又は組合員に対し，高額療養費を支給する．ただし，当該療養について療養の給付，保険外併用療養費の支給，療養費の支給，訪問看護療養費の支給若しくは特別療養費の支給又は第56条第2項の規定による差額の支給を受けなかつたときは，この限りでない．

② 高額療養費の支給要件，支給額その他高額療養費の支給に関して必要な事項は，療養に必要な費用の負担の家計に与える影響及び療養に要した費用の額を考慮して，政令で定める．

第57条の3（高額介護合算療養費） ① 保険者は，一部負担金等の額（前条第1項の高額療養費が支給される場合にあつては，当該支給額に相当する額を控除して得た額）並びに介護保険法第51条第1項に規定する介護サービス利用者負担額（同項の高額介護サービス費が支給される場合には，当該支給額を控除して得た額）及び同法第61条第1項に規定する介護予防サービス利用者負担額（同項の高額介護予防サービス費が支給される場合にあつては，当該

支給額を控除して得た額)の合計額が著しく高額であるときは、世帯主又は組合員に対し、高額介護合算療養費を支給する。ただし、当該一部負担金等の額に係る療養の給付、保険外併用療養費の支給、療養費の支給、訪問看護療養費の支給若しくは特別療養費の支給又は第56条第2項の規定による差額の支給を受けなかったときは、この限りでない。

② 前条第2項の規定は、高額介護合算療養費の支給について準用する。

第2節 その他の給付

第58条 ① 保険者は、被保険者の出産及び死亡に関しては、条例又は規約の定めるところにより、出産育児一時金の支給又は葬祭費の支給若しくは葬祭の給付を行うものとする。ただし、特別の理由があるときは、その全部又は一部を行わないことができる。

② 保険者は、前項の保険給付のほか、条例又は規約の定めるところにより、傷病手当金の支給その他の保険給付を行うことができる。

第3節 保険給付の制限

第59条 被保険者又は被保険者であつた者が、次の各号のいずれかに該当するときは、その期間に係る療養の給付又は入院時食事療養費、入院時生活療養費、保険外併用療養費、訪問看護療養費、特別療養費若しくは移送費の支給(以下この節において「療養の給付等」という。)は、行わない。
1 少年院その他これに準ずる施設に収容されたとき。
2 刑事施設、労役場その他これらに準ずる施設に拘禁されたとき。

第60条 被保険者が、自己の故意の犯罪行為により、又は故意に疾病にかかり、又は負傷したときは、当該疾病又は負傷に係る療養の給付等は、行わない。

第61条 被保険者が闘争、泥酔又は著しい不行跡によつて疾病にかかり、又は負傷したときは、当該疾病又は負傷に係る療養の給付等は、その全部又は一部を行わないことができる。

第62条 保険者は、被保険者又は被保険者であつた者が、正当な理由なしに療養に関する指示に従わないときは、療養の給付の一部を行わないことができる。

第63条 保険者は、被保険者若しくは被保険者であつた者又は保険給付を受ける者が、正当な理由なしに、第66条の規定による命令に従わず、又は答弁若しくは受診を拒んだときは、療養の給付等の全部又は一部を行わないことができる。

第63条の2 ① 保険者は、保険給付(第43条第3項又は第56条第2項の規定による差額の支給を含む。以下同じ。)を受けることができる世帯主又は組合員が保険料を滞納しており、かつ、当該保険料の納期限から厚生労働省令で定める期間が経過するまでの間に当該保険料を納付しない場合においては、当該保険料の滞納につき災害その他の政令で定める特別の事情があると認められる場合を除き、厚生労働省令で定めるところにより、保険給付の全部又は一部の支払を一時差し止めるものとする。

② 保険者は、前項に規定する厚生労働省令で定める期間が経過しない場合においても、保険給付を受けることができる世帯主又は組合員が保険料を滞納している場合においては、当該保険料の滞納につき災害その他の政令で定める特別の事情があると認められる場合を除き、厚生労働省令で定めるところにより、保険給付の全部又は一部の支払を一時差し止めることができる。

③ 保険者は、第9条第6項(第22条において準用する場合を含む。)の規定により被保険者資格証明書の交付を受けている世帯主又は組合員であつて、前2項の規定による保険給付の全部又は一部の支払の一時差止がなされているものが、なお滞納している保険料を納付しない場合においては、厚生労働省令で定めるところにより、あらかじめ、当該世帯主又は組合員に通知して、当該一時差止に係る保険給付の額から当該世帯主又は組合員が滞納している保険料額を控除することができる。

第4節 雑則

第64条(損害賠償請求権) ① 保険者は、給付事由が第三者の行為によつて生じた場合において、保険給付を行つたときは、その給付の価額(当該保険給付が療養の給付であるときは、当該療養の給付に要する費用の額から当該療養の給付に関し被保険者が負担しなければならない一部負担金に相当する額を控除した額とする。次条第1項において同じ。)の限度において、被保険者が第三者に対して有する損害賠償の請求権を取得する。

② 前項の場合において、保険給付を受けるべき者が第三者から同一の事由について損害賠償を受けたときは、保険者は、その価額の限度において、保険給付を行う責を免れる。

③ 保険者は、第1項の規定により取得した請求権に係る損害賠償金の徴収又は収納の事務を第45条第5項に規定する国民健康保険団体連合会であつて厚生労働省令の定めるものに委託することができる。

第65条(不正利得の徴収等) ① 偽りその他不正の行為によつて保険給付を受けた者があるときは、保険者は、その者からその給付の価額の全部又は一部を徴収することができる。

② 前項の場合において、保険医療機関において診療に従事する保険医又は健康保険法第88条第1項に規定する主治の医師が、保険者に提出されるべき診断書に虚偽の記載をしたため、その保険給付が行われたものであるときは、保険者は、当該保険医又は主治の医師に対し、保険給付を受けた者に連帯して前項の徴収金を納付すべきことを命ずることができる。

③ 保険者は、保険医療機関等又は指定訪問看護事業者が偽りその他不正の行為によつて療養の給付に関する費用の支払又は第52条第3項、第53条第3項若しくは第54条の2第5項の規定による支払を受けたときは、当該保険医療機関等又は指定訪問看護事業者に対し、その支払つた額につき返還させるほか、その返還させる額に100分の40を乗じて得た額を支払わせることができる。

第66条(強制診断等) 保険者は、保険給付に関して必要があると認めるときは、当該被保険者若しくは被保険者であつた者又は保険給付を受ける者に対し、文書その他の物件の提出若しくは提示を命じ、又は当該職員に質問若しくは診断をさせることができる。

第67条(受給権の保護) 保険給付を受ける権利は、譲り渡し、担保に供し、又は差し押えることができない。

第68条(租税その他の公課の禁止) 租税その他の公課は、保険給付として支給を受けた金品を標準として、課することができない。

第11章 雑則

第110条(時効) ① 保険料その他この法律の規定による徴収金を徴収し、又はその還付を受ける権利及び

保険給付を受ける権利は,2年を経過したときは,時効によつて消滅する.
② 保険料その他の этого法律の規定による徴収金の徴収の告知又は督促は,民法(明治29年法律第89号)第153条の規定にかかわらず,時効中断の効力を生ずる.

第111条(期間の計算) この法律又はこの法律に基く命令に規定する期間の計算については,民法の期間に関する規定を準用する.

第116条(修学中の被保険者の特例) 学のため1の市町村の区域内に住所を有する被保険者であつて,修学していないとすれば他の市町村の区域内に住所を有する他人と同一の世帯に属するものと認められるものは,第5条の規定にかかわらず,当該他の市町村の行なう国民健康保険の被保険者とし,かつ,この法律の適用については,当該世帯に属するものとみなす.

第116条の2(病院等に入院,入所又は入居中の被保険者の特例) ① 次の各号に掲げる入院,入所又は入居(以下この条において「入院等」という.)をしたことにより,当該各号に規定する病院,診療所又は施設の所在する場所に住所を変更したと認められる被保険者であつて,当該病院等に入院等をした際他の市町村(当該病院等が所在する市町村以外の市町村をいう.)の区域内に住所を有していたと認められるものは,第5条の規定にかかわらず,当該他の市町村が行う国民健康保険の被保険者とする.ただし,2以上の病院等に継続して入院等をしている被保険者であつて,現に入院等をしている病院等(以下この条において「現入院病院等」という.)に入院等をする直前に入院等をしていた病院等(以下この項において「直前入院病院等」という.)及び現入院病院等のそれぞれに入院等をしたことにより直前入院病院等及び現入院病院等のそれぞれの所在する場所に順次住所を変更したと認められるもの(次項において「特定継続入院等被保険者」という.)については,この限りでない.
1 病院又は診療所への入院
2 児童福祉法(昭和22年法律第164号)第7条第1項に規定する児童福祉施設への入所(同法第27条第1項第3号又は同法第27条の2の規定による入所措置がとられた場合に限る.)
3 障害者自立支援法(平成17年法律第123号)第5条第12項に規定する障害者支援施設又は同条第1項の厚生労働省令で定める施設への入所
4 独立行政法人国立重度知的障害者総合施設のぞみの園法(平成14年法律第167号)第11条第1号の規定により独立行政法人国立重度知的障害者総合施設のぞみの園の設置する施設への入所
5 老人福祉法(昭和38年法律第133号)第20条の4又は第20条の5に規定する養護老人ホーム又は特別養護老人ホームへの入所(同法第11条第1項第1号又は第2号の規定による入所措置がとられた場合に限る.)
6 介護保険法第8条第11項に規定する特定施設への入居又は同条第22項に規定する介護保険施設への入所
② 特定継続入院等被保険者のうち,次の各号に掲げるものは,第5条の規定にかかわらず,当該各号に定める市町村が行う国民健康保険の被保険者とする.
1 継続して入院等をしている2以上の病院等のそれぞれに入院等をすることによりそれぞれの病院等の所在する場所に順次住所を変更したと認められる被保険者であつて,当該2以上の病院等のうち最初の病院等に入院等をした際他の市町村(現入院病院等が所在する市町村以外の市町村をいう.)の区域内に住所を有していたと認められるもの当該他の市町村
2 継続して入院等をしている2以上の病院等のうち1の病院等から継続して入院等をしていること(以下この号において「継続入院等」という.)により当該1の病院等の所在する場所以外の場所から当該他の病院等の所在する場所への住所の変更を行つたと認められる被保険者であつて,最後に行つた特定住所変更に係る継続入院等の際他の市町村(現入院病院等が所在する市町村以外の市町村をいう.)の区域内に住所を有していたと認められるもの当該他の市町村
③ 前2項の規定の適用を受ける被保険者が入院等をしている病院等の所在する市町村及び当該被保険者に対し国民健康保険を行う市町村は,必要な協力をしなければならない.

第12章 罰則

第120条の2 保険者の役員若しくは職員又はこれらの職にあつた者が,正当な理由なしに,国民健康保険事業に関して職務上知得した秘密を漏らしたときは,1年以下の懲役又は100万円以下の罰金に処する.

第121条 ① 審査委員会若しくは審査会の委員若しくは連合会の役員若しくは職員又はこれらの職にあつた者が,正当な理由なしに,職務上知得した秘密を漏らしたときは,1年以下の懲役又は100万円以下の罰金に処する.
② 第45条第7項(第52条第6項,第52条の2第3項,第53条第3項及び第54条の2第12項において準用する場合を含む.)の規定により厚生労働大臣の定める診療報酬請求書の審査を行う者若しくはこれを行つていた者又は指定法人の役員,職員若しくはこれらの職にあつた者が,正当な理由なしに,職務上知得した秘密を漏らしたときも,前項と同様とする.

109 介護保険法(抄)

(平9・12・17法律第123号,
最終改正:平21・7・15法律第77号)

＊下線は平24・4・1施行(平18法83)

第1章 総則

第1条(目的) この法律は,加齢に伴つて生ずる心身の変化に起因する疾病等により要介護状態となり,入浴,排せつ,食事等の介護,機能訓練並びに看護及び療養上の管理その他の医療を要する者等について,これらの者が尊厳を保持し,その有する能力に応じ自立した日常生活を営むことができるよう,必要な保健医療サービス及び福祉サービスに係る給付を行うため,国民の共同連帯の理念に基づき介護保険制度を設け,その行う保険給付等に関して必要な事項を定め,もつて国民の保健医療の向上及び福祉の増進を図ることを目的とする.

第2条(介護保険) ① 介護保険は,被保険者の要介護

第1章 総則

状態又は要支援状態に関し，必要な保険給付を行うものとする．

② 前項の保険給付は，要介護状態又は要支援状態の軽減若しくは悪化の防止に資するよう行われるとともに，医療との連携に十分配慮して行われなければならない．

③ 第1項の保険給付は，被保険者の心身の状況，その置かれている環境等に応じて，被保険者の選択に基づき，適切な保健医療サービス及び福祉サービスが，多様な事業者又は施設から，総合的かつ効率的に提供されるよう配慮して行われなければならない．

④ 第1項の保険給付の内容及び水準は，被保険者が要介護状態となった場合においても，可能な限り，その居宅において，その有する能力に応じ自立した日常生活を営むことができるように配慮されなければならない．

第3条（保険者） ① 市町村及び特別区は，この法律の定めるところにより，介護保険を行うものとする．

② 市町村及び特別区は，介護保険に関する収入及び支出について，政令で定めるところにより，特別会計を設けなければならない．

第4条（国民の努力及び義務） ① 国民は，自ら要介護状態となることを予防するため，加齢に伴って生ずる心身の変化を自覚して常に健康の保持増進に努めるとともに，要介護状態となった場合においても，進んでリハビリテーションその他の適切な保健医療サービス及び福祉サービスを利用することにより，その有する能力の維持向上に努めるものとする．

② 国民は，共同連帯の理念に基づき，介護保険事業に要する費用を公平に負担するものとする．

第5条（国及び都道府県の責務） ① 国は，介護保険事業の運営が健全かつ円滑に行われるよう保健医療サービス及び福祉サービスを提供する体制の確保に関する施策その他の必要な各般の措置を講じなければならない．

② 都道府県は，介護保険事業の運営が健全かつ円滑に行われるように，必要な助言及び適切な援助をしなければならない．

第6条（医療保険者の協力） 医療保険者は，介護保険事業が健全かつ円滑に行われるよう協力しなければならない．

第7条（定義） ① この法律において「要介護状態」とは，身体上又は精神上の障害があるために，入浴，排せつ，食事等の日常生活における基本的な動作の全部又は一部について，厚生労働省令で定める期間にわたり継続して，常時介護を要すると見込まれる状態であって，その介護の必要の程度に応じて厚生労働省令で定める区分（以下「要介護状態区分」という．）のいずれかに該当するもの（要支援状態に該当するものを除く．）をいう．

② この法律において「要支援状態」とは，身体上若しくは精神上の障害があるために入浴，排せつ，食事等の日常生活における基本的な動作の全部若しくは一部について厚生労働省令で定める期間にわたり継続して常時介護を要する状態の軽減若しくは悪化の防止に特に資する支援を要すると見込まれ，又は身体上若しくは精神上の障害があるために厚生労働省令で定める期間にわたり継続して日常生活を営むのに支障があると見込まれる状態であって，支援の必要の程度に応じて厚生労働省令で定める区分（以下「要支援状態区分」という．）のいずれかに該当するものをいう．

③ この法律において「要介護者」とは，次の各号のいずれかに該当する者をいう．

1 要介護状態にある65歳以上の者
2 要介護状態にある40歳以上65歳未満の者であって，その要介護状態の原因である身体上又は精神上の障害が加齢に伴って生ずる心身の変化に起因する疾病であって政令で定めるもの（以下「特定疾病」という．）によって生じたものであるもの

④ この法律において「要支援者」とは，次の各号のいずれかに該当する者をいう．

1 要支援状態にある65歳以上の者
2 要支援状態にある40歳以上65歳未満の者であって，その要支援状態の原因である身体上又は精神上の障害が特定疾病によって生じたものであるもの

⑤ この法律において「介護支援専門員」とは，要介護者又は要支援者（以下「要介護者等」という．）からの相談に応じ，及び要介護者等がその心身の状況等に応じ適切な居宅サービス，地域密着型サービス，施設サービス，介護予防サービス又は地域密着型介護予防サービスを利用できるよう市町村，居宅サービス事業を行う者，地域密着型サービス事業を行う者，介護保険施設，介護予防サービス事業を行う者等との連絡調整等を行う者であって，要介護者等が自立した日常生活を営むのに必要な援助に関する専門的知識及び技術を有するものとして第69条の7第1項の介護支援専門員証の交付を受けたものをいう．

⑥ この法律において「医療保険各法」とは，次に掲げる法律をいう．

1 健康保険法（大正11年法律第70号）
2 船員保険法（昭和14年法律第73号）
3 国民健康保険法（昭和33年法律第192号）
4 国家公務員共済組合法（昭和33年法律第128号）
5 地方公務員等共済組合法（昭和37年法律第152号）
6 私立学校教職員共済法（昭和28年法律第245号）

⑦ この法律において「医療保険者」とは，医療保険各法の規定により医療に関する給付を行う全国健康保険協会，健康保険組合，市町村（特別区を含む．），国民健康保険組合，共済組合又は日本私立学校振興・共済事業団をいう．

⑧ この法律において「医療保険加入者」とは，次に掲げる者をいう．

1 健康保険法の規定による被保険者．ただし，同法第3条第2項の規定による日雇特例被保険者を除く．
2 船員保険法の規定による被保険者
3 国民健康保険法の規定による被保険者
4 国家公務員共済組合法又は地方公務員等共済組合法に基づく共済組合の組合員
5 私立学校教職員共済法の規定による私立学校教職員共済制度の加入者
6 健康保険法，船員保険法，国家公務員共済組合法（他の法律において準用する場合を含む．）又は地方公務員等共済組合法の規定による被扶養者．ただし，健康保険法第3条第2項の規定による日雇特例被保険者の同法の規定による被扶養者を除く．
7 健康保険法第126条の規定による日雇特例被保険者手帳の交付を受け，その手帳に健康保険印紙をはり付けるべき余白がなくなるに至るまでの間にある者及び同法の規定によるその者の被扶養者．ただし，同法第3条第2項ただし書の規定による承認を受けて同項の規定による日雇特例被保険者とならない期間内にある者及び同法第126条第3項の規定

により当該日雇特例被保険者手帳を返納した者並びに同法の規定によるその者の被扶養者を除く．
⑨ この法律において「社会保険各法」とは，次に掲げる法律をいう．
1 この法律
2 第6号各号（第4号を除く．）に掲げる法律
3 厚生年金保険法（昭和29年法律第115号）
4 国民年金法（昭和34年法律第141号）

第8条 ① この法律において「居宅サービス」とは，訪問介護，訪問入浴介護，訪問看護，訪問リハビリテーション，居宅療養管理指導，通所介護，通所リハビリテーション，短期入所生活介護，短期入所療養介護，特定施設入居者生活介護，福祉用具貸与及び特定福祉用具販売をいい，「居宅サービス事業」とは，居宅サービスを行う事業をいう．

② この法律において「訪問介護」とは，要介護者であって，居宅（老人福祉法（昭和38年法律第133号）第20条の6に規定する軽費老人ホーム，同法第29条第1項に規定する有料老人ホーム（第11項及び第19項において「有料老人ホーム」という．）その他の厚生労働省令で定める施設における居室を含む．以下同じ．）において介護を受けるもの（以下「居宅要介護者」という．）について，その者の居宅において介護福祉士その他政令で定める者により行われる入浴，排せつ，食事等の介護その他の日常生活上の世話であって，厚生労働省令で定めるもの（夜間対応型訪問介護に該当するものを除く．）をいう．

③ この法律において「訪問入浴介護」とは，居宅要介護者について，その者の居宅を訪問し，浴槽を提供して行われる入浴の介護をいう．

④ この法律において「訪問看護」とは，居宅要介護者（主治の医師がその治療の必要の程度につき厚生労働省令で定める基準に適合していると認めたものに限る．）について，その者の居宅において看護師その他厚生労働省令で定める者により行われる療養上の世話又は必要な診療の補助をいう．

⑤ この法律において「訪問リハビリテーション」とは，居宅要介護者（主治の医師がその治療の必要の程度につき厚生労働省令で定める基準に適合していると認めたものに限る．）について，その者の居宅において，その心身の機能の維持回復を図り，日常生活の自立を助けるために行われる理学療法，作業療法その他必要なリハビリテーションをいう．

⑥ この法律において「居宅療養管理指導」とは，居宅要介護者について，病院，診療所又は薬局（以下「病院等」という．）の医師，歯科医師，薬剤師その他厚生労働省令で定める者により行われる療養上の管理及び指導であって，厚生労働省令で定めるものをいう．

⑦ この法律において「通所介護」とは，居宅要介護者について，老人福祉法第5条の2第3項の厚生労働省令で定める施設又は同法第20条の2の2に規定する老人デイサービスセンターに通わせ，当該施設において入浴，排せつ，食事等の介護その他の日常生活上の世話であって厚生労働省令で定めるもの及び機能訓練を行うこと（認知症対応型通所介護に該当するものを除く．）をいう．

⑧ この法律において「通所リハビリテーション」とは，居宅要介護者（主治の医師がその治療の必要の程度につき厚生労働省令で定める基準に適合していると認めたものに限る．）について，介護老人保健施設，病院，診療所その他の厚生労働省令で定める施設に通わせ，当該施設において，その心身の機能の維持回復を図り，日常生活の自立を助けるために行われる理学療法，作業療法その他必要なリハビリテーションをいう．

⑨ この法律において「短期入所生活介護」とは，居宅要介護者について，老人福祉法第5条の2第4項の厚生労働省令で定める施設又は同法第20条の3に規定する老人短期入所施設に短期間入所させ，当該施設において入浴，排せつ，食事等の介護その他の日常生活上の世話及び機能訓練を行うことをいう．

⑩ この法律において「短期入所療養介護」とは，居宅要介護者（その治療の必要の程度につき厚生労働省令で定めるものに限る．）について，介護老人保健施設，介護医療型医療施設その他の厚生労働省令で定める施設に短期間入所させ，当該施設において看護，医学的管理の下における介護及び機能訓練その他必要な医療並びに日常生活上の世話を行うことをいう．

〔下線部削除〕

⑪ この法律において「特定施設」とは，有料老人ホームその他厚生労働省令で定める施設であって，第19項に規定する地域密着型特定施設でないものをいい，「特定施設入居者生活介護」とは，特定施設に入居している要介護者について，当該特定施設が提供するサービスの内容，これを担当する者その他厚生労働省令で定める事項を定めた計画に基づき行われる入浴，排せつ，食事等の介護その他の日常生活上の世話であって厚生労働省令で定めるもの，機能訓練及び療養上の世話をいう．

⑫ この法律において「福祉用具貸与」とは，居宅要介護者について福祉用具（心身の機能が低下し日常生活を営むのに支障がある要介護者等の日常生活上の便宜を図るための用具及び要介護者等の機能訓練のための用具であって，要介護者等の日常生活の自立を助けるためのものをいう．次項並びに次条第12項及び第13項において同じ．）のうち厚生労働大臣が定めるものの政令で定めるところにより行われる貸与をいう．

⑬ この法律において「特定福祉用具販売」とは，居宅要介護者について福祉用具のうち入浴又は排せつの用に供するものその他の厚生労働大臣が定めるもの（以下「特定福祉用具」という．）の政令で定めるところにより行われる販売をいう．

⑭ この法律において「地域密着型サービス」とは，夜間対応型訪問介護，認知症対応型通所介護，小規模多機能型居宅介護，認知症対応型共同生活介護，地域密着型特定施設入居者生活介護及び地域密着型介護老人福祉施設入所者生活介護をいい，「地域密着型サービス事業」とは，地域密着型サービスを行う事業をいう．

⑮ この法律において「夜間対応型訪問介護」とは，居宅要介護者について，夜間において，定期的な巡回訪問により，又は通報を受け，その者の居宅において介護福祉士その他第2項の政令で定める者により行われる入浴，排せつ，食事等の介護その他の日常生活上の世話であって，厚生労働省令で定めるものをいう．

⑯ この法律において「認知症対応型通所介護」とは，居宅要介護者であって，脳血管疾患，アルツハイマー病その他の要因に基づく脳の器質的な変化により日常生活に支障が生じる程度にまで記憶機能及びその他の認知機能が低下した状態（以下「認知症」という．）であるものについて，老人福祉法第5条の2第3項の厚生労働省令で定める施設又は同法第20条の2の2に規定する老人デイサービスセンターに通わせ，当該施設において入浴，排せつ，食事等の介護その他の日常生活上の世話であって厚生労働省令で定

めるもの及び機能訓練を行うことをいう．

⑰ この法律において「小規模多機能型居宅介護」とは、居宅要介護者について、その者の心身の状況、その置かれている環境等に応じて、その者の選択に基づき、その者の居宅において、又は厚生労働省令で定めるサービスの拠点に通わせ、若しくは短期間宿泊させ、当該拠点において、入浴、排せつ、食事等の介護その他の日常生活上の世話であって厚生労働省令で定めるもの及び機能訓練を行うことをいう．

⑱ この法律において「認知症対応型共同生活介護」とは、要介護者であって認知症であるもの（その者の認知症の原因となる疾患が急性の状態にある者を除く．）について、その共同生活を営むべき住居において、入浴、排せつ、食事等の介護その他の日常生活上の世話及び機能訓練を行うことをいう．

⑲ この法律において「地域密着型特定施設入居者生活介護」とは、有料老人ホームその他第11項の厚生労働省令で定める施設であって、その入居者が、その配偶者その他厚生労働省令で定める者に限られるもの（以下「介護専用型特定施設」という．）のうち、その入居定員が29人以下であるもの（以下この項において「地域密着型特定施設」という．）に入居している要介護者について、当該地域密着型特定施設が提供するサービスの内容、これを担当する者その他厚生労働省令で定める事項を定めた計画に基づき行われる入浴、排せつ、食事等の介護その他の日常生活上の世話であって厚生労働省令で定めるもの、機能訓練及び療養上の世話をいう．

⑳ この法律において「地域密着型介護老人福祉施設」とは、老人福祉法第20条の5に規定する特別養護老人ホーム（入所定員が29人以下であるものに限る．以下この項において同じ．）であって、当該特別養護老人ホームに入所する要介護者に対し、地域密着型施設サービス計画（地域密着型介護老人福祉施設に入所している要介護者について、当該施設が提供するサービスの内容、これを担当する者その他厚生労働省令で定める事項を定めた計画をいう．以下この項において同じ．）に基づいて、入浴、排せつ、食事等の介護その他の日常生活上の世話、機能訓練、健康管理及び療養上の世話を行うことを目的とする施設をいい、「地域密着型介護老人福祉施設入所者生活介護」とは、地域密着型介護老人福祉施設に入所する要介護者に対し、地域密着型施設サービス計画に基づいて行われる入浴、排せつ、食事等の介護その他の日常生活上の世話、機能訓練、健康管理及び療養上の世話をいう．

㉑ この法律において「居宅介護支援」とは、居宅要介護者が第41条第1項に規定する指定居宅サービス又は特例居宅介護サービス費に係る居宅サービス若しくはこれに相当するサービス、第42条の2第1項に規定する指定地域密着型サービス又は特例地域密着型介護サービス費に係る地域密着型サービス若しくはこれに相当するサービス及びその他の居宅において日常生活を営むために必要な保健医療サービス又は福祉サービス（以下この項において「指定居宅サービス等」という．）の適切な利用等をすることができるよう、その者の依頼を受けて、その心身の状況、その置かれている環境、当該居宅要介護者及びその家族の希望等を勘案し、利用する指定居宅サービス等の種類及び内容、これを担当する者その他厚生労働省令で定める事項を定めた計画（以下この項、第115条の44第1項第5号及び別表において「居宅サービス計画」という．）を作成するとともに、当該居宅サービス計画に基づく指定居宅サービス等の提供が確保されるよう、第41条第1項に規定する指定居宅サービス事業者、第42条の2第1項に規定する指定地域密着型サービス事業者その他の者との連絡調整その他の便宜の提供を行い、並びに当該居宅要介護者が地域密着型介護老人福祉施設又は介護保険施設への入所を要する場合にあっては、地域密着型介護老人福祉施設又は介護保険施設への紹介その他の便宜の提供を行うことをいい、「居宅介護支援事業」とは、居宅介護支援を行う事業をいう．

㉒ この法律において「介護保険施設」とは、第48条第1項第1号に規定する指定介護老人福祉施設、介護老人保健施設及び同項第3号に規定する指定介護療養型医療施設をいう．

〔下線部を「及び介護老人保健施設」に改める〕

㉓ この法律において「施設サービス」とは、介護福祉施設サービス、介護保健施設サービス及び介護療養施設サービスをいい、「施設サービス計画」とは、介護老人福祉施設、介護老人保健施設又は介護療養型医療施設に入所している要介護者について、これらの施設が提供するサービスの内容、これを担当する者その他厚生労働省令で定める事項を定めた計画をいう．

〔下線部を「及び介護老人保健施設」、「又は介護老人保健施設」に改める〕

㉔ この法律において「介護老人福祉施設」とは、老人福祉法第20条の5に規定する特別養護老人ホーム（入所定員が30人以上であるものに限る．以下同じ．）であって、当該特別養護老人ホームに入所する要介護者に対し、施設サービス計画に基づいて、入浴、排せつ、食事等の介護その他の日常生活上の世話、機能訓練、健康管理及び療養上の世話を行うことを目的とする施設をいい、「介護福祉施設サービス」とは、介護老人福祉施設に入所する要介護者に対し、施設サービス計画に基づいて行われる入浴、排せつ、食事等の介護その他の日常生活上の世話、機能訓練、健康管理及び療養上の世話をいう．

㉕ この法律において「介護老人保健施設」とは、要介護者（その治療の必要の程度につき厚生労働省令で定めるものに限る．以下この項において同じ．）に対し、施設サービス計画に基づいて、看護、医学的管理の下における介護及び機能訓練その他必要な医療並びに日常生活上の世話を行うことを目的とする施設として、第94条第1項の都道府県知事の許可を受けたものをいい、「介護保健施設サービス」とは、介護老人保健施設に入所する要介護者に対し、施設サービス計画に基づいて行われる看護、医学的管理の下における介護及び機能訓練その他必要な医療並びに日常生活上の世話をいう．

㉖ この法律において「介護療養型医療施設」とは、療養病床等（医療法（昭和23年法律第205号）第7条第2項第4号に規定する療養病床のうち要介護者の心身の特性に応じた適切な看護が行われるものとして政令で定めるもの又は療養病床以外の病院の病床のうち認知症である要介護者の心身の特性に応じた適切な看護が行われるものとして政令で定めるものをいう．以下同じ．）を有する病院又は診療所であって、当該療養病床等に入院する要介護者（その治療の必要の程度につき厚生労働省令で定めるものに限る．以下この項において同じ．）に対し、施設サービス計画に基づいて、療養上の管理、看護、医学的管理の下における介護その他の世話及び機能訓練その他必要な医療を行うことを目的とする施設をいい、「介

護療養施設サービス」とは,介護療養型医療施設の療養病床等に入院する要介護者に対し,施設サービス計画に基づいて行われる療養上の管理,看護,医学的管理の下における介護その他の世話及び機能訓練その他必要な医療をいう. 〔下線部削除〕

第8条の2 ① この法律において「介護予防サービス」とは,介護予防訪問介護,介護予防訪問入浴介護,介護予防訪問看護,介護予防訪問リハビリテーション,介護予防居宅療養管理指導,介護予防通所介護,介護予防通所リハビリテーション,介護予防短期入所生活介護,介護予防短期入所療養介護,介護予防特定施設入居者生活介護,介護予防福祉用具貸与及び特定介護予防福祉用具販売をいい,「介護予防サービス事業」とは,介護予防サービスを行う事業をいう.

② この法律において「介護予防訪問介護」とは,要支援者であって,居宅において支援を受けるもの(以下「居宅要支援者」という.)について,その介護予防(身体上又は精神上の障害があるために入浴,排せつ,食事等の日常生活における基本的な動作の全部若しくは一部について常時介護を要し,又は日常生活を営むのに支障がある状態の軽減又は悪化の防止をいう.以下同じ.)を目的として,介護福祉士その他政令で定める者により,厚生労働省令で定める期間にわたり行われる入浴,排せつ,食事等の介護その他の日常生活上の支援であって,厚生労働省令で定めるものをいう.

③ この法律において「介護予防訪問入浴介護」とは,居宅要支援者について,その介護予防を目的として,厚生労働省令で定める場合に,その者の居宅を訪問し,厚生労働省令で定める期間にわたり浴槽を提供して行われる入浴の介護をいう.

④ この法律において「介護予防訪問看護」とは,居宅要支援者(主治の医師がその治療の必要の程度につき厚生労働省令で定める基準に適合していると認めたものに限る.)について,その介護予防を目的として,その者の居宅において,その介護予防を目的として,看護師その他厚生労働省令で定める者により,厚生労働省令で定める期間にわたり行われる療養上の世話又は必要な診療の補助をいう.

⑤ この法律において「介護予防訪問リハビリテーション」とは,居宅要支援者(主治の医師がその治療の必要の程度につき厚生労働省令で定める基準に適合していると認めたものに限る.)について,その介護予防を目的として,厚生労働省令で定める期間にわたり行われる理学療法,作業療法その他必要なリハビリテーションをいう.

⑥ この法律において「介護予防居宅療養管理指導」とは,居宅要支援者について,その介護予防を目的として,病院等の医師,歯科医師,薬剤師その他厚生労働省令で定める者により行われる療養上の管理及び指導であって,厚生労働省令で定めるものをいう.

⑦ この法律において「介護予防通所介護」とは,居宅要支援者について,その介護予防を目的として,老人福祉法第5条の2第3項の厚生労働省令で定める施設又は同法第20条の2の2に規定する老人デイサービスセンターに通わせ,当該施設において,厚生労働省令で定める期間にわたり,入浴,排せつ,食事等の介護その他の日常生活上の支援であって厚生労働省令で定めるもの及び機能訓練を行うこと(介護予防認知症対応型通所介護に該当するものを除く.)をいう.

⑧ この法律において「介護予防通所リハビリテーション」とは,居宅要支援者(主治の医師がその治療の必要の程度につき厚生労働省令で定める基準に適合していると認めたものに限る.)について,介護老人保健施設,病院,診療所その他の厚生労働省令で定める施設に通わせ,当該施設において,その介護予防を目的として,厚生労働省令で定める期間にわたり行われる理学療法,作業療法その他必要なリハビリテーションをいう.

⑨ この法律において「介護予防短期入所生活介護」とは,居宅要支援者について,老人福祉法第5条の2第4項の厚生労働省令で定める施設又は同法第20条の3に規定する老人短期入所施設に短期間入所させ,その介護予防を目的として,厚生労働省令で定める期間にわたり,当該施設において入浴,排せつ,食事等の介護その他の日常生活上の支援及び機能訓練を行うことをいう.

⑩ この法律において「介護予防短期入所療養介護」とは,居宅要支援者(その治療の必要の程度につき厚生労働省令で定めるものに限る.)について,介護老人保健施設,介護療養型医療施設その他の厚生労働省令で定める施設に短期間入所させ,その介護予防を目的として,厚生労働省令で定める期間にわたり,当該施設において看護,医学的管理の下における介護及び機能訓練その他必要な医療並びに日常生活上の支援を行うことをいう. 〔下線部削除〕

⑪ この法律において「介護予防特定施設入居者生活介護」とは,特定施設(介護専用型特定施設を除く.)に入居している要支援者について,その介護予防を目的として,当該特定施設が提供するサービスの内容,これを担当する者その他厚生労働省令で定める事項を定めた計画に基づき行われる入浴,排せつ,食事等の介護その他の日常生活上の支援であって厚生労働省令で定めるもの,機能訓練及び療養上の世話をいう.

⑫ この法律において「介護予防福祉用具貸与」とは,居宅要支援者について福祉用具のうちその介護予防に資するものとして厚生労働大臣が定めるものの政令で定めるところにより行われる貸与をいう.

⑬ この法律において「特定介護予防福祉用具販売」とは,居宅要支援者について福祉用具のうちその介護予防に資するものであって入浴又は排せつの用に供するものその他の厚生労働大臣が定めるもの(以下「特定介護予防福祉用具」という.)の政令で定めるところにより行われる販売をいう.

⑭ この法律において「地域密着型介護予防サービス」とは,介護予防認知症対応型通所介護,介護予防小規模多機能型居宅介護及び介護予防認知症対応型共同生活介護をいい,「地域密着型介護予防サービス事業」とは,地域密着型介護予防サービスを行う事業をいう.

⑮ この法律において「介護予防認知症対応型通所介護」とは,居宅要支援者であって,認知症であるものについて,その介護予防を目的として,老人福祉法第5条の2第3項の厚生労働省令で定める施設又は同法第20条の2の2に規定する老人デイサービスセンターに通わせ,当該施設において,厚生労働省令で定める期間にわたり,入浴,排せつ,食事等の介護その他の日常生活上の支援であって厚生労働省令で定めるもの及び機能訓練を行うことをいう.

⑯ この法律において「介護予防小規模多機能型居宅介護」とは,居宅要支援者について,その者の心身の状況,その置かれている環境等に応じて,その者の選択に基づき,その者の居宅において,又は厚生労働省令で定めるサービスの拠点に通わせ,若しくは短期間

宿泊させ,当該拠点において,その介護予防を目的として,入浴,排せつ,食事等の介護その他の日常生活上の支援であって厚生労働省令で定めるもの及び機能訓練を行うことをいう.

⑰ この法律において「介護予防認知症対応型共同生活介護」とは,要支援者(厚生労働省令で定める要支援状態区分に該当する状態である者に限る.)であって認知症であるもの(その者の認知症の原因となる疾患が急性の状態にある者を除く.)について,その共同生活を営むべき住居において,その介護予防を目的として,入浴,排せつ,食事等の介護その他の日常生活上の支援及び機能訓練を行うことをいう.

⑱ この法律において「介護予防支援」とは,居宅要支援者が第53条第1項に規定する指定介護予防サービス又は特例介護予防サービス費に係る介護予防サービス若しくはこれに相当するサービス,第54条の2第1項に規定する指定地域密着型介護予防サービス又は特例地域密着型介護予防サービス費に係る地域密着型介護予防サービス若しくはこれに相当するサービス又は福祉サービス(以下この項において「指定介護予防サービス等」という.)の適切な利用等をすることができるよう,第115条の45第1項に規定する地域包括支援センターの職員のうち厚生労働省令で定める者が,当該居宅要支援者の依頼を受けて,その心身の状況,その置かれている環境,当該居宅要支援者及びその家族の希望等を勘案し,利用する指定介護予防サービス等の種類及び内容,これを担当する者その他厚生労働省令で定める事項を定めた計画(以下この項及び別表において「介護予防サービス計画」という.)を作成するとともに,当該介護予防サービス計画に基づく指定介護予防サービス等の提供が確保されるよう,第53条第1項に規定する指定介護予防サービス事業者,第54条の2第1項に規定する指定地域密着型介護予防サービス事業者その他の者との連絡調整その他の便宜の提供を行うことをいい,「介護予防支援事業」とは,介護予防支援を行う事業をいう.

第2章 被保険者

第9条(被保険者) 次の各号のいずれかに該当する者は,市町村又は特別区(以下単に「市町村」という.)が行う介護保険の被保険者とする.
1 市町村の区域内に住所を有する65歳以上の者(以下「第1号被保険者」という.)
2 市町村の区域内に住所を有する40歳以上65歳未満の医療保険加入者(以下「第2号被保険者」という.)

第10条(資格取得の時期) 前条の規定による当該市町村が行う介護保険の被保険者は,次の各号のいずれかに該当するに至った日から,その資格を取得する.
1 当該市町村の区域内に住所を有する医療保険加入者が40歳に達したとき.
2 40歳以上65歳未満の医療保険加入者又は65歳以上の者が当該市町村の区域内に住所を有するに至ったとき.
3 当該市町村の区域内に住所を有する40歳以上65歳未満の者が医療保険加入者となったとき.
4 当該市町村の区域内に住所を有する者(医療保険加入者を除く.)が65歳に達したとき.

第11条(資格喪失の時期) ① 第9条の規定による当該市町村が行う介護保険の被保険者は,当該市町村の区域内に住所を有しなくなった日の翌日から,その資格を喪失する.ただし,当該市町村の区域内に住所を有しなくなった日に他の市町村の区域内に住所を有するに至ったときは,その日から,その資格を喪失する.

② 第2号被保険者は,医療保険加入者でなくなった日から,その資格を喪失する.

第12条(届出等) ① 第1号被保険者は,厚生労働省令で定めるところにより,被保険者の資格の取得及び喪失に関する事項その他必要な事項を市町村に届け出なければならない.ただし,第10条第4号に該当するに至ったことにより被保険者の資格を取得した場合(厚生労働省令で定める場合を除く.)については,この限りでない.

② 第1号被保険者の属する世帯の世帯主は,その世帯に属する第1号被保険者に代わって,当該第1号被保険者に係る前項の規定による届出をすることができる.

③ 被保険者は,市町村に対し,当該被保険者に係る被保険者証の交付を求めることができる.

④ 被保険者が,その資格を喪失したときは,厚生労働省令で定めるところにより,速やかに,被保険者証を返還しなければならない.

⑤ 住民基本台帳法(昭和42年法律第81号)第22条から第24条まで又は第25条の規定による届出があったとき(当該届出に係る書面に同法第28条の3の規定による付記がされたときに限る.)は,その届出と同一の事由に基づく第1項本文の規定による届出があったものとみなす.

⑥ 前各項に規定するもののほか,被保険者に関する届出及び被保険者証に関して必要な事項は,厚生労働省令で定める.

第13条(住所地特例対象施設に入所又は入居中の被保険者の特例) ① 次に掲げる施設(以下「住所地特例対象施設」という.)に入所又は入居(以下この条において「入所等」という.)をすることにより当該住所地特例対象施設の所在する場所に住所を変更したと認められる被保険者(第3号に掲げる施設に入所することにより当該施設の所在する場所に住所を変更したと認められる被保険者にあっては,老人福祉法第11条第1項第1号の規定による入所措置がとられた者に限る.以下この条において「住所地特例対象被保険者」という.)であって,当該住所地特例対象施設に入所等をした際他の市町村(当該住所地特例対象施設が所在する市町村以外の市町村をいう.)の区域内に住所を有していたと認められるものは,第9条の規定にかかわらず,当該他の市町村が行う介護保険の被保険者とする.ただし,2以上の住所地特例対象施設に継続して入所等をしている住所地特例対象被保険者であって,現に入所等をしている住所地特例対象施設(以下この項及び次項において「現入所施設」という.)に入所等をする直前に入所等をしていた住所地特例対象施設(以下この項において「直前入所施設」という.)及び現入所施設のそれぞれに入所等をすることにより直前入所施設及び現入所施設のそれぞれの所在する場所に順次住所を変更したと認められるもの(次項において「特定継続入所被保険者」という.)については,この限りでない.
1 介護保険施設
2 特定施設
3 老人福祉法第20条の4に規定する養護老人ホー

ム．
② 特定継続入所被保険者のうち，次の各号に掲げるものは，第9条の規定にかかわらず，当該各号に定める市町村が行う介護保険の被保険者とする．
 1 継続して入所等をしている2以上の住所地特例対象施設のそれぞれに入所等をすることによりそれぞれの住所地特例対象施設の所在する場所に順次住所を変更したと認められる住所地特例対象被保険者であって，当該2以上の住所地特例対象施設のうち最初の住所地特例対象施設に入所等をした際他の市町村（現入所施設が所在する市町村以外の市町村をいう．）の区域内に住所を有していたと認められるもの 当該他の市町村
 2 継続して入所等をしている2以上の住所地特例対象施設のうち1の住所地特例対象施設から継続して他の住所地特例対象施設に入所等をすること（以下この号において「継続入所等」という．）により当該1の住所地特例対象施設の所在する市町村以外の場所から当該他の住所地特例対象施設の所在する場所への住所の変更（以下この号において「特定住所変更」という．）を行ったと認められる住所地特例対象被保険者であって，最後に行った特定住所変更に係る継続入所等の際他の市町村（現入所施設が所在する市町村以外の市町村をいう．）の区域内に住所を有していたと認められるもの 当該他の市町村
③ 住所地特例対象被保険者が入所等をしている住所地特例対象施設は，当該住所地特例対象施設の所在する市町村及び当該住所地特例対象被保険者に対し介護保険を行う市町村に，必要な協力をしなければならない．

第3章 介護認定審査会

第14条（介護認定審査会） 第38条第2項に規定する審査判定業務を行わせるため，市町村に介護認定審査会（以下「認定審査会」という．）を置く．
第15条（委員） ① 認定審査会の委員の定数は，政令で定める基準に従い条例で定める数とする．
② 委員は，要介護者等の保健，医療又は福祉に関する学識経験を有する者のうちから，市町村長（特別区にあっては，以下同じ．）が任命する．
第16条（共同設置の支援） ① 都道府県は，認定審査会について地方自治法（昭和22年法律第67号）第252条の7第1項の規定による共同設置をしようとする市町村の求めに応じ，市町村相互間における必要な調整を行うことができる．
② 都道府県は，認定審査会を共同設置した市町村に対し，その円滑な運営が確保されるよう必要な技術的な助言その他の援助をすることができる．
第17条（政令への委任規定） この法律に定めるもののほか，認定審査会に関し必要な事項は，政令で定める．

第4章 保険給付

第1節 通 則

第18条（保険給付の種類） この法律による保険給付は，次に掲げる保険給付とする．
 1 被保険者の要介護状態に関する保険給付（以下「介護給付」という．）
 2 被保険者の要支援状態に関する保険給付（以下「予防給付」という．）
 3 前2号に掲げるもののほか，要介護状態又は要支援状態の軽減又は悪化の防止に資する保険給付として条例で定めるもの（第5節において「市町村特別給付」という．）
第19条（市町村の認定） ① 介護給付を受けようとする被保険者は，要介護者に該当すること及びその該当する要介護状態区分について，市町村の認定（以下「要介護認定」という．）を受けなければならない．
② 予防給付を受けようとする被保険者は，要支援者に該当すること及びその該当する要支援状態区分について，市町村の認定（以下「要支援認定」という．）を受けなければならない．
第20条（他の法令による給付との調整） 介護給付又は予防給付（以下「介護給付等」という．）は，当該要介護状態若しくは要支援状態（以下「要介護状態等」という．）につき，労働者災害補償保険法（昭和22年法律第50号）の規定による療養補償給付若しくは療養給付その他の法令に基づく給付であって政令で定めるもののうち介護給付等に相当するものを受けることができるときは政令で定める限度において，又は当該政令で定める給付以外の給付であって国若しくは地方公共団体の負担において介護給付等に相当するものが行われたときはその限度において，行わない．
第21条（損害賠償請求権） ① 市町村は，給付事由が第三者の行為によって生じた場合において，保険給付を行ったときは，その給付の価額の限度において，被保険者が第三者に対して有する損害賠償の請求権を取得する．
② 前項に規定する場合において，保険給付を受けるべき者が第三者から同一の事由について損害賠償を受けたときは，市町村は，その価額の限度において，保険給付を行う責めを免る．
③ 市町村は，第1項の規定により取得した請求権に係る損害賠償金の徴収又は収納の事務を国民健康保険法第45条第5項に規定する国民健康保険団体連合会（以下「連合会」という．）であって厚生労働省令で定めるものに委託することができる．
第22条（不正利得の徴収等） ① 偽りその他不正の行為によって保険給付を受けた者があるときは，市町村は，その者からその給付の価額の全部又は一部を徴収することができる．
② 前項に規定する場合において，訪問看護，訪問リハビリテーション，通所リハビリテーション若しくは短期入所療養介護又は介護予防訪問看護，介護予防訪問リハビリテーション，介護予防通所リハビリテーション若しくは介護予防短期入所療養介護についてその治療の必要の程度につき診断する医師その他居宅サービス若しくはこれに相当するサービス，施設サービス又は介護予防サービス若しくはこれに相当するサービスに従事する医師又は歯科医師が，市町村に提出されるべき診断書に虚偽の記載をしたため，その保険給付が行われたものであるときは，市町村は，当該医師又は歯科医師に対し，保険給付を受けた者に連帯して同項の徴収金を納付すべきことを命ずることができる．
③ 市町村は，第41条第1項に規定する指定居宅サービス事業者，第42条の2第1項に規定する指定地域密着型サービス事業者，第46条第1項に規定する指定居宅介護支援事業者，介護保険施設，第53条第1項に規定する指定介護予防サービス事業者，第54条の2第1項に規定する指定地域密着型介護予防サービス事業者又は第58条第1項に規定する指定介護

予防支援事業者（以下この項において「指定居宅サービス事業者等」という。）が，偽りその他不正の行為により第41条第6項，第42条の2第6項，第46条第4項，第48条第4項，第51条の3第4項，第53条第4項，第54条の2第6項，第58条第4項又は第61条の3第4項の規定による支払を受けたときは，当該指定居宅サービス事業者等から，その支払った額につき返還させるべき額を徴収するほか，その返還させるべき額に100分の40を乗じて得た額を徴収することができる．

第23条（文書の提出等） 市町村は，保険給付に関して必要があると認めるときは，当該保険給付を受ける者若しくは当該保険給付に係る居宅サービス等（居宅サービス（これに相当するサービスを含む．），地域密着型サービス（これに相当するサービスを含む．），居宅介護支援（これに相当するサービスを含む．），施設サービス，介護予防サービス（これに相当するサービスを含む．），地域密着型介護予防サービス（これに相当するサービスを含む．）若しくは介護予防支援（これに相当するサービスを含む．）をいう．以下同じ．）を担当する者若しくは保険給付に係る第45条第1項に規定する住宅改修を行う者又はこれらの者であった者（第24条の2第1項第1号において「照会等対象者」という．）に対し，文書その他の物件の提出若しくは提示を求め，若しくは依頼し，又は当該職員に質問若しくは照会をさせることができる．

第2節 認定

第27条（要介護認定） ① 要介護認定を受けようとする被保険者は，厚生労働省令で定めるところにより，申請書に被保険者証を添付して市町村に申請をしなければならない．この場合において，当該被保険者は，厚生労働省令で定めるところにより，第46条第1項に規定する指定居宅介護支援事業者，地域密着型介護老人福祉施設若しくは介護保険施設であって厚生労働省令で定めるもの又は第115条の45第1項に規定する地域包括支援センターに，当該申請に関する手続を代わって行わせることができる．

② 市町村は，前項の申請があったときは，当該職員をして，当該申請に係る被保険者に面接させ，その心身の状況，その置かれている環境その他厚生労働省令で定める事項について調査をさせるものとする．この場合において，市町村は，当該被保険者が遠隔の地に居所を有するときは，当該調査を他の市町村に嘱託することができる．

③ 市町村は，第1項の申請があったときは，当該申請に係る被保険者の主治の医師に対し，当該被保険者の身体上又は精神上の障害の原因である疾病又は負傷の状況等につき意見を求めるものとする．ただし，当該被保険者に係る主治の医師がないときその他当該意見を求めることが困難なときは，市町村は，当該被保険者に対して，その指定する医師又は当該職員で医師であるものの診断を受けるべきことを命ずることができる．

④ 市町村は，第2項の調査（第24条の2第1項第2号の規定により委託された場合にあっては，当該委託に係る調査を含む．）の結果，前項の主治の医師の意見又は指定する医師若しくは当該職員で医師であるものの診断の結果その他厚生労働省令で定める事項を認定審査会に通知し，第1項の申請に係る被保険者について，次の各号に掲げる被保険者の区分に応じ，当該各号に定める事項に関し審査及び判定を求めるものとする．

1 第1号被保険者　要介護状態に該当すること及びその該当する要介護状態区分

2 第2号被保険者　要介護状態に該当すること，その該当する要介護状態区分及びその要介護状態の原因である身体上又は精神上の障害が特定疾病によって生じたものであること．

⑤ 認定審査会は，前項の規定により審査及び判定を求められたときは，厚生労働大臣が定める基準に従い，当該審査及び判定に係る被保険者について，同項各号に規定する事項に関し審査及び判定を行い，その結果を市町村に通知するものとする．この場合において，認定審査会は，必要があると認めるときは，次に掲げる事項について，市町村に意見を述べることができる．

1 当該被保険者の要介護状態の軽減又は悪化の防止のために必要な療養に関する事項

2 第41条第1項に規定する指定居宅サービス，第42条の2第1項に規定する指定地域密着型サービス又は第48条第1項に規定する指定施設サービス等の適切かつ有効な利用等に関し当該被保険者が留意すべき事項

⑥ 認定審査会は，前項前段の審査及び判定をするに当たって必要があると認めるときは，当該審査及び判定に係る被保険者，その家族，第3項の主治の医師その他の関係者の意見を聴くことができる．

⑦ 市町村は，第5項前段の規定により通知された認定審査会の審査及び判定の結果に基づき，要介護認定をしたときは，その結果を当該要介護認定に係る被保険者に通知しなければならない．この場合において，市町村は，次に掲げる事項を当該被保険者の被保険者証に記載し，これを返付するものとする．

1 該当する要介護状態区分

2 第5項第2号に掲げる事項に係る認定審査会の意見

⑧ 要介護認定は，その申請のあった日にさかのぼってその効力を生ずる．

⑨ 市町村は，第5項前段の規定により通知された認定審査会の審査及び判定の結果に基づき，要介護者に該当しないと認めたときは，理由を付して，その旨を第1項の申請に係る被保険者に通知するとともに，当該被保険者の被保険者証を返付するものとする．

⑩ 市町村は，第1項の申請に係る被保険者が，正当な理由なしに，第2項の規定による調査（第24条の2第1項第2号の規定により委託された場合にあっては，当該委託に係る調査を含む．）に応じないとき，又は第3項ただし書の規定による診断命令に従わないときは，第1項の申請を却下することができる．

⑪ 第1項の申請に対する処分は，当該申請のあった日から30日以内にしなければならない．ただし，当該申請に係る被保険者の心身の状況の調査に日時を要する等特別な理由がある場合には，当該申請のあった日から30日以内に，当該被保険者に対し，当該申請に対する処分をするためになお要する期間（次項において「処理見込期間」という．）及びその理由を通知し，これを延期することができる．

⑫ 第1項の申請をした日から30日以内に当該申請に対する処分がされないとき，若しくは前項ただし書の通知がないとき，又は処理見込期間が経過した日までに当該申請に対する処分がされないときは，当該申請に係る被保険者は，市町村が当該申請を却下したものとみなすことができる．

第28条（要介護認定の更新） ① 要介護認定は，要介護状態区分に応じて厚生労働省令で定める期間（以

下この条において「有効期間」という.）内に限り,その効力を有する.

② 要介護認定を受けた被保険者は,有効期間の満了後においても要介護状態に該当すると見込まれるときは,厚生労働省令で定めるところにより,市町村に対し,要介護認定の更新(以下「要介護更新認定」という.）の申請をすることができる.

③ 前項の申請をすることができる被保険者が,災害その他やむを得ない理由により当該申請に係る要介護認定の有効期間の満了前に当該申請をすることができなかったときは,当該被保険者は,その理由のやんだ日から1月以内に限り,要介護更新認定の申請をすることができる.

④ 前条(第8項を除く.)の規定は,前2項の申請及び当該申請に係る要介護更新認定について準用する.この場合において,同条の規定に関し必要な技術的読替えは,政令で定める.

⑤ 市町村は,前項において準用する前条第2項の調査を第46条第1項に規定する指定居宅介護支援事業者,地域密着型介護老人福祉施設,介護保険施設その他厚生労働省令で定める事業者若しくは施設(以下この条において「指定居宅介護支援事業者等」という.）又は介護支援専門員であって厚生労働省令で定めるものに委託することができる.

⑥ 前項の規定により委託を受けた指定居宅介護支援事業者等は,介護支援専門員その他厚生労働省令で定める者に当該委託に係る調査を行わせるものとする.

⑦ 第5項の規定により委託を受けた指定居宅介護支援事業者等(その者が法人である場合にあっては,その役員.次項において同じ.）若しくはその職員(前項の介護支援専門員その他厚生労働省令で定める者を含む.次項において同じ.）若しくは介護支援専門員又はこれらの職にあった者は,正当な理由なしに,当該委託業務に関して知り得た個人の秘密を漏らしてはならない.

⑧ 第5項の規定により委託を受けた指定居宅介護支援事業者等若しくはその職員又は介護支援専門員で,当該委託業務に従事するものは,刑法その他の罰則の適用については,法令により公務に従事する職員とみなす.

⑨ 第3項の申請に係る要介護更新認定は,当該申請に係る要介護認定の有効期間の満了日の翌日にさかのぼってその効力を生ずる.

⑩ 第1項の規定は,要介護更新認定について準用する.この場合において,同項中「厚生労働省令で定める期間」とあるのは,「有効期間の満了日の翌日から厚生労働省令で定める期間」と読み替えるものとする.

第29条(要介護状態区分の変更の認定) ① 要介護認定を受けた被保険者は,その介護の必要の程度が現に受けている要介護認定に係る要介護状態区分以外の要介護状態区分に該当すると認めるときは,厚生労働省令で定めるところにより,市町村に対し,要介護状態区分の変更の認定の申請をすることができる.

② 第27条及び前条第5項から第8項までの規定は,前項の申請及び当該申請に係る要介護状態区分の変更の認定について準用する.この場合において,これらの規定に関し必要な技術的読替えは,政令で定める.

第30条 ① 市町村は,要介護認定を受けた被保険者について,その介護の必要の程度が低下したことにより当該要介護認定に係る要介護状態区分以外の要介護状態区分に該当するに至ったと認めるときは,要介護状態区分の変更の認定をすることができる.この場合において,市町村は,厚生労働省令で定めるところにより,当該変更の認定に係る被保険者に対しその被保険者証の提出を求め,これに当該変更の認定に係る要介護状態区分及び次項において準用する第27条第5項後段の規定による認定審査会の意見(同項第2号に掲げる事項に係るものに限る.）を記載し,これを返付するものとする.

② 第27条第2項から第6項まで及び第7項前段並びに第28条第5項から第8項までの規定は,前項の要介護状態区分の変更の認定について準用する.この場合において,これらの規定に関し必要な技術的読替えは,政令で定める.

第31条(要介護認定の取消し) ① 市町村は,要介護認定を受けた被保険者が次の各号のいずれかに該当するときは,当該要介護認定を取り消すことができる.この場合において,市町村は,厚生労働省令で定めるところにより,当該取消しに係る被保険者に対しその被保険者証の提出を求め,第27条第7項各号に掲げる事項の記載を消除し,これを返付するものとする.

1 要介護者に該当しなくなったとき.

2 正当な理由なしに,前条第2項若しくは次項において準用する第27条第2項の規定による調査(第24条の2第1項第2号又は前条第2項若しくは次項において準用する第28条第5項の規定により委託された場合にあっては,当該委託に係る調査を含む.）に応じないとき,又は前条第2項若しくは次項において準用する第27条第3項ただし書の規定による診断命令に従わないとき.

② 第27条第2項から第4項まで,第5項前段,第6項及び第7項前段並びに第28条第5項から第8項までの規定は,前項第1号における要介護認定の取消しについて準用する.この場合において,これらの規定に関し必要な技術的読替えは,政令で定める.

第32条(要支援認定) ① 要支援認定を受けようとする被保険者は,厚生労働省令で定めるところにより,申請書に被保険者証を添付して市町村に申請をしなければならない.この場合において,当該被保険者は,厚生労働省令で定めるところにより,第46条第1項に規定する指定居宅介護支援事業者,地域密着型介護老人福祉施設若しくは介護保険施設であって厚生労働省令で定めるもの又は第115条の45第1項に規定する地域包括支援センターに,当該申請に関する手続を代わって行わせることができる.

② 第27条第2項及び第3項の規定は,前項の申請に係る調査並びに同項の申請に係る被保険者の主治の医師の意見及び当該被保険者に対する診断命令について準用する.

③ 市町村は,前項において準用する第27条第2項の調査(第24条の2第1項第2号の規定により委託された場合にあっては,当該委託に係る調査を含む.）の結果,前項において準用する第27条第3項の主治の医師の意見又は指定する医師若しくは当該職員で医師であるものの診断の結果その他厚生労働省令で定める事項を認定審査会に通知し,第1項の申請に係る被保険者につき,次の各号に掲げる被保険者の区分に応じ,当該各号に定める事項に関し審査及び判定を求めるものとする.

1 第1号被保険者 要支援状態に該当すること及びその該当する要支援状態区分

2 第2号被保険者 要支援状態に該当すること,その該当する要支援状態区分及びその要支援状態の原因である身体上又は精神上の障害が特定疾病によっ

て生じたものであること．
④ 認定審査会は，前項の規定により審査及び判定を求められたときは，厚生労働大臣が定める基準に従い，当該審査及び判定に係る被保険者について，同項各号に規定する事項に関し審査及び判定を行い，その結果を市町村に通知するものとする．この場合において，認定審査会は，必要があると認めるときは，次に掲げる事項について，市町村に意見を述べることができる．
　1　当該被保険者の要支援状態の軽減又は悪化の防止のために必要な療養及び家事に係る援助に関する事項
　2　第53条第1項に規定する指定介護予防サービス又は第54条の2第1項に規定する指定地域密着型介護予防サービスの適切かつ有効な利用等に関し当該被保険者が留意すべき事項
⑤ 第27条第6項の規定は，前項前段の審査及び判定について準用する．
⑥ 市町村は，第4項前段の規定により通知された認定審査会の審査及び判定の結果に基づき，要支援認定をしたときは，その結果を当該要支援認定に係る被保険者に通知しなければならない．この場合において，市町村は，次に掲げる事項を当該被保険者の被保険者証に記載し，これを返付するものとする．
　1　該当する要支援状態区分
　2　第4項第2号に掲げる事項に係る認定審査会の意見
⑦ 要支援認定は，その申請のあった日にさかのぼってその効力を生ずる．
⑧ 市町村は，第4項前段の規定により通知された認定審査会の審査及び判定の結果に基づき，要支援者に該当しないと認めたときは，理由を付して，その旨を第1項の申請に係る被保険者に通知するとともに，当該被保険者証を返付するものとする．
⑨ 第27条第10項から第12項までの規定は，第1項の申請及び当該申請に対する処分について準用する．

第33条（要支援認定の更新） ① 要支援認定は，要支援状態区分に応じて厚生労働省令で定める期間（以下この条において「有効期間」という．）内に限り，その効力を有する．
② 要支援認定を受けた被保険者は，有効期間の満了後においても要支援状態に該当すると見込まれるときは，厚生労働省令で定めるところにより，市町村に対し，当該要支援認定の更新（以下「要支援更新認定」という．）の申請をすることができる．
③ 前項の申請をすることができる被保険者が，災害その他やむを得ない理由により当該申請に係る要支援認定の有効期間の満了前に当該申請をすることができなかったときは，当該被保険者は，その理由のやんだ日から1月以内に限り，要支援更新認定の申請をすることができる．
④ 前条（第7項を除く．）及び第28条第5項から第8項までの規定は，前2項の申請及び当該申請に係る要支援更新認定について準用する．この場合において，これらの規定に関し必要な技術的読替えは，政令で定める．
⑤ 第3項の申請に係る要支援更新認定は，当該申請に係る要支援認定の有効期間の満了日の翌日にさかのぼってその効力を生ずる．
⑥ 第1項の規定は，要支援更新認定について準用する．この場合において，同項中「厚生労働省令で定める期間」とあるのは，「有効期間の満了日の翌日から厚生労働省令で定める期間」と読み替えるものとする．

第33条の2（要支援状態区分の変更の認定） ① 要支援認定を受けた被保険者は，その支援の必要の程度が現に受けている要支援認定に係る要支援状態区分以外の要支援状態区分に該当すると認めるときは，厚生労働省令で定めるところにより，市町村に対し，要支援状態区分の変更の認定の申請をすることができる．
② 第28条第5項から第8項まで及び第32条の規定は，前項の申請及び当該申請に係る要支援状態区分の変更について準用する．この場合において，これらの規定に関し必要な技術的読替えは，政令で定める．

第33条の3 ① 市町村は，要支援認定を受けた被保険者について，その支援の必要の程度が低下したことにより当該要支援認定に係る要支援状態区分以外の要支援状態区分に該当するに至ったと認めるときは，要支援状態区分の変更の認定をすることができる．この場合において，市町村は，厚生労働省令で定めるところにより，当該変更の認定に係る被保険者に対しその被保険者証の提出を求め，これに当該変更の認定に係る要支援状態区分及び次項において準用する第32条第4項後段の規定による認定審査会の意見（同項第2号に掲げる事項に係るものに限る．）を記載し，これを返付するものとする．
② 第28条第5項から第8項まで並びに第32条第2項から第5項まで及び第6項前段の規定は，前項の要支援状態区分の変更の認定について準用する．この場合において，これらの規定に関し必要な技術的読替えは，政令で定める．

第34条（要支援認定の取消し） ① 市町村は，要支援認定を受けた被保険者が次の各号のいずれかに該当するときは，当該要支援認定を取り消すことができる．この場合において，市町村は，厚生労働省令で定めるところにより，当該取消しに係る被保険者に対して被保険者証の提出を求め，第32条第6項各号に掲げる事項の記載を消除し，これを返付するものとする．
　1　要支援者に該当しなくなったと認めるとき．
　2　正当な理由なしに，前条第2項若しくは次項において準用する第32条第2項の規定により準用される第27条第2項の規定による調査（第24条の2第1項第2号又は前条第2項若しくは次項において準用する第28条第5項の規定により委託された場合にあっては，当該委託に係る調査を含む．）に応じないとき，又は次項において準用する第32条第2項の規定により準用される第27条第3項ただし書の規定による診断命令に従わないとき．
② 第28条第5項から第8項まで並びに第32条第2項，第3項，第4項前段，第5項及び第6項前段の規定は，前項第1号の規定による要支援認定の取消しについて準用する．この場合において，これらの規定に関し必要な技術的読替えは，政令で定める．

第35条（要介護認定等の手続の特例） ① 認定審査会は，第27条第4項（第28条第4項において準用する場合を含む．）の規定により審査及び判定を求められた被保険者について，要介護者に該当しないと認める場合であっても，要支援者に該当すると認めるときは，第27条第5項（第28条第4項において準用する場合を含む．）の規定にかかわらず，その旨を市町村に通知することができる．
② 市町村は，前項の規定による通知があったときは，当該通知に係る被保険者について，第32条第1項の申請がなされ，同条第3項の規定により認定審査会に審査及び判定を求め，同条第4項の規定により認定審査会の通知を受けたものとみなし，要支援認定をすることができる．この場合において，市町村は，当該被保険者に，要支援認定をした旨を通知するとともに，

同条第 6 項各号に掲げる事項を当該被保険者の被保険者証に記載し、これを返付するものとする．

③ 認定審査会は、第 32 条第 3 項（第 33 条第 4 項において準用する場合を含む．）の規定により審査及び判定を求められた被保険者について、要介護者に該当すると認めるときは、第 32 条第 4 項（第 33 条第 4 項において準用する場合を含む．）の規定にかかわらず、その旨を市町村に通知することができる．

④ 市町村は、前項の規定による通知があったときは、当該通知に係る被保険者について、第 27 条第 1 項の申請がなされ、同条第 4 項の規定により認定審査会に審査及び判定を求め、同条第 5 項の規定により認定審査会の通知を受けたものとみなし、要介護認定をすることができる．この場合において、市町村は、当該被保険者に、要介護認定をした旨を通知するとともに、同条第 7 項各号に掲げる事項を当該被保険者の被保険者証に記載し、これを返付するものとする．

⑤ 認定審査会は、第 31 条第 2 項において準用する第 27 条第 4 項の規定により審査及び判定を求められた被保険者について、要介護者に該当しないと認める場合であっても、要支援者に該当すると認めるときは、第 31 条第 2 項において準用する第 27 条第 5 項の規定にかかわらず、その旨を市町村に通知することができる．

⑥ 市町村は、前項の規定による通知があったときは、当該通知に係る被保険者について、第 32 条第 1 項の申請がなされ、同条第 3 項の規定により認定審査会に審査及び判定を求め、同条第 4 項の規定により認定審査会の通知を受けたものとみなし、要支援認定をすることができる．この場合において、市町村は、厚生労働省令で定めるところにより、当該通知に係る被保険者に対しその被保険者証の提出を求め、これに同条第 6 項各号に掲げる事項を記載し、これを返付するものとする．

第 36 条（住所移転後の要介護認定及び要支援認定） 市町村は、他の市町村による要介護認定又は要支援認定を受けている者が当該市町村の行う介護保険の被保険者となった場合において、当該被保険者が、その資格を取得した日から 14 日以内に、当該他の市町村から交付された当該要介護認定又は要支援認定に係る事項を証明する書面を添えて、要介護認定又は要支援認定の申請をしたときは、第 27 条第 4 項及び第 7 項前段又は第 32 条第 3 項及び第 6 項前段の規定にかかわらず、認定審査会の審査及び判定を経ることなく、当該書面に記載されている事項に即して、要介護認定又は要支援認定をすることができる．

第 37 条（介護給付等対象サービスの種類の指定） ① 市町村は、要介護認定、要介護更新認定、第 29 条第 2 項において準用する第 27 条第 7 項若しくは第 30 条第 1 項の規定による要介護状態区分の変更の認定、要支援認定、要支援更新認定又は第 33 条の 2 第 2 項において準用する第 33 条第 6 項若しくは第 33 条の 3 第 1 項の規定による要支援状態区分の変更の認定（以下この項において単に「認定」という．）をするに当たっては、第 27 条第 5 項第 1 号（第 28 条第 4 項、第 29 条第 2 項及び第 30 条第 2 項において準用する場合を含む．）又は第 32 条第 4 項第 1 号（第 33 条第 4 項、第 33 条の 2 第 2 項及び第 33 条の 3 第 2 項において準用する場合を含む．）に掲げる事項に係る認定審査会の意見に基づき、当該認定に係る被保険者が受けることができる居宅介護サービス費若しくは特例居宅介護サービス費に係る居宅サービス、地域密着型介護サービス費若しくは特例地域密着型介護サービス費に係る地域密着型サービス、施設介護サービス費に係る施設サービス、介護予防サービス費若しくは特例介護予防サービス費に係る介護予防サービス又は地域密着型介護予防サービス費若しくは特例地域密着型介護予防サービス費に係る地域密着型介護予防サービスの種類を指定することができる．この場合において、市町村は、当該被保険者の被保険者証に、第 27 条第 7 項後段（第 28 条第 4 項及び第 29 条第 2 項において準用する場合を含む．）、第 30 条第 1 項後段若しくは第 35 条第 4 項後段又は第 32 条第 6 項後段（第 33 条第 4 項及び第 33 条の 2 第 2 項において準用する場合を含む．）、第 33 条第 1 項後段若しくは第 35 条第 2 項後段若しくは第 6 項後段の規定による記載に併せて、当該指定に係る居宅サービス、地域密着型サービス、施設サービス、介護予防サービス又は地域密着型介護予防サービスの種類を記載するものとする．

② 前項前段の規定による指定を受けた被保険者は、当該指定に係る居宅サービス、地域密着型サービス、施設サービス、介護予防サービス又は地域密着型介護予防サービスの種類の変更の申請をすることができる．

③ 前項の申請は、厚生労働省令で定めるところにより、被保険者証を添付してするものとする．

④ 市町村は、第 2 項の申請があった場合において、厚生労働省令で定めるところにより、認定審査会の意見を聴き、必要があると認めるときは、当該指定に係る居宅サービス、地域密着型サービス、施設サービス、介護予防サービス又は地域密着型介護予防サービスの種類の変更をすることができる．

⑤ 市町村は、前項の規定により第 2 項の申請に係る被保険者について第 1 項前段の規定による指定に係る居宅サービス、地域密着型サービス、施設サービス、介護予防サービス又は地域密着型介護予防サービスの種類を変更したときは、その結果を当該被保険者に通知するとともに、当該被保険者の被保険者証に変更後の居宅サービス、地域密着型サービス、施設サービス、介護予防サービス又は地域密着型介護予防サービスの種類を記載し、これを返付するものとする．

第 3 節　介護給付

第 40 条（介護給付の種類） 介護給付は、次に掲げる保険給付とする．

1　居宅介護サービス費の支給
2　特例居宅介護サービス費の支給
3　地域密着型介護サービス費の支給
4　特例地域密着型介護サービス費の支給
5　居宅介護福祉用具購入費の支給
6　居宅介護住宅改修費の支給
7　居宅介護サービス計画費の支給
8　特例居宅介護サービス計画費の支給
9　施設介護サービス費の支給
10　特例施設介護サービス費の支給
11　高額介護サービス費の支給
11 の 2　高額医療合算介護サービス費の支給
12　特定入所者介護サービス費の支給
13　特例特定入所者介護サービス費の支給

第 41 条（居宅介護サービス費の支給） ① 市町村は、要介護認定を受けた被保険者（以下「要介護被保険者」という．）のうち居宅において介護を受けるもの（以下「居宅要介護被保険者」という．）が、都道府県知事が指定する者（以下「指定居宅サービス事業者」という．）から当該指定に係る居宅サービス事業を行

う事業所により行われる居宅サービス（以下「指定居宅サービス」という．）を受けたときは，当該居宅要介護被保険者に対し，当該指定居宅サービスに要した費用（特定福祉用具の購入に要した費用を除き，通所介護，通所リハビリテーション，短期入所生活介護，短期入所療養介護及び特定施設入居者生活介護に要した費用については，食事の提供に要する費用，滞在に要する費用その他の日常生活に要する費用として厚生労働省令で定める費用を除く．以下この条において同じ．）について，居宅介護サービス費を支給するものとする．ただし，当該居宅要介護被保険者が，第37条第1項の規定による指定を受けている場合において，当該指定に係る種類以外の居宅サービスを受けたときは，この限りでない．

② 居宅介護サービス費は，厚生労働省令で定めるところにより，市町村が必要と認める場合に限り，支給するものとする．

③ 指定居宅サービスを受けようとする居宅要介護被保険者は，厚生労働省令で定めるところにより，自己の選定する指定居宅サービス事業者について，被保険者証を提示して，当該指定居宅サービスを受けるものとする．

④ 居宅介護サービス費の額は，次の各号に掲げる居宅サービスの区分に応じ，当該各号に定める額とする．
 1 訪問介護，訪問入浴介護，訪問看護，訪問リハビリテーション，居宅療養管理指導，通所介護，通所リハビリテーション及び福祉用具貸与　これらの居宅サービスの種類ごとに，当該居宅サービスの種類に係る指定居宅サービスの内容，当該指定居宅サービスの事業を行う事業所の所在する地域等を勘案して算定される当該指定居宅サービスに要する平均的な費用（通所介護及び通所リハビリテーションに要する費用については，食事の提供に要する費用その他の日常生活に要する費用として厚生労働省令で定める費用を除く．）の額を勘案して厚生労働大臣が定める基準により算定した費用の額（その額が現に当該指定居宅サービスに要した費用の額を超えるときは，当該現に指定居宅サービスに要した費用の額とする．）の100分の90に相当する額
 2 短期入所生活介護，短期入所療養介護及び特定施設入居者生活介護　これらの居宅サービスの種類ごとに，要介護状態区分，当該居宅サービスの種類に係る指定居宅サービスの事業を行う事業所の所在する地域等を勘案して算定される当該指定居宅サービスに要する平均的な費用（食事の提供に要する費用，滞在に要する費用その他の日常生活に要する費用として厚生労働省令で定める費用を除く．）の額を勘案して厚生労働大臣が定める基準により算定した費用の額（その額が現に当該指定居宅サービスに要した費用の額を超えるときは，当該現に指定居宅サービスに要した費用の額とする．）の100分の90に相当する額

⑤ 厚生労働大臣は，前項各号の基準を定めようとするときは，あらかじめ社会保障審議会の意見を聴かなければならない．

⑥ 居宅要介護被保険者が指定居宅サービス事業者から指定居宅サービスを受けたとき（当該居宅要介護被保険者が第46条第4項の規定により指定居宅介護支援を受けることにつきあらかじめ市町村に届け出ている場合であって，当該指定居宅サービスが当該指定居宅介護支援の対象となっている場合その他の厚生労働省令で定める場合に限る．）は，市町村は，当該居宅要介護被保険者が当該指定居宅サービス事業者に支払うべき当該指定居宅サービスに要した費用について，居宅介護サービス費として当該居宅要介護被保険者に対し支給すべき額の限度において，当該居宅要介護被保険者に代わり，当該指定居宅サービス事業者に支払うことができる．

⑦ 前項の規定による支払があったときは，居宅要介護被保険者に対し居宅介護サービス費の支給があったものとみなす．

⑧ 指定居宅サービス事業者は，指定居宅サービスその他のサービスの提供に要した費用につき，その支払を受ける際，当該支払をした居宅要介護被保険者に対し，厚生労働省令で定めるところにより，領収証を交付しなければならない．

⑨ 市町村は，指定居宅サービス事業者から居宅介護サービス費の請求があったときは，第4項各号の厚生労働大臣が定める基準及び第74条第2項に規定する指定居宅サービスの事業の設備及び運営に関する基準（指定居宅サービスの取扱いに関する部分に限る．）に照らして審査した上，支払うものとする．

⑩ 市町村は，前項の規定による審査及び支払に関する事務を連合会に委託することができる．

⑪ 前項の規定による委託を受けた連合会は，当該委託をした市町村の同意を得れば，厚生労働省令で定めるところにより，当該委託を受けた事務の一部を，営利を目的としない法人であって厚生労働省令で定める要件に該当するものに委託することができる．

⑫ 前各項に規定するもののほか，居宅介護サービス費の支給及び指定居宅サービス事業者の居宅介護サービス費の請求に関して必要な事項は，厚生労働省令で定める．

第42条（特例居宅介護サービス費の支給） ① 市町村は，次に掲げる場合には，居宅要介護被保険者に対し，特例居宅介護サービス費を支給する．
 1 居宅要介護被保険者が，当該要介護認定の効力が生じた日前に，緊急その他やむを得ない理由により指定居宅サービスを受けた場合において，必要があると認めるとき．
 2 居宅要介護被保険者が，指定居宅サービス以外の居宅サービス又はこれに相当するサービス（指定居宅サービスの事業に係る第74条第1項の厚生労働省令で定める基準及び同項の厚生労働省令で定める員数並びに同条第2項に規定する指定居宅サービスの事業の設備及び運営に関する基準のうち，厚生労働省令で定めるものを満たすと認められる事業を行う事業所により行われるものに限る．次号において「基準該当居宅サービス」という．）を受けた場合において，必要があると認めるとき．
 3 指定居宅サービス及び基準該当居宅サービスの確保が著しく困難である離島その他の地域であって厚生労働大臣が定める基準に該当するものに住所を有する居宅要介護被保険者が，指定居宅サービス及び基準該当居宅サービス以外の居宅サービス又はこれに相当するサービスを受けた場合において，必要があると認めるとき．
 4 その他政令で定めるとき．

② 特例居宅介護サービス費の額は，当該居宅サービス又はこれに相当するサービスについて前条第4項各号の厚生労働大臣が定める基準により算定した費用の額（その額が現に当該居宅サービス又はこれに相当するサービスに要した費用（特定福祉用具の購入に要した費用を除き，通所介護，通所リハビリテー

ション,短期入所生活介護,短期入所療養介護及び特定施設入居者生活介護並びにこれらに相当するサービスに要する費用については,食事の提供に要する費用,滞在に要する費用その他の日常生活に要する費用として厚生労働省令で定める費用を除く.)の額を超えるときは,当該現に居宅サービス又はこれに相当するサービスに要した費用の額とする.)の100分の90に相当する額を基準として,市町村が定める.

③ 市町村長は,特例居宅介護サービス費の支給に関して必要があると認めるときは,当該支給に係る居宅サービス若しくはこれに相当するサービスを担当する者若しくは担当した者(以下この項において「居宅サービス等を担当する者等」という.)に対し,報告若しくは帳簿書類の提出若しくは提示を命じ,若しくは出頭を求め,又は当該職員に関係者に対して質問させ,若しくは当該居宅サービス等を担当する者等の当該居宅サービス等を担当する事業所に立ち入り,その設備若しくは帳簿書類その他の物件を検査させることができる.

④ 第24条第3項の規定は前項の規定による質問又は検査について,同条第4項の規定は前項の規定による権限について準用する.

第42条の2(地域密着型介護サービス費の支給) ① 市町村は,要介護被保険者が,当該市町村の長が指定する者(以下「指定地域密着型サービス事業者」という.)から当該指定に係る地域密着型サービス事業を行う事業所により行われる地域密着型サービス(以下「指定地域密着型サービス」という.)を受けたときは,当該要介護被保険者に対し,当該指定地域密着型サービスに要した費用(認知症対応型通所介護,小規模多機能型居宅介護,認知症対応型共同生活介護,地域密着型特定施設入居者生活介護及び地域密着型介護老人福祉施設入所者生活介護に要した費用については,食事の提供に要する費用,居住に要する費用その他の日常生活に要する費用として厚生労働省令で定める費用を除く.以下この条において同じ.)について,地域密着型介護サービス費を支給する.ただし,当該要介護被保険者が,第37条第1項の規定による指定を受けている場合において,当該指定に係る種類以外の地域密着型サービスを受けたときは,この限りでない.

② 地域密着型介護サービス費の額は,次の各号に掲げる地域密着型サービスの区分に応じ,当該各号に定める額とする.

1 夜間対応型訪問介護及び認知症対応型通所介護 これらの地域密着型サービスの種類ごとに,地域密着型サービスの種類に係る指定地域密着型サービスの内容,当該指定地域密着型サービスの事業を行う事業所の所在する地域等を勘案して算定される当該指定地域密着型サービスに要する平均的な費用(認知症対応型通所介護に要する費用については,食事の提供に要する費用その他の日常生活に要する費用として厚生労働省令で定める費用を除く.)の額を勘案して厚生労働大臣が定める基準により算定した費用の額(その額が現に当該指定地域密着型サービスに要した費用の額を超えるときは,当該現に指定地域密着型サービスに要した費用の額とする.)の100分の90に相当する額

2 小規模多機能型居宅介護,認知症対応型共同生活介護,地域密着型特定施設入居者生活介護及び地域密着型介護老人福祉施設入所者生活介護 これらの地域密着型サービスの種類ごとに,要介護状態区分,当該地域密着型サービスの種類に係る指定地域密着型サービスの事業を行う事業所の所在する地域等を勘案して算定される当該指定地域密着型サービスに要する平均的な費用(食事の提供に要する費用,居住に要する費用その他の日常生活に要する費用として厚生労働省令で定める費用を除く.)の額を勘案して厚生労働大臣が定める基準により算定した費用の額(その額が現に当該指定地域密着型サービスに要した費用の額を超えるときは,当該現に指定地域密着型サービスに要した費用の額とする.)の100分の90に相当する額

③ 厚生労働大臣は,前項各号の基準を定めようとするときは,あらかじめ社会保障審議会の意見を聴かなければならない.

④ 市町村は,第2項各号の規定にかかわらず,同項各号に定める地域密着型介護サービス費の額に代えて,その額を超えない額を,当該市町村における地域密着型介護サービス費の額とすることができる.

⑤ 市町村は,前項の当該市町村における地域密着型介護サービス費の額を定めようとするときは,あらかじめ,当該市町村が行う介護保険の被保険者その他の関係者の意見を反映させ,及び学識経験を有する者の知見の活用を図るために必要な措置を講じなければならない.

⑥ 要介護被保険者が指定地域密着型サービス事業者から指定地域密着型サービスを受けたとき(当該要介護被保険者が第46条第4項の規定により指定居宅介護支援を受けることにつきあらかじめ市町村に届け出ている場合であって,当該指定地域密着型サービスが当該指定居宅介護支援の対象となっている場合その他の厚生労働省令で定める場合に限る.)は,市町村は,当該要介護被保険者が当該指定地域密着型サービス事業者に支払うべき当該指定地域密着型サービスに要した費用について,地域密着型介護サービス費として当該要介護被保険者に対し支給すべき額の限度において,当該要介護被保険者に代わり,当該指定地域密着型サービス事業者に支払うことができる.

⑦ 前項の規定による支払があったときは,要介護被保険者に対し地域密着型介護サービス費の支給があったものとみなす.

⑧ 市町村は,指定地域密着型サービス事業者から地域密着型介護サービス費の請求があったときは,第2項各号の厚生労働大臣が定める基準又は第4項の規定により市町村が定める額及び第78条の4第2項又は第4項に規定する指定地域密着型サービスの事業の設備及び運営に関する基準(指定地域密着型サービスの取扱いに関する部分に限る.)に照らして審査した上,支払うものとする.

⑨ 第41条第2項,第3項,第10項及び第11項の規定は地域密着型介護サービス費の支給について,同条第8項の規定は指定地域密着型サービス事業者について準用する.この場合において,これらの規定に関し必要な技術的読替えは,政令で定める.

⑩ 前各項に規定するもののほか,地域密着型介護サービス費の支給及び指定地域密着型サービス事業者の地域密着型介護サービス費の請求に関して必要な事項は,厚生労働省令で定める.

第42条の3(特例地域密着型介護サービス費の支給) ① 市町村は,次に掲げる場合には,要介護被保険者に対し,特例地域密着型介護サービス費を支給する.

1 要介護被保険者が,当該要介護認定の効力が生じた日前に,緊急その他やむを得ない理由により指定

地域密着型サービスを受けた場合において,必要があると認めるとき.
2 指定地域密着型サービス(地域密着型介護老人福祉施設入所者生活介護を除く.以下この号において同じ.)の確保が著しく困難である離島その他の地域であって厚生労働大臣が定める基準に該当するものに住所を有する要介護被保険者が,指定地域密着型サービス以外の地域密着型サービス(地域密着型介護老人福祉施設入所者生活介護を除く.)又はこれに相当するサービスを受けた場合において,必要があると認めるとき.
3 その他政令で定めるとき.
② 特例地域密着型介護サービス費の額は,当該地域密着型サービス又はこれに相当するサービスについて前条第2項各号の厚生労働大臣が定める基準により算定した費用の額(その額が現に当該地域密着型サービス又はこれに相当するサービスに要した費用(認知症対応型通所介護,小規模多機能型居宅介護,認知症対応型共同生活介護,地域密着型特定施設入居者生活介護及び地域密着型介護老人福祉施設入所者生活介護並びにこれらに相当するサービスに要した費用については,食事の提供に要する費用,居住に要する費用その他の日常生活に要する費用として厚生労働省令で定める費用を除く.)の額を超えるときは,当該現に地域密着型サービス又はこれに相当するサービスに要した費用の額とする.)の100分の90に相当する額又は同条第4項の規定により市町村が定めた額を基準として,市町村が定める.
③ 市町村長は,特例地域密着型介護サービス費の支給に関して必要があると認めるときは,当該支給に係る地域密着型サービス若しくはこれに相当するサービスを担当する者若しくは担当した者(以下この項において「地域密着型サービス等を担当する者等」という.)に対し,報告若しくは帳簿書類の提出若しくは提示を命じ,若しくは出頭を求め,又は当該職員に関係者に対して質問させ,若しくは当該地域密着型サービス等を担当する者等の当該支給に係る事業所に立ち入り,その設備若しくは帳簿書類その他の物件を検査させることができる.
④ 第24条第3項の規定は前項の規定による質問又は検査について,同条第4項の規定は前項の規定による権限について準用する.

第43条(居宅介護サービス費等に係る支給限度額)
① 居宅要介護被保険者が居宅サービス等区分(居宅サービス(これに相当するサービスを含む.以下この条において同じ.)及び地域密着型サービス(これに相当するサービスを含み,地域密着型介護老人福祉施設入所者生活介護を除く.以下この条において同じ.)について,その種類ごとの相互の代替性の有無等を勘案して厚生労働大臣が定める2以上の種類からなる区分をいう.以下同じ.)ごとに月を単位として厚生労働省令で定める期間において受けた1の居宅サービス等区分に係る居宅サービスにつき支給する居宅介護サービス費の額の総額及び特例居宅介護サービス費の額の総額並びに地域密着型サービスにつき支給する地域密着型介護サービス費の額の総額及び特例地域密着型介護サービス費の額の総額の合計額は,居宅介護サービス費等区分支給限度基準額を基礎として,厚生労働省令で定めるところにより算定した額の100分の90に相当する額を超えることができない.
② 前項の居宅介護サービス費等区分支給限度基準額は,居宅サービス等区分ごとに,同項に規定する厚生労働省令で定める期間における当該居宅サービス等区分に係る標準的な利用の態様,当該地域密着型サービスの要介護状態区分に応じた標準的な利用の態様,当該居宅サービス及び地域密着型サービスに係る第41条第4項各号及び第42条の2第2項各号の厚生労働大臣が定める基準等を勘案して厚生労働大臣が定める額とする.
③ 市町村は,前項の規定にかかわらず,条例で定めるところにより,第1項の居宅介護サービス費等区分支給限度基準額に代えて,その額を超える額を,当該市町村における居宅介護サービス費等区分支給限度基準額とすることができる.
④ 居宅要介護被保険者が居宅サービス及び地域密着型サービスの種類(居宅サービス等区分に含まれるものであって厚生労働大臣が定めるものに限る.以下この項において同じ.)ごとに月を単位として厚生労働省令で定める期間において受けた1の種類の居宅サービスにつき支給する居宅介護サービス費の額の総額及び特例居宅介護サービス費の額の総額の合計額並びに1の種類の地域密着型サービスにつき支給する地域密着型介護サービス費の額の総額及び特例地域密着型介護サービス費の額の総額の合計額について,居宅介護サービス費等種類支給限度基準額を基礎として,厚生労働省令で定めるところにより算定した額の100分の90に相当する額を超えることができないこととすることができる.
⑤ 前項の居宅介護サービス費等種類支給限度基準額は,居宅サービス及び地域密着型サービスの種類ごとに,同項に規定する厚生労働省令で定める期間における当該居宅サービス及び地域密着型サービスの要介護状態区分に応じた標準的な利用の態様,当該居宅サービス及び地域密着型サービスに係る第41条第4項各号及び第42条の2第2項各号の厚生労働大臣が定める基準等を勘案して,当該居宅サービス及び地域密着型サービスを含む居宅サービス等区分に係る第1項の居宅介護サービス費等区分支給限度基準額(第3項の規定に基づく条例を定めている市町村にあっては,当該条例による措置が講じられた額とする.)の範囲内において,市町村が条例で定める額とする.
⑥ 居宅介護サービス費若しくは特例居宅介護サービス費又は地域密着型介護サービス費若しくは特例地域密着型介護サービス費を支給することにより第1項に規定する合計額が同項に規定する100分の90に相当する額を超える場合又は第4項に規定する合計額が同項に規定する100分の90に相当する額を超える場合における当該居宅介護サービス費若しくは特例居宅介護サービス費又は地域密着型介護サービス費若しくは特例地域密着型介護サービス費の額は,第41条第4項各号若しくは第42条第2項又は第42条の2第2項各号若しくは第4項若しくは前条第2項の規定にかかわらず,政令で定めるところにより算定した額とする.

第44条(居宅介護福祉用具購入費の支給) ① 市町村は,居宅要介護被保険者が,特定福祉用具販売に係る指定居宅サービス事業者から当該指定に係る居宅サービス事業を行う事業所において販売される特定福祉用具を購入したときは,当該居宅要介護被保険者に対し,居宅介護福祉用具購入費を支給する.
② 居宅介護福祉用具購入費は,厚生労働省令で定めるところにより,市町村が必要と認める場合に限り,支

給するものとする．
③ 居宅介護福祉用具購入費の額は，現に当該特定福祉用具の購入に要した費用の額の100分の90に相当する額とする．
④ 居宅要介護被保険者が月を単位として厚生労働省令で定める期間において購入した特定福祉用具につき支給する居宅介護福祉用具購入費の額の総額は，居宅介護福祉用具購入費支給限度基準額を基礎として，厚生労働省令で定めるところにより算定した額の100分の90に相当する額を超えることができない．
⑤ 前項の居宅介護福祉用具購入費支給限度基準額は，同項に規定する厚生労働省令で定める期間における特定福祉用具の購入に通常要する費用を勘案して厚生労働大臣が定める額とする．
⑥ 市町村は，前項の規定にかかわらず，条例で定めるところにより，第4項の居宅介護福祉用具購入費支給限度基準額に代えて，その額を超える額を，当該市町村における居宅介護福祉用具購入費支給限度基準額とすることができる．
⑦ 居宅介護福祉用具購入費を支給することにより第4項に規定する総額が同項に規定する100分の90に相当する額を超える場合における当該居宅介護福祉用具購入費の額は，第3項の規定にかかわらず，政令で定めるところにより算定した額とする．

第45条（居宅介護住宅改修費の支給） ① 市町村は，居宅要介護被保険者が，手すりの取付けその他の厚生労働大臣が定める種類の住宅の改修（以下「住宅改修」という．）を行ったときは，当該居宅要介護被保険者に対し，居宅介護住宅改修費を支給する．
② 居宅介護住宅改修費は，厚生労働省令で定めるところにより，市町村が必要と認める場合に限り，支給するものとする．
③ 居宅介護住宅改修費の額は，現に当該住宅改修に要した費用の額の100分の90に相当する額とする．
④ 居宅要介護被保険者が行った1の種類の住宅改修につき支給する居宅介護住宅改修費の額の総額は，居宅介護住宅改修費支給限度基準額を基礎として，厚生労働省令で定めるところにより算定した額の100分の90に相当する額を超えることができない．
⑤ 前項の居宅介護住宅改修費支給限度基準額は，住宅改修の種類ごとに，通常要する費用を勘案して厚生労働大臣が定める額とする．
⑥ 市町村は，前項の規定にかかわらず，条例で定めるところにより，第4項の居宅介護住宅改修費支給限度基準額に代えて，その額を超える額を，当該市町村における居宅介護住宅改修費支給限度基準額とすることができる．
⑦ 居宅介護住宅改修費を支給することにより第4項に規定する総額が同項に規定する100分の90に相当する額を超える場合における当該居宅介護住宅改修費の額は，第3項の規定にかかわらず，政令で定めるところにより算定した額とする．
⑧ 市町村長は，居宅介護住宅改修費の支給に関して必要があると認めるときは，当該支給に係る住宅改修を行う者若しくは住宅改修を行った者（以下この項において「住宅改修を行う者等」という．）に対し，報告若しくは帳簿書類の提出若しくは提示を命じ，若しくは出頭を求め，又は当該職員に関係者に対して質問させ，若しくは当該住宅改修を行う者等の当該支給に係る事業所に立ち入り，その帳簿書類その他の物件を検査させることができる．
⑨ 第24条第3項の規定は前項の規定による質問又は検査について，同条第4項の規定は前項の規定による権限について準用する．

第46条（居宅介護サービス計画費の支給） ① 市町村は，居宅要介護被保険者が，都道府県知事が指定する者（以下「指定居宅介護支援事業者」という．）から当該指定に係る居宅介護支援事業を行う事業所により行われる居宅介護支援（以下「指定居宅介護支援」という．）を受けたときは，当該居宅要介護被保険者に対し，当該指定居宅介護支援に要した費用について，居宅介護サービス計画費を支給する．
② 居宅介護サービス計画費の額は，指定居宅介護支援の事業を行う事業所の所在する地域等を勘案して算定される指定居宅介護支援に要する平均的な費用の額を勘案して厚生労働大臣が定める基準により算定した費用の額（その額が現に当該指定居宅介護支援に要した費用の額を超えるときは，当該現に指定居宅介護支援に要した費用の額）とする．
③ 厚生労働大臣は，前項の基準を定めようとするときは，あらかじめ社会保障審議会の意見を聴かなければならない．
④ 居宅要介護被保険者が指定居宅介護支援事業者から指定居宅介護支援を受けたとき（当該居宅要介護被保険者が，厚生労働省令で定めるところにより，当該指定居宅介護支援を受けることにつきあらかじめ市町村に届け出ている場合に限る．）は，市町村は，当該居宅要介護被保険者が当該指定居宅介護支援事業者に支払うべき当該指定居宅介護支援に要した費用について，居宅介護サービス計画費として当該居宅要介護被保険者に対し支給すべき額の限度において，当該居宅要介護被保険者に代わり，当該指定居宅介護支援事業者に支払うことができる．
⑤ 前項の規定による支払があったときは，居宅要介護被保険者に対し居宅介護サービス計画費の支給があったものとみなす．
⑥ 市町村は，指定居宅介護支援事業者から居宅介護サービス計画費の請求があったときは，第2項の厚生労働大臣が定める基準及び第81条第2項に規定する指定居宅介護支援の事業の運営に関する基準（指定居宅介護支援の取扱いに関する部分に限る．）に照らして審査した上，支払うものとする．
⑦ 第41条第2項，第3項，第10項及び第11項の規定は居宅介護サービス計画費の支給について，同条第8項の規定は，指定居宅介護支援事業者について準用する．この場合において，これらの規定に関し必要な技術的読替えは，政令で定める．
⑧ 前各項に規定するもののほか，居宅介護サービス計画費の支給及び指定居宅介護支援事業者の居宅介護サービス計画費の請求に関して必要な事項は，厚生労働省令で定める．

第47条（特例居宅介護サービス計画費の支給） ① 市町村は，次に掲げる場合には，居宅要介護被保険者に対し，特例居宅介護サービス計画費を支給する．
1 居宅要介護被保険者が，指定居宅介護支援以外の居宅介護支援又はこれに相当するサービス（指定居宅介護支援の事業に係る第81条第1項の厚生労働省令で定める員数及び同条第2項に定める指定居宅介護支援の事業の運営に関する基準のうち，厚生労働省令で定めるものを満たすと認められる事業を行う事業者により行われるものに限る．次号において「基準該当居宅介護支援」という．）を受けた場合において，必要があると認めるとき．
2 指定居宅介護支援及び基準該当居宅介護支援の確

保が著しく困難である離島その他の地域であって厚生労働大臣が定める基準に該当するものに住所を有する居宅介護被保険者が、指定居宅介護支援及び基準該当居宅介護支援以外の居宅介護支援又はこれに相当するサービスを受けた場合において、必要があると認めるとき。

3 その他政令で定めるとき。

② 特例居宅介護サービス計画費の額は、当該居宅介護支援又はこれに相当するサービスについて前条第2項の厚生労働大臣が定める基準により算定した費用の額（その額が現に当該居宅介護支援又はこれに相当するサービスに要した費用の額を超えるときは、当該現に居宅介護支援又はこれに相当するサービスに要した費用の額とする。）を基準として、市町村が定める。

③ 市町村長は、特例居宅介護サービス計画費の支給に関して必要があると認めるときは、当該支給に係る居宅介護支援若しくはこれに相当するサービスを担当する者若しくは担当した者（以下この項において「居宅介護支援等を担当する者等」という。）に対し、報告若しくは帳簿書類の提出若しくは提示を命じ、若しくは出頭を求め、又は当該職員に関係者に対して質問させ、若しくは当該居宅介護支援等を担当する者等の当該支給に係る事業所に立ち入り、その帳簿書類その他の物件を検査させることができる。

④ 第24条第3項の規定は前項の規定による質問又は検査について、同条第4項の規定は前項の規定による権限について準用する。

第48条（施設介護サービス費の支給） ① 市町村は、要介護被保険者が、次に掲げる施設サービス（以下「指定施設サービス等」という。）を受けたときは、当該要介護被保険者に対し、当該指定施設サービス等に要した費用（食事の提供に要する費用、居住に要する費用その他の日常生活に要する費用として厚生労働省令で定める費用を除く。以下この条において同じ。）について、施設介護サービス費を支給する。ただし、当該要介護被保険者が、第37条第1項の規定による指定を受けている場合において、当該指定に係る種類以外の施設サービスを受けたときは、この限りでない。

1 都道府県知事が指定する介護老人福祉施設（以下「指定介護老人福祉施設」という。）により行われる介護福祉施設サービス（以下「指定介護福祉施設サービス」という。）

2 介護保健施設サービス

3 <u>都道府県知事が指定する介護療養型医療施設（以下「指定介護療養型医療施設」という。）により行われる介護療養施設サービス（以下「指定介護療養施設サービス」という。）</u>〔下線部新設〕

② 施設介護サービス費の額は、施設サービスの種類ごとに、要介護状態区分、当該施設サービスの種類に係る施設サービスを行う施設の所在する地域等を勘案して算定される当該指定施設サービス等に要する平均的な費用（食事の提供に要する費用、居住に要する費用その他の日常生活に要する費用として厚生労働省令で定める費用を除く。）を勘案して厚生労働大臣が定める基準により算定した費用の額（その額が現に当該指定施設サービス等に要した費用の額を超えるときは、当該現に指定施設サービス等に要した費用の額とする。）の100分の90に相当する額とする。

③ 厚生労働大臣は、前項の基準を定めようとするときは、あらかじめ社会保障審議会の意見を聴かなければならない。

④ 要介護被保険者が、介護保険施設から指定施設サービス等を受けたときは、市町村は、当該要介護被保険者が当該介護保険施設に支払うべき当該指定施設サービス等に要した費用について、施設介護サービス費として当該要介護被保険者に支給すべき額の限度において、当該要介護被保険者に代わり、当該介護保険施設に支払うことができる。

⑤ 前項の規定による支払があったときは、要介護被保険者に対し施設介護サービス費の支給があったものとみなす。

⑥ 市町村は、介護保険施設から施設介護サービス費の請求があったときは、第2項の厚生労働大臣が定める基準及び第88条第2項に規定する指定介護老人福祉施設の設備及び運営に関する基準（指定介護福祉施設サービスの取扱いに関する部分に限る。）、第97条第3項に規定する介護老人保健施設の設備及び運営に関する基準（介護保健施設サービスの取扱いに関する部分に限る。）<u>又は第110条第2項に規定する指定介護療養型医療施設の設備及び運営に関する基準（指定介護療養施設サービスの取扱いに関する部分に限る。）</u>に照らして審査した上、支払うものとする。〔前下線部「又は第97条」に、後下線部削除〕

⑦ 第41条第2項、第3項、第10項及び第11項の規定は、施設介護サービス費の支給について、同条第8項の規定は、介護保険施設について準用する。この場合において、これらの規定に関し必要な技術的読替えは、政令で定める。

⑧ 前各項に規定するもののほか、施設介護サービス費の支給及び指定施設サービス事業者の施設介護サービス費の請求に関して必要な事項は、厚生労働省令で定める。

第49条（特例施設介護サービス費の支給） ① 市町村は、次に掲げる場合には、要介護被保険者に対し、特例施設介護サービス費を支給する。

1 要介護被保険者が、当該要介護認定の効力が生じた日前に、緊急その他やむを得ない理由により指定施設サービス等を受けた場合において、必要があると認めるとき。

2 その他政令で定めるとき。

② 特例施設介護サービス費の額は、当該施設サービスについて前条第2項の厚生労働大臣が定める基準により算定した費用の額（その額が現に当該施設サービスに要した費用（食事の提供に要する費用、居住に要する費用その他の日常生活に要する費用として厚生労働省令で定める費用を除く。）の額を超えるときは、当該現に施設サービスに要した費用の額とする。）の100分の90に相当する額を基準として、市町村が定める。

③ 市町村長は、特例施設介護サービス費の支給に関して必要があると認めるときは、当該支給に係る施設サービスを担当する者若しくは担当した者（以下この項において「施設サービスを担当する者等」という。）に対し、報告若しくは帳簿書類の提出若しくは提示を命じ、若しくは出頭を求め、又は当該職員に関係者に対して質問させ、若しくは当該施設サービスを担当する者等の当該支給に係る施設に立ち入り、その設備若しくは帳簿書類その他の物件を検査させることができる。

④ 第24条第3項の規定は前項の規定による質問又は検査について、同条第4項の規定は前項の規定による権限について準用する。

109 介護保険法

第50条（居宅介護サービス費等の額の特例） 市町村が，災害その他の厚生労働省令で定める特別の事情があることにより，居宅サービス（これに相当するサービスを含む．），地域密着型サービス（これに相当するサービスを含む．）若しくは施設サービス又は住宅改修に必要な費用を負担することが困難であると認める要介護被保険者が受ける次の各号に掲げる介護給付について当該各号に定める規定を適用する場合においては，これらの規定中「100分の90」とあるのは，「100分の90を超え100分の100以下の範囲内において市町村が定めた割合」とする．
1 居宅介護サービス費の支給　第41条第4項第1号及び第2号並びに第43条第1項，第4項及び第6項
2 特例居宅介護サービス費の支給　第42条第2項並びに第43条第1項，第4項及び第6項
3 地域密着型介護サービス費の支給　第42条の2第2項第1号及び第2号並びに第43条第1項，第4項及び第6項
4 特例地域密着型介護サービス費の支給　第42条の3第2項並びに第43条第1項，第4項及び第6項
5 施設サービス費の支給　第48条第2項
6 特例施設サービス費の支給　前条第2項
7 居宅介護福祉用具購入費の支給　第44条第3項，第4項及び第7項
8 居宅介護住宅改修費の支給　第45条第3項，第4項及び第7項

第51条（高額介護サービス費の支給） ① 市町村は，要介護被保険者が受けた居宅サービス（これに相当するサービスを含む．），地域密着型サービス（これに相当するサービスを含む．）又は施設サービスに要した費用の合計額として政令で定めるところにより算定した額から，当該費用につき支給された居宅介護サービス費，特例居宅介護サービス費，地域密着型介護サービス費，特例地域密着型介護サービス費，施設介護サービス費又は特例施設介護サービス費の合計額を控除して得た額（次条第1項において「介護サービス利用者負担額」という．）が，著しく高額であるときは，当該要介護被保険者に対し，高額介護サービス費を支給する．

② 前項に規定するもののほか，高額介護サービス費の支給要件，支給額その他高額介護サービス費の支給に関して必要な事項は，居宅サービス，地域密着型サービス又は施設サービスに必要な費用の負担の家計に与える影響を考慮して，政令で定める．

第51条の2（高額医療合算介護サービス費の支給） ① 市町村は，要介護被保険者の介護サービス利用者負担額（前条第1項介護サービス費が支給される場合にあっては，当該支給額に相当する額を控除して得た額）及び当該要介護被保険者に係る健康保険法第115条第1項に規定する一部負担金等の額（同項支給額に相当する額を控除して得た額）にあっては，当該支給額に相当する額を控除して得た額）その他の医療保険各法又は高齢者の医療の確保に関する法律（昭和57年法律第80号）に規定するこれに相当する額として政令で定める額の合計額が，著しく高額であるときは，当該要介護被保険者に対し，高額医療合算介護サービス費を支給する．

② 前条第2項の規定は，高額医療合算介護サービス費の支給について準用する．

第51条の3（特定入所者介護サービス費の支給） ① 市町村は，要介護被保険者のうち所得の状況その他の事情をしん酌して厚生労働省令で定めるものが，次に掲げる指定施設サービス等，指定地域密着型サービス又は指定居宅サービス（以下この条及び次条第1項において「特定介護サービス」という．）を受けたときは，当該要介護被保険者（以下この条及び次条第1項において「特定入所者」という．）に対し，当該特定介護サービスを行う介護保険施設，指定地域密着型サービス事業者又は指定居宅サービス事業者（以下この条において「特定介護保険施設等」という．）における食事の提供に要した費用及び居住又は滞在（以下「居住等」という．）に要した費用について，特定入所者介護サービス費を支給する．ただし，当該特定入所者が，第37条第1項の規定による指定を受けている場合において，当該指定に係る種類以外の特定介護サービスを受けたときは，この限りでない．
1 指定介護福祉施設サービス
2 介護保健施設サービス
3 指定介護療養施設サービス
4 地域密着型介護老人福祉施設入所者生活介護
5 短期入所生活介護
6 短期入所療養介護

〔下線部削除し，以下各号繰上げ〕

② 特定入所者介護サービス費の額は，第1号に規定する額及び第2号に規定する額の合計額とする．
1 特定介護保険施設等における食事の提供に要する平均的な費用の額を勘案して厚生労働大臣が定める費用の額（その額が現に当該食事の提供に要した費用の額を超えるときは，当該現に食事の提供に要した費用の額とする．以下この条及び次条第2項において「食費の基準費用額」という．）から，平均的な家計における食費の状況及び特定入所者の所得の状況その他の事情を勘案して厚生労働大臣が定める額（以下この条及び次条第2項において「食費の負担限度額」という．）を控除した額
2 特定介護保険施設等における居住等に要する平均的な費用の額及び施設の状況その他の事情を勘案して厚生労働大臣が定める費用の額（その額が現に当該居住等に要した費用の額を超えるときは，当該現に居住等に要した費用の額とする．以下この条及び次条第2項において「居住等の基準費用額」という．）から，特定入所者の所得の状況その他の事情を勘案して厚生労働大臣が定める額（以下この条及び次条第2項において「居住等の負担限度額」という．）を控除した額

③ 厚生労働大臣は，食費の基準費用額若しくは食費の負担限度額又は居住等の基準費用額若しくは居住等の負担限度額を定めた後に，特定介護保険施設等における食事の提供に要する費用又は居住等に要する費用の状況その他の事情が著しく変動したときは，速やかにそれらの額を改定しなければならない．

④ 特定入所者が，特定介護保険施設等から特定介護サービスを受けたときは，市町村は，当該特定入所者が当該特定介護保険施設等に支払うべき食事の提供に要した費用及び居住等に要した費用について，特定入所者介護サービス費として当該特定入所者に対し支給すべき額の限度において，当該特定入所者に代わり，当該特定介護保険施設等に支払うことができる．

⑤ 前項の規定による支払があったときは，特定入所者に対し特定入所者介護サービス費の支給があったものとみなす．

⑥ 市町村は，第1項の規定にかかわらず，特定入所者が特定介護保険施設等に対し，食事の提供に要する費

用又は居住等に要する費用として,食費の基準費用額又は居住費の基準費用額(前項の規定により特定入所者介護サービス費の支給があったものとみなされた特定入所者にあっては,食費の負担限度額又は居住費の負担限度額)を超える金額を支払った場合には,特定入所者介護サービス費を支給しない.

⑦ 市町村は,特定介護保険施設等から特定入所者介護サービス費の請求があったときは,第1項,第2項及び前項の定めに照らして審査の上,支払うものとする.

⑧ 第41条第3項,第10項及び第11項の規定は特定入所者介護サービス費の支給について,同条第8項の規定は特定介護保険施設等について準用する.この場合において,これらの規定に関し必要な技術的読替えは,政令で定める.

⑨ 前各項に規定するもののほか,特定入所者介護サービス費の支給及び特定介護保険施設等の特定入所者介護サービス費の請求に関して必要な事項は,厚生労働省令で定める.

第51条の4(特例特定入所者介護サービス費の支給) ① 市町村は,次に掲げる場合には,特定入所者に対し,特例特定入所者介護サービス費を支給する.

1 特定入所者が,当該要介護認定の効力が生じた日前に,緊急その他やむを得ない理由により特定介護サービスを受けた場合において,必要があると認めるとき.

2 その他政令で定めるとき.

② 特例特定入所者介護サービス費の額は,当該食事の提供に要した費用について食費の基準費用額から食費の負担限度額を控除した額及び当該居住等に要した費用について居住費の基準費用額から居住費の負担限度額を控除した額の合計額を基準として,市町村が定める.

第4節 予防給付

第52条(予防給付の種類) 予防給付は,次に掲げる保険給付とする.

1 介護予防サービス費の支給
2 特例介護予防サービス費の支給
3 地域密着型介護予防サービス費の支給
4 特例地域密着型介護予防サービス費の支給
5 介護予防福祉用具購入費の支給
6 介護予防住宅改修費の支給
7 介護予防サービス計画費の支給
8 特例介護予防サービス計画費の支給
9 高額介護予防サービス費の支給
9の2 高額医療合算介護予防サービス費の支給
10 特定入所者介護予防サービス費の支給
11 特例特定入所者介護予防サービス費の支給

第5節 市町村特別給付

第62条 市町村は,要介護被保険者又は居宅要支援被保険者(以下「要介護被保険者等」という.)に対し,前2節の保険給付のほか,条例で定めるところにより,市町村特別給付を行うことができる.

第6節 保険給付の制限等

第63条(保険給付の制限) 刑事施設,労役場その他これらに準ずる施設に拘禁された者については,その期間に係る介護給付等は,行わない.

第64条 市町村は,自己の故意の犯罪行為若しくは重大な過失により,又は正当な理由なしに介護給付等対象サービスの利用若しくは居宅介護住宅改修費若しくは介護予防住宅改修費に係る住宅改修の実施に関する指示に従わないことにより,要介護状態等若しくはその原因となった事故を生じさせ,又は要介護状態等の程度を増進させた被保険者の当該要介護状態等については,これを支給事由とする介護給付等は,その全部又は一部を行わないことができる.

第65条 市町村は,介護給付等を受ける者が,正当な理由なしに,第23条の規定による求め(第24条の2第1項第1号の規定により委託された場合にあっては,当該委託に係る求めを含む.)に応ぜず,又は答弁を拒んだときは,介護給付等の全部又は一部を行わないことができる.

第5章 介護支援専門員並びに事業者及び施設

第1節 介護支援専門員

第1款 登録等

第69条の2(介護支援専門員の登録) ① 厚生労働省令で定める実務の経験を有する者であって,都道府県知事が厚生労働省令で定めるところにより行う試験(以下「介護支援専門員実務研修受講試験」という.)に合格し,かつ,都道府県知事が厚生労働省令で定めるところにより行う研修(以下「介護支援専門員実務研修」という.)の課程を修了したものは,厚生労働省令で定めるところにより,当該都道府県知事の登録を受けることができる.ただし,次の各号のいずれかに該当する者については,この限りでない.

1 成年被後見人又は被保佐人
2 禁錮以上の刑に処せられ,その執行を終わり,又は執行を受けることがなくなるまでの者
3 この法律その他国民の保健医療若しくは福祉に関する法律で政令で定めるものの規定により罰金の刑に処せられ,その執行を終わり,又は執行を受けることがなくなるまでの者
4 登録の申請前5年以内に居宅サービス等に関し不正又は著しく不当な行為をした者
5 第69条の38第3項の規定による禁止の処分を受け,その禁止の期間中に第69条の6第1号の規定によりその登録が消除され,まだその期間が経過しない者
6 第69条の39の規定による登録の消除の処分を受け,その処分の日から起算して5年を経過しない者
7 第69条の39の規定による登録の消除の処分に係る行政手続法(平成5年法律第88号)第15条の規定による通知があった日から当該処分をする日又は処分をしないことを決定する日までの間に登録の消除の申請をした者(登録の消除の申請について相当の理由がある者を除く.)であって,当該登録が消除された日から起算して5年を経過しないもの

② 前項の登録は,都道府県知事が,介護支援専門員資格登録簿に氏名,生年月日,住所その他厚生労働省令で定める事項並びに登録番号及び登録年月日を登載してするものとする.

第69条の34(介護支援専門員の義務) ① 介護支援専門員は,その担当する要介護者等の人格を尊重し,常に当該要介護者等の立場に立って,当該要介護者等に提供される居宅サービス,地域密着型サービス,施設サービス,介護予防サービス又は地域密着型介護予防サービスが特定の種類又は特定の事業者若しくは施設に不当に偏ることのないよう,公正かつ誠実にその業務を行わなければならない.

② 介護支援専門員は,厚生労働省令で定める基準に従って,介護支援専門員の業務を行わなければならない.

第69条の35(名義貸しの禁止等) 介護支援専門員は,

介護支援専門員証を不正に使用し，又はその名義を他人に介護支援専門員の業務のため使用させてはならない．

第69条の36（信用失墜行為の禁止） 介護支援専門員は，介護支援専門員の信用を傷つけるような行為をしてはならない．

第69条の37（秘密保持義務） 介護支援専門員は，正当な理由なしに，その業務に関して知り得た人の秘密を漏らしてはならない．介護支援専門員でなくなった後においても，同様とする．

第69条の38（報告等） ① 都道府県知事は，介護支援専門員の業務の適正な遂行を確保するため必要があると認めるときは，その登録を受けている介護支援専門員及び当該都道府県の区域内でその業務を行う介護支援専門員に対し，その業務について必要な報告を求めることができる．

② 都道府県知事は，その登録を受けている介護支援専門員又は当該都道府県の区域内でその業務を行う介護支援専門員が第69条の34の規定に違反していると認めるときは，当該介護支援専門員に対し，必要な指示をし，又は当該都道府県知事の指定する研修を受けるよう命ずることができる．

③ 都道府県知事は，その登録を受けている介護支援専門員又は当該都道府県の区域内でその業務を行う介護支援専門員が前項の規定による指示又は命令に従わない場合には，当該介護支援専門員に対し，1年以内の期間を定めて，介護支援専門員として業務を行うことを禁止することができる．

④ 都道府県知事は，他の都道府県知事の登録を受けている介護支援専門員に対して前2項の規定による処分をしたときは，遅滞なく，その旨を，当該介護支援専門員の登録をしている都道府県知事に通知しなければならない．

第69条の39（登録の消除） ① 都道府県知事は，その登録を受けている介護支援専門員が次の各号のいずれかに該当する場合には，当該登録を消除しなければならない．

1 第69条の2第1項第1号から第3号までのいずれかに該当するに至った場合
2 不正の手段により第69条の2第1項の登録を受けた場合
3 不正の手段により介護支援専門員証の交付を受けた場合
4 前条第3項の規定による業務の禁止の処分に違反した場合

② 都道府県知事は，その登録を受けている介護支援専門員が次の各号のいずれかに該当する場合には，当該登録を消除することができる．

1 第69条の34から第69条の37までの規定に違反した場合
2 前条第1項の規定により報告を求められて，報告をせず，又は虚偽の報告をした場合
3 前条第2項の規定による指示又は命令に違反し，情状が重い場合

③ 第69条の2第1項の登録を受けている者で介護支援専門員証の交付を受けていないものが次の各号のいずれかに該当する場合には，当該登録を消除しなければならない．

1 第69条の2第1項第1号から第3号までのいずれかに該当するに至った場合
2 不正の手段により第69条の2第1項の登録を受けた場合

3 介護支援専門員として業務を行った場合

第2節 指定居宅サービス事業者

第70条（指定居宅サービス事業者の指定） ① 第41条第1項本文の指定は，厚生労働省令で定めるところにより，居宅サービス事業を行う者の申請により，居宅サービスの種類及び当該指定居宅サービスの種類に係る居宅サービス事業を行う事業所（以下この節において単に「事業所」という．）ごとに行う．

② 都道府県知事は，前項の申請があった場合において，第1号から第3号まで，第5号から第7号の2まで，第9号又は第10号（病院等により行われる居宅療養管理指導又は病院若しくは診療所により行われる訪問看護，訪問リハビリテーション，通所リハビリテーション若しくは短期入所療養介護に係る指定の申請にあっては，第2号から第6号まで又は第7号から第11号まで）のいずれかに該当するときは，第41条第1項本文の指定をしてはならない．

1 申請者が法人でないとき．
2 当該申請に係る事業所の従業者の知識及び技能並びに人員が，第74条第1項の厚生労働省令で定める基準及び同項の厚生労働省令で定める員数を満たしていないとき．
3 申請者が，第74条第2項に規定する指定居宅サービスの事業の設備及び運営に関する基準に従って適正な居宅サービス事業の運営をすることができないと認められるとき．
4 申請者が，禁錮以上の刑に処せられ，その執行を終わり，又は執行を受けることがなくなるまでの者であるとき．
5 申請者が，この法律その他国民の保健医療若しくは福祉に関する法律で政令で定めるものの規定により罰金の刑に処せられ，その執行を終わり，又は執行を受けることがなくなるまでの者であるとき．

第3節 指定地域密着型サービス事業者

第78条の2（指定地域密着型サービス事業者の指定） ① 第42条の2第1項本文の指定は，厚生労働省令で定めるところにより，地域密着型サービス事業を行う者（地域密着型介護老人福祉施設入所者生活介護を行う事業にあっては，老人福祉法第20条の5に規定する特別養護老人ホームであって，その入所定員が29人以下であるものの開設者）の申請により，地域密着型サービスの種類及び当該地域密着型サービスの種類に係る地域密着型サービス事業を行う事業所（以下この節において「事業所」という．）ごとに行い，当該指定をする市町村長がその長である市町村の行う介護保険の被保険者に対する地域密着型介護サービス費及び特例地域密着型介護サービス費の支給について，その効力を有する．

② 市町村長は，第42条の2第1項本文の指定をしようとするときは，厚生労働省令で定めるところにより，あらかじめその旨を都道府県知事に届け出なければならない．

③ 都道府県知事は，地域密着型特定施設入居者生活介護につき市町村長から前項の届出があった場合において，当該申請に係る事業所の所在地を含む区域（第118条の2第2項の規定により当該都道府県が定める区域とする．）における介護専用型特定施設入居者生活介護の利用定員の総数及び地域密着型特定施設入居者生活介護の利用定員の総数の合計数が，第1項の規定により当該都道府県が定める都道府県介護保険事業支援計画において定めるその区域の介護専用型特定施設入居者生活介護の必要利用定員総

数及び地域密着型特定施設入居者生活介護の必要利用定員総数の合計数に既に達しているか，又は当該申請に係る事業者の指定によってこれを超えることになると認めるとき，その他の当該都道府県介護保険事業支援計画の達成に支障を生ずるおそれがあると認めるときは，当該市町村長に対し，必要な助言又は勧告をすることができる．

④ 市町村長は，第1項の申請があった場合において，次の各号のいずれかに該当するときは，第42条の2第1項本文の指定をしてはならない．

1　申請者が法人でないとき．
2　当該申請に係る事業所の従業者の知識及び技能並びに人員が，第78条の4第1項の厚生労働省令で定める基準に従って同項の厚生労働省令で定める員数又は同条第4項に規定する指定地域密着型サービスに従事する従業者に関する基準を満たしていないとき．
3　申請者が，第78条の4第2項又は第4項に規定する指定地域密着型サービスの事業の設備及び運営に関する基準に従って適正な地域密着型サービス事業の運営をすることができないと認められるとき．
4　当該申請に係る事業所が当該市町村の区域の外にある場合であって，その所在地の市町村長の同意を得ていないとき．
5　申請者が，この法律その他国民の保健医療若しくは福祉に関する法律で政令で定めるものの規定により罰金の刑に処せられ，その執行を終わり，又は執行を受けることがなくなるまでの者であるとき．

第4節　指定居宅介護支援事業者

第79条（指定居宅介護支援事業者の指定） ① 第46条第1項の指定は，厚生労働省令で定めるところにより，居宅介護支援事業を行う者の申請により，居宅介護支援事業を行う事業所（以下この節において単に「事業所」という．）ごとに行う．

② 都道府県知事は，前項の申請があった場合において，次の各号のいずれかに該当するときは，第46条第1項の指定をしてはならない．

1　申請者が法人でないとき．
2　当該申請に係る事業所の介護支援専門員の人員が，第81条第1項の厚生労働省令で定める員数を満たしていないとき．
3　申請者が，第81条第2項に規定する指定居宅介護支援の事業の運営に関する基準に従って適正な居宅介護支援事業の運営をすることができないと認められるとき．
4　申請者が，この法律その他国民の保健医療若しくは福祉に関する法律で政令で定めるものの規定により罰金の刑に処せられ，その執行を終わり，又は執行を受けることがなくなるまでの者であるとき．
4の2　申請者が，保険料等について，当該申請をした日の前日までに，納付義務を定めた法律の規定に基づく滞納処分を受け，かつ，当該処分を受けた日から正当な理由なく3月以上の期間にわたり，当該処分を受けた日以降に納期限の到来した保険料等のすべてを引き続き滞納している者であるとき．
5　申請者が，第84条第1項又は第115条の35第6項の規定により指定を取り消され，その取消しの日から起算して5年を経過しない者であるとき．ただし，当該指定の取消しが，指定居宅介護支援事業者の指定の取消しのうち当該指定の取消しの処分の理由となった事実及び当該事実の発生を防止するための当該指定居宅介護支援事業者による業務管理体制の整備についての取組の状況その他の当該事実に関して当該指定居宅介護支援事業者が有していた責任の程度を考慮して，この号本文に規定する指定の取消しに該当しないこととすることが相当であると認められるものとして厚生労働省令で定めるものに該当する場合を除く．

第5節　介護保険施設
第1款　指定介護老人福祉施設

第86条（指定介護老人福祉施設の指定） ① 第48条第1項第1号の指定は，厚生労働省令で定めるところにより，老人福祉法第20条の5に規定する特別養護老人ホームであって，その入所定員が30人以上であるものの開設者の申請があったものについて行う．

② 都道府県知事は，前項の申請があった場合において，当該特別養護老人ホームが次の各号のいずれかに該当するときは，第48条第1項第1号の指定をしてはならない．

1　第88条第1項に規定する人員を有しないとき．
2　第88条第2項に規定する指定介護老人福祉施設の設備及び運営に関する基準に従って適正な介護老人福祉施設の運営をすることができないと認められるとき．
3　当該特別養護老人ホームの開設者が，この法律その他国民の保健医療若しくは福祉に関する法律で政令で定めるものの規定により罰金の刑に処せられ，その執行を終わり，又は執行を受けることがなくなるまでの者であるとき．
3の2　当該特別養護老人ホームの開設者が，健康保険法，地方公務員等共済組合法又は厚生年金保険法の定めるところにより納付義務を負う保険料，負担金又は掛金について，当該申請をした日の前日までに，これらの法律の規定に基づく滞納処分を受け，かつ，当該処分を受けた日から正当な理由なく3月以上の期間にわたり，当該処分を受けた日以降に納期限の到来した保険料，負担金又は掛金のすべて（当該処分を受けた日以降に納期限の到来した保険料，負担金又は掛金の納付義務を負うことを定める法律によって納付義務を負う保険料，負担金又は掛金に限る．）を引き続き滞納している者であるとき．
4　当該特別養護老人ホームの開設者が，第92条第1項又は第115条の35第6項の規定により指定を取り消され，その取消しの日から起算して5年を経過しない者であるとき．ただし，当該指定の取消しが，指定介護老人福祉施設の指定の取消しのうち当該指定の取消しの処分の理由となった事実及び当該事実の発生を防止するための当該指定介護老人福祉施設の開設者による業務管理体制の整備についての取組の状況その他の当該事実に関して当該指定介護老人福祉施設の開設者が有していた責任の程度を考慮して，この号本文に規定する指定の取消しに該当しないこととすることが相当であると認められるものとして厚生労働省令で定めるものに該当する場合を除く．
5　当該特別養護老人ホームの開設者が，第92条第1項又は第115条の35第6項の規定による指定の取消しの処分に係る行政手続法第15条の規定による通知があった日から当該処分をする日又は処分をしないことを決定する日までの間に第91条の規定による指定の辞退をした者（当該指定の辞退について相当の理由がある者を除く．）で，当該指定の辞退の日から起算して5年を経過しないものであるとき．

第2款　介護老人保健施設

第94条（開設許可） ① 介護老人保健施設を開設しようとする者は，厚生労働省令で定めるところにより，都道府県知事の許可を受けなければならない．

② 介護老人保健施設を開設した者（以下「介護老人保健施設の開設者」という．）が，当該介護老人保健施設の入所定員その他厚生労働省令で定める事項を変更しようとするときも，前項と同様とする．

③ 都道府県知事は，前2項の許可の申請があった場合において，次の各号（前項の申請にあっては，第2号又は第3号）のいずれかに該当するときは，前2項の許可を与えることができない．

1 当該介護老人保健施設を開設しようとする者が，地方公共団体，医療法人，社会福祉法人その他厚生労働大臣が定める者でないとき．

2 当該介護老人保健施設が第97条第1項に規定する施設又は同条第2項に規定する人員を有しないとき．

3 第97条第3項に規定する介護老人保健施設の設備及び運営に関する基準に従って適正な介護老人保健施設の運営をすることができないと認められるとき．

4 申請者が，禁錮以上の刑に処せられ，その執行を終わり，又は執行を受けることがなくなるまでの者であるとき．

5 申請者が，この法律その他国民の保健医療若しくは福祉に関する法律で政令で定めるものの規定により罰金の刑に処せられ，その執行を終わり，又は執行を受けることがなくなるまでの者であるとき．（略）

第105条（医療法の準用） 医療法（昭和23年法律第205号）第9条第2項の規定は，介護老人保健施設の開設者について，同法第15条第1項及び第3項の規定は，介護老人保健施設の管理者について，同法第30条の規定は，第101条から第104条までの規定に基づく処分について準用する．この場合において，これらの規定に関し必要な技術的読替えは，政令で定める．

第106条（医療法との関係等） 介護老人保健施設は，医療法にいう病院又は診療所ではない．ただし，医療法及びこれに基づく命令以外の法令の規定（健康保険法，国民健康保険法その他の法令の政令で定める規定を除く．）において「病院」又は「診療所」とあるのは，介護老人保健施設（政令で定める法令の規定にあっては，政令で定めるものを除く．）を含むものとする．

第3款 指定介護療養型医療施設

第107条〜第115条 削除

第107条（指定介護療養型医療施設の指定） ① 第48条第1項第3号の指定は，厚生労働省令で定めるところにより，療養病床等を有する病院又は診療所（以下この条及び第203条第2項において「療養病床病院等」という．）であって，その開設者の申請があったものについて行う．

② 前項の申請は，第48条第1項第3号の指定に係る療養病床等の入所定員を定めてするものとする．

③ 都道府県知事は，前1項の申請があった場合において，当該療養病床病院等が次の各号のいずれかに該当するときは，第48条第1項第3号の指定をしてはならない．

1 第110条第1項に規定する人員を有しないとき．

2 第110条第2項に規定する指定介護療養型医療施設の設備及び運営に関する基準に従って適正な介護療養型医療施設の運営をすることができないと認められるとき．

3 当該療養病床病院等の開設者が，禁錮以上の刑に処せられ，その執行を終わり，又は執行を受けることがなくなるまでの者であるとき．

4 当該療養病床病院等の開設者が，この法律その他国民の保健医療若しくは福祉に関する法律で政令で定めるものの規定により罰金の刑に処せられ，その執行を終わり，又は執行を受けることがなくなるまでの者であるとき．

4の2 当該療養病床病院等の開設者が，保険料等について，当該申請をした日の前日までに，納付義務を定めた法律の規定に基づく滞納処分を受け，かつ，当該処分を受けた日から正当な理由なく3月以上の期間にわたり，当該処分を受けた日以降に納期限の到来した保険料等のすべてを引き続き滞納している者であるとき．　　　　［下線部削除］

第6節 指定介護予防サービス事業者

第115条の2（指定介護予防サービス事業者の指定）

① 第53条第1項本文の指定は，厚生労働省令で定めるところにより，介護予防サービス事業を行う者の申請により，介護予防サービスの種類及び当該介護予防サービスの種類に係る介護予防サービス事業を行う事業所（以下この節において「事業所」という．）ごとに行う．

② 都道府県知事は，前項の申請があった場合において，第1号から第3号まで，第5号から第7号の2まで，第9号又は第10号（病院若しくは診療所により行われる介護予防居宅療養管理指導又は病院若しくは診療所により行われる介護予防訪問看護，介護予防訪問リハビリテーション，介護予防通所リハビリテーション若しくは介護予防短期入所療養介護に係る指定の申請にあっては，第2号から第6号まで又は第7号から第11号まで）のいずれかに該当するときは，第53条第1項本文の指定をしてはならない．

1 申請者が法人でないとき．

2 当該申請に係る事業所の従業者の知識及び技能並びに人員が，第115条の4第1項の厚生労働省令で定める基準及び同項の厚生労働省令で定める員数を満たしていないとき．

3 申請者が，第115条の4第2項に規定する指定介護予防サービスに係る介護予防のための効果的な支援の方法に関する基準又は指定介護予防サービスの事業の設備及び運営に関する基準に従って適正な介護予防サービス事業の運営をすることができないと認められるとき．

4 申請者が，禁錮以上の刑に処せられ，その執行を終わり，又は執行を受けることがなくなるまでの者であるとき．

5 申請者が，この法律その他国民の保健医療若しくは福祉に関する法律で政令で定めるものの規定により罰金の刑に処せられ，その執行を終わり，又は執行を受けることがなくなるまでの者であるとき．

5の2 申請者が，保険料等について，当該申請をした日の前日までに，納付義務を定めた法律の規定に基づく滞納処分を受け，かつ，当該処分を受けた日から正当な理由なく3月以上の期間にわたり，当該処分を受けた日以降に納期限の到来した保険料等のすべてを引き続き滞納している者であるとき．

6 申請者（介護予防特定施設入居者生活介護に係る指定の申請者を除く．）が，第115条の9第1項又は第115条の35第6項の規定により指定（介護予防特定施設入居者生活介護に係る指定を除く．）を取り消され，その取消しの日から起算して5年を経過しない者（当該指定を取り消された者が法人である場合においては，当該取消しの処分に係る行政手

続法第 15 条の規定による通知があった日前 60 日以内に当該法人の役員等であった者で当該取消しの日から起算して 5 年を経過しないものを含み,当該指定を取り消された者が法人でない病院等である場合においては,当該通知があった日前 60 日以内に当該病院等の管理者であった者で当該取消しの日から起算して 5 年を経過しないものを含む.)であるとき.ただし,当該指定の取消しが,指定介護予防サービス事業者の指定の取消しのうち当該指定の取消しの処分の理由となった事実及び当該事実の発生を防止するための当該指定介護予防サービス事業者による業務管理体制の整備についての取組の状況その他の当該事実に関して当該指定介護予防サービス事業者が有していた責任の程度を考慮して,この号本文に規定する指定の取消しに該当しないこととすることが相当であると認められるものとして厚生労働省令で定めるものに該当する場合を除く.

第 7 節 指定地域密着型介護予防サービス事業者

第 115 条の 12(指定地域密着型介護予防サービス事業者の指定) ① 第 54 条の 2 第 1 項本文の指定は,厚生労働省令で定めるところにより,地域密着型介護予防サービス事業を行う者の申請により,地域密着型介護予防サービスの種類及び当該地域密着型介護予防サービス事業を行う事業所(以下この節において「事業所」という.)ごとに行い,当該指定をする市町村長がその長である市町村の行う介護保険の被保険者に対する地域密着型介護予防サービス費及び特例地域密着型介護予防サービス費の支給について,その効力を有する.

② 市町村長は,前項の申請があった場合において,次の各号のいずれかに該当するときは,第 54 条の 2 第 1 項本文の指定をしてはならない.

1 申請者が法人でないとき.
2 当該申請に係る事業所の従業者の知識及び技能並びに人員が,第 115 条の 14 第 1 項の厚生労働省令で定める基準若しくは同項の厚生労働省令で定める員数又は同条第 5 項に規定する指定地域密着型介護予防サービスに従事する従業者に関する基準を満たしていないとき.
3 申請者が,第 115 条の 14 第 2 項又は第 4 項に規定する指定地域密着型介護予防サービスに係る介護予防のための効果的な支援の方法に関する基準又は指定地域密着型介護予防サービスの事業の設備及び運営に関する基準に従って適正な地域密着型介護予防サービス事業の運営をすることができないと認められるとき.
4 当該申請に係る事業所が当該市町村の区域の外にある場合であって,その所在地の市町村長の同意を得ていないとき.
5 申請者が,この法律その他国民の保健医療若しくは福祉に関する法律で政令で定めるものの規定により罰金の刑に処せられ,その執行を終わり,又は執行を受けることがなくなるまでの者であるとき.
5の2 申請者が,保険料等について,当該申請をした日の前日までに,納付義務を定めた法律の規定に基づく滞納処分を受け,かつ,当該処分を受けた日から正当な理由なく 3 月以上の期間にわたり,当該処分を受けた日以降に納期限の到来した保険料等のすべてを引き続き滞納している者であるとき.
6 申請者(介護予防認知症対応型共同生活介護に係る指定の申請者を除く.)が,第 115 条の 19(第 2 号から第 5 号までを除く.)の規定により指定(介護予防認知症対応型共同生活介護に係る指定を除く.)を取り消され,その取消しの日から起算して 5 年を経過しない者であるとき.ただし,当該指定の取消しが,指定地域密着型介護予防サービス事業者の指定の取消しのうち当該指定の取消しの処分の理由となった事実及び当該事実の発生を防止するための当該指定地域密着型介護予防サービス事業者による業務管理体制の整備についての取組の状況その他の当該事実に関して当該指定地域密着型介護予防サービス事業者が有していた責任の程度を考慮して,この号本文に規定する指定の取消しに該当しないこととすることが相当であると認められるものとして厚生労働省令で定めるものに該当する場合を除く.

第 8 節 指定介護予防支援事業者

第 115 条の 22(指定介護予防支援事業者の指定) ① 第 58 条第 1 項の指定は,厚生労働省令で定めるところにより,第 115 条の 45 第 1 項に規定する地域包括支援センターの設置者の申請により,介護予防支援事業を行う事業所(以下この節において「事業所」という.)ごとに行い,当該指定をする市町村長がその長である市町村の行う介護保険の被保険者に対する介護予防サービス計画費及び特例介護予防サービス計画費の支給について,その効力を有する.

② 市町村長は,前項の申請があった場合において,次の各号のいずれかに該当するときは,第 58 条第 1 項の指定をしてはならない.

第 9 節 業務管理体制の整備

第 115 条の 32(業務管理体制の整備等) ① 指定居宅サービス事業者,指定地域密着型サービス事業者,指定居宅介護支援事業者,指定介護予防サービス事業者,指定地域密着型介護予防サービス事業者及び指定介護予防支援事業者並びに指定介護老人福祉施設,介護老人保健施設及び指定介護療養型医療施設の開設者(以下「介護サービス事業者」という.)は,第 74 条第 5 項,第 78 条の 4 第 7 項,第 81 条第 5 項,第 88 条第 5 項,第 97 条第 6 項,第 110 条第 5 項,第 115 条の 4 第 5 項,第 115 条の 14 第 7 項又は第 115 条の 24 第 5 項に規定する義務の履行が確保されるよう,厚生労働省令で定める基準に従い,業務管理体制を整備しなければならない.

〔前下線部「及び介護老人保健施設」,後下線部削除〕

② 介護サービス事業者は,次の各号に掲げる区分に応じ,当該各号に定める者に対し,厚生労働省令で定めるところにより,業務管理体制の整備に関する事項を届け出なければならない.

1 次号及び第 3 号に掲げる介護サービス事業者以外の介護サービス事業者 都道府県知事
2 地域密着型サービス事業者又は地域密着型介護予防サービス事業のみを行う介護サービス事業者であって,当該指定に係るすべての事業所(当該指定に係る地域密着型サービス又は地域密着型介護予防サービスの種類が異なるものを含む.)が 1 の市町村の区域に所在するもの 市町村長
3 当該指定に係る事業所若しくは当該指定若しくは許可に係る施設(当該指定又は許可に係る居宅サービス等の種類が異なるものを含む.)が 2 以上の都道府県の区域に所在する介護サービス事業者 厚生労働大臣

③ 前項の規定により届出を行った介護サービス事業者は,その届け出た事項に変更があったときは,厚生労働省令で定めるところにより,遅滞なく,その旨を

当該届出を行った厚生労働大臣,都道府県知事又は市町村長(以下この節において「厚生労働大臣等」という.)に届け出なければならない.

④ 第2項の規定による届出を行った介護サービス事業者は,同項各号に掲げる区分の変更により,同項の規定により届出を行った厚生労働大臣等以外の厚生労働大臣等に届出を行うときは,厚生労働省令で定めるところにより,その旨を当該届出を行った厚生労働大臣等にも届け出なければならない.

⑤ 厚生労働大臣等は,前3項の規定による届出が適正になされるよう,相互に密接な連携を図るものとする.

第10節 介護サービス情報の公表

第115条の35 (介護サービス情報の報告及び公表) ① 介護サービス事業者は,指定居宅サービス事業者,指定地域密着型サービス事業者,指定居宅介護支援事業者,指定介護老人福祉施設,指定介護療養型医療施設,指定介護予防サービス事業者若しくは指定介護予防支援事業者の指定又は介護老人保健施設の許可を受け,訪問介護,訪問入浴介護その他の厚生労働省令で定めるサービス(以下「介護サービス」という.)の提供を開始しようとするときその他厚生労働省令で定めるときは,政令で定めるところにより,その提供する介護サービスに係る介護サービス情報(介護サービスの内容及び介護サービスを提供する事業者又は施設の運営状況に関する情報であって,介護サービスを利用し,又は利用しようとする要介護者等が適切かつ円滑に当該介護サービスを利用する機会を確保するために公表されることが必要なものとして厚生労働省令で定めるものをいう.以下同じ.)を,当該介護サービスを提供する事業所又は施設の所在地を管轄する都道府県知事に報告しなければならない.

〔下線部削除〕

② 都道府県知事は,前項の規定による報告を受けたときは,当該報告をした介護サービス事業者に対し,介護サービス情報のうち厚生労働省令で定めるものについて,調査を行うものとする.

③ 都道府県知事は,前項の規定による調査が終了した後,第1項の規定による報告の内容及び前項の規定による調査の結果のうち厚生労働省令で定めるものを公表しなければならない.

④ 都道府県知事は,介護サービス事業者が第1項の規定による報告をせず,若しくは虚偽の報告をし,又は第2項の規定による調査を受けず,若しくは調査の実施を妨げたときは,期間を定めて,当該介護サービス事業者に対し,その報告を行い,若しくはその報告の内容を是正し,又はその調査を受けることを命ずることができる.

⑤ 都道府県知事は,指定地域密着型サービス事業者,指定地域密着型介護予防サービス事業者又は指定介護予防支援事業者に対して前項の規定による処分をしたときは,遅滞なく,その旨を,当該指定地域密着型サービス事業者,指定地域密着型介護予防サービス事業者又は指定介護予防支援事業者の指定をした市町村長に通知しなければならない.

⑥ 都道府県知事は,指定居宅サービス事業者,指定居宅介護支援事業者若しくは指定介護予防サービス事業者又は指定介護老人福祉施設,介護老人保健施設若しくは指定介護療養型医療施設の開設者が第4項の規定による命令に従わないときは,当該指定居宅サービス事業者,指定居宅介護支援事業者,指定介護予防サービス事業者,指定介護老人福祉施設若しくは指定介護療養型医療施設の指定若しくは介護老人保健施設の許可を取り消し,又は期間を定めてその指定若しくは許可の全部若しくは一部の効力を停止することができる.

〔下線部「若しくは介護老人保健施設」,「若しくは指定介護老人福祉施設」に改める〕

⑦ 都道府県知事は,指定地域密着型サービス事業者,指定地域密着型介護予防サービス事業者又は指定介護予防支援事業者が第4項の規定による命令に従わない場合において,当該指定地域密着型サービス事業者,指定地域密着型介護予防サービス事業者又は指定介護予防支援事業者の指定を取り消し,又は期間を定めてその指定の全部若しくは一部の効力を停止することが適当であると認めるときは,理由を付して,その旨をその指定をした市町村長に通知しなければならない.

第6章 地域支援事業等

第115条の44 (地域支援事業) ① 市町村は,被保険者が要介護状態等となることを予防するとともに,要介護状態等となった場合においても,可能な限り,地域において自立した日常生活を営むことができるよう支援するため,地域支援事業として,次に掲げる事業を行うものとする.

1 被保険者(第1号被保険者に限る.)の要介護状態等となることを予防又は要介護状態等の軽減若しくは悪化の防止のため必要な事業(介護予防サービス事業及び地域密着型介護予防サービス事業を除く.)

2 被保険者が要介護状態等となることを予防するため,その心身の状況,その置かれている環境その他の状況に応じて,その選択に基づき,前号に掲げる事業による適切な事業が包括的かつ効率的に提供されるよう必要な援助を行う事業

3 被保険者の心身の状況,その居宅における生活の実態その他の必要な実態の把握,保健医療,公衆衛生,社会福祉その他の関連施策に関する総合的な情報の提供,関係機関との連絡調整その他の被保険者の保健医療の向上及び福祉の増進を図るための総合的な支援を行う事業

4 被保険者に対する虐待の防止及びその早期発見のための事業その他の被保険者の権利擁護のため必要な援助を行う事業

5 保健医療及び福祉に関する専門的知識を有する者による被保険者の居宅サービス計画及び施設サービス計画の検証,その心身の状況,介護給付等対象サービスの利用状況その他の状況に関する定期的な協議その他の取組を通じ,当該被保険者が地域において自立した日常生活を営むことができるよう,包括的かつ継続的な支援を行う事業

② 市町村は,前項各号に掲げる事業のほか,地域支援事業として,次に掲げる事業を行うことができる.

1 介護給付等に要する費用の適正化のための事業

2 介護方法の指導その他の要介護被保険者を現に介護する者の支援のため必要な事業

3 その他介護保険事業の運営の安定化及び被保険者の地域における自立した日常生活の支援のため必要な事業

③ 地域支援事業は,当該市町村における介護予防に関する事業の実施状況,介護保険の運営の状況その他の状況を勘案して政令で定める額の範囲内で行うもの

とする.
④ 市町村は,地域支援事業の利用者に対し,厚生労働省令で定めるところにより,利用料を請求することができる.
⑤ 厚生労働大臣は,第1項第1号の規定により市町村が行う事業に関して,その適切かつ有効な実施を図るため必要な指針を公表するものとする.
⑥ 前各項に規定するもののほか,地域支援事業の実施に関し必要な事項は,政令で定める.

第115条の45(地域包括支援センター) ① 地域包括支援センターは,前条第1項第2号から第5号までに掲げる事業(以下「包括的支援事業」という.)その他厚生労働省令で定める事業を実施し,地域住民の心身の健康の保持及び生活の安定のために必要な援助を行うことにより,その保健医療の向上及び福祉の増進を包括的に支援することを目的とする施設とする.
② 市町村は,地域包括支援センターを設置することができる.
③ 次条第1項の委託を受けた者は,包括的支援事業その他厚生労働省令で定める事業を実施するため,厚生労働省令で定めるところにより,あらかじめ,厚生労働省令で定める事項を市町村長に届け出て,地域包括支援センターを設置することができる.
④ 地域包括支援センターの設置者は,包括的支援事業を実施するために必要なものとして厚生労働省令で定める基準を遵守しなければならない.
⑤ 地域包括支援センターの設置者(設置者が法人である場合にあっては,その役員)若しくはその職員又はこれらの職にあった者は,正当な理由なしに,その業務に関して知り得た秘密を漏らしてはならない.
⑥ 第69条の14の規定は,地域包括支援センターについて準用する.この場合において,同条の規定に関し必要な技術的読替えは,政令で定める.
⑦ 前各項に規定するもののほか,地域包括支援センターに関し必要な事項は,政令で定める.

第8章 費用等

第1節 費用の負担

第121条(国の負担) ① 国は,政令で定めるところにより,市町村に対し,介護給付及び予防給付に要する費用の額について,次の各号に掲げる費用の区分に応じ,当該各号に定める割合に相当する額を負担する.
1 介護給付(次号に掲げるものを除く.)及び予防給付(同号に掲げるものを除く.)に要する費用 100分の20
2 介護給付(介護保険施設及び特定施設入居者生活介護に係るものに限る.)及び予防給付(介護予防特定施設入居者生活介護に係るものに限る.)に要する費用 100分の15
② 第43条第3項,第44条第6項,第45条第6項,第55条第3項,第56条第6項又は第57条第6項の規定に基づき条例を定めている市町村に対する前項の規定の適用については,同項に規定する介護給付費及び予防給付に要する費用の額は,当該条例による措置が講ぜられないものとして,政令で定めるところにより算定した当該介護給付費及び予防給付に要する費用の額に相当する額とする.

第122条(調整交付金等) ① 国は,介護保険の財政の調整を行うため,第1号被保険者の年齢階級別の分布状況,第1号被保険者の所得の分布状況等を考慮して,政令で定めるところにより,市町村に対して調整交付金を交付する.
② 前項の規定による調整交付金の総額は,各市町村の前条第1項に規定する介護給付費及び予防給付に要する費用の額(同条第2項の規定の適用がある場合にあっては,同項の規定を適用して算定した額.次項において同じ.)の総額の100分の5に相当する額とする.
③ 毎年度分として交付すべき調整交付金の総額は,当該年度における各市町村の前条第1項に規定する介護給付費及び予防給付に要する費用の額の見込額の総額の100分の5に相当する額に当該年度の前年度以前の年度における調整交付金で,まだ交付していない額を加算し,又は当該前年度以前の年度において交付すべきであった額を超えて交付した額を当該見込額の総額の100分の5に相当する額から減額した額とする.

第122条の2 ① 国は,政令で定めるところにより,市町村に対し,地域支援事業(第115条の44第1項第1号に掲げる事業に限る.以下「介護予防事業」という.)に要する費用の額の100分の25に相当する額を交付する.
② 国は,政令で定めるところにより,市町村に対し,地域支援事業(介護予防事業を除く.)に要する費用の額に,第125条第1項の第2号被保険者負担率に100分の50を加えた率を乗じて得た額(以下「包括的支援事業等支援額」という.)の100分の50に相当する額を交付する.

第123条(都道府県の負担等) ① 都道府県は,政令で定めるところにより,市町村に対し,介護給付及び予防給付に要する費用の額について,次の各号に掲げる費用の区分に応じ,当該各号に定める割合に相当する額を負担する.
1 介護給付(次号に掲げるものを除く.)及び予防給付(同号に掲げるものを除く.)に要する費用 100分の12.5
2 介護給付(介護保険施設及び特定施設入居者生活介護に係るものに限る.)及び予防給付(介護予防特定施設入居者生活介護に係るものに限る.)に要する費用 100分の17.5
② 第121条第2項の規定は,前項に規定する介護給付及び予防給付に要する費用の額について準用する.
③ 都道府県は,政令で定めるところにより,市町村に対し,介護予防事業に要する費用の額の100分の12.5に相当する額を交付する.
④ 都道府県は,政令で定めるところにより,市町村に対し,包括的支援事業等支援額の100分の25に相当する額を交付する.

第124条(市町村の一般会計における負担) ① 市町村は,政令で定めるところにより,その一般会計において,介護給付及び予防給付に要する費用の額の100分の12.5に相当する額を負担する.
② 第121条第2項の規定は,前項に規定する介護給付及び予防給付に要する費用の額について準用する.
③ 市町村は,政令で定めるところにより,その一般会計において,介護予防事業に要する費用の額の100分の12.5に相当する額を負担する.
④ 市町村は,政令で定めるところにより,その一般会計において,包括的支援事業等支援額の100分の25に相当する額を負担する.

第125条(介護給付費交付金) ① 市町村の介護保険に関する特別会計において負担する費用のうち,介護給付及び予防給付に要する費用の額に第2号被保険

者負担率を乗じて得た額（以下この章において「医療保険納付対象額」という．）については，政令で定めるところにより，社会保険診療報酬支払基金法（昭和23年法律第129号）による社会保険診療報酬支払基金（以下「支払基金」という．）が市町村に対して交付する介護給付費交付金をもって充てる．

② 前項の第2号被保険者負担率は，すべての市町村に係る被保険者の見込数の総数に対するすべての市町村に係る第2号被保険者の見込数の総数の割合に2分の1を乗じて得た率を基準として設定するものとし，3年ごとに，当該割合の推移を勘案して政令で定める．

③ 第121条第2項の規定は，第1項に規定する介護給付及び予防給付に要する費用の額について準用する．

④ 第1項の介護給付費交付金は，第150条第1項の規定により支払基金が徴収する納付金をもって充てる．

第126条（地域支援事業支援交付金） ① 市町村の介護保険に関する特別会計において負担する費用のうち，介護予防事業に要する費用の額に前条第1項の第2号被保険者負担率を乗じて得た額（以下この章において「介護予防事業医療保険納付対象額」という．）については，政令で定めるところにより，支払基金が市町村に対して交付する地域支援事業支援交付金をもって充てる．

② 前項の地域支援事業支援交付金は，第150条第1項の規定により支払基金が徴収する納付金をもって充てる．

第13章 雑 則

第197条（報告の徴収等） ① 厚生労働大臣又は都道府県知事は，市町村に対し，保険給付の効果に関する評価のためその他必要があると認めるときは，その事業の実施の状況に関する報告を求めることができる．

② 厚生労働大臣は，都道府県知事又は市町村長に対し，当該都道府県知事又は市町村長が第5章の規定により行う事務に関し必要があると認めるときは，報告を求め，又は助言若しくは勧告をすることができる．

③ 厚生労働大臣又は都道府県知事は，医療保険者に対し，納付金の額の算定に関して必要があると認めるときは，その業務に関する報告を徴し，又は当該職員に実地にその状況を検査させることができる．

④ 第24条第3項の規定は，前項の規定による検査について，同条第4項の規定は，前項の規定による権限について準用する．

第197条の2 市町村長は，政令で定めるところにより，その事業の実施の状況を厚生労働大臣に報告しなければならない．

第14章 罰 則（略）

医事法六法

2010(平成22)年6月10日　第1版第1刷発行
5921-6：P560　¥2200E-012-0300-050

編集　甲　斐　克　則
発行者　今井貴・稲葉文子
発行所　株式会社　信　山　社Ⓒ

〒113-0033　東京都文京区本郷6-2-9-102
Tel 03-3818-1019　Fax 03-3818-0344
henshu@shinzansha.co.jp

笠間才木支店　〒309-1611　茨城県笠間市笠間515-3
Tel 0296-71-9081　Fax 0296-71-9082

笠間来栖支店　〒309-1625　茨城県笠間市来栖2345-1
Tel 0296-71-0215　Fax 0296-72-5410

出版契約 No.2010-5921-6-01010　Printed in Japan

組版・印刷／亜細亜印刷　製本／渋谷文泉閣
ISBN978-4-7972-5921-6 C0532　分類328.702 医事法

5921-01011：0：12-0300-050《禁無断複写》

JCOPY〈(社)出版者著作権管理機構　委託出版物〉

本書の無断複写は著作権法上での例外を除き禁じられています。複写する場合は、そのつど事前に、(社)出版者著作権管理機構(電話 03-3513-6969, FAX03-3513-6979, e-mail info@copy.or.jp)の許諾を得てください。

〈法学入門・携帯用超薄型エントリー六法〉

◆法学六法'10◆
定価：本体1,000円

〈法学部、LS学生のための薄型スタンダード六法〉

◆標準六法'10◆
定価：本体1,280円

石川 明・池田真朗・宮島 司・安冨 潔
三上威彦・大森正仁・三木浩一・小山 剛 編集代表

〈スポーツ関連法の学習、事故防止からビジネス、
日常スポーツから、スポーツ仲裁判断まで網羅した、総合スポーツ法令集〉

◆スポーツ六法2010◆
小笠原正・塩野宏・松尾浩也 編集代表

浦川道太郎・川井圭司・菅原哲朗・高橋雅夫
道垣内正人・濱野吉生・森 浩寿・吉田勝光 編集委員

定価：本体2,500円

〈主権国家を軸にした新しい体系で、国際法の学習や、日常のニュースの
背景にある国際法の枠組みをより深く知り、学ぶ助けとなる、一歩進んだ条約集〉

◆コンパクト学習条約集◆
芹田健太郎 編集代表

森川俊孝・黒神直純・林 美香・李 禎之 編集委員

定価：本体1,450円

〈保育所・幼稚園等、福祉関係者や学習者に必要な国内法令や
地方自治体条例・通知通達等を幅広く収録した、幼保専門法令集〉

◆保育六法2010◆
田村和之 編集代表

浅井春夫・奥野隆一・倉田賀世・小泉広子・古畑 淳・吉田恒雄 編集委員

定価：本体1,880円

信山社

価格は税別

［充実の執筆陣と今後の議論の土台となる重要論］

◆ **人の法と医の倫理** 唄孝一先生賀寿

湯沢雍彦・宇都木伸 編集代表

2003年11月に文化功労者に選ばれた唄孝一先生へ贈られた論文集。家族法学の発展に寄与し、「インフォームド・コンセント」概念を広め、医事法学に先駆的な道筋を示した先生から学問的刺激を受けた多彩な執筆人が、医療や家族をテーマに、法や倫理をめぐる問題を鋭く論考する。

民事法における「死亡」概念「覚え書」—「死の段階性」論および「死亡概念の相対性」論の擁護／**家永登**・新しい親子法―生殖補助医療を契機に／**石井美智子**・日本後宮史抄／**佐藤良雄**・市民社会における市民登録制度に関する覚書／**清水誠**・新たな遺言執行者像の考察／**竹下史郎**・人工生殖における民法と子どもの権利／**水野紀子**・家庭裁判所創設期の家事調停事件―『転換期における家事資料の研究』をもととして／**湯沢雍彦**・患者の自己決定権と司法判断―近時の最高裁・説明義務判決をめぐって／**飯塚和之**・診療情報の利用とconfidentiality／**宇津木伸**・インフォームド・コンセント法理・再考／**塚本泰司**・アメリカにおける医師による自殺幇助／**富田清美**・死に至る経過及び原因を説明する義務／**服部篤美**・臓器移植法と小児心臓移植／**丸山英二**・生命維持治療の中止／**宮下毅**・人体及びヒト組織等の利用をめぐる生命倫理と刑事規制／**甲斐克則**・医の倫理／**坂上正道**・着床前診断によって惹起された新たな波紋／**白井泰子**・在宅医療における医師責務とその環境整備／**西三郎**・医行為をめぐる業務の分担／**平林勝政**・脳死をめぐる業務の分担／**福間誠之**・医療と医学・生物学研究における one of them／**増井徹**・臨床研究における対象者適正選定とインフォームド・コンセント原則／**光石忠敬**・《附》唄さんのこと／**広中俊雄**

［好評医事法テキスト］

◆ **ブリッジブック医事法** 甲斐克則 編

第1講　医事法の意義と基本原理／甲斐克則
第2講　医療制度と行政規制／柳井圭子
第3講　医療行為と刑事規制／澁谷洋平
第4講　インフォームド・コンセント／小西知世
第5講　医療情報／村山淳子
第6講　治療行為／加藤摩耶
第7講　人体実験・臨床試験／甲斐克則
第8講　医療事故と医療過誤（民事）／山口斉昭
第9講　医療事故と医療過誤（刑事）／日山恵美
第10講　医療事故と届出義務・被害者救済／甲斐克則
第11講　薬害／増成直美
第12講　安楽死／武藤眞朗
第13講　尊厳死／千葉華月
第14講　臓器移植／秋葉悦子
第15講　人工妊娠中絶／伊佐智子
第16講　生殖補助医療／永水裕子
第17講　クローン技術／甲斐克則
第18講　遺伝をめぐる医療／山本龍彦
第19講　ヒト由来物質の利用／佐藤雄一郎
第20講　小児医療／久藤克子
第21講　精神科医療の基本原理と関連法制度／横藤田誠
第22講　精神科医療と損害賠償／長谷川義仁

信山社

医事法講座 第1巻 〔医事法学の歴史と最先端〕

◆ ポストゲノム社会と医事法

甲斐克則 編

第1部 医事法学の回顧と展望
 1 日本の医事法学——回顧と展望——/甲斐克則
 2 医事(刑)法のパースペクティブ/アルビン・エーザー〔訳:甲斐克則・福山好典〕
第2部 ポストゲノム時代に向けた比較医事法学の展開——文化葛藤の中のルール作り——
 3 〔序論〕現代バイオテクノロジーの挑戦下における医事法のパースペクティブ
  /アルビン・エーザー〔訳:甲斐克則・新谷一朗・三重野雄太郎〕
第1編 人体利用と法的ルール
 4 人体商品化論——人体商品化は立法によって禁止されるべきか——/粟屋 剛
 5 フィリピンにおける腎臓提供/ラリーン・シルーノ〔訳:甲斐克則・新谷一朗〕
 6 人格性と人体の商品化:哲学的および法倫理学的パースペクティブ
  /ジョージ・ムスラーキス〔訳:一家綱邦・福山好典・甲斐克則〕
 7 日本法における人体・臓器の法的位置づけ/岩志和一郎
第2編 ゲノム・遺伝情報をめぐる比較医事法——生命倫理基本法への途——
 8 ポストゲノム時代における遺伝情報の規制:オーストラリアのおよび国際的なパースペクティブ
  /ドン・チャーマーズ〔訳:新谷一朗・原田香葉〕
 9 日本における遺伝情報の扱いをめぐるルール作り
  ——アメリカ法との比較憲法的視点から——/山本龍彦
 10 人体組織・遺伝情報の利用に起因する紛争等の処理のための法的枠組みについて/手嶋 豊
 11 法律的観点からみた先端医療・医学研究の規制のあり方
  ——ドイツ・スイス・イギリス・オランダの議論と日本の議論——/甲斐克則
 12 ポストゲノム社会における生命倫理と法
  ——わが国における生命倫理基本法の提言——/位田隆一

〔学術世界の未来を一冊一冊に—信山社 総合叢書〕

◆ 企業活動と刑事規制の国際動向

甲斐克則・田口守一 編

◆第Ⅰ部 企業活動と刑事規制の国際調査
序 言 <甲斐克則>
第1章 アメリカ合衆国における企業犯罪の実態と企業犯罪への刑法上の対応/川崎友巳
第2章 生命・身体に危険を及ぼす企業活動の刑事的規制に関する一考察—イギリスにおける1974年
    労働安全衛生法を中心として/鎮目洋平
第3章 イギリスにおける法人処罰—その概観/今井猛嘉
第4章 イギリスの金融・証券市場における犯罪の規制/田中利彦
第5章 ドイツにおける企業活動の適正ルール形成のための法制度—特に制裁システムの現状/神例康博
第6章 ドイツにおける企業犯罪と秩序違反法/田口守一
第7章 イタリアにおける企業コンプライアンスおよび企業犯罪規制の状況/吉中信人
第8章 デンマークにおける企業犯罪/松澤 伸
第9章 オーストラリアの法人処罰/樋口亮介
第10章 オーストラリアにおける企業金融の規制システム/甲斐克則
第11章 EU競争法における行政制裁金制度/上田和博
第12章 EUにおける企業の不正行為に対する取組み/日山恵美
終 章 企業活動と刑事規制の国際比較/甲斐克則

◆第Ⅱ部 企業犯罪国際シンポジウム
企業の法的責任とコンプライアンス・プログラム/開会宣言 田口守一,開会挨拶 上村達男,
 共催者挨拶 黒田昌裕
〈基調報告〉企業の法的責任とコンプライアンス・プログラム/今井猛嘉
〈コメント〉基調報告へのコメント・その1 ダニエル・プレイン/基調報告へのコメント・その2 アルブ
 レヒト・シェーファー/基調報告へのコメント・その3 ウルリッヒ・ズィーバー
〈討論〉第1部 パネルディスカッション〈司会〉甲斐克則〈パネリスト〉池辺 博,笹本雄司郎,川崎友巳,Prof.
 Dr. Ulrich Sieber, Mr. Daniel Plaine, Dr. Albrecht Schäfer,今井猛嘉(全体討論)/閉会挨拶 白石 賢
〈特別寄稿〉企業犯罪防止のためのコンプライアンス・プログラム — 経済犯罪の領域における刑法上の
 共同規制のための新たな試み/ウルリッヒ・ズィーバー
〈資料〉資料1:企業アンケート概要/資料2:企業の社会的責任・コンプライアンスに関するアンケート調査

信山社